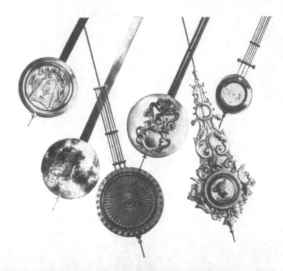

Isoptin®

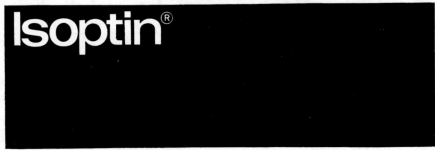

Die Arbeitsfähigkeit des Angina-pectoris-Kranken wird limitiert durch die bei psychischer und physischer Belastung auftretenden stenokardischen Beschwerden.

Isoptin® verringert die Anfallshäufigkeit und steigert die Belastbarkeit des Angina-pectoris-Kranken. Das wurde in 5 Ländern in Doppelblindversuchen eindeutig nachgewiesen.

Isoptin® steigert nicht nur die Myokarddurchblutung durch aktive Dilatation der Kranzgefäße, es entlastet gleichzeitig auch den Koronarkreislauf durch Ökonomisierung der Herzarbeit und Verringerung des Sauerstoffverbrauchs.

Die Koronarreserve wird durch Isoptin also auf zwei voneinander unabhängigen Wegen vergrößert.

Isoptin wirkt deshalb sicher, und es wirkt auch noch bei Patienten mit schwerer Koronarsklerose, bei denen eine ausreichende Dilatation der Kranzgefäße naturgemäß nicht mehr möglich ist.

Handelsformen von Isoptin

Originalpackungen mit 30 und 75 Dragées
Isoptin 40 mg
Originalpackung mit 5 Ampullen zu 2,2 ml
(5 mg Isoptin-Hydrochlorid/2 ml)
Originalpackungen mit 30 und 75 Dragées
Isoptin S
Originalpackungen mit 20 und 50 Dragées
Isoptin 80 mg

**KNOLL AG
Chemische Fabriken
Ludwigshafen
am Rhein**

VERHANDLUNGEN DER DEUTSCHEN GESELLSCHAFT FÜR INNERE MEDIZIN

FÜNFUNDSIEBZIGSTER KONGRESS

1969

VERHANDLUNGEN DER

DEUTSCHEN GESELLSCHAFT FÜR INNERE MEDIZIN

HERAUSGEGEBEN
VON DEM STÄNDIGEN SCHRIFTFÜHRER
PROFESSOR DR. B. SCHLEGEL
WIESBADEN

FÜNFUNDSIEBZIGSTER KONGRESS
GEHALTEN ZU WIESBADEN VOM 14. APRIL — 17. APRIL 1969

MIT 490 ABBILDUNGEN UND 185 TABELLEN

Enthält u. a. Referate zu folgenden Hauptthemen:

I. Hauptthema:
Leberinsuffizienz und Eiweißstoffwechsel

II. Hauptthema:
Funktionelle Abhängigkeiten im Gastrointestinaltrakt

III. Hauptthema:
Fortschritte der Virologie

IV. Hauptthema:
Interne Grundprozesse mit psychiatrischer Symptomatik
(Gemeinschaftliche Tagung mit der
Deutschen Gesellschaft für Psychiatrie und Nervenheilkunde)

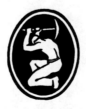

Springer-Verlag Berlin Heidelberg
1969

ISBN 978-3-8070-0277-4   ISBN 978-3-642-47085-1 (eBook)
DOI 10.1007/978-3-642-47085-1

Druck von Carl Ritter & Co. in Wiesbaden

Titel-Nr. 6923

© by Springer-Verlag Berlin Heidelberg 1969
Ursprünglich erschienen bei J. F. Bergmann, München 1969

Inhaltsverzeichnis

Berichte, Vorträge und Aussprachen

XVI

Vorsitzender **1969—1970**	Prof. Dr. med. K. OBERDISSE – Düsseldorf
Vorstand **1969—1970**	Prof. Dr. med. K. OBERDISSE – Düsseldorf Prof. Dr. med. D. JAHN† – Höfen Prof. Dr. med. F. GROSSE-BROCKHOFF – Düsseldorf Prof. Dr. med. G. SCHETTLER – Heidelberg Prof. Dr. med. B. SCHLEGEL – Wiesbaden
Vorstand **1968—1969**	Prof. Dr. med. D. JAHN† – Höfen Prof. Dr. med. H. E. BOCK – Tübingen Prof. Dr. med. K. OBERDISSE – Düsseldorf Prof. Dr. med. F. GROSSE-BROCKHOFF – Düsseldorf Prof. Dr. med. B. SCHLEGEL – Wiesbaden

Ehrenmitglieder

1891	Geh. Med. Rat Prof. Dr. med. R. VIRCHOW – Berlin
1894	Dr. Prinz LUDWIG FERDINAND VON BAYERN
1902	Wirkl. Geh. Med. Rat Prof. Dr. med. E. v. LEYDEN – Berlin
1907	Wirkl. Geh. Rat Prof. Dr. med. E. v. BEHRING – Marburg Geh. Rat Prof. Dr. med. H. CURSCHMANN – Leipzig Geh. Rat Prof. Dr. med. P. EHRLICH – Frankfurt a. M. Geh. Rat Prof. Dr. med. W. ERB – Heidelberg Geh. Rat Prof. Dr. med. E. FISCHER – Berlin Geh. Rat Prof. Dr. med. R. KOCH – Berlin Geh. Rat Prof. Dr. med. v. LEUBE – Würzburg Geh. Rat Prof. Dr. med. A. MERKEL – Nürnberg Geh. Rat Prof. Dr. med. NAUNYN – Baden-Baden Geh. San.-Rat Dr. med. E. PFEIFFER – Wiesbaden Geh. Rat Prof. Dr. med. PFLÜGER – Bonn Geh. Rat Prof. Dr. med. QUINCKE – Kiel Prof. Dr. med. v. RECKLINGHAUSEN – Straßburg Prof. Dr. med. SCHMIEDEBERG – Straßburg Wirkl. Geh. Rat Prof. Dr. med. M. SCHMIDT – Frankfurt a. M.
1912	Geh. Rat Prof. Dr. med. C. F. v. RÖNTGEN – München
1923	Geh. Rat Prof. Dr. med. BÄUMLER – Freiburg Geh. Rat Prof. Dr. med. LICHTHEIM – Bern
1924	Geh. Rat Prof. Dr. med. v. STRÜMPELL – Leipzig Geh. Rat Prof. Dr. med. SCHULTZE – Bonn Geh. Rat Prof. Dr. med. R. STINTZING – Jena Geh. Rat Prof. Dr. med. F. PENZOLDT – Erlangen
1927	Geh. Rat Prof. Dr. med. F. KRAUS – Berlin Geh. Rat Prof. Dr. med. O. MINKOWSKI – Wiesbaden
1928	Geh. Rat Prof. Dr. med. GOLDSCHEIDER – Berlin

1932	Geh. Rat Prof. Dr. W. His – Berlin
	Geh. Rat, Ob.-San.-Rat Prof. Dr. med. R. Ritter v. Jaksch – Prag
	Prof. Dr. med. G. Klemperer – Berlin
	Prof. Dr. med. Koranyi – Budapest
	Geh. Rat Prof. Dr. med. L. v. Krehl – Heidelberg
	Geh. Rat Prof. Dr. med. F. Moritz – Köln
	Geh. Rat Prof. Dr. med. F. v. Müller – München
	Prof. Dr. med. E. v. Romberg – München
	Prof. Dr. med. R. F. Wenckebach – Wien
1935	Geh. Rat Prof. Dr. med. W. Zinn – Berlin
	Prof. Dr. med. O. Naegeli – Zürich
1936	Prof. Dr. med. L. Brauer – Wiesbaden
	Prof. Dr. med. Mollow – Sofia
1938	Prof. Dr. med. Förster – Breslau
	Prof. Dr. med. L. R. Müller – Erlangen
	Prof. Dr. med. Pässler – Dresden
	Prof. Dr. med. F. Volhard – Frankfurt a. M.
1949	Prof. Dr. med. G. v. Bergmann – München
	Prof. Dr. med. A. Schittenhelm – München
1950	Prof. Dr. med. H. Dietlen – Saarbrücken
1951	Prof. Dr., Dr. med. h. c., Dr. phil. h. c. G. Domagk – Elberfeld
	Prof. Dr. med. et theol. et phil. A. Schweitzer – Lambarene (Kongo)
1952	Prof. Dr. med. W. Heubner – Berlin
1954	Prof. Dr. med. M. Nonne – Hamburg
	Prof. Dr. med. R. Rössle – Berlin
	Prof. Dr. med. O. Rostoski – Dresden
	Prof. Dr. med. W. Frey – Zollikon/Zürich (Schweiz)
	Sir Henry Dale – London
1955	Prof. Dr. med. et theol. R. Siebeck – Heidelberg
	Prof. Dr. med. S. J. Thannhauser – Boston (USA)
1956	Prof. Dr. med. F. A. Schwenkenbecher – Marburg
	Prof. Dr. med. E. Grafe –Würzburg
	Prof. Dr. med. E. Franck – Istanbul
	Dr. med. h. c. Dr. phil. h. c. F. Springer – Heidelberg
1957	Prof. Dr. med., Dr. med. h. c., Dr. med. h. c., Dr. rer. nat. h. c. M. Bürger – Leipzig
	Prof. Dr. med. Ph. Klee – Wuppertal
	Prof. Dr. med. C. Oehme – Heidelberg
	Prof. Dr. med. Dr. med. h. c. W. Stepp – München
	Prof. Dr. med. H. Schmidt – Wabern b. Bern (Schweiz)
	Prof. Dr. med. C. D. de Langen Utrecht (Holland)
	Prof. Dr. med. E. Lauda – Wien
	Prof. Dr. med. W. Loeffler – Zürich (Schweiz)
1958	Prof. Dr. med. E. P. Joslin – Boston/Mass. (USA)
	Prof. Dr. med. Dr. med. h.c. G. Katsch - Greifswald
	Prof. Dr. med. Dr. med. h. c. Dr. med. h. c. A. Weber – Bad Nauheim
1959	Prof. Dr. med. P. Martini – Bonn
	Prof. Dr. med. W. Weitz – Hamburg
1960	Prof. Dr. med. H. H. Berg – Hamburg
	Prof. Dr. med. Fr. Kauffmann – Wiesbaden

1961	Prof. Dr. med. R. Schoen – Göttingen
1962	Prof. Dr. med. H. Pette – Hamburg Prof. Dr. med. K. Hansen – Neckargemünd
1963	Prof. Dr. med. W. Brednow – Jena Prof. Dr. med. H. Reinwein – Gauting b. München Prof. Dr. med. H. H. Bennhold – Tübingen
1964	Prof. Dr. med. Dr. med. h. c. Dr. rer. nat. h. c. H. W. Knipping – Köln
1965	Prof. Dr. med. Dr. h. c. J. Grober – Bad Bodendorf Prof. Dr. med. Dr. med.h. c. F. Lommel – Endorf/Obb. Prof. Dr. med. vet. Dr. h. c. J. Nörr – München
1966	Prof. Dr. med. N.Henning – Erlangen Prof. Dr. med. A. Hittmair – Innsbruck Prof. Dr. med. F. Hoff – Frankfurt (Main) Prof. Dr. med. H. Kalk – Kassel Prof. Dr. med. K. Voit – Ammerland (Starnberger See)
1967	Prof. Dr. med., Dr. med. h. c. L. Heilmeyer – Freiburg/Brsg. Prof. Dr. med. W. Kittel – Wiesbaden
1968	Prof. Dr. med. G. Bodechtel – München Prof. Dr. med. J. Jacobi – Hamburg
1969	Prof. Dr. med. W. Hadorn – Bern (Schweiz) Prof. Dr. med. A. Jores – Hamburg Prof. Dr. med. J. Waldenström – Malmö (Schweden)

Verzeichnis der Vorsitzenden seit 1882

1. 1882 ⎫
2. 1883 ⎬ Wirkl. Geh. Ob.-Med.-Rat Prof. Dr. med. TH. v. FRERICHS – Berlin
3. 1884 ⎭
4. 1885 Geh. Hofrat Prof. Dr. med. C. GERHARDT – Würzburg
5. 1886 ⎫
6. 1887 ⎬ Wirkl. Geh. Med.-Rat Prof. Dr. med. E. v. LEYDEN – Berlin
7. 1888 ⎭
8. 1889 Prof. Dr. med. v. LIEBERMEISTER – Tübingen
9. 1890 Hofrat Prof. Dr. med. v. NOTHNAGEL – Wien
10. 1891 Wirkl. Geh. Med.-Rat Prof. Dr. med. E. v. LEYDEN – Berlin
11. 1892 Geh. Med.-Rat Prof. Dr. med. H. CURSCHMANN – Leipzig
12. 1893 Prof. Dr. med. H. IMMERMANN – Basel
    1894 kein Kongreß
13. 1895 Geh. Rat Prof. Dr. med. v. ZIEMSSEN – München
14. 1896 Geh. Hofrat Prof. Dr. med. BÄUMLER – Freiburg i. Brsg.
15. 1897 Wirkl. Geh. Med.-Rat Prof. Dr. med. E. v. LEYDEN – Berlin
16. 1898 San.-Rat Prof. Dr. med. M. SCHMIDT – Frankfurt a. M.
17. 1899 Geh. Rat Prof. Dr. med. H. QUINCKE – Kiel
18. 1900 Ob.-San.-Rat Prof. Dr. med. R. RITTER V. JAKSCH – Prag
19. 1901 Geh. Rat Prof. Dr. med. SENATOR – Berlin
20. 1902 Geh. Rat Prof. Dr. med. NAUNYN – Straßburg
    1903 kein Kongreß
21. 1904 Ob.-Med.-Rat Prof. Dr. med. A. v. MERKEL – Nürnberg
22. 1905 Geh. Rat Prof. Dr. med. W. ERB – Heidelberg
23. 1906 Geh. Med.-Rat Prof. Dr. med. v. STRÜMPELL – Breslau
24. 1907 Wirkl. Geh. Med.-Rat Prof. Dr. med. E. v. LEYDEN – Berlin
25. 1908 Prof. Dr. med. F. v. MÜLLER – München
26. 1909 Geh. Med.-Rat Prof. Dr. med. FR. SCHULTZE – Bonn
27. 1910 Geh. Med.-Rat Prof. Dr. med. FR. KRAUS – Berlin
28. 1911 Geh. Rat Prof. Dr. med. L. v. KREHL – Straßburg
29. 1912 Geh. Med.-Rat Prof. Dr. med. R. STINTZING – Jena
30. 1913 Geh. Rat Prof. Dr. med. F. PENZOLDT – Erlangen
31. 1914 Prof. Dr. med. E. v. ROMBERG – Tübingen
    1915 kein Kongreß
    1916 außerordentliche Tagung (Kriegstagung) in Warschau
        Vors.: Geh. Med.-Rat Prof. Dr. med. W. HIS – Berlin
    1917 kein Kongreß
    1918 kein Kongreß
    1919 kein Kongreß
32. 1920 Geh. Rat Prof. Dr. med. O. MINKOWSKI – Breslau
33. 1921 Prof. Dr. med. G. KLEMPERER – Berlin
34. 1922 Prof. Dr. med. L. BRAUER – Hamburg
35. 1923 Prof. Dr. med. K. F. WENCKEBACH – Wien
36. 1924 Geh. Rat Prof. Dr. med. M. MATTHES – Königsberg
37. 1925 Geh. Rat Prof. Dr. med. F. MORITZ – Köln
38. 1926 Prof. Dr. med. H. PÄSSLER – Dresden
39. 1927 Prof. Dr. med. O. NAEGELI – Zürich
40. 1928 Prof. Dr. med. L. R. MÜLLER – Erlangen
41. 1929 Geh. Rat. Prof. Dr. med. W. ZINN – Berlin
42. 1930 Prof. Dr. med. F. VOLHARD – Frankfurt a. M.
43. 1931 Prof. Dr. med. G. v. BERGMANN – Berlin
44. 1932 Prof. Dr. med. P. MORAWITZ – Leipzig
45. 1933 ⎫ Prof. Dr. med. A. SCHITTENHELM – Kiel
46. 1934 ⎬ (Prof. Dr. med. L. LICHTWITZ – Altona, ist satzungsgemäß im Jahr 1934
       ⎭ ausgeschieden, ohne den Vorsitz geführt zu haben)
47. 1935 Prof. Dr. med. H. SCHOTTMÜLLER – Hamburg
48. 1936 Prof. Dr. med. F. A. SCHWENKENBECHER – Marburg
49. 1937 Prof. Dr. med. R. SIEBECK – Heidelberg

50. 1938 Prof. Dr. med. ASSMANN – Königsberg
51. 1939 Prof. Dr. med. Dr. h. c. W. STEPP – München
52. 1940 Prof. Dr. med. H. DIETLEN – Saarbrücken
    1941/42   keine Kongresse
53. 1943 Prof. Dr. med. H. EPPINGER – Wien
    1944—1947 keine Kongresse
54. 1948 Prof. Dr. med. P. MARTINI – Bonn
55. 1949 Prof. Dr. med. C. OEHME – Heidelberg
56. 1950 Prof. Dr. med. W. FREY – Oberhofen (Schweiz)
57. 1951 Prof. Dr. med. M. BÜRGER – Leipzig
58. 1952 Prof. Dr. med. PH. KLEE – Wuppertal
59. 1953 Prof. Dr. med. G. KATSCH – Greifswald
60. 1954 Prof. Dr. med. H. H. BERG – Hamburg
61. 1955 Prof. Dr. med. H. PETTE – Hamburg
62. 1956 Prof. Dr. med. R. SCHOEN – Göttingen
63. 1957 Prof. Dr. med. K. HANSEN – Lübeck
64. 1958 Prof. Dr. med. H. REINWEIN – Kiel
65. 1959 Prof. Dr. med. W. BREDNOW – Jena
66. 1960 Prof. Dr. med. H. BENNHOLD – Tübingen
67. 1961 Prof. Dr. med. J. JACOBI – Hamburg
68. 1962 Prof. Dr. med. F. HOFF – Frankfurt a. M.
69. 1963 Prof. Dr. med. H. Frhr. v. KRESS – Berlin
70. 1964 Prof. Dr. med. Dr. med. h. c. L. HEILMEYER – Freiburg i. Brsg.
71. 1965 Prof. Dr. med. A. STURM – Wuppertal-Barmen
72. 1966 Prof. Dr. med. et phil. G. BODECHTEL – München
73. 1967 Prof. Dr. med. A. JORES – Hamburg
74. 1968 Prof. Dr. med. H. E. BOCK – Tübingen
75. 1969 Prof. Dr. med. D. JAHN – Höfen

Korrespondierende Mitglieder 1939	Prof. Dr. med. FANCONI – Zürich
	Prof. Dr. med. HESS – Zürich
	Prof. Dr. med. INGWAR – Lund
	Prof. Dr. med. MEULENGRACHT – Kopenhagen
	Prof. Dr. med. SCHÜFFNER – Amsterdam
	Prof. Dr. med. DIAZ – Rio de Janeiro
1961	Prof. Dr. med. W. EHRICH – Philadelphia
	Prof. Dr. med. E. KOMIYA – Tokio
1965	Prof. Dr med. CASTEX – Buenos Aires
Diplommitglieder	Dr. med. J. WIBEL – Wiesbaden
	Dr. med. h. c. J. F. BERGMANN, Verlagsbuchhändler – Wiesbaden
Ständige Schriftführer	1882—1914 Geh. San.-Rat. Dr. med. E. PFEIFFER – Wiesbaden
	1914—1920 Prof. Dr. med. W. WEINTRAUD – Wiesbaden
	1921—1943 Prof. Dr. med. A. GÉRONNE – Wiesbaden
	1948—1960 Prof. Dr. med. Fr. KAUFFMANN – Wiesbaden
	ab 1961 Prof. Dr. med. B. SCHLEGEL – Wiesbaden
Kassenführer	1882—1884 San.-Rat Dr. med. A. PAGENSTECHER – Wiesbaden
	1885—1920 Dr. med. J. WIBEL – Wiesbaden
	1921—1927 Dr. med. W. KOCH – Wiesbaden
	1928—1939 Dr. med. E. PHILIPPI – Wiesbaden
	1940—1954 Dr. med. ACHELIS – Wiesbaden
	1955—1967 Prof. Dr. med. W. KITTEL – Wiesbaden
	ab Mai 1967 Dr. med. K. MIEHLKE – Wiesbaden
Mitglieder des Ausschusses 1969—1970	Prof. Dr. med. A. BERNSMEIER – Kiel
	Prof. Dr. med. H. BEGEMANN – München
	Prof. Dr. med. H. SACK – Krefeld
	Prof. Dr. med. W. MENZEL – Hamburg
	Prof. Dr. med. G. BUDELMANN – Hamburg
	Dr. med. K. SCHRECKER – Wiesbaden
	Prof. Dr. med. F. HENI – Tübingen
	Prof. Dr. med. R. ASCHENBRENNER – Hamburg
	Prof. Dr. med. D. REMY – Bremen

Prof. Dr. med. H. BRAUNSTEINER – Innsbruck
Dr. med. R. SCHINDLBECK – Herrsching
Prof. Dr. med. A. VANNOTTI – Lausanne
Prof. Dr. med. R. GROSS – Köln
Prof. Dr. med. F. ERBSLÖH – Gießen
Prof. Dr. med. W. PRIBILLA – Berlin
Prof. Dr. med. P. SCHÖLMERICH – Mainz
Prof. Dr. med. W. SIEGENTHALER – Zürich
Prof. Dr. med. E. STEIN – Braunschweig
Prof. Dr. med. M. BROGLIE – Wiesbaden
Prof. Dr. med. K. SEIGE – Halle
Prof. Dr. med. W. HOLLMAN – Potsdam
Prof. Dr. med. H. P. WOLFF – Mainz
Prof. Dr. med. R. WENGER – Wien
Prof. Dr. med. E. BUCHBORN – Köln

Begrüßungsansprache des Vorsitzenden

Montag, den 14. April 1969

Jahn, D. (Höfen)

Begrüßung der Ehrengäste, Ehrenmitglieder, Mitglieder und Kongreßteilnehmer durch den Vorsitzenden.

Totenehrung

Die Kongreßteilnehmer gedenken der seit 1968 verstorbenen Mitglieder der Gesellschaft:

Prof. Dr. Hugo Adam, Düsseldorf; Prof. Dr. Hans Heinrich Berg, Hamburg; OMR. Dr. Gottfried Boch, Kaiserslautern; Dr. August Brun, Wiesbaden; Prof. Dr. Marinao R. Castex, Buenos Aires; Dr. Bernhard Cramer, Planegg; Sir Prof. Dr. Henry Dale, Cambridge; Dr. Werner Herbert David, Neuruppin; Dr. Karl G. Doerr, Stuttgart; Prof. Dr. Richard Duesberg, Mainz; Dr. Heinrich Effenberger, Warstein; Dr. Günther Engelhart, Neu-Ulm; Dr. Ernst Feuerhake, Hannover; Prof. Dr. Max Gänsslen, Frankfurt a. M.; Dr. Kurt Gietz, Ennepetal-Milspe; Dr. Georg Haake, Essen-Bredeney; Prof. Dr. Sigurd Janssen, Freiburg i. Br.; Prof. Dr. Walter Kikuth, Düsseldorf; Prof. Dr. Otto Klein, Florida; Prof. Dr. med. et phil. Werner Koll, 34 Göttingen; Dr. med. et phil. nat. Hermann Kuhn, Bad Kissingen; Dr. Alfred Martin Leuze, Sülzhayn (Südharz); Prof. Dr. med., Dr. med. h. c. Felix Lommel, Endorf (Obb.); Prof. Dr. Rudolf Mancke, Rendsburg; Prof. Dr. A. H. A. Martens, Stene (Belgien); Dr. Otto Meinhard, Duisburg; Admiralarzt a. D. Dr. Willy Mücke, Dornholzhausen; Dr. Herbert Naumann, Wiesbaden; Prof. Dr. Erwin Risak, Wien; Prof. Dr. Wilhelm Rüther, Düsseldorf-Bernath; Frau Dr. Gertraude Siegmund, Frankfurt a. M.; Doz. Dr. Otto Simon, Homberg (Ndrrh.); Dr. Engelbert Sons, Mönchengladbach; Dr. Wilhelm Schnellbacher, Baden-Baden; Dr. Kurt Schroeder, Sen., Braunlage (Harz); Prof. Dr. Walter Tischendorf, Hannover; Dr. Paul Travers, Wiesbaden; Dr. Hans Vetter, Aarau (Schweiz); Prof. Dr. W. Weitz, Hamburg; Prof. Dr. Helmuth Wendt, Solingen; Dr. Heinz Willems, Köln-Niehl.

Hans Heinrich Berg

zuletzt Direktor der 1. Med. Klinik der Universität Hamburg, Ehrenmitglied unserer Gesellschaft, starb am 16. 12. 1968.

Er hat unserem vorjährigen Kongreß noch seinen Besuch gemacht. Aber er kam mit den Zeichen des sich beschließenden Lebens. Daß er aber kam, erschien mir wie ein Entschluß der Treue zu seiner inneren Medizin und des Bewußtseins, noch einmal unter uns gewesen zu sein; und darin lag ein wesentlicher Ausdruck seiner Persönlichkeit, in seinem Zugehörigkeitsbewußtsein, treu zu bleiben.

Wir kannten ihn ganz anders, voller Vitalität, geistig brillant, fachlich präzis und zuverlässig. Jetzt lag in der Beherrschung seiner Schwäche der ergreifendste Ausdruck seines Wesens.

Die Wissenschaft hat ihm viel zu danken. Durch die Koppelung von Durchleuchtung und Aufnahme löste er das Röntgenbild aus seiner Starre und schuf eine funktionell deutbare Röntgendiagnostik. Seine Reliefdarstellung eröffnete neue Möglichkeiten der Befunddeutung. Heute beherrscht die Technik der gezielten Momentaufnahme alle Organuntersuchungen einschließlich der Angiographie. Er, der Internist und nicht Röntgenologe war, erhielt die

Rieder-Medaille der Deutschen Röntgengesellschaft. Der von ihm aufgestellte Begriff der Hiatusinsuffizienz festigte diese Feststellung zwischen Akerlunds Hiatusbruch und Sauerbruchs Ablehnung dieses Krankheitsbildes. In diesen Fortschritten glaubt man, die Atmosphäre seines Lehrers Gustav v. Bergmann zu erkennen, dem die funktionelle Pathologie ein Anliegen war, und wie oft haben wir ihn unter Bezug auf Heinrich Bergs Ergebnisse dieses Thema greifbar anschaulich schildern hören. Wir glaubten, er habe seine Grenzen in der klinischen Röntgenologie gesetzt, da kam die Übernahme der Dortmunder Inneren Klinik und sein Eintritt in die Hamburger Fakultät. Ich fragte ihn, ob er in Eppendorf röntgen könne, und glaubte, in seiner Verneinung etwas wie den Schmerz des Entsagens zu fühlen. War das vielleicht ein Entschluß, der wegen eines Strahlenschadens zu fassen, gut war, oder zog diesen aufgeschlossenen Menschen doch der Ort als Tor zu den großen interkontinentalen Kommunikationen. Heinrich Berg schien in seiner ärztlich-klinischen Fähigkeit einen bewundernswerten Anfang zu einer großartigen Entfaltung seiner Persönlichkeit zu nehmen, und mit Arbeiten aus fast allen wichtigen Gebieten der inneren Medizin formte er sein Bild der Medizin mit einer aufmerksamen Hinwendung zu den individuellen Zügen seiner Patienten. Wer ihn darüber sprechen hörte, wird unser Anliegen um die Erhaltung einer Ganzheitsmedizin nie aus den Augen verlieren können.

Und noch eines muß ich hier aussprechen: Die Eröffnungsansprachen der Vorsitzenden von 1948 bis 1953 hatten einen sehr ernsten, nachdenklichen, manchmal in philosophische Negation sich verbreitenden Ton. 1954 führte Hans Heinrich Berg den Kongreß nach München in die Gemeinschaft mit den Chirurgen und den Allergieforschern. Die Gemeinschaftsarbeit begeisterte den modernen Kliniker. Nach den Jahren des In-sich-gekehrt-seins beginnt er mit den Worten: Die Gegenwart demonstriert eine mächtig aufstrebende Erholungsphase nach einem Zusammenbruch von astronomischen Ausmaßen. Die Zeit des Nachholens der Fortschritte im Ausland ist abgelöst durch das Wiedererstarken der deutschen Forschung. Bisher sind wir dem Dämon der analytischen Gelehrsamkeit ausgeliefert geblieben. Die eigentliche Aufgabe des Geistes aber ist darüber hinauszuschreiten, sich zum Allgemeingültigen zu erheben.

Wir werden die wissenschaftlichen Ergebnisse, die er uns geschenkt hat nutzen, seine Persönlichkeit aber als immer belebende und vorwärts weisende Erinnerung bewahren.

Sir Henry Hallet Dale

starb am 23. Juli 1968 im Alter von 93 Jahren. Er war seit 1954 Ehrenmitglied unserer Gesellschaft. Als Repräsentant einer großen Zeit der englischen Physiologie ragte er in unsere moderne Medizin hinein. Gaskell, Langley und Anderson in Cambridge, Starling und Bayliss in London führten ihn in die damalige Problematik der Medizin ein. 29jährig folgte er einem Angebot der pharmazeutischen Industrie, und zwar Mr. Henry Wellcome, dem Besitzer von Bourroughs-Wellcome, mit der Auflage zur Untersuchung der uteruswirksamen Stoffe des Mutterkorns. Mit dem Chemiker George Barger konnte Dale 2 Jahre später seine aufsehenerregende Arbeit über die sympathicolytische Wirkung der Secale-Alkaloide veröffentlichen sowie über die Umkehr der blutdrucksteigernden Wirkung des Adrenalins nach Verabfolgung von Ergotoxin berichten. 1910 veröffentlichte er mit Barger eine Arbeit über die Beziehungen zwischen Konstitution und Wirkung sympathicomimetischer Amine. Aus dem Mutterkorn fielen ihm Histamin und Acetylcholin in die Hand, die er später als Direktor des National Institut for Medical Research mit dem Chemiker Dudley auch aus tierischen Organen isolierte. Durch die Aufklärung der Wirkungsweise von Histamin bei Schock und Allergie, des Acetylcholin als parasympathischer, cholinergisch wirkender Stoff und Vermittler ganglionärer und neuromuskulärer Erregungsübertragung wurde Dale zum Begründer einer Autopharmakologie, deren sich der Körper mit Hilfe körpereigener nervaler und humoraler Wirkstoffe zur Regulation physiologischer Funktionen bedient. Für die Entdeckung der chemischen Übertragung der Nervenimpulse erhielt er 1936 zusammen mit Otto Loewi den Nobelpreis.

Biogene Amine spielen seither in den Erörterungen über krankhafte Funktionsstörungen auch in der Klinik eine Rolle, die als pathogenetisches Prinzip heute noch ein wichtiges Problem der klinischen Medizin ist.

Durch die Bedeutung seiner Persönlichkeit war er auch nach dem Verlassen des Laboratoriums einer der Großen der naturwissenschaftlichen Medizin, dessen Wort hier und auch in öffentlichen, ja politischen Dingen Gewicht hatte.

Die Deutsche Gesellschaft für innere Medizin dankt ihm für sein lebhaftes, uns entgegengebrachtes Interesse.

Richard Duesberg

Direktor der 1. Med. Klinik der Universität Mainz ist am 21. Mai 1968 verstorben.

Es fällt den Mitassistenten am Krankenhaus links der Isar in München nicht leicht, öffentlich über sein Leben zu sprechen, so gegenwärtig ist noch der frohe, unternehmende, der wissenschaftlich Beschlagene und der uns immer achtbare Diskussionsgegner. Seine Vor-

2

bildung für die Laufbahn des Klinikers war hervorragend. Wilhelm His, Paul Trendelenburg als Pharmakologe und vor allem der Schüler Friedrich v. Müllers, Nobelpreisträger Hans Fischer in München. Hier arbeitete er an den Störungen der Hämoglobinsynthese. Prähämine bezeichnete er als Fehlleistungen, nicht als Abbauprodukte, und das bestätigte Hans Fischer mit Duesberg an der Bleivergiftung. Die Brücken zu Friedrich v. Müller waren geschlagen. Diesem überragenden Kliniker und Arzt gehörte das Herz Duesbergs. Er bildete sich an diesem Vorbild. Seinem Andenken widmete er mit Herrn v. Kress die Gemeinschaftssitzung der Deutschen Gesellschaft für innere Medizin mit der Hämatologischen Gesellschaft 1963. Bei Schittenhelm, Viktor Schilling, Gännslen und Nonnenbruch erwarb er eine breite klinische Ausbildung. Im Kriege erarbeitete er eine neue Theorie und Einteilung des Schocks, die mit Zentralisation.des Kreislaufs und Entspannungskollaps maßgebend geblieben ist. 1946 übernahm er die Mainzer Klinik. In ihren Grenzen schuf er eine Klinik nach seinem Willen und der in ihm lebhaften Überlieferung. Darüber sagte er unter Hinweis auf akute hämatologische Krisen 1963: „Unter dem Eindruck der dramatischen Not, in der sich Körper und Seele der Betroffenen befinden, wird jene Eigenschaft in uns wach gerufen, die unsere einstmalige Berufswahl inspirierte, der Wunsch zur Hilfeleistung mit allen Mitteln. Wir sind dankbar erfüllt von dieser uns gestellten, echt ärztlichen Aufgabe, die wir mit aller Leidenschaft zu bestehen trachten."

In seiner Schrift „Medizin im Umbruch" sagt er: „Wie leichtfertig wird in der praktischen Ärzteschaft von der Überheblichkeit der klinischen Institute gesprochen! Ist sie sich dabei bewußt, wie unerbittlich und schonungslos in seiner Konsequenz das diagnostische und obduktive Verfahren der Kliniklehrer und ihrer Assistenten ad oculos die pathologischen Vorgänge ausbreitet und jeden Irrtum oder Fehler aufzuklären trachtet, während eine solche Erfahrung und Belehrung unter der Decke des grünen Rasens ausbleibt und schweigt."

Als ob Friedrich v. Müller spräche, sagte er: „So verlockend dem einen oder anderen die Betätigung mit Forschungsaufgaben erscheint, so wenig darf man für die Erlernung der praktischen Medizin die wissenschaftliche Diskussion allzu gewichtig in den Vordergrund stellen; denn der berufliche Umgang mit kranken Menschen geht über die strengen Maßstäbe einer solchen Betrachtung hinaus."

Mit der Vollendung seines Lebens bewahren wir auch die Erinnerung an ihn wie den Klinikern, die es vermochten, Arzt, Lehrer und Forscher in einem Wollen und Können zu verbinden. Ich beschließe sein Andenken mit seinen Worten: „Mögen die großen Kliniker der vergangenen Generation der zukünftigen nicht vorenthalten bleiben."

Max Gänsslen

ist am 30. März 1969 verstorben. Bis zu seiner Emeritierung war er Direktor der 2. Med. Klinik und Poliklinik der Universität Frankfurt a. M.

Eine beispielhafte ärztliche Persönlichkeit mit großer Auswirkung auf Kranke und Schüler hat uns verlassen. Tief empfundener Dank hält die Erinnerung an ihn in Ehren, darüber hinaus in treuen Herzen, die aus seinem ärztlichen Verständnis Geborgenheit empfunden haben.

Als Schüler des Tübinger Klinikers Otfried Müller widmete er sich im Gebiet der Gefäßforschung dem feineren Gefäßaufbau gesunder und kranker Nieren, einer Arbeit, die für die spätere Angiographie Bedeutung erlangte. Allgemeiner bekannt wurden seine erfolgreichen Arbeiten zur Herstellung eines hochwirksamen eiweißfreien Leberextraktes, der die Lebertherapie der perniziösen Anämie erst zumutbar und dadurch allgemein praktikabel gemacht hat.

Das Gebiet der Blutbildung beschäftigte ihn erbpathologisch, grundlegend wurden aus diesem Gebiet seine Arbeiten über den hämolytischen Ikterus und die hämolytische Konstitution. Eine sich über alle Gebiete der inneren Medizin erstreckende Publikationsreihe seiner Schüler gibt von der Gründlichkeit der Bearbeitung aller Arbeitsgebiete seiner Klinik Aufschluß.

Aus allen Mitteilungen gewinnt man den Eindruck der unter seiner Führung zur ersten Pflicht erklärten Zuverlässigkeit.

Nach seiner Emeritierung widmete er sich mit großem Erfolg der ärztlichen Fortbildung, deren Vielseitigkeit er wie kaum ein anderer zu gestalten wußte.

Die deutsche Ärzteschaft ehrte ihn durch die nur wenigen zukommende Paracelsus-Medaille und setzte seinen Namen damit in die Reihe der großen Ärztpersönlichkeiten unseres Landes.

Walter Kikuth

ist am 5. Juli 1968 gestorben. In seiner freundlichen baltischen Art, die sich mit einem Reichtum an Wissen und an Welterfahrung verband, wirkte er unter uns mit allseitigen freundschaftlichen Kontakten, die wir mit herzlicher Zuneigung gepflegt haben.

Von seinen großen Leistungen sprach er nie, obwohl die Ergebnisse seiner Arbeit weltweite Auswirkungen hatten.

Unter Bernhard Nocht begann er, über die Hämolysine bei Malaria und Schwarzwasserfieber, über Vogelmalaria und Piroplasmose zu arbeiten. Es gelang ihm mit Mayer, die ätiologische Einheit des Oroya-Fiebers mit der Verruga peruana zu beweisen. Nach Übernahme des chemotherapeutischen Laboratoriums der Farbwerke Bayer entwickelte er neue Mittel zur Bekämpfung des Oroya-Fiebers der Leishmaniosen und der Piroplasmose.

Sein Hauptgebiet aber blieb die Malaria. Auf dem Wege, ein wirksames Schizontenmittel zu finden, kam er zum Atebrin, das sich im 2. Weltkrieg hervorragend bewährte. Es gelang ihm, in einem Test Gameten- und Schizontenwirkung zu unterscheiden. Im Resochin wurde von ihm das heute dominierende Mittel zur Kupierung einer akuten Malaria gefunden. Es erwies sich als sicheres Heilmittel der Amöbenhepatitis. Aufschlußreich waren seine Arbeiten über die Entwicklung der Malariaplasmodien. Er fand im Miracil das erste Heilmittel gegen das Schistosoma haematopium.

Mit Gollub entdeckte er das Virus der Kanarienpocken. Er war ein nachdrücklicher Befürworter der Einführung der Schutzimpfung gegen die spinale Kinderlähmung. In seinem Düsseldorfer Institut entfaltete er eine groß angelegte Initiative in der Silikoseforschung. Er wurde mit höchsten Ehrungen bedacht, aber wenige haben sich in der Begegnung mit diesem durch große Bescheidenheit ausgezeichneten Mann seine Bedeutung vergegenwärtigt.

Kontinente sind durch ihn von der schlimmsten Geisel befreit und erst dadurch zum Aufbruch in eine neue Phase ihrer Entwicklung befähigt worden.

Sein Andenken zu bewahren, ist das Anliegen der Völker.

Otto Klein

der frühere Extraordinarius der Deutschen Karls-Universität in Prag und spätere Vorstand des medizinisch-physiologischen und pathologischen Laboratoriums in Durant (Argentinien) starb fern seiner Heimat am 19. April 1968.

Aus Pilsen stammend erhielt er seine internistische Ausbildung in Prag bei Hofrat Jaksch von Wartenhorst und trat nach dessen Emeritierung im Jahr 1928 in die Nonnenbruchsche Prager Klinik ein.

Seine Ausbildung wurde in Bern ergänzt durch den Chirurgen Kocher und den Internisten Sahli. Später hospitierte er in Berlin bei Rona und Michaelis zur Erlernung der pH-Bestimmung im Blut und der Blut-Gasanalyse.

Mit diesem Rüstzeug hat er als erster durch Einführung des Katheters in das rechte Herz Minutenvolumen und Druckbestimmung vorgenommen. Seine Arbeiten blieben weitgehend unbekannt durch die rasche Auswanderung im Jahre 1938, zu der ihm der befreundete argentinische Generalkonsul in Prag behilflich war.

Es liegt mir am Herzen seiner hier zu gedenken und deutlich zu machen, welche Werte im sinnlosen Walten kulturfeindlicher Kräfte verloren gehen und welches persönliche Schicksal denjenigen zuteil wird, die zur Rettung ihrer Existenz die Ergebnisse ihrer Arbeit der Zerstörung übergeben müssen.

Werner Koll

Direktor des Max-Planck-Institutes für experimentelle Medizin in Göttingen, verstarb am 9. November 1968, als er sich anschickte, ein Colloquium über die klinische Pharmakologie zu verwirklichen. Durch seine Tätigkeit als Vorsitzender der Arzneimittelkommission der deutschen Ärzteschaft war er dieser Aufgabe als der wichtigsten seines Aufgabengebietes nahegekommen und dabei, die Verwirklichung dieser Ziele mit geschickter Hand und der Fülle seiner Erfahrung herbeizuführen.

Als Leiter der Standardabteilung des Göttinger Institutes hat er die Wertbestimmung von Präparaten wahrgenommen, er war bemüht um Ordnung und Sicherheit im Verkehr mit Arzneimitteln und ihrem Gebrauch. Die Verhandlungen über das Arzneimittelgesetz und das Heilmittelgesetz verliefen wesentlich unter seiner Beratung, verdanken in der Ausführung viel seiner sachkundigen Wachsamkeit.

Dem Arzneimittelschaden gab er durch sein überzeugendes Aufklären eine zulässige Relation zum Risiko der Behandlung, wodurch der Anwendung hochwirksamer moderner Stoffe der Weg geöffnet wurde. Dem allgemeinen Verständnis für die Behandlung etwa mit cytostatischen Stoffen hat er damit einen großen Dienst erwiesen. Aber das größte Anliegen war ihm, die Beziehungen zwischen Pharmakologie, Pharmazie und Klinik, deren Förderung er auch in der Europäischen Gesellschaft für Arzneimitteltoxikologie mit Nachdruck vertrat.

Von der Pharmakologischen Gesellschaft aus schlug er Brücken zwischen experimenteller Pharmakologie und klinischer Pharmakologie.

Es ist ohne ihn eine Leere entstanden. Wenn das Schicksal es so bestimmt hat, dann soll uns sein geistiges Erbe leiten.

Felix Lommel

ehemaliger Direktor der Med. Poliklinik in Jena, starb 93jährig in seiner bayerischen Heimat. Er war seit 1965 Ehrenmitglied unserer Gesellschaft. In seiner Abstammung lag ein akademisches Leben vorbereitet. Sein Vater war Professor der Physik in Erlangen und München, wo er auch das Rektorat verwaltete. Die Mutter war Tochter des Historikers Karl Hegel und Enkelin des Philosophen.

So war er auch von enzyklopädischen Neigungen, denen er als Mediziner am besten nachgehen zu können glaubte. Seine verehrten Lehrer waren Moritz, Voit, Quinke und Leube. Seine Assistentenzeit vollzog sich bei Matthes dem Älteren in dessen Jenenser Zeit. Dietrich Gerhard, der Matthes folgte, wurde durch seine eindrucksvolle Persönlichkeit sein eigentlicher Lehrer. Lommels wissenschaftliche Tätigkeit in der ihm 1909 übertragenen Jenenser Poliklinik bezog sich vor allem auf das Gebiet der Tuberkulose, die er mit seinem Schüler Kaiser-Petersen bearbeitete, und auf die vorbildlich gestaltete Tuberkulosefürsorge.

Die Zerstörungen des letzten Krieges und die politischen Umstellungen haben den damals schon in hohem Alter stehenden aufs schwerste belastet.

Der Vorfahre Hegel schrieb die letzten Sätze seiner Phänomologie des Geistes als die Kanonen in der Schlacht von Jena und Auerstädt feuerten. Darin entwickelte er den Gedanken einer Höherentwicklung aus Widersprüchen, die Grundlage der nach ihm benannten Dialektik. Mit dem nach dem 2. Weltkrieg platzgreifenden dialektischen Materialismus konnte der 70jährige Urenkel in keine Beziehung mehr treten.

Aber dem Arzt gehören die Sympathien über alle Grenzen und Anschauungen und bewahren sein Andenken.

Walter Tischendorf

wurde am 18. Mai 1968 aus einem Leben voller Verantwortung und Initiative abberufen.

Als Schüler Rudolf Schoens erhielt er eine gründliche und vielseitige Ausbildung in der inneren Medizin. Seine wissenschaftliche Arbeitsrichtung fand er in Zusammenarbeit mit Rudolf Jürgens in der Hämatologie und bewies in seiner Monographie über klinische Pathologie der Blutkrankheiten die meisterliche Beherrschung seines Faches. Aber dieses Interessengebiet engte seine Übersicht über die gesamte innere Medizin nicht ein. Es vertiefte vielmehr sein Verständnis für die Zusammenhänge der Funktionen, die wir ja auch heute noch mehr erfühlen, als aus Ergebnissen ableiten.

Aber die innere Klinik des Nordstadt-Krankenhauses in Hannover war eine an den Kräften zehrende Aufgabe. Nur der damit Bekannte ermißt die fast nirgends endende Verantwortlichkeit einer solchen Position. Ärzte mit tiefem Empfinden für ihre Kranken sind in Gefahr, ihre körperlichen Kräfte zu überfordern. Für eine solche Stellung gehört mehr als ein ausgefülltes Dienstverhältnis. Man sollte in den Ordnungen kommunaler Krankenanstalten zur Kenntnis nehmen, daß man solche Persönlichkeiten, deren Einsatz bis zur Bedrohung der eigenen Existenz reicht, weniger verwalten als betreuen sollte. Je größer die Rechte des Personals anwachsen, um so mehr ist die Unruhe ständiger Begleiter der Chefärzte.

Der Tod Tischendorfs kann das Resultat solcher Beanspruchungen sein. Sein Ende, das wir tief beklagen, ist erschütternd und mahnend zugleich.

Wilhelm Weitz

ehemaliger Direktor der II. Med. Klinik der Universität in Hamburg, Ehrenmitglied unserer Gesellschaft, ist hochbetagt im Alter von 88 Jahren entschlafen.

Aus der Tübinger Schule Otfried Müllers ist sein Weg über die dortige Poliklinik und die innere Abteilung des Krankenhauses Stuttgart-Cannstatt zur Übernahme des Hamburger Lehrstuhles gegangen. Er folgte dort in Eppendorf dem großen Schottmüller, der in Haltung und Ausdruck dem Außenstehenden ein Diktator zu sein schien.

Wilhelm Weitz war mehr der Primus inter pares. Unter seiner Leitung entfaltete sich eine rege wissenschaftliche Tätigkeit seiner Assistenten und Dozenten.

Er selbst widmete sich auf vielen Gebieten der Erbpathologie unter Einbeziehung der Zwillingsforschung. Daneben besitzen wir aus seiner Feder wertvolle Beiträge aus dem Gebiet von Herz und Kreislauf, wobei ihn die konstitutionelle Hypotonie besonders beschäftigt hat.

Noch in seinem 80. Lebensjahr führte er mit Herrn Grosse-Brockhoff eine rege Auseinandersetzung über präsystolische und protodiastolische Geräusche bei der Mitralstenose. Die große Zeitspanne seines Wirkens gab ihm Gelegenheit, uns einen reichen Schatz von Erfahrungen zurückzulassen, die wir dankbar bewahren und nutzen.

Eröffnungsansprache des Vorsitzenden

Jahn, D. (Höfen)

Wir stehen am Beginn des 75. Kongresses der Deutschen Gesellschaft für innere Medizin. Die zur Traditionspflege anregende Zahl läßt die 75-Jahrfeier des Bestehens unserer Gesellschaft im Jahre 1957 in die Erinnerung treten, die unter der Präsidentschaft Karl Hansens abgehalten wurde. Es war der erste Kongreß, für den die Stadt Wiesbaden der Gesellschaft die Rhein-Main-Halle zur Verfügung stellen konnte. 10 der 12 kongreßlosen Jahre weisen auf die Erschütterungen hin, die Deutschland durch zwei Weltkriege erlitten hat. Die deutsche Wissenschaft ist durch sie und ihre Jahre nachwirkenden Folgen auf das schwerste getroffen worden.

Geschichte und Leistungen sind im Jahre 1932 anläßlich der 50-Jahrfeier unter der Präsidentschaft von Paul Morawitz in einer Schrift durch Georg Klemperer und anläßlich der 75-Jahrfeier durch einen Festvortrag von Walter Brednow dargestellt worden.

Wertvoller als zu irgendeiner Zeit des Bestehens der Gesellschaft scheint es bei der immer rascher vor sich gehenden Entwicklung der medizinischen Wissenschaft angezeigt zu sein, über Mittel und Wege des Werdens und Wachsens orientiert zu bleiben. Zusammen mit der Stadt Wiesbaden, der pharmazeutischen sowie der elektromedizinischen Industrie habe ich dem 75. Kongreß unserer Gesellschaft eine Festschrift gewidmet, die der Friedrich-Karl Schattauer-Verlag den Teilnehmern als Jubiläumsschrift überreicht.

Es ist eindrucksvoll zu sehen, daß die vor dem Umbruch des Jahres 1945 entstandenen Arbeiten zum größten Teil schon nicht mehr bekannt und die gefeierten Vertreter der damaligen Zeit nicht mehr zur Kenntnis genommen werden. Und doch war die Medizin dieser Zeit hoch entwickelt, ideenreich und der Praxis stärker verbunden als sie es heute ist. Dieser offenbare Schnitt erklärt sich durch die zu totaler Herrschaft gelangte naturwissenschaftliche Methode, deren Annäherung vor 3 und 4 Jahrzehnten durch die Beschwörung der Krise in der Medizin ein aktuelles Vortragsthema war. Die besten Köpfe, wie Ludolf von Krehl, Richard Siebeck, Gustav von Bergmann, von den Chirurgen Ferdinand Sauerbruch, haben sich mit Nachdruck für die humanitäre, individualisierende, künstlerische, intuitive Ausübung der ärztlichen Tätigkeit eingesetzt. Aber die Konsequenz der technischen Entwicklung ist dabei, romantische Züge aus unseren Vorstellungen zu beseitigen. Gustav von Bergmann warnte, daß die neue Zeit gar zu gerne die psychischen Phänomene aus unserer Eigenwahrnehmung herausnehmen möchte: um sie wie mechanische, physikalische Phänomene in jene Außenwelt einzuordnen, in der das Subjekt und erst recht das psychische Erleben entthront ist. Und aus der neuen Richtung erklärt heute der Kybernetiker Karl Steinbuch: „Wir betrachten den Menschen nicht aus der emotionell verfälschten Perspektive des Individuums, sondern als Teil des physikalischen Geschehens. Diese Betrachtung zeigt uns zuverlässiger als die subjektive Beurteilung, was zum Überleben und zur Weiterentwicklung unserer Art notwendig ist."

Der Weg bis zu einer solchen Konfrontation ist lang. Nach Alfred Weber vollzog sich die Technisierung stufenweise seit der Mitte des 18. Jahrhunderts. Durch die Teilmechanisierung im Übergang zur maschinellen Fabrikation am Ende des

19. Jahrhunderts ist die Gesellschaftsstruktur in Bewegung geraten. In den Naturwissenschaften breitete sich die durch den technischen Fortschritt möglich gewordene Methodisierung der Forschung aus. In der Medizin — und die ältere Generation ist darin aufgewachsen — wurde in dieser Zeit gesucht, Lehrmeinungen, die als eine Konzeption bedeutender Kliniker von ihren Schülern verteidigt wurden, durch die nun zur Verfügung stehenden physikalischen oder chemischen Methoden unter Beweis zu stellen. Als Friedrich von Müller auf der Versammlung deutscher Naturforscher und Ärzte in Meran im Jahre 1905 seine Meinung über die degenerativen Nierenerkrankungen unter der Bezeichnung „Nephrose" vortrug, fand er in der Versammlung viele Widersacher, so daß man sich im Streit über Begriffe auf die Bezeichnung „Nephropathie" einigte. Franz Volhard ist später immer für die Sonderstellung der von ihm wieder als Nephrose benannten Krankheit eingetreten, da er die Nephritis durch eine Durchblutungsstörung der Nieren verursacht sah, nicht aber die Nephrose. Für Ernst von Romberg gab es keinen Bluthochdruck ohne ursächliche Beteiligung der Nieren. In der Müllerschen Klinik wurde aus den Befunden von Monakows der Begriff der genuinen, also nicht renal bedingten Hypertension entwickelt. Für Eppinger war die Lactacitämie der Herzkranken peripher bedingt und das Herz wurde durch die Bewältigung der damit entstandenen Sauerstoffschuld insuffizient. Von Romberg stellte nachdrücklich das Herz in den Mittelpunkt des Geschehens. Seiner Schule gelang der Beweis hierfür durch Nachweis der Stoffwechselstörung am operativ durch Klappendefekt insuffizient gemachten Hund. Immer handelte es sich um eine oft geniale Betrachtungsweise großer Ärzte, die in kritischer Auswertung ihrer jahrzehntelangen Erfahrungen ihre Lehre vertraten und die heraufkommenden Methoden der Naturwissenschaft, der chemischen wie der physikalischen, durch ihre Assistenten untermauern ließen.

Heute befinden wir uns in der schon verwirklichten Stufe der Gesamttechnisierung durch Elektrifizierung und Vollautomation. Die von Naturwissenschaft und Technik entwickelten Apparate analysieren, registrieren, verwerten und ordnen die Befunde statistisch. Es bildet sich ein System des Untersuchungsganges mit genormter Anordnung, deren regelmäßige Anwendung den Normbereich sicher erkennen und das Krankhafte mit einer außerordentlichen Präzision registrieren läßt. Hier ist der Arzt durch den Gesundheitsingenieur ersetzt. Eine solche Fassung klingt abwegig. Sie ist es aber ebenso wenig wie der Roman der Zukunft von Aldous Huxley. Der dort erscheinende und alles in Frage stellende „ursprüngliche Mensch" ist hier der betrachtende Arzt, dem die Voraussetzung, wir könnten das biologische Wirken programmieren, vermessen vorkommt. Könnten wir es, wäre die Technik der Diagnostik aufwendig aber von hoher Zuverlässigkeit. Im letzten Jahrzehnt hat sich die Weite des Weltraums dem forschenden Geist ebenso zugänglich gezeigt wie das Geheimnis biologischer Strukturen. Was in der Molekularbiologie erreicht wurde, ist den spektakulären Erfolgen der Raumforschung ebenbürtig. Aber die biologischen Errungenschaften berühren uns unmittelbarer, hinter der bisher philosophischen Kompliziertheit die einfache Schrift des Lebendigen, ja die Verbindung mit dem anorganischen Teil des Materiellen in der schlichten Sprache des Experimentes zu sehen, ist geeignet, unsere geistige Haltung neu zu gestalten. Aber wir erkennen auch die unendliche Vielgestaltigkeit, welche die Natur mit offenbar einfachen Grundregeln entwickelt, durch die die Lichtempfindlichkeit der Sehzelle alles technisch Erreichbare weit hinter sich läßt, und das Gehirn im Fassungsraum des knöchernen Schädels von einem Liter eine Programmierung bewältigt, die für die informationsverarbeitende Maschine bei winziger Schrift mehrere Quadratkilometer Papier erforderlich machen würde. Das veranlaßt den Arzt, bei aller Bewunderung des Erreichten für seine Aufgabe die Grenzen zu erkennen und am Überlieferten festzuhalten, die Erfahrung zu pflegen und jede naturwissenschaftlich gesicherte Tatsache zu benutzen, den Inhalt der Erfahrung zu begreifen.

Mein Lehrer Ernst von Romberg hat 1929 zur Feier des 100. Geburtstages Hugo von Ziemssens in seinem Vortrag „Über Lehre und Lernen der inneren Medizin" unsere heutige Situation mit den Worten umrissen:

„Aber auch ausgedehnte Erfahrung vermag ebenso wenig wie noch so reiches Wissen einen Arzt zu den höchsten Möglichkeiten seines Wirkens zu führen. Dazu ist nur die wissenschaftliche Ausübung der Medizin imstande. Erst sie liefert das einigende Band, das die einzelnen der Erfahrung zugänglichen Teilerscheinungen verknüpft. Der Krankheitszustand wird dadurch zum lebendigen Geschehen, das nach seinen Gesetzen abläuft, das ebenso wenig stillsteht wie das lebendige Leben. Wenn ich so die wissenschaftliche Ausübung unseres Berufes als das höchste Ziel rühme, so verstehe ich unter Wissenschaft selbstverständlich nicht einen auch noch so großen Schatz an geordnetem Wissen. Wissenschaft nenne ich mit Claude Bernhard das Fragen nach dem Zusammenhang der Erscheinungen."

So richtungweisend ein solches Bekenntnis ist, so sehr entfernt sich heute die naturwissenschaftlich-forschende von der praktischen Medizin. Das Stethoskop und der perkutierende Finger sind zugunsten graphischer arbeitender Methoden verlassen. Perkussion und Auskultation werden noch gelehrt aber nicht mehr geübt, obwohl sie für die Praxis unentbehrlich sind. Aber das soll nur zur Verdeutlichung gesagt sein. Gemeint ist, daß Krankheitsbild und Krankheitsablauf nicht mehr als ein zu beobachtendes Geschehen gesehen und eingeprägt werden, sondern daß eine Folge von Daten chemischer, physikalischer, cytologischer Untersuchungen erlernt wird, die dem Arzt und zum großen Teil auch dem Facharzt nie zur Verfügung stehen wird. Man kann sich den Abstand von der klinischen zur praktischen Medizin nicht groß genug vorstellen. Die Lehre im klinischen Hörsaal ist in Gefahr, durch die fortschreitende Spezialisierung für die Praxis wirklichkeitsfremd zu werden. Die Aufteilung der inneren Medizin in spezielle Arbeitsgebiete aber nimmt ihren Fortschritt, und die Abneigung der Spezialisten, über ihr Sondergebiet hinaus zu lehren, nimmt zu. Die Ausübung von Lehre und Forschung wird an der Aufgabe, eine berufliche Grundausbildung zu bieten, scheitern. Unter dem Eindruck unseres wissenschaftlichen Rückstandes wird auf den Universitäten und in allen Reformmodellen die Forderung der Forschung hervorgehoben, Fachgruppen sollen die durch die Kompliziertheit der Forschungsaufgaben erforderliche Gruppenarbeit erleichtern. Der Freiburger Politologe Wilhelm Hennis aber erinnert: „Die erste deutsche Universität in ihrer Existenz und in ihrem Ursprung begründete Aufgabe ist nicht Forschung und Lehre, sondern die Ausbildung junger Menschen für die sog. akademischen Berufe." Sie werden durch Fakultäten repräsentiert. Nur sie sind in der Lage, dies für ihre in ihrem Ursprung außerhalb der Wissenschaften liegenden Gebiete zu tun. Die Medizin ist die einzigste, die für Forschung und Lehre den Beruf auf dem Boden der Universität praktiziert. Wissenschaft und Praxis fordern ihr Recht. Die von Frerichs beschworene Einheitsidee ist uns nicht näher, sondern ferner gerückt, sie unterliegt dem wissenschaftlichen Fortschritt und ist doch das Ziel jeder Krankenbehandlung. Die Klinik besitzt daher zwei Fronten, um deren Gleichgewicht sie kämpft, wissenschaftlich, institutionell und personell. Im Fortschritt der medizinisch-technischen Entwicklung kommt der inneren Medizin wegen ihrer außerordentlichen Erfahrung und ihres Wissens um die Subtilität der Zusammenhänge im Organismus in dem Stadium des vielfach grundsätzlichen Wechsels der Auffassung, des Urteils und des therapeutischen Vorgehens auch eine beharrende, überlegende und das stehende Fundament nutzende Aufgabe zu. Das große, in unseren Händen liegende Kapital muß mit seinen reichen Zinsen zum Fortschritt beitragen, ohne dabei aufgezehrt zu werden.

Eine hier anstehende Arbeit wäre, den Indikationsbereich für die gefahrvolle Herztransplantation zu erarbeiten, deutlicher als es schon getan ist, die Prognose der Herzkrankheiten zu definieren und sich der Chirurgie auch hier als Partner an die Seite zu stellen.

Der Student verläßt die Universität mit dem Erlebnis einer in weiten Teilen unausgewogenen Medizin! Aus diesem Grunde hat sich in den letzten 20 Jahren die ärztliche Fortbildung zu einem bedeutenden Element der beruflichen Orientierung in Wissenschaft und Praxis entwickelt. Ihr Inhalt ist längst nicht mehr der Nachholbedarf, der uns in den ersten Kriegsjahren beschäftigt hat. Der Fortschritt der diagnostischen und therapeutischen Methoden ist das nicht endende Thema. 10 Jahre, in einigen Gebieten 5 Jahre, genügen, um eine Darstellung im Rahmen der Fortbildung veraltet erscheinen zu lassen. Aber die ernsteste Aufgabe der Fortbildung ist, die Kompetenzen der praktischen Medizin auf der Grundlage der gelehrten, gelernten und erfahrenen Heilkunde den neuen Erkenntnissen anzupassen und dabei die Verantwortung nicht aus den Augen zu verlieren, die mit der Empfehlung neuer, höchst wirksamer, aber um so differenterer Verfahren verbunden ist. Die Fortbildung übernimmt von den Universitäten, aus der Fülle der Informationen ein Aktivprogramm zu formen, das dem Arzt die Sicherheit des Handelns vermittelt. Müssen wir nicht mit Ernst von Romberg auch hier sagen, daß es dabei nicht mit einem auch noch so großen Schatz geordneten Wissens getan ist? Auf der Grundlage des Wissens bedarf es vielmehr einer ständigen Erneuerung bedürftiger Anregung des erlebten Inhalts unserer ärztlichen Aufgabe. Fortbildung ist auch das Anbieten von Kontakten mit Forschern, Klinikern und Ärzten, um in der Aussprache mit ihnen den Stellenwert des Neuen zu ermitteln.

Das Regensburger Fortbildungsmodell verfügt über einen Stamm von Teilnehmern, die jahrelang an den Veranstaltungen des Kollegiums teilnehmen und jedesmal an einer abendlichen Aussprache mit den Referenten und Kollegiumsmitgliedern eine solche Orientierung suchen. Es steht ihnen auch außerhalb der Veranstaltungen die persönliche Inanspruchnahme eines jeden Mitgliedes des Kollegiums offen. Hier entwickelt sich ein Vertrauen, das die heute allgemeine Isolierung des Arztes, die bedrückend, hindernd und unter Umständen gefährlich sein kann, aufzulösen imstande ist. Nichts anderes schwebt wohl dem Wissenschaftsrat vor, wenn er dem beruflich tätigen Akademiker zum Zwecke der ständigen Information den Weg zu seiner Universität im Rahmen des Kontaktstudium offen halten wollte.

Eine Kontaktpflege ist keine Rückkehr zur Altherrenschaft, sondern bei der Spezialisierung der Medizin, der Differenzierung der Arbeitsbereiche in der inneren Medizin im besonderen, das Gebot der Stunde! Dabei ist es kein Unterschied, ob es das Teamwork der Forschergruppe, die Gemeinschaftspraxis oder die Konsultation ist. Die aus verschiedenen Quellen stammende gemeinsame Überlegung erhöht die Sicherheit der Entscheidung. Bei der Forschung ist erkennbar, daß die Spezialisierung die Einheitsidee der inneren Medizin eher fördert, da der echte Spezialist sich sowohl durch die Kenntnis der letzten erkennbaren Einzelheit seines Faches als auch durch das Bewußtsein der Begrenztheit seiner Ansichten auszeichnet. Wo das eine und das andere unscharfe Begriffe sind, ist die Unsicherheit am größten. Wie selten sind die Konsilien geworden! Gründe sind die Schwierigkeiten der Kassenverrechnung und die hohe Liquidation der Privatpraxis. Aber die gewünschte gemeinsame Überlegung trägt auch keine rechten Früchte, weil der Konsilarius sich ohne methodisches Rüstzeug keine Entscheidung zutraut, so daß der Kranke auch ohne weiteres dem Krankenhaus überwiesen werden kann. Aber wie eindrucksvoll kann die Erfahrung des Geübten sein, so als ich meinem Lehrer von Romberg eine eben zugegangene Patientin als Typhus vorstellte, er aber nach kurzer Untersuchung des Abdomens entschied, daß es eine peritoneale Carcinose sei, und die sofort angesetzte Probelaparotomie seine Diagnose bestätigte.

Heute liegt noch das ganze Bestreben des Arztes darin, im ungeteilten Besitz der psychischen Führung seiner Patienten zu bleiben.

Moderner wirkt dagegen Hypokrates:

,,Es ist durchaus keine Schande, wenn ein Arzt in Verlegenheit über den augenblicklichen Zustand bei einem Kranken und infolge mangelnder Erfahrung im unklaren sich befindend auch das Beiziehen anderer Ärzte verlangt, um durch gemeinsame Besprechung die Verhältnisse des Kranken zu erörtern, und wenn so auch diese anderen Ärzte Mithilfer werden zu einem glücklichen Ausgang der Genesung."

Aber obwohl ich hoffe, das Gute, was wir während unserer Lehrjahre hatten, aus dem Strudel der jetzigen Ereignisse gerettet zu sehen, stehe ich nicht an, einen der Gründe für die Abkapselung des Arztes in der Art des autoritären Unterrichts der Studenten zu sehen, die weniger zu diskutieren, als sich lernbedürftig zu erweisen hatten. Die Technik aber, die in den Schwerpunkten ganz neuartige Möglichkeiten zur Verfügung stellt, duldet nicht, daß wir warten! Sie wird zum Schrittmacher, dessen Rhythmus wir übernehmen müssen.

Ich greife hier die Probleme der Intensivpflege auf. Fortlaufend registrierende Methoden erlauben heute eine Krankenbeobachtung, um die aus der Eigenkontrolle geratenen, lebenswichtigen Funktionen rechtzeitig zu erkennen. Die jetzt drohende Gefahr kann durch substituierende oder eliminierende Maßnahmen unter Einsetzung apparativ-technischer Methoden noch in Stadien abgewendet werden, die die Todesgrenze streifen. Ein neues Gebiet ärztlicher Wirksamkeit hat sich überraschend schnell entwickelt. In diesen Notfallsituationen stehen das Überwinden des Versagens der Herz- und Kreislaufleistung, die Kontrolle des Herzrhythmus durch den Schrittmacher, die Übernahme der Nierenfunktion durch die Hämodialyse, die künstliche Beatmung durch Respirationsapparate bei zentraler Schädigung, die künstliche Einstellung der Körpertemperatur zur Schonung von Herz- und Kreislauf im Vordergrund. Die Organtransplantation tritt als letzte Konsequenz in das Stadium der technischen Möglichkeit und beginnt, ihre Indikationsbereiche abzustecken.

Alle Disziplinen der Medizin haben zu diesen Erfolgen beigetragen, nach den physiologischen Vorarbeiten vor allem die Chirurgen, die Neurochirurgen, Anästhesiologen und Internisten. Man erkennt sofort die Vielfalt der Überlegungen, die zu einer solchen Intensivbehandlung nötig sind. Ich glaube, die schwierigste Aufgabe ist das Überführen der künstlich bewältigten Funktionen in die Eigenkontrolle des Kranken, für den nach der Wiederherstellung der somatischen die der psychischen Ordnung nach so viel überstandenen Gefahren noch entscheidend werden kann. Das alles sind Aufgaben einer Ärztegruppe, die unter Berücksichtigung aller Spezialkenntnisse als Kollegium über den Gang der Therapie entscheidet. Es ist nutzlos, hier über das Zustandekommen von Entschließungen nachzudenken. Das Eingliedern spezialistischer Meinungen in die gesamtärztliche Verantwortung bewältigt allein die gestellte Aufgabe. Sie ist ein Beispiel moderner wissenschaftlich-ärztlicher Arbeitsmethode, geeignet als Vorbild für das vertrauensvolle Zusammenarbeiten einer zukünftigen Generation von Ärzten, die durch uns Vorbilder für ihre Tätigkeit in einer modernen Medizin erwartet.

Die andere gleich faszinierende Entwicklung liegt weit entfernt auf der anderen Seite der klassischen Medizin in dem Bestreben, den Ursprung der Krankheiten zu erkennen. Ihre Entstehung wird hier zur Kernfrage wissenschaftlicher Forschung. Äußere Ursachen sind bereits weitgehend geklärt, die bakteriellen Erkrankungen erscheinen besiegt, schon spricht man — und Sie hören das im Fachprogramm aus berufenstem Munde — von der Ausrottung der Viruskrankheiten. Jetzt werden mit großen Erfolgen die Brücken zum Verständnis der inneren Ursachen der Krankheiten geschlagen. Die Frage der Konstitution, eine Zeitlang scheinbar für unergiebig gehalten, tritt wieder in den Mittelpunkt der Erörterung. Ernst Kretschmers mit klugen ärztlichen Betrachtungen verbundene Typisierung bedeutet einen eindrucksvollen Auftakt, von dem er selbst sagte: „Wenn der Bau fertig ist, haben die Typen ihren Dienst getan." Konstitution ist nicht Statik, sondern Funktion. Hier führt der Weg in die Stoffwechselabläufe und Regelsysteme. Auf diesem Gebiet ist bereits viel Arbeit geleistet worden, die jetzt die Möglichkeiten ergeben hat, zu den Enzymsystemen vorzustoßen, deren Konstellation für die Funktionsabläufe verantwortlich ist. Die „Ein-Gen-Ein-Enzym-Hypothese" liefert die überzeugende Verbindung zu den Erbträgern der Zellkerne und bietet die gesicherte Grundlage für die Erfahrung von der Erbgebundenheit der Konstitutionen. Hier liegen letzte Gründe für innere Ursachen der Krankheiten.

Aber wir verstehen unter Konstitution das Resultat aus Erbe und Umwelt! Wir Ärzte haben diese Umwelt im allgemeinen, wenn auch wechselvoll, so doch in einem herkömmlichen Rahmen untergebracht. Mit der Industrialisierung der Gesellschaft aber vollziehen sich hier Entwicklungen, vielleicht Umwälzungen, die die Lebensbedingungen des einzelnen und der Gemeinschaft von Grund auf verändern. Die älteste und die einzige natürliche unter allen gesellschaftlichen Vereinigungen ist die Familie. In ihr und durch sie ist dem Menschen eine Eigenständigkeit vorgegeben. Die zwischenmenschlichen Beziehungen vermitteln einen Bestand in der seelischen Verbundenheit wie der Ort eine räumliche mit dem Gefühl des Zugeordnetseins mit der Gesellschaft und Landschaft. Vor unseren Augen vollzieht sich in der Neuordnung der industriellen Gesellschaft die Aufzehrung der natürlichen Gemeinschaften, ein Verlust der Eigenständigkeit durch Rationalisierung und Funktionalisierung des Menschen, eine Verkümmerung und Denaturierung der nicht auf dem rechnenden Denken beruhenden Formen des Handelns, wie es der Münchener Soziologe Hermann Mayer bezeichnet. Der für uns alle irgendwie wesentlich gewordene, in seinen Zentren zu unumschränkter Macht gelangte Positivismus verfolgt das Ziel einer totalen Rationalisierung und Technisierung des menschlichen Daseins. Das bedeutet den Eingriff in die zwischenmenschlichen Beziehungen, in denen der einzelne als unvertretbare Person lebt. Sie sind in Gefahr, organisiert und in Verwaltung genommen zu werden. Durch die Loslösung der Gesundheitsfürsorge aus der persönlichen Verantwortung wird ein persönlichstes Anliegen des einzelnen erfaßt und verwaltet, es hat sich zu einem gesellschaftlichen Anspruch auf eine Leistung gewandelt. Das bedeutet einen Schritt auf dem Wege zur Kollektivierung.

Ihr Ziel ist, den Menschen auf seinen Funktionswert für die Gesellschaft zu reduzieren. Sein Leben ist angefüllt mit Leistungsquoten und Teilnahmeverpflichtung. Die bisherigen Fundamente seines Daseins, sein unvertretbares persönliches Handeln, das individuell-sittliche Leben sind in den regulierten Formen einer Sozialstruktur aufgegangen, die die industrielle Gesellschaft als notwendiges Ergebnis ihrer Welthaltung geschaffen hat.

Die Szene, in der der Arzt wirksam werden soll, hat sich geändert. Die Menschen haben sich geändert. Zwar leben sie als Glieder einer vom anthropozentrischen Optimismus beherrschten Wohlstandsgesellschaft, deren Angebote sie unbeherrscht wahrnehmen. Zwar hat der Sozialstaat und das Versicherungswesen die Vorsorge für alle Wendungen des Lebens getroffen, und doch — so definiert es Karl Jaspers — ist eine vielleicht so noch nie gewesene Lebensangst der unheimliche Begleiter des modernen Menschen. Angst um sein vitales Eigendasein, Angst um seine Persönlichkeit, die er zwar durch die Gesetze des Staates verteidigt, die er aber nirgends mehr geborgen weiß. Gesundheit ist nicht ein Geschenk, sie ist im

Wandel von der Jenseits- zur Diesseitsgläubigkeit und der Hinwendung zum Glauben an die Technik und den Fortschritt ein wesentlicher Inhalt des Anspruchs an die Gesellschaft. Ihm entspricht der Arzt nicht immer durch seine objektive Feststellung, weil der Anspruch eine subjektive Wurzel besitzt. In das Arzt-Patientverhältnis ist die Funktion der ärztlichen Treuhänderschaft gegenüber den sozialen Institutionen getreten. Der Funktionswert für die Gesellschaft konkurriert mit der menschlichen Individualität. Kranksein heißt, das eigene Milieu mit dem Krankenhaus zu wechseln, Altwerden bedeutet, das eigene Heim aufzugeben, sich zu erholen, an einem bevorzugten Ort sich in einer Kuranstalt einzuordnen.

Aber der Fortschrittsglaube, der der autonomen Vernunft unbeschränkte Geltung einräumt, ist auf die Gewißheit gerichtet, daß der Fortschritt von Naturwissenschaft und Technik die Menschheit notwendig einem höheren und vollkommeneren Zustand zuführt. Er erwartet von der Atomtechnik und der Automatisierung eine Welt ohne Arbeit, ein Paradies materiellen Überflusses und, wie Hans Freyer sagt, den Vollzug der Weltgeschichte im Fortschritt von der Unfreiheit zur Freiheit.

Im Materiellen enttäuscht der Fortschrittsglaube nicht, im Persönlichen fordert er empfindliche, wenn nicht entscheidende Einbußen. Die Soziologie bezeichnet als Reduktion die Summe aller Schwundvorgänge, die unvermeidlich mit dem technischen Fortschritt verbunden sind. Nutzbarmachung und Nivellierung sind untrennbar verbunden.

Es könnte z. B. die Schwierigkeit der Verständigung auf aller Welt durch das Gewirr der Sprachen durch eine Sofortübersetzung durch elektronische Systeme überwunden werden. Aber der Computer braucht dazu eine Systematisierung und Vereinfachung der Sprachen, sie werden entzaubert. Werden wir es fertigbringen, zwei Sprachen zu benutzen oder im Gebrauch der entzauberten Verständigung versanden?

Die Technik ist von unentrinnbarer Konsequenz! Ihr Fortschritt trägt die Gefahr der Unfreiheit in sich, und diese Gefahr wird um so akuter, je mehr sich die Technik der Perfektion nähert. Im Prinzip der Gleichheit, geboren in der französischen Revolution, war die Eingliederung des einzelnen in die egalitäre Industriegesellschaft vorweggenommen. Der Mensch als Gesellschaftswesen ist den Bedürfnissen der Allgemeinheit ausgeliefert, der Weg zu dem von uns gefürchteten Totalitarismus ist offen!

Die Personalität des Menschen bedarf im vereisenden Strom dieser Entwicklung eines unausgesetzten Schutzes, die sorgsame Pflege der zwischenmenschlichen Beziehungen ist eine beständige Verpflichtung. Dies zu wissen und überzeugend anzuwenden, gehört in den Wirkungsbereich des Arztes. Die hier angedeuteten strukturellen Wandlungen der Lebensbedingungen, des Selbstverständnisses und der Wertbeurteilung der Eigensituation sind in solchem Wandel begriffen, daß mit körperlichen und seelischen Manifestierungen gerechnet werden muß. Medizin und Soziologie sind nicht in Randproblemen, sondern in Kernfragen ihrer Forschung zu gemeinsamer Arbeit aufgerufen.

Die geschilderte Entwicklung aber macht vor dem ärztlichen Stand nicht Halt! Mit der Spezialisierung verdichtet sich die Gefahr, die Beziehung zur subjektiven Welt zu verlieren. Die Demontage der Persönlichkeit ist durch die chirurgischen Fortschritte in vollem Gange. Man erinnert sich, daß der Chirurg Erich Lexer in Königsberg eine Schwesternschaft aus seiner Klinik entließ, weil sie sich weigerte, bei der Transplantation nichtchristlicher Spender auf christliche Empfänger mitzuwirken. Wie viele Organe sind auswechselbar ohne Beeinflussung der Personalität? Die Arbeiten für ein künstliches Gehirn sind in der Erwartung aufgenommen, daß eines Tages eine wirklich künstliche Intelligenz möglich ist. Ist die physische Existenz höher zu schätzen als der Bestand der unersetzlichen

Individualität ? Von Nietzsche stammt das Wort: „Der Mensch ist das noch nicht festgestellte Lebewesen." Sein Schicksal als Person hängt davon ab, daß Biotechnik, Psychotechnik und Gesellschaftstechnik keine unumschränkte Herrschaft gewinnen.

Der manipulierte Mensch der modernen Industriegesellschaft mag als Technikgläubiger in seiner Welt das größtmögliche Glück der größtmöglichen Zahl in der Hand zu halten meinen, letztlich bleibt das Verständnis für den menschlichen Faktor, menschliche Motivationen und Verhaltungsweisen doch eine unverlierbare Aufgabe des Arztes, und sie ist es in einer Zeit der Kontaktverluste und der Lebensangst in besonderem Maße. Ärzte gehören mit Vertretern anderer freier Berufe noch zu der zusammenschmelzenden Gruppe von Menschen, deren Selbstverständnis in Beurteilung und Einblick in die Positionen der modernen Gesellschaftsstruktur den geringsten Beschränkungen unterliegt. In der Art seiner Begegnung mit den Patienten vollzieht sich eine der letzten Hilfen für die Freiheit und den Wertbegriff der Person.

Arzttum und technisierte Medizin entfernen sich mit beängstigender Beschleunigung. Schon geraten Teilgebiete außer Sichtweite. Wenigen gelingt es, nach beiden Richtungen zu folgen und in einer Synthese einen gesicherten Standpunkt zu gewinnen.

Goethe, der die Anfänge der naturwissenschaftlich-technischen Welt noch selbst erlebte, sah Forscher und Arzt noch vereint in Naturbetrachtung und Naturverständnis. Die apparative Technik, deren Entwicklung ihm durch die praktische Anwendung der Mechanik vor allem durch die Konstruktion optischer Geräte bekannt war, erschien ihm als gut bereitete Hilfe zur Erklärung sinnlicher Wahrnehmungen.

Ich schließe mit seinen Worten:

> „Bewährt den Forscher der Natur
> ein frei und ruhig Schauen,
> so folge Meßkunst seiner Spur
> mit Vorsicht und Vertrauen.
> Zwar läßt in einem Menschenkind
> sich beides auch vereinen,
> doch daß es zwei Gewerbe sind,
> das läßt sich nicht verneinen."

Zur Thematik des wissenschaftlichen Programms

Wilhelm Hiss sprach 1917 von dem wissenschaftlichen Glaubensbekenntnis, das der Vorsitzende des Kongresses bei der Eröffnung ablegt. Ich möchte das in dem Sinne verstehen, daß ich Akzente dort setze, wo die Forschungsergebnisse es rechtfertigen, und Fragestellungen aus eigener Sicht anspreche, die eindrucksvoll genug waren, um nach ihrer Beantwortung zu suchen. Damit folge ich entweder einem allgemeinen Interesse, das ein Gebiet mitreißender Entwicklung von Forschung und Praxis betrifft, oder lange überlegten Befunden, die durch die Jahrzehnte hindurch eine pathogenetische Bedeutung zu bekommen schienen. Hier sind nur da und dort Positionen methodisch gesichert worden, die aber zu verbindenden Untersuchungen herausfordern.

Der Kongreß repräsentiert das Bewiesene und fordert auf, das Unbewiesene zu beweisen.

Ich nehme aus der Reihenfolge der Themen das 3. Hauptthema „Fortschritte der Virologie" heraus. Es besitzt zwei Aspekte. Der eine hat seinen Ausgang in der Grundlagenforschung, in jenen wissenschaftlichen Erkenntnissen, die die molekulargenetischen Eigenschaften von Bakterien und Viren in ihren wichtigsten Vorgängen so weit aufgeklärt haben, daß wir biophysikalisch und biochemisch ein begründetes Wissen über die Genstruktur besitzen, daß wir die biologische Funktion der Nucleinsäure kennen, die genetische Grundsubstanz synthetisieren, daß wir in der Nichtdeterminiertheit der Basensequenzen eine Schrift verstehen lernten, die in allgemeiner Gültigkeit der genetischen Information dient. Daß diese Forschung sich der Bakterien und Viren, unter ihnen besonders der Bakteriophagen aus Gründen der Übersehbarkeit des Experimentes bediente, hat der medizinischen Verwertung dieser Molekularbiologie große Möglichkeiten eröffnet.

Die Aufklärung der Sichelzellanämie als molecular disease, wie sie ihr molekularbiologischer Bearbeiter Linus Pauling bezeichnete, war ein erster und überzeugender Erfolg. Ansätze können die Verhinderung des Haftens der Phagen an der Zellwand durch eine künstliche Resistenz der Receptoren, die Beeinflussung des phagenspezifischen Hilfsstoffwechsels zur Verhinderung der Replikation der Phagen DNS im Wirtsstoffwechsel durch antibiotisch wirksame Substanzen oder der Schutz der Zelle durch eine Immunität gegen lytische Phageninfekte sein, der durch eine Virusmutante herbeigeführt werden könnte. Das von Antikörpern einwandfrei zu unterscheidende Interferon, ein von der Zelle gebildetes antiviral wirksames Protein, und das Tumorantigen, das in der durch das Polyomavirus transformierten Zelle nachweisbar ist, spielen hier eine Rolle.

Der zweite Aspekt ist die Bekämpfung der Viruskrankheiten durch immunologische Verfahren. Hier wurden bereits eindrucksvolle Erfolge erzielt. Den großen epidemischen Seuchen, wie Gelbfieber, Pocken und Grippe sowie den endemischen Masern, Röteln und der Mumps und den respiratorischen Infekten ist die Gefährlichkeit genommen, die Erfolge bei einigen Viruserkrankungen, zuletzt bei der Poliomyelitis epidemica, lassen hoffen, daß sie besiegt sind. Die prophylaktische Impfung, die von der Weltgesundheitsorganisation mit Nachdruck betrieben wird, setzt sich das Ziel der Ausrottung der Infektionskrankheiten überhaupt.

Es gibt kein Gebiet der Krankheitsbekämpfung, das durch Maßnahmen der Vorbeugung so erfolgreich war, aber auch keine ärztliche Aufgabe, die in solchem Maße der Zusammenarbeit aller Verantwortlichen und der überzeugten Gefolgschaft der Öffentlichkeit bedarf. Das Thema „Fortschritte der Virologie" umfaßt deshalb Forschung und Praxis in äußerster Aktualität.

Ich bin angesichts dieser Aufgabe besonders dankbar, daß Herr Professor Butenandt, einer der großen Initiatoren molekularbiologischer Forschung, der Gestaltung dieses Themas sein Interesse zugewandt hat und der Mitwirkung seiner Mitarbeiter auf diesem Gebiet in der Max-Planck-Gesellschaft zur Förderung der Wissenschaften die Türen öffnete.

Zwischen den Themen „Leberinsuffizienz und Eiweißstoffwechsel", „Funktionelle Abhängigkeiten im Gastrointestinaltrakt" und „Interne Grundprozesse mit psychiatrischer Symptomatik" bestehen Beziehungen, die sich bereits in der klinischen Symptomatologie zu erkennen geben. Noch bevor das Rüstzeug zur modernen Lebertherapie bekannt war, sagte man, die Behandlung des Leberkranken bestehe in der Behandlung seiner Gastritis. Umgekehrt sah man in chronisch-enteritischen Erkrankungen die Ursache einer Leberschädigung mit nicht absehbarer Weiterentwicklung. Unter deliranten Kranken, oft im Bilde hochgradiger manischer Erregtheit, findet der Internist in der psychiatrischen Klinik nicht selten solche mit in voller Entwicklung befindlicher, akuter Leberatrophie, oder unter psychotischen Kranken mit Rigor, Zwangsbewegungen und anderen extrapyramidalen Ausfällen die Lebercirrhose der Wilsonschen hepatocerebralen Degeneration.

Beim Eindringen in diese Zusammenhänge sah man, daß der Eiweißstoffwechsel Schrittmacher dieser Zustände ist und daß die Störung in der Leber beginnt. Die in ihr vor sich gehende Synthese der Eiweißkörper kann fehlerhaft sein. So kann die Bildung des Coeruloplasmins als Trägersubstanz des Kupfers versagen, so daß die Ablagerung des Kupfers Organschäden unter dem Bild der hepatocerebralen Degeneration verursacht. Gerinnungsfaktoren und Steroide als Hormongrundsubstanzen können fehlen. Der Eiweißabbau, z. B. die Zerstörung von Hormonen, kann unzureichend sein. Dann greift die Leberinsuffizienz maßgebend in den Hormonhaushalt und in die Korrelation der Hormone unter sich ein. Der Eiweißabbau kann auf der Peptidstufe enzymatisch blockiert werden. Peptide können Ausgangssubstanzen wichtiger Stoffe, aber auch die Quelle fehlerhafter Funktionsabläufe sein. Hierher gehören die Kinine, die sowohl Schocksymptome wie Kontraktionen der glatten Muskulatur auslösen, im allgemeinen aber Funktionsregler im Gastrointestinaltrakt sind. Die Desaminierung ist als erste Stufe des Aminosäurenabbaues von größter Wichtigkeit. Friedrich von Müller sagte einmal, sie bedeute soviel als ob man einer Schlange den Giftzahn herausbräche. Die ohne Desaminierung übrigbleibenden Amine sind höchst aktive, funktionsstörende, letzten Endes giftige Substanzen. Sie senken wie im Schock den Blutdruck und können zusammen mit den Gerinnungsstörungen der Leberinsuffizienz zu generalisierter oder örtlicher Stase in den Strombahnendgebieten der Magen- und Darmschleimhäute führen, und veranlassen dort Hämorrhagien oder örtliche Malacien, die den Verdauungssäften mit Defektbildung als Angriffsfläche dienen. Eine krankhafte Vergrößerung des Eiweißdepots der Leber, wobei es sich um nicht organisiertes, labiles Eiweiß handelt, ist eine Begleiterscheinung entzündlicher, degenerativer und nekrotisierender Organschäden. Jedes derartige Depot fördert ein Mehrfaches an störenden Abbauprodukten. Schon Franz Fischler, den von Bergmann einmal den Altmeister der experimentellen Leberpathologie nannte, wies auf die verringerte Bildung von Harnstoff und die vermehrte Ausscheidung höhermolekularer Eiweißspaltprodukte im Urin seiner Versuchstiere im Zustand der glykopriven Intoxikation hin. Eindrucksvoll waren die über lange Zeit durchgeführten N-Bilanzen bei der periodischen Katatonie durch Rolf Jessing, der zeigte, daß bei einem individuell immer gleichen Maß von N-Retentionen die Erregung einsetzte.

Wir sehen in diesen ineinander übergehenden Krankheitsbildern eine Kette funktioneller Fehlleistungen, die von System zu System drängt und imstande ist, die gesamte somatopsychische Dimension einzubeziehen. Sie endet im Organschaden, der die Existenz bedroht, wenn nicht eine körpereigene Steuerung oder der therapeutische Eingriff eine erträgliche Ordnung wiederherstellt.

Die umfassendere Bedeutung der drei letztgenannten Themen beruht daher in der Darstellung eines umfassenden pathogenetischen Prinzips, das die Bilder der Krankheitslehre verläßt und mittels moderner Funktionsanalysen den Ablauf des Krankheitsvorganges mit allen Manifestationen und Entwicklungen als ein zuzammenhängendes Geschehen begreift.

Es ist selbstverständlich und bedeutet doch eine immer neu zu bewältigende Organisationsaufgabe, daß auch der Kongreß der Deutschen Gesellschaft für innere Medizin unter dem Einfluß der sich ständig wandelnden Arbeitsrichtungen des wissenschaftlichen Fortschritts anpassungsbereit sein muß. Nur so genügt er dem sich ständig steigernden Bedürfnis nach Kommunikation und der Forderung nach dem Kennenlernen der Standpunkte und Arbeitsmethoden.

Die notwendige Unterteilung hat mich veranlaßt Sektionen zu bilden, die von Sektionspräsidenten geleitet werden. Es sind die Herren Fritz Hartmann,

Hannover; Ludwig Demling, Erlangen; Paul Schölmerich, Mainz; Hans H. Wieck, Erlangen; Hanns P. Wolff, Mainz; Francois Reubi, Bern; Friedrich Scheiffahrt, Erlangen; Alexis Labhart, Zürich; Gotthard Schettler, Heidelberg; Rudolf Gross, Köln-Lindenthal; Eugen Fritze, Bochum; Jochen Hein, Sierksdorf. Auch in ihrem Namen begrüße ich sie herzlich. Die Berufung der genannten Herren zur Mitleitung folgt der auch in den Vortragsanmeldungen immer stärker hervortretenden Spezialisierung auf bestimmte Arbeitsgebiete, die nach der gemeldeten Zahl zu Sektionen gefaßt und zu eigenen Sitzungen durch die berufenen Präsidenten gestaltet werden. Bei der Ordnung gemeldeter Vorträge zu übersehbaren und thematisch geschlossenen Sitzungen erfolgt die Ausscheidung solcher Vortragsthemen, die sich zu weit von der angenommenen Konzeption entfernen. Bieten sie ein besonderes Interesse, können sie unter Umständen in der Sektion freie Vorträge zum Vortrag kommen. Die besondere fachliche Eignung der Sektionspräsidenten wird dazu führen, die Diskussionen, die Beratung, die Anleitung für die Vortragenden besonders ergiebig zu machen. Das Programm der Sitzung kann nach Lage der Dinge in ein Rundtischgesprächsthema führen, an dem die Erfahrendsten teilnehmen.

Um die Hauptthemen herum entstehen somit eine Zahl von Spezialkongressen, deren Thematik von aktiven Forschungsgruppen an die Gesellschaft herangetragen und von ihr mit der bestmöglichen Förderung verwirklicht wird.

Zur Struktur des Kongresses gehört die Leistungsschau der Pharmazeutischen und Medizinisch-technischen Industrie. Ihre Entwicklung in den letzten 75 Jahren hat den Ärzten das Rüstzeug der modernen Medizin in die Hand gegeben. Eine bewunderungswürdige Forschung strebt hier zu diagnostischen und therapeutischen Verfahren, die nicht allein durch die ärztliche Anforderung, sondern auch durch die Ergebnisse der Grundlagenforschung der industriellen Entwicklungsabteilungen ausgerichtet ist. Auch hier hat die Technik eine Spitzenposition erreicht.

Unsere Begegnung mit der Industrie würdigt den Partner, der mit dem Fortschritt eine höchst verantwortungsvolle und kritische Mitarbeit erwartet; denn es geht letzten Endes um Nutzen oder Schaden eines biochemischen Geschehens, dessen Grenzen und Möglichkeiten, der wissenschaftlichen Aufmerksamkeit der Ärzte anvertraut ist.

Theodor Frerichs-Preis 1969

Kennwort: *Kußmaul*

Wir gedenken vor der Verleihung unseres Preises des 150. Geburtsjahres von Theodor Frerichs. 1819 in Aurich geboren arbeitete er zunächst mit Wöhler, dem im Jahre 1828 die Harnstoffsynthese gelang, Eine Masse von Vivisektionen und chemischen Versuchen wurden die Grundlage seiner klinischen Arbeiten. Als Ordinarius in Kiel verbreitete er die Kenntnis der Brightschen Krankheit, in Breslau befaßte er sich vorwiegend mit den Leberkrankheiten. Er fand im Urin Schwerstkranker Leucin und Tyrosin. Klinisch begründete er die Diagnose der Mitralstenose und diagnostizierte als Erster die multiple Sklerose. Nach 25jähriger Tätigkeit in Berlin erschien sein damals maßgebendes Werk über den Diabetes. Dietrich Gerhardt, der am 8. April 1885 den 5. Kongreß eröffnete, sagte über den 3 Wochen vorher Verstorbenen: Wunderbar waren beim 1. Kongreß in seiner Rede so tief erfaßte Worte. Fast ein Menschenalter hatte er sie im Sinne getragen, geläutert und erprobt. Unser Kongreß ist auch im Ausland nicht unbeachtet geblieben! Das Werk, das er hier begann, wird über die Zeit seines irdischen Daseins hinaus, wie er voraussagte, segensreich fortwirken. Sein Bild wird verklärt bei unseren Verhandlungen uns vorschweben.

Den Preis erhielt die Arbeit mit dem Kennwort „Kußmaul". Der Verfasser der Arbeit, Herr Dr. Wolfgang Rapp, Med. Univ.-Klinik, 69 Heidelberg, Bergheimer Straße 58, untersuchte mit biochemischen und immunologischen Methoden die antigene Zusammensetzung der normalen und der kranken menschlichen Magenschleimhaut. Es ist ihm gelungen, 14 verschiedene Substanzen als organtypische Antigene in der menschlichen Magenschleimhaut zu identifizieren. Von diesen hat der Autor zwei selbst beschrieben: Die Vitamin B_{12}-bindende Carboxylesterase sowie eine mikrosomale Esterase. Mit Hilfe der Zellfraktionierung konnten die gefundenen Antigene in der Magenschleimhaut lokalisiert werden.

Von besonderem allgemeinen Interesse ist die Vitamin B_{12}-bindende Carboxylesterase. Die Eigenschaften dieses Enzymes werden näher charakterisiert. Danach besteht die begründete Vermutung, daß es sich um den Casteleschen Intrinsic-Faktor handelt.

In klinischer Hinsicht ist bemerkenswert, daß die Vitamin B_{12}-bindende Carboxylesterase in der carcinomatös veränderten und in der atrophischen Magenschleimhaut vermindert ist oder fehlt.

Bei dieser außerordentlich sorgfältig ausgeführten und methodisch sehr aufwendigen Arbeit wurden modernste Verfahren der Stofftrennung dazu benutzt, eine Bestandsaufnahme der in der Magenschleimhaut enthaltenen Antigene durchzuführen und diese zu charakterisieren. Insgesamt stellt die Arbeit ein gutes Beispiel für die prinzipiell wichtige serologische Analyse von Zellen und Geweben dar.

Klinische Aspekte der Leberinsuffizienz

MARTINI, G. A. (Med. Univ.-Klinik, Marburg a. d. Lahn)

Referat

Der Begriff der Leberinsuffizienz ist nicht leicht zu umschreiben; weniger leicht jedenfalls als die Begriffe Herz-, Nieren- oder Pankreasinsuffizienz. Der Begriff der Insuffizienz besagt, jeweils auf das Organ oder Organsystem bezogen, daß Störungen im Befinden oder Fehlleistungen vom Patienten oder der Umwelt wahrgenommen werden, die durch objektive Befunde erhärtet werden können. Versteht man unter Krankheit „das Leben an der Grenze der Anpassung" (Krehl), so geht daraus hervor, daß eine Insuffizienz vorliegt, wenn die Reserven erschöpft sind und der Versuch der Anpassung nicht mehr ausreicht.

Bei der Niereninsuffizienz z. B. geben uns verhältnismäßig einfache Messungen der Harnmenge, Harnkonzentration, Retention harnpflichtiger Substanzen über einen oberen Grenzwert hinaus, eindeutige Hinweise für das Vorliegen eines Versagens, einer Insuffizienz.

Bei der Leber sind wir wegen der mannigfaltigen Aufgaben und der verschiedenen morphologischen Anteile in einer besonders schwierigen Lage. Sie weist verschiedene Anteile auf, die funktionell eng miteinander verknüpft sind:

1. die Leberzelle,
2. die Gallenwege (Capillaren, Ductuli usw.),
3. die Gefäße (Pfortader, Arterie, Vene, Sinusoide),
4. das reticuloendotheliale System.

Theoretisch kann man den Begriff der Insuffizienz für jeden Anteil verwenden. Schäden, die die Leber treffen, können entsprechend ihrem verschiedenen Angriffspunkt auch zu verschiedenen Störungen führen und damit zu sehr unterschiedlichen Graden der Insuffizienz. Aber Schäden, die jeweils nur einen Anteil des Organs treffen, sind außerordentlich selten. In den meisten Fällen kommt es zu einer Kombination der verschiedenen anteiligen Störungen, die durch veränderte metabolische Leistungen der Leberzelle, durch Störung der Exkretionsleistung und durch die veränderte Zirkulation bedingt sind.

Tabelle 1. *Formen der Leberinsuffizienz*

1. Die partielle Insuffizienz
  a) Angeborene Stoffwechselstörungen
  b) Induzierte Stoffwechselstörungen
     (Hormone, Arzneimittel, Gifte)

2. Die globale Insuffizienz
  a) akut
  b) chronisch

Bei der Tetrachlorkohlenstoffvergiftung kennen wir z. B. die Einwirkung auf die Organellen der Leberzelle, die wiederum in ihrer Reaktion vom Ernährungszustand bzw. der Eiweißzufuhr abhängt, und zusätzlich Einwirkungen auf die terminale Strombahn und damit der Sauerstoffversorgung des Leberläppchens.

Eine Zeitlang war es üblich, die Bezeichnungen Leberkoma und Leberinsuffizienz synonym zu verwenden. Aber wir kennen Komaformen bei Leberkrankheiten, bei denen die Leberzellfunktion noch gut erhalten sein kann, und es gibt ebenso Formen der Leberinsuffizienz, die ohne Koma verlaufen, z. B. die terminale Niereninsuffizienz.

Gerade in den letzten Jahren, seit eine rationelle Therapie für das sog. exogene Leberkoma gefunden wurde, haben wir gehäuft Endzustände von Leberinsuffizienz erlebt, bei denen eine terminale Niereninsuffizienz ganz im Vordergrund steht.

Wir können folgende Formen der Leberinsuffizienz trennen: 1. die partielle Insuffizienz, bei der wir isolierte Störungen von Partialfunktionen der Leberzelle beobachten. Darunter fallen meist angeborene Stoffwechselstörungen sowie isolierte Störungen der Exkretionsleistung, die auch vorübergehend induziert sein können, wie z. B. bei Hormon- oder Arzneimitteleinwirkung.

2. die globale Insuffizienz, wobei wir die akute und die chronische Form unterscheiden (Tabelle 1).

Die partielle Leberinsuffizienz

Die partielle Leberinsuffizienz ist oft identisch mit einem Enzymmangel. Wir kennen heute eine Reihe von Stoffwechselstörungen, bei denen es zu einer Lebervergrößerung oder sogar einer Lebercirrhose kommt und bei denen nur der Mangel an einem Enzym alle Ausfallserscheinungen bedingt, die unter Umständen mehrere Organe oder Organsysteme befallen.

Folgende Krankheiten sind durch eine partielle Insuffizienz durch Enzymmangel bedingt:

1. Die Galaktosämie: durch Mangel an Galaktose-1-Phosphat-Uridy-Transferase kann Galaktose-1-Phosphat nicht in Glucose-1-Phosphat umgewandelt werden. Eine Lebercirrhose, geistige Defekte und Kataraktbildung am Auge sind die Folge.

2. Die Glykogenosen, von denen wir inzwischen neben der lange bekannten von Gierkeschen Krankheit fünf weitere Varianten kennen, bei denen jeweils eine hochgradige Einlagerung von Glykogen in der Leber und auch in anderen Geweben gefunden wird. Diesen Glykogenosen liegt gleichfalls ein Enzymdefekt zugrunde, dessen Natur durch Untersuchungen an Biopsiematerial der Leber heute geklärt werden kann.

Andere partielle Insuffizienzen durch Enzymmangel in der Leber kennen wir bei der Fructoseintoleranz, beim Skorbut, bei der Phenylketonurie. Diese isolierten Stoffwechselstörungen sind zwar selten, haben aber wichtige Einblicke in .den normalen Stoffwechsel der Leber gegeben.

Als weiteres wichtiges Beispiel der partiellen Insuffizienz muß der sog. physiologische Neugeborenenikterus genannt werden. Hier liegt ein zeitlich begrenzter Mangel an dem Enzym Glucoronyltransferase vor, das das Bilirubin mit Glucoronsäure conjugiert und dadurch ausscheidungsfähig macht. Dieses Enzym ist bei manchen Neugeborenen noch nicht ausreichend vorhanden, und dadurch kommt es zu einem Anstieg von Bilirubin im Serum.

Beim sog. Crigler-Najjar-Syndrom liegt ein angeborener Mangel dieses Enzyms vor und bedingt eine lebenslange Gelbsucht ohne Bilirubinausscheidung im Harn.

Eine partielle Insuffizienz kann auch bei den Stoffwechselleistungen der Leber auftreten, die beim Arzneimittelabbau eine Rolle spielen. Arzneimittel können durch Oxydation, Reduktion, Hydrolyse, Acetylierung oder Conjugierung abgebaut werden. Bei allen diesen Stoffwechselleistungen sind Enzyme notwendig, die an Organellen gebunden sind, die wir als Lebermikrosome bezeichnen und die Teile des sog. glatten endoplasmatischen Reticulums sind.

Eine partielle Insuffizienz muß z. B. auch bei manchen Frauen angenommen werden, die die antikonzeptive Pille einnehmen und mit Juckreiz, Nausea und Gelbsucht reagieren. Viele dieser Frauen haben auch während vorangegangener Schwangerschaften ähnliche Symptome gehabt. Es kann also sein, daß hier ein genetisch bedingter Defekt vorliegt, der bei Einwirkung physiologisch vermehrter Hormone, wie in der Schwangerschaft, oder aber zugeführter Hormone, wie bei der antikonzeptiven Pille, zu einer Exkretionsinsuffizienz für Bromsulphalein, Bilirubin, Gallensäure usw. führt. Dieses gilt z. B. für den Tetrachlorkohlenstoff, der bei Eiweißkarenz bei der Ratte wenig, nach Eiweißzufuhr schwer toxisch wirkt.

Bestimmte Diätformen oder Prämedikation mit Arznei- oder Narkosemitteln können einen so erheblichen Einfluß auf die Leberleistung haben, daß sie den Abbau oder die Ausscheidung so verändern, daß die Toxicität zunimmt und nunmehr im zweiten Gang zu morphologisch sichtbarer Zerstörung der Leberzelle führt.

Wir stehen hier erst am Anfang einer neuen Forschungsrichtung über die Regulierung mikrosomaler Enzyme beim Menschen. Schon jetzt kann man vermuten, daß genetische Konstellation, Alter, Diät und auch nicht bemerkte Leberschädigungen sowie vorausgehende Exposition gegenüber Arzneimitteln einen nachhaltigen Einfluß auf diese mikrosomalen Enzyme haben. Auf diese Weise erklärt sich wahrscheinlich auch die außerordentlich unterschiedliche Empfindlichkeit der Menschen gegenüber ein und derselben Einwirkung.

Die globale Leberinsuffizienz

a) Die akute Leberinsuffizienz

Die akute globale Leberinsuffizienz rafft zeitlich an Symptomen und Zeichen alles rasch zusammen, was wir bei der chronischen Leberinsuffizienz erst allmählich und über Jahre hin sich entwickeln sehen.

Tabelle 2. *Die akute Leberinsuffizienz. Ursachen*

1. Virus: u. a. Hepatitis A, B; Gelbfieber; Marburg-Virus
2. Alkohol, Schwangerschaft
3. Bakterielle Infektionen
4. Intoxikationen: u. a. Phosphor, CCl_4
5. Arzneimittel, Anästhetika, u. a. Iproniazid, Halothan
6. Cholangitis; spontan, postoperativ
7. Carcinomatöse Durchsetzung
8. Mangelnde Blutversorgung der Leber

Unter den Ursachen, die zur akuten Leberinsuffizienz führen, stehen die Virushepatitis, Intoxikationen, bakterielle Infektionen, chronischer Alkoholmißbrauch im Vordergrund. Aber auch andere seltenere Ursachen kommen für die Entwicklung einer akuten Leberinsuffizienz in Frage. Eine Cholangitis, eine carcinomatöse Durchsetzung der Leber können unter anderem ebenfalls zu einer Leberinsuffizienz führen.

Die Tabelle 2 faßt die häufigsten Ursachen zusammen. Jede dieser Krankheiten kann verhältnismäßig plötzlich zu einer akuten Leberinsuffizienz führen. Wir wissen, daß Frauen anfälliger sind als Männer, und Frauen in der Menopause noch anfälliger als die in anderen Altersgruppen. Jede Gelbsucht in der Schwangerschaft sollte immer ganz besonders argwöhnisch beobachtet werden.

Die ersten Hinweise bei der täglichen Beobachtung kommen vom Patienten selbst. Er ißt wenig, weil er außerordentlich geruchs- und geschmacksempfindlich geworden ist. Stärkeres Erbrechen setzt ein, wobei schon sehr früh blutige Beimengungen auffallen. Der Patient schläft viel, döst und ist zu keiner Konzentration wie Lesen oder zu einem Gespräch zu bringen. Diese Veränderungen können außerordentlich rasch und innerhalb von Stunden auftreten. Deshalb ist die sorgfältige tägliche Beobachtung und Beurteilung des Gelbsuchtkranken notwendig.

Die rasch und innerhalb von wenigen Tagen intensiv zunehmende Gelbsucht liefert einen wichtigen Hinweis, daß wir besonders auf der Hut sein müssen. Aber die Höhe des Bilirubinwertes für sich genommen, ohne Beziehung zu den anderen Befunden, ermöglicht keine Aussage über die Schwere des Krankheitsbildes. Gerade die cholostatische Verlaufsform der Hepatitis oder Arzneimittelgelbsucht geht mit sehr hohen Bilirubinwerten einher, ohne daß der Zustand des Kranken wesentlich beeinträchtigt sein muß. Falls, wie fast immer in den letztgenannten Verlaufsformen, die Leber fest, ja eher vergrößert erscheint, ist trotz intensiver Gelbsucht keine Gefahr im Verzuge. Wichtig ist deshalb die tägliche Größenbe-

Tabelle 3. *Die akute Leberinsuffizienz. Wichtigste Befunde*

1. Gelbsucht
2. Übelkeit, Erbrechen
3. a) Foetor hepaticus
   b) Lebergröße!
4. Psychische Veränderungen: Apathie, Schläfrigkeit,
   Erregung
5. Fieber
6. Leukocytose
7. Hämorrhagische Diathese
8. Exantheme (toxisch-allergisch)
9. Ascites, Ödeme
10. Hypotonie
11. Oligurie, terminale Niereninsuffizienz
12. Koma

stimmung der Leber. Nur zwei von 66 Patienten, die an akuter Leberinsuffizienz starben, hatten eine normal große Leber. Bei allen anderen hatte sich die Leber bis auf die Hälfte ihrer Ausgangsgröße verkleinert.

Weiterhin können Fieber, Leukocytose, Exantheme vom toxisch-allergischen Typ als sichere Gefahrenzeichen gelten. Besonders aber sind die Zeichen hämorrhagischer Diathese mit spontanen Schleimhaut- oder Hautblutungen Hinweise auf eine schwere Leberinsuffizienz, wie auch der charakteristische Foetor.

In der Schlußphase kann es zu schweren Erregungszuständen kommen, die besonders bei Kindern und Jugendlichen zu hochgradiger Exzitation führen. Später versinken die Patienten in tiefen Schlaf, die Reflexe erlöschen.

Der Blutdruckabfall bedingt gleichzeitig eine Minderdurchblutung der Niere mit Nachlassen der Harnbereitung und Anstieg der harnpflichtigen Substanzen im Serum.

Tabelle 4.
Die akute Leberinsuffizienz.
Laborbefunde

1. Gerinnungsfaktoren	↓
2. α_2-; β-Globulin	↓
3. Aminoacidurie	++
4. Hypoglykämie	+
5. Transaminasen	↓
6. Cholesterin und -ester	↓

Nur 10% der tief Komatösen wachen spontan oder nach Einsatz aller therapeutischen Maßnahmen wieder auf (Tab. 3). Leider gibt es kein einziges klinisches Merkmal, das eine Voraussage ermöglicht, wer überleben wird.

Der Sektionsbefund macht nur zu deutlich, warum auch der Einsatz von Austauschtransfusionen und Fremdleberperfusion hier nichts ausrichten können. Eine zerfallene Leber ist außerstande, sich zu erneuern. Die wichtigsten Laborbefunde faßt die Tabelle 4 zusammen. Hervorzuheben sind die Verminderung der Gerinnungsfaktoren und der Abfall der Serumtransaminasen. Das Bilirubin ist nicht aufgeführt.

Das Symptom Gelbsucht kann mehrdeutig sein. Die Gelbsucht kann Ausdruck einer partiellen wie einer Globalinsuffizienz der Leber sein. Immer besteht ein

Mißverhältnis zwischen dem Angebot von Bilirubin an die Leber und der Möglichkeit zur Aufnahme oder Ausscheidung.

Unter den Ursachen des Symptoms Gelbsucht trennen wir die folgenden Möglichkeiten:

1. Vermehrtes Bilirubinangebot
   durch
   a) hämolytische Vorgänge
   b) Überproduktion aus Vorstufen des Hämoglobins
2. Störungen im Bilirubintransport
   a) aus dem Serum in die Leberzelle
   b) an den Ort der Conjugierung
3. Störungen der Conjugierung
   a) durch Enzymdefekt
   b) Enzyminhibierung
4. Störungen der Bilirubinausscheidung
   a) intrahepatische Cholostase
   b) extrahepatische Cholostase

Im Einzelfall kann es außerordentlich schwer sein, die Art der Gelbsucht genau einzuordnen. Sowohl bei dem reinen mechanischen Verschluß als auch bei der reinen hepatocellulären Gelbsucht finden wir im Serum conjugiertes wie nichtconjugiertes Bilirubin. Wahrscheinlich liegt hier nicht nur eine Störung des Transportes durch die Leberzellen hindurch vor, sondern auch ein Rückstau mit Austritt von Bilirubin-Glucoronid aus den intrahepatischen Gallengängen.

Hinzu kommt, daß fast alle Patienten mit Gelbsucht, aus welcher Ursache auch immer, eine verminderte Überlebenszeit der Erythrocyten und damit einen vermehrten Anfall von Bilirubin haben.

b) Die chronische Leberinsuffizienz

Die chronische globale Leberinsuffizienz ist durch die in der Tabelle 5 aufgezeigten Veränderungen gekennzeichnet. Der Pfortaderhochdruck und seine Folgen sind absichtlich ausgelassen. Sie sind nicht Zeichen einer Leberinsuffizienz. Diese verläuft über Monate und Jahre. Der komatöse Endzustand wird nur von einem Teil, etwa 20% erreicht. Das Besondere an der chronischen Leberinsuffizienz scheint mir in der ungeheuren Vielfalt ihrer Auswirkung auf andere Organsysteme zu liegen. Wir werden in den weiteren Referaten noch viele Spezialaspekte des gestörten Stoffwechsels kennenlernen. Das Koma als Endzustand der Leberinsuffizienz wird am Donnerstag in einem getrennten Referat behandelt werden. Ich möchte deswegen hier nur einige Hinweise auf die erheblichen Veränderungen der Kreislaufgrößen und auf die terminale Niereninsuffizienz zu sprechen kommen, an der heute, dank der besseren Behandlungsmöglichkeiten bestimmter Komplikationen wie Ascites und exogenem Koma, viele Patienten mit chronischer Leberinsuffizienz sterben.

Das Gefäßsystem und der Kreislauf der Patienten mit chronischer Leberinsuffizienz weist viele Besonderheiten auf. Diese sind am besten umschrieben mit dem Begriff der hyperkinetischen Zirkulation. Der Blutdruck ist fast immer erniedrigt, die Druckamplitude erweitert sich. Die Haut dieser Kranken ist warm, weil gut durchblutet. Gefäßspinnen, Palmarerythem, Uhrglasnagelbildung und gesteigerter Capillarpuls geben sichere Hinweise auf das Vorhandensein dieser gesteigerten peripheren Durchblutung. Gleichzeitig nehmen wir bei diesen Patienten bei bestimmten thermischen Einwirkungen wie Abkühlung eine außerordentlich rasche Vasoconstriction in bestimmten Hautgefäßarealen wahr.

Das Herzzeitvolumen ist z. T. stark erhöht, die Kreislaufzeit ist vermindert.

Der häufigste Grund für ein vermehrtes Herzzeitvolumen ist ein vermehrter Sauerstoffverbrauch. Obwohl einige dieser Patienten einen erhöhten Grundumsatz haben, läßt sich jedoch kein Zusammenhang aufzeigen, wenn man im Einzelfall den Grundumsatz mit dem Minutenvolumen in Beziehung setzt. Im Gegenteil, die Fälle mit erhöhtem Herzzeitvolumen zeigen eher eine verminderte arteriovenöse Sauerstoffdifferenz. Wir haben also bei diesen Patienten eine tiefgreifende Umstellung des Kreislaufsystems, die der entspricht, wie wir sie bei arteriovenösen Anastomosen antreffen. In der Tat kommt es bei Kranken mit Lebercirrhose zur Eröffnung von Kurzschlüssen in der Haut und in der Muskulatur. Als einfach sichtbares Zeichen dieser vermehrten Kurzschlußeröffnung können wir bei diesen Kranken die Arterialisierung des venösen Blutes feststellen, z. B. im Senkungsröhrchen.

Die vorliegenden Befunde zeigen, daß es bei Patienten mit chronischer Leberinsuffizienz zu einer Vasodilatation in den peripheren Stromgebieten, besonders in der Haut und der Muskulatur der Extremitäten kommt. Die Abnahme des Gefäßwiderstandes scheint auf diese Versorgungsgebiete beschränkt zu sein. Bisher gibt es keine rechte Erklärung für dieses Phänomen. Es ist möglich, daß bestimmte gefäßerweiternde Substanzen entweder in der Leber gebildet werden, oder aber

Tabelle 5. *Die globale chronische Leberinsuffizienz umfaßt*

1. Fehl- und Mangelernährung
2. Gelbsucht
3. Foetor hepaticus
4. Ascites und Ödeme, Hydrothorax
5. Fieber
6. Veränderungen der Haut und Anhanggebilde
7. Hämorrhagische Diathese
   a) vasculär bedingt
   b) gestörte Gerinnung
8. Kreislaufveränderungen: hyperkinetische Zirkulation
9. Endokrinologische Störung
10. Hyperventilation, Hypokapnie
11. Neurologisch-psychiatrische Störungen
    a) reversibel-episodisch
    b) irreversibel-chronisch
12. Sog. terminale Niereninsuffizienz

nicht genügend abgebaut werden. Auch an eine neurale Steuerung muß in diesem Zusammenhang gedacht werden.

Vieles spricht dafür, daß arteriovenöse Anastomosen unter den gegebenen Umständen eröffnet werden. Für diese Kurzschlüsse spricht die schon erwähnte Arterialisierung des venösen Blutes. Wir haben in unserer Arbeitsgruppe (Schmidt, Baltzer, Arndt) gefunden, daß es bei Patienten mit chronischer Leberinsuffizienz unter Histamininfusionen zu einer erheblichen Abnahme der arteriovenösen Differenz für pO_2 in der Peripherie kommt. Dieser Anstieg des venösen pO_2 bei den Cirrhotikern ist bereits 15 min nach Beginn der Histamininfusion statistisch hoch signifikant. Bei den Patienten der Kontrollgruppe kommt es zu diesem Zeitpunkt erst zu einem geringeren, noch nicht signifikanten Anstieg des venösen pO_2, der sich erst 45 min nach Infusionsbeginn statistisch eben signifikant vom Ausgangswert unterscheidet. Er ist aber immer noch deutlich geringer als bei den Cirrhotikern.

Die Verringerung der arteriovenösen Differenz für pO_2 im Unterarmbereich bei Cirrhosekranken unterscheidet sich bereits 15 min nach Infusionsbeginn statistisch hoch signifikant von der der Kontrollgruppe.

In beiden Gruppen kommt es zu einem relativ schnellen arteriellen pO_2-Abfall. Dieser arterielle pO_2-Abfall ist überwiegend intrapulmonal bedingt durch Störungen im Ventilations-Perfusionsverhältnis.

Es fällt jedoch auf, daß dieser Abfall in der Gruppe der Cirrhotiker bereits nach 15 min statistisch hoch signifikant ist, während der arterielle pO_2-Abfall in der Kontrollgruppe weniger stark ausgeprägt ist. Das läßt daran denken, daß es bei den Cirrhotikern unter Histamin außerdem zu einer venösen Beimischung über intrapulmonale Kurzschlüsse kommt. Bei zwei von sieben Cirrhosekranken war ein eindeutiger Kurzschluß unter Histamin nachzuweisen, der nach Beendigung der Histamininfusion schnell abnahm. Bei vier Kontrollen war ein solcher Befund nicht zu erheben.

Damit wird die Vermutung erhärtet, daß es bei chronischer Leberinsuffizienz zu vasculären intrapulmonalen Veränderungen kommt, die einen Teil der zirkulatorischen Veränderungen ausmachen.

Das besonders Auffällige aber ist, daß bestimmte Organsysteme trotz der vermehrten zirkulierenden Blutmenge schlecht versorgt werden. Wie immer ist die Niere eines der hauptbetroffenen Organe. Bis 40% von Patienten mit chronischer Leberinsuffizienz zeigen gleichzeitig Zeichen einer Niereninsuffizienz. Das sollte beachtet werden. Diese Niereninsuffizienz hat keine morphologische Grundlage, sondern ist rein funktioneller Art. Sie ist gekennzeichnet durch schwere Wasserhaushaltsstörungen, durch Hyponatriämie, Hyperkaliämie, Hyperazotämie. Dabei können gleichzeitig Exsiccosezeichen und Ödeme vorkommen. Die Fähigkeit zur Wasserausscheidung ist erheblich gestört, die Inulin- und PAH-Clearance deutlich eingeschränkt, die tubuläre Rückresorption von Natrium aber extrem gesteigert.

Die Untersuchung der Nierenhämodynamik hat ergeben, daß die Störung des Nierenkreislaufs charakterisiert ist durch einen verminderten Plasmafluß bei erhöhtem Gefäßwiderstand. Es liegt nahe, dafür einen vermehrten Arteriolenspasmus verantwortlich zu machen.

Bei der Suche nach Faktoren, die für diese Veränderungen verantwortlich sein könnten, wurde das Renin-Angiotensinsystem bei Cirrhosekranken untersucht (Biron, P. et al.). Bei einer Reihe von Patienten wurde die Plasmaangiotensinaseaktivität gegenüber gesunden Vergleichspersonen ganz eindeutig erhöht gefunden. Möglicherweise wird die Angiotensinase von geschädigten Leberzellen abgegeben.

Die kommenden Untersuchungen werden sich in erster Linie darauf konzentrieren müssen, die Ansprechbarkeit des Gefäßsystems in verschiedenen Körperabschnitten auf gefäßaktive Substanzen bei Kranken mit Leberinsuffizienz zu untersuchen. Mehr und mehr ist in den letzten Jahren deutlich geworden, daß wir bei der chronischen Leberinsuffizienz eine Vielfalt von Störungen finden, die durch eine veränderte Kreislaufleistung bedingt sind. Viele dieser Veränderungen sind erst in den letzten Jahren zusätzlich zu den schweren metabolischen Störungen erkannt worden.

Der Vorsitzende hatte mich gebeten, mein Referat als Einleitung zu den folgenden, mehr auf spezielle Fragen ausgerichteten Themen zu geben. Ich kann keinen besseren Übergang finden, als Ihre Aufmerksamkeit auf den nächsten Redner zu lenken, indem ich ihn zitiere. Vor fast 2 Jahrzehnten hat Professor Hans Popper folgendes gesagt: „Meine Mitarbeiter gaben mir eine Reihe von Leberschnitten, deren Herkunft ich nicht kannte. Ich war nicht imstande, aus dem histologischen Schnitt zu erkennen, ob der Patient im Leberkoma oder gar in der Leberinsuffizienz war oder nicht. Selbst bei Fällen von sicherem Leberkoma waren wir nicht in der Lage, histologische Hinweise auf Nekrosen festzustellen. Zur Zeit sind wir offensichtlich nicht in der Lage, das Bestehen einer Leberinsuffizienz aus dem histologischen Bild abzuleiten." Das war im Jahre 1951. Ich glaube, wir alle sind außerordentlich gespannt darauf zu hören, ob der Pathologe es heute nach 20 Jahren besser kann, nachdem wir so viele methodische Fortschritte erlebt haben.

Der neue Begriff der Organellenpathologie gibt einen Hinweis darauf, daß gestörte Funktion und veränderte Struktur vielleicht nur noch begriffliche Trennungen ein und desselben Phänomens sind.

Literatur kann vom Verfasser angefordert werden.

Das morphologische Substrat der Leberinsuffizienz*

POPPER, H. (Department of Pathology, Mount Sinai School of Medicine of the City University of New York, N. Y.)

Referat

Leberinsuffizienz kann willkürlich und nicht scharf in zwei Formen unterteilt werden. Die erste ist eine relative milde Leberfunktionsschädigung, klinisch charakterisiert durch Müdigkeit uud Appetitlosigkeit. Die Leberfunktionsproben sind abnormal. Die andere Form ist die schwere hepatische Insuffizienz, die klinisch hauptsächlich mit cerebralen Erscheinungen wie Encephalopathie, Präkoma und Koma [1] einhergeht und bei der hamorrhagische Diathese häufig ist. Das Krankheitsbild hängt nicht nur von den strukturellen und funktionalen Anomalitäten der Leberzelle ab, sondern auch von der speziellen Sensitivität des Gehirns. Es ist unter diesen Umständen besonders arzneiempfindlich und Niereninsuffizienz [2, 3] kann auch eine Rolle spielen.

Der Sektionsbefund bildete bis zum zweiten Weltkrieg die Grundlage der Korrelation zwischen Lebermorphologie und Funktion. Da das Parenchym sehr anoxieempfindlich ist, unterliegt es agonalen Veränderungen, darüber hinaus enthalten Leberzellen viele proteolytische Enzyme, die besonders bei präexistentem Leberschaden zu schweren autolytischen Veränderungen führen. Virale Hepatitis konnte daher im Sektionsmaterial schlecht erkannt werden, da die entzündlichen Zellen fast fehlen. Die Einführung der Leberbiopsie [4, 5] hat die Korrelation nur wenig verbessert. Optisch mikroskopische Untersuchungen zeigten Fett und Eisenspeicherungen, welche nicht immer funktionell wesentlich sind, oder abnormale Zelleneinschlüsse wie alkoholisches Hyalin, das meistens nur in wenigen Zellen gefunden werden kann. Der Zellverlust ist oft schwer zu sehen und wird bestens an der entzündlichen Reaktion erkannt, die von den toten Zellen hervorgerufen wird. Wegen dieser reaktiven entzündlichen Reaktion werden Krankheiten, die funktionell auf Leberzellschädigung zurückzuführen sind, Hepatitis genannt. Physiologische Forschungen zeigten, daß mehr als die Hälfte der Leber ohne wesentliche funktionelle Störungen entfernt werden kann. Es ist daher nicht erstaunlich, daß selbst weitverbreitete fokale Nekrose ohne klinische Erscheinungen oder Abnormalität der Funktionsproben auftreten kann. Die Leberzellnekrose ist selten so ausgedehnt, daß sie funktionelle Störungen verursacht, mit der berüchtigten Ausnahme der gelben Atrophie. Der funktionelle Schaden muß daher bei den meisten Hepatitiden in den augenscheinlich normalen Leberzellen gesucht werden. Statistische Studien zeigten bereits vor vielen Jahren, daß Variationen in der Größe und Färbecharakteristika der Zellkerne und des Cytoplasmas der Leberzellen am besten mit Funktionsverminderungen korreliert werden können [6]. Diese Veränderungen sind jedoch nicht leicht definiert und können mit dem optischen Mikroskop schlecht ausgewertet werden. Elektronmikroskopie zeigt regressive und reparative Alterationen der Organellen der Hepatocyten. Die Ribosomen sind für die Proteinsynthese verantwortlich: die an das granuläre

* Original work referred to has been conducted under U.S. Public Health Service Grant AM 03846 and U.S. Army Contract No. Da 49-193-MD-2822.

endoplasmatische Reticulum angefügten Ribosomen für jene Proteine wie Albumin, Lipoproteine und Coagulationsfaktoren, die in die Zirkulation sezerniert werden. Im glatten endoplasmatischen Reticulum sind hingegen viele metabolische Transformationen, besonders für die Detoxifikation, lokalisiert. Disintegration dieser Organellen wie Zertrümmerung des endoplasmatischen Reticulums, oder räumliche Desorganisation, wie die Separation der Ribosomen vom endoplasmatischen Reticulum, führen zu Leberfunktionsstörung. Reparative Alterationen können durch Sequestrierung degenerierter Organellen in der Form von autophagischen Vacuolen oder Lysosomen illustriert werden [7]. Ein Defekt der Organellen in vielen lebensfähigen Zellen erklärt daher die abnormalen klinischen und Laboratoriumsbefunde. Organelle Pathologie [8], das Studium von Veränderungen definierter intracellulärer Strukturen mit spezifischer Funktion in der lebenden Zelle, liefert so das morphologische Substrat der relativ milden Leberfunktionsschädigung.

Bei schwerer Leberinsuffizienz mit Koma sind die morphologischen Erscheinungsformen bei Sektion und Biopsie noch verwirrender. Man kann vier verschiedene Substrate der schweren Leberinsuffizienz unterscheiden.

Die erste ist die massive und submassive Parenchymnekrose, im allgemeinen mit akutem und seltener mit subakutem Verlauf, kurz, die akute gelbe Atrophie, selbst wenn die Farbe der Leber oft nicht gelb ist [9, 10, 11]. Die Leber ist klein mit extrem reduzierter Konsistenz. In der fulminanten Form sind alle Leberzellen aller Leberläppchen zerstreut. Sie werden anfänglich durch mesenchymale Phagocyten ersetzt. Tod trifft manchmal so schnell ein, daß sich nicht einmal Gelbsucht entwickelt. Gewöhnlich tritt die massive Zerstörung der Leberläppchen eher stufenweise ein, und die zerstörten Läppchen haben Zeit zu kollabieren. Sie werden nur mehr an den Portalfeldern, umgeben von gewucherten kleinsten Gallengängen (Ductuli) und von Leberzellen, die Gallengängen ähnlich sind, erkannt. Regeneration tritt ein, aber die Nekrose erfaßt schließlich auch die anfänglich geschonten Parenchymteile. Tod erfolgt innerhalb einiger Wochen. Milzartige Zonen kollabierter Leberläppchen wechseln mit regenerierenden, aber frisch nekrotischen Partien ab. Das Überleben von massiver Nekrose ist immer mit permanenten Narben und gewöhnlich mit postnekrotischer Cirrhose verbunden [12].

Für die Besprechung der Ätiologie möchte ich die International Surveillance Study on Fulminant Hepatic Failure (unter der Leitung von Charles Trey des Thorndike Memorial Laboratory in Boston) [13] benützen. Sie erfaßt z. Z. 297 Fälle von akuter Leberinsuffizienz aus 91 Zentern der ganzen Welt. Alle zeigten Leberinsuffizienz innerhalb 8 Wochen vom Krankheitsbeginn und hatten vorher angenommenerweise normale Leberfunktion. 79% aller Fälle starben mit massiver Nekrose; 184 Patienten erhielten intensive Behandlung, z. B. mit Austauschtransfusionen [14, 15] mit oder ohne Steroide. In dieser Gruppe starben 76%. 98 Patienten wurden nicht so intensiv behandelt (viele erhielten aber Steroide) und hatten eine Sterblichkeit von 88%. In diesen Fällen von massiver Nekrose wird wahrscheinlich nur moderne Ersatzmethodik, wie extrakorporale Tierleberperfusion [16] oder Lebertransplantation den Patienten so lange am Leben erhalten, bis genügend Regeneration eingesetzt hat.

Die meisten Fälle in der Surveillance Study sind infektiöse (35%) oder Serum (25%) Hepatitis. Weniger als 2% sind durch Vergiftungen erklärt. Manche Fälle mit pathologischen, klinischen und Laboratoriumsbefunden einer massiven nekrotischen viralen Hepatitis scheinen auf Arzneimittelüberempfindlichkeit zurückzuführen zu sein. Das sehr seltene Vorkommen dieser Reaktion in den vielen Patienten, die diese Medikamente nehmen, kann mit Hypersensitivität erklärt werden. Eine geringe Anzahl von Drogen, die chemisch nicht miteinander verwandt sind, wurden beschuldigt, z. B. Atophan [17]. In über 4% der Surveillance

Study wurden verschiedene Drogen ätiologisch erwähnt. Die größte Anzahl dieser mit Medikamenten assoziierten massiven Hepatitis folgt Halothananästhesie, nämlich in 22% der Fälle in der Surveillance Study. In 77% dieser Gruppe wurde Halothananästhesie mehr als einmal verwendet. In unserem eigenen Material haben wir ungefähr 50 Fälle, viele nicht tödlich [18].

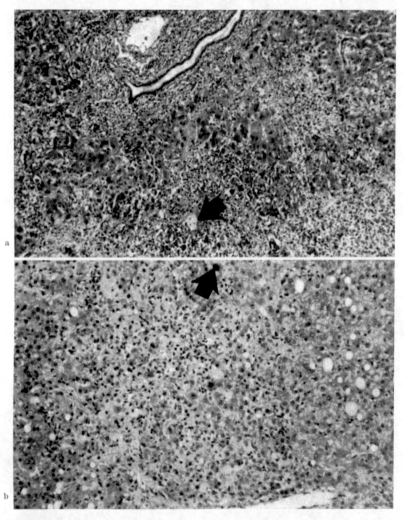

Abb. 1. a Fulminante submassive nekrotische Hepatitis von viral hepatitischem Typ nach drei Halothannarkosen. Der größere Teil des Parenchyms ist nekrotisch und teilweise durch Phagocyten ersetzt. Die parenchymalen Reste regenerieren. Pfeil deutet auf die Äste der hepatischen Vene (40 × H u. E). b Biopsie von Patienten der Hepatitis zeigte nach einer zweiten Halothan-Narkose; Einzelzellnekrose, entzündliche Zellen ersetzen Leberzellen. Acidophiler Körper (Pfeil), wenige Fetttropfen, Infiltration der Zentralvene (100 × H u. E)

Die typische Evolution ist die folgende: der Patient hat kurz nach der ersten Anästhesie unerklärtes Fieber, manchmal mit Leukocytose. Fulminantes Leberversagen tritt kurz nach wiederholter Narkose auf. Die Biopsie zeigt in Patienten, die den Anfall überlebten, ein Bild wie bei nicht tödlicher Virushepatitis, besonders Einzelzellnekrose (Abb. 1a). Ein bedeutender, bis jetzt nicht prozentuell erfaßter Teil der Patienten stirbt an massiver Nekrose (Abb. 1b). Das tritt sehr selten auf, vielleicht nur einmal in 10000 Halothannarkosen [19]. Für eine Hypersensitivität

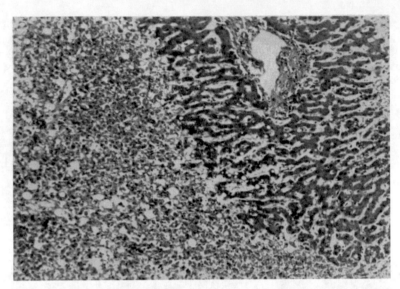

Abb. 2. Acidophile Coagulationsnekrose des größeren Teils der Läppchen nach Schock. Einige Fetttropfen in der nekrotischen Zone. Die Hepatocyten in der Läppchenperipherie sind intakt. Das Periportalfeld ist normal. (80 × H u. E)

spricht das Vorkommen von antimitochondrialen Antikörpern, die mit Immuno-fluorescenzmethoden in Serum bewiesen werden können [20]. Diese Antikörper werden in primärer biliärer Cirrhose und in chronischer aggressiver Hepatitis gefunden, nicht jedoch in akuter viraler Hepatitis.

Man muß jedoch in der klinischen Beurteilung dieser Komplikation in Betracht ziehen, daß das nichtbrennbare Halothan nicht nur ein ausgezeichnetes Anästhetikum ist, sondern auch weniger als andere Betäubungsmittel mit der Perfusion der

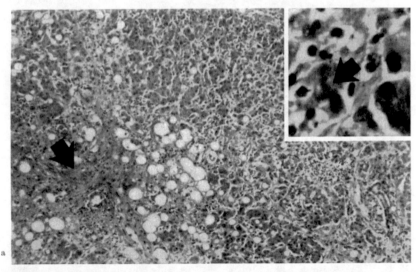

Abb. 3. a Subakute alkoholische Hepatitis, besonders im zentrolobulären Feld. Die Wand der Zentralvene ist fibrotisch (Pfeil). Entzündung auch in der Läppchenperipherie. (80 × H. u. E) Einsatz: Alkoholisches Hyalin (Pfeil) umgeben bei Exudat mit polynucleären Leukocyten. (400 × H u. E). b Schwangerschaftssteatose mit Cholestase. Wenige fokale Nekrosen. (80 × H u. E) Einsatz: Hepatocyten, gefüllt mit Fetttropfen, die den Kern nicht zur Seite drängen und den Zellen ein pflanzenzellähnliches Aussehen geben. (400 × H u. E). c Reyes Krankheit (viscerale Steatose im Kindesalter). Tod im Koma. Peripherale Steatose (Pfeil) und Nekrose mit entzündlicher Infiltration, die auch in die Periportalfelder übergeht (100 × H u. E)

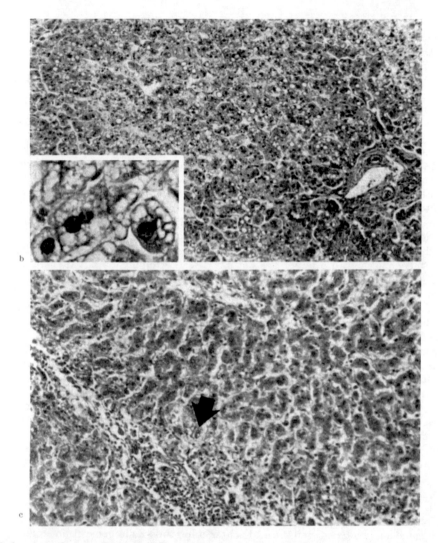

Leber interferiert. Es ist in Lebererkrankungen sogar das Anästhetikum der Wahl, z. B. bei Pfortader-Fisteloperationen, besonders da wir keine Anzeichen dafür haben, daß Leberkranke mehr als andere zu hepatischen Hypersensitivitätsreaktionen neigen.

Der Effekt der Narkose bringt weiterhin die Frage auf, ob etwa durch Zirkulationsstörungen bedingte Lebernekrosen schwere Leberinsuffizienz hervorrufen können. Die Kombination von Sauerstoffmangel und Störung der Mikrozirkulation in den Sinusiden führt zu diffuser acidophiler Coagulationsnekrose der Leberzellen mit geringerer entzündlicher Reaktion als in viraler Hepatitis. Ursachen dieser Läsion sind Schock, lokale Zirkulationsstörungen (häufiger in der arteriellen als in der portalen Zirkulation) oder Kongestion in schwerer passiver Stauung oder bei Erkrankung der Vena hepatica, dem Budd-Chiari-Syndrom [24].

Die zirkulationsinduzierte Nekrose ist durch scharfe Demarkierung des geschädigten von einem fast normalen Gewebe gekennzeichnet (Abb. 2). Aus diesem Grunde sind selbst schwere Lebernekrosen durch Schock oder Stauung selten von Koma oder Gelbsucht begleitet. Der sehr seltene Fall eines hepatischen Koma bei diffuser Carcinomatose der Leber steht in einem direkten Verhältnis zum Parenchymverlust.

Die zweite Gruppe hepatischer Strukturveränderungen mit schwerer Leberinsuffizienz zeigt nur geringen Leberzellverlust und ist durch Alteration aller Leberzellen charakterisiert, die auf eine allgemeine Organellenstörung hinweist.

In seltenen Fällen von viraler Hepatitis mit Koma wird in einer nachherigen Leberbiopsie fast keine Nekrose gefunden. Die Leberzellen dagegen zeigen hydropische Veränderungen und sind häufig in azinösen Gruppen um Gallencapillare oder Canaliculus arrangiert. Gallenstauung ist ein wichtiges Merkmal [22].

Auch in subakuter alkoholischer Hepatitis [23, 24], charakterisiert bei alkoholischem Hyalin und pericellulären polynucleären Leukocyten, kann ein vorübergehendes Koma ohne massive Nekrose auftreten (Abb. 3a).

Eine gewöhnlich tödliche Form des alkoholischen Leberschadens ist massive Steatose mit äußerster Lebervergrößerung bis zu 5 kg. Nekrose fehlt fast völlig [25]. Diese Form kommt im Gegensatz zu anderen Formen alkoholischer Leberschäden häufiger bei jungen Frauen vor. Die Ursache des Todes kann vielleicht in der Hinderung des Sinusoidkreislaufes durch die geschwollenen Leberzellen oder in einer mechanischen Interferenz des Fetts mit der Verteilung der Organellen liegen.

Zwei Arten der Steatose, die mit schwerer Leberinsuffizienz verbunden sind, haben ein charakteristisches Aussehen. In beiden treten in einer normal großen Leber eine schwere Steatose auf, mit kleinen Fetttropfen in den Leberzellen, welche den Zellkern nicht verdrängen und den Zellen ein pflanzenzellähnliches Aussehen verleihen (Abb. 3b). Cholestase wird gefunden. Einzelzellnekrosen erklären die Abwesenheit von Lebervergrößerung trotz schwerer Verfettung. Die erste Form folgt der intravenösen Injektion großer Tetracyclindosen [26], welche die für die Triglyceridsekretion der Leberzelle notwendige Lipoproteinsynthese verhindern. Die zweite Form wird bei schwangeren Frauen kurz vor der Entbindung, glücklicherweise aber sehr selten, gefunden [27]. Die Ätiologie dieser metabolischen Erscheinung ist unbekannt.

Im sog. Reyeschen Syndrom, einer Krankheit des Kindesalters, sieht man periphere Verfettung mit veränderlicher Nekrose (Abb. 3c). Fett wird auch in anderen Organen, einschließlich des Gehirns und der Niere abgelagert [28, 29]. Die Ätiologie ist unbekannt, und das charakteristische Koma mit Hyperglykämie mag cerebrale Ursachen haben.

Energische Behandlung mit Austauschtransfusionen, peritonealer Dialyse oder extrakorporaler Leberperfusion versprechen viel mehr als in der vorherigen Gruppe, da Organellenheilung schneller und leichter erfolgt als Zellregeneration. Spontanheilung ist viel eher zu erwarten und mag irrtümlicherweise einer spezifischen Therapie zugeschrieben werden. Im Gegensatz zur vorherigen Gruppe entwickelt sich Lebercirrhose, wenn überhaupt, nur sehr langsam, da kein Kollaps eintritt.

Das dritte Substrat der schweren Leberinsuffizienz ist langdauernde Cholestase. Die Pathogenese ist nicht ganz geklärt. Trotz der schweren Gelbsucht ist das Koma nicht immer allein auf den Leberschaden zurückzuführen. Cholestase ist, wie wir heute wissen, mit einer Schädigung bestimmter Organellen der Leberzelle verbunden. Man sieht Veränderungen der Gallencanaliculi, ihrer Mikrovilli, einer pericanaliculären Cytoplasmazone und des Golgi-Apparates [30]. Diese Alterationen sind mit Störungen der hepatocytischen Sekretion der primären Gallensäuren verbunden, die entweder durch Druck beim Gallenverschluß oder metabolisch in intrahepatischer Cholestase aufgelöst werden. Cholestase ist daher eine spezielle Form der Leberzelldysfunktion. Sekundär schädigt sie aber die ganze Zelle und führt so zum Zelltod mit reaktiver Entzündung. Die Nekrose ist aber nicht genügend ausgedehnt, um Leberinsuffizienz zu erklären, und wahrscheinlich sind Veränderungen in den überlebenden Zellen die Ursache des Leberversagens. Sie zeigen charakteristische mitochondrale Veränderungen [31]. Die toxischen Substanzen sind wahrscheinlich nicht Gallenpigmente, sondern Gallensäuren. Behandlung mit Steroiden beeinflußt wohl den Bilirubin-, aber nicht sicher den Gallensäurenstoffwechsel. Der Ikterus verbessert sich manchmal, aber die Grundursache nicht.

Viertens ist die Cirrhose die häufigste Ursache der schweren Leberinsuffizienz. Obwohl Leberzellschaden in dieser Form der Leberinsuffizienz eine Rolle spielen mag, ist die Störung der Leberzirkulation wenigstens genauso wichtig, wenn nicht gar ihr einziger Grund, da sie trotz morphologisch und funktionell intakter Leberzellen auftreten kann. Cirrhose ist einerseits charakterisiert durch regenerative Knoten, die durch Druck auf Äste der hepatischen Venen zu postsinusoidaler portaler Hypertension führt, andererseits durch Bindegewebssepta die Periportalfelder mit Zentralvenen verbinden [32]. Diese Bindegewebssepta enthalten Anastomosen zwischen afferenten Gefäßen, nämlich Äste der Portalvene und der Leberarterie, und den efferenten Zweigen der Vena hepatica (Abb. 4). Diese

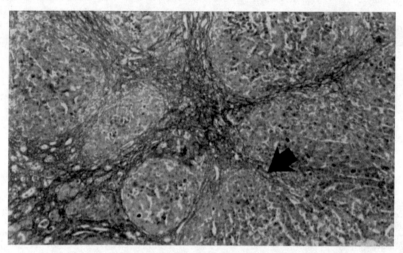

Abb. 4. Cirrhose. Regenerative Knoten und Bindegewebssepta. Einige (Pfeil) verbinden Periportalfeld und Zentralfeld. Die Septa enthalten viele Gefäße. (40 Mallory -Färbung)

Anastomosen wurden mit Injektionsmethoden dargestellt [33] und ihre funktionelle Bedeutung mit Radioisotopmethodologie nachgewiesen [34]. Durch solche Shunts kann das Blut durch die Leber strömen, ohne mit Leberzellen in Kontakt zu kommen, und das funktionelle Prinzip der normalen Leber wird zerstört. Es ist für Cirrhose charakteristisch, daß ein Teil des splanchnischen Blutes auf den Pfaden der portasystemischen Kollateralen der Leber entgeht. Außerdem fließt ein Teil des Blutes, das die Leber erreicht, nicht am Parenchym vorbei. Drittens bildet sich bei chronischen Leberschäden eine Basalmembrane in den Lebersinusoiden, die normalerweise nicht vorkommt [35]. Diese Capillarisation beeinträchtigt den Stoffwechselaustausch zwischen sinusoidalem Blut und Leberzellen und vermindert so den Wirkungsgrad des quantitativ reduzierten parenchymalen Blutflusses. All das begünstigt den direkten Zutritt von intestinalem Ammonium oder Amine zum Gehirn und so die portasystemische Encephalopathie. Shuntoperationen für portale Hypertension, insbesondere die End-zu-Seit portacavale Anastomose, verschlimmern diesen Prozeß noch mehr, trotzdem in Cirrhose der größte Teil des Parenchymblutflusses von der Leberarterie kommt. Es ist daher klar, daß die Reduktion des effektiven hepatischen Blutflusses in Cirrhose selbst bei normalen Leberzellen und sogar ohne besondere Veränderung der Funktionsproben zu

Encephalopathie und Präkoma führen kann. Die Zirkulationsstörung muß nicht unbedingt die Integrität der Leberzellen beeinflussen, da sie für ihre Basalfunktion nicht alles verfügbare Blut brauchen. Falls jedoch die effektive Leberparenchymdurchblutung weiter beeinträchtigt wird, z. B. bei gastrointestinalen Blutungen, wie aus Oesophagusvaricen oder Ulcera, kann Leberzelltod eintreten. Dies ist in keiner Weise mit der ursprünglichen Noxe der Cirrhose verbunden, sondern ein Ausdruck einer ischämischen Störung. Diese Nekrose wird auch viel öfter in Sektionen als in Biopsien gesehen und ist mitunter die endgültige Todesursache. Die zirkulationsbedingte Leberinsuffizienz verbessert sich spontan oder unter Behandlung eher als eine funktionell genügende Regeneration der Hepatocyten einsetzt. Daher ist die Prognose dieser Art von schwerer Leberinsuffizienz hoffnungsvoller als die bei massiver Nekrose.

Alle vier beschriebenen Formen der schweren Leberinsuffizienz mit Koma können zusammen vorkommen. Es ist wünschenswert sie aus prognostischen und therapeutischen Gründen auseinanderzuhalten, was jedoch oft schwierig ist. Da sie in verschiedenem Grade in einzelnen Patienten zum morphologischen Bild beitragen, ist es oft schwierig klinisch-funktionelle und strukturelle Befunde zur Übereinstimmung zu bringen oder die Wahrscheinlichkeit des Leberversagen aus der Biopsie vorherzusagen. Dazu kommt, wie bereits gesagt, daß die Reaktion des Hirns zur Leberschädigung, cytologisch oder zirkulationsbedingt, variiert. Weitere Schwierigkeiten in der Korrelation sind das veränderliche Ansprechen des Hirns auf Drogen, die Entwicklung sekundäreren Nierenversagens sowie unabhängige Komplikationen, wie Infektionen, Diabetes mellitus oder Hyperthyreose, welche entweder die Hirnfunktion direkt beeinflussen oder der Leber zusätzliche Bürden aufladen.

Literatur

1. Sherlock, S.: Diseases of the liver and biliary system, 4th ed., p. 103. Oxford: Blackwell Scientific Publications 1968. — 2. Papper, S., Belsky, J. L., and Bleiffer, K. H.: Renal failure in Laennec's cirrhosis of the liver. I. Description of clinical and laboratory features. Ann. intern. Med. 51, 759 (1959). — 3. Baldus, W. P., and Summerskill, W. H. J.: Kidney in hepatic disease. Postgrad. Med. 41, 103 (1967). — 4. Wepler, W., u. Wildhirt, E.: Klinische Histopathologie der Leber. Stuttgart: Thieme 1968. — 5. Bianchi, L.: Punktat-Morphologie und Differential Diagnose der Hepatitis. Bern: Huber Verlag 1967. — 6. Popper, H., Steigmann, F., and Szanto, P. B.: Quantitative correlation of morphologic liver changes and clinical tests. Amer. J. clin. Path. 19, 710 (1949). — 7. Hübner, G.: Die pathischen Reaktionen des Lebergewebes. Eine elektronenmikroskopische Studie. (Veröffentlichungen aus der morphologischen Pathologie, H. 78) Stuttgart: Fischer 1968. — 8. Popper, H.: Organelle pathology of the liver. Trans. Coll. Phycns. (Philad.) 34, 127 (1967). — 9. Lucké, B.: The pathology of fatal hepatitis. Amer. J. Path. 20, 471 (1944). — 10. Lucké, B., and Mallory, T.: The fulminant form of epidemic hepatitis. Amer. J. Path. 22, 867 (1946). — 11. Ritt, D. J., Whelan, G., Werner, D. J., Eigenbrodt, E. H., Schenker, S., and Combes, B.: Acute hepatic necrosis with stupor or coma. An analysis of thirty-one patients. Medicine (Baltimore) 48, 151 (1969). — 12. Kalk, H.: Hepatitis und posthepatitische Leberkrankheiten. Verh. dtsch. Ges. inn. Med. 63, 177 (1957). — 13. Trey, C., Lipworth, L., Chalmers, T. C., Davidson, C. S., Gottlieb, L. S., Popper, H., and Saunders, S. J.: Fulminant hepatic failure. Presumable contribution of Halothane. New Engl. J. Med. 279, 798 (1968). — 14. Trey, C., Burns, D. G., and Saunders, S. J.: Treatment of hepatic coma by exchange blood transfusion. New Engl. J. Med. 274, 473 (1966). — 15. Berger, R. L., Liversage, R. M., Chalmers, R. C., Graham, J. H., McGoldrick, D. M., and Stohlman, F.: Exchange transfusions in treatment of fulminant hepatitis. New Engl. J. Med. 274, 497 (1966). — 16. Eiseman, B., Liem, D. S., and Raffucci, F.: Heterologous liver perfusion in treatment of hepatic failure. Ann. Surg. 162, 329 (1965). — 17. Popper, H., Rubin, E., Gardiol, D., Schaffner, F., and Paronetto, F.: Drug-induced liver disease. A penalty for progress. Arch. intern. Med. 115, 128 (1965). — 18. Klion, F. M., Schaffner, F., and Popper, H.: Hepatitis following administration of Halothane anesthesia. Ann. intern. Med. (in press). — 19. Subcommittee on the National Halothane Study. Possible association between Halothane anesthesia and postoperative hepatic necrosis. J. Amer. med. Ass. 197, 775 (1966). — 20. Rodriguez, M., Paronetto, F., Schaffner, F., and Popper, H.: Antimitochondrial antibodies in jaundice following drug administration. J. Amer. med. Ass. 208, 648 (1969). — 21. Clain, D., Freston, J. W., Kreel, S., and Sherlock, S.: Clinical diagnosis of the Budd-Chiari syndrome. Quart.

Rev. Med. **43**, 544 (1967). — 22. Morrow, R. H., Smetana, H. F., Sai, F. T., and Edgecomb, J. H.: Unusual features of viral hepatitis in Accra, Ghana. Ann. intern. Med. **68**, 1250 (1968). — 23. Beckett, A. G., Livingstone, A. V., and Hill, K. R.: Acute alcoholic hepatitis. Brit. med. J. **2**, 1113 (1961). — 24. Edmondson, H. A., Peters, R. L., Reynolds, T. B., and Kuzma, O. T.: Sclerosing hyaline necrosis of the liver in the chronic alcoholic: A recognizable clinical syndrome. Ann. intern. Med. **59**, 646 (1963). — 25. Popper, H., and Szanto, P. B.: Fatty liver with hepatic failure in alcoholics. J. Mt Sinai Hosp. **24**, 1121 (1957). — 26. Schultz, J. C., Adamson, J. S., Workman, W. W., and Norman, T. D.: Fatal liver disease after intravenous administration of tetracycline in high dosage. New Engl. J. Med. **269**, 999 (1963). — 27. Ober, W. B., and Lecompte, P. M.: Acute fatty metamorphosis of the liver associated with pregnancy. A distinctive lesion. Amer. J. Med. **19**, 743 (1955). — 28. Reye, R. D. K., Morgan, G., and Baral, J.: Encephalopathy and fatty degeneration of the viscera. A disease entity in childhood. Lancet 1964 II, 749. — 29. Cihula, J., Drasner, I., Dvorackova, I., Vortel, V., and Hroch, V.: Encephalitic syndrome with steatosis of the liver. Z. ges. inn. Med. **22**, 14 (1967). — 30. Schaffner, F., and Popper, H.: Electron microscopy of human liver disease. In: Modern trends in pathology 2, p. 252. (T. Crawford, Ed.) England: Butterworths 1967. — 31. Popper, H.: Cholestasis. Ann. Rev. Med. **19**, 39 (1968). — 32. Popper, H.: Pathogenese und Klassifizierung der Lebercirrhose. Med. Klin. **64**, 1 (1969). — 33. Popper, H., Elias, H., and Petty, D. E.: Vascular pattern of the cirrhotic liver. Amer. J. clin. Path. **22**, 717 (1952). — 34. Sheldon, S., Chiandussi, L., Guevara, L., Caesar, J. J., and Sherlock, S.: The measurement of hepatic blood flow and intrahepatic shunted blood flow by colloidal heat-denatured human serum albumin labelled with J^{131}. J. clin. Invest. **40**, 1346 (1961). — 35. Schaffner, F., and Popper, H.: Capillarization of hepatic sinusoids in man. Gastroenterology **44**, 239 (1963).

Aminosäurenstoffwechsel bei Leberinsuffizienz[*]

GEROK, W. (Med. Univ.-Klinik Freiburg i. Br.)

Referat

Die Leber ist für den Stoffwechsel der Aminosäuren in zweifacher Hinsicht von Bedeutung:

1. Die Leber reguliert die „Spiegel" der einzelnen Aminosäuren in der extracellulären Flüssigkeit und im Blut.

2. Wichtige Enzyme für den Aminosäurenstoffwechsel, insbesondere für den spezifischen Abbau einzelner Aminosäuren, sind vorwiegend oder sogar ausschließlich in der Leber lokalisiert. Die Leber ist dadurch Hauptort bestimmter Reaktionen im Aminosäurenstoffwechsel.

Beide Funktionen — Regulation der extracellulären Aminosäurenspiegel und intracellulärer Aminosäurenstoffwechsel — sind eng miteinander verknüpft. Im folgenden soll aber — mehr aus didaktischen als rationalen Gründen — die Auswirkung einer Leberinsuffizienz auf die beiden Funktionen getrennt betrachtet werden. Es wird sich dabei zeigen, daß Störungen dieser beiden Leberfunktionen im Aminosäurenstoffwechsel bereits bei Krankheiten, die der Leberinsuffizienz vorausgehen, nachweisbar sind. Die globale Leberinsuffizienz ist durch die schwere Einschränkung der beiden Funktionen gekennzeichnet.

1. Änderungen der Aminosäurenspiegel im Blutplasma bei verschiedenen Lebererkrankungen und bei Leberinsuffizienz

Die normale Leber stellt für jede einzelne Aminosäure einen bestimmten Spiegel in der extracellulären Flüssigkeit und im Blutplasma ein [8, 22]. Diese Funktion der Leber — seit langem vermutet auf Grund von Beobachtungen nach partieller Hepatektomie und nach Anlage einer Eckschen Fistel [2, 3, 18] — ist in Untersuchungen am isolierten durchströmten Organ sicher nachgewiesen worden. Abb. 1 zeigt das Ergebnis der gemeinsam mit H. Schimassek [8, 22] durchgeführten Perfusionsversuche. Die frisch entnommene Leber (Ratte) wird von der

---

* Mit Unterstützung der Deutschen Forschungsgemeinschaft.

Pfortader her unter kontinuierlicher Rezirkulation durchströmt, wobei das Perfusionsmedium aus einer Suspension von Erythrocyten in Tyrodelösung mit Zusatz von Glucose, Pyruvat und Lactat besteht. Das Perfundatplasma enthält primär keine Aminosäuren, die Leber gibt aber rasch Aminosäuren ab, bereits 60 min nach Versuchsbeginn sind alle Aminosäuren, die im normalen Blutplasma vorkommen, im Perfundat nachweisbar und nach 90 bis 120 min werden für die

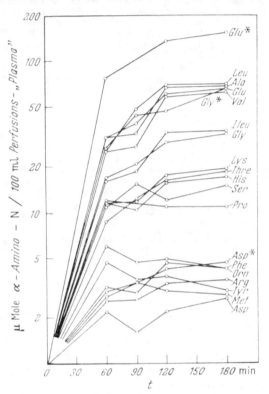

Abb. 1. Einstellung der Aminosäurespiegel im Perfundatplasma bei Durchströmung der isolierten Leber (Ratte)

einzelnen Aminosäuren Plasmaspiegel erreicht, die dann bis zum Versuchsende annähernd konstant beibehalten werden. Es ist bemerkenswert, daß die Konzentrationen, die in diesem System für jede einzelne Aminosäure von der Leber einreguliert werden, in gleicher Größenordnung wie im normalen Blutplasma liegen. Weitere Befunde, auf die hier im einzelnen nicht eingegangen werden kann, haben eindeutig ergeben, daß es sich um eine echte Regulation der Aminosäurenspiegel durch die Leber und nicht um eine einfache Ausschwemmung von Aminosäuren handelt. Hormone können die Spiegelhöhe einzelner Aminosäuren modifizieren [8, 10], die primäre Regulation des extracellulären Aminosäurenspiegels wird jedoch von der Leber ohne Mitwirkung anderer Organe vollzogen.

Bei Leberkrankheiten uns insbesondere bei der Leberinsuffizienz ist die Regulation gestört. Quantitative Bestimmungen der einzelnen Aminosäuren im Blutplasma haben ergeben [7, 14], daß bereits bei der akuten Hepatitis die Plasmaspiegel einiger Aminosäuren (Tyrosin, Phenylalanin) signifikant erhöht sind. Bei Lebercirrhose findet man zusätzlich eine signifikante Zunahme von Methionin, Prolin, Citrullin und Alpha-Aminobuttersäure. Bei schwerer (globaler) Leberinsuffizienz sind die Konzentrationen fast aller Aminosäuren im Blutplasma exzessiv gesteigert; zusätzlich sind ninhydrinpositive Substanzen nachweisbar, die normalerweise im Plasma nicht enthalten sind (Abb. 2). Einige dieser atypischen Aminosäuren konnten in den letzten Jahren identifiziert werden (Tabelle 1). Die Bedeutung der Mehrzahl dieser Substanzen ist bislang unbekannt. Es ist bemerkenswert, daß die bei schwerer Leberinsuffizienz im Blutplasma nachweisbare Alpha-Aminoisobuttersäure ein Antagonist für die natürlich vorkommende Amino-

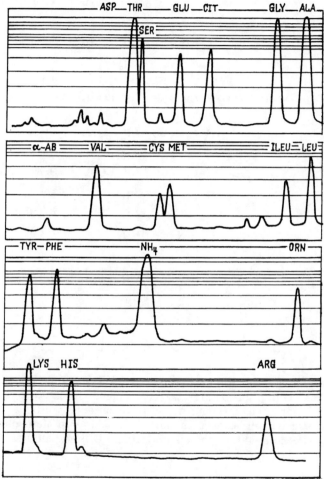

Abb. 2. Elutionschromatogramm der Aminosäuren des Serums bei schwerer (globaler) Leberinsuffizienz

säure Alanin ist, daß Beta-Aminoisobuttersäure beim DNS-Abbau anfällt und daß Gamma-Aminobuttersäure im Stoffwechsel des Zentralnervensystems eine Rolle spielt. Ob diese atypischen Aminosäuren tatsächlich für die Symptomatik und Pathogenese bei der Leberinsuffizienz Bedeutung haben, ist eine noch offene Frage.

2. Stoffwechsel einzelner Aminosäuren bei verschiedenen Lebererkrankungen und bei Leberinsuffizienz

Aufschlußreicher als die Bestimmung der Serumspiegel sind Untersuchungen über den Stoffwechsel der einzelnen Aminosäuren bei Leberkrankheiten und Leberinsuffizienz. Es hat sich dabei als zweckmäßig erwiesen, nach peroraler Gabe einer

Tabelle 1. *Atypische Serumaminosäuren bei Leberinsuffizienz*

$CH_3-S-CH_2-CH_2-CH-COOH$ mit $\overset{\|}{O}$ und NH_2	Methioninsulfoxyd
$CH_3-NH-CH_2-COOH$	Sarcosin
$\overset{CH_3}{\underset{CH_3}{>}}C-COOH$ mit NH_2	α-Aminoisobuttersäure
$NH_2-CH_2-CH-COOH$ mit CH_3	β-Aminoisobuttersäure
$NH_2-CH_2-CH_2-CH_2-COOH$	γ-Aminobuttersäure
$HOOC-CH-CH_2-S-CH_2-CH_2-CH-COOH$ mit NH_2 und NH_2	Cystathionin
$HS-CH_2-CH_2-CH-COOH$ mit NH_2	Homocystein
$NH_2-CH_2-CH-CH_2-CH_2-CH-COOH$ mit OH und NH_2	Hydroxylysin
$HC\text{---}C-CH_2-CH-COOH$ Ring mit N, $N-CH_3$, NH_2, $\overset{C}{H}$	1-Methylhistidin
$HC\quad C-CH_2-CH-COOH$ Ring mit H_3C-N, N, NH_2, $\overset{C}{H}$	3-Methylhistidin

L-Aminosäure die Serumkonzentration oder die Ausscheidung dieser Aminosäure und deren Metabolite quantitativ zu bestimmen. Durch solche ,,Belastungstests'' mit der natürlich vorkommenden L-Aminosäure wird die ,,funktionelle Reserve'' des Organs voll beansprucht und der Anstau von Metaboliten vor einer gestörten Stoffwechselreaktion besonders deutlich. Dies soll an drei Beispielen erläutert werden:

a) Harnstoffcyclus

Die Bildung des Harnstoffs vollzieht sich in einem Reaktionscyclus, an dem die drei Aminosäuren Arginin, Ornithin und Citrullin sowie das nur intracellulär auftretende Zwischenprodukt Argininsuccinat beteiligt sind [15] (Abb. 3). Beim Belastungstest werden 10 g Arginin peroral verabreicht und zuvor sowie 2, 4 und 6 Std nach Arginingabe die Serumkonzentrationen der drei Aminosäuren Arginin, Ornithin und Citrullin bestimmt [6, 12]. Das Ergebnis zeigt die Abb. 4. Nach Arginingabe steigt bei Gesunden die Serumkonzentration der drei Aminosäuren an und ist nach 6 Std wieder fast bis zum Ausgangswert abgefallen. Bei Kranken mit akuter Hepatitis und Lebercirrhose ist die Serumkonzentration von Arginin und Ornithin in keiner Phase im Vergleich zu Gesunden signifikant verändert. Citrullin zeigt hingegen bei Kranken mit Lebercirrhose 2 und 4 Std nach Arginingabe eine signifikante Konzentrationszunahme. Bei schwerer Leberinsuffizienz mit Coma

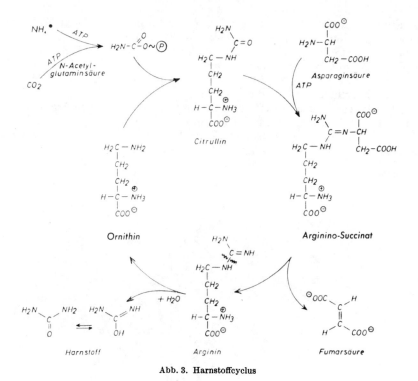

Abb. 3. Harnstoffcyclus

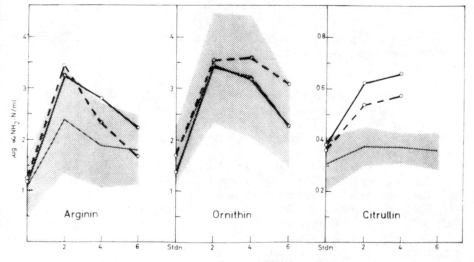

Arginin   Ornithin   Citrullin

Abb. 4. Verhalten der drei am Harnstoffcyclus beteiligten Aminosäuren nach Argininbelastung

hepaticum ist die Citrullinkonzentration im Serum in den meisten Fällen bereits spontan, d. h. ohne Argininbelastung signifikant erhöht (Abb. 5).

Dieser „Anstau" von Citrullin läßt vermuten, daß die Umwandlung von Citrullin in Arginin bei der Leberinsuffizienz gestört ist und diese Störung latent, d. h. nur im Belastungstest faßbar, bereits bei der Lebercirrhose bestehen kann. Zwei weitere Befunde stützen diese These:

1. Die Umwandlung von Citrullin in Arginin (Bildung von Argininsuccinat) ist die limitierende Reaktion im Harnstoffcyclus [5, 16].

2. Die Aktivität des an dieser Reaktion beteiligten Enzyms ist bei schwerer Leberinsuffizienz signifikant vermindert [24] (Abb. 6).

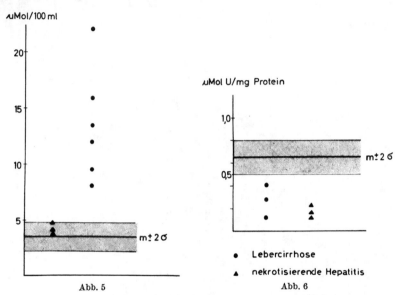

Abb. 5

Abb. 6

Abb. 5. Citrullinkonzentration im Serum bei schwerer Leberinsuffizienz

Abb. 6. Argininsynthetase in der Leber bei Leberinsuffizienz (Ugarte u. Mitarb., 1963)

Alle diese Befunde sprechen für eine Störung des Harnstoffcyclus bei der Leberinsuffizienz. Diese Störung ist neben einer portokavalen Anastomosenbildung und einer renalen Mehrproduktion von Ammoniumionen die Ursache für die Hyperammoniämie und die Ammoniumintoxikation.

b) Histidinstoffwechsel

Ältere Untersuchungen von Kauffmann u. Engel, Norpoth u. Ohligschläger sowie Baur hatten ergeben, daß bei Leberinsuffizienz die Aminosäure Histidin vermehrt im Urin ausgeschieden wird. Es war deshalb naheliegend, den Histidinstoffwechsel näher zu analysieren und latente Störungen durch einen Belastungstest nachzuweisen.

Beim Abbau des Histidins (Lit. s. [19]; Abb. 7) entsteht zunächst durch reduktive Desaminierung mit Hilfe des Ferments Histidase Urocaninsäure, sekundär wird dann der Imidazolring geöffnet und über ein labiles Zwischenprodukt Formiminoglutaminsäure gebildet. Hiervon wird die Formiminogruppe abgespalten. Der Abbau des Histidins führt damit zu Glutaminsäure. Acceptor für die 1-Kohlenstoffeinheit, die von der Formiminoglutaminsäure bei der Umwandlung in Glutaminsäure abgespalten wird, ist die Tetrahydrofolsäure. Der Histidinabbau ist auf diese Weise mit dem Folsäurestoffwechsel verknüpft. Die Enzyme des

Histidinabbaus sind vorwiegend oder ausschließlich in der Leber enthalten. Die Leber ist demnach der Hauptort dieses Stoffwechselweges. Bei den Belastungstests wurde nach peroraler Gabe von 5 g L-Histidin-Hydrochlorid die Histidinausscheidung und die Ausscheidung von Histidinmetaboliten gemessen [4, 6].

Das Ergebnis der Histidinbestimmungen zeigt Tabelle 2. Bei Gesunden ist die Histidinausscheidung ohne und mit Histidingabe identisch; die Leber kann

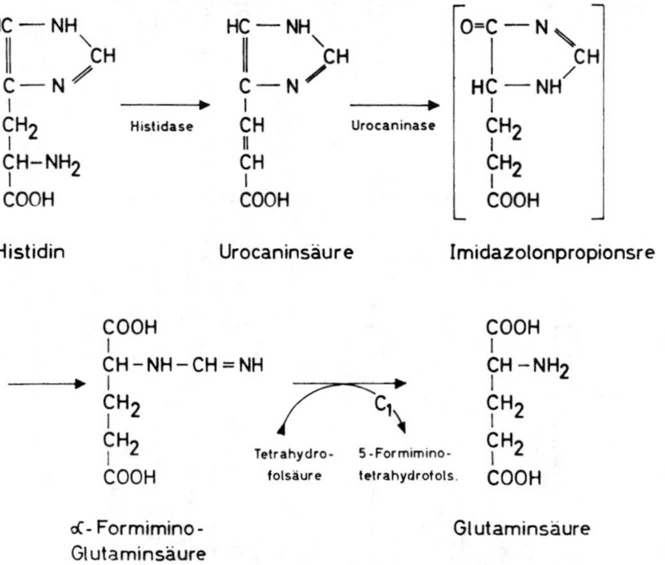

Histidin   Urocaninsäure   Imidazolonpropionsre

α-Formimino-   Glutaminsäure
Glutaminsäure

Abb. 7. Abbau des Histidins zu Glutaminsäure

Tabelle 2. *Histidinausscheidung vor und nach Histidinbelastung bei Gesunden, akuter Hepatitis und Lebercirrhose*

	Ohne Histidingabe	Mit · Histidingabe
Gesunde	$226 \pm 19,3$ (n = 30)	$243 \pm 23,4$ (n = 19)
Akute Hepatitis	$323 \pm 33,1$ (n = 17)	$446 \pm 39,0$ (n = 12)
Lebercirrhose	$347 \pm 19,4$ (n = 50)	$474 \pm 31,8$ (n = 31)

Histidinausscheidung (mg/die; $m \pm \sigma_m$). Die unterstrichenen Werte sind im Vergleich zu den Normalwerten (Gesunden) signifikant erhöht ($p < 0,01$).

demnach das vermehrt angebotene Histidin vollständig abbauen. Bei Kranken mit akuter Hepatitis nimmt die Histidinausscheidung nach Histidingabe zu und ist unter Histidinbelastung gegenüber Gesunden signifikant erhöht. Kranke mit Lebercirrhose scheiden bereits vor der Histidinbelastung gegenüber Gesunden vermehrt Histidin aus und unter Histidinbelastung erfolgt eine weitere Zunahme. Untersucht man die Ausscheidung des Histidinmetaboliten Formiminoglutaminsäure (Abb. 8), so findet man beim Gesunden ohne Histidinbelastung eine außerordentlich geringe Ausscheidung; der Metabolit ist meist nur in Spuren nachweisbar. Die Histidinbelastung führt bereits bei Gesunden zur signifikanten Zunahme der Ausscheidung. Bei Kranken mit Hepatitis und Lebercirrhose ist ohne Histidingabe die Ausscheidung dieses Metaboliten im Vergleich zu Gesunden signifikant erhöht (Lit. s. [4, 9, 26]). Bei schwerer Leberinsuffizienz findet man spontan exzessive Steigerungen der Formiminoglutaminsäure im Urin. Der Abbau des Histidins ist demnach auf der Stufe der Formiminoglutaminsäure gestört.

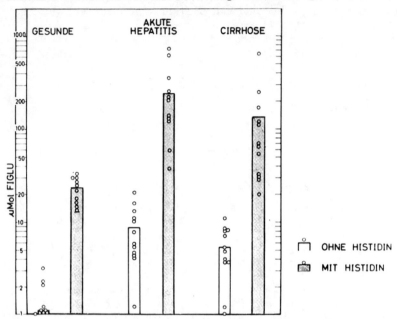

Abb. 8. Ausscheidung von Formiminoglutaminsäure vor und nach Histidinbelastung bei Gesunden, akuter Hepatitis und Lebercirrhose

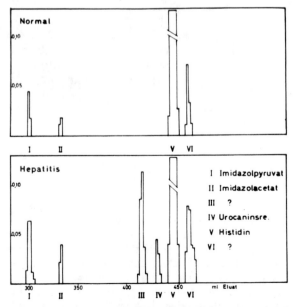

Abb. 9. Säulenchromatographische Trennung der im Urin ausgeschiedenen Imidazolderivate bei Gesunden und schwerer akuter Hepatitis

Weitere Untersuchungen ergaben, daß bei Hepatitis, Lebercirrhose und insbesondere bei der Leberinsuffizienz außer Histidin weitere Imidazolderivate vermehrt ausgeschieden werden. Während bei Gesunden neben Histidin nur Imidazolpyruvat und Imidazolacetat sowie eine noch nicht identifizierte Imidazolverbindung nachweisbar sind, findet man bei der Leberinsuffizienz eine signifikante Zunahme von Imidazolpyruvat, Imidazolacetat, Urocaninsäure und zwei weiteren Imidazolderivaten.

Die Befunde können dadurch gedeutet werden (Abb. 10), daß beim Gesunden Histidin ganz überwiegend über Formiminoglutaminsäure zu Glutaminsäure abgebaut wird, hingegen die Desaminierung zu Imidazolpyruvat und Imidazolacetat nur eine untergeordnete Bedeutung hat. Bei Leberinsuffizienz ist der normale Abbauweg auf der Stufe der Formiminoglutaminsäure gestört. Histidin und Urocaninsäure werden vermehrt ausgeschieden, ferner wird Histidin vermehrt zu Imidazolpyruvat, Imidazolacetat und weiteren Imidazolderivaten abgebaut. Hier liegt also eine Stoffwechseländerung vor, die den bestehenden Stoffwechselblock teilweise zu kompensieren vermag. Über die Bedeutung dieser Stoffwechselumstellung, insbesondere über die Bedeutung der atypischen Imidazolderivate für die klinischen Symptome bei Leberinsuffizienz sind noch keine Aussagen möglich.

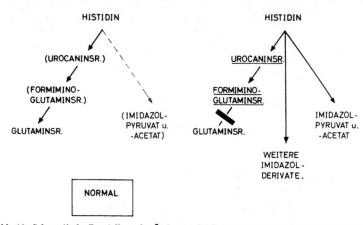

Abb. 10. Schematische Darstellung der Änderung des Histidinstoffwechsels bei Leberinsuffizienz

c) Methioninstoffwechsel

Die bereits erwähnte exzessive Zunahme von Methionin im Serum bei Leberinsuffizienz und die Beobachtung (Müting; Schreier u. Schönsee) einer vermehrten Methioninausscheidung unter Methioninbelastung bei Hepatitis veranlaßten uns zu Untersuchungen über den Stoffwechsel dieser Aminosäure.

Wichtigste Reaktion des Methionins im Stoffwechsel (Abb. 11) ist die Abspaltung der Methylgruppe mit anschließender Bildung von Cystein. Die Desaminierung oder Transaminierung des Methionins und der weitere Abbau zu Alpha-Aminobuttersäure ist demgegenüber beim Gesunden quantitativ von untergeordneter Bedeutung [19]. Untersucht man bei schwerer Lebercirrhose die Konzentrationen von Methionin und seinen Metaboliten Cystein und Alpha-Aminobuttersäure, so findet man eine Zunahme von Methionin und Alpha-Aminobuttersäure auf das Zwei- bis Dreifache der Norm, während Cystein nicht signifikant zunimmt.

Dieser Befund spricht für einen überwiegenden Abbau des Methionins zu Alpha-Aminobuttersäure bei Lebercirrhose. Der Beweis hierfür wird durch Untersuchungen mit ^{35}S-markiertem Methionin erbracht. Die Umstellung des Methioninstoffwechsels ist pathogenetisch wichtig, weil hierbei das toxische

Methylmercaptan entsteht, das im Urin von Kranken mit Leberkoma vermehrt ausgeschieden wird und möglicherweise für die Komasymptomatik von Bedeutung ist.

Ferner wird Methionin bei Leberinsuffizienz vermehrt zu Methioninsulfoxyd [20] und wahrscheinlich zu Methioninsulfoximin oxydiert (Abb. 13). Beide Substanzen sind kompetitive Hemmstoffe wichtiger Enzyme des Gehirnstoffwechsels, z. B. der Glutaminsynthetase [25]. In vivo und in vitro werden durch Methioninsulfoximin degenerative Veränderungen an Ganglien und Gliazellen verursacht [17].

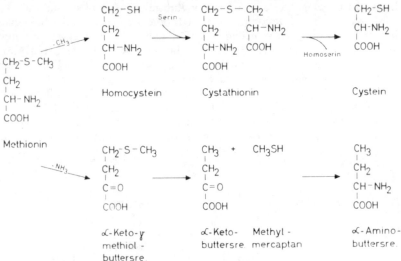

Abb. 11. Stoffwechselwege des Methionins

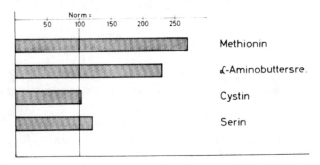

Abb. 12. Serumkonzentration von Methionin und Methioninmetaboliten bei Lebercirrhose

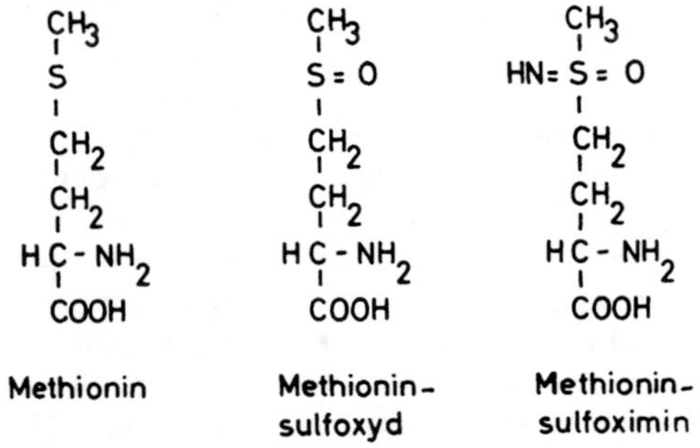

$$
\begin{array}{ccc}
\text{CH}_3 & \text{CH}_3 & \text{CH}_3 \\
| & | & | \\
\text{S} & \text{S}=\text{O} & \text{HN}=\text{S}=\text{O} \\
| & | & | \\
\text{CH}_2 & \text{CH}_2 & \text{CH}_2 \\
| & | & | \\
\text{CH}_2 & \text{CH}_2 & \text{CH}_2 \\
| & | & | \\
\text{H C}-\text{NH}_2 & \text{H C}-\text{NH}_2 & \text{H C}-\text{NH}_2 \\
| & | & | \\
\text{COOH} & \text{COOH} & \text{COOH}
\end{array}
$$

Methionin   Methionin-sulfoxyd   Methionin-sulfoximin

Abb. 13

Weitere Störungen konnten im Stoffwechsel der Aminosäuren Tyrosin und Tryptophan durch Belastungstests nachgewiesen werden. Auf ihre Darstellung muß hier verzichtet werden.

Zusammenfassung

Welche Folgerungen lassen sich aus diesen Befunden ziehen?

1. Die Fähigkeit der Leber, die Plasmaspiegel der einzelnen Aminosäuren zu regulieren, ist bei schwerer Leberinsuffizienz aufgehoben. Für einzelne Aminosäuren ist diese Dysregulation bereits bei Hepatitis und Lebercirrhose erkennbar.

2. Im Stoffwechsel der einzelnen Aminosäuren sind bei Leberkrankheiten und bei der Leberinsuffizienz Störungen nachweisbar. Es kommt dabei zum Anstau von Metaboliten vor der begrenzenden Stoffwechselreaktion. Ferner werden Stoffwechselwege, die beim Gesunden nur eine geringe Durchsatzrate aufweisen, vermehrt durchlaufen.

3. „Metabolitanstau" und abnorme Stoffwechselwege treten bei schwerer Leberinsuffizienz spontan in Erscheinung, sind aber häufig schon bei akuter Hepatitis oder Lebercirrhose latent vorhanden und können durch Belastungstests nachgewiesen werden.

4. An einigen Beispielen konnte gezeigt werden, daß infolge des blockierten Abbaus oder des abnormen Abbauweges einzelner Aminosäuren bestimmte Metaboliten vermehrt auftreten, die für die Symptomatik der Leberinsuffizienz ursächlich bedeutsam sein können.

5. Von einer gesicherten biochemischen Erklärung der Symptome der Leberinsuffizienz, insbesondere des Coma hepaticums, sind wir noch weit entfernt. Ich hoffe, nicht zu optimistisch zu sein, wenn ich annehme, daß wir beim weiteren Verfolgen der dargestellten Forschungsrichtung mehr über die diagnostische Klassifizierung, die pathogenetische Deutung und die Therapie der Leberinsuffizienz erfahren werden.

Ich möchte den Bericht nicht abschließen ohne meine Mitarbeiter besonders dankbar zu erwähnen: Herrn Schimassek, mit dem die Perfusionsversuche durchgeführt wurden, Fräulein Kajewski, Herrn Bornhäuser, Herrn Pausch und Herrn Zipp.

Literatur

1. Baur, H.: Z. ges. exp. Med. **119**, 143 (1951). — 2. Bollmann, I. L., Mann, F. C., and Magath, F. B.: Amer. J. Physiol. 78, 259 (1926). — 3. Bollmann, I. L., and Mann, F. C.: Amer. J. Physiol. **92**, 92 (1930). — 4. Bornhäuser, P.: Inaug. Diss., Tübingen 1965. — 5. Brown, G. W., and Cohen, P. P.: J. biol. Chem. **234**, 1769 (1959). — 6. Gerok, W.: Verh. dtsch. Ges. inn. Med. **68**, 523 (1962). — 7. Gerok, W.: Dtsch. med. Wschr. 88, 1118 (1963). — 8. Gerok, W., Mitzkat, H. J., und Schimassek H.: Verh. dtsch. Ges. inn. Med. **69**, 426 (1963). — 9. Gerok, W., u. Bornhäuser, P.: Verh. dtsch. Ges. inn. Med. **72**, 692 (1966). — 10. Gerok, W., u. Schimassek, H.: Verh. dtsch. Ges. inn. Med. **73**, 267 (1967). — 11. Gerok, W.: Unveröff. — 12. Hochmiller, R.: Inaug. Diss., Mainz 1966. — 13. Kauffmann, F., u. Engel, Z.: Z. klin. Med. **114**, 405 (1930). — 14. Knauff, H. G., Seybold, D., und Miller, B.: Klin. Wschr. **42**, 326 (1964). — 15. Krebs, H. A., u. Henseleit, K.: Hoppe-Seylers Z. physiol. Chem. **210**, 33 (1932). — 16. Krebs, H. A., u. Kornberg, H. L.: Ergebn. Physiol. **49**, 212 (1957). — 17. Lodin, Z., Novák, J., Holeckova, E., und Hartman, J.: Z. Zellforsch. **85**, 158 (1968). — 18. Mann, F. C., and Magath, T. B.: Amer. J. Physiol. **55**, 285 (1921). — 19. Meister, A.: Biochemistry of amino acids. New York: Academic Press 1965. — 20. Müting, D.: Der Aminosäurenhaushalt der Menschen. Arzneimittel-Forsch. 8. Beiheft (1957). — 21. Norpoth, L., u. Ohligschlaeger, E.: Dtsch. med. Wschr. **79**, 438 (1954). — 22. Schimassek, H., u. Gerok, W.: Biochem. Z. **343**, 407 (1965). — 23. Schreier, K., u. Schönsee, H.: Dtsch. med. Wschr. **77**, 418 (1952). — 24. Ugarte, G., Pino, M. E., Valenzuela, J., and Lorga, F.: Gastroenterology **45**, 182 (1963). — 25. Warren, K. S., and Schenker, S.: J. Lab. clin. Med. **64**, 442 (1964). — 26. Wilmanns, W., u. Burgmann, T.: Klin. Wschr. **46**, 625 (1968).

Eiweißstoffwechsel und Entgiftung bei Leberinsuffizienz

MÜTING, D. (I. Med. Univ.-Klinik Homburg/Saar)

Referat

Aus den vorangegangenen Vorträgen konnten Sie entnehmen, welche große klinische Bedeutung heute der Leberinsuffizienz zukommt. Als Endstadium der Leberinsuffizienz ist das Coma hepaticum anzusehen. Ursache der schließlich zum Tode führenden Hirnveränderungen sind endogen oder exogen bedingte Intoxikationen, vor allem durch Abbauprodukte des Eiweißstoffwechsels.

Hauptbildungsort toxischer Eiweißmetaboliten ist bei dem Leberausfallskoma infolge einer Lebercirrhose der Darm. Dort entstehen bereits normalerweise aus dem Bakterienstoffwechsel Ammoniak sowie Phenole, Amine und Indole. Bei einer gleichzeitigen gastrointestinalen Blutung — meist aus Oesophagusvaricen — können die Blutcoagula im Dickdarm nicht mehr vollständig abgebaut werden, woraus ein zusätzlicher Anstieg toxischer Eiweißmetaboliten resultiert. Bei diffusen Schleimhautblutungen infolge stark verminderter Prothrombinsynthese

Tabelle 1. *Entgiftung der wichtigsten Eiweißmetaboliten im menschlichen Organismus*

Metabolit	Entgiftungsmechanismus	Entgiftungsort
Ammoniak	Kopplung an Glutaminsäure zu Glutamin	Gehirn, Muskel, Niere
Ammoniak	Einschleusung in den Harnstoffcyclus	Leber
Phenole	Kopplung an Glucuronsäure	Leber, Niere (Gehirn ?)
Phenole	Kopplung an Schwefelsäure	Leber, Niere (Gehirn ?)
Indole	Kopplung an Schwefelsäure	Leber, Niere (Gehirn ?)
Amine	Desaminierung	Leber, Niere (Gehirn ?)

können auch beim Leberzerfallskoma toxische Abbauprodukte aus dem Darm in das Blut gelangen. Tabelle 1 zeigt die wichtigsten theoretisch in Frage kommenden Substanzen, ihren Entgiftungsmechanismus und ihren Entgiftungsort. Dabei ist zu erkennen, daß für Ammoniak und Phenole mindestens je zwei Entgiftungswege existieren.

Beim *Ammoniak* hängt die Toxicität noch vom pH-Wert ab. Je alkalischer der Blut-pH, um so größer ist der Anteil des nicht ionisierten oder freien Ammoniaks, der bei normalem Blut-pH nur 2,4% beträgt. Nur der freie Ammoniak kann nämlich die lipoidhaltige Membran der Gehirnzelle durchwandern und dort zu irreparablen Schädigungen führen. Dagegen ist das ionisierte Ammonium (NH_4^+) nicht diffusibel. Entscheidend für die Schädigung von Gehirnzellen ist verständlicherweise der *arterielle* Blutammoniakspiegel sowie die aktuelle Ammoniakkonzentration in der Gehirnzelle selbst, durch die ihr Energiestoffwechsel beeinträchtigt wird. Verstärkt wird die toxische Ammoniakwirkung noch durch eine cerebrale Hypoxie und durch eine gleichzeitige Hypokaliämie.

Während der Ammoniakstoffwechsel durch Untersuchungen des spontanen Blutammoniakspiegels sowie im Anschluß an Belastungen mit Ammoniumsalzen in Verbindung mit EEG-Verläufen relativ gut untersucht ist, wissen wir wesentlich weniger über eine mögliche *toxische Wirkung von Phenol- und Indolderivaten*. Von aromatischen Oxysäuren ist durch Untersuchungen von Hicks, Wootton u. Young bekannt, daß sie bereits in geringen Konzentrationen isolierte Gehirnenzyme schädigen können. Speziell eine aromatische Oxysäure, nämlich die Phenylbrenztraubensäure, spielt eine wichtige Rolle bei der Pathogenese der Oligophrenia phenylpyruvica, des Phenylbrenztraubensäureschwachsinns.

Chronische Vergiftung mit Phenoldämpfen führt bei Arbeitern, die ihnen über längere Zeit ausgesetzt sind, zu erheblichen psychischen Störungen. Jedoch ist es anscheinend schwierig, eine experimentelle Phenolvergiftung zu erzeugen, die den Verhältnissen beim leberkranken Menschen entspricht.

Entsprechende Untersuchungen fehlen auch für die meisten möglicherweise toxisch wirkenden *Indolderivate*. Von ihnen kommen besonders Indol und Skatol als toxisch in Frage. Da diese Substanzen nur in sehr kleinen Konzentrationen im Blut vorkommen, wurde ihr sicherer Nachweis erst durch Einführung papier- und dünnschichtchromatographischer Methoden möglich.

Als nächstes soll auf die wichtigsten *Bildungsorte* der möglicherweise toxisch wirkenden Eiweißmetaboliten, nämlich die Niere, die Muskulatur und vor allem den Darm, eingegangen werden.

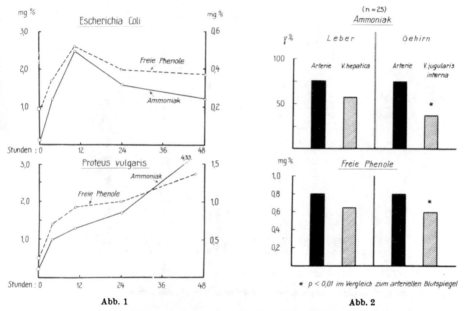

Abb. 1.

Abb. 2.

Abb. 1. Bildung von Eiweißmetaboliten durch Darmbakterien in vitro

Abb. 2. Ammoniak- und Phenolentgiftung in Leber und Gehirn lebergesunder Menschen

In der *Niere* wird Ammoniak aus Glutamin und verschiedenen Aminosäuren gebildet, weswegen der Ammoniakgehalt der Nierenvene größer als der der Nierenarterien ist. Quantitativ spielt aber die Ammoniakproduktion in der Niere keine wesentliche Rolle. Wesentlich mehr Ammoniak wird physiologischerweise in der *Muskulatur* gebildet, wie bereits 1934 Parnas u. Mitarb. bewiesen. Mengenmäßig am wichtigsten ist aber die Ammoniakproduktion im menschlichen Darm. Hier wird die Ammoniakbildung durch zwei Bakterienenzyme gesteuert. Durch die bakterielle Glutaminase wird Ammoniak aus Glutamin und durch die bakterielle Urease aus Harnstoff gebildet. Das Glutamin entsteht aus dem Nahrungseiweiß durch fermentative Hydrolyse, während der Harnstoff aus der endogenen Harnstoffsynthese stammt. In erster Linie wird Ammoniak im Dickdarm gebildet. Jedoch konnten Martini u. Mitarb. zeigen, daß es bei Lebercirrhosekranken auch zu einer pathologischen Keimbesiedlung des Dünndarmes kommen kann, die ihrerseits dort wiederum toxische Metaboliten bilden.

Für die Einleitung einer gezielten Therapie des Leberkomas ist es wichtig zu wissen, *welche toxischen Abbauprodukte* des Eiweißstoffwechsels in *welchen*

Bakterien gebildet werden. Zu diesem Zwecke züchtete mein Mitarbeiter Dr. Arfeen aus menschlichem Stuhl Bakterien in Reinkultur. Bei regelmäßiger Kontrolle der Keimzahl wurde so in den Medien der isolierten Kulturen von Escherichia coli, Proteus vulgaris, Lactobacillus acidophilus und Bacterium bifidum mittels Dünnschichtchromatographie die Bildung von Phenol- und Indolderivaten verfolgt, während der Ammoniakgehalt enzymatisch bestimmt wurde. Abb. 1 zeigt, wie E. coli innerhalb von 12 Std die größte Ammoniakmenge bildet, während bei P. vulgaris die Ammoniakproduktion noch nach 48 Std weiter ansteigt. Interessant ist weiterhin, daß beide Bakterien in verschiedenem Umfange Phenolderivate bilden, nämlich E. coli p-Oxyphenylmilchsäure und p-Oxyphenylessigsäure, P. vulgaris dagegen p-Oxyphenylessigsäure und Homovanillinsäure. Ähnlich verhält es sich bei den Indolsäuren, während eine Bildung von Indikan — das ja als indolschwefel-

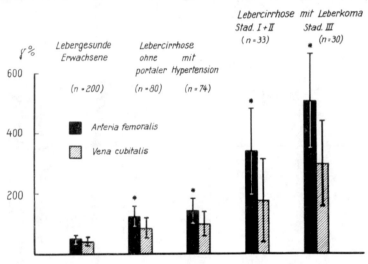

Abb. 3. Arterio-venöse Ammoniakdifferenz bei 217 Lebercirrhosekranken ohne und mit Leberausfallskoma

saures Kalium bereits „entgiftet" ist — nicht nachgewiesen werden konnte. Während also Coli und Proteus Ammoniak, Phenol- und Indolderivate in hoher Konzentration erzeugen, sind Lactobacillus acidophilus und Bacterium bifidum dazu bemerkenswerterweise nicht in der Lage. Auf die Bedeutung dieser neuen Befunde für die Therapie wird noch später eingegangen.

Wir wissen also, daß Hauptproduktionsstätte toxischer Eiweißmetaboliten der Darm ist. Von hier gelangen sie in relativ hoher Konzentration über die Pfortader zur Leber, die damit der wichtigste Ort für ihre *Entgiftung* ist.

Jedoch können nicht nur in der Leber, sondern auch in *Muskulatur* und *Gehirn* Kopplungen von Eiweißabbauprodukten stattfinden. In der Muskulatur wie im Gehirn kann nämlich Ammoniak an Glutaminsäure gekoppelt werden, wobei das nicht mehr toxische Glutamin entsteht. Obwohl schon Krebs vor über 30 Jahren auf diesen Mechanismus hinwies, fehlten bis vor kurzem aus methodischen Gründen exakte Messungen dieser Reaktionen.

Früher wurde von Bessman und später von Gottstein u. Mitarb. der *Hirnstoffwechsel* durch Messung des arteriellen Zuflusses von Metaboliten und durch Punktion des Bulbus venae jugularis ihr Ausstrom aus dem Gehirn untersucht. Noch genauer ist aber die Verwendung eines Katheters der V. jugularis interna. Abb. 2 enthält solche Untersuchungen, die zusammen mit unseren Kardiologen,

Herrn Bette und Herrn Blaise, an lebergesunden Erwachsenen im Rahmen der Herzkatheterisierung durchgeführt wurden. Dabei zeigte es sich — was bisher nicht bekannt war —, daß das Gehirn lebergesunder Erwachsener, berechnet auf Hirngewicht und aktuelle Hirndurchblutung, wenigstens genauso viel Ammoniak entgiftet wie die Leber. Gleichzeitig scheint, allerdings in wesentlich geringerem Umfange, auch eine Entgiftung von freien Phenolen im Gehirn möglich zu sein.

Nach dieser stark gerafften Darstellung des Eiweißstoffwechsels und der Entgiftung bei lebergesunden Menschen möchte ich nun auf die Verhältnisse bei der *Leberinsuffizienz* zu sprechen kommen.

Beim Leberausfallskoma infolge einer Lebercirrhose sind Oesophagusvaricenblutungen häufigste auslösende Ursache. Dementsprechend sind die Blutammoniakwerte, vor allem im arteriellen Blut meist stark erhöht. Auf Abb. 3 sind unsere bei kranken mit enzymatischer Methodik 200 Lebergesunden und 200 Lebercirrhosegemessenen arteriellen und venösen Blutammoniakwerte zusammengestellt, wobei sich deutliche Parallelen zur Schwere des Leberausfallskoma ergeben.

Jedoch kommen auch völlig normale arterielle Blutammoniakwerte im Leberausfallskoma vor, was schon früher Martini, Sherlock, Summerskill u. Stahl betonten.

Diese Befunde weisen darauf hin, daß die erhöhte Ammoniakkonzentration nicht der einzige auslösende Faktor bei der Komapathogenese sein muß. Neben dem aktuellen Blut-pH-Wert sind hier sicher die vorläufig nicht meßbaren *intracellulären* Ammoniakkonzentrationen von entscheidender Bedeutung. Diagnostisch hilft noch am ehesten die bereits erwähnte intracerebrale Ammoniakentgiftung weiter. Diese wird aus der Differenz zwischen arteriellem Ammoniakzufluß zum Gehirn und dem Ammoniakgehalt im Blute der Vena jugularis interna, also dem

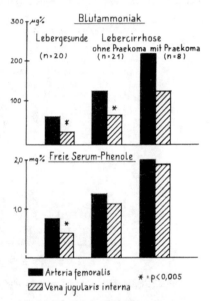

Abb. 4. Entgiftungsleistung des Gehirns bei Lebercirrhose ohne und mit Präkoma

Ausfluß aus dem Gehirn bestimmt. Abb. 4 enthält unsere entsprechenden Analysen bei 39 Cirrhosekranken ohne und mit einem Leberausfallskoma. In letzterem wurde natürlich die Vena jugularis interna nicht katheterisiert, sondern der Bulbus jugularis unter Mitarbeit unserer Neurologen, Herrn Fünfgeld und Herrn Kridde, punktiert. Dabei ist zu erkennen, daß die Entgiftung von Ammoniak im Präcoma hepaticum noch relativ groß ist und auch noch im Stadium III, dem Vollbild des Leberkomas, teilweise erhalten sein kann. Dafür spricht auch die Tatsache, daß der Glutamingehalt des Liquor cerebrospinalis, das bei der Ammoniakentgiftung entsteht, im Leberkoma meist stark erhöht ist.

Dagegen ist die Entgiftung von Phenolen bereits bei Lebercirrhosekranken *ohne* Leberkoma deutlich vermindert und im Leberkoma praktisch völlig aufgehoben. Vielleicht liegt das daran, daß bei einer Leberinsuffizienz ganz andere Phenolspektren zu beobachten sind als bei Lebergesunden und Cirrhosekranken *ohne* Leberinsuffizienz. Das läßt sich am besten mit Papier- oder Dünnschichtchromatographie nachweisen. Während normalerweise 15 bis 30 verschiedene Phenolderivate — mittels Diazo-Reagens gelb bis rot angefärbt — enthalten sind, finden sich bei Leberinsuffizienz meist nur noch zwei aromatische Oxysäuren, nämlich p-Oxyphenylmilchsäure und p-Oxyphenylessigsäure. Im Stadium III sind sie in Mengen enthalten, die das 20- bis 50fache der Norm ausmachen. Das sind interessanterweise die gleichen Oxysäuren, die von E. coli und P. vulgaris im Darm in großen Mengen gebildet werden. Gleichzeitig sind diese Substanzen mit zunehmender Niereninsuffizienz auch vermehrt im Serum und auch im Liquor nachweisbar. Hier sind mittels PCG freies Phenol und Kresol bei einem Patienten mit einem Leberausfallskoma im Serum getrennt, während bei Lebergesunden bei der aufgetragenen gleichen Serummenge diese Substanzen nicht nachweisbar sind. Entsprechend können beim Leberausfallskoma auch Indolderivate im Blut und Urin ansteigen, wie Ogihara u. Mitarb. sowie eigene Analysen bewiesen. Auch aromatische Amine kommen beim Leberkoma vermehrt im Blut vor (Warren u. Schenker). Gleichzeitig wird durch die erhöhte Indolkörperkonzentration die Ammoniaktoxicität wesentlich gesteigert.

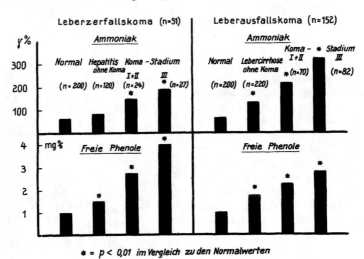

Abb. 5. Toxische Eiweißmetaboliten im venösen Blut bei 543 Leberkranken ohne und mit Leberkoma

Beim wesentlich selteneren *Leberzerfallskoma* ist der Blutammoniakgehalt im allgemeinen nicht erhöht. Mäßige Anstiege finden sich meist nur bei einer Vorschädigung der Leber. Abb. 5 gibt eine Zusammenstellung der bei 51 Patienten mit einem Leberzerfallskoma gemessenen Blutammoniakwerte im Vergleich zu 152 Patienten mit einem Leberausfallskoma. Dagegen sind die freien Aminosäuren als Folge der Lebernekrosen — gemessen als α-Amino-N — bis auf das Zehnfache der Norm erhöht.

Gleichzeitig mit dem vermehrten Anfall von Aminosäuren ist auch ihre *oxydative Desaminierung* in der Leber *stark reduziert*. Dabei entstehen wiederum vermehrt Phenol- und Indolderivate, die trotz erhöhter Bildung von Glucuronsäure nicht mehr ausreichend gekoppelt werden und deswegen in *freier Form* vorliegen. Besonders bemerkenswert sind die Veränderungen bei gleichzeitiger Lactatacidose. Die Abb. gibt eine Verlaufsuntersuchung der aromatischen Oxysäuren im Urin bei einem Leberzerfallskoma mit Lactatacidose wieder. Hier wurde täglich etwa eine 100fache größere Menge von p-Oxyphenylmilchsäure ausgeschieden als das bei Lebergesunden der Fall ist. Im Serum von Leberzerfallskomakranken sind neben den aromatischen Oxysäuren wie beim Leberausfallskoma freies Phenol und Kresol stark erhöht. Dazu treten bei besonders schweren Verläufen *toxische Abbauprodukte schwefelhaltiger Aminosäuren* wie Methioninsulfoxyd und Methioninsulfon auf. Diese Substanzen können im Tierexperiment Krankheitsbilder erzeugen, die weitgehend einem Leberkoma entsprechen.

Besonders schwer sind die Störungen im Eiweißstoffwechsel bei *Mischbildern* zwischen einem Leberzerfalls- und einem Leberausfallskoma. Das ist bei akuten Schüben einer fortgeschrittenen posthepatitischen Lebercirrhose und besonders beim primären Leberzellcarcinom bei gleichzeitiger Lebercirrhose der Fall.

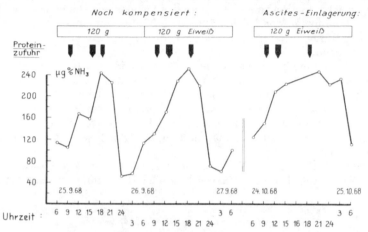

Abb. 6. Einfluß des Nahrungseiweißes auf das 24 Std-Profil des Blutammoniakspiegels bei aktiver posthepatischer Lebercirrhose vor und während Dekompensation (B. A. ♂, 43 J.)

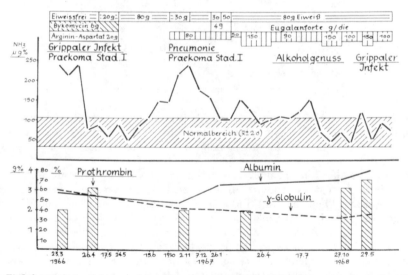

Abb. 7. Einfluß von akuten Infekten auf den Blutammoniakspiegel bei histologisch gesicherter posthepatischer Cirrhose mit portaler Hypertension (O. M. ♂, 65 J.)

Anschließend noch einige klinische Verlaufsbeobachtungen, die die Rolle von toxischen Eiweißmetaboliten bei der *Pathogenese* der Leberinsuffizienz beweisen. Anfangs wurde schon betont, daß die häufigste auslösende Ursache des Leberausfallskoma blutende Oesophagusvaricen sind. Hier entstehen aus den zerfallenden Blutcoagula im Darm Ammoniak, Phenole, Indole und Amine. Wesentlich weniger bekannt ist die Tatsache, daß eine an sich gut gemeinte eiweißreiche Ernährung bei einer Leberinsuffizienz mit verminderter Proteintoleranz nicht selten ein Leberkoma auslösen kann. Abb. 6 zeigt als Beispiel den Verlauf des venösen Blutammoniak-spiegels bei einem Patienten mit einer fortgeschrittenen posthepatitischen Leber-cirrhose vor und während Ausbildung eines Ascites. Hier wurde bei liegender Venüle der Blutammoniak während 3 Tagen alle 3 Std bestimmt, desgleichen freie Phenole und Aminosäuren. Dabei stellte es sich heraus, daß es im Anschluß an die orale Eiweißzufuhr zu einem Anstieg des Blutammoniaks — und auch der nicht eingezeichneten Phenole — auf über das Doppelte des bereits erhöhten Nüch-ternwertes kommt. In der Nacht fällt der erhöhte Ammoniakspiegel wieder zur Norm, so daß eine verstärkte Ammoniakentgiftung während dieser Zeit ange-nommen werden kann.

Weiterhin können häufig akute Infekte ein Leberkoma bei Lebercirrhosekran-ken auslösen. Auch hier (Abb. 7) kommt es zu einem steilen Anstieg des Blut-ammoniaks und der freien Serumphenole, die nach Einleiten einer antibiotischen Behandlung wieder absinken. Bei diesem Patienten wurde durch eine Grippe-Bronchopneumonie einmal ein Praecoma hepaticum ausgelöst, die nächsten Male kam er noch rechtzeitig zur Klinikaufnahme, bevor sich sein Zustand weiter ver-schlechtern konnte.

Zum Schluß noch einige Worte zur *therapeutischen Beeinflußbarkeit* der zahl-reichen Störungen im Eiweißstoffwechsel und der Entgiftung bei Leberinsuffizienz.

Tabelle 2. *Senkung toxischer Eiweißmetaboliten bei Leber-insuffizienz durch therapeutische Maßnahmen*

	Ammoniak	Phenole	Indole
Neomycin	++	+	+
Lactulose	+	(+)	(+)
Bacterium bifidum-Milch	+	(+)	(+)
NH$_3$-senkende Aminosäuren	+	(+)	(+)
Hämodialyse	++	∅	∅
Austauschtransfusionen	(+)	?	?
Schweineleberperfusion	+	?	?

Da ich dem Therapiefererat von Herrn Tygstrup nicht vorgreifen möchte, bringe ich nur eine Abbildung, die unsere Beobachtungen bei der Therapie der Leberin-suffizienz vom Standpunkt der toxischen Eiweißmetaboliten zusammenfaßt (Tabelle 2).

Parallel zu den klinischen Erfahrungen hat das darmwirksame Antibioticum Neomycin den am stärksten normalisierenden Effekt auf den erhöhten Blutspiegel an Ammoniak, Phenolen und Indolen. Dann folgen Lactulose und Bacterium bifidum-Milch sowie NH$_3$-senkende Aminosäuren. Ihre Wirkung ist allerdings davon abhängig, daß die Leber noch über ausreichende Energiereserven zur Ein-schleusung von Ammoniak in den Harnstoffcyclus verfügt. Durch Hämodialyse können zwar die Hyperammoniämie, nicht aber die erhöhten Serumphenole be-einflußt werden. Noch unzureichend ist die Wirkung von Austauschtransfusionen und der Schweineleberperfusion auf die Blutspiegel toxischer Eiweißmetaboliten untersucht. Insgesamt läßt sich also der erhöhte Blutammoniak wesentlich leichter senken als die aromatischen Eiweißabbauprodukte.

Schließlich kann im Anschluß an eine Shunt-Operation die Entgiftungsleistung der Leber noch wesentlich durch die von Matzander vorgeschlagene Arterialisie-rung der Leber verbessert werden.

Zusammenfassend läßt sich sagen, daß neben dem Ammoniak auch Abbau-produkte aromatischer Aminosäuren wie Phenole und Indole im Blut bei Leber-insuffizienz stark vermehrt sind. Dabei ist die spontane und medikamentöse Entgiftung von Phenolen und Indolen wesentlich schwieriger als die des Ammoniaks. Neben der Leber finden wichtige Entgiftungsvorgänge auch im Gehirn und Muskulatur statt. Ein weiteres intensives Studium dieser Mechanismen ist daher erforderlich, um die noch immer sehr ernste Prognose der Leberinsuffizienz zu verbessern.

Literatur

Bessmann, S. P., and Bessmann, A. N.: Cerebral and peripheric uptake of NH$_3$ in liver diseases; a hypothesis over the mechanism of the hepatic coma. J. clin. Invest. **34**, 622 (1955). — Gottstein, U.: Zirkulation, Sauerstoff- und Glukosestoffwechsel des Gehirns bei den Encephalopathien. Verh. dtsch. Ges. inn. Med. **72**, 185 (1966). — Hicks, J. M., Wooton, I. D. P., and Young, D. S.: The effect of phenolic acids on cerebral enzymes. Biochem. J. **85**, 29p (1962). — Martini, G. A.: Die Bedeutung des Blutammoniaks für die Entstehung des Leberkoma. Dtsch. med. Wschr. **86**, 1351—1353 (1961). — Martini, G. A., Phear, E. A., Ruebner, B., and Sherlock, S.: Bacterial content of small intestine in normal and cirrhotic sub;ects: relation to methionine toxicity. Clin. Sci. **16**, 35 (1957). — Matzander, U., u. Müting, D.: Zur Frage der Entgiftungsleistung der Leber nach portocavalen Anastomosen. Gastroenterologia (Basel) **107**, 126 (1967). — Müting, D., Bette, L., Blaise, H., Kobayashi, T. und Eschrich, W.: Katheteruntersuchungen des Eiweiß- und Kohlenhydratstoffwechsels bei portaler Hypertension. The therapy of portal hypertension, 39. Stuttgart: Thieme 1968. — Müting, D., Reikowski, H., Eschrich, W., Buhl, H. und Jutzler, G. A.: Zur Pathogenese und Klinik des Coma hepaticum. Dtsch. med. Wschr. **33**, 1449 (1966). — Müting, D., Reikowski, H., Eschrich, W. und Matzander, U.: Zur Therapie des Coma hepaticum. Med. Welt **17**, 1814 (1960). — Müting, D., Schmidt, F. H., Heintze, J., Schwarz, M., and Betzien, R.: Enzymatic determination of ammonia in the blood and c.s.f. of 200 healthy adults. Clin. chim. Acta **19**, 391 (1968). — Ogihara, K., Lowenstein, L. M., and Nakao, K.: Abnorme indole metabolism in hepatic coma. Liver Res. 1967, 56. — Parnas, J. K., Mozolowski, W. und Lewinski, W.: Über den Ammoniakgehalt und die Ammoniakbildung im Blute. IX. Der Zusammenhang des Blutammoniaks und der Muskelarbeit. Biochem. Z. **188**, 15 (1927). — Sherlock, S.: Diseases of the liver and biliary system, 3. Ed. Oxford: Blackwell 1963. — Stahl, J.: Arterielle und venöse Blutammoniakstudien bei Leberkrankheiten. Dtsch. med. J. **10**, 325 (1959). — Summerskill, W. H. J.: Hepatic coma in liver failure and gastrointestinal haemorrhage treated with neomycin. Brit. med. J. 1958, 1322—1325. — Warren, K. S., and Schenker, St.: Drugs related to the exacerbation or amelioration of hepatic coma and their effects on ammonia toxicity. Clin. Sci. **25**, 11 (1963).

Peptidstoffwechsel bei Leberinsuffizienz

SCHMID, E. (I. Med. Klinik der Med. Akademie Lübeck)

Referat

Mit einem Vortrag über die Störung des Eiweißstoffwechsels bei der Hepatitis hat Jahn [40] vor 16 Jahren auf dem Kongreß der Deutschen Gesellschaft für innere Medizin das heutige Tagesthema anklingen lassen. Die damals beschriebene Zunahme des Nichtharnstoffstickstoffs beim Leberkranken läßt sich heute weitgehend durch die Veränderungen des Aminosäurenstoffwechsels erklären (vgl. Referat Gerok, S. 33 bis 43). Für die Zwischenprodukte der Synthese und des Abbaus von Proteinen, die Peptide, liegen bisher auf Grund methodischer Schwierigkeiten noch keine entsprechenden exakten Gesamtanalysen vor. Die Forschung hat sich auf einzelne Peptide definierter biologischer Aktivität konzentriert, für die in bewundernswerten Arbeiten Zusammensetzung und Sequenzen der Aminosäuren geklärt und z. T. durch die Synthese bestätigt werden konnte. Sie reichen vom verhältnismäßig einfach gebauten Oktapeptid Angiotensin bis zum Insulinmolekül mit 51 Aminosäuren. Diese Peptide werden wie andere Hormone aus Speicherorganellen endokriner Organe in die Gefäßbahn abgegeben, oder aber aus Plasmaproteinen enzymatisch freigesetzt. Ihre Inaktivierung erfolgt ausschließlich enzymatisch (Tabelle 1).

Bei der Besprechung von Beziehungen zwischen Leberinsuffizienz und Peptidstoffwechsel interessiert zunächst die Frage, für welche biologisch aktiven Peptide eine Inaktivierung in der Leber nachgewiesen oder wahrscheinlich gemacht werden konnte. Tierexperimentelle Befunde liegen für Angiotensin [52, 72, 86] und Renin [36] vor. Sie sind am Menschen durch Bisht [6], Kokot u. Mitarb. [44] sowie Christlieb u. Mitarb. [16] bestätigt worden. Auch Vasopressin [26, 37], Secretin und Gastrin-Tetrapeptid [10, 54, 55], jedoch nicht Gastrin [47] werden von der Leber inaktiviert, während der Abbau von Pankreozymin in der Bauchspeicheldrüse selbst erfolgen soll [54].

Daraus ergibt sich die zweite Frage, ob der Abbau dieser Peptide beim Leberkranken eingeschränkt ist und welche pathophysiologischen Folgen daraus resultieren können.

Eine mangelhafte Inaktivierung des Vasopressins, des antidiuretischen Hormons des Hypophysenhinterlappens, wurde früher als Ursache oder wenigstens als mitwirkender Faktor der Ascitesentstehung beim Cirrhosepatienten angesehen

Tabelle 1. *Speicherung, Freisetzung und Inaktivierung von Peptidhormonen*

| | Peptide | | Biogene Amine |
	Klassische Hormone	Gefäßaktive Peptide	
Depot	intracellulär (Vesikel)	Plasmaproteine	intracellulär (Granula)
Trägerbindung	peptidartig	peptidartig	salzartig
Freisetzung	neural/humoral	enzymatisch	neural/humoral
Elimination	enzymatisch	enzymatisch	enzymatisch und Rückspeicherung

Tabelle 2. *Veränderungen im Angiotensin- und Kinin-Stoffwechsel bei Leberinsuffizienz* (↑ erhöhte, ↓ verminderte Aktivität)

Enzyme	Renin ↑		Präkallikrein ↓	
	Converting enzyme	↓	Kallikreine	
	Angiotensinase	↑	Kininasen	↑ ↓
Substrat	Angiotensinogen	↓	Kininogene	↓
aktives Peptid	Angiotensin II	↑	Kinine	?

[34, 60, 61]. Diese älteren Befunde sind inzwischen widerlegt: Analysen des Vasopressinabbaus in Homogenaten von gesunden und cirrhotischen Lebern, Untersuchungen über die antidiuretische Wirkungsdauer des exogen applizierten und endogen liberierten Hormons sowie schließlich die Bestimmung der Plasmahalbwertszeiten bei Gesunden und Leberkranken ergaben, daß dem Vasopressin keine Bedeutung in der Pathogenese des Ascites zukommt [5, 12, 14, 38, 46, 53, 66, 87].

Pathophysiologie und klinische Bedeutung des Renin-Angiotensin-Aldosteronsystems sind heute weitgehend geklärt [2, 25, 45, 77, 89]; sie wurden vor einem Jahr ausführlich besprochen [31] und sollen hier lediglich vergleichend mit dem Kininstoffwechsel aufgeführt werden. Für die Funktionen der Kinine liegen dagegen bisher keine schlüssigen Beweise vor. Als physiologische Wirkung lokal frei werdenden Bradykinins möchten wir neben einer Vasodilatation am ehesten die Steigerung der Capillarpermeabilität mit Zunahme des Lymphflusses vermuten [88, 79]. Die Beteiligung des Kallikrein-Kininsystems bei Entzündungsvorgängen, z. B. bei der akuten Pankreatitis und beim Schock wird diskutiert (Übersichten: [23, 75, 81, 82]).

Veränderungen im Stoffwechsel dieser gefäßaktiven Peptide bei Leberinsuffizienz könnten theoretisch durch Aktivitätsänderungen der bei Entstehung und

Abbau beteiligten Enzyme und über die verfügbare Substratmenge zustande kommen (Abb. 1a u. b und Tabelle 2). Dabei ist die erhöhte Reninaktivität bei der Lebercirrhose [3, 11, 30, 49, 59, 78] als Zeichen einer gestörten Regulation und nicht als Folge einer Abbaustörung in der Leber zu deuten. Für das Converting enzyme liegt ein tierexperimenteller Einzelbefund vor, wonach die Aktivität bei Chloroformvergiftung herabgesetzt ist [48]. Für die Vorstufe des aktivierenden Enzyms im Kininsystem, das Präkallikrein des Serums, wurde bei experimenteller

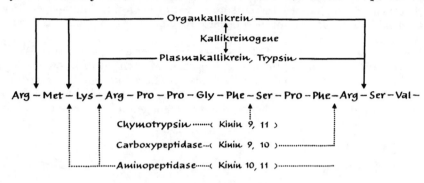

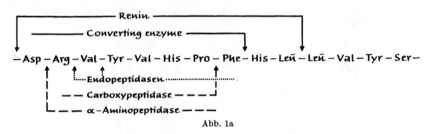

Abb. 1a

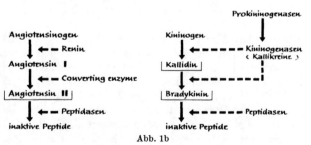

Abb. 1b

Abb. 1a u. b. Aktivierung und Inaktivierung gefäßwirksamer Peptide

toxischer Leberschädigung oder partieller Hepatektomie sowie bei Hepatitis und Cirrhose ebenfalls eine Verminderung beschrieben [21, 85]. Die Abnahme des Substrats Angiotensinogen bei der Cirrhose [3, 30] dürfte wohl nur für die Laborbedingungen der maximalen Substratbeanspruchung bedeutsam sein, da der Angiotensinblutspiegel beim Cirrhosekranken erhöht ist [25, 50, 76 u. a.]. Für die Verminderung des Kininogenspiegels bei chronischer Leberinsuffizienz [17, 24] dürfte das gleiche zutreffen; bei der akuten Hepatitis sind die Befunde nicht einheitlich [7, 83]. Ob neben der Substratverminderung Inhibitoreffekte eine Rolle spielen, wie beim Angiotensin diskutiert, muß offen bleiben. Dies gilt auch für die Möglichkeit der vermehrten Kininliberierung bei der Leberinsuffizienz, die jedoch wegen der außerordentlich raschen Inaktivierung dieser Peptide im Kreislauf

[63, 74] noch mit immunologischer Technik [71] analog der Angiotensinbestimmung [28, 29, 33] zu untersuchen wäre. Auch die Aktivität der Kinin-abbauenden Enzymsysteme bei der Lebercirrhose wird, je nach angewandter Technik, unterschiedlich beurteilt [18, 80]. Dem Befund der gesteigerten Angiotensinaseaktivität [42, 43, 49] mißt man keine wesentliche Bedeutung zu.

Hämodynamische Untersuchungen mit intravenöser und intraportaler Infusion von Bradykinin ergaben keine Hinweise für eine mangelhafte Inaktivierung des Peptids, sondern ebenso wie entsprechende Studien mit Angiotensin II eine unterschiedliche Beeinflussung der Leberdurchblutung bei Cirrhosekranken und Gesunden [9, 15, 20].

Bei der Besprechung der Gefäßwirkung von Kininen sind jedoch auch Wechselwirkungen mit anderen Peptiden und biogenen Aminen zu diskutieren. Angiotensin bzw. Noradrenalin und Kinine wirken im pharmakologischen Experiment additiv. Eine Erhöhung des Katecholaminspiegels im Pfortaderblut wurde zwar von Shaldon [70] beschrieben, bei Nachuntersuchungen mit verbesserter Technik

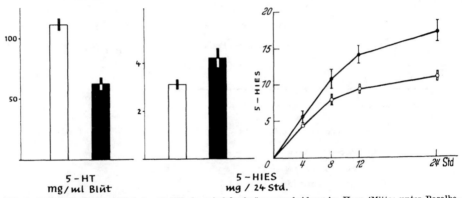

5 − HT
mg / ml Blut

5 − HIES
mg / 24 Std.

Abb. 2. Blutserotoningehalt (links) und 5-Hydroxyindolessigsäureausscheidung im Harn (Mitte: unter Basalbedingungen; rechts: nach intravenöser Applikation von 5-Hydroxytryptophan). Weiße Symbole: Kontrollen; schwarze Symbole: Leberkranke. Nach Schmid [67, 68]

jedoch nicht bestätigt [19]. Von Interesse sind dagegen Mikrozirkulationsversuche von Zweifach [93], wonach der Serotonineffekt durch gleichzeitig appliziertes Bradykinin verstärkt wird. Nach eigenen früheren Untersuchungen ist aber der Serotoninumsatz beim Leberkranken gesteigert, die celluläre Inaktivierung des Amins, etwa durch Thrombocyten, dagegen herabgesetzt [Abb. 2; 67, 68]. In diesem Zusammenhang ist zu erwähnen, daß nach neueren Befunden beim Carcinoidsyndrom Serotonin- und Kininstoffwechsel gesteigert sind [51, 56, 57, 84]. Ödementstehung und vermehrte Fibrosierung [65, 73] sowie das manchmal zu beobachtende plötzliche Kreislaufversagen bei dieser Krankheit sollten unter dem Aspekt der insuffizienten hepatischen Inaktivierung beider Hormone erneut analysiert werden.

Eine Diskussion des Peptidstoffwechsels bei der Leberinsuffizienz wäre unvollständig ohne eine kurze Besprechung der aus dem Magen-Darmkanal stammenden Peptidhormone. Hinweise wurden von Jahn [39] schon vor 20 Jahren in einer Arbeit über das hepatogene Ulcus gegeben. Schmidt u. Martini [69] glauben zwar in erster Linie an ein vermehrtes Histaminangebot als ursächlichen Faktor, insbesondere bei Kranken mit portokavaler Anastomose. Tierexperimentelle Untersuchungen [27] scheinen die Bedeutung des verminderten Histaminabbaus zu unterstreichen. Bonfils u. Mitarb. [8] fanden dagegen im Harn von Cirrhosepatienten nach portokavaler Anastomose eine Gastrin-artige säurestimulierende Substanz. Nach eigenen Untersuchungen klingt der Effekt des Gastrin-analogen

Pentapeptids beim Cirrhosepatienten verzögert ab [1]. Als weitere säurestimulierende Substanzen kommen daneben Bradykinin [58] sowie Pankreozymin/Cholecystokinin in Frage [13], das die gleiche terminale Aminosäurensequenz wie Gastrin besitzt [41].

Andererseits können Befunde von Forell [22] sowie Zieve [92] einer gesteigerten Bicarbonat- und Volumensekretion des Pankreas nach Secretin-Pankreozyminreiz beim Cirrhosekranken mit einer verminderten Inaktivierung von Secretin erklärt werden. Dieses Peptidhormon hemmt auch die Histamin- und Gastrinstimulierte Säuresekretion [32, 90], bewirkt aber daneben wie das Säure-hemmende Serotonin eine vermehrte Sekretion von Pepsinogen. Noch ungeklärt ist die Rolle anderer Peptide wie der Gastrone und der Substanz P [91] bzw. der im Magen-Darmtrakt und in Carcinoidgewebe nachgewiesenen Prostaglandine [4, 64], die ebenfalls säurehemmend wirken [62]. Die Pathophysiologie des sog. hepatogenen Ulcus bietet somit, vom Stoffwechsel der gastrointestinalen Peptide und der biogenen Amine aus gesehen, noch zahlreiche ungelöste Probleme (Abb. 3).

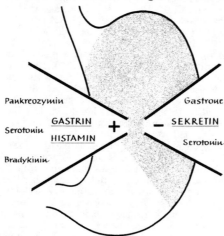

Abb. 3. Schema der Stimulierung und Hemmung der Magensekretion durch Peptide und Serotonin

Schlußfolgerungen

Die Analyse des Peptidstoffwechsels und seiner Störungen bei der Leberinsuffizienz steckt noch in den Anfängen. Klarheit besteht lediglich hinsichtlich der pathophysiologischen Bedeutung des Renin-Angiotensinsystems beim sekundären Aldosteronismus des Cirrhosekranken. Die Kenntnisse über das Kininsystem, insbesondere über Wechselwirkungen mit anderen Gewebshormonen, sowie über die Aktivität von Peptidhormonen des Gastrointestinaltraktes bei der Leberinsuffizienz sind lückenhaft. Methodische Fortschritte sind vor allem von der Anwendung immunologischer Techniken zu erwarten.

Literatur

1. Adlung, J., Schmid, E. und Junker, G.: Über die Magensäuresekretion nach Betazol und Gastrin-Pentapeptid bei Lebergesunden und Kranken mit Lebercirrhose. Z. Gastroent. 5, 218 (1967). — 2. Ames, R. P., Borkowski, A. J., Sicinski, A. M., and Laragh, J. H.: Prolonged infusions of angiotensin II and norepinephrine and blood pressure, electrolyte balance, and aldosterone and cortisol secretion in normal man and in cirrhosis with ascites. J. clin. Invest. 44, 1171 (1965). — 3. Ayers, C. R.: Plasma renin activity and renin-substrate concentration in patients with liver disease. Circulat. Res. 20, 594 (1967). —4. Bergström, S., Carlson, L. A., and Wechs, J. R.: The prostaglandins: A family of biologically active lipids. Pharmacol. Rev. 20, 1 (1968). — 5. Bernstein, S. H., Weston, R. E., Ross, G., Grossman, J., Hanenson, I. B., and Leiter, L.: Studies in intravenous water diuresis and nicotine and pitressin antidiuresis in normal subjects and in patients with liver disease. J. clin. Invest. 32, 422 (1953). —

6. Bisht, D. B.: Studies on response to intrasplenic angiotensin with special reference to congestive splenomegaly of cirrhsis of the liver. J. Ass. Phycns India 12, 283 (1964). — 7. Blümel, G., Neumayr, A., Peschl, L. und Rettenbach-Teubner, H.: Das Verhalten des Plasmakininogenspiegels bei der akuten Hepatitis. Wien. klin. Wschr. 80, 778 (1968). — 8. Bonfils, S., Bader, J.-P., Leger, L., Boury, G., Bernades, P. et Dubrasquet, M.: Etude du pouvoir secrétagogue urinaire (P.S.U.) après anastomose portocave. Presse Méd. 75, 2395 (1967). — 9. Boyer, J. L., Friesinger, G. C., Bernstein, L., and Iber. F. L.: The effect of intravenous bradykinin on the splanchnic and splenic circulation in patients with cirrhosis. Gastroenterology 48, 505 (1965). — 10. Bridgewater, A. B., Kurayanagi, Y., Chiles, T. H., and Necheles, H.: Secretin inactivating enzyme in liver. Proc. Soc. exp. Biol. (N.Y.) 110, 852 (1962). — 11. Brown, J. J., Davies, D. L., Leber, A. F., and Robertson, J. 1. S.: Variations in plasma renin concentrations in several physiological and pathophysiological states. Canad. med. Ass. J. 90, 201 (1964). — 12. Buchborn, E.: Antidiuretic hormone and serum osmolarity in liver cirrhosis. Lancet 1957 I, 1201. — 13. Celestin, L. R.: Gastrin-like effects of cholecystokinin-pancreozymin. Nature (Lond.) 215, 763 (1967). — 14. Chaudhury, R. R., Chuttani, H. K., and Ramalingaswani, V.: The antidiuretic hormone and liver damage. Clin. Sci. 21, 199 (1961). — 15. Chiandussi, L., Vaccarino, A., Greco, F., Muratori, F., Cesano, L., and Indovina, D.: Effect of drug infusion on the splanchnic circulation. I. Angiotensin infusion in normal and cirrhotic subjects. Proc. Soc. exp. Biol. (N.Y.) 112, 324 (1962). — 16. Christlieb, A. R., Couch, N. P., Amsterdam, E. A., Dobrzinsky, S. J., and Hickler, R. B.: Renin extraction by the human liver. Proc. Soc. exp. Biol. (N.Y.) 128, 821 (1968). — 17. Diniz, C. R., and Carvalho, I. F.: A micromethod for determination of bradykininogen under several conditions. Ann. N.Y. Acad. Sci. 104, 77 (1963). — 18. Erdös, E. L., Wohler, I. M., Levine, M. I., and Westerman, M. P.: Carboxypeptidase in blood and other fluids. Values in human blood in normal and pathological conditions. Clin. chim. Acta 11, 39 (1965). — 19. Evans, C. S., and Kay, A. W.: Catecholamines in portal venous blood in portal hypertension. Lancet 1964 II, 387. — 20. Feruglio, F. S., Greco, F., Cesano, L., Indovina, D., Sardi, G., and Chiandussi, L.: Effect of drug infusion on the systemic and splanchnic circulation. I. Bradykinin infusion in normal subjects. Clin. Sci. 26, 487 (1964). — 21. Forell, M. M.: Untersuchungen über das Kallikreinogen im Serum des gesunden und kranken Menschen und seine Beeinflussung durch die Nebennierenrinde. Schweiz. med. Wschr. 87, 828 (1957). — 22. Forell, M. M., Stahlheber, H. und Otte, M.: Lebererkrankungen und exokrine Pankreasfunktion. Dtsch. med. Wschr. 92, 1413 (1967). — 23. Frey, E., Kraut, H., Werle, E. unter Mitarbeit von Vogel, R., Zickgraf, G. und Trautschold, I.: Das Kallikrein-Kinin-System und seine Inhibitoren. Stuttgart: Enke 1968. — 24. Galletti, R., Marra, N., Matassi, L., and Vecchiet, L.: Decrease of skin algogenic activity in patients with hepatic cirrhosis. Sperimentale 117, 371 (1967). — 25. Genest, J., de Champlain, J., Veyrat, R., Boucher, R., Tremblay, G. Y., Strong, C. G., Koiw, E., and Marc-Aurèle, J.: Role of the renin-angiotensin system in various physiological and pathological states. Hypertension 13, 97 (1965). — 26. Ginsburg, M.: Production, release, transportation and elimination of the neurohypophyseal hormones. In: Neurohypophyseal hormones and similar polypeptides, Hdbch. exp. Pharmakol. 23 (Berde, B., Ed.) S. 286. Berlin-Heidelberg-New York: Springer 1968. — 27. Goksen, Y., Hardy, J. D., and Jackson, M.: Histamine in the gastric hypersecretion following biliary obstruction in dogs. Arch. Surg. 96, 104 (1968). — 28. Goodfriend, Th. L., Ball, D. L., and Farley, D. B.: Radioimmunassay of angiotensin. J. Lab. clin. Med. 72, 648 (1968). — 29. Goodfriend, Th. L., Levine, L., and Fasman, G. D.: Antibodies to bradykinin and angiotensin. A use of carbodiimides in immunology. Science 144, 1344 (1964). — 30. Gould, A. B., Skeggs, L. T., and Kahn, J. R.: Measurement of renin and substrate concentrations in human serum. Lab. Invest. 15, 1802 (1966). — 31. Gross, F.: Experimentelle Grundlagen zur Pathophysiologie des Renin-Angiotensin-Systems. Verh. dtsch. Ges. inn. Med. 74, 27 (1968). — 32. Gurll, N. J., Peloso, O., and Silen, W.: Effect of secretin on histamine- and gastrin-induced gastric acid secretion. J. surg. Res. 6, 373 (1966). — 33. Haber, E., Page, L. B., and Jacoby, G. A.: Synthesis of antigenic branch chain copolymers of angiotensin and poly-L-lysine. Biochemistry 4, 693 (1965). — 34. Hall, C. A., Frame, B., and Drill, V.: Renal excretion of water and antidiuretic substances in patients with hepatic cirrhosis and rats with dietary liver insufficiency. Endocrinology 44, 76 (1949). — 35. Haynes, F. W., and Dexter, L.: The hypertensinogen concentration of the plasma of patients with various diseases. Fed. Proc. 2, 20 (1943). — 36. Heacox, R., Harvey, A. M., and Vander, A. J.: Hepatic inactivation of renin. Circulat. Res. 21, 149 (1967). — 37. Heller, H., and Urban, F. F.: The fate of the antidiuretic principle of postpituitary extracts in vivo and in vitro. J. Physiol. (Lond.) 85, 502 (1935). — 38. Hör, G., Avenhaus, H. und Buchborn, E.: ADH-Plasmaspiegel und -Verteilungsraum nach exogener Zufuhr von ADH am Menschen. Untersuchungen zum Problem der hepatischen ADH-Inaktivierung bei Gesunden und bei Lebercirrhose. Klin. Wschr. 41, 366 (1963). — 39. Jahn, D.: Das Krankheitsbild des hepatogenen Ulkus. Dtsch. med. Wschr. 74, 229 (1949). — 40. Jahn, D.: Zur Störung des Eiweißstoffwechsels bei der Hepatitis. Verh. dtsch. Ges. inn. Med. 59, 363 (1953). — 41. Jorpes, J. E.: The isolation and chemistry of secretin and cholecystokinin. Gastroenterology 55, 157 (1968). — 42. Klaus, D.:

Vergleichende Untersuchungen über die Blutdruckwirkung von α- und β-Angiotensin II bei intravenöser Infusion. Klin. Wschr. 44, 1044 (1966). — 43. Klaus, D., Kaffarnik, H. und Pfeil, H.: Untersuchungen über die Serum-Angiotensinase. II. Mitteilung. Klinische Ergebnisse beim Hochdruck und bei Lebererkrankungen. Klin. Wschr. 41, 380 (1963). — 44. Kokot, F., Kuska, J., and Czekala, Z.: Hepatic inactivation of renin in man. Enzym. biol. clin. 9, 317 (1968). — 45. Laragh, J. H.: Interrelationship between angiotensin, norepinephrine, epinephrine, aldosterone secretion, and electrolyte metabolism in man. Circulation 25, 203 (1962). — 46. Lee, J., and Kerr, D. N. S.: The concentration of vasopressin in the blood in patients with hepatic cirrhosis. Clin. Sci. 25, 375 (1963). — 47. Lick, R. F., Welsch, K. H., Hart, W., Brückner, W., Balser, D. und Gürtner, Th.: Zur sekretorischen Funktion des Magens nach Injektion von Histamin, Gastrin und synthetischem Tetrapeptid in den großen Kreislauf und die Pfortader. Z. Gastroent. 5, 7 (1967). — 48. Loyke, H. F.: Experimental hypertension treated with CCl_4: Measurements of adrenal function, vascular responsiveness, angiotensinase, and converting enzyme. Proc. Soc. exp. Biol. (N.Y.) 115, 1035 (1964). — 49. Lubash, G. D., Hammel, E. C., and Mearles, R. J.: Serum angiotensinase and plasma renin activity in hepatic insufficiency. Ann. intern. Med. 66, 1031 (1967). — 50. Massani, Z. M., Finkielman, S., Worcel, M., Agrest, A., and Paladini, A. C.: Angiotensin blood levels in hypertensive and non-hypertensive diseases. Clin. Sci. 30, 473 (1966). — 51. Melmon, K. L., Lovenberg, W., and Sjoerdsma, A.: Characteristics of carcinoid tumor kallikrein: identification of lysyl-bradykinin as a peptide it produces in vitro. Clin. chim. Acta 12, 292 (1965). — 52. Methot, A. L., Meyer, P., Biron, P., Lorrain, M. F., Lagrue, G., and Milliez, P.: Hepatic inactivation of angiotensin. Nature (Lond.) 203, 531 (1964). — 53. Miller, G. E., and Townsend, C. E.: The in vitro inactivation of pitressin by normal and cirrhotic human liver. J. clin. Invest. 33, 549 (1954). — 54. Nardi, G. L., Greep, J. M., Chambers, D. A., McCrae, C., and Skinner, D. B.: Physiological peregrinations in pancreatic perfusion. Ann. Surg. 158, 830 (1963). — 55. Necheles, H., Ogawa, T., Chiles, Th., and Levinson, M.: Effect of secretin given into portal or peripheral vein. Proc. Soc. exp. Biol. (N.Y.) 102, 110 (1959). — 56. Oates, J. A., Melmon, K., Sjoerdsma, A., Gillespie, L., and Mason, D. T.: Release of a kinin peptide in the carcinoid syndrome. Lancet 1964 I, 514. — 57. Oates, J. A., Pettinger, W. A., and Doctor, R. B.: Evidence for the release of bradykinin in carcinoid syndrome. J. clin. Invest. 45, 173 (1966). — 58. Palmieri, F., Randi, V. und Loli Piccolomini, M.: Der Einfluß von Bradykinin auf die Magensekretion des Menschen. Z. Gastroent. 2, 290 (1964). — 59. Pickens, P. T., Bumpus, F. M., Lloyd, A. M., Smeby, R. R., and Page, I. H.: Measurement of renin activity in human plasma. Circulat. Res. 17, 438 (1965). — 60. Ralli, E. P., Leslie, S. H., Stueck, G. H., Dumm, M. E., and Laken, B.: Studies on an antidiuretic non chloruretic substance extracted from urine of normal and cirrhotic subjects. J. clin. Endocr. 9, 652 (1949). — 61. Ralli, E. P., Robson, J. S., Clarke, D., and Hoagland, C. L.: Factors influencing ascites in patients with cirrhosis of the liver. J. clin. Invest. 24, 316 (1945). — 62. Robert, A., Nezamis, J. E., and Philip Jr., J. P.: Inhibition of gastric secretions by prostaglandins. Amer. J. dig. Dis., N. S. 12, 1073 (1967). — 63. Saameli, K., and Eskes, T. K. A. B.: Bradykinin and cardiovascular system: estimation of half-life. Amer. J. Physiol. 203, 261 (1962) — 64. Sandler, M., Karim, S. M. M., and Williams, E. D.: Prostaglandins in amine-peptide-secreting tumours. Lancet 1968 II, 1053. — 65. Schauer, A., u. Eder, M.: Der Fibrosierungsvorgang beim Darmkarzinoid. Klin. Wschr. 37, 880 (1959). — 66. Schedl, H. P., and Bartter, F. C.: An explanation for and experimental correction of the abnormal water diuresis in cirrhosis. J. clin. Invest. 39, 248 (1960). — 67. Schmid, E.: Biogene Amine in der klinischen Diagnostik. In: Henning, N., Praktische Ergebnisse neuer klinischer Forschung, S. 71. Stuttgart: F. K. Schattauer 1962. — 68. Schmid, E., Haas, H., Henning, N., Meythaler Jr., K. und Schön, H.: Untersuchungen über den Stoffwechsel von Serotonin und seiner Vorstufe 5-Hydroxytryptophan bei Gesunden und Leberkranken. Klin. Wschr. 40, 1229 (1962). — 69. Schmidt, H. A., u. Martini, G. A.: Über die Magensekretion bei chronischen Lebererkrankungen. Dtsch. med. Wschr. 93, 1914 (1968). — 70. Shaldon, C., Peacock, J. H., Walker, R. M., Palmer, D. B., and Badrick, F. E.: The portal venous content of adrenaline and noradrenaline in portal hypertension. Lancet 1961 I, 957. — 71. Spragg, J., Haber, E., and Austen, K. F.: A radio-immunassay for bradykinin. In: Hypotensive Polypeptides (Erdös, E. G., Back, N., and Sicuteri, F., Eds.), S. 298. Berlin-Heidelberg-New York: Springer 1966. — 72. Thomsen, J. H., Stenlund, R. R., and Rowe, G. G.: The hemodynamic effect of angiotensin amide (hypertensin CIBA): A comparison of administration into the peripheral and portal venous systems. J. Lab. clin. Med. 70, 1009 (1967). — 73. Thorson, A.: Studies on carcinoid disease. Acta med. scand. 161, Suppl. 334, 1 (1958). — 74. Trautschold, I., Fritz, H., and Werle, E.: Kininogenases, kininases, and their inhibitors. In: Hypotensive Polypeptides (Erdös, E. G., Back, N., and Sicuteri, F., Eds.), S. 221. Berlin-Heidelberg-New York: Springer 1966. — 75. Trautschold, I., u. Rüdel, G.: Neuere Ergebnisse auf dem Gebiet der Plasmakinine. Klin. Wschr. 41, 297 (1963). — 76. Valloton, M. B., Page, L. B., and Haber, E.: Radioimmunoassay of angiotensin in human plasma. Nature (Lond.) 215, 714 (1967). — 77. Veyrat, R., Muller, A. F. et Mach, R. S.: Les hyperaldostéronismes secondaires. Schweiz. med. Wschr. 98, 65 (1968). — 78. Veyrat, R., Robert, M. et Mach, R. S.: Etude de la rénine dans les oedemes idiopathiques avec hyperaldostéronisme secondaire. Schweiz. med. Wschr. 98, 1499 (1968). — 79. Vogel, G., u. Ströcker, H.: Gesteigerte Capillarpermeabilität im tierexperimentellen Modell und ihre Beeinflussung durch Pharmaka. Naunyn-Schmiedebergs Arch. exp. Path. Pharmak. 251, 180 (1965). — 80. Watanabe, N., Abe, K., Kumagai, N., Mouri, T., Seki, T., and Yoshinaga, K.: Kininase activity in human blood. Tohoku J. exp. Med. 89, 383 (1966). — 81. Webster, M. E.: Human plasma kallikrein, its activation and pathological role. Fed. Proc. 27, 84 (1968). — 82. Werle, E.: Plasmakinine. Dtsch. med. Wschr. 92, 1573 (1967). — 83. Werle, E.: Pers. Mitteilung (1969). — 84. Werle, E., Trautschold, I. und Schievelbein, H.: Carcinoid und Kallikrein-Kinin-System. Klin. Wschr. 44, 656 (1966). — 85. Werle, E., Vogel, R. und Kaliampetsos, E.: Über das Kallikrein der Darmwand und seine Beziehung zum Blutkallikreingehalt bei Störungen der Darmfunktion. In: 2. Weltkongr. Gastroenterol., Bd. 2 — Aktuelle Probleme der Erkrankungen des Magen-Darm-Kanals (Schmid, E., Tomenius, J. und Watkinson, G., Eds.), S. 778. Basel-New York: Karger 1963. — 86. Wernze, H., u. Fujii, J.: Hepatische Inaktivierung und pressorische Wirkung von Angiotensin. Z. ges. exp. Med. 140, 128 (1966). — 87. White, A. G., Rubin, G., and Leiter, L.: Studies in edema. III. The effect of pitressin on the renal excretion of water and electrolytes in patients with and without liver disease. J. clin. Invest. 30, 1287 (1951). — 88. Witte, S., Schricker, K. Th. und Schmid, E.: Zur Wirkung von synthetischem Bradykinin auf die Gefäßpermeabilität. Arzneimittel-Forsch. 11, 619 (1961). — 89. Wolff, H. P.: Aldosterone in clinical medicine. Acta endocr. (Kbh.) Suppl. 124, 65 (1967). — 90. Wormsley, K. G., and Grossman, M. I.: Inhibition of gastric acid secretion by secretin and by endogenous acid in the duodenum. Gastroenterology 47, 72 (1964). — 91. Zetler, G.: Substanz P. Naunyn-Schmiedebergs Arch. exp. Path. Pharmak. 245, 263 (1963). — 92. Zieve, L., and Mulford, B.: Secretion of pancreatic enzymes. III. Response of patients with cirrhosis to secretin and pancreozymin. Amer. J. dig. Dis., N. S. 12, 303 (1967). — 93. Zweifach, B. W.: Microcirculatory effects of polypeptides. In: Hypotensive Polypeptides (Erdös, E. G., Back, N., and Sicuteri, F., Eds.), S. 451. Berlin-Heidelberg-New York: Springer 1966.

Angemeldete Diskussionsbemerkung

Entgiftungsvorgänge im Gehirn

FÜNFGELD, E. W. (Univ.-Nervenklinik Homburg a. d. Saar)

Herrn Mütings Anregung zu einer gemeinsamen Untersuchung verdanken wir die Befunde, die nicht nur den Internisten, sondern auch den Nervenarzt im Hinblick auf die vielfältigen Möglichkeiten einer Störung des cerebralen Stoffwechsels interessieren. Herr Kridde von unserer Klinik und in einigen Fällen Herr Herrmann von der Neurochirurgischen Universitätsklinik haben dabei mitgewirkt. Herr Müting hat die Frage der therapeutischen Beeinflußbarkeit dieser Störungen angesprochen. Ich möchte daher über neun Patienten mit chronischem Alkoholismus berichten, die wir im akuten Versuch mit dem eiweißfreien Blutextrakt Actihaemyl in einer Dosierung zwischen 50 bis 200 ml behandelt haben. In sechs Fällen lag ein Zustand nach akutem Delir vor, in drei Fällen eine Wesensänderung bzw. Halluzinose. Grobe Störungen der Leber- oder Nierenfunktion waren zum Zeitpunkt unserer Untersuchungen nicht mehr nachweisbar. Der Blut-pH-Wert, die Elektrolyte und — in fünf Fällen — die Hirndurchblutung und der Glucoseverbrauch des Gehirns lagen im Normbereich. Wir haben nach Bestimmung eines Ausgangswertes bezüglich Glucose, Lactat, Pyruvat, Alpha-Aminostickstoff und Ammoniak im Blut der Arteria femoralis und venös im Bulbus venae jugularis 30 min und 60 min nach der Infusion (Dauer 15 bis 20 min) die Veränderung der genannten Parameter bestimmt. Ferner ist vor Beginn dieser Untersuchung, kurz danach sowie in den folgenden Tagen und Wochen die Entwicklung des hirnelektrischen Bildes beobachtet worden. Wir haben immer darauf geachtet, daß diese Untersuchungen zur gleichen Tageszeit durchgeführt wurden.

Bezüglich der Eiweißmetaboliten fanden wir im Hinblick auf den Ammoniakgehalt des Blutes 60 min nach Applikation von Actihaemyl (acht Fälle) in der Hälfte unserer Patienten eine größere arterio-venöse Differenz, bei der anderen Hälfte wurde sie jedoch kleiner. Beim Alpha-Aminostickstoff nahm die arterio-venöse Differenz sowohl nach 30 min als auch nach 60 min in sechs Fällen im Vergleich zum Ausgangswert zu, d. h., es wurde im Gehirn mehr Alpha-Aminostickstoff aufgenommen. Nach dem Wilcoxon-Wilcox-Test für multiple Paarvergleiche besteht zweiseitig ein Signifikanzniveau von 10%, einseitig demnach ein solches von 5%.

Ich kann Ihnen die Werte des arteriellen und venösen Blutammoniaks bei einem 43jährigen Patienten (Ha. Pirr.) mit einer erheblichen Wesensänderung zu zwei verschiedenen Zeitpunkten zeigen:

Am 6. März 1968 lagen die Ausgangswerte sowohl arteriell als auch venös mit über 200 γ-% stark erhöht. 30 min nach der Infusion senkte sich der arterielle Blutspiegel gering, nach 60 min war er kaum verändert. Der venöse Wert blieb nach 30 min zunächst auf dem gleichen Niveau, während nach 60 min ein sehr starker Abfall zu beobachten war. Der Patient wurde in wesentlich gebessertem Zustand nach Hause entlassen, er war nun wieder arbeitsfähig. Am 29. Januar 1969 kam er erneut wegen eines mehr exogen verursachten Verstimmungszustandes zur Kontrolluntersuchung. Arterieller und venöser Ammoniakwert fanden sich jetzt im Normbereich, sie konnten durch Infusion mit 20 g Ornicethyl (Rocmaline neu) weiter gesenkt werden. Die EEG-Untersuchung zeigte — im Vergleich zu derjenigen vom März 1968 — eine deutliche Besserung des Kurvenbildes.

Der folgende 44jährige Patient (Gü. Thei.) konnte im Abstand von 4 Wochen zweimal mit unserer Methode untersucht werden. Er litt infolge seines chronischen Alkoholismus an einer Alkoholhalluzinose. Am 18. April 1968 waren die Ausgangswerte für Alpha-Aminostickstoff und Ammoniak sowohl arteriell aus auch venös deutlich erhöht; beim Ammoniak zeigte sich sogar ein Überschuß auf der venösen Seite, es wurde mehr Ammoniak vom Gehirn abgegeben als arteriell einströmte. Die Infusion von 150 ml Actihaemyl brachte beim Alpha-Aminostickstoff sowohl nach 30 min als auch nach 60 min eine deutliche Zunahme der arteriovenösen Differenz. Beim Ammoniak stellte sich nach 30 min arteriell und venös eine ganz geringe Senkung ein, die noch im Bereich der Fehlergrenze der Bestimmungsmethode liegt. Nach 60 min war der arterielle Wert nur weiter gering gesenkt, während der venöse Wert ganz erheblich absank. Zu diesem Zeitpunkt fanden wir also sowohl bei Alpha-Aminostickstoff als auch bei Ammoniak eine erhebliche Zunahme der arterio-venösen Differenz.

Bei der zweiten Untersuchung am 14. Mai 1968 lagen die Ausgangswerte dieser beiden Stoffwechselmetaboliten niedriger. Die Infusion von 200 ml Actihaemyl brachte beim Alpha-Aminostickstoff sowohl arteriell als auch venös eine geringe Senkung, die AV-Differenz wurde kleiner. Beim Ammoniak zeigte sich sowohl arteriell als auch venös eine erhebliche Senkung, die nahe an die Normwerte bei Gesunden herankam (sie aber nicht ganz erreichte). Auch hier wurde die arterio-venöse Differenz kleiner. Man muß wohl annehmen, daß der Ausgangswert bei diesem unterschiedlichen Verhalten eine wesentliche, wenn auch noch nicht verifizierte Rolle spielt.

Die Bedeutung des Actihaemyl — dem man einen ILA-Effekt zuschreibt — für den Stoffwechsel des Gehirns möchte ich Ihnen auch an Hand von EEG-Kurven zeigen, die anläßlich der Behandlung am 14. Mai 1968 durchgeführt wurden. Das Kurvenbild vom 13. Mai zeigte eine schwere diffuse Alteration mit hochgespannten Theta- und Beta-Wellen und einzelnen eingestreuten steileren Abläufen und spitzen Potentialen. Wir möchten diese Veränderung, die 4 Wochen vorher noch nicht vorhanden war, mit der Medikation von 500 mg Perazin (Taxilan) in Zusammenhang bringen, welches der Patient wegen seiner Halluzinose erhielt. 2 Std nach der Actihaemylinfusion zeigte sich erstaunlicherweise ein wesentlich rascheres, niedriges Hirnstrombild, das dem Befund von Mitte April entsprach. Die Kontrollableitung am 15. Mai bestätigte diesen Befund. Die neuerliche Gabe von Taxilan ließ das pathologische EEG vom 13. Mai wieder hervortreten, die Infusion von Actihaemyl erbrachte neuerlich eine Normalisierung. Es steht außer Zweifel, daß diese reproduzierbare schwere EEG-Veränderung im Zusammenhang mit der Perazinmedikation in einer Relation mit der chronischen, alkoholbedingten Vorschädigung und einer „Entgiftungsstörung" von Perazin gesehen werden muß, die auch unter anderen Umständen auftreten und sich im EEG manifestieren kann (Hippius, H. u. M., u. Fünfgeld, E. W.).

Ich fasse zusammen: Die Möglichkeit einer Entgiftung von Eiweißmetaboliten im Gehirn sollte aufgezeigt werden. Die Besserung der Stoffwechselsituation schlägt sich nicht nur in den Laborbefunden, sondern auch im EEG und im klinischen Bild nieder. Es steht außer Frage, daß die Beeinflussung dieser toxischen Stoffwechselmetaboliten auch extracerebral erfolgen kann, wie wir aus der Senkung der entsprechenden Spiegel im arteriellen Blut entnehmen. Die weiteren klinischen und EEG-Untersuchungen lassen darauf schließen, daß die günstigere allgemeine Stoffwechsellage sich auf eine Besserung der cerebralen Funktionen sehr vorteilhaft auswirkt, die jedoch vom Glucoseverbrauch im Gehirn und von der Durchblutung unabhängig sind.

Metabolische Konsequenzen portokavaler Anastomosen bei Lebercirrhosekranken

ESSER, G. (Chirurg. Univ.-Klinik und Poliklinik Bonn)

Referat

Portokavale Shuntoperationen haben nur eine Indikation: die Beseitigung der Blutungsgefahr bei portaler Hypertension.

60% aller Leberkranken mit Oesophagusvaricen bluten, hierunter wiederum sterben etwa 60% unmittelbar durch Verblutung oder am blutungsinduzierten Leberkoma. Direkte oder indirekte portokavale Anastomosen sind bislang die einzige Methode beim Pfortaderhochdruck eine ausreichende *Portaldekompression* herbeizuführen und eine definitive Blutungsfreiheit zu gewährleisten (Tabelle 1). —

Tabelle 1. *Blutungen nach Shuntoperationen*
— unter 373 Shuntoperierten —

	Früh-blutung %	Spät-blutung %	Insgesamt %
Varicenblutug infolge Shuntthrombose	2,4	1,8	4,2
Varicenblutung bei offenem Shunt	8,6	2,6	11,2
Varicenblutung nach direkter porto-kavaler Anastomose	8,6	1,6	10,2
Varicenblutung nach spleno-renalen Anastomosen	1,6	—	1,6
Ulcusblutung	0,3	0,8	1,1

Stand Januar 1969   Chirurg. Univ. Klinik Bonn

Die relativ hohe Quote von postoperativen Frühblutungen erklärt sich durch 54 Notshuntoperationen und 32 Thrombenausräumungen aus der Pfortader vor der Anastomosierung. — In der *definitiven Blutstillung* haben sich Shuntoperationen als leistungsfähig erwiesen.

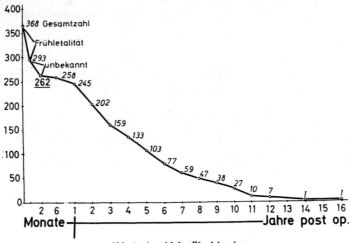

Abb. 1. Anzahl der Überlebenden

Die *Letalität* der portokavalen Anastomose konnte in den letzten Jahren auf insgesamt 8% gesenkt werden und sank selbst bei Notshuntoperationen in akuter Varicenblutung — unter Verzögerung des Eingriffes bis zur völligen Blutentleerung des Magen-Darmtraktes — auf 15,4%. Die Überlebenskurve demonstriert, daß der portokavale Shunt von der kranken Leber toleriert wird (Abb. 1) und weist im Vergleich zu konservativ behandelten Kranken mit Pfortaderhochdruck auch eine *Lebensverlängerung* aus.

Die Indikationsstellung zu portokavalen Anastomosen ist damit gerechtfertigt, das angestrebte therapeutische Ziel erreichbar.

Wie Eck schon 1877 im Tierversuch nachwies, ist die Ableitung des Portalblutes vor der Leber mit dem Leben vereinbar. Portokavale Anastomosen haben aber unzweifelhaft Auswirkungen auf die Leber und damit den Gesamtorganismus, denn sie bedingen

1. eine hämodynamische Umstellung innerhalb der Leber und
2. eine Änderung des Nahrungsmetabolitenangebotes.

Wir folgen mit der Shuntoperation einem durch die Natur mit der Varicenbildung vorgezeichneten Weg der Ableitung des Portalblutes vor der Leber in die Körperhohlvene, trotzdem ist diese hämodynamische Umstellung unphysiologisch:

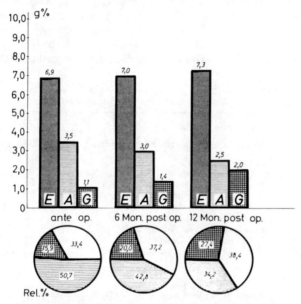

Abb. 2. Das Verhalten von Gesamteiweiß (E), Albumin (A) und Gamma-Globulin (G) nach Anlegung portokavaler Anastomosen bei lebergesunden Hunden (Mittelwerte von zehn Tieren)

1. Bei Umleitung des Portalblutes nimmt das die Leber durchströmende Blutvolumen ab. Die partiell durch das sauerstoffreiche Portalblut gewährleistete Sauerstoffversorgung der Leber wird zunächst reduziert.

2. Normal strömt das nahrungsmetabolitenbeladene Mesenterialblut unmittelbar der Leber zu. Hier im Zentralorgan des Stoffwechsels werden die bakteriell und fermentativ im Darm abgebauten Nahrungsprodukte weiter metabolisiert, entgiftet, abgebaut, ausgeschieden oder zur Synthese verwandt. Nach portokavaler Anastomose erreichen die Nahrungsmetaboliten die Leber erst verzögert über zahlreiche Körperpassagen unter Übersättigung des Gesamtorganismus.

Eine postoperative Leberbeeinträchtigung ist somit· einmal durch hämodynamische und hämoxische Umstellung, zum anderen durch Mangelzufuhr an Stoffwechselmetaboliten zu erwarten.

Beim *lebergesunden Hund* fanden wir bei postoperativen Kontrollen nach portokavalen Anastomosen auch folgerichtig bei abrupter hämodynamischer Umstellung eine degenerative Veränderung der Leber wie auch eine deutliche metabolische Beeinträchtigung im Eiweißstoffwechsel (Abb. 2). — Deutlich ist der Abfall des Albumins und der Anstieg des Gamma-Globulins im Laufe eines Jahres.

Bei *Pfortaderhochdruckkranken* führten wir Shuntoperationen bisher in 381 Fällen aus (Tabelle 2). Seit 1953 schon werden in unserer Klinik sorgfältige Verlaufsbeobachtungen Shuntoperierter durchgeführt. Ich habe die Ergebnisse der Kontrolluntersuchungen von 225 Lebercirrhosekranken mit direkten portokavalen Anastomosen zusammengestellt und zum Ausgangsstatus in Beziehung gesetzt. Insbesondere interessierte uns das Verhalten des *Eiweißstoffwechsels*. Es ließ sich eine unmittelbar postoperativ auftretende Leberfunktionsbeeinträchtigung nachweisen, die sich aber weitgehend innerhalb 4 Wochen, vollständig im Laufe des ersten postoperativen Jahres ausglich. Mit Fortschreiten der cirrhotischen Leberveränderungen kommt es dann zur allmählichen kontinuierlichen Verschlechterung des Eiweißhaushaltes. Zu erkennen ist dieses Verhalten beim *Gesamteiweiß*, ebenso beim *Albumin* (Abb. 3). Die *Blutgerinnungsfaktoren II, V und VII*, auch Eiweißprodukte, erwiesen sich uns infolge ihrer kurzen Halbwertzeit von 2 Std bis 4 Tagen als gute Indizien für akute Funktionsbeeinträchtigungen der Leber und die Tendenz der Leber in der Eiweißsynthese. Im Gesamtverlauf zeigte sich auch hier ein gleiches Verhalten wie im Elektropherogramm (Abb. 4).

Tabelle 2. *Krankengut der chirurgischen Universitäts-klinik Bonn von 1953 bis zum 15. März 1969*

Lebercirrhosekranke	1142
Lebercirrhosen mit Pfortaderhochdruck	792
Shuntoperationen	381
portokavale Anastomosen	300
distale splenorenale Anastomosen	54
zentrale splenorenale Anastomosen	12
coronariokavale Anastomosen	9
mesentericokavale Anastomosen	3
kavomesenteriale Anastomose	1
epiploikokavale Anastomose	1
omphalikokavale Anastomose	1

Den *Zuckerstoffwechsel* unterzogen wir keinen speziellen Kontrollen. Auffällig war jedoch eine hohe Quote von Diabetikern unter den Pfortaderhochdruckkranken (8%) und die Labilität des Diabetes im Hinblick auf die antidiabetische Therapie. Vielerorts (Hearn u. Mitarb.; Hunt; Koch; Dittrich) erhobene Bedenken gegen Shuntoperationen bei diabeteskranken Cirrhosepatienten erwiesen sich als unbegründet. Wir operierten bislang 26 Diabetiker mit einer Letalität von 8%. In allen Fällen ließ sich postoperativ der Diabetes mellitus leicht medikamentös einregulieren.

Hinsichtlich des *Fettstoffwechsels* führten wir keine Untersuchungen durch.

Die *Entgiftungsfunktion* der Leber für Stoffwechselprodukte und deren Umsatz in der Leber ist bislang nur beschränkt überprüfbar. Schreiber u. Breuer kontrollierten in unserer Klinik 1963 die *Glucuronsäureausscheidung* im Urin und fanden nach portokavaler Anastomose unter Glucosebelastung keinen über das präoperative Maß hinausgehenden Anstieg der Glucuronsäuremenge.

Nach Shuntoperationen steigt der *Ammoniakspiegel* im Blut. Hennrich u. Breuer führten 1958 orale Ammoniakbelastungen durch und testeten die Funktionstüchtigkeit der Anastomosen an Hand des charakteristischen Anstiegs des Blutammoniaks. Es kommt postoperativ vor allem im arteriellen Blut zu einem stärkeren Anstieg des Ammoniaks. Ein wesentlicher Teil der Ammoniakentgiftung wird von der *Muskulatur* übernommen. Dieses wird auch besonders darin kenntlich, daß zum Abend physiologischerweise die Ammoniakwerte sinken, morgens dagegen deutlich angestiegen sind. Unter diesem Aspekt erscheint es bedenklich, einem Lebercirrhosekranken nach Shuntoperation jegliche körperliche Betätigung zu untersagen. Wir konnten feststellen, daß *Patienten*, die weiterhin voll *erwerbsfähig* waren, bei vergleichbaren Leberfunktionswerten körperlich und geistig wesentlich bessergestellt waren als invalidisierte Kranke. Auch scheinen nach bisherigen Ermittlungen die Arbeitenden die größere Lebenserwartung zu haben.

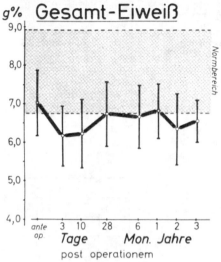

Zeit	Mittel=wert	± s	Anzahl d. Fälle
ante op.	7,03	0,85	202
3 Tage	6,17	0,78	81
10 Tage	6,26	0,88	81
28 Tage	6,75	0,85	109
6 Mon.	6,68	0,83	32
1 Jahr	6,83	0,72	35
2 Jahre	6,36	0,93	26
3 Jahre	6,56	0,56	21

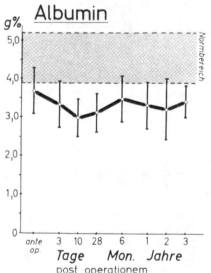

Zeit	Mittel=wert	± s	Anzahl d. Fälle
ante op.	3,69	0,60	197
3 Tage	3,34	0,60	69
10 Tage	3,01	0,49	76
28 Tage	3,14	0,51	107
6 Mon.	3,51	0,61	32
1 Jahr	3,33.	0,62	31
2 Jahre	3,24	0,81	24
3 Jahre	3,43	0,43	21

Abb. 3

Untersuchungen zur *Beeinflussung des Ammoniakhaushalts* ergaben, daß dies mit Argininaspartat nicht gelingt. Äpfelsäure-Arginingemische in handelsüblichen Lösungen wirken kurzfristig senkend auf den Blutammoniakspiegel (Abb. 5). Die auch bei Neuropathien Shuntoperierter erwiesenen stoffwechselaktiven Wirkungen dieser Lösungen lassen sich kaum durch die Ammoniaksenkung erklären, sondern dürften über die Bindung anderer hepato- und cerebrotoxischer Metaboliten des Eiweißstoffwechsels erfolgen.

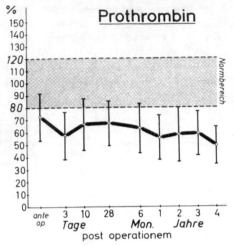

Prothrombin

Zeit	Mittel=wert	s ±	Anzahl d. Fälle
ante op.	73	19	217
3 Tage	57	19	135
10 Tage	66	21	100
28 Tage	67	18	104
6 Mon.	63	20	32
1 Jahr	55	18	34
2 Jahre	58	22	33
3 Jahre	59	18	20
4 Jahre	48	15	12

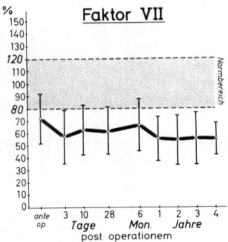

Faktor VII

Zeit	Mittel=wert	s ±	Anzahl d. Fälle
ante op.	72	20	206
3 Tage	57	22	64
10 Tage	62	20	67
28 Tage	61	19	97
6 Mon.	66	21	32
1 Jahr	55	18	33
2 Jahre	54	20	28
3 Jahre	55	21	23
4 Jahre	55	13	12

Abb. 4

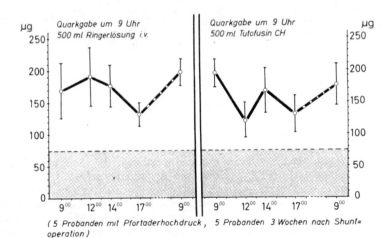

Abb. 5. Der Ammoniakgehalt im venösen Blut bei Lebercirrhosekranken unter Eiweißbelastung (200 g Quark)

Untersuchungen der *freien Aminosäuren* ergaben nach Shuntoperationen eine auffällige Erhöhung der Werte (Abb. 6). — Bei diesen Ermittlungen wie bei allen Laboratoriumsuntersuchungen wurde ich von den Herren Prof. Breuer und Dr. Breuer im jetzigen Institut für klinische Biochemie freundlich unterstützt. —

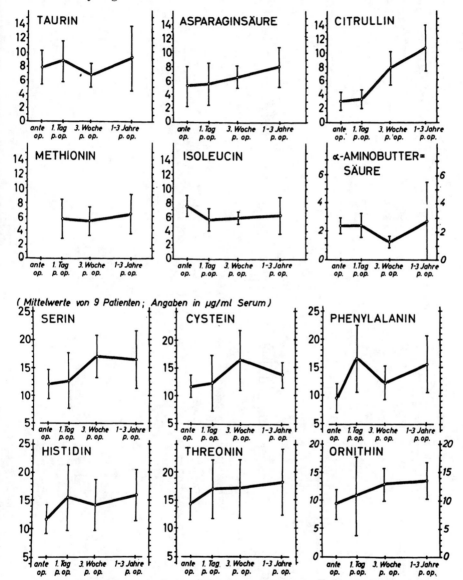

Abb. 6. Verhalten der Aminosäuren beim Lebercirrhosekranken mit Pfortaderhochdruck nach Anlegung einer portokavalen Anastomose (Mittelwerte von neun Patienten; Angaben in μg/ml Serum)

Der Aminosäurenspiegel im Blut erwies sich selbst bei Aminosäuren- und Eiweißbelastung als steuerbar mit den handelsüblichen Arginin-Äpfelsäuregemischen (Abb. 7). Unter Gabe von Rocmaline wurden sowohl die mit Steramin-S zugeführten Aminosäuren als auch die nicht zugeführten Aminosäuren überschießend aus dem Blut eliminiert. Shuntoperierte unterschieden sich hier nicht von nichtoperierten Pfortaderhochdruckkranken.

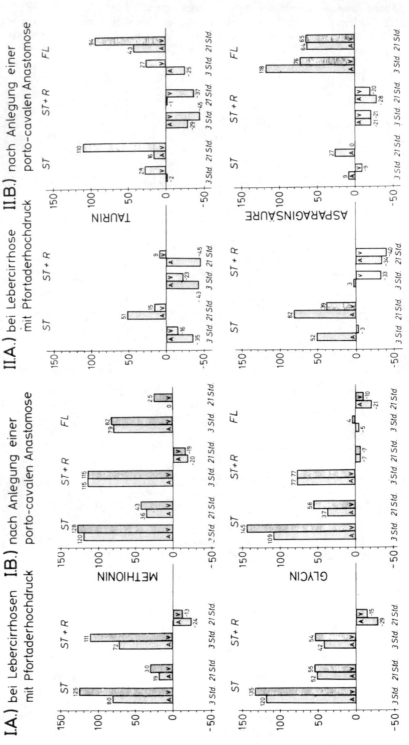

Mit Steramin-S zugeführte Aminosäuren

Im Steramin-S nicht enthaltene Aminosäuren

I.A.) bei Lebercirrhosen I.B.) nach Anlegung einer
mit Pfortaderhochdruck   porto-cavalen Anastomose

II.A.) bei Lebercirrhose II.B.) nach Anlegung einer
mit Pfortaderhochdruck   porto-cavalen Anastomose

Abb. 7. Verhalten der Aminosäuren im Belastungstest, *St* Steramin-S, *R* Roemaline, *Fl* Fleisch

Fassen wir die Ergebnisse unserer Untersuchungen zusammen, so läßt sich feststellen, daß bei Lebercirrhosekranken die Anlegung einer portokavalen Anastomose zu einer kurzfristigen Beeinträchtigung des Eiweißstoffwechsels führt, die 4 Wochen nach der Operation weitgehend, 1 Jahr post operationem völlig ausgeglichen erscheint. Es persistieren Erhöhungen des Spiegels der Eiweißmetaboliten im Blut.

Die *Zunahme der Eiweißmetaboliten im Blut* findet sich bereits bei spontanem Shunt über Oesophagusvaricen. Wir wissen bis heute nicht sicher, welche Stoffwechselprodukte zu klinisch auffälligen Erscheinungen führen. Sicher sind es Metaboliten des Eiweißstoffwechsels, die bei einem Teil der Kranken zu abnormen

Tabelle 3. *Encephalopathien bei Lebercirrhosekranken mit Pfortaderhochdruck nach psychopathologischen und hirnelektrischen Befunden*

142 Lebercirrhosen mit portaler Hypertension		114 Shuntoperierte	
Kompensierte Cirrhosen vor Shunt-operation 62	13%	Shuntoperierte im 1. Jahr p. op. 100	27%
Pfortaderhochdruckkranke z. Z. stärkster EEG-Abwandlung 142	32%	Shuntoperierte z. Z. stärkster EEG-Abwandlung 114	41%
Pfortaderhochdruckkranke z. Z. geringster EEG-Abwandlung 142	30%	Shuntoperierte z. Z. geringster EEG-Abwandlung 114	29%

n. Penin, Bonn 1964   Chir. Univ.-Klinik Bonn

Tabelle 4. *Psychisches Verhalten Lebercirrhosekranker vor und nach Shuntoperationen*
— Verlaufsbeobachtungen bei 64 Patienten —

Beobachtungszeit in Jahren	unauffällig	unverändert	verschlechtert
1	2	4	6
2	6	8	3
3	4	7	4
4	3	4	5
5	1	1	1
6	1	1	1
7	—	—	—
8	1	—	1
Insgesamt	18 (28%)	25 (39%)	21 (33%)

n. Penin, Bonn 1964   Chirurg. Univ.-Klinik Bonn

Reaktions- und Verhaltensweisen, zu *Neuropathien* und *Encephalopathien* führen.

Im Rahmen unserer Verlaufsbeobachtungen führte Herr Penin in der Nervenklinik Bonn die *neurologischen, psychiatrischen* und *EEG-Untersuchungen* durch und wertete die Befunde aus (Tabelle 3). Es ergab sich, daß shuntoperierte Pfortaderhochdruckkranke sich global hinsichtlich pathologischen Verhaltens kaum von nichtoperierten unterschieden. Differenzen ergaben sich nur in der Akuität der Encephalopathien.

Nach portokavaler Anastomose blieben ein Drittel der Kranken hinsichtlich psychischer Störungen unauffällig, etwa ein Drittel unverändert, ein Drittel verschlechterte sich (Tabelle 4).

Betrachtet man aber die Befunde in *bezug zum Operationstermin*, so zeigt sich, daß unmittelbar post operationem die encephalopathischen und neuropathischen

Erscheinungen zunehmen und sich erst nach Ablauf des 1. Jahres nach der Operation wieder auf den Ausgangsbereich reduzieren (Abb. 8). Sie steigen dann im weiteren Verlauf mit der Progredienz des cirrhotischen Prozesses entsprechend dem Verhalten des Eiweißhaushaltes wieder an. — Penin konnte zeigen, daß zwischen Leberfunktion und Encephalo- bzw. Neuropathie eine Relation besteht.

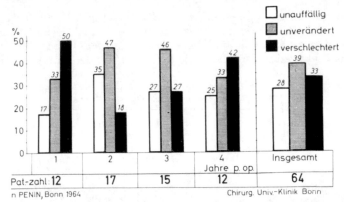

Abb. 8. Psychisches Verhalten Lebercirrhosekranker nach Shuntoperationen — (64 Patienten) —

Die direkte portokavale Anastomose zeigt sich bei langfristigen Beobachtungen leistungsfähig in der Verhütung eines Blutungsrezidivs. Sie wird von der Leber toleriert, die sich im Laufe der Zeit adaptiert. Die Methode erweist sich damit als durchaus effektiv und auch hinsichtlich metabolischer Beeinträchtigung als vertretbar. Dennoch veranlaßten uns die immer wieder beobachteten hepatoportalen Encephalopathien zur *Suche nach besseren Wegen der Portaldekompression.*

Tabelle 5. *Subjektive Bewußtseinsstörungen nach Shuntoperationen*

Shunttyp		Anzahl der Befragten	Schwindel	Verlangsamung	Vergeßlichkeit	völlig beschwerdefrei
Portokavale Anastomose		157	82 = 52%	98 = 62%	95 = 60%	29 = 18%
Splenorenale Anastomose		25 (8)	10 = 40% (4)	9 = 36% (1)	8 = 32%	12 = 48% (4)
Coronariokavale Mesenterikokavale	Anastomose	10 (2)	5 = 50% (3)	1 = 10%	4 = 40%	3 = 33%

in Klammern: Anteil der prähepatischen Blocks   Chirurg. Univ.-Klinik Bonn

Unsere Beobachtungen im unmittelbar postoperativen Verlauf ließen uns erkennen, daß Kranke mit indirekter portokavaler Anastomose, solche mit splenorenalen Anastomosen, im Gegensatz zu direkten portokavalen Anastomosen kaum psychische oder neurologische Veränderungen zeigten. Anamnestische Erhebungen über den späteren Verlauf bestätigten diesen Befund (Tabelle 5). So bevorzugten wir in den letzten beiden Jahren zunehmend die splenorenale Anastomose. Es zeigte sich, daß sie trotz höheren Schwierigkeitsgrades in der Operationstechnik ebenfalls risikoarm und gleich wirksam in der Verhütung eines Blutungsrezidivs ist (Abb. 9).

1967 empfahlen Teixeira, Yu, Conn und Bergan die splenokavale und gleichzeitig Warren, Zeppa u. Fomon die zentrale splenorenale Anastomose unter Belassung der Milz bei Erhaltung des mesentericoportalen Blutflusses. Die Erwartung, daß mit der vollständigen Erhaltung des mesenterialen Blutdurchflusses durch die

Leber sowohl weitergehende Störungen der intrahepatischen Hämodynamik als auch die Überflutung des Systemkreislaufs mit cerebro-toxischen Stoffwechselmetaboliten ausblieben und damit Encephalo-Neuropathien vermeidbar sind, war für Prof. Gütgemann der Anlaß, die zentrale splenorenale Anastomose an der Klinik einzuführen. Wir führten diese Operation bislang bei zwölf Kranken durch.

Eine *direkte portokavale Anastomose* führt zur kompletten Ableitung des Nahrungsmetaboliten führenden Mesenterialblutes vor dem Verwertungsorgan, der Leber. *Distale splenorenale Anastomosen* sind Überlaufverbindungen zur Vena cava und leiten das Mesenterialblut nur teilweise ab. *Zentrale splenorenale Anastomosen*

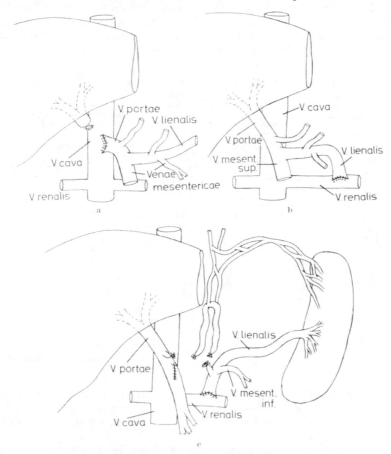

Abb. 9. a Portokavale Anastomose, b Distale splenorenale Anastomose
c Zentrale splenorenale Anastomose

dagegen erhalten den Mesenterialblutdurchfluß durch die Pfortader. Die Varicenentlastung erfolgt hier durch Reduzierung des Portalblutes, Unterbindung der portalen Kollateralverbindungen und Ableitung des venösen Magenblutes über die Vv. gastricae breves.

Der postoperative Verlauf nach Anlegung zentraler splenorenaler Anastomosen entsprach unseren Erwartungen. Klinisch erfaßbare Stoffwechselbelastungen blieben aus. Einige *vorläufige Ergebnisse von Vergleichsuntersuchungen* der metabolischen Auswirkung *der verschiedenen Shunttypen* vermag ich Ihnen zu demonstrieren. — Die Untersuchungen wurden gemeinsam mit den Herren Breuer u. Raschke durchgeführt. —

Unter *Belastung mit Ammoniumchlorid* kommt es bei Lebergesunden zu einem kurzfristigen Anstieg des Blutammoniaks (Tabelle 6). Kompensierte Lebercirrhosen unterscheiden sich hier kaum. Nach direkten portokavalen Anastomosen liegen die Ausgangswerte deutlich höher, der Anstieg des Ammoniaks ist erheblich und die Eliminierung verzögert. Nach zentralen splenorenalen Anastomosen kommt es zu einem sogar gegenüber Lebergesunden verminderten Ammoniakanstieg im Blut. — Das Fehlen des Milzblutzuflusses führt offensichtlich zu einem innigeren Kontakt des Ammoniaks mit der Leberzelle und zur beschleunigten Harnstoffbildung.

Die quantitative Bestimmung des als möglicherweise hepato-cerebrotoxisch angesehenen *Indikans* ergab bei allen Cirrhosekranken der gleichen Gruppen Normalwerte. Nur bei einer Patientin, die postoperativ nach portokavaler Anastomose eine mittelschwere Neuropathie in Form von Muskelspasmen und Gangataxie

Tabelle 6. *Verhalten des Blutammoniaks unter Belastung mit 3 g Ammoniumchlorid*
(in μg NH$_3$-N/100 ml)

Uhrzeit	Lebergesunde	Portokavale Anastomose Lebercirrhose	3 T. p. op.	3 W. p. op.	Zentrale spleno-renale Anastomose Lebercirrhose	3 T. p. op.	3 W. p. op.
9.00	135	103	177	157	130	128	145
12.00	272	182		336	247		158
14.00	120	131		232	105		128
17.00	74	99		153	150		99
9.00	133	128		140	162		111
9.00	126	110	115	133	120	140	98
12.00	280	203		336	130		91
14.00	110	110		157	157		123
17.00	69	78		95	104		99
9.00	116	111		108	186		86
9.00	100	128	204	199			
12.00	163	234		336			
14.00	138	98		157			
17.00	83	174		113			
9.00	188	162		180			

Chirurg. Univ.-Klinik Bonn

entwickelte, stieg das Indikan auf 3 γ/ml (normal bis 1 γ/ml). *Fermentuntersuchungen* der SGOT, SGPT, GLDH und Isoenzymuntersuchungen (SDH isoliert) ergaben bislang keine auswertbaren Unterschiede, alle Werte lagen im oder an der oberen Grenze des Normbereiches.

Bei je einem Kranken mit portokavaler und zentraler splenorenaler Anastomose bestimmten wir prä- und postoperativ quantitativ die *freien Aminosäuren* im venösen Blut (Abb. 10). Die früheren Verlaufsbeobachtungen zeigten nach portokavalen Anastomosen wie auch hier einen deutlichen Anstieg der Aminosäuren. Jetzt läßt sich feststellen, daß zentrale splenorenale Anastomosen gegenüber dem Ausgangswert sogar eine Abnahme der Konzentration freier Aminosäuren aufweisen. — Wie beim Ammoniak zeigt sich bei dieser Anastomosenform bei Cirrhosekranken eine positive Beeinflussung des Metabolismus in der Leber.

Neurologische, psychiatrische, EEG-Untersuchungen und *testpsychologische Untersuchungen,* die die Herren Köhler, Krankenhagen u. Fräulein Peters in der Nervenklinik durchführten, ergaben, daß sich nach zentraler splenorenaler Anastomose präexistente leichte Encephalopathien postoperativ sogar zurückbilden (Abb. 11).

Die *vorläufigen* Untersuchungsergebnisse lassen die zentrale splenorenale Anastomose als leberstoffwechselfördernd erscheinen und eine Senkung der Quote postoperativer Encephalopathien erhoffen. Gewährleistet diese Methode auch bei langfristigen Kontrollen zuverlässig Blutungsfreiheit, so würden wir die operationstechnisch außerordentlich anspruchsvolle zentrale splenorenale Anastomose der durchaus bewährten direkten portokavalen Anastomose vorziehen.

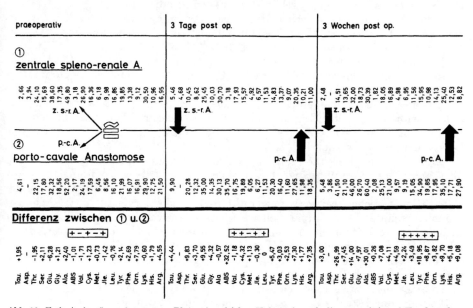

Abb. 10. Freie Aminosäuren im venösen Blut unter gleichen Untersuchungsbedingungen bei zwei Kranken ohne erkennbare postoperative Störungen

Shunttyp	Patient	m/w	Alter	Neuropathie				Encephalopathie				EEG				
				o.B.	l.	m.	s.	o.B.	l.	m.	s.	n.	G.	l.	m.	s.
zentrale spleno-renale Anastomose	K.,Ch.	w.	35 J.	●	x			●	x					●/x		
	W.,W.	m.	36 J.	●	x			●	x			●/x				
	U.,H.	m.	57 J.	●/x				●	x			●/x				
distale spleno-renale Anastomose	P.,H.	m.	35 J.	●/x				●	x			●		x		
	S.,E.	m.	56 J.	●	x			●/x				x		●		
direkte porto-cavale Anastomose	St.,M.	w.	42 J.	x	●			●/x				●/x				
	N.,G.	w.	55 J.	●	x				●	x				●/x		
	T.,K.	m.	42 J.	●	x			●/x				●/x				

o.B. = ohne path. Befund; l. = leichte ~ ; m. = mittelschwere ~ ; s. = schwere Veränderungen
n. = Normal~ ; G = Grenzbefund

Chirurgische Klinik und Nervenklinik der Universität Bonn

Abb. 11. Neurologische-, psychiatrische- und EEG-Befunde bei Lebercirrhosekranken vor und nach Shuntoperationen; × = präoperativ, ● = postoperativ

Leberinsuffizienz und Immunpathologie der Leber

MEYER ZUM BÜSCHENFELDE, K. H. (II. Med. Univ.-Klinik Mainz)

Referat

Bei zwei chronisch fortschreitenden Lebererkrankungen werden autoimmunitäre Vorgänge als pathogenetisch wirksames Prinzip diskutiert:

1. Bei der aktiven chronischen Hepatitis mit dem histopathologischen Befund der chronisch-aggressiven Hepatitis (Lit. Übers. bei [21, 23, 6, 39]) und

2. bei der primären, biliären Lebercirrhose [31, 35, 44].

Der Beweis für eine Autoaggression bei der primären biliären Cirrhose ist bisher noch nicht hinreichend erbracht. Er war bis vor kurzem noch weniger überzeugend geführt bei der aktiven chronischen Hepatitis.

Aus diesen Feststellungen läßt sich ersehen, wie wenig es bisher möglich war, Zusammenhänge zwischen Immunpathologie der Leber und Leberinsuffizienz aufzuzeigen. Entsprechend selten ist diese Problematik auch in der Literatur zur Diskussion gestellt worden.

Aufgabe dieses Referates soll es sein, zunächst unsere heutigen Kenntnisse über autoimmunitäre Vorgänge bei den genannten Lebererkrankungen darzustellen. Hierbei darf ich mir erlauben, vorwiegend über die aktive chronische Hepatitis zu sprechen, bei der wir eigene klinische und experimentelle Erfahrungen sammeln konnten. Die primäre biliäre Cirrhose ist verglichen mit der aktiven chronischen Hepatitis auch nach unseren Erfahrungen ein sehr seltenes Krankheitsbild. Wir sahen in den letzten 5 Jahren nur zwei Fälle.

Nun zuerst zur Frage einer immunpathologischen Reaktion der Leber bei der aktiven chronischen Hepatitis:

In einer im letzten Jahr erschienenen Publikation einer Autorengruppe von Pathologen innerhalb der European Association for the Study of the Liver (EASL) [4] ist der Begriff der chronisch-aggressiven Hepatitis für den histopathologischen Befund der aktiven chronischen Hepatitis gewählt worden. Diese Formulierung hat sich inzwischen für das klinische Syndrom der aktiven chronischen Hepatitis durchgesetzt. Besondere klinische Verläufe und Phänomene werden nur mehr als Spielarten der aktiven chronischen Hepatitis aufgefaßt. Hier sind besonders zu erwähnen die Beobachtung einer Lebererkrankung mit chronisch progredientem Verlauf von Waldenström im Jahre 1950 [43], die chronische Lebererkrankung junger Frauen mit extremer Hyper-Gamma-Globulinämie von Kunkel et al. 1951[1], [1, 11], die lupoide Hepatitis von Mackay et al. 1956 [17] und die Plasmazellenhepatitis von Page and Good 1960 [29, 30]. Mackay ließ 1965 selbst die Bezeichnung lupoide Hepatitis fallen und nannte das Krankheitsbild nun Autoimmunhepatitis [18, 16]. Miescher u. Mitarb. gaben 1966 einer besonderen Verlaufsform der aktiven chronischen Hepatitis den Namen „progressive hyper-gamma-globulinämische Hepatitis" [25].

Betrachtet man das klinische und histo-pathologische Bild der ebengenannten Krankheiten, so ist es wohl nicht mehr gerechtfertigt z. B. eine lupoide Hepatitis als nosologische Einheit zu betrachten. M. Schmid [40] hat treffend formuliert, daß sich in den verschiedenen Beschreibungen seit 1950 bereits schemenhaft als Grundkrankheit die aktive chronische Hepatitis abzeichnet.

In der Tabelle 1 soll noch einmal kurz auf die wichtigsten anamnestischen, klinischen und biochemischen Befunde der aktiven chronischen Hepatitis eingegangen werden.

Die Abb. 1 zeigt einen typischen histo-pathologischen Befund im Sinne einer chronisch-aggressiven Hepatitis. Man erkennt Infiltrationen des periportalen Feldes mit Lymphocyten, Plasmazellen, Histiocyten und Fibroblasten, Proliferationen der Gallenkanälchen, zerstörte Grenzplatten und eine RES-Aktivierung im gesamten Leberläppchen.

Klinischer Verlauf, biochemische Befunde und histopathologisches Substrat der aktiven chronischen Hepatitis machten schon seit Jahren eine Deutung als Autoimmunerkrankung wahrscheinlich [9, 10, 16, 20, 37a, 40]. Versuche zur Induktion einer immunologisch bedingten chronischen, in sich fortschreitenden Lebererkrankung waren aber bis dahin erfolglos geblieben [6, 21, 23, 37]. Diese negativen Befunde ließen z. T. Zweifel aufkommen, ob das Lebergewebe überhaupt eine organgebundene Antigenität besitzt [32]. Gegen diese Bedenken sprachen jedoch unabhängig von den einleitend genannten klinischen und histologischen Beobachtungen Erfahrungen bei Lebertransplantationen. Es muß vor allem auf die Untersuchungen von Paronetto u. Sicula aus dem Popperschen Arbeitskreis hingewiesen werden [33]. Weiterhin müssen hier die Befunde von Mac Bride [15], Porter [38] und Starzl et al. [41, 42] erwähnt werden.

Tabelle 1. *Die wichtigsten anamnestischen, klinischen und biochemischen Befunde bei aktiver chronischer Hepatitis*

Anamnese

chronisch rezidivierender Verlauf einer Leberentzündung über Monate und Jahre mit oder ohne Gelbsucht bei leerer Vorgeschichte in > 50% der Fälle

Klinik

Hepatosplenomegalie

Biochemie

a) Serumaktivität der Transaminasen GOT und GPT anhaltend ↑
b) Entwicklung oder Vorhandensein einer Hyper-Gamma-Globulinämie
c) Proteinsynthesestörung der Leber (Hypalbuminämie)
d) BSG häufig ↑

Neuere Untersuchungen, z. T. aus unserem Labor, haben nun zur Immunpathogenese der aktiven chronischen Hepatitis folgende wesentliche Befunde erbracht:

1. Im Lebergewebe verschiedener Species (Meerschweinchen, Ratte, Mensch, Rind, Kaninchen) konnte von verschiedenen Untersuchern ein im immunologischen Sinne organgebundenes lösliches Leberprotein des Cytoplasmas nachgewiesen werden [3, 5, 12, 13, 14, 21, 22, 23, 27, 28].

2. Gegen diese Proteinfraktionen aus menschlicher Leber ließen sich im Tier Antikörper erzeugen, die mit den in menschlichen Seren von Patienten mit aktiver chronischer Hepatitis nachweisbaren Antikörpern kreuzreagieren (Abb. 2) [21, 23]. Bei der menschlichen Erkrankung sind diese Befunde jedoch vorwiegend bei der sog. progressiven hyper-gamma-globulinämischen Hepatitis als Sonderform der aktiven chronischen Hepatitis nachweisbar.

3. Die von Weigle [45 bis 49] herausgestellte Tatsache, daß alteriertes autologes und homologes sowie strukturell verwandtes heterologes Organ- und Plasmaprotein in der Lage ist, Immuntoleranzen — d. h. die neonatal erworbene Fähigkeit des Immunsystems zwischen eigen und fremd zu unterscheiden — zu zerstören, gewann unter Kenntnis einer organlokalisierten Antigenität der Leber für die aktive chronische Hepatitis als pathogenetisches Prinzip an Bedeutung. Es konnte gezeigt werden, daß die im erwachsenen Kaninchen gegen eine organgebundene lösliche Proteinfraktion aus menschlichen Lebern induzierte Immuntoleranz mit alterierten Proteinen zerstörbar ist. Dieser Befund dürfte wesentlich sein, da für das organgebundene lösliche Leberprotein im Gegensatz zu organgebundenen Proteinen anderer Organe (Schilddrüse, Gehirn, Augenlinse) eine neonatal erworbene Immuntoleranz angenommen werden muß.

Folgt man nun den Kriterien einer Autoimmunerkrankung des Menschen von Milgrom u. Witebsky [26] (Tabelle 2), so darf man am Patienten den Nachweis eines organspezifischen Autoantikörpers und die Charakterisierung eines organlokalisierten löslichen Leberproteins als gesichert ansehen. Im Tier konnte neben Antikörpern gegen das genannte Leberprotein auch eine aktive chronische

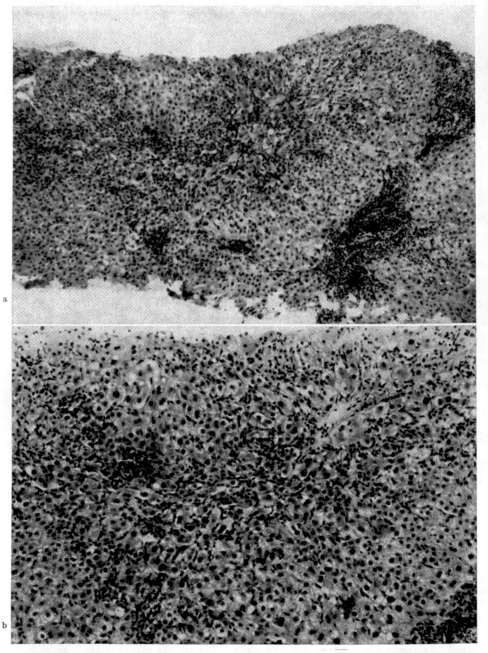

Abb. 1a u. b. Histo-pathologischer Befund bei chronischer aggressiver Hepatitis, mit deutlicher Aktivität. (Klinisch: aktive chronische Hepatitis mit Hyper-Gamma-Globulinämie). a Übersicht, b Periportalfeld

Hepatitis erzeugt werden [6, 23a]. Mit der Unterhaltung einer Hypersensibilität vom verzögerten Typ während einer langdauernden Immunisierung (mindestens 1 Jahr) entwickelte sich der in Abb. 3 erkennbare histologische Leberbefund 5 Monate nach der letzten Antigengabe und einer Immunisierungsdauer von ca. 400 Tagen.

Der Nachweis autoreaktiver Zellen gelang fluorescenzhistologisch durch Überschichtung mit FITC-markiertem löslichem Leberprotein vom Kaninchen.

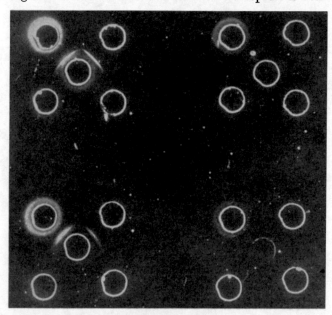

Abb. 2. Ouchterlony-Ansatz. Reaktion eines Autoantikörpers bei zwei Patienten mit aktiver chronischer Hepatitis und Hyper-Gamma-Globulinämie mit organgebundenem löslichem Leberprotein vom Menschen. Man erkennt in beiden Ansätzen die Kreuzreaktion mit einem Heteroimmunserum vom Kaninchen gegen organgebundenes lösliches Leberprotein vom Menschen (linker Bildabschnitt). Im rechten Bildabschnitt wurden die Seren mit löslichem Leberprotein vom Menschen vorabsorbiert. Präcipitate sind jetzt nicht mehr nachweisbar. Erklärung der Ansätze: Zentrale Löcher = lösliches Leberprotein Mensch, links oben = Heteroimmunserum vom Kaninchen, rechts oben = Patientenseren, rechts unten = Normalserum Mensch, links unten = Normalserum Kaninchen

Tabelle 2. *Kriterien einer Autoimmunerkrankung des Menschen von Milgrom u. Witebsky* [26]

A. am Patienten

    1. der Nachweis von Autoimmunantikörpern oder autoreaktiven Zellen
    2. die Identifizierung des stimulierenden Autoantigens

B. im Tierexperiment

    3. die Induktion der entsprechenden Autoantikörper,
    4. das Entstehen typischer Organläsionen,
    5. positive Übertragungsversuche mit Serum oder immunkomponenten Zellen

Über die Tierexperimente kann ich aus Zeitgründen nicht ausführlicher sprechen. Den Kriterien von Milgrom u. Witebsky folgend muß noch auf den Nachweis autoreaktiver Zellen bei menschlichen Lebererkrankungen eingegangen werden. Wir haben hierfür gemeinsam mit Herrn Dr. Kößling vom Pathologischen Institut der Universität Mainz und Herrn Dietz eine fluorescenzhistologische Technik eingesetzt und Punktatcylinder mit fluorescenzmarkiertem löslichem Leberprotein aus gesunden menschlichen Lebern überschichtet. Dabei ergaben sich zunächst bei ausgewählten Fällen im Sinne einer aktiven chronischen

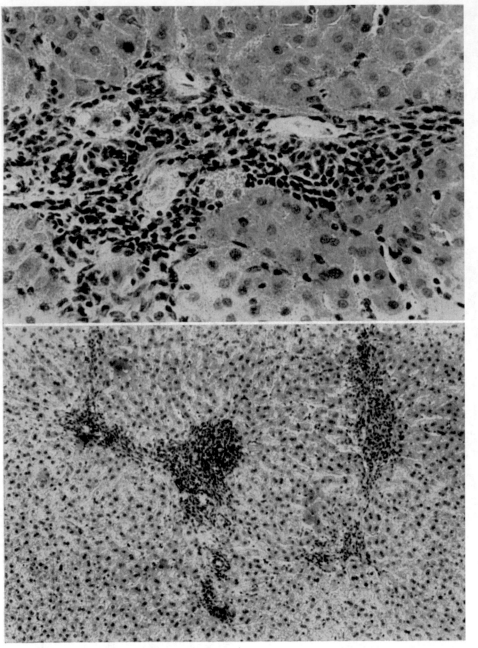

Hepatitis mit Hyper-Gamma-Globulinämie, die im Serum einen Antikörper gegen organgebundenes lösliches Leberprotein hatten, positive Cytoplasmafluorescenzen im Bereich von Sternzellen, periportalen Infiltratzellen und auch Leberepithelien (Abb. 4a u. b). Mit fluorescenzmarkiertem Antihuman-Gamma-Globulin von der Ziege wurden quantitativ unterschiedliche Äquivalentbefunde erhoben. Um eine Bewertung dieser Befunde bei ausgewählten Fällen vornehmen zu können, wurde ein größeres Krankengut während eines Jahres mit den gleichen fluorescenzhistologischen Techniken untersucht. Dabei wurden die in Tabelle 3 erkennbaren Befunde erhoben. Man sieht, daß fast ausschließlich aktive chronische Hepatitis mit dem histo-pathologischen Befund der chronisch-aggressiven Hepatitis positive Fluorescenzen mit markiertem löslichem Leberprotein besitzt. Damit dürfte der Nachweis spezifisch sensibilisierter Zellen oder Immunocyten oder autoreaktiver Zellen bei der aktiven chronischen Hepatitis gelungen sein. Der zirkulierende

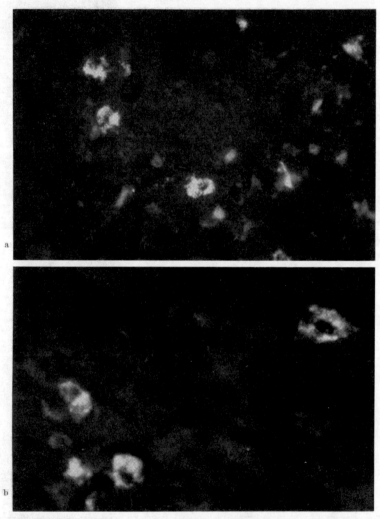

Abb. 4a u. b. Aktive chronische Hepatitis mit Hyper-Gamma-Globulinämie. Fluorescenzhistologische Untersuchungen von Kryostatschnitten mit FITC-markiertem löslichem Leberprotein vom Menschen. a Cytoplasmafluorescenz von periportalen Infiltratzellen. b Epithelfluorescenz rechter oberer Bildabschnitt, Infiltratzellen linker unterer Bildabschnitt

Antikörper hat nur eine sekundär-pathogenetische Bedeutung. Eine Bindung an freigewordene Leberproteine ist grundsätzlich vorstellbar und zum Teil durch Epithelfluorescenzen bewiesen. Die schädigende Wirkung von Antigenantikörperkomplexen ist in diesem Zusammenhang allerdings umstritten. Immunkomplexe hepatischer und nichthepatischer Natur führen am Ort ihrer Ablagerung vornehmlich zu eosinophilen Nekrosen, wie experimentell bewiesen werden konnte [6, 8, 34, 36]. Von diesen ausgehend konnte im Tier bisher keine chronische

Tabelle 3. *Fluorescenzhistologische Befunde bei verschiedenen Lebererkrankungen. Untersuchungen an Kryostatschnitten und Inkubation mit FITC-markiertem löslichem Leberprotein vom Menschen (LPH) und Antihuman-Gamma-Globulin (AH-γ-GLOB). Man erkennt, daß fast ausschließlich die chronisch-aggressive Hepatitis positive Fluorescenzen mit LPH im Bereich von periportalen Infiltratzellen (PPF) Sternzellen (STZ) und seltener Epithelzellen (EP) besitzt. Mit AH-Gamma-Globulin sind die Befunde bei dieser Krankheitsgruppe deutlich weniger ausgeprägt. Bemerkenswert sind positive Befunde mit LPH bei drei Patienten mit abklingender Hepatitis*

Path. Diagnose		Zahl	Geschlecht		γ-Glob.	Inkubation mit Fitc-markiertem					
			♂	♀		LPH			AH-γ-Globulin		
						PPF	STZ	EP	PPF	STZ	EP
chron.	gering aktiv	14	7	7	—	10	9	2	4	3	—
aggre.	hoch aktiv	12	9	3	—	10	10	1	4	3	—
Hepatitis		11	—	11	+	9	9	4	5	5	4
chron. persist. Hepatitis		10	5	5	—	1	1	—	—	—	—
abklingende Hepatitis		20	13	7	—/(+)	3	3	—	1	1	—
Lebercirrhosen		11	8	3	+	1	1	—	—	—	—
Zustand n. Hepatitis		35	19	16	—	—	—	—	—	—	—
Leber-	ohne Mes.-Reaktion	8	6	2	—	—	—	—	—	—	—
ver-fettung	mit	13	10	3	—	1	1	—	—	—	—
	+reakt. Hepatitis	14	8	6	—	—	—	—	—	—	—
unspez. Mes.-Reaktion		12	7	5	—	—	—	—	—	—	—
ohne Befund		11	6	5	—	—	—	—	—	—	—
Hämochromatose		6	5	1	+/—	—	—	—	—	—	—
Gesamtzahl		178									

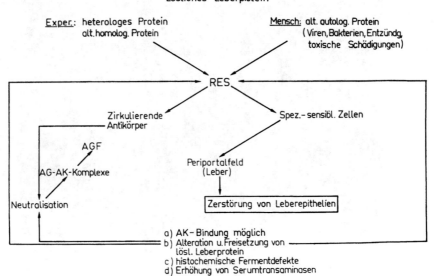

Abb. 5. Entstehung einer aktiven chronischen Hepatitis im Experiment und beim Menschen unter der Annahme einer Antigenfreisetzung und damit verbundenen Stimulation autoreaktiver Zellen. Der Antikörperantwort vom Soforttyp wird nur eine sekundär-pathogenetische Bedeutung beigemessen (siehe hierzu [6])

Progredienz einer Lebererkrankung beobachtet werden. Der Umschlag einer primär andersartigen Erkrankung durch ein spezifisches Agens in einen Cirkulus vitiosus einer immunbiologischen Fehlleistung kann von uns vorerst durch die mit einer Antigenfreisetzung verbundene Stimulation autoreaktiver Zellen erklärt werden (Abb. 5).

Was bedeuten diese Befunde für den Zusammenhang Leberinsuffizienz und Immunpathologie der Leber ?

Wir haben eingangs auf die für die Klinik führenden Befunde Hepatosplenomegalie, Lymphknotenschwellungen, Hyper-Gamma-Globulinämie hingewiesen. Neben der Hyper-Gamma-Globulinämie ist als wesentlicher blutchemischer Be-

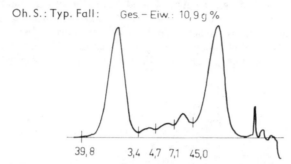

Abb. 6. a Typisches Papierelektrophoresediagramm einer Patientin mit aktiver chronischer Hepatitis, Hyper-Gamma-Globulinämie und Proteinsynthesestörung der Leber (Hypalbuminämie)

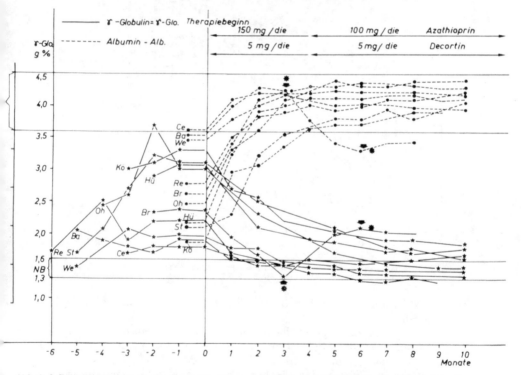

Abb. 6. b Patientin mit aktiver chronischer Hepatitis und Hyper-Gamma-Globulinämie ohne histologische Umbauzeichen. Verhalten der Gamma-Globulin- und Albuminfraktion vor und nach Therapie

fund eine unterschiedlich ausgeprägte Proteinsynthesestörung der Leber erkennbar, die sich beim Patienten mit aktiver chronischer Hepatitis unterschiedlich schnell entwickeln kann (wenige Monate bis Jahre, Abb. 6a).

Vor allem Hyper-Gamma-Globulinämie und Proteinsynthesestörung der Leber gestatten nun eine Stellungnahme zum Thema Leberinsuffizienz und Immunpathologie der Leber. In Abb. 6b sind Fälle von aktiver chronischer

Hepatitis mit Hyper-Gamma-Globulinämie ohne histologische Umbauzeichen ausgewertet. Sie sehen den Verlauf der Albuminfraktion und Gamma-Globulinfraktion nach therapiefreier Vorphase sowie nach Therapiebeginn. Es fällt auf, daß
sich die Proteinsynthesestörung häufig schon nach 4 bis 8 Wochen deutlich bessert;
eine Normalisierung der Gamma-Globulinfraktion erfolgt je nach Stadium der
Erkrankung nach 4 bis 5 Monaten. In Abb. 7 sind Fälle dargestellt, bei denen ein
immunpathologischer Mechanismus fluorescenzhistologisch und serologisch gesichert werden konnte. Laparoskopisch und histologisch wurde aber gleichzeitig
ein beginnender unterschiedlich ausgeprägter cirrhotischer Umbau festgestellt.
Man erkennt aus der Darstellung, daß sich die Proteinsynthesestörung ebenfalls

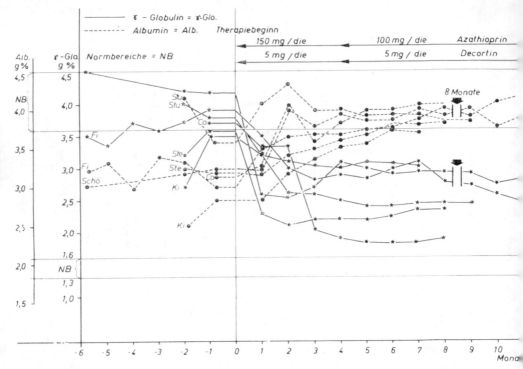

Abb. 7. Patientin mit aktiver chronischer Hepatitis, Hyper-Gamma-Globulinämie und histologischen Umbauzeichen. Verhalten der Albumin- und Gamma-Globulinfraktion vor und nach Therapie

deutlich in der angegebenen Zeit bessert. Die Gamma-Globulinfraktion fällt nicht
zur Norm ab.

Aus dieser Darstellung an Fällen mit aktiver chronischer Hepatitis mit
Hyper-Gamma-Globulinämie und positivem Nachweis autoreaktiver Zellen bzw.
organspezifischer Antikörper darf abgeleitet werden, daß eine Hypersensibilität
vom verzögerten Typ in einer frühen Phase der Erkrankung die wichtigste
pathogenetisch wirksame Komponente darstellt. Die zu diesem Zeitpunkt faßbare
Funktionsstörung ist nur so lange reversibel, als noch kein Umbau im Sinne einer
Lebercirrhose stattgefunden hat. Mit dem Auftreten von Umbauzeichen sind die
mit der Fibrosierung verbundenen Zirkulations- und Versorgungsstörungen als zusätzliche Faktoren zu berücksichtigen. Jetzt ist es schwer zu entscheiden, welcher
Mechanismus letztlich die Leberinsuffizienz herbeiführt. Das Gesagte läßt sich
auch aus dem Verhalten der Serumaktivität der Transaminasen ableiten (Abb. 8).
Patienten mit aktiver chronischer Hepatitis und beginnendem cirrhotischem

Umbau zeigen lediglich eine deutliche Befundbesserung, jedoch keine Normalisierung unter der Therapie.

Der Verlauf unbehandelter Fälle führt nicht selten innerhalb weniger Jahre zur Leberinsuffizienz und zum Tode im Coma hepaticum. Drei eigene Fälle, dargestellt in Abb. 9, zeigen diese Entwicklung am Verlauf der Gamma-Globulin- und Albuminfraktion.

Das hier entwickelte Denkmodell zur Entstehung einer aktiven chronischen Hepatitis mit ihren Folgen findet sich mit einigen Einschränkungen bereits in einem vor Jahren von Popper zusammengestellten Schema [37a]. Es macht vor allem deutlich, daß in der späten Phase Fibrose und immunologischer Schaden Funktion und Krankheitsablauf bestimmen.

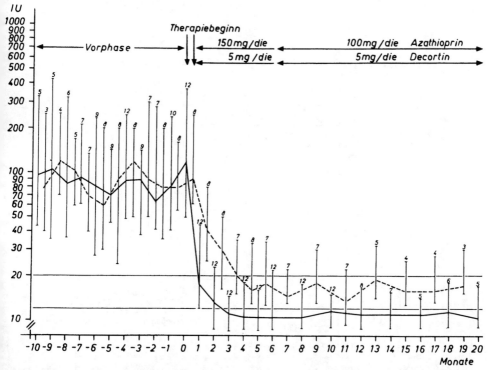

Abb. 8. Patientin mit aktiver chronischer Hepatitis mit Hyper-Gamma-Globulinämie. Gestrichelte Linie bei Patienten mit histologischen Umbauzeichen, ausgezogene Linie bei Patienten ohne histologische Umbauzeichen der Leber. Es fällt das differente Verhalten beider Gruppen unter der Therapie auf. (Verlauf der Transaminasen, GOT)

Die primäre biliäre Cirrhose, überwiegend bei Frauen im 4. Lebensjahrzehnt auftretend, ist durch eine chronisch destruktive nicht eitrige Cholangitis gekennzeichnet. Als Folge der Entzündung mit lymphoidzelligen Wandinfiltrationen wird eine Freisetzung von Glykoproteiden aus den Gallengangsepithelien angenommen, aus denen eine Granulombildung und in einer weiteren Phase eine Proliferation der Gallenkanälchen und Zerstörung der glykoproteidhaltigen Ductuli resultiert. Die in der Umgebung der Gallenkanälchen sich entwickelnde Fibrose bedingt die für das klinische Bild maßgebliche intrahepatische Obstruktion. Mit dem Fortschreiten der Fibrose und Nekrose entsteht schließlich das typische Bild einer häufig akut entstehenden Cirrhose.

Was weiß man über die Immunologie dieser Erkrankung. Mackay hat 1958 [19] als erster bei der primären biliären Cirrhose die Vermutung ausgesprochen, daß autoimmunitäre Vorgänge pathogenetisch eine Rolle spielen. Diese Äußerung stützt sich auf den Nachweis komplementbindender Antikörper gegen Gewebshomogenate. Später konnte gezeigt werden, daß diese Antikörperphänomene weder organ- noch krankheitsspezifisch sind. Auch wurden im folgenden bei der primären biliären Cirrhose wie bei vielen anderen nicht hepatischen Erkrankungen Antikern-Antikörper sowie Anti-Gamma-Globulinfaktoren nachgewiesen [31]. Für neuere pathogenetische Vorstellung im Sinne einer Autoimmunerkrankung war der Nachweis eines PAS-positiven Glykoproteins maßgeblich, welches durch Immunofluorescenz als Gamma-M-Immunglobulin charakterisiert werden konnte. Dieses offensichtlich von Lebermesenchymzellen gebildete Protein sowie der Nach-

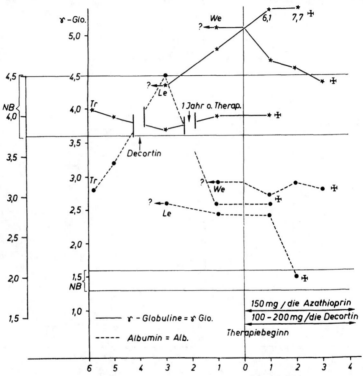

Abb. 9. Drei Patienten mit aktiver chronischer Hepatitis, Hyper-Gamma-Globulinämie, Hypalbuminämie und histologischen Umbauzeichen im Sinne einer Lebercirrhose. Die Leberinsuffizienz ließ sich nach relativ kurzem Verlauf in dieser Phase nicht mehr beeinflussen. Exitus letalis im Coma hepaticum

weis von antiduktulären Antikörpern bei der primären biliären Cirrhose ließen den Arbeitskreis um Popper an eine Sensibilisierungsreaktion gegen biliäre Glykoproteine als primäre immunpathologische Reaktion denken [31, 35, 37a]. Diese Hypothese ist allerdings nur haltbar, wenn man annimmt, daß die Erkrankung nicht durch eine spezifische Ätiologie, sondern durch eine besondere immunologische Reaktionsweise gekennzeichnet ist. Die gleichzeitig aufgestellte Hypothese, daß die Gallengänge als Folge einer Antigen-Antikörperreaktion unter Mitwirkung der in den Mesenchymzellen gebildeten Gamma-M-Globuline zerstört werden, entbehrt vorerst noch einer experimentellen Bestätigung. Auf ein wichtiges diagnostisches Kriterium haben Walker et al. [44] im Jahre 1965 hingewiesen. Sie konnten in Seren von Kranken mit primärer biliärer Cirrhose komplementbindende antimitochondriale Antikörper nachweisen. Der Befund ist pathognomonisch für die Krankheit und erlaubt den Ausschluß einer sekundären biliären Er-

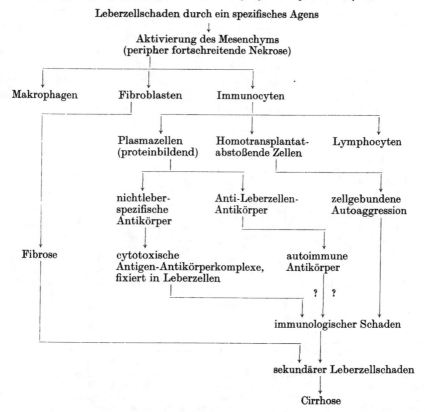

Schematische Darstellung zur Entstehung einer aktiven chronischen Hepatitis nach Popper [37a] geringgradig modifiziert unter Berücksichtigung der mitgeteilten Befunde

Leberzellschaden durch ein spezifisches Agens
↓
Aktivierung des Mesenchyms
(peripher fortschreitende Nekrose)

Makrophagen   Fibroblasten   Immunocyten

Plasmazellen   Homotransplantat-   Lymphocyten
(proteinbildend)   abstoßende Zellen

nichtleber-   Anti-Leberzellen-   zellgebundene
spezifische   Antikörper   Autoaggression
Antikörper

Fibrose   cytotoxische   autoimmune
            Antigen-Antikörperkomplexe,   Antikörper
            fixiert in Leberzellen

                                    ? ?

immunologischer Schaden

sekundärer Leberzellschaden
↓
Cirrhose

krankung. Diese Feststellung ist wichtig, wenngleich der immunfluorescenz-histologische Befund keine Organ- und Speciesspezifität besitzt. Vor einem Jahr haben Berg u. Mitarb. [2] die geschilderten Befunde dahingehend ergänzen können, daß der Antikörper mit einem Antigen im Bereich der inneren mitochondrialen Membranen reagiert. Eine weitere Analyse des Antigens zur Bewertung der noch fraglichen pathogenetischen Bedeutung des Autoantikörpers ist notwendig. Die fehlende Organ- und Speciesspezifität der Reaktion erschwert die Bewertung des Phänomens.

Zusammenfassung

Zunächst zur primären biliären Cirrhose: Die primäre biliäre Cirrhose mit dem Frühbefund einer chronisch destruktiven nicht eitrigen Cholangitis geht zwar mit einer Vielzahl von Autoimmunphänomenen einher, kann jedoch noch nicht als gesicherte Autoimmunerkrankung angesprochen werden. Die Kriterien von Milgrom u. Witebsky sind für diese Krankheit nicht erfüllt. Wir können somit noch nicht zur Frage eines Zusammenhangs zwischen Leberinsuffizienz und Immunpathology der Leber bei der primären biliären Cirrhose Stellung nehmen.

Zur aktiven chronischen Hepatitis: Autoimmunitäre Vorgänge im Sinne einer Hypersensibilität vom verzögerten Typ unterhalten bei der aktiven chronischen Hepatitis in der ersten Phase das Bild einer chronisch in sich fortschreitenden Entzündung. In der zweiten Phase ist eine Proteinsynthesestörung als wichtige Funktionseinschränkung der Leber allein als Folge einer immunpathologischen

Reaktion aufzufassen. Mit dem Beginn der Fibrosierung ist der immunpathologische Mechanismus nur mehr als Teilkomponente auf dem Wege zur Lebercirrhose und der daraus resultierenden Leberinsuffizienz anzusehen. Es läßt sich schwer abschätzen, welcher Mechanismus jetzt den Verlauf bestimmt. Ohne eine immunosuppressive Therapie ist es allerdings vorstellbar, daß die autoimmunitäre Reaktion allein wirksam sein kann, wie es an einigen Fällen gezeigt werden sollte.

Meine Damen und Herren, ich habe versucht, Ihnen einen Überblick über das mir gestellte Thema zu geben unter dem besonderen Aspekt, welche Konsequenzen sich aus den Kenntnissen über autoimmunitäre Vorgänge bei Lebererkrankungen ergeben und welche Bedeutung diese Phänomene für die Entwicklung einer Leberinsuffizienz besitzen.

Literatur

1. Bearn, A. G., Kunkel, H., and Slater, R. J.: The problem of chronic liver disease in young women. Amer. J. Med. 21, 3—15 (1956). — 2. Berg, P. A., Muscatello, U., Doniach, D. D. und Roitt, I. M.: Nachweis von Antikörpern gegen innere mitochondriale Membranen in Seren von Kranken mit primärer biliärer Leberzirrhose. Verh. dtsch. Ges. inn. Med. 74, 527—529 (1968). — 3. Dörner, M. M., Simon, E. J., and Miescher, P.: Studies on a liver specific. antigen. Fed. Proc. 21, 43 (1962). — 4. De Groote, J., Desmet, V., Gedigk, P., Korb, G., Popper, H., Poulsen, H., Scheuer, P. J., Schmid, M., Thaler, H., Uehlinger, E., and Wepler, W.: A classification of chronic hepatitis. Lancet 1968 II, 626—627. — 5. Henle, W., Chambers, L. A., and Groupe, V.: Serological specifity of particulate components derived from various normal mammalian organs. J. exp. Med. 74, 495—510 (1941). — 6. Kössling, F. K., u. Meyer zum Büschenfelde, K. H.: Zur Induktion einer aktiven chronischen Hepatitis durch heterologe Leberproteine. Virchows Arch. path. Anat. 345, 365—376 (1968). — 7. Kössling, F. K., u. Meyer zum Büschenfelde, K. H.: Unveröffentlichte Befunde (in Vorbereitung). — 8. Kössling, F. K.: Untersuchungen zur Pathogenese der chronisch aktiven Hepatitis. Habilitationsschrift, Mainz 1969. — 9. Kosaka, K., Ota, Y., Kobayashi, T., Watanabe, T., Aochi, I., Kinugasa, B., Shibata, K., Yokoi, M., Masaka, T., Kokufujima, N., Sasaki, H. und Hata, K.: Virushepatitis mit auf dem Boden des Autoimmunmechanismus entwickelten histologischen Befunden in der Leber. Vorschlag des neuen Krankheitsnamens „folliculäre Hepatitis". Acta haemat. jap. 6, 284 (1965). Ref.: Acta hepato-splenol. (Stuttg.) 14, 54 (1967). — 10. Kühn, H. A., u. Weinreich, J.: Immunologische Probleme bei chronischer Hepatitis und Lebercirrhose. Dtsch. med. Wschr. 89, 723—731 (1964). — 11. Kunkel, H. G., Ahrens, E. H., Eisenmenger, W. J., Bongiovanni, A. M., and Slater, R. J.: Extreme hypergammaglobulinaemia in young women with liver disease of unknown etiology. J. clin. Invest. 30, 654 (1951). — 12. Licht, W.: Die Proteine der gesunden menschlichen Leber. Immunelektrophoretische Untersuchungen. Arch. klin. med. 158, 196—207 (1964). — 13. Licht, W.: Zur Frage leberspezifischer Antigene beim Menschen. Klin. Wschr. 44, 833—837 (1966). — 14. Licht, W., u. Jutzler, G.: Über das Auftreten von Organantikörpern der menschlichen Leber im Blutkreislauf Leberkranker. Klin. Wschr. 44, 1119—1127 (1966). — 15. McBride, R. A., Wheeler, H. B., Smith, L. L., Moore, F. D., and Lamnin, G. J.: Homotransplantation of the canine liver as an orthotopic vascularized graft. Amer. J. Path. 41, 501—519 (1962.) — 16. Mackay, I. R.: The problem of persisting destruction disease of the liver. Gastroenterology 40, 617—626 (1961). — 17. Mackay, I. R., Taft, L. I., and Cowling, D. C.: Lupoid hepatitis. Lancet 1956 II, 1323—1326. — 18. Mackay, I. R., and Whittingham, S.: Autoimmune chronic hepatitis. Postgrad. Med. 41, 72 (1967). — 19. Mackay, I. R.: Primary biliary cirrhosis showing high titer of autoantibody: New Engl. J. Med. 258, 185—188 (1958). — 20. Mac Lachlan, M. J., Rodnan, G. P., Cooper, W. M., and Fennel Jr., R. M.: Chronic active (lupoid) hepatitis. A clinical serological and pathological study of 20 patients. Ann. intern. Med. 62, 425—462 (1965). — 21. Meyer zum Büschenfelde, K. H.: Über die immunbiologische Spezifität des Leberparenchyms. Arch. klin. Med. 215, 107—132 (1968). — 22. Meyer zum Büschenfelde, K. H., u. Schrank, Ch.: Untersuchungen zur Frage organspezifischer Antigene der Leber. Klin. Wschr. 44, 654—656 (1966). — 23. Meyer zum Büschenfelde, K. H.: Untersuchungen über die immunologische Bedeutung löslicher Leberproteine. Z. ges. exp. Med. 148, 131—163 (1968). — 23a. Meyer zum Büschenfelde, K. H., u. Kössling, F. K.: Untersuchungen über die immunobiologische Bedeutung löslicher Leberproteine. Verh. dtsch. Ges. inn. Med. 74, 529—533 (1968). — 24. Meyer zum Büschenfelde, K. H.: Über die immunbiologische Spezifität des Leberparenchyms. Experimente und klinische Untersuchungen. Habilitationsschrift, Mainz 1967. — 25. Miescher, P. A., Braverman, A. und Amorozi, E. L.: Progressive hypergammaglobulinämische Hepatitis. Dtsch. med. Wschr. 91, 1525—1532 (1966). — 26. Milgrom, F., and Witebsky: Autoantibodies and autoimmune diseases. J. Amer. med. Ass. 181, 706—716 (1962). — 27. Milgrom, F., Tuggac, Z. M., and Witebsky: Organspecific antigens of liver, testicle and pituitary. J. Immunol. 94, 157—163 (1965). — 28. Müller, W., u. Burger, R.:

Die Spezies- und Organspezifität heterologer Leberantikörper. Acta hepato-splenol. (Stuttg.) 11, 193—207 (1964). — 29. Page, A. R., Condie, R. M., and Good, R. A.: Suppression of plasmacell hepatitis with 6-mercaptopurine. Amer. J. Med. 36, 200 (1964). — 30. Page, A. R., and Good, R. A.: Plasma-cell hepatitis, with special attention to steroid therapy. Amer. J. Dis. Child. 99, 288—314 (1960). — 31. Paronetto, F., Schaffner, F., and Popper, H.: Immuno-cytochemical and serologic observations in primary biliary cirrhosis. New Engl. J. Med. 271, 1123—1128 (1964). — 32. Paronetto, F.: Immune reaction and hepatic alterations in guinea pigs sensitized with altered hepatic proteins. In: Miescher, P. A., u. Grabar, P., Eds., Immun-pathology, V. Symposium. Basel und Stuttgart: Schwabe & Co 1968. — 33. Paronetto, F.: Horowitz, R. E., Sicular A., Burrows, L., Ed. Karl, A., and Popper, H.: Immunologic obser-vations on homografts. I. The canine liver. Transplantation 3, 303 (1965). — 34. Paronetto, F., and Popper, H.: Aggravation of hepatic lesions in mice by in vivo localization of immune complexes (Auer Hepatitis). Amer. J. Path. 47, 549—563 (1965). — 35. Paronetto, F., Schaffner, F., and Popper, H.: Antibodies to cytoplasmic antigens in primary biliary cirrhosis and chronic active hepatitis. J. Lab. clin. Med. 69, 979—988 (1967). — 36. Paronetto, F., Woolf, N., Koffler, D., and Popper, H.: Response of the liver to soluble antigen-antibody complexes. Gastroenterology 43, 539—546 (1962). — 37. Popper, H.: Possible role of immune processes in selfperpetuation of liver disease. In: Grabar, P., Miescher, P. A., Eds., II. inter-national Symposium of Immunpathology. Basel und Stuttgart: Schwabe & Co. 1962. — 37a. Popper, H.: Das Immunitätsproblem bei chronischen Lebererkrankungen. Triangel (De.) 44, 136—141 (1966). — 38. Porter, K. A.: Graft versus host reaction in the rabbit. Brit. J. Cancer 14, 66—76 (1960). — 39. Scheiffarth, F. H., u. Warnatz, H.: Die Pathogenese der chronischen Hepatitis als immunologisches Problem. Klin. Wschr. 43, 473—479 (1965). — 40. Schmid, M.: Die chronische Hepatitis. Experimentelle Medizin. Pathologie und Klinik, Bd. 18. Berlin-Heidelberg-New York: Springer 1966. — 41. Starzl, T. E., Kaupp, H. A., Brock, D. A., Lazarus, R. E., and Johnson, R. V.: Reconstructive problems in canine liver homotransplantation with special reference to the postoperative role of hepatic venous flow. Surg. Gynec. Obstet. 111, 733—743 (1960). — 42. Starzl, T. E., Kaupp, H. A., Brock, D. A., and Linman, J. W.: Studies on rejection of the transplanted homologous dog liver. Surg. Gynec. Obstet. 112, 135—144 (1961). — 43. Waldenström, J.: Leber, Blutproteine und Nahrungseiweiß. In: Sonderband XV. Tagg. Bad Kissingen 1950. — 44. Walker, J. G., Doniach, D., Roitt, I. M., and Sherlock, Sh.: Serological tests in diagnosis of primary biliary cirrhosis. Lancet 1965 I, 827. — 45, Weigle, W. O.: The induction of autoimmunity in rabbits following injection of heterologous or altered homologous thyreoglobulin. J. exp. Med. 121, 289—308 (1965). — 46. Weigle, W. O.: The immune response of rabbits tolerant to bovine serum albumin to the injection of ather heterologous serum albumin. J. exp. Med. 114, 111—125 (1961). — 47. Weigle, W. O.: Termination of aquired immunological tolerance to proteine antigens following immunization with altered protein antigens. J. exp. Med. 116, 913—928 (1962). — 48. Weigle, W. O.: The immune response to BSA tolerant rabbits to injections of BSA following the termination to the tolerant state. J. Immunol. 92, 791—797 (1964). — 49. Weigle, W. O.: Studies on the termination of aquired tolerance to serum protein antigens following the injection of serologically related proteins. Immunology 7, 239—247 (1964). — 50 Wiedermann, G. M., Dörner und Miescher, P. A.: Autoimmunitäre Vorgänge gegen Lebergewebe. Schweiz. med. Wschr. 94, 257—262 (1964).

Leberinsuffizienz und Blutgerinnung

KOLLER, F. u. ENGELHART, G. (Med. Univ.-Klinik Basel/Schweiz)

Referat

Die Bestimmung der Gerinnungsfaktoren kann in gewissem Sinne als Leber-funktionsprüfung betrachtet werden; sie ist in besonderem Maße geeignet, über den Schweregrad der Leberschädigung etwas auszusagen. Wenn wir die Funktions-prüfungen der Leber etwa mit denen der Niere vergleichen, so fällt auf, daß eine quantitative Beurteilung der Organschädigung bei der Niere viel eher möglich ist als bei der Leber. Das mag davon herrühren, daß die Funktionen der Leber vielge-staltiger sind und daß ihnen für die Erfassung der Gesamtsituation eine sehr unter-schiedliche Bedeutung zukommt. Sie werden mit mir einig gehen, daß die exkre-torische Funktion der Leber über das Ausmaß der Parenchymschädigung wenig aussagt. Die Konzentration des Bilirubins im Blut kann auch bei schwerster, zum

Leberkoma führender Hepatitis nur wenig erhöht sein (Abb. 1). Die Enzym-diagnostik, insbesondere die Bestimmung der Transaminasen ist ein außerordentlich feiner Index für den Untergang auch kleinster Mengen von Lebergewebe. Für die Erfassung des Schweregrades einer Lebererkrankung ist aber auch diese Methode wenig geeignet (Abb. 2).

Wesentlich zuverlässiger für die quantitative Beurteilung der Leberparenchymschädigung ist der Nachweis der Konzentration gewisser Plasmaeiweißkörper, die durch die Leberzelle synthetisiert werden. Das Albumin scheint ausschließlich in der Leber gebildet zu werden. Tatsächlich spielt die Albuminkonzentration im Plasma bzw. Serum bei der Beurteilung der Operabilität chronischer Leberaffektionen, der Cirrhosen (z. B. für Shuntoperationen), eine oft entscheidende Rolle. Dagegen läßt die Albuminkonzentration bei akuten Leberaffektionen im Stich.

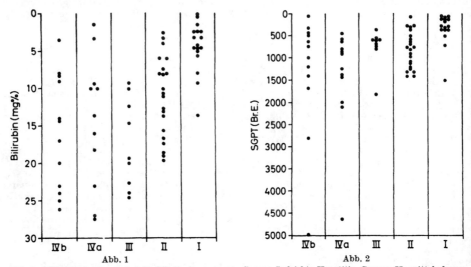

Abb. 1

Abb. 2

Abb. 1. Bilirubin im Serum bei fünf Patientengruppen: Gruppe I: leichte Hepatitis. Gruppe II: mittelschwere Hepatitis. Gruppe III: schwere Hepatitis. Gruppe IVa: Hepatitis mit endogenem Leberkoma, welches überlebt wurde. Gruppe IVb: Hepatitis mit endogenem Leberkoma, welches ad exitum führte

Abb. 2. Glutamat-Pyruvat-Transaminase (SGPT) im Serum bei fünf Patientengruppen: Gruppe I: leichte Hepatitis. Gruppe II: mittelschwere Hepatitis. Gruppe III: schwere Hepatitis. Gruppe IVa: Hepatitis mit endogenem Leberkoma, welches überlebt wurde. Gruppe IVb: Hepatitis mit endogenem Leberkoma, welches ad exitum führte

Woher dieser Unterschied zwischen akuter und chronischer Leberkrankheit? Aus Abb. 3 ist ersichtlich, daß die Halbwertzeit der Plasmaproteine, zu denen auch die Gerinnungsfaktoren gehören, sehr unterschiedlich ist. Das Albumin hat eine relativ lange Halbwertzeit von 22 Tagen; seine Konzentration wird daher bei akuten Leberaffektionen nicht oder nur wenig absinken, während die Gerinnungsfaktoren gerade durch besonders kurze Halbwertzeiten gekennzeichnet sind (4 Tage für das Fibrinogen bis herunter zu 4 Std für den Faktor VII), so daß ihre Konzentration auch bei akuten Leberschädigungen sehr rasch absinkt.

Wenn wir das Ergebnis der Quickschen Methode in Beziehung setzen zum Schweregrad der Hepatitis, so zeigt sich eine recht deutliche Korrelation (Abb. 4): je niedriger der Quickwert, um so schwerer, prognostisch ungünstiger die Hepatitis. Bei Werten von 30% und darunter muß mit einem Coma hepaticum gerechnet werden.

Die Quicksche Methode stellt einen Globaltest dar, der durch zahlreiche gerinnungsfördernde und auch durch gerinnungshemmende Faktoren beeinflußt wird. Um letztere auszuschließen, können die gerinnungsfördernden Faktoren gesondert bestimmt werden. Als speziell geeignet erwiesen sich die Faktoren mit relativ kurzer Halbwertzeit, nämlich die Faktoren II (Prothrombin), V und VII. Colombi hat an unserer Klinik festgestellt, daß die Summe dieser drei Faktoren (in Prozenten) einen besonders zuverlässigen Index für die quantitative Beurteilung der Leberschädigung darstellt. Aus Abb. 5 ist ersichtlich, daß die Korrelation zum Schweregrad der Hepatitis noch etwas besser ist als die der Quickschen Methode. Sinken die Werte auf 70 bis 140% ab, so liegt eine schwere Hepatitis vor,

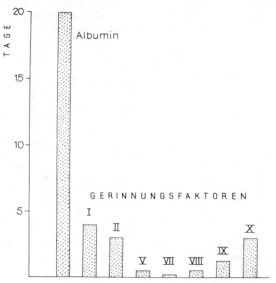

Abb. 3. Halbwertszeit von Plasmaproteinen

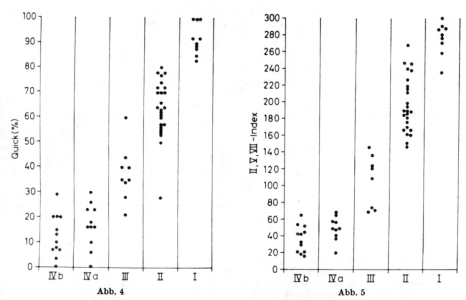

Abb. 4

Abb. 5

Abb. 4. Quickwert bei fünf Patientengruppen: Gruppe I: leichte Hepatitis. Gruppe II: mittelschwere Hepatitis. Gruppe III: schwere Hepatitis. Gruppe IVa: Hepatitis mit endogenem Leberkoma, welches überlebt wurde. Gruppe IVb: Hepatitis mit endogenem Leberkoma, welches ad exitum führte

Abb. 5. II, V, VII-Index (Summe der Faktoren II, V und VII in Prozenten) bei fünf Patientengruppen: Gruppe I: leichte Hepatitis. Gruppe II: mittelschwere Hepatitis. Gruppe III: schwere Hepatitis. Gruppe IVa: Hepatitis mit endogenem Leberkoma, welches überlebt wurde. Gruppe IVb: Hepatitis mit endogenem Leberkoma, welches ad exitum führte

bei Werten unter 70 bis 80% ist mit dem Auftreten eines Coma hepaticum zu rechnen (sofern es nicht bereits besteht), bei Werten unter 20% werden die Überlebenschancen sehr gering [2].

Einige Beispiele mögen dies erläutern:

1. Subakute, in Heilung ausgehende Leberdystrophie nach Bluttransfusionen

V. A., 34jähriger Mann, erlitt am 17. Juni 1966 bei einem Arbeitsunfall (Sturz 2 m von einem Gerüst) eine Nierenruptur links, die zur Nephrektomie führte. Infolge Blutungsschock, akutes Nierenversagen mit Oligurie, das eine viermalige Hämodialyse notwendig machte. Spitalentlassung am 2. September 1966.

2 Monate später (2. Nov. 1966) kommt Patient zu einer Kontrolle der Nierenfunktion. Die Routineuntersuchung ergibt bei normalem Bilirubin (0,8 mg-%) stark erhöhte Transaminasenwerte (SGOT 610 E; SGPT 1100 E), die bei einer Kontrolluntersuchung bestätigt werden. Man entschließt sich zu einer Leberpunktion und kontrolliert vorher die Gerinnungsverhältnisse. Quickwert überraschenderweise 12%, nach intravenös verabreichtem Vitamin K 18% (Einzelne Gerinnungsfaktoren s. Tabelle 1). Eine Punktion kommt somit nicht in Frage. Trotzdem Patient noch durchaus wach und voll orientiert ist, erwartet man auf Grund der Blutgerinnung ein Leberkoma. Tatsächlich trübt sich das Bewußtsein des Patienten noch am gleichen Tag; schon bald tritt tiefes Koma auf. Behandlung mit Co-Enzym A. Nach 2 Tage dauerndem Koma erholt sich der Patient allmählich. Wenige Tage später sind die Gerinnungsfaktoren deutlich angestiegen bzw. normalisiert. Die Hepatitis heilt vollständig aus (klinisch, biochemisch und histologisch).

Tabelle 1. V.A., ♂, 34 J.
Subakute Leberdystrophie

	8. XI. %	12. XI. %	14. XI. %
Quick	18	74	90
Faktor II	8	45	94
Faktor V	37	95	96
Faktor VII	4	48	78

2. Akute letale Leberdystrophie nach Bluttransfusion

R. F., 41jähriger Mann, wurde im Juni 1965 wegen einer Aortenstenose operiert (Teflonprothese). Sechs Bluttransfusionen während des Eingriffes. Komplikationsloser postoperativer Verlauf.

2 Monate nach dem Eingriff Auftreten von Übelkeit und Schwindel, darauf gelbe Verfärbung der Skleren: Dem Hausarzt fällt beim anticoagulierten Patienten ein Quickwert von unter 10% auf. Die Marcumartherapie wird abgesetzt, Pat. erhält Vitamin K intravenös. Wegen stark erhöhten Transaminasenwerten (SGOT 4250 E, SGPT 2800 E) notfallmäßige Einweisung in die Klinik. Die Resultate des Gerinnungsstatus (Tabelle 2), die von allen Laboruntersuchungen am raschesten eintreffen, weisen bei dem noch völlig klaren, gut orientierten Patienten auf die Schwere des Krankheitsbildes hin. 6 Std nach Spitaleintritt wird er komatös, 14 Std nach Eintritt Exitus letalis. Infolge der massiven Vitamin K-Verabreichung dürften die Gerinnungswerte unabhängig sein von der 3 Tage vor Spitaleintritt abgesetzten Anticoagulantienbehandlung, dies um so mehr als auch der Faktor V sehr stark reduziert ist.

Tabelle 2.
Leberdystrophie
(R.F., ♂, 41 J.)

	%
Quick	7
Faktor II	3
Faktor V	13
Faktor VII	5

3. Lebercirrhose mit exogenem Leberkoma

L. M., 50jährig, leidet an Lebercirrhose (postnekrotisch?) und Diabetes mellitus.

Am 16. Juli 1965 plötzliches Auftreten einer schweren Blutung aus Oesophagusvaricen. Am folgenden Tag wird er in die Chirurgische Univ.-Klinik in Basel eingewiesen. Patient wird tief komatös. Der Gerinnungsstatus (Tabelle 3) ergibt wohl eine deutliche Reduktion der Gerinnungsfaktoren; diese genügt aber nicht für die Annahme einer Leberzelläsion, die zum Coma hepaticum führen müßte. Es kommt daher eine extrahepatische Ursache in Betracht. Blut- und Urinzucker lassen ein diabetisches Koma ausschließen. Offensichtlich ist die enterale Blutung bei portokavalen Anastomosen für die Bewußtseinsstörung verantwortlich zu machen. Unter entsprechender Behandlung erwacht der Patient (bei nur wenig verändertem Gerinnungsstatus).

Tabelle 3. *L. M., ♂, 50 J., Postnekrot.Lebercirrhose, exogenes Coma hepaticum*

	19. 7. %	26. 7. %
Quick	48	51
Faktor II	34	31
Faktor V	60	52
Faktor VII	27	41
	Rezidiv. Oesoph.-varicen Blutungen	Nach Therapie
	Koma	klares Bewußtsein

Tabelle 4. *Bewußtseinsstörungen bei Leberaffektionen*	Tabelle 5 *Bewußtseinsstörungen bei Leberaffektionen*
Pathogenetische Einteilung:	Ätiologische Einteilung:

Endogenes Leberkoma
  Leberinsuffizienz + + +
  Gerinnungsfaktoren stark >
  NH$_3$ oft wenig <
	Endogenes Leberkoma
	  Infektiös
	  Toxisch

Exogenes Leberkoma
  Leberinsuffizienz +
  Gerinnungsfaktoren mäßig >
  NH$_3$ oft stark <
	Exogenes Leberkoma
	  Nutritiv
	  Enterale Blutung
	  Diuretika
	  Seltene Ursachen

Es scheint somit, daß die Bestimmung der Gerinnungsfaktoren einen wertvollen Beitrag liefern könne für die Differentialdiagnose des Leberkoma, für die Frage, ob ein endogenes oder exogenes Koma vorliege (Tabelle 4). Beim *endogenen* Leberkoma ist die Bewußtseinsstörung bedingt durch den Zusammenbruch der Leberfunktion, durch die schwere hepatocelluläre Schädigung. Dementsprechend ist die Konzentration der Gerinnungsfaktoren stark herabgesetzt: ,,Quick" unter 30%, Summe der Faktoren II, V und VII unter 70 bis 80%. Beim *exogenen* Leberkoma ist die Leberzellschädigung zwar vorhanden, aber nicht so ausgesprochen, daß sie an sich genügen würde, um das Koma zu erklären; die Konzentration der Gerinnungsfaktoren liegt deutlich oberhalb der erwähnten Werte. Aus diesem Grunde müssen andere, extrahepatische Ursachen mit im Spiele sein. In Tabelle 5 sind die wichtigsten ätiologischen Faktoren des Leberkoma aufgeführt: beim exogenen Koma sind neben der Blutung in den Magen-Darmtrakt und der Eiweißzufuhr in der Nahrung vor allem die modernen Diuretika zu erwähnen.

Folgendes Beispiel mag dies veranschaulichen:

A. G. 53jähriger Mann (geboren 1911). 1961 wird ein Diabetes mellitus festgestellt. 1963 eine Lebercirrhose bei Hämochromatose mit Oesophagusvaricen, Ascites und Ödemen.

Juli/August 1964 Ascitestherapie mit Spirolacton und Chlorthalidon. Einweisung am 30. August in somnolentem, desorientiertem Zustand, der zu tiefem Koma führt. Man vermutet zunächst ein endogenes Leberkoma (Tabelle 6); die Gerinnungswerte stimmen jedoch mit dieser Annahme nicht überein (Quick 50%, Summe der Faktoren II, V, VII: 123). Es muß daher eine extrahepatische Ursache für die Bewußtseinstrübung vorliegen, die in einer Elektrolytstörung — als Folge der diuretischen Therapie — gefunden wird:

Serum-Na 120 mval/l bei normalem K (Tabelle 6). Nach Zufuhr von ca. 20 g NaCl erwacht der Patient. Das Koma dauerte 15 Stunden.

Ende März des folgenden Jahres wird Patient erneut bewußtseinsgetrübt und gleitet allmählich in ein tiefes Koma, in dem er am 11. April ad exitum kommt; am 1. April sind die Gerinnungswerte so stark reduziert (Tabelle 7), daß sie mit einem endogenen Leberkoma vereinbar sind. Die Autopsie ergibt auch tatsächlich einen frischen nekrotischen Schub der

Lebercirrhose bei Hämochromatose (Transaminasen fallen in den letzten Tagen ab: SGOT von 74 auf 46 E, SGPT von 78 auf 50 E).

Auch in diesem Fall gestattete die Berücksichtigung der Gerinnungsverhältnisse ohne weiteres die Erkennung des exogenen (1964) bzw. des endogenen Leberkomas (1965).

Wenn wir die einzelnen Gerinnungsfaktoren gesondert betrachten, so stellen wir fest, daß bei schwerer Hepatitis beinahe alle Faktoren gegenüber der Norm

Tabelle 6. *A. G., ♂, 53 J. Hämochromatose, Koma bei Elektrolytstörung*

30. 8.		31. 8.
Na 120 mval/l	~ 20·g NaCl	135 mval/l
Cl 96 mval/l	→	104 mval/l
K 4,15 mval/l		4,2 mval/l
Quick 50%		
Faktor II 30%	} IDEM	
Faktor V 48%		
Faktor VII 45%		
Koma		Klares Bewußtsein

Tabelle 7. *A. G., ♂, 53 J. Hämochromatose, endogenes Lebercoma*

Quick	32%	
Faktor II	15%	
Faktor V	28%	(10 Tage vor Exitus)
Faktor VII	28%	

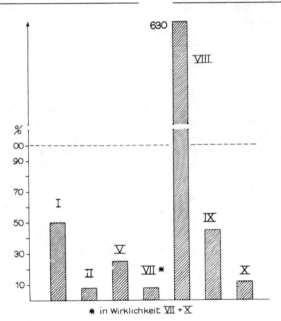

Abb. 6. Verhalten der Gerinnungsfaktoren bei Leberdystrophie infolge Virushepatitis

vermindert sind, mit einer Ausnahme: Der Faktor VIII, der bei der Hämophilie A fehlt, zeigt eine Steigerung der Aktivität, welche den Normalwert oft um ein Vielfaches übertrifft (Abb. 6). Dieser Befund war zunächst so erstaunlich, daß wir einen Artefakt vor uns zu haben glaubten. Es zeigte sich aber, daß der Gerinnungsdefekt des Hämophilieblutes in vitro tatsächlich viel besser mit Plasma von Leberkranken als mit Normalplasma behoben werden konnte (Straub) [5]. Es scheint sich also um eine tatsächliche Konzentrationszunahme zu handeln. Wir nahmen darauf an, daß der Faktor VIII vielleicht deswegen nicht wie die andern Faktoren abnehme, weil er außerhalb der Leber oder wenigstens außerhalb der Leberzelle gebildet werde. Daß dies der Fall ist, haben neuere experimentelle Untersuchungen gezeigt, bei denen durch Milztransplantation eine vorübergehende Korrektur des Gerinnungsdefektes der Hundehämophilie erreicht werden konnte. Der Faktor VIII wird also u. a. in der Milz gebildet, möglicherweise im RES. Es ist bekannt, daß dieses System sich bei Leberkrankheiten in einem Zustand vermehrter Aktivität befindet und daher vermehrt Immunglobuline bildet, die das typische Elektrophoresebild der hepatocellulären Erkrankungen bedingen. In diesem Zusammenhang ist auf eine Arbeit von Richter, Kühn u. Mitarb. in Gießen hinzuweisen, die keine Verminderung, sondern sogar eine Steigerung der Proteinsynthese in Leberpunktaten von Patienten mit akuter Hepatitis festgestellt haben [4]. Vielleicht betrifft diese Steigerung vorwiegend das RES der Leber, die Kupferschen Sternzellen, die bekanntlich einen wesentlichen Anteil des Lebergewebes ausmachen. Es ist aber auch möglich, daß das verschiedene Verhalten des Faktors VIII und der übrigen Gerinnungsfaktoren mit einer unterschiedlichen Lokalisation ihrer Bildung in den Organellen der Leberzellen zusammenhängt.

Wenn wir uns fragen, in welcher Reihenfolge die übrigen Faktoren absinken, so kann man wohl sagen, daß — wie zu erwarten war — der Faktor mit der kürzesten Halbwertzeit, der Faktor VII, zuerst abnimmt. Im übrigen scheint sich die Einteilung der Gerinnungsfaktoren in zwei bzw. drei Gruppen nach ihren physikalisch-chemischen und physiologischen Eigenschaften auch hier zu bewähren. Die erste Gruppe könnte man als Fibrinogengruppe bezeichnen mit den Faktoren I (Fibrinogen), V, VIII und XIII, die zweite als Prothrombingruppe mit den Faktoren II (Prothrombin), VII, IX und X. Die dritte Gruppe enthält die übrigen

Tabelle 8

Leberinsuffizienz	K-Avitaminose und orale Anticoagulantien
I. Grad:	
Faktor II >	Faktor II >
Faktor VII >	Faktor VII >
Faktor IX >	Faktor IX >
Faktor X >	Faktor X >
	Inhibitor <
II. Grad:	
Faktor I >	
Faktor V >	
Faktor VIIIª <	

ª auch I. Grad

Faktoren. Es sind die Faktoren der zweiten, der Prothrombingruppe, die zuerst absinken und erst bei einem schwereren Grad der Leberschädigung werden auch die Faktoren der Fibrinogengruppe in Mitleidenschaft gezogen: zuerst Faktor V, erst später Fibrinogen und Faktor XIII, während Faktor VIII, wie erwähnt, oft ansteigt. In Tabelle 8 sind diese Verhältnisse dargestellt.

Da die Faktoren der Prothrombingruppe Vitamin K zu ihrer Synthese benötigen, sind sie auch vermindert bei Vitamin K-Mangel sowie bei Verabreichung der Vitamin K-Antagonisten, der oralen Anticoagulantien. Wir können somit bei einer Verminderung dieser Faktoren zunächst nicht sagen, ob eine Leberzellschädigung oder ein Mangel an Vitamin K ursächlich in Frage kommt. Die Unterscheidung ist leicht möglich durch den Vitamin K-Test, den wir 1940 als Leberfunktionsprüfung vorgeschlagen haben (vgl. Abb. 7).

Der Test leistet gute Dienste, wenn man seine Grenzen berücksichtigt. Schwierigkeiten in der Interpretation können dadurch entstehen, daß der langanhaltende Verschlußikterus sekundär zu einer Leberzellschädigung führt und dann nicht mehr so prompt auf Vitamin K anspricht, oder es kann umgekehrt im Laufe einer Hepatitis eine intrahepatische Cholostase auftreten, die dann eine ähnliche Reaktion auf Vitamin K zur Folge haben kann, wie sie der Verschlußikterus zeigt. Ein Anstieg der Gerinnungsfaktoren bis zur Norm kommt dabei allerdings kaum je vor.

Mit den bisher erwähnten Störungen sind jedoch die bei Leberkrankheiten auftretenden Anomalien der Blutstillung keineswegs erschöpft. Dem Blutgerinnungssystem steht bekanntlich ein antagonistisches System, die Fibrinolyse gegenüber, dessen Mechanismus dem der Gerinnung sehr ähnlich ist. Bei Leberaffektionen, speziell bei chronischen, findet man recht häufig eine Steigerung der Fibrinolyse. Wahrscheinlich hängt damit ein von uns bei Leberkrankheiten wiederholt erhobener Befund zusammen: eine Verminderung des Plasminogens (des

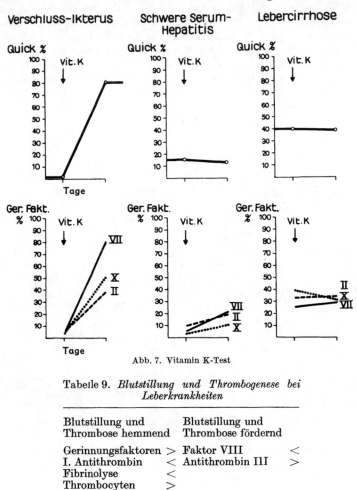

Abb. 7. Vitamin K-Test

Tabelle 9. *Blutstillung und Thrombogenese bei Leberkrankheiten*

Blutstillung und Thrombose hemmend		Blutstillung und Thrombose fördernd	
Gerinnungsfaktoren	>	Faktor VIII	<
I. Antithrombin	<	Antithrombin III	>
Fibrinolyse	<		
Thrombocyten	>		

Profibrinolysins), das bei der Fibrinolyse verbraucht wird. Woher kommt diese Steigerung der Fibrinolyse? Wir haben hier zu berücksichtigen, daß sowohl das Gerinnungssystem wie die Fibrinolyse durch verschiedene Inhibitoren in Schranken gehalten werden. Da das Antifibrinolysin in der Leber gebildet wird, liegt es nahe, die Steigerung der Fibrinolyse durch eine Verminderung des Antifibrinolysins zu erklären. Es ist aber ebensogut möglich, daß der fibrinolytische Blutaktivator, der von der gesunden Leber eliminiert wird[1], im Plasma ansteigt, wenn die Leber diese Funktion nicht mehr in normaler Weise ausüben kann. Auch das

---

[1] Ob er abgebaut oder ausgeschieden wird, sei dahingestellt; man spricht von einer „Clearance" dieses Aktivators in der Leber.

Antithrombin III des Gerinnungssystems, das langsam wirkende, sog. progressive Antithrombin, wird bei Leberkrankheiten vermindert gefunden. Im Gegensatz dazu steht eine von uns sehr häufig festgestellte Steigerung des rasch wirkenden Antithrombins[2], dessen Natur noch völlig ungeklärt ist (Tabelle 9).

Die soeben gegebenen Erklärungen der Fibrinolysesteigerung sind aber nicht die einzig möglichen. Überall dort, wo wir eine vermehrte Fibrinolyse (die besonders leicht feststellbar ist) nachweisen, müssen wir uns die Frage stellen, ob sie nicht lediglich eine Reaktion auf eine ausgedehnte intravasculäre Gerinnung darstellt. Lasch u. Hörder haben eine solche desseminierte intravasculäre Gerinnung bei Leberkrankheiten nachgewiesen [3]; auch wir haben dies bei Lebercirrhosen festgestellt, allerdings nur beim Vorliegen einer Komplikation, wie z. B. einer Blutung. Wir sind jedoch der Meinung, daß die gesteigerte Fibrinolyse bei Leberkrankheiten in der Regel eine isolierte Erscheinung darstellt. Das hat deswegen praktische Konsequenzen, weil wir z. B. bei Shuntoperationen die Blutungsneigung durch einen Inhibitor der Fibrinolyse, durch ε-Aminocapronsäure, nur dann bekämpfen dürfen, wenn wir eine intravasculäre Gerinnung ausschließen können. Die bisherige Erfahrung hat gezeigt, daß dieser Inhibitor der Fibrinolyse, postoperativ verabreicht, günstig wirkt.

Die Störungen der Blutstillung bei Leberkrankheiten lassen sich somit folgendermaßen zusammenfassen (Tabelle 9). Die meisten dieser Störungen erschweren die Blutstillung, fördern die Blutungsbereitschaft und wirken der Thrombose entgegen. Einige wenige Befunde haben allerdings den gegenteiligen Effekt; sie fördern Blutstillung und Thrombose. Das mag der Grund sein, warum bei schweren Lebercirrhosen nicht ganz selten in der Pfortader — begünstigt durch die enorme Stauung und Strömungsverlangsamung — eine Thrombose gefunden wird, die sich oft in ihre drei Wurzeln, Vena lienalis und die beiden Venae mesentericae, fortsetzt als sog. ,,Thrombose triveineuse" (Askanazy [1]). In den meisten Fällen aber überwiegt die blutstillungs- und thrombosehemmende Wirkung. Das war bereits den früheren Ärztegenerationen wohl bekannt, denn das Auftreten einer hämorrhagischen Diathese bei Leberkrankheiten galt von jeher als signum mali ominis.

Literatur

1. Askanazy, M.: Pers. Mitteilung. — 2. Colombi, A., Thölen, H., Engelhart, G., Duckert, F., Hecht, Y. und Koller, F.: Schweiz. med. Wschr. 97, 1716—1721 (1967). — 3. Hörder, M. H.: Verbrauchskoagulopathie und Antiplasmin-Aktivität bei Lebercirrhosen. Ikterus. International. Symposium 27.—29. 10. 1967, pp. 326—328. Hrsg. K. Beck. Stuttgart: Schattauer-Verlag 1968. — 4. Richter, E., Clauditz, F., Leinweser, B. und Kuhn, N.: Acta hepato-splenol. (Stuttg.) 15, 376—382 (1968). — 5. Straub, P. W., Riedler, G. und Meili, E. O.: Schweiz. med. Wschr. 96, 1199 (1966).

Hormonelle Störungen bei der Leberinsuffizienz

Vannotti, A. (Clinique Médicale Universitaire, Lausanne)

Referat

Seit langem ist es bekannt, daß gewisse Beziehungen zwischen Leber und endokrinem System existieren, da klinisch Fälle von Gonadeninsuffizienz bei der Lebercirrhose beschrieben worden sind. Meines Wissens stammt die erste Hinweisung einer Hodenatrophie in einem Falle von Lebercirrhose aus Trousseau 1861.

Das klassische Bild der Gonadeninsuffizienz, Gynäkomastie und weiblicher Haarkonfiguration bei der Cirrhose ist der beste Beweis einer endokrinen Störung bei Leberinsuffizienz. Diese Zeichen waren schon 1902 (Lereboulet) bekannt.

---

[2] Sog. Immediat-Antithrombin.

Erst in relativ neuerer Zeit sind in diesem Gebiet systematische Untersuchungen über das Verhalten der steroiden Hormone bei der Leberschädigung gemacht worden.

Ausgehend aus der Feststellung der Inaktivierung der Oestrogene durch die Leber von Zondek (1934), hat eine Reihe von Autoren eine Erhöhung der Oestrogenausscheidung bei der Cirrhose und bei der akuten Virushepatitis gefunden, die parallel dem klinischen Bild der Leberschädigung verläuft.

Es ist bekannt, daß die Leber größtenteils die Glucuro- und die Sulfoconjugierung der Oestrogene bewirkt, wobei das Oestron und das Oestradiol mehr mit der Sulfogruppe, das Oestriol mehr mit der Glucuronsäure conjigiert werden. In diesen Formen werden dann die Hormone durch die Galle ausgeschieden (Adlercreutz).

Die Leber spielt allerdings auch eine wichtige Rolle im intermediären Stoffwechsel der Oestrogene. Es wird heute allgemein angenommen, daß das Oestradiol und das Oestrone in wenig aktives Oestrogen-Oestriol in der Leber verwandelt werden können.

Leberoxydasen können durch Oxydation das Oestradiol in ein biologisch unwirksames Zwischenprodukt umwandeln (Westerfeld, 1940).

Ferner muß man den typischen enterohepatischen Cyclus der Oestrogene erwähnen, der zu einer partiellen Ausscheidung der Hormone durch Urin und Faeces führt.

Auch das Progesteron scheint durch die Leber einige katabolische Umwandlungen zu erfahren. Das Hormon würde in der Leber in Pregnandiol transformiert, glucuroconjugiert und durch die Galle ausgeschieden. Das Pregnandiol kann auch in nicht aktive Kataboliten abgebaut werden.

Es ist daher nicht erstaunlich, daß bei der schweren Leberschädigung und vor allem bei der Lebercirrhose sowie auch bei der schweren Virushepatitis eine Erhöhung der Oestrogene im Blut und vor allem der nicht conjugierten Oestrogene zu finden ist.

Die 17-Ketosteroidausscheidung ist bei den schweren Leberpatienten gewöhnlich stark erniedrigt und dies sowohl beim Mann als auch bei der Frau. Nach Lederer ist diese Androgenerniedrigung durch die Oestrogenerhöhung bedingt, die eine Erniedrigung der hypophysären Gonadotropine verursacht.

Es ist allerdings wichtig zu unterstreichen (Warter u. Mitarb.), daß bei der Hämochromatose im Gegensatz zur Lebercirrhose sowohl die Androgene als auch die Oestrogene erniedrigt sind. Dies würde dafür sprechen, daß bei dieser Krankheit die Gonaden direkt durch die Eisenimpregnation betroffen sind.

Die Testisatrophie wurde seit langem beobachtet (Falta, 1912; Eppinger, 1937 und viele andere). Es handelt sich dabei um einen progressiven Schwund des germinativen Gewebes, wogegen das interstitielle Gewebe normal erscheint. Mit großer Wahrscheinlichkeit ist diese Tatsache dadurch zu erklären, daß die Erhöhung der Oestrogene im Blut für die Verminderung der Gonadotropinproduktion in der Hypophyse verantwortlich ist, was zu einer Tubuliatrophie führt (Voegt u. Weller sowie Lederer u. Bataille).

Der Cortisolmetabolismus ist ebenfalls eng mit der Lebertätigkeit verbunden, da dieses Organ den Abbau des Cortisols in inaktive Metaboliten bewirkt. Dies geschieht durch Reduktion der Doppelbindung 4 bis 5, ferner durch Reduktion der Ketogruppe in Stellung 3 und 20. Trotzdem ist der Cortisolgehalt im Blut bei der Lebercirrhose oft normal, wobei aber die Tetrahydroabkömmlinge und die 17-Ketosteroide im Urin des Cirrhotikers vermindert sind. Dies spricht nach Peterson dafür, daß der hepatische Umsatz (die metabolische Leberclearance) des Hormons bei der Leberschädigung herabgesetzt ist. Die Halbwertszeit des

Cortisols ist tatsächlich verlängert. Peterson denkt, daß bei der Cirrhose und bei der Hepatitis eine Verlangsamung der Sättigung der Doppelbindung im Cortisol vorliegt.

Die Untersuchung der funktionellen Beziehungen zwischen Hypophysenvorderlappen und Nebennierenrinde beim Cirrhotiker hat oft zu unterschiedlichen Resultaten geführt. Dies beruht wahrscheinlich auf der Verschiedenheit der untersuchten Fälle. Der Tagesrhythmus des Cortisolgehaltes im Blute ist leicht verändert (Sholiton u. Mitarb. sowie Tucci u. Mitarb.).

In unserem Krankengut (19 Fälle von Cirrhose nach Ruedi, Magnenat und Felber) konnten wir zeigen, daß morgens nüchtern der Cortisolgehalt etwas niedriger und daß der Abfall geringer als die Norm ist. Dies könnte mit dem verlangsamten Hormonabbau in der Leber in Verbindung gesetzt werden. Die Antwort des Cirrhotikers auf eine ACTH-Belastung ist praktisch normal, sogar leicht erhöht. Die Stimulierung der ACTH-Sekretion mit Metopyrone gibt in der Literatur schwankende Resultate. Auf 13 Cirrhotiker konnten bei uns Ruedi u. Mitarb. nach Metopyronebelastung eine sehr deutliche Erhöhung der 17-OH-Steroide feststellen, was für eine ausgezeichnete Reaktivität der Diencephalo-hypophysären Zentren spricht.

Es scheint somit, daß der Organismus beim Cirrhotiker bestrebt ist, eine physiologische Cortisolämie trotz verlangsamtem Cortisolkatabolismus beizuhalten.

Die Sekretionserhöhung des Aldosterons bei der Lebercirrhose ist bekanntlich nicht mit der Leberschädigung, sondern mit der Regulation des Wasser- und Elektrolythaushaltes in Zusammenhang zu bringen (Hyperaldosteronismus der Lebercirrhose mit Ascites). Bei dieser Krankheit wird allgemein eine beträchtliche Erniedrigung der Urinausscheidung der 17-Ketosteroide und eine weniger ausgesprochene Verminderung der Corticoide im Urin gefunden.

Wir müssen noch erwähnen, daß das Cortisol an eine spezifische Plasmaproteinfraktion: das Transcortin gebunden ist. Die Leberschädigung kann durch Störung dieses Proteinträgers eine Änderung im Cortisoltransport bewirken.

Die Störungen des Glucoseumsatzes bei der Lebercirrhose sind seit langem bekannt; ihr Mechanismus ist heute aber noch nicht vollständig geklärt. Nach einer Statistik unseres Krankengutes weisen mehr als 50% unserer Cirrhotiker eine Störung der Zuckerregulation auf, wovon 20% Diabetiker sind.

Die Glucosebelastungskurve zeigt bei der Cirrhose einen prädiabetischen Verlauf, wobei auch die Insulinämiekurve eine parallele Erhöhung des Insulins aufweist. Somit handelt es sich dabei nicht um einen Insulinmangel. Der Cirrhosediabetes beruht daher nicht auf einer endokrinen, sondern vielmehr auf einer metabolischen Störung des Glucosemetabolismus. Wir konnten (Magnenat, Borel, Felber) diese Anomalie auf einen schlechten Zuckerverbrauch in den peripheren Geweben in Zusammenhang mit einer Erhöhung der freien Fettsäuren und einem Potassiummangel zurückführen. Eine Hypopotassämie bringt allerdings nach Conn eine Verlangsamung der Insulinproduktion.

Gewisse klinische Beziehungen zwischen Schilddrüse und Leber sind schon oft beschrieben worden. Bei schwerer Hyperthyreose wurden oft histologisch und klinisch Leberschädigungen beobachtet. Der Begriff einer Störung der Schilddrüsenfunktion ist dagegen ziemlich neu.

1955 haben wir mit Scazziga und später mit Lemarchand-Béraud festgestellt, daß die mit Radiojod bestimmte Schilddrüsenfunktion bei der akuten Virushepatitis geschädigt war. Das hormonelle Jod im Blute ist erhöht; dies beruht auf einer Verlangsamung des Thyroxinkatabolismus auf der Höhe der Leber. Nach Albert u. Keating spielt die Leber beim Abbau der Schilddrüsenhormone eine wichtige Rolle. Diese letzten werden in der Leber dejodiert und desaminiert und ferner mit Glucuronsäure conjugiert. Eine schwere Störung der Leberfunktion führt daher zu einer Erhöhung der zirkulierenden Schilddrüsenhormone.

Es ist interessant zu bemerken, daß diese Vermehrung der Schilddrüsenhormone im Blute nicht von einer Erhöhung des Grundumsatzes und vom klinischen Bild der Hyperthyreose begleitet ist. Dies ist dadurch zu erklären, daß mit der Leberschädigung der Plasmatransport des Thyroxins sehr verändert ist. Die Transportfähigkeit des TBG ist stark erhöht, wogegen der Transport der Praealbumine erniedrigt ist.

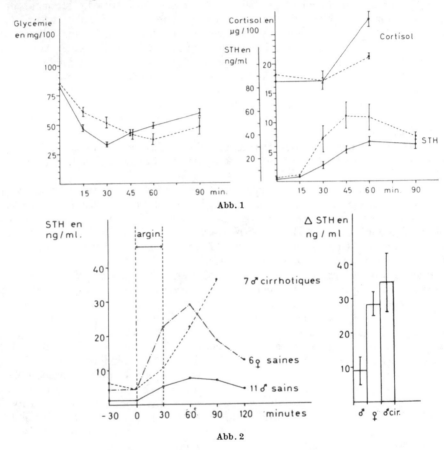

Abb. 1

Abb. 2

Die Beziehungen zwischen Leber und Hypophyse sind heute noch nicht klar gestellt. Es scheint aber, daß die Hypophysenstörungen, die bei der Lebercirrhose und bei der Virushepatitis auftreten können, auf eine durch „feed back" der zirkulierenden peripheren Hormone ausgelösten Anomalie zurückzuführen sind.

Ausgehend von den wichtigen Beziehungen des somatotropen Hormons mit dem Stoffwechsel haben wir versucht, beim Cirrhotiker die Wachstumshormonproduktion sowohl mit dem Hypoglykämietest als auch mit dem Arginintest zu stimulieren.

Der Hypoglykämietest führte bei neun Cirrhotikern zu einer stärkeren hypophysären somatotropen Reaktion als die normalen Individuen (Abb. 1).

Beim Arginintest weiß man, daß die somatotrope Antwort viel ausgesprochener bei der Frau als beim Manne ist. Die letzteren reagieren aber auf vorhergehende Oestrogenbehandlung wie die Frauen. Bei unseren sieben Cirrhotikern (Männern) hat Ruedi eine gewaltige somatotrope Reaktion beobachtet, was mit größter Wahrscheinlichkeit auf den vorhandenen Hyperoestrogenismus zurückzuführen ist (Abb. 2). Für eine starke Wachstumshormonreaktion auf die Hypoglykämie haben wir keine Antwort; wir glauben aber, daß bei beiden Stimulationsversuchen die höheren Kurven des Cirrhotikers auf einen verlangsamten Katabolismus des somatotropen Hormons zurückzuführen sind.

An Hand dieser physiopathologischen Erörterungen möchten wir kurz auf die klinischen Störungen des endokrinen Systems bei der Leberschädigung zurückkommen.

Bei der Lebercirrhose und manchmal auch bei der schweren akuten und chronischen Virushepatitis beobachtet man oft eine Erhöhung der Oestrogenen und eine Erniedrigung der Androgene. Diese durch die Schädigung der biochemischen Funktion der Leber bedingte Situation führt zum bekannten Bild des Hypogonadismus mit starker Abnahme der Libido bis zur Impotenz, zu einer Atrophie der Testis und manchmal auch der Prostata (Lloyd u. Williams), zur Verminderung sowie auch zur weiblichen Lokalisation der Behaarung. Eine Gynäkomastie und eine Oligo- oder Azoospermie sind ferner eine sehr häufige Erscheinung.

Bei der Frau tritt häufig frühzeitig eine Amenorrhoe, eine Verminderung der Behaarung und manchmal eine Atrophie der Genitalien auf. Dieses Bild ist beim bestehenden Hyperoestrogenismus schwer zu erklären; es sei, daß die begleitende Verminderung der Gonadotropine dabei maßgebend sei. Es ist ferner zu betonen, daß wie für das Cortisol und für das Thyroxin die Oestrogene abnorm an die Plasmaeiweißträger gebunden werden können.

Die Nebennierenrinde erscheint bei der Lebercirrhose nicht besonders geschädigt. Manche anatomopathologischen Feststellungen bei der Lebercirrhose sind allerdings interessant. Barr u. Sommers haben bei beinahe 60% der Fälle eine Rindenatrophie beobachtet. Dies wurde auch von Sheehan bestätigt.

Diese Feststellungen sowie einige Symptome, die auf einen Addisonismus beim Cirrhotiker hinweisen könnten, sind allerdings nicht als eine spezifische Veränderung der Nebennierenrinde bei der Cirrhose ohne weiteres zu interpretieren.

Die häufigen Störungen des Glucosestoffwechsels beim Cirrhotiker gehören zu den metabolischen Veränderungen des Organismus bei der Leberzellschädigung und sind nicht unbedingt auf einen Insulinmangel oder auf eine Erhöhung der diabetogenen Hormone zurückzuführen.

Schließlich führen die interessanten Umsatzveränderungen, die die Schilddrüsenhormone durch eine schwere Leberschädigung erfahren und die durch eine Verminderung der Dejodierung des Abbaus und der Ausscheidung als Glucuronsäureverbindungen charakterisiert werden, zu keiner Hyperthyreose, da die Transportkapazität der Plasmaeiweißträger bei der Leberschädigung erhöht ist.

Das Studium der endokrinen Störungen bei schweren Leberkrankheiten ist nicht nur für die Physiopathologie und für die Klinik von großem Interesse, sondern es weist auch auf die wichtige Rolle der Leber und des Hormontransportes für die periphere Regulation der Hormonaktivität hin.

Literatur

Adlercreutz, H.: Acta endocr. (Kbh.) **42**, 220 (1962). — Albert, A., and Keating, F. R.: Endocrinology **51**, 427 (1952). — Barr, R. W., and Sommers, S. C.: J. clin. Endocr. **17**, 1017 (1957). — Eppinger, H.: Die Leberkrankheit. Berlin: Springer 1937. — Falta, W.: Berl. klin. Wschr. **42**, 1412 (1912). — Lederer, J., et Bataille, J. P.: Foie et glandes endocrines. Expansion, Paris 1967. — Lereboulet, P.: Thèse de médecine. Paris 1902. — Lloyd, C. W., and Williams, R. H.: Amer. J. Med. **4**, 315 (1948). — Magnenat, P., Borel, G. A., et Felber, J.-P.: Foie et glandes endocrines. Expansion, Paris 1967. — Peterson, R. E.: J. clin. Invest. **39**, 320 (1960). — Ruedi, B., Magnenat, P. und Felber, J.-P.: Schweiz. med. Wschr. (im Druck) 1969. — Scazziga, B. R., Béraud, Th. und Vannotti, A.: Schweiz. med. Wschr. **85**, 471, 1019 (1955). — Sheehan, H. L.: Rev. int. Hépat. **9**, 301 (1959). — Sholiton, L. J., Werk, E. E., and Marnall,

R. T.: Metabolism 10, 632 (1961). — Tucci, J. R., Albacete, R. A., and Martin, M. M.: Gastroenterology 59, 637 (1966). — Voegt, H., u. Weller, O.: Dtsch. med. Wschr. 84, 1093 (1959). — Warter, J., Weill, J. P., Weill Bousson: 34ème Congrès Francais Méd. Paris: Masson 1963. — Westerfeld, W.: Biochem. J. 34, 51 (1940). — Zondek, B.: Skand. Arch. Physiol. 70, 133 (1934).

Vorgemerkte Diskussion

SCHIMPF, Kl. (Med. Univ.-Klinik, Heidelberg)

Wie von Prof. Koller gezeigt und referiert wurde, gilt bei Lebererkrankungen mit Parenchymschaden (akute Hepatitis, chronische Hepatitis, Lebercirrhose, Intoxikation) der Abfall der Gerinnungsfaktoren, die in der Leber gebildet werden, als ein charakteristisches Symptom, aus welchem man den Schweregrad der Funktionsstörung oder sogar die weitere Prognose ablesen kann. Dagegen findet man in der Literatur, daß bei Stauungsikterus, frischer Cholangitis oder akuter Hepatitis gelegentlich einmal sporadische Aktivitätssteigerungen auftreten. Man nahm bisher an, daß der Übergang solcher Erkrankungen in eine Lebercirrhose dann drohe, wenn die Gerinnungsfaktoren unter die Norm abfielen oder wenn ein schon bestehender

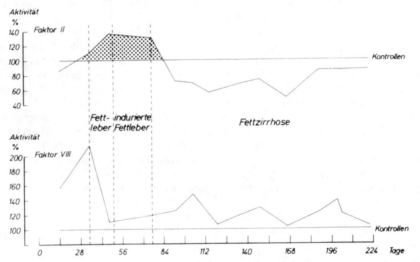

Abb. 1. Aktivität von Prothrombin und antihämophilem Globulin im Aortalblut bei experimenteller Fettcirrhose der Ratte

Abfall sistiere. Diese Annahme läßt sich nicht aufrecht erhalten: Das Prothrombin kann zu Beginn einer Cirrhose im Gegenteil deutlich erhöht sein und erst später abfallen. Dies zeigen Tierexperimente, die wir an der Medizinischen Klinik in Heidelberg zusammen mit Fritsch u. Lenhard gemacht haben.

Wir ließen 120 Ratten mit zunächst ganz anderer Zielsetzung eine Diät reich an Cholesterin, Butter und Cholsäure frei fressen. Daneben hielten wir eine Kontrollgruppe von 120 Tieren. In regelmäßigen Abständen wurde eine Anzahl Tiere getötet und untersucht. Es zeigte sich, daß eine typische Fettleber, dann indurierte Fettleber und schließlich eine Fettcirrhose auftrat. Parallel dazu bestimmten wir zahlreiche humorale Parameter, von denen in der Abb. 1 nur zwei dargestellt sind. Die Ergebnisse wurden varianzanalytisch gesichert.

Sie sehen: Das antihämophile Globulin (Faktor VIII) war in der Diätgruppe während der ganzen Versuchsdauer erhöht, besonders zu Anfang. Wir überlegten zuerst, ob das mit der peroralen Fettaufnahme zusammenhinge. Aber das reicht wohl zur Begründung nicht aus. Sicher war bei unseren Tieren die Aktivität des RES erhöht. Alle Ratten der Diätgruppe zeigten Hämolyse und Eisenablagerungen in der Milz. Weitere Erklärungen sind möglich, auf die einzugehen jetzt aber zu weit führen würde.

Überraschend ist nun, daß die Aktivität des in der Leber synthetisierten Prothrombins (Faktor II) zunächst für eine ganze Weile stark anstieg, und zwar vom Beginn der Entstehung der Fettleber an bis in die Manifestation der Lebercirrhose hinein. Erst im weiteren Verlauf sank es dann unter die Norm ab, so wie man es von vornherein erwartet hätte. Ob diese hohe Prothrombinaktivität Folge einer erhöhten Proteinsynthese im Vor- und Frühstadium der

Cirrhose oder Folge eines verminderten Prothrombinverbrauches war, können wir nicht angeben.

Wenn der Schluß vom Tierexperiment erlaubt ist, sagen unsere Ergebnisse folgendes aus:

1. Bei der „Krankheit" Lebercirrhose gibt es keine typische Faktorenkonstellation, sie hängt vom Stadium ab.

2. Die Aktivierung von Faktor II und VIII ist vielleicht einer der Gründe für die Neigung zur Verbrauchscoagulopathie.

3. Es scheint nicht mehr unerklärlich, daß Patienten mit Lebercirrhose gelegentlich auch außerhalb des gestauten Portalgebietes eine Thromboseneigung haben, was jeder Kliniker immer wieder einmal beobachtet und nicht recht verstehen kann. Man wundert sich auch nicht mehr, daß solche Patienten, falls man sich entschließt, sie mit Anticoagulantien zu behandeln, einen normalen oder sogar erhöhten Marcumarbedarf haben.

Die Untersuchung wurde mit Unterstützung der Deutschen Forschungsgemeinschaft durchgeführt.

Aufgeforderte Diskussionsbemerkung

Verbrauchscoagulopathie bei Lebercirrhose

HÖRDER, M.-H. (Med. Univ.-Kliniken und Polikliniken, Gießen)

Bei Patienten mit einer Lebercirrhose entwickelt sich häufig eine hämorrhagische Diathese. Diese kann Folge einer Synthesestörung für Gerinnungsfaktoren sein. Zusätzlich finden sich bei einer Anzahl von Patienten mit Lebercirrhose und Thromboseneigung Hinweise auf eine chronische disseminierte intravasculäre Gerinnung (Verbrauchscoagulopathie) und auf eine gesteigerte Fibrinolyse. Die Fibrinolyse kann konsekutiv auf die gestörte Blutgerinnung bezogen werden, ist aber auch ursächlich mit einer verminderten Aktivatorclearance oder einer verminderten Aktivatorfreisetzung in Zusammenhang zu bringen (Fletcher u. Mitarb., 1964; Hörder u. Mitarb., 1968; Hörder, 1969; Lasch, 1969; van de Loo u. Mitarb., 1965; Verstraete u. Mitarb., 1965).

Nach Untersuchungen verschiedener Autoren ergab sich übereinstimmend, daß ein durch die Lebercirrhose verändertes Organ gegenüber Gesunden eine verminderte portale Durchblutung hat (Bradley u. Mitarb., 1945; Hoffmeister, 1966; Shaldon u. Mitarb., 1961). Der Versuch einer Zuordnung dieses morphologischen Substrates zum funktionellen Geschehen scheint somit gerechtfertigt. Das reticulo-endotheliale System (RES) der Leber hat eine Clearancefunktion für Aktivierungsprodukte der Gerinnung (Lasch u. Mitarb., 1967; Lee, 1962; Spaet u. Mitarb., 1961). Einschränkung oder Ausfall dieser Funktion durch eine verminderte Zirkulation bei Cirrhosekranken führt danach über eine Aktivierung des Gerinnungspotentials zur Verbrauchscoagulopathie. Auch konnte gezeigt werden, daß Aktivatoren des fibrinolytischen Systems durch das RES der Leber beseitigt werden (Clearancefunktion, Fletcher u. Mitarb., 1964; Guest u. Mitarb., 1968). Weiter zeigten Januszko u. Mitarb. 1966 an Kaninchen, daß nach einer Drosselung der portalen Leberdurchblutung die fibrinolytische Aktivität im Blut ansteigt und nach Eröffnen der Strombahn wieder abfällt.

Im Hinblick auf die erwähnten Ergebnisse untersuchten wir eine Anzahl Patienten mit akuter und subakuter Hepatitis, mit progressiv chronischer Hepatitis und solche mit kompensierter und dekompensierter Lebercirrhose (Hörder, 1969). Dabei seien die beiden zuletzt genannten Krankheitsbilder in diesem Zusammenhang herausgegriffen; denn nur hier ist die Thrombocytopenie und die Erniedrigung der maximalen Thrombuselastizität im Thrombelastographen — eine Resultante aus Thrombocytenfunktion und Fibrinogengehalt — am stärksten ausgeprägt. Auch findet sich eine deutliche Verminderung der Faktor V-Aktivität. Das fibrinolytische Potential (gemessen im Euglobulinlysetest und auf der Standard-Astrupplatte) ist nur bei den Fällen von Lebercirrhose deutlich aktiviert. Außerdem kommt es gleichzeitig zu einer Vermehrung des α_2-Makroglobulins (Partigen-Immundiffusionsplatten, Behringwerke) (Hörder, 1967).

Die Verminderung der Thrombocytenzahl, die deutlich Reduktion des Fibrinogengehaltes und der Faktor V-Aktivität sowie die sekundär gesteigerte fibrinolytische Aktivität sind diagnostische Kriterien für eine chronische Verbrauchscoagulopathie (Lasch u. Mitarb., 1967).

Eine chronische Verbrauchscoagulopathie kann durch Verabreichung kleiner Heparinmengen unterbrochen werden. Während einer solchen Heparininfusion (z. B. 7500 I.E. bis 10000 I.E./24 Std) steigen zuvor erniedrigte Gerinnungsfaktoren (Faktor V, Fibrinogen) an, und es kommt auch zu einer Vermehrung zirkulierender Plättchen. So ist es durch die probatorische Verabreichung von Heparin, über dessen Antithrombineffekt möglich, bei Lebercirrhose zwischen Bildungsstörungen für Gerinnungsfaktoren und einer Verbrauchscoagulopathie als Ursache der Blutungsneigung zu differenzieren. Kommt es unter solchen Bedingungen auch zu einer Hemmung der zuvor gesteigerten fibrinolytischen Aktivität, so kann daraus geschlossen werden, daß diese sekundär Folge der Gerinnungsaktivierung ist. Es ist möglich, diese Phänomene an Patienten mit Lebercirrhose zu demonstrieren. Auch kann ein gleicher Effekt beobachtet werden, wenn einem Patienten mit einer starken Fibrinolyseaktivierung gleichzeitig Heparin und ein Antifibrinolytikum (ε-Aminocapronsäure oral) gegeben wird (Hörder, 1969; Lasch, 1969).

Zusammenfassung

Die Blutgerinnungsveränderungen bei Patienten mit Lebercirrhose, besonders bei solchen mit portaler Hypertension sind nicht nur Folge einer verminderten Synthese von Faktoren, sondern sind auch auf eine Verbrauchscoagulopathie und/oder eine Hyperfibrinolyse zurückzuführen. Der wichtigste Faktor für die Auslösung einer chronischen Verbrauchscoagulopathie scheint die reduzierte Clearancefunktion des RES zu sein. Die verminderte Zirkulation durch die Leber reduziert weiter die Abräumfunktion des RES für Aktivierungsprodukte der Gerinnung. Der chronische intravasculäre Gerinnungsprozeß kann durch Verminderung von Gerinnungsfaktoren, die auf eine gestörte Synthese zu beziehen sind, nicht verhindert werden. Die erhöhte fibrinolytische Aktivität bei Patienten mit Lebercirrhose kann sekundär auf die Verbrauchscoagulopathie folgen. Möglicherweise ist sie aber auch Folge einer verminderten Clearancefunktion des Leber-RES für Aktivatoren des fibrinolytischen Systems.

Literatur

Bradley, S. E., Ingelfinger, F. J., Bradley, G. P., and Curry, J. J.: The estimation of hepatic blood flow in man. J. clin. Invest. 24, 890 (1945). — Fletcher, A. P., Biedermann, O., Don Moore, Alkjaersig, N., and Sherry, S.: Abnormal plasminogen-plasmin system activity (fibrinolysis) in patients with hepatic cirrhosis: its cause and consequences. J. clin. Invest. 43, 4, 681 (1964). — Guest, M. M., u. Bond, T. P.: In vivo activation of fibrinolysis by peptone. Thrombos. Diathes. haemorrh. (Stuttg.) XIX, 3/4, 593 (1968). — Hoffmeister, H. E.: Über die Durchblutungsgröße bei Cirrhosekranken. Acta hepato-splenol. (Stuttg.) 13, 3 (1966). — Hörder, M.-H.: Verbrauchscoagulopathie und Antiplasminaktivität bei Lebercirrhosen. Aus: „Ikterus", F. K. Schattauer-Verlag, S. 326. Internationales Symp. 27.—29. Okt. 1967 in Freiburg i. Br.; — Consumption Coagulopathy in Liver Cirrhosis. Vortrag — 17th Annual Symposium on Blood, Detroit, U.S.A., 17th—18th January, 1969. — Hörder, M.-H., Huth, K., Heene, D., Leinweber, B. und Lasch, H.-G.: Verbrauchscoagulopathie bei Lebercirrhose? Verh. dtsch. Ges. inn. Med. 74, 150 (1968). — Januszko, T., Furman, M., and Buluk, K.: The kidneys and the liver as the organs regulating the fibrinolytic system of circulating blood. Thrombos. Diathes. haemorrh. (Stuttg.) XV, 3 4, 554 (1966). — Lasch, H.-G.: Reputed aspects of disseminated intravascular coagulation. Vortrag — 17th Annual Symposium on Blood, Detroit, U.S.A., 17th—18th January, 1969. — Lasch, H.-G., Heene, D. L., Huth, K., and Sandritter, W.: Pathophysiology, clinical manifestations and therapy of consumption coagulopathy. Amer. J. Cardiol. 20, 381 (1967). — Lee, L.: Reticuloendothelial clearance of circulating fibrin in teh pathogenesis of the generalized Shwartzman reaction. J. exp. Med. 115, 1065 (1962). — van de Loo, J.: Faktoren des fibrinolytischen Systems bei Leberkrankheiten. Thrombos. Diathes. haemorrh. (Stuttg.) 14, 580 (1965). — Shaldon, S., Chiandussi, L., Caesar, J., and Sherlock, S.: The estimation of hepatic blood flow and intrahepatic shunted blood flow by colloidal heat-denatured human serum albumin labelled J^{131}. J. clin. Invest. 40, 1326 (1961). — Spaet, T. H., Horowitz, H. I., Zucker-Franklin, D., Cintron, J., and Biezenski, J. J.: Reticuloendothelial clearance of blood thromboplastin in rats. Blood 17, 196 (1961). — Verstraete, M.: Excessive consumption of blood coagulation components as cause of hemorrhagic diathesis. Amer. J. Med. 38, 899 (1965).

Therapie der Leberinsuffizienz

TYGSTRUP, N. und RANEK, L. Kopenhagen

Referat

Die Leberinsuffizienz läßt sich theoretisch als eine Störung des Stoffwechsels anderer Organe durch Versagen der normalen Funktion der Leber definieren. Die Frage ist nun, wie man diese Störungen mit konservativen Mitteln behandeln kann. Zuerst muß betont werden, daß wir keine rationelle kausale Therapie haben, weil wir die fundamentalen Störungen im einzelnen nicht kennen. Wir kennen nur einige ihrer Folgen, und zwar als klinisch eindrucksvollste die auf das Zentralnervensystem: das hepatische Koma.

Seit vielen Jahren hat man eine Erhöhung des Blutammoniumgehaltes als bedeutenden Ausdruck der metabolischen Störungen angesehen und in ihr eine wesentliche Ursache des hepatischen Komas vermutet. Die Wirkung der Hyperammoniämie auf den cerebralen Stoffwechsel ist trotz zahlreicher Untersuchungen und Hypothesen noch immer ungeklärt.

Es leuchtet ein, daß das toxische Ammonium aus dem Darm in höherer Konzentration in das periphere Blut gelangen kann, wenn größere Kollateralen zwischen Pfortader- und Systemkreislauf bestehen. Es scheint aber wichtig zwischen dieser Shuntencephalopathie, dem sog. Leber*aus*fallkoma, und der eigentlichen hepatischen Encephalopathie, oder Leber*zer*fallkoma, zu unterscheiden. Die Prognose der Shuntencephalopathie ist entschieden besser als die der hepatischen Encephalopathie und es ist fraglich, ob die Ammoniumvergiftung nicht eine verhältnismäßig geringe Rolle für die letztere Form spielt.

Von einigen Arbeitskreisen, unter anderen von White, Phear, Summerskill u. Sherlock (1955), konnte jedoch gezeigt werden, daß es auch bei hepatischer Encephalopathie einen portokavalen Shunt gibt, nämlich einen funktionellen, intrahepatischen Shunt. Bei Untersuchungen mit dem Lebervenenkatheter bei Patienten mit schwerer Hepatitis steigt nach oraler Gabe von Ammoniumchlorid die Ammoniumkonzentration im Lebervenenblut stark an, weil die Leberzellen

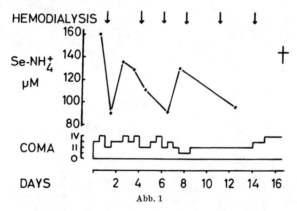

Abb. 1

nicht das Ammonium aufnehmen können. Es ist also durchaus angezeigt auch bei hepatischer Encephalopathie blutammoniumsenkende Maßnahmen zu ergreifen.

Eine sehr wirksame, obwohl nicht lange anhaltende Methode, das Ammonium aus dem Blut zu entfernen, ist die Hämodialyse. Sie ist nicht als Standardtherapie der Hyperammoniämie zu empfehlen. Man kann aber damit nachweisen, daß es zur günstigen Beeinflussung des Komas nicht immer genügt, den Ammoniumspiegel im Blut niedrig zu halten. Wir haben dieses kürzlich bei einem Patienten mit Urämie nach Glomerulonephritis bestätigen können.

Der Patient hatte eine leichte Hepatitis, wie es bei Patienten, bei denen eine Dauerdialyse durchgeführt wird, leider nicht selten ist. Als Vorbereitung zur Transplantation wurde er nephrektomiert. Im Zusammenhang mit der Nephrektomie traten Infektionen auf und die Hepatitis ging ins Leberkoma über (Abb. 1). Er wurde alle 2 Tage dialysiert. Hierdurch konnte die Blutammoniumkonzentration verhältnismäßig niedrig gehalten werden. Trotzdem starb der Patient im Leberkoma.

Die ammoniumsenkende Therapie, die also nur als unterstützend betrachtet werden kann, besteht in erster Linie darin, die Ammoniumproduktion im Darm zu unterdrücken. Die Zufuhr von stickstoffhaltigen Substanzen soll möglichst eingeschränkt werden. Gewöhnlicherweise erzielt man dieses damit daß, man die Patienten ausschließlich mit Glucose ernährt. Wenn man täglich ungefähr 2 l 20% Glucoselösung durch eine Magensonde gibt, werden 1600 Calorien zugeführt. Der Nachteil dieser Behandlung ist, daß durch höheren Bedarf an nichtessentiellen

Aminosäuren eine gesteigerte Neusynthese dieser Stoffe in den Leberzellen erfolgen muß. Welche Rolle diese Extrabelastung der Leberfunktion für die Regeneration der Leber spielt, ist nicht aufgeklärt, mag aber wohl wesentlich sein.

Die Ammoniumproduktion kann auch bei Sterilisierung des Darminhaltes erzielt werden, weil die Urease der Darmbakterien entscheidend für die Ammoniumproduktion verantwortlich ist. Nichtresorbierbare Antibiotica, wie z. B. Neomycin, können benutzt werden. Aber hierbei besteht der Nachteil, daß resistente Mikroorganismen, die für einen geschwächten Patienten pathogen sein können, wuchern.

Ein Patient mit einer Cirrhose wurde im Präkoma nach einer Blutung in die Klinik aufgenommen und mit Neomyzin behandelt. Nach einer Woche bekam er Durchfälle, und es wurden Pilze in immer größeren Mengen im Stuhl gefunden (Abb. 2). Nach 2 Wochen hatte er auch Pilze im Harn, und obwohl man nichts im Blut nachweisen konnte, wurde Neomyzin durch Lactulose ersetzt. Der Zustand verschlechterte sich allmählich, und der Patient starb schließlich im Koma, bei normaler Körpertemperatur. Bei der postmortalen Untersuchung wurden Pilzabscesse in mehreren Organen, z. B. in Herz, Nieren und Gehirn, nachgewiesen.

Vielleicht ist eine Lactulosebehandlung in dieser Situation weniger gefährlich (Bircher, Müller, Guggenheim u. Haemmerli, 1966). Einige Autoren finden aber,

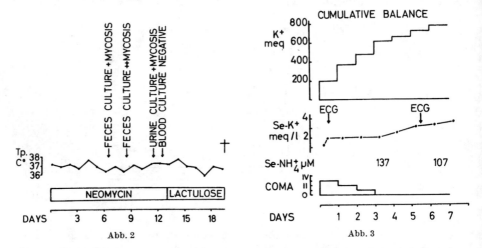

Abb. 2   Abb. 3

daß Lactulose häufig schwere Durchfälle machen kann, und daß deshalb die Gefahr von bedeutenden Wasser- und Elektrolytstörungen besteht.

Mit der Behandlung mit Metaboliten des Harnstoffcyclus haben wir keine Erfahrung. Die in der letzten Zeit veröffentlichten Erfahrungen scheinen uns jedoch nicht ermutigend (Meuret, Beck, Keul u. Gruenagel, 1968).

Es muß betont werden, daß man die ammoniumsenkende Therapie nicht überschätzen darf, weil man andere wichtige Maßnahmen dabei versäumen kann.

Es ist bekannt, daß Störungen im Elektrolyt- und Wasserhaushalt eine wesentliche Rolle für das hepatische Koma spielen können. Patienten mit Leberinsuffizienz haben an sich eine Neigung zur Hypokaliämie; diese Neigung kann durch Diuretikabehandlung verstärkt werden. Ein Kaliumverlust im Harn vermindert die Ausscheidung von Ammonium und kann vielleicht zur Hyperammoniämie beitragen. Die Hypokaliämie hat aber wahrscheinlich auch an sich eine ungünstige Wirkung. Eine wirksame Kaliumsubstitution kann schwierig durchzuführen sein, hat aber zur Zeit Erfolg (Abb. 3).

Eine Nettozufuhr von 800 maq Kalium oder ungefähr 20% des gesamten Kaliumgehalts des Körpers war in diesem Fall notwendig, um die Hypokaliämie zu beheben, aber auf diese Weise gelang es auch, das Koma zu beseitigen. Die diuretische Behandlung, die vorher durchgeführt worden war, war keineswegs exzessiv, außerdem hatte der Patient übliche perorale

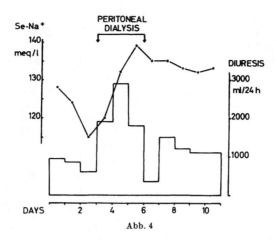

Abb. 4

Kaliumzufuhr erhalten. Die Elektrokardiogramme bestätigten den ausgesprochenen intracellulären Kaliummangel.

Auch Hyponatriämie kann ein großes Problem sein. Sie kann wahrscheinlich das hepatische Koma auslösen. Der Zustand ist charakterisiert durch fallende Diuresen, zunehmenden Ascites und Hyponatriämie, obgleich man eine positive Natriumbilanz und eine gesteigerte Natriummenge im Körper findet. Eine Behandlung mit Natriuminfusion ist meistens aussichtslos und verstärkt nur die Wasserretention. In leichteren Fällen kann man mit Wasserrestriktion den Zustand etwas bessern, aber der Durst ist für den Patienten sehr qualvoll. Hyponatriämie und Oligurie wird meistens als terminaler Zustand angesehen, der sich jeder Behandlung widersetzt. Wir haben in einigen Fällen diesen Zustand mit Peritonealdialyse behandelt und Erfolge erzielt (Abb. 4).

Der Proteinverlust am Anfang der Dialyse wird durch Albumin ersetzt. Die Natriumkonzentration in Serum wird meistens nach der Dialyse normalisiert, die Diuresen steigen an, und allmählich bessert sich häufig auch das Koma. Es scheint, als ob man bisweilen mit der Peritonealdialyse den Circulus vitiosus der Hyponatriämie durchbrechen kann.

Coagulationsstörungen sind oft für die Prognose der Leberinsuffizienz entscheidend. Eine Blutungsneigung, z. B. mit diffusen Magen- oder Lungenblutungen, tritt häufig sehr plötzlich auf und erfordert eine ständige Überwachung des Gerinnungsstatus. Es kann jedoch sehr schwierig sein, die exakte Ursache einer hämorrhagischen Diathese zu finden, besonders dann, wenn kein Speziallaboratorium zur Verfügung steht. Die häufige auftretende Hypoprothrombinämie läßt sich manchmal mit Vitamin K bessern, aber es ist eine intravenöse Verabreichung von Phytomenadion erforderlich. Die wichtigsten Maßnahmen, um die Blutungsneigung zu hemmen, sind in der folgenden Tabelle zusammengefaßt. Mit Infusionen von frischgefrorenem Plasma oder von frischem Blut werden Gerinnungsfaktoren,

Tabelle. *Hemorrhagic diathesis in patients with liver insufficiency*

causes	treatment
decreased production of clotting factors (factor II, V, VII, IX, X)	transfusions with fresh blood or fresh frozen plasma
thrombocytopenia	platlet-rich plasma
increased fibrinolysis	epsilon amino caproic acid (EACA)

die in der Leber synthetisiert werden, zugeführt. Thrombopenie kann mit thrombocytenreichem Plasma und Fibrinolyse mit EACA behandelt werden.

Bei komatösen Patienten ist es natürlich außerordentlich wichtig, die respiratorische und zirkulatorische Homoiostase zu überwachen. Obwohl ein Coma hepaticum oft mit Hyperventilation verbunden ist, kann eine Respirationsinsuffizienz eintreten, z. B. wegen einer Sekretanhäufung oder Aspiration. Deshalb kann es zweckmäßig sein, den Patienten zu intubieren. Eine Respirationsinsuffizienz kann ein Leberkoma provozieren. Eine künstliche Beatmung kann den Zustand daher mitunter entscheidend bessern.

Es sei wieder ein Beispiel angeführt: Es handelte sich um eine akute Hepatitis bei einem Patienten mit chronischer Bronchitis (Abb. 5). Trotz fallender Ammoniumwerte wurde das Koma tiefer. Das pCO_2 stieg bis 70 mm Quecksilber an, und nach Intubation wurde der Patient künstlich beatmet. Im Laufe weniger Stunden besserte sich das Koma. Daß es sich nicht um ein reines respiratorisches Koma handelte, zeigten die Transaminasen, der Prothrombinwert und die Leberbiopsie. Auch das Elektroencephalogramm zeigte, daß das Koma nicht respiratorisch, sondern hepatisch war (Abb. 6).

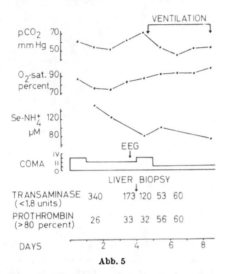

Abb. 5

Trotzdem gelang es durch die künstliche Beatmung den Komazustand wieder zu beheben.

In diesem Zusammenhang muß auch die Bedeutung der generellen antibiotischen Therapie betont werden. Sehr häufig sind Bronchopneumonien als unmittelbare Todesursache bei Leberkoma zu betrachten.

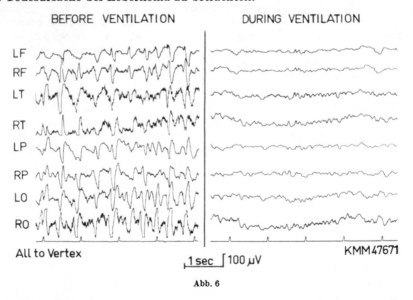

Abb. 6

Die zirkulatorische Homoiostase kann Schwierigkeiten machen. Trotz Blutverlust kann die periphere Durchblutung oft lange auffallend bleiben. Man kann deshalb den Bedarf von Transfusionen unterschätzen. Andererseits kann auch leicht zuviel Blut und Flüssigkeit gegeben werden, und es ist deshalb sehr nützlich, den zentralen Venendruck mit einem Katheter in der Vena cava superior fortlaufend zu messen.

Es ist zweifelhaft, ob zentralstimulierende Medikamente eine günstige Wirkung haben. Es ist aber ganz sicher, daß die meisten zentraldämpfenden Medikamente sehr gefährlich sein können, besonders Stoffe der Morphingruppe.

Ein 21 jähriges Mädchen wurde ikterisch, und man beobachtete eine ausgeprägte Hämolyse. Durch die Leberbiopsie wurde eine Hepatitis festgestellt. Aus ungeklärter Ursache bekam sie heftige Magenschmerzen, die mit Pethidin behandelt wurden. Im Laufe von 24 Std wurden 325 mg gegeben, und am folgenden Tag wurde die Patientin komatös. Sie wurde auf die hepatologische Abteilung des Rigshospitals verlegt, starb aber schon $1/2$ Std später.

Eine Behandlung mit Morphinantagonisten kann in manchen Fällen nützlich sein. Das wichtigste ist aber ohne Zweifel, zentraldämpfende Medikamente möglichst zu vermeiden.

Einige seltene Ursachen des hepatischen Komas, die man behandeln kann, sollen erwähnt werden.

Hypoglykämie bei Leberinsuffizienz ist viel seltener, als man es vielleicht erwarten konnte, und wenn sie eintritt, ist die Ursache nicht eine unzureichende hepatische Gluconeogenese, sondern ein Mehrverbrauch, bisweilen von mehreren kg Glucose täglich (Samson, Trey, Timme u. Saunders, 1967). Es wird vermutet, daß ein Hyperinsulinismus vorliegt. Man muß also häufig den Blutzucker kontrollieren und evtl. große Mengen Glucose peroral und intravenös zuführen.

Die Hyperbilirubinämie bei Leberinsuffizienz wird bei Erwachsenen als harmlos angesehen. Eine Voraussetzung ist aber vermutlich, daß das Bilirubin im Blut durch eine Bindung an Serumproteinen in Lösung gehalten wird. Normalerweise kann ungefähr 60 mg-% Bilirubin an Albumin gebunden werden. Was bei höheren Bilirubinkonzentrationen im Serum geschieht, ist unbekannt. Wir haben drei Patienten mit Serum-Bilirubin von 60 mg-% gesehen, die alle starben.

Der letzte Fall war eine Patientin mit Leberkoma, Choledochusverschluß und Pfortaderthrombose. Neurologisch war der Zustand uncharakteristisch, und wegen des Verdachtes einer Kernikterus-ähnlichen Hirnläsion wurden zwei Austauschtransfusionen vorgenommen. Das Serum-Bilirubin wurde von 60 auf 28 mg-% gesenkt. Das Koma blieb aber unverändert. Die postmortale Untersuchung zeigte keine auffallende Färbung in den basalen Ganglien.

Es besteht jedoch die Möglichkeit einer irreversiblen metabolischen Schädigung, und wir sind der Ansicht, daß exzessiv hohe Bilirubinwerte als eine mögliche Indikation für eine Austauschtransfusion in Betracht gezogen werden sollen.

Schließlich soll auch eine andere, spezielle Indikation für eine Austauschtransfusion genannt werden, obgleich dieses nicht das Hauptthema ist.

Eine 42 jährige Patientin mit chronischer Hepatitis, die mit einem typischen hepatischen Koma eingeliefert wurde, hatte zusätzlich eine anämiebedingte Herzinsuffizienz. Der Hämoglobinwert betrug 2,8 g-%. Die Leberinsuffizienz war so ausgesprochen, daß wir keine Zeit hatten, erst Diuretika und dann Bluttransfusionen zu geben. Stattdessen haben wir eine Austauschtransfusion vorgenommen — mit promptem Erfolg (Abb. 7). Die Ödeme und die Lungenstauung verschwanden, und die Leberfunktion besserte sich rasch.

Der Fall zeigt, daß auch Anämie und Herzinsuffizienz das Leberkoma provozieren können.

Aus allem bisher gesagtem wird ersichtlich, daß es bei Patienten im Coma hepaticum entscheidend wichtig ist, eine optimale symptomatische Therapie durchzuführen, um komplizierende Faktoren zu bekämpfen. Man kann nun fragen, ob man nichts für die Leber selbst tun kann, um die mangelhafte Funktion zu bessern oder entlasten. Diese Frage können wir nicht beantworten. Vielleicht muß die Behandlung mit Corticosteroiden als Unterstützung der Leberfunktion angesehen werden. Ducci u. Katz (1952) haben über die günstige Wirkung einer Steroidbehandlung bei der fulminanten Hepatitis berichtet. Die meisten Internisten folgen diesem Behandlungsvorschlag, weil die Prognose so außerordentlich schlecht ist. In der kürzlich veröffentlichten Untersuchung von Davis, Peters, Redeker u. Reynolds (1968) überlebten 6 von 16 steroidbehandelten Patienten mit Hepatitis und Koma, und in einer Studie über Steroidbehandlung bei Hepatitis aus der Schweiz gab es keinen Fall von Coma hepaticum in der Steroidgruppe gegenüber drei Fällen in der Kontrollgruppe (Blum, Stutz, Haemmerli, Schmid u. Grady, 1969).

Diese Beobachtungen geben aber keine endgültige Antwort. Eine prospektive kontrollierte Studie ist wahrscheinlich unumgänglich notwendig. Ob man in der Zwischenzeit mit Steroiden behandeln will oder nicht, kann diskutiert werden. Wir sind nicht der Meinung, daß die Unsicherheit nur zugunsten der Behandlung spricht. In der kontrollierten Untersuchung der Kopenhagener Leberstudiengruppe bei Kranken mit Lebercirrhose (Copenhagen Study Group for Liver Disease, 1969) war eine progressive Leberinsuffizienz in der behandelten Gruppe ebenso oft die Todesursache wie in der unbehandelten Gruppe. Für Patienten mit fortgeschrittener Cirrhose, wie z. B. Patienten mit Ascites, wurde die Prognose bei Prednisonbehandlung signifikant verschlechtert. Es gibt auch experimentelle Anhaltspunkte

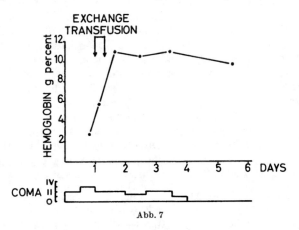

Abb. 7

dafür, daß Corticosteroide die Leberzellen schädigen (Bhagwat u. Deodhar, 1968), und deshalb glauben wir zur Zeit *nicht*, daß eine Glucocorticoidbehandlung bei allen Patienten mit Leberkoma zweckmäßig ist.

Viele andere Maßnahmen sind empfohlen worden, wie Infusionen mit Vitaminen, Leberextrakten, Zuckerarten usw. Wir finden die theoretische Begründung für diese Behandlungsformen unzureichend und konnten uns nicht entschließen, eigene Erfahrungen zu sammeln. Ob man evtl. mit einigen dieser Therapieversuche kontrollierte Untersuchungen vornehmen soll, ist schwierig zu entscheiden, auf alle Fällen sind Untersuchungen über Steroidbehandlung und Austauschtransfusionen noch dringlicher.

Literatur

Bhagwat, A. G., and Deodhar, S. D.: Experimental hepatic injury produced in the rabbit by glucocorticoids. Arch. Path. **85**, 346—356 (1968). — Bircher, J., Müller, J., Guggenheim, P., and Haemmerli, U. P.: Treatment of chronic portalsystemic encephalopathy with lactulose. Lancet I, 890—893 (1966). — Blum, A. L., Stutz, R., Haemmerli, U. P., Schmid, P., and Grady, G. F.: A fortuitously controlled study of steroid therapy in acut viral hepatitis. Part I, Acute disease. Amer. J. Med. (1969) (in print). — Copenhagen Study Group for Liver Diseases. Effect of prednisone on the survival of patients with cirrhosis of the liver. Lancet **1969** I, 119—121. — Davis, M. A., Peters, R. L., Redeker, A. G., and Reynolds, T. B.: Appraisal of the mortality in acute fulminant viral hepatitis. New Engl. J. Med. **278**, 1248—1252 (1968). — Ducci, H., and Katz, R.: Cortisone, ACTH and antibiotics in fulminant hepatitis. Gastroenterology **21**, 357—374 (1952). — Meuret, G., Beck, K., Keul, J. und Gruenagel, H. H.:

Zur Therapie des Leberkomas mit Metaboliten des Harnstoffzyklus, Glutamat und α-Keto-glutarat. Dtsch. med. Wschr. **93**, 1194—1197 (1968). — Samson, R. I., Trey, C., Timme, A. H., and Saunders, S. J.: Fulminating hepatitis with recurrent hypoglycemia and hemorrhage. Gastroenterology **53**, 291—300 (1967). — White, L. P., Phear, E. A., Summerskill, W. H. J., and Sherlock, S.: J. clin. Invest. **34**, 158—168 (1955).

Der temporäre Leberersatz bei Patienten mit schwerer Lebererkrankung

EISEMAN, B., und NOVAK, V. (Departments of Surgery, University of Colorado Medical School and Denver General Hospital, Denver, Colorado USA)

Referat

Die gegenwärtige medikamentöse Behandlung des Leberversagens ist nicht wirksam genug. Wenn einmal der Kranke ins Koma gesunken ist, beträgt seine Erholungsaussicht nicht mehr als 20%. Liegt akute epidemische Hepatitis als Ursache vor, dann ist seine Prognose fast immer absolut ungünstig. Es ist offensichtlich, daß in diesem Sektor der Medizin etwas Besseres gefunden werden muß.

Die Grundlage für alle Behandlungsversuche ist die Beobachtung, daß die normale Leber — im Gegensatz zur Niere — eine Fähigkeit zur Regeneration besitzt. Diese Regenerationsfähigkeit ist für akute Leberschädigung charakteristisch. Bei chronischen Lebererkrankungen ist die Reserve der Regenerierungskraft außerordentlich beschränkt. Es ist zweifelhaft, ob z. B. den alkoholischen Cirrhotikern irgendein anderes Verfahren als Übertragung einer neuen, heterotopen oder orthotopen Leber helfen könnte.

Dieser Artikel bringt eine Übersicht über den jetzigen Stand der Leberstützung in der Behandlung des potentiell umkehrbaren Leberversagens. Der Zweck und die Bedeutung besonders der folgenden Methoden werden kritisch besprochen werden:

1. Austauschtransfusion.

2. Parabiotisches Anschließen des Kranken an einen gesunden Menschen oder an einen Pavian, dessen Blut durch menschliches Blut ersetzt wurde.

3. Künstliche Membranleber.

4. Extrakorporale Leberperfusion mittels Schweine- oder Menschenleber.

5. Heterotopes Lebertransplantat.

Austausch-Bluttransfusion

Wie in der Behandlung der Erythroblastosis fetalis wurde der totale Blutaustausch auch bei der Behandlung des Leberkomas angewandt. Trotz mancher dramatischer Erfolgsberichte sind die allgemeinen Ergebnisse nicht besser als die der unbehandelten Kontrollen. Die neuesten Daten von einer größeren Arbeitsgruppe zeigen, daß von einer Gesamtzahl von 166 Kranken, welche dem Blutaustausch unterzogen wurden, 36 Patienten überlebten. Dieses entspricht einem Überleben von 21,6%. Damit sind die 21.3% der Überlebenden der entsprechenden Kontrollgruppe, in welcher die Patienten mit den klassischen medizinischen Mitteln behandelt wurden, zu vergleichen.

Die Technik ist verhältnismäßig einfach. Sie verlangt Infusion und Entnahme von ungefähr 10 l Blut; die Methode jedoch ist, wie schon erwähnt, nicht wirksam genug.

Die Parabiose

Die Kreuztransfusion von einem Menschen zum andern wurde im Jahre 1964 in Seattle, Washington, versucht [4]. Es ist eine wirksame Methode für temporäre Leberstützung, offensichtlich jedoch kann sie nicht verwendet werden, wenn die leichteste Möglichkeit besteht, daß der Empfänger eine Virus-Hepatitis haben könnte. Dieses ist so oft der Fall, daß die Inanspruchnahme eines anderen Menschen für dieses Verfahren nur ausnahmsweise gerechtfertigt erschien.

Kreuzzirkulation mit Pavianen

Im Jahre 1967 schloß Prof. Hume in Richmond, Virginia, einen Kranken im Leberkoma an einen Pavian an, dessen Blut durch menschliches Blut derselben Gruppe wie des sterbenden Patienten ausgetauscht worden war. In unserem eigenen Laboratorium haben wir früher festgestellt, daß Schweine mit menschlischem Blut für kurze Zeit überleben können [11].

Der Patient von Prof. Hume erwachte während der Kreuzzirkulation mit dem Pavian aus dem Koma, starb aber kurze Zeit danach. Hume berichtete von vier weiteren solchen Patienten [9]. Mindestens zwei Kreuzzirkulationen mit Pavianen wurden in Kapstadt durchgeführt [2]. Nur zwei von diesen sechs Patienten erholten sich soweit, daß sie aus dem Krankenhaus entlassen werden konnten; sie starben jedoch einige Wochen später.

Wir glauben, daß diese Methode bei akuter toxischer Hepatitis erfolgversprechend sein kann, allerdings nur, wenn die Leber nicht irreversibel geschädigt worden ist. Es ist klar, daß diese Methode nur da angewendet werden kann, wo Paviane und ausreichende Laboratoriumseinrichtungen vorhanden sind.

Künstliche Membranleber

Wir führen diese Technik nur als eine Möglichkeit an. Das Blut des Patienten fließt eine Membran entlang, welche es von einem Brei aus Lebergewebe trennt. Die Grundlage dieser Methode ist, daß die Leberfermente durch die semipermeable Membran auf das Blut einwirken können. Im Prinzip nähert sich diese Methode derjenigen von Kimoto [10]: er dialysierte das Blut eines Patienten im Leberkoma gegen das Blut von vier lebenden Hunden über eine semipermeable Membran. Vor kurzem schlug Brunner [3] vor, nur die lysosomale Fraktion der Leberzellen zu benutzen. Um Erfolg zu haben, muß eine Membran gefunden werden, die einen Durchfluß der großmoleküligen Fermente gestattet. Es lohnt sich, diese Methode weiter zu studieren.

Die extrakorporale Schweineleberperfusion

Im Jahre 1964 hatten wir die Technik des extrakorporalen Leberersatzes für Tiere im experimentellen Leberkoma voll entwickelt. Wir waren nun für einen klinischen Versuch bereit. Es ist ziemlich unwahrscheinlich, zur gleichen Zeit über einen Patienten in Leberkoma und einen passenden Leichenspender zu verfügen. Aus diesem Grunde untersuchten wir die Möglichkeit, für einen solchen extrakorporalen Leberersatz Tierlebern statt der Menschenlebern zu benutzen. Unsere erste Frage lautete, ob die Tierleber, wenn mit menschlichem Blut perfundiert, normal arbeiten würde. In jener Zeit benutzten wir in unserem Laboratorium Schweine und konnten feststellen, daß sowohl die Schweineleber als auch die Kalbsleber im wesentlichen normal arbeiteten, wenn sie mit menschlichem Blut durchströmt wurden [11].

Nach vielen Funktionsprüfungen bei Schweinelebern, welche mit sauerstoffgesättigtem menschlichen Blut perfundiert wurden, benutzten wir diese Methode im April des Jahres 1964 bei einem Patienten im Leberkoma [6, 7]. Der Patient zeigte während und nach der kurzen Perfusion eine Besserung der neurologischen Befunde, starb aber später.

Seither wurde diese Technik mit ihren vielen Modifikationen in der ganzen Welt von mehr als 17 klinischen Gruppen angewandt [1, 5, 8, 12, 16]. Die Überlebens- und klinische Erfolgsstatistik ist — soweit wir informiert sind — in der folgenden Tabelle dargestellt. (Die Vollständigkeit dieser Daten kann nicht garantiert werden, denn die Berichte über diese Fälle stammen teilweise aus Zeitungsausschnitten, welche dem ersten Verfasser zugesandt wurden, und nicht immer aus wissenschaftlichen Zeitschriften). Wir wissen von mindestens 14 Langüberlebenden, und ungefähr 50% der Patienten zeigten während der Perfusion kurzfristige Besserung ihrer neurologischen Befunde. Eine solche Besserung dauert gewöhnlich

Tabelle. *Extrakorporale Leberperfusion (April 1969)*

Gesamtzahl der Patienten	110
Gesamtzahl der Perfusionen	190
Höchste Perfusionszahl beim einzigen Patienten	5
Neurologische Verbesserung	± 50%
Zahl der Langüberlebenden	12

1 bis 3 Tage sogar bei jenen Patienten, deren Leber vollkommen zerstört war.

Es ist sehr entmutigend, daß der Alkoholiker (oder der alimentäre Cirrhotiker) eine sehr beschränkte Regenerierungskraft aufweist. Deshalb ist der extrakorporale Leberersatz beim Cirrhotiker, dessen Leber durch Alkohol zerstört wurde, nicht angezeigt.

Andererseits wird der extrakorporale Leberersatz in der Behandlung der akuten Lebervergiftung und vielleicht der akuten Virushepatitis, die sich bis zum

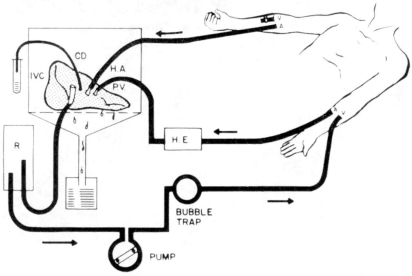

Abb. 1. Schema der Zirkulation bei der Schweineleberperfusion

Leberkoma entwickelt hat, einen Platz finden. Da an diesem Vorgehen sehr viel Interesse bekundet wird, werden einige Details unserer Technik kurz beschrieben werden.

Wir benutzen frische Schweinelebern, die gleich nach der Entfernung aus dem heparinisierten Spendertier mit 3 bis 5 l kalter Hartmannscher Flüssigkeit ausgewaschen wurden. Die Leber muß frisch sein, denn eine Blutungsneigung entwickelt sich bei Perfusion von schlecht konservierten Lebern im gleichen Maße, wie bei orthotopischer Homotransplantation [15]. Die ausgewaschene Leber wird in eine sterile Kammer eingefügt. Kanülen für den Einfluß werden in die Leberarterie und die Pfortader und für den Ausfluß in die Hohlvene eingeführt. Eine Gallengangskanüle leitet die während der Perfusion gebildete Galle ab (Abb. 1 und 2).

An die Kammer ist ein mechanischer Respirator angeschlossen, welcher einen wechselnden negativen und positiven Druck auf die Außenseite der Leber ausübt (Abb. 3). Wir haben herausgefunden, daß diese Massage, welche den natürlichen Druck des Zwerchfells auf die Leber nachahmt, die Leberfunktion wesentlich verbessert. Wir berichteten über diese Erfahrungen im Jahre 1965, und Abouna [1] bestätigte sie im letzten Jahre.

Die Leber soll durch die Pfortader und durch die Leberarterie ausreichend mit oxygeniertem Blut durchströmt werden. Der gesamte Durchfluß vom arteriali-

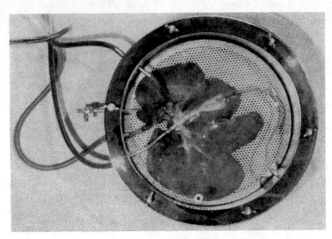

Abb. 2. Lage der Leber in der Perfusionskammer

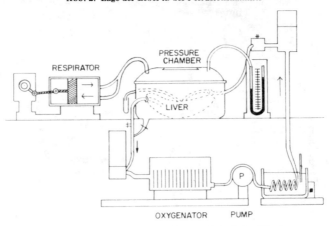

Abb. 3. Schematische Darstellung des „respiratorischen" Systems

sierten Blut soll mindestens $1/2$ ml/g Lebergewebe und min betragen [14], in anderen Worten, mindestens 300 bis 500 ml/min sollen vom Patienten durch die Leber fließen. Um ein solches Durchströmungsvolumen zu erreichen, ist es erforderlich, beide Brachialarterien oder beide Femoralarterien zu kanülieren. Scribner-Shunts, wie sie bei chronischer Nierendialyse verwendet werden, waren nicht befriedigend. Meistens ist bei diesen komatösen Patienten keine Narkose nötig.

Die Gallenkanüle ragt aus der Kammer heraus, und sie beginnt das menschliche Bilirubin des gelbsüchtigen Patienten in charakteristischer Weise kurz nach Beginn der Perfusion abzuleiten.

Die fortlaufenden Kontrollen können so kompliziert sein, wie man will. Als Minimalkontrolle sollen das pH, der Blutdurchfluß und die Gallenmenge ständig verfolgt werden. Natürlich müssen die Vitalzeichen des Patienten laufend überwacht werden. Leichte Hypotonie tritt oft gleich nach dem Beginn der extrakorporalen Perfusion auf. Das Blut des Patienten, welches in die blutleere Leber fließt, muß durch Bluttransfusion ersetzt werden. Das Blut, welches von der Schweineleber kommt, ist kalt und meistens acidotisch. Erwärmung und Natriumbicarbonat korrigieren diese Anomalität. Nach etwa 15 bis 30 min verläuft die Perfusion reibungslos: Patient und Leber haben sich gewissermaßen aneinander angeglichen.

Es muß sichergestellt werden, daß die Leber eine Temperatur von 38 °C aufweist. Eine auch nur leichte Abkühlung verursacht einen bedeutenden Abfall in der Perfusionswirksamkeit.

Wir schlagen eine Perfusionsdauer von 3 bis 4 Std vor. In 4 Std haben wir meistens den höchsten Nutzeffekt erzielt. Längere Perfusionsdauer erhob die Wahrscheinlichkeit, daß sich Blutungskomplikationen entwickeln. Das Antifibrinolytikum Epsilon-Aminocapronsäure hilft diese Blutungsneigung zu verhindern. Sorgfältig dosierte Heparinisierung ist ebenfalls von Vorteil, denn sie vermindert die Möglichkeit einer Verbrauchscoagulopathie, welche bei Verwendung einer schlecht präservierten Leber auftreten könnte.

Wo stehen wir nun mit unserer Technik? Wir haben aus diesen Erfahrungen viel über Leberphysiologie gelernt. Sie halfen uns in der Entwicklung der Technik der homologen Leberübertragung. Sie waren auch für die Verbesserung der Leberkonservierung nützlich. Aber die Methode als solche hat nur einen beschränkten klinischen Wert. Es besteht kein weiterer Grund, sie bei alkoholischen oder alimentären Cirrhotikern zu verwenden. Andererseits kann diese Methode für komatöse Patienten nach virusbedingter oder akut toxischer Hepatitis, wo Austauschtransfusionen fehlschlugen, von einiger Bedeutung sein.

Anfänglich erwarteten wir, daß die extrakorporale Leberperfusion eine nötige Ergänzung der orthotopischen Leberübertragung darstellen würde, in ähnlicher Weise, wie eine künstliche Niere vor und nach Nierenübertragung. Aus diesem Grunde wurde die Apparatur für extrakorporale Leberperfusion während der ersten erfolgreichen Lebertransplantationen in Denver im Juli 1967 stets gebrauchsfertig gehalten. Glücklicherweise erwies sich die extrakorporale Leberperfusion bei orthotopischen Leberübertragungen als unnötig. Sobald die übertragene Leber ausreichende Blutversorgung erhalten hat, ist sie imstande, den Empfänger erfolgreich zu unterstützen.

Heterotope Hilfsleberübertragung

Heterotope Lebertransplantation ist eine weitere Methode für temporäre oder dauernde Unterstützung des Patienten bei Leberversagen. Eine solche zweite Leber kann bei einem hoffnungslos kranken Empfänger mit weit geringerem Operationstrauma eingefügt werden als bei orthotopischer Übertragung, da diese Operation unvermeidlich eine totale Hepatektomie einschließt.

Wir versuchten die heterotope Leberübertragung zum ersten Male im Jahre 1958. Das war bevor wir die Immunosuppressionsmittel verwendeten, und diese Transplantation war nicht erfolgreich. Seither ist viel hinzugelernt worden.

Eine Hilfsleber kann entweder ins Becken, ähnlich wie bei der Nierenübertragung, oder ins Milzbett eingefügt werden. In der Milzlage kann das Transplantat gleichzeitig als entlastende Verbindung zwischen Milz- und Nierenvene funktionieren. Dieses könnte bei Patienten mit Pfortaderhochdruck von Bedeutung sein.

Die Möglichkeiten des Leberersatzes durch heterotope Hilfsleberübertragung wurden in unserem Laboratorium im letzten Jahr eingehend untersucht. Vielleicht dürfen wir die Resultate mit mehr als 50 heterotopen Lebertransplantationen bei Schweinen wie folgt zusammenfassen:

1. Ein großer Leberlappen scheint für klinische Benutzung besser zu sein als die gesamte Leber.

2. Die Blutversorgung durch die Leberarterie allein (Abb. 4) vereinfacht die Einfügung und Entfernung des temporären Lebertransplantates. Die Leberarterie kann ohne Pfortader eine gute Leberfunktion für mindestens einige Tage aufrechterhalten. Nichtsdestoweniger bleiben manche Fragen über die beste Technik für die Blutversorgung des heterotopen Lebertransplantates unbeantwortet.

3. Für den Blutabfluß muß ein sehr kurzes Stück der suprahepatischen Hohlvene verwendet werden, damit eine Knickung der Vene und damit eine mechanische

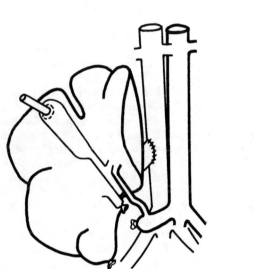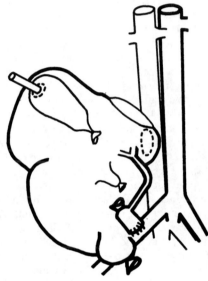

Abb. 4. Schema der Gefäßanastomosierung
bei der heterotopen Leberübertragung

Abb. 5

Abflußdrosselung verhütet wird, denn diese würde die Arbeit der Leber zum Stillstand bringen.

4. Wir sind nicht über alle Leberfunktionen informiert, jedoch wissen wir, daß ein solches Hilfslebertransplantat bei gelbsüchtigen Patienten für 5 bis 7 Tage wirksam das Bilirubin entfernt.

Wir glauben, daß folgende Zustände eine Indikation für die klinische Verwendung einer heterotopen Hilfsleberübertragung darstellen:

1. Statt extrakorporaler Leberperfusion bei Leberversagen nach akuter Virushepatitis oder nach chemischer Schädigung. Es ist wahrscheinlich, daß diese Methode auch für alkoholische Cirrhotiker von Bedeutung sein könnte, deren Leberfunktionsreserve durch eine schwere Magen-Darmblutung vorübergehend verschlechtert wurde.

2. Die angeborene biliäre Atresie. Diese Krankheit ist nicht bösartig und die Gallenausscheidung wäre die einzige Funktion des Transplantates.

3. Als eine palliative Maßnahme, um beim hoffnungslos kranken Patienten Zeit zu gewinnen, bis ein passendes Organ für orthotopische Übertragung gefunden ist.

Zusammenfassung

Die klassischen medizinischen Methoden sind in der Behandlung des Leberversagens bedauerlich unwirksam. Die neuen Methoden des temporären Lebererersatzes wurden besprochen. Außer der Austauschtransfusion wurde die Parabiose des komatösen Patienten mit einem Pavian oder mit einem menschlichen Freiwilligen diskutiert und die Verheißung theoretisch guter Aussichten mit der künstlichen Membranleber wurde erwähnt. Schließlich wurden die Beschränkungen und die möglichen klinischen Indikationen der extrakorporalen Leberperfusion und der heterotopen Hilfsleberübertragung erörtert.

Literatur

1. Abouna, G. M., Kirkley, J. R., Hull, C. J., Ashcroft, T., and Kerr, D. N. P.: Treatment of hepatic coma by extracorporeal pig-liver perfusion. Lancet **1969 I**, 64—68. — 2. Bosman, S. C. W., Terblanche, J., Saunders, S. J., Harrison, G. G., and Barnard, C. N.: Cross-circulation between man and baboon. Lancet **1968 II**, 583—585. — 3. Brunner, G.: Pers. Mitt. — 4. Burnell, J. M., Thomas, E. D., Ansell, J. S., Gross, H. E., Dillard, D. H., Epstein, R. B., Eschbach, J. W., Hogan, R., Hutchings, R. H., Motulsky, A., Ormsby, J. W., Poffenbarger, P., Scribner, B. H., and Volwiler, W.: Observations on cross-circulation in man. Amer. J. Med. **38**, 832—841 (1965). — 5. Dagradi, A., Puchetti, V. und Radin, S.: Experimentelle und klinische Verwendung von isolierten Perfusionen im extracorporellen Kreislauf. Bull. Soc. int. Chir. **27**, 172—176 (1968). — 6. Eiseman, B., Liem, D. S., and Raffucci, F.: Heterologous liver perfusion in treatment of hepatic failure. Ann.Surg. **162**, 329—345 (1965). — 7. Eiseman, B., van Wyk, J., and Griffen, W. O.: Method of extracorporeal hepatic assist. Surg. Gynec. Obstet. **123**, 522 bis 530 (1966). — 8. Ham, J. M., Pirola, R. C., Davidson, G. M., Yarrow, S., and Elmslie, R. G.: Pig liver perfusion for the treatment of acute hepatic coma. Surg. Gynec Obstet. **127**, 543—549 (1968). — 9. Hume, D. M., Gayle, W. E., and Williams, G. M.: Cross-circulation of patients in hepatic coma with baboon partners having human blood. Surg. Gynec. Obstet. **128**, 495—517 (1969). — 10. Kimoto, S.: The artificial liver. Experiments and clinical application. Trans. Amer. Soc. artif. intern. Org. **5**, 102—109 (1959). — 11. Liem, S. D., Waltuch, T. L., and Eiseman, B.: Function of the ex vivo pig liver perfused with human blood. Surg. Forum **15**, 90—91 (1964). — 12. Norman, J. C., Saravis, C. A., Brown, M. E., and McDermott, W. V. Jr.,: Immunochemical observations in clinical porcine liver perfusions. Surgery **60**, 179—190 (1966). — 13. Novak, V., Hill, L., Rothwell-Jackson, R., Velasquez, A., Wright, R., and Eiseman, B.: Auxiliary homotransplantation of the porcine liver into retroperitoneal space. (in press). — 14. Tait, I., and Eiseman, B.: Perfusion dynamics for extracorporeal hepatic assist. Arch. Surg. **93**, 131—141 (1966). — 75. Wasantatruek, S., Homatas, J., von Kaulla, K. N., and Eiseman, B.: Clotting abnormalities including intravascular clotting following transplantation of preserved liver in pig. Proceedings of the 17th Annual Symposium of Blood, 1969. — 16. Watts, J. M., Douglas, M. C., Dudley, H. A. F., Gurr, F. W., and Owen, J. A.: Heterologous liver perfusion in acute hepatic failure. Brit. Med. J. **1967 II**, 341—345.

Über die Aussichten der Lebertransplantation

PICHLMAIER, H. (Chirurg. Univ.-Klinik München)

Referat

An die Möglichkeiten der Leberverpflanzung werden große Hoffnungen geknüpft, da sich bisher kein anderer Weg abzeichnet, um den Funktionsverlust dieses Organs zu ersetzen. Es gelingt zwar, durch wiederholte Blutaustauschtransfusionen oder extrakorporale Leberperfusion, die sich im Leberkoma ansammelnden toxischen Produkte temporär zu vermindern, beide Methoden setzen jedoch voraus, daß sich die erkrankte Leber wieder erholt. Sie bieten keine Behandlung des endgültigen Leberversagens. Hierfür kommt nur der Organaustausch in Frage.

Daraus ergibt sich eine grundsätzliche Indikation zur Lebertransplantation. Die Schwierigkeit besteht jedoch darin, daß ein schwerer und in seinem Erfolg unsicherer Eingriff nur gerechtfertigt ist, wenn keine andere Maßnahme mehr zur

Hoffnung berechtigt. Andererseits muß trotz der schlechten Prognose der Allgemeinzustand des Kranken eine große Operation erlauben.

Die Lebertransplantation kann bei Anwendung strengster Kriterien erwogen werden, wenn es sich um die Behandlung folgender Erkrankungsgruppen handelt (Tabelle 1):

1. Maligne Primärtumoren der Leber, die noch zu keiner nachweisbaren Fernmetastasierung geführt haben.

2. Komplette zentrale Gallengangsverschlüsse, die durch intrahepatische Ableitung nicht beseitigt werden können.

3. Ausgedehnte, fortschreitende, nicht infektiös bedingte Lebernekrosen mit Koma.

Chirurgisch-technisch stehen wir vor der Aufgabe, ein differenziertes Einzelorgan, das topographisch engste Beziehungen zu drei verschiedenen Kreislaufgebieten und eine Intestinalverbindung besitzt, in vitalem Zustand zu gewinnen, es auch während der Übertragung voll lebensfähig zu erhalten und in der gegebenen Frist die erforderlichen fünf Anastomosen anzulegen, so, daß das Transplantat unmittelbar nach dem Eingriff seine lebenswichtigen Funktionen ausreichend übernimmt.

Tabelle 1. *Indikation zur Lebertransplantation*

Maligne Tumoren der Leber ohne nachweisbare Fernmetastasierung	primäres hepatocelluläres Carcinom primäres cholangiocelluläres Carcinom inoperables, zentrales Gallengangscarcinom malignes Hämangioendotheliom
Lokal inoperable Gallenwegsverschlüsse	angeborene, intrahepatische Gallengangsatresie ausgedehnter, zentraler Echinococcusbefall
Ausgedehnte, fortschreitende Lebernekrosen mit Koma	klinisch terminale Lebercirrhose mit rasch fortfortschreitender Nekrose nicht infektiös bedingte gelbe Leberdystrophie

Um ein hypoxieempfindliches Organ, wie die Leber zur Transplantation zu erhalten, muß man es lebensfrisch entnehmen. Nur unmittelbar nach eingetretenem Kreislaufstillstand ist die Leber noch ausreichend vital. Am ehesten kann als Spender der irreversibel Hirngeschädigte dienen, dessen Kreislauf bei künstlicher Beatmung aufrechterhalten wird. Immer muß in diesem Fall der Tod nach den Richtlinien der Deutschen Gesellschaft für Chirurgie festgestellt sein.

Problematisch ist auch die Zeitdauer der eigentlichen Verpflanzung, die mit der Gefäßabklemmung beginnt und mit der Freigabe der Zirkulation über die Pfortader und Leberarterie im Empfänger endet. Die Abhängigkeit des funktionellen Erfolges von dieser Zeit im Experiment geht unter anderem aus Angaben von Schalm und aus 46 eigenen tierexperimentellen Untersuchungen hervor. Um die notwendige Zeit zur Übertragung zu gewinnen, muß das Organ schon während der Entnahme kalt durchströmt und die Kerntemperatur dadurch so rasch wie möglich gesenkt werden.

Schalm hat eine Methode entwickelt, die eine Ischämietoleranz bis zu 2 Std ergibt. Nach Kühlung der Leber durch Kaltperfusion verwendet er eine Konservierungslösung, die im wesentlichen Glucose, Eiweiß und Elektrolyte enthält.

Ist es nicht möglich, die Leber unverzüglich und innerhalb der angegebenen Frist zu implantieren, so müssen Maßnahmen einer länger dauernden Organkonservierung ergriffen werden: Kontinuierliche pulsatile Durchströmung mit Nährlösungen und O_2-Überdruck. Menschliche Lebern wurden von Starzl auf diese Weise über 7 Std aufbewahrt und vital erhalten.

Von praktischer Bedeutung ist die Frage, ob man in geeigneten Fällen (Abb. 1) das Transplantat unter Belassung der eigenen Leber an anderer Stelle implantieren kann, wodurch die für den Kranken belastende Hepatektomie zu vermeiden wäre. Beim Menschen hat sich dieses Verfahren bisher nicht bewährt. Die längste Überlebenszeit bei einem von fünf Kranken von Starzl betrug 35 Tage. Folgende Nachteile müssen bei diesem Vorgehen in Kauf genommen werden:

1. Anatomische Schwierigkeiten bei der Unterbringung des voluminösen Organs im Körper des Empfängers.

2. Hämodynamische Probleme einer ausreichenden portalen und arteriellen Perfusion.

3. Gefahren der Gefäßstielknickung mit folgender Thrombose.

Aus diesen Gründen gilt die sog. *orthotope* Leberverpflanzung nach den bisherigen Erfahrungen als erfolgversprechender, wenn sie auch technisch schwieriger ist (Abb. 2).

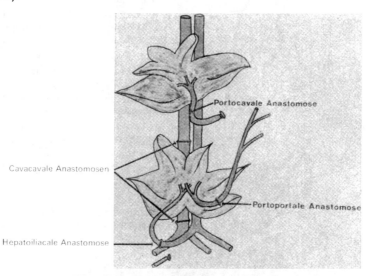

Abb. 1. Heterotope Lebertransplantation (nach Starzl)

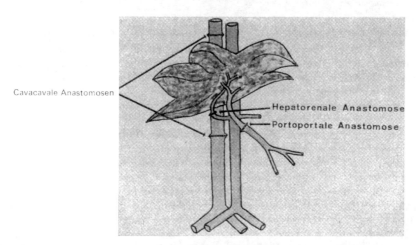

Abb. 2. Orthotope Lebertransplantation (nach Starzl). Die Gallenwegsableitung, beim Hund als Cholecystoduodenostomie, beim Menschen meistens als Choledochus-Direktverbindung, ist in Abb. 2 und 3 nicht eingezeichnet

Zwar muß man beim Menschen in der anhepatischen Phase des Eingriffs das portale und untere kavale Strombett nicht durch einen Umgehungskreislauf entlasten, wie dies im Tierversuch notwendig ist (Abb. 3), da der Mensch eine ausreichende venöse Kollateralisation zwischen der oberen und unteren Körperhälfte besitzt. Nach Abklemmen der unteren Hohlvene wird jedoch immer ein Blutdruckabfall beobachtet, der nur durch entsprechenden Volumenausgleich über das Cava cranialis-Gebiet ausgeglichen werden kann.

Eine Besonderheit der Leberverpflanzung ist die Blutungsneigung bei Ausschaltung der Leber. Es handelt sich dabei um einen Ausfall lebereigener Fibrinolyse-hemmender Stoffe. Diese bei erfolgreicher Implantation vorübergehende Schädigung ist von einer über die ersten Stunden und oft Tage anhaltenden Gerinnungsstörung überlagert, der folgende Ursachen zugrundeliegen könnten:

1. Ausfall der Plasminaktivatorhemmsubstanz der Leber.

2. Verminderte Plasminogenclearance.

3. Verminderung hepatogener Gerinnungsfaktoren.

Die *technischen* Schwierigkeiten der Leberübertragung sind heute prinzipiell überwunden. Die *immunologischen* Probleme sind es noch nicht. Gerade bei der Lebertransplantation treten besonders schwerwiegende Fragen auf, da die gebräuchlichen Immunsuppressiva hepatotoxisch sein können. Der Tod beispielsweise von Nierentransplantierten unter Immunsuppression am akuten Leberversagen ist keine Seltenheit. Im eigenen Krankengut von 40 Patienten starben drei an dieser Komplikation. Die Anwendung von Antilymphocytenglobulin mag an den besseren Ergebnissen der jüngsten Zeit ihren Anteil haben, nachdem es damit möglich geworden ist, lebertoxische Mittel, wie Azathioprin oder Aktinomycin sparsamer zu dosieren.

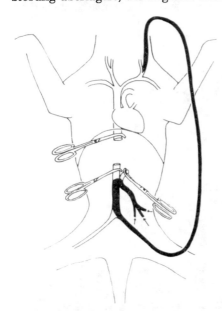

Abb. 3. Umgehungskreislauf während der anhepatischen Phase (nach Starzl). Das portale Strombett wird temporär über eine portokavale Seit-zu-Seit Anastomose in das untere kavale System umgeleitet und gemeinsam mit diesem entlastet

Welchen Wert die Gewebetestung zur Auswahl geeigneter Spender für die Lebertransplantation besitzt, kann zum gegenwärtigen Zeitpunkt nicht entschieden werden. Von Interesse sind Beobachtungen von Calne, wonach Hunde Leberhomotransplantate rasch abstoßen, Schweine dagegen nur langsam, während beide Species Nierentransplantate in wenigen Tagen verwerfen. Interessehalber sei erwähnt, daß in den Calneschen Versuchen das Lebertransplantat sogar eine gewisse Schutzfunktion für eine gleichzeitig übertragene Niere des gleichen Spenders ausübt. Eine Erklärung dieses Befundes steht noch aus.

Welchen Typ — immunologisch gesehen — menschliche Lebertransplantate verkörpern, kann noch nicht entschieden werden. Abstoßungsreaktionen wurden mehrfach beobachtet, z. T. waren sie bei entsprechender Behandlung reversibel. Eindeutig zeigt der Tierversuch, daß die Immunsuppression nach Leberverpflanzung durchschnittlich rascher reduziert werden kann als nach Transplantation der Niere. Danach könnten die besonderen Schwierigkeiten und die speziellen Nachteile, die der Lebertransplantation eigen sind, vielleicht durch Vorteile auf immunologischem Gebiet aufgewogen werden.

Die Frage, ob die Leberverpflanzung bereits heute als „echte" therapeutische Möglichkeit angesehen werden kann, ist nur durch die Statistik zu beantworten (Tabelle 2). Neben einzelnen Versuchen sind bisher zwei Gruppen mit größeren Serien hervorgetreten. Prof. Eiseman hat bereits über die Erfahrungen in Denver gesprochen. Dort wurden schon 1964 Versuche klinischer Leberverpflanzungen unternommen. Bis 1967 waren die Ergebnisse schlecht. Mit verbesserter Technik der Organkonservierung, der Immunsuppression und der Spenderwahl wurden inzwischen Erfolge erzielt. 18 orthotope Transplantationen wurden dort seither durchgeführt. Überlebenszeiten bis zu 14 Monaten konnten erreicht werden. Gegenwärtig leben von diesen 18 Patienten vier (Eiseman). Auch in London und Cambridge wurden durch Calne bisher elf Leberübertragungen vorgenommen. Anfang Februar betrug die längste Überlebenszeit seiner Serie 11 Wochen.

Eine zweite, für die Klinik sehr wichtige Frage gilt der Funktion der transplantierten Leber. Der Eiweißstoffwechsel kann beispielsweise dazu dienen, die funktionellen Eigenschaften des Transplantats zu testen. Dabei hat sich gezeigt, daß transplantierte Lebern ihre Synthesefunktion rasch und vollständig wiederaufnehmen: Schon innerhalb der ersten Wochen wird der zunächst absinkende Serumeiweißspiegel normalisiert. Selbst leberspezifische Gerinnungsfaktoren, wie

Tabelle 2. *Ergebnisse der orthotopen Lebertransplantation (bis April 1969)*

Gesamtzahl	bis 1967	9 Fälle
	ab 1967	über 29 Fälle
Mortalität	bis 1967	100% (innerhalb von 23 Tagen)
Bisher längste Überlebenszeit		> 14 Monate (Starzl)

Fibrinogen, Prothrombin, Proconvertin, Christmas- und Stuart-Faktor, die innerhalb der 1. Woche bis zu 50% der Norm absinken, erreichen bei komplikationslosem Verlauf schon in der 2. Woche normale Werte. Ähnlich liegen die Verhältnisse für die Galleausscheidung und den Bilirubinspiegel im Blut (Starzl, Calne). Die Funktionen verschlechtern sich, sobald eine immunologische Reaktion am Transplantat auftritt. Ein erstes Anzeichen ist die Erhöhung der Transaminasen und des Bilirubins. Der positive Nachweis wird durch Leberpunktion geführt. Erste Erfahrungen beim Menschen sprechen dafür, daß Transplantatkrisen unter entsprechender immunsuppressiver Therapie reversibel sind und sich in dieser Hinsicht ähnlich wie Nierentransplantate verhalten.

Die Leberverpflanzung beim Menschen ist technisch möglich. Die Schwere der Grundkrankheit und die noch weitgehend ungelösten immunologischen Probleme begrenzen die Aussicht auf Erfolg. Trotzdem sind wir — glaube ich — berechtigt, bei strengster Indikation in Einzelfällen Lebertransplantationen in der Klinik durchzuführen. Optimale technische Begebenheiten und umfassende tierexperimentelle Erfahrungen sind die Voraussetzung. Das Ziel ist es, ähnlich der Nierenverpflanzung, eine neue Behandlungsmöglichkeit für eine große und auf andere Weise nicht zu behandelnde Gruppe von Erkrankungen zu gewinnen.

Zusammenfassung

Die orthotope Leberverpflanzung beim Menschen steht als klinische Behandlungsmethode am Anfang. Indikationen zur Lebertransplantation wären maligne Primärtumoren der Leber, die noch zu keiner nachweisbaren Fernmetastasierung geführt haben, komplette zentrale Gallengangsverschlüsse, die durch intrahepatische Ableitung nicht beseitigt werden können, ausgedehnte fortschreitende, nicht infektiöse Lebernekrosen mit Koma.

Die Technik der Transplantation ist kompliziert. Fünf Anastomosen sind erforderlich.

Da die Leber sehr hypoxieempfindlich ist, müssen besondere Maßnahmen der Organkonservierung auch während der Implantation ergriffen werden.

Die bisherige Statistik weist mehrere Versuche klinischer Leberverpflanzung zwischen 1964 und 1967 auf, die erfolglos blieben. Seit 1967 sind Fortschritte der Operationstechnik der Organkonservierung und der Immunsuppression erzielt worden und dadurch auch klinische Erfolge möglich geworden. In Denver wurden seither 18 orthotope Transplantationen durchgeführt, die längste Überlebenszeit betrug 14 Monate (Starzl). In Cambridge und London wurden weitere elf derartige Transplantationen vorgenommen (Calne).

Eine erfolgreich transplantierte Leber ist in der Lage ihre Synthese- und Exkretionsfunktionen vollständig wieder aufzunehmen; diese Funktionen verschlechtern sich mit beginnender Abstoßung. Erfahrungen beim Menschen scheinen darauf hinzudeuten, daß auch bei Lebertransplantation auftretende immunologische Abwehrreaktionen unter entsprechender Therapie reversibel sind.

Literatur

Calne, R. Y., and Williams, R.: Liver transplantation in man. I. Observations on technique and organization in five cases. Brit. med. J. 4, 535 (1968). — Calne, R. Y., Williams, R., Dawson, J. L., Ansell, I. D., Evans, D. B., Flute, P. T., Herbertson, P. M., Joysey, V., Keates, G. H. W., Knill-Jones, R. P., Mason, S. A., Millard, P. R., Pena, J. R., Pentlow, B. D., Salaman, J. R., Sells, R. A., and Cullum, P. A.: Liver transplantation in man. II. A report of two orthotopic liver transplants in adult recipients. Brit. med. J. 4, 541 (1968). — Eiseman, B.: Mündl. Mitt. (1969). — Schalm, S. W.: A simple and clinically applicable method for the preservation of a liver homograft. Thesis, University of Leiden. — Starzl, T. E., Groth, C. G., Brettschneider, L., Penn, I., Fulginiti, V. A., Moon, J. B., Blanchard, H., Martin, A. J., and Porter, K. A.: Orthotopic homotransplantation of the human liver. Ann. Surg. 168, 3, 392 (1968). — Starzl, T. E., Porter, K. A., Brettschneider, L., Penn, I., Bell, P., Putnam, C. W., and McGuire, R. L.: Clinical and pathologic observations after orthotopic transplantation of the human liver. Surg. Gynec. Obstet. 128, 2, 327 (1969).

Aussprache

Herr KROP, H., (Barntrup):

Zu Herrn MEYER ZUM BÜSCHENFELDE, K. H.: Auf dem Internationalen Kongreß für Innere Medizin in Amsterdam 1966 gab ich eine Erklärung zur Immunpathologie und zu den Autoimmunkrankheiten ab, indem ich auf meine Diskussionsbemerkung auf der Tagung der Deutschen Gesellschaft für Allergie- und Immunitätsforschung in Bad Lippspringe 1963 verwies. Aus den Fibroblasten und den Zellen des RES entstehen in einem entzündlichen Gebiet durch Zerfall des Antigens Plasmazellen und Lymphocyten, die Spaltprodukte des Antigens in sich aufnehmen und unter Zwischenlagerung von zelleigenen Peptiden Granula bilden. Kommt es zum Zerfall einer solchen Zelle, so werden die Grana zu Immunglobulinen zerfallen. Dadurch ist auch das Intervall zwischen Antigenbefall und Antikörpernachweis zu erklären. Es ist anzunehmen, daß Antigenteile auch in die organspezifischen Zellen eindringen und hier Grana bilden. Beim Zerfall solcher Organzellen müssen nun spezifische Autoantikörper entstehen, gegen das Zelleiweiß und das Antigen. Bei der aktiven chronischen Hepatitis werden sicher auch Organzellen zugrundegehen und es werden die organspezifischen Antikörper in den Zellen nachzuweisen sein, die spezifische Grana in ihrem Innern gebildet haben; aber auch, wenn auch geringer in allen Organzellen, da die Antikörper auch gegen das organspezifische Eiweiß gerichtet sind.

Andrassy, K., Franz, H. E., Ritz E. und Hassenstein, P. (Med. Univ.-Klinik Heidelberg): **Zur Frage des alterierten Ausscheidungsrhythmus der transplantierten Niere**

Beim Nierengesunden unterliegen Harnfluß und Ausscheidung gelöster Substanzen im Urin einem ausgeprägten Tag-Nachtrhythmus. Dieser Rhythmus, dessen eigentliche Ursache bislang ungeklärt blieb, ist weitgehend unabhängig vom Schlaf-Wachzustand [1, 2], Nahrungsaufnahme [3], Körperhaltung [4, 5], Flüssigkeits- [6] und Kochsalzzufuhr [7].

Umgekehrt oder aufgehoben wird dieser Rhythmus bei Herzinsuffizienz und Lebererkrankungen [7], Nierenkrankheiten [8], Kaliumdefizit, Nebennieren- und Hypophysenvorderlappeninsuffizienz [9], Hungerdystrophie [10], Debilität [11] und Schädelverletzungen [12].

Bei den seit Frühjahr 67 in Heidelberg durchgeführten Nierentransplantationen[1] war uns auch die bereits von Hume [13] beschriebene nächtliche Polyurie aufgefallen. In jüngster Zeit berichtete Berlyne [14] über zwei Patienten, die nach der Nierentransplantation nicht nur eine vermehrte nächtliche Urinausscheidung, sondern auch eine gesteigerte nächtliche Exkretion von Natrium, Kalium, Chlorid und Kreatinin aufwiesen.

Diese Untersuchungen veranlaßten uns, den Tag-Nachtrhythmus an unserem Patientengut eingehender zu studieren.

Bei zwölf Patienten wurde in 12stündigen Sammelperioden die endogene Kreatininclearance, die Ausscheidung von Natrium, Kalium, Chlorid, Phosphat und Harnstoff sowie die Serum- und Harnosmolalität jeweils 3 Tage lang gemessen. Ergänzend wurden bei einigen Patienten zum Ausschluß einer Herzinsuffizienz sowie eines Kaliummangels die intrakardialen Druckverhältnisse und das Ganzkörperkalium bestimmt.

Von einer Ausnahme abgesehen, war bei allen Patienten, bei denen die Transplantation weniger als 340 Tage zurücklag, das Urinvolumen nachts größer als tags (T: 965 $\pm$ 290 ml, N: 1136 $\pm$ 398 ml, p < als 0,01).

Diese nächtliche Polyurie war im Gegensatz zu den Befunden Berlynes nicht Folge eines gesteigerten Glomerulumfiltrats, denn bei Nierentransplantierten fiel — genau wie bei Nierengesunden [15] — nachts das Glomerulumfiltrat (T: 68 $\pm$ 10 ml/min, N: 58 $\pm$ 8,7 ml/min, p < als 0,05). Trotz der Reduktion des Glomerulumfiltrats kam es zu einer vermehrten nächtlichen Natriurese (T: 109 $\pm$ 22 µval/min, N: 131 $\pm$ 24 µval/min, p < als 0,05), was nur durch eine verminderte tubuläre Natriumrückresorption erklärt werden kann. Parallel mit der nächtlichen Steigerung der Natriumausscheidung wurde auch eine vermehrte nächtliche Chloridausscheidung gefunden (T: 86 $\pm$ 16,5 µval/min, N: 118 $\pm$ 21,8 µval/min, p < als 0,01).

Dagegen war entsprechend den Befunden bei Nierengesunden der Nadir der Kaliumausscheidung nachts (T: 50 $\pm$ 9,5 µval/min, N: 31 $\pm$ 4,4 µval/min, p < als 0,05) und der Phosphatausscheidung tags (T: 558 $\pm$ 67 $\times$ 10^{-9} g/min, N: 606 $\pm$ 57 $\times$ 10^{-9} g/min, p < als 0,05).

Abweichend vom Nierengesunden, bei dem die Harnstoffausscheidung tags größer ist, war bei Nierentransplantierten die Harnstoffelimination nachts und tags nicht signifikant verschieden (T: 15980 $\pm$ 3850 $\times$ 10^{-9} g/min, N: 16810 $\pm$ 4200 $\times$ 10^{-9}/min, p > als 0,1). Dies ist wahrscheinlich allein auf die infolge nächtlicher Polyurie verminderte tubuläre Rückdiffusion von Harnstoff zurückzuführen. Wir interpretierten die beobachtete nächtliche Polyurie in der postoperativen Phase als Folge einer osmotischen Diurese bedingt durch vermehrte nächtliche Natriumausscheidung. Diese Interpretation stützt sich auf die Tatsache, daß nachts bei unveränderter Harnstoffausscheidung die Natrium- und Chloridelimination gesteigert ist. Wie bei einer osmotischen Diurese durch vermehrte Natriumausscheidung zu erwarten, sinkt die Urinosmolalität (T: 501 $\pm$ 52,5 mosm N: 455 $\pm$ 53,5 mosm, p < als 0,01) und die Harnstoffkonzentration (T: 231 $\pm$ 49 mosm/l, N: 209 $\pm$ 40,3 mosm/l, p als 0,01) des Urins, während die Urinnatriumkonzentration ansteigt (T: 71 $\pm$ 11 mosm/l, N: 84 $\pm$ 15,8 mosm/l, p < als 0,05). Wohl als Folge der nächtlichen osmotischen Diurese beobachteten wir morgens eine signifikante Erhöhung des Serumharnstoffspiegels (T: 60 $\pm$ 6,8 mg-%, N: 55 $\pm$ 7,2 mg-%, p < als 0,05) und der Serumosmolalität (T: 310 $\pm$ 4,6 mosm/l, N: 304 $\pm$ 4,8 mosm/l, p < als 0,01).

---

[1] Die Nierentransplantationen wurden von Prof. Röhl [Leiter der Urologischen Abteilung der Chirurgischen Universitätsklinik Heidelberg (Direktor: Prof. Dr. Linder)] durchgeführt.

Von den möglichen Ursachen, die eine Umkehr des Tag-Nachtrhythmus auslösen könnten, wurde eine latente Herzinsuffizienz durch Messung der intrakardialen Druckverhältnisse ausgeschlossen (Vorhofmitteldruck re durchschnittlich 4 mm Hg, Pulmonalarteriendruck durchschnittlich 25/12 mm Hg). Eine
celluläre Hypokaliämie war angesichts der normalen Serumkaliumspiegel (nicht
unter 3,5 mval/l) sowie der im Normbereich liegenden Ganzkörperkaliumwerte
(52,3 ± 8,8 mval/kg Körpergewicht) unwahrscheinlich.

Auch kam ein ADH-Effekt als mögliche Ursache nicht in Frage, da zum Zeitpunkt der Antidiurese die Natriumkonzentration im Urin absank, während sie
unter ADH zusammen mit anderen gelösten Substanzen ansteigen müßte.

Weiterhin dürfte die Ursache der Störung auch nicht in einem Nierenschaden zu
suchen sein, da keine Beziehung zur Höhe der Kreatininclearance, wohl aber zum
Intervall nach Transplantation bestand. Die Prednisontherapie dürfte ebenfalls als
möglicher Faktor ausfallen, da in dieser Serie kein Zusammenhang mit der Höhe
der Prednisondosis bestand. Außerdem wurde eine Umkehr des Tag-Nachtrhythmus auch bei Isotransplantierten ohne Prednisonmedikation beobachtet [16].

Dagegen könnte es sich — wie bereits Berlyne vermutete — bei diesem Phänomen um eine Folge der Denervierung der Niere handeln. In eigenen Untersuchungen wird derzeit geprüft, ob die denervierte Niere eine veränderte Reninsekretions-
rhythmik aufweist. Im Zusammenhang mit der Rückbildung der Rhythmusum-
kehr soll nicht unerwähnt bleiben, daß kürzlich ein Wiedereinwachsen von Nervenfasern in transplantierte Nieren histologisch gesichert werden konnte [17].

Andererseits deuten Beobachtungen von Nierengesunden darauf hin, daß das
Zentrum der Tag-Nachtrhythmik im Hypothalamus zu suchen ist. Es wäre deshalb
auch zu erwägen, ob die Störung nicht vielleicht Ausdruck einer sich nur langsam
zurückbildenden Alteration der hypothalamischen Zentren durch die Urämie sein
könnte.

Wir danken Frl. Eckart für vorzügliche technische Assistenz.

Literatur

1. Jores, A.: Dtsch. Arch. klin. Med. **175**, 244 (1933). — 2. Mills, J. N., and Thomas, S.:
J. Physiol. (Lond.) **137**, 65 (1957). — 3. Campbell, J. A., and Webster, T. A.: Biochem. J. **16**,
106 (1922). — 4. Thomas, S.: J. Physiol. (Lond.) **148**, 489 (1959). — 5. Stanbury, S. W., and
Thomson, A. E.: Clin. Sci. **10**, 267 (1951). — 6. Wesson, L. G., and Lauler, D. P.: J. clin. Invest.
40, 1967 (1961). — 7. Goldman, R.: J. clin. Invest. **30**, 1191 (1951). — 8. Quincke, H.:
Naunyn-Schmiedebergs Arch. exp. Path. Pharmak. **32**, 211 (1893). — 9. Levy, M. S., Power,
M. H., and Kepler, E. J.: J. clin. Endocr. **11**, 700 (1951). — 10. Sinclair, E.: Proc. roy. Soc.
Med. **41**, 541 (1948). — 11. Wilson, C.: Lancet **1889 I**, 1299. — 12. Payne, R. W., and de
Wardener, H. E.: Lancet **1958 I**, 1098. — 13. Hume, D.: In: Dausset, J., and Rapaport, F.:
Human transplantation. New York: Grune and Stratton 1968. — 14. Berlyne, G., Mallick, N.,
Seedat, Y., Edwards, E., Harris R., and Orr, W.: Lancet **1968 I**, 435. — 15. Brod, J.: Cas.
Lék. čes. **85**, 1315 (1946). — 16. Albertsen, K., and Posborg, Petersen, V.: Lancet **1968**, 636. —
17. Gazdar, A., and Dammin, G.: New Engl. J. Med. **280**, 448 (1969).

SCHIRMEISTER, J., MAN, N. K., HALLAUER, W. und KELLER, P. (Med. Univ.-
Klinik Freiburg i. Br.):
**Lactat- und Harnsäurestoffwechsel unter Einwirkung von
Saluretika**

Es ist allgemein bekannt, daß Saluretika zur Entwicklung einer Hyperurikämie
führen können. Weniger bekannt ist der Befund, daß die renale Ausscheidung der
Harnsäure durch Lactatgaben herabgesetzt wird (Yü et al., 1957). Diese Reduktion
der Harnsäureausscheidung tritt auch im Verlauf einer Hyperlactatacidämie ein,
welche durch Adrenalininfusion erzeugt wird (Schirmeister et al., 1968). Da bei
bestimmten Krankheiten (Schwangerschaftstoxikose, Hypertonien, Glykogen-
speicherkrankheit) ein gehäuftes Vorkommen von Hyperurikämie und Hyper-

lactacidämie beschrieben wurde, gingen wir der Frage nach, ob Lactat im Blut unter dem Einfluß von Saluretika überhaupt ansteigt und ob die diuretikabedingte Hyperurikämie Folge einer solchen Hyperlactatacidämie sein kann.

Methodik

Die Untersuchungen wurden an gesunden Probanden durchgeführt, welche normale Kost erhielten. Nach mehreren Kontrolltagen erhielten die Probanden täglich ein Salidiuretikum oral. Die Harnsammlung/24 Std wurde mittels der Kreatininausscheidung kontrolliert und die endogene Kreatininclearance (C_{Kr}) bestimmt. Die Blutentnahmen erfolgten morgens nüchtern aus einer ungestauten Armvene mit heparinisierter Spritze. Lactat wurde mit Lactatdehydrogenase und DPN bestimmt (Hohorst, 1962).

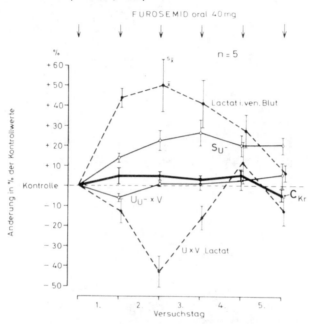

Purinarme Kost

Abb. 1. Die Änderungen von Lactat und Harnsäure im Blut bzw. Serum und Harn unter Furosemid. S_{U^-} = Serumkonzentration von Harnsäure. $U_{U^-} \times V$ = renale Uratausscheidung/24 Std. $U \times V$ Lactat = renale Lactatausscheidung/24 Std. $\times$ = mittlere Änderung in % der Kontrollwerte. s- = Standardabweichung vom Mittelwert

Die Kreatininanalyse im Serum bzw. Plasma und Harn erfolgte im wesentlichen nach der Methode von Popper et al. (1937) und die Harnsäureanalyse enzymatisch (Zöllner, 1963). Bei ausreichender Zahl von Untersuchungen wurden die Mittelwerte mit Standardabweichung vom Mittelwert berechnet [$\times$ ($\times \pm s_{\bar{x}}$)].

Unter der Wirkung von Chlorthalidon (200 mg/die) oder Hydrochlorothiacid (50 mg/die) kam es zu der bekannten Hyperurikämie und zu einem Anstieg der Lactatkonzentration im venösen Blut (Schirmeister et al., 1968). Beide Veränderungen fehlten unter Acetazolamid (500 mg/die). Vermutlich war die Dosis zu gering. Gutman et al. (1956) erzeugten mit 1000 mg Acetazolamid/die eine Hyperurikämie. Bei täglicher Einnahme von 40 mg Furosemid fand sich bei fünf Probanden ein signifikanter Anstieg der Konzentrationen von Serumharnsäure und Lactat im venösen Blut. Die Hyperurikämie blieb aber bestehen, obwohl die Lactatwerte trotz weiterer Einnahme von Furosemid auf die Ausgangswerte absanken. Unter täglicher Harnsammlung wiederholten die gleichen Probanden den Versuch, um zu klären, ob der Lactatanstieg renal (Abnahme der Lactatausscheidung) oder extrarenal (Zunahme der Lactatproduktion) bedingt sei (Abb. 1).

Die Zunahme der Blutlactatkonzentration (50%) und die gefundene Abnahme der renalen Lactatausscheidung (43%) waren beträchtlich (s. Abb. 1). Die Lactatwerte kehrten aber zu den Kontrollwerten zurück, die Serumharnsäure blieb wiederum erhöht. Die quantitative Analyse der prozentualen Abweichungen ergab, daß die Abnahme der Lactatausscheidung quantitativ nicht ausreicht, um den gefundenen Anstieg des Blutlactats zu erklären. Demnach beruht die Hyperlactacidämie unter dem Einfluß von Salidiuretika nicht auf deren renaler Wirkung.

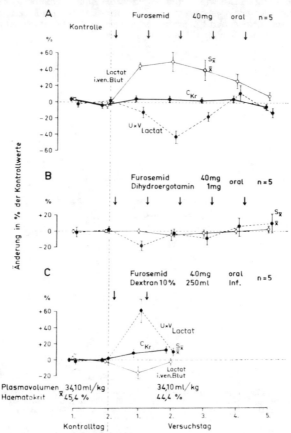

Abb. 2. Vergleich der Änderungen von Lactat im Blut bzw. Harn unter Furosemid allein oder in Kombination mit Dihydroergotamin oder Dextraninfusion. **A** = unter Furosemid. **B** = unter Furosemid und Dihydroergotamin. **C** = unter Furosemid und Dextraninfusion

Die Hyperlactacidämie kann aber Folge einer gesteigerten Lactatproduktion unter dem Einfluß eines Diuretikum sein. Schultz et al. (1966) zeigten an Ratten, daß nach Gabe eines nicht diuretisch wirkenden Thiacidabkömmlings (Diazoxid) eine Lactacidämie zu finden ist, die auf einer beschleunigten Glykogenolyse im Skeletmuskel beruht. Senft et al. (1966) konnten aber ebenfalls an Ratten demonstrieren, daß Furosemid die Glykogenolyse im Skeletmuskel nicht steigert. Demnach resultiert die Hyperlactacidämie unter Furosemid am Menschen aus einem anderen Vorgang.

Im Verlauf einer diuretischen Therapie kann es zunächst zu einer Abnahme des Plasmavolumens (Freis et al., 1958; Gifford et al., 1961) und der extracellulären Flüssigkeit kommen (Hollander et al., 1960). Diese Volumenreduktion stimuliert das adrenerge System und führt zu einer Zunahme der Plasmakatecholamine

(Hickler et al., 1959; Cohn u. Luria, 1966). Adrenalin vermehrt die Lactatproduktion durch Aktivierung des Fermentes Adenylcyclase mit konsekutiv beschleunigter Glykogenolyse im Skeletmuskel. Die Blockade des adrenergen Systems oder die Verhinderung einer Volumenreduktion sollte also die Hyperlactacidämie unter Diuretika am Menschen verhindern.

Unter Sympathicusblockade mit Dihydroergotamin kam es bei täglicher Einnahme von Furosemid erwartungsgemäß nicht zu einem Anstieg von Blutlactat (Abb. 2, Teil B). Die Zunahme der Serumharnsäure entwickelte sich aber in derselben Zeit und in dem gleichen Ausmaß wie bei alleiniger Einnahme von Furosemid (Schirmeister et al., 1968). Die Hyperlactacidämie trat auch dann nicht ein, wenn die gleichen fünf Probanden täglich zweimal 20 mg Furosemid nahmen und vormittags 250 ml Macrodex (10%ig, salzfrei) infundiert erhielten, damit eine Abnahme des Plasmavolumens verhindert würde (Abb. 2, Teil C).

Demnach führen Furosemid und andere Salidiuretika *indirekt* — auf dem Wege über eine Abnahme des Plasmavolumens, die das adrenerge System stimuliert —, zu einer gesteigerten Lactatproduktion mit konsekutiver Hyperlactacidämie (Schirmeister et al., 1968). Die Hyperlactacidämie unter Diuretika hat aber keinen Einfluß auf die Hyperurikämie, die sich z. B. unter Furosemid auch ohne Hyperlactacidämie entwickelte. Die Blockade des adrenergen Systems zeigte also keine Auswirkungen auf die renalen und extrarenalen Effekte von Furosemid bezüglich der Harnsäure (Schirmeister et al., 1967).

Literatur

Cohn, J. N., and Luria, M. H.: Circulation 34, 823 (1966). — Freis, E. D., Wanko, A., Wilson, I. M., and Parrish, A. E.: Ann. N.Y. Acad. Sci. 71, 450 (1958). — Gifford Jr., R. W., Mattox, V. R., Orvis, A. L., Sones, D. A., and Rosevear, J. W.: Circulation 24, 1197 (1961). — Gutman, A. B., Yü, T. F., and Sirota, J. H.: Fed. Proc. 15, 85 (1956). — Hickler, R. B., Wells Jr., R. E., Tyler, H. R., and Hamlin III, J. T.: Amer. J. Med. 26, 410 (1959). — Hohorst, H. J.: In: Bergmeyer, H. U., Methoden der enzymatischen Analyse. Weinheim: Verlag Chemie 1962. — Hollander, W., Chobantian, A. V., and Wilkins, R. W.: Ann. N.Y. Acad. Sci. 88, 975 (1960). — Popper, H., Mandel, E.. und Mayer, H.: Biochem. Z. 291, 354 (1937). — Schirmeister, J., Man, N. K. und Hallauer, W.: Verh. dtsch. Ges. inn. Med. 73, 1025 (1967); — Klin. Wschr. 46, 1062 (1968). — Schirmeister, J., Man, N. K., Hallauer, W. und Keller, P.: Diuresesymposion, Travemünde, Okt. 1968. — Schultz, G., Senft, G., Losert, W. und Sitt, R.: Naunyn-Schmiedebergs Arch. Pharmak. exp. Path. 255, 372 (1966). — Senft. G., Losert, W., Schultz, G., Sitt, R. und Bartelheimer, H. K.: Naunyn Schmiedebergs Arch. Pharmak. exp. Path. 255, 369 (1966). — Yü, T. F., Sirota, J. H., Berger, L., Halpern, M., and Gutman, A. B.: Proc. Soc. exp. Biol. (N.Y.) 96, 806 (1957). — Zöllner, N.: Z. klin. Chem. 6, 178 (1963).

HENNEMANN, H., HEIDLAND, A. und KUSCHKE, H.-J. (Med. Univ.-Klinik Würzburg):
Verhalten des sympathicoadrenalen Systems nach intravenöser Diuretikagabe*

Diuretika führen im Akutversuch zur Aktivierung des Renin-Angiotensin-Aldosteronsystems, wie Brown u. Peart (1962), Rosenthal u. Mitarb. (1967), Klaus u. Bocskor (1968) und andere gezeigt haben.

Dem Verhalten des sympathicoadrenalen Systems wurde demgegenüber bislang wenig Beachtung geschenkt, obwohl eine funktionelle Kopplung beider Systeme gesichert erscheint (Feldberg and Lewis, 1963; Vander and Miller, 1964; Cession, 1964; Distler u. Mitarb., 1965; Vander, 1965; Wathem u. Mitarb., 1965; Liebau u. Mitarb., 1966; Gordon u. Mitarb., 1967; Sturm u. Scheja, 1968).

Indirekte Hinweise auf eine Aktivierung des adrenergen Systems durch Salidiuretika fanden Jahrmärker u. Mitarb. (1968) in gelegentlichen Blutdrucksteigerungen, sowie Schirmeister u. Mitarb. (1968) in einer Zunahme der Plasma-Lactatkonzentration, die durch Sympatholytika unterdrückt werden konnte.

* Mit Unterstützung der Deutschen Forschungsgemeinschaft.

Nicolosi u. Santoro (1964) sowie Seriu (1965) beobachteten nach Thiaziden einen Anstieg der Harn-Catechinaminexkretion, wobei die Möglichkeit eines wash out-Effektes unberücksichtigt blieb.

Wir haben deshalb systematische Untersuchungen zum Verhalten des sympathicoadrenalen Systems vorgenommen. Dabei sollte erstens zum Verhalten von Plasma- und Harncatechinaminen sowie Catechinaminspeichern, zweitens zur Frage eventueller Wechselbeziehungen zwischen salidiuretischem Effekt und Reaktion des sympathicoadrenalen Systems Stellung genommen werden.

Methodik

Bei insgesamt 67 Pat. mit normaler und eingeschränkter Nierenfunktion wurde der Einfluß einer i.v. Gabe von Furosemid (20 mg), Etacrynsäure (50 mg) und Hydrochlorothiazid (50 mg) auf die Einstunden-Catechinaminausscheidung zusammen mit Kreatininclearance, Diurese und Elektrolytausscheidung geprüft.

An 12 Pat. wurden die Plasmacatechinamine eine Std nach Verabfolgung von 20 mg Furosemid kontrolliert.

Bei 11 Probanden wurde das ausgeschiedene Harnvolumen einer 20 mg-Furosemiddiurese simultan in Form von Ringerlösung substituiert.

Das Verhalten der Catechinaminspeicher wurde an Nebenniere und Submaxillardrüse der Wistarratte zeitlich fraktioniert untersucht. In insgesamt 22 Versuchen wurde eine Dosis von 3 mg/kg Furosemid verabfolgt — was etwa der zehnfachen Dosierung der klinischen Untersuchungen entspricht — und die Catechinaminkonzentration in den Organen über Zeiträume zwischen 5 min und 5 Std post injectionem verfolgt. Als Kontrollwert diente das 3 Tage vorher excidierte kontralaterale Organ.

Die chemischen Analysen erfolgten für Harncatechinamine nach v. Euler u. Floding (1956), für Plasma- und Gewebscatechinamine nach Crout (1961). Kreatinin wurde nach Popper u. Mitarb. (1937), Natrium, Kalium und Calcium mittels Flammenphotometer bestimmt.

Ergebnisse und Diskussion

Die intravenöse Verabfolgung von 20 mg Furosemid, 50 mg Etacrynsäure und 50 mg Hydrochlorothiazid hatte in allen Gruppen einen hochsignifikanten Anstieg der 1 Std-Catechinaminexkretion zur Folge.

Analog dazu ergab die Bestimmung der Catechinaminkonzentration im Plasma nach 20 mg Furosemid bei zwölf Patienten einen gleichfalls hochsignifikanten Anstieg (vgl. Tabelle).

Für alle untersuchten Diuretika konnte eine exponentielle Beziehung zwischen salidiuretischem Effekt und Catechinaminausscheidung nachgewiesen werden. Auffallenderweise kam es nach Hydrochlorothiazid zu einem steileren Anstieg der diuresebezogenen Catechinaminexkretion (vgl. Abb. 1). Ursache hierfür ist offenbar die vorwiegende Natriurese dieses Diuretikums (Heinemann u. Mitarb., 1959), da bei Korrelation von Natrium- und Catechinaminexkretion die Divergenz zu Furosemid und Etacrynsäure geringer war. Der Diuresetyp der beiden letzteren Pharmaka ist durch einen plasmaisotonen bis -hypotonen Endharn gekennzeichnet

Tabelle. *Beeinflussung von Harn- und Plasmacatechinaminen durch intravenöse Diuretikaverabfolgung*

	Harn Catechinaminexkretion (µg/h)						Plasma Catechinaminkonzentration (µg/100ml)	
	Furosemid		Etacrynsäure		Hydrochlorothiazid		Furosemid	
	vor	nach	vor	nach	vor	nach	vor	nach
µ	0,86	3,92	0,75	5,04	0,96	2,27	0,35	0,49
σ	0,67	2,86	0,48	2,43	0,82	1,61	0,16	0,19
ε	0,13	0,57	0,13	0,65	0,21	0,40	0,04	0,05
n	25		15		16		12	
P <0,001	+		+		+		+	

Signifikanzwahrscheinlichkeit: T-Test.

(Buchborn u. Anastasakis, 1964; Goldberg u. Mitarb., 1964; Heidland u. Mitarb., 1964; Schirmeister u. Willmann, 1964; Suki u. Mitarb., 1965; Edel u. Mitarb., 1966).

Die Befunde scheinen dafür zu sprechen, daß ein vorwiegender Natriumentzug zu einer stärkeren Aktivierung des adrenergen Systems führt als eine isotone Volumendepletion.

Die bei elf Patienten vorgenommene quantitative Substitution des ausgeschiedenen Harnvolumens einer 20 mg-Furosemiddiurese erlaubte eine weitgehende Unterdrückung des Catechinaminanstiegs (P < 0,001).

Mithin beruht die erhöhte Catechinaminexkretion *weder* auf einer direkten pharmakologischen Beeinflussung sympathischer Reglerfunktionen *noch* auf einem wash out-Effekt. Entscheidender Faktor ist vielmehr die akute Kontraktion des extracellulären Flüssigkeitsvolumens.

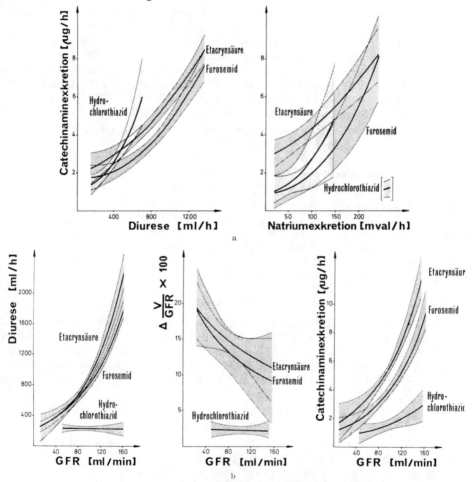

Abb. 1 a u. b. a Korrelation zwischen Diurese, Natriumexkretion und Catechinaminausscheidung im Einstundenharn nach 20 mg Furosemid, 50 mg Etacrynsäure und 50 mg Hydrochlorothiazid. Vergleichsweise steilerer Anstieg der diuresebezogenen Catechinaminexkretion für Hydrochlorothiazid. Korrelation zur Diurese: Furosemid: r = 0.69; Etacrynsäure: r = 0.69; Hydrochlorothiazid: r = 0.31. Korrelation zur Natriurese: Furosemid: r = 0.59; Etacrynsäure: r = 0.52; Hydrochlorothiazid: r = 0.25. Schraffiert: Vertrauensgrenzen Funktonen. b Beziehung zwischen Glomerulumfiltrat und absolutem diuretischen Effekt, fraktioneller Flüssigkeitsexkretion und Catechinaminausscheidung. Korrelation zur Diurese: Furosemid: r = 0,68; Etacrynsäure: r = 0,73; Hydrochlorothiazid: r = − 0,02. Korrelation zu δ(V/GFR)· 100: Furosemid: r = − 0,48; Etacrynsäure: r = − 0,20; Hydrochlorothiazid: r = − 0,08; Korrelation zur Catechinaminexkretion: Furosemid: r = 0,59; Etacrynsäure: r = 0,65; Hydrochlorothiazid: r = 0,32. Schraffiert: Vertrauensgrenzen der Funktionen

An der Nebenniere der Wistarratte bewirkte die Verabfolgung von 3 mg/kg Furosemid innerhalb der ersten Stunde eine Konzentrationsabnahme der freien Catechinamine bis auf 30% des 3 Tage vorher exstirpierten kontralateralen Organs. Nach 4 Std war der Ausgangswert wieder erreicht.

Die Submaxillardrüse der Ratte wird von Strömblad u. Nickerson (1961), Benmiloud und von Euler (1962) und anderen hinsichtlich ihrer Catechinaminkonzentration als repräsentativ für die periphere Nervenendigung angesehen. Es fand sich hier innerhalb der ersten 40 min ein ähnliches Verhalten mit Abnahme der Catechinaminkonzentration auf 70% der Norm. Interessanterweise war in den folgenden 4 Std ein Wiederanstieg bis zu 30% über den Ausgangswert zu verzeichnen. In Übereinstimmung mit Crout (1966) möchten wir diesen Befund mit einer Fixierung zirkulierender Catechinamine an die periphere Nervenendigung interpretieren.

Adrenalin und Noradrenalin haben am normotonen Organismus einen dosisabhängigen antisaliuretischen Effekt (Lehr u. Mitarb., 1967; Fülgraff u. Mitarb., 1969). In unseren Untersuchungen ergab die Korrelation zum Glomerulumfiltrat die stärkste absolute salidiuretische Wirksamkeit im hohen Filtratbereich (vgl. Abb. 1b). Umgekehrt war die filtratbezogene „fraktionelle" Salidiurese in diesem Bereich am geringsten und bei Niereninsuffizienz am höchsten. Die Befunde entsprechen somit früheren Mitteilungen von Reubi u. Cottier (1961), Reubi u. Vorburger (1967), Deetjen (1968) und eigenen Befunden (1968).

Die paradoxe Wirkungssteigerung pro Nephron im eingeschränkten Filtratbereich wird von Reubi u. Vorburger (1967) auf eine erhöhte distal-tubuläre load infolge verminderter proximaler Flüssigkeitsreabsorption zurückgeführt. Hierdurch sollen sich bessere Wirkungsbedingungen für Diuretika ergeben.

Eine weitere Erklärungsmöglichkeit wäre eine hypovolämisch bedingte Hemmung der salidiuretischen Wirkung im hohen Filtratbereich durch humorale und/oder neurale Faktoren. Für eine Reglerfunktion des sympathicoadrenalen Systems könnte dabei das umgekehrte Verhalten von Catechinaminfreisetzung und fraktioneller Flüssigkeitsexkretion sprechen. Dabei kommen sowohl direkte Effekte von Adrenalin und/oder Noradrenalin als auch eine indirekte Beeinflussung über eine vermehrte Reninsekretion in Betracht.

Zusammenfassung

Die intravenöse Verabfolgung von Furosemid, Etacrynsäure und Hydrochlorothiazid bewirkt innerhalb einer Std einen signifikanten Anstieg der Harn-Catechinaminausscheidung. Der Anstieg steht in direkter exponentieller Beziehung zum salidiuretischen Effekt und ist durch quantitative Volumensubstitution unterdrückbar. Die erhöhte Catechinaminexkretion beruht auf einem Anstieg des Plasmaspiegels.

Bei der Ratte weisen dabei Nebenniere und wahrscheinlich auch periphere Nervenendigung eine passagere Entspeicherung auf.

Die Korrelation von salidiuretischem Effekt und Glomerulumfiltrat ergibt stärkste absolute diuretische Wirksamkeit im hohen Filtratbereich. Umgekehrt ist die filtratbezogene „fraktionelle" Flüssigkeitsexkretion im hohen Filtratbereich am geringsten und bei Niereninsuffizienz am höchsten.

Auf Grund der direkten Beziehung zwischen Catechinaminfreisetzung und Glomerulumfiltrat wird die Möglichkeit eines sympathicoadrenal vermittelten feed back-Mechanismus diskutiert.

Auf Anregung von Herrn Prof. Reubi wurden in den Abbildungen nachträglich die Vertrauensgrenzen der Funktionen mit berücksichtigt.

Literatur

Benmiloud, M., and von Euler, U. S.: Acta physiol. scand. **59**, 34 (1963). — Brown, J. J., and Peart, W. S.: Clin. Sci. **22**, 1 (1962). — Buchborn, E., u. Anastasakis, S.: Klin. Wschr. **42**, 1127 (1964). — Cession, G.: Bull. Acad. roy. Méd. Belg. **4**, 615 (1964). — Crout, J. R.: Catechol amines in urine. In: Seligson, D., Ed., Standard Methods of Clinical Chemistry, Vol. 3. New York: Academic Press 1961; — Catecholamine metabolism in phaeochromocytoma and essential hypertension. In: Manger, W. M., Ed., Hormones and hypertension. Springfield ,Ill.: Charles C. Thomas, Publ. 1966. — Deetjen, P.: Ann. N.Y. Acad. Sci. **139**, 408 (1966). — Distler, A., Liebau, H., and Wolff, H. P.: Nature (Lond.) **207**, 764 (1965). — Edel, H. H., Eigler, J. und Renner, E.: Klin. Wschr. **44**, 421 (1966). — von Euler, U. S., and Floding, I.: Scand. J. clin. Lab. Invest. **8**, 288 (1956). — Feldberg, W., and Lewis, G.: J. Physiol. (Lond.) **167**, 46 (1963). — Fülgraff, G., Heidenreich, O., Heintze, K. und Osswald, H.: Naunyn-Schmiedebergs Arch. Pharmak. exp. Path. **262**, 295 (1969). — Goldberg, M., McCurdy, D. K., Foltz, E. L., and Bluemle, L. W.: J. clin. Invest. **43**, 201 (1964). — Gordon, R. D., Küchel, D., Liddle, G. W., and Island, P.: J. clin. Invest. **46**, I, 599 (1967). — Heidland, A., Klütsch, K. und Suzuki, F.: Arzneimittel-Forsch. **14**, 6, 713 (1964). — Heidland, A., Klütsch, K., Hennemann, H., Löwenheim, U. und Kuschke, H. J.: Der Einfluß von Diuretica auf die fraktionelle Flüssigkeits- und Elektrolytelimination bei eingeschränkter Nierenfunktion. In: Nierenstoffwechsel und Transportprobleme. Berlin-Heidelberg-New York: Springer 1969 (im Druck). — Heinemann, H. O., Demartini, F. E., and Laragh, J. H.: Amer. J. Med. **26**, 853 (1959). — Jahrmärker, H., Avenhaus, H., Grohmann, H. und Koczorek, K. K.: Verh. dtsch. Ges. Kreisl.-Forsch. **34**, 374 (1968). — Klaus, D., u. Bocskor, D.: Zur Regulation der Reninsekretion beim Menschen. Verh. dtsch. Ges. inn. Med. **74**, 409 (1968). — Lehr, D., Mallow, J., and Krukowski, M.: J. Pharmacol. exp. Ther. **158**, 150 (1967). — Liebau, H., Distler, A. und Wolff, H. P.: Klin. Wschr. **44**, 322 (1966). — Nicolosi, G., e Santoro, R.: Progr. med. (Napoli) **20**, 289 (1964). — Popper, H., Mandel, E. und Mayer, H.: Biochem. Z. **2**, 291, 354 (1937). — Reubi, F., and Cottier, P.: Circulation **23**, 200 (1961). — Reubi, F., u. Vorburger, C.: Die Wirkung der Diuretica bei eingeschränkter Nierenfunktion. In: Diureseforschung, IV. Symposium, Freiburg 1966. Stuttgart: Thieme 1967. — Rosenthal, J., Boucher, R., Nowacynski, W., and Genest, J.: Can. J. Physiol. Pharmacol. **46**, 85 (1967). — Schirmeister, J., u. Willmann, H.: Klin. Wschr. **42**, 623 (1964). — Schirmeister, J., Man, N. K. und Hallauer, W.: Klin. Wschr. **46**, 1062 (1968). — Seriu, Y.: Jap. Circulat. J. (Ni.) **29**, 433 (1965). — Strömblad, B. C. R., and Nickerson, M.: J. Pharmacol. (Kyoto) **134**, 154 (1961). — Sturm, Jr., A., u. Scheja, H. W.: Klin. Wschr. **46**, 658 (1968). — Suki, W., Rector, F. C., and Seldin, D. W.: J. clin. Invest. **44**, 1958 (1965). — Vander, A. J.: Amer. J. Physiol. **209**, 659 (1965). — Vander, A. J., and Miller, R.: Amer. J. Physiol. **207**, 3 (1964). — Wathem, R. L., Kingsbury, W. S., Stonder, D. A., Schneider, E. G., and Rostorfer, H. H.: Amer. J. Physiol. **209**, 1012 (1965).

MAETZEL, F.-K., und EGGERT, A. (Med. Univ.-Klinik Hamburg): **Beeinflussung der Nierenfunktion durch jodhaltige Röntgenkontrastmittel**

In der Liste der nephrotoxischen Substanzen finden sich immer auch die jodhaltigen Röntgenkontrastmittel. Sie haben dort ihren Platz behalten, obwohl durch den Ersatz der schlechter verträglichen dijodierten durch trijodierte Substanzen und der reinen Natriumsalze durch Kombinationen mit der Methylglucaminbase der trijodierten Benzoesäure oder Ophthalsäure die Verträglichkeit wesentlich verbessert wurde. Tatsächlich ist auch heute noch mit Zwischenfällen zu rechnen. Abgesehen vom Gefäßreiz bei der Injektion und von unspezifischen Allgemeinreaktionen z. B. allergischer Art mit nachfolgender Nierenfunktionseinschränkung konnte durch Tierversuche gezeigt werden, daß die Injektion hoher Dosen eines Kontrastmittels in eine Nierenarterie oder die durch Ausscheidungsinsuffizienz der entsprechenden Niere verlängerte Einwirkungszeit hoher Kontrastmitteldosen in der Lage sind, histologisch und makroskopisch sichtbare Veränderungen am Nierengewebe zu erzeugen. Der Wirkungsmechanismus ist dabei nicht geklärt. Vieles spricht dafür, daß die hohe Osmolarität des KM und seine Viscosität Ursache der Schäden sind. — Wegen der bei den heute benutzten Kontrastmitteln fast vollkommen in organisch gebundener Form vorliegenden Jodmoleküle ist eine Jodidiosynkrasie kaum noch zu diskutieren. Membranschädigungen durch den als Natriumsalz vorliegenden KM-Anteil sind denkbar, entfallen aber, wenn es sich um KM mit ausreichendem Methylglucamin-Basenanteil handelt.

Über die Beeinflussung der Nierenfunktion unter intravenöser Kontrastmittel-applikation liegen widersprüchliche Aussagen vor. Es überwiegen Untersuchungs-ergebnisse, die keine Beeinflussung ergaben. Dagegen erschienen in jüngerer Zeit mehrere Publikationen, die am Menschen eine Verschlechterung der PAH- und Inulin- bzw. der Isotopenclearance unter Infusionsurographie beschrieben. Da wir nicht ohne weiteres bereit waren, solche Funktionsänderungen als spezifische Kontrastmittelwirkung anzusehen, vielmehr methodischen Besonderheiten die Schuld an diesen Ergebnissen zu geben, geneigt sind, haben wir an Kollektiven von insgesamt 30 Patienten mit verschiedenen stark eingeschränkten Clearance-werten die Einwirkung eines häufig zur iv-Urographie angewendeten Kontrast-mittels[1] auf die Inulin- und PAH-Clearance unter intravenöser Injektionstechnik beobachtet.

Zum Methodischen nur soviel: Die Patienten standen über 2 oder 3 Vortage unter einer Standardkost, erhielten mit Ausnahme einiger Fälle, deren Herzglykosidtherapie weiterge-führt wurde, keine Medikamente. Es erfolgte keine Dehydrierung vor dem Clearancetag. Alle Patienten erhielten vor Clearancebeginn 750 ml dünnen Pfefferminztee. Die Untersuchung wurde über sechs Perioden durchgeführt, nachdem an einer Gruppe von acht Patienten das normale Verhalten von Diurese, Inulin- und PAH-Clearance über diesen Zeitraum verfolgt worden war. Bei den übrigen Patienten erfolgte nach der dritten Periode die Kontrastmittel-injektion. Es wurden 20 ml des trijodierten Ophthalsäuremethylamids innerhalb 1 min intra-venös injiziert.

Während sich aus methodischen Gründen bei den Patienten ohne KM regel-mäßig nach der dritten Periode eine signifikante Abnahme der Diurese ohne Ein-schränkung der Inulin- und PAH-Clearances beobachten ließ, erfolgte bei den übrigen Patienten nach der Injektion eine ebenso signifikante Diuresesteigerung gegenüber dem Mittelwert der ersten drei Perioden. Auch die Clearancewerte zeigten eine ansteigende Tendenz, jedoch war für diesen Anstieg keine Signifikanz zu errechnen, da wir es leider bei der Clearanceuntersuchung mit einem Test hoher methodischer und physiologischer Streubreite zu tun haben. Ein signifi-kanter Clearanceabfall ließ sich jedoch weder im Einzelfall noch bei einem der Kollektive mit unterschiedlich eingeschränkter Nierenfunktion errechnen. Eine Ausnahme bilden vier Patienten, bei denen es im Zusammenhang mit der Injek-tion zu Unverträglichkeitsreaktionen kam. Entsprechend den Angaben anderer Autoren fanden wir zwei Hauptformen der Unverträglichkeit: erstens Schmerzen durch Venenreiz oder paravenöse Injektion, zweitens klinisch erfaßbare Allge-meinreaktionen wie Dyspnoe, Nausea, Muskelzittern o. ä.

Die Abb. 1 zeigt den Untersuchungsverlauf einer Patientin mit chronisch interstitieller Nephritis bei bekanntem Phenacetinabusus. Im Verlauf der Kon-trastmittelinjektion trat ein heftiger bis in die Schulter ziehender Schmerz des zur Injektion benutzten Arms auf. Die darauffolgende Clearanceperiode ließ bei einem deutlichen Abfall der Diurese um 34% des Mittelwertes der drei ersten Perioden eine Mitbeteiligung der von Anfang an stark reduzierten Clearances vermissen. 2 Jahre später (Abb. 2) lagen Glomerulumfiltration und effektiver renaler Plasma-strom in der gleichen Höhe. Durch eine stärkere Diurese kompensierte die Patien-tin die erhebliche Funktionseinschränkung ihrer Nieren. Auf die Injektion der doppelten KM-Dosis kam es diesmal zu keiner Reaktion, und es folgte wie bei den übrigen Kollektiven ein vorübergehender Diureseanstieg.

Während es bei zwei weiteren Patienten trotz lokaler Schmerzreaktion sogar zu geringfügigen Steigerungen von Diurese, PAH- und Inulinclearance kam, bot ein 21jähriger mit überstandener akuter Glomerulonephritis das Vollbild einer heftigen Allgemeinreaktion auf das Kontrastmittel, mit signifikanter Abnahme von Diurese, PAH- und Inulinclearance. Trotz der Heftigkeit der Reaktion (alle Patienten waren einige Tage vor der Untersuchung mit einer Probe des KM ge-

[1] Conray 70®, Hersteller Fa. Byk-Gulden, Konstanz

testet worden) lagen die Clearancewerte 60 min nach der Injektion wieder im 2-Sigmabereich der Mittelwertstreuung vor Injektion.

Auf Grund dieser Untersuchungen ist festzustellen, daß die einmalige Injektion des von uns gewählten Kontrastmittels unabhängig von der Ausgangslage der Nierenfunktion zu einer vorübergehenden Diuresesteigerung führt. Der Grund

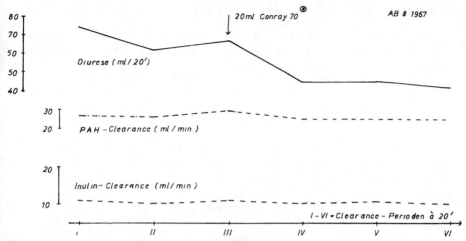

Abb. 1. Verhalten von Diurese, Glomerulumfiltrat und effektivem Plasmastrom bei einer 30jährigen Patientin mit chron. interstitieller Nephritis im Rahmen einer Unverträglichkeitsrealtion auf Conray 70

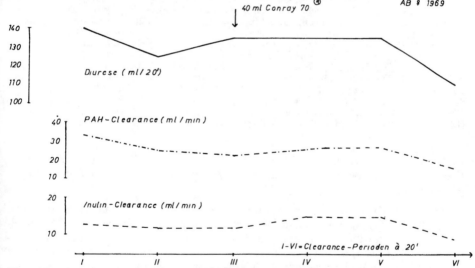

Abb. 2. Normaler Verlauf der Untersuchung mit doppelter Kontrastmitteldosis 2 Jahre später bei derselben Patientin

für dieses Verhalten dürfte in der hohen Osmolarität des KM von 1500 mosm/l zu suchen sein. Eine negative Beeinflussung von Diurese und glomerulärer Filtration und effektivem Plasmastrom konnte auch nach Injektion von 40 ml des KM nicht beobachtet werden. Im Rahmen einer Allgemeinreaktion kam es zu einer deutlichen Funktionseinschränkung mit überwiegender Beteiligung der PAH-Clearance. Die relativ schnelle Erholung läßt am ehesten eine vorübergehende Minderdurchblutung annehmen, wobei die geringere Einschränkung der Glomerulumfiltration, wie sie auch von anderen Autoren beobachtet wurde, Ausdruck eines

Autoregulationsmechanismus, durch das Wechselspiel von vas afferens und vas efferens sein dürfte. Eine kompetitive Hemmung der PAH-Exkretion entfällt wegen des bekannten glomerulären Ausscheidungsmechanismus des KM. Nichts spricht nach unseren Untersuchungen für eine spezifisch nephrotoxische Wirkung des von uns verwendeten KM. So bleiben als Ursache der lokalen und der Allgemeinreaktionen abgesehen von allergischen Reaktionen unspezifischer Natur in erster Linie die Osmolarität und die Viscosität des KM, zumal Tubulusschädigungen nur durch direkte Injektion in eine Nierenarterie bei Verwendung besonders hoher Dosen oder schnell aufeinanderfolgende Injektionen z. B. während der selektiven Nierenangiographie beobachtet worden sind. Auch bei diesen im Tierversuch erzielten Veränderungen kann es sich durchaus um Schädigungen durch die physikalischen Eigenschaften des KM handeln, und man denkt unwillkürlich an das Bild der sog. osmotischen Nephrose unter Mannitoltherapie.

Der Nierenfunktionsbeeinträchtigung unter intravenöser Urographie dürfte vor allem der Mechanismus einer renalen Minderdurchblutung zugrunde liegen. wie sie durch Schmerz und allergische oder sonstige Allgemeinreaktionen bei Nierengesunden wie -kranken ausgelöst werden kann. In leichten Fällen führt sie nur zur Diuresehemmung, in schwereren zusätzlich zu reversiblen Funktionseinschränkungen und in schwersten kann sie auch einmal ein akutes Nierenversagen zur Folge haben, was deshalb aber keineswegs ein Zeichen der Nephrotoxicität eines Kontrastmittels zu sein braucht.

Literatur

Bachmann, D., u. Schaefer, P.: Med. Mitteilungen der Firma Schering **29**, 1 (1968). — Bálint, P.: Nierenclearance. Jena: Fischer 1965. — Beall, A. C.: Ann. Surg. **157**, 882—893 (1963). — Dehnhardt, G.: Dtsch. med. J. **19**, 295—296 (1968). — Eggert, A.: Zur Frage der Beeinflussung von Diurese, Glomerulumfiltration und renaler Plasmadurchströmung durch Iothalamate beim Menschen. Inaug. Diss., Hamburg 1968. — Gottlob, R.: Med. Welt (Stuttg.) **1965**, 1893. — Heintz, R.: Erkrankungen durch Arzneimittel. Stuttgart: Thieme 1966. — Helbig, W., u. Schneider, H. J.: Z. ges. exp. Med. **138**, 478—484 (1964). — Klein, W., Wichmann, H. J., Herold, W., Hole, P. und Gerofke, H.: Med. Mitt. 28. 1. 1967. — Lélek, I., u. Pokorny, L.: Fortschr. Röntgenstr. **106**, 24—34 (1967). — Rhea, W. G., Jr., Killen, D. A., and Foster, J. H.: Surgery **57**, 53—60 (1965). — Rotte, K.: Med. Klin. **63**, 1505—1507 . — Schoen, D.: Med. Welt (Stuttg.) **3**, 144—151 (1962); — **4**, 200209 (1962). — Sigman, E. B., Elwood, Ch., Reagan, M. E., Morris, A. M., and Catanzaro, A.: Invest. Urol. **2**, 432—438 (1965). — Vogler, E., u. Herbst, R.: Angiographie der Nieren. Stuttgart: Thieme 1958.

CASTRO, L., GAHL, G. und KESSEL, M. (Med. Klinik u. Poliklinik d. Klinikums Westend d. FU Berlin): **Zur Anwendung hoher Furosemiddosen bei akutem Nierenversagen**

Die protektive Wirkung von Mannitol bei drohendem akutem Nierenversagen [1, 2, 3, 4, 9, 12) ist hinreichend bekannt und wird in Form des sog. „Mannitol-Testes" auch in differentialdiagnostischer Hinsicht ausgenützt [5, 14]. In Anbetracht der Tatsache, daß Mannitolinfusionen nicht in allen Fällen in der Lage sind [8, 14], die Ausprägung eines akuten Nierenversagens zu verhindern, schien es von Interesse, die zusätzliche Wirkung hoher Furosemiddosen zu prüfen.

Seit der ersten Mitteilung über die Anwendung hoher Furosemiddosen bei akuter und chronischer Niereninsuffizienz·durch Cantarovich u. Mitarb. [6] ist diese Dosierung von verschiedenen Autoren aufgegriffen worden [10, 18, 19].

Für die Prüfung der Mannitol- und Furosemidwirkung beim akuten Nierenversagen sprachen folgende Überlegungen: 1. Furosemid wird nicht wie Mannitol ausschließlich glomerulär filtriert, sondern gelangt áuch durch tubuläre Sekretion an den Wirkungsort [7]. 2. Außer der Erzeugung einer im Typ [17] osmotischen Diurese wird ein Anstieg des Glomerulumfiltrates beim Menschen beobachtet [10, 18]. 3. Neben einer Dosiswirkungsrelation [16], die die Applikation hoher

Dosen erlaubt, ist eine geringe Toxicität auch in hohen Dosen und bei längerer Therapie hervorzuheben. 4. Schließlich ist die Wirksamkeit auch bei Niereninsuffizienz prinzipiell erwiesen [10, 11, 13, 18].

In der Tabelle sind die Patienten mit ihren Diagnosen angeführt, die auf Mannitol nicht reagiert hatten. Es handelte sich um 14 Patienten mit oligo-anurischem Nierenversagen, wobei für diese Bezeichnung die Definition nach Buchborn [5] in weitestem Sinne bei unterschiedlichen Grundleiden Anwendung fand.

Für die Aufnahme der Patienten in diese klinische Prüfung waren folgende Kriterien maßgebend: 1. Eine Oligurie von weniger als 400 ml/24 Std mit einer Dauer von mindestens 24 Std. 2. Eine fehlende Antwort auf korrekte Volumen- und Elektrolytsubstitution. Bei Vorliegen einer hypotonen Dehydratation mit mindestens 1000 ml Wasser und entsprechender Mengen Natrium bei Hyponatriämie. 3. Ein Anstieg der Harnstoff-N-Konzentration auf mindestens 75 mg-% und 4. des Kreatinins auf mindestens 6 mg-%. 5. Ferner ein spezifisches Gewicht

Tabelle. *Ergebnisse der Furosemidapplikation bei akutem Nierenversagen*

Pat.	Alter	Diagnose	Anurie-Dauer Std.	Mannitol	Furos. 500 mg	Anurie nach Furos. Tage	Zahl der Dialysen
WO.	72	Schenkelhalsfraktur OP	72	—	+	—	1
GO.	62	Cholecystektomieschock	48	—	+	—	—
RU.	55	Endokarditis	72	—	+	—	1
ZI.	21	Lupus Erythematodes	48	—	+	—	—
STa.	58	Verbrennung	24	—	+	—	1
RO.	37	Laparotomieschock	96	—	—	11	11
DU.	69	Gallenkoliken, Ikterus	72	—	—	2	5
GA.	47	Hepatorenales Syndrom	48	—	—	7	2
KU.	32	Akute Pankreatitis ?	24	—	—	16	9
NA.	58	Nierenbeckensteine OP	72	—	—	3	2
BR.	33	Vergiftung-Forcierte Diurese	144	—	—	5	1
STi.	69	Perniziöse Anämie, Nierenarteriale Sklerose	96	—	—	10	3 .
BA.	75	Postoperativ - By Pass	48	—	—	11	6
MU.	37	Nierenarterienthrombose, Diabetes	48	—	—		CDP

CDP = chronisches Dialyseprogramm

des Urins unter 1015 und 6. eine normale bis leicht erhöhte Natriumkonzentration des Harnes, besonders bei gleichzeitiger Hyponatriämie.

Aus der Tabelle ist die Dauer der Anurie bis zum Beginn der Mannitolinfusionen ersichtlich. Diejenigen Patienten, die auf eine Mannitoltherapie der üblichen Form und Dosierung nach Barry [1] nicht mit einem Diuresezuwachs reagiert hatten, erhielten innerhalb der nächsten $2^{1}/_{2}$ bis 24 Std 500 mg Furosemid in 200 ml 5%iger Lävuloselösung im Verlauf von 2 Std appliziert. Bei 5 von 14 Patienten kam es nach Furosemid zu einer Diuresesteigerung. Unter Fortführung der gleichen täglichen Furosemiddosis blieb eine Anurie auch in den folgenden Tagen aus, es waren keine oder höchstens eine Dialyse erforderlich. Dagegen waren bei den furosemid- und mannitolnegativen Patienten mehrere Dialysen notwendig, da die Anurie noch weitere 2 bis 11 Tage bestehen blieb.

Zur näheren klinischen Prüfung des Furosemideffektes in allen mannitolnegativen Fällen wurde das Verhalten der Natrium- und Kaliumkonzentration im Urin vor und nach Furosemid untersucht. Der Anstieg der Natriumkonzentration in den furosemidpositiven Fällen war etwas ausgeprägter als in den furosemidnegativen, woraus sich jedoch keine statistische Signifikanz ergab. Das

Verhalten der Kaliumkonzentration war stark unterschiedlich, in jedem Falle kam es zu keiner erheblichen Kaliurese.

Auf Grund dieser nicht sicheren Befunde blieb als wesentliches Kriterium das Verhalten der Diurese vor und nach Mannitol sowie nach hochdosierter Furosemid-applikation, wie es auf Abb. 1 zu ersehen ist. Dabei erscheint wesentlich die Differenz der Diurese bzw. der Diuresezuwachs in ml/min zwischen Mannitol- und Furosemidanwendung. In den positiven Fällen lag er über 0,25 ml/min. Somit wurde als furosemidpositiver Effekt ein Diuresezuwachs von mehr als 0,25 ml/min und eine Erhaltung bzw. Steigerung der Diurese in den folgenden Tagen gewertet.

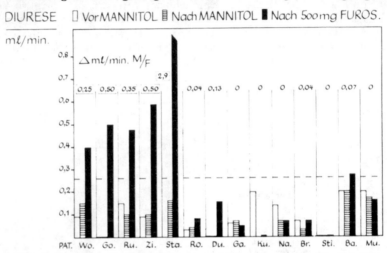

Abb. 1. Verhalten der Diurese vor und nach Mannitol sowie nach 500 mg Furosemid i.v. (Δml/min M/F = Differenz der Diurese nach Mannitol und nach Furosemid in ml/min)

Zusammenfassung

Bei 14 Patienten mit oligo-anurischem Nierenversagen, die auf eine Mannitol-therapie der üblichen Form nicht mit einem Diuresezuwachs reagiert hatten, wurde Furosemid in einer Dosis von 500 mg appliziert. Bei 5 der 14 Patienten zeigte sich ein positiver Effekt des Furosemid im Sinne einer Diuresesteigerung. In diesen Fällen wurde zur Erhaltung der Diurese die Therapie mit 500 mg Furosemid/die fortgesetzt, die übrigen neun Patienten boten trotz Mannitol- und Furosemidanwendung im weiteren Verlauf das typische Bild des akuten Nieren-versagens mit länger dauernder Oligoanurie.

Literatur

1. Barry, K. G., and Malloy, J. P.: J. Amer. med. Ass. 179, 510 (1962). — 2. Barry, K. G., and Crosby, W. H.: Transfusion (Philad.) 3, 34 (1963). — 3. Barry, K. G.: Milit. Med. 121, 224 (1963). — 4. Beall, A. C., Jr., Hall, C. W., Morris Jr., C. W., and de Bakey, E. M.: Ann. Surg. 161, 46 (1965). — 5. Buchborn, E., u. Edel, H.: Handb. Inn. Med. VII₁/2, 942. Berlin-Heidelberg-New York: Springer 1968. — 6. Cantarovich, F., Castro, L. A., and Locatelli, A. III. Intern. Congr. Nephrol. Washington 1966. — 7. Deetjen, P.: Pers. Mittlg. Köln 1969. — 8. Derot, M., Charlier, P., Mauze, F. et Legrain, M.: J. Urol. Néphrol. 69, 632 (1963). — 9. Luke, R. G., Linton, A. L., Briggs, I. D., and Kennedy, A. C.: Lancet 1965 I, 980. — 10. Moormann, A., Heidland, A. und Klütsch, K.: Verh. dtsch. Ges. inn. Med. 74, 1068 (1968). — 11. Muth, R. G.: Ann. intern. Med. 69, 249 (1968). — 12. Powers, S. R. Jr., Boba, A., Hostind, W., and Stein, A.: Surgery 55, 15 (1964). — 13. Scheler, F.: Med. Welt (Stuttg.) 51, 2849 (1965). — 14. Scheer, R. L.: Amer. J. med. Sci. 250, 483 (1965). — 15. Swan, R. C., and Merrill, J. P.: Medicine (Baltimore) 32, 215 (1953). — 16. Timmerman, R. J., Springman, F. R., and Thoms, R. K.: Curr. ther. Res. 6, 88 (1964). — 17. Ullrich, K. J., u. Hierholzer, K.: In: Sarre, H., Nierenkrankheiten. Stuttgart: Thieme 1967. — 18. Vorburger, C.: Klin. Wschr. 42, 833 (1964). — 19. Wilbrandt, R., Neuhaus, G. und Fritz, K. W.: VI. Sympos. Ges. Nephrol. Wien (1968).

Weiss, M. und Mertz, D. P. (Med. Univ.-Poliklinik Freiburg i. Br.): **Begren-
zende Faktoren der kompensatorischen Mehrleistung einer nach Uninephrektomie
verbleibenden Niere**

Die Frage nach dem Ausmaß der kompensatorischen Mehrleistung einer nach
Uninephrektomie verbleibenden Niere wird in der Literatur unterschiedlich be-
urteilt. Die Unterschiedlichkeit der funktionellen Befunde, die sich im wesent-
lichen auf tierexperimentelle Ergebnisse stützen, läßt darauf schließen, daß das
Problem der kompensatorischen Mehrleistung der Restniere nach einseitiger
Nephrektomie komplex ist. Nach der Standardmeinung entspricht die Funktions-
steigerung etwa der Gewichtszunahme der Restniere auf maximal 70 bis 80% des
Ausgangswertes beider Organe (Allen u. Mann, 1935; Bollman u. Mann, 1935;
Jerusalem, 1963). Die Massenzunahme der Niere beruht auf Hypertrophie und
Hyperplasie der Tubuli und Schwellung der Glomeruli, die aber zahlenmäßig nicht
zunehmen (Arataki, 1926; Moore, 1929). Johnson u. Roman (1966) fanden auf
Grund von autoradiographischen Untersuchungen der DNS-Synthese bei der
Maus, daß nur etwa ein Viertel der Massenzunahme des Organs auf einer Hyperplasie beruht. Somit scheint Hypertrophie die primäre und entscheidende anatomische Reaktion in der Frühphase des kompensatorischen Nierenwachstums zu
sein. Nach Hübner (1965) sollen alle Tubulusabschnitte mit Ausnahme der Sam-
melrohre an dem Vorgang der kompensatorischen Hypertrophie beteiligt sein.
Dieses Wachstum vollzieht sich in definierten Rhythmen, deren Ursache noch
hypothetisch ist.

Ausmaß bzw. Geschwindigkeit einer Hypertrophie wird unter anderen von der
Höhe der Eiweißzufuhr mit der Nahrung (Smith u. Moise, 1927; Mac Kay et al.,
1938), dem Lebensalter (Jackson u. Shiels, 1927/28; Mac Kay et al., 1932) und
davon beeinflußt, ob die Restniere gesund ist (Mertz u. Weiss in Vorbereitung).
Man sollte daher das Problem der kompensatorischen Mehrleistung der Niere
nur unter Berücksichtigung des Verhaltens verschiedener Partialfunktionen und
klinisch-diagnostischer Ergebnisse anpacken. Aus einer nicht näher differenzierten
Sammelbetrachtung kann man unseres Erachtens keine weitreichenden Aussagen
über das Maß der überhaupt möglichen funktionellen Kompensation ableiten.
Unter dieser Betrachtungsweise klären sich viele Unstimmigkeiten beispielsweise
über das Verhalten der Filtrationsfraktion der Niere solcher Patienten von selbst
auf. Eine Einheitlichkeit der Befunde ist angesichts der Heterogenität des Patien-
tengutes, das einer Uninephrektomie unterzogen wird, verständlicherweise nicht
zu erwarten.

An Hand von 21 gut durchuntersuchten Fällen im Alter zwischen 17 und 69 Jahren, bei
denen bis 22 Jahre vor einer ersten Clearanceuntersuchung aus verschiedenen Indikationen
eine Niere operativ entfernt worden ist, gingen wir der Frage nach den begrenzenden Faktoren
einer kompensatorischen Mehrleistung nach Uninephrektomie nach (Mertz u. Weiss in Vorbereitung). Unser Patientengut setzt sich aus zehn Frauen und elf Männern zusammen. Als
Indikation zur Uninephrektomie wurde angegeben: Je fünfmal Nierentuberkulose bzw. Stein-
befall mit oder ohne Hydro- oder Pyonephrose, je dreimal hypoplastische oder pyelonephritische
Schrumpfniere, zweimal Hydronephrose, je einmal unklare Makrohämaturie, Mißbildung bzw.
Carcinom. Sieben Patienten wiesen konstant eine arterielle Hypertension auf. Wenn man alle
21 Patienten in einer Gruppe zusammenfaßt, dann ergeben sich folgende mittleren Clearancewerte (in ml/min bezogen auf 1,73 m² Körperoberfläche): für Inulin 82 (Spanne 37 bis 130), für
PAH 388 (Spanne 169 bis 645) mit einer mittleren Filtrationsfraktion von 0,221 (Spanne 0,126
bis 0,304).

Die Anwendung dieses Verfahrens ist unseres Erachtens nicht gerechtfertigt,
da so die individuellen Unterschiede im morphologischen Zustand der verbliebenen
Niere, im zeitlichen Intervall zwischen Nephrektomie und klinischer Untersuchung
sowie im Alter der Probanden nicht berücksichtigt werden.

Ein besseres Bild ergibt sich bei Aufgliederung der Sammelgruppe nach funktionellen und röntgenologisch-morphologischen Gesichtspunkten.

Hierbei ergab sich unter anderem, daß beim Menschen eine volle kompensatorische Mehrleistung der verbleibenden Niere auf das Maß zweier gesunder Nieren unter besonderen Umständen möglich ist. Hierbei spielt das Lebensalter der Betroffenen zum Zeitpunkt der Uninephrektomie eine weit geringere Rolle als der morphologische Zustand der Restniere. Die Zeitdauer zwischen Operation und Kontrolluntersuchung wirkt sich nur dann nachteilig auf die Nierenfunktion aus, wenn die Restniere wiederholt oder fortdauernd von gewebsdestruierenden Prozessen, vor allem von solchen pyelonephritischer Natur, befallen wird. Im einzelnen stellten wir fest, daß eine Restniere die Funktion zweier gesunder Nieren auch dann noch übernehmen kann, wenn die Nephrektomie nach dem 65. Lebensjahr durchgeführt wird. Voraussetzung für eine solche Entwicklung ist allerdings eine primär gesunde verbleibende Niere. Für deren Funktionszustand ist das zeitliche Intervall zwischen Uninephrektomie und Untersuchung verständlicherweise nur dann entscheidend, wenn sich nach der Operation wiederholt oder fortdauernd gewebsdestruierende Prozesse abspielen. Die Kenntnis dieser Faktoren sollte bei der Indikationsstellung zur Uninephrektomie ausschlaggebend sein. Ohne vorherige Feststellung des Funktionszustandes der sog. gesunden Niere dürfte — abgesehen von Notfällen (Trauma, maligne Tumoren) — eine Uninephrektomie nicht durchgeführt werden. Nach unseren Erfahrungen wurde in verschiedenen Fällen die Lebenserwartung von Patienten, die ohne diese Voraussetzung in dem guten Glauben an eine völlig gesunde kontralaterale Niere einseitig nephrektomiert worden waren, eindeutig verkürzt. Wenn wenige Wochen nach Vornahme einer Uninephrektomie die verbleibende Niere nicht annähernd die Leistung zweier gesunder Nieren erreicht, kann man mit großer Wahrscheinlichkeit auf eine Erkrankung der Restniere schließen. Im Gegensatz zu tierexperimentellen Befunden entwickelt die verbleibende Niere beim Menschen unter den genannten Voraussetzungen die Leistung zweier gesunder Nieren.

Der Mechanismus der Nierenhypertrophie nach einseitiger Nephrektomie ist unbekannt. Möglicherweise setzt Entfernung einer Niere einen wachstumsfördernden Faktor für die verbleibende Niere frei oder vermindert die Konzentration eines das Nierenwachstum normalerweise hemmenden humoralen Prinzips unter eine kritische Grenze. Vermutlich hat man sich unter „Renotropin" verschiedene nichthormonale Faktoren endogener und exogener Natur sowie eine Reihe von hormonalen bzw. humoralen Prinzipien vorzustellen. Mit großer Wahrscheinlichkeit kann gesagt werden, daß die Hypertrophie der nach Uninephrektomie verbleibenden Niere nicht nur Ergebnis eines vermehrten Anfalls harnpflichtiger Substanzen ist. Ob proteinreiche Diät beim Menschen in vergleichbarer Weise wie im Tierexperiment eine Nierenhypertrophie erzeugen kann (Addis et al., 1926), ist unbekannt. Im allgemeinen sind die Wirkungen einer eiweißreichen Kost auf die Nierenfunktion beim Menschen geringer als beispielsweise bei Ratte oder Hund (Smith, 1951). Vermutlich kann die wachstumstimulierende Wirkung einer proteinreichen Diät auf eine Erhöhung des Potentials an Nichtproteinstickstoff (Mac Kay et al., 1931) bezogen werden. Nur in geringem Grade dürfte es sich hierbei um ein Phänomen der Mehrbelastung des Nephron mit osmotisch wirksamem Material handeln. Funktionell reagiert die menschliche Niere auf Protein anders als die Niere verschiedener Laboratoriumstiere. Speciesunterschiede scheinen hinsichtlich der Abhängigkeit des kompensatorischen Nierenwachstums vom Lebensalter zu bestehen. Nach unseren Erfahrungen trifft diese Feststellung beim erwachsenen Menschen nicht zu. Im Gegensatz zu Hogeman (1948) fanden wir keine geringere Zunahme der Nierenfunktion bei Patienten, die nach dem 30. Lebensjahr nephrektomiert wurden.

Von den hormonalen Faktoren spielt Wachstumshormon (STH: White et al., 1949) die größte Rolle. Schilddrüse, Gonaden und Nebennieren sind für eine

Nierenhypertrophie nicht erforderlich. Durch Schilddrüsenhormone wird die renotrope Wirkung von Sth, nicht aber diejenige von Androgenen gefördert (Smith, 1951).

So erweist sich also die Frage nach den begrenzenden Faktoren einer kompensatorischen Mehrleistung der nach Uninephrektomie verbleibenden Niere als ein Prozeß, der beim Menschen in verschiedener Beziehung ganz anders verläuft als im Tierexperiment, dessen Ergebnisse immer wieder, wie jetzt scheint, unberechtigt, auf menschliche Verhältnisse übertragen werden.

Literatur

Addis, T., Mac Kay, E. M., and Mac Kay, L. L.: J. biol. Chem. 71, 139 (1926). — Allen, R. B., and Mann, F. C.: Arch. Path. 19, 243 (1924). — Bollman, J. L., and Mann, F. C.: Arch. Path. 19, 28 (1935). — Hogeman, O.: Suppl. 216 (a), 1948. — Hübner, K.: Habilitationsschrift, Frankfurt/Main 1965. — Jackson, C. M.: Anat. Rec. 36, 221 (1927/28). — Jerusalem, C.: Z. Anat. Entwickl.-Gesch. 123, 549 (1963). — Johnson, H. A.: Amer. J. Path. 49, 1 (1966). — Mac Kay, E. M., Mac Kay, L. L., and Addis, T.: J. exp. Med. 56, 253 (1932). — Mac. Kay, L. L., Mac Kay, E. M., and Addis, T.: J. Nutr. 4, 379 (1931). — Mac Kay, L. L., Addis, T., and Mac Kay, E. M.: J. exp. Med. 67, 515 (1938). — Mertz, D. P., u. Weiss, M.: In Vorbereitung. — Smith, A. H., and Moise, T. S.: J. exp. Med. 45, 263 (1927). — Smith, H. W.: Oxford University Press, p. 461—481. New York 1951. — White, H. L., Heinbecker, P., and Rolf, D.: (2) Amer. J. Physiol. 157, 47 (1949).

Schollmeyer, P. (Med. Univ.-Klinik Freiburg); Nieth, H. und Stein, E. (Med. Univ.-Klinik Tübingen): **Substrat- und Sauerstoffaufnahme des Herzmuskels bei Urämie***

Als gesicherte Kenntnisse über den Einfluß der Niereninsuffizienz auf den Intermediärstoffwechsel können bisher lediglich eine herabgesetzte Glucosetoleranz [6, 14] und eine Verwertungsstörung von Metaboliten des Kohlenhydratstoffwechsels [9, 13] sowie Veränderungen im Aminosäurenstoffwechsel gelten [4]. Am Erythrocyten sind Veränderungen der Enzymaktivitäten, der Glutathionstabilität [5] und des Gehalts energiereicher Phosphate [5, 10] beschrieben worden, die jedoch als Folge der metabolischen Acidose gedeutet werden und die damit nur indirekt auf die Urämie zurückzuführen sind.

Unsere Untersuchungen gingen von der Frage aus, ob durch die Urämie Störungen in der Substrat- und Sauerstoffaufnahme des Herzmuskels verursacht werden, über dessen Metabolitversorgung in Ruhe und unter Belastung ausführliche Untersuchungen vorliegen [1, 2, 3, 11].

Methodik

Es wurden 13 Patienten mit einer Urämie infolge chronischer Pyelonephritis, chronischer Glomerulonephritis oder Cystennieren unter Grundumsatzbedingungen durch Coronarsinuskatheterisierung untersucht. Der Kreatininspiegel lag zwischen 4,4 und 25 mg-%. Bei vier Patienten bestanden hypertone Blutdruckwerte, bei 7 Patienten lag eine dekompensierte metabolische Acidose vor. Bei 1 Patienten war der Serum-Kaliumwert erhöht. 4 Patienten zeigten einen erhöhten Druck im rechten Vorhof. Linksventriculäre Drucke wurden nicht gemessen. Gemessen wurden: die arteriellen Spiegel und die arterio-venösen myokardialen Differenzen von Sauerstoff und Kohlensäure, von unveresterten Fettsäuren, von Glucose, Lactat und Pyruvat.

Ergebnisse

Folgende Befunde wurden erhoben:

1. Als Ausdruck der renalen Anämie war der arterielle Sauerstoffgehalt herabgesetzt. Auch im Coronarsinusblut war der Sauerstoffgehalt verringert und die arterio-venöse Sauerstoffdifferenz war verkleinert. Die prozentuale Sauerstoffextraktion des Myokards war bei Patienten mit Urämie jedoch ebenso groß wie bei

---

* Mit Unterstützung der Deutschen Forschungsgemeinschaft.

Gesunden (Tabelle). Aus diesen Daten läßt sich ableiten, daß der Coronardurchfluß gesteigert ist, und zwar auf ca. 150%. Diese Steigerung der Coronardurchblutung ist als Folge der Anämie aufzufassen.

2. Da auch der coronarvenöse CO_2-Gehalt bei gesteigertem Coronardurchfluß herabgesetzt ist, errechnete sich ein respiratorischer Quotient (R Q) für das Myokard von 0,77, der demjenigen bei Normalpersonen entspricht.

3. Die mittleren arteriellen Substratspiegel für unveresterte Fettsäuren und Lactat waren bei Patienten mit Urämie im Vergleich zu Herz- und Stoffwechselgesunden erhöht. Dieser Unterschied war jedoch nur für Lactat, nicht jedoch für die unveresterten Fettsäuren statistisch zu sichern. Die Spiegel von Glucose und Pyruvat und der arterielle Lactat-Pyruvatquotient entsprachen den Normalwerten.

4. Die arteriovenösen myokardialen Substratdifferenzen für Glucose, Lactat und Pyruvat sind bei Patienten mit Urämie signifikant kleiner als bei Gesunden. Die arteriocoronarvenöse Differenz der unveresterten Fettsäuren ist in beiden Kollektiven annähernd gleich. Da sich aus dem Sauerstoffgehalt im arteriellen und coronarvenösen Blut bei diesen Kranken eine Steigerung des Coronardurchflusses auf ca. 150% abschätzen ließ und die arterio-venösen Differenzen für unveresterte Fettsäuren ebenso groß sind wie bei Gesunden, läßt sich aus diesen Daten eine erhöhte myokardiale Fettsäureaufnahme ableiten.

Tabelle. *Arterieller und coronarvenöser Sauerstoffgehalt und myokardiale Sauerstoffextraktion bei Urämie*

	Art.-Vol.-%	CS-Vol.-%	ADV-Vol.-%	$\dfrac{A\text{-}V}{A}$	Zahl der Fälle
Normal	18,9	6,3	12,6	0,67	19
Urämie	11,9	3,9	7,9	0,67	14

5. Berechnet man die Sauerstoffextraktionsäquivalente für die einzelnen Metabolite, d. h. den relativen Anteil dieser Substrate am Sauerstoffverbrauch des Myokard unter der Annahme ihrer vollständigen Oxydation zu H_2O und CO_2, so ist der Anteil der freien Fettsäuren an der Substratversorgung des Herzens bei Patienten mit Urämie größer, derjenige der Glucose kleiner, verglichen mit den an Herzgesunden erhobenen Befunden (Abb. 1).

6. Versucht man einzelne Parameter der urämischen Stoffwechselkonstellation zum arteriellen Substratspiegel in Beziehung zu setzen, so lassen sich keine Abhängigkeiten zum Grad der Acidose, gemessen am pH-Wert und zum Grad der Anämie, gemessen am Hämatokritwert, erkennen. Auch die Höhe des Kreatininspiegels ist ohne signifikanten Einfluß auf die Substratspiegel, wenn auch mit steigendem Kreatiningehalt die Spiegel für Lactat gering absinken.

7. Auch die arteriocoronarvenösen Substratdifferenzen werden von der Acidose und der Anämie nicht beeinflußt. Obgleich im Mittel die myokardiale Aufnahme unveresterter Fettsäuren bei Patienten mit Urämie erhöht ist, entspricht diese Aufnahme nicht einer einfachen linearen Beziehung. Während auch für Glucose und Pyruvat eine solche Beziehung vermißt wird, ergibt sich eine negative Korrelation zwischen dem Kreatiningehalt als Grad der Schwere der Urämie und der Lactataufnahme in der Form, daß mit steigendem Kreatiningehalt die Lactataufnahme des Herzmuskels geringer wird.

8. Als Ursache des erhöhten Lactatspiegels und der herabgesetzten Lactataufnahme des Herzmuskels dürfte eine gestörte Utilisation der Milchsäure durch das Myokard anzunehmen sein. Da nach unseren Befunden nur die Aufnahme von

Lactat, nicht jedoch diejenige von Pyruvat gestört ist, liegt es nahe, eine Hemmung der Lactatdehydrogenase als Ursache der gestörten Lactatverwertung anzunehmen. Diese Annahme wird durch einzelne Befunde in der Literatur gestützt. Morgan, Morgan u. Thomas [12] fanden eine Hemmung der Glucoseutilisation normaler Erythrocyten durch ein Ultrafiltrat von Seren von Patienten mit Urämie. Nach Untersuchungen von Bock u. Mitarb. [5] ist unter anderem auch die Aktivität der Lactatdehydrogenase der Erythrocyten bei Urämiekranken verringert. Emerson u. Mitarb. [7] sahen neben einem Anstieg der Aktivität der Serumlactatdehydrogenase nach Dialyse ebenfalls einen hemmenden Effekt eines Ultrafiltrats von Urämikerseren auf die Aktivität der Serumlactatdehydrogenase von Gesunden. Die Identifizierung des hemmenden Faktors selbst ist bisher nicht gelungen. Nach diesen Untersuchungen ist es wahrscheinlich, daß nur einzelne Fraktionen von Isoenzymen der LDH, nicht jedoch die Gesamtlactatdehydrogenase gehemmt wird.

Zusammenfassend läßt sich feststellen: Die Substrataufnahme des Herzmuskels bei Urämie ist durch eine erhöhte Aufnahme unveresterter Fettsäuren und eine herabgesetzte Glucoseaufnahme charakterisiert. Daneben besteht eine Störung der Lactataufnahme in Abhängigkeit von der Höhe des Kreatininspiegels, als deren mögliche Ursache eine Hemmung der Lactatdehydrogenase durch einen noch nicht identifizierten Faktor des Serums Urämiekranker vermutet wird.

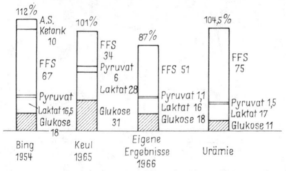

Abb. 1. Relativer Anteil der Substrate am Sauerstoffverbrauch des Myokards

Literatur

1. Bernsmeier, A., u. Rudolph, W.: Münch. med. Wschr. 104, 46, 75 (1962). — 2. Bing, R. J., Siegel, A., Ungar, J., and Gilbert, M.: Amer. J. Med. 16, 504 (1954). — 3. Bing, R. J., Siegel, A., Vitale, A. G., Balboni, F. A., and Sparks, E.: Amer. J. Med. 15, 284 (1953). — 4. Bock, H. E., u. Gerok, W.: Dtsch. med. Wschr. 86, 704 (1961). — 5. Bock, H. E., Waller, H. D., Kaufmann, W. und Löhr, G. W.: Dtsch. Arch. klin. Med. 211, 73—92 (1965). — 6. Cohen, B. D.: Ann. intern .Med. 57, 204—213 (1962). — 7. Emerson, P. M., Withycombe, W. A., and Wilkinson, Z. H.: Lancet 1965 II, 571. — 8. Galloway, R. E., and Morgan, J. M.: Metabolism 13, 88 (1964). — 9. Heintz, R., u. Renner, D.: Klin. Wschr. 43, 1167 (1965). —10. Jahrmärker, H.: Klin. Wschr. 42, 123 (1964). — 11. Keul, J., Doll, E., Steim, H., Homburger, H., Kern, H. und Reindell, H.: Pflügers Arch. ges. Physiol. 282, 1 (1965). — 12. Morgan, Z. M., Morgan, R. E., and Thomas, G. E.: Metabolism 12, 1051 (1953). — 13. Renner, D., u. Heintz, R.: Klin. Wschr. 44, 1204 (1966). — 14. Teuscher, A., Fankhauser, S., u. Kuffer, F. R.: Klin. Wschr. 41, 706 (1963).

Ritz, E.* (Med. Univ.-Klinik Heidelberg): **Intestinaler Calciumtransport bei Urämie**

Bei chronischer Urämie wird eine eigenartige Störung des Calciumstoffwechsels beobachtet, die große Ähnlichkeit hat mit einem Vitamin D-Mangelzustand:

---

* Mit Unterstützung der DFG.

Am Skelet werden breite unverkalkte Osteoidsäume gefunden [1, 2], am Darm besteht eine Transportstörung für Calcium [3, 4]. Diese Veränderungen verschwinden nach Gabe von Vitamin D, allerdings erst nach Dosen, die weit über den bei Rachitis kurativ wirkenden Dosen liegen. Diese Beobachtungen führten zu dem Konzept der „urämischen Vitamin D-Resistenz" [3].

Es war das Ziel der vorliegenden Untersuchung, festzustellen, in wieweit die intestinale Calcium-Transportstörung bei Urämie mit der eingehend untersuchten Calcium-Transportstörung bei Vitamin D-Mangel [5, 6, 7] übereinstimmt.

Gemessen wurden zunächst in vivo die Lumen-Plasma- und Plasma-Lumenwärts gerichteten Fluxe im Duodenum urämischer Ratten (5/6 Nephrektomie) für Ca, PO_4 und Na mit der Methode von Wassermann [6]. Hierbei war der Flux Darmlumen-Plasma bei urämischen Tieren für Ca signifikant (p < 0,01) erniedrigt. Diese Verminderung war verbunden mit gleichzeitig verminderter Calciumaufnahme durch die Duodenalmucosa. Die Fluxrate für Phosphat war — allerdings nicht signifikant — erniedrigt, während für Natrium die Fluxrate bei Kontrollen und urämischen Tieren identisch waren.

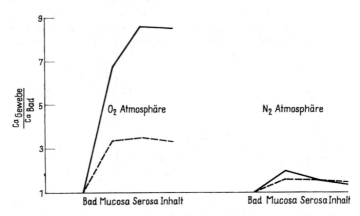

Abb. 1. Ca-Konzentrationsgradienten im umgestülpten Duodenumsäckchen. —— Kontrollen, ------ (5/6 Nephrektomie. 180 h), Inkubationsdauer 3 h, Ca-Badkonz. 5 mval, Darmlänge 10 cm, Darminhalt 1 ml

Der intestinale Blutgehalt (gemessen als intestinaler ^{131}I-Albuminraum) war erhöht bei nephrektomierten und peritonealdialysierten Tieren (Kontrollen 53,6 ± 8,55 µl; Urämie 98,9 ± 17,5 µl). Die Fluxrate Plasma-Darmlumen lag etwas niedriger in der urämischen Gruppe (0,112 ± 0,0077%-Dosis/180 sec gegenüber 0,1195 ± 0,011%-Dosis/180 sec); angesichts des erhöhten intestinalen Blutgehaltes bei Urämie muß die wahre Fluxrate allerdings deutlich erniedrigt sein. Der Befund einer spezifischen Verminderung des Calciumfluxes über die Darmmucosa in beiden Richtungen steht in guter Übereinstimmung mit den Befunden am rachitischen Darm.

Die Fluxverminderung wird — trotz Anwesenheit funktionsfähigen Nierenparenchyms — bei Urämie nach Ureterligatur beobachtet; sie wird nicht gefunden nach Serumharnstofferhöhung, NH_4Cl-Acidose oder Hyperphosphatämie und wird aufgehoben durch Peritonealdialyse. (Letzterer Befund ist allerdings wegen der gleichzeitigen Zunahme des intestinalen Blutgehaltes nicht beweiskräftig.) Die Abnahme des intestinalen Calciumfluxes ist bereits Stunden nach bilateraler Nephrektomie (nach 3 h p < 0,05; nach 24 h p < 0,01) festzustellen und bei steigenden Calciumkonzentrationen im Darm bis zu einer Konzentration von 10 mM Ca nachweisbar.

Zusammengefaßt ist die Verminderung des duodenalen Calciumfluxes in beiden Richtungen bei Urämie also spezifisch für Calcium. Sie ist nicht durch die urämischen Teilkomponenten Harnstofferhöhung, Acidose oder Hyperphosphatämie bedingt und — unabhängig von der Anwesenheit funktionsfähigen Nierenparenchyms — durch die urämische Stoffwechselsituation, möglicherweise durch Akkumulation einer dialysablen Substanz ausgelöst.

Der *Diffusionswiderstand* des urämischen Darmes für Calcium in vitro, gemessen nach der Technik von Harrison [7] bei 2 mM, 4 mM und 8 mM Ca im Bad, war geringgradig, allerdings nicht signifikant vermindert.

In vitro war die *Calciumanreicherung* im Darmgewebe in O_2-Atmosphäre bei urämischen Tieren signifikant erniedrigt. Diese Störung war auch nach Ureterligatur nachweisbar, durch Peritonealdialyse — im Gegensatz zu den in vivo Fluxversuchen — nicht zu beheben, durch Serumharnstofferhöhung, Acidose oder Hyperphosphatämie nicht auslösbar.

Durch getrennte Untersuchung der Mucosa und Serosa nach der Methode von Schachter [5] ließ sich zeigen, daß im Säckchenpräparat der Gradient zwischen Bad- und Serosaflüssigkeit bei Urämie vermindert ist (Abb. 1). Besonders stark erniedrigt war bei Urämie in O_2-Atmosphäre der Gradient zwischen Bad und Mucosa.

Diese Befunde am urämischen Darm, die die Beeinträchtigung eines O_2-abhängigen, in der Mucosa lokalisierten Ca-Anreicherungsschrittes beweisen, stehen wieder in guter Übereinstimmung mit den Ergebnissen Schachters [5] am rachitischen Darm. Ob diesen auffallenden Parallelen zwischen der intestinalen Calcium-Transportstörung bei Rachitis und bei Urämie eine gemeinsame Ursache, z. B. die Verminderung des calciumbindenden Proteins, zugrunde liegt, muß das Ziel weiterer Untersuchungen sein.

Darmlumen-Plasmaflux verschiedener Ionen bei Urämie

Calcium	normal	$n = 8$	44,7 ± 3,09	% Dosis/180 sec	
(0,04 mM)	urämisch	$n = 8$	31,7 ± 2,3		$p < 0,01$
Natrium	normal	$n = 10$	28,9 ± 2,52		
(< 0,001 mM)	urämisch	$n = 10$	24,5 ± 2,81		N.S.
Phosphat	normal	$n = 9$	41,1 ± 1,9		
(< 0,001 mM)	urämisch	$n = 9$	33,2 ± 5,0		$p < 0,10$

Ca-Fluxraten (1) und Ca-Aufnahme durch Duodenalmucosa (2)

		(1)	(2)
Kontrolle	(n = 8)	8,49 ± 0,586 × 10^{-9} M Ca/180 sec	4,16 ± 0,575 × 10^{-2}%
5/6 Nephrektomie	(n = 8)	6,03 ± 0,437	2,34 ± 0,41 Dosis/mg
Ureterligatur	(n = 7)	7,46 ± 0,417	3,35 ± 0,71
Dialyse	(n = 6)	8,68 ± 1,03	5,0 ± 1,11

Ca-Fluxraten in Abhängigkeit von der Ca-Konzentration

0,04 mM Ca	normal	44,7 ± 3,09	% Dosis/180 sec	
	urämisch	37,4 ± 6,0	% Dosis/180 sec	$p < 0,01$
1,0	normal	30,5 ± 3,45	% Dosis/180 sec	
	urämisch	24,6 ± 1,79	% Dosis/180 sec	$p < 0,05$
10,0	normal	21,8 ± 1,95	% Dosis/180 sec	
	urämisch	19,2 ± 1,4	% Dosis/180 sec	N.S.
100,0	normal	18,9 ± 3,72	% Dosis/180 sec	
	urämisch	23,5 ± 5,40	% Dosis/180 sec	N.S.

Diffusionswiderstand urämischen Darms in vitro

Kontrolle	5/6 Nephrektomie	
1,36 ± 0,067	1,13 ± 0,080 × 10^{-5} M Ca*/55 mm Darm/90 min	$0,05 < p < 0,10$

* Ca-Gehalt des evertierten Darmsäckchens bei Versuchsende.

Wir danken Frl. H. Wegner für vorzügliche technische Mitarbeit.

Literatur

1. Follis, Jr., R. H., and Jackson, D. A.: Bull. Johns Hopk. Hosp. **72**, 232 (1943). — 2. Gilmour, J. R.: The parathyroid glands and skeleton in renal disease. London: Oxford Med. Publ. 1947. — 3. Liu, S. H., and Chiu, H. I.: Medicine (Baltimore) **22**, 103 (1943). — 4. Kessner, D. A., and Epstein, F. H.: Amer. J. Physiol. **209**, 141 (1965). — 5. Schachter, M. D.: In: Hioco, D. J., L'Ostéomalacie, Paris: Masson et Cie 1967. — 6. Wassermann, R. H., Taylor, A. N., and Kallfelz, F. A.: Amer. J. Physiol. **211**, 419 (1966). — 7. Harrison, H. E., and Harrison, H. C.: Amer. J. Physiol. **199**, 265 (1960).

BUNDSCHU, H. D. (Med. Univ.-Klinik Tübingen); SUCHENWIRTH, R. (Inst. f. Hirnforschung Tübingen); DÜRR, F. (Med. Univ.-Klinik Tübingen): **Histochemische Untersuchungen an der Muskulatur bei Urämie**

Im Verlaufe der chronischen Niereninsuffizienz kommt es zu zahlreichen Komplikationen und Sekundärkrankheiten. Durch die Verlängerung des Stadiums der chronischen Urämie mit Hilfe der Dialysebehandlung haben diese Folgen besondere Bedeutung erlangt. Obwohl Muskelschwäche und Muskelschwund fast regelmäßig zu beobachten sind, hat man sich noch wenig mit der Auswirkung der urämischen Intoxikation auf die Muskulatur beschäftigt. Wir versuchten mit Hilfe enzymhistologischer Methoden darüber Hinweise zu gewinnen.

Untersucht wurden 22 Patienten in verschiedenen Stadien der Urämie. Bei 14 Kranken war wegen einer dekompensierten Niereninsuffizienz eine intermittierende Dauerdialysebehandlung vorgenommen oder eingeleitet worden. In sechs Fällen war die Niereninsuffizienz bei einer täglichen Diurese von ca. 2000 ml noch kompensiert. Bei zwei Patienten lag ein akutes Nierenversagen vor. In der Tabelle sind einige wichtige klinische und laborchemische Befunde zum Zeitpunkt der Muskelbiopsie zusammengefaßt. Bei den dialysierten Patienten wurde der durchschnittliche Harnstoff- und Kreatininwert vor und nach der letzten der Muskelbiopsie vorausgegangenen Dialyse angegeben. Weiterhin wurden der Hämatokrit, die Serumelektrolyte (Natrium, Kalium, Calcium, Chlor, Phosphor) der Säure-Basenstatus, die Serumfermente (LDH, GOT, GPT, Aldolase, CPK) das Gesamteiweiß des Serums und die Elektrophorese bestimmt. Sämtliche Patienten ließen eine deutliche Muskelatrophie erkennen.

Als Ursache einer möglichen neurogenen Schädigung der Muskulatur waren in 16 Fällen die Zeichen einer Polyneuropathie nachweisbar. Vier Patienten hatten schwere Paresen, acht Ausfälle der Muskeleigenreflexe und Sensibilitätsstörungen und vier leichte Sensibilitätsstörungen wie Hypästhesien und Parästhesien. Bei den übrigen Patienten einschließlich der Patienten mit akutem Nierenversagen ließ sich eine neurogene Schädigung auch bei Prüfung der Nervenleitgeschwindigkeit (diese Untersuchungen wurden von Herrn Dr. H. E. Reichenmiller, Med. Univ.-Klinik Tübingen, durchgeführt nicht nachweisen).

Von 16 der Kranken wurden Muskelproben aus dem Musculus fibularis longus entnommen, bei den übrigen vier aus verschiedenen anderen Arm- und Beinmuskeln. Als Vergleichsmaterial diente Muskulatur von 15 Probanden, bei denen klinisch, histologisch und epikritisch normale Verhältnisse an der Muskulatur anzunehmen waren. An Kryostatschnitten wurde nach den Methoden von Pearse, Takeuchi u. Sasse die Lactatdehydrogenase (LDH), die Succinodehydrogenase (SDH), die Alpha-Glycerophosphatdehydrogenase (Alpha-GLPDH), die Isocitratdehydrogenase (ICDH), die Glutamatdehydrogenase (GLDH), die Glucose-6-Phosphatdehydrogenase, die Phosphorylase und die Uridin-Diphosphoglucoseglykogentransferase (UDPGGT) dargestellt.

Ausgewertet wurde nach dem Gesamteindruck sowie semiquantitativ durch Auszeichnen, Ausmessen und Auszählen der Muskelfaserquerschnitte. Dabei wurden zwei Muskelfaserfraktionen unterschieden: Einerseits die SDH, LDH, ICDH-positiven „roten" Fasern (Ogata, Dubowitz u. Pearse) entsprechend dem Fasertyp I nach Engel mit überwiegend aerobem Stoffwechsel, andererseits die Phosphorylasepositiven „weißen" Fasern (Typ II) mit vorwiegend anaerobem Stoffwechsel. Es wurde der arithmetische Mittelwert ($\bar{x}$) die Streuung (s) und der Variabilitätskoeffizient (v) für die einzelnen Fasertypen bei jedem Probanden bestimmt. Abb. 1a zeigt das Muskelbild und die schematische Darstellung bei einer Normalperson.

Die Muskulatur der urämischen Patienten wies im Vergleich zu gesunden Probanden verschiedene Besonderheiten auf:

1. Zwölf der Kranken zeigten eine deutliche Schädigung der SDH-negativen, Phosphorylase-positiven „weißen" Muskelfasern. Sie äußerte sich in einer Verkleinerung dieser Fasern, in erheblichen Kaliberschwankungen und in schweren Fällen in einem weitgehenden Verschwinden dieses Fasertyps, zum kleineren Teil durch vollständige Atrophie, meist durch eine Angleichung des Enzymbildes an die „roten" Fasern (Abb. 1b). Bei der statistischen Berechnung war Hauptkriterium neben der Verkleinerung des mittleren Muskelfaserquerschnittes ein deutlich erhöhter Variabilitätskoeffizient.

2. Bei sechs Kranken kam es zusätzlich zu einer schweren Schädigung auch der „roten" Fasern, die sich wiederum in einer deutlichen Verkleinerung, erheblichen Kaliberschwankungen und daraus resultierend einem hohen Variabilitätskoeffizienten dieses Fasertyps äußerten (Abb. 1c).

3. Die enzymatische Entdifferenzierung ist zunächst bei der Glutamatdehydrogenase dann bei den übrigen Dehydrogenasen, zuletzt bei der Phosphorylasereaktion nachweisbar.

Berücksichtigt man die tierexperimentellen Arbeiten der letzten Jahre vor allem von Romanul, Engel u. Edström-Kugelberg, die die funktionelle Sonderstellung der „roten" und „weißen" Muskelfasern aufgezeigt haben und bedenkt man, daß die erstgenannten relativ unabhängig von der neuralen Steuerung (Bajusz) die letztgenannten unter besonderer Kontrolle der schneller leitenden Alpha-Motoneurone stehen, so könnte man unsere Befunde wie folgt deuten: Die häufige Schädigung der „weißen" Fasern dürfte Zeichen einer neurogenen Schädigung des Muskels sein. Die Schädigung der „roten" Fasern mit dem dort intensiven Abbau von Aminosäuren und Fettsäuren könnte eine toxische Schädigung des Zellstoffwechsels anzeigen. Die allgemeine Schädigung und Atrophie der Muskulatur und die verwaschene Strukturzeichnung wäre schließlich als Auswirkung der katabolen Stoffwechsellage urämischer Patienten zu werten.

Tabelle. Übersicht über die wesentlichen klinischen und laborchemischen Befunde zum Zeitpunkt der Muskelbiopsie bei 22 Patienten mit verschiedenen Stadien der Urämie

	N	♀	♂	Alter (Mittelw.)	chron. Glom. N.	chron. Pyelo. N.	Sonstige	Harnstoff (Mittelw.)	Kreatinin (Mittelw.)	Hypertonie	Hkt. < 30%	Diurese < 500ml/d
Dekompensierte Niereninsuffizienz (PD u. HD-Behandlung)	14	3	11	33 (18—58)	9	4	1	259 v.D. 139 n.D.	19,2 v.D. 11,2 n.D.	14	14	11
Kompensierte Niereninsuffizienz	6	3	3	52 (38—67)	2	3	1	185	7,3	3	6	0
akutes Nierenversagen	2	2		40	—	—	—	370 v.D. 284 n.D.	16,3 v.D. 14,6 n.D.	0	2	2

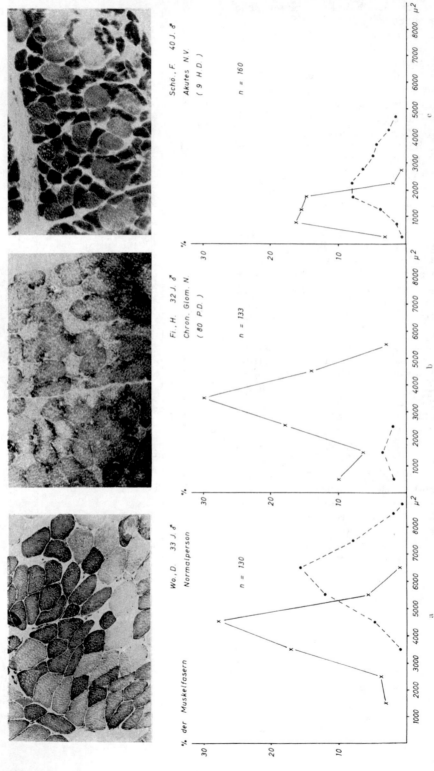

Abb. 1. Prozentuale Verteilung der Muskelfasern nach Größe und aerober (= Typ I) und anaerober (= Typ II) Fraktion. × aerob, n Anzahl der ausgezählten Muskelfasern. a Muskelbild und schematische Darstellung bei einer Normalperson, b bei einem Patienten mit Urämie. Es zeigt sich eine vorwiegende Schädigung der „weißen" Faserfraktion, c bei einem anderen Patienten mit Urämie; hier wird eine zusätzliche Schädigung des „roten" Fasertyps sichtbar

Für die erste Folgerung möchten wir anführen, daß das enzymhistologische Bild in diesen Fällen weitgehend dem glich, das wir bei fünf Patienten mit Polyneuritiden verschiedener Ätiologie gesehen haben. Von den Kranken, die diese Schädigung der „weißen" Muskelfasern aufwiesen, hatten alle eine leichte oder schwere Polyneuropathie. Umgekehrt war bei den Patienten ohne nachweisbare neurologische Ausfälle mit Ausnahme eines Falles von akutem Nierenversagen auch enzymhistologisch normale Befunde zu verzeichnen. Eine besondere Schädigung der „roten" Muskelfasern fand Klinghardt bei Tierversuchen mit Kaninchen und Ratten, denen er Chlorochindiphosphat (74 × 175 mg/kg/die; 3 × 375 mg/kg/die) verabreichte. Der Autor nahm als Ursache seiner experimentellen Myopathie eine resochinbedingte Schädigung der Eiweißbiosynthese an. Außerdem ist unsere Annahme mit den Ergebnissen bei Stoffwechseluntersuchungen an Nierenrinden und -Hirnrindengewebe von Ratten in urämischem Millieu von Heintz u. Renner in Einklang zu bringen. Ihre Befunde machen wahrscheinlich, daß bei der urämischen Vergiftung eine Blockierung der Synthese von Co-Enzym-A-Verbindungen und eine Verminderung der Synthese energiereicher Phosphate als Zeichen einer direkten Störung des Zellstoffwechsels vorliegen. Davon würde insbesondere der aerobe Stoffwechsel betroffen.

Eine Korrelation der enzymhistologischen Befunde zu den bestimmten laborchemischen Befunden ließ sich nicht herstellen. Insbesondere scheint eine engere Beziehung zu der Höhe der Harnstoff- und Kreatininwerte nicht zu bestehen. Die Herstellung solcher Beziehungen ist jedoch durch die immer schwankenden Werte im Verlaufe der Dialysebehandlung erschwert. Ähnliches gilt für eine mögliche Abhängigkeit von Störungen des Serumelektrolyt- und Säure-Basen-Gleichgewichtes. Dagegen konnte die Anämie als zusätzliche Ursache unserer enzymhistologischen Veränderungen weitgehend ausgeschlossen werden. Untersuchungen an fünf Patienten mit Anämien gleichen Schweregrades unterschiedlicher, nicht urämischer Ätiologie zeigten normale enzymhistologische Bilder. Pathologisch erhöhte Serumenzymwerte als Hinweise für eine urämische Myopathie konnten wir nicht beobachten.

Literatur

Pearse, A. G. E.: Histochemistry, theoretical and applied, p. 910, ²nd. London 1960. — Takeuchi, T.: J. Histochem. Cytochem. 4, 84 (1956). — Takeuchi, T., and Glenner, G. G.: J. Histochem. Cytochem. 9, 304 (1961). — Sasse, D.: Histochemie (Berlin) 7, 39 (1966). — Ogata, T.: Acta Med. Okayama 12, 216—233 (1958). — Dubowitz, V., and Pearse, A. G. E.: Histochemie (Berlin) 2, 105 (1960). — Engel, W. K.: Neurology (Minneap.) 12, 778 (1962). — Romanul, F. C. A., and van der Meulen, J. P.: Arch. Neurol. (Chic.) 17, 387 (1967). — Karpati, G., and Engel, W. K.: Neurology (Minneap.) 18, 681 (1968). — Edström, L., and Kugelberg, E.: J. Neurol. Neurosurg. Psychiat. 31, 424 (1968). — Bajusz, E.: Science 145, 938 (1964). — Klinghardt, G. W.: Naturwissenschaften 3, 136 (1968). — Heintz, R., u. Renner, D.: Med. Welt (Stuttg.) 1967, 1803.

WOENCKHAUS, J. W., CLOTTEN, R. und KERP, L. (Med. Univ.-Klinik Freiburg i. Br.): **Charakterisierung und Isolierung eines Polypeptids aus dem Serum urämischer Kaninchen, einem Inhibitor des insulinabbauenden Fermentsystems der Kaninchenniere**

Frühere Untersuchungen haben gezeigt, daß der Insulinabbau durch löslichen Überstand von Nierengewebshomogenat in Gegenwart von Seren urämischer Kaninchen verzögert wird. Urämische Seren bewirken im Vergleich mit Seren normaler Kaninchen eine Enzymhemmung vom nichtkompetitiven Typ [1]. Der Insulinabbau wurde durch Bestimmung des nach Inkubation mit löslichem Überstand von Nierengewebshomogenat verbliebenen immunologisch intakten Insulinanteils im Versuchsansatz gemessen [2, 3].

143

Mit Hilfe der Sephadex-Gelfiltration läßt sich aus dem Serum urämischer Kaninchen eine Peptidfraktion abtrennen, die durch Trichloressigsäure nicht mehr fällbar ist und mit Ninhydrin eine schwach positive Farbreaktion zeigt. Diese im ersten Schritt abgetrennte Peptidfraktion bewirkt eine nichtkompetitive Hemmung der insulinabbauenden Fermente im löslichen Überstand von Nierengewebshomogenat und repräsentiert annähernd die gesamte Hemmwirkung des urämischen Ausgangsserums. Das mit Hilfe der Gelfiltration abgeschätzte Molekulargewicht der Hemmfraktion liegt zwischen 6000 und 12000. Die durch Gelfiltration auf Sephadex G 75 gewonnene Hemmfraktion zeigt nach Dialyse und Lyophilisierung im sauren und neutralen Bereich ein Absorptionsmaximum bei 2700 Å, das sich im alkalischen nach 2900 Å verschiebt. Diese Verschiebung zeigt das Vorhandensein von Tyrosylresten in der Hemmfraktion an.

Um die Peptidfraktion näher zu charakterisieren, werden dünnschichtelektrophoretische und dünnschichtchromatografische Auftrennungen auf Kieselgelplatten durchgeführt.

Die folgende Abbildung 1 zeigt links oben eine Peptidkarte mit einem Fleckmuster, wie es für die ganze Serie der untersuchten Urämieseren gefunden wurde. Die obere Abbildung rechts zeigt die hochspannungselektrophoretische Auftrennung der Hemmfraktion. Dabei finden sich fünf Fraktionen, von denen die mit I und II c bezeichneten Komponenten im Testsystem eine Hemmung des insulin-

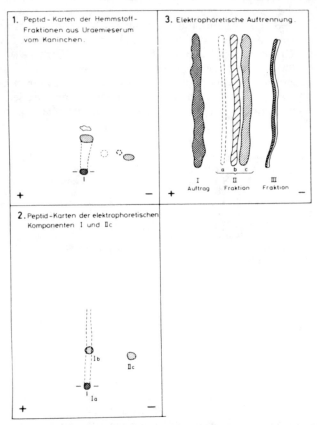

Abb. 1. Elektrophoretische und Chromatographische Auftrennung der Hemmstofffraktion aus Urämieserum vom Kaninchen auf Dünnschicht-Kieselgelplatten. Hochspannung-Elektrophorese 50 V/cm, 30 min. mit Pyridin-Eisessig-Wasser Puffer pH 6,5 50: 5:445. Dünnschichtchromatographie mit Pyridin-Eisessig-n Butanolwasser 67:23,3:113,0:41,7

abbauenden Fermentsystems bewirken. Peptidkarten dieser beiden elektrophoretischen Komponenten zeigen, daß die Komponente I auf der Peptidkarte den Auftragspunkt und den darüber liegenden Fleck darstellt, Komponente IIc den rechts daneben liegenden Fleck.

Durch Hochspannungselektrophorese und Chromatografie gelingt es also, drei Peptide zu reinigen und von einander zu trennen, die den enzymatischen Insulinabbau durch Nierengewebshomogenat hemmen. Unter diesen Peptiden wurde bisher für Peptid Ia eine qualitative Bestimmung der Aminosäuren durchgeführt. Diese ergab ein uncharakteristisches Spektrum: Phenylalanin, Tyrosin, Leucin, Isoleucin, Methionin, Valin, Alanin, Glycin, Prolin, Glutamin, Serin, Theronin, Asparagin, Cystein, Histidin und Lysin.

Weitere Untersuchungen zur Hemmung des Insulinabbaus durch verschiedene Peptide haben gezeigt, daß A- und B-Ketten des Rinderinsulins eine nichtkompetitive Enzymhemmung in diesem System verursachen. Dabei entspricht das Ausmaß der Hemmwirkung von isolierten A- und B-Ketten des Insulins annähernd der Hemmung durch die isolierte Polypeptidfraktion aus Urämieserum, wenn äquimolare Konzentrationen eingesetzt werden.

Zur Prüfung der Frage, ob an der Hemmwirkung der aus Seren urämischer Kaninchen isolierten Polypeptidfraktion möglicherweise A- und B-Ketten des Kanincheninsulins beteiligt sind, werden den Seren der urämischen Kaninchen Antiseren vom Meerschweinchen gegen isolierte A- und B-Ketten des Rinderinsulins, von denen zu erwarten ist, daß sie Kreuzreaktionen mit A- und B-Ketten des Kanincheninsulins eingehen, zugesetzt. Die so behandelten Seren werden 18 Std bei 4 °C inkubiert, anschließend erfolgt die Abtrennung der Antigen-Antikörperkomplexe und der überschüssigen Antikörper durch präparative Ultrazentrifugation.

Der Überstand derart vorbehandelter und im Vergleich hierzu unbehandelter Urämieseren wird dem Testsystem zur Erfassung des Insulinabbaus zugesetzt.

Die folgende Abbildung zeigt die Ergebnisse dieser Versuchsanordnung für Normalseren und Urämieseren. Die Aktivität des insulinabbauenden Fermentsystems ist in mMol Rinderinsulin-^{131}J, die in 30 min abgebaut werden, angegeben.

Für Normalseren findet sich keine signifikante Beeinflussung durch eine Vorbehandlung mit Anti-A-Kettenseren, Anti-B-Kettenseren und einem Gemisch aus beiden Antiseren. Die starke Hemmung des Insulinabbaus durch Urämieserum wird dagegen durch Vorbehandlung mit Antiseren signifikant vermindert und zwar durch Anti-B-Kettenserum stärker als durch Anti-A-Kettenserum. In Kontrollversuchen konnte ein Einfluß von Antiinsulinseren des Meerschweinchens auf die Hemmwirkung des Urämieserums ausgeschlossen werden.

Der Nachweis einer immunologisch spezifischen Inaktivierung der Hemmfaktoren in Urämieseren durch Antiseren vom Meerschweinchen gegen isolierte A- und B-Ketten des Rinderinsulins weist darauf hin, daß die Peptide mit Hemmwirkung im Testsystem gleiche determinante Gruppen tragen müssen wie A- und B-Ketten des Rinderinsulins. Damit liegt die Annahme nahe, daß es sich bei den Peptiden mit Hemmwirkung um A- und B-Ketten des Kanincheninsulins handelt, welche sich nur in zwei Aminosäuren der A-Kette und einer Aminosäure der B-Kette von Rinderinsulin unterscheiden.

In erweiterten Untersuchungen wurde der Einfluß der isolierten Polypeptidfraktion aus Urämieserum auf den Abbau von Rinderinsulin durch Glutathion-Insulin-Transhydrogenase aus Rinderlebern geprüft, die nach dem Verfahren von Tomizawa gewonnen wurde [4].

Es zeigte sich auch hier, daß isolierte Polypeptide der Hemmfraktion auch in diesem System eine Enzymhemmung vom nicht-kompetitiven Typ verursacht.

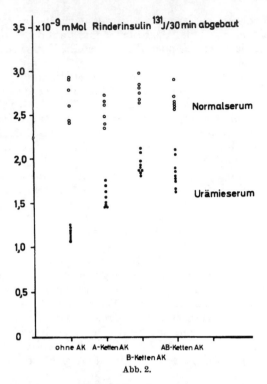

Abb. 2.

Zusammenfassung

Aus den Seren urämischer Kaninchen wurden drei Polypeptide isoliert, welche annähernd die gesamte Hemmwirkung von Urämieserum auf das insulinabbauende Fermentsystem aus löslichem Überstand von Nierengewebshomogenat repräsentieren. Es handelt sich um eine Enzymhemmung vom nichtkompetitiven Typ. Die Molekulargewichte der Peptide wurden mit 6000 bis 12000 ermittelt. Die qualitative Aminosäureanalyse eines dieser Peptide hat ein uncharakteristisches Spektrum ergeben. Der Insulinabbau durch angereicherte Glutathion-Insulin-Transhydrogenase aus Rinderleber wurde durch isolierte Peptide der Hemmfraktion ebenfalls nichtkompetitiv gehemmt.

Immunologische Untersuchungen zeigten, daß die Hemmwirkung des Urämieserums auf das insulinabbauende Fermentsystem des löslichen Überstandes von Nierengewebshomogenat durch Vorbehandlung mit Antiseren vom Meerschweinchen gegen isolierte A- und B-Ketten des Rinderinsulins stark vermindert werden kann. Dieser Befund besagt, daß die Peptide mit Hemmwirkung gleiche antigene Determinanten tragen wie isolierte A- bzw. B-Ketten des Rinderinsulins, die ihrerseits bis auf zwei Aminosäuren der A-Kette und eine Aminosäure der B-Kette mit der A-Kette und B-Kette des Kanincheninsulins übereinstimmen.

Literatur

1. Woenckhaus, J. W., Both, J. und Kerp, L.: Klin. Wschr. **23**, 1220 (1967). — 2. Kerp, L., Steinhilber, S., Kieling, F., Sihler, K. und Hoffmann. G.: Nucl.-Med. (Stuttg.) **VI**, 159 (1967). — 3. Kerp, L., Steinhilber, S. und Kasemir, H.: Klin. Wschr. **44**, 560 (1966). — 4. Tomizawa, H. H., and Halsey, Y. D.: J. biol. Chem. **234**, 307 (1959).

Dume, T., Wetzels, E., Herms, W. und Schröder, E. (1. Med. Univ.-Klinik Düsseldorf): **Blutspiegel und Elimination von Gentamycin bei Peritonealdialysen**

1963 isolierten Weinstein u. Mitarb. [6] aus Kulturen der Streptomycesarten Mikromonospora purpurea und M. echinospora das Antibioticum Gentamycin. Es besitzt bakteriostatische und bakterizide Eigenschaften sowohl gegen grampositive als auch gegen gramnegative pathogene Keime. Besonders wertvoll ist es in der Behandlung chronischer Harnwegsinfektionen mit sog. gramnegativen Problemkeimen (Pseudomonas, Coli und coliforme Keime, Klebsiellen und Proteusstämme). Dabei werden nach Naumann u. Mitarb. [4] mit Ausnahme von Proteus mirabilis und Enterokokken zahlreiche Keime bei Konzentrationen von 0,195 bis 1,56 μg/ml Serum gehemmt. Gentamycin wird nach Black [1] überwiegend glomerulär durch die Nieren eliminiert und nur ein verschwindend kleiner Prozentsatz findet sich in der Galle. Die Gesamtrecovery im 24 Std-Urin liegt jedoch je nach Untersucher [3, 4, 7] zwischen 30 und 96% der zugeführten Dosis, was auch an andere Eliminationswege denken lassen könnte. Die Halbwertszeit von Gentamycin im Serum beträgt bei nierengesunden Probanden 1 Std 26 min bis 2 Std und 6 min [3, 4, 7]. Bei gestörter Nierenfunktion ist sie auf ein vielfaches verlängert. Gingell u. Waterworth [2] geben für die terminale Niereninsuffizienz Halbwertszeiten von 32 bis 36 Std an. Daraus ergeben sich Konsequenzen für die Dosierung des Antibioticums bei solchen Zuständen, um den toxischen Grenzspiegel von 10 μg/ml [5], bei dem über vermehrtes Auftreten von Ototoxicität berichtet wird, nicht zu überschreiten.

Unsere Untersuchungen hatten das Ziel, bei Patienten mit einer terminalen Niereninsuffizienz (Serumkreatinin über 12 mg-%) den Einfluß einer 31stündigen Peritonealdialyse auf Blutspiegel und Elimination bzw. Halbwertszeit von Gentamycin zu prüfen und daraus Schlüsse für die Dosierung zu ziehen.

Wir gingen folgendermaßen vor: Zum Zeitpunkt 0 der Peritonealdialyse wurde bei insgesamt sieben Dialysen nach Abnahme eines Leerwertes 40 mg Gentamycin intravenös injiziert und nach 1 ,7, 13, 19, 25 und 31 Std jeweils Blut zur Bestimmung des Wirkstoffspiegels im Serum entnommen. In einer Anfangsperiode von 7 Std Dauer und vier weiteren Perioden von je 6 Std Dauer wurde das Dialysat gesammelt, gemessen und jeweils eine Probe zur Gentamycinbestimmung aufbewahrt. Das Blut wurde nach Gerinnung sofort zentrifugiert, das Serum abpipettiert und zusammen mit der Dialysatprobe bei — 20 °C eingefroren. In fünf Fällen wurde am Ende der Peritonealdialyse nach vollständigem Ablauf des Dialysates in der 31. Std nochmals 40 mg Gentamycin intravenös injiziert und nach 1, 20, 30, 40, 50, 60, 70 und 80 Std wiederum Blut zur Wirkstoffspiegelbestimmung abgenommen. Zusätzlich untersuchten wir die Halbwertszeit insgesamt dreimal bei zwei bilateral nephrektomierten Patienten während des dialysefreien Intervalles nach 40 mg Gentamycin intravenös vermittels der Bestimmung des Wirkstoffspiegels im Serum über 50 bis 87 Std. Die quantitative Bestimmung des Gentamycins in den Serum- und Dialysatproben erfolgte innerhalb von 20 Tagen in mehreren Ansätzen im Agar-Diffusionstest mit dem Teststamm Bact. subtilis ATCC 6633, der eine sichere quantitative Bestimmung ab 0,05 μg/ml zuläßt. Diese Untersuchungen führte Herr Dr. H. Wahlig der Firma E. Merck AG in Darmstadt durch, dem wir zu besonderem Dank verpflichtet sind.

Auf der Abb. 1 sieht man das Verhalten der Serumkonzentrationen von Gentamycin während sieben Peritonealdialysen und in fünf Fällen während der anschließenden dialysefreien Zeit jeweils nach 40 mg i.v. Es fällt auf, daß während der Dialysen in einigen Versuchen kein gleichmäßiger Abfall des Wirkstoffspiegels festzustellen ist. Möglicherweise beruht dies auf Verschiebungen in den Verteilungsräumen unter der Dialyse.

Abb. 2 zeigt die entsprechenden Mittelwertskurven mit zugehörigen Serum-Halbwertszeiten (ausgezogene Linien). Außerdem sind die Gentamycinkonzentrationen in drei Versuchen bei zwei bilateral nephrektomierten Patienten ebenfalls nach 40 mg i.v. (gestrichelte Linien) aufgetragen. Man sieht, daß der Wirkstoffspiegel bei den Peritonealdialysen 1 Std nach Injektion 1,0 μg/ml erreicht und nach 31 Std noch 0,24 µg/ml beträgt. Nach einer weiteren Gentamycingabe beträgt er im dialysefreien Intervall 1,65 µg/ml und fällt nach 80 Std auf 0,41 µg/ml ab. Die Halbwertszeit im dialysefreien Intervall bei fünf Patienten mit terminaler

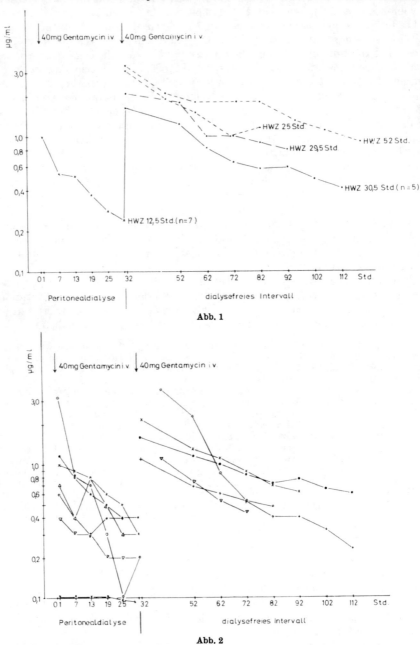

Abb. 1

Abb. 2

Niereninsuffizienz ist auf 30,5 Std verlängert. Sie schwankt bei bilateraler Nephrektomie zwischen 25, 29,5 und 52 Std. Daraus ergibt sich für beide Kollektive eine mittlere halbe Eliminationsgeschwindigkeit von 34,2 Std. Dagegen ist die Halbwertszeit unter der Peritonealdialyse mit 12,5 Std um rund zwei Drittel kürzer.

Auffällig ist die wechselnde Steilheit des Kurvenverlaufes bei den terminal Niereninsuffizienten und den bilateral Nephrektomierten im dialysefreien Intervall. Die signifikant unterschiedliche Halbwertszeit während zweier Versuche bei einem Patienten spricht unseres Erachtens für eine wechselnde Abbaurate der Leber und Ausscheidungsrate durch den Stuhl, wozu weitere Untersuchungen geplant sind.

Bezüglich der Elimination von Gentamycin durch das Dialysat während sieben Peritonealdialysen von 31 Std Dauer ist folgendes festzustellen: Die Gentamycinkonzentrationen im Dialysat schwanken zwischen 0,06 und 0,32 µg/ml mit einem Mittelwert von 0,15 µg/ml und es werden im Mittel 11,43 mg der zugeführten 40 mg Gentamycin während der 31 Std ausdialysiert, was 28,6% der zugeführten Dosis entspricht.

Aus den dargelegten Befunden der Serumkonzentrationen nach einmaliger intravenöser Gabe von Gentamycin läßt sich während einer 31stündigen Peritonealdialyse ein täglicher Wirkungsverlust bzw. eine mittlere Abklingquote von 70% gleich 28 mg Gentamycin errechnen bei einem täglichen Wirkungsrest, d. h. einer Persistenzquote von 12 mg gleich 30% der zugeführten Dosis. Von der täglichen Abklingquote werden dabei nach unseren Ergebnissen 9,6 mg gleich 34,3% oder 24% der zugeführten Dosis ausdialysiert und 18,4 mg gleich 65,7% oder 46% der Gesamtdosis metabolisiert bzw. zu einem unbekannten Teil über die Galle eliminiert. Um also einen Wirkspiegel von mindestens 1,0 µg/ml aufrechtzuerhalten, müssen pro 24 Std 28 mg Gentamycin nachinjiziert werden.

Ähnlich liegen die Verhältnisse für die dialysefreie Zeit unserer Patienten. Am Ende der Peritonealdialyse haben wir noch eine Serumkonzentration von 0,25 µg/ml entsprechend 25% des ursprünglichen Wirkspiegels nach 40 mg Gentamycin i.v. Die erneute Gabe von 40 mg — zusammen nunmehr 50 mg Gentamycin — ergibt den neuen Wirkspiegel von 1,65 µg/ml. Der tägliche Wirkungsverlust beträgt im dialysefreien Intervall 36,4% gleich 18 mg bei einer Persistenzquote von 63,6% oder 32 mg Gentamycin. Die Abklingquote von 18 mg muß damit zur Aufrechterhaltung eines Wirkspiegels von 1,65 µg/ml 24stündlich nachinjiziert werden. Abschließend sei darauf hingewiesen, daß die 18,4 mg Gentamycin, die während der Peritonealdialyse pro 24 Std dem Stoffwechsel bzw. der Elimination durch die Galle anheimfallen, gut den 18 mg entsprechen, die innerhalb 24 Std in der dialysefreien Zeit eliminiert werden, wobei die geringe Quote der renalen Ausscheidung im Zustand der terminalen Niereninsuffizienz zu vernachlässigen ist.

Gentamycin = Refobacin. Wir danken der Firma E. Merck AG in Darmstadt für die freundliche Überlassung der Versuchsmengen.

Literatur

1. Black, J., Calesnick, B., Williams, D., and Weinstein, M. J.: Pharmacology of gentamicin, a new broad-spectrum antibiotic. Antimicrobial Agents and Chemotherapy. Ann. Arbor 1963, 138. — 2. Gingell, J. C., and Waterworth, P. M.: Dose of gentamicin in patients with normal renal function and renal impairment. Brit. med. J. 1968 II, 19. — 3. Kobyletzki, von, D., Wahlig, H. und Gebhardt, F.: Untersuchungen zur Pharmakokinetik von Gentamycin in Serum und Harn. Med. Welt (Stuttg.) (im Druck). — 4. Naumann, P., u. Auwärter, W.: Pharmakologische und therapeutische Eigenschaften von Gentamycin. Experimentelle Studien über Wirkstoffspiegel, Ausscheidung, Stabilität und therapeutische Indikation. Arzneimittel-Forsch. 18, 1119 (1968). — 5. Pines, A.: Genticin in chronic pseudomonas and klebsiella infections of the bronchi. First Int. Symp. Paris Jan. 1967, 138. — 6. Weinstein, M. J., Luedemann, G. M., Oden, E. M., and Wagman, G. H.: Gentamicin, new broad spectrum antibiotic complex. Antimicrobial Agents and Chemotherapy. Ann. Arbor 1963, 1. — 7. Eigene bisher noch unveröffentlichte Befunde.

ALEXANDER, M. und KRASSOWSKY, W. (I. Med. Klinik d. FU Berlin): Änderungen im Spektrum von Harnwegsinfekten im Zeitraum von 1957 bis 1967, dargestellt am Material einer Abteilung für Nephrologie und Dialyse

Die chronische Pyelonephritis gehört zu den häufigsten Nierenerkrankungen und führt oft zur Schrumpfniere. Die Mehrzahl der Patienten mit chronischer Pyelonephritis zeigt regelmäßig oder in Intervallen eine positive Bakterienkultur im Urin. Im Mittelpunkt der Therapie steht eine ausreichende antibakterielle Behandlung. Voraussetzung hierfür ist der Nachweis der Erreger und die Bestimmung ihrer Antibioticaempfindlichkeit.

Um eine Übersicht darüber zu bekommen, welche Bakterien z. Z. die größten Probleme bei der Behandlung der chronischen Pyelonephritis verursachen und ob in den letzten 10 Jahren Veränderungen im Erregerspektrum eingetreten sind, wurde das Material einer Abteilung für Nephrologie und Dialyse (Priv.-Doz. Dr. Kessel) aus den Jahren 1957 bis 1967 hinsichtlich des Vorkommens von Harnwegsinfekten und ihrer Bakterienflora untersucht. Es handelte sich um qualitative bakteriologische Untersuchungen.

Ausgewertet wurden 829 Krankengeschichten (Gesamtmaterial der Abteilung), von denen über die Hälfte keine pathologischen Erregerbefunde im Urin aufwies. In den 384 verbleibenden Krankengeschichten fanden sich 1297 im Harn nachgewiesene Erreger, wenn Mehrfachbestimmung eines Erregers bei demselben Patienten berücksichtigt wurden oder 930, wenn Mehrfachbestimmungen nicht mitgezählt wurden. Bei Jahrgangszählungen tritt neben die Zahl von 384 Patienten die von 410 Patienten, da mehrere Patienten wiederholt aufgenommen und dadurch bei Jahrgangszählungen mehrfach erfaßt worden sind. Das Material wurde mit Hilfe des Doppelrandlochkartenverfahrens ausgewertet.

E. coli ist mit Abstand der am häufigsten auftretende Erreger, gefolgt von Enterokokken und Proteus. Wenn die Mehrfachbestimmungen mit berücksichtigt wurden, fanden sich in 496 Fällen E. coli, in 224 Fällen Enterokokken, in 189 Fällen Proteus, in 103 Fällen Staphylococcus aureus, in 73 Fällen Pseudomonas, in 52 Fällen Aerobacter aerogenes und in 36 Fällen Streptokokken.

Die Befunde wurden nach Jahren aufgeschlüsselt.

Bei der statistischen Berechnung der Häufigkeitszunahme bzw. -abnahme der einzelnen Erreger im untersuchten Zeitraum erhält jedes Jahr ein bestimmtes statistisches Gewicht, das von der Zahl der in diesem Jahr erhobenen Befunde abhängt. Für jeweils 30 Befunde wird das Gewicht 1 gesetzt. Durch diese Maßnahme wird erreicht, daß die Jahre entsprechend ihrer Bedeutung oder Aussagekraft, die ja mit steigender Zahl der Befunde wächst, in die folgenden Rechnungen eingehen. Die Regression der relativen Intensitäten wurde nach dem t-Test von Student bewertet, wobei die Signifikanzgrenze bei einer Wahrscheinlichkeit von 99,9% angesetzt wurde.

Die eindeutigsten Ergebnisse lieferten Proteus und Pseudomonas, die sowohl bei Männern als auch bei Frauen als auch insgesamt zunehmen.

Staphylococcus aureus ist gleichbleibend.

Wenn die Mehrfachbefunde nicht berücksichtigt werden, zeigt sich eine signifikante Zunahme für Proteus und Pseudomonas, eine signifikante Abnahme für Enterokokken und Staphylococcus albus (Tabelle 1). Wenn die Mehrfachnachweise berücksichtigt werden, zeigt sich ebenfalls eine signifikante Zunahme für Proteus und Pseudomonas sowie für Aerobacter aerogenes und eine signifikante Abnahme für Coli, Enterokokken und Staphylococcus albus, während Staphylococcus aureus und Streptokokken gleichbleiben (Tabelle 2).

Bezüglich der Enterokokken muß erwähnt werden, daß in den Jahren 1957 bis 1959 das Proteus-Hemmverfahren zur Darstellung der Enterokokken noch nicht entwickelt war und somit massenhaftes Wachstum von Proteuskeimen Enterokokkenkulturen überwucherte, während in den späteren Jahren infolge Anwendung des Proteus-Hemmverfahrens die Ausbeute an Enterokokkennachweisen an und für sich größer war. Um so stärker ist der Rückgang an Enterokokken zu bewerten.

Tabelle 1. *Regressionskoeffizienten der relativen Intensitäten der wichtigsten Erreger von Harnwegsinfekten und deren Bewertung. Mehrfachnachweise nicht berücksichtigt*

Erreger	Regressions-koeffizient	2 P	Bewertung
E. coli	— 0,004453	0,10	0
Enterokokken	— 0,008696	< 0,05	↓
Proteus	+ 0,01353	< 0,001	↑
S. aureus	— 0,002564	0,20	0
S. albus	— 0,01074	< 0,005	↓
Pseudomonas	+ 0,009605	< 0,001	↑
A. aerogenes	+ 0,005034	0,10	0

Die Befunde sind dadurch zu erklären, daß Coli- und Enterokokkeninfektionen heute mit Hilfe der Breitspektrumantibiotica und des Ampicillins weitgehend beherrscht werden können. Gerade bei Pyelonephritiden erleben wir jedoch unter der antibiotischen Therapie oft einen Erregerwechsel in der Form, daß an Stelle der ursprünglich die Infektion verursachenden Colibakterien später andere gramnegative Bakterien, wie z. B. Proteus, Pseudomonas oder Aerobacter aerogenes

Tabelle 2. *Regressionskoeffizienten der relativen Intensitäten der wichtigsten Erreger von Harnwegsinfekten und deren Bewertung. Mehrfachnachweise berücksichtigt*

Erreger	Regressions-koeffizient	2 P	Bewertung
E. coli	— 0,008187	< 0,001	↓
Enterokokken	— 0,009072	< 0,005	↓
Proteus	+ 0,01419	< 0,001	↑
S. aureus	— 0,0005098	0,80	0
S. albus	— 0,008426	< 0,001	↓
Pseudomonas	+ 0,00764	< 0,001	↑
A. aerogenes	+ 0,006611	< 0,001	↑

vorhanden sind. Gegen die zuletzt genannten Erreger fehlen uns noch wirksame bactericide und nicht toxische, vor allem nicht nephrotoxische Antibiotica.

Die besten Erfolge zeigen sich bei den Enterokokken, an zweiter Stelle stehen die Colibakterien. Ein Keimwechsel trat besonders häufig bei primären Infektionen mit Aerobacter aerogenes, Pseudomonas, Staphylococcus aureus und Streptokokken auf.

Am häufigsten gelang die Entfernung des Erregers demnach in der Gruppe der Pyelonephritis. Die Regressionsberechnung für die Zunahme bzw. Abnahme der Schicksale (Erreger weg, Keimwechsel, Verlegung, Entlassung, Tod) ergeben keine verwertbaren Veränderungen im Laufe des Zeitraumes von 1958 bis 1968. Die Testung der Antibioticaempfindlichkeit zeigte im ganzen gesehen die besten Ergebnisse für Chloramphenicol und Ampicillin. Klinisch wurden außerdem auch häufig Tetracycline verabreicht.

E. coli verschwindet bei gezielter Chemotherapie häufig und ohne Chemotherapie selten aus dem Urin. Bei den Enterokokken ist der Keimwechsel bei gezielter Chemotherapie häufiger als zu erwarten.

Coli und Proteus wurden in jedem dritten Fall mehrfach nachgewiesen, Enterokokken, Staphylococcus aureus, Pseudomonas und Hefen in jedem 5. bis 6. Fall und Aerobacter aerogenes, Staphylococcus albus und Streptokokken nur in jedem 10. Fall.

Staphylococcus albus und Aerobacter aerogenes liegen bei jedem 2. Fall als Monoinfekt vor, Enterokokken, Staphylococcus aureus, Hefen, E. coli, Pseudomonas und Streptokokken in jedem 3. bis 4. Fall und Proteus nur in jedem 6. Fall. Proteus neigt demnach besonders zum Auftreten in Form von Mischinfektionen.

Im Vierfeldertest ergibt sich ein signifikanter Mehrbefall des weiblichen Geschlechtes durch Harninfekte, wobei Staphylokokken bevorzugt das männliche, E. coli das weibliche Geschlecht befallen. Die Verteilung der Erreger auf die einzelnen Altersklassen läßt erkennen, daß es keine Bevorzugung bestimmter Altersgruppen durch irgendeinen Erreger gibt.

SILL, V. (1. Med. Univ.-Klinik Hamburg-Eppendorf): **Kardio-pulmonale Belastung der Hämodialysepatienten***

Patienten mit einer chronischen Niereninsuffizienz, insbesondere sog. Dauerdialysepatienten, sind durch Herz- und Kreislaufkomplikationen gefährdet. Es wurde deshalb die kardiopulmonale Belastung bei sechs Dialysepatienten in Ruhe und bei körperlicher Arbeit durch ergospirometrische Untersuchungen objektiviert.

Die Untersuchungen wurden nach vorangehender 15minütiger Ruhepause beim liegenden Patienten durchgeführt. Die Belastungszeit pro Wattstufe erstreckte sich über 10 min. Begonnen wurde mit einer Belastung von 25 Watt bei 40 U/min, nach 10 min wurde um weitere 25 Watt bei konstanter Umdrehungsgeschwindigkeit gesteigert [7].

Gemessen wurden fortlaufend: art. Blutdruck nach Riva-Rocci, Druck im r. Vorhof nach Punktion der Vena anonyma, eine EKG-Ableitung, O_2-Aufnahme, CO_2-Abgabe, Atemminutenvolumen; während der Ruhephase und zum Zeitpunkt $RQ = 1$ unter der Belastung: art. pH, PO_2 bzw. art. O_2-Sättigung, PCO_2, sowie die ven. O_2-Sättigung im r. Vorhof.

Berechnet wurden: HMV, HSV, O_2-Puls und Atemäquivalent.

Bei vier Patienten konnten die spiroergometrischen Untersuchungen einwandfrei durchgeführt werden. Eine vollständige Ausbelastung ist bei der Pat. G. G. zweifelhaft, da der $RQ < 1$ blieb. Wegen eines urämischen Erbrechens war bei der Pat. H. A. nur eine Ruhespirometrie möglich.

Das gemessene durchschnittliche Herzminutenvolumen von 14,2 l/min (vgl. Tabelle) entspricht dem von uns mit der Farbstoffverdünnungsmethode nach Steward u. Hamilton berechneten Herzminutenvolumen bei Dialysepatienten [12]. Durch das große Ruhe-HMV muß die kardiale Anpassungsfähigkeit an Belastungen stark eingeschränkt sein, da selbst bei austrainierten Sportlern die max. Herzminutenvolumina 25l/min nicht überschreiten sollen. Entsprechend diesem max. HMV ist bei gegebener Situation eine 400%ige Steigerung des Ruhe-HMV bei Normalpersonen möglich, während bei den Dialysepatienten nur eine Zunahme des HMV im Durchschnitt von 47% auf 20,9 l/min gemessen wurde (p < 0,025).

Die Möglichkeit, bei Belastungen die eingeschränkte kardiale Anpassungsfähigkeit durch eine größere a.v.-O_2-Differenz auszugleichen, um so dieselbe O_2-Aufnahme zu gewährleisten, ist bei den Dialysepatienten eingeschränkt, da die a.v.-Fistel mit einem Shuntvolumen von durchschnittlich 18,4% des Ruhe-HMV [12] eine große a.v.-O_2-Differenz unmöglich macht. Unter Ruhebedingungen betrug die ven. O_2-Sättigung durchschnittlich 76% (Normalwert: 62 bis 80%) und die a.v.-SO_2-Differenz 18,8%. Während der Tretkurbelarbeit, gemessen zum Zeit-

* Mit Unterstützung der Stiftung Volkswagenwerk.

punkt der sog. Leistungsgrenze, fiel die ven.-O_2-Sättigung auf 66% im Durchschnitt (Normalwert: 30 bis 60%) und die a.v.-SO_2-Differenz vergrößerte sich auf 32,2% [11].

Die gemessene O_2-Aufnahme beträgt während der Ruhephase im Durchschnitt 281 ml/min und unter max. Belastung 715 ml/min (Tabelle). Im Vergleich dazu benötigen gesunde Personen 3,5 bis 4,5 l O_2/min bei körperlicher Ausbelastung. Dieses geringe Sauerstoffaufnahmevermögen der Dialysepatienten während max. Belastung liegt noch unter dem nötigen Sauerstoffbedarf für einen Spaziergang in der Horizontalen mit einer Schrittgeschwindigkeit von 4,5 km/Std [4, 11].

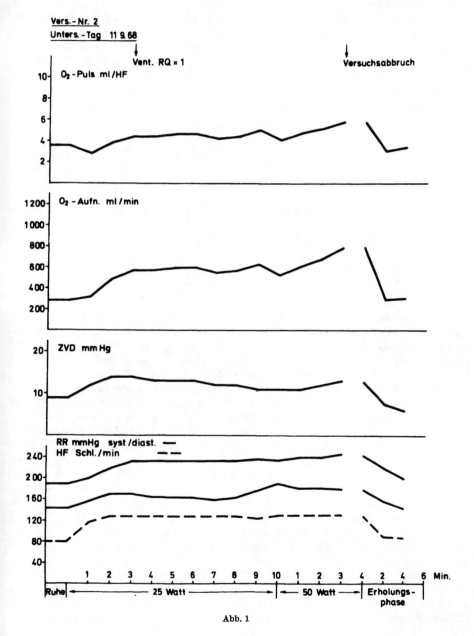

Abb. 1

Die Gründe für die niedrige O_2-Aufnahme während der Belastung sind zu suchen

1. in der Anämie (durchschnittl. Hämatokrit 24%),
2. in der niedrigen a.v.-SO_2-Differenz als Folge des Shunts, und
3. in der limitierten HMV-Steigerung, bedingt durch das große Ruhe-HMV.

Zum Ausdruck kommen die Beziehungen von O_2-Aufnahme·und kardialer Leistung in dem sog. Sauerstoffpuls. Eine O_2-Aufnahme unter 12 ml/Herzschlag wird bei einer ausbelastenden körperlichen Tätigkeit als pathologisch bewertet. Die Untersuchten erreichten im Vergleich dazu bei körperlicher Arbeit einen O_2-Puls von 5,8 im Mittel.

Sowohl die Ruhe- als auch die Belastungsherzfrequenzen sind für die gemessenen Herzminutenvolumina relativ niedrig [9]. Während der Ruhe ist die Herzfrequenz normofrequent bei einem durchschnittlichen HSV von 170 ml, und unter der max. Belastung auf 123 Schläge/min bei unverändertem HSV erhöht. Dieses Verhalten der Herzfrequenz kann erklärt werden durch eine ökonomische Anpassung, mit einem max. Anstieg des HSV bereits unter körperlicher Ruhe, bei der bestehenden kardialen Dauerbelastung.

Tabelle. *Mittelwert der Pat.-Nr. 2 bis 6*

	Ruhe-werte	Be-lastungsw. z. Z. RQ=1	Diff. v. Ruhe u. Belast. i. %	stat. Signif.
HMV l/min	14,2	20,9	+ 47	p < 0,025
HSV ml	170	178	+ 5	keine
HF Schl/min	81,6	120,0	+ 47	p < 0,001
RR mm Hg	152/103	193/98	+ 27/—5	p < 0,01/keine
RAP mm Hg	6,8	9,8	+ 44	p < 0,001
O_2-Auf. ml/min	281	666	+ 238	p < 0,001
O_2-Puls	3,4	5,6	+ 65	keine
Atemäquivalent	3,2	3,7	+ 12	keine
a.v. SO_2-Diff.	18,8	30,0	+ 59	p < 0,001

Ein einheitliches Blutdruckverhalten ist bei den Dialysepatienten nicht gegeben. Patienten mit einem normalen Ruheblutdruck reagierten unauffällig. Bei bestehender Hypertonie kommt es unter der Belastung von 25 Watt zu einer erheblichen Blutdrucksteigerung, d. h. daß es bei alltäglichen Belastungen zu einer Gefährdung durch den Hochdruck kommt (Abb. 1).

Der Druck im rechten Vorhof (RAP) wurde während der Ruhe bei vier Patienten erhöht gefunden. Ursächlich kommen hierfür die Rechtsherzinsuffizienz oder das sog. hyperkinetische Herzsyndrom in Frage [8]. Normalerweise steigt während körperlicher Arbeit bei der Rechtsherzinsuffizienz der Venendruck kontinuierlich an [3, 5, 6], wohingegen er bei einem kompensierten Herzen konstant bleibt oder nach einer anfänglichen Zunahme wieder abfällt. Vier der von uns belasteten Dialysepatienten zeigten trotz eines erhöhten Ruhe-RAP den Druckkurvenverlauf, wie er bei kompensierten Herzen gefunden wird (Abb. 1). Bei einem Patienten kam es dagegen zu einem kontinuierliohen Anstieg des RAP, als Zeichen der sich unter der Belastung verstärkenden Rechtsherzinsuffizienz. Das bedeutet, ein pathologisch erhöhter RAP bei Dialysepatienten muß nicht Folge einer Rechtsherzinsuffizienz sein; die Entscheidung dieser Frage kann durch die Ergometrie getroffen werden.

Bezüglich der Atemmechanik wurden normale Werte ermittelt. Das durchschnittliche Ruhe-AMV betrug 9.1 l/min und das Atemäquivalent lag sowohl in Ruhe als auch bei Belastung im physiologischen Bereich (Tabelle 1). Eine Diffusionsstörung oder ein Mißverhältnis der Belüftung und Durchblutung in der

Lunge können bei einer durchschnittlichen art. O_2-Sättigung von 96% ebenfalls keine entscheidende Rolle spielen.

Zur abschließenden Beurteilung der Belastungsprüfung für den einzelnen Patienten ist zu sagen, daß drei Patienten bei der Belastung mit 25 Watt kein steady state von Herzfrequenz, Blutdruck und O_2-Aufnahme erreichten und den Versuch nach 2,4 und 9 min abbrechen mußten. Bei den zwei verbleibenden Patienten spielten sich die genannten Parameter auf ein konstantes Niveau ein. Der sich ohne Pause anschließenden zweiten Belastungsstufe von 50 Watt waren die Patienten Nr. 2 und 5 auch nicht mehr gewachsen (Abb. 1).

Zusammenfassung

1. Das sog. Ruhe-HMV betrug 14,2 l/min, unter der Belastung stieg das HMV, gemessen zum Zeitpunkt der sog. Leistungsgrenze um durchschnittlich 47% auf 20,9 l/min an (p < 0,025).

2. Das HSV, während der Ruhe mit 170 ml berechnet, blieb bei der Arbeit durchschnittlich im selben Größenbereich. Im Einzelfall schwankte jedoch das HSV ohne erkennbare Regel.

3. Obwohl ein hyperkinetisches Herzsyndrom besteht, ist die Herzfrequenz in Ruhe normofrequent. Durch die Tretkurbelarbeit steigt die Herzfrequenz auf 123 Schläge/min im Mittel an, liegt aber um ein Drittel unter der max. Herzfrequenz, die gesunde Vergleichspersonen bei entsprechender körperlicher Belastung erreichen.

4. Während der Belastung mit 25 Watt stieg der Blutdruck bei den Patienten mit Hypertonie erheblich an, so daß bereits bei leichter körperlicher Arbeit eine Gefährdung durch die Hypertonie besteht.

5. Der Mitteldruck im rechten Vorhof liegt während der Ruhepause durchschnittlich bei 7 mm Hg. Wie das Druckverhalten unter der Belastung gezeigt hat, ist ein erhöhter Vorhofdruck nicht unbedingt auf eine Rechtsherzinsuffizienz zurückzuführen.

6. Die O_2-Aufnahme ist unter Ruhebedingungen mit 281 ml/min gegenüber Normalpersonen gering erhöht. Bei max. Belastung wird im Mittel nur eine O_2-Aufnahme von 715 ml erreicht, im Vergleich zu 3,5 bis 4,5 l/min unter physiologischen Verhältnissen.

7. Die Lungenfunktion zeigte bei den untersuchten Patienten auf Grund des AMV, des Atemäquivalents und der blutgasanalytischen Untersuchungen keine Beeinträchtigung.

8. Nur zwei der Patienten erreichten bei einer Belastung von 25 Watt ein steady state von Herzfrequenz, O_2-Aufnahme und Blutdruck. Mit einer Belastung von 50 Watt war die körperliche Leistungsfähigkeit aller untersuchten Dauerdialysepatienten bereits überfordert.

Literatur

1. Fischer, R. A., and Yates, F.: Statistical tables for biological agricultural and medical research, 4th ed., Edinburgh: Oliver and Boyd 1953. — 2. Hollmann, W.: 1. Inter. Seminar f. Ergo., S. 186 Berlin 1965. — 3. Hultgren, H. N.: Amer. Heart. J. **39**, 592 (1950). — 4. Kirchhoff, H. W.: Praktische Funktionsdiagnostik des Herzens und Kreislaufs, S. 135—171. München: Ambrosius-Barth-Verlag 1965. — 5. Klepzig, H.: Arch. Kreisl.-Forsch. **23**, 96 (1955). — 6. Lemp, A., König, E., Trepel, F., Froer, K.-L. und Boergen, K. P.: Z. Kreisl.-Forsch. 4, 266—379 (1968). — 7. Mellerowicz, H.: 1. Inter. Seminar f. Ergo., S. 20. Berlin 1965. — 8. Pippig, L.: Arch. klin. Med. **214**, 244—272 (1968). — 9. Roskamm, H., König, K. und Reindell H.: 1. Inter. Seminar f. Ergo., S. 209. Berlin 1965. — 10. Schmutzler, H.: 1. Inter. Seminar f. Ergo., S. 181. Berlin 1965. — 11. Sill, V., u. Kirchhoff, H. W.: Wehrmedizin **6**, 90 (1968). — 12. Sill, V., Tilsner, V. und Bauditz, W.: Beeinflussung der Hämodynamik durch a.v.-Fisteln bei Dialyse-Patienten. (noch nicht veröffentlicht).

NIEMCZYK, H., POEPLAU, W. und SCHUMACHER, R. (II. Med. Klinik und Poliklinik Mainz): **Der Einfluß di-, mes- und metencephaler Strukturen auf die tonische Blutdruckregulation**

In vorangegangenen Untersuchungen wurde der Einfluß von Hirnstammstrukturen auf die phasische Blutdruckregulation untersucht [2]. Dabei ergab sich, daß die sukzessive operative Abtragung von Hirnstammstrukturen im Bereich des Met- und Myelencephalons zu einer Verlängerung der Gesamtdauer des Blutdruckanstieges, erzeugt durch intravenöse Adrenalinapplikation, führt, wobei die Ausgangswerte des Blutdruckes keinen signifikanten Unterschied aufweisen. Wurden dagegen größere Hirnstammabschnitte (Di-, Mes- und Metencephalon) ausgeschaltet, so konnte neben der Veränderung der phasischen Blutdruckregulation eine Veränderung der tonischen Ausgangslage nach den jeweiligen Operationen registriert werden [3]. Diese Tatsache gab Anlaß, eine systematische Untersuchung über den tonischen Einfluß der Hirnstammstrukturen auf den Blutdruck vorzunehmen.

Hinsichtlich der angewandten Methodik verweisen wir auf vorangegangene Arbeiten [2, 3].

Ergebnisse

Die zunächst vorgenommene operative Abtragung des Großhirns führt am ruhenden, nichtnarkotisierten Tier (Katze) zu einer signifikanten Erhöhung des arteriellen Mitteldruckes, wohingegen die Abtragung des Kleinhirns keine wesentliche Beeinflussung des Blutdruckes zeigt. Zum Vergleich diente ein Kollektiv frei beweglicher, nichtnarkotisierter intakter Tiere.

Die anschließend vorgenommene sukzessive operative Ausschaltung von Hirnstammstrukturen ergibt eine signifikante Erniedrigung des arteriellen Mitteldruckes, wobei die Blutdruckamplitude wesentliche Veränderungen nicht aufweist. Dieser Effekt ist nicht durch die wiederholt ausgeführten operativen Eingriffe bedingt, wie durch Kontrolluntersuchungen nachgewiesen werden konnte. Der größte Tonusverlust tritt nach Ausschaltung des Diencephalon ein, während die Abtragung des Mes- und Metencephalon zu einer geringeren Senkung des Blutdruckes führt. Innerhalb des metencephalen Bereiches läßt sich keine signifikante Änderung nachweisen.

Die Applikation von Pentobarbital führt zu einer funktionellen Ausschaltung der für die Kreislaufregulation verantwortlichen zentralnervösen Strukturen. Der Blutdruck sinkt dementsprechend auf den eines rhombencephalen Tieres ab.

Die Funktion des rhombencephalen Vasomotorenzentrums selbst wird durch Barbiturate nicht erkennbar beeinflußt.

Nach Denervation der wesentlichen Depressoren steigt am narkotisierten intakten Tier der Blutdruck signifikant an. Am nichtnarkotisierten Hirnstammpräparat hingegen ist bei dem vorliegenden Material eine signifikante Blutdruckänderung nicht nachzuweisen, obwohl die Tendenz einer Blutdruckerhöhung erkennbar ist. Die zusätzliche Eliminierung des Vagus beeinflußt die tonische Komponente nicht.

Auch nach Ausschaltung der wesentlichen Depressoren ist nach sukzessiver Abtragung von Hirnstammstrukturen der kontinuierliche Tonusverlust nachzuweisen.

Zusammenfassung und Schlußfolgerung

1. Die zentralnervösen Strukturen des Di-, Mes- und Metencephalon haben einen Einfluß auf die tonische Blutdruckregulation.

2. Auch nach Ausschaltung der wesentlichen Depressoren und des Vagus ist ihr Einfluß nachweisbar.

3. Die für die kreislaufregulatorische Funktion verantwortlichen nervösen Elemente in diesen Arealen lassen sich durch Barbiturate ausschalten.

4. Ihre Aktivität wird im allgemeinen ständig durch inhibitorische Areale des Cortex und vermutlich des limbischen Systems gehemmt und nur in sog. Stresssituationen überwiegt die „sympatho-excitatorische" Komponente.

5. Diese ortsständigen zentralnervösen Strukturen greifen auch in die phasische Blutdruckregulation ein [2, 3].

6. Als anatomisches Substrat der ortsständigen Mechanismen kämen möglicherweise unter anderem pressosensible Neurone in der Formatio reticularis in Frage [1].

Literatur

1. Baust, W., and Niemczyk, H.: J. Neurophysiol. **26**, 692—704 (1963). — 2. Baust, W., u. Niemczyk, H.: Pflügers Arch. ges. Physiol. **301**, 31—42 (1963). — 3. Niemczyk, H., Baust, W. und Schumacher, R.: Verh. dtsch. Ges. inn. Med. **74**, 700—703 (1968).

RAHN, K. H.* (II. Med. Klinik und Poliklinik, Mainz): Untersuchungen über die Ausscheidung von Metaboliten des Guanethidins (Ismelin®) im Harn von Hypertonikern

Obwohl Guanethidin seit langem zur Hochdrucktherapie Anwendung findet, gibt es über das Schicksal dieser Substanz im menschlichen Organismus nur spärliche Angaben. Dollery et al. (1960) fanden keine Metabolite im Harn von Hypertonikern, denen ^{14}C-Guanethidin verabreicht worden war. Da diese Autoren jedoch keine chromatographischen Trennungsverfahren benutzten, erschien es sinnvoll, eine Isolierung eventueller Metabolite von Guanethidin aus dem Harn mit Hilfe empfindlicher und spezifischer Methoden zu versuchen.

Methoden und Ergebnisse

Sechs Patienten mit essentieller Hypertonie erhielten eine einmalige orale Dosis von 41,6 mg Guanethidin[1], das 5 μC ^{14}C in der Guanidinogruppe enthielt. Guanethidin wurde als Sulfat verabreicht. Alle Mengenangaben beziehen sich auf die Base. Die Patienten, deren Alter zwischen 40 und 67 Jahren lag, hatten normale Leberfunktionsproben und eine endogene Kreatininclearance von über 60 ml/min. Der Harn der Patienten wurde in Fraktionen während insgesamt 21 Tagen gesammelt. Außerdem wurde der Stuhl der Patienten während 9 Tagen nach der oralen Guanethidindosis gesammelt. Danach enthielten die Faeces der Patienten keine Radioaktivität mehr. Die Radioaktivität wurde stets mit Hilfe eines Flüssigkeitsscintillationszählers gemessen. Die angegebenen Werte stellen Mittelwerte ± mittleren Fehler des Mittelwertes dar. N ist die Zahl der Einzelwerte.

Die Faeces der Patienten wurden homogenisiert und ein aliquoter Teil der Homogenate wurde mit Trichloressigsäure (TCA) extrahiert. Die gesamte in den Faeces vorhandene Radioaktivität konnte so in TCA extrahiert werden (Rahn u. Goldberg, in Vorbereitung). Bei den Patienten wurden 44 ± 2,7% (n = 6) der oral verabreichten Radioaktivität im Stuhl ausgeschieden. Dies stellt das enteral nicht resorbierte Guanethidin dar, da nach den Untersuchungen von Dollery et al. (1960) in die Zirkulation gelangtes Guanethidin nicht in den Darm ausgeschieden wird.

Innerhalb von 21 Tagen wurden im Harn der Patienten 43 ± 1,6% (n = 6) der per os verabreichten Radioaktivität ausgeschieden. Diese Zahl ist daher ein

* Die Untersuchungen wurden mit Unterstützung durch die Paul Martini-Stiftung in der Abteilung für Klinische Pharmakologie der Emory Universität, Atlanta, Georgia (USA) durchgeführt.

[1] Freundlicherweise zur Verfügung gestellt von CIBA Pharmaceutical Company, Summit, New Jersey (USA).

Minimalwert für das enteral resorbierte Guanethidin. Insgesamt wurden $87+2,6\%$ (n = 6) der verabreichten Radioaktivität in Stuhl und Harn wiedergefunden. Da auch 3 Wochen nach der oralen Guanethidindosis im Harn der Patienten noch kleine Mengen von Radioaktivität nachweisbar waren, ist wahrscheinlich ein Teil der Radioaktivität noch nach Beendigung der Untersuchung im Urin ausgeschieden worden. Nicht erfaßt wurde auch die möglicherweise als $^{14}CO_2$ ausgeatmete Radioaktivität und die evtl. mit dem Schweiß eliminierte Radioaktivität.

Der Harn der Patienten wurde mit Hilfe chromatographischer Verfahren sowie durch ein Extraktionsverfahren weiter analysiert (Rahn u. Dayton, im Druck). Zunächst konnte mit Hilfe einer Ionenaustauscherchromatographie eine radioaktive Fraktion, M 2, abgetrennt werden, die nicht an die verwendeten Säulen des

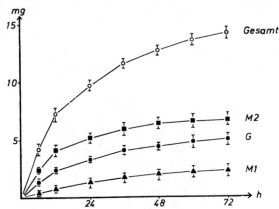

Abb. 1. Ausscheidung von Guanethidin und seinen Metaboliten im Harn von Hypertonikern nach einer einmaligen Dosis von 41.6 mg Guanethidin-^{14}C (5 μC). Abszisse: Zeit nach der oralen Dosis in Stunden. Ordinate: Ausscheidung im Urin, ausgedrückt als mg Guanethidin. o Gesamtradioaktivität, ■ M 2, ● Guanethidin, ▲ M 1

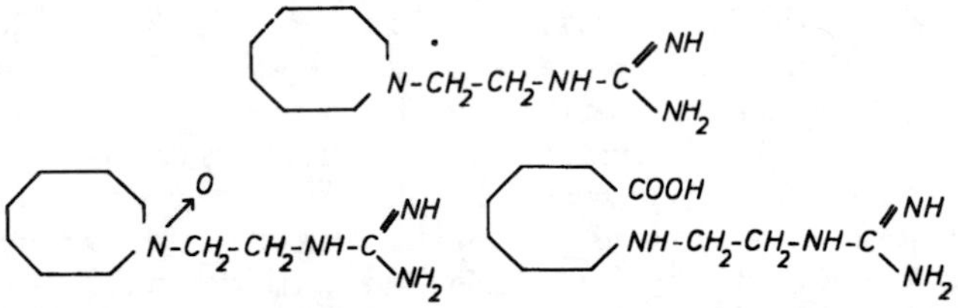

Abb. 2. Strukturformeln des Guanethidins (obere Reihe) und der beiden von McMartin (1969) bei Tieren identifizierten Metabolite. Untere Reihe, links: N-Oxid des Guanethidins, rechts 2-(6-Carboxyhexylamino)-äthylguanidin

Ionenaustauschers adsorbiert wurde. M 2 enthält mindestens einen Metaboliten von Guanethidin und konnte radiochemisch bestimmt werden. Praktisch alles im Harn vorhandene Guanethidin wurde an die Säulen adsorbiert und konnte mit 6,25 n HCl eluiert werden. In diesem Eluat wurde Guanethidin radiochemisch und auch fluorometrisch mit Hilfe einer von Bisson u. Muscholl (1962) angegebenen Methode gemessen. Papierchromatographie der Eluate in 2-Butanol: 3% Ammoniak (3:1) zeigte, daß außer Guanethidin ein Metabolit, M 1, dieses Pharmakons an die Ionenaustauschersäulen adsorbiert und mit 6,25 n HCl eluiert wurde. M 1 hatte bei Verwendung der erwähnten fluorometrischen Methode die gleichen Anregbarkeits- und Fluorescenzspektren wie Guanethidin und konnte daher ebenfalls radiochemisch und fluorometrisch gemessen werden. Mit Hilfe der geschilderten Methoden war es möglich, bei den Patienten bis zu 72 Std nach oraler Verabreichung von ^{14}C-Guanethidin (5 μC) die Ausscheidung im Urin von Guanethidin, M 1 und M 2 getrennt zu verfolgen.

Bereits in den ersten 6 Std nach der Guanethidindosis waren M 1 und M 2 neben Guanethidin im Harn nachweisbar (Abb. 1). Die Ausscheidung von M 2 übertraf schon zu diesem Zeitpunkt die von Guanethidin selbst. Die innerhalb von 72 Std im Harn ausgeschiedene Gesamtradioaktivität entspricht 14,2 ± 0,54 mg Guanethidin (n = 6), d. h. 34% der per os verabreichten Dosis von 41,6 mg. Unter der Annahme, daß 43% = 18 mg der oralen Dosis im Darm resorbiert wurden, schieden die Patienten 80% des enteral resorbierten Guanethidins innerhalb von 3 Tagen nach der oralen Dosis im Harn aus. Von der in dieser Zeit im Harn ausgeschiedenen Gesamtradioaktivität entfielen bei den sechs Patienten 35 ± 3,7% auf Guanethidin, 17 ± 3,7% auf M 1 und 48 ± 4,1% auf M 2.

Kürzlich konnte McMartin[1] (1969) aus dem Harn von Tieren zwei Metabolite des Guanethidins isolieren und ihre chemische Struktur aufklären (Abb. 2). In unseren Untersuchungen verhielt sich das N-Oxyd des Guanethidins säulen- und papierchromatographisch sowie bezüglich seiner Anregbarkeits- und Fluorescenzspektren wie M 1. Es ist somit wahrscheinlich mit M 1 identisch. Die beiden in Tierversuchen gefundenen Metabolite haben weniger als 10% der antihypertensiven Wirkung des Guanethidins (McMartin, 1969). Ihre Bildung sollte also praktisch gleichbedeutend mit einer Inaktivierung des Guanethidins sein.

Zusammenfassung

Bei sechs Patienten mit essentieller Hypertonie wurden nach oraler Verabreichung von 41,6 mg Guanethidin-^{14}C (5 μC) enterale Resorption, Ausscheidung im Harn und Metabolismus dieses Pharmakons untersucht. Nach den Untersuchungsergebnissen werden beim Menschen mindestens zwei Metabolite des Guanethidins gebildet und ebenso wie Guanethidin im Harn ausgeschieden. Dabei übertrifft die Ausscheidung der Metabolite die des Guanethidins selbst.

Literatur

Bisson, G. M., u. Muscholl, E.: Naunyn-Schmiedebergs Arch. exp. Path. Pharmak. **244**, 185 (1962). — Dollery, C. T., Emslie-Smith, D., and Milne, M. D.: Lancet **1960 II**, 381. — Rahn, K. H., and Dayton, P. G.: Biochem. Pharmacol. (im Druck). — Rahn, K. H., and Goldberg, L. I. (in Vorbereitung). — McMartin, C.: Biochem. Pharmacol. 18, 238 (1969).

WERNING, C., SCHÖNBECK, M., ZIEGLER, W. H., BAUMANN, K., GYSLING, E., WEIDMANN, P. und SIEGENTHALER, W. (Med. Univ.-Poliklinik u. Med. Univ.-Klinik Zürich):
Die Wirkung von Angiotensin II — Infusionen auf die Katecholaminausscheidung beim Hund

Die Katecholamine können einerseits zu einer Stimulation des Renin-Angiotensin-Systems führen, und Angiotensin II kann andererseits eine erhöhte Freisetzung von Katecholaminen bewirken. Der Effekt von Adrenalin und Noradrenalin auf die Reninsekretion läßt sich z. B. beim Phäochromocytom feststellen, bei dem man eine erhöhte Plasmareninaktivität beobachten kann [20, 23, 24].

Auch die Wirkung von Angiotensin II auf die Sekretion von Adrenalin und Noradrenalin wurde schon des öfteren nachgewiesen [1, 3, 5, 6, 8, 10, 11, 15, 18], es liegen allerdings auch Befunde vor, die gegen einen Angiotensineffekt auf den Katecholaminhaushalt sprechen [4, 9, 16, 17, 25].

Wegen dieser z. T. widersprüchlichen Ergebnisse führten wir eigene tierexperimentelle Untersuchungen über die Wirkung von Angiotensin II-Infusionen auf die Adrenalin- und Noradrenalinausscheidung bei narkotisierten Hunden durch.

---

[1] Dem Autor danke ich für die freundliche Überlassung der Metabolite zu Vergleichszwecken.

Methodik

Die Untersuchungen wurden an sechs männlichen, ca. 20 kg schweren Hunden vorgenommen. Die Tiere erhielten 1 Std vor Narkosebeginn 4 mg Morphin intramuskulär. Die Narkose wurde mit 9%iger Chloralose (1 ml/kg Körpergewicht i.v.) eingeleitet. Im Bedarfsfalle wurde jeweils die halbe Dosis nachinjiziert. Nach Einlegen eines Blasenkatheters wurden zunächst die linke Arteria und Vena femoralis freipräpariert. In die Arterie wurde ein Katheter zur Blutdruckmessung eingeführt, in die Vene wurde ein Infusionskatheter eingelegt, durch den eine langsame Mannitol-Tropfinfusion erfolgte. Diese Gaben einer 20%igen Mannitollösung (ca. 100 ml während der gesamten Versuchsdauer von mehr als 3 Std) waren zur Erzielung einer ausreichenden Diurese notwendig.

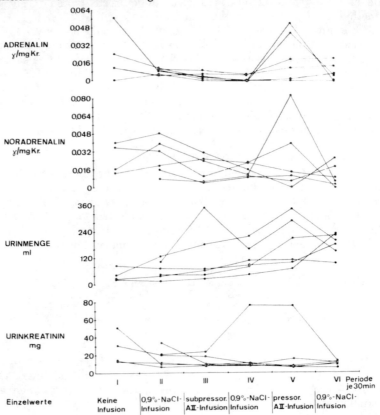

Abb. 1. Adrenalin, Noradrenalin, Urinmenge und Urinkreatinin während Angiotensininfusionen in die Arteria carotis bei sechs Hunden

Weiterhin wurde ein Seitenast der linken Arteria carotis communis freigelegt, durch den ein dünner Schlauch zur Infusion der Angiotensinlösungen in die Arteria carotis interna vorgeschoben wurde. Während der gesamten Versuchsdauer wurden die Tiere mit einem Engström-Respirator beatmet. Das EKG und der Blutdruck wurden laufend registriert.

Nach Beendigung der Präparationen erfolgte bei vier Hunden zunächst eine Urin-Sammelperiode ohne Infusionen (Periode I). Danach wurde bei allen Tieren eine 0,9%ige NaCl-Lösung infundiert (Periode II).

Im Anschluß daran wurde eine subpressorische Angiotensininfusion (ca. 5 Nanogramm/kg/min) gegeben (Periode III), die wiederum von einer Kochsalzinfusion gefolgt war (Periode IV).

Während der folgenden Sammelperiode wurde eine pressorische Angiotensininfusion (ca. 1000 Nanogramm/kg/min) verabreicht (Periode V) (RR-Anstieg auf ca. 220/140mm Hg). Abschließend infundierten wir nochmals eine isotone Kochsalzlösung (Periode VI). Alle sechs Perioden dauerten je 30 min. Während jeder Periode wurden 50 ml Flüssigkeit injiziert. Die einzelnen Infusionen erfolgten kontinuierlich mittels einer Infusionspumpe.

Nach jeder Periode wurde die Harnblase teils durch Exprimieren, teils durch Spülen mit aqua dest. völlig entleert.

Die Urinmengen wurden gemessen, der Kreatiningehalt im Urin wurde bestimmt, und die Ausscheidung von Adrenalin und Noradrenalin wurde nach der Methode von Bertler u. Mitarb. [2] nachgewiesen.

Ergebnisse (s. Abb. 1 u. 2)

Die *Adrenalinausscheidung* lag während der Periode I im Mittel mit 0,023 γ/mg Kreatinin (Kr.) relativ hoch, was wir auf die operativen Manipulationen zurückführen möchten. Während der folgenden drei Perioden (Periode II bis IV) lagen

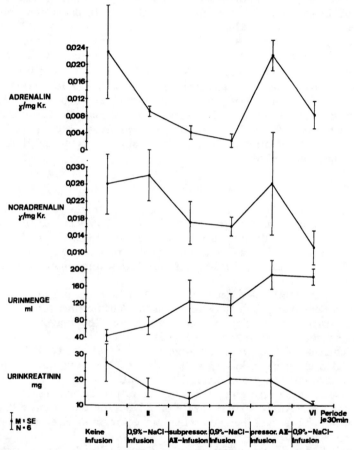

Abb. 2. Adrenalin, Noradrenalin, Urinmenge und Urinkreatinin während Angiotensininfusionen in die Arteria carotis bei narkotisierten Hunden

die Werte bei allen sechs Hunden in einem niedrigen Bereich zwischen 0 und 0,012 γ/mg Kr. Insbesondere konnte während der subpressorischen Angiotensininfusion (5 ng/kg/min) kein Anstieg des Adrenalins registriert werden. Während der Infusion pressorischer Angiotensindosen (1000 ng/kg/min), also während der Periode V, stieg die Exkretion des Adrenalins auf Werte bis zu 0,053 γ/mg Kr. an. Im Mittel wurde sie von 0,002 auf 0,022 γ/mg Kr. erhöht. Das entsprach einem signifikanten Anstieg ($p < 0,05$). Während der letzten Infusionsperiode (Periode VI) fiel die Adrenalinausscheidung im Mittel auf 0,008 γ/mg Kr. ab.

Auch die *Ausscheidung von Noradrenalin* lag während der ersten und ebenfalls während der zweiten Periode wahrscheinlich wegen der chirurgischen Vorbereitungsmaßnahmen mit 0,026 bzw. 0,028 γ/mg Kr. im Mittel relativ hoch. Die Mittelwerte fielen dann auf 0,017 γ/mg Kr. (Periode III) und 0,016 γ/mg Kr. (Periode IV) ab, so daß hier die Infusion subpressorischer Dosen eher einen Abfall als einen Anstieg des Noradrenalins herbeiführte (p > 0,1). Bei der pressorischen Angiotensininfusion (Periode V) erfolgte ein deutlicher Anstieg auf 0,026 γ/mg Kr., der jedoch statistisch nicht signifikant war (p > 0,1). Der Abfall während der letzten Infusion von 0,9%iger NaCl-Lösung (Periode VI) auf 0,011 γ/mg Kr. entsprach demjenigen des Adrenalins.

Die *Urinmenge* stieg im Mittel während der sechs Infusionsperioden kontinuierlich an, wobei sich die Erhöhung besonders unter der Infusion von pressorischen Angiotensin II-Dosen bemerkbar machte (Anstieg von 117 ml auf 187 ml/30 min). Dieser Anstieg war allerdings statistisch nicht signifikant (p > 0,1). Die progrediente Steigerung der Diurese kann sowohl den notwendigen geringgradigen Mannitolgaben wie auch der Angiotensinwirkung [13] zugeschrieben werden.

Die *Kreatininausscheidung* war bei einem Hund während der Periode IV und V auffallend hoch. Bei den übrigen Tieren wies sie keine sichtbaren Schwankungen auf. Während der gesamten Infusionsdauer von 3 Std lag die mittlere Kreatininmenge im Urin bei 19,5 mg/30 min. Die höchste Ausscheidung wurde bei der Periode I mit 27 mg gemessen. Diesen Wert könnte man durch Muskelläsionen bei der Präparation erklären.

Diskussion

Zusammenfassend darf man auf Grund dieser Befunde sagen, daß nach Infusionen von subpressorischen Angiotensindosen in die Arteria carotis interna bei narkotisierten Hunden keine Wirkung auf die Adrenalin- und Noradrenalinexkretion festzustellen ist, während man nach pressorischen Angiotensingaben einen deutlichen Anstieg der Adrenalin- und Noradrenalinausscheidung beobachten kann.

Es sollen hier kurz drei Fragen angeschnitten werden, die in diesem Zusammenhang von Bedeutung sind. Diese betreffen den Wirkungsort von Angiotensin II, die Wirkungsweise von Angiotensin II und die klinische Bedeutung, die diesen Untersuchungsergebnissen zukommen könnte.

Bezüglich des *Wirkungsortes von Angiotensin II* existieren Befunde, die für einen zentralen Angriffspunkt [1, 3, 8, 18], eine Wirkung auf die peripheren Speichergranula [10, 11] und einen Effekt auf das Nebennierenmark [5, 6] sprechen. Wir möchten vermuten, daß bei unseren Infusionen in die Arteria carotis interna der zentrale Angriffspunkt zur Geltung kam, für den erstmals Bickerton u. Buckley [3] im Jahre 1961 bei Versuchen am gekreuzten Kreislauf des Hundes Anhaltspunkte fanden.

Hinsichtlich des *Wirkungsmechanismus* ist es möglich, daß Angiotensin II direkt bzw. chemotrop zur Stimulation der Katecholaminsekretion führt [6] oder auf indirektem bzw. vasotropem Wege [14] die Adrenalin- und Noradrenalinausscheidung erhöht. Da wir die gesteigerte Katecholaminexkretion nur nach stark pressorischen Angiotensingaben nachweisen konnten, ist es wahrscheinlich, daß hier der vasotrope Mechanismus im Vordergrund stand.

Was die *klinische Bedeutung* unserer Befunde betrifft, so ist es theoretisch vorstellbar, daß bei krankhaften Zuständen, bei denen das Renin-Angiotensin-System stimuliert wird, die klinische Symptomatik z. T. durch die infolge der Angiotensinwirkung erhöhten Katecholaminspiegel bestimmt wird. So liegen Befunde vor, die es denkbar erscheinen lassen, daß die Katecholamine bei manchen Wirkungsarten des Angiotensins II wie bei der Erhöhung des peripheren Widerstandes [12], bei dem positiv inotropen Effekt auf das Myokard [19] oder bei der Antinatriurese und Antidiurese bzw. bei der Natriurese und Diurese [7, 21, 22] eine vermittelnde Rolle spielen.

Sato u. Mitarb. [17] konnten allerdings kürzlich bei fünf Patienten mit einer renovasculären und fünf Patienten mit einer malignen Hypertonie, also bei Hypertonieformen, bei denen das Renin-Angiotensin-System vielleicht eine pathogenetische Bedeutung besitzt [23], keine erhöhten Katecholaminwerte bestimmen. Eine endgültige Aussage über die komplexen Beziehungen zwischen dem Renin-Angiotensin-System und dem Katecholaminhaushalt kann heute noch nicht getroffen werden.

Literatur

1. Benetato, G., Haulica, I., Uliutu, M., Bubiaun, E., Mocodeau. J., Stefanescu, P., and Suhaciu, G.: The central nervous action of angiotensin on aldosterone secretion and electrolytic balance. Int. J. Neuropharmacol. 3, 565 (1964). — 2. Bertler, A., Carlsson, A., and Rosengren, E.: A method for the fluorimetric determination of adrenaline and noradrenaline in tissues. Acta physiol. scand. 44, 273 (1958). — 3. Bickerton, R. K., and Buckley, J. P.: Evidence for a central mechanism in angiotensin-induced hypertension. Proc. Soc. exp. Biol. (N.Y.) 106, 834 (1961). — 4. Buckley, J. P.: Effects of synthetic angiotensin II on catecholamine levels and biological activity. Acta physiol. scand. 65, 273 (1965). — 5. Cession, G., et Cession-Fossiou, A.: Stimulation par l'angiotensine du systeme adrenergique. Ann. Endocr. (Paris) 27, 3 (1966). — 6. Feldberg, W., and Lewis, G. P.: Further studies on the effects of peptides on the suprarenal medulla of cats. J. Physiol. (Lond.) 178, 239 (1965). — 7. Füllgraf, G., Heidenreich, O., Heintze, K., und Osswald, H.: Die Wirkungen von α- und β-Sympathomimetica und Sympatholytica auf die renale Exkretion und Resorption von Flüssigkeit und Elektrolyten in Ausscheidungs- und Mikropunktionsversuchen an Ratten. Naunyn-Schmiedebergs Arch. Pharmak. exp. Path. 262, 295 (1969). — 8. Greenfield, J. C. jr., and Tindall, G. T.: Effect of norepinephrine, epinephrine and angiotensin on blood flow in the internal carotid artery in man. J. clin. Invest. 47, 1672 (1968). — 9. Hertting, G., and Suko, J.: Influence of angiotensin, vasopressin or changes in flow rate on vasoconstriction, changes in volume and 3 H-noradrenaline release following postganglionic sympathetic nerve stimulation in the isolated cat spleen. Brit. J. Pharmacol. 26, 686 (1966). — 10. Kaneko, Y., McCubbin, J. W., and Page, I. H.: Ability of vasoconstrictor drugs to cause adrenal medullary discharge after sensitation by ganglion stimulating agents. Circulat. Res. 9, 1247 (1961). — 11. Lewis, G. P., and Reit, E.: Further studies on the actions of peptides on the superior cervical ganglion and suprarenal medulla. Brit. J. Pharmacol. 26, 444 (1966). — 12. Liebau, H., Distler, A. und Wolff, H. P.: Untersuchungen zur indirekten sympathomimetischen Wirkung von Angiotensin an isolierten Blutgefäßen. Klin. Wschr. 44, 322 (1966). — 13. Louis, W. J., and Doyle, A. E.: The effect of varying doses of angiotensin on renal function and blood pressure in man and dogs. Clin. Sci. 29, 489 (1965). — 14. Mandel, M. J., and Sapirstein, L. A.: Effect of angiotensin infusion on regional blood flow and regional vascular resistance in the rat. Circulat. Res. 10, 807 (1962). — 15. Peach, M. J., Cline, W. H., and Watts, D. T.: Release of adrenal catecholamines by angiotensin II. Circulat. Res. 19, 571 (1966). — 16. Sakurai, T., and Hashimoto, Y.: The vasoconstrictor action of angiotensin in relation to catecholamine. Jap. J. Pharmacol. 15, 223 (1965). — 17. Sato, T., Maebashi, M., Goto, K., and Yoshinaga, K.: Interrelationship between angiotensin and catecholamines. Jap. Heart J. 9, 13 (1968). — 18. Scroop, G. C., and Lowe, R. D.: Central pressor effect of angiotensin mediated by the parasympathetic nervous system. Nature (Lond.) 220, 1331 (1968). — 19. Sturm A. jr., u. Scheja, H. W.: Untersuchungen über die Wirkung des Angiotensins II auf den Katecholaminstoffwechsel beim Menschen. Klin. Wschr. 46, 658 (1968). — 20. Weidmann, P., Siegenthaler, W., Ziegler, W. H., Endres, P., Sulser, H., and Werning, C.: Hypertension associated with tumors adjacent to renal arteries. Amer. J. Med. (in press). — 21. Werning, C., Baumann, K., Schönbeck, M., Gysling, E., Weidmann, P. und Siegenthaler, W.: Die Wirkung länger dauernder Hydrochlorothiazid-Gaben auf die Plasma-Renin-Aktivität und die Aldosteron-Exkretionsrate bei Normalpersonen. Klin. Wschr. 47, 318 (1969). — 22. Werning, C., u. Siegenthaler, W.: Das Renin-Angiotensin-Aldosteron-System in pathophysiologischer Sicht Klin. Wschr. (im Druck). — 23. Werning, C., u. Siegenthaler, W.: Das Renin- Angiotensin-Aldosteron-System in klinischer Sicht (in Vorbereitung). — 24. Werning. C., Ziegler, W. H., Baumann, K., Endres, P., Gysling, E., Weidmann, P. und Siegenthaler, W.: Die Plasmareninaktivität beim Phäochromozytom (in Vorbereitung). — 25. Westfall, T. C., and Peach, M. J.: Action of angiotensin on myocardial and renal catecholamines in the rabbit. Biochem. Pharmacol. 14, 1916 (1965).

SCHMID, B., BÖHLE, E., FENGLER, H., GROBECKER,. H., GÜLLNER, H., HELM-
STAEDT, D., MAY, B., MOON, H. K., PALM, D., PLANZ, G. und QUIRING, K.
(Pharmakolog. Inst. und Zentrum d. Inn. Med. Frankfurt a. M.): **Über die Wirkung
von Pharmaka auf den Brenzkatechinaminstoffwechsel**

Pharmaka, die in den Stoffwechsel der Brenzkatechinamine eingreifen, können
ihre Wirkungen über verschiedene Mechanismen ausüben. — *Tyramin* als Prototyp eines indirekt wirkenden sympathicomimetischen Amins verursacht z. B. eine
Blutdrucksteigerung durch Freisetzung nervalen, granulär gespeicherten Noradrenalins, das unverändert an den sympathischen Receptoren zur Wirkung gelangt. — *Reserpin* hebt die Speicherfähigkeit der Granula noradrenergischer
Nerven auf. Das freiwerdende Noradrenalin verläßt die sympathischen Nervenendigungen überwiegend in Form desaminierter, pharmakologisch inaktiver
Metabolite. — *Imipramin* oder *Cocain*, wie auch die indirekt wirkenden sympathicomimetischen Amine Tyramin und Amphetamin, hemmen an der Nervenzell-
membran die Wiederaufnahme nerval freigesetzten Noradrenalins oder die Aufnahme zugeführter Brenzkatechinamine und führen dadurch zu einer Verstärkung
direkt-sympathicomimetischer Wirkungen.

Andererseits schwächen sowohl *imipraminartig* wirkende Substanzen als auch
Reserpin die Wirksamkeit indirekter Sympathicomimetika, z. B. die blutdrucksteigernde Wirkung von Tyramin, ab. *Imipramin* und ähnlich wirkende Pharmaka
hemmen die *Freisetzung* von Noradrenalin, indem sie das Eindringen des frei-
setzenden Amins in die sympathischen Nerven an der Zellmembran blockieren.
Hingegen *vermindert* Reserpin die *Menge* an freisetzbarem Noradrenalin (Übersicht bei Holtz u. Palm, 1966).

Auch Prenylamin (Segontin) senkt im Tierexperiment den Brenzkatechinamingehalt sympathisch innervierter Organe (Schöne u. Lindner, 1960).

Nach mehrtägiger Verabfolgung von Prenylamin wurde am Menschen eine Verminderung der blutdrucksteigernden Wirkung von Tyramin beobachtet (Kuschke
et al., 1965; Schmid et al., 1966; Niedermayer et al., 1968). Dieser Befund könnte
einerseits mit einer reserpinartigen Wirkung, d. h. einer Abnahme des Amingehaltes in den sympathischen Nerven im Einklang stehen. Da im Tierexperiment
eine Abschwächung der pharmakologischen Wirkung des Tyramins erst dann eintritt, wenn der Brenzkatechinamingehalt sympathisch innervierter Organe um
mindestens 50% vermindert ist (Crout et al., 1962), wäre zu fordern, daß Prenylamin innerhalb weniger Tage zu einer entsprechenden Abnahme des Amingehaltes
auch beim Menschen führen müßte.

Andererseits haben tierexperimentelle Untersuchungen (Grobecker et al.,
1968, 1, 2) ergeben, daß dem Prenylamin auch eine *imipraminähnliche Wirkungsqualität* zukommt. Wenn eine derartige Wirkungskomponente im Vordergrund
steht, müßte Prenylamin am Menschen neben einer *Abschwächung* der blutdrucksteigernden Wirkung von Tyramin eine *Verstärkung* der pressorischen Wirkungen
von Noradrenalin und Adrenalin hervorrufen (vgl. Fischbach et al., 1966). Wir
haben daher entsprechende Untersuchungen an fünf gesunden Versuchspersonen
durchgeführt.

Den Probanden wurde Tyramin (3 mg/ml/min.), Noradrenalin (15 µg/ml/min)
und Adrenalin (30 µg/ml/min) über 6 min in die V. cubitalis infundiert. Der Blutdruck wurde nach Riva-Rocci gemessen, die Herzfrequenz aus dem EKG ermittelt. Die Untersuchungen wurden mehrfach vor und während einer 10tägigen
Einnahme von 180 mg Prenylamin pro Tag durchgeführt. Dabei wurden folgende
Ergebnisse erhalten:

1. Nach 3- bis 10tägiger Einnahme von Prenylamin war die blutdrucksteigernde Wirkung des *Tyramins* systolisch und diastolisch deutlich *abgeschwächt*; die gleichzeitig auftretende Bradykardie war ebenfalls vermindert.

2. Die durch Infusion von *Noradrenalin und Adrenalin* hervorgerufenen systolischen und diastolischen Blutdrucksteigerungen waren nach Einnahme von Prenylamin signifikant *verstärkt*. Die durch die beiden Brenzkatechinamine verursachten Änderungen der Herzfrequenz blieben nahezu unbeeinflußt.

3. Prenylamin verstärkte nicht nur die pressorische Wirksamkeit der infundierten Brenzkatechinamine, sondern *verlängerte* auch ihre *Wirkungsdauer*. Der Quotient aus dem Zeitwirkungsprodukt des systolischen Blutdrucks *nach Infusionsende* und dem Zeitwirkungsprodukt des systolischen Blutdrucks *während* der Infusion stieg im Vergleich zu den Kontrollwerten vor der Prenylamineinnahme signifikant an. Er stieg auch für *Tyramin* an. Das weist darauf hin, daß nicht nur exogene, injizierte Brenzkatechinamine, sondern auch das in verringertem Ausmaß durch Tyramin freigesetzte endogene Noradrenalin an den sympathischen Receptoren länger wirksam bleiben. Die gemeinsame Ursache dürfte in einer an der Zellmembran lokalisierten Hemmung der Aufnahme injizierter bzw. der Wiederaufnahme freigesetzter Brenzkatechinamine zu suchen sein.

4. Auf Grund zahlreicher Untersuchungen im Tierexperiment (Übersicht bei Kopin, 1966) und am Menschen (Sandler u. Youdim, 1968) ist bekannt, daß in der Anfangsphase der *Reserpinwirkung* neben einer geringfügigen Mehrausscheidung unveränderter Brenzkatechinamine in den Harn, vor allem die Exkretion desaminierter Metabolite der körpereigenen Amine — Vanillinmandelsäure, 3-Methoxy-4-hydroxy-phenylglykol, sowie 5-Hydroxyindolessigsäure erhöht ist. Während der Einnahme von *Prenylamin* stieg zwar die Ausscheidung unveränderter Brenzkatechinamine an, jedoch auch diejenige ihrer 0-methylierten Derivate — Normetanephrin und Metanephrin; die Ausscheidung von 3-Methoxy-4-hydroxy-phenylglykol sank ab. Unverändert blieb die Vanillinmandelsäure- und 5-Hydroxyindolessigsäureausscheidung.

Als Metabolit von Prenylamin wurde nach mehrtägiger Einnahme maximal 1 mg/24 Std Amphetamin in den Harn ausgeschieden, was einer Amphetaminbildung von 1,5 bis 2 mg/24 Std entspricht (Palm et al., 1969).

Eine 10tägige Einnahme von Prenylamin (180 mg/die) führt also beim Menschen zu einer Abschwächung der pressorischen Wirkung von Tyramin bei gleichzeitiger Verstärkung der blutdrucksteigernden Effekte von Noradrenalin und Adrenalin. Mehrtägige Verabfolgung von Reserpin verursacht zwar im Tierexperiment eine Verstärkung der pharmakologischen Wirksamkeit von Adrenalin und Noradrenalin (Übersicht bei Trendelenburg, 1963); am Menschen konnte jedoch eine entsprechende Beeinflussung der Noradrenalinwirkungen nicht nachgewiesen werden. (Abboud u. Eckstein, 1964). Unsere Befunde sprechen deshalb dafür, daß in der Anfangsphase einer Prenylaminbehandlung *nicht eine reserpinartige*, sondern eher eine *imipraminartige* Wirkungskomponente der Substanz oder ihrer Metabolite im Vordergrund steht. Diese Annahme erfährt eine weitere Unterstützung durch die während der Prenylamineinnahme auftretenden Änderungen im Ausscheidungsmuster der endogenen Brenzkatechinamine und ihrer Abbauprodukte.

Weiterhin bestätigen diese Ergebnisse unsere früheren tierexperimentellen Befunde [Grobecker et al., 1968 (1, 2, 3, 4)] und stehen im Einklang mit den daraus gezogenen Schlußfolgerungen über die Wirkungsqualitäten und -mechanismen des Prenylamins.

Literatur

Abboud, F. M., and Eckstein, J. W.: Effects of small doses of reserpine on vascular responses to tyramine and norepinephrine in man. Circulation **29**, 219—223 (1964). —

Crout, J. R., Muskus, A. J., and Trendelenburg, U.: Effect of tyramine on isolated guinea-pig atria in relation to their noradrenaline stores. Brit. J. Pharmacol. 18, 600—611 (1962). — Fischbach, R., Harrer, G. und Harrer, H.: Verstärkung der Noradrenalin-Wirkung durch Psychopharmaka beim Menschen. Arzneimittel-Forsch. 16, 263—265 (1966). — Grobecker, H., Palm, D., and Holtz, P.: (1) Adrenergic and „antiadrenergic" actions of prenylamine. Naunyn-Schmiedebergs Arch. Pharmak. exp. Path. 259, 174—176 (1968); — (2) Zur Pharmakologie des Prenylamins. Naunyn-Schmiedebergs Arch. Pharmak. exp. Path. 260, 379—399 (1968). — Grobecker, H., u. Malmfors, T.: (3) Fluorescenzmikroskopische Untersuchungen über die Wirkung des Prenylamins auf noradrenergische Nerven. Naunyn-Schmiedebergs Arch. Pharmak. exp. Path. 261, 59—74 (1968). — Grobecker, H., Holtz, P., Palm, D., Bak, I. J., and Hassler, R.: (4) In vitro lysis of chromaffine granules and erythrocytes by prenylamine. Experientia (Basel) 24, 701—703 (1968). — Holtz, P., u. Palm, D.: Brenzkatechinamine und andere sympathicomimetische Amine (Biosynthese und Inaktivierung, Freisetzung und Wirkung). Ergebn. Physiol. 58, 1—580 (1966). — Kopin, I. J.: Biochemical aspects of release of norepinephrine and other amines from sympathetic nerve endings. Pharmacol. Rev. 18, 513—523 (1966). — Kuschke, H. J., Idriss, H. und Eckmann, F.: Zum Wirkungsmechanismus des Phenylpropyl-diphenylpropylamins (Segontin) beim Menschen. Klin. Wschr. 43, 617—622 (1965). — Niedermayer, W., Schwarzkopf, H. J., Schaefer, J. und Sedlmeyer, D.: Der Einfluß von Prenylamin auf die kardiovasculären Wirkungen von Tyramin. Pharmacol. Clin. 1, 90—94 (1968). — Palm, D., Fengler, H., and Grobecker, H.: Urinary excretion of amphetamine in man after administration of prenylamine. Life Sci. 8, 247—257 (1969). — Sandler, M., and Youdim, M. B. H.: The effect of tyramine, reserpine and other drugs on catecholamine metabolism in man. Brit. J. Pharmacol. 34, 224—225 (1968). — Schmid, E., Bachmann, K., Tautz, N. A. und Bente, D.: Klinisch-experimentelle Untersuchungen zur Wirkung des N-(3'-Phenylpropyl-(2'))-1,1-diphenylpropyl-(3)-amins. Arzneimittel-Forsch. 16, 267—269 (1966). — Schöne, H. H., u. Lindner, E.: Die Wirkungen des N-(3'-Phenylpropyl-(2'))-1,1-diphenylpropyl-(3)-amins auf den Stoffwechsel von Serotonin und Noradrenalin. Arzneimittel-Forsch. 10, 583—585 (1960). — Trendelenburg, U.: Supersensitivity and subsensitivity to sympathomimetic amines. Pharmacol. Rev. 15, 225—276 (1963).

MERGUET, P., BRANDT, TH., MURATA, T. und BOCK, K. D. (Abt. f. Nieren- und Hochdruckkranke, Med. Klinik u. Poliklinik des Klinikum Essen): **Vergleich der akuten blutdrucksenkenden Wirkung von parenteral verabreichten Antihypertensiva bei Normotonikern und Hypertonikern**

Blutdruckkrisen bei schwerer arterieller Hypertonie können sich zur lebensbedrohenden Komplikation entwickeln und erfordern eine schnell wirkende, d. h. parenterale Therapie (Bock, 1966; Juchems, 1968). Ebenso ist bei cerebralen Blutungen und beim Lungenödem mit Hochdruck eine rasche Blutdrucksenkung erforderlich. Obwohl für die heute zur Verfügung stehenden parenteral anwendbaren Antihypertensiva eine Fülle von positiven therapeutischen Einzelergebnissen vorliegt, gibt es kaum vergleichende Untersuchungen (Juchems, 1967, 1968). Daher wurden fünf blutdrucksenkende Substanzen einer vergleichenden Prüfung im akuten Versuch an Gruppen von Normotonikern (64 Untersuchungen) und Hypertonikern (44 Untersuchungen) unterzogen.

Methodik

Die Probanden lagen in Körperruhe unter konstant gehaltenen Umgebungsbedingungen auf einem Untersuchungsbett. Neben anderen Kreislaufparametern, über die an anderer Stelle berichtet werden wird, wurden folgende Größen fortlaufend gemessen:

1. Der *arterielle Blutdruck*. a) blutig nach Punktion der A. cubitalis (Druckregistrierung über Statham-Drucktransducer auf Hellige-Multiscriptor). b) unblutig mittels des nach dem Prinzip von Korotkoff und Riva-Rocci arbeitenden automatischen Blutdruckmeßgerätes Custocor.

2. Die *Herzfrequenz* durch Auszählung der bei der blutigen Druckschreibung gewonnenen Kurven bzw. durch direkte palpatorische oder auskultatorische Zählung in 1- bis 5minütigen Intervallen.

Blutdruck und Pulsfrequenz wurden nach einer über 1stündigen Kontrollperiode für die Dauer von 2 Std nach Gabe der verschiedenen antihypertensiven Substanzen, die durch ein der Sicht der Probanden entzogenes Injektionssystem intravenös verabreicht wurden, beobachtet.

Folgende Substanzen wurden geprüft: 1. Clonidin-Hydrochlorid (Catapresan-Amp.), 2. Reserpin (Serpasil-Amp.), 3. Guanethidin (Ismelin-Amp.), 4. Dihydralazin (Nepresol-Amp.), 5. Alpha-Methyldopa in Form des Äthylesters (Presinol-Amp.).

Ergebnisse

1. *Clonidin* in Dosen von 0,15 mg i.v. hatte einen initialen, 1 bis 3 min dauernden geringen blutdrucksteigernden Effekt, dem ca. 10 bis 15 min nach der Injektion bei Normotonikern eine deutliche, bei Hypertonikern eine ausgeprägte blutdrucksenkende Wirkung folgte, die für die Dauer der Beobachtungszeit an-

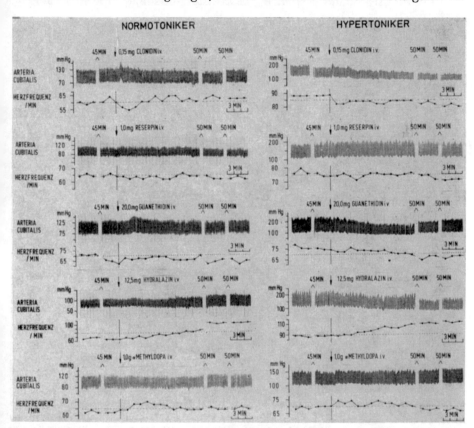

Abb. 1. Blutdruck und Pulsfrequenz vor und nach Gabe von fünf antihypertensiven Substanzen bei Normotonikern (links) und Hypertonikern (rechts) (zehn Ausschnitte aus Originalkurven)

hielt. Die Pulsfrequenz verlangsamte sich geringfügig (Abb. 1 u. 2). Als Nebenwirkungen wurden Mundtrockenheit und Sedation beobachtet.

2. *Reserpin* in Dosen von 1,0 mg i.v. senkte allmählich den Blutdruck, und zwar bei Normotonikern geringfügig, bei Hypertonikern deutlich, wobei das Wirkungsmaximum erst am Ende der Beobachtungszeit erreicht wurde. Die Pulsfrequenz blieb entweder konstant oder verlangsamte sich geringfügig (Abb. 1 u. 2). Nebenwirkungen waren allgemeine Haut- und Schleimhautrötung, Nasenschleimhautschwellung und in den 24 Std nach Versuchsende Schwindelgefühl und Benommenheit.

3. *Guanethidin* in Dosen von 20,0 mg i.v. entfaltete bei Normotonikern und Hypertonikern eine unterschiedliche Wirkung. Bei Normotonikern wurde gelegentlich eine initiale, 5 bis 10 min dauernde Blutdrucksteigerung und

Pulsfrequenzzunahme gesehen. In der Mehrzahl der Fälle kam es neben Pulsverlangsamung unter Amplitudenvergrößerung zu einem leichten Blutdruckanstieg. — Bei Hypertonikern wurden initiale Blutdruckanstiege selten gesehen, hingegen kam es 10 bis 20 min nach der Injektion zu einem deutlichen systolischen und diastolischen Blutdruckabfall, dessen maximaler Effekt nach etwa 20 bis 30 min erreicht wurde. Danach erfolgte bei anhaltender leichter Bradykardie ein allmählicher Wiederanstieg des Blutdrucks in Richtung auf die Ausgangswerte (Abb. 1 u. 2). Nach Versuchsende wurde bei Normotonikern und Hypertonikern eine deutliche orthostatische Blutdrucksenkung beobachtet, die subjektiv nicht als störend empfunden wurde.

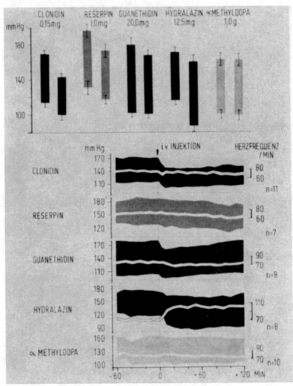

Abb. 2. Blutdruck vor und 60 min nach Gabe von fünf antihypertensiven Substanzen (oberer Bildanteil). Die Blutdruckwerte wurden den Summenkurven (unterer Bildanteil) von Untersuchungen an 44 Hypertonikern entnommen

4. *Hydralazin* in Dosen von 12,5 mg i.v. zeigte bei Normotonikern und Hypertonikern ebenfalls eine verschiedene Wirkung. Bei Normotonikern entwickelte sich etwa 10 min nach der Injektion unter rasch zunehmender Herzfrequenzsteigerung (durchschnittlich um 30 Schläge pro min) ein ausgeprägter Anstieg des systolischen und Abfall des diastolischen Blutdrucks, wobei der arterielle Mitteldruck etwa konstant blieb. — Bei Hypertonikern nahm die Herzfrequenz ebenfalls zu. Hier fiel jedoch der Blutdruck etwa 10 bis 15 min nach der Injektion sowohl systolisch als auch — von allen geprüften Substanzen am ausgeprägtesten — diastolisch sehr deutlich ab (Abb. 1 u. 2). Die Nebenwirkungen waren bei Normotonikern und Hypertonikern so beträchtlich, daß sie in Einzelfällen zum vorzeitigen Versuchsabbruch zwangen. Sie bestanden in sehr unangenehm empfundenem Herzklopfen, Kopfdruck und noch während der Untersuchung einsetzenden migräneähnlichen Kopfschmerzen, die in der Regel 12 bis 24 Std, häufig bis zu

48 Std anhielten, wobei oft gleichzeitig Übelkeit und Erbrechen auftraten. Einmal wurde bei einem liegenden normotonen Probanden 120 min nach Substanzgabe ein etwa 15 bis 20 min anhaltender Kollaps gesehen.

5. *Alpha-Methyldopa* in Dosen von 1,0 g i.v. hatte bei Normotonikern und Hypertonikern keinen Effekt auf Blutdruck und Pulsfrequenz (Abb. 1 u. 2). Als Nebenwirkung wurde während der Injektion übereinstimmend über Brennen und Schmerzen im Arm geklagt, wodurch sich eine leichte Blutdruck- und Herzfrequenzsteigerung unmittelbar nach der Injektion erklärt. Die völlig fehlende Wirkung der Substanz in der vorliegenden Versuchsanordnung hängt möglicherweise damit zusammen, daß sie als Äthylester gegeben werden muß, da sie aus Stabilitätsgründen nur in dieser Form in Ampullen zur Verfügung steht.

Nach diesen Untersuchungen ist zur Notfallbehandlung des Hochdrucks Clonidin, in Einzeldosen von 0,15 bis 0,30 mg intravenös verabreicht, das Mittel der ersten Wahl. (Die intramuskuläre oder subcutane Verabreichung wirkt fast ebenso rasch und intensiv wie die intravenöse). — In Fällen, in denen eine langsamere Blutdrucksenkung vorgezogen wird, kann auch Reserpin in Einzeldosen von 0,5 bis 1,0 mg intravenös (oder intramuskulär) gegeben werden. — Guanethidin ist in der Notfalltherapie nur ausreichend wirksam, wenn das Kopfende des Bettes angehoben wird, um den vorwiegend orthostatischen Effekt der Substanz zu nutzen. — Hydralazin ist wegen der auch bei kleinen parenteralen Einzeldosen schlechten Verträglichkeit nicht empfehlenswert. — Alpha-Methyldopa ist in der im Handel befindlichen Verabreichungsform für die Notfallbehandlung nicht brauchbar.

Literatur

Bock, K. D.: Dtsch. med. Wschr. **91**, 2036 (1966). — Juchems, R.: Wien. klin. Wschr. **80**, 125 (1968). — Juchems, R., u. Ammerschläger, G.: Med. Klin. **62**, 600 (1967).

ANLAUF, M., HEIMSOTH, V., ULRYCH M. und BOCK, K. D. (Abt. für Nieren- und Hochdruckkranke, Med. Klinik und Poliklinik des Klinikum Essen der Ruhruniversität): **Vergleichende Untersuchungen der Wirkung von zwei Beta-Receptorenblockern auf den erhöhten Blutdruck und die Nierenfunktion**

Die z. Z. verfügbaren sog. Beta-Receptorenblocker unterscheiden sich in der Stärke ihrer Wirkung und z. T. in ihrer Organspezifität. Außerdem haben sie weitere Effekte, die nicht an die beta-receptorenblockierenden Eigenschaften gebunden sind. Im folgenden werden Propranolol (Dociton) und Oxprenolol (Trasicor) verglichen in bezug auf ihren blutdrucksenkenden Effekt und ihren Einfluß auf die Nierenfunktion. Die statistische Auswertung erfolgte mittels des gepaarten t-Testes.

Zwei vergleichbare Gruppen von Patienten mit leichter primärer oder sekundärer Hypertonie wurden mit Oxprenolol (n = 11) bzw. Propranolol (n = 7) stationär behandelt. Die medikamentenfreien Vorperioden betrugen im Durchschnitt 10 Tage. Oxprenolol und Propranolol senkten den systolischen Blutdruck im Liegen ($p < 0,025$ bzw. $p < 0,005$) und Stehen ($p < 0,05$ bzw. $p < 0,001$) signifikant, während die Änderungen des diastolischen Blutdrucks nicht signifikant waren. Die benötigten Tagesdosen lagen für Oxprenolol bei 160 bis 240 mg, für Propranolol bei 60 mg (Abb. 1). Eine signifikante Abnahme der Pulsfrequenz ($p < 0,001$) wurde nur bei Propranolol beobachtet.

Nach den Befunden von Prichard u. Gillam (1969) ist Propranolol in hoher Dosierung auch bei schweren Hypertonien wirksam. Wir behandelten sechs Patienten mit schwerer Hypertonie (in einem Fall lag eine maligne Verlaufsform vor) mit Dosen zwischen 240 und 360 mg Propranolol pro Tag (Abb. 1). Die Orthostasereaktion in der Leerperiode ist z. T. noch durch eine Vorbehandlung mit anderen Antihypertensiva bedingt. Der Abfall des systolischen und diastolischen Blutdrucks im Liegen ist signifikant (p < 0,025 bzw. p < 0,05), Normotonie wurde jedoch nur bei einem Patienten erreicht. Orthostatische Beschwerden traten nicht auf.

Als Einzelbeispiel wird die Blutdruckkurve eines 27jährigen Patienten mit sekundärer benigner Hypertonie bei Cystennieren demonstriert, bei dem 240 mg Oxprenolol pro die und

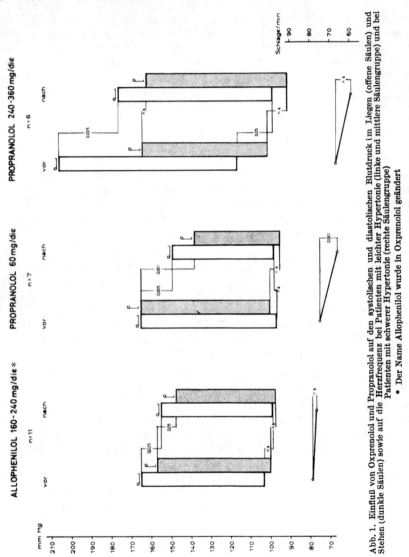

Abb. 1. Einfluß von Oxprenolol und Propranolol auf den systolischen und diastolischen Blutdruck im Liegen (offene Säulen) und Stehen (dunkle Säulen) sowie auf die Herzfrequenz bei Patienten mit leichter Hypertonie (linke und mittlere Säulengruppe) und bei Patienten mit schwerer Hypertonie (rechte Säulengruppe)
* Der Name Allophenilol wurde in Oxprenolol geändert

anschließend 120 mg Propranolol pro die den Kontrollblutdruck von 180/105 mm Hg auf normotone Werte senkten. Der Therapieeffekt wurde durch eine zwischengeschaltete Placeboperiode gesichert.

Ferner untersuchten wir den Einfluß der genannten Beta-Receptorenblocker auf die Nierenfunktion. Abb. 2a zeigt die Ergebnisse bei fünf normotonen und sieben hypertonen Patienten, denen nach zwei bis drei Kontrollperioden während der Clearanceuntersuchung 5 mg Oxprenolol intravenös injiziert wurden. Die

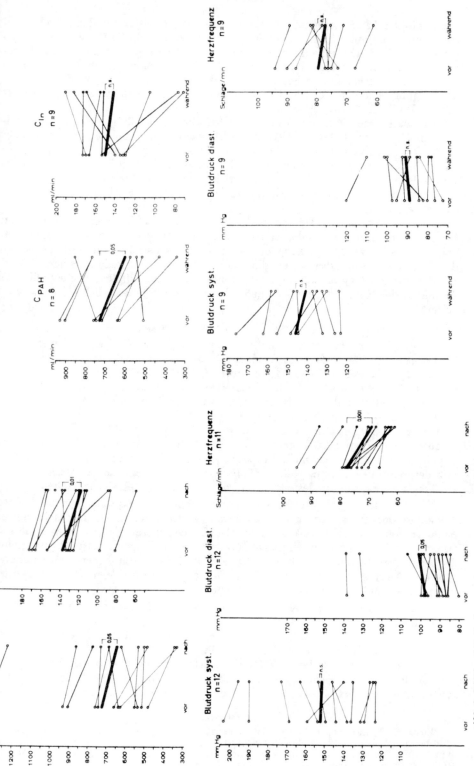

Abb. 2. PAH- und Inulinclearance, Blutdruck und Herzfrequenz bei a) akuter (5 mg intravenös), b) chronischer (120 bis 240 mg/die) Verabreichung von Oxprenolol

171

Abnahme der PAH-Clearance um durchschnittlich 75 ml/min und der Inulinclearance um 18 ml/min ist signifikant ($p < 0.05$ bzw. $p < 0.01$). Die gleichzeitig gemessenen Blutdruckwerte änderten sich in dieser Gruppe nur gering, die Herzfrequenzabnahme war signifikant ($p < 0.001$). Propranolol in einer Dosis von 5 mg intravenös hatte bei vier Patienten mit primärer Hypertonie übereinstimmend mit den Ergebnissen von Schirmeister u. Mitarb. (1966) einen gleichartigen Effekt auf die PAH- und Inulinclearance.

Bei neun dieser Patienten wurde die Clearance nach 12tägiger oraler Behandlung mit Oxprenolol (120 bis 240 mg pro die) wiederholt. Abb. 2b zeigt das Ergebnis im Vergleich zu den Kontrollwerten. In dem aus normotonen und hypertonen Patienten gemischten Kollektiv hatten sich unter der Behandlung die über 3 Tage gemittelten Blutdruck- und Pulswerte nicht verändert. Aber auch jetzt war die Abnahme der PAH-Clearance signifikant ($p < 0.05$), die Abnahme der Inulinclearance jedoch nicht.

Untersuchungen der Hämodynamik vor und nach intravenöser Gabe von Propranolol und Oxprenolol hatten folgendes Ergebnis: Nach Propranolol nahmen das Herzzeitvolumen (gemessen mit der Farbstoffverdünnungsmethode), die Herzfrequenz und das Schlagvolumen deutlich ab, der totale periphere Widerstand nahm zu. Oxprenolol (5 mg intravenös) bewirkte lediglich eine signifikante Abnahme der Herzfrequenz ($p < 0.05$), das Herzzeitvolumen blieb jedoch unverändert.

Zusammenfassung und Diskussion

1. Bei leichten Hypertonien haben Propranolol und Oxprenolol einen antihypertensiven Effekt, der sich vorwiegend auf den systolischen Blutdruck erstreckt. Die Tagesdosen lagen bei unseren Kollektiven für Oxprenolol drei- bis viermal höher als für Propranolol. Diese Ergebnisse entsprechen den in der Literatur mitgeteilten Befunden (Richards, 1966; Fuccella u. Imhof, 1969). Im Dosisbereich von 240 bis 360 mg Propranolol pro die konnten wir auch bei schweren Hypertonien in Einzelfällen einen antihypertensiven Effekt nachweisen. Eine orthostatische Hypotension trat in keinem Fall auf, auch sonstige Nebenwirkungen haben wir bisher nicht beobachtet. Wir haben noch keine Erfahrungen mit den von Prichard u. Gillam 1969 verwendeten sehr hohen Dosen bis zu 4000 mg pro die, die mindestens einen Monat lang gegeben werden sollen.

2. Im akuten und chronischen Versuch bewirkt Oxprenolol eine leichte Abnahme der PAH-Clearance, im akuten Versuch auch der Inulinclearance. Eine Abnahme des Herzzeitvolumens als Ursache dieser Veränderungen ist für Oxprenolol nach unseren Untersuchungen nicht anzunehmen, für Propranolol dagegen möglich, wie es Schirmeister u. Mitarb. 1966 bei ähnlichen Untersuchungen diskutiert haben. Als Erklärung für die Abnahme der Clearancewerte kommen folgende Möglichkeiten in Betracht:

a) Entgegen der bisherigen Auffassung könnten in der menschlichen Niere Beta-Receptoren vorhanden sein.

b) Es könnte sich um einen von der Beta-Receptorenblockade unabhängigen Effekt der untersuchten Substanzen handeln.

c) Tierexperimentelle Befunde (Burks u. Cooper, 1967) lassen an die Möglichkeit denken, daß die endogenen Brenzkatechinamine bei Blockade der Beta-Receptoren vermehrt für die Alpha-Receptorenstimulierung zur Verfügung stehen.

Literatur

Burks, T. F., and Cooper, T.: Circulat. Res. 21, 703 (1967). — Fuccella, L. M., and Imhof, P.: Pharmacol. Clin. 1, 123 (1969). — Prichard, B. N. C., and Gillam, P. M. S.: Brit. med. J. 1969 I, 7. — Richards, F. A.: Amer. J. Cardiol. 18, 384 (1966). — Schirmeister, J., Decot, M., Hallauer, W. und Willmann, H.: Arzneimittel-Forsch. 16, 847 (1966).

STUMPE, K. O., LOWITZ, H. D. und OCHWADT, B. (II. Med. Univ.-Klinik, Homburg/Saar und Max-Planck-Institut für experimentelle Medizin, Göttingen):
Über die beschleunigte Natriurese und Diurese beim chronischen Hochdruck nach hypertoner Kochsalzbeladung (Mikropunktionsversuche)

Seit den Arbeiten von Farnsworth u. Barker [1] ist bekannt, daß Patienten mit arterieller Hypertonie die intravenöse Zufuhr einer hypertonen NaCl-Lösung mit einer höheren und früher einsetzenden Diurese und Natriurese beantworten als normotensive Personen. Dabei scheint es keine Rolle zu spielen, welcher Genese

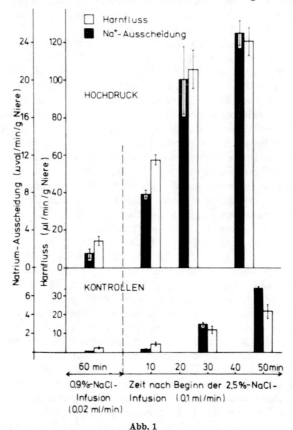

Abb. 1

der Hochdruck ist. Auch das hypertensive Tier, im wachen [2] wie im narkotisierten Zustand [3, 4], eliminiert eine infundierte Kochsalzlösung schneller, als ein Tier mit normalem Blutdruck. Die Ursache für diese veränderte Ausscheidungsreaktion ist unbekannt.

Um den Mechanismus für die beschleunigte Ausscheidung zu analysieren, haben wir an chronisch hypertensiven Ratten im Mikropunktionsexperiment die tubuläre Resorption vor und nach hypertoner NaCl-Beladung untersucht und mit derjenigen von Normaltieren verglichen. Der Hochdruck wurde bei weiblichen Wistarratten durch einseitige Nierenarterienklammerung hervorgerufen. Innerhalb von 3 bis 4 Wochen entwickeln die Tiere eine arterielle Hypertonie mit Werten von im Mittel 185 mmHg. Es wurde bei diesen Tieren ausschließlich die ungeklammerte, unter dem hohen Blutdruck stehende Niere untersucht. Ratten mit einem mittleren Blutdruck von 100 mmHg dienten als Kontrollgruppe.

In Abb. 1 ist die Natrium- und Wasserausscheidung in Abhängigkeit von der Infusionsdauer aufgetragen. Man sieht, daß sowohl bei den Kontrollen als auch bei den hypertensiven Ratten mit zunehmender Infusionsdauer die Natrium- und Wasserausscheidung ansteigt. Der wesentliche Unterschied zwischen den beiden Versuchsgruppen besteht darin, daß bei den Hochdrucktieren die Natriurese und Diurese bereits in den ersten 10 min nach Beginn der hypertonen Kochsalzbeladung auftreten und zu diesem Zeitpunkt bereits etwa dreimal so hoch sind wie während der Kontrollinfusion. Bei den normotensiven Ratten kommt es dagegen erst nach 20 min zu einer meßbaren Zunahme der Natrium- und Wasserausscheidung. Welche Veränderungen liegen nun dieser beschleunigten Mehrausscheidung bei den Hochdrucktieren zugrunde?

Das Gesamtglomerulumfiltrat und das Einzelfiltrat der oberflächlichen Nephrone stiegen in beiden Versuchsgruppen unter Kochsalzbeladung um etwa den gleichen Betrag an. Bei den Hochdrucktieren war die Erhöhung der Filtrationsrate aber schon nach etwa 10 min zu beobachten, während sie bei den normotensiven Tieren erst nach 20 bis 30 min auftrat. Wahrscheinlich liegt der Filtratanstieg bei den Hochdruckratten noch frühzeitiger, da Bestimmung des Einzelnephronfiltrates eine Filtratzunahme in einigen Fällen schon nach 3 min ergab. Der zeitlich vorverlegte Anstieg des Glomerulumfiltrates, der sich auch beim Menschen mit Hypertonus findet, könnte ein wichtiger Teilfaktor für die Entstehung der beschleunigten Natriurese und Diurese sein.

Die Unterschiede in der Größe der Na+- und Wasserausscheidung lassen sich aber durch glomeruläre Faktoren nicht erklären, da die Filtratzunahme unter Kochsalzbeladung in beiden Gruppen gleich groß war.

Es müssen daher Unterschiede in der tubulären Funktion vorliegen. Als Maß für die prozentuale Resorption im proximalen Tubulus wurde das TF-P-Inulin-Konzentrationsverhältnis bestimmt. In beiden Versuchsgruppen nahm der spätproximale Quotient unter Kochsalzbeladung von normal 2,3 um den gleichen Betrag auf, im Mittel 1,6 signifikant (p < 0,001) ab. Das entspricht einer Verminderung der proximalen Natrium- und Wasserresorption von 56 auf 40% der filtrierten Menge. Eine solche Abnahme der proximalen Resorption unter Kochsalzbeladung ist schon früher beschrieben worden. Die Ursache ist unbekannt. Es ist denkbar, daß hier ein extrarenal auftretender natriuretischer Faktor eine Rolle spielt. Parallel zu der proximalen Resorptionshemmung war die Passagezeit, gemessen bis zum Ende des proximalen Konvolutes, signifikant verkürzt. Diese Befunde zeigen, daß Veränderungen der fraktionellen Natrium- und Wasserresorption im proximalen Tubulus sowohl bei den Kontroll- wie bei den Hochdrucktieren auftreten, so daß die Ursache für die unterschiedliche Ausscheidung nicht in diesem Teil des Nephrons lokalisiert sein kann. Es müssen daher Veränderungen in den mehr distalen Abschnitten des Nephrons verantwortlich sein. Ein erster Hinweis waren Unterschiede in der Farbstoffpassagezeit durch die Henlesche Schleife. Diese sog. Schleifenzeit war bei den Hochdrucktieren bereits während der Kontrollperiode mit 15,4 sec gegenüber 28,3 sec fast um die Hälfte kürzer als bei den Tieren mit normalem Blutdruck. Unter Kochsalzbeladung nahm die Schleifenzeit in beiden Versuchsgruppen weiter ab, d. h. die Strömungsgeschwindigkeit in der Henleschen Schleife nahm zu. Der TF/P-Inulin-Quotient am Anfang des distalen Tubulus war bei den Hochdrucktieren sowohl in der Kontrollperiode (TF/P-Inulin: 2,8) als auch unter der Kochsalzbeladung (TF/P-Inulin: 1,9) wesentlich niedriger als bei den normotensiven Tieren (TF/P-Inulin: 4,7 bzw. 2,4). Das beweist eine Verminderung der Wasserresorption in der Henleschen Schleife bei den Hochdruckratten.

Aus den TF/P-Inulin-Quotienten in den verschiedenen Tubulusabschnitten und im Endharn läßt sich die prozentuale Resorption von Wasser für die einzelnen

Nephronsegmente berechnen. Das Ergebnis ist in der folgenden Tabelle zusammengefaßt. Wie bereits erwähnt, fanden sich im proximalen Tubulus keine Unterschiede in der Resorption. Sowohl die Kontroll- wie die Hochdrucktiere reagierten auf die hypertone NaCl-Infusion mit einer Abnahme der fraktionellen Resorption. In der Henleschen Schleife dagegen war bei den Hochdrucktieren die fraktionelle Wasserresorption bereits während der Kontrollperiode mit 10,4% um die Hälfte niedriger als bei den Kontrollratten, wo 22.4% der filtrierten Tubulusflüssigkeit resorbiert wurden. Eine ähnliche, wenn auch nicht so starke Verminderung war für die fraktionelle Natriumresorption zu beobachten. Unter Kochsalzbeladung nahm in beiden Versuchsgruppen die Resorption in der Schleife noch etwas ab. Im distalen Tubulus wurde bei den Kontrolltieren die verminderte proximale Resorption durch eine gesteigerte Resorption z. T. kompensiert. Dagegen war bei den hypertensiven Ratten als Folge der kombinierten Resorptionshemmung im proximalen Tubulus und in der Henleschen Schleife der Flüssigkeitseinstrom in den distalen Tubulus so groß, daß die Transportkapazität dieses Nephronabschnittes überschritten wurde, und die prozentuale Resorption von 26.3 auf 20% der filtrierten Menge abnahm. Dadurch verläßt bei den Hochdrucktieren etwa die doppelte Flüssigkeitsmenge als normalerweise den distalen Tubulus und kommt in das

Tabelle. *Fraktionelle H^2O-Resorption* (%)

| | Kontrollen | | Hochdruck | |
	0,9% NaCl (0,02 ml/min)	2,5% NaCl (0,1 ml/min)	0,9% NaCl (0,02 ml/min)	2,5% NaCl (0,1 ml/min)
prox. Tubulus	56,6	38	54,6	40
Henle's Schleife	22,4	20,9	10,4	8
dist. Tubulus	15,8	27,3	26,3	20
Sammelrohr	5,0	12,6	7,9	23,7
gesamt	99,8	98,8	99,2	91,7

Sammelrohr. Als Folge des erhöhten Flüssigkeitseinstromes in das Sammelrohr kam es in beiden Versuchsgruppen zu einer gesteigerten Wasserresorption in diesem Nephronabschnitt.

Man kann diese Ergebnisse zu folgender Überlegung zusammenfassen: Chronische Erhöhung des arteriellen Blutdruckes ohne weitere Komplikationen führt — wie von unserem Laboratorium gezeigt [5] — zu einer gesteigerten Durchblutung des Nierenmarkes. Hierdurch kommt es entweder über eine Abflachung des cortico-medullären Gradienten, oder als Folge einer Druckerhöhung in diesem Bereich zu einer Verminderung der Resorption in den kurzen Henleschen Schleifen. Unter Kochsalzbeladung nimmt nun zusätzlich die Resorption im proximalen Tubulus ab, möglicherweise bedingt durch einen noch unbekannten extrarenalen Faktor. Als Folge dieser kombinierten Resorptionshemmung bei den hypertensiven Tieren ist das Flüssigkeitsangebot an den distalen Tubulus und das Sammelrohr so groß, daß die Transportkapazität dieser Nephronabschnitte überschritten wird, und eine erhöhte Ausscheidung von Natrium und Wasser resultiert. Bei den normotensiven Tieren kann dagegen die im proximalen Tubulus auftretende Resorptionshemmung durch eine erhöhte Resorption in den distalen Nephronsegmenten teilweise kompensiert werden. Die vorliegenden Befunde stützen weitgehend die Annahme von Cottier, Weller u. Hoobler [6], derzufolge die beschleunigte Diurese und Natriurese beim Hochdruck ein renales Phänomen darstellt und durch eine Wirkung des arteriellen Blutdruckes auf die Tubulusfunktion, d. h. auf die Funktion der Henleschen Schleife zustande kommt.

Literatur

1. Farnsworth, E. B., and Barker, M. H.: Tubular reabsorption of chloride in hypertensive and in normal individuals. Proc. Soc. exp. Biol. (N.Y.) **52**, 74 (1943). — 2. Peters, G., Brunner, H., and Gross, F.: Isotonic saline diuresis and urinary concentrating ability in renal hypertensive rats. Nephron **1**, 295 (1964). — 3. Lowitz, H. D., Stumpe, K. O. und Ochwadt, B.: Natrium- und Wasserresorption in den verschiedenen Abschnitten des Nephrons beim experimentellen renalen Hochdruck der Ratte. Pflügers Arch. **304**, 322 (1968). — 4. Stumpe, K. O., Lowitz, H. D., and Ochwadt, B.: Fluid reabsorption in Henle's loop and urinary excretion of sodium and water in normal rats and rats with chronic hypertension. J. clin. Invest. (im Druck). — 5. Girndt, J., u. Ochwadt, B.: Durchblutung des Nierenmarkes, Gesamtnierendurchblutung und cortico-medullärer osmotischer Gradient beim experimentellen Hochdruck der Ratte. Pflügers Arch. (im Druck). — 6. Cottier, P. T., Weller, J. M., and Hoobler, S. W.: Effect of an intravenous sodium chloride load on renal hemodynamics and electrolyte excretion in essentiel hypertension. Circulation **17**, 750 (1958).

HEIDLAND, A., MAIDHOF, R., RÖCKEL, A., KLÜTSCH, K. und HENNEMANN, H. (Med. Univ.-Klinik Würzburg): **Calcium- und Magnesiumexkretion nach hypertonischer Kochsalzgabe bei arterieller Hypertonie***

Die beschleunigte Natriumausscheidung kochsalzbelasteter Hypertoniker wurde erstmals von Farnsworth u. Barker (1943) beschrieben und in der Folgezeit von zahlreichen Autoren bestätigt (Brodsky u. Graubarth, 1953; Baldwin, 1958; Cottier, 1959; Mertz, 1961 u. a.). Sie zeigt nach Cottier (1961) — unabhängig von der Hochdruckgenese — eine grobe Beziehung zum arteriellen Blutdruck, Glomerulumfiltrat und renalem Gefäßwiderstand (bis zu einem Grenzbereich von 1800 dyn x sec x cm^{-5}).

Die Ursache dieses Phänomens ist bislang unvollkommen geklärt. Tierexperimentelle Untersuchungen von Thurau u. Deetjen (1962) sprechen für die unmittelbare Wirkung des erhöhten arteriellen Blutdruckes auf die Nierenmarkdurchblutung. Auch der natriumkonservierende Effekt akuter Blutdrucksenkung findet hiermit z. T. seine Erklärung (Wolff, 1964).

Da nach neueren Untersuchungen der celluläre Natriumgehalt als ein bestimmender Faktor der Natriumausscheidung angesehen wird (Reinhardt u. Behrenbeck, 1967; Behrenbeck u. Reinhardt, 1967) gewann die Hypothese eines primär gestörten Wasser- und Mineralhaushaltes bei Hypertonie als Ursache der beschleunigten Natriumexkretion (Mertz, 1961, 1966) erneute Beachtung. Auf einen erhöhten Natriumbestand der Erythrocyten haben Losse (1962, 1966), Gessler (1963) sowie Wessels u. Losse (1967) hingewiesen.

Im Hinblick auf mögliche spezifische Störungen der tubulocellulären Natriumbearbeitung bei Hypertonie erscheint das Funktionsmuster weiterer Elektrolyte von Interesse. Wir haben deshalb im Rahmen von Clearanceuntersuchungen das Verhalten von Calcium-, Magnesium- und Natriumexkretion nach hypertonischer Kochsalzgabe an je 20 hypertonen und normotonen Kranken geprüft. Es handelte sich in der hypertonen Gruppe um elf essentielle Hypertoniker sowie neun Kranke mit gleichzeitiger Pyelo- bzw. Glomerulonephritis. Zum Ausschluß primärer Störungen des Calcium- und Magnesiumstoffwechsels blieben Patienten mit Harnwegskonkrementen sowie gestörter Nebennieren- bzw. Nebenschilddrüsenfunktion unberücksichtigt.

Methodisch gingen wir so vor, daß an den Patienten nach vorausgegangener Hydrierung mit ungesüßtem Tee (10 ml/kg Körpergewicht) drei Kontrollclearances von je 15 bis 20 min Dauer unter konstanter 0,9%iger NaCl-Infusion (Tropfgeschwindigkeit 2,5 ml/min) vorgenommen wurden. Im Anschluß daran infundierten wir innerhalb von 50 min 500 ml 2,5%ige NaCl-Lösung (= 12,5 g

* Mit Unterstützung der Deutschen Forschungsgemeinschaft.

NaCl), deren Effekt in drei weiteren Clearances von gleicher Zeitdauer geprüft wurde.

Die chemischen Analysen von Inulin, p-Aminohippursäure, Natrium und Kalium erfolgten nach den üblichen Routinemethoden. Calcium wurde komplexometrisch nach Lindpaintner (1957), Magnesium mittels Atomabsorptionsspektrometer (Zeiss) bestimmt.

Ergebnisse

Bereits während der Kontrollperioden hatte die vorausgegangene orale und intravenöse Hydrierung bei den Hypertonikern — im Vergleich zum normotonen Kollektiv — eine deutlich höhere Clearance von Natrium, Calcium und Magnesium zur Folge (vgl. folgende Tabelle).

Die anschließende Infusion von 2,5%-iger NaCl bewirkte in beiden Gruppen eine signifikante Erhöhung der Elektrolytclearances mit stärksten Zunahmen bei Hochdruckkranken. Der prozentuale Anstieg von Natrium und bivalenten Kationen war im normotonen Kollektiv von vergleichbarer Größe. Hypertoniker wiesen demgegenüber eine Prävalenz der Natriumclearance auf.

Auf das Glomerulumfiltrat hatte die Kochsalzbelastung — bei erheblichen individuellen Schwankungen — keinen sicheren Einfluß. Vier Hypertoniker, bei denen das Glomerulumfiltrat um mehr als 10% abgefallen war, zeigten trotz verminderter Natrium-filtered load einen eindeutigen Anstieg aller untersuchten Elektrolytclearances.

Zwischen Calcium- und Natriumclearance konnte nach Kochsalzbelastung bei Normo- und Hypertonikern eine enge Linearbeziehung nachgewiesen werden. In letzterer Gruppe war eine Verschiebung des Clearanceverhältnisses zugunsten von Natrium auffallend (Abb. 1).

Ebenfalls bestand zwischen Magnesium- und Natriumclearance eine direkte positive Korrelation mit allerdings stärkerer Streuung der Einzelwerte. Hypertoniker zeichneten sich wiederum durch eine vergleichsweise höhere Natriumclearance aus.

Tabelle. Einfluß von 500 ml 2,5%iger NaCl-Lösung auf Elektrolytclearances (C_{Na}, C_{Ca}, C_{Mg}, C_K), Diurese (V), Glomerulumfiltrat (GFR), osmolare- und p-Aminohippursäureclearance (C_{osm}, C_{PAH}) sowie arteriellen Mitteldruck (pm) bei je 20 normotonen und hypertonen Patienten

ml/min	Normotoniker			Hypertoniker		
	Kontrolle	2,5% NaCl	Signifikanz	Kontrolle	2,5% NaCl	Signifikanz
C_{Na}	2,07 ± 0,64	2,91 ± 1,15	p < 0,01	2,82 ± 1,45	6,83 ± 2,89	p < 0,001
C_{Ca}	1,88 ± 0,89	2,71 ± 1,61	p < 0,05	2,65 ± 1,85	4,75 ± 2,63	p < 0,005
C_{Mg}	3,79 ± 1,46	5,34 ± 2,79	p < 0,025	5,01 ± 2,02	7,42 ± 2,55	p < 0,01
C_K	15,55 ± 8,44	14,92 ± 5,29	n.s.	13,73 ± 5,34	18,96 ± 6,57	p < 0,025
V	2,66 ± 1,72	2,09 ± 0,84	n.s.	3,94 ± 2,55	5,14 ± 2,24	n.s.
C_{osm}	2,88 ± 1,26	4,00 ± 1,57	p < 0,02	4,93 ± 2,13	8,40 ± 3,84	p < 0,005
GFR	90,6 ± 23,7	90,2 ± 16,8	n.s.	78,9 ± 32,5	78,7 ± 29,3	n.s.
C_{PAH}	535,1 ± 214,1	484,1 ± 149,8	n.s.	406,1 ± 168,5	384,8 ± 140,0	n.s.
pm mm Hg	96,9 ± 9,0	100,2 ± 9,3	n.s.	127,6 ± 14,6	131,4 ± 15,4	n.s.

Die Korrelation von Glomerulumfiltrat und salidiuretischer Wirkung ergab in beiden Kollektiven die stärkste Zunahme der Natriumclearance im normalen bis leicht reduzierten Filtratbereich. Ein ähnliches, jedoch weniger einheitliches Verhalten, bestand für die bivalenten Kationen.

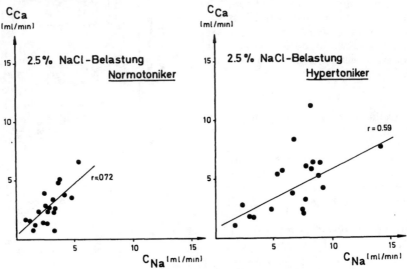

Abb. 1. Korrelation von Calcium- und Natriumclearance (C_{Ca}, C_{Na}) nach Verabfolgung von 500 ml 2,5%iger NaCl-Lösung an je 20 normotonen und hypertonen Patienten

Diskussion

Die Befunde zeigen zunächst, daß beim normotonen Organismus eine NaCl-Belastung zu gesteigerter Natrium-, Calcium- und Magnesiumclearance führt, wie dies von Walser (1961) sowie Wesson (1962) demonstriert wurde. Ursächlich wird die Beeinflussung eines gemeinsamen Transportsystems angenommen.

Die hypertone Gruppe reagierte auf die NaCl-Belastung mit quantitativ stärkerer Exkretion der mono- und bivalenten Kationen. Im Verhältnis zur Natriumausscheidung war jedoch die Zunahme von Calcium und Magnesium weniger stark ausgeprägt als bei Normotonikern. Die sich hiermit abzeichnende Dissoziation könnte einerseits für die Bedeutung einer erhöhten cellulären Natriumkonzentration bei Hypertonie sprechen, andererseits wäre denkbar, daß nicht nur ein gemeinsames Transportsystem beeinflußt wurde, sondern auch Nephronabschnitte, in denen die Reabsorption von Natrium, Calcium und Magnesium nicht miteinander gekoppelt ist.

Mikropunktionsuntersuchungen von Lassiter u. Mitarb. (1963) sowie Frick u. Mitarb. (1965) haben im proximalen Tubulus eine gemeinsame Rückgewinnung von Natrium und Calcium ergeben. Für Magnesium liegen noch keine entsprechenden Studien vor. In distalen Nephronabschnitten dagegen verläuft die Reabsorption offenbar unabhängig voneinander, worauf Untersuchungen nach Acetazolamid und Triamteren (Hänze, 1960; Hänze u. Seyberth, 1967) sowie nach Amilorid-HCl und Tromethamol (Heidland u. Mitarb., 1969) schließen lassen.

Das Glomerulumfiltrat zeigte nach hypertonischer NaCl-Gabe — im Gegensatz zu anderen Autoren — ein unterschiedliches Verhalten. Der fehlende Anstieg findet u. E. mit der vorausgegangenen Hydrierung seine Erklärung.

Als Ursache der gesteigerten Calcium- und Magnesiumausscheidung nach hypertonischer NaCl-Belastung kommen sowohl Kompetitionsphänomene um ein mit Natrium gemeinsames Transportsystem, als auch osmotische Faktoren in Betracht. Für einen Kompetitionsvorgang ist definitionsgemäß die gesteigerte Reabsorption eines Elektrolyts und stöchiometrische Hemmung der Reaktionspartner zu fordern. Diese Vorbedingung war bei den Hypertonikern mit Abfallen des Glomerulumfiltrates und verminderter Natrium-filtered load nicht erfüllt. In gleicher Weise fehlte bei diesen Probanden auch die Voraussetzung für eine osmotische Diurese. Mithin kann die gesteigerte Elektrolytexkretion dieser Patienten nicht durch eine Beeinflussung von der luminalen Tubulusseite erklärt werden, sondern muß vielmehr auf kontraluminal angreifende Faktoren zurückgeführt werden. Unterstützt wird diese Vorstellung durch Untersuchungen von Massry u. Mitarb. (1967), die bei NaCl-belasteten Hunden und reduziertem Glomerulumfiltrat ebenfalls eine gesteigerte Exkretion mono- und bivalenter Kationen nachgewiesen haben.

Die Beeinflussung der kontraluminalen Tubulusseite könnte einerseits durch ein erhöhtes Natriumangebot von den peritubulären Capillaren erfolgen, andererseits kommt eine hochdruckbedingte Vermehrung des interstitiellen Flüssigkeitsvolumens mit daraus resultierender Engstellung der Tubuli ursächlich in Betracht. Letztere Hypothese wird von Early u. Friedler (1965), Koch u. Mitarb. (1968) sowie Lowenstein u. Mitarb. (1968) postuliert.

Humorale Faktoren konnten bislang nicht mit ausreichender Sicherheit für die Hypernatriurese verantwortlich gemacht werden (Koch u. Mitarb., 1968).

Zusammenfassung

An je 20 normotonen und hypertonen Patienten wurde der Einfluß von 500 ml 2,5%iger NaCl-Lösung auf die Clearances von Natrium, Calcium und Magnesium (C_{Na}, C_{Ca}, C_{Mg}) sowie das Glomerulumfiltrat (GFR) geprüft. Beide Untersuchungsgruppen reagierten mit signifikantem Anstieg aller Elektrolytclearances mit stärksten Zunahmen im hypertonen Kollektiv. Normotoniker zeigten prozentual gleiche Anstiege, bei Hypertonikern bestand eine Prävalenz der Natriumexkretion. Auf das GFR hatte die NaCl-Belastung keinen sicheren Effekt. Vier Hypertoniker, bei denen ein Filtratabfall aufgetreten war, wiesen trotz verminderter Na-filtered load einen eindeutigen Anstieg der Elektrolytclearances auf. Dieser Befund spricht u. E. für eine Beeinflussung von der kontraluminalen Tubulusseite.

Literatur

Baldwin, D. S., Biggs, A. W., Goldring, W., Hulet, H. W., and Chasis, H.: Amer. J. Med. **24**, 893 (1958). — Behrenbeck, D. W., u. Reinhardt, H. W.: Pflügers Arch. ges. Physiol. **295**, 280 (1967). — Brodsky, W. A., and Graubarth, H. N.: J. Lab. clin. Med. **41**, 43 (1953). — Cottier, P. T.: Cardiologia (Basel) **35**, 410 (1959); — Helv. med. Acta, Suppl. and Vol. **27**, (1960) (Suppl. 39). — Early, L. E., and Friedler, R. M.: J. clin. Invest. **44**, 1857 (1965). — Farnsworth, E. B., and Barker, M. H.: Proc. Soc. exp. Biol. (N.Y.) **52**, 74 (1943). — Frick, A., Rumrich, G., Ullrich, K. J. und Lassiter, W.: Pflügers Arch. ges. Physiol. **286**, 109 (1965). — Gessler, U.: Verh. dtsch. Ges. Kreisl.-Forsch. **28**, 229 (1963). — Hänze, S.: Klin. Wschr. **38**, 1168 (1960). — Hänze, S., u. Seyberth, H.: Klin. Wschr. **45**, 331 (1967). — Heidland, A., Röckel, A., Maidhof, E., Klütsch, K. und Hennemann, H.: Klin. Wschr. (im Druck) (1969). — Koch, K. M., Aynedjian, H. S., and Bank, N.: J. clin. Invest. **47**, 1696 (1968). — Lassiter, W. E., Gottschalk, C. W., and Mylle, M. N.: Amer. J. Physiol. **204**, 771 (1963). — Lindpaintner, E.: Ärztl. Lab. **3**, 5 (1957). — Losse, H., Wehmeyer, H., and Zumkley, H.: The behaviour of the intracellular electrolytes in arterial hypertension, investigations on erythrocytes. Electrolytes and cardiovascular diseases, p. 174. Bajusz, E., Ed. Basel u. New York: S. Karger 1966. — Losse, H., Zumkley, H. und Wehmeyer, H.: Z. Kreisl.-Forsch. **51**, 43 (1962). — Lowenstein, J. L., Beranbaum, E., Meshane, R. H., Chasis, H., and Baldwin, D. S.: J. clin. Invest. **47**, 63a (1968). — Massry, S. G., Coburn, J. W., Chapman, L. W., and Kleeman, C. R.: Amer. J. Physiol. **213**, 1218 (1967). — Mertz, D. P.: Klin. Wschr. **33**, 903 (1961); — **44**, 233, 244 (1966). — Reinhardt, H. W., u. Behrenbeck, D. W.: Pflügers Arch. ges. Physiol. **295**, 266 (1967). — Thurau, K., u. Deetjen, P.: Pflügers Arch. ges. Physiol. **274**, 567 (1962). — Walser, M.: Amer. J. Physiol. **200**, 1099 (1961). — Wessels, F., u. Losse, H.: Klin. Wschr. **45**, 850 (1967). — Wesson, L. G.: J. Lab. clin. Med. **60**, 422 (1962). — Wolff, H. P.: Störungen der Natriumrückresorption. In: Normale und pathologische Funktionen des Nierentubulus, S. 231. Ullrich, K. J., u. Hierholzer, K., Hrsg. Bern u. Stuttgart: Huber 1965.

Herrn Prof. Henschler, Direktor des Instituts für Toxikologie und Pharmakologie, danken wir herzlich für die Möglichkeit zur Benutzung des Atomabsorptionsspektrometers.

TSCHIRDEWAHN, B. (Med. Univ.-Klinik, Gießen): **Pulmonalarteriendruck bei Hypertonikern unter Ergometerbelastung vor und während antihypertensiver Behandlung**

Die Hypertonie im großen Kreislauf hat eine Zunahme der Arbeit des linken Ventrikels zur Folge. Die Auswirkungen dieser Belastung auf die vorgeschalteten Kreislaufabschnitte kommen in einer Erhöhung der Drucke im linken Vorhof und in der Lungenstrombahn zum Ausdruck [3, 7, 14, 18, 19, 20]. In der vorliegenden Arbeit wurde untersucht, ob durch eine antihypertensive Behandlung die Rückwirkungen eines erhöhten Systemdruckes auf den kleinen Kreislauf gemindert werden können.

Methodik

Zehn Patienten (5 ♂, 5 ♀) im Alter zwischen 31 und 68 Jahren, die wegen einer Hypertonie in ambulanter und/oder stationärer Betreuung standen, wurden in diese Untersuchung einbezogen. Bei keinem der Patienten wurde ein nephrogener Hochdruck nachgewiesen. Vor der ersten Belastung war durch klinische und röntgenologische Untersuchungen eine manifeste Herzmuskelinsuffizienz ausgeschlossen worden. Außerdem waren die Patienten mindestens in den letzten 7 Tagen mit Glykosiden (Digoxin, Strophanthin) behandelt worden. Keiner der Patienten hatte in den letzten 21 Tagen vor der ersten Belastung ein den Blutdruck senkendes Medikament eingenommen. Eine zweite Belastung erfolgte bei 8 Patienten 8 bis 25 Tage nach antihypertensiver Behandlung (Dihydroergocristin + Clopamid + Reserpin). Die Behandlung mit Glykosiden wurde während dieser Zeit beibehalten.

Zum Vergleich dienten 11 Versuchspersonen (8♂, 3 ♀) im Alter zwischen 15 und 63 Jahren, bei denen eine Erkrankung an Herz und Kreislauf nicht vorlag. Weiterhin wurden 9 Patienten (1 ♂, 8 ♀) mit Mitralklappenfehler in gleicher Weise untersucht.

Die Belastung erfolgte mit 30 Watt/m^2 Körperoberfläche am Fahrradergometer im Liegen 6 min lang. Bei 3 Patienten wurde die erste Belastung vorzeitig (einmal nach 2 min, zweimal nach 3 min) beendet, da der systolische Blutdruck 270 mm Hg und mehr erreicht hatte. Entsprechend wurde bei diesen Patienten die zweite Belastung über die gleiche Zeit durchgeführt. Es wurden folgende Parameter bestimmt: Herzfrequenz aus dem Elektrokardiogramm, Blutdruck unblutig nach Riva-Rocci, elektrisch integrierter Mitteldruck in der Arteria pulmonalis (PmPA). Letzterer wurde mit einem über die Vena basilica unter ständiger Druckkontrolle eingeschwemmten Polyäthylenkatheter (PE 60) mittels eines Statham-Druckwandlers in Verbindung mit einer Druckmeßbrücke (Ma 88, Fa. Hellige, Freiburg) gemessen. (Nullage: Mitte des sagittalen Thoraxdurchmessers). Die Registrierung der Drucke und des Elektrokardiogramm erfolgte mit einem Düsenschreiber (Cardirex 3 T, Fa. Siemens, Erlangen). Die ersten Ruhewerte wurden 15 min nach Legen des Katheters bestimmt. In der Arbeitsphase wurden die Werte der letzten Minute berücksichtigt.

Ergebnisse

Der PmPA beträgt bei den Normalpersonen in Ruhe 13,2 mm Hg und steigt bis zur letzten Minute der Belastung auf 17,3 mm Hg an. Von diesen Werten unterscheiden sich diejenigen der Hypertoniker vor und nach antihypertensiver Therapie mit 16,3 bzw. 14,3 mm Hg in Ruhe nicht signifikant. Dagegen steigt der PmPA bei den Hypertonikern während der Belastung auf 36,2 mm Hg vor Behandlung und auf 26,4 mm Hg nach Behandlung an. In beiden Fällen ist bei Vergleich mit den Normalpersonen der Unterschied hochsignifikant ($p < 0,0005$). Der PmPA ist nach antihypertensiver Therapie während der Belastung signifikant ($p < 0,05$) niedriger als vor der Behandlung (— 9,2 mm Hg). Bei den Patienten mit einem Mitralvitium sind bei Vergleich mit den Normalpersonen sowohl die Ruhe- als auch die Belastungsdrücke in der Arteria pulmonalis hochsignifikant höher ($p < 0,01$).

Hinsichtlich des systolischen und diastolischen Blutdrucks unterscheiden sich beide Gruppen der Hypertoniker sowohl in Ruhe als auch unter Belastung hochsignifikant von den Normalpersonen ($p < 0,01$). Die Abnahme des systolischen Druckes um 36 mm Hg in Ruhe während antihypertensiver Therapie ist hochsignifikant ($p < 0,01$). Die übrigen Werte der Systemdrucke sind während Behandlung signifikant ($p < 0,05$) von denjenigen vor der Therapie unterschieden.

Tabelle. *Mittelwerte ($\bar{x}$) und mittlerer Fehler ($s_{\bar{x}}$) für elektrisch integrierten Mitteldruck in der Arteria pulmonalis (Pm A. pulmonalis), für den unblutig gemessenen systolischen und diastolischen Blutdruck und für die Herzfrequenz/min. R = Ruhewerte, B = Werte in der letzten Minute der Belastung am Fahrradergometer im Liegen mit 30 Watt/m² Körperoberfläche*

		Normalbefunde n = 11		Hypertonie vor Behandlung n = 8		Hypertonie nach Behandlung n = 8		Herzvitien n = 9	
		R	B	R	B	R	B	R	B
Pm A. pulmonalis	$\bar{x}$	13,2	17,3	16,3	36,2	14,3	26,4	24,7	39,8
in mm Hg	$s_{\bar{x}}$	0,5	0,7	1,0	4,6	0,9	2,2	2,8	4,1
RR in mm Hg	$\bar{x}$	134	165	204	255	168	222	142	174
systolisch	$s_{\bar{x}}$	2,5	5,1	13,0	14,0	10,0	11,8	4,6	6,6
diastolisch	$\bar{x}$	80	83	117	120	94	107	83	100
	$s_{\bar{x}}$	2,1	2,5	8,5	6,7	6,1	3,9	4,0	4,3
Herz-	$\bar{x}$	78	117	85	118	73	101	88	131
frequenz/min	$s_{\bar{x}}$	3,2	3,7	4,6	5,2	3,2	5,0	4,6	4,0

In der Gruppe der Herzvitien ist ein signifikanter Unterschied der Systemdrucke zu den vergleichbaren Werten der Normalpersonen nicht vorhanden.

Die Herzfrequenz, die sich in Ruhe und während Belastung bei den Hypertonikern vor Behandlung nicht signifikant von derjenigen der Normalpersonen unterscheidet, ist unter der Behandlung während Belastung signifikant niedriger. Die Patienten mit einem Herzvitium haben sowohl in Ruhe als auch unter Belastung eine höhere Herzfrequenz als die Vergleichspersonen. Der Unterschied ließ sich jedoch statistisch nicht sichern.

Diskussion

Die Werte für den PmPA in Ruhe und während Belastung bei den Normalpersonen entsprechen zusammen mit den Werten für Herzfrequenz und Blutdruck Befunden anderer Autoren unter Berücksichtigung der submaximalen Belastung [1, 2, 3, 11, 16]. Ebenso wurde bei Hypertonikern eine Erhöhung des PmPA in Ruhe, besonders aber unter Belastung beschrieben [14, 18, 19]. Für eine Hypertonie im kleinen Kreislauf kommen als pathogenetische Faktoren in Frage: ein gesteigertes Blutangebot an die Pulmonalarterie, eine Erhöhung des Lungenkreislaufwiderstandes, eine Erhöhung des Mitralklappenwiderstandes und eine Abnahme der Förderleistung des linken Ventrikels. Die bei dieser Studie berücksichtigten Parameter lassen eine definitive Aussage zum pathogenetischen Mechanismus der Erhöhung des PmPA bei Patienten mit einer Hypertonie nicht zu. Es ist aber bekannt, daß eine wesentliche Steigerung des Herzzeitvolumens bei Hypertonikern nicht vorliegt. Dieses ist bei kompensierten Herzen normal oder nur gering niedriger [4 bis 10, 12, 18 bis 21]. Auch wurde nur in Ausnahmen (drohendes Lungenödem) eine Widerstandserhöhung im Lungenkreislauf festgestellt, d. h. in Fällen mit einer erheblichen Linksherzinsuffizienz. Diese war bei unseren Hypertonikern in Ruhe nicht vorhanden. Unter Belastung wurde bei Patienten mit erhöhtem arteriellen Systemdruck eine Steigerung des PmPA nur dann beobachtet, wenn auch der indirekt (pulmonary capillary pressure) bestimmte Vorhofdruck links den Normalbereich verließ, der Füllungsdruck des linken Ventrikels also zunahm. Das Verhalten des PmPA wurde aus diesem Grunde als feinster Indikator für eine beginnende Linksinsuffizienz des Herzens angesehen [20]. Wie auch unsere Patienten mit Mitralklappenfehler zeigen, muß bei dieser Annahme ein Mitralfehler vorher ausgeschlossen sein [13].

Durch die antihypertensive Therapie wurde der mittlere Druck im großen Kreislauf um ca. 15% sowohl in Ruhe als auch unter Belastung gesenkt. Damit ging eine Abnahme des PmPA um ca. 30% einher. Bei beiden Druckwerten wurde eine völlige Normalisierung nicht erreicht. Eine direkte Beeinflussung der Lungenstrombahn durch die verabfolgten Medikamente können wir nicht ausschließen. Immerhin wurde eine Abnahme des Pulmonalarteriendruckes nach intravenöser Injektion von Dihydroergocristin beschrieben [17]. Auf der anderen Seite konnte bei durch Mitralfehler erhöhten Pulmonalarteriendruck mit Pendiomid, Alpha-Methyldopa und Reserpin im akuten Versuch keine Abnahme des PmPA erzielt werden, die nicht auch durch eine allgemeine Beruhigung der Patienten im Verlauf des Untersuchungsganges erklärbar gewesen wäre [15]. Im wesentlichen dürfte die Entlastung des linken Herzens eine Abnahme des Füllungsdruckes des linken Ventrikels bewirken. Hierdurch kommt es letztlich auch zu einer Abnahme des PmPA. Klinisch drückt sich die Verbesserung der hämodynamischen Situation z. B. in einer Abnahme pectanginöser Beschwerden oder in einer Zunahme der Leistungsfähigkeit aus. Es ist wünschenswert, die Therapie der Hypertonie so zu gestalten, daß Rückwirkungen auf den kleinen Kreislauf auch unter Belastung nicht mehr nachweisbar werden.

Literatur

1. Beck, B.: Über die Sollwerte direkt gewonnener Herz- und Kreislaufgrößen während gewichtsbezogener submaximaler Belastung. Z. Kreisl.-Forsch. 57, 986 (1968). — 2. Bevegard, B. S., Holmgren, A., and Jonsson, B.: The effect of body position on the circulation at rest and during exercise with special reference to the influence on the stroke volume. Acta physiol. scand. 49, 279 (1960). — 3. Epstein, S. E., Beiser, G. D., Stampfer, M., Robinson, B. F., and Braunwald, E.: Characterization of the circulatory response to maximal upright exercise in normal subjects and patients with heart disease. Circulation 35, 1049 (1967). — 4. Finkielman, S., Worcel, M., and Agrest, A.: Hemodynamic patterns in essential hypertension. Circulation 31, 356 (1965). — 5. Frohlich, E. D., Ulrych, M., Tarazi, R. C., Dustan, H. P., and Page, I. H.: A hemodynamic comparison of essential and renovascular hypertension. Circulation 35, 289 (1967). — 6. Granath, A., Jonsson, B., Strandell ,T.: Circulation in healthy old men, studied by right heart catheterization at rest and during exercise in supine and sitting position. Acta med. scand. 176, 425 (1964). — 7. Hamer, J.: Hemodynamics of hypertension. Amer. Heart J. 76, 149 (1968). — 8. Hochrein, H., Schneider, K. W. und Schulte-Tigges, G.: Das Verhalten des Herzminuten- und des Schlagvolumens sowie des peripheren Gesamtwiderstandes bei der essentiellen Hypertonie. Z. Kreisl.-Forsch. 52, 779 (1963). — 9. Johnson, W. P., and Jones, J. W.: Hemodynamic and oxygen transport responses to exercise in hypertensive and normotensive age peers: effects of hypotensive drug treatments. Amer. J. med. Sci. 253, 180 (1967). — 10. König, K., Reindell, H., Steim, H. und Musshoff, K.: Beitrag zur Hämodynamik hypertoner Regulationsstörungen. Z. Kreisl.-Forsch. 48, 923 (1959). — 11. Marshall, R. J., and Shepherd, J. T.: Cardiac function in health and disease. Philadelphia-London-Toronto: Saunders 1968. — 12. Sannerstedt, R.: Hemodynamic response to exercise in patients with arterial hypertension. Acta med. scand. 1966, Suppl. 458. — 13. Selzer, A.: Hemodynamic sequelae of sustained elevation of left atrial pressure. Circulation 20, 243 (1959). — 14. Selzer, A., and McCaughey, D. J.: Hemodynamic patterns in chronic cardiac failure. Amer. J. Med. 28, 337 (1960). — 15. Stein, E.: In: Hochdruckforschung, II. Symposion Freiburg 1964. Stuttgart: Thieme 1965. — 16. Strandell, T.: Circulatory studies on healthy old men: With special reference to the limitation of the maximal physical working capacity. Acta med. scand. 175, Suppl. 414, (1964). — 17. Talfumier, J, L.: Etude des effets hémodynamiques immédiats d'une association des trois derivés hydrogénés de l'ergot de seigle dans le rétrécissement mitral. Dissertation, Bordeaux 1961. — 18. Varnauskas, E.: Studies in hypertensive cardiovascular disease with special reference to cardiac function. Scand. J. clin. Lab. Invest. 1955, suppl. 17. — 19. Werkö, L., and Lagerlöf, H.: Studies on the circulation in man. IV. Cardiac output and blood pressure in the right auricle, right ventricle and pulmonary artery in patients with hypertensive cardiovascular disease. Acta med. scand. 133, 427 (1949). — 20. Wollheim, E., u. Moeller, J.: Hypertonie, Hdb. Inn. Med. IX, 5. Berlin-Göttingen-Heidelberg: Springer 1960. — 21. Wollheim, E.: Hämodynamik und Organdurchblutung beim Hochdruck. In: Hochdruckforschung, II. Symposion Freiburg 1964, Stuttgart: Thieme 1965.

Herr RAHN, K. H. (Mainz) (Schlußwort:

1. Die Konzentration von Guanethidin im Blut 4 Std nach der einmaligen oralen Dosis von 41,6 mg (5 μC ^{14}C) lag im Bereich von 20 ng/ml. Eine Bestimmung von Guanethidin in den Thrombocyten wurde nicht vorgenommen.
2. Nach den Untersuchungen von Dollery u. Mitarb. werden beim Menschen nach Gabe von ^{14}C-Guanethidin nur minimale Mengen von Radioaktivität in der Galle ausgeschieden. Das gleiche fanden Calesnick u. Mitarb. sowie Schanker u. Morrison auch bei Tierversuchen.
3. Bei den untersuchten Patienten bestand keine Niereninsuffizienz. Es ist jedoch wahrscheinlich, daß Guanethidin und seine Metabolite bei Niereninsuffizienz langsamer ausgeschieden werden.

Zu Herrn SCHMID: Es ist denkbar, daß unabhängig von Veränderungen des Katecholaminstoffwechsels die verwendeten Pharmaka die Ausscheidung von Katecholaminen und ihren Metaboliten durch die Nieren unterschiedlich beeinflussen. Ein solcher renaler Angriffspunkt der Pharmaka könnte ähnliche Änderungen der Metabolitausscheidung verursachen, wie sie im Vortrag beschrieben wurden.

Herr JUCHEMS, R. (Würzburg):

Zu Herrn MERGUET: Untersuchungen über die blutdrucksenkende Wirkung verschiedener Antihypertensiva sind vor allem bei stärkeren Erhöhungen des Blutdrucks bedeutungsvoll: Die *Blutdruckkrise* stellt eine *Notfallbehandlung* dar. Ihre Untersuchungen lassen sich gut mit unseren Ergebnissen vergleichen (Wiener Klin. Wochenschrift 80, 125, 1968). Wir möchten jedoch dem Guanethidin eine besondere Bedeutung zumessen, da es eine prompte Wirkung zeigt. Es ist sehr eindrucksvoll, bei einem Patienten mit einer Blutdruckerhöhung über 300 mm Hg innerhalb weniger Minuten nach intravenöser Gabe des Guanethidins eine Normalisierung des Blutdrucks festzustellen. Falls der Blutdruck innerhalb kurzer Zeit (30 min) nicht signifikant abfällt, empfehlen wir eine weitere Injektion von 10 mg Guanethidin.

Bekanntlich ist die essentielle Hypertonie ein Widerstandhochdruck. Eine rationelle Therapie sollte sich also darauf richten, den peripheren Widerstand zu senken, was durch die Gabe von Guanethidin erzielt wird.

Herr RAHN, K. H. (Mainz):

Zu Herrn ANLAUF: Kürzlich haben Wilson et al. berichtet, daß es nach Langzeitbehandlung mit Trasicor zu einem Blutdruckabfall bei unverändertem Herzminutenvolumen kam. Dabei muß also der periphere Gefäßwiderstand abgenommen haben. Ungeklärt scheint, ob dabei auch ein α-Receptoren blockierender Effekt eine Rolle spielen könnte.

LIEBAU, H. und DISTLER, A. (I. Med. Klinik u. Poliklinik d. Univ. Mainz):
Zur vasopressorischen Wirkung von Angiotensin, Noradrenalin und Tyramin bei Patienten mit Phäochromocytom

Bei manchen Formen der Hypertonie besteht offenbar eine veränderte Reaktion des Kreislaufsystems gegenüber vasoaktiven Substanzen. So beschrieben Goldenberg et al. 1948, daß bei Patienten mit essentieller Hypertonie Noradrenalin zu einer stärkeren Vasoconstriction führt als bei Normalpersonen. Mendlowitz et al. kamen 1965 zu dem gleichen Ergebnis und fanden außerdem bei den Patienten mit essentieller Hypertonie eine gesteigerte Vasoconstriction auf Angiotensin. Die vasopressorische Wirkung von Tyramin ist dagegen nach einer Untersuchung von Engelman u. Sjördsma nur bei Patienten mit Phäochromocytom, nicht aber bei Patienten mit essentieller Hypertonie gesteigert.

Auf Grund dieser und ähnlicher in der Literatur beschriebener Untersuchungen über einzelne vasoaktive Substanzen bei einzelnen Hypertonieformen, ergab sich die Frage, ob sich durch Vergleich der Blutdruckwirkung verschiedener vasoaktiver Substanzen mit unterschiedlichem Wirkungsmechanismus bei den einzelnen Hypertonieformen charakteristische und möglicherweise für die Diagnostik verwertbare Konstellationen erkennen lassen. Zugleich erschien es hierdurch möglich, die von Folkow und von Redleaf u. Tobian vertretene Theorie der Ursache der verstärkten vasoconstrictorischen Wirkung von Angiotensin und Noradrenalin bei der essentiellen Hypertonie zu prüfen. Diese Autoren forderten einen solchen Effekt allein auf Grund der exponentiellen Beziehung zwischen Gefäßradius und Blutdruck bzw. Durchflußvolumen nach dem Hagen-Poiseulleschen Gesetz.

Es wird über die Blutdruckwirkung von Angiotensin, Noradrenalin und Tyramin bei 5 Patienten mit Phäochromocytom, 4 Patienten mit Conn-Syndrom sowie 10 Patienten mit essentieller Hypertonie berichtet. Bei den Patienten mit essentieller Hypertonie war das Vorliegen eines Phäochromocytoms, eines Aldosteronismus sowie einer Nierenerkrankung oder Nierenarterienstenose sicher ausgeschlossen worden. Das Normalkollektiv bestand aus zehn kreislauf- und stoffwechselgesunden Personen.

Die Gruppe der Patienten mit Phäochromocytom erschien insofern von be-

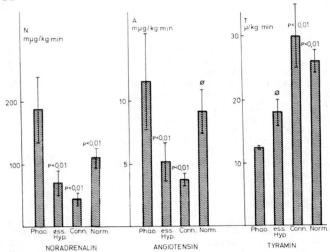

Abb. 1. Pressorische Dosen von Noradrenalin, Angiotensin und Tyramin bei Patienten mit Phäochromocytom, essentieller Hypertonie, Conn-Syndrom und bei normotensiven Kontrollpersonen. Es ist der mittlere Fehler des Mittelwertes angegeben. Die Signifikanzen beziehen sich auf die Patientengruppe mit Phäochromocytom

sonderem Interesse, als es sich hierbei um eine klar definierte Form der Hypertonie handelt, die ausschließlich auf die hohen Konzentrationen zirkulierender Katecholamine zurückzuführen ist.

Bei allen Versuchspersonen wurden Standardlösungen von Noradrenalin, Angiotensin und Tyramin mit einer Braunschen Infusionspumpe zur Aufnahme einer Dosis-Wirkungskurve infundiert, wobei die Geschwindigkeit schrittweise erhöht wurde und bei jeder Geschwindigkeitsstufe bis zur Blutdruckkonstanz etwa 3 bis 6 min gewartet wurde. Zum Vergleich der einzelnen Gruppen untereinander wurde von der Dosis-Wirkungskurve diejenige Dosis/kg/min abgelesen, die zu einer Erhöhung des Mitteldrucks um 20 mm Hg führte. Dieser Wert wurde als pressorische Dosis bezeichnet.

In Abb. 1 sind die pressorischen Dosen von Noradrenalin, Angiotensin und Tyramin für die einzelnen Patientengruppen nebeneinander aufgetragen. Die angegebenen Signifikanzen beziehen sich auf die Gruppe der Patienten mit Phäochromocytom, da es in der Studie in erster Linie auf einen Vergleich der Patientengruppen mit Hypertonie untereinander ankam.

Für Noradrenalin war bei den Patienten mit Phäochromocytom die pressorische Dosis signifikant höher als bei allen anderen Gruppen, d. h. die Patienten mit

Phäochromocytom reagierten auf Noradrenalin wesentlich weniger empfindlich als Patienten mit essentieller Hypertonie oder mit Conn-Syndrom, aber auch deutlich weniger empfindlich als normotensive Personen. Da die Blutdruckwirkung von Noradrenalin fast ausschließlich auf die Vasoconstriction durch Erregung der Alpha-Receptoren der glatten Gefäßmuskulatur zurückzuführen ist, kann dieser Befund am ehesten im Sinne einer Noradrenalintoleranz beim Phäochromocytom gedeutet werden. Hierdurch wird es auch verständlich, daß bei Patienten mit Phäochromocytom Plasmanoradrenalinkonzentrationen bis zu 2500 µg/l Plasma gefunden wurden, während für einen gesunden Menschen Konzentrationen von 12 bis 90 µg/l bereits letal sein können. Die Patienten mit essentieller Hypertonie zeigten auch im Vergleich zu der normotensiven Patientengruppe eine statistisch signifikant gesteigerte Empfindlichkeit gegenüber Noradrenalin. Dieser Befund steht in Übereinstimmung mit den Ergebnissen von Goldenberg et al. und von Mendlowitz et al.

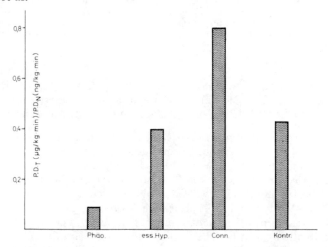

Abb. 2. Quotienten der pressorischen Dosen von Tyramin und Noradrenalin bei Patienten mit Phäochromocytom, essentieller Hypertonie, Conn-Syndrom und normotensiven Kontrollpersonen

Die Wirkung von Angiotensin war im Vergleich zu den Normalpersonen bei den Patienten mit Phäochromocytom nicht verändert, dagegen bei den Patienten mit Conn-Syndrom und mit essentieller Hypertonie gesteigert. Innerhalb der Gruppe mit Hypertonie zeichneten sich die Patienten mit Phäochromocytom somit durch eine verminderte Angiotensinempfindlichkeit aus. Tyramin wurde in die Untersuchungen mit einbezogen als eine Substanz, deren blutdrucksteigernde Wirkung in den verwendeten Konzentrationen ausschließlich auf eine Freisetzung von Noradrenalin aus den sympathischen Nervenendigungen zurückzuführen ist. Wie erwartet, war die pressorische Dosis bei den Patienten mit Päochromocytom am niedrigsten, was von Engelman u. Sjördsma als Folge einer vermehrten Freisetzung von Noradrenalin aus den „überfüllten" Sympathicusstrukturen und möglicherweise dem Tumor selbst gedeutet wurde.

Es läßt sich somit folgern, daß beim Phäochromocytom tatsächlich eine charakteristische Konstellation in der Blutdruckwirksamkeit von Noradrenalin, Angiotensin und Tyramin besteht, die sich signifikant von den anderen Hypertonieformen abgrenzen läßt. Hierbei kann der Nachweis einer Noradrenalintoleranz als wertvolle Ergänzung zum Tyramintest nach Engelman u. Sjördsma gelten. Dies wird besonders deutlich bei der Bildung des Quotienten der pressorischen Dosis für Tyramin und für Noradrenalin (Abb. 2).

Außerdem kann auf Grund der verschiedenartigen Blutdruckeffekte der drei verwendeten Substanzen bei den einzelnen Hypertonieformen geschlossen werden, daß physikalische Phänomene, die sich aus der Anwendung des Hagen-Poiseulleschen Gesetzes ergeben, nicht allein für den verstärkten Angiotensin- und Noradrenalineffekt bei der essentiellen Hypertonie und bei der Mineralocorticoidhypertonie verantwortlich gemacht werden können, sondern daß auch Veränderungen des Sympathicusfunktionszustandes sowie der Gefäßcontractilität angenommen werden müssen.

Literatur

Engelman, K., and Sjördsma, A.: A new test for pheochromocytoma. J. Amer. med. Ass. 189, 81—86 (1964). — Folkow, B., and Oberg, B.: The effect of functionally induced changes of wall lumen ratio on the vasoconstrictor response to standard amounts of vasoactive agents. Acta physiol. scand. 47, 131—135 (1959). — Goldenberg, M., Pines, K. L., Baldwin, E. de F., Greene, D. G., and Roh, Ch. E.: The hemodynamic response of man to norepinephrine and epinephrine and its relation to the problem of hypertension. Amer. J. Med. 5, 792—806 (1948). — Mendlowitz, M., Naftchi, N. E., Gitlow, S. E., and Wolf, R. L.: Vascular reponsiveness in hypertensive and hypotensive states. Geriatrics 20, 797—807 (1965). — Redleaf, P. D., and Tobian, L.: The question of vascular hyperresponsiveness in hypertension. Circulat. Res. 6, 185—193 (1958).

DISTLER, A., BARTH, CH., LIEBAU, H., VECSEI, P. und WOLFF, H. P. (I. Med. Univ.-Klinik u. Poliklinik Mainz): **Abschwächung der pressorischen Wirkung von Tyramin bei Patienten mit Hochdruck, Aldosteronismus und niedrigem Plasmarenin**

Im Tierexperiment (Literaturübersicht bei Vander [1]) und beim Menschen [2] wurde in den letzten Jahren eine Beeinflussung der Reninsekretion durch das sympathische Nervensystem nachgewiesen. Im folgenden wird über Untersuchungen der pressorischen Wirkung von Tyramin, einer durch Freisetzung des sympathischen Überträgerstoffs Noradrenalin blutdrucksteigernd wirkenden Substanz [3] sowie von Noradrenalin bei Hochdruckformen mit Aldosteronismus und niedrigem Plasmarenin, bei Patienten mit essentieller Hypertonie und bei normotensiven Kontrollpersonen berichtet. Die erhobenen Befunde weisen ebenfalls auf eine Beziehung zwischen Sympathicusfunktion und Reninsekretion hin.

Es wurden äquipressorische Dosen von Tyramin und Noradrenalin ermittelt, und zwar wurde diejenige Dosis/kg·min („pressorische Dosis") bestimmt, die bei einer Dauerinfusion den mittleren arteriellen Blutdruck (diastolischer Blutdruck + ein Drittel der Druckamplitude) um 20 mm Hg über den Ausgangswert erhöhte. — Das Plasmarenin wurde im peripheren Venenblut bestimmt, das unter Ruhebedingungen um 8 h morgens sowie nach 4stündiger Orthostase bzw. 4 Std nach intravenöser Gabe von 20 mg Furosemid (Lasix Hoechst) um 12 h mittags entnommen wurde. Die Reninbestimmung erfolgte nach der Methode von Brown u. Mitarb. [4]. Die Bestimmung der Aldosteronsekretionsrate wurde wie bereits früher beschrieben [5] durchgeführt, das Blutvolumen wurde mittels J^{131}-markiertem menschlichem Serumalbumin mit dem Volemetron bestimmt.

Ergebnisse

Die klinischen Daten der Patienten mit Hochdruck, Aldosteronismus und niedrigem Plasmarenin sind in der Tabelle aufgeführt. Es handelte sich um vier Patienten mit solitärem Nebennierenrindenadenom (Conn-Syndrom), drei Patienten mit nodulärer Nebennierenrindenhyperplasie sowie um zwei bisher nicht operierte Patienten mit unbekanntem morphologischem Nebennierenrindenbefund.

Die Wirkung von Tyramin war bei den Hochdruckpatienten mit Aldosteronismus und niedrigem Plasmarenin gegenüber den beiden anderen untersuchten Kollektiven signifikant abgeschwächt (p < 0,01), die Noradrenalinwirkung war dagegen normal oder sogar verstärkt. Die mittlere pressorische Dosis von Tyramin betrug bei den Hochdruckpatienten mit Aldosteronismus 44,26 $\pm$ 7,66 (Mittelwert $\pm$ Standardabweichung des Mittelwerts) gegenüber 18,03 $\pm$ 2,15 bei den

Patienten mit essentieller Hypertonie und 25,33 ± 1,80 µg/kg·min bei den Kontrollpersonen. Die entsprechenden pressorischen Dosen von Noradrenalin betrugen 81,00 ± 29,55, 70,00 ± 20,10 und 97,89 ± 15,69 ng/kg·min.

Die pressorischen Dosen von Tyramin waren um so höher, d. h. die Tyraminwirkung war um so schwächer, je höher der Ausgangsblutdruck war (r = 0,842; p < 0,01). Dagegen bestand keine Korrelation zur Höhe der Aldosteronsekretion oder zum Serumkalium.

Nach einseitiger bzw. subtotaler Adrenalektomie nahm bei den Hochdruckpatienten mit Aldosteronismus die Tyraminempfindlichkeit zu (p < 0,05), die Noradrenalinempfindlichkeit wurde dagegen durch die Operation nicht sicher beeinflußt (Abb. 1). Die mittlere pressorische Dosis von Tyramin fiel bei den sieben operierten Patienten von durchschnittlich 39,19 ± 7,89 auf 20,57 ± 2,70/µg/kg·min; die pressorische Dosis von Noradrenalin betrug bei diesen Patienten

Tabelle. *Klinische Daten der Patienten mit Hochdruck, Aldosteronismus und niedrigem Plasmarenin*

Fall	Ge-schlecht	Alter	morpholog. NNR-Befund	Blutdruck zum Zeitpunkt der Untersuchung (mm Hg)	Serum-Kalium[a] (mval/l)	Blutvolumen (% Abweichung v. Sollwert)	P.R.C.$_0$ (E/l)	Aldosteronsekretionsrate (µg/24 h) (Normalwerte: 50−250µg/24 h)
1	♀	37	sol. Adenom	185/110	2,79	+ 5,1	10,8	4610
2	♀	46	sol. Adenom	160/90	2,83	+ 22,3	4,0	558
3	♂	37	sol. Adenom	195/110	2,44	+ 6,2	4,8[b]	650
4	♀	52	sol. Adenom	190/100	2,35	+ 26,8	5,0	342—1020
5	♂	35	nod. Hyperplasie	190/115	2,53	− 12,8	4,1	275—1364
6	♀	43	nod. Hyperplasie	215/125	3,69	n	9,6	426—1285
7	♀	50	nod. Hyperplasie	190/110	3,75	+ 8,2	8,8	1052—1322
8	♀	47	unbekannt	190/95	2,74	+ 17,2	7,2	256—1469
9	♀	54	unbekannt	240/135	3,55	∅	10,0	1056

n = normal   a = Mittelwerte   ∅ = nicht bestimmt
P.R.C.$_0$ = Plasmareninkonzentration nach 4stündiger Orthostase.
b = Plasmareninkonzentration 4 Std nach i.v. Gabe von 20 mg Furosemid.

82,14 ± 38,43 ng/kg·min vor der Operation und 95,93 ± 21,64 ng/kg·min nach der Operation.

Da Tyramin praktisch ausschließlich indirekt über eine Freisetzung des sympathischen Überträgerstoffs Noradrenalin blutdrucksteigernd wirkt, lassen die gezeigten Befunde annehmen, daß bei den Hochdruckfällen mit Aldosteronismus weniger freisetzbares Noradrenalin in den Speichern der sympathischen Nervenfasern zur Verfügung steht und daß somit eine *Störung der Sympathicusfunktion* vorliegt. — Eine verminderte Empfindlichkeit der Noradrenalinreceptoren scheidet als Erklärungsmöglichkeit für die abgeschwächte Tyraminwirkung praktisch aus, da die Wirkung von exogen zugeführtem Noradrenalin normal oder sogar gesteigert war.

Für eine Beziehung zwischen beeinträchtigter Sympathicusfunktion und verminderter Reninsekretion bei den Hochdruckformen mit Aldosteronismus lassen sich folgende Argumente anführen: Die Ruheplasmareninkonzentration war bei den Hochdruckfällen mit Aldosteronismus ebenso wie die Tyraminempfindlichkeit im Vergleich zu den Patienten mit essentieller Hypertonie und zum Normalkollektiv signifikant herabgesetzt (p < 0,01). Die Plasmareninkonzentration betrug bei den Hochdruckpatienten mit Aldosteronismus im Mittel 8,44 ± 0,95 E/l, bei den Patienten mit essentieller Hypertonie 16,57 ± 2,78 E/l und bei den Kontrollpersonen 16,96 ± 2,46 E/l. Bei den operierten Patienten stiegen postoperativ die Reninwerte ebenso wie die Tyraminempfindlichkeit signifikant an (Anstieg der Plasmareninkonzentration von durchschnittlich 8,36 ± 1,24 E/l vor der Operation auf 25,66 ± 7,87 E/l nach der Operation; p < 0,01). — Die Plasmareninkonzentration war bei den Hochdruckformen mit Aldosteronismus mit durchschnittlich 7,44 ± 0,98 E/l (Bestimmung bei acht Patienten) gegenüber einem Wert von 34,30 ± 5,95 E/l bei den Patienten mit essentieller Hypertonie (Bestimmung bei sechs Patienten) signifikant erniedrigt (p < 0,01). Da die Einnahme der aufrechten

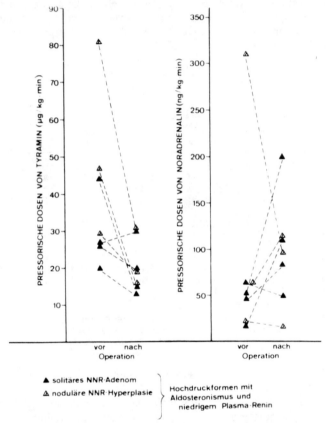

▲ solitares NNR·Adenom
△ noduläre NNR·Hyperplasie
Hochdruckformen mit Aldosteronismus und niedrigem Plasma·Renin

Abb. 1. Pressorische Dosen von Tyramin und Noradrenalin, die zu einer Erhöhung des arteriellen Mitteldrucks um 20 mm Hg über den Ausgangswert erforderlich waren, bei den Hochdruckformen mit Aldosteronismus und niedrigem Plasmarenin vor und nach einseitiger bzw. subtotaler Adrenalektomie

Körperhaltung einen starken Sympathicusreiz darstellt (vgl. hierzu [2]), läßt sich die Beobachtung einer verminderten Orthostase-Plasmareninkonzentration ebenfalls als Ausdruck einer gestörten Sympathicusfunktion interpretieren.

Conn [6] hat in Übereinstimmung mit den heutigen Vorstellungen über die Kontrollmechanismen der Reninsekretion angenommen, daß die erniedrigte Plasmareninaktivität beim primären Aldosteronismus durch ein erhöhtes intravasales Volumen bedingt ist. — Auch bei den meisten der hier beschriebenen Hochdruckfälle mit Aldosteronismus bestand eine Hypervolämie; bei zwei Patienten (Pat. 5 und 6; Tabelle) war das Blutvolumen jedoch normal bzw. sogar erniedrigt. Speziell bei solchen Fällen könnte eine gestörte Sympathicusfunktion als Ursache der verminderten Reninsekretion von Bedeutung sein.

Literatur

1. Vander, A. J.: Physiol. Rev. **47**, 359 (1967). — 2. Gordon, R. D., Küchel, O., Liddle, G. W., and Island, D. P.: J. clin. Invest. **46**, 599 (1967). — 3. Burn, J. H., and Rand, M. J.: J. Physiol. (Lond.) **144**, 314 (1958). — 4. Brown, J. J., Davies, D. L., Lever, A. F., Robertson, J. I. S., and Tree, M.: Biochem. J. **93**, 594 (1964). — 5. Lommer, D., Düsterdieck, G., Jahnecke, J., Vecsei, P. und Wolff, H. P.: Klin. Wschr. **46**, 741 (1968). — 6. Conn, J. W., Cohen, E. L., and Rovner, D. R.: J. Amer. med. Ass. **190**, 213 (1964).

ROSENTHAL, J. und BOUCHER, R. (I. Med. Univ.-Klinik Mainz); ROJO-ORTEGA, J. M. und GENEST, J. (Clin. Research Inst. Montréal): **Reninaktivität im Aortengewebe von Ratten**

Es gibt Hinweise dafür, daß Renin — nachdem es die Pressorsubstanz Angiotensin freigesetzt hat — seine Wirkung direkt am Gefäß ausüben kann. Dieser Gedanke ist häufig vorgeschlagen worden und kürzlich experimentell nachuntersucht worden. Infolgedessen wurde eine mögliche Bindung oder Anhäufung von Renin in den Gefäßwänden vermutet.

In früheren Experimenten konnte Renin nicht nur in dem juxtaglomerulären Apparat nachgewiesen werden, sondern auch in anderen Geweben; so wurde es unter anderem in der Submaxillardrüse der Maus, im Uterus, in der Placenta, in der amniotischen Flüssigkeit und in der Lymphe gefunden. Der erste Versuch, die Anwesenheit von Renin in Gefäßwänden nachzuweisen, wurde von Dengler 1956 unternommen, nachdem Jimenez-Diaz die Anwesenheit einer enzymatischen Substanz in Gefäßwandabschnitten nachgewiesen hatte, die zur Freisetzung einer Pressorsubstanz aus dem Plasma führte. Indessen gelang es Dengler nicht, eindeutig nachzuweisen, daß es sich bei der freigesetzten Substanz um Renin handelt, und es war den späteren Untersuchungen von Gould u. Mitarb. vorbehalten eindeutig das Vorhandensein einer reninähnlichen Substanz aus isolierten Arterien zu bestätigen.

In vorausgegangenen Untersuchungen gelang es uns nachzuweisen, daß in den Verzweigungen der oberen und unteren Mesenterialarterien im Vergleich zu Aortengewebe, Arterien aus der Carotis-, Renalis-, Femoralisregion, sowie aus Arterien eines ähnlichen Durchmessers wie im Mesenterialbereich, jedoch aus den Arealen der Hinterpfote des Hundes, eine wesentlich höhere Reninkonzentration vorhanden war.

In weiteren Untersuchungen sollte festgestellt werden, inwiefern das an Arterien gebundene Renin auf Stimuli reagiert, von denen bekannt sind, daß sie imstande sind die Plasmareninaktivität (PRA) zu verändern. Als repräsentativ für arteriell gebundenes Renin wurde die Reninaktivität in der Aorta von Ratten vor und nach bilateraler Nephrektomie, vor und nach Durst und vor und nach bilateraler Adrenalektomie mit unilateraler Nephrektomie bestimmt. Simultan wurde die PRA sowie die Reninsubstratkonzentration im Plasma bestimmt.

Die Untersuchungen wurden an ca. 200 g schweren männlichen Sprague-Dawley-Ratten durchgeführt; für die Bestimmung der endogenen Schwundrate des Renins vor und nach Nephrektomie wurden 42 Tiere verwendet, die unter freier Wasser- und Futterzufuhr standen (Purina Lab Chow). Für die Dehydratationsstudien, die einen Wasserentzug über 3 Tage darstellten, wurden 11 bzw. 5 Ratten verwendet und bei den Adrenalektomieuntersuchungen 5 Tiere 12 bis 14 Tage nach dem Eingriff salzfrei ernährt.

Die Reninaktivität im Plasma wurde gemäß der Mikromethode von Boucher [1] bestimmt und die Ergebnisse durch die Menge freigesetzten Angiotensins/12 Std Inkubation/0,1 ml Plasma ausgedrückt. Die Reninsubstratkonzentration wurde ebenfalls aus 0,1 ml Plasma nach Zugabe eines Überschusses von Renin bestimmt und die Menge freigesetzten Angiotensins ebenfalls an der 18 bis 20 Std zuvor bilateral nephrektomierten Ratten gegen das Standard-Hypertensinpräparat von CIBA quantitativ erfaßt. — Für die Bestimmung der Reninaktivität in der Aorta wurden ungefähr 50 mg in Kälte homogenisiertes Gewebe mit einem Überschuß von homologen Reninsubstrat in der Gegenwart der NH_3-Form von DOWEX 50 W-X 2 (mesh 100 bis 200) inkubiert. Die Ergebnisse wurden wie bei der Mikromethode durch die Menge freigesetzten Angiotensin/12 Std-Inkubation/100 mg Feuchtgewicht ausgedückt.

Von einem Durchschnittswert vor Nephrektomie (NX) von 16 ± 4 ngs fiel die PRA schnell innerhalb einer Std, war nach 12 Std sehr niedrig und nach 24 Std nicht mehr nachweisbar. Eine solche Schwundrate ergab sich auch für das in Aortengewebe vorhandene Renin — obwohl auf einem geringfügig höherem Niveau — und nach 24 Std waren die Werte stark erniedrigt (Abfall von 23 ± 13 ngs auf 5 ± 1 ngs). Die Reninsubstratkonzentration (Kontrollwert 23 ± 5 ngs) stieg nach NX, erreichte um die 12. Std ein Plateau (100 ± 11 ngs) und war während der folgenden Beobachtungsperiode bis zu 24 Std im wesentlichen unverändert (Abb. 1).

Nach 3tägigem Wasserentzug war die PRA im Vergleich mit der Kontrollgruppe mit 38 ± 12 ngs signifikant höher und die in den Aorten vorhandene

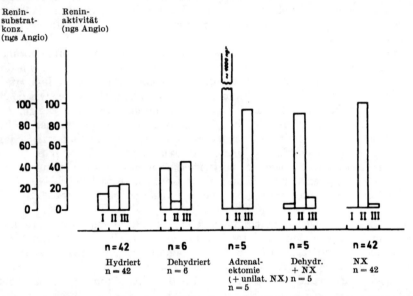

Abb. 1. Plasmareninaktivität, Reninsubstratkonzentration und Reninaktivität in Aorten von Ratten unter verschiedenen Bedingungen. I. Plasmareninaktivität ausgedrückt durch die Menge von freigesetztem Angiotensin/ 0,1 ml Plasma und 12 Std Inkubation. II. Reninsubstratkonzentration ausgedrückt durch die Menge freigesetzten Angiotensins/0,1 ml Plasma nach Zusatz von einem Überschuß von gereinigtem Schweinerenin (zwei Goldblatt-Einheiten). III. Reninaktivität in Aortengewebe ausgedrückt durch die Menge von freigesetztem Angiotensin pro 100 mg Feuchtgewicht und 12 Std Inkubation. NX = bilaterale Nephrektomie

Reninaktivität im Vergleich mit der Kontrollgruppe des ersten Experimentes vor NX mit 45 ± 7 ngs ebenfalls signifikant erhöht. Die Reninsubstratkonzentration war bei dieser Tiergruppe signifikant niedriger (9 ± 5 ngs) wenn man sie mit den Kontrollwerten vor Wasserentzug verglich (18 ± 5 ngs). 24 Std nach NX und 3tägigem Wasserentzug nahm die PRA deutlich ab, wobei die Werte allerdings nicht signifikant höher waren wenn man sie mit denen der ersten Gruppe nach NX verglich. Die Reninsubstratkonzentration nahm ebenfalls signifikant zu (Kontrollwert 21 ± 4 ngs, nach Wasserentzug 8 ± 2 ngs und 24 Std nach NX 85 ± 8 ngs).

Nach bilateraler Adrenalektomie und unilateraler NX stieg die PRA bei fünf untersuchten Ratten auf Spitzenwerte mit einem Mittelwert von 874 ± 124 ngs. Die Reninaktivität in den Aorten (93 ± 10 ngs) lag im Vergleich mit den hydrierten Tieren etwa fünffach höher und ungefähr zwei- bis dreifach erhöht im Vergleich mit den dehydrierten Ratten. Die Reninsubstratkonzentration war in jedem Fall auf nicht meßbare Werte herabgesunken.

Die simultanen Messungen der Reninaktivität in der Aorta, der PRA und Reninsubstratkonzentration bei Ratten unter verschiedenen pathophysiologischen Bedingungen können eine bessere Grundlage für die Interpretation von Bestimmungen der PRA geben. Eine solche Betrachtung erscheint wichtig, da bei manchen Fällen von Hochdruck, insbesondere bei der menschlichen Form des essentiellen Hochdrucks, die Plasmareninaktivitätsspiegel häufig im unteren Bereich oder eindeutig im erniedrigten Bereich liegen und somit.eine Anhäufung von Renin an Arterien möglich ist.

Über die klinische Bedeutung der vorgetragenen Befunde zu dem gegenwärtigen Zeitpunkt etwas auszusagen erscheint verfrüht, doch sollte darauf hingewiesen werden, daß bei Patienten mit der essentiellen Form eines Hochdrucks auch der Angiotensinspiegel sehr niedrig lag. Daher wurde an die Möglichkeit gedacht, daß wenn Angiotensin lokal in der Gefäßwand durch das dort vorhandene Renin gebildet wird, dies zu einem Anstieg des Blutdrucks führen kann ohne daß jemals signifikant hohe Angiotensinkonzentrationen im Plasma zustande kommen. Solch ein Mechanismus wäre dann in der Lage den langsamen und allmählichen Anstieg des Blutdrucks bei der benignen Form dieser Erkrankung sowie bei Hunden nach Anlegen einer Goldblattklemme zu erklären.

Bei dieser Betrachtungsweise erscheint von Bedeutung zu sein, daß bei nicht nachweisbarer Plasmareninaktivität 24 Std nach bilateraler NX, in der Aorta — wenn auch bei einer sehr erniedrigten Konzentration — eindeutig Renin noch nachgewiesen werden konnte. Im übrigen konnte gezeigt werden, daß das arteriell gebundene Renin sich als anfällig erweist auf Stimuli anzusprechen, von denen bekannt ist, daß sie die PRA zu beeinflussen vermögen. —

Literatur

Boucher, R., Ménard, J., and Genest, J.: A micromethod for measurement of renin in the plasma and kidney of rats. Canad. J. Physiol. Pharmacol. 45, 881—890 (1967).

PIERACH, C. A., JACOBSON, M. E. und CARLSON, K. L. (University of Minnesota, Minneapolis, USA): **Radioimmunologische Angiotensinbestimmung**

In den beiden zurückliegenden Dekaden wurden mehrere biologische Verfahren zur Bestimmung von Renin und Angiotensin beschrieben. Dabei wird neugebildetes oder angereichertes Angiotensin an der nephrektomierten Ratte oder am Aortenstreifen mit der blutdrucksteigernden Wirkung einer Angiotensin-II-Standardlösung verglichen. Zwar ermöglichten diese Methoden sowohl ein besseres Verständnis des Renin-Angiotensinsystems als auch eine klinisch-diagnostische Anwendung, doch behinderten Aufwand und Umständlichkeit ihre Verbreitung.

Nachdem sich radioimmunologische Bestimmungen bereits für verschiedene Proteohormone bewährt haben, wurden in jüngster Zeit ebensolche Verfahren für Angiotensin mitgeteilt [1 bis 9]. Hierbei liegt folgendes Prinzip zugrunde: ein gegen das Peptid, in diesem Falle Angiotensin II, gerichteter Antikörper bindet proportional radioaktives und nicht markiertes Hormon. Nach Abtrennen des Antigen-Antikörperkomplexes läßt sich durch Messen der Radioaktivität des Präcipitats die Verdünnung markierten durch natürliches Hormon und damit dessen Konzentration berechnen. Der große Vorteil dieser Methode ist ihre hohe Empfindlichkeit.

Da Angiotensin II allein, vermutlich wegen seines relativ geringen Molekulargewichts von 1031, kaum antigen wirkt, muß es entweder nach chemischer Kopplung (Poly-L-Lysin [1], Carbodiimid [5]) oder zusammen mit antigenen Stoffen (kompl. Freundsches Adjuvans, Kohle [3, 10]) appliziert werden. Dabei liegt der bescheidene Vorteil solcher bisweilen recht umständlicher Bindungsverfahren lediglich im höheren Antikörpertiter, während ein möglicher Nachteil darin zu sehen ist, daß die Antikörper nicht gegen freies Angiotensin II gebildet werden. Zur Induktion der Antikörperbildung injizieren wir bei Kaninchen 1 mg Angiotensin II (Hypertensin, CIBA) + 0,05 ml kompl. Freundsches Adjuvans + 0,05 ml 0,9% NaCl. Diese Emulsion wird jeden 2. Tag, insgesamt 24mal appliziert. Um einen möglichst unmittelbaren Übergang in das lymphatische System zu erzielen, spritzen wir alternierend zwischen die Zehen. Wie Boyd u. Peart zeigten [10], resultiert die intramuskuläre Injektion dieses Gemisches nicht in einer meßbaren Antikörperproduktion, da offenbar hierbei das Angiotensin zu rasch abgebaut wird. Nach 2 Monaten werden 15 ml Blut durch Herzpunktion gewonnen, heparinisiert und zentrifugiert. Das gesamte Plasma, welches bei — 20 °C aufbewahrt wird, kann nach Verdünnung bis 1:40000 als Antikörper verwendet werden. Anfänglich haben wir Angiotensin II nach der Chloramin-T-Methode [11] mit ^{131}I markiert, doch seit es als ^{125}I-Angiotensin II im Handel ist, beziehen wir es mit einer spezifischen Aktivität von 800 mcC/mcg von der Fa. Isoserve (Cambridge, Mass.). Um unspezifische Adsorptionen zu vermeiden, führen wir die Untersuchungen in 5% Rinderalbuminlösung durch und benützen silikonisiertes Glas. Eine bessere Stabilität und Reproduzierbarkeit der Bestimmungen erzielen wir durch Zusatz von 500 E eines Proteinaseninhibitors (Trasylol, Bayer), da hierdurch enzymatische Abbauvorgänge gehemmt werden. Zur besseren Antigen-Antikörperbindung wird 0,02 M $CaCl_2$ zugefügt. Der Antigen-Antikörperkomplex wird mittels gegen Kaninchen-Gamma-Globulin gerichteten Serum vom Schaf gefällt. Wir bevorzugen dieses einfache Verfahren, zumal wir keine schlechtere Ausbeute im Vergleich zur Bindung freien Angiotensins mit dextranüberzogener Kohle [5] fanden. Die Gamma-Strahlung der Gesamtprobe und die des Präcipitats wird in einem Szintillationszähler gemessen.

Zur radioimmunologischen Angiotensinbestimmung entnehmen wir beim Patienten 10 ml Blut aus einer Cubitalvene. Da nur eine kleine Plasmamenge (0,1 ml) benötigt wird, kann insbesondere bei wiederholten Bestimmungen am gleichen Patienten wesentlich weniger entnommen werden. Die meisten Untersuchungen wurden bei Patienten morgens nüchtern nach wenigstens 8stündiger strikter Bettruhe durchgeführt. Anfänglich aspirierten wir Blut direkt durch ein eisgekühltes Schlauchsystem in einen Vakuumbehälter, fanden aber keinen Unterschied im Angiotensingehalt verglichen mit Blut, das herkömmlich entnommen und sofort in Eiswasser gekühlt wurde. Um Plasma zu gewinnen, wird die Plastikspritze mit Heparin vorgespült und das Blut umgehend bei 2 °C zentrifugiert. Kann das Plasma nicht unmittelbar aufgearbeitet werden, so wird es tiefgefroren aufbewahrt.

Zu 0,1 ml Plasma wird 0,1 ml ^{125}I-Angiotensin II (etwa 5 pg), 0,4 ml 5% Rinder-Albuminlösung und 0,1 ml Angiotensin-II-Antikörper zugesetzt; die Verdünnung des Antikörpers richtet sich nach der zuvor aufgestellten Eichkurve (Abb. 1) und sollte etwa 60% des markierten Angiotensins binden. Nach 24stündiger Inkubation wird der Antigen-Antikörperkomplex durch Zusatz von 0,1 ml Antikaninchen-Gamma-Globulin (1:50) gefällt und Präcipitat und Überstand in einem Zählrohr gemessen. Die gesuchte Angiotensin-II-Konzentration kann dann an der Eichkurve abgelesen werden.

Die Wiederfindungsrate für zugesetztes Angiotensin II liegt zwischen 85 und 105%, die untere Nachweisgrenze bei 1 pg Angiotensin II. Andere Proteohormone (ACTH, Glucagon, Insulin, Wachstumshormon) werden ebensowenig gebunden wie Katecholamine. Das Dekapeptid Val^5-Angiotensin I zeigte eine Kreuzreaktion von weniger als 5%, bezogen auf das Gewicht. Die Inkubation des Antikörpers mit Angiotensin II hebt dessen pressorischen Effekt auf; jedoch kann durch Ansäuern (pH 2) die Antigen-Antikörperbindung gelöst werden, wie die Wiederherstellung der Blutdruckwirksamkeit zeigt [10] (Abb. 2). Dieser Versuch schließt zudem einen meßbaren Angiotensinaseneffekt aus.

Bei 16 Patienten, die keine bislang bekannten Störungen des Angiotensinsystems erkennen ließen, fanden wir 3 bis 6 pg Angiotensin II/ml mit einem Mittelwert von 4,8. Ein Unterschied zwischen venösem und arteriellem Blut bestand hierbei nicht. In Kenntnis der orthostatischen Stimulierung des Renin-Angiotensinsystems führten wir bei acht Versuchspersonen Kipptischuntersuchungen durch. Ein Anstieg bis zur Verdopplung des Ausgangswertes ließ sich bereits in der ersten,

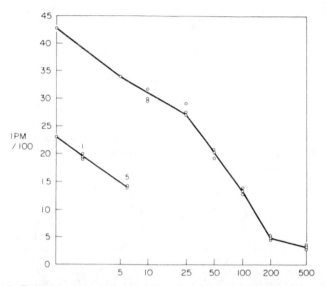

Abb. 1. Abnahme der Radioaktivität des Antigen-Antikörperkomplexes als Folge kompetitiver Verdrängung von ^{125}I-Angiotensin II durch zugesetztes, nicht markiertes Angiotensin II (Eichkurven)

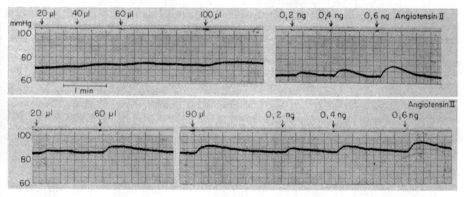

Abb. 2. Hemmung der Angiotensinwirkung durch spezifischen Antikörper (obere Kurve) und Wiederherstellung des pressorischen Effekts durch Ansäuern auf pH 2 (untere Kurve) (nephrektomierte Ratte)

3 bis 5 min nach Aufrichten entnommenen Probe erkennen. Bei zwei nephrektomierten Patienten konnte kein Angiotensin II nachgewiesen werden. Zehn Patienten mit einer sog. essentiellen, unkomplizierten Hypertonie hatten Angiotensin II-Werte zwischen 3 und 27 pg/ml mit einem Mittelwert von 9 pg/ml. Von sechs Patienten mit ausgeprägten Ödemen, die mit Diuretica behandelt wurden, hatten fünf erheblich erhöhte Angiotensinwerte. Bei zwei, zunächst als Normalpersonen angenommenen Patientinnen, erklärten sich die unerwartet hohen Angiotensinwerte (21 bzw. 31 pg/ml) durch die Einnahme oraler Kontrazeptiva

[12]. Erhöhte Angiotensinwerte fanden wir außerdem bei je einem Patienten mit einer malignen Hypertonie (35 pg/ml), mit einer Polycythämie (33 pg/ml) und mit einem Verschlußikterus (76 pg/ml). Im Nierenvenenblut einer Patientin mit einer Nierenarterienstenose bestand zwar eine deutlich erhöhte Reninaktivität auf der betroffenen Seite, doch war der Angiotensinspiegel im Venenblut beider Nieren gleich hoch (7 pg/ml); diese scheinbare Diskrepanz erklärt sich möglicherweise dadurch, daß die Probe zu kurz nach der Inkretion des Renin entnommen wurde. Im Inkubationsprodukt von der tierexperimentellen Reninbestimmung fand sich kein oder nur wenig Angiotensin II, da nur Angiotensin I gebildet wird [7]. Acht simultan auf ihre Reninaktivität untersuchte Proben zeigten zwar eine positive Korrelation zum Angiotensingehalt, jedoch erlaubt die geringe Zahl noch nicht die Errechnung eines Koeffizienten [6].

Zusammenfassend ist festzustellen, daß der Vorteil des hier mitgeteilten Verfahrens in der einfachen Gewinnung von Antikörpern gegen freies Angiotensin II liegt und daß hiermit physiologische und pathologische Angiotensin II-Spiegel in kleinen Plasmamengen gemessen werden können, ohne daß eine Anreicherung erforderlich wäre. Diese Methode ist im Vergleich zu biologischen Verfahren etwa 100fach sensibler. Zudem ist der apparative Aufwand, abgesehen von einem Gamma-Strahlenzähler, gering.

Literatur

1. Haber, E., Page, L. B., and Richards, F. F.: Radio immunoassay employing gel filtration. Anal. Biochem. 12, 163 (1965). — 2. Vallotton, M. B., Page, L. B., and Haber, E.: Radioimmunoassay of angiotensin in human plasma. Nature (Lond.) 215, 714 (1967). — 3. Heffernan, A. G. A., Gilliland, P. F., and Prout, T. E.: Studies on the development of a radioimmunoassay for angiotensin II. Irish J. med. Sci. 500, 343 (1967). — 4. Hollemans, H. J. G., van der Meer, J., and Touber, J. L.: A radioimmunoassay of angiotensin, its use in the measurement of renin activity in plasma. In: Margoulies, M. (Ed.): Protein and polypeptide hormones, Vol. II, Excerpta med. (Amst.) 1968, 370. — 5. Goodfriend, T. L., Ball, D. L., and Farley, D. B.: Radioimmunoassay of angiotensin. J. Lab. clin. Med. 72, 648 (1968). — 6. Gocke, D. J., Sherwood, L. M., Oppenhoff, I., Gerten, J., and Laragh, J. H.: Measurement of plasma angiotensin II and correlation with plasma renin activity. J. clin. Endocr. 28, 1675 (1968). — 7. Hollemans, H. J. G., van der Meer, J., and Kloosterziel, W.: Identification of the incubation product of Boucher's renin activity assay, by means of radioimmunoassays for angiotensin I and angiotensin II, and a converting enzyme preparation from lung tissue. Clin. chim. Acta 23, 7 (1969). — 8. Page, L. B., Haber, E., Kimura, A. Y., and Purnode, A.: Studies with the radioimmunoassay for angiotensin II, and its application to measurement of renin activity. J. clin. Endocr. 29, 200 (1969). — 9. Boyd, G. W., Adamson, A. R., Fitz, A. E., and Peart, W. S.: Radioimmunoassay determination of plasmarenin activity. Lancet 1969 I, 213. — 10. Boyd, G. W., and Peart, W. S.: The production of high-titre antibody against free angiotensin II. Lancet 1968 II, 129. — 11. Hunter, W. M., and Greenwood, F. C.: Preparation of iodine-131 labelled human growth hormone of high specific activity. Nature (Lond.) 194, 495 (1962). — 12. Laragh, J. H., Sealey, J. E., Ledingham, J. G. G., and Newton, M. A.: Oral contraceptives. Renin, aldosterone, and high blood pressure. J. Amer. med. Ass. 201, 918 (1967).

GOTZEN, R. und G. SCHULTZE (Med. Klinik und Poliklinik im Klinikum Steglitz der FU Berlin): **Das Blutvolumen in den verschiedenen Stadien der tierexperimentellen renovasculären Hypertonie**

Bisher wurde nur in vereinzelten Fällen über Blutvolumenbestimmungen bei der renovasculären Hypertonie berichtet. Slaton u. Biglieri [1] fanden bei sechs Patienten mit Nierenarterienstenose und sekundärem Aldosteronismus, bei denen der Bluthochdruck durch eine spätere Operation beseitigt werden konnte, eine deutliche Abnahme des Blutvolumens. Den gleichen Befund erhoben Frohlich u. Mitarb. [2] bei 15 Hochdruckkranken mit ein- und beidseitiger Nierenarterienstenose infolge fibromuskulärer Hyperplasie. Im Gegensatz hierzu wurde von Ledingham u. Cohen [3] während der Entwicklung der tierexperimentellen renovasculären Hypertonie eine vorübergehende Vergrößerung des Plasmavolumens nachgewiesen. Die Untersucher bestimmten das Plasmavolumen mit Evansblue bei Ratten, deren Bluthochdruck durch eine einseitige Nierenarterienstenose und kontralaterale Nephrektomie erzeugt wurde. Von den gleichen Autoren [4] wurde bei akuter Rückbildung der tierexperimentellen renovasculären Hypertonie eine Abnahme des Plasmavolumens bei gleichbleibendem Erythrocytenvolumen beobachtet. Die Abnahme des Blutvolumens wurde durch eine gesteigerte Diurese nach Entfernung des Nierenarterienklipps erklärt.

Diese divergierenden Befunde bei der renovasculären Hypertonie des Menschen und im Tierversuch veranlaßten uns, die Änderungen des Blutvolumens in den verschiedenen Stadien der tierexperimentellen renovasculären Hypertonie zu untersuchen.

Bei 46 männlichen Wistar-Ratten, 27 Versuchstieren mit unilateralem Klammerungshochdruck und 19 scheinoperierten Kontrolltieren, wurde in zwei verschiedenen Versuchsreihen das Erythrocytenvolumen mit Chrom[51] und das Plasmavolumen mit Jod[125]-Albumin im Simultanmeßverfahren bestimmt.

In der ersten Versuchsreihe wurden die Blutvolumenbestimmungen bei zwölf Hochdruckratten 3 Wochen nach Anlegen eines Nierenarterienklipps und bei zehn

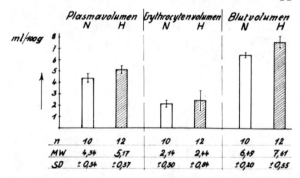

Abb. 1. Das Plasma-, Erythrocyten- und Blutvolumen bei Hochdruckratten [H] 3 Wochen nach Anlegen eines Nierenarterienklipps im Vergleich zu normotensiven Ratten [N] 3 Wochen nach Scheinoperation

normotensiven Ratten 3 Wochen nach Scheinoperation vorgenommen. Das mittlere Körpergewicht der Versuchstiere betrug 195,3 ± 13,5 g, das der Kontrolltiere 191,3 ± 15,2 g.

In der zweiten Versuchsreihe bestimmten wir das Blutvolumen bei 15 Hochdruckratten 9 Wochen nach Anlegen eines Nierenarterienklipps und bei neun normotensiven Ratten 9 Wochen nach Scheinoperation. Das mittlere Körpergewicht der Versuchstiere betrug 238,0 ± 26,6 g, das der Kontrolltiere 252,3 + 43,3 g.

Die Untersuchungsergebnisse sind in den folgenden Abbildungen dargestellt: Abb. 1 zeigt die Mittelwerte und Standardabweichungen des Plasma-, Erythrocyten- und Blutvolumens bei Hochdruckratten 3 Wochen nach Operation im Vergleich zu normotensiven Ratten 3 Wochen nach Scheinoperation. Der Mittelwert des Plasmavolumens ist bei den Hochdruckratten mit 5,17 ± 0,37 ml/100 g Körpergewicht signifikant gegenüber den Kontrolltieren erhöht (4,34 ± 0,34 ml pro 100 g/Körpergewicht). Der Mittelwert des Erythrocytenvolumens zeigt bei Bezug auf das Körpergewicht keinen signifikanten Unterschied zwischen den Kollektiven. Die Zunahme des Blutvolumens bei den Hochdruckratten 3 Wochen nach Operation beruht auf einer überwiegenden Vergrößerung des Plasmavolumens.

Abb. 2 zeigt die Mittelwerte und Standardabweichungen des Plasma-, Erythrocyten- und Blutvolumens bei Hochdruckratten 9 Wochen nach Operation im Vergleich zu normotensiven Ratten 9 Wochen nach Scheinoperation. Der Mittelwert des Plasmavolumens ist bei den Versuchstieren zu diesem Zeitpunkt mit 3,88 $\pm$ $\pm$ 0,34 ml/100 g Körpergewicht signifikant gegenüber den Kontrolltieren erniedrigt (4,69 $\pm$ 0,49 ml/100 g Körpergewicht). Bei Bezug auf das Körpergewicht zeigen sich für die Mittelwerte des Erythrocytenvolumens keine Unterschiede zwischen den Kollektiven. Die bei den Hochdruckratten 9 Wochen nach Operation festgestellte signifikante Verkleinerung des Blutvolumens beruht ausschließlich auf einer Abnahme des Plasmavolumens. Entsprechend der überwiegenden Abnahme des Plasmavolumens sind bei den Hochdruckratten venöser Hämatokrit und Körperhämatokrit signifikant gegenüber den Kontrolltieren erhöht. Die Beziehung zwischen Körperhämatokrit und venösem Hämatokrit ist jedoch unverändert.

Die Untersuchungen lassen erkennen, daß sich das Blutvolumen in den verschiedenen Stadien der tierexperimentellen renovasculären Hypertonie unterschiedlich ändert. In Übereinstimmung mit Ledingham u. Cohen wurde auch beim einseitigen Drosselungshochdruck der Ratte ohne kontralaterale Nephrektomie in der Frühphase der Hochdruckentwicklung ein vergrößertes Blutvolumen festgestellt. Diese Zunahme des intravasalen Volumens dürfte durch eine gesteigerte Natrium- und Wasserretention der zunächst unter einem verminderten Per-

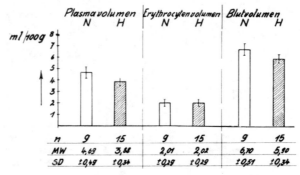

Abb. 2. Das Plasma-, Erythrocyten- und Blutvolumen bei Hochdruckratten [H] 9 Wochen nach Anlegen eines Nierenarterienklipps im Vergleich zu normotensiven Ratten [N] 9 Wochen nach Scheinoperation

fusionsdruck stehenden, stenosierten Niere bedingt sein. Mit Erhöhung des Systemblutdrucks kommt es jedoch schon bald zu einer Normalisierung des Drucks in der Nierenarterie distal der Stenose. Lowitz u. Mitarb. [5] fanden bei der gleichen Form des tierexperimentellen Hochdrucks bereits 4 Wochen nach Klammerung einer Nierenarterie einen normalen Druck in der Nierenarterie distal der Klammer, während der arterielle Mitteldruck in der Arterie der ungeklammerten Niere angestiegen war. Die Natrium- und Wasserausscheidung der geklammerten Niere war zu diesem Zeitpunkt normal, die der ungeklammerten deutlich gesteigert. Die insgesamt vermehrte renale Flüssigkeitsausscheidung dürfte jedoch die im Verlaufe der tierexperimentellen renovasculären Hypertonie nachgewiesene Abnahme des Blutvolumens nicht allein erklären. Eigene Untersuchungen [6] machen es wahrscheinlich, daß zusätzlich eine über die intravasale Volumenabnahme hinausgehende Constriction der Kapazitätsgefäße vorliegt. Die Zusammenhänge zwischen Blutvolumen und Dehnbarkeit des Gefäßsystems werden durch die Messung des statischen Drucks erfaßt. Als statischen Druck bezeichnet man den Druck, den die vorhandene Blutmenge im Gefäßsystem ohne die Herztätigkeit erzeugt. Bei zwölf Hochdruckratten, deren Blutvolumen 9 Wochen nach Operation signifikant verkleinert war, wurden direkte Messungen des statischen Drucks vorgenommen. Wir fanden eine Erhöhung des statischen Drucks auf 8,5 $\pm$ 0,54 mm Hg gegenüber zehn normotensiven Ratten mit einem statischen Druck von 6,8 $\pm$ 0,15 mm Hg. Eine Erhöhung des statischen Drucks bei Abnahme des Blutvolumens spricht für ein konstringiertes Kapazitätsgefäß-system.

Zusammenfassend darf angenommen werden, daß die im späteren Stadium der tierexperimentellen renovasculären Hypertonie festgestellte Abnahme des Blut-volumens nicht allein auf eine gesteigerte Diurese, sondern zusätzlich auf eine Constriction des Kapazitätsgefäßsystems mit daraus resultierender Erhöhung des Venen- und Capillardrucks zurückzuführen ist.

Literatur
1. Slaton, P., and Biglieri, E. G.: Amer. J. Med. **38**, 324—336 (1965). — 2. Frohlich, E. D., Ulrych, M., Tarazi, R. C., Dustan, H. P., and Page, I. H.: Circulation **35**, 289—297 (1967). — 3. Ledingham, J. M., and Cohen, R. D.: Canad. med. Ass. J. **90**, 292—294 (1964). — 4. Leding-ham, J. M., and Cohen, R. D.: Clin. Sci. **22**, 69—77 (1962). — 5. Lowitz, H. D., Stumpe, K. O. und Ochwadt, B.: Pflügers Arch. **304**, 322—335 (1968). — 6. Gotzen, R., Schultze, G. und Herberg, G.: In Vorbereitung.

DISSMANN, Th., LOHMANN, F. W., OELKERS, W. (II. Med. Klinik u. Poliklinik der FU Berlin); GROHME, S. (Patholog. Institut der FU Berlin) und BACHMANN, D. (Strahleninstitut und -klinik der FU Berlin): **Erfahrungen in der Diagnostik und operativen Behandlung der renovasculären Hypertonie**

Ein sicheres diagnostisches Verfahren für die Voraussage des Operationser-folges bei Hypertoniepatienten mit Nierenarterienstenose steht bisher nicht zur Verfügung. Die unterschiedlichen Erfolgsquoten der operativen Behandlung lassen jedoch unabhängig von der klinischen Auswahl und der operativen Technik eine deutliche Abhängigkeit von der präoperativ durchgeführten Funktionsdiagnostik erkennen. Seitengetrennte Nierenfunktionsprüfungen sowie Bestimmungen der Reninkonzentration im peripheren Venenblut und in den Nierenvenen muß hierbei der größte diagnostische Wert zugemessen werden.

Patientengut und Methodik

Im folgenden wird über unsere Erfahrungen in der Diagnostik bei 26 operierten Hyper-toniepatienten mit Nierenarterienstenose im Alter von 18 bis 65 Jahren berichtet. Unser Krankengut ist durch eine relativ große Anzahl von Patienten mit sehr schwerer Hypertonie und höherem Lebensalter gekennzeichnet. Bei einem mittleren diastolischen Blutdruck von 130 mm Hg bestand bei sieben Patienten eine maligne Hypertonie mit Fundusveränderungen vom Schweregrad III und IV sowie mäßiger bis mittelschwerer Einschränkung des Glomeru-lumfiltrates.

Seitengetrennte Nierenfunktionsprüfungen wurden nach der von Stamey [1] ausgearbei-teten Methode vorgenommen, die Plasmareninkonzentration nach der Methode von Brown [2] gemessen und in Einzelfällen die Aldosteronausscheidung im Urin nach Neher u. Wettstein [3] bestimmt. In 18 Fällen wurde eine Nephrektomie, einmal eine Heminephrektomie und siebenmal eine gefäßplastische Operation durchgeführt. 7 Patienten wurden durch die Ope-ration geheilt, bei 11 trat eine Besserung ein, d. h. systolischer und diastolischer Blutdruck wurden um mindestens 20 mm Hg gesenkt, 8 Patienten blieben ungebessert. Die Nachbeob-achtungszeit beträgt für die geheilten Patienten 1 bis 3 Jahre, für die gebesserten Patienten $^1/_2$ bis $3^1/_2$ Jahre.

Ergebnisse

In Abb. 1 ist das Operationsergebnis in Abhängigkeit vom Lebensalter, be-kannter Hochdruckdauer, seitengetrennter Nierenfunktionsprüfung, Plasmafluß der kontralateralen Niere sowie der peripheren Reninkonzentration bzw. der Aldo-steronexkretion dargestellt.

Geheilte und gebesserte Patienten verteilen sich etwa gleichmäßig auf die Altersgruppen der über und unter 50jährigen. Die ungebesserten sind mit Aus-nahme der beiden Patienten mit beidseitiger Stenose alle über 50 Jahre alt. Die bekannte Hochdruckdauer der geheilten Patienten war im Mittel deutlich kürzer als die der übrigen. In fünf Fällen handelte es sich um eine akute, bzw. schnell progrediente maligne Hypertonie. Die Hochdruckdauer der gebesserten und ungebesserten Patienten zeigte keine Unterschiede. Bei der seitengetrennten Nierenfunktionsprüfung wurden bei 19 Patienten deutliche Seitenunterschiede, hier dargestellt als Quotient der PAH-Konzentration stenosiert zu offen, bzw. der gleich zu bewertende Befund einer funktionslosen Niere festgestellt. Bei 3 geheilten Patienten mit maligner Hypertonie und 2 ungebesserten Patienten, bei denen bereits röntgenologisch eine funktionslose Niere nachgewiesen worden war, wurde auf die Durchführung der seitengetrennten Nierenfunktionsprüfung verzichtet. Ein gebesserter Patient mit einseitiger Stenose sowie ein ungebesserter Patient mit beidseitiger Stenose zeigten keine Seitenunterschiede. In 15 Fällen entsprach das Operationsergebnis dem Ausfall der seitengetrennten Untersuchung, in 6 Fällen nicht. Der Plasmafluß der kontralateralen Niere war bei 1 geheilten

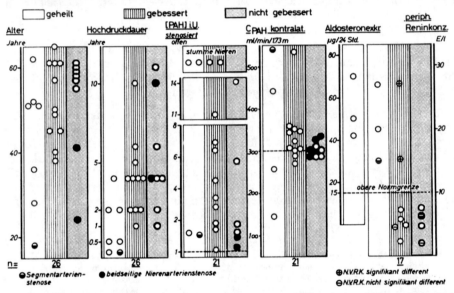

Abb. 1. Klinische Daten und Untersuchungsbefunde bei 26 Patienten mit Hypertonie und Nierenarterienstenose in Beziehung zum Operationserfolg

Patienten mit maligner Hypertonie deutlich verringert, bei den 3 übrigen Patienten mit maligner Hypertonie, bei denen keine seitengetrennte Nierenfunktionsprüfung durchgeführt wurde, war das Plasmakreatinin mit 1,5 bis 2,0 mg-% erhöht, so daß auch in diesen Fällen eine Abnahme des kontralateralen Plasmaflusses vorgelegen haben wird. Bei keinem der gebesserten bzw. ungebesserten Patienten war der kontralaterale Plasmafluß wesentlich vermindert. Bei 6 Patienten, deren Blutdruck durch die Operation normalisiert wurde, war die Aldosteronexkretion bzw. die Plasmareninkonzentration erhöht. Bei 5 dieser Patienten mit maligner Hypertonie bestand eine hypokaliämische Alkalose als Ausdruck eines sekundären Aldosteronismus. Von 7 gebesserten Patienten zeigten 5 eine normale und 2 eine erhöhte Reninkonzentration, bei 4 ungebesserten war die periphere Reninkonzentration normal. Bei den 2 gebesserten Patienten mit erhöhter peripherer Reninkonzentration war diese im Venenblut der gedrosselten Niere signifikant höher als im Venenblut der gesunden Niere. Bei 1 gebesserten und 2 ungebesserten Patienten fanden sich bei normaler peripherer Reninkonzentration keine signifikanten Unterschiede im Nierenvenenblut. Bei 5 weiteren Patienten mit funktionell wirksamer Nierenarterienstenose, die jedoch nicht operiert wurden, fand sich zweimal ein signifikanter Seitenunterschied, jedoch nur in einem Falle ohne gleichzeitige Erhöhung der peripheren Reninkonzentration. Zur weiteren Interpretation der Operationsergebnisse wurden die exstirpierten Nieren histologisch auf hochdruckbedingte Gefäßveränderungen untersucht. Als solche wurden eine Hypertrophie der Muskulatur, eine Vermehrung und Verdikkung der elastischen Fasern, degenerative Intimaveränderungen sowie eine Hyalinose der Arteriolen gewertet. Nach Schweregrad erfolgte eine Unterscheidung in gering, mittelstark und stark ausgeprägte Veränderungen. Hierbei sind mittelstarke und starke Gefäßveränderungen als typische Hochdruckfolgen aufzufassen. Bei 6 geheilten Patienten fanden sich nur geringe, bei 8 gebesserten 4mal geringe, 4mal mittelstarke und 1mal starke und bei 4 nicht gebesserten Patienten 1mal geringe und 3mal mittelstark ausgeprägte Gefäßveränderungen. Abgesehen von der kürzeren Hochdruckdauer der geheilten Patienten waren gerichtete

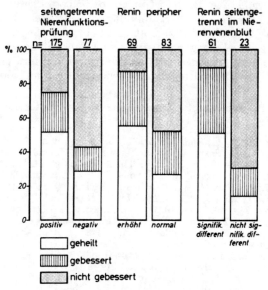

Abb. 2. Funktionsdiagnostik und Operationsergebnis bei Hypertoniepatienten mit Nierenarterienstenosen (Sammelstatistik)

Beziehungen zu klinischen Daten oder diagnostischen Befunden nicht festzustellen. Die gewonnenen histologischen Befunde lassen die Deutung zu, daß die erzielten Besserungen sowohl durch Ausschaltung einer primär wie auch sekundär pressorisch wirksamen Stenose erreicht wurden. Nur in Fällen mit nicht eindeutiger Funktionsdiagnostik kann unseres Erachtens der histologische Befund der Niere mit stenosierter Arterie den Ausschlag zur Operation geben, sofern sich keine oder allenfalls geringe Hochdruckauswirkungen finden lassen.

Besprechung der Ergebnisse

Der Nachweis eines sekundären Aldosteronismus oder einer erhöhten peripheren Reninkonzentration bei Hypertoniepatienten mit funktionell wirksamer Nierenarterienstenose läßt eine günstige Operationsprognose stellen. Bei Patienten mit maligner Hypertonie kann die Operation lebensrettend wirken und auch bei älteren Patienten zum Erfolg führen. Eine Abnahme des Plasmaflusses oder Glomerulumfiltrates der kontralateralen Niere ist in diesen Fällen nicht beweisend für eine höhergradige Nierenschädigung, sondern wird offenbar durch direkte konstriktorische Wirkung von Angiotensin am vas afferens hervorgerufen. Eine normale Reninkonzentration bei funktionell wirksamer Nierenarterienstenose schließt jedoch ein günstiges Operationsresultat nicht aus. Ob die Reninbestimmung im Nierenvenenblut im Vergleich zur seitengetrennten Nierenfunktionsprüfung eine bessere Abschätzung des Operationsergebnisses zuläßt, ist auf Grund unserer eigenen Befunde allein nicht zu entscheiden.

Abschließend möchte ich Ihnen deshalb die zusammengefaßten Ergebnisse mehrerer Arbeitsgruppen [4 bis 28] einschließlich der eigenen demonstrieren (Abb. 2). Hiernach ist bei positivem Ausfall der seitengetrennten Nierenfunktionsprüfung in etwa 75%, bei erhöhter peripherer Reninkonzentration oder signifikanten Seitenunterschieden in den Nierenvenen in etwa 85 bis 90% ein günstiges Operationsergebnis zu erwarten. Die auffallend hohen Quoten (40%) falsch negativer Voraussagen der seitengetrennten Nierenfunktionsprüfung mögen sich teilweise durch die unterschiedliche Bewertung sowie durch technische Mängel erklären. Auf Grund der Beobachtungen bei einer allerdings noch geringen Patientenzahl ist beim Fehlen von Seitendifferenzen der Reninkonzentration in den Nierenvenen die Wahrscheinlichkeit eines Operationserfolges deutlich geringer. Die Entscheidung für oder gegen eine operative Behandlung wird in diesen Fällen neben dem Ausfall der seitengetrennten Nierenfunktionsprüfung in besonderem Maße Lebensalter und Hochdruckdauer berücksichtigen müssen.

Literatur

1. Stamey, T. A.: Renovascular hypertension, p. 201. Baltimore 1963. — 2. Brown, J. J., Davies, D. L., Lever, A. F., Robertson, J. I. S., and Tree, M.: Biochem. J. 93, 594 (1964). — 3. Neher, R., and Wettstein, A.: J. clin. Invest. 35, 800 (1956). — 4. Connor, B. Th., Thomas, W. C., Haddock, L., and Hovard, J. B.: Amer. intern. Med. 52, 544 (1960). — 5. Brown, J. J., Owen, K., Peart, W. S., Robertson, J. I. S., and Sutton, D.: Brit. med. J. 1960 II, 327. — 6. Spencer, F. C., Stamey, Th. A., Bahnson, H. T., and Cohen, A.: Ann. Surg. 154, 674 (1961). — 7. Maxwell, M. H.: Amer. J. Cardiol. 9, 126 (1962). — 8. Baker, G. P., Page, L. B., and Leadbetter, G. W.: New Engl. J. Med. 267, 1325 (1962). — 9. Madeloff, M. S., Schwartz, F. D., Borges, F. J., Entwisle, G., Revell, S. T. R., and Young, J. D.: J. Urol. (Baltimore) 87, 258 (1962). — 10. Simon, M. N., and Del Greco, F.: Circulation 29, 376 (1964). — 11. Eigler, F. W., u. Albrecht, K. F.: Langenbecks Arch. klin. Chir. 308, 564 (1964). — 12. Richardson, J. R., Hagedorn, C. W., Hartley, B. J., and Hulet, W. H.: J. Lab. clin. Med. 65, 49 (1965). — 13. Nicotero, J. A., Moutsos, S. F., Perez-Stable, E., Turrian, H. E., and Shapiro, A. P.: New Engl. J. Med. 274, 1464 (1966). — 14. Hocken, A. G.: Arch. intern. Med. 117, 364 (1966). — 15. Schacht, R. A., and Stewart, B. H.: Arch. intern. Med. 119, 588, (1967). — 16. Hallwachs, O., Zeigler, M. und zum Winkel, K.: Urologe 6, 22 (1967). — 17. Kirkendall, W. M., Fitz, A. E., and Lawrence, M. S.: New Engl. J. Med. 276, 479 (1967). — 18. Weidmann, P., Siegenthaler, W., Möhring, J., Wirtz, P., Scheitlin, W. und Rössler, H.: Schweiz. med. Wschr. 97, 1031 (1967). — 19. Perloff, D., Sokolow, M., Wylle, E. J., and Palubinskas, A. J.: Amer. Heart J. 74, 614 (1967). — 20. Smith, G. W., Muller, W. H., and Beckwith, J. R.: Ann. Surg. 167, 669 (1968). — 21. Levitt, J. I., Amplatz, K., and Loken, M. K.: Radiology 91, 521 (1968). — 22. Luke, R. G., Kennedy, A. C., Briggs, N. D., Struthers, N. W., Watt, J. K., Short, D. W., and Stirling, W. B.: Brit. med. J. 1968 II, 76. — 23. del Greco, F., Simon, N. M., Goodman, S., and Roguska, J.: Medicine (Baltimore) 46, 475 (1967). — 24. Michelakis, A. M., Foster, J. H., Liddle, G. W., Rhamy, R. K., Kuchel, O., and Gordon, R. D.: Arch. intern. Med. 120, 444 (1967). — 25. Meyer, Ph., Ecoiffier, J., Alexsandre, J. M., Dercraux, E., Guize, L., Menard, J., Bikon, P., and Milliert, P.: Circulation 36, 570 (1967). — 26. Winer, B. M., Lubbe, W. F., Simon, M., and Williams, J. A.: J. Amer. med. Ass. 202, 121 (1967). — 27. Brown, J. J., Davies, D. L., Leber, A. F., and Robertson, J. I. S.: Brit. med. J. 1966 II, 268. — 28. Cade, R., Shires, D. L., Barrow, M. Y., and Thomas, W. C.: J. Clin. Endocrin. 27, 800 (1967).

Rosenkranz, K. A. (Med. Klinik d. Krankenanstalten „Bergmannsheil", Bochum) und Lange, H. J. (Institut f. Med. Statistik und Dokumentation d. Universität Mainz): **Retrospektive statistische Erhebungen zur Frage eines Zusammenhangs zwischen Herzinfarkt und Pneumokoniose**

Die umstrittene Zusammenhangsfrage „Silikose und Herzinfarkt" stellt ein Syntropieproblem dar, dessen Bearbeitung an Hand von Obduktionsbefunden

aus statistischer Sicht mit verschiedenen Schwierigkeiten behaftet ist [1 bis 7].
Ohne daß in diesem Rahmen im einzelnen auf die methodische Grundproblematik
solcher Auswertungen eingegangen werden kann, sollen die wesentlichen Fehlerquellen und die daraus abgeleiteten Vorkehrungen zu deren Vermeidung stichwortartig beleuchtet werden.

Die Fehlermöglichkeit durch Vernachlässigung der Dynamik des wirklichen
Krankheitsgeschehens infolge rein statischer Betrachtung wurde durch tiefe

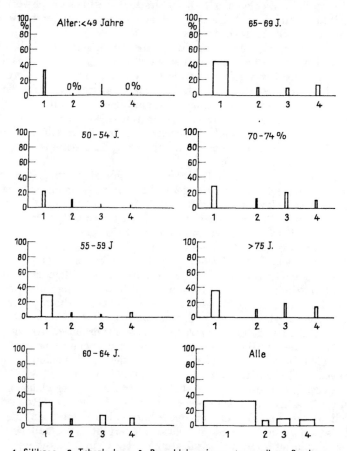

1 = Silikose   2 = Tuberkulose   3 = Bronchialcarcinom   4 = sonstigem Carcinom

Abb. 1. Häufigkeit von Infarktnarben oder kleinen frischen Infarkten als Nebenleiden bei Fällen mit Silikose,
Tuberkulose, Bronchialcarcinom und sonstigem Carcinom als Grund- oder Todesleiden

Altersuntergliederung des Obduktionsmaterials soweit wie möglich ausgeschaltet.
Fehlerquellen durch etwaige Heterogenitätseffekte wurden dadurch eliminiert,
daß stets Gruppen gleichen Alters miteinander verglichen werden. Da es sich ausschließlich um obduzierte Bergleute handelt, sind Geschlecht und Beruf ohnehin
einheitlich. Um Fehler durch ungleiche Selektion zu vermeiden, wurde von verschiedenen Gruppen ausgegangen, die durch ein bestimmtes Grund- oder Todesleiden definiert sind. Die weitere Fehlermöglichkeit durch unterschiedliche Sicherheit in der Erkennung der Zielkrankheit kann hier vernachlässigt werden, da in
allen Gruppen diesbezüglich mindestens Fehlergleichheit und damit Vergleich-
barkeit im statistischen Sinne besteht.

Im Hinblick auf die geschilderte Problematik bei Syntropieuntersuchungen beschränken wir uns bei den Erhebungen an insgesamt 4391 Obduktionsgutachten der Bergbau-Berufsgenossenschaft zunächst auf die folgenden Fragen:

1. In welchem Umfange finden sich bei obduzierten Bergleuten mit Silikose als Grund- oder Todesleiden Herzmuskelnarben als Nebenleiden im Vergleich zu an Tuberkulose, Bronchialcarcinom und anderen Carcinomen Verstorbenen?

2. Wie häufig lassen sich bei obduzierten Bergleuten mit Herzinfarkt als Grund- oder Todesleiden die verschiedenen Schweregrade der Silikose nachweisen im Vergleich zur Silikosehäufigkeit bei an Bronchialcarcinom, „anderen Carcinomen" und Unfall oder Suicid Verstorbenen?

Die zur Beantwortung der ersten Frage zusammengestellte Abb. 1 zeigt die Häufigkeit von Infarktnarben als Nebenleiden in den verschiedenen, nach den aufgeführten Todes- oder Grundleiden definierten Vergleichsgruppen. Dabei gibt die Höhe der Säulen die prozentuale Häufigkeit der Infarktnarben und deren Breite die Fallzahl wieder. Unter altersmäßiger Standardisierung ergibt sich, daß solche Befunde in der Silikosegruppe stets am häufigsten vorkommen. Es versteht sich, daß es sich bei diesen an Silikose Verstorbenen um besonders schwere Verlaufsformen gehandelt hat, da leichtere oder unkomplizierte Silikosen als alleinige Todesursache nicht in Betracht kommen.

Wenn man davon ausgeht, daß Herzmuskelschwielen mindestens in hohem Prozentsatz als Ausdruck früher durchgemachter Infarzierungen bzw. subklinisch verlaufener Myokardnekrosen zu werten sind; dann läßt ihr häufigeres Vorkommen bei den an Silikose Verstorbenen den Schluß zu, daß selbst Menschen mit besonders schweren Verlaufsformen pulmonaler Erkrankungen durchaus solche Ereignisse überleben können [10]. Das bedeutet, daß die Vorstellung nicht haltbar ist, daß besonders viele Silikosekranke „bereits dem ersten Myokardinfarkt akut erliegen" [11]. Eine Deutungsmöglichkeit für dieses auffällige Ergebnis besteht darin, daß Coronarinfarkte bei Menschen mit Silikose infolge des protrahierten Krankheitsverlaufs und der sich dadurch meistens erst innerhalb vieler Jahre entwickelnden Anpassungsmechanismen besser kompensiert und toleriert werden, als beispielsweise bei Tuberkulose oder rasch zum Tode führenden Krebsleiden [8, 9].

In der Abb. 2, die der Beantwortung der zweiten Frage dienen soll, wird von sezierten Bergleuten mit folgenden Grund- oder Todesleiden ausgegangen: 1. Herzinfarkt, 2. Bronchialcarcinom, 3. „andere Carcinome", 4. Unfall oder Suicid. Diese Gruppen werden hinsichtlich der Häufigkeit des gleichzeitigen Vorkommens mittelgradiger und schwerer Silikose verglichen. Die Höhe der Säulen bezeichnet die prozentuale Häufigkeit der Silikose als Nebenleiden, die Breite die Fallzahl. Unter altersmäßiger Standardisierung ergibt sich, daß solche fortgeschritteneren Silikoseformen am häufigsten in der Gruppe „andere Carcinome" und etwa gleich oft bei den an Bronchialcarcinom und an Herzinfarkt Verstorbenen vorkommen. Die Interpretation dieser Ergebnisse ist insgesamt schwierig, sie kann deshalb hier auch nicht erschöpfend versucht werden. Im Rahmen der vorliegenden Fragestellung bleibt jedenfalls festzuhalten, daß die Silikosehäufigkeit bei den an Herzinfarkt verstorbenen Bergleuten gegenüber den Vergleichsgruppen nicht erhöht ist.

Diese Art der Längsschnittinformation reicht nicht aus, um nachträglich prospektive Ansätze vornehmen zu können. Auf der anderen Seite wäre hinsichtlich der Zusammenhangsfrage „Silikose und Herzinfarkt" eine prospektive Längsschnittuntersuchung als Ideallösung zu aufwendig, sie würde auch erst nach vielen Jahren verwertbare Resultate bringen. Bei den hier untersuchten Versicherungsfällen besteht nun insoweit die für ein so großes Kollektiv wohl einmalige Möglichkeit, an Hand der gesamten Aktenunterlagen außer dem Obduktionsgutachten auch die zu Lebzeiten erhobenen ärztlichen Befunde, die meistens für längere Zeiträume in Gutachten und Krankheitsberichten niedergelegt sind, mit heranzuziehen. Wir gewinnen auf diese Weise eine Kette von Stichdaten, die zu einer Längsschnittanalyse zusammengefaßt werden können. Aus diesem Material werden als Sonderkollektiv die Bergleute erfaßt, die zu Lebzeiten Anträge auf Silikoserente gestellt hatten. Diese Gruppe besteht einmal aus Versicherten, die danach Entschädigung wegen Silikose erhielten, zum anderen aus solchen, die keine Silikose hatten. Damit ergeben sich zwei Vergleichsgruppen, die hinsichtlich des Auftretens der Coronarkrankheit einen nachträglich prospektiven Ansatz

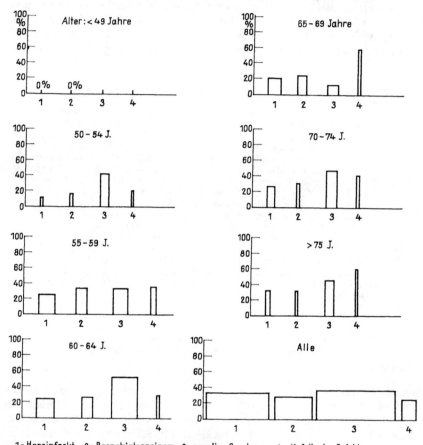

1= Herzinfarkt   2= Bronchialcarcinom   3= sonstige Carzinome   4= Unfall oder Suicid

Abb. 2. Häufigkeit von Silikose II und III bei Fällen mit Herzinfarkt, Bronchialcarcinom, sonstigem Carcinom und Unfall oder Suicid als Grund- oder Todesleiden

erlauben. Wenn man andererseits bei der Auswertung primär vom Endstadium der Coronarkrankheit ausgeht, wie es sich aus dem Obduktionsbefund ergibt, dann liegt eine retrospektive Längsschnittanalyse vor. Bei der Rekonstruktion des Längsschnitts aus den Aktenunterlagen werden allerdings nur Daten aus größeren, d. h. etwa jährlichen Zeitabständen erfaßt. Da sich die zu prüfenden Krankheitsprozesse aber langsam entwickeln, dürfte diese Untersuchungsfrequenz zur Beurteilung ausreichen.

Eine weitere interessante Ansatzmöglichkeit, die an diesem Material realisierbar ist, möchten wir noch erwähnen: als Sondergruppe werden sämtliche Fälle ausgewählt, die zu Lebzeiten einen Herzinfarkt erlitten hatten und bei denen die

Frage des Vorliegens einer arteriellen Hypoxämie untersucht wurde. Von diesen kann nachträglich je eine Gruppe mit oder ohne arterielle Hypoxämie gebildet werden. Beide sollen dann hinsichtlich ihrer Letalität verglichen werden.

Der in Bearbeitung befindliche Auswertbogen enthält als Grundinformation den Obduktionsbefund sowie die klinischen und röntgenologischen Daten der vorangegangenen Untersuchungen, die einzeln abgefragt werden. Ergänzend sind noch spezielle Erhebungsbögen vorgesehen, mit denen insbesondere die zu Lebzeiten durchgeführten Lungenfunktionsanalysen und die elektrokardiographischen Befunde erfaßt werden sollen. Aus diesem Vorgehen erhoffen wir uns nicht nur nähere Informationen im Rahmen der hier zur Diskussion stehenden Problematik, sondern angesichts der Möglichkeit zu weiteren retrospektiven und nachträglich prospektiven Ansätzen auch die Klärung anderer interessanter Fragestellungen.

Literatur

1. Abdelhamid, S., Hempel, K.-J. und Lange, H. J.: Zur Frage einer Syntropie von Bronchialkarzinom und schwerer Arteriosklerose. Dtsch. med. Wschr. 92, 417 (1967). — 2. Dorn, H. F.: Some applications of biometry in the collection and evaluation of medical data. J. chron. Dis. 1, 638 (1955). — 3. Freudenberg, K.: Kritische Bemerkungen zur Krebsstatistik. Verh. Ber. 10. Jahrestag. Arb.-Ausschuß Medizin, S 193. Dtsch. Ges. Dokumentation 25.—28. 10. 1965. Berlin-Stuttgart 1966. — 4. Grosse, H.: Arteriosklerose und Krebs. Z. Krebsforsch. 62, 519 (1958). — 5. Koller, S.: Statistik der Arteriosklerose. 1. Österr. Tag. f. Medizin, Dokumentation u. Statistik, Graz 25.—26. 5. 1965. — 6. Lange, H. J.: Statistische Methoden zur Erforschung der Syntropie von Krankheiten. Habilitationsschrift. — 7. Lange, H.-J., Hempel, K.-J. und Müller, K. H.: Untersuchungen zur Frage der Syntropie zwischen Karzinom und Arteriosklerose an 2800 Sektionsfällen. Frankfurt. Z. Path. 75, 362 (1966). — 8. Rosenkranz, K. A.: Silikose und Herzinfarkt. Internat. Kongreß f. Arbeitsmedizin, Vol. IV, S. 657. Wien 19.—24. 9. 1966. — 9. Rosenkranz, K. A.: Auswirkungen chronischer Lungenkrankheiten auf Entstehung und Verlauf von Herzinfarkten. Med. Klin. 62, 127 (1967). — 10. Schoenmackers, J.: Morphologische Gesichtspunkte zum Problem Silikose und Koronarsklerose. Beitr. Silikose-Forsch. Sonderband 6, 603 (1965). — 11. Valentin, H.: Ist die fortgeschrittene Steinstaublunge eine wesentliche Mitursache bei Erkrankung durch Coronarsklerose und Myokardinfarkt bzw. bei akutem Herztod? Berufskrankh. in d. keram. und Glasindustrie, Heft 19, 1966.

GUNDEL, E., MÜLLER, H. O. und FRITZE, E. (Krankenanstalten „Bergmannsheil" Bochum): **Die Problematik der „Norm" am Beispiel der Untertagebelegschaft einer Kohlenzeche**

Es ist gebräuchlich, eine subjektiv und objektiv gesunde, arbeits- und leistungsfähige Menschengruppe als „normal" und bei gegebener Homogenität hinsichtlich der Milieubedingungen und der Altersstruktur auch als Kollektiv im statistischen Sinne anzusehen. Die unter Tage arbeitende Belegschaft einer Kohlenzeche, subjektiv und nach den üblichen Kriterien ärztlicher Beurteilung auch objektiv ohne krankhafte Veränderungen ist auch dann als gesund zu betrachten, wenn ein Teil dieser durchweg staubexponierten Bergleute röntgenologisch Lungenveränderungen einer beginnenden oder leichten Pneumokoniose hat. Ob diese also hinsichtlich des Berufes, aber auch des lokalen und sozialen Milieus weitgehend homogene Population als „Norm" gelten darf, möge der Versuch einer Analyse ihres immunologischen oder biologischen Reaktionsverhaltens als Problem aufzeigen, wie es sich wahrscheinlich bei epidemiologischen Studien anderer Menschengruppen in ähnlicher Weise stellt.

Innerhalb eines Jahres wurde die etwa 1700 Bergleute umfassende Belegschaft einer Kohlenzeche des Ruhrgebietes im Anschluß an eine Arbeitsschicht klinisch eingehend untersucht und ein Röntgenbild der Lungen gewonnen. Nach dem Fehlen oder Vorhandensein durchwegs röntgenologisch geringgradiger pneumokoniotischer Lungenveränderungen wurden Gruppen gebildet.

Der Versuch einer Analyse des allgemeinen Reaktionsverhaltens dieser Bergleute wurde mit Hilfe folgender Daten unternommen:

1. 1 Std-Wert der ESR.
2. Gesamteiweißgehalt des Serums und papierelektrophoretische Verteilung der Serumproteinfraktionen.
3. Nachweis der sog. Rheumafaktoren im Serum mit vier Testverfahren:
a) Latex-Schnelltest; b) Latex-Fixationstest; c) Fraktion II-Test; d) Euglobulin SCA-Test nach Waaler-Rose.
4. Gesamtkomplement C' nach der Methode von Fischer u. Haupt.
5. Tuberkulin-Tinetest nach Rosenthal bei Ablesung nach 48 und 72 Std.

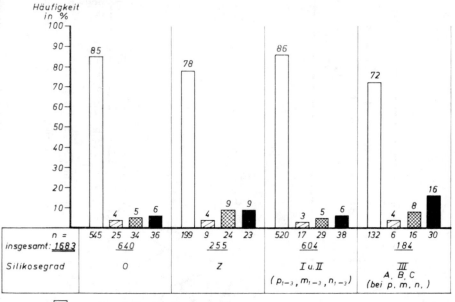

Abb. 1. Rheumatests bei staubexponierten Bergleuten ohne und mit Silikose verschiedener Schweregrade (RA-LFT-, F II-, SCA-Test)

Nachdem gezeigt wird, daß die ESR nach Westergren unabhängig vom Fehlen oder Vorhandensein pneumokoniotischer Lungenveränderungen mit Werten zwischen 6 und 8 mm in der 1. Std in einem normalen Bereich liegt, ergeben sich gleichfalls normale Werte für den Gesamteiweißgehalt des Serums von 7,5 g-% und den relativen Gehalt des Serums an den verschiedenen Proteinfraktionen.

Abb. 1: Diese Abbildung zeigt den Ausfall der vier vorgenannten Rheumatests gegliedert nach dem Fehlen und Vorhandensein silikotischer Lungenveränderungen, wobei eine Unterteilung in sicher negative, wahrscheinlich negative bzw. positive und sicher positive Ergebnisse versucht wurde. Es ist zu erkennen, daß keine Gruppenunterschiede bestehen, daß aber insgesamt in 13,3% positive und wahrscheinlich positive Ergebnisse zu gewinnen sind, was signifikant über dem Durchschnitt der nicht bergmännischen, also nicht quarzstaubexponierten Bevölkerung liegt (Stadtbewohner 5%, Landbewohner 2 bis 3%). Interessant ist die Gegenüberstellung mit einer Gruppe älterer und nicht mehr berufstätiger Bergleute mit schweren Silikosen, bei denen in 16 bzw. unter Hinzunahme wahrscheinlich positiver Tests in 24% Rheumafaktoren nachgewiesen wurden.

Abb. 2: Hier werden gesunde und nicht staubexponierte Personen (stark ausgezogene Linie) staubbelasteten Bergleuten ohne und mit Silikose (die dünnen Linien) nach dem Gesamtkomplementtiter gegenübergestellt. Es zeigt sich ein Unterschied der Gipfel, wobei lediglich die Staubexponierten niedrige oder deutlich erniedrigte Komplementtiter aufweisen. Dabei spielt das Vorhandensein silikotischer Lungenveränderungen offenbar keine Rolle. Als

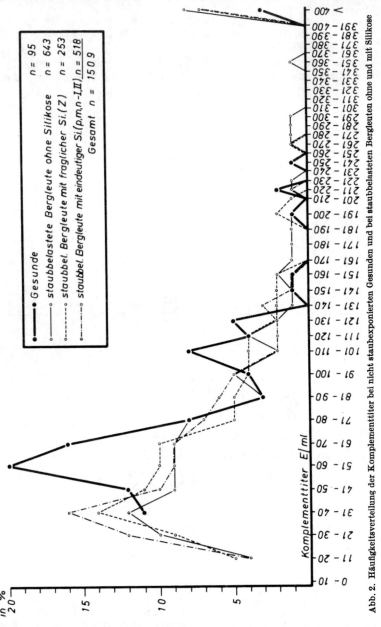

Abb. 2. Häufigkeitsverteilung der Komplementtiter bei nicht staubexponierten Gesunden und bei staubbelasteten Bergleuten ohne und mit Silikose

Normalbereich ergibt sich aus den nicht Staubexponierten ein Titer zwischen 50 und 125 E/ml. Höhere oder niedrigere Titer kommen bei diesen kaum vor.

Darüber hinaus wird die Tuberkulinallergie in bezug auf das Lebensalter geprüft, wobei sich bei der jüngsten Altersgruppe immerhin schon ein positiver Tuberkulin-Tinetest in 30% ergibt, der bis zum 25. Lebensjahr auf 74% ansteigt.

Insgesamt ergibt sich also eine deutlich frühere Konversion als bei der übrigen Bevölkerung. In Bezug auf die Dauer der Staubexposition zeigt sich schließlich, daß bereits nach kurzer Zeit weit über die Hälfte der Bergleute Tuberkulinallergie entwickelt hat (nämlich über 60% nach ca. 1 Jahr).

Zusammenfassend dürfen die gewonnenen Ergebnisse dahin gedeutet werden, daß es — gemessen an den aufgeführten serologisch-immunologischen Parametern — durchaus Varianzen des ,,biologisch Normalen" bei Gesunden gibt. Die Prozentsätze positiver Rheumatests, erniedrigter Komplementtiter und frühzeitiger Tuberkulinallergie konnten an dem vorgestellten bergmännischen Kollektiv gezeigt werden. Diesem ist die Exposition gegenüber silikogenem Staub gemeinsam, und es liegt zur Beantwortung der eingangs gestellten Frage nahe, in diesem Staub die exogene Noxe zu sehen, die Abweichungen von der biologischen Norm hervorruft.

HORBACH, L., MICHAELIS, J. (Institut für Med. Statistik und Dokumentation der Universität Mainz); NEUHAUS, G. A., PRAETORIUS, F. (1. Med. Univ.-Klinik Berlin); KAUFMANN, W. und DÜRR, F. (Med. Univ.-Klinik Tübingen): **Statistische Analyse von Teilergebnissen einer Gemeinschaftsstudie über die Wirkung diuretischer Maßnahmen auf Wasser- und Elektrolythaushalt bei hydropischen Zuständen**

Die Wirksamkeit der Saluretika und Antialdosterone in der Ödemtherapie steht außer Zweifel. Eingehende Untersuchungen von Behandlungsverläufen als Grundlage für differentialtherapeutische Überlegungen liegen bisher aber vorwiegend nur in Form von Kasuistiken vor. Es war deshalb das Ziel einer Gemeinschaftsstudie der I. Medizinischen Universitätsklinik Berlin und der Medizinischen Universitätsklinik Tübingen, an Hand täglicher Messungen bei einer größeren Zahl von Fällen die Wirkungsdynamik dieser Mittel hinsichtlich der Wasser- und Elektrolytausscheidung unter Bilanzbedingungen zu untersuchen und statistisch zu analysieren. Außerdem sollte geprüft werden, in welchem Maße natriumarme Diät als alleinige Maßnahme der Ödembehandlung ausreichend ist.

Im Rahmen dieser Ausführungen ist es nicht möglich, eine vollständige Darstellung und klinische Wertung der Ergebnisse der Gemeinschaftsstudie zu bringen (vgl. [1, 2, 3]); es sollen lediglich einige Probleme der Planung, Dokumentation, statistischen Auswertung sowie Teilergebnisse erläutert werden.

In die Untersuchungen einbezogen wurden Ödempatienten dreier großer nosologischer Gruppen: Herzinsuffizienz, Lebercirrhose, nephrotisches Syndrom. Insgesamt wurden 91 Behandlungsverläufe untersucht. Wie die Tab. zeigt, ist die Besetzung nach Krankheitsgruppen, Alter und Geschlecht, wie meist bei therapeutischen Reihen, sehr unterschiedlich.

In jedem der 91 Verläufe wurde neben der gegen das Grundleiden gerichteten Therapie die Ödembehandlung mit einer Na-armen Diät eingeleitet. Bei ungenügendem Effekt sollte die Diätbehandlung möglichst erst nach einer Woche mit

Tabelle. *Gliederung der Ödembehandlungsfälle nach Krankheitsgruppen, Alter und Geschlecht*

Alter	Herzinsuffizienz			Lebercirrhose			Nephrot. Syndrom			Σ
	♂	♀	Zus.	♂	♀	Zus.	♂	♀	Zus.	
< 40 J.	4	2	6	3	1	4	5	2	7	17
40—< 60 J.	15	8	23	16	3	19	2	1	3	45
≧ 60 J.	17	3	20	9	0	9	0	0	0	29
Σ	36	13	49	28	4	32	7	3	10	91

einem Medikament kombiniert werden. Im 1. Jahr der Studie wurde mit Aldactone, im 2. mit Saluretika (vorwiegend Hydrochlorothiazid) behandelt. Unter der Voraussetzung, daß sich das Krankengut in beiden Jahren nicht grundsätzlich geändert hat, kann man zwei statistisch vergleichbare Behandlungsgruppen annehmen. Bei abflachender Gewichtskurve und klinisch noch nicht ausreichender Ödemausschüttung wurde in beiden Gruppen, und zwar jeweils in etwa der Hälfte der Fälle, auf die Dreierkombination Diät + Aldactone + Saluretika übergegangen.

Neben den täglich aufgezeichneten Arzneimitteldosierungen, Werten der Calorien-, Flüssigkeits- und Elektrolytzufuhr, Gewichtsbestimmung, Urinausscheidung, Elektrolytausscheidung, Gewichts- und Elektrolytbilanzen wurden in größeren zeitlichen Abständen die Serumspiegel einer Reihe von Stoffwechselgrößen bestimmt. Zunächst war daran gedacht worden, die Primäreintragungen der Daten — überwiegend Zahlen — sogleich dokumentationsgerecht vorzunehmen. Für den klinischen Arbeitsablauf erwies es sich aber als zweckmäßiger, die Werte tagesweise in je eine Zeile eines großformatigen Dokumentationsbogens, der für jeden Patienten angelegt wurde, einzutragen. Mit der Übertragung auf Ablochbögen wurde zusammen mit einer Plausibilitäts- und Vollständigkeitskontrolle sogleich eine Datenreduktion verbunden; trotzdem wurden bis zu 120 Lochkarten pro Fall benötigt. Für künftige Untersuchungen wird sich hier der Vorteil des neuerdings in der Tübinger Klinik zur Verfügung stehenden Diagnostik-Informationssystems[1] zeigen. Es bietet die Möglichkeit, die Meßdaten direkt aus dem Labor ohne Übertragungsfehler durch einen Prozeßrechner zu erfassen und sofortige Kontrollen durchzuführen. Weiterhin lassen sich damit die Untersuchungsergebnisse nach einem vorgegebenen Format auf Datenträgern, z. B. Bändern, bereitstellen, die unmittelbar für die weitere Bearbeitung auf elektronischen Rechenanlagen verwertbar sind.

Auswertungsmodelle für derartig gestufte, durch die Entscheidung des behandelnden Arztes wesentlich beeinflußte therapeutische Strategien sind in der statistischen Literatur nicht bekannt. Es mußte eine ad hoc-Lösung gefunden werden. Nach vorbereitenden graphischen Übersichten wurde eine Gliederung des sehr umfangreichen Zahlenmaterials festgelegt: nach Kliniken, nosologischen Gruppen und Behandlungsphasen [alleinige Diätbehandlung, Diät und Aldactone (D + A) bzw. Diät und Saluretika (D + S), Dreierkombination (D + A + S)]. Zur Übersicht über die Resultate wurden Tagesmittelwerte berechnet, die sich auf bestimmte charakteristische Zeitabschnitte innerhalb der einzelnen Behandlungsphasen — 1. bis 3. Tag, 1. Woche, insgesamt, letzte 2 Tage — beziehen sowie die Maxima der hauptsächlichen Variablen bestimmt und nach den genannten Gliederungskriterien gegenübergestellt. Die statistische Vergleichssystematik entspricht dabei zwangsläufig nur teilweise der eines kontrollierten therapeutischen Versuchs im Sinne eines Experiments (controlled clinical trial). Durch die Anpassung an die klinische Situation des Patienten haben wichtige Größen wie z. B. die Dauer der Behandlungsphasen mehr oder weniger den Charakter von Beobachtungen, deren Verallgemeinerungsfähigkeit man nicht exakt definieren kann.

Zum Vergleich der Daten beider Kliniken ist zunächst zu sagen, daß die Überprüfung der Behandlungsführung bezüglich Diät und Dosierung der Pharmaka weitgehende Übereinstimmung ergab. Nur die Natriumrestriktion wurde etwas unterschiedlich gehandhabt; in Berlin wurden durchschnittlich 15, in Tübingen durchschnittlich 27 m val pro die und Patient gegeben. Außer Abweichungen, die sich durch das extreme Verhalten einzelner Patienten in den Gruppen erklären ließen, hat dieser Unterschied in der Diät offensichtlich zu keinen wesentlich unterschiedlichen Behandlungsresultaten geführt.

Einen Überblick über den Ablauf der Ödemausscheidung innerhalb der einzelnen Krankheitsgruppen und Behandlungsphasen geben die Verteilungen der auf charakteristische Zeitabschnitte bezogenen durchschnittlichen Tagesbilanzierungen. Die Gegenüberstellung der Histogramme der einzelnen Variablen nach nosologischen Gruppen ergab — bei erheblicher Streuung der Werte — überraschenderweise nur geringfügige Unterschiede. Die Zugehörigkeit zu einer der Ursachengruppen erklärt also nur wenig von der großen Variabilität der Therapie-

---

[1] Symposium in Tübingen, 14. und 15. Februar 1969: „Diagnostik-Informationssystem der Medizinischen Universitätsklinik" unter Vorsitz von Prof. Dr. Dr. h. c. H. E. Bock.

effekte. Hier stellt sich als weitere Aufgabe der Auswertung das Auffinden von Gliederungskriterien, evtl. auch aus Anamnesen und klinischen Befunden, die für das Ansprechen auf die Therapie relevant sind.

Die errechneten *Gewichtsbilanzen* liegen bei allen nosologischen Gruppen bereits in der Diätphase zum großen Teil im negativen Bereich, obgleich nur in Ausnahmefällen Diät alleine zur ausreichenden Ödemausschwemmung geführt hat. Vergleicht man die Bilanzen unter D + S mit denen unter D + A, so ergibt sich für den 1. bis 3. Tag ein statistisch signifikanter Unterschied (Wilcoxon-Test: Irrtumswahrscheinlichkeit P < 1%), und zwar, wie Abb. 1 zeigt, eine stärkere Gewichtsabnahme durch Saluretika. Weiter erkennt man, daß dieser Unterschied schon nach einer Woche schwindet. Entsprechend dem schnelleren Wirkungseintritt liegt auch das Wirkungsmaximum bei den Saluretika (durchschnittlich am 4. Tag) früher als bei Aldactone (durchschnittlich am 6. Tag). Etwa die Hälfte der Patienten beider Behandlungsgruppen wurde abschließend mit der Dreierkombination

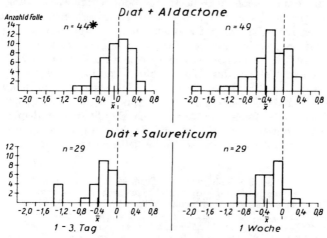

Abb. 1. Mittlere tägliche Gewichtsbilanz in kg/Tag bei Ödempatienten mit den angegebenen Behandlungen
* 5 Fälle mit fehlenden Einzelwerten wurden nicht berücksichtigt

behandelt und hierdurch konnte jeweils noch eine Wirkungssteigerung verzeichnet werden.

Die *Elektrolytbilanzen* sind als Differenzen der täglich ermittelten Werte der Ein- und Ausfuhr definiert; Ausscheidungen durch Fäces und Schweißsekretion wurden dabei nicht berücksichtigt.

Die *Na-Bilanzen* sind in der Diätphase noch zu einem beträchtlichen Teil positiv, werden unter medikamentöser Behandlung, unter D + S rascher als unter D + A, negativ. Die zusätzliche oder auch z. T. erstmals einsetzende Wirkung der Dreierkombination zeigt sich auch in der Natriurese.

Die *K-Bilanzen* zeigen gegenüber den Na-Bilanzen eine wesentlich geringere Streuung mit Mittelwerten nahe dem Nullpunkt. In den ersten 3 Behandlungstagen läßt sich eine stärker negative Bilanz unter D + S nachweisen; der Unterschied gegenüber D + A ist statistisch signifikant (Wilcoxon-Test: Irrtumswahrscheinlichkeit P < 1%).

Ähnliche Verhältnisse der Wirkungsabläufe lassen sich auch an Hand der Urinausscheidungswerte aufzeigen.

Außer der Untersuchung der Einzelvariablen interessiert die gegenseitige Abhängigkeit der Variablen des Wasser- und Elektrolytstoffwechsels in den verschiedenen Behandlungsphasen. Die errechneten Korrelationsmatrizen zeigen im allgemeinen die erwarteten Abhängigkeiten der Ausscheidungswerte des Urins und Natriums mit der Gewichtsbilanz. Kalium ist zu Beginn der Behandlungsphase unter Saluretika stärker mit der Urinausscheidung und Gewichtsabnahme korreliert als bei Therapie mit Aldactone. Die Korrelation des Kalium mit den übrigen Variablen (Gewichtsbilanz, Urin- und Na-Ausscheidung) ist bei den Fällen mit Lebercirrhose höher als bei denen mit Herzinsuffizienz. Die Unterschiede im korrelativen Verhalten zwischen den Gruppen lassen sich durch multivariate Vergleiche der zugrunde liegenden Kovarianzmatrizen statistisch sichern.

Von besonderem Interesse sind prognostisch verwertbare Korrelationen. Nimmt man die gesamte Gewichtsabnahme einer Behandlungsphase als Zielgröße, so läßt sich deren multiple Regression und Korrelation z. B. mit den Bilanzwerten von Na, K, Cl und des Gewichts sowie der Urinmenge am Beginn der Behandlung, z. B. an den ersten 3 Tagen, prüfen. Ein schrittweises Vorgehen bei der Berechnung der multiplen Regression gestattet es, den Beitrag der einzelnen Variablen für die Schätzung der Zielgröße zu ermitteln. Als Indikator für das Gesamtbehandlungsergebnis kommt nach diesen Berechnungen nur Na — ersatzweise die damit hoch korrelierte Cl- oder Urinausscheidung — bei der Saluretikatherapie in Frage. Die weiteren Variablen erhöhen die Schätzgenauigkeit nicht wesentlich. Für die Aldactonebehandlung, deren Wirkung erst später in Gang kommt, ergibt sich aus den Anfangsbefunden noch kein prognostischer Hinweis. Man muß sich bei diesen Korrelationen natürlich darüber im klaren sein, daß man von einem Teil auf das Ganze schließt und daß es sich um keine Korrelation voneinander unabhängiger Größen handelt. Die Aussage bleibt aber auch erhalten, wenn man die Ausscheidungsgrößen an den 3 ersten Tagen mit der nachfolgenden Gewichtsabnahme korreliert. Eine signifikante multiple Korrelation zwischen den genannten Variablen in der Diätphase mit der Gewichtsabnahme in der darauffolgenden medikamentösen Phase ließ sich nicht nachweisen

Literatur

1. Kaufmann, W., Dürr, F., Neuhaus, G. A., Praetorius, F., Horbach, L. und Michaelis, J.: Gemeinschaftsstudie über die Wirkung diuretischer Maßnahmen bei hydropischen Zuständen. I. Planung, Ergebnisse bei Herzinsuffizienz. Klin. Wschr. (im Druck). — 2. Dürr, F., Kaufmann, W., Horbach, L., Michaelis, J., Neuhaus, G. A., und Praetorius, F.: Gemeinschaftsstudie über die Wirkung diuretischer Maßnahmen bei hydropischen Zuständen. II. Ergebnisse bei Lebercirrhose. Klin. Wschr. (im Druck). — 3. Praetorius, F., Neuhaus, G. A., Horbach, L., Michealis, J., Dürr, F. und Kaufmann, W.: Gemeinschaftsstudie über die Wirkung diuretischer Maßnahmen bei hydropischen Zuständen. III. Ergebnisse bei nephrotischem Syndrom, Vergleich mit den anderen Krankheitsgruppen. Klin. Wschr. (in Vorbereitung).

FRITZE, E. (Krankenanstalten Bergmannsheil, Bochum): **Sinnvolle und zweckbestimmte Krankenblattdokumentation**

Die Art und Technik der betriebenen Krankenblattdokumentation in der inneren Medizin wird mehr noch als in anderen Fachgebieten durch die zunehmende Spezialisierung und mehr oder weniger scharfe Separierung spezieller Arbeitsgebiete und ihre besonderen Forderungen an die Krankenblattdokumentation sowie durch die nach der praktischen, klinischen, pädagogisch-didaktischen und wissenschaftlichen Ausrichtung unterschiedliche Aufgabenstellung bestimmt. In der internistischen Facharztpraxis, in der internmedizinischen Fachabteilung eines Krankenhauses und in einer Medizinischen Klinik mit Ausbildungs- und Forschungsaufgaben und schließlich in Spezialabteilungen der inneren Medizin werden Breite und Tiefe der Krankenblattdokumentation notwendigerweise verschieden und die methodische Technik unterschiedlich sein. Wie kaum ein anderes Fach ist die innere Medizin im Interesse der dort betreuten Kranken aber auch zur Bewahrung ihrer Einheitlichkeit und Überschaubarkeit gezwungen. So spezialisiert die einzelnen Fachbereiche der inneren Medizin in methodischer Hinsicht auch sind oder in Zukunft werden mögen, funktionell müssen sie Teil des großen Faches bleiben, wenn ihre Effektivität in der Krankenbetreuung wie in wissenschaftlicher Hinsicht nicht Schaden leiden soll.

Die Übersichtlichkeit des Faches bewahren zu helfen und das Zusammenwirken seiner Spezialbereiche zu gewährleisten, ist aber sicher auch eine wichtige Aufgabe der Krankenblattdokumentation. Das bedeutet, daß die Krankenblattdokumentation in den Spezialbereichen nicht unabhängig vom Gesamtfach und nicht in dem einen Fachgebiet ohne Berücksichtigung der übrigen durchgeführt werden kann. Vielmehr sollte sie in diesen Spezialbereichen nur in Ergänzungen und Vertiefungen der Dokumentation des allgemeinen Basisfaches bestehen.

In allen Bereichen der inneren Medizin von der Facharztpraxis bis zur Forschungsklinik und auf allen Spezialgebieten steht naturgemäß die Krankenversorgung im Vordergrund. Unterschiedlich ist dagegen die Bedeutung versicherungsrechtlicher Aufgaben, also der Begutachtung im Rahmen der Sozial-, Unfalloder anderer Versicherungen. Krankenversorgung und Begutachtung erfordern

Tabelle. *Die Aufgaben der Krankenblattdokumentation in den verschiedenen Bereichen der inneren Medizin*

Krankenblatt-dokumentation in	zur Kranken-versorgung	Versicherungs-rechtliche Aufgaben	Basisunterricht für Studenten	Ärztliche Aus- und Fortbildung	Forschung
Fachpraxis	+++	(+)	∅	∅	∅
Allgemein. Krankenhaus	+++	+	(+)	(+)	∅
Schwerpunkt-krankenhaus	+++	++	(+)	+++	++
Akadem. Lehr-krankenhaus	+++	+	+++	+++	++
Univ.-Klinik	+++	++	+++	+++	+++
Spez. Forschungsklinik	+++	(+)	(+)	(+)	+++
Spez. Abteilungen der inneren Medizin	+++	+	(+)	++	++

(+) = gelegentlich; + = mittlere Häufigkeit; ++ = sehr häufig; +++ = immer

aber in gleicher Weise genaue Befunderfassung und ihre Fixierung als ärztliche Unterlage und als Rechtsdokument.

Dort, wo die Unterrichtung und Anleitung von Medizinstudenten hinzutritt, wie besonders in den Lehrkrankenhäusern und Universitätskliniken, muß die Krankenblattdokumentation die zusätzliche Forderung erfüllen, didaktisch wirksam zu sein, d. h. logisch im Aufbau, das Verständnis fördernd. Schließlich soll die Krankenblattdokumentation den lernenden Studenten so gut wie möglich anleiten und in das Fach einführen. Diese Gesichtspunkte gelten naturgemäß in gleicher Weise für die Ausbildung und Fortbildung der Ärzte (vgl. Tabelle).

Möglichst fehlerfreie und vollständige Erfassung der Befunddaten in pädagogisch-didaktisch anleitender Form erlaubt am ehesten ein den Untersuchungsgang logisch vollziehendes Formularkrankenblatt in alternativ-fragender Gestaltung. Es muß dadurch schnell lesbar und überschaubar sein, daß alle Abweichungen von der Norm auf den ersten Blick erkennbar sind. Der logische Aufbau und der zweckmäßige Drucksatz spielen dabei also keine geringe Rolle. Das Krankenblatt kann, aber muß nicht unbedingt der elektronischen Datenverarbeitung zugänglich sein (Abb. 1).

Zum Zwecke wissenschaftlicher Auswertung, also für Forschungsaufgaben, muß dagegen die Krankenblattdokumentation so gestaltet sein, daß die große

Zahl der anfallenden Daten mit Hilfe einer elektronischen Datenverarbeitungsanlage geprüft, gespeichert und jederzeit abgerufen werden kann.

Die Krankenblattdokumentation mag auch dann mit Vorteil die elektronische Datenverarbeitung benutzen, wenn zur Einsparung von Archivräumen und Schreibpersonal der Computer als Krankenblattarchiv und zum automatischen Ausdrucken der Arztberichte genutzt werden soll.

Die Dokumentation des klinischen Untersuchungsbefundes, also die eigentliche Krankenblattdokumentation, ist aber nur ein Teil der Datendokumentation in der inneren Medizin. Sie wird ergänzt durch die Dokumentation von Laboratoriums-

Brustkorb und Lunge:									
Brustkorb		o. B.	Bewegl. eingeschr.	Deform.	Nachschl.	re - li	Br. Umfang	cm	
Lung. Grenz.	re	o. B.	nicht verschiebl.	hl WD	cm	vo. Ri	cm		
	li	o. B.	nicht verschiebl.	hl WD	cm				
Klopfschall	re	o. B	gedämpft	hinten	vorne	oben	Mitte	unten	
			supersonor	Stimmfremitus	verstärkt				
	li	o. B.	gedämpft	hinten	vorne	oben	Mitte	unten	
			supersonor	Stimmfremitus	verstärkt	abgeschw.			
Atemger.	re	vesikulär	leise	bronchial	verschärft	abgeschw.	Exspir. verl.	Bronchophonie	
			hinten	vorne	oben	Mitte	unten		
	li	vesikulär	leise	bronchial	verschärft	abgeschw.	Exspir. verl.	Bronchophonie	
			hinten	vorne	oben	Mitte	unten		
Nebenger.	re	nein	R.G. fein-	mittel-	grobblasig	klingend	nicht kling.	trocken	
			Cav. Sympt.	Reiben	hint /vorne	oben	Mitte	unten	
	li	nein	R.G. fein-	mittel-	grobblasig	klingend	nicht kling.	trocken	
			Cav. Sympt.	Reiben	hint./vorne	oben	Mitte	unten	
Mamma		bd. o. B.	re	li					

Weitere Befunde

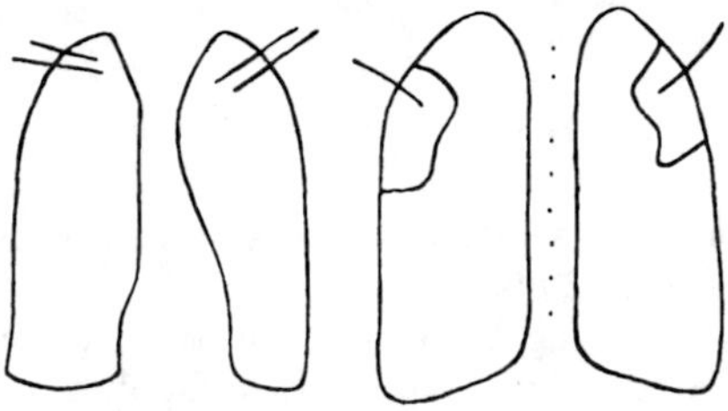

Abb. 1. Ausschnitt eines Formularkrankenblattes

daten, von röntgenologischen, nuklearmedizinischen, elektrokardiographischen und anderen diagnostischen Daten, durch den Inhalt der sog. Fieberkurve mit Angaben über die Körpertemperatur, über bestimmte Körperfunktionen und mit therapeutischen Angaben.

Diese Krankenblattdokumentation im weiteren Sinne bedeutet also die reproduzierbare Fixierung aller diagnostischen und Befunddaten über die Zeit des Krankheitsverlaufes, die Aufzeichnung der therapeutischen Maßnahmen und ihrer Ergebnisse. Durch ihre Verknüpfung mit anamnestischen und objektiven Daten aus früheren Lebens- und Krankheitsphasen, also auch mit Unterlagen anderer Ärzte oder Kliniken, wird die Krankenblattdokumentation in praktischer wie in didaktischer und wissenschaftlicher Hinsicht erst optimal wirksam. Dieses Verbundsystem medizinischer Datendokumentation — Record linkage — gewinnt mit zunehmender Bedeutung der epidemiologischen Forschung besonderes Gewicht.

Die *begriffliche Definition* der Befunddaten, Diagnosen und anderer Sachbegriffe sowie ständiges *Training* und *Koordination* all derer, die an der praktischen Handhabung der Krankenblattdokumentation beteiligt sind, also insbesondere der Ärzte, ist eine entscheidend wichtige Vorbedingung ihres befriedigenden Funktionierens. Die Vernachlässigung dieser Probleme ist geeignet, die zweckbestimmte Krankenblattdokumentation und elektronische Datenverarbeitung in der Medizin in Mißkredit zu bringen, ehe sie recht begonnen hat.

Stressbedingte Veränderungen im Gastrointestinaltrakt

SELYE, H. (Institut de Médecine et de Chirurgie expérimentales, Université de Montréal, Montreal, Kanada)

Referat

Während des letzten Weltkrieges berichteten britische Kliniker in Lancet von einem beachtlichen Anstieg der Fälle mit perforierten Magen- und Duodenalgeschwüren nach schweren Luftangriffen. Damals waren sich die Autoren über die Ätiologie dieser Ulcera durchaus nicht einig [25].

In einer Reihe von Tierexperimenten war es uns schon 1936 gelungen, ähnliche akute Magengeschwüre mit verschiedenen unreinen und toxischen Extrakten endokriner Drüsen hervorzurufen. Unabhängig von ihrem Ursprung oder ihrem Hormongehalt erzeugten diese Extrakte bei Ratten ein Syndrom, dessen charakteristische Merkmale aus einer Hypertrophie der Nebennierenrinde (mit morphologischen Anzeichen von Hypersekretion) thymicolymphatischer Atrophie, Eosinopenie und Magen-Darmgeschwüren bestanden.

Bald danach erwies es sich, daß die gleichen Läsionen auch durch Kälte, Hitze, Infektion, Trauma, Hämorrhagie und viele andere Agenzien erzeugt werden können. Diese Reaktion wurde in einer ersten Veröffentlichung [20] als „ein durch verschiedene schädliche Ursachen hervorgerufenes Syndrom" beschrieben und ist jetzt als das allgemeine Adaptationssyndrom[1] oder das biologische Stressyndrom bekannt. Seine drei Entwicklungsstadien (1. Alarmreaktion, 2. Stadium des Widerstandes, 3. Stadium der Erschöpfung) müssen hier nicht ausführlich beschrieben werden; es genügt, zu erwähnen, daß seit 1936 noch zahlreiche andere biochemische und strukturelle Veränderungen, deren Ätiologie bis dahin ungeklärt war, auf unspezifischen Stress zurückgeführt werden konnten. Unter diesen galt das Interesse der Kliniker besonders den während der Alarmreaktion auftretenden Veränderungen der Hormonproduktion und deren Einfluß auf den Gastrointestinaltrakt [3].

Bei der Analyse der hormonalen Vermittlung von Stressreaktionen wurden inzwischen große Fortschritte gemacht. Es wird nun allgemein anerkannt, daß die Notfallssekretion der Katecholamine nur *einen* Aspekt der akuten Phase bei der Alarmreaktion darstellt. Die Hypothalamus-Hypophysen-Nebennierenrinden-„Achse" ist zumindest ebenso wichtig für die Aufrechterhaltung der Homöostase und ist wahrscheinlich auch an der Regulierung vieler morbider Phänomene beteiligt [29].

Wenn man auf die Geschichte des G.A.S. zurückblickt, könnte man annehmen, daß der Schlüssel, der die Tür zu einem wirklichen Fortschritt öffnete, die Entdeckung der objektiven Stressmerkmale war, die sich in Form von Nebennierenvergrößerung, thymicolymphatischer Atrophie, Eosinopenie und akuten

---

[1] Englisch: General Adaptation Syndrome, daher im folgenden „G.A.S." genannt.

Magen-Darmgeschwüren zeigten. Bei genauer Prüfung der Fachliteratur ist jedoch festzustellen, daß diese Anzeichen schon lange bekannt waren, bevor wir die Existenz eines unspezifischen Stresssyndroms feststellten.

Bereits im Jahre 1842 beobachtete Curling [5] akute, gastrointestinale Geschwüre bei Patienten mit ausgedehnten Hautverbrennungen. Billroth [2] berichtete 1867 über ähnliche Befunde nach schweren chirurgischen Eingriffen mit Infektionskomplikationen. Es wurde jedoch zwischen diesen Läsionen und anderen

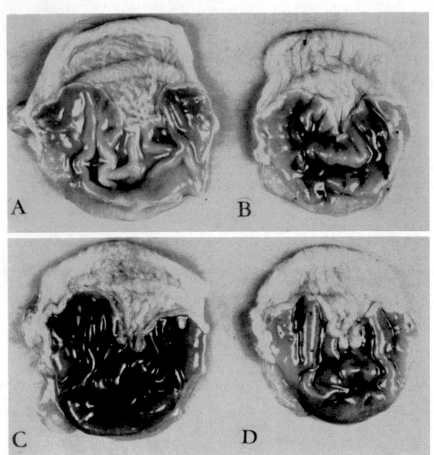

Abb. 1. Akute Magengeschwüre während der Alarmreaktion bei der Ratte. — A: Normale Magenbeschaffenheit in einer unbehandelten Kontrollratte. Beachtliche Hyperämie der Magenschleimhaut und Entwicklung vieler blutbedeckter Erosionen bei den anderen drei Tieren, bei denen eine Alarmreaktion erzeugt wurde [B: durch Rückenmarkdurchtrennung; C: Kälte (2 °C); D: wiederholte, erzwungene Muskelarbeit innerhalb von 48 Std bei Nahrungsentzug]. Der Mageninhalt war ebenfalls stark mit Blut durchsetzt

Veränderungen, die heute als zum Stresssyndrom gehörig betrachtet werden, kein Zusammenhang vermutet, z. B. mit dem von Roux u. Yersin [17] berichteten Befund, daß die Nebennieren beim Meerschweinchen nach Infektion mit Diphtherie häufig vergrößert, hyperämisch und hämorrhagisch sind. Die sog. ,,akzidentelle'' Thymusatrophie oder die Eosinopenie und der Katabolismus bei Patienten, die an dieser oder jener Krankheit litten, wurden so oft beschrieben, daß sie sich geschichtlich kaum verfolgen lassen; wer hätte dabei aber z. B. an einen Zusammenhang mit Cannons ,,Notfallsreaktion'' gedacht, bei der als Antwort auf Angst oder Zorn die Adrenalinsekretion angeregt wird ?

Es fehlte immer noch das wichtigste Glied, das alle diese anscheinend grundverschiedenen Beobachtungen miteinander verbindet, nämlich die Erkenntnis, daß es sich bei alledem um die individuellen Manifestationen eines einzigen, koordinierten Syndroms handelt. Genauer gesagt waren es zwei scheinbare Widersprüche, die der Formulierung des Konzeptes von einer einzigen, stereotypen Reaktion auf Stress im Wege standen:

1. Qualitativ verschiedene Agenzien von gleichwertiger Toxicität (heute würden wir „Stressoreffekt" sagen) verursachen nicht unbedingt genau dasselbe Syndrom.

2. Stress von gleicher Art und Stärke kann bei verschiedenen Menschen unterschiedliche Schäden verursachen.

Es bedurfte jahrelanger Arbeit um zu beweisen, daß qualitativ verschiedene Agenzien sich nur in ihrer spezifischen Wirkung unterscheiden (z. B. Adrenalin erhöht und Insulin senkt den Blutzuckerspiegel; bei Kälte zittert und bei Hitze schwitzt man); ihre unspezifischen Stressorwirkungen (z. B. ACTH- oder Corticoidsekretion, Eosinopenie, thymicolymphatische Evolution) sind jedoch im wesentlichen gleich, es sei denn, daß sie durch die spezifischen Wirkungen der auslösenden Agenzien modifiziert oder verdeckt werden.

Andererseits wurde die Tatsache, daß bei verschiedenen Individuen sogar der gleiche Stressor unterschiedliche Läsionen verursachen kann, auf die „konditionierenden Faktoren" zurückgeführt, welche die eine oder andere Stressorwirkung selektiv verstärken oder mildern können. Diese Konditionierung kann endogen (z. B. Erbanlage, Alter, Geschlecht) oder exogen sein (z. B. Behandlung mit bestimmten Hormonen, Medikamenten, Diät). Unter dem Einfluß solcher konditionierenden Faktoren kann sogar ein normalerweise harmloser Stressor phatogen wirken und in dem einen oder anderen selektiv prädisponierten Zielorgan sog. „Anpassungskrankheiten" verursachen. Dieses Konzept läßt sich durch das folgende Schema veranschaulichen:

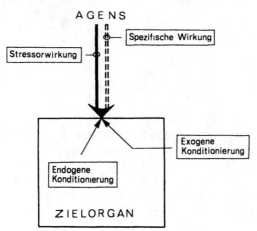

Das *Agens* wirkt als Stressor, hat aber außerdem auch *spezifische Wirkungen*. Die Stressorwirkungen sind definitionsgemäß unspezifisch, da sie von den verschiedensten Stimuli ausgeübt werden, während sich die spezifischen Wirkungen der einzelnen Agenzien in charakteristischer Weise voneinander unterscheiden. Die Reaktion hängt jedoch nicht ausschließlich von diesen beiden Wirkungen der Agenzien ab, weil auch die *Reaktivität des Zielorganes* von Bedeutung ist, die ihrerseits durch zahlreiche *endogene oder exogene konditionierende Faktoren* modifiziert wird. Da alle Stressoren auch bestimmte spezifische Wirkungen ausüben, ist es verständlich, daß sie nicht genau dieselbe Reaktion hervorrufen können und daß selbst ein und dasselbe Agens (je nach den endogenen oder exogenen konditionierenden Faktoren, welche die Reaktivität der Terrains bestimmen) bei verschiedenen Individuen unterschiedlich wirkt.

Das Konzept der Konditionierung in dem hier beschriebenen Sinne und die Hypothese, daß bestimmte Krankheiten durch eine Entgleisung des G.A.S.-Mechanismus verursacht werden, haben sich bei der Aufklärung der Zusammenhänge zwischen der Physiologie und Pathologie von Stress auf vielen Gebieten bewährt [29], jedoch wollen wir uns bei dieser Übersicht auf die gastrointestinale Pathologie beschränken.

Daß Magen und Darm in äußerst empfindlicher Weise auf jede Art von Stress reagieren, geht aus der einschlägigen Literatur eindeutig hervor. Schon 1833 beobachtete Beaumont [1] durch direkte Inspektion des Magens eines Patienten eine auffallende Rötung der Schleimhaut nach emotionellem Stress. Die vornehmlich adrenergische Reizung der gastrointestinalen Gefäße und Muskulatur während der „Notfallsreaktion" [4] wurde ebenfalls häufig in diesem Zusammenhang zitiert.

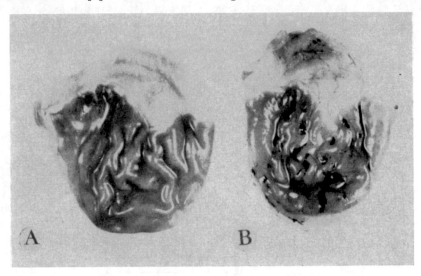

Abb. 2. Magengeschwure während des Stadiums der Erschöpfung bei der Ratte. — A: Normale Magenschleimhaut eines Kontrolltieres. B: Hyperämie der Magenschleimhaut mit zahlreichen, tiefen, blutenden Geschwüren nach 30tägiger Kältebehandlung (2 °C). Man beachte die Ähnlichkeit dieser Läsionen mit den während der Alarmreaktion erzeugten. [Abb. 1 und 2 nach Selye, aus „Peptic Ulcer" S. 126 bis 127; W. B., Saunders, 1951]

Bereits bei der Formulierung des G.A.S. und seinen drei Stadien war es offensichtlich, daß akute Hyperämie und blutende Erosionen im Magen und Duodenum ausnahmslos zu den charakteristischen Erscheinungen des ersten Stadiums, also der Alarmreaktion, gehören (Abb. 1). Gewöhnlich gehen Blutstauungen und Hyperämie solchen Erosionen voran: Die Schleimhaut wird ödematös und die daraus resultierende mangelhafte Ernährung der Gewebe führt schließlich zum Zelluntergang in Magen- und Darmwänden, die den hochgradig zersetzenden Verdauungssäften ausgesetzt sind.

Ähnliche Läsionen werden im Laufe der Alarmreaktion durch verschiedene Stressoren (Kälte, Trauma, Verbrennung, Infektion, Intoxikation, körperliche Überanstrengung) hervorgerufen; ihre unspezifische Natur kann daher kaum angezweifelt werden [20, 21, 23, 37]. Diese Geschwüre verschwinden mit Einsetzen des Stadiums des Widerstandes, treten aber während des Stadiums der Erschöpfung erneut auf (Abb. 2) [24].

Im Verlaufe des G.A.S. können auch in anderen Teilen des Verdauungskanals Erosionen auftreten. Infolge der allgemeinen karyoklastischen Reaktion der Lymphgewebe zerfallen gleichzeitig die Peyerschen Plaques, was häufig mit schwerer Diarrhoe oder Obstipation und bei bestimmten Gattungen (einschl. dem Menschen) mit Übelkeit und Erbrechen einhergeht [21 bis 23].

Weitere Beobachtungen an Ratten zeigten, daß ausgesprochen akute und schwere Schädigungen sich manchmal besonders auf den Teil des Coecums auswirken, der bei dieser Gattung dem Blinddarm entspricht. Hier findet sich in solchen Fällen ein ähnliches hämorrhagisches Ödem wie es im Anfangsstadium der akuten Blinddarmentzündung beim Menschen häufig beobachtet wird.

Es muß besonders betont werden, daß im Gegensatz zu der Lympholyse in den Peyerschen Plaques und dem Appendix (woran vermutlich die Glucocorticoide beteiligt sind) alle sonstigen gastrointestinalen Veränderungen, besonders die Erosionen, nicht ausschließlich auf eine Ausschüttung von adrenocorticotropem Hormon und Glucocorticoiden zurückzuführen sind, da sie bei der Ratte nach Hypophysektomie oder Adrenalektomie sogar in verstärktem Maße auftreten. Andererseits zeigt sich nach schwerer Intoxikation mit Desoxycorticosteronacetat eine beachtliche Neigung zu Magenödemen. Dies mag mit der Natriumchlorid-regulierenden Wirkung dieses Mineralocorticoids zusammenhängen und mit der Tatsache, daß die Magenschleimhaut bei der Chloridausscheidung eine wichtige Rolle spielt. So kann nach chronischer Behandlung mit Desoxycorticosteronacetat oder Desoxycortison eine Periarteriitis nodosa der Magengefäße zu lokalen Zirkulationsstörungen führen [26, 27].

Wenn wir die erwähnten gastrointestinalen Veränderungen als Anpassungskrankheiten betrachten, so müssen wir bedenken, daß diese Läsionen nur *eine* Erscheinung des entgleisten G.A.S. darstellen, und es ist daher unerläßlich, sie auch im Zusammenhang mit anderen pathologischen Reaktionen zu untersuchen. So stellten wir z. B. fest [36], daß subcutane Injektionen hoher Dosen von Serotonin bei der Ratte Veränderungen in den anaphylactoiden Schockorganen (Pfoten, Schnauze, Ohren) hervorrufen, die der klassischen anaphylactoiden Entzündung [23] ähnlich, aber nicht mit ihr identisch sind. Außerdem fanden wir bei allen diesen Tieren bei der Autopsie mehrere Magengeschwüre, die histologisch durch eine bis tief in die Submucosa reichende Nekrose der Magenschleimhaut und starke Ödembildung sowie Blutungen in die umgebenden Gebiete gekennzeichnet waren. Diese Veränderungen kommen sonst bei der anaphylactoiden Entzündung (z. B. nach Injektion von Eiklar oder Dextran) nicht vor; sie erwiesen sich als von der Nebennierenrinde weitgehend unabhängig. Sowohl die anaphylactoide Entzündung als auch die Erzeugung gewisser Magengeschwüre werden von verschiedenen Autoren auf eine gesteigerte Histaminproduktion zurückgeführt und es ist bekannt, daß Serotonin aus den Geweben Histamin freisetzt. Im Laufe weiterer Arbeiten untersuchten wir deshalb die Substanz 48/80, die als besonders wirksamer Histaminliberator bekannt ist [14]. Die toxischen Wirkungen dieser Substanz äußern sich bei der Ratte in einer anaphylactoiden Entzündung (mit Ödem und Cyanose der Pfoten, Schnauze, Ohren und Genitalregion) sowie in akuten, blutenden Magengeschwüren mit Wandödem [10].

Wie bereits erwähnt, können Stress und Glucocorticoide zwar akute Magengeschwüre hervorrufen, sie unterdrücken jedoch die anaphylactoide Entzündung [29]. Die Versuche, auf die ich hier näher eingehen möchte, ergaben aber, daß *alle* soeben genannten toxischen Wirkungen der Substanz 48/80 durch verschiedene Stressoren oder durch Cortisol verhindert werden können. Dies ist besonders beachtenswert, weil gerade die Wirkungen von Histamin auf die Magenschleimhaut sich nicht einmal durch Antihistaminika verhüten lassen.

80 weibliche Sprague-Dawley-Ratten mit einem Durchschnittsgewicht von 145 g (140 bis 154 g) wurden in acht gleiche Gruppen eingeteilt und wie in Tabelle 1 angegeben, behandelt. Den Tieren der Gr. 1 bis 7 wurden am 1. Versuchstag morgens und abends je 300 μg 48/80 in 0,2 ml Aqua dest. intraperitoneal injiziert. Die angewendeten Stressoren bestanden bei den

Gr. 3 und 8 in *Fesselung* (in gestreckter Bauchlage 24 Std auf einem Brett); bei der Gr. 4 in *Kälte* (die geschorenen Ratten wurden morgens 3 und abends 2 Std lang einer Temperatur von 2°C ausgesetzt); bei der Gr. 5 in *Denervation der Extremitäten* (beiderseitige Durchtrennung des Plexus cervicalis, des Nervus ischiadicus und des N. femoralis bei Äthernarkose). Alle genannten Stressoren wurden am Tage der 48/80-Behandlung angewendet, mit Ausnahme der Gr. 2; diese Tiere wurden am Tage *vor* Verabreichung von 48/80 der Fesselung ausgesetzt, um so die Wirkung einer *Vorbehandlung mit Stress* zu demonstrieren. Gr. 6 erhielt *Cortisol* (Acetat) in Form einer Mikrokristallsuspension als subcutane Einzeldosis von 10 mg in 0,2 ml Aqua dest., ebenfalls am Tage *vor* der 48/80-Behandlung, zur kurzfristigen, intensiven Erhöhung der Glucocorticoidsekretion. Den Tieren der Gr. 7 wurde in gleicher Weise täglich 1 mg Cortisol im Laufe der 10, der 48/80-Gabe vorangehenden, Tage verabreicht, um die Wirkung einer mehr chronischen Hormonbehandlung zu prüfen.

Alle Ratten wurden 24 Std nach der ersten 48/80-Injektion getötet und seziert. Die erhobenen Befunde sind in Tabelle 1 zusammengefaßt, in der die Durchschnittswerte der anaphylactoiden und gastrischen Läsionen in Form einer arbiträren Skala von 0 bis 4+ ausgedrückt sind.

Tabelle 1. *Verhütung durch Stress und Cortisol der mit 48/80 erzeugten Läsionen*

Gruppe	Behandlung	Anaphylactoide Entzündung	Magen Geschwüre	Ödeme
1	48/80	4 +	4 +	4 +
2	48/80 + Fesselung (Vorbehandlung)	0	Spuren	Spuren
3	48/80 + Fesselung	0	2 +	0
4	48/80 + Kälte	0	Spuren	0
5	48/80 + Denervierung	0	0	0
6	48/80 + Cortisol 10 mg an einem Tag	0	Spuren	0
7	48/80 + Cortisol 1 mg/Tag an 10 Tagen	Spuren	1 +	Spuren
8	Fesselung	—	2 +	0

Nach der ersten Injektion von 48/80 ließen sich bei allen Kontrolltieren (Gruppe 1) Schock und ausgeprägte anaphylactoide Entzündung mit Ödem und Cyanose der Pfoten, Schnauze, Ohren und Genitalien feststellen; diese Läsionen waren nach der zweiten Injektion noch verstärkt; keine dieser für die Intoxikation mit dem Histaminliberator charakteristischen Veränderungen zeigte sich bei den übrigen Gruppen, mit Ausnahme der Ratten in Gruppe 7, die eine Spur von Cyanose und leichte Verminderung der spontanen motorischen Aktivität aufwiesen.

Bei allen Kontrolltieren beobachteten wir stark hämorrhagische Magengeschwüre und schweres Ödem der Tunica mucosa und Submucosa des Magens (Abb. 3 u. 4). Diese Veränderungen wurden durch die angewendeten Stressoren (Gruppen 2 bis 5) und durch Cortisol (Gruppen 6 und 7) vollständig oder teilweise verhütet. — 24stündige Fesselung (Gruppe 8) erzeugt, als besonders starker Stressor, hämorrhagische Magengeschwüre wie sie für die Alarmreaktion typisch sind; diese unterscheiden sich jedoch von den durch 48/80 erzeugten Ulcera (Gruppe 1) im wesentlichen dadurch, daß sie nicht von einem Schleimhautödem begleitet sind. — Nach Behandlung mit 48/80 und gleichzeitiger Fesselung entwickelten sich dementsprechend die Magenerosionen der Alarmreaktion, aber kein Ödem. — Bei Ratten, die am Tage *vor* der 48/80-Behandlung dem Stress der Fesselung ausgesetzt wurden, waren die Erosionen z. Z. der Autopsie weitgehend abgeklungen und eine Schutzwirkung gegen 48/80 war sicher nachweisbar. — Wenn Cortisol in hoher Dosierung nur am Tage *vor* der Behandlung mit dem Histaminliberator verabreicht wurde, war es bei der Verhütung der 48/80-Intoxikation viel wirksamer als bei Verabreichung der gleichen Dosis im Laufe von 10 Tagen.

Die hier beschriebene Schutzwirkung der Stressoren wird vermutlich durch Ausschüttung endogener Glucocorticoide vermittelt, da Vorbehandlung mit Cortisol die gleiche Wirkung hat. Feldberg u. Talesnik [6] beobachteten, daß nach Vorbehandlung mit 48/80 die Erzeugung einer anaphylactoiden Entzündung durch die gleiche oder durch andere ähnlich wirkende Substanzen verhütet wird und schrieben diese einer Erschöpfung der Histaminreserven zu. Diese Auslegung wird durch unsere Beobachtung nicht ausgeschlossen; es darf jedoch nicht außer Acht gelassen werden, daß die Wirkung einer solchen Vorbehandlung auch auf die Erschöpfung von Serotonin oder anderer, für die Entwicklung der anaphylactoiden

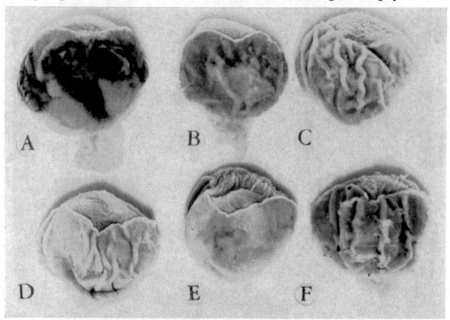

Abb. 3. Makroskopische Ansicht der Magenschleimhaut. — A: 48/80; B: 48/80 + Fesselung als Vorbehandlung; C: 48/80 + gleichzeitige Kältebehandlung (2 °C); D: 48/80 + gleichzeitige Denervierung der Extremitäten; E: 48/80 + eintägige Vorbehandlung mit Cortisol; F: Fesselung. Man vergleiche die ausgedehnten hämorrhagischen Geschwüre und das starke Ödem in A mit der fast vollständigen Verhütung dieser Läsionen in B, C, D und E. F zeigt Ulcera vom Alarmreaktionstyp, die nicht von Ödem begleitet sind. [Abb. 3 und 4 nach Selye et al., Proc. Soc. exp. Biol (N.Y.) **103**, 444 (1960)]

Entzündung notwendigen Stoffe zurückzuführen sein mag und möglicherweise sogar auf einer durch irgendeinen Stressor verursachten Alarmreaktion beruhen kann. Die Tatsache, daß Histaminfreisetzung die Corticoidsekretion beachtlich steigert [11], steht im Einklang mit der Auffassung, daß selbst die durch Vorbehandlung mit 48/80 und ähnlichen Substanzen erzeugte Resistenz wenigstens teilweise auf einer erhöhten Corticoidsekretion beruht.

Im Rahmen unserer Arbeiten bezüglich der Plurikausalität verschiedener Krankheiten [31] gelang uns die Erzeugung eines experimentellen Modells des thrombohämorrhagischen Phänomens (THP) [32]. Histologisch gesehen ist das THP dem Sanarelli-Shwartzman-Phänomen ähnlich, hängt aber im Gegensatz zu letzterem nicht von einer Behandlung mit bakteriellen Endotoxinen ab. Die für das THP charakteristischen, strukturellen Läsionen bestehen in Thrombenbildung und Hämorrhagien. Durch intravenöse Provokationen mit Metallsalzen (z. B. $ScCl_3$, $InCl_3$) oder Sulphopolysacchariden (z. B. Carrageen, Agar) kann man das

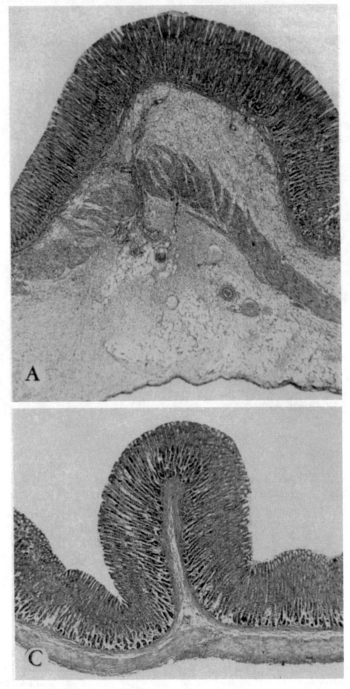

Abb. 4. Mikroskopische Ansicht der Magenschleimhaut. — A und B: 48/80; C: 48/80 + Fesselung als Vorbehandlung; D: Fesselung. Durch 48/80 erzeugtes enormes Ödem der Submucosa und Serosa (A) sowie Nekrose und Ulceration der Schleimhaut (B). Normale Magenwand nach 48/80 + Fesselung (C); nach Fesselung allein (D) Nekrose und
Ulceration der Schleimhaut, aber kein Ödem

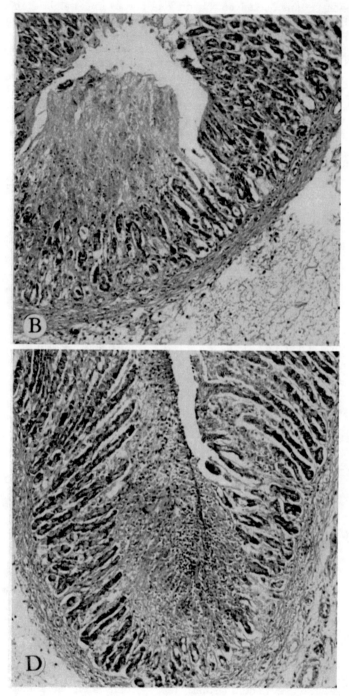

Abb. 4. B u. D

THP in jenen Organen erzeugen, für die das jeweils angewendete Agens eine besondere Affinität besitzt. Am häufigsten werden Nieren, Darm, Herz und Lunge befallen [38, 39, 41].

Nach intravenöser Injektion von Agar fanden wir bei Ratten neben ausgeprägter Nierenschädigung stets schwere Darmläsionen. Schon 24 Std nach der Injektion von Agar war mit bloßem Auge eine intensive, bläulichrote Verfärbung und Schwellung des Duodenums zu erkennen, die scharf am Pylorus einsetzte und allmählich zum Jejunum hin abnahm. Vorversuche hatten gezeigt, daß verschiedene traumatische Eingriffe in der Bauchhöhle vor der Agarinjektion diese Form des THP verhindern können [34]. Wir hielten es deshalb für möglich, daß

Tabelle 2. *Verhütung durch Stress von einem mit Agar erzeugten thrombohämorrhagischen Phänomen*

| Gruppe | Behandlung[a] | Thrombohämorrhagische Läsionen Skala 0 bis 3 | | | Mortalität (%) |
		Duodenum	restlicher Darm	Nieren	
1	keine	1,8	1,1	2,3	50
2	Carrageen s.c.	0,4	0,3	0,6	0
3	Carrageen i.p.	0,9	0,2	2,0	20
4	Kälte	0,8	0,4	0,9	20
5	Wattekugeln s.c.	1,1	0,8	1,2	50
6	Wattekugeln i.p.	0,2	0,4	0,3	20
7	Gaze s.c.	1,8	0,9	1,5	60
8	Gaze i.p.	1,0	0,6	0,9	20
9	Aqua dest. i.p.	0,8	0,8	1,6	40
10	Exponierung des Darms	0,1	1,9	2,7	50
11	Formaldehyd s.c.	0,2	0,2	1,4	70
12	Formaldehyd i.p.	0	1,2	2,2	10
13	Kaolin s.c.	1,9	1,4	2,3	90
14	Kaolin i.p.	0,8	0,8	0,9	10
15	Leberhomogenat (Ratte) s.c.	0	0	0,1	10
16	Leberhomogenat (Ratte) i.p.	0	0	0	30
17	Leberhomogenat (Ochse) s.c.	0	0	0	10
18	Milzhomogenat (Ochse) s.c.	0,8	1,1	1,6	30
19	Hodenhomogenat (Stier) s.c.	0,3	0	0,4	40
20	Thymushomogenat (Kalb) s.c.	0	0	0,3	0
21	Fesselung	0,4	0,2	0,3	10
22	Rückenmarkdurchtrennung	0,6	0,5	0,6	10
23	Hunger	1,0	0,6	0,8	70

[a] Außerdem wurde allen Tieren unter leichter Äthernarkose mit 8 mg Agar in 1 ml Aqua dest. in die Jugularvene injiziert.

diese Schutzwirkung dem Phänomen der „gekreuzten Resistenz" zuzuschreiben sei, die durch viele unspezifische Stressoren gegen eine Anzahl Läsionen gewährt wird [30].

Da die mit Agar erzeugten Nieren- und Darmschädigungen sich ausgezeichnet als experimentelles Modell für gewisse, in der klinischen Medizin vorkommende morbide Veränderungen eignen [3, 7 bis 9, 12, 13, 15, 16, 18, 19], führten wir daraufhin weitere Versuche durch, um den Einfluß verschiedener anderer Stressoren auf das durch Agar verursachte THP zu untersuchen.

Einzelheiten der Behandlungsmethoden wurden bereits an anderer Stelle veröffentlicht [40]. Die erzielten Ergebnisse sind hier in Tabelle 2 zusammengefaßt, und es ist kaum nötig, jeden der Werte einzeln zu besprechen. Es mag genügen, hervorzuheben, daß die mit Agar allein behandelten Kontrollen (Gruppe 1) regelmäßig schwere Läsionen im Duodenum und den Nieren aufwiesen, während die übrigen Teile des Intestinaltrakts mehr oder weniger verschont blieben. Im allgemeinen beobachteten wir einen graduellen Anstieg der Darmläsionen vom proximalen Teil des Duodenums zum distalen Abschnitt des Ileums hin (Abb. 5); zeitweilig wurden jedoch auch schwere thrombohämorrhagische Veränderungen im

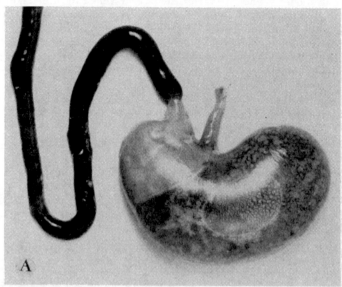

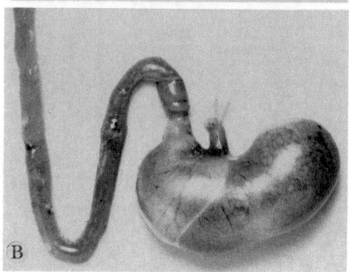

Abb. 5. A: Intensive thrombohämorrhagische Nekrose des Duodenums bei einer mit Agar behandelten Ratte. B: Verhütung dieser Läsionen durch Stress

Coecum festgestellt. Die histologischen Befunde waren ausnahmslos durch Mikrothromben charakterisiert, verbunden mit den bereits vorher beschriebenen [38, 39, 41] Hämorrhagien im umgebenden Gewebe.

Alle hier auf ihre mögliche prophylaktische Wirkung geprüften Agenzien übten eine gewisse Schutzwirkung gegen das durch Agar verursachte THP aus. Am besten geschützt war das Duodenum, in einigen Fällen waren jedoch auch die übrigen Teile des Darms und die Nieren vollständig oder fast vollständig frei von thrombohämorrhagischen Veränderungen (Gruppen 15, 16, 17, 19, 20). Bei Einpflanzung von nichtabsorbierbarem Material, wie Wattekugeln oder Gaze, führte nur die intraperitoneale Anwendungsform zu bemerkenswerten Ergebnissen (vgl. Gruppe 5 und 6 oder 7 und 8); vermutlich verursachen die Agenzien auf diesem Wege (durch direkte Wirkung auf den Darm) mehr Stress, als wenn sie nur subcutan angewendet werden. Aus den Ergebnissen geht jedoch eindeutig hervor, daß es sich bei der von all diesen ganz verschiedenartigen Agenzien gewährten Schutzwirkung ebenfalls um Auswirkungen der „gekreuzten Resistenz" handelt, die gegen eine Reihe von morbiden Läsionen durch zahlreiche unspezifische Stressoren hervorgerufen wird [30].

Bisher wurden besonders die pathogenen Wirkungen von Stress aufmerksam verfolgt; in den letzten Jahren erwies sich aber in zunehmendem Maße, daß bestimmte Stressoren auch einen prophylaktischen und therapeutischen Wert besitzen: Sie können unspezifische Resistenz gegen eine große Anzahl potentieller Pathogene hervorrufen [30].

Es erfordert noch sehr viel Arbeit, um die vielfältigen Aspekte der gekreuzten Resistenz zu untersuchen und aufzuklären; die bisher gemachten Beobachtungen weisen jedoch darauf hin, daß das bisher noch wenig erforschte Gebiet der unspezifischen Therapie nun für eine quantitative Analyse mit modernen Methoden der experimentellen Medizin zugänglich ist.

Die diesem Referat zugrundeliegenden Untersuchungen wurden im Laufe der Jahre von zahlreichen Organisationen finanziert. Die derzeitigen Arbeiten über plurikausale Krankheiten werden mit großzügiger Unterstützung des „Medical Research Council of Canada (Block Term Grant MT-1829)", dem Gesundheitsministerium der Provinz Québec, Kanada, und der „USPHS, National Library of Medicine (Grant LM-00522-01)" ausgeführt.

Literatur

1. Beaumont, W.: Experimental observations on the gastric juice and the physiology of digestion, p. 106. Plattsburgh: F. P. Allen. Reprinted Cambridge: Harvard University Press 1929. — 2. Billroth, T.: Wien. med. Wschr. 17, 705 (1867). — 3. Bojanowicz, K.: Gastroenterologie 6, 368 (1968). — 4. Cannon, W. B.: Bodily changes in pain, hunger, fear and rage, 2nd ed. New York: D. Appleton & Co. 1929. — 5. Curling, T. B.: Trans. med.-chir. Soc. Edinb. 25, 260 (1942). — 6. Feldberg, W., and Talesnik, J.: J. Physiol (Lond.) 120, 550 (1953). — 7. Goldgraber, M. G., and Kirsner, J. B.: Gastroenterology 39, 94 (1960). — 8. Heilman, P.: Zbl. allg. Path. path. Anat. 88, 124 (1952). — 9. Jansen, H.: Dtsch. Z. Verdau.- u. Stoffwechselkr. 14, 177 (1954). — 10. Jasmin, G.: Rev. canad. Biol. 15, 107 (1956). — 11. Lecomte, J., van Cauwenberge, H. u. Vliers, M.: C. R. Soc. Biol. (Paris) 152, 1215 (1958). — 12. McKay, D. G., and Wahle, G. H.: Lancet 1954 II, 1199. — 13. McKay, D. G., and Wahle, G. H.: Arch. Path. 60, 679 (1955). — 14. Paton, W. D. M.: Brit. J. Pharmacol. 6, 499 (1951). — 15. Patterson, M., Terrell, J. C., Waldron, R. L., and O'Bryan, B. C.: Amer. J. dig. Dis. 8, 213 (1963). — 16. Rostenberg, A.: Brit. J. Derm. 65, 389 (1953). — 17. Roux, E., u. Yersin, A.: Ann. Inst. Pasteur 3, 273 (1889). — 18. Savino, L.: G. ital. Chir. 8, 881 (1952). — 19. Schoen, H.: Frankfurt. Z. Path. 59, 525 (1958). — 20. Selye, H.: Nature (Lond.) 138, 32 (1936). — 21. Selye, H.: Brit. J. exp. Path. 17, 234 (1936). — 22. Selye, H.: Lancet 1936 II. 1210. — 23. Selye, H.: Endocrinology 21, 169 (1937). — 24. Selye, H.: Nature (Lond.) 141, 926 (1938). — 25. Selye, H.: Lancet 1943, 252. — 26. Selye, H.: J. clin. Endocr. 6, 117 (1946). — 27. Selye, H.: Brit. med. J. 1950 I, 203. — 28. Selye, H.: The general adaptation syndrome and peptic ulcer. In: Sandweiss, Peptic Ulcer, p. 125. Philadelphia & London: W. B. Saunders Co. 1951. — 29. Selye, H.: Stress. Montreal: Acta Inc., Med. Publ. 1950. — 30. Selye, H.: Ergebn. allg. Path. path. Anat. 41, 208 (1961). — 31. Selye, H.: Hippokrates (Stuttg.) 37, 665 (1966). — 32. Selye, H.: Thrombohemorrhagic phenomena. Springfield: Charles C Thomas 1966. — 33. Selye, H.: Anaphylactoid edema. St. Louis, Miss.: Warren H. Green 1968. — 34. Selye, H., Baic, D., and Tuchweber, B.: Amer. J. dig. Dis. 11, 45 (1966). — 35. Selye, H., u. Bois, P.: Allergie u. Asthma 3, 11 (1957). — 36. Selye, H., Jean, P., and Cantin, M.: Proc. Soc. exp. Biol. (N.Y.) 103, 444 (1960). — 37. Selye, H., Stehle, R. L., and Collip, J. B.: Canad. med. Ass. J. 34, 339 (1936). — 38. Selye, H., u. Tuchweber, B.: Allergie u. Asthma 19, 335 (1964). — 39. Selye, H., and Tuchweber, B.: Proc. Soc. exp. Biol. (N.Y.) 118, 680 (1965). — 40. Selye, H., Tuchweber, B., and Baic, D.: Biochem. Biol. sper. 4, 235 (1965). — 41. Selye, H., Tuchweber, B., and Mathur, R. B.: Med. exp. (Basel) 13, 49 (1965).

Endokrine Einflüsse auf den Gastrointestinaltrakt

BARTELHEIMER, H. (I. Med. Univ.-Klinik Hamburg-Eppendorf)

Referat

Wenn ich jetzt als Kliniker zu dem so außerordentlich aktuellen Thema des heutigen Tages über Beziehungen von Endokrinium und Gastrointestinaltrakt berichten soll, so kann ich mich kurz fassen, soweit es um die Beiträge der klassischen Endokrinologie geht. In diesen werden Störungen im Magen-Darmkanal meist nur sehr kurz erwähnt. Das ist erst seit Einführung der Corticoidtherapie anders geworden. Man erlebte eine Fülle erwünschter, aber auch unerwünschter Effekte! Ich brauche auf diese Tatsachen nicht einzugehen, sie sind Ihnen aus Ihrer täglichen Arbeit geläufig.

In anderen Bereichen der klassischen Endokrinologie hat man sich meist nur in kasuistischer Weise mit Fragen der Gastroenterologie befaßt. Die Angaben über Abweichungen der Ferment- und Säurebildung bei den übrigen innersekretorischen Störungen sind außerordentlich uneinheitlich. Beispielsweise überwiegt bei der Hypothyreose bei weitem die Neigung zur Sub- oder Anacidität, aber man findet diese auch in einem Viertel der Fälle von Hyperthyreose. Bei der ersteren pflegt die Peristaltik herabgesetzt, bei der Schilddrüsenüberfunktion wenigstens zeitweilig gesteigert zu sein. Zu den Syndromen mit NNR-Insuffizienz gehört die Subacidität bis zur Achylie. Weit weniger ist bekannt, daß bei Diabetikern Dyskinesien der Oesophagus und häufiger, wohl durch eine viscerale Neuropathie bedingt (Ellenberg), auffällige Tonusverluste des Magens vorkommen, so daß der erfahrene Röntgenologe zuweilen schon den Verdacht auf eine solche Stoffwechselstörung ausspricht. Die Fermentverhältnisse im Magen sind außerordentlich unterschiedlich, entsprechend der Vielgestaltigkeit der zugrunde liegenden Regulationsstörung und der bekannten Komplikationen. Eine Motilitätssteigerung im Dünndarm kann sich bis zur sog. diabetischen Diarrhoe auswirken. Wesentliche klinische Bedeutung kommt diesen schon lange bekannten Abweichungen kaum zu, so daß ich wohl darauf verzichten kann, auf weitere Einzelheiten einzugehen.

In der Hypoglykämie jeder Genese kommt es zur fast maximalen Stimulation der Säurebildung.

Erst die Entdeckung jener im Intestinum gebildeten Wirkstoffe, von denen heute vor allem die Rede sein wird, hat deutlich werden lassen, welche Bedeutung hormonale Einflüsse im Magen-Darmtrakt besitzen. Daß diese keine grundsätzlich andere Einordnung verdienen wie die bekannten, ich möchte sagen klassischen Hormone, veranschaulicht auf das Eindruckvollste, gewissermaßen wie ein Modell, das gleichzeitige Auftreten von Adenomen in den bekannten endokrinen Drüsen und in Organen des Intestinaltraktes. Nebeneinander sind dann eine ganze Reihe von Hormonen im Überschuß vorhanden. Beispielsweise findet man bei einer solchen endokrinen Adenomatose ein Zuviel an H.V.L.-, N.N.R.-Wirkstoffen, Parathormon, Gastrin und Serotonin.

Weitere Einblicke brachte vor allem die Abgrenzung der familiär vorkommenden multiplen endokrinen hereditären Adenomatose, die man heute meist, indem man die Anfangsbuchstaben zusammenstellt als MEHA-Syndrom oder mit einem Autorennamen als Werner-Syndrom bezeichnet. Endokrinologie und Gastroenterologie wurden so zusammengeführt, da sich in großer Häufigkeit eine Ulcusbildung am Magenduodenum findet. Der Pathologe Volker Becker hat gerade kürzlich die Zusammenstellung von 50 hierhergehörigen Fällen vorgenommen. Dabei zeigt sich, daß es durch Überproduktion von Parathormon oder von Gastrin zur Ulcusbildung kommt, von beiden offenbar (Tabelle 1). Hypophysenadenome mit mehr oder weniger ausgeprägter Symptomatik können Wegweiser sein, aber der Hyperparathyreoidismus, die Hypoglykämieneigung und das ulcerogene Adenom nach Zollinger-Ellison sind im Grunde für den gastroenterologischen Befund bestimmend. Wie sehr die Steigerung der Säurebildung und damit die Begünstigung der Ulcusmanifestation durch intestinale Hormone entschieden wird, zeigen

Tabelle 1. *Symptomatik des Werner-Syndroms bestimmt durch endokrinolog. und andere Symptome*

Zahl der Pat.	Hypophyse	NNR	Ep.körper	Pankreas	Schilddrüse	Magen-Duod. (Ulcus)	Niere (Stein, Calcinose)
♂ 23	7	4	12	16	1	16	4
♀ 27	10	5	17	18	1	14	8
50	17	9	29	34	2	30	12

Ihnen die nächsten Referate. Meine Aufgabe ist es, Sie darauf hinzuweisen, daß die Funktionssteigerung der Nebenschilddrüsen oder, besser gesagt, die durch sie bewirkte Hypercalcämie, daran häufig wesentlich beteiligt ist. Wie schicksalentscheidend gerade dieser Teil des Syndroms der multiplen endokrinen Adenome werden kann, veranschaulicht ein kürzlich veröffentlichter Fall aus den Gießener Kliniken. Das Diapositiv einer Beobachtung von Becker zeigt Ihnen, welche Vielzahl von Adenomen mit entsprechenden klinischen Auswirkungen ulcerogen wirken kann (Abb. 1).

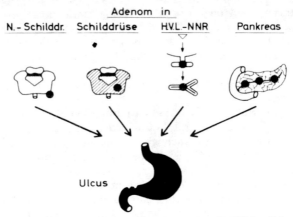

Abb. 1. Beobachtungen von Prof. Becker: Adenome in Epithelkörperchen, Schilddrüse, Nebennierenrinde, Hypophyse, Inselsystem. Rezidivierende Magenulcera

Die gegenseitige Verflechtung wird am besten durch Familienuntersuchungen veranschaulicht, wie sie von Ossi z. B. durchgeführt worden sind. Daraus wurde gefolgert, daß das Endokrinium offenbar als System unter einer einheitlichen genischen Steuerung steht, so daß sich gleichzeitig Entgleisungen in den verschiedenen innersekretorischen Drüsen entwickeln, sobald es zu Schädigungen, vererblichen und nicht vererblichen, dieses Genbereiches kommt. Welches Adenom durchschlagend wirksam wird, erkennt man an der klinischen Symptomatik. Wermer hat 1954, also noch vor der Beschreibung der ulcerogenen Adenome durch

Zollinger u. Ellison, gemeint, Adenome und Ulcera im Magen und Duodenum seien Folgen des gleichen abartigen Gens. Die Entdeckung der ulcerogenen Inseltumoren hat dann aber überzeugend dargelegt, daß die Ulcusbildung letztlich Folgeerscheinung der endokrinen Abweichung ist, des gastrinbildenden Adenoms im Pankreas. Ebenso muß aber auch die Auswirkung des Hyperparathyreoidismus eingeschätzt werden.

Die Nebenschilddrüsen, vielleicht besser gesagt, der Calcium-Phosphathaushalt, haben sehr bedeutsame Beziehungen zum Magen-Darmtrakt, in wechselseitiger Hinsicht. Einmal stimuliert der Hyperparathyreoidismus, sobald er mit einer Hypercalcämie verbunden ist, die Magensäureproduktion und wirkt so ulcerogen. Zum anderen führen intestinale Störungen im Sinne der Malresorption oder Malnutrition zum Absinken des Blutkalkspiegels und lösen dadurch einen sekundären Hyperparathyreoidismus aus.

Man weiß seit langem, daß besonders das Ulcus duodeni gehäuft beim primären Hyperparathyreoidismus vorkommt, übrigens bei Männern wesentlich häufiger als bei Frauen. Die Angaben schwanken zwischen 10 und 30%. Im großen Material der Mayo-Klinik fand sich eine Frequenz von 24%, bei weiteren 20% bestanden analoge Beschwerden (Haynes). Unter anderen haben Spiro, Ottenjahn, Widmaier, Demling gezeigt, daß die so bewirkte Hypercalcämie die Passage und die Magensäureproduktion steigert. Als Ursache wurde eine Hauptzellenhyperplasie nachgewiesen. Für die Geschwürsbildung hat man weiterhin die Verkalkung der Gefäße und der Mucosa verantwortlich gemacht. In einer kürzlich aus der Klinik Ungeheuers veröffentlichten experimentellen Studie wurde darüber berichtet, daß der pH-Wert im Duodenalsaft durch mangelnde Bicarbonatausscheidung aus der pankreatitisch veränderten Bauchspeicheldrüse ungenügend neutralisiert sei. So wäre gewissermaßen die den Hyperparathyreoidismus nicht selten begleitende Pankreatitis Teilursache der Bildung von Ulcera duodeni. Das leuchtet ein, wenn Calcifizierung und Steinbildung in der Bauchspeicheldrüse auf die exkretorische Insuffizienz hinweisen.

Auf diese Notwendigkeit, bei rezidivierenden Ulcera auch nach einem Hyperparathyreoidismus zu fahnden, möchte ich besonders hinweisen, ähnlich wie es bei der Nephrolithiasis heute selbstverständlich ist. Überfunktionszustände der Nebenschilddrüsen sind weit häufiger als sie diagnostiziert werden, und sie gehen nur in einem relativ kleinen Teil mit einer röntgenologisch auffälligen Entkalkung des Skelets einher. Ergiebiger ist die Erfassung von Abweichungen der Konstanten des Calcium-Phosphathaushaltes, die leicht möglich wird, wenn Großgeräte der Autoanalyzer bei jedem neu aufgenommenen Patienten in wenigen Minuten eine Fülle von Laborwerten liefern, wie es an unserer Klinik schon der Fall ist. Damit werden jene Störungen, die keine ausgeprägte klinisch-endokrinologische Symptomatik besitzen, über das Stoffwechsellaboratorium frühzeitig entdeckt (Tab. 2).

Besondere Aufmerksamkeit verdient in der Gastroenterologie der sekundäre Hyperparathyreoidismus beim Malnutrition- und beim Malabsorptionsyndrom. Kuhlencordt und ich haben darüber ausführlich berichtet. Die ungenügende Aufnahme von Calcium führt zur Hypocalcämie, die die Funktion der Nebenschilddrüsen steigert und sie hyperplastisch werden läßt (Abb. 2). Regulativ verbessert das Parathormon die Calciumresorption im Dünndarm, wobei es gleichzeitig die Wirkung des Vitamin D verstärkt. Die Beteiligung dieses sekundären Hyperparathyreoidismus an den ausgeprägten Entkalkungsvorgängen im Skelet läßt sich leicht bioptisch durch den Nachweis der Fibroosteoklasie (Bartelheimer) sichern. Dieser intestinal bedingte sekundäre Hyperparathyreoidismus unterscheidet sich durch die Hypophosphatämie von dem renal verursachten, der mit einem Phosphatstau einhergeht (Tabelle 2). Kuhlencordt, Kühnau, Uehlinger u. Nordin haben auf der letzten Deutschen Gastroenterologen-Tagung in Hamburg ausführlich über diese Zusammenhänge berichtet. Die Steigerung der Nebenschilddrüsenfunktion läßt sich nur verringern, wenn es gelingt, den Blutcalciumspiegel zu normalisieren. Da eine Hypercalcämie nicht zustande kommt, bleibt die Entwicklung von Magen- und Zwölffingerdarmgeschwüren aus. Das Autonomwerden des Hyperparathyreoidismus, die tertiäre Form, ist bei der intestinalen Entstehungsweise außerordentlich selten. Dent hat über eine solche Beobachtung berichtet.

Tabelle 2. *Hyperparathyreoidismus*

Typ	Art der Überfunktion	Ursache	Biochemie Ca	P	P'th	R-N
Primär	autonom	idiopathisch	↑	↓ →	↑ →	←→
Sekundär	regulativ	Glom. Niereninsuffizienz	↓	↑	.↑ →	↑ .
		Calcium-Malabsorption Vit. D-Hypovitaminase	↓ →	↓ →	↑ →	←→
Tertiär	autonom bei regulativer Überfunktion	Sek. H. ⟨ renal	↑ →	↑ →	↑ →	↑
		Sek. H. ⟨ intestinal	↑	↓	↑	←→

Eine zu dem heutigen Thema sehr vielgestaltige Problematik hat das auch häufig verkannte Carcinoidsyndrom aufgeworfen. Herr Werle wird auf die dabei auftretenden, in dem Gelbe-Zellen-System des Digestionstraktes gebildeten Wirkstoffe und ihren Nachweis eingehen. So kann ich mich als Kliniker darauf beschränken, Sie nur darauf hinzuweisen, daß sich davon ausgehende Geschwülste meist in charakteristischer Lokalisation finden (Schreiber) und dann entsprechende

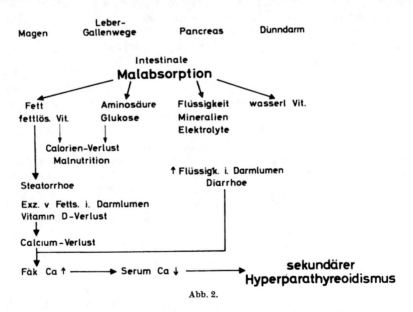

Abb. 2.

Beschwerden verursachen (Tabelle 3). Die bekannten Flushanfälle und asthmatoide Zustände sind als Hinweissymptom bedeutungsvoll und eigentlich nicht zu verkennen, wenn man an eine solche Möglichkeit denkt.

Meine Damen und Herren, zum Schluß gestatten Sie mir noch einige Worte zu Beobachtungen der letzten Jahre, die zu einer Überprüfung der begrifflichen Vorstellungen in der Endokrinologie geführt haben, nämlich über die paraneoplastischen Endokrinopathien. Sie haben gezeigt, daß Hormone oder Wirkstoffe, die hormonale Fähigkeiten haben, nicht in innersekretorischen Drüsen gebildet sein müssen. Bei ausgeprägtem klinischen Syndrom entstehen endokrin wirksame Stoffe im Neoplasma, das übrigens am häufigsten in der Lunge, im Bauchraum oder auch retroperitoneal zu suchen ist. Gleichzeitig und nebeneinander können mehrere solche Metaboliten vorkommen, mit der Wirksamkeit von Gastrin, Serotonin, Parathormon, Insulin oder Glucagon z. B. So kann das subjektive und objektive Symptomenbild ganz in den Intestinaltrakt verlagert werden.

Daß hierbei Ulcera im Duodenum vorkommen, wurde kürzlich eindrucksvoll von O'Neal und seinen Mitarbeitern gezeigt. Die durch diese hervorgerufenen Beschwerden standen ganz im Vordergrund. Das nicht so seltene paraneoplastische Hypercalcämiesyndrom hat die gleichen Auswirkungen im Magen-Darmtrakt wie der primäre Hyperparathyreoidismus. Die Therapie liegt in der Beseitigung der abnormen Bildung hormonal wirksamer Substanzen, d. h. in der Entfernung bzw. Bestrahlung des Primärtumors, evtl. auch seiner Metastasen. Ein solches, zwar seltenes Vorkommnis hat nicht nur theoretische, sondern auch praktische Bedeutung, da paraneoplastisch bedingte Symptome häufig schon im Frühstadium

Tabelle 3. *Häufigkeit und Lokalisation der Carcinoide des Magen-Darmtraktes an Hand von 2692 Patienten*

Lokalisation	Publizierte Krankheitsfälle (%)
Magen	3,3
Duodenum, Jejunum	2,9
Ileum	31,1
Appendix	47,0
Meckelsches Divertikel	11,4
Coecum, Dickdarm	2,8
Gallenwege	0,4
Metastasen ohne nachweisbaren Primärtumor	1,1

der malignen Geschwulst auftreten. Diese liegt nicht selten im Gastrointestinaltrakt, im Pankreas, im Mediastinum und im Retroperitoneum.

So gehört heute in die Diagnostik endokriner Entgleisungen nicht allein die Suche nach der gestörten innersekretorischen Drüse, der Nachweis des Hormonüberschusses, sondern auch die Prüfung, ob ein anderenorts gelegenes Neoplasma die Ursache ist. Findet man gleichzeitig mehrere verschiedenartige endokrine Abweichungen, so sollte man nicht vergessen, außer an das Wermer-Syndrom auch an paraneoplastische Reaktionen zu denken.

Meine Damen und Herren, diese kurzen Ausführungen sollten und konnten nur eine Brücke sein, die Sie jetzt in ein Gebiet aktuellster Gastroenterologie führt, in den Wirkungsbereich der intestinalen Hormone.

Literatur

Bartelheimer, H., u. Kuhlencordt, F.: Dtsch. Arch. klin. Med. **210**, 98 (1965). — Becker, V., u. Schneider, H. H.: Dtsch. med. Wschr. **1968**, 935. — Ellenberg, M.: Advanc. intern. Med. **12**, 11 (1964). — Grundner, H. G., Böhm, N., Mittermayer, D., Wagner, E., Schultis, K. und Nägele, E.: Dtsch. med. Wschr. **1969**, 375. — Hartel, W., Schuster, G. und Lenz, J.: Fortschr. Med. **1969**, 27. — Haynes, A. L.: In: Black, B. M.: Hyperparathyreoidism. Springfield: Ch. C. Thomas. — Kracht, J.: Med. Klin. **1968**, 41. — Kuhlencordt, F., Kühnau J., Uehlinger, E. und Nordin, B. E. C.: Aktuelle Gastroenterologie, hrsg. von Bartelheimer u. Heisig. Stuttgart: Thieme 1968. — O'Neal, L, W., Kipnis, D. M., Luse, S. A., Laeg, P. E., and Jarrett, L. J.: Cancer (Philad.) **21**, 1219 (1968). — Ottenjann, R., Widmaier, F. und Demling, L.: Klin. Wschr. **41**, 717 (1963). — Schreiber, W.: Pers. Mitteilung. — Spiro, H. M.: Gastroenterology **39**, 544 (1960).

Physiologische und klinische Erkenntnisse der Gastrinforschung

BONFILS, S. (Paris, Frankreich)

Referat

Die Entdeckung des Gastrins und die Untersuchung seiner physiologischen Eigenschaften gelang schließlich nach über 50jähriger Arbeit. In der modernen Forschung sind drei Namen von besonderem Interesse:

Einmal Gregory, der das Gastrin in gereinigtem Zustand isolierte, seine aktive Komponente bestimmte und so die Entwicklung biologischer Untersuchungsmethoden erlaubte.

Andererseits Zollinger u. Ellison, die durch die Definition des nach ihnen benannten Syndroms den Beweis einer Hypergastrinie beim Menschen erbrachten.

A.

Vom Standpunkt der Synthese aus brachte das Gastrin für den Kliniker die folgenden wichtigen Gesichtspunkte:

Was das exogene Gastrin anbetrifft, vor allem die Funktionsprüfung des Magens durch einen Stimulationstest ähnlich dem Histamintest.

Bezüglich des endogenen Gastrins die Herausstellung von Überproduktionszuständen: Die Überproduktion antraler Genese bei Magenerweiterung (Stenose)· oder Alkalisierung (defekte Gastroenterostomie). Die stärkste Überproduktion jedoch findet man beim Zollinger-Ellison-Syndrom, d. h. bei einem endogenen Pankreastumor, der Gastrin in großen Mengen freisetzt.

B.

Die Einwirkung des Gastrins auf den menschlichen Organismus läßt sich an Hand von zwei verschiedenen Methoden nachweisen:

Einmal auf Grund der Reaktion des Zielorgans, d. h. des Magens: Dabei mißt man vor allem die Säuresekretion sowohl in der Konzentration als auch in der Gesamtausscheidung. Wie wir noch sehen werden, ist jedoch auch das Studium der Pepsinsekretion und des Säure-PepsinVerhältnisses von großem Interesse.

Andererseits durch die direkte Bestimmung der Menge des vorhandenen Hormons im Blut oder im Urin mittels biologischer oder radioimmunologischer Methoden.

Unter diesen beiden Gesichtspunkten möchten wir über unsere Ergebnisse berichten:

1. Gastrin und Magensekretion,
2. unmittelbare Bestimmung des Gastrins in den Körperflüssigkeiten des Menschen.

I. Wirkung des Gastrins auf die Magensekretion

Zuerst wollen wir uns mit den pharmakologischen Untersuchungen befassen, die beim Menschen durchgeführt werden, um bestimmte Befunde, die beim Tier erhoben wurden, zu reproduzieren: Es handelt sich dabei im einzelnen um Dosiseffektdiagramme, die es ermöglichen, die Wirksamkeit und die optimalen Wirkungsbedingungen eines Stimulans zu prüfen.

Bei dieser Arbeit wurden sowohl das ganze Molekül einer der beiden aus dem Antrum des Schweines gewonnenen Gastrine verwendet als auch eine Fraktion des Moleküls, die als Pentagastrin bekannt ist.

Dieses Dia zeigt die Struktur des Gastrins II, den aktiven Anteil dieses Moleküls aus den vier endständigen Aminosäuren Tryptophan, Methionin, Asparaginsäure und Phenylalanin und schließlich das Syntheseprodukt aus den vier erwähnten Aminosäuren, welches unter dem Namen Pentagastrin bekannt ist und z. Z. ein fast ebenso gängiges Stimulans zur Untersuchung der Säuresekretion des Magens geworden ist wie das Histamin.

A.

Gastrin und Pentagastrin ergeben auf den Dosiseffektdiagrammen weitgehend dieselben Resultate:

1. Die *Säuresekretion*, ausgedrückt in maximaler stündlicher Ausscheidung, wird hier in Abhängigkeit von verschiedenen Dosen Gastrin II i.v. untersucht: Auf der logarithmischen Dosisskala sieht man, daß für einen großen Teil der Kurve eine strikte Proportionalität zwischen den beiden Parametrien besteht, dann aber bei maximaler Stimulation eine Schwelle auftritt. Diese Schwelle geht wiederum einem Hemmeffekt voraus, wie Sie aus folgendem Dia ersehen können; auf dem vorliegenden Bild finden Sie zusätzlich einen Vergleich mit der Histaminstimulation: Die maximale Stimulation liegt bei Werten zwischen 4 und 8 µg/kg, darüber hinaus nimmt das Ansprechen der Säuresekretion wieder ab.

Ein ähnliches Phänomen läßt sich beim Histamin, dessen Stimulationseffekt größer ist, nicht nachweisen.

2. Auch bei der *Pepsinsekretion* erhält man ein zufriedenstellendes Diagramm, wie neulich Makhlouf nachweisen konnte.

Im Vergleich zum Histamin ist der Stimulationseffekt des Gastrins auf das Pepsin etwas schwächer, dies sowohl bei 100%igem als auch beim 50%igem Ansprechen.

Auf alle Fälle läßt diese Proportionalität zwischen der Pepsinsekretion und der verabreichten Dosis eine dritte Untersuchung zu, und zwar die Aufstellung einer Korrelation zwischen Säure- und Pepsinsekretion.

3. *Korrelation Säure-Pepsinsekretion.* Dieser Vergleich darf nicht an den Konzentrationen erfolgen, da diese keine physiologische Bedeutung haben, sondern an den Gesamtausscheidungen: Sie kann ausgedrückt werden:

Einmal durch das Verhältnis zwischen der stündlichen Pepsin- und der stündlichen Säureausscheidung.

Zum anderen durch eine graphische Methode, welche die Errechnung der Pepsinbildung pro 25 ml primärer Säuresekretion (oder parietale Komponente) erlaubt. Dieser K 25 liegt für die basale Sekretion zwischen 40 und 60.

Die Folgen der Stimulation durch eine Dauerinfusion von Pentagastrin kommen auf dieser Abbildung gut zur Darstellung; die Säure- und Pepsinsekretion werden praktisch kontinuierlich gemessen.

Man sieht also, daß nach fünfminütiger Infusion, das Verhältnis Pepsin:Säure, ausgedrückt durch den Koeffizienten K 25 abnimmt, d. h., daß proportional gesehen, die Säureproduktion stärker ist als diejenige des Pepsins. Diese Dissoziation, ein Charakteristikum des Gastrineffektes, dauert so lange an wie die Infusion läuft.

Diese pharmakologischen Studien beim Menschen zeigen also, daß die Gastrinstimulation eine Säureproduktion erzeugt, die der angewandten Dosis proportional ist, dann aber bei einem gewissen Schwellenwert eine Hemmung auftritt. Im Einzelfall hängt das Ausmaß der Reaktion von folgenden Faktoren ab: der Integrität der Magenschleimhaut, dem vagalen Tonus, wie die Arbeiten von Uvnäs und seiner Schule zeigen sowie das Ausmaß der endogenen Gastrinsekretion.

Das Verhältnis Säure:Pepsinproduktion, das besonders deutlich im Koeffizienten K 25 zum Ausdruck kommt, ist ein ziemlich charakteristisches Merkmal der Gastrinstimulation. Das Verhältnis liegt zahlenmäßig niedrig, bei Werten unter 35. Nach Vagusstimulierung, wie Insulin sie auslöst, erhalten wir einen ganz anderen Wert, was leicht zu verstehen ist. Der Vagus ist nämlich der Haupt-stimulans der Pepsinsekretion und ein nur geringer Säurestimulator. Dieses Über-wiegen der Pepsinsekretion führt zu einem hohen K 25-Wert, der bei 60 liegt.

B.

In der gastroenterologischen Praxis wird das Pentagastrin zur Magenfunktions-diagnostik z. Z. immer mehr angewandt, sei es im Vergleich zum Histamin oder an deren Stelle.

Meistens spritzt man 6 µg/kg subcutan. Der Ablauf des Testes ist dem des Histamintestes ähnlich: Daueraspiration der Magenflüssigkeit, 15 min-Proben, Messung der Konzentration und der Gesamt-HCl-Ausscheidung. Dieses Dia zeigt nach einer Arbeit von Konturek, daß die Sekretionskurven von zehn Normal-personen, die einmal mit 6 µg/kg Pentagastrin getestet wurden, zum anderen mit 40 µg/kg Histamin, praktisch gleich sind.

Die statistische Korrelation zwischen der Reaktion auf beide Stimulantien ist ausgezeichnet, wie diese von Maklouf aufgestellte Korrelationsgerade zeigt.

Bei gleichem Effekt hat das Pentagastrin im Vergleich zum Histamin gewisse Vorteile:

Eine bessere Verträglichkeit; insbesondere entfällt das Risiko allergischer Komplikationen.

Maximalstimulation ohne Abdeckung, wie dies beim Test nach Kay durch Antihistamingaben notwendig ist.

Das Ergebnis ist von einem physiologischen Standpunkt auslegbar.

C.

Die Basalsekretion des Magens steht jedoch, unabhängig von jeglicher äußeren Stimulation, in gewissen Fällen stark unter dem Einfluß von Gastrin; es handelt sich hierbei natürlich um das endogene Gastrin.

Die stärkste bisher bekannte Hypergastrinie ist die des Zollinger-Ellison-Syndroms. Hierbei stammt das Gastrin nicht aus dem Antrum, sondern aus einem Pankreastumor mit Langerhans-Zellen vom Typ A 1. Der Nachweis von Gastrin in diesem Tumor wurde von Gregory u. Grossmann erbracht.

Die Auswirkung dieser Hypergastrinie auf die Magensekretion übersteigt bei weitem die Reaktion wie sie nach maximaler Stimulation mit exogenem Gastrin oder mit Pentagastrin erfolgt. Dies hängt im wesentlichen davon ab, daß die andauernde Gastrinstimulation beim Zollinger-Ellison-Syndrom eine erhebliche Hyperplasie der Magenschleimhaut verursacht; die Sekretionskapazität des Magens erreicht so das 2- bis 3fache eines gesunden Organs.

Die Hauptcharakteristika des Sekretionsverhaltens bei diesem Syndrom bei nicht magenoperierten Patienten sind auf folgenden Dia aufgeführt. Es handelt sich hierbei um ein Kollektiv, das von unserer Arbeitsgruppe zusammengestellt wurde und 21 Personen umfaßt.

In 62% der Fälle finden wir eine stündliche Gesamtausscheidung von über 15 mVal.

In 86% der Fälle liegt die Säurekonzentration einer der Proben der Basalsekre-tion über 200 mVal.

Bei allen liegt das Verhältnis Pepsin:Säure (K 25) unter 35.

Im Vergleich zu einer Gruppe von Patienten mit einer Hyperchlorhydrie sehen wir, daß die beiden letzten Kriterien die entscheidendsten sind: Die Gesamt-ausscheidung kann jedoch bei einem und demselben Patienten erhebliche Schwan-kungen aufweisen, wie Ellison in jüngster Zeit auf Grund von Volumenänderungen nachweisen konnte, für die keine befriedigende Erklärung vorliegt.

So fanden wir bei einem unserer Patienten in 14tägigem Abstand eine stündliche Gesamtausscheidung von jeweils 35 und 5 mVal.

Man kann also sagen, daß die Hypersekretion von endogenem Gastrin in seinem zeitlichen Einfluß eine Basalsekretion des Magens hervorruft, die im allgemeinen den Effekt aller pharmakologischen Stimulantien übertrifft. Nur beim Zollinger-Ellison-Syndrom finden wir eine solche überschießende Sekretion; diese Tatsache hat eine große diagnostische Bedeutung.

II. Direkte Messung des Gastrins in den Körperflüssigkeiten

Das Gastrin wird physiologischerweise vom Antrum sezerniert. Wie bei allen Hormonen orientierte sich die Forschung auf die Dosierung im Blut und im Urin. Die erhebliche Hypergastrinie des Zollinger-Ellison-Syndrom hat ohne Zweifel die technische Entwicklung auf diesem Gebiete erleichtert.

Es gibt zwei Dosierungsverfahren: Ein biologisches und ein radioimmunologisches. Das letzte Verfahren wurde erst kürzlich entwickelt, Resultate wurden bisher nur von der Gruppe um McGuigan veröffentlicht.

A.

Die biologischen Bestimmungen lassen sich technisch sowohl im Blut wie auch im Urin durchführen.

Das Prinzip beruht auf der Erfassung der Stimulationskapazität des vorliegenden Materials auf die Magensekretion der Ratte.

Der PSU-Test (so benannt nach den Anfangsbuchstaben des Französischen: Pouvoir Sécrétagogue Urinaire).

Bei einer Gruppe von sechs Ratten wird eine akute Magenfistel gelegt. Die Sekretion der ersten 3 Std wird als Referenz genommen. Dann spritzt man das zu untersuchende Material in einem ml in die Vene: Die Sekretion der 3 folgenden Std wird mit der Bezugssekretion in ihrem Volumen, ihrer Konzentration an freier Säure und ihrer Gesamtausscheidung verglichen.

Wie das folgende Dia zeigt, kann man sich auf Grund der injizierten Urinmenge und dem Ausmaß der Sekretion ein grobes quantitatives Bild über den Gehalt an Gastrin machen.

Die Anordnung nach Gosh-Lai ist eine andere biologische Bestimmungsmethode, die auf demselben Prinzip beruht. Hier braucht man nur eine anästhesierte Ratte. Die Magensekretion wird kontinuierlich in einem Flüssigkeitsstrom gesammelt, der in den Oesophagus eingelassen wird und durch eine Duodenalfistel wieder aufgefangen wird.

Auf diese Art und Weise läßt sich der zeitliche Ablauf der Reaktion auf die Stimulation besser verfolgen. Die quantitative Messung geschieht im Vergleich zu der Wirkung einer festgelegten Menge an Pentagastrin.

Theoretisch sind diese biologischen Bestimmungen nicht gastrinspezifisch. In Wirklichkeit jedoch ist sowohl im Blut wie auch im Urin das Gastrin die einzige in weniger als 1 ml enthaltene Substanz, welche die Sekretion bei der Ratte anregen kann. Dabei muß besonders betont werden, daß dieses Tier praktisch histaminrefraktär ist.

B.

Betrachten wir nun die Resultate dieser biologischen Bestimmungsmethoden bei pathologischen Fällen.

1. Beim *Zollinger-Ellison-Syndrom* fällt dieser Test sowohl im Blut als auch im Urin immer positiv aus. Wir haben diese Tatsache bei 34 Fällen nachgeprüft, dies bei Personen mit normalem Magen und bei vorher Gastrektomierten. Bei diesen

letztgenannten ist das diagnostische Interesse besonders groß, da das Ergebnis der Magensekretionsstudien hier bekanntlich oft wenig charakteristisch ist. Der Test kann jedoch auch bei antral bedingter Hypergastrinie positiv ausfallen. Daraus muß man also schlußfolgern, daß ein negativer PSU-Test ein Zollinger-Ellison-Syndrom ausschließt, ein positiver jedoch nur richtungsweisend ist.

Nach chirurgischer Entfernung des Tumors wird der Test wieder negativ. Er bleibt jedoch positiv, wenn Metastasen zurückgeblieben sind oder die Exerese des Tumors unvollständig war.

2. Bei *Pylorusstenosen* kommt es zu einer oft erheblichen Erweiterung des Antrums, andererseits puffert die Stagnation der Speisen einen Teil der Magensäure. Diese beiden Bedingungen, die Erweiterung des Antrums und die Alkalisierung führen physiologischerweise zu einer vermehrten Gastrinsekretion.

Es ist jedoch nicht verwunderlich, daß man bei den Pylorusstenosen konstant einen positiven PSU findet, unabhängig von der Ätiologie der Stenose. Diese Tabelle zeigt ebenfalls, daß die Aufhebung der Stenose, sei es auf medikamentösem oder chirurgischem Wege, den PSU negativiert oder abschwächt.

3. Beim banalen *Ulcus duodeni* gelangt man bei einer systematischen Studie nur in 20% der Fälle zu einem positiven Resultat. Obwohl meistens angenommen wird, daß das Ulcus duodeni einen vagalen Ursprung hat, darf uns die Hypergastrinie in diesem Falle nicht verwundern. So haben z. B. Emas u. Fyro nachgewiesen, daß der Gehalt an Gastrin in der Schleimhaut des Antrums deutlich höher beim Ulcus duodeni als beim Ulcus ventriculi war.

Ein positiver PSU läßt beim Ulcus duodeni letzten Endes drei Hypothesen zu, die an Hand der einfachen klinischen Angaben schwer zu differenzieren sind:

a) Es gibt eine primär antrale Hypergastrinie, die für die Hypersekretion und das Ulcus verantwortlich sind.

b) Das Ulcus wird durch eine Erweiterung des Antrums bei Entleerungsverzögerung hervorgerufen.

c) Es handelt sich nicht um ein banales Ulcus, sondern um ein symptomatisches bei Zollinger-Ellison-Syndrom. 20% unserer Fälle von Zollinger-Ellison-Syndrom boten das Bild eines einfachen floriden Ulcus duodeni.

C.

Die radioimmunologische Bestimmung des Gastrins dürfte eine exaktere und spezifischere Messung der Hypergastrinie erlauben. Das Prinzip ist das gleiche wie bei den anderen radioimmunologischen Hormonbestimmungen: Insulin, Glucagon, somatotropes Hormon usw.

Obwohl es sich um eine sehr störanfällige Messung handelt, erscheint ihre Zuverlässigkeit heutzutage ausreichend, um die Gastrinämie zu erfassen, selbst wenn das Gastrin nur in physiologischen Konzentrationen vorliegt. Man muß jedoch darauf hinweisen, daß gewisse Strukturähnlichkeiten zwischen dem Pankreozymin und dem Gastrin bei gewissen experimentellen Bedingungen gekreuzte Antigenreaktionen zeigen.

Bislang hat nur das Zollinger-Ellison-Syndrom die Bedeutung dieser Bestimmung gezeigt: Bei 24 Normalpersonen lag der mittlere Gastrinspiegel bei 425μμg/ml Serum. Bei 4 Patienten mit Zollinger-Ellison-Syndrom fand man Werte von jeweils 3550, 7800, 21000 und 62000 μμg.

Im Urin war der Gastringehalt im Vergleich zur Norm jedoch nur mäßig erhöht.

Wenn diese Methode die erwarteten Hoffnungen erfüllt, dürfte sie eine Antwort auf viele Fragen geben, die im Zusammenhang mit der Bedeutung des Gastrins in der Physiopathologie des Ulcus stehen.

III. Schlußfolgerungen

Die Gesamtheit der Ergebnisse, die wir hier besprochen haben, zeigt, daß die Forschung auf dem Gebiete des Gastrins in voller Entwicklung steht: Physiologie und Pathophysiologie stützen und ergänzen sich gegenseitig und führen so zu einem besseren Verständnis der humoralen Regulation und des Wirkungsmechanismus des Hormons auf die Magensekretion. Dabei muß man betonen, daß die klinischen Anwendungen dieser Forschungen weit über den Rahmen der Magenerkrankungen hinausgehen, obwohl das Problem des gastroduodenalen Ulcus im Vordergrund steht. In diesem Zusammenhang möchten wir die wahrscheinliche oder sogar sichere Bedeutung der Gastrinforschung bei den Pankreastumoren, den Pankreatitiden, den Dünndarmresektionen und den portokavalen Anastomosen erwähnen.

Die nächsten Jahre bringen uns sicherlich interessante Indikationen, deren Auswirkungen noch nicht geahnt werden können.

Der Mechanismus der Gastrinfreisetzung

ANDERSSON, S. (Pharmakol. Institut, Stockholm)

Referat

In den letzten Jahren ist man mehr und mehr davon überzeugt, daß das sekretionsstimulierende Hormon Gastrin einen zentralen Platz unter den Faktoren einnimmt, welche die Sekretion der Salzsäure im Magen kontrollieren. Man hat nun klare physiologische Belege dafür, daß die Gastrinfreisetzung von der Antrumschleimhaut nicht nur durch lokale, gastrische Reizungen, sondern auch durch vagale

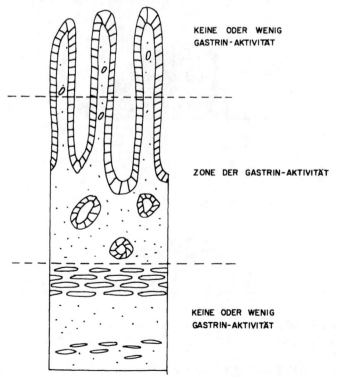

KEINE ODER WENIG GASTRIN-AKTIVITÄT

ZONE DER GASTRIN-AKTIVITÄT

KEINE ODER WENIG GASTRIN-AKTIVITÄT

Abb. 1. Ausbreitungszone des Gastrins innerhalb der Antrummucosa. (Nach Elwin u. Uvnäs, 1966)

Sekretionsstimulierung hervorgerufen wird. Außerdem potenziert Gastrin den stimulierenden Effekt von vagalen Impulsen auf die Salzsäuredrüsen. Die Kenntnisse um die verschiedenen Faktoren, welche die Freisetzung von Gastrin kontrollieren, haben darum nicht nur großes physiologisches Interesse, sondern auch

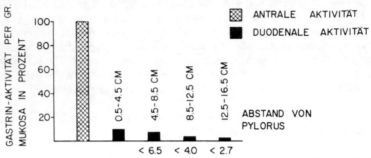

Abb. 2. Duodenale in Vergleich zur antralen Gastrinaktivität bei der Katze. (Nach Elwin u. Uvnäs, 1966)

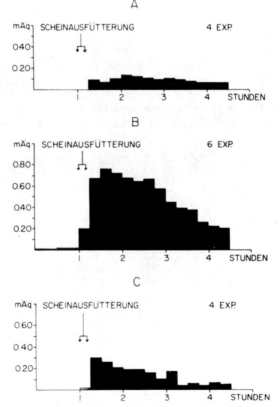

Abb. 3. Sekretion im Pavlov-Magen nach Scheinausfütterung. a Kontrolle mit normaler Magen-Darmpassage. b Hypersekretion nach Antrumduodenumexklusion. c Elimination der Hypersekretion nach Totaldenervierung des Antrums. (Nach Olbe, 1963)

wesentliche klinische Bedeutung. Chirurgische und medikamentöse Ulcustherapie resultiert in Veränderungen der Antrumfunktion, z. B. Motilitäts- und Aciditätsverhältnissen.

Bevor ich die Physiologie und Pharmakologie der Gastrinfreisetzung diskutiere, will ich daran erinnern, daß die gastrinproduzierenden Zellen bis jetzt noch nicht identifiziert sind. Broomé, Fyrö u. Olbe [4] haben die ungefähre Lokalisierung der Gastrinzelle bestimmen können. Sie haben die Antrumschleimhaut von Hund und Katze freipräpariert, gefroren und dann parallel der Oberfläche in dünne Scheiben geschnitten. Die Gastrinaktivität in diesen Schnitten wurde dann durch die biologische Methode von Uvnäs u. Emas [13] bestimmt. Man konnte keine exakten Werte erhalten, aber das Resultat hat gezeigt, daß die höchste Gastrinaktivität in den zwei tiefsten Dritteln der Schleimhaut lokalisiert ist (Abb. 1). Neulich hat McGuigan [8] diese Lokalisation mit Immunofluorescenztechnik bestätigt. Die Zellen die sich dabei fluorescierend erwiesen und darum Gastrin enthalten, konnte man nicht von den ordinären schleimproduzierenden Zellen unterscheiden.

In experimenteller wie auch in klinischer Hinsicht ist es außerdem wesentlich, die Ausbreitung des Gastrins innerhalb des Magen-Darmkanals zu kennen. Abb. 2

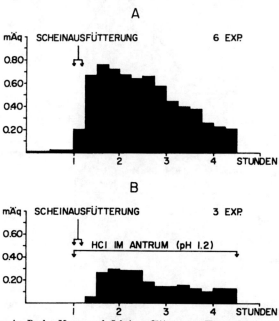

Abb. 4a u. b. Sekretion im Pavlov-Magen nach Scheinausfütterung. a Hypersekretion nach Antrumduodenumexklusion. b Elimination der Hypersekretion durch Versäuerung des Antrums. (Nach Andersson u. Olbe, 1964)

zeigt, daß die Antrummucosa die höchste Aktivität von Gastrin enthält, aber, kleine Mengen sind auch im Duodenum zu finden.

Unser Interesse für den Mechanismus der Gastrinfreisetzung wurde erweckt durch die Beobachtungen betreffend des Effektes von Antrum-Duodenumexklusion bei Pawlow-Hunden [1, 12]. Es zeigte sich nämlich, daß diese Operation die Sekretionstätigkeit im Pawlow-Magen durchgreifend verändert. Von speziellem Interesse war das Auftreten einer mehrfachen Erhöhung der Säuresekretion infolge vagaler Stimulierung durch Insulinhypoglykämie oder Scheinausfütterung [10] (Abb. 3). Die markante Hypersekretion nach Antrum-Duodenumexklusion konnte durch Totaldenervierung des isolierten Antrums eliminiert werden. Die vagale Innervation zu dem in diesen Falle neutralen Antrum war also essentiell für die erhöhte Scheinausfütterungssekretion, und weist darauf hin, daß die Hypersekretion durch vagale Gastrinfreisetzung verursacht wurde.

Schon vor 15 Jahren haben Dragstedt u. Mitarb. [9] vorgeschlagen, daß die Gastrinfreisetzung durch ein ausreichend saures Milieu im Antrum gehemmt wird. Man kann darum annehmen, daß die Entfernung des sauren Magensaftes von der

Antrummucosa nach der Antrumisolierung die Hypersekretion hervorrief. Beweis für diese Annahme erhielten wir, da wir die isolierte Antrumtasche mit 0,1-n Salzsäure perfundierten (Abb. 4) [2]. Die Hypersekretion nach der Scheinausfütterung konnte eliminiert werden. Säureperfusion einer totaldenervierten Antrumtasche hatte dagegen keine hemmende Einwirkung. Man nimmt an, daß Gastrin

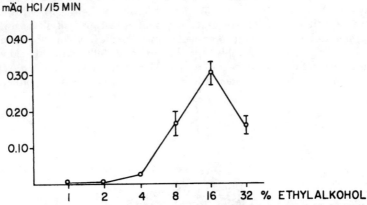

Abb. 5. Doseneffektkurve bei antraler Applikation von Äthylalkohol. (Nach Elwin, 1969)

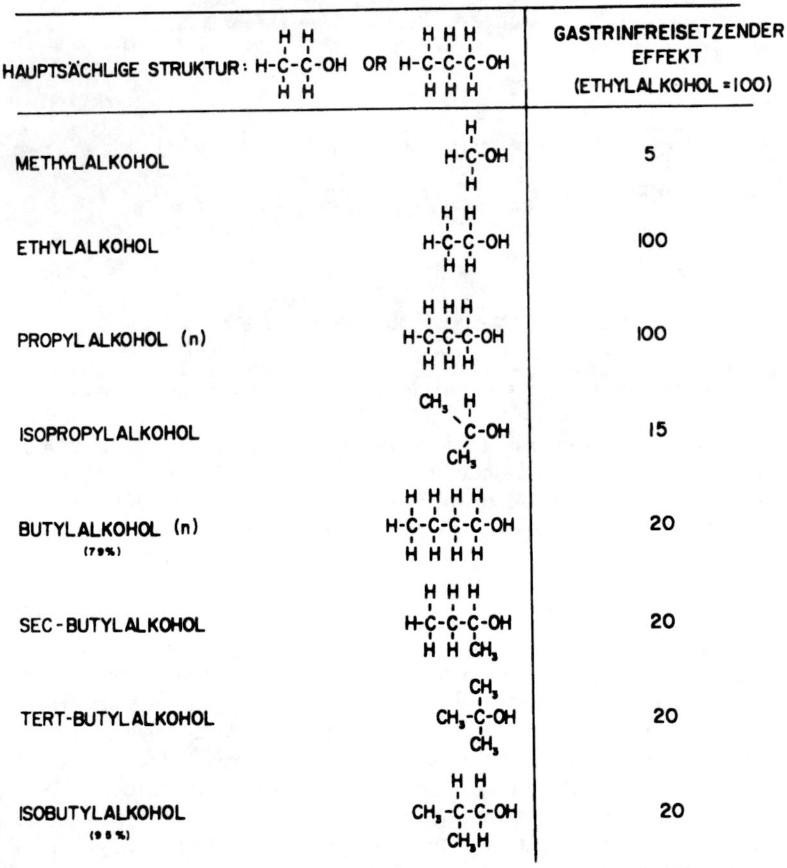

HAUPTSÄCHLIGE STRUKTUR: H-C-C-OH OR H-C-C-C-OH	GASTRINFREISETZENDER EFFEKT (ETHYLALKOHOL = 100)
METHYLALKOHOL $\quad$ H-C-OH	5
ETHYLALKOHOL $\quad$ H-C-C-OH	100
PROPYLALKOHOL (n) $\quad$ H-C-C-C-OH	100
ISOPROPYLALKOHOL $\quad$ CH_3 C-OH CH_3	15
BUTYLALKOHOL (n) (79%) $\quad$ H-C-C-C-C-OH	20
SEC-BUTYLALKOHOL $\quad$ H-C-C-C-OH	20
TERT-BUTYLALKOHOL $\quad$ CH_3-C-OH CH_3	20
ISOBUTYLALKOHOL (95%) $\quad$ CH_3-C-C-OH CH_3H	20

Abb. 6. Gastrinfreisetzendes Potential einiger Alkohole. (Nach Elwin u. Uvnäs, 1966)

freigesetzt wird nicht nur durch vagale Stimulierung, sondern auch durch die
mechanische und chemische Reizung der Kost auf die Antrummucosa. Man kann
nämlich experimentell Gastrinfreisetzung hervorrufen durch sowohl mechanische
Ausspannung wie chemische Stimulierung der Antrumschleimhaut. Welche von
diesen beiden Faktoren normal die größte Rolle spielt ist unklar. Wahrscheinlich

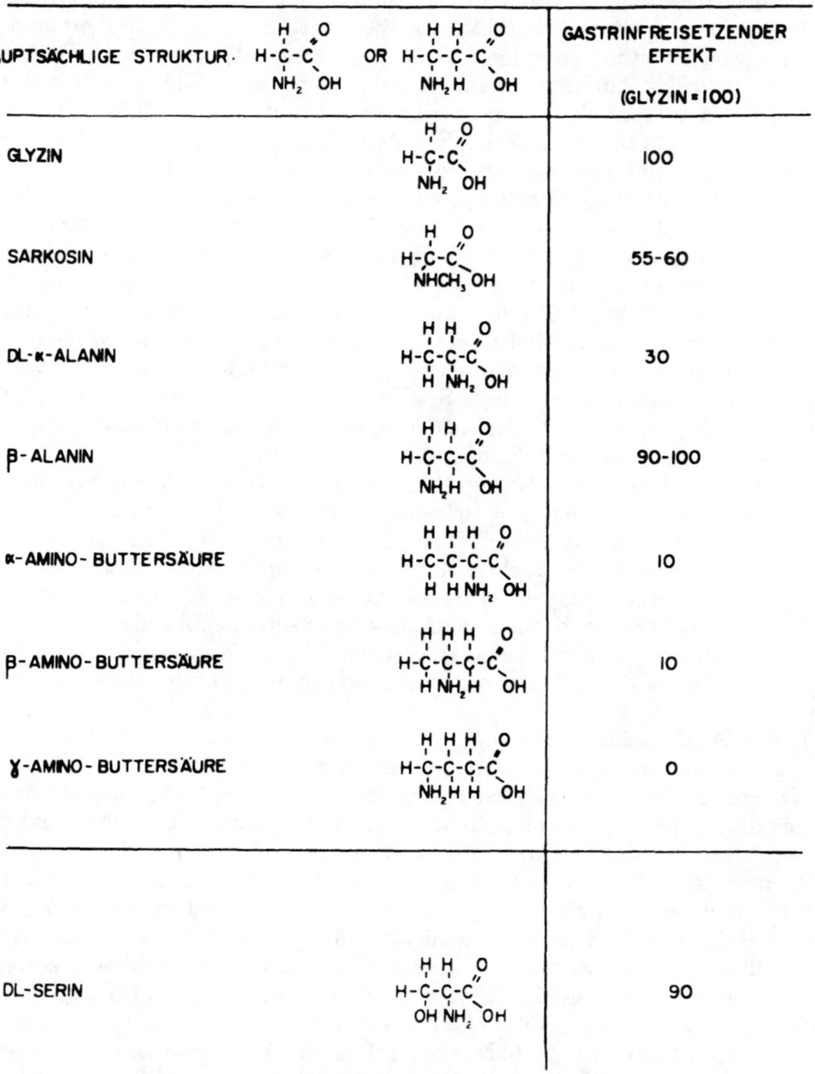

HAUPTSÄCHLICHE STRUKTUR: $H-\overset{H}{\underset{NH_2}{C}}-\overset{O}{C}\overset{}{\underset{OH}{}}$ OR $H-\overset{H}{\underset{NH_2}{C}}-\overset{H}{\underset{H}{C}}-\overset{O}{C}\overset{}{\underset{OH}{}}$	GASTRINFREISETZENDER EFFEKT (GLYZIN = 100)
GLYZIN $H-\overset{H}{\underset{NH_2}{C}}-\overset{O}{C}\overset{}{\underset{OH}{}}$	100
SARKOSIN $H-\overset{H}{\underset{NHCH_3}{C}}-\overset{O}{C}\overset{}{\underset{OH}{}}$	55-60
DL-α-ALANIN $H-\overset{H}{\underset{H}{C}}-\overset{H}{\underset{NH_2}{C}}-\overset{O}{C}\overset{}{\underset{OH}{}}$	30
β-ALANIN $H-\overset{H}{\underset{NH_2}{C}}-\overset{H}{\underset{H}{C}}-\overset{O}{C}\overset{}{\underset{OH}{}}$	90-100
α-AMINO-BUTTERSÄURE $H-\overset{H}{\underset{H}{C}}-\overset{H}{\underset{H}{C}}-\overset{H}{\underset{NH_2}{C}}-\overset{O}{C}\overset{}{\underset{OH}{}}$	10
β-AMINO-BUTTERSÄURE $H-\overset{H}{\underset{H}{C}}-\overset{H}{\underset{NH_2}{C}}-\overset{H}{\underset{H}{C}}-\overset{O}{C}\overset{}{\underset{OH}{}}$	10
γ-AMINO-BUTTERSÄURE $H-\overset{H}{\underset{NH_2}{C}}-\overset{H}{\underset{H}{C}}-\overset{H}{\underset{H}{C}}-\overset{O}{C}\overset{}{\underset{OH}{}}$	0
DL-SERIN $H-\overset{H}{\underset{OH}{C}}-\overset{H}{\underset{NH_2}{C}}-\overset{O}{C}\overset{}{\underset{OH}{}}$	90

Abb. 7. Gastrinfreisetzendes Potential einiger Aminosäuren. (Nach Elwin u. Uvnäs, 1966)

variiert der chemische und der mechanische Stimulierungsgrad mit Hinsicht auf
die Zusammensetzung und Konsistenz der Kost. Was den chemischen Komponenten betrifft weiß man seit langem, daß Perfusion des Antrums mit, z. B. Fleisch-
extrakt oder Leberextrakt die Magensaftsekretion stimuliert. Um die stimulierenden Faktoren in solchen Extrakten zu identifizieren hat man aber nur wenige
Versuche gemacht. Außerdem weiß man, daß Äthylalkohol, Acetylcholin und
andere Cholinester die Sekretion bei lokaler Applikation in einer isolierten Antrumtasche stimulieren können.

Bei verschiedenen chemischen Substanzen hat Elwin [6, 7] den Zusammenhang zwischen chemischer Struktur und gastrinfreisetzenden Eigenschaften untersucht. Wie man schon früher gefunden hatte, stimuliert Äthylalkohol die Sekretion von Haidenhain-Magen bei Perfusion in einer Antrumtasche. Den stimulierenden Effekt des Alkohols kann man in diesem Zusammenhang als total beruhend auf der Gastrinfreisetzung betrachten. Bestimmungen von Alkoholkonzentrationen im Blut zeigten nämlich, daß die Menge absorbierten Alkohols vollkommen unzureichend war, den stimulierenden Effekt zu erklären. Abb. 5 zeigt die Doseneffektkurve bei antraler Applikation von Äthylalkohol. Maximale Sekretionsstimulierung wird mit 16% erreicht. Abb. 6 zeigt den stimulierenden Effekt einiger Alkohole. Im Gegensatz zu Äthylalkohol hat Methylalkohol keinen gastrinfreisetzenden Effekt. Dagegen hat Propylalkohol ungefähr denselben Effekt wie Äthylalkohol. Alkohole mit längerer Kohlenstoffkette geben geringe Gastrinfreisetzung. Alkohole mit verzweigter Kohlenstoffkette haben ebenfalls keinen nennenswerten Effekt.

Auf ähnliche Weise kann man eine Relation Struktur-Gastrinfreisetzung für verschiedene Aminosäuren zeigen (Abb. 7). Glycin und β-Alanin haben einen gleichwertigen Effekt, während Aminosäuren mit längerer Kohlenstoffkette keinen oder zweifelhaften Effekt haben. Methylierung der Aminogruppe im Glycin (zu Sarkosin) reduziert die gastrinfreisetzende Wirkung. Es ist auch von Bedeutung, ob die Aminogruppe in α- oder β-Stellung liegt. Es scheint als ob die gastrinfreisetzende Eigenschaft bei Aminosäuren, als auch bei den Alkoholen, an eine relativ spezifische chemische Konfiguration gebunden ist.

Die antrale Gastrinfreisetzung kann man mit verschiedenen Pharmaka beeinflussen. Untersuchungen in Pawlows Laboratorium deuteten an, daß Cocainisierung der Antrummucosa den sekretionsstimulierenden Effekt des Futters im Antrum blockierte. Diese Beobachtung hat man später bestätigt, und man hat gezeigt, daß Cocainisierung der Antrummucosa mit 2 bis 4% Cocainlösung vagal, mechanisch und chemisch ausgelöste Gastrinfreisetzung blockiert. Auch andere lokalanästhetische Wirkstoffe sind in gleicher Weise effektiv. Lokalanästhetische Mittel sind aber wirkungslos, wenn Gastrinfreisetzung durch Acetylcholin stimuliert wird.

Lokale Applikation von Atropin im Antrum blockiert auch Gastrinfreisetzung bei vagaler, chemischer und mechanischer Stimulierung.

Nur wenige Observationen hat man gemacht betreffend Ganglien-blockierender Arzneimittel. Durch Lokalapplikation von gewissen Ganglien-blockierenden Mitteln haben wir doch Gastrinfreisetzung effektiv blockieren können.

Diese Exempel pharmakologischer Blockierung des Gastrinfreisetzungsmechanismus hat man als Beleg genommen, daß verschiedene gastrinfreisetzende Agentien ein und denselben Mechanismus für die Gastrinfreisetzung ausnützen. Abb. 8 illustriert wie ein solcher Mechanismus zusammengesetzt sein könnte. Die Beobachtungen betreffend des Effektes von Atropin, Cocain und Ganglien-blockierenden Mitteln deuten an, daß die Gastrinzellen durch einen cholinergischen Reflexmechanismus aktiviert werden. Man nimmt an, daß der Receptor des Mechanismus in der Antrumschleimhaut liegt. Noch ist es unklar, wo exakt die verschiedenen Pharmaka ihre Wirkung einsetzen. Vermutlich kann Cocain z. B. den Reflexbogen an verschiedenen Stellen blockieren. Dagegen hat wahrscheinlich Cocain keinen Effekt auf die Gastrinzellen. Die Gastrin-freisetzende Wirkung von Acetylcholin wird ja von Cocain nicht beeinflußt. Atropin dagegen wirkt sicher direkt auf die Gastrinzellen blockierend, da Atropin alle Stimuli blockiert, inklusive Acetylcholin.

Die physiologische Bremse für Gastrinfreisetzung ist der Magensaft selbst. Wie ich vorhin angab, wird nämlich die Gastrinfreisetzung blockiert, wenn ein saures pH im Antrum erreicht wird. Während der letzten Jahre haben wir [2, 3] speziell den Mechanismus studiert, durch welchen die Gastrinfreisetzung von Säure

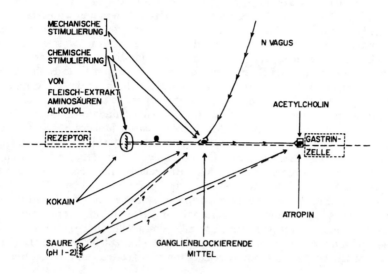

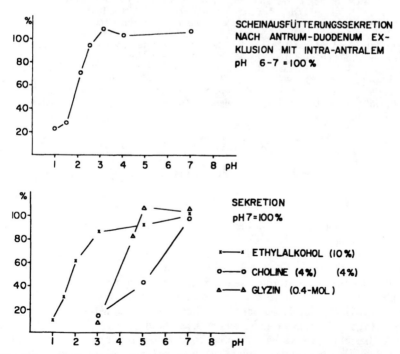

Abb. 8. Hypothetischer Mechanismus der Gastrinfreisetzung von der Antrummucosa. (Nach Elwin u. Uvnäs, 1966)

Abb. 9. Einwirkung von antralem pH auf Sekretion des Pavlov-Magens nach Scheinausfütterung und nach antraler Stimulierung mit Cholin, Ethylalkohol und Glycin. (Nach Andersson u. Olbe, 1964; Elwin u. Uvnäs, 1966)

beeinflußt wird. Abb. 9 zeigt die Einwirkung verschiedener Aciditäten im Antrum auf die Gastrinfreisetzung nach verschiedenen Reizmitteln. Die obere Kurve zeigt den pH-Effekt auf die vagale Gastrinfreisetzung. Bei pH 2 ist die Sekretion nach der Scheinausfütterung auf ungefähr 50% reduziert, und bei pH 1 ist sie beinahe verschwunden. Das untere Diagramm zeigt die pH-Abhängigkeit von Äthylalkohol, Cholin und Glycin. Die Kurven für äthanolstimulierte Gastrinfreisetzung und vagale Gastrinfreisetzung sind beinahe identisch. Ich will unterstreichen, daß es, um die Gastrinfreisetzung mit diesen beiden Stimuli zu verhindern, ein sehr saures pH erfordert. Bei pH 2 setzt sich eine nicht unwesentliche Freiseztung von Gastrin fort. Dagegen ist Gastrinfreisetzung durch Cholin und Glycin mehr empfindlich für pH-Veränderungen. Die Resultate könnten auf zwei verschiedene Hemmungsmechanismen für die Gastrinfreisetzung hindeuten. Wir [3] haben doch Belege dafür, daß betreffend der dissoziierbaren Moleküle, wie Cholin und Glycin, der hemmende Effekt der Säure nicht auf der Interferenz mit dem Gastrinmechanismus beruht. Man hat guten Grund anzunehmen, daß die Säure an Stelle auf physikalisch-chemischen Weg die Gastrin-freisetzenden Eigenschaften dieser Substanzen inaktiviert. Dagegen wissen wir immer noch nicht durch welchen Mechanismus die Säure die vagale Gastrinfreisetzung beeinflußt. Resultate einiger Untersuchungen [11] sprechen dagegen, daß ein pH-empfindlicher, inhibitorischer Reflexmechanismus in die Gastrinfreisetzungskontrolle eingeschaltet ist. Es ist an Stelle nicht ausgeschlossen, daß die Acidität eine solche direkte Einwirkung auf die Gastrinzellen hat, die eine Freisetzung von Gastrin unmöglich macht.

Literatur

1. Andersson, S., Elwin, C.-E., and Uvnäs, B.: Gastroenterology 34, 636 (1958). — 2. Andersson, S., and Olbe, L.: Acta physiol. scand. 61, 55 (1964). — 3. Andersson, S., and Elwin, C.-E.: Influence of acidity on release of gastrin by chemical agents. The physiology of gastric secretion. Semb, L. S., and Myren, J., Eds. Oslo: Universitetsforlaget 1968. — 4. Broomé, A., Fyrö, B., and Olbe, L.: Acta physiol. scand. 74, 331 (1968). — 5. Elwin, C.-E., and Uvnäs, B.: Distribution and local release of gastrin. Gastrin. Grossman, M. I., Ed. UCLA Forum Med. Sci. No. 5. Los Angeles: University California Press 1966. — 6. Elwin, C.-E.: Acta physiol. scand. 75, 1 (1969). — 7. Elwin, C.-E.: Acta physiol. scand. 75, 12 (1969). — 8. McGuigan, J. E.: Gastroenterology 55, 315 (1968). — 9. Oberhelman, H. A., Jr., Woodward, E. R., Zubiran, J. M., and Dragstedt, L. R.: Amer. J. Physiol. 169, 738 (1952). — 10. Olbe, L.: Gastroenterology 44, 463 (1963). — 11. Redford, M., and Schofield, B.: J. Physiol. (Lond.) 180, 304 (1965). — 12. Uvnäs, B., Andersson, S., Elwin, C.-E., and Malm, A.: Gastroenterology 30, 790 (1956). — 13. Uvnäs, B., and Emås, S.: Gastroenterology 40, 644 (1961).

Das Zollinger-Ellison-Syndrom

CREUTZFELDT, W. (Med. Univ.-Klinik, Göttingen)

Referat

Die Bedeutung der gastrointestinalen Hormone für die Verdauungsvorgänge ist den Physiologen seit Jahrzehnten bekannt. Beobachtungen der letzten Jahre haben uns inzwischen gelehrt, daß sie auch in der klinischen Pathologie eine Rolle spielen. Diese Beobachtungen haben ein neues Kapitel der klinischen Medizin, nämlich das der gastroenterologischen Endokrinologie oder — wenn man will — der endokrinen Gastroenterologie eröffnet. Wir wissen heute, daß vielfache Beziehungen zwischen den Hormonen des oberen Verdauungstraktes und der Sekretion von Magen, Dünndarm und Pankreas, aber auch zur Inkretion des endokrinen Pankreas bestehen. Besonders überraschend erscheint dabei, daß vom Pankreas nicht nur die Stoffwechselhormone Insulin und Glucagon, sondern auch Hormone gebildet werden können, die die Magen- und Darmfunktion steuern.

Das klassische Beispiel einer gastroenterologischen Endokrinopathie ist das von Zollinger u. Ellison 1955 als klinische Einheit erkannte Syndrom. Es hat bereits vor diesen Autoren Mitteilungen gegeben, in denen die Kombination von Pankreastumoren mit einer Ulcuskrankheit beschrieben wurde (Sailer u. Zinninger, 1946; Wulff, 1949; Poth u. Fromm, 1950; Janowitz u. Crohn, 1951; Cunningham et al., 1952; Forty u. Barrett, 1952; Creutzfeldt, 1953; Strøm, 1953). Eine besondere Erwägung verdient der von dem Norweger Strøm beschriebene Fall, weil nach Exstirpation von zwei Pankreasadenomen eine trotz mehrfacher Magenresektionen rezidivierende Ulcuskrankheit ausheilte. Als mögliche ätiologische Verbindung diskutierte Strøm eine Magensaftstimulation durch Insulin, lehnte diesen Mechanismus wegen der Seltenheit einer Ulcuskrankheit beim Hyperinsulinismus jedoch ab.

Das Verdienst von Zollinger u. Ellison (1955) bestand darin, daß sie bei ihren beiden Fällen die Magenhypersekretion als das ätiologische Bindeglied erkannten und einen die Magensekretion stimulierenden Faktor postulierten, der durch die Pankreastumoren produziert wird. Ihre Beobachtung wurde seitdem vielfach bestätigt. 1964 konnten Ellison u. Wilson aus der Weltliteratur bereits 260 einschlägige Fälle zusammenstellen und auswerten. Inzwischen sind zahlreiche weitere Beobachtungen publiziert worden, ohne daß wesentliche neue Gesichtspunkte entstanden. Der entscheidende Beitrag der letzten Jahre zu diesem Problem war jedoch die Identifizierung des durch die Pankreastumoren produzierten Hormons auf Grund der Aminosäurenzusammensetzung als menschliches Gastrin durch Gregory, Grossman et al. (1967). Damit war nicht nur älteren Spekulationen (Zollinger u. Ellison hatten zunächst an eine Glucagonproduktion durch die Tumoren gedacht, was seit dem Nachweis einer hemmenden Wirkung des Glucagon auf die Magensekretion durch Dreiling u. Janowitz 1959 sowie Clarke et al. 1960 wenig Wahrscheinlichkeit hatte) ein Ende gesetzt, sondern es ergaben sich auch neue Fragen.

Drei Komplexe sollen im folgenden behandelt werden:

1. *Das klinische Bild* des Zollinger-Ellison-Syndroms und die zu seiner Erkennung notwendigen diagnostischen Maßnahmen.

2. *Die pathologisch-anatomischen Befunde* und die daraus resultierenden praktischen und theoretischen Konsequenzen. Die praktischen Konsequenzen betreffen das therapeutische Vorgehen. Die theoretischen Probleme betreffen den Ursprungsort der Gastrin produzierenden Zellen im Pankreas und ihre Beziehungen zu anderen gastrointestinalen Hormonen sowie den pathogenetischen Mechanismus, der zu ihrem abnormen Wachstum führt.

3. *Die Ursache der Diarrhoen*, die bei einem Drittel der Fälle mit Zollinger-Ellison-Syndrom gefunden werden. Hierbei ist vor allem zu diskutieren, inwieweit Beziehungen zu einer anderen gastroenterologischen Endokrinopathie, dem sog. Verner-Morrison-Syndrom, bestehen.

I.

Zunächst sollen die Befunde bei einem von uns beobachteten typischen Fall demonstriert werden:

Ein 37jähriger Landwirt (H. Sch.) litt seit 2 Jahren an rezidivierenden Duodenalulcera. 1966 Zweidrittelresektion des Magens nach Billroth II. 1967 Nachresektion wegen Anastomosenulcus. 1968 erneut Ulcusbeschwerden. Röntgenologisch fand sich eine Hypersekretion im Restmagen und ein Riesenulcus, das in die vordere Bauchwand penetrierte (Abb. 1). Die Magensaftanalyse ergab folgende Werte (Abb. 2).

Die enorme Basalsekretion trotz zweimaliger Magenresektion und die geringe Stimulierbarkeit durch Betazol erweckten den Verdacht auf ein Zollinger-Ellison-Syndrom. Die daraufhin durchgeführte selektive Zöliakographie deckte einen stark vascularisierten Tumor im Pankreasschwanz auf (Abb. 3). Der Tumor wurde operativ bestätigt und exstirpiert (Abb. 4), wegen des Verdachtes auf Lymphknotenmetastasen wurde zusätzlich eine totale Gastrektomie durchgeführt (Doz. Dr. Schattenfroh). Der Patient ist seitdem beschwerdefrei.

Der Fall demonstriert die typische Trias des Zollinger-Ellison-Syndroms: Rezidivierende Gastrointestinalulcera trotz Magenresektion, enorme Magen-hypersekretion und Pankreasadenom.

Aus der Zusammenstellung von Ellison u. Wilson seien nun einige Abbildungen gebracht:

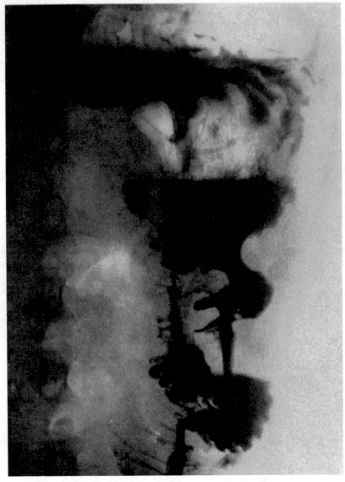

Abb. 1. Zollinger-Ellison-Syndrom (Pat. H. Sch.). Zweidrittel-Resektion des Magens. Großes, in die Bauchwand penetrierendes Ulcus, vermehrter Succus und grobe Schleimhautfalten

Abb. 5 zeigt die Alters- und Geschlechtsverteilung von 260 Fällen. Im Vordergrund des klinischen Bildes standen die Schmerzen durch die Ulcuskrankheit und als typische Ulcuskomplikationen Perforationen und Blutungen sowie Durchfälle und Erbrechen (Abb. 6).

Röntgenologisch fanden sich in 93% Ulcera. Die häufige Angabe, daß die Ulcera beim Zollinger-Ellison-Syndrom atypisch lokalisiert sind, findet sich in der Gesamtstatistik nicht bestätigt. 74% der Ulcera fanden sich an typischer Stelle im Duodenum. Dennoch ist ein atypisch gelegenes Ulcus, vor allem im distalen Duodenum oder im proximalen Jejunum, also jenseits des Treitzschen Bandes, nahezu pathognomonisch für ein Zollinger-Ellison-Syndrom. Abb. 7 demonstriert die Lokalisation der in 166 Fällen operativ bestätigten Ulcera.

Folgende weitere Röntgensymptome sind verdächtig auf ein Zollinger-Ellison-Syndrom:

Hypertrophische Schleimhautfalten als Korrelat der Schleimhauthyperplasie durch Zunahme der Belegzellen (Polacek u. Ellison, 1966), starke Hypersekretion,

Basal-Sekretion

Volumen:	330 ml/Std.
HCl (BAO):	22 mVal/Std.

Maximale Säuresekretion (MAO)
(nach Betazol 1,5 mg/kg):

42,3 mVal/Std.

$$\frac{BAO}{MAO} = 0,52$$

Abb. 2. Magensaftwerte bei Zollinger-Ellison-Syndrom (Pat. H. Sch.). Bemerkenswert sind die hohen Werte trotz zweimaliger Magenresektion

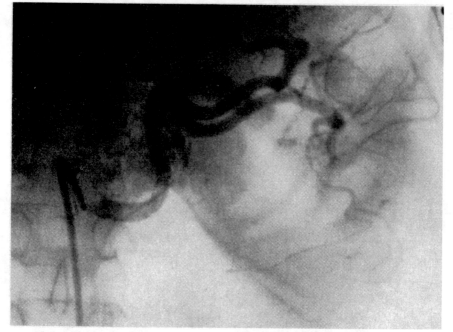

Abb. 3. Zöliakographie mit Darstellung des Pankreasadenoms bei Zollinger-Ellison-Syndrom (Pat. H. Sch.). Die Kontrastmittelseen in der Milzvenenschleife entsprechen dem stark vascularisierten Tumor

Ödem und Dilatation des Duodenum, besonders des Bulbus duodeni, und rasche Dünndarmpassage infolge Dünndarmhypermotilität (Abb. 8) (Christoforidis u. Nelson, 1966).

Besondere Bedeutung hat wie bei allen Pankreasadenomen heute die selektive Zöliakographie, mit der sich vascularisierte Tumoren ab 1 cm Durchmesser darstellen lassen (Emmrich u. Frerichs, 1969).

Seit der Feststellung von Zollinger u. Ellison, daß die Ursache der Ulcera auf einer Magensafthypersekretion beruht, stellt die *Magensaftanalyse* neben der

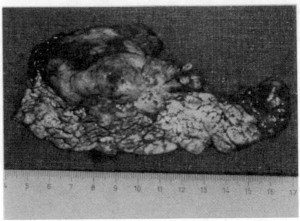

Abb. 4. Pankreasadenom mit reseziertem Pankreasschwanz bei Zollinger-Ellison-Syndrom (Pat. H. Sch.). Op. Präparat

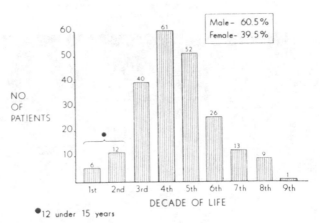

Abb. 5. Alters- und Geschlechtsverteilung bei 220 Fällen von Zollinger-Ellison-Syndrom. Das männliche Geschlecht überwiegt. Das Hauptmanifestationsalter ist ähnlich dem des Duodenalulcus. (Nach Ellison u. Wilson, 1964)

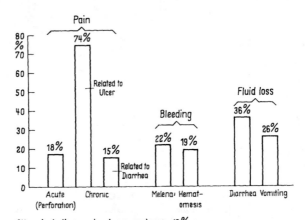

Abb. 6. Hauptsymptome bei 260 Fällen von Zollinger-Ellison-Syndrom. Im Vordergrund stehen die durch die Ulcera bedingten Schmerzen. (Nach Ellison u. Wilson, 1964)

röntgenologischen Untersuchung die wichtigste diagnostische Maßnahme dar. Besondere Bedeutung kommt dabei der erhöhten Basalsekretion zu. Aus diesem Grunde sollte heutzutage keine Magensaftanalyse mehr ohne Bestimmung der Basalsekretion durchgeführt werden. Abb. 9 gibt die wichtigsten Parameter bei der Magensaftanalyse an, die den dringenden Verdacht auf das Vorliegen eines

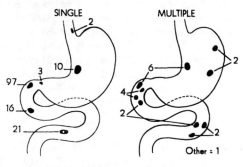

Abb. 7. Ulcuslokalisation anläßlich der ersten Operation bei 166 Fällen von Zollinger-Ellison-Syndrom. In 74% der Fälle fand sich das primäre Ulcus an üblicher Stelle. (Nach Ellison u. Wilson, 1964)

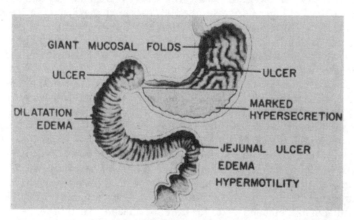

Abb. 8. Schematische Darstellung der röntgenologischen Manifestation des Zollinger-Ellison-Syndroms. (Nach Christoforidis u. Nelson, 1966)

Basalsekretion:

1. 12 Stunden (über Nacht): > 1000 ml
   > 100 mVal HCl
2. 1 Stunde (B A O) :
   intakter Magen > 15 mVal HCl
   resezierter Magen > 5 mVal HCl

Stimulierte Sekretion (Histamin 0,04 mg/kg, Betazol 1,5 mg/kg s.c.)

3. $\dfrac{\text{Basal-Säure-Produktion} \quad (\text{B A O})}{\text{Maximal-Säure-Produktion} \quad (\text{M A O})}$ > 0,6

4. $\dfrac{\text{Basal-Säure-Konzentration} \quad (\text{B C})}{\text{Maximal-Säure-Konzentration} \quad (\text{P C})}$ > 0,6

In 80 % der Fälle mehr als 2 Kriterien erfüllt

Abb. 9. Charakteristische Befunde bei der Magensaftanalyse beim Zollinger-Ellison-Syndrom. Am wichtigsten ist die hohe Basalsekretion. (Nach Ruppert et al., 1967 sowie Winship, 1969)

Zollinger-Ellison-Syndroms erwecken müssen (Aoyagi u. Summerskill, 1966; Ruppert et al., 1967). Neben der erhöhten Basalsekretion (BAO = basal acid output), wobei die Sammlung über 1 bis 2 Std genügt, zumal die 12 Std-Sammlung für den Patienten lästig ist und sogar einen schweren Flüssigkeits- und Elektrolytverlust bewirken kann, wird von einigen Autoren die mangelhafte Stimulierbarkeit der bereits durch den Tumor maximal stimulierten Magensekretion als pathognomonisch angesehen. Dieser Befund ist aber nur in positiven Fällen zu bewerten. In 50% der Fälle liegt auch beim Zollinger-Ellison-Syndrom die Basalsekretion unter 60% der maximalen Säuresekretion nach Betazol oder Histamin (Grossman). Außerdem ist zu beachten, daß eine einmalige Magensaftanalyse nicht ausreicht, um die Diagnose zu sichern, weil die Sekretionswerte von Tag zu Tag schwanken können (Winship u. Ellison, 1967). Für die Praxis ist festzuhalten, daß eine Basalsekretion über 10 mVal HCl pro Std bei Fehlen einer Pylorusstenose auf ein Zollinger-Ellison-Syndrom verdächtig ist und weitere Untersuchungen erfordert.

Die klassische Methode der Endokrinologie, *der direkte Nachweis des vermehrt gebildeten Hormons*, wurde bisher erst von einzelnen Arbeitsgruppen erfolgreich angewandt. Besonders Bonfils u. Mitarb., (1963; Bader et al., 1966; Vatier et al., 1966) sowie Moore et al., 1967, konnten im Urin, im Serum und im Magensaft von Patienten mit Zollinger-Ellison-Syndrom eine die Magensekretion von Ratten steigernde Substanz nachweisen. Dieser Bio-assay erwies sich in den Händen der Arbeitsgruppe um Zollinger (Moore et al., 1967) als hochspezifisch für das Zollinger-Ellison-Syndrom, d. h. Patienten mit einfacher Ulcuskrankheit zeigten niemals einen positiven Befund. In den Händen der Pariser Arbeitsgruppe (Bader et al., 1966) waren zwar ebenfalls alle Patienten mit Zollinger-Ellison-Syndrom positiv, gleichzeitig aber auch einige Patienten mit einfacher Ulcuskrankheit und mit Lebercirrhose, besonders nach Shuntoperation (Bader et al., 1969). Einen wesentlichen Fortschritt stellte daher die Entwicklung eines Immuno-assay für Gastrin durch McGuigan [1968 (1)] dar. Die ersten Ergebnisse mit diesem Immuno-assay beim Zollinger-Ellison-Syndrom ergaben signifikant erhöhte Gastrin-Plasmaspiegel [McGuigan u. Trudeau, 1968 (2)]. Es ist zu erwarten, daß mit Hilfe dieses Immunoassay nicht nur die Diagnose des Zollinger-Ellison-Syndroms wesentlich erleichtert werden wird, sondern auch neue Erkenntnisse über die Physiologie des Gastrin und die Beziehungen zwischen Gastrinüberproduktion und der einfachen Ulcuskrank-· heit gewonnen werden. Zur Zeit bestehen leider noch erhebliche Schwierigkeiten in der Produktion ausreichend potenter und spezifischer Antikörper gegen Gastrin, ein Problem, das auch bei den anderen gastrointestinalen Hormonen noch nicht befriedigend gelöst ist und eine der dringlichsten Aufgaben für die gastroenterologische Endokrinologie darstellt. Die genaue Lokalisation der Ursprungsstätten der gastrointestinalen Hormone wird sich ebenfalls nur auf immunologischem Wege lösen lassen.

II.

Über die *Art der Tumoren*, die ein Zollinger-Ellison-Syndrom verursachen, orientiert die Abb. 10 von Ellison u. Wilson. In 61% von 249 Fällen waren die Tumoren maligne, entweder histologisch oder auf Grund bereits vorhandener Matastasierung.

Hierin besteht ein deutlicher Unterschied zum organischen Hyperinsulinismus, bei dem nur in 12% eine Malignität beobachtet wird (Moss u. Rhoads, 1960), so daß in der Regel die Exstirpation des Tumors zur Heilung führt. Dem Zollinger-Ellison-Syndrom liegt außerdem in 10% eine diffuse Inselzellhyperplasie zugrunde, und in weiteren 9% finden sich neben Makroadenomen zahlreiche Mikroadenome im Pankreas (Ellison u. Wilson, 1964). Weiterhin wurden kleine Tumoren elektiv in der Duodenalwand (Oberhelman et al., 1961; Spencer u. Summerskill, 1963) und im Antrum des Magens (Ottenjan u. Elster, 1967) gefunden. In diesem Zusammenhang sei erwähnt, daß in 21% der 260 von Ellison u. Wilson gesammelten Fälle weitere endokrine Tumoren (Hypophyse, Parathyreoidea, Nebenniere) gefunden wurden. Ein echtes Wermer-Syndrom, also eine familiäre Polyadenomatose (Wermer, 1954, 1963) bestand jedoch nur in 3%.

Ellison u. Wilson haben aus dieser Tatsache die Konsequenz gezogen, daß in der Regel die Tumorexstirpation als therapeutische Maßnahme nicht ausreicht, sondern daß eine ausreichende Therapie in der Totalexstirpation des Magens, also des Erfolgsorgans der gesteigerten Gastrinproduktion bestehen muß, weil im Falle von Metastasen oder multiplen Tumoren so lange neue Ulcera entstehen, wie noch Magenschleimhaut im Körper vorhanden ist. Aus diesem Grunde stellt auch die totale Pankreatektomie keine Lösung dar, weil sie im Falle einer unbemerkten Metastasierung versagen muß und eine dann notwendig werdende zusätzliche totale Gastrektomie nahezu unlösbare Probleme der Substitution verursacht. Die

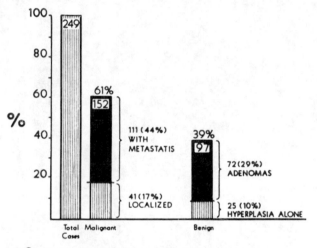

Abb. 10. Art der Pankreastumoren bei 249 Fällen von Zollinger-Ellison-Syndrom. (Nach Ellison u. Wilson, 1964)

längsten Überlebenschancen haben nach Elliot u. Wilson Patienten, die von vornherein total gastrektomiert wurden, weil die im Körper verbliebenen Tumoren nur sehr langsam wachsen und sich Metastasen nach Gastrektomie sogar zurückbilden können (Friesen, 1968).

Von großem theoretischen Interesse ist die Frage nach dem *Ursprungsort des Gastrin produzierenden Gewebes* beim Zollinger-Ellison-Syndrom. Unter physiologischen Bedingungen kann nur aus dem Antrum des Magens Gastrin gewonnen werden. Aus normalem Pankreasgewebe wurde bis heute noch niemals in überzeugender Weise Gastrin extrahiert (Hallenbeck, 1968; Emas u. Fyrö, 1968). Es ist daher zunächst ein Rätsel, wieso in der überwältigenden Mehrzahl der Zollinger-Ellison-Fälle die Gastrin produzierenden Tumoren ihren Ursprung vom Pankreas nehmen. Cavallero et al. (1967) sehen in den Tumoren Wucherungen der D-Zellen (bzw. der A_1-Zellen) der Langerhansschen Inseln. Becker (1967, 1969) leitet sie von den hellen Zellen des insulären Gangorgans ab. Die Gründe für die Unsicherheit in dieser Frage sind die Schwierigkeiten bei der histologischen und histochemischen Differenzierung der Nicht-B-Zellen der Langerhansschen Inseln. Außerdem läßt sich die Herkunft des pathologischen Gewebes schwerlich ermitteln, wenn bereits ein Tumor gewachsen ist. Von besonderem Interesse sind daher die Fälle von Zollinger-Ellison-Syndromen, bei denen lediglich eine diffuse Inselhyperplasie vorliegt.

Wir hatten bisher Gelegenheit, die Zelltypen eines Zollinger-Ellison-Syndroms mit Pankreasadenom, eines mit einem undifferenzierten metastasierenden Pankreascarcinom und eines mit einer diffusen Inselhyperplasie licht- und elektronen-

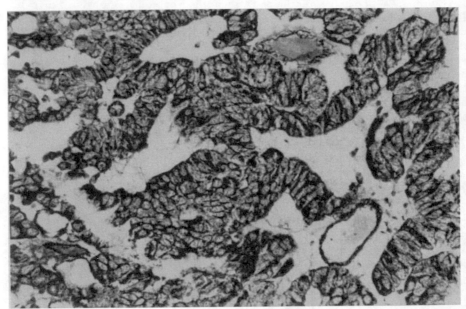

Abb. 11. Partielle Argyrophilie der Tumorzellen bei Zollinger-Ellison-Syndrom (Pat. H. Sch.). Versilberung nach Davenport in der Modifikation von Hellerström u. Hellman (Bouin fix.)

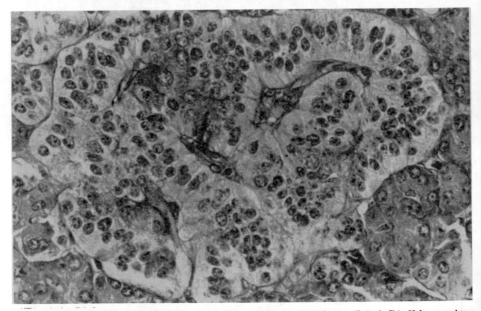

Abb. 12. Diffuse Inselzellhyperplasie bei Zollinger-Ellison-Syndrom ohne Tumor (Pat. A. E.). Neben wenigen granulierten B-Zellen (Zentrum der Insel) finden sich zahlreiche bandförmig angeordnete große helle Zellen. (Aldehydthioninfärbung Bouin fix.)

mikroskopisch zu untersuchen [Creutzfeldt et al., 1969 (1)]. Die lichtmikroskopischen und histochemischen Befunde bei diesen drei Fällen gestatteten keine sichere Zuordnung der das Syndrom verursachenden Zellen zu einem der bekannten Inselzelltypen. Lediglich bei dem vorhin makroskopisch gezeigten Adenom fand sich stellenweise eine Argyrophilie nach der Methode von Hellerstroem u. Hellman (1960) (Abb. 11). Sie fehlte in dem Pankreascarcinom und in dem Fall mit diffuser Inselzellhyperplasie. Das gleiche gilt für die Metachromasie bei der Toluidinblaufärbung nach Manocchio (1960). Insofern können wir die von Cavallero et al. behauptete färberische Identität der das Zollinger-Ellison-Syndrom verursachenden Zellen mit den Alpha-1- bzw. D-Zellen der Langerhansschen Inseln einerseits und den G-Zellen des Antrum andererseits nicht bestätigen. Bei der Patientin mit diffuser Inselhyperplasie waren die außerordentlich charakteristischen Zellverbände (Abb. 12) sicher nicht versilberbar (Abb. 13) und Toluidin negativ. Dagegen

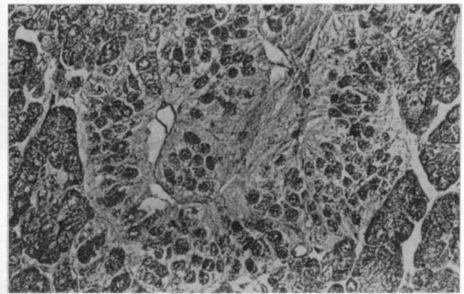

Abb. 13. Diffuse Inselzellhyperplasie bei Zollinger-Ellison-Syndrom (Pat. A. E.). Die bandförmigen Inselzellverbände sind nicht argyrophil. Technik wie Abb. 11

ergab die elektronenoptische Untersuchung eine außerordentliche Ähnlichkeit der Sekretionsgranula in allen drei Fällen mit Zellen der Antrumschleimhaut, die allgemein als Gastrin bildende Zellen (G-Zellen) angesehen werden. Abb. 14 zeigt eine derartige endokrine Zelle aus einer Antrumschleimhautbiopsie des Menschen. Abb. 15 demonstriert strukturell sehr ähnliche Zellen aus dem Pankreasadenom des vorhin geschilderten Patienten mit Zollinger-Ellison-Syndrom. Abb. 16 u. 17 zeigen die entsprechenden Zellen im Pankreas der Patientin mit diffuser Inselhyperplasie bei Zollinger-Ellison-Syndrom. Abb. 18 demonstriert außerordentlich ähnliche Sekretionsgranula in den Tumorzellen einer Lebermetastase des Pankreascarcinoms mit Magenhypersekretion im Sinne eines Zollinger-Ellison-Syndrom. Diese Sekretionsgranula lassen sich eindeutig von den Beta-Granula der Insulin produzierenden B-Zellen, den Granula der Glucagon produzierenden Alpha-2-Zellen der Inseln und den wesentlich elektronendichteren und häufig komma- oder birnenförmigen Granula der Serotonin bildenden Zellen unterscheiden. Abb. 19 zeigt eine Serotonin bildende Zelle aus einer Lebermetastase eines kürzlich von uns beobachteten Patienten mit Carcinoidose.

Die elektronenmikroskopische Untersuchung gestattet somit eine weitgehende Identifizierung der Zellen an Hand ihrer Sekretionsgranula, ohne den Beweis ihres Ursprungsortes zu liefern. Auf Grund unserer Beobachtungen können wir auch schließen, daß diese Gastrin produzierenden Zellen aus den Inseln selbst stammen, nicht jedoch daß es sich um eine einfache Vermehrung normalerweise in den Inseln vorhandener Zellen handelt. Es ist durchaus denkbar, daß Inselzellen

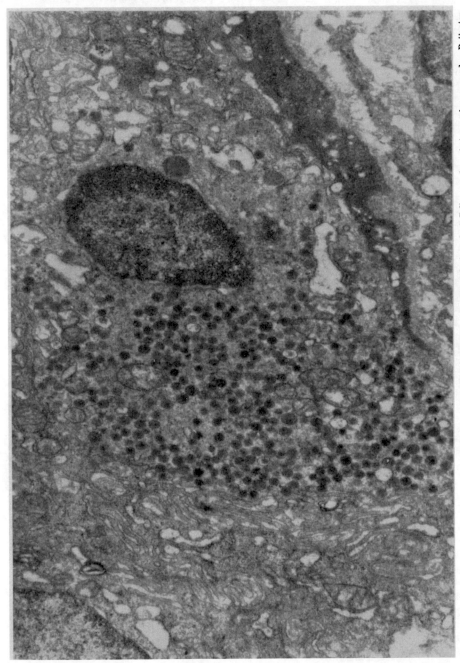

Abb. 14. Elektronenmikroskopische Aufnahme einer endokrinen (wahrscheinlich Gastrin produzierenden) Zelle aus dem Antrum eines gesunden Patienten. Magenbiopsie. Glutaraldehydfixation, nachfixiert in O_sO_4. Schirmvergrößerung 7000 ×

ihre sekretorische Funktion geändert haben, weil die endokrinen Zellen des oberen Verdauungstraktes die generelle Potenz zur Synthese von Polypeptidhormonen von unterschiedlicher, aber ähnlicher Struktur (Insulin, Glucagon, Sekretin, Gastrin) haben. Nach Track (1968) kann eine Verschiebung in einem Nucleotid beim Ablesen des genetischen Code die Aminosäuresequenz bereits in diesem Sinne verschieben. Das erscheint möglich im Falle einer Mutation, wie sie bei

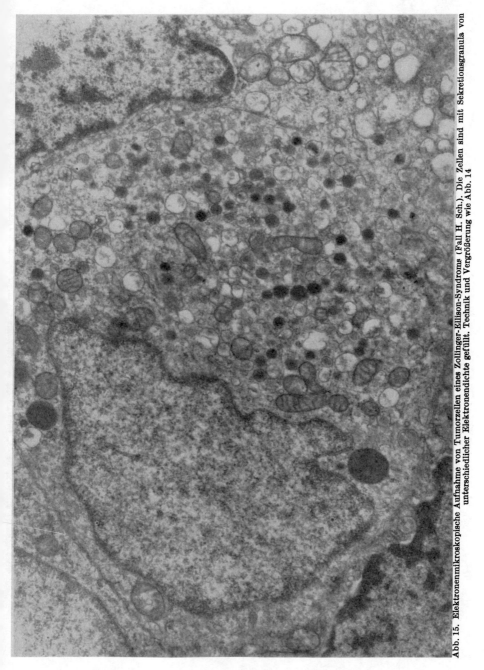

Abb. 15. Elektronenmikroskopische Aufnahme von Tumorzellen eines Zollinger-Ellison-Syndroms (Fall H. Sch.). Die Zellen sind mit Sekretionsgranula von unterschiedlicher Elektronendichte gefüllt. Technik und Vergrößerung wie Abb. 14

Tumoren nichts Ungewöhnliches ist. Es kann aber auch unter dem Einfluß einer besonderen Stimulation geschehen. Die Natur dieses stimulierenden Faktors, der sowohl zu Inselzellhyperplasie als auch zu Tumoren führen kann, ist bis heute unbekannt. Seine Existenz kann aus zwei Gründen diskutiert werden: Erstens fanden Bader et al. (1964) auch bei Fällen von Zollinger-Ellison-Syndrom mit Pankreastumor gleichzeitig eine Vermehrung der Alpha-1-Zellen in den übrigen

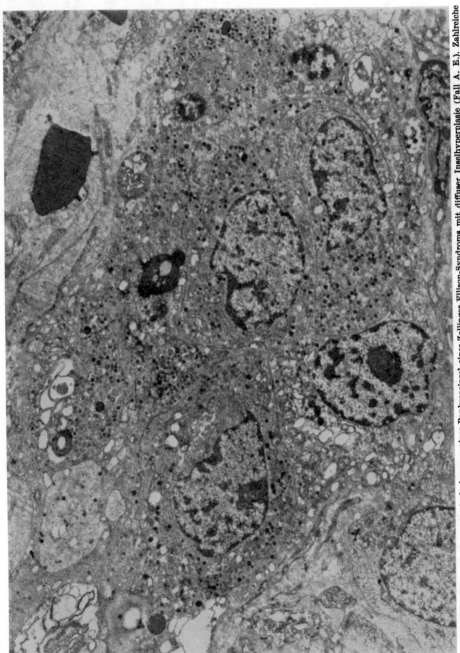

Abb. 16. Elektronenmikroskopische Aufnahme aus einer Pankreasinsel eines Zollinger-Ellison-Syndroms mit diffuser Inselhyperplasie (Fall A. E.). Zahlreiche Inselzellen enthalten Sekretionsgranula, die den Granula der Gastrin-Zellen des Magens gleichen. Technik wie Abb. 14. Schirmvergrößerung 1700 ×

Inseln. Zweitens beobachtete Friesen (1968) nach totaler Gastrektomie beim Zollinger-Ellison-Syndrom mit metastasierenden Pankreasadenomen eine Rückbildung der Tumormetastasen. Diese Beobachtung kann in dem Sinne gedeutet werden, daß im Magen ein Faktor produziert wird, der das Wachstum von Gastrin produzierenden Inselzellen stimuliert.

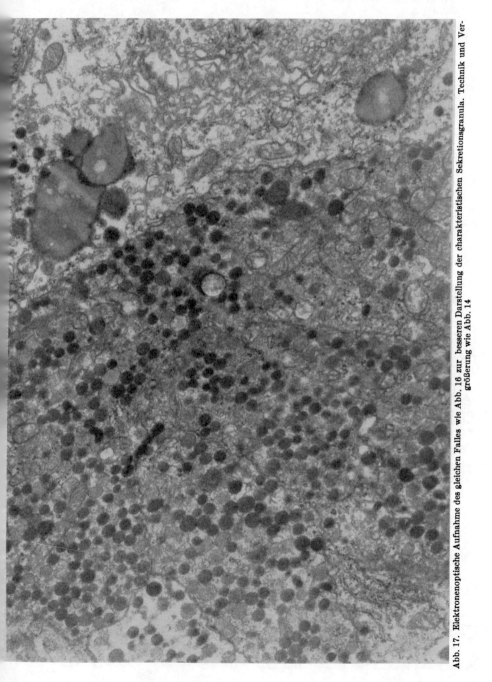

Abb. 17. Elektronenoptische Aufnahme des gleichen Falles wie Abb. 16 zur besseren Darstellung der charakteristischen Sekretionsgranula. Technik und Vergrößerung wie Abb. 14

III.

Als letzten Punkt möchte ich die Ursache der *Diarrhoen* diskutieren, die in über einem Drittel der Fälle von Zollinger-Ellison-Syndrom beobachtet werden (Abb. 20). Bei der Kombination von Ulcera und Diarrhoen finden sich etwas häufiger die Durchfälle vor den ersten Ulcussymptomen. In 7% aller Zollinger-Ellison-Fälle kommen Diarrhoen sogar ohne Ulcera vor. Als Ursache für die häufig mit

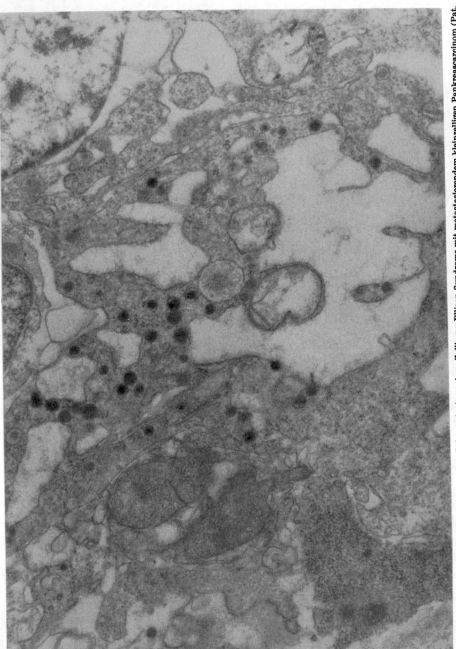

Abb. 18. Elektronenoptische Aufnahme aus der Lebermetastase eines Zollinger-Ellison-Syndroms mit metastasierendem kleinzelligen Pankreascarcinom (Pat. G. N.). Viele Tumorzellen enthalten kleine elektronendichte Sekretionsgranula. Technik und Vergrößerung wie Abb. 14

Steatorrhoe einhergehenden Durchfälle werden diskutiert: Erstens eine exokrine Pankreasinsuffizienz durch mechanische Auswirkungen des Pankreastumors (Maynard u. Point, 1958), zweitens Inaktivierung der Pankreaslipase durch die maximale Säureproduktion, die das pH im Darm auf 1 bis 1,5 senkt (Vogel et al., 1967; Shimoda u. Rubin, 1968), drittens Schädigung der Dünndarmschleimhaut durch die Magensäure (Vogel et al., 1967; Shimoda u. Rubin, 1968), viertens

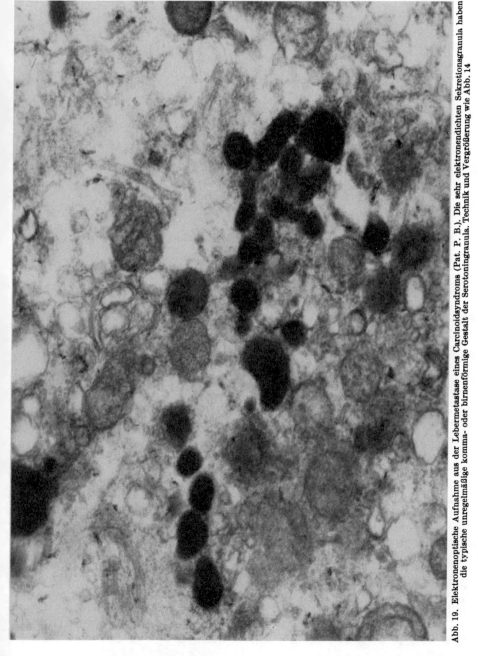

Abb. 19. Elektronenoptische Aufnahme aus der Lebermetastase eines Carcinoidsyndroms (Pat. P. B.). Die sehr elektronendichten Sekretionsgranula haben die typische unregelmäßige komma- oder birnenförmige Gestalt der Serotoningranula. Technik und Vergrößerung wie Abb. 14

Wirkung des durch den Tumor sezernierten Hormons auf die Darmmotilität (Priest u. Alexander, 1957; Delen et al., 1964).

Die Tatsache, daß während permanenter Absaugung des Magensaftes (Summerskill, 1959) oder während Suppression der Magensekretion durch hohe Dosen von Atropin, wobei es zu keiner Besserung der Schleimhautschädigung kam (Vogel et al., 1967; Shimoda u. Rubin, 1968), sowie nach totaler Gastrektomie bei in situ belassenen Tumoren die Diarrhoen und die Steatorrhoe verschwanden, spricht dafür, daß die Inaktivierung von Pankreasenzymen zusammen mit dem

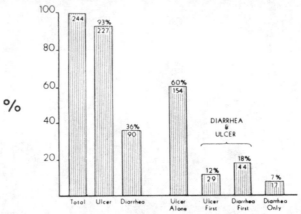

Abb. 20. Häufigkeit von Ulcera und Diarrhoe bei 244 Fällen von Zollinger-Ellison-Syndrom. In 36% bestand eine Diarrhoe, in 7% bestand eine Diarrhoe ohne Ulcus. (Nach Ellison u. Wilson, 1964)

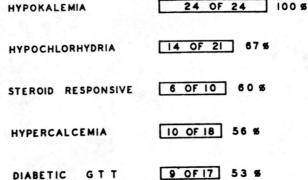

Abb. 21. Bemerkenswerte Befunde bei 33 Fällen von Verner-Morrison-Syndrom (wäßrige Diarrhoe bei Pankreasadenom). Nach Verner, 1969

großen Flüssigkeitsangebot an den Darm die eigentliche Ursache dieser Diarrhoen sind.

Bei denjenigen Fällen, bei denen ungewöhnlich starke Diarrhoen zusammen mit Hypokaliämien vorhanden waren (Priest u. Alexander, 1957; Delen et al., 1964), muß jedoch diskutiert werden, daß die Pankreastumoren nicht nur Gastrin, sondern ein weiteres Hormon produzierten, das für die Durchfälle verantwortlich ist. Diese Annahme stützt sich auf die Tatsache, daß inzwischen von Verner u. Morrison (1958) ein Syndrom beschrieben wurde, das in wäßrigen Durchfällen (bis zu 10 l pro 24 Std) und Hypokaliämien besteht und bei dem ebenfalls Pankreastumoren gefunden wurden. Der Ausdruck „Pankreatische Cholera" charakterisiert das Krankheitsbild ausgezeichnet. Der entscheidende Unterschied zum Zollinger-Ellison-Syndrom mit Diarrhoen besteht aber darin, daß keine Magenhypersekretion, häufig sogar eine Hyposekretion oder Achlorhydrie, vorliegt. Von diesem sog. Verner-Morrison-Syndrom sind inzwischen mindestens 33 einschlägige Beobachtungen publiziert worden (Matsumoto et al., 1966; Verner, 1969). In zehn der Fälle konnte durch Exstirpation des Pankreastumors das Krankheitsbild geheilt werden. In vielen Fällen gelang jedoch wegen zu später Diagnose eine ausreichende Substitution mit Flüssigkeit und Elektrolyten nicht mehr, so daß die

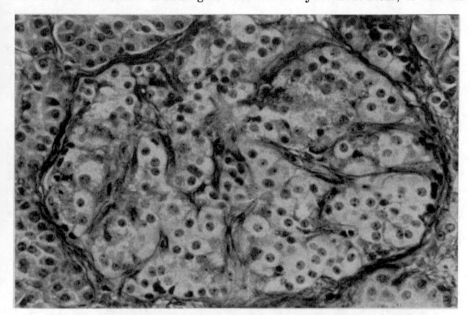

Abb. 22. Pankreasinsel bei Verner-Morrison-Syndrom mit diffuser Inselzellhyperplasie (Pat. I.A.). Neben grau granulierten B-Zellen zahlreiche, als helle Zellen imponierende Inselzellen. Technik wie Abb. 12

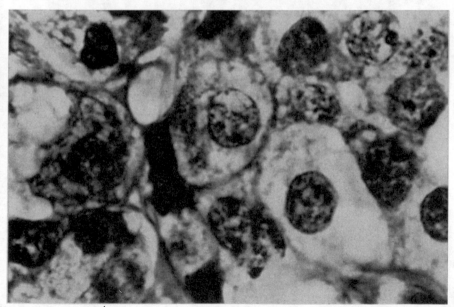

Abb. 23. Ausschnitt aus einer Pankreasinsel des gleichen Falles wie Abb. 22. Die hellen Zellen enthalten bei einer für A₂-Zellen spezifischen Färbung eine wechselnde Zahl roter Granula. Azan-Färbung nach Gomori, Bouin fix

Patienten unter dem Bild des prärenalen Nierenversagens starben. Abb. 21 aus einer Zusammenstellung von Verner (1969) gibt die wichtigsten Laboratoriumsdaten beim Verner-Morrison-Syndrom. Bemerkenswert ist das schlagartige Reagieren der Diarrhoen auf eine Glucocorticoidtherapie in über der Hälfte der Fälle (Marks et al., 1967), wofür es bisher keine Erklärung gibt. In 43% lag ein maligner Pankreastumor, in 51% ein gutartiges Adenom und in 6% eine diffuse

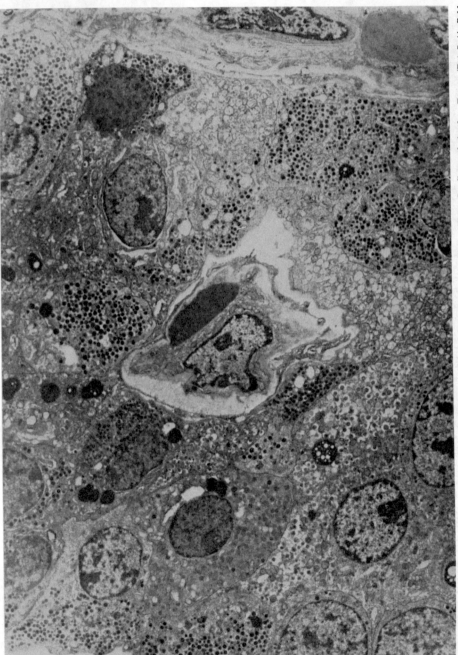

Abb. 24. Elektronenoptische Aufnahme aus einer Pankreasinsel eines Verner-Morrison-Syndroms mit diffuser Inselhyperplasie ohne Tumor (Pat. I. A). Zahlreiche Inselzellen enthalten elektronendichte Sekretionsgranula, die deutlich von B-Zellgranula unterschieden sind. Technik wie Abb. 14, Schirmvergrößerung

Inselhyperplasie dem Krankheitsbild zugrunde. Es ist bis heute völlig ungeklärt, welches Hormon für das Verner-Morrison-Syndrom verantwortlich ist. Gastrin, Serotonin und Secretin (Ihre, 1968) wurden in den Tumoren nicht gefunden. Auf Glucagon, das wegen seiner suppressiven Wirkung auf die Magensekretion und der häufig bei den Patienten beobachteten pathologischen Glucosetoleranz als mögliche Ursache diskutiert werden muß, obwohl diese auch Folge der Hypokaliämie

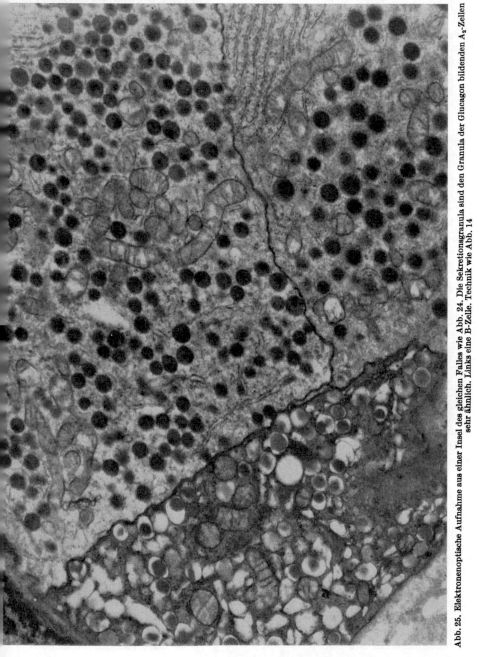

Abb. 25. Elektronenoptische Aufnahme aus einer Insel des gleichen Falles wie Abb. 24. Die Sekretionsgranula sind den Granula der Glucagon bildenden A_2-Zellen sehr ähnlich. Links eine B-Zelle. Technik wie Abb. 14

sein kann, wurde bisher nicht untersucht. Auch die bisweilen beim Verner-Morrison-Syndrom beobachteten Hautekzeme (Martini et al., 1964) können ein Hinweis auf eine pathogenetische Rolle des Glucagon sein, weil bullöse Dermatitiden beim Glucagonom beschrieben wurden (McGavran et al., 1966). Der gelegentliche Nachweis von Gastrin in Fällen mit hoher Magensekretion würde eher für die Produktion von zwei verschiedenen Hormonen durch einzelne Tumoren sprechen, weil auch Pankreasadenome beschrieben wurden, die gleichzeitig Gastrin und Insulin (Creutzfeldt, 1953; Wegmann et al., 1964) oder Insulin und Serotonin (Gloor et al., 1964) produziert haben. Bei der engen chemischen Verwandtschaft der Hormone des oberen Verdauungstraktes ist die Differenzierung von Polypeptid produzierenden Zellen in verschiedene Typen in einem Tumor durchaus denkbar.

Sorgfältige morphologische Untersuchungen an Verner-Morrison-Fällen sind außerordentlich spärlich. Ihre (1968) erwähnt einen Fall, bei dem die Tumorzellen

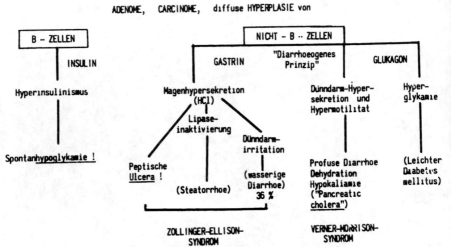

Abb. 26. Schema der bis heute bekannten vier klinischen Syndrome, die bei Pankreastumoren vorkommen. Neben den klassischen Krankheitsbildern sind infolge Produktion mehrerer Hormone alle Kombinationen möglich

die färberischen Eigenschaften der Alpha-2-Zellen, also der Glucagon bildenden Zellen der Langerhansschen Inseln hatten. Bader (1969) fand elektronenmikroskopisch in einem Fall von Verner-Morrison-Syndrom keinen Unterschied zu den von ihm in Zollinger-Ellison-Tumoren gefundenen Zellen, die er als Alpha-1-Zellen deutet.

Wir selbst hatten kürzlich Gelegenheit, einen von Classen u. Demling beobachteten Fall von Verner-Morrison-Syndrom morphologisch zu untersuchen [Creutzfeldt et al., 1969 (2)]. Bei dieser Patientin lag eine diffuse Inselzellhyperplasie vor, die Durchfälle und die Hypokaliämie verschwanden nach subtotaler Pankreasresektion. Sowohl licht- wie elektronenmikroskopisch glichen die diffus die Langerhansschen Inseln durchsetzenden Zellen, die zweifellos Ursache des klinischen Bildes waren, Alpha-2-, d. h. Glucagon-produzierenden Zellen (Abb. 22, 23, 24, 25).

Ich möchte mein Referat in der Abb. 26 zusammenfassen, die die bisher bei Pankreasadenomen beobachteten Endokrinopathien schematisch bestimmten Hormon produzierenden Zellen der Langerhansschen Inseln zuordnet. Mit diesem Schema soll nicht unterstellt werden, daß alle diese Hormone normalerweise von den Pankreasinseln gebildet werden (für Gastrin und das hypothetische Enterin ist das bis heute nicht bewiesen). Es ist vielmehr möglich, daß die Inselzellen lediglich die Potenz zur Bildung verschiedener Polypeptide haben und unter bestimmten Bedingungen — sei es infolge Stimulation durch extrapankreatische Faktoren oder infolge Mutation — ungehemmt wachsen und diverse Hormone produzieren, häufig nur ein einzelnes, bisweilen aber auch mehrere, wodurch alle denkbaren Kombinationen der in dem Schema angegebenen Krankheitsbilder entstehen können.

Literatur

Aoyagi, T., and Summerskill, W. H. J.: Gastric secretion with ulcerogenic islet cell tumor: importance of basal acid output. Arch. intern. Med. 117, 667—672 (1966). — Bader, J. P.: In: Demling, L., and Ottenjann, R., Eds., Non-insulin-producing tumours of the pancreas, p. 184. Stuttgart: Thieme 1969. — Bader, J. P., Potet, F. G., et Lambling, A.: Etude histologique des îlots de Langerhans non tumoraux dans le syndrome de Zollinger-Ellison. Gastroenterologia (Basel) 102, 135—147 (1964). — Bader, J. P., Bonfils, S., Laudat, P., Dubrasquet, M. et Lambling, A.: Le pouvoir gastro-secretagogne des urines dans le syndrome de Zollinger-Ellison. Rev. int. Hépat. 16, 723—736 (1966). — Bader, J. P., Dubrasquet, M., Bonfils, S., Bernades, P., Lewin, M., and Lambling, A.: A study of the gastro-secretagogue power of urine (P.S.U.) before and after portacaval anastomosis in man. Scand. J. Gastroent. 4, 65—73 (1969). — Becker, V.: Das Zollinger-Ellison-Syndrom. Wien. klin. Wschr. 79, 577—579 (1967); — Pathologic anatomy and pathophysiology of the Zollinger-Ellison-Syndrome. In: Demling, L., and Ottenjann, R., Eds., Non-insulin-producing tumours of the pancreas, p. 49—60. Stuttgart: Thieme 1969. — Bonfils, S., Bader, J. P., Dubrasquet, M. et Lambling, A.: Depistage dans les urines humaines de substances excitant la secretion gastrique du rat. C. R. Soc. Biol. (Paris) 157, 259—263 (1963). — Cavallero, C., Solcia, E., and Sampietro, R.: Cytology of islet tumours and hyperplasias associated with the Zollinger-Ellison syndrome. Gut 8, 172—177 (1967). — Christoforidis, A. J., and Nelson, S. W.: Radiological manifestations of ulcerogenic tumors of the pancreas. J. Amer. med. Ass. 198, 511—516 (1966). — Clarke, S. D., Neill, D. W., and Welbourn, C. B.: Effect of glucagon on gastric secretion in the dog. Gut 1, 146—148 (1960). — Creutzfeldt, W.: Zur Deutung des Silberzellbildes und anderer Pankreasbefunde beim Diabetes mellitus und Inseladenom. Beitr. path. Anat. 113, 133—168 (1953). — Creutzfeldt, W., Creutzfeldt, C., and Perings, E.: Light and electron microscope findings in three clinical cases of the Zollinger-Ellison syndrome. In: Demling, L., and Ottenjann, R., Eds., Non-insulin-producing tumours of the pancreas, p. 86—99. Stuttgart: Thieme 1969. — Creutzfeldt, W., Perings, E., Classen, M., and Creutzfeldt, C.: Observations on the type and origin of the hormone-producing cells in the Zollinger-Ellison and Verner-Morrison syndrome. In: Hellman, B., and Täljedal, I. B., Eds., The structure and metabolism of the pancreatic islets, im Druck. London: Pergamon Press 1969. — Cunningham, L., Hawe, P., and Evans, R. W.: Brit. J. Surg. 39, 319 (1952). — Delen, J., Tytgat, H., and Goidsenhoven, G. E. van: Diarrhea associated with pancreatic islet-cell tumours. Amer. J. dig. Dis. 9, 97 (1964). — Dreiling, D. A., and Janowitz, H. D.: The effect of glucagon on gastric secretion in man. Gastroenterology 36, 580—581 (1959). — Emås, S., and Fyrö, B.: Gastrin-like activity in different parts of the gastro-intestinal tract of the cat. Acta physiol. scand. 74, 359—367 (1968). — Emmrich, J., u. Frerichs, H.: Klinische und angiographische Befunde bei Inselzelladenomen. Fortschr. Röntgenstr. 110, 358—365 (1969). — Forty, R., and Barrett, G. M.: Brit. J. Surg. 40, 60 (1952). — Friesen, S. R.: A gastric factor in the pathogenesis of the Zollinger-Ellison syndrome. Ann. Surg. 168, 483—500 (1968). — Gloor, V. F., Pletscher, A. und Hardmeier, T.: Metastasierendes Inselzelladenom des Pankreas mit 5-Hydroxytryptamin und Insulinproduktion. Schweiz. med. Wschr. 94, 1476 (1964). — Gregory, R. A.: The chemical nature of the active principle in Zollinger-Ellison tumours compared with gastrin. In: Demling, L., and Ottenjann, R., Eds., Non-insulin-producing tumours of the pancreas, p. 19—28. Stuttgart: Thieme 1969. — Gregory, R. A., Grossman, M. I., Tracy, H. J., and Bentley P. H.: Nature of the gastric secretagogue in Zollinger-Ellison tumors. Lancet 1967 II, 543—544. — Hallenbeck, G. A.: The Zollinger-Ellison syndrome. Gastroenterology 54, 426—433 (1968). — Hellerstroem, C., and Hellmann, B.: Some aspects of silver impregnation of the islets of Langerhans in the rat. Acta endocr. (Kbh.) 35, 518 (1960). — Ihre, B. H. E.: Strøm-Zollinger-Ellison syndrome. In: Semb, L. S., and Myren, J., The physiology of gastric secretion, p. 665—669. Oslo: Williams & Wilkins 1968. — Janowitz, H. D., and Crohn, B. B.: Gastroenterology 17, 578—580 (1951). — Manocchio, I.: Metochromatische Färbung der A-Zellen in Pankreasinseln von Canis familiaris. Zbl. allg. Path. path. Anat. 101, 1 (1960). — Marks, I. N., Bank, S., and Louw, J. H.: Islet cell tumor of the pancreas with reversible watery diarrhea and achlorhydria. Gastroenterology 52, 695—708 (1967). — Martini, G. A., Strohmeyer, G., Haug, P. und Gusek, W.: Inselzelladenom des Pankreas mit urtikariellem Exanthem, Durchfällen sowie Kalium- und Eiweißverlust über den Darm. Dtsch. med. Wschr. 89, 313—322 (1964). — Matsumoto, K. K., Peter, J. B., Schultze, R. G., Hakim, A. A., and

Franck, P. T.: Watery diarrhea and hypokalemia associated with pancreatic islet cell adenoma. Gastroenterology 50, 231—242 (1966). — Maynard, E. P., and Point, W. W.: Steatorrhea associated with ulcerogenic tumour of the pancreas. Amer. J. Med. 25, 456 (1958). — McGavran, M. H., Unger, R. H., Recant, L., Polk, H. C., Kilo, C., and Levin, M. E.: A glucagon secreting alpha-cell carcinoma of the pancreas. New Engl. J. Med. 274, 408 (1966). — McGuigan, J. E.: Immunological studies with synthetic human gastrin. Gastroenterology 54, 1005—1011 (1968). — McGuigan, J. E., and Trudeau, W. L.: Immunochemical measurement of elevated levels of gastrin in the serum of patients with pancreatic tumors of the Zollinger-Ellison variety. New Engl. J. Med. 278, 1308—1313 (1968). — Moore, F. T., Murat, J. E., Endahl, G. L., Baker, J. L., and Zollinger, M. R.: Diagnosis of ulcerogenic tumor of the pancreas by bioassay. Amer. J. Surg. 113, 735—737 (1967). — Moss, N. H., and Rhoads, J. E.: Hyperinsulinism and islet-cell tumors of the pancreas. In: Howard, J. M., and Jordan, G. L., Surgical diseases of the pancreas, pp. 321—441. Philadelphia: J. B. Lippincott Company 1960. — Oberhelman, H. A., Jr., Nelson, T. S., Johnson Jr., A. N., and Dragstedt, L. R.: Ulcerogenic tumors of the duodenum. Ann. Surg. 153, 214—227 (1961). — Ottenjann, R., und Elster, K.: Gastrin bildendes Antrumcarcinom. Fortschr. Med. 85, 498 (1967). — Polacek, M. A., and Ellison, E. H.: Parietal cell mass and gastric acid secretion in the Zollinger-Ellison syndrome. Surgery 60, 606—614 (1966). — Poth, E. J., and Fromm, St. M.: Gastroenterology 16, 490—494 (1950). — Priest, W. M., and Alexander, M. K.: Islet cell tumor of the pancreas with peptic ulceration, diarrhea, and hypokalemia. Lancet 1957 II, 1145. — Ruppert, R. D., Greenberger, N. J., Beman, F. M., and McCullough, F. M.: Gastric secretion in ulcerogenic tumors of the panreas. Ann. intern. Med. 67, 808—815 (1967). — Sailer, S., and Zinninger, M.: Massive islet cell tumor of the pancreas without hypoglycemia. Surg. Gynec. Obstet. 82, 301 (1946). — Shimoda, S. S., and Rubin, C. E.: The Zollinger-Ellison syndrome with steatorrhea. I. Anticholinergic treatment followed by total gastrectomy and colonic interposition. Gastroenterology 55, 695—704 (1968). — Strøm, R.: A case of peptic ulcer and insulinoma. Acta chir. scand. 104, 252—260 (1953). — Summerskill, W. H. J.: Malsbsorption and jejunal ulceration due to gastric hypersecretion with pancreatic islet cell hyperplasia. Lancet 1959 I, 120. — Track, N. S.: Possible evolution of the endodermal polypeptide hormones insulin, glucagon, secretin and gastrin. 4th Annual Meeting European Association for the Study of Diabetes, Louvain, 1968. — Vatier, J., Bonfils, S., Bader, P., Dubrasquet M. et Laudat, P.: Isolement chromatographique (Sephadex) du „facteur PSU" dans les urines de sujets atteints du syndrome de Zollinger-Ellison. Path. et Biol. 14, 358—361 (1966). — Verner, J. V.: Clinical syndromes associated with non-insulin producing tumours of the pancreatic islets. In: Demling, L., and Ottenjann, R., Non-insulin-producing tumours of the pancreas, p. 165—183. Stuttgart: Thieme 1969. — Verner, J. V., and Morrison, A. R.: Islet cell tumor and a syndrome of refractory watery diarrhea and hypokalemia. Amer. J. Med. 25, 374 (1958). — Vogel, R. M., Weinstein, L. D., Herskovic, T., and Spiro, H. M.: Mechanism of steatorrhea in the Zollinger-Ellison syndrome. Ann. intern. Med. 67, 816—822 (1967). — Wegmann, T., Zollinger, H. U. und Markoff, N. G.: Zollinger-Ellison-Syndrom mit terminaler letaler Hypoglykämie. Dtsch. med. Wschr. 89, 2223—2228 (1964). — Wermer, P.: Genetic aspects of adenomatosis of endocrine glands. Amer. J. Med. 16, 363 (1954); — Endocrine adenomatosis and peptic ulcer in a large kindred. Amer. J. Med. 35, 205—212 (1963). — Winship, D. H., and Ellison, E. H.: Variability of gastric secretion in patients with and without the Zollinger-Ellison syndrome. Lancet 1967 I, 1128—1130. — Whinship, D. H.: Problems in the diagnosis of Zollinger-Ellison-Syndrome by analysis of gastric secretion. In: Demling, L., and Ottenjann, R., Non-insulin-producing tumours of the pancreas, p. 129—140. Stuttgart: Thieme 1969. — Wulff, H.: Insulom och ulcussjukdom. Nord. Med. 41, 557 (1949). — Zollinger, R. M., and Ellison, E. H.: Primary peptic ulcerations of the jejunum associated with islet cell tumors of the pancreas. Ann. Surg. 142, 709—723 (1955).

Leberveränderungen und Gastroduodenales Ulcus

STELZNER, F. (Chir. Univ.-Klinik Hamburg-Eppendorf)

Referat

Der Zusammenhang Säure und Magenduodenalulcus ist heute unbestritten. Dabei ist nicht immer das absolute Maß des aggressiven Faktors Säure bedeutsam, sondern vielmehr die Koordinationsstörung zum Nahrungsangebot. Darauf haben Henning u. Norpoth 1932 verwiesen. Zur gleichen Zeit haben Enderlen u. Zukschwerdt erklärt, daß dieser Sekretionsstörung z. B. durch die Entfernung des Magenantrums wirksam begegnet werden kann. Bircher, Dragstedt und bei uns

Holle haben gezeigt, daß über Eingriffe am Vagus das Ulcus ebenso zu heilen ist. Holle empfiehlt heute die selektive proximale Vagotomie, evtl. kombiniert mit einer Resektion. Dieses form- und funktionsgerechte Vorgehen trägt der Individualität des Einzelfalles in idealer Weise Rechnung.

Die Chirurgen bedienten sich zur Lösung all dieser Fragen des Hundes als Versuchstier. Bei ihm konnte das Ulcus durch die gleichen mittelbaren Ursachen wie beim Menschen erzeugt und durch die heute inzwischen allgemeingültigen Operationsverfahren auch wieder geheilt werden.

Ich zeige Ihnen hier die Methode nach Winkelbauer u. Starlinger. Dabei entwickelt sich in jedem Fall beim Hund ein Geschwür. Nehmen Sie dann das Antrum weg, so versiegt die Säuresekretion, und das Ulcus heilt aus; ist doch das Antrum der Hauptproduzent des säurelockenden Hormons Gastrin.

Die unmittelbare Ursache für die allermeisten Ulcera peptica aber blieb dunkel. Unter dem Eindruck der Chirurgie des portalen Hochdrucks fiel auf, daß die Häufigkeit eines Ulcus pepticum bei Patienten mit einer in der Regel schweren Lebercirrhose signifikant ist. Diese Feststellung: kranke Leber — häufig Ulcus — reicht bis ins vorige Jahrhundert zurück. Sie blieb und bleibt nicht unwidersprochen. Keinesfalls hat jeder Leberkranke ein Ulcus zu erwarten, ja, ich habe den Eindruck, daß große Kollektive, die natürlich auch viele leichte Hepatopathien verwerten, durchaus nicht die These „hepatogenes Ulcus" stützen (Wildhirt).

Eine pathogenetische Theorie wurde aus diesen Beobachtungen aber nicht abgeleitet; bis im Jahre 1946 Jahn von einem hepatogenen Ulcus sprach. Er untersuchte 341 Ulcuskranke und fand in 42% eine Erkrankung der Leber. 1949 beschreibt Jahn neben Hypoaciden auch zwei hyperacide Fälle in diesem Zusammenhang.

Hier setzen nun unsere eigenen Untersuchungen ein. Ein Blick auf einen Abdominalsitus genügt. Alles Blut mit allen Hormonen des Abdomens muß durch die Leber. Bis heute kennen wir keinen säurelockenden Botenstoff, der nicht durch die Leber vom Magen auf dem Wege der Pfortader und dem großen Kreislauf den Magenfundus erreicht und die Säure fließen läßt. Wir wissen, wie viele andere Hormone die Leber abbaut, und wir sagten uns: warum nicht auch einen Säurelocker? So kamen wir wieder auf den Hund — als Versuchstier.

Fügt man ihm eine chronische toxische Hepatitis mit Tetrachlorkohlenstoff zu, so entwickelt er eine gesteigerte Säuresekretion bei dem Bild einer cirrhoseähnlichen Lebererkrankung.

Wird nun das Hauptareal der Gastrinbildung, das Antrum, reseziert — das bedeutet bei gesunder Leber sicheren Schutz gegen ein Geschwür — so entwickelt sich in jedem Fall trotzdem ein Ulcus pepticum, das in allen Einzelheiten dem des Menschen gleicht.

Wir erklären dieses regelmäßige Versuchsergebnis mit dem Zusammenbruch der Hormonwaage Leber, auch für die ansonsten unauffälligen Säurelocker außerhalb des Magenantrums. Sie kommen so zur Wirkung.

Wir können solche Säurelocker im Pankreas vermuten, die selten einmal als gastrinbildende Tumoren solche Hormonmengen durch die Leber schleusen, daß vermutlich davon auch eine gesunde Leber überfordert wird. Wahrscheinlich bildet auch der Dünndarm ähnliche Reizstoffe für den Magen.

Die Unfähigkeit einer kranken Leber, ein Modellhormon — Dopamin oder das Histamin — abzubauen, konnte an unseren Versuchstieren in weiteren Serien eindeutig nachgewiesen werden.

Falls Lorenz u. Mitarb. recht behalten, daß Histamin als Mediator der Gastrin- und parasympathisch induzierten Magensaftsekretion gelten sollte, dann wäre das Problem in unserem Sinne schon entschieden.

Wie steht es mit Beobachtungen an großen Kollektiven beim Menschen, die den Zusammenhang einer Lebererkrankung und eines Ulcus beweisen helfen ?

Schriefers, Schreiber u. Esser haben bei 130 Kranken mit einer Lebercirrhose Magensaftuntersuchungen durchgeführt. Dabei zeigte sich, daß in der Gruppe der Patienten, die eine Lebercirrhose ohne Pfortaderhochdruck aufwiesen, das anacide und subacide Kollektiv das norm- und hyperacide Kollektiv eindeutig überwog. Bei Kranken mit einer Lebercirrhose mit portalem Hochdruck waren 50% der Patienten an- und subacide und 50% norm- und hyperacide. Den höchsten norm- und hyperaciden Anteil stellten die Patienten mit einer Lebercirrhose, bei denen eine portokavale Anastomose vorgenommen worden war.

Schmidt u. Martini haben 30 Kranke mit einer Lebercirrhose mit der klassischen Methode zur Feststellung der Sekretionsleistung des Magens untersucht. Sie betonen die Vermehrung der Ulcera besonders bei der Biliärcirrhose. Sie finden die

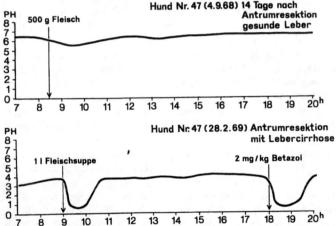

Abb. 1. Drahtlose pH-Messung im Magen nach Kügler über Monate. Beispiel eines antrumlosen Hundes mit gesunder Leber. Keine Säurebildung bei Nahrungsaufnahme. Beispiel des gleichen Hundes, nachdem er eine Tetrachlorkohlenstoffcirrhose entwickelt hat. Dauernd Säurebildung. Erhebliche zusätzliche pH-Senkung nach Nahrungsaufnahme bzw. Betazolreizung. Diese hält Stunden, das ist länger als normal, an

Säuresekretion im Durchschnitt aber vermindert oder normal, betonen jedoch, daß nach portokavalen Anastomosen die Basalsekretion gesteigert sein kann.

Adlung, Schmidt u. Junker führen Untersuchungen der Sekretionsleistung mit einem Gastrinpräparat bei zehn Lebergesunden und zehn Kranken mit einer Lebercirrhose durch. Sie prüften im Gegensatz zu anderen Autoren mit submaximal wirksamen Dosen. Sie verweisen auf die zweifelhafte Wirkung maximaler Reizmengen und berücksichtigen nun die Dauer der erzwungenen Sekretion. Dabei stellten sie fest, daß bei den Kranken mit einer Lebercirrhose die Säuresekretion länger anhält. Diese Beobachtung, die mit submaximalen Reizdosen die Funktion über längere Zeit verfolgt, ist geeignet, manche Widersprüche bei der Untersuchung am Menschen zu klären.

Die Berücksichtigung der Zeit der Einwirkung des aggressiven Faktors Säure ist sicher für die Ulcusentstehung von großer Bedeutung.

So haben wir in einer neuen Versuchsserie die Zeitdauer der Sekretion besonders beachtet.

Die Grundlage für dieses Vorgehen lieferte eine Erfindung meines Mitarbeiters Kügler. Ihm gelang es, einen sicher registrierenden Sender zu bauen, der drahtlos über Monate den Säuregrad im Magen eines Versuchstieres überträgt.

Hier zeige ich Ihnen einen Hund, bei dem ein solcher Dauersender in den Magen eingenäht wurde. Er trägt im Moment eine Antenne um den Leib, und so registriert der Apparat ohne Behelligung des Versuchsobjektes.

Mit dieser Methode stellt sich nun der Verlust der Säureproduktion bei einem magenresezierten Tier ohne Antrum mit gesunder Leber eindeutig dar. Auch bei Nahrungsaufnahme fehlt das Absinken des pH-Wertes (Abb. 1).

Bei diesem Tier wird nun im Laufe von Wochen und Monaten eine Lebercirrhose erzeugt. Damit stellt sich Säurebildung ein, und zwar unabhängig von der Nahrungsaufnahme. Ich darf wiederholen, daß dieses Tier kein Antrum mehr hat. Der Hauptproduzent des säurelockenden Gastrins wurde operativ eliminiert. Diese Säurebildung bei kranker Leber ohne Antrum kann nun über lange Zeit verfolgt werden. Sie erreicht bei Nahrungsaufnahme extrem hohe Werte, die lange Zeit — viel länger als normal — anhalten (Abb. 1).

Diese permanente Säuresekretion bei kranker Leber ist regelmäßig reproduzierbar.

Allerdings sind diese Ergebnisse nur bei schwerer Cirrhose aufzuzeigen. Wir haben schon früher betont: unterläßt man die Zufuhr der hepatotoxischen Noxe für Wochen und die Leber ist nicht so weit geschädigt, daß sie sich wieder erholen kann, so heilt ein antrumloses Ulcus aus.

Somit wird nur ein schmaler Bereich im Entwicklungsumfang einer Hepatopathie eine Ulcusdisposition herbeiführen können. Wahrscheinlicher wird dieser Bereich bei der schweren Cirrhose häufiger erreicht.

Im Gegensatz zum Versuchstier wird der Entwicklungsgrad oder -umfang einer Hepatopathie bei den untersuchten Menschen immer unterschiedlich sein. Deshalb wohl die Schwierigkeit, zu vergleichbaren Ergebnissen zu gelangen.

Ich glaube jedoch, daß nach all den bisher vorliegenden Tatsachen beim Menschen und im Tierversuch, die ich hier nur zum geringsten Teil zitieren kann, an der ätiologischen Bedeutung der kranken Leber für das Ulcus pepticum nicht mehr vorbeigegangen werden kann.

Literatur

Hayashi, K., Rheault, M. Semb, L., and Nyhus, M.: The effect of shunt on gastric secretion. Surgery 64, 1084 (1968). — Henning, N.: Zur Ätiopathogenese ... des gastroduodenalen Geschwürs. Langenbecks Arch. klin. Chir. 308, 323 (1964). — Holle, F., Heymann, H., Klempa, I. und Lick, R.: Die Vagotomie in der Chirurgie des Gastroduodenalulcus. Med. Klin. 64, 223 (1969). — Jahn, D.: Das hepatogene Ulcus pepticum. Med. Klin. 41, 221 (1946); — Das hepatogene Ulcus. Dtsch. med. Wschr. 74, 229 (1949). — Lick, R. F.: Zur sekretorischen Funktion des Magens ... Gastroenterologia (Basel) 5, 7 (1967). — Lorenz, W.: Histamin als Mediator ... der Magensaftsekretion. Münch. med. Wschr. 110, 466 (1968). — Schmidt, H., u. Martini, G. A.: Über die Magenresektion bei chronischer Lebererkrankung. Dtsch. med. Wschr. (im Druck). — Stelzner, F.: Die Bedeutung der Leber bei der Entstehung des Magenduodenalulcus. Langenbecks Arch. klin. Chir. 305, 371 (1964); 308, 349 (1964); — Die Bedeutung des peptischen Geschwürs als Folge einer Regulationsstörung der Leber. Münch. med. Wschr. 107, 773 (1965). — Strobach, G., u. Wildhirt, E.: Gibt es ein hepatogenes Ulcus? Dtsch. med. Wschr. 89, 47 (1964).

Pathophysiologische Gesichtspunkte in der chirurgischen Verfahrenswahl bei Gastroduodenalulcus*

HOLLE, F. (Chirurg. Univ.-Poliklinik München)

Referat

Ich danke dem Herrn Präsidenten, daß er es dem Chirurgen gestattet, vor den Fachinternisten einige Bemühungen der modernen Ulcuschirurgie vorzutragen;

* Mit Unterstützung der Deutschen Forschungsgemeinschaft.

nämlich wie durch physiologisch begründete Operationen von den konventionellen, definitiv verstümmelnden Routineresektionen wegzukommen und das Problem durch organerhaltende, funktionskorrigierende Eingriffe zu lösen ist.

Ich möchte eingangs hervorheben, daß sich das von mir so genannte „System form- und funktionsgerechter Operationen" noch im Stadium kritischer Prüfung befindet; einer Prüfung, welche es erforderlich macht, daß klinische Beobachtungen und experimentelle Untersuchungen in Händen einiger Kliniken und Institute bleiben, in welchen die Voraussetzungen fundierter Spezialinteressen und die Möglichkeit zum exakten Experimentieren besteht. Enge interinstitutionelle Zusammenarbeit besteht bisher schon zwischen den in der Fachgruppe „Verdauungstrakt" des Sonderforschungsbereichs „Restitution innerer Organe" an der Medizinischen Fakultät der Universität München zusammengeschlossenen Instituten und Kliniken sowie mit der Klinik von Hedenstedt in Stockholm-Nacka und der von Nyhus an der University of Illinois, Chicago. Ich bitte daher um Verständnis, daß an diesen Stellen die Grundlagen weiter vertieft werden, bevor das Verfahren für die allgemeine Routine freigegeben wird. Die Verantwortung für den neuen Weg konnte ich ohnehin nur übernehmen, weil mich schrittweises Vorfühlen davon überzeugte, daß durch die Methodik kein erhöhtes Risiko eingegangen wird. Dies kann auf Grund der klinischen Erfahrung an 400 inzwischen operierten Fällen eindeutig bejaht werden.

Pathogenese

Von der Pathogenese her verhilft die Dragstedtsche Theorie am ehesten, zu einer zweckmäßigen chirurgischen Verfahrenswahl zu gelangen. Dragstedt bewies, daß die Ursache des Ulcus duodeni eine 3- bis 30fach erhöhte Salzsäureproduktion in der Nüchternphase ist. Er fand, daß bei Ulcus duodeni das Überwiegen der cephalisch-nervösen Phase, bei Ulcus ventriculi durch verzögerte Magenentleerung das Überwiegen der gastrisch-hormonalen Phase die krankmachende Noxe ist. Das Ulcus duodeni entsteht durch beschleunigte Entleerung hyperaciden, hypervoluminösen Magensaftes fast stets am Übergang vom Pylorus zum Duodenum. Das Ulcus ventriculi entwickelt sich viel langsamer. Der Mechanismus protrahierter Gastrinstimulation führt nicht zu so intensiver plötzlicher Säureproduktion wie die direktvagale Stimulation. Das Magengeschwür ist in der Regel am Angulus, also der Übergangszone von Pylorus- zu Fundusdrüsen, lokalisiert. Aus unseren Arbeiten über die Fundektomie (seit 1954) wurde ersichtlich, daß die Schonung der von rechts kommenden Magengefäße sowie der extragastralen vagalen Innervation des Magenrestes, vor allem vom dorsalen Vagus, für dessen aktive Motilität verantwortlich ist. Wird die Innervation zerstört, resultiert ein atonischer Magenrest, in welchem durch Stase sogar noch Rezidivgeschwüre entstehen können. Bleibt die Innervation erhalten und wird die Entleerung durch eine Pyloroplastik normalisiert, so kommt es nicht mehr dazu. Damit ist sehr wahrscheinlich gemacht, daß zum proximalen Magenabschnitt vorwiegend sekretorische Efferenzen, zum distalen Magenteil die Motorik des Antrums steuernde Afferenzen und Efferenzen ziehen; ferner daß Störungen der Form und Funktion die Hauptfaktoren der Ulcusgenese sein müssen. Diese Störungen zu erfassen, ist Aufgabe der Diagnostik. Für Form und Motilität geschieht dies nach wie vor am besten durch die Röntgenuntersuchung.

Sekretionsmechanismus

Die weitaus schwierigeren Sekretionsuntersuchungen basieren auf der Kenntnis des Sekretionsmechanismus. Die Magensekretion ist von einem Reglermechanismus gesteuert. Der *Regler* liegt vermutlich im Hypothalamus. Die *Regelgrößen* sind die

Acidität auf der Antrummucosa und die *Distension* des Antrums. *Regelimpulse* sind das Gastrin mit Acetylcholin und Histamin als Mediatoren. *Zielorgan* ist die Belegzellmasse. Das Antrum wirkt als *Triggerzone*. Zunehmende Acidität und abnehmende Distension hemmen die Säureproduktion. Abnehmende Acidität und zunehmende Distension stimulieren sie. Die Steuerung der Gesamtsekretion wird über die vagale Antruminnervation vermittelt. Den Mechanismus am Zielorgan selbst hat man sich nach Lorenz als Synergismus von Gastrin mit Acetylcholin und Histamin vorzustellen. Nach dieser Auffassung kommt dem Histamin und nicht dem Acetylcholin die Rolle des letzten Mediators zu.

Man muß annehmen, daß die Gastrinfreisetzung an beide Regelgrößen gekoppelt ist. Über afferent-efferent verlaufende Reflexe vermitteln die vagal-antralen Fasern die Regelung der Antrummotorik und damit der Freisetzung bzw. Hemmung des Gastrins. Eine von den Regelgrößen völlig unabhängige Sekretionshemmung ist ebenso unwahrscheinlich wie die Existenz eines selbständigen antralen Hemmhormons. Unbestreitbar ist auch die Abhängigkeit der Steuerung der Regelgrößen von einer intakten vagalen Innervation des Antrums.

Deshalb ist es logisch, durch eine *selektive proximale Vagotomie* nur die für die Belegzellfunktion unmittelbar zuständigen Fasern zu beseitigen und alle übrigen Reflexwege zu erhalten. Experimentelle Untersuchungen von Hart unterbauen diese Meinung. Aus ihnen folgt, daß elektrische Reizung der Antrumnerven die stimulierte Sekretion hemmt. Nach Zerstörung der Antrumnerven kommt es durch Wegfall der Regelgröße Distension zu gesteigerter Sekretion. Ferner: Nach Antrumfesselung, also Ausschaltung einer übermäßigen Distension, kommt dieser Effekt nicht mehr zustande. Elektrostimulation und Antrumfesselung haben analoge Wirkung. Sie verhindern die Distension und hemmen daher die Gastrinfreisetzung.

Rationale der Verfahrenswahl

Aus den Befunden resultieren zwei praktische Forderungen:

1. Einschränkung der Sekretion auf subnormale Werte;
2. Erhaltung bzw. Wiederherstellung normaler Regelgrößen; sie müssen das Ziel unserer Maßnahmen sein.

Wie läßt sich das realisieren? Operativ kann in den Mechanismus an drei Stellen eingegriffen werden:

1. an der Belegzellmasse,
2. an den reflexübertragenden Ni. vagi.,
3. an der Regelgröße Antrumdistension.

Der ersten Möglichkeit bedient sich die Resektionstechnik, welche durch Verkleinerung der Belegzellmasse das Zielorgan außer Funktion setzt. Die Nachteile der Resektion sind bekannt. Sie waren Anlaß, andere Wege zu gehen. Man verwendete die zweite Möglichkeit, und zwar sowohl in Form der trunkulären oder selektiven kompletten Vagotomie als auch die der selektiven proximalen Vagotomie. Nur letztere eliminiert gezielt die direktvagale Phase, stört aber die vagalantrale gastrische Phase nicht. Bei Nahrungsaufnahme tritt letztere noch in Funktion. Die dritte Möglichkeit, d. h. die Beseitigung aller passagebeeinträchtigenden Formveränderungen durch Ulcusexcision, Gastroenterostomie oder Pyloroplastik, versetzt uns jedoch erst in Verbindung mit einer s.p.V. in die Lage, das gesamte Magenreservoir zu erhalten, ohne daß es zum Ulcusrezidiv kommt.

Für die Behandlung des GDU geeignete Operationen müssen daher aus einer Kombination einer s.p. Vagotomie mit entleerungsnormalisierenden Maßnahmen bestehen. Seit 1948 bemüht sich die Ulcuschirurgie um solche Kombinationsoperationen. 1964 wurde das eigene System erstmalig bei der Bayerischen Chirurgenvereinigung angesprochen und anschließend auf einer Studienreise in den USA zur Diskussion gestellt. [Harkins stimmte der Bezeichnung „form- und funktionsgerechte Operationen bei GDU" zu und bediente sich ihrer auch noch selbst (operations based on form and function)] bis zu seinem Tode (1966).

Vagotomie

Die Dragstedt-Operation: Eine bilaterale trunkuläre Vagotomie, kombiniert mit einer kurzen, hinteren Gastroenterostomie, ist der Prototyp der Kombinationsoperationen. Daß sie sich nicht durchsetzte, liegt an der beidseitigen Stammvagotomie, durch welche die koordinierte Regelung des Antrums zerstört wird. Um die Vagotomie differenzieren zu können, ist die absolute Kenntnis der Vagusanatomie Voraussetzung. Loeweneck hat hierfür brauchbare Unterlagen geliefert. Man sieht die Normverteilung der Vagusäste an der Vorder- und Hinterwand und die Dissektionsorte für die trunkuläre und die selektiv-proximale Vagotomie zum Vergleich. Durch letztere wird nur die Belegzellmasse vagal denerviert. Alle übrigen

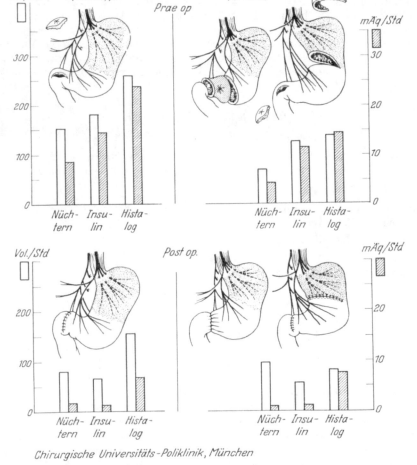

Chirurgische Universitäts-Poliklinik, München

Abb. 1. 50 Ud, 25 Uv vor und nach Spv + Pyloroplastik (Holle)

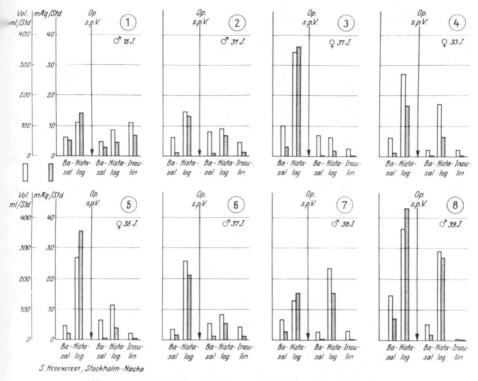

Abb. 2. Sekretionsteste von 21 Fällen von SpV + Pyloroplastik (Hedenstedt)

Gefäß- und Nervenelemente an der kleinen Kurvatur werden geschont. Ich lege Wert darauf, daß nicht einfach die kleine Kurvatur von der Kardia bis zum Angulus skeletiert wird. Solange wir die Bedeutung der sympathischen Innervation noch nicht genauer kennen, ist eine solche Simplifikation meines Erachtens nicht erlaubt. Auch lehrt ein Blick auf die vagale Pankreasinnervation, daß dorsal nur drei bis vier caudaartig ausstrahlende Ri. gastrici zum Fundus ziehen. Umfangreichere Denervierungen auf der Dorsalseite gefährden die Pankreas- und die Jejunuminnervation. Das sog. Postvagotomiesyndrom ist die Folge einer unbewußten oder unbedachten Zerstörung dieser Äste. Das Vorgehen an der Dorsalseite verlangt besonders minutiöse Technik und langdauernde operative Erfahrung.

Postoperative Sekretion

Die Sekretionsleistung nach solchen Vagotomien ist folgende: Die Basalsekretion wird um 70 bis 90%, die stimulierte Sekretion um 70% reduziert. Der Durchschnitt für 50 U. duodeni und 20 U.v. ist auf Abb. 1 zu sehen. Ich verdanke diese Befunde meinem Mitarbeiter Klempa. Alle erfaßten Fälle liegen postoperativ unterhalb des Limits ulcerogener Acidität. Von der Arbeitsgruppe Hedenstedt-Bárány, Stockholm, wurden nach unserer Methode operierte Fälle ebenso getestet wie bei uns (Abb. 2). Die Resultate sind unseren identisch. Die postoperativ noch stimulierbare Restsäure entspricht der vagal-antral ausgelösten Phase der Säuresekretion. Betrachtet man sie in 5 min-Messungen der Sekretion (Abb. 3), so wird die postoperativ verringerte, verzögert ablaufende und verspätet einsetzende Reaktion deutlich. Entscheidend ist, daß überhaupt noch eine Ansprechbarkeit auf nutritive Reize besteht und·daß in der Nüchternphase praktisch keine freie

271

Säure meßbar ist. Die vagal vermittelte, krankhaft gesteigerte Reaktionsbereitschaft des Sekretionsmechanismus ist eliminiert worden. Damit ist das Problem der Erhaltung des Gesamtmagens als Reservoir gelöst! Bei proximal zuverlässig denerviertem Magen kann das Antrum erhalten werden, sofern es vollständig innerviert blieb und eine rhythmisch proportionierte Entleerung in das Duodenum wiederhergestellt wird. Letzteres ist Aufgabe der Pyloroplastik, ein technisches Problem, das ich hier ausklammere.

Doch muß ich noch in Kürze einige technische Fragen streifen, um auch dem Internisten den Unterschied des „New look" unserer Ulcuschirurgie zur konventionellen Resektionsmethode klarzumachen. Warum es nach der Resectio Billroth II zu Versagern durch Ulcus pepticum jejuni, postprandiale Störungen und Dumping-Syndrom kommt, zeigt eine Synopsis. Dazu sei nur gesagt, daß der Prozentsatz postprandialer Beschwerden nach Resectio Billroth II bei Berücksichtigung

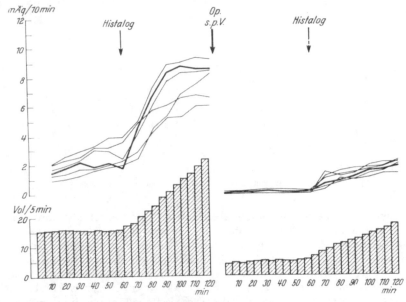

Abb. 3. 5 Fälle von Ud; 5′-messungen der Sekretion vor und nach SpV + Pyloroplastik

der Weltliteratur etwa 15 bis 20% beträgt. Vom subjektiven Befinden des Patienten aus gesehen, geht es um die Ausmerzung der Nachteile, welche sich 15 bis 20% der Resezierten um den Preis der Schmerzfreiheit durch die Operation einhandeln. Objektiv geht es freilich um die viel größere Gruppe von Resezierten ohne subjektiv bekanntwerdende, objektiv aber greifbare Mangelerscheinungen.

Operationsverfahren

Erster Schritt war die schon erwähnte Dragstedt-Operation. Sie wurde von Weinberg, Hendry u. a. durch verschiedene Formen der Pyloroplastik modifiziert. Hier das Verfahren von Hendry, das sich einer Finneyschen Pyloroplastik bedient. Experimentell schützt dieses Verfahren vor histamininduzierten Ulcera. Die Nachteile der trunkulären Vagotomie werden verständlicherweise auch bei ihm nicht behoben. Der Fortschritt liegt aber in der Wiederentdeckung der Pyloroplastik für die Zwecke der Ulcuschirurgie. Eine form- und funktionsgerechte Pyloroplastik muß die normale Pförtnerfunktion so gut als möglich wiederherstellen oder ersetzen. Griffith u. Harkins (1957) versuchten eine Verbesserung durch eine selektive komplette Vagotomie zu erreichen. Der Eingriff läßt aber wiederum ein vagal denerviertes Antrum zurück. Er konnte daher nicht voll befriedigen. „Gastrinbremse und Magenpumpe", hier als Slogans für die Regelgrößen gebraucht, werden funktionsuntüchtig. Unkontrollierte Gastrinbildung und verzögerte Magen-

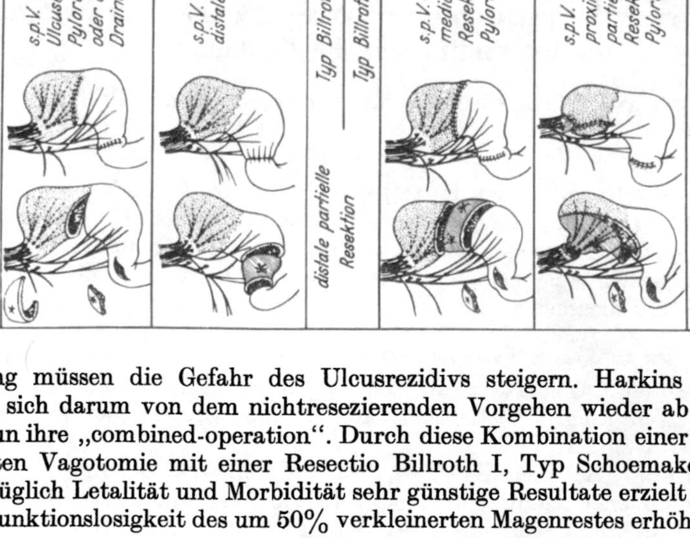

Operationsmethoden	Anzahl	Prozent zur Gesamtzahl der Operierten	Letalität: Gesamtletalität		Letalität: elektive Letalität		postoperative funktionelle Ergebnisse: gut	befriedigend	schlecht	Rezidiv
s.p.V. + Ulcusexzision + Pyloroplastik oder andere Drainageop.	260	65 %	3	1,1 %	2	0,7 %	233	20	2	2
s.p.V. + distale 20 % Res.	10	2,5 %	1		—		9	—	—	—
distale partielle Resektion: Typ Billroth I + s.V.	40	10 %	2		1		38	—	—	—
distale partielle Resektion: Typ Billroth II + s.V.	12	3 %	2		—		9	1	—	—
s.p.V. + mediale Resektion + Pyloroplastik	9	2,2 %	—		—		9	—	—	—
s.p.V. + proximale partielle Resektion + Pyloroplastik	14	3,5 %	2		1		11	1	—	—
s.V. + Umwandlungsoperation zur Wiederherstellung der Duodenalpassage	55	13,8 %	1		1		52	2	—	—
insgesamt:	400	100 %	11	2,7 %	5	1,2 %	367	24	2	2
							92 %	7 %	0,5 %	0,5 %

Abb. 4. Letalität und postoperatives funktionelles Ergebnis nach 400 form- und funktionsgerechten Operationen wegen Ulcus duodeni und ventriculi

entleerung müssen die Gefahr des Ulcusrezidivs steigern. Harkins u. Nyhus wandten sich darum von dem nichtresezierenden Vorgehen wieder ab und empfahlen nun ihre „combined-operation". Durch diese Kombination einer selektiven kompletten Vagotomie mit einer Resectio Billroth I, Typ Schoemaker, werden zwar bezüglich Letalität und Morbidität sehr günstige Resultate erzielt; durch die völlige Funktionslosigkeit des um 50% verkleinerten Magenrestes erhöht sich aber wiederum die Zahl der Dumpingbeschwerden auf fast 20%. Über Erfahrungen mit der „combined-operation" hat Nyhus bei uns mehrfach berichtet (1967, 1968).

Form- und funktionsgerechte Operationen (HOLLE, 1969)

Von den form- und funktionsgerechten Operationen werden über 80% als nichtresezierender Eingriff ausgeführt. Dies ist das Standardvorgehen bei Ulcus duodeni, welches wir heute verwenden. Aber auch das Ulcus ventriculi kann in allen Magenabschnitten, lokal entfernt werden. Beim U.v. ist allerdings die Korrektur der gesteigerten Antrumdistension durch exakte Pyloroplastik die Hauptsache, wobei die Frage zunächst offen bleibt, ob bei U.v. eine Vagotomie überhaupt notwendig ist. Ich meine ja! *Resektionen*, falls sie unvermeidlich sind, können klein gehalten werden (zwischen 15 bis 20%), sofern die s.p.V. zuverlässig gelang. Bei distal gelegenem Ulcus wird die s.p.V. mit einer distalen 20%-Resektion kombiniert. Das Ulcus in Magenmitte wird, sofern keine lokale Excision möglich ist, durch 20%ige Segmentresektion vom Typ Riedel-Wangensteen entfernt. Das proximale Magensegment wird dabei vagal denerviert, das distale bleibt innerviert. Eine nahezu normale Magenform- und -funktion wird wiederhergestellt. Röntgenbefunde und endoskopische Bilder von solchen Patienten haben wir schon mehrfach demonstriert. Auch das Ulcus ad cardiam läßt sich, sogar bei beträchtlicher Größe, meist noch durch einfache Ulcusexcision in Verbindung mit einer s.p.V. fast risikofrei entfernen. Die proximale Resektion muß auf Fälle von begründetem Malignitätsverdacht beschränkt bleiben. Die größte Schwierigkeit der Fundektomie, nämlich die Wiederherstellung eines intakten Kardiamechanismus, läßt sich bei einiger Übung überwinden; jedenfalls ist sie nicht so groß, als daß das Verfahren der funktionswiederherstellenden Fundektomien zugunsten einer Totalresektion abgelehnt werden sollte. Abschließend zeigt die Tabelle (Abb. 4) 400 Fälle, die im Laufe der letzten 7 Jahre nach diesen Prinzipien operiert wurden. Ich sehe mich durch die Globalziffern sowohl, wie durch die Letalitäts- und Morbiditätsziffern des nichtresezierenden Standardverfahrens, welche die Resultate konventionellen Vorgehens zumindest erreicht, wenn nicht übertroffen haben, ermutigt, auf dem Wege des physiologischen Operierens weiterzugehen.

Die Steuerung der gastrointestinalen Schleimhautdurchblutung und ihr Einfluß auf die Verdauung

DEMLING, L. und CLASSEN, M. (Med. Univ.-Klinik, Erlangen)

Referat

Die Durchblutung der gastrointestinalen Schleimhaut des Menschen wird von Hormonen, vor allem des Verdauungstraktes und von nervösen Faktoren gesteuert. Sie läßt sich zudem pharmakologisch modifizieren. Daß Durchblutungsänderungen den Verdauungsvorgang physiologischerweise zu beeinflussen imstande sind, ist man geneigt anzunehmen.

Methoden zur Durchblutungsmessung der gastrointestinalen Schleimhaut

Die Durchblutungsmessung an der Magen-Darmschleimhaut des Menschen ohne operativen Eingriff bietet methodisch einige Schwierigkeiten. Drei Wege wurden beschritten:

1. Ein Isotop (K^{42} oder Rb^{86}) wird einem Versuchstier injiziert und dieses dann innerhalb einer Minute getötet. Die Isotopenverteilung soll mit dem augenblicklichen Durchblutungszustand des Organs übereinstimmen [20, 21].

2. Clearancemethoden. Es wurde versucht, ähnlich wie bei der Niere, durch Clearancemethoden die Durchblutung der Magenschleimhaut zu bestimmen. Im wesentlichen verwendete man dazu Jod[131] und Aminopyrin. Die Jod[131]-Methode ist verhältnismäßig einfach, das Aminopyrinverfahren schwierig. Die Resultate beider Clearancemethoden weichen quantitativ grob voneinander ab [18]. Aminopyrin ist toxisch und kann daher beim Menschen nicht angewendet werden. Zudem wird es mit den H-Ionen in das Magenlumen sezerniert. So ist zu vermuten, daß die Aminopyrinclearance nicht nur durch die Durchblutung der Magenschleimhaut, sondern auch durch die Zelleistung beeinflußt wird.

3. Die Messung der Wärmescheinleitfähigkeit eines Gewebes ist, wie Grayson [11, 12] und Hensel [15, 16] nachweisen konnten, abhängig von der Durchblutung und nicht von der Blutfülle, wie irrtümlich immer wieder einmal angenommen wird. Seit 1957 [2, 5] verwenden wir das Verfahren zu Durchblutungsmessungen am Dickdarm. Bis 1961 war eine Messung der Magenschleimhautdurchblutung nur beim Tier möglich. Damals konstruierten wir einen auf dem gleichen Prinzip beruhenden Meßkopf für den Magen [7, 10]. Das Prinzip der Methode wurde mehrfach ausführlich beschrieben [9, 10]. Die Vorteile der Methode sind, daß sie am Menschen anwendbar ist, und daß mit ihr kontinuierlich Durchblutungsänderungen gemessen werden können. Ihre Nachteile sind, daß der Meßbezirk verhältnismäßig klein ist und nicht immer sicher ausgeschlossen werden kann, daß auch ein Teil der Submucosadurchblutung mitgemessen wird. Der Nachteil der kleinen Meßfläche wird jedoch eliminiert, wenn bei einer größeren Zahl von Versuchen mit dem gleichen Mittel an verschiedenen Probanden stets das gleiche Resultat, z. B. Durchblutungsanstieg oder -abfall erzielt wird. Entsprechend den von unserem Physiker, Herrn R. Neuwirth, ausgeführten Modellversuchen, wird jedoch die Durchblutung der Magenschleimhaut durchschnittlich bis in eine Tiefe von 0,85 mm gemessen. Das entspricht etwa der Dicke der Magenmucosa. Das Verfahren wurde ohne wesentliche Änderung 1968 von den englischen Autoren Bell u. Shelley übernommen [1].

Bis zur Mitte des vorigen Jahres registrierten wir zusammen mit den Durchblutungsänderungen über eine unmittelbar am Meßkopf angebrachte Glaselektrode die pH-Schwankungen der Magenmucosa. Seit dieser Zeit messen wir nicht mehr den pH-Wert sondern saugen das Magensekret insgesamt ab.

Ergebnisse

1. Durchblutung und Sekretion der Magenschleimhaut

a) Die Resultate, welche mit der Kombination von intragastraler Wärmeleitsonde und Glaselektrode gewonnen werden konnten, wurden bereits publiziert [3, 4].

Hier eine kurze Zusammenfassung: Rechnet man Histamin, auf dessen Bedeutung für das hepatogene Ulcus Jahn [19] schon vor 17 Jahren hingewiesen hat, unter die gastrointestinalen Hormone, so lassen sich zwei Gruppen erkennen. *Histamin, Gastrin* und *Altinsulin* erzeugen eine kräftige Zunahme der Magenschleimhautdurchblutung. In den meisten Fällen, regelmäßig bei Histamin, steigt auch die H-Ionenkonzentration an. Es wurde allerdings sowohl beim Gastrin, als auch beim Insulin bisweilen ein entgegengesetztes Verhalten von Durchblutung und H-Ionenkonzentration beobachtet. Die Dünndarmhormone *Secretin, Pankreocymin* und *Cholecystokinin* stimulieren die Magendurchblutung während die H-Ionenkonzentration eine Tendenz zum Abfall hat. Bei Versuchen, Magendurchblutung und H-Ionenkonzentration auf pharmakologischem Wege zu beeinflussen, fiel eine Substanz auf, nämlich *Orciprenaline* (Alupent). Sie steigert die Durchblutung, nicht aber die Säurebildung. Zusammen mit einem Anticholinergikum konnte sogar ein gleichzeitiger Säureabfall erzielt werden [9].

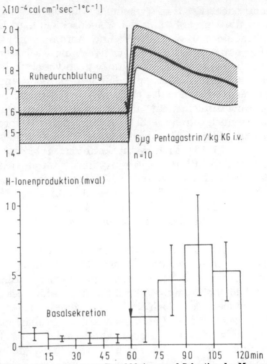

Abb. 1. Pentagastrin bewirkt starke Anstiege von Durchblutung und Sekretion der Magenschleimhaut, die jedoch nicht simultan erfolgen

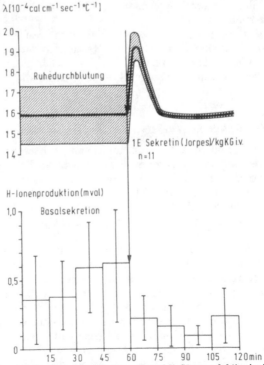

Abb. 2. Nach Secretin nimmt die Durchblutung sofort zu, während die Säureproduktion in signifikanter Weise abfällt

b) Die Untersuchungen, bei denen die Messung der Magenschleimhautdurchblutung kombiniert war mit der völligen Absaugung des Magensekretes, so daß Magensaftvolumen und die Wasserstoff-Ionenkonzentration in Milliäquivalenten gemessen werden konnten, hatten folgende Resultate: 10 Probanden, maximal stimuliert mit *Pentagastrin* (6 γ/kg Körpergewicht), zeigten einen signifikanten Anstieg der Durchblutung und der Säuresekretion. Die Säuresekretion erreichte ihr Maximum jedoch erst dann, als die Durchblutung bereits wieder rückläufig war (Abb. 1). 11 Probanden erhielten *Secretin* (1 E hochgereinigtes Secretin von Jorpes/kg i.v.). Die Durchblutung stieg steil an, während die Säureproduktion sofort erheblich zurückging, und zwar in statistisch signifikanter Weise (Abb. 2) 12 Probanden erhielten 5 IE *Vasopressin* in 300 ml Fructose über 30 min infun-

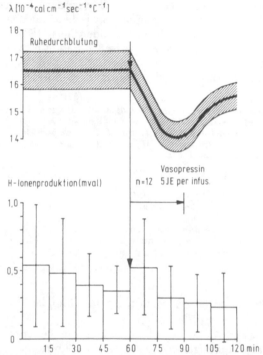

Abb. 3. Vasopressin reduziert die gastrale Schleimhautdurchblutung erheblich, beeinflußt die Sekretion uneinheitlich

diert. In jedem Falle trat eine erhebliche Reduktion der Durchblutung ein. Das Verhalten der Säureproduktion war nicht einheitlich (Abb. 3).

2. *Durchblutung der Dickdarmschleimhaut und Dickdarmmotorik*

In älteren Untersuchungen konnten wir zeigen [5, 6], daß Durchblutungssteigerungen an der Dickdarmschleimhaut in statistisch gesicherter Weise durch die intravenöse Gabe von Kallikrein und Decholin erreicht werden können, ohne daß dadurch die motorische Ruhe des Darmes verändert ist.

Vasopressin i.v. reduziert, ebenso wie am Magen, die Durchblutung der Darmschleimhaut drastisch und unmittelbar. Mit Verzögerung treten dann eine Steigerung der Darmperistaltik und des Stuhldrangs auf [13].

Diskussion

Den eigenen Untersuchungen entsprechend habe ich mich auf den Zusammenhang von Durchblutung und Magensekretion einerseits sowie Durchblutung und

Darmmotorik andererseits beschränkt. Weitgehend ungeprüft am Menschen ist die Korrelation von Durchblutung und absorptiver oder sekretorischer Leistung der Darmschleimhaut. In jüngster Zeit hat Varro nachgewiesen, daß Absorption von Glucose und Glycin beim Hund zu einer Durchblutungssteigerung der Darmwand führen [23]. Was uns wichtig scheint hervorzuheben, ist die Tatsache, daß Funktionen des Magen-Darmtraktes, ohne die eine Verdauung unmöglich ist. nur in beschränkter Weise von der Durchblutung abhängig sind. Natürlich er, lischt die Sekretion des Magens, wenn die Durchblutung völlig gedrosselt wird- Histamin und Gastrin steigern Durchblutung und Säuresekretion. Auf der anderen Seite sind, wie am Beispiel des Secretins gezeigt werden konnte, beide Funktionen grundsätzlich unabhängig voneinander. Wir haben die Auffassung schon immer vertreten [19], blieben jedoch nicht ohne Widerspruch. Noch 1967 behauptete Jacobson [17], daß eine direkte Beziehung zwischen Schleimhautdurchblutung und Säureproduktion bestehe. 1 Jahr später allerdings [18] schreibt er wörtlich: „diese Befunde zeigen eine Dissoziation zwischen Sekretion von HCl und Aminopyrinclearance" (d. h. seiner Meinung nach der Durchblutung). Eine instruktive Synopsis liefert die folgende Tabelle. Was aus Magen und Pankreas stammt,

Tabelle. *Gleichsinniges und gegensinniges Verhalten von Magenschleimhautdurchblutung und H-Ionenproduktion und/oder -konzentration an der Mucosa unter dem Einfluß verschiedener Substanzen. Das ubiquitär vorkommende Histamin findet sich besonders reichlich in der belegzellenhaltigen Corpusmucosa des Magens [22]. + Zunahme, — Abnahme*

Substanz	Vorkommen	Durchblutung	H-Ionen
Histamin	Corpusmucosa [22]	+	+
Gastrin	Antrummucosa	+	+
Insulin	Pankreas	+	+
Secretin	Dünndarmmucosa	+	—
Pankreocymin	Dünndarmmucosa	+	—
Cholecystokinin	Dünndarmmucosa	+	—

stimuliert Durchblutung und Säurebildung, die Dünndarmhormone senken die Acidität.

Diese Dissoziation, nämlich die Möglichkeit die Durchblutung der Magenschleimhaut zu steigern und gleichzeitig die Säuresekretion zu reduzieren, scheint uns einen therapeutisch interessanten Aspekt zu bieten [7, 9]. Die Heilung peptischer Ulcera ließe sich hiermit beschleunigen. Secretin wurde in diesem Zusammenhang von uns 1964 in Untersuchungen am Menschen geprüft und seine Bedeutung in diesem Zusammenhang hervorgehoben [8]. Die Wirkung des Secretins ist eine zweifache. Einmal wird die alkalische Sekretion der Bauchspeicheldrüse angeregt und hierdurch die aus dem Magen kommende Salzsäure neutralisiert, zum anderen wird die Magensäurebildung unmittelbar gehemmt. 1966 schlug Grossman [14] die Anwendung von Secretin zur Behandlung des peptischen Geschwürs vor. In eigenen hier noch nicht erwähnten Untersuchungen mit wesentlich weniger gereinigtem Secretin der Firma Boots war der Durchblutungsanstieg ebenso hoch wie mit gereinigtem Sekretin, allerdings von längerer Dauer. Sie betrug im Mittel mehr als 40 min. Möglicherweise war das im Boots Secretin zusätzlich enthaltene Pankreozym für diesen Effekt verantwortlich. Man sollte daher, wenn man eine derartige physiologische Therapie des peptischen Ulcus anstrebt, eine Mischung von Secretin und Pankreozymin prüfen. Vorläufig allerdings stehen dem Ganzen der hohe Preis und ein Mangel von einem geeigneten Depotpräparat im Wege.

Zusammenfassung

Abschließend läßt sich sagen, daß wir einige klare Vorstellungen über die Steuerung der gastrointestinalen Schleimhautdurchblutung und ihren Einfluß auf die übrige Tätigkeit des Verdauungstraktes gewonnen haben. Histamin, Gastrin und Insulin steigern in der Regel sowohl die Durchblutung als auch die Sekretion. Die Dünndarmhormone Secretin, Pankreozymin und Cholecystokinin steigern die Durchblutung, senken aber die Säurebildung. Schleimhautdurchblutung und Motorik des Dickdarms sind von einander unabhängig.

Literatur

1. Bell, P. R. F., and Shelley, T.: Gastric mucosal blood flow and acid secretion in consicious animals measured by heat clearance. Amer. J. dig. Dis. 13, 685 (1968). — 2. Demling, L.: Erste Erfahrungen mit einer neuen Methode zur fortlaufenden Bestimmung der enteroportalen Durchblutung. Gastroenterologia (Basel) Suppl. ad Vol. 90, 52 (1958). — 3. Demling, L., and Classen, M.: The influence of gastrointestinal hormones in local blood flow and H-ion concentration of the human gastric mucosa. In: Semb, L. S., and Myren, J., Eds., The physiology of gastric secretion, p. 18. Oslo: Universitets Forlaget 1968. — 4. Demling, L., u. Classen, M.: Einfluß gastrointestinaler Hormone auf Säuresekretion und Schleimhautdurchblutung des menschlichen Magens. Ref. 8. Internat. Kongreß für Gastroenterologie, Prag 1968. Stuttgart: Schattauer (im Druck). — 5. Demling, L., u. Gromotka, R.: Über eine unblutige kaloriemetrische Methode zur fortlaufenden Bestimmung der enteroportalen Durchblutung. Dtsch. med. Wschr. 82, 1826 (1957). — 6. Demling, L., u. Gromotka, R.: Darm- und Pfortaderdurchblutung des Menschen unter dem Einfluß konservativer Behandlung. Klin. Wschr. 37, 1133 (1959). — 7. Demling, L., u. Gromotka, R.: Gleichzeitige Durchblutungs- und pH-Messung an der menschlichen Magenschleimhaut. II. Weltkongreß für Gastroenterologie, München 1962. Vol. II, p. 8. Basel: Karger 1963. — 8. Demling, L., Ottenjann, R. und Gebhardt, H.: Pankreas und peptisches Geschwür. Gastroenterologia (Basel) 102, 129 (1964). — 9. Demling, L., Ottenjann, R., and Wachsmann, F.: Method for measurement of blood flow and acidity in the human stomach. Amer. J. dig. Dis. 9, 517 (1964). — 10. Demling, L., u. Wachsmann, F.: Neue Methode zur Messung von Durchblutungsänderungen an der Magenschleimhaut. Dtsch. md. Wschr. 86, 944 (1961). — 11. Grayson, J.: The measurement of intestinal blood flow in mean. J. Physiol. (Lond.) 114, 419 (1951). — 12. Grayson, J.: Internal calorimetry in the determination of thermal conductivity and blood flow. J. Physiol. (Lond.) 118, 54 (1952). — 13. Gromotka, R., u. Demling, L.: Der Einfluß von Vasopressin auf die Darmdurchblutung des Menschen. Klin. Wschr. 40, 456 (1962). — 14. Grossman, M. I.: Treatment of duodenal ulcer with secretin: a speculative proposal. Gastroenterology 50, 912 (1966). — 15. Hensel, H.: Kritische Betrachtungen zur Messung der Hautdurchblutung mit thermischen Methoden. Klin. Wschr. 34, 1273 (1956). — 16. Hensel, H., Ruff, J. und Golenhofen, K.: Fortlaufende Registrierung der Muskeldurchblutung am Menschen mit einer Kalorimetersonde. Pflügers Arch. ges. Physiol. 259, 267 (1954). — 17. Jacobson, E. D.: The circulation of the gastrointestinal tract. Gastroenterology 52, 98 (1967). — 18. Jacobson, E. D.: Clearances of the gastric mucosa. Gastroenterology 54, 434 (1968). — 19. Jahn, D.: Diskussionsbemerkung zu: Weisbecker, L.: Problematik der Therapie und klinischen Pharmakologie des ACTH und der Steroide. 1. Freiburger Symp. über „Probleme des Hypophysen-Nebennierrindensystems", Freiburg 1952. Berlin-Göttingen-Heidelberg: Springer 1953. — 20. Sapirstein, L. A.: Fractionation of the cardiac output of rats with isotopic potassium. Circulat. Res. 4, 689 (1956). — 21. Sapirstein, L. A.: The indicator fractionation technique for the study of regional blood flow. Gastroenterology 52, 365 (1967). — 22. Smith, A. N.: Histamine and gastric secretion. In: Semb, L. S., and Myren, J., Eds., The physiology of gastric secretion, p. 269. Oslo: Universitets Forlaget 1968. — 23. Varró, V., Csernay, L., Szarvas, F., and Blahó, G.: Effect of glucose and glycine solution on the circulation of the isolated jejunal loop in the dog. Amer. J. dig. Dis. 12, 60 (1967).

Über die arteriellen Durchblutungsstörungen des Darmes

Ingelfinger, F. J. (Boston, USA)

Referat

Bei der Röntgenuntersuchung des menschlichen Dünndarms füllen sich die normalen Schlingen gleichmäßig und kontinuierlich mit Kontrastmittel an. Mit Ausnahme der Stellen, die die Peristaltik abschnürt, bleibt der Durchmesser der

Darmschlingen relativ unverändert und die scharf abgegrenzten Konturen sind entweder glatt oder regelmäßig durch Falten gefiedert. Bei der Crohnschen Krankheit, die große Abschnitte sowohl des Dünn- als auch des Dickdarms befallen kann, liegt der Bariumbrei unregelmäßig in den Schlingen verstreut, der Darmdurchmesser variiert erheblich, fixierte und unbewegliche Abschnitte deuten auf eine gewisse Starre hin und die normale Schleimhautzeichnung ist verloren gegangen.

Einen sehr ähnlichen röntgenologischen Befund kann man bei Patienten antreffen, bei denen die Vorgeschichte ganz und gar nicht auf Crohnsche Erkrankung hinweist. So z. B. die Dünndarmbreipassage einer 65jährigen Frau, die 2 Wochen lang Bauchschmerzen und Durchfall hatte, wies Veränderungen einer diffusen Jejunoileitis auf. Mit Ausnahme von Vorhofflimmern und Diabetes mellitus war

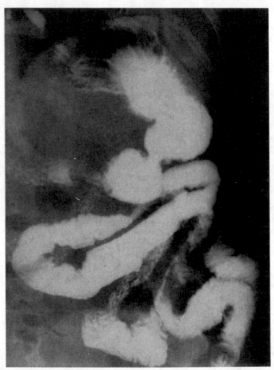

Abb. 1. Röntgenbild des Jejunums 4 Wochen nach akuter mesentärischer Ischämie

die Frau jedoch wohlauf gewesen, bis dann 13 Tage vorher starke Bauchschmerzen und blutige Durchfälle einsetzten. Bei Aufnahme in einem New Yorker Krankenhaus zeigte die Untersuchung einen druckschmerzhaften, geblähten Bauch, Ileus und Kollapszustand. Der Verdacht eines akuten Mesenterialgefäßverschlusses wurde zwar ausgesprochen, aber aus verschiedenen Gründen wurde nicht operiert. Staunlicherweise blieb die Patientin am Leben und sie erholte sich langsam. Eine Röntgenuntersuchung 12 Tage später zeigte, wie vorher beschrieben, ein abnormales Schleimhautrelief, ungleichmäßige Lumenbreite und Wandstarre (Abb. 1). 4 Wochen später konnten die gleichen Veränderungen noch festgestellt werden. 3 Monate später, nachdem die Patientin fast völlig beschwerdefrei geworden war, sah der Dünndarm wesentlich besser aus, und $^1/_2$ Jahr nach Krankheitsbeginn war der Darm restlos geheilt.

Der Krankheitsverlauf dieser Patientin betont folgende zwei Tatsachen: Erstens, selbst schwere Fälle von Darmdurchblutungsstörungen müssen nicht unbedingt tödlich verlaufen, und zweitens, Darmdurchblutungsstörungen können mit klinischen und röntgenologischen Befunden einhergehen, die sich in bestimmten Stadien in nichts von abakteriellen, parasitenfreien, chronischen Entzündungsreaktionen des Darmes unterscheiden.

Vor 15 Jahren hätte man bei diesen Patienten, nämlich mit abakteriellen, parasitenfreien, chronischen Entzündungen des Darmes, die Diagnose einer Colitis ulcerosa vorwiegend gestellt. Heutzutage, wenn man in den Vereinigten Staaten Patienten mit gleichen Erscheinungen sieht, kommt die Diagnose von Colitis ulcerosa bei nur ungefähr 40% der Fälle vor, und in gleicher Anzahl die Diagnose Crohnsche Krankheit. In der Hälfte der restlichen Patienten wird eine Gefäßerkrankung in Bedacht gezogen.

Die arteriellen Durchblutungsstörungen können nach der Größe des betroffenen Gefäßes in drei Gruppen eingeteilt werden. Vom klinischen Standpunkt aus gesehen ist es jedoch praktischer, vier Arten zu unterscheiden (Tabelle 1). Erstens, die wohlbekannten akuten, oft massiven arteriellen Mesenterialgefäßverschlüsse, die entweder tödlich verlaufen oder eine massive Darmresektion notwendig machen. Solche Fälle sind wohlbekannt.

Tabelle 1. *Klassifizierung der arteriellen Darmdurchblutungsstörungen*

---

1. Großgefäßverschluß
   a) Akut, total, nekrosierend

2. Großgefäßverschluß
   a) Subakut, partiell, heilungsfähig
   b) Chronisch: Angina abdominalis
      Malabsorption

3. Hauptastverschluß mit Segmentläsionen:
   Ischämische Enteritis oder Colitis
   a) Subakut
   b) Chronisch

4. Perfusionsdefekt mit
   hämorrhagischer Schleimhautnekrose

Die zweite Gruppe umfaßt ebenso Fälle, in denen die großen Arterien befallen sind; der Verlauf ist jedoch subakut oder chronisch. Bei subakut verlaufendem, partiellem Gefäßverschluß ist eine Spontanheilung möglich. Besser bekannt sind jedoch die chronischen Gefäßstenosen, die Angina abdominalis und manchmal Malabsorption verursachen [1, 2].

In der dritten Kategorie sind Durchblutungsstörungen, die Hauptäste der großen Mesenterialarterien befallen. Solche Krankheitsbilder verlaufen subakut oder chronisch und verursachen scharf begrenzte, ischämische Segmententeritiden oder Colitis.

In der vierten Gruppe handelt es sich um Fälle, in denen die Mikrozirkulation der Schleimhaut betroffen ist. Eine hämorrhagische Nekrose zerstört die Mucosa, und zwar wahrscheinlich mehr auf Grund einer primären Störung der Schleimhautperfusion als auf Grund eines wahren Gefäßverschlusses. Meistens handelt es sich bei diesem Krankheitsbild um eine präterminale Begebenheit, die schwerkranke Patienten betrifft, insbesondere solche mit Herzversagen. Eine Besprechung dieser Situation würde den Rahmen dieses Vortrages sprengen. Die zweite und dritte Gruppe interessieren den Internisten jedoch mehr.

Abb. 2 zeigt ein höchst vereinfachtes Diagramm der arteriellen Mesenterialgefäße. Erkrankungen der Hauptgefäße beeinflussen die Coeliaca, die Mesenterica superior und die Mesenterica inferior. Die chronischen Gefäßstenosen, die für die

Angina abdominalis verantwortlich sind, sind ausnahmslos am Gefäßabgang und nicht distal davon gelegen. Wenn eine Stenose auftritt, für gewöhnlich als Folge von atheromatosen Ablagerungen, dann kommt das reiche Potential der kollateralen Darmdurchblutung zur Hilfe. Wenn die Coeliacalarterie verlegt ist, empfangen ihre Äste Blut von der Mesenterica superior über die Anastomosen mit dem System der Pankreaticaduodenalis. Andererseits bringt dieses System Blut von der Hepatica in das Strombett der Mesenterica superior, wenn letztere verschlossen sein sollte. Chronische, an große Blutgefäße gebundene Krankheitsbilder, wie z. B. Angina abdominalis, entwickeln sich deshalb grundsätzlich nur, wenn eine beträchtliche Verengung sowohl der Coliaca als auch der Mesenterica

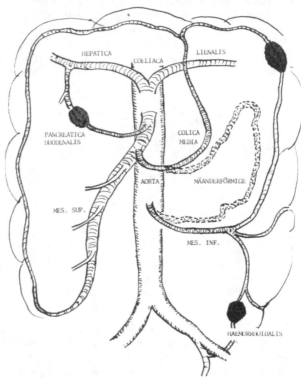

Abb. 2. Schema der Mesenterialarterien. Die schattigen Zonen zeigen die Hauptverbindungen des Kollateral-kreislaufs

superior vorliegt. Selbst wenn die Abgänge dieser beiden Gefäße schwer beeinträchtigt sind, können die Darmschlingen eine einigermaßen gute Blutzufuhr bekommen über den Kollateralkreislauf, der die Mesenterica inferior mit der Mesenterica superior über die Colica media verbindet. Dieser Kreislauf mag sich in ein mächtiges arterielles Kollateralgefäß entwickeln, die sog. Arterie von Drummond oder die „Mäanderarterie".

Ein Verschluß der Mesenterica inferior, ein Gefäß, das viel kleiner als die Arteria coeliaca oder die Mesenterica superior ist, verursacht nur selten Symptome, da ein ausgezeichneter Umwegskreislauf besteht, der die Äste der Mesenterica inferior mit denen der Mesenterica superior und den Hämorrhoidalarterien verbindet.

Die Symptome der Angina abdominalis sind wohlbekannt. Das Alter des Patienten, Gewichtsverlust, Bauchschmerzen und eine mehr oder weniger ausgeprägte Malabsorption simulieren die Symptome eines im Korpus oder in der Cauda gelegenen Pankreascarcinoms, mit Ausnahme der Tatsache, daß der

Schmerz der Angina abdominalis mehr krampfartigen Charakter hat und eindeutig durch das Essen ausgelöst wird. Die Diagnose der Angina abdominalis kann mit Hilfe der Angiographie gestellt werden, aber man muß vorsichtig sein. Viele ältere Leute haben hochgradige Ostienverengungen, sowohl der Coliaca als auch der Mesenterica superior, ohne eine offensichtliche Gefäßinsuffizienz des Darmes zu manifestieren. Der Grund hierfür liegt in einem offenen Kollateralkreislauf. Der bloße Nachweis einer Stenose der großen Mesenterialgefäße erklärt deshalb Bauchsymptome noch lange nicht. Es erfordert scharfes klinisches Urteilsvermögen, die Entscheidung zu treffen, ob ein abdominaler Beschwerdekomplex einer Hypoxämie des Darmes zugeschrieben werden kann oder nicht.

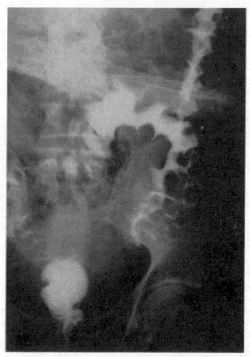

Abb. 3. Segmentäre ischämische Colitis des Colon descendens und des Sigmoids. Die Röntgenuntersuchung wurde 3 Tage nach dem Anfang der Symptome durchgeführt

Obwohl ein ausgedehnter Kollateralkreislauf des Mesenteriums die Insuffizienz anderer Gefäße zu kompensieren vermag, so kann man einen solchen nicht als normal bezeichnen. Wie z. B. ein Patient mit weitgehendem Verschluß der linken Arteria iliaca zeigte bei der Angiographie nicht nur den abnormalen Befund der Iliaca, sondern auch den Beginn einer mächtigen Mäanderarterie. Nach einer „Bypass"-Operation und der Wiederherstellung der arteriellen Durchblutung des linken Beines bekam der Patient innerhalb weniger Tage einen tödlichen Darminfarkt. Dieses war vermutlich ein Beispiel eines sog. „Mesenteric Steal-Syndroms", eine Vermutung, die sich auf die Überlegung stützt, daß der arterielle Pulsdruck der Mäanderarterie nach der Schaffung eines Blutstromes in die Iliaca für die Darmdurchblutung nicht mehr ausreichend war [3].

Die Anamnese segmentaler Darmdurchblutungsstörungen ist charakteristisch. Ein älterer Patient, der vordem relativ gesund war, bekommt plötzlich krampfartige Bauchschmerzen, Durchfall und für gewöhnlich blutige Stühle [4]. Eine Bauchübersichtsaufnahme mag ödematöse Schleimhaut zeigen, dargestellt durch die Gasschatten in betroffenen Darmschlingen. Aber diese sog. Daumeneindrücke können viel klarer gesehen werden, wenn Kontrastmittel verwendet wird (Abb. 3). Das Colon descendens und das Sigmoid sind am häufigsten befallen, aber ähnliche segmentäre Krankheitsbilder können den Dünndarm, das Colon ascendens und angeblich auch das Rectum befallen. Viele solcher Fälle wurden ehedem meistens regionale Colitis ulcerosa genannt. In neuerer Zeit wird bei solchen Fällen oft an granulomatöse Colitis gedacht, insbesondere da auch bei dieser Erkrankung Daumeneindrücke beobachtet werden. Der Krankheitsverlauf, die makroskopischen und mikroskopischen Befunde, die bei der Operation erhoben werden und die nicht selten zu beobachtende „Restitutio ad integrum" machen es jedoch klar, daß solche Fälle vasculärer Natur sind. Sicherlich vermag weder die Angiographie noch die Autopsie, die beide oft mehrere Tage oder noch länger nach Beginn der Erkrankung durchgeführt werden, den Gefäßverschluß nachzuweisen. Ein Grund hierfür ist folgender: nur durch äußerst sorgfältige und minutiöse Untersuchungen können bestehende Veränderungen nachgewiesen werden. Eine weitere Erklärung bietet sich in dem Krankheitsverlauf einer 67jährigen Dame an, die mit einer klassischen Anamnese und dem typischen Röntgenbefund einer ischämischen,

Tabelle 2. *Behandlung von segmentären, abakteriellen, parasitenfreien Entzündungen des Darmes*

Behandlungs-methoden	Colitis ulcerosa	Crohnsche Krankheit	Segmentäre Durchblutungsstörungen
Steroide	empfohlen	umstritten	nicht gebraucht
Immuno-suppression	? begünstigend	? begünstigend	nicht gebraucht
Salazosulfa-pyridine	begünstigend	begünstigend	nicht gebraucht
Antibiotica	bei Komplikationen	bei Komplikationen	? prophylaktisch
Ovulations-hemmer	keine Kontraindikation	keine Kontraindikation	vielleicht schädlich
Chirurgie	effektiv	palliativ	effektiv aber öfters nicht nötig

segmentären Colitis ins Krankenhaus kam. Es wurde operiert, jedoch nicht reseziert. Stattdessen wurde das Mesenterium in der Umgebung des Blutgefäßes, das den betroffenen Darmabschnitt versorgte, mit einem Lokalanästhetikum infiltriert. Die lividverfärbte Darmwand bekam daraufhin fast augenblicklich eine rosa Farbe, und 1 Woche später zeigte ein Bariumkontrasteinlauf ein völlig normales Colon. Mit anderen Worten, Gefäßspasmen verursachen anscheinend ebenso wie partielle mechanische Verschlüsse in empfänglichen Patienten eine ischämische Colitis.

Viele Fälle segmentärer Dick- und Dünndarmerkrankungen, besonders bei älteren Patienten, sind meiner Meinung nach gefäßbedingt und haben nichts mit Colitis ulcerosa oder Crohnscher Erkrankung zu tun. Manchmal werden junge Leute davon befallen, und in der Literatur sind einige Fälle von 30jährigen Frauen beschrieben worden, die ischämische Segmentcolitis während medikamentöser Schwangerschaftsverhütung bekamen [5].

Ist es überhaupt wichtig, vasculär bedingte Colitis von ulcerierender Colitis und Crohnscher Erkrankung zu unterscheiden? Diese Frage muß bejaht werden, denn die Therapie und die Prognose unterscheiden sich erheblich. Durchblutungsstörungen großer Gefäße haben auf die lange Sicht eine sehr schlechte Prognose, wenn die notwendige Gefäßchirurgie nicht durchgeführt wird. Jedoch bei ischämischer Segmentcolitis oder Enteritis wird Spontanheilung in etwa 80% beobachtet. 10% davon können schließlich zu einer Stenose führen und weitere 10%

enden in Nekrose frühzeitig im Krankheitsverlauf. Dieser prognostische Ausblick ist von dem einer Colitis ulcerosa oder dem der Crohnschen Erkrankung restlos verschieden.

Die Behandlung ist dementsprechend ebenso verschieden (Tabelle 2). Nur allgemein stärkende Maßnahmen sind indiziert, evtl. unterstützt durch die Gabe von Antibiotica gegen die Darmbakterien, wenn ein fortschreitender hypoxämischer Prozeß befürchtet wird. Sulfonamide, Corticosteroide oder andere immunosuppressive Substanzen, die für gewöhnlich bei der Colitis ulcerosa oder der Crohnschen Erkrankung in Anwendung gebracht werden, sind hier nicht angezeigt. Wenn eine Patientin Ovulationshemmer einnimmt, die evtl. die Blutgerinnung oder die Durchblutung beeinflussen können, so sollten diese abgesetzt werden. Letztlich kommt die Resektion als Heilmittel in Betracht, jedoch aber nur, wenn der Prozeß fortschreiten sollte oder wenn sich eine Stenose entwickelt hat.

Literatur

1. Boll, G.: Ein Betrag zur Angina abdominalis. Zbl. Chir. 78, 458 (1953). — 2. Joske, R. A., Shamma's, M. H., and Drummey, G. D.: Intestinal malabsorption following temporary occlusion of superior mesenteric artery. Amer. J. Med. 25, 449 (1958). — 3. Williams, L. F., Jr., Kim, R. M., Tompkins, W., and Byrne, J. J.: Aortoiliac steal — cause of intestinal ischemia. New Engl. J. Med. 278, 777 (1968). — 4. Marston, A., Pheils, M. T., Thomas, M. L., and Morson, B. C.: Ischaemic colitis. Gut 7, 1 (1966). — 5. Kilpatrick, Z. M., Silverman, J. F., Betancourt, E., Farman, J., and Lawson, J. P.: Vascular occlusion of colon and oral contraceptives: possible relation. New Engl. J. Med. 278, 438 (1968).

Aussprache

Herr KROP, H. (Barntrup):

Zu Herrn INGELFINGER: Müßte man bei den partiellen Durchblutungsstörungen eines begrenzten Darmabschnittes nicht auch daran denken, daß es sich um eine beginnende Thrombose in diesem Abschnitt handeln könnte? Müßte man dann nicht mit Fibrinolytikas und Anticoagulantien etwas erreichen können.

Zur Frage einer physiologischen und pathologischen Bedeutung der Kinine im Verdauungstrakt

WERLE, E. (Institut für Klin. Chemie und Klin. Biochemie der Univ. München)

Referat

Plasmakinine sind pharmakologisch hochaktive, basische Polypeptide, die durch die proteolytische Wirkung von sog. Kininogenasen aus einem Eiweiß der Globulinfraktion des Blutplasmas, der Lymphe und der interstitiellen Gewebsflüssigkeit herausgespalten werden (Abb. 1). Zu den am besten bekannten Kininogenasen gehören die Kallikreine und das Trypsin. Bei den Kallikreinen unterscheiden wir auf Grund ihrer Spaltungsspezifität zwischen Organkallikrein und Plasmakallikrein. Plasmakallikrein und Trypsin spalten aus dem Kininogen das Nonapeptid Bradykinin ab, die Organkallikreine das Dekapeptid Kallidin. Kinine entstehen auch „spontan" bei Säuerung des Blutplasmas, bei der Blutgerinnung, beim Verdünnen oder in Berührung des Blutes mit benetzbaren Oberflächen. In Wirklichkeit sind auch hier Enzyme des Blutplasmas an der Freilegung beteiligt, nämlich der Hageman-Faktor und das Plasmakallikrein.

Bradykinin und Kallidin unterscheiden sich in ihren pharmakologischen Wirkungen nur *quantitativ*. Die Kinine wirken u. a. erweiternd auf Arteriolen und Capillaren, sie erhöhen die Capillarpermeabilität und verursachen so Ödeme; sie wirken schmerzerzeugend und Leukocyten anlockend, können also alle Zeichen der Entzündung auslösen. Plötzlich in großen Mengen liberiert, verursachen sie einen Kreislaufschock. Nebennierennah i.a. injiziert, liberieren sie Katecholamine, so daß an Stelle einer Blutdrucksenkung eine Steigerung resultiert. Besonders zu erwähnen ist die Wirkung auf glattmuskuläre Organe, wie Darm und Uterus, die durch Kinine kontrahiert werden. Die Coronargefäße werden schon durch Kinin-mengen im Nanogrammbereich erweitert (Übersicht bei [1]).

Es erhebt sich die Frage, ob den skizzierten pharmakologischen Wirkungen physiologische Funktionen entsprechen. Leider ist bisher trotz vielseitigster Be-mühungen kein spezifischer Blocker für Kininwirkungen gefunden worden, der die Beantwortung der aufgeworfenen Frage wesentlich erleichtern würde. Darüber hinaus bereitet der Umstand methodische Schwierigkeiten, daß die Kinine schon im Nanogrammbereich, der analytisch nicht leicht erfaßbar ist, mindestens lokal, pharmakologische Wirkungen auslösen. Ferner ist es praktisch unmöglich, den enzymatischen Abbau evtl. freigewordener Kinine zu verhindern, ohne das physiologische Geschehen zu stören, und es ist äußerst schwierig, unspezifische, nachträgliche Kininliberierungen bei der Aufarbeitung von Blutproben und Organ-material zu vermeiden.

AV-Kininogen-Konzentrationsdifferenzen können nicht mit genügender Ge-nauigkeit erfaßt werden, oder anders ausgedrückt, AV-Differenzen, die innerhalb

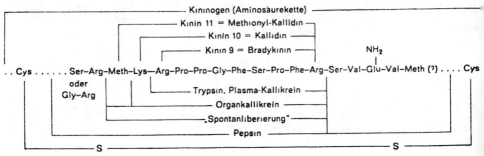

Abb. 1. Struktur der Kinine und Angriffspunkte einiger Enzyme am Rinderkininogen

der Fehlergrenzen der derzeitigen Bestimmungsmethoden liegen, können Kinin-mengen entsprechen, die zu physiologischen Wirkungen ausreichen würden. Darüber hinaus muß eine Kininogenabnahme nicht notwendig Kininfreisetzung bedeuten.

Im folgenden soll versucht werden, an Hand des Vorkommens der Kompo-nenten des Kininsystems zunächst mögliche physiologische Funktionen und an-schließend pathologische Bedeutungen im Bereich des Verdauungstrakts heraus-zustellen.

Vorkommen

In den Mundspeicheldrüsen aller untersuchten Säugetiere kommt die Kinino-genase Kallikrein in unterschiedlichen Konzentrationen in aktiver Form vor, lokalisiert in den Sekretgranula (Lit.-Übersicht bei [1], Kap. II). Das Pankreas aller untersuchten Säugetiere und des Menschen enthält Präkallikrein und geringe Mengen von aktivem Kallikrein. Das Präkallikrein wird im acinären Drüsenteil gebildet und ist neben Trypsinogen, Chymotrypsinogen und einem spezifischen Trypsininhibitor in den Zymogengranula enthalten, mit denen es in das Sekret gelangt. Unter physiologischen Bedingungen wird das Präkallikrein des Pankreas erst im Duodenum durch aktives Trypsin aktiviert. Nur ein geringer, wechselnder Teil des in den Darm sezernierten Kallikreins entgeht der bakteriellen Zersetzung. Nach Pankreasgangunterbindung sinkt die Kallikreinausscheidung im Kot auf Null ab (Lit.-Übersicht bei [1], Kap. II).

Magen- und Darmwand enthalten nach eigenen Untersuchungen 1 bis 15 KE/g Gewebe, und zwar zum größten Teil als Präkallikrein [2]. Das Kallikrein der Darmwand ist pharmakologisch gegen Plasma- und Pankreaskallikrein abgrenzbar [3]. Wir nehmen an, daß nur eine sehr geringfügige Sekretion der Präkininogenase der Darmwand in das Darmlumen erfolgt, da reiner Darmsaft des Hundes nur Spuren dieser Präkininogenase (0,1 KE/ml) enthält [2]. Die Exstirpation des Pankreas beeinflußt den Kallikreingehalt der Darmwand *nicht* [2]. Er beruht also mit Sicherheit nicht auf resorbiertem Pankreaskallikrein. Auch ändern sich die Kallikreinkonzentrationen bei Änderungen des Nahrungsregimes im Pankreas und in der Darmwand in verschiedener Weise.

Kininabbauende Enzyme, sog. Kininasen (Abb. 2), kommen im Plasma, aber auch in Lymphe und anderen Körperflüssigkeiten vor. Darüber hinaus enthält die Schleimhaut des gesamten Verdauungstrakts kininabbauende Enzyme, ebenso die Leber und das Pankreas [4]. Es handelt sich im wesentlichen um Carboxypeptidasen. Auch Chymotrypsin greift Kinine an (Lit.-Übersicht bei [1], Kap. III).

Inhibitoren der kininfreilegenden Enzyme kommen im Plasma vor. Das Pankreas aller Säugetiere und des Menschen enthält einen spezifischen Trypsininhibitor. Rinderorgane besitzen einen polyvalenten Inhibitor, der alle Kalli-

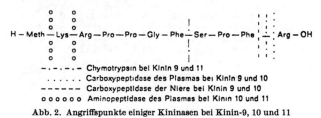

Abb. 2. Angriffspunkte einiger Kininasen bei Kinin-9, 10 und 11

kreine, ferner Trypsin, Chymotrypsin, Plasmin, Angiotensinase G [4a], Leukocytenenzyme und Schlangengift-Kininogenasen hemmt. Unter dem Namen Trasylol hat dieser Inhibitor in die experimentelle Forschung und in die Therapie Eingang gefunden (Lit.-Übersicht bei [5], Abb. 2).

Physiologische Bedeutung des Kininsystems im Verdauungstrakt

In Hinblick auf die gefäßerweiternde Wirkung der Kinine wird seit langem diskutiert, ob sie bei der funktionellen Hyperämie der exkretorischen Drüsen, die ja Kallikrein enthalten, eine Rolle spielen, Das Organkallikrein könnte außer in die Speichelausführungsgänge auch in das Interstitium übertreten. Im interstitiellen Raum kann das Organkallikrein aus dem dort vorhandenen Substrat Kinine freisetzen, die die Durchblutung des Organs erhöhen. Die dargelegte Theorie wird von der Arbeitsgruppe Hilton u. Lewis immer wieder gestützt, von den Arbeitsgruppen um Schachter u. Webster jedoch mit vielen Gründen abgelehnt (Lit.-Übersicht bei [1], Kap. VI). Das Problem ist also bisher nicht endgültig geklärt. Kroeger u. Krivoy nehmen an, daß Kinine in den Speicheldrüsen eine Permeabilitätserhöhung für höher molekulare Substanzen, wie Zucker und Maltose, bewirken [6].

Auch für das Pankreas wird der Hilton-Lewissche Mechanismus als Ursache für die funktionelle Durchblutungssteigerung von Hilton und von Webster angenommen.

Gemeinsam mit W. Lorenz haben wir in Experimenten am Hund untersucht, ob das Kallikrein-Kininsystem die Speichelsekretion auszulösen oder zu beeinflussen vermag. Es wurde dabei Kallikrein, Kallidin oder Bradykinin in die A. maxillaris ext. injiziert. Injektionen von 4 μg Bradykinin/kg im Abstand von je 6 min verursachten einen kontinuierlichen Speichelfluß, der einem Drittel der durch Pilocarpin maximal auslösbaren Sekretion entsprach. Kallidin verursachte eine etwas stärkere Sekretion als Bradykinin.

In gleicher Weise ausgeführte Kallikreininjektionen von je 0,08 KE/kg lösten auch kontralateral Speichelsekretion aus. Möglicherweise ist also das Kininsystem am Vorgang der Speichelsekretion funktionell beteiligt [7].

Über eine Wirkung des mit dem Mundspeichel sezernierten Kallikreins ist nichts bekannt. Eine Wirkung kommt allenfalls nur proximal des Magens in Frage. da das Kallikrein bei der Magenpassage größtenteils zerstört wird [8]. Eine Magensaftsekretion durch intravenöse Injektion von Bradykinin (μg/kg) an der vagal denervierten Magentasche des Hundes war nicht auslösbar. Auch war Trasylol in einer Dosis von 10000 Einheiten/kg intravenös injiziert, bei der durch Histalog induzierten submaximalen Magensaftsekretion ohne Wirkung.

Im Gegensatz zu den Verhältnissen bei der Submaxillaris konnte durch intraarterielle Injektion von Kallidin und Bradykinin in Dosen von 4 bis 5 μg/kg Tier eine Pankreassaftsekretion nicht ausgelöst werden.

Forell u. Mitarb. fanden bei in vivo-Versuchen [9] am narkotisierten Hund während und nach der Infusion von aktiviertem Pankreassaft durch die kanülierte

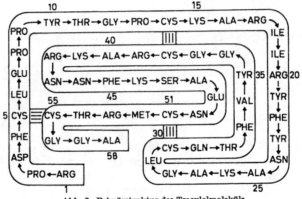

Abb. 3. Primärstruktur des Trasylolmoleküls

Papilla vateri ins Duodenum (der Saft des ebenfalls kanülierten Ductus pancreaticus wurde gesondert aufgefangen) eine sehr lebhafte Darmbewegung. Kallikreinmengen (in Bicarbonatlösung), wie sie normalerweise im Pankreassekret nach dessen Aktivierung vorkommen [9], hatten dieselbe Wirkung. Da nach Zugabe des Kallikreininhibitors Trasylol zu den infundierten Lösungen keine Kontraktionen mehr zu beobachten waren, halten sie eine Teilnahme des Pankreaskallikreins an der Darmmotorik für wahrscheinlich. Auch für das Kallikrein der Darmschleimhaut nehmen sie eine Wirkung auf die Motilität des Darmes an. Für die Freisetzung eines speziellen „Enterokinins" oder das Vorhandensein von spezifischen Receptorstellen für die Kallikreine in der Darmwand spricht nach diesen Autoren, daß Kallidin und Bradykinin im gleichen Versuchsmodell erst bei relativ hohen Dosen motilitätssteigernd wirken.

Bereits 1928 wurde von Frey u. Kraut [10] beim Hund in situ eine darmkontrahierende Wirkung von intravenös injiziertem Kallikrein beobachtet. Auch wir beobachteten eine direkte Wirkung von Kallikrein an isolierten Darmabschnitten von Hunden, Kaninchen und Katzen sowie am menschlichen Appendix, allerdings nur von der Serosaseite her. Diese Wirkung führen wir auf eine Kininfreisetzung aus im Testorgan enthaltenem Kininogen zurück. Die motilitätsändernde Wirkung der Kinine auf isolierte Darmabschnitte wurde bereits erwähnt, wobei Unterschiede in der Reaktion verschiedener Species und verschiedener

Darmabschnitte bestehen. Tonusanstieg, Tonusabfall der Darmmuskulatur, Kontraktion und auch Erschlaffung werden beobachtet und mit speciesabhängigen Einflüssen auf die Darmmotilität gedeutet. Die Wirkung der Kinine auf die Darmmotorik in vivo weicht teilweise von der auf isolierte Darmabschnitte ab. Dies kann darauf hinweisen, daß der Kinineffekt am Darm abhängig ist vom Wirkungsort, d. h. ob eine Wirkung evtl. vom Interstitium oder vom Gefäßsystem aus erfolgt (Lit.-Übersicht bei [1], Kap. V).

Jacobson u. Mitarb. [10a] fanden zwar bei intraarterieller Infusion von Bradykinin bei Hunden eine initiale Erhöhung des mesenterialen Blutflusses. Die Durchblutung kehrte aber trotz fortgesetzter Infusion rasch wieder zu den Ausgangswerten zurück. Die Darmmotilität korrespondierte dabei nicht mit den hämodynamischen Veränderungen.

Von Interesse ist in diesem Zusammenhang die Frage der Resorbierbarkeit von Kallikrein aus dem Darmlumen. Am isolierten Darmstück von Ratten und Hunden haben wir das Durchwandern von Pankreaskallikrein von der Serosa- zur Mucosaseite und umgekehrt nachgewiesen unter Bedingungen, unter denen Evans blue nicht durchdrang [10b]. Nach Moriya [11, 12] wird in situ jodmarkiertes Kallikrein aus dem Darmlumen resorbiert, wobei die kininliberierende Aktivität erhalten bleibt. Ob diese Resorption mit einer physiologischen Funktion verbunden ist im Sinne einer Motilitäts-, Resorptions- oder Durchblutungssteigerung der Darmwand, bleibt noch zu untersuchen.

Es ist nicht sehr wahrscheinlich, daß der physiologische Wirkungsort des *Pankreas*kallikreins die Darmschleimhaut ist, da sie ja selbst diese Kininogenase produziert.

Die hohe Substratspezifität der Kallikreine als Kininogenase schließt eine Wirkung als Verdauungsenzym, wie sie für Trypsin und Chymotrypsin vorliegt, wohl aus.

Pathologische Bedeutung des Systems im Verdauungstrakt

Zu beweisen, daß Kinine an pathologischen Vorgängen im Verdauungstrakt beteiligt sind, ist im allgemeinen ebenso schwierig, wie zu beweisen, daß *physiologische* Vorgänge von der Kininwirkung abhängen. Die akute Pankreatitis war das erste pathologische Geschehen, bei dem eine Beteiligung des Kininogenase-Kininsystems postuliert worden ist (Lit.-Übersicht bei [13]). Wie bei keinem anderen Organ sind die Voraussetzungen für ein pathologisches Wirksamwerden dieses Systems gegeben. Es war daher auch der Versuch gerechtfertigt, in dieses Geschehen einzugreifen durch Verabreichung eines Inhibitors für das Enzym, das das pathologische Geschehen als Initialzünder im wesentlichen bestimmt, nämlich für Trypsin. Es wurde von uns die Vorstellung entwickelt, daß aktiv gewordenes Trypsin die übrigen Präenzyme des Pankreas, nämlich Chymotrypsinogen, Kallikreinogen und Procarboxypeptidase in der Zelle aktiviert, wodurch das pathologische Geschehen weiter verschärft und in Gang gehalten wird. Aber der Nachweis von aktivem Trypsin im Pankreassaft oder im Pankreasgewebe konnte von vielen Untersuchern nicht erbracht werden. Doch ist er uns, und neuerdings auch anderen, einwandfrei gelungen.

So haben Amundsen u. Ofstadt [14] bei experimenteller Pankreatitis des Hundes im Exsudat des erkrankten Organs freies Kinin und aktives Kallikrein festgestellt. Eine starke Senkung des Kininogenspiegels bei Pankreatitis wurde von mehreren Autoren beobachtet. Die unphysiologisch erhöhte, lokale Kininfreisetzung wirkt ödemverstärkend und -unterhaltend, begünstigt den Zelluntergang durch Beeinträchtigung des Stoffaustausches, bewirkt Schmerz über die ödembedingte Kapselspannung und trägt durch lokale Extravasation zu einem hypovolämischen Schock bei.

Ein Übertritt von Kininogenasen ins Blut kann darüber hinaus durch eine Kininliberierung im großen Kreislauf, durch aktiviertes Plasmakallikrein, die Schocksituation weiter verschärfen.

Nach Habermann [15] reicht der Kininogenvorrat des Menschen nicht aus, um einen protrahierten Schock zu unterhalten. Nach Creutzfeldt [16] wirken an seiner Ausbildung außer Kininasen weitere noch unbekannte Substanzen aus dem schwergeschädigten Pankreas mit und verstärken den Flüssigkeitsverlust aus dem Gefäßsystem in das pankreatische und peripankreatische Ödem.

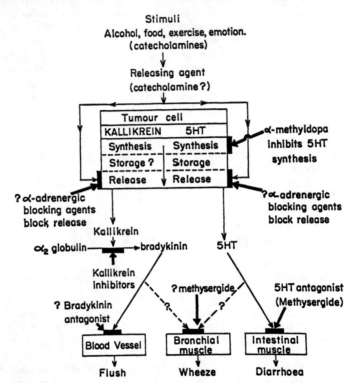

Abb. 4. Pharmakologie des Carcinoidsyndroms. [Nach Grahame-Smith, D. G.: Amer. J. Cardiol. 21, 376 (1968)]. Das Schema versucht die Synthese, Speicherung und Freisetzung von Kallikrein und Serotonin (5-HT) durch die Tumorzelle mit Reizen in Beziehung zu bringen, die ihre Freisetzung und ihre Wirkung auf das Erfolgsorgan verursachen. Die dicken schwarzen Pfeile, die zu den schwarzen Blöcken führen, deuten Angriffspunkte bei verschiedenen Formen der Therapie an

A. Meyer [17] konnte zum ersten Mal zeigen, daß ein schwerer peritonitischer Schock durch Trasylol günstig beeinflußt wird. Ein Kininogenabfall im peripheren Blut bei Peritonitis und bei verschiedenen Ileusformen wurden als weitere Hinweise auf eine Kininbeteiligung gewertet. Beim experimentellen Ileus beim Hund ist nach unseren Untersuchungen das Kallikrein des proximalen Darmabschnittes sehr stark vermehrt und liegt zum großen Teil als aktives Enzym vor, im distalen Darmabschnitt ist es stark vermindert. Wir können daraus schließen, daß das Kallikrein-Kininsystem an den pathologischen Vorgängen des Ileus in irgendeiner Weise beteiligt ist.

Bei jeder Reduktion des Herzzeitvolumens kommt es rasch zu einer starken Drosselung der Mesenterialdurchblutung, besonders im Ausbreitungsgebiet der A. mesenterica sup. Es kommt sehr rasch zu einer hypoxischen Schädigung der Darmmucosa, und hämorrhagische Läsionen dringen im weiteren Verlauf tiefer in die Darmwand ein [18]. Nach Bounos u. Mitarb. [19] kommt es beim hypovolämischen Schock nicht zu solchen Zellschädigungen, wenn bei Hunden mehrere Tage vor der Auslösung eines experimentellen Schocks die Pankreasausführungsgänge unterbunden wurden. Auch an diesem Geschehen dürfte das Kininsystem beteiligt sein.

Auch an der Entstehung der Erscheinungen des Dumping-Syndroms sind Kinine beteiligt [19a].

Eine gesonderte Stellung in bezug auf eine Kininbeteiligung nimmt das Carcinoidsyndrom ein (Lit.-Übersicht bei [1], Kap. VII; [20]). Lange Zeit galt Serotonin als der einzige chemische Mediator für die Symptomatik dieses Syndroms. Verschiedene Autoren konnten jedoch keine Korrelation zwischen klinischer Symptomatik und den Veränderungen des Serotoninspiegels im Blut nachweisen.

Auf Grund der Tatsache, daß bei Carcinoidpatienten durch geringe Mengen Adrenalin ein Flush provoziert werden kann, in Verbindung mit der erwähnten Tatsache, daß Adrenalin durch Kinine liberierbar ist, konnten Oates u. Mitarb. einen Zusammenhang zwischen Carcinoidsyndrom und Kallikrein-Kininsystem nachweisen. Im Lebervenenblut von Carcinoidpatienten mit Lebermetastasen konnten während eines durch Adrenalin provozierten Flush große Mengen eines Kinins nachgewiesen werden. Oates u. Mitarb. isolierten aus Carcinoid-Lebermetastasen eine Kininogenase, die dem Pankreaskallikrein entsprach. Wir fanden Kallikrein in einer Carcinoid-Netzmetastase. Es wird angenommen, daß durch Flush-provozierende Stimuli die Kininogenase aus dem Tumor freigesetzt wird. Sie liberiert zunächst Kallidin, das im Serum rasch zu Bradykinin verkürzt wird (Abb. 4).

Es gibt Carcinoidtumoren mit und ohne Kallikrein, also Carcinoidfälle mit und ohne Flush. Darüber hinaus können Carcinoidtumoren auch noch andere aktive Substanzen, wie z. B. Histamin, enthalten.

Die notwendig unvollständige Skizze ließ, so hoffe ich, erkennen, daß es viele Hinweise für eine Beteiligung des Kininase-Kininsystems an physiologischen und pathologischen Vorgängen im Bereich des Verdauungstrakts gibt, daß aber unumstößliche Beweise dafür mit verfeinerter, evtl. radioimmunologischer Methodik noch erarbeitet werden müssen (s. d. auch [15]).

Literatur

1. Frey, E. K., Kraut, H., Werle, E., Vogel, R., Zickgraf-Rüdel, G. und Trautschold, I.: Das Kallikrein-Kinin-System und seine Inhibitoren. Stuttgart: F. Enke Verlag 1968. — 2. Werle, E., Vogel, R. und Kaliampetsos, G.: II. Weltkongress für Gastroenterologie, S. 778. München 1962; Basel: Karger . — 3. Werle, E., et Vogel, R.: Arch. int. Pharmacodyn. 131, 257 (1961). — 4. Amundsen, E., and Nustad, K.: J. Physiol. (Lond.) 179, 479 (1965). — 4a. Hiwada, K.: Jap. Circulat. J. 32, 1073 (1968). — 5. Vogel, R., Trautschold, I. und Werle, E.: Natürliche Proteinasen-Inhibitoren. Stuttgart: Thieme 1966. — 6. Kroeger, D. C., u. Krivoy, W.: In: Erdös, E. G., Back, N. und Sicuteri, F., Hypotensive Peptides, S. 289. Berlin-Heidelberg-New York: Springer 1966. — 7. Werle, E., et Lorenz, W.: Arch. int. Pharmacodyn. 161, 477 (1966). — 8. Moriya, H., Moriwaki, Ch., Akimoto, S., and Yamazaki, K.: Chem. pharm. Bull. 15, 399 (1967). — 9. Fritz, H., Meckl, D., Hüller, I., Wiedemann, M., Stahlheber, H. und Forell, M. M.: Z. physiol. Chem. 348, 1575 (1968). — 10. Frey, E. K., u. Kraut, H.: Naunyn-Schmiedebergs Arch. exp. Path. Pharmak. 133, 1 (1928). — 10a. Shehaden, Z., Price, W. E., and Jacobson, E. D.: Amer. J. Physiol. 216, 386 (1969). — 10b. Werle, E., u. Haendle, H.: Unveröffentlicht. — 11. Moriya, H., Moriwaki, Ch., and Akimoto, S.: Chem. pharm. Bull. 15, 403 (1967). — 12. Moriya, H.: Symposium on vasoactive polypeptides and inhibitors of proteolytic enzymes. Tokyo 1967. — 13. Trautschold, E., Werle, E. und Zickgraf-Rüdel, G.: Arzneimittel-Forsch. 16, 1507 (1966). — 14. Amundsen, E., u. Ofstad: Zit. nach 16. — 15. Habermann, E.: In: Haberland, G. L., u. Matis, P., Neue Aspekte der Trasylol Therapie, S. 37. Stuttgart: Schattauer 1969. — 16. Creutzfeldt, W.: In: Haberland, G. L., u. Matis, P., Neue Aspekte der Trasylol Therapie, S. 89. Stuttgart: F. K. Schattauer 1969. — 17. Meyer, A., u. Werle, E.: In: Henning, N., Heinkel, K. und Schön, H., Pathogenese, Diagnostik, Klinik und Therapie der Erkrankungen des exokrinen Pankreas, S. 299. Stuttgart: F. K. Schattauer

1964. — 18. Messmer, K.: Langenbecks Arch. klin. Chir. **319**, 890 (1967). — 19. Bounous, G., Hampson, L. G., and Gurd, F. N.: Ann. Surg. **160**, 650 (1964). — 19a. MacDonald, J. M., Webster, M. E., Tennyson, C. H., and Drapans, P.: Ann. J. Surg. **117**, 204 (1969). — 20. Grahame-Smith, D. G.: Amer. J. Cardiol. **21**, 376 (1968).

Über die Entstehung und Wirksamkeit von Cholecystokinin — Pankreozymin*

JORPES, J. E. (Karolinska Institutet, Stockholm, Schweden)

Referat

Im Jahre 1902 entdeckten Bayliss u. Starling in der Darmschleimhaut eine Substanz, die die Pankreassekretion stimulierte und deshalb von ihnen *Secretin* genannt wurde. 2 Jahre später schlugen die Autoren die Bezeichnung „Hormone" für ähnliche körpereigene, mit dem Blut transportierte, fernwirkende Substanzen vor. In ihrer ersten Mitteilung berichteten sie, daß Secretin nicht nur die Pankreassekretion, sondern auch die Gallensekretion der Leber stimulierte. Einige Forscher beobachteten auch einen kontrahierenden Effekt der Präparate auf die Gallenblase. Diese Wirkung wurde 1928 von Ivy u. Oldberg einer spezifischen Substanz zugeschrieben, die von dem Secretin getrennt werden konnte, einem neuen Hormon, dem sie den Namen *Cholecystokinin* (CCK) gaben.

Pavlov fand, daß die Pankreassekretion durch zwei verschiedene Mechanismen stimuliert wird. Salzsäure im Duodenum bewirkt die Sekretion eines voluminösen, dünnen, bicarbonatreichen Saftes, während ein Vagusreiz die Enzymsekretion stimuliert. Das bald danach entdeckte Secretin löst den erstgenannten Sekretionstyp aus.

1943 lancierten Harper u. Raper die Ansicht, daß noch ein drittes Hormon, das *Pankreozymin*, in dem Extrakt der Darmschleimhaut vorkommt, das, ähnlich der Vagusreizung, die Enzymsekretion aus dem Pankreas stimuliert. Es gelang ihnen, aktive Präparate mit nur schwachem Secretineffekt herzustellen.

Es war zu dieser Zeit nicht möglich, die einzelnen gastrointestinalen Hormone voneinander zu trennen. Die Aktivität war sehr gering, die der Secretinpräparate einige klinische Einheiten pro mg, und die des Pankreozymins etwa 1 bis 2 Crick-, Harper- u. Raper-Einheiten. Mit der Einführung der chromatographischen Technik zur Reinigung von Peptiden änderte sich das Bild. 1957 stellten Legge u. Mitarb. in Australien Secretinpräparate mit 800 klinischen Einheiten pro mg her, und 1959 wurden ähnliche hochaktive Präparate von Newton u. Mitarb. in Oxford, und von Mutt in unserem Laboratorium in Stockholm hergestellt. Die Reindarstellung im Jahre 1961 ergab Präparate mit einer Aktivität von 4000 klinischen Einheiten pro mg. Die Struktur des Secretins wurde durch unsere Gruppe aufgeklärt und die Synthese besorgten Bodanszky et al., 1966 (1, 2); Ondetti et al., 1968 bei dem Squibb Institute f. Med. Res. New Brunswick, N. J.

Das nächste in reiner Form dargestellte gastrointestinale Hormon war *Gastrin*. Innerhalb von kurzer Zeit wurde von R. A. Gregory u. Tracy in Liverpool das Hormon 1964 isoliert und die chemische Struktur geklärt und auch die Synthese im selben Jahre erledigt.

Unsere Versuche zusammen mit Victor Mutt[1], das Cholecystokinin zu reinigen, resultierten 1954 in Präparaten mit einer Aktivität von 22 Ivy-Hundeeinheiten pro mg. Sie hatten einen Pankreozymineffekt von 100 Crick-, Harper- u. Raper-Einheiten, waren also etwa 100mal aktiver als Harpers ursprüngliches

---

* Ausführliche Darstellung in Klin. Wschr.

[1] Forschungsprojekt unterstützt mit Mitteln von den National Institutes of Health, Bethesda, 14, Md, U.S.A., No AM 06410-01-07.

Pankreozymin. Es konnte in Dosen von 3 bis 4 mg intravenös verabreicht werden. In allen Stadien der weiteren Reinigung zeigte sich die Wirkung auf die Enzymsekretion des Pankreas als treuer Begleiter des Cholecystokinins. Beim Übergang von einem Präparat mit 0,3 Ivy-Hundeeinheiten pro mg zu einem mit 220, nimmt auch die Pankreozyminwirkung entsprechend zu. Das gleiche geschieht, wenn sich die Aktivität des Cholecystokinins von 220 auf 3000 Ivy-Hundeeinheiten erhöht. Das Material hatte in diesem Stadium einen sauren Ionenaustauscher, dann einen basischen, dann eine Sephadexsäule und noch einen weiteren sauren Ionenaustauscher passiert mit dem Erfolg, daß sich die hormonelle Aktivität um das 10000fache erhöhte, ohne erkennbare Veränderung im Verhältnis der Cholecystokinin- und Pankreozyminaktivitäten zueinander. Auf eine Ivy-Hundeeinheit CCK kommen immer vier Crick-, Harper- u. Raper-Einheiten Pankreozymin.

Dies alles spricht für die Annahme, daß beide Effekte von ein und derselben Substanz ausgeübt werden.

Reindarstellung und Analyse des CCK

Aus 20 km Schweinedärme werden 20 mg des reinen Cholecystokinins erhalten.

Das Cholecystokinin ist ein Peptid, aufgebaut von 33 Aminosäureeinheiten mit Lysin als die N-terminale und amidiertem Phenylalanin als die C-terminale Einheit. Infolge des Vorkommens von drei Arginineinheiten und einem Lysin innerhalb der Kette können fünf tryptische Peptide erhalten werden.

Ein Hexapeptid kann durch Thrombin von dem N-terminalen Ende abgespalten werden. Das übriggebliebene Heptacosapeptid mit 27 Aminosäureeinheiten hat volle Wirkung in beiden Richtungen sowohl Cholecystokinin- als Pankreozyminwirkung.

Das aktive Zentrum des CCK liegt, wie in Gastrin, in dem C-terminalen Ende. Das synthetische C-terminale Octapeptid (Synthese von M. Ondetti) ist pro Gewichtseinheit zehnmal stärker als CCK, und zwar bezüglich der beiden Aktivitäten. Das C-terminale Pentapeptid des CCK ist dasselbe als in Gastrin und in den beiden steht ein sulfatiertes Tyrosin ganz nahe. Kein Wunder, daß Gastrin auf die Enzymsekretion des Pankreas und CCK auf die Magensekretion wirkt.

Ganz unerwartet war die Entdeckung, daß diese Struktur auch in dem von Erspamer u. Mitarb. aus der Haut eines australischen Frosches isolierten Decapeptid Caerulein vorkommt.

Nicht weniger als acht von den zehn Aminosäureeinheiten des Caeruleins sind in derselben Ordnung in dem C-terminalen Ende des CCK zu finden, mit nur einer Ausnahme. Ein Threonin des Caeruleins ist in CCK mit Methionin ausgetauscht worden.

Zu welchem Zwecke die australischen und südamerikanischen Laubfrösche an unsere Digestionshormone erinnernde Substanzen in der Haut haben, wissen wir nicht.

Physiologische Wirkungen des CCK

Cholecystokinin löst bei jungen Menschen nach intravenöser Verabreichung von 1 oder 0,5 Ivy H.E. pro kg regelmäßig eine während 15 min fortschreitende *Kontraktion der Gallenblase* aus. 30 min nach Injektion beginnt sich die Gallenblase wieder zu füllen. Wirth u. Mitarb. (Cozzolino et al., 1963) wandten die Cholecystographie mit CCK an, um das *Cysticussyndrom* zu diagnostizieren und berichteten über sieben Fälle. Nach der Injektion von 1 Ivy H.E./kg war der Inhalt der Gallenblase in normalen Fällen innerhalb von 15 min zu 50 bis 80% entleert. Infolge der Verengung des Lumens des Ductus cysticus wird die Passage der Galle erschwert und die Entleerung der Gallenblase mangelhaft und verzögert.

Die Wirkung auf die Gallenblase wird nicht durch Atropin gehemmt, wohl aber durch andere Einflüsse. Bei der klinischen Routineanalyse kommt es vor, daß 15% der untersuchten Gallenblasen sich nicht kontrahieren, was pathologische Veränderungen in der Gallenblase oder der nächsten Umgebung andeutet. Während der Gravidität reagiert die Gallenblase weniger empfindlich auf CCK. Dasselbe gilt für die Progesteronphase der Menstruation.

Hinsichtlich der Wirkung des CCK auf den *Sphincter Oddi* bezeichnet Torsoli CCK als das effektivste entspannende Agens, über das wir heute überhaupt verfügen.

Mit den alten CCK-Präparaten konnten *Kontraktionen des Meerschweinchenileums* in vitro ausgelöst werden (Jung u. Greengard, 1933) sowie eine *lebhafte Peristaltik des Duodenums* nach intravenöser Injektion (Sandblom et al., 1935).

1961 zeigte Franzen, daß der Kontrastbrei nach intravenöser Verabreichung von 1 Ivy H.E. pro kg innerhalb von 10 min von Duodenum bis zur Valvula Bauhini vordringen kann. Durch die Verwendung von 100% reinen Präparaten zeigte Dahlgren (1966), daß die Beschleunigung der intestinalen Peristaltik von dem reinen Hormon hervorgerufen wurde.

Eine neue Technik für die intestinale Röntgenuntersuchung wurde dann von den französischen Radiologen Monod (1964), Morin et al. (1965, 1966) und Grall (1967) ausgearbeitet. Wenn der Bariumbrei beim Patienten in aufrechter Stellung nach 20 min das obere Jejunum erreicht hat, werden 75 Ivy H.E. intravenös injiziert. Innerhalb von 10 min hat die Emulsion das Caecum erreicht. Neben der Zeitersparnis hat die Methode den Vorteil, daß die gute Bildqualität eine sichere Diagnose besonders der periintestinalen Prozesse ermöglicht. Das Kontrastmittel bedeckt mit einer dünnen, homogenen Schicht die Darmmucosa, was eine gute radiocinematographische Analyse erlaubt.

Ebenso wie die Wirkung des CCK sich auf die glatte Muskulatur eines weiten Gebietes, der Gallenblase, der Gallengänge einschließlich des Sphincter Oddi und des Jejunoileums erstreckt, stimuliert bzw. hemmt es die Sekretion aus dem Pankreas, der Leber und dem Fundusteil des Magens. Die normale Auslösung der *Pankreassekretion* folgt nach einem kombinierten Reiz durch den Vagus, das Secretin und das Cholecystokinin.

Secretin bewirkt nur eine Sekretion von Wasser und Bicarbonat.

Die Zufuhr von reinem CCK allein ruft praktisch keine Sekretion hervor. Die Enzymsekretion nach einer CCK-Injektion sistiert auch bald infolge von „Ermüdung" der acinösen Zellen, während die Drüse nach wiederholter Secretinzufuhr nahezu unermüdlich tagelang Wasser und Bicarbonat sezernieren kann.

Die alten Secretinpräparate stimulierten die Gallensekretion aus der Leber. Mehrere Autoren bestätigten dann den choleretischen Effekt des reinen und des synthetischen Secretins bei Hunden mit permanenter Gallenfistel und bei Katzen. Dagegen waren Kaninchen und Ratten in dieser Hinsicht resistent.

Viel mehr ausgeprägt ist die Wirkung des Cholecystokinins auf die Leber. Eine Ivy H.E./kg stimuliert die Gallensekretion etwa wie eine Mahlzeit.

Die choleretische Wirkung der beiden Hormone, Secretin und CCK, ermöglicht eine Ausspülung nicht nur der Pankreasgänge, sondern auch der intrahepatischen Gallengänge. Kombiniert mit der *cytologischen Analyse des Duodenalinhaltes* wird der Secretin-CCK-Test folglich sehr wertvoll. Da der Duodenalinhalt nicht mit Verdauungsprodukten verunreinigt ist, kann nacheinander Galle und Pankreassaft sowohl auf ihre normalen Bestandteile als auch auf Leukocyten, Bakterien und Cancerzellen untersucht werden. In dieser Weise haben Prof. Henning u. Mitarb. cholangitische Prozesse in den intrahepatischen Gallengängen diagnostiziert. In Indien hat man neulich CCK verwendet, um latente Träger mit Choleravibrionen in den Gallengängen zu entlarven.

2 Jahre nach der Entdeckung des CCK prüften Ivy u. Mitarb. das Präparat in fünf gesunden Versuchspersonen und drei Patienten. In einigen Fällen wurde eine

sehr deutliche Kontraktion der Gallenblase im Röntgenbild sichtbar, der erste Versuch, das Hormon in der Röntgendiagnostik zu verwenden. Es war 1930.

1958 verglichen Tomenius u. Backlund in einer Versuchsreihe mit 59 Patienten den Effekt eines Cholecystokinintests mit der Wirkung der üblichen Eigelb-Fettmahlzeit. Der Cholecystokinintest bedeutete Zeitersparnis und erwies sich auch mehr zuverlässig, besonders hinsichtlich der Darstellung des Cysticus und Choledochus.

Seitdem das Cholecystokinin als Handelspräparat zur Verfügung stand[1], wurde es von einer Anzahl Autoren versuchsweise oder routinemäßig verwendet.

Da die Sphincterregion für die Passage von Konkrementen aus dem Choledochus von entscheidender Bedeutung ist, haben Backlund u. Peterson (1965) und Rosenqvist (1964) in Schweden besondere Aufmerksamkeit der Möglichkeit gewidmet, durch Cholecystokininverabreichung die spontane Passage kleiner Konkremente zu erleichtern.

Mehrere Tage lang wiederholt verabreichte Cholecystokinininjektionen können vielleicht darüber Auskunft geben, ob ein Verschlußikterus nicht durch kleine Konkremente in der Papilla hervorgerufen wurde.

Sollen während einer Operation die Gallengänge mit Kochsalzlösungen durchspült werden, ist eine gleichzeitige oder präoperative Verabreichung von Cholecystokinin bestimmt indiziert.

Die Zeit erlaubt mir nicht, auf den kombinierten Cholesyctokinin-Secretintest näher einzugehen. Es bieten sich neue Möglichkeiten sowohl den Status des Pankreas als den der Gallenwege zu studieren. Ich beschränke mich nur zu einem Hinweis zu einer Zusammenfassung von Chey u. Lorber in Philadelphia von 1966.

Wenn nun mit der Entwicklung unseres Wissens die zwei Hormone Cholecystokinin und Pankreozymin sich amalgamiert haben, entsteht die Frage nach *der Benennung* des Amalgamierungsproduktes. Da die Hormonwirkung auf die Gallenblase schon 15 Jahre vor der Schöpfung des Pankreozyminbegriffes entdeckt wurde, kann der Name Cholecystokinin nicht aufgegeben werden. Um den in vieler Hinsicht ausdrucksvollen Namen Pankreozymin jedenfalls teilweise beibehalten zu können, haben wir vorläufig die Bezeichnung CCK-PZ angewandt [Mutt u. Jorpes, 1968 (1, 2)].

Diese Bezeichnung hat jedoch den großen Nachteil, daß die biologische Aktivität nun in zwei verschiedenen Einheiten angegeben werden muß, Ivy-Hundeeinheiten, Cholecystokinin und Crick-, Harper u. Raper-Einheiten Pankreozymin, die sich zahlenweise wie 1:4 verhalten. Besondere Verwirrung entsteht, wenn die Autoren nur von „Einheiten" sprechen. Es scheint deshalb notwendig zu sein, auf die ursprüngliche Terminologie von Ivy u. Oldberg zurückzukommen und nur den Namen Cholecystokinin oder CCK und „Ivy-Hundeeinheiten", Ivy H.E., anzuweisen.

Gegen die Anwendung des Namens Cholecystokinin oder CCK für das Duodenalhormon können zudem keine ernsthaften Einwände erhoben werden. Die Wirkung des Hormons auf die Enzymsekretion des Pankreas ist nicht mehr spezifisch und verdient nicht mehr Aufmerksamkeit als die Wirkung auf die Darmperistaltik, den Sphincter Oddi, die Sekretion von Galle aus der Leber und auf die Magensekretion. Nach Houssay (1932) ist es die Frage von einem „hormone duodénocholécystokinétique".

Ohne den Wert des kombinierten Secretin-Cholecystokinintestes zu verringern, kann man auch, wie es Ivy (1947) schon voraussagte, damit rechnen, „daß Cholecystokinin die Lösung röntgenologischer und klinischer Probleme in der Diagnostik

---

[1] Hersteller: G.I.H. Forschungsgruppe, Chemische Abteilung, Karolinska Institutet, Stockholm, Schweden. Vertrieb in Deutschland: Firma R. Päsel, KG, Röderbergweg, 36, 6000 Frankfurt am Main 1.

der Gallenblasendyskinesien erleichtern wird," nämlich bei Cholecystographien und Cholangiographien und dazu bei der Herausspülung kleiner Konkremente aus dem Bereich der Gallengänge und bei röntgenologischen Untersuchungen des Jejunoileums.

Intestinale Hormone und Insulinsekretion[*]

PFEIFFER, E. F. (Zentrum für innere Medizin und Kinderheilkunde der Universität Ulm)

Referat

I. Historische Einleitung

Der Einfluß von Hormonen der Darmschleimhaut auf die endokrine Funktion des Pankreas wurde bereits lange vor unserer Zeit diskutiert. Bayliss u. Starling hatten keinen Zweifel daran, daß das „Hormon" Secretin nicht nur die exokrine Sekretion der Bauchspeicheldrüse, sondern auch ihre endokrine Inkretion „anzuregen" vermochte. Kein geringerer als Henry Dale berichtete 1904 aus Starlings Laboratorium über Hyperplasie und Hypertrophie der Langerhansschen

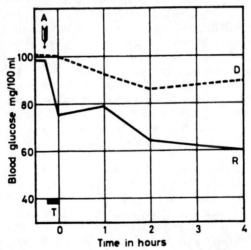

Abb. 1 Verhalten des Blutzuckers des Spenderhundes (D) und des Empfängerhundes (R) nach intravenöse-Injektion von 12 mg Secretin, das zum Zeitpunkt A dem Spenderhund gegeben worden war. Während des Zeitintervalls (T) floß das Blut aus der Vena pancreatico-duodenalis in die Vena jugularis des Empfängers. (Au La Barre, 1936 bzw. Dupré, 1967)

Inseln nach wiederholter Secretininjektion, seiner Meinung nach ein weiterer Hinweis auf die Fähigkeit des exokrinen Pankreasgewebes, sich zu Inselgewebe umwandeln zu können.

Erst Zunz u. La Barre lieferten jedoch Ende der 20er Jahre den Beweis für eine direkte Stimulierung der Insulinausschüttung durch Secretin. Mit Hilfe des klassischen Anastomoseexperiments konnten sie zeigen, daß bereits eine 20 bis 30 min dauernde Verbindung der Kreisläufe zweier Hunde genügt, um eine stark blutzuckersenkende Substanz nach Injektion von ungereinigtem Secretin vom Spender in den Empfänger übertreten zu lassen (Abb. 1).

[*] Durchgeführt mit Unterstützung der Deutschen Forschungsgemeinschaft, Bad Godesberg.

Zunz u. La Barre hatten mit diesem Experiment aber nur scheinbar den Schlußpunkt unter eine lange Diskussion gesetzt. Knapp 4 Jahre nach Erscheinen von La Barres Monographie „La Sécrétine" im Jahre 1936 führten Loew, Gray u. Ivy (1939/40) die bislang durchaus gültigen Vorstellungen durch eine Reihe von überaus kritischen Arbeiten ad absurdum. Nichts blieb übrig von der teleologisch so einleuchtenden Idee einer funktionellen Verknüpfung von äußerer, absorptiver und innerer oder intermediärer cellulärer Verdauung. Den intestinalen Hormonen schien allein noch im Bereich der spezialisierten Gastroenterologie zur Prüfung von Flüssigkeits- und Enzymprodukten der Bauchspeicheldrüse ein bescheidenes, wenn auch gesichertes Dasein beschieden zu sein.

Von der allgemeinen Medizin wurden sie so vollständig vergessen, daß Jorpes u. Mutt (1960) resigniert schreiben mußten, daß über die gastrointestinalen Hormone so wenig gearbeitet werden würde, daß in den „Current Lists of Medical Literature" Pankreozymin und Cholecystokinin nicht einmal mehr registriert wären. Ich zitiere wörtlich: „Das Secretin, das 1902 entdeckt wurde und 1904 der gesamten Gruppe hormonaler Substanzen zu der Bezeichnung Hormone verhalf, ist heute in den Kliniken fast vollständig vergessen. Das gleiche gilt für die anderen Hormone der Darmschleimhaut".

Inzwischen waren aber die Fundamente einer Renaissance der intestinalen Hormone, d. h. der Erkenntnis ihrer Bedeutung für Gastroenterologie und Endokrinologie und Stoffwechsel bereits gelegt. Der Anstoß kam von der Wiederentdeckung der Tatsache, daß für die Zuckerverwertung des Organismus der Weg, auf dem die Glucose zugeführt wird, oral oder intravenös, von entscheidender Bedeutung ist. Schon vor Entwicklung geeigneter Methoden zur Blutzuckerbestimmung wiesen Biedl u. Kraus (1896) darauf hin, daß bei Gesunden schon mit kleinen Mengen Glucose Zuckerausscheidung im Harn hervorzurufen war, wenn der Zucker nur intravenös injiziert wurde. Weitaus größere Mengen Glucose wurden hingegen bei oraler Zufuhr toleriert (Woodyatt et al., 1916). Diese Differenz wurde sowohl auf eine Blockade der intestinalen Glucoseresorption aus dem Darm, nach Überschreiten eines bestimmten Resorptionsgradienten, als auch auf die hepatische Fixierung der via Portalvene immer zuerst der Leber zuströmenden intestinalen Glucose zurückgeführt. Bereits von Claude Bernard (1877) war auf die primäre Aufnahme der Darmglucose durch die Leber hingewiesen worden. Die hepatische Glucosefixation wurde auch dann noch zur Erklärung der unterschiedlichen oralen und intravenösen Glucosetoleranz akzeptiert, als man bereits Blutzucker und periphere Glucoseassimilation gemessen, und nach oraler Zuckerzufuhr auch bei gleichartigem Blutzuckeranstieg immer einen schnelleren Blutzuckerabfall als nach intravenöser Zuckerbelastung feststellen konnte (Scow u Cornfield, 1954; Conard, Franckson, Bastenie, Kestens, Kovacs, 1953; Conard, 1955). Französisch sprechende Autoren, wie z. B. Bastenie, Conard und ihre Mitarbeiter in Brüssel ließen die Lebertheorie auch dann noch gelten, als von ihnen selbst bereits gezeigt worden war, daß eine orale Traubenzuckerzufuhr das Verschwinden von später intravenös injizierter Glucose aus dem Blut in demselben Ausmaß beschleunigt wie eine gleichzeitig mit der Glucose injizierte Insulindosis (Bastenie u. Conard, 1957).

Damit war bewiesen, daß allein die Resorption von Glucose durch die Darmwand genügt, um auch den Traubenzucker, der nicht primär die Leber zu passieren hat, schneller im Muskel- und Fettgewebe verschwinden zu lassen. Dieses Phänomen war nur mit der Potenzierung der endogenen Insulinsekretion durch enterale Glucoseaufnahme zu erklären (Dupré, 1964)

Genau diese Befunde wurden am Menschen erhoben, als zuverlässige Methoden zur Messung von Insulin im Blut zur Verfügung standen. Auch wenn durch orale und intravenöse Traubenzuckergabe bewußt gleichartige Glucosespiegel hervorgerufen wurden, so führte doch die intestinale Glucoseaufnahme immer zu absolut höheren und länger erhöhten Seruminsulinkonzentrationen (Elrick, Stimmler, Hlad u. Arai, 1964). Sogar wenn gleiche Mengen von Glucose intravenös und intrajejunal gegeben und damit weit stärkere Hyperglykämien nach parenteraler als nach enteraler Zuckerzufuhr erzeugt wurden, löste doch die jejunale Glucoseresorption die stärkeren Insulinanstiege im Blute aus (McIntyre, Turner u. Holdsworth, 1964; McIntyre, Turner u. Holdsworth, 1965) (Abb. 2). Zu denselben Resultaten kamen Arnould, Bellens, Conard, Franckson u. Mainguet (1965) bei Hunden.

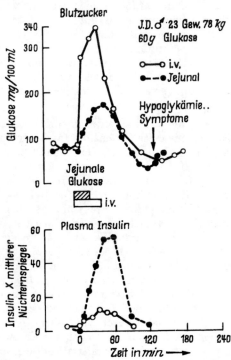

Abb. 2. Verhalten von Seruminsulin und Blutzucker nach intravenöser und intrajejunaler Zufuhr von Glucose. Obwohl der Blutzucker nach intrajejunaler Gabe der Glucose weniger ansteigt als nach intravenöser, wird dennoch mehr Insulin ins Blut ausgeschüttet. (Aus McIntyre et al. 1965)

Die Leber konnte für diese Unterschiede schwerlich verantwortlich gemacht werden. Auch bei Kranken mit portocavaler Anastomose und Unterbindung der Portalvene wurden die gleichen Differenzen gesehen (Dupré, 1964; McIntyre et al., 1965).

II. Der Nachweis der insulinotropen Wirkung der gastrointestinalen Hormone
Nach einem Umweg von mehr als 60 Jahren Dauer war man somit wieder zu der zu Beginn des Jahrhunderts gültigen Anschauung zurückgekehrt, die eine Regulation der *gesamten* Pankreasfunktion durch die Hormone von Magen und Darm erwog. Mit Hilfe der modernen Techniken der radioimmunologischen Insulinbestimmung und der Arbeiten am isolierten Pankreas, an Pankreasstückchen und sogar Inseln mußte sich nun aber definieren lassen, a) welches der Hormone von Magen und Darm insulinotrop wirkte und b) inwieweit dieser Effekt den insulinstimulierenden Einfluß modulierte, den die Substrate der Nahrungsstoffe, Kohlen-

hydrate und Eiweiß, ohnehin auf die Insulinsekretion ausüben. Auch die neuen Überlegungen haben nichts daran geändert, daß allein der Anstieg des Glucosespiegels im Blut bereits Insulinsekretion auslöst (Grafe u. Meythaler, 1927; Anderson u. Long, 1947). Einen ähnlichen Effekt haben, in unterschiedlich stärkerer Ausprägung, die aus dem Eiweißabbau hervorgehenden Aminosäuren (Floyd, Fajans, Conn, Knopf u. Rull, 1966). An isolierten Pankreasstückchen in vitro läßt sich diese Wirkung studieren (Pfeiffer, Telib, Ammon, Melani u. Ditschuneit, 1965; Pfeiffer u. Telib, 1968; Yeboah, 1969).

A. Untersuchungen in vitro

Die gleiche Präparation lieferte wertvolle Aufschlüsse über die insulinstimulierende Kapazität der gastrointestinalen Hormone auf die Glucose-unabhängige

Tabelle 1. *Intestinale Hormone mit Einfluß auf die Insulinsekretion in vitro (Pankreasschnitte)*

Substanz	Wirkung (Tierart)*	Autoren
Glucagon	+ (E)	Candela et al. (1961)
	(+) (K)	Turner u. McIntyre (1966)
	+ (+) (R)	Vecchio et al. (1966)
	+ (K)	Milner u. Hales (1967)
	(+) (R)	Hinz et al. (1966)****
Secretin	+ (K, H)	Pfeiffer et al. (1965)
	(+) (K)	McIntyre et al. (1965)
	+ (H, K, R, K', F)	Telib (1967)
	— (K)	Turner (1968)
	(+) (R)	Guidoux-Grassi u. Felber (1968)
	+ (R)	Fussgänger et al. (1969)***
Pankreozymin	+ (K)	Schröder et al. (1967)
	(+) (K)	Turner (1968)
	+ (+) (R)	Fussgänger et al. (1969)***
	(+) (R)	Hinz et al. (1969)****
Gastrin	+ (K)	Schröder et al. (1967)
Serotonin	+ (K)	Telib et al. (1968)
Duodenalextrakt	+	Candela et al. (1967)

*E = Ente; F = Frosch; H = Hund; K = Kaninchen; K' = Katze; R = Ratte
+ = Glucose-, Aminosäuren- oder Tolbutamid-unabhängige Stimulation
— = kein Effekt
(+) = durch Glucose-, Aminosäuren- oder Tolbutamid-unterstützte Stimulation
*** = isoliertes perfundiertes Pankreas der Ratte
**** = isolierte Langerhanssche Inseln der Ratte

und -abhängige Insulinausschüttung. In Tabelle 1 sind die in den letzten Jahren erfolgten in vitro-Untersuchungen zusammengestellt. Neben den eigentlichen Magen- und Darmhormonen Gastrin, Secretin, Pankreozymin erweckte noch das Serotonin Interesse (Pfeiffer, 1967; Telib, Raptis, Schröder u. Pfeiffer, 1968). Hypoglykämien beim Carcinoidsyndrom sind nicht selten zu beobachten. Die ubiquitäre Verteilung von Glucagon im Magen-Darmkanal läßt die lebhafte Beschäftigung mit diesem Hormon verstehen (Unger, Ohneda, Valverde, Eisentraut u. Exton, 1968). Einige der Untersuchungen seien beispielhaft herausgegriffen:

So bewirkte Secretin (Pfeiffer et al., 1965) in Konzentrationen von 0,1 E/ml Inkub. med. an Stückchen von Hunde- und Kaninchenpankreas *ohne* Zusatz von Glucose etwa die gleiche Freisetzung von Insulinaktivität und Immunoinsulin wie eine optimale Glucosekonzentration von 200 mg-% (Abb. 3). Bei Fröschen als Repräsentanten der Amphibien konnte Telib (1967) in unserem Laboratorium

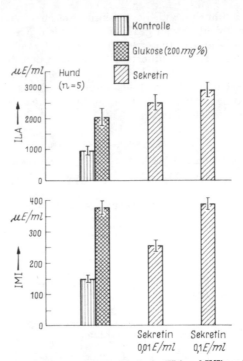

Abb. 3. Insulin-Sekretion in vitro: Stimulierung der Insulinabgabe (ILA und IMI) aus Schnitten von inkubierten Hundepankreata. Glucose-unabhängige Anregung der Insulin-Sekretion durch Secretin, das bei Prüfung der ILA bereits bei 0,01 E Secretin/ml dem optimalen Glucose-Effekt gleichkommt, bei Messung des IMI eine konzentrationsabhängige Steigerung erkennen läßt und erst bei 0,1 E Secretin/ml den Zuckereffekt erreicht. (Aus: Pfeiffer, E. F. et al., Dtsch. Med. Wschr. 1965)

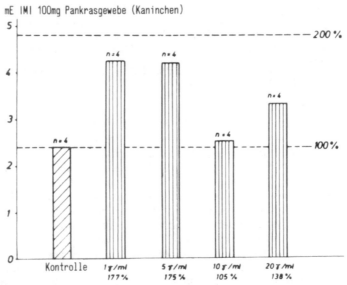

Abb. 4. Die Wirkung intestinaler Hormone auf die Insulinausschüttung in vitro: Gastrin-Pentapeptid „I.C.I.", 1—20/ml. (Aus: Schröder et al., 1967)

sogar schon mit 0.01 E Secretin/ml maximale Insulinfreisetzung hervorrufen. Ein Zeichen dafür, daß der Secretineffekt zu den phylogenetisch älteren Mechanismen der Endokrinologie gehören muß. Synthetisches Gastrin-Pentapeptid förderte ebenfalls schon in geringeren Konzentrationen, unabhängig von Glucose, die Insulinabgabe aus Schnitten von Kaninchenpankreas (Abb. 4) (Schröder, Raptis, Telib u. Pfeiffer, 1967). Lediglich beim Serotonin waren unphysiologisch hohe Dosen erforderlich (Abb. 5). Abb. 5 zeigt gleichzeitig die positiven, wenn auch quantitativ unterschiedlichen Wirkungen verschiedener Pankreozyminpräparate, immer im Vergleich zum Glucose- und Rastinoneffekt.

Das von Prof. Jorpes zur Verfügung gestellte Pz-Präparat des Karolinska-Institutes (Fa. Vitrum) ist nur scheinbar dem Pankreozymin der Firma Boots, England, unterlegen. Die englischen Präparate enthalten unterschiedlich starkeVerunreinigungen von anderen intestinalen Hormonen, und sogar von Insulin (Pfeiffer et al.,

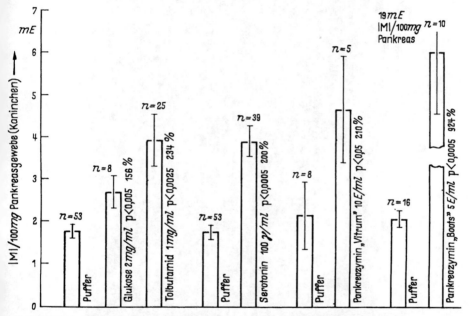

Abb. 5. Die Wirkung von Serotonin und Pankreozymin im Vergleich mit Glucose und Tolbutamid auf die Insulin-Sekretion in vitro. (Aus Pfeiffer und Raptis, 1968)

1965). Auf Differenzen der Wirkungsqualität der kommerziell verfügbaren intestinalen Hormone der verschiedenen Firmen sei hingewiesen (Stening, Vague u. Grossman, 1968).

Die bisher beschriebenen Effekte wurden meist am Kaninchenpankreas und sämtlich ohne Glucosezusatz erzielt. Zumindest beim Secretin hatte Glucosezusatz auch keine potenzierende Wirkung. Wurden vergleichbare Quantitäten von Glucagon eingesetzt, so waren mitunter erhebliche Glucosekonzentrationen notwendig, um den Glucagoneffekt erkennen zu können (Turner u. McIntyre, 1966; Milner u. Hales, 1967; Turner, 1968).

Dies gilt besonders für das fetale Rattenpankreas, das noch wenig α-Zellen enthält. Der denkbare Einfluß endogenen Glucagons ist daher reduziert. An Organkulturen dieses unreifen Gewebes führten weder Glucose noch Glucagon allein zu eindrucksvollen Insulinfreisetzungen; die kombinierte Wirkung von Glucose und Glucagon hatte hingegen eine Insulinausschüttung zur Folge, die weit die Summe der Einzeleffekte von Glucose und Glucagon übertraf (Lambert, Jeanrenaud, Renold, 1967).

Aber auch für Pankreozymin konnte die Potenzierung der Insulinstimulierung durch gleichzeitige Glucosegabe nachgewiesen werden. Auf besonders elegante Weise zeigten dies in unserer Gruppe Fußgänger, Goberna, Jaros, Raptis u. Pfeiffer (1969) am isolierten perfundierten Rattenpankreas. Die Bauchspeicheldrüse wurde von allen Anhangsgeweben befreit und in einer feuchten Perfusionskammer aufgehängt (Abb. 6). Das auf konstanten Durchfluß eingestellte Perfusat

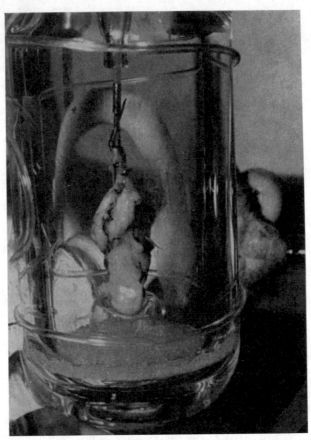

Abb. 6. Perfusion des isolierten Rattenpankreas in vitro: Die Abbildung zeigt das in der feuchten Perfusionskammer aufgehängte und von allen Anhangsgeweben befreite Pankreas während der Perfusion. (Aus Fußgänger et al., 1969)

tropft via Portalvene frei ab und wird in Abständen von 2 bis 5 min bis zu 60 bis 100 min gesammelt. Ohne Traubenzucker im Perfusionsmedium kommt es 6 min nach einem Secretinreiz von 2 min Dauer zu einem deutlichen Anstieg der Insulinsekretion, der sich $1/2$ Std später durch gleichzeitigen Zusatz von 100 mg-% Glucose jedoch nicht potenzieren läßt. Im Gegenteil, die Anregung der Insulinausschüttung ist jetzt nur noch schwach ausgeprägt (Abb. 7). Pankreozymin hingegen führte nicht nur unmittelbar zu einem viermal höheren Insulinausstoß; der gleichzeitige Zusatz von Glucose hatte sogar eine 20mal höhere Insulinausschüttung zur Folge (Abb. 8). Eine ähnliche wechselseitige Potenzierung der Stimulierung der Insulinsekretion des isolierten Rattenpankreas beschrieben Grodsky,

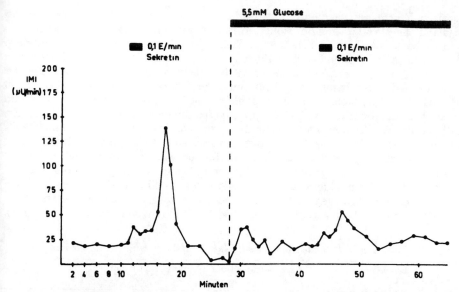

Abb. 7. Die Wirkung von Secretin (0,1 E/min) auf die Glucose-unabhängige und die Glucose-induzierte (5,5 mM) Insulinsekretion am isoliert perfundierten Pankreas der Ratte. N = 2. (Aus Fußgänger et al., 1969)

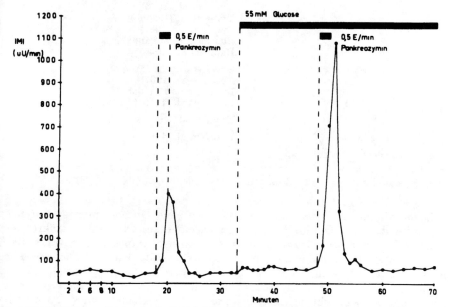

Abb. 8. Die Wirkung von Pankreozymin (0,5 E/min) auf die Glucose-unabhängige und die Glucose-induzierte (5,5 mM) Insulinsekretion am isoliert perfundierten Pankreas der Ratte. (Aus Fußgänger et al., 1969)

Bennett, Smith u. Schmid (1967) für die kombinierten Effekte von Glucose und Glucagon.

B. Untersuchungen in vivo

In vivo-Untersuchungen an Hunden, bei denen meist der Insulingehalt des venösen Pankreasblutes untersucht wurde, lieferten in der Regel ebenso meist positive Ergebnisse wie die in vitro-Studien, insbesondere die Experimente an der dynamischen Präparation des isolierten Rattenpankreas (Tabelle 2). Nach Serotonin beobachteten Raptis, Schröder u. Pfeiffer [1967 (1)] bei uns keinen Anstieg. Ein Glucose-freier Duodenalextrakt aus Schweinedarm wurde inzwischen von Ketterer, Dupré, Eisentraut u. Unger (1966) geprüft. Innerhalb von 3 min nach der Injektion stieg der Insulinspiegel im Blute der Pankreasvene an. Ebenso maßen Raptis, Schröder, Melani, Beyer u. Pfeiffer [1967 (2)] bereits 20 sec bzw. 2 min nach Secretininjektion in die A. pancreatico-duodenalis eine signifikante Erhöhung der Insulinkonzentration im Blute der Pankreasvene. Die Schnelligkeit, mit der diese reaktive Insulinausschüttung in vivo auftritt, und die Flüchtigkeit dieser Erscheinung sind hervorzuheben. Immer wieder kamen auch erfahrene Autoren zu negativen Resultaten, weil sie zu spät nach der Injektion den Insulinspiegel untersuchten (Buchanan, Vance, Morgan u. Williams (1968). Dies gilt auch für manche mit negativem Erfolg beim Menschen vorgenommenen Untersuchungen (Bottermann, Souvatzoglu u. Schwarz, 1967; Boyns, Jarrett u. Keen, 1967).

Tabelle 2. *Intestinale Hormone mit Einfluß auf die Insulinsekretion in vivo*

Substanz	(Tierexperimentelle Befunde, zumeist am Hund)	
	Wirkung*	Autoren
Glucagon	+	Campbell u. Rastogi (1966)
	+	Unger et al. (1967)
Secretin	+	Dupré et al. (1966)
	+	Unger et al. (1966/67)
	+	Raptis et al. (1967)
	—	Buchanan et al. (1968)
	+	Raptis et al. (1969)**
Pankreozymin	+	Unger et al. (1967*)
	+	Meade et al. (1967)
	+	Buchanan et al. (1968)
	+	Raptis et al. (1969)**
Gastrin	+	Unger et al. (1967)
Serotonin	—	Raptis et al. (1967)
Duodenalextrakt	∅	

*+ = Stimulation; — = keine Stimulation; ∅ = nicht bekannt; ** = Ratte.

Bevor wir uns aber den klinisch-experimentellen Untersuchungen zuwenden wollen, ist noch der Einfluß der Intestinalhormone auf das zweite Pankreashormon, das Glucagon, zu erörtern. Wie Unger, Ketterer, Dupré u. Eisentraut (1967) zeigen konnten, hatte die endoportale Secretininjektion keinen Glucagonanstieg im Pankreasvenenblut zur Folge. Pankreozymin bewirkte hingegen gleichzeitig mit Insulin auch eine Glucagonausschüttung. Ihm entsprach die primäre Hyperglykämie. Diese Beobachtung deckt sich wiederum mit einem primären Anstieg der freien Fettsäuren, wie ihn Meade, Kneubühler, Schulte, Barboriak (1967) bei Hunden, Schröder, Raptis, Faulhaber u. Pfeiffer (1968) bei Menschen sahen. Auf die lipolytische Wirkung von Glucagon haben Weinges u. Löffler (1965) hingewiesen. Sie kann sekundär durch Insulinausschüttung in Lipogenese, erkenntlich am Abfall der NEFA, verwandelt werden (Sokal, Aydin u. Kraus, 1966). Nach Sekretininjektion hingegen kommt es beim Menschen, entsprechend dem schnellen Anstieg des Plasmainsulins, immer zu einem signifikanten Fettsäureabfall (Pfeiffer, 1967; Raptis et al., 1967; Raptis, Schröder, Telib u. Pfeiffer, 1968 (1)]. Dies entspricht der bereits erwähnten Beobachtung, daß bisher weder beim

Menschen (Dupré u. Beck, 1966) noch beim Hund (Unger et al., 1967) eine Glucagonausschüttung in das Pankreas- oder Portalvenenblut nach Secretin gemessen werden konnte.

Für die weiter am Menschen vorgenommenen Untersuchungen gilt, daß die

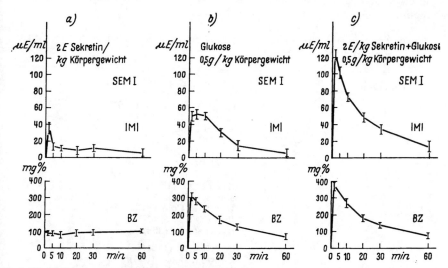

Abb. 9. Die Wirkung von Secretin, Glucose und Secretin + Glucose auf immunologisch meßbares Insulin (oben) und Blutzucker bei Stoffwechselgesunden. Secretin + Glucose bewirken einen weitaus stärkeren Anstieg von Immunoinsulin und einen schnelleren Blutzuckerabfall als Glucose allein. (Aus Raptis et al., 1967/68)

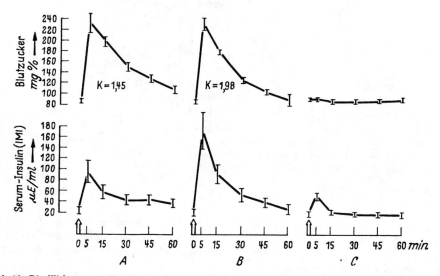

Abb. 10. Die Wirkung von Glucose (A), Glucose + Pankreozymin (B) und Pankreozymin (C) auf Blutzucker (oben) und Seruminsulin (unten) bei stoffwechselgesunden Menschen. Pankreozymin + Glucose haben einen stärkeren Anstieg des Immunoinsulins und einen höheren K-Wert zur Folge als Glucose allein. (Aus Schröder et al., 1968)

gleichzeitige Infusion oder Injektion von Intestinalhormonen und Glucose oder Aminosäuren eine deutliche Potenzierung der durch die Hormone allein induzierten Insulinausschüttung hervorrief; auch kam es zu einem Anstieg der K-Werte (Raptis et al., 1967/68; Kaess u. Zickermann, 1967; Schröder, Raptis, Faulhaber

u. Pfeiffer, 1968; Dupré et al., 1964/66, Dupré, Curtis, Unger u. Beck; 1967). Abb. 9 und Abb. 10 zeigen Beispiele. Ebenso wie im Tierversuch in vivo und in vitro (Ohneda, Aquilar-Parada, Eisentraut u. Unger, 1968; Turner, 1968), war aber nur Pankreozymin in der Lage, die durch Aminosäuren (Arginin) bewirkte Insulinausschüttung zu potenzieren. Eine besondere Beziehung zwischen Pankreozymin und Aminosäuren scheint zu bestehen.

Tabelle 3. *Intestinale Hormone mit Einfluß auf die Insulinsekretion beim Menschen*

Substanz	Wirkung*		Autoren
Glucagon	+		Yalow et al. (1960)
	+		Weinges (1962)***
	+		Langs u. Friedberg (1965)
	+	(+)	Samols et al. (1963/65)
	+		Melani et al. (1966)
	+		Karam et al. (1966)
	+		Lawrence (1966)
	+		Crockford et al. (1966)
	+		Grodsky u. Bennett (1966)
	+	(+)	Ryan et al. (1967)
	+		Simpson et al. (1967)
	+		Jarrett u. Cohen (1967)
	+		Turner et al. (1967)
	+		Kaess et al. (1968)
Secretin	+	(+)	Dupré et al. (1964/66)
	+		Dupré u. Beck (1966)**
	+		Jarrett u. Cohen (1967)
		(+)	Bottermann et al. [1967 (1) u. (2)]
	+	(+)	Boyns et al. (1967)
	+	(+)	Raptis et al. (1967)
	+		Dupré et al. (1968)
		(+)	Nelson et al. (1968)
Pankreozymin	—		Boyns et al. (1967)
	+	(+)	Schröder et al. (1968)
	+		Mahler u. Weisberg (1968)
Gastrin	—		Jarrett u. Cohen (1967)
	—		Pfeiffer (1967)
Serotonin	—		Raptis (1967)
Duodenalextrakt	+		Vanotti (1967)

* ⊥ = ohne Glucose o. Tolbutamidzusatz Stimulation
(+) = durch Glucose oder Tolbutamid unterstützte Stimulation
— = kein Effekt
** = Secretin-Rohextrakt
*** = ILA

Tabelle 3 gibt eine Übersicht über die kaum mehr übersehbaren, am Menschen erfolgten Untersuchungen. Das große Interesse am Glucagon erklärt sich mit der unklaren Rolle, die Glucagon lange bei der Regulation von Insulinsekretion und Stoffwechsel zu spielen schien.

Eine Lösung beginnt sich allmählich abzuzeichnen. Sie muß dazu verhelfen, die Frage nach der physiologischen und möglicherweise auch pathophysiologischen Bedeutung einer intestinalen Regulation der Inselfunktion zu beantworten.

III. Physiologische und pathophysiologische Bedeutung der intestinalen Regulation der Inselfunktion

Die Antwort hängt von der exakten Messung der Konzentrationen der Intestinalhormone in den Gefäßprovinzen nach Nahrungsaufnahme bzw. Zufuhr von Glucose und Aminosäuren ab. Mangels geeigneter Methoden zur Bestimmung dieser Hormone im Blut war bisher nur das Verhalten von Glucagon bekannt. Hier konnten Unger et al. (1967), Unger, Ohneda, Valverde, Eisentraut u. Exton (1968) in einer Serie von Experimenten am Hund zeigen, daß tatsächlich nach intraduodenaler Glucosebelastung der Glucagonspiegel im allgemeinen Kreislauf ansteigt, nach intravenöser Injektion von Traubenzucker hingegen nicht verändert ist. Dieser Glucagonanstieg ist aber nicht auf Pankreasglucagon zurückzuführen. Er ist bedeutend früher in der Mesenterialvene und in der V. cava zu messen als in der Pankreasvene (Abb. 11). Es mußte sich damit um ein zweites „Enteroglucagon" handeln, für dessen immunchemische und physikalische Besonderheiten auch Anhaltspunkte erbracht wurden (Eisentraut, Ohneda, Aquilar-Parada u. Unger, 1968). Tatsächlich konnte Heding (1968) kürzlich mit

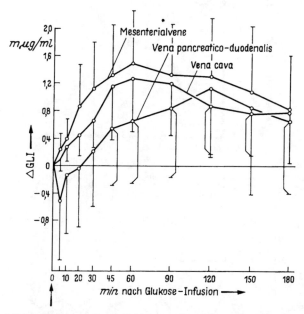

Abb. 11. Durchschnittlicher Anstieg und Standardabweichung der Glucagon-ähnlichen Wirkung in der Meserentialvene, der Vena cava und der Vena pancreatico-duodenalis nach intraduodenaler Glucoseinfusion (2 g/kg Körpergewicht bei 12 Hunden). (Aus Unger et al., 1968)

einem differenzierenden Antikörpersystem nach oraler Glucosebelastung auch einen Anstieg von Darmglucagon im Blute verfolgen. Samols, der ebenso wie Lawrence (1966), schon früh auf den zuerst paradox erscheinenden Glucagonanstieg nach oraler Glucosebelastung aufmerksam gemacht hatte (Samols, Tyler, Marri u. Marks, 1965), fand daher auch bei total pankreaslosen Menschen nach oraler Traubenzuckergabe einen Anstieg des Plasmaglucagons (Abb. 12) (Samols u. Marks, 1967). Pankreasglucagon wird dagegen, entsprechend der traditionellen Anschauung, nur nach Blutzucker*abfall* in die Pankreasvene ausgeschüttet (Abb. 13) (Buchanan et al., 1968; Ohneda et al., 1969). Blutzuckeranstieg über 155 mg-% hat dagegen in jedem Fall ein Versiegen der Glucagonsekretion zur Folge.

Mit diesen mit bewundernswerter Konsequenz durchgeführten Untersuchungen wurde zumindest gezeigt, daß wenigstens eines dieser enteralen Hormone auch wirklich nach intestinaler Glucoseaufnahme in das Blut sezerniert wird. Für die anderen Hormone stand dieser Beweis noch aus. Für die Gastroenterologen war dies sogar höchst zweifelhaft. Wurde doch Secretin vornehmlich durch Salzsäureübertritt vom Magen in das Duodenum, Pankreozymin immerhin noch durch Aminosäuren freigesetzt (Wang u. Grossmann, 1951). Traubenzucker hatte den geringsten Effekt auf die Sekretion beider Hormone (Sum u. Preshaw, 1967). Umgekehrt hatten die Versuche, durch Salzsäureinstillation in das Duodenum

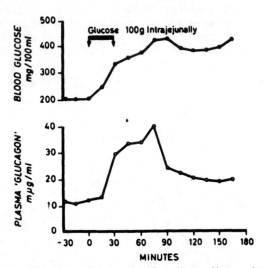

Abb. 12. Veränderungen von Blutzucker und immunologisch meßbarem Glucagon bei einem total pankreatektomiertem Menschen nach intrajejunaler Infusion von 100 g Glucose. Insulin war 36 Std vorher abgesetzt worden. (Aus Samols et al., 1967)

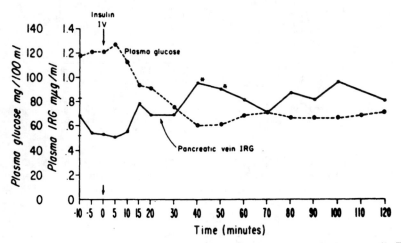

Abb. 13. Verhalten von Blutzucker und immunologisch meßbarem Glucagon in der Pankreasvene des Hundes: Der durch Insulin induzierte Blutzuckerabfall löst ab einer Glucosekonzentration von etwa 70 mg% Anstieg des pankreatischen Glucagons aus. (Aus Buchanan et al., 1968)

eine endogene Sekretion von Secretin oder Pankreozymin mit Insulinabgabe auszulösen, zu widersprüchlichen Resultaten geführt (Boyns et al., 1966; Mahler u. Weisberg, 1968; Dupré et al., 1967).

Die Entwicklung sensitiver immunologischer Bestimmungsmethoden für Secretin und Pankreozymin durch Young, Lazarus u. Chisholm (1968) scheint das Bild zu ändern. Orale Glucosebelastung mit 50 g Glucose hatte einen sofortigen markanten Anstieg von Secretin im Plasma zur Folge, noch vor Eintritt der Glucose in das Duodenum und damit Anstieg von Blutzucker und Insulin (Young et al., 1968). Wurden 200 g Glucose oral gegeben, so stieg wieder zuerst Secretin an, es folgten Glucagon, Insulin und Pankreozymin (Abb. 14) (Young, Chisholm u. Lazarus, 1968). Wurden Glucose und Salzsäure intraduodenal gegeben, so wurde ebenfalls zuerst ein Anstieg von Secretin beobachtet. Secretinausschüttung konnte schließlich auch durch Injektion von Pentagastrin allein ausgelöst werden, so daß Young eine Reaktionskette: Glucosekontakt mit der Magenwand — Gastrinfreisetzung — Stimulierung der Secretinsekretion — Anregung der Insulinabgabe postuliert. Tatsächlich liegen für die Ausschüttung von Gastrin aus dem Antrumgebiet nach oraler Zucker- und Alkoholaufnahme bereits Anhaltspunkte vor (Forssmann u. Orci, 1968). Die Bestätigung dieser Ergebnisse ist abzuwarten. Das Fehlen von Tyrosin im Secretin (Jorpes u. Mutt, 1961; Bodanszky, Ondetti, Levine, Narayanan, Salzta, Sheehan, Williams u. Sabo, 1967), das zur Radiojodierung notwendig ist, läßt an der Zuverlässigkeit der Methode zweifeln. Das

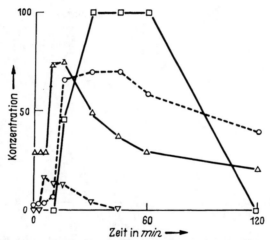

Abb. 14. Das Verhalten von Secretin, Insulin und Pankreozymin nach oraler Belastung mit 200 g Glucose bei stoffwechselgesunden Menschen. Das Serum-Glucagon steigt nach primärem Anstieg des Secretins an. Sämtliche Eiweißhormone wurden radioimmunologisch bestimmt. Beachte die unterschiedlichen Konzentrationen bei ml Blut. □ = Pankreozymin (ng per ml), ⊙ = Insulin (µU per ml), Δ = I.R.G. (ng per ml), ▼ = Secretin (ng per ml). (Aus Young, Chisholm und Lazarus, 1968).

Konzept, das sich hier abzeichnet, ist jedoch bestechend: Die bereits vor Eintreffen des zu regulierenden Substrates „vorinformierte" β-Zelle würde auf jeden Fall schon genügend Insulin abgegeben haben, um jede Quantität Glucose in der Peripherie assimilieren zu können. Das Fehlen der Glykosurie nach oraler Glucosezufuhr wäre verständlich. Dem Einsatz des Gastrin-Secretinmechanismus wurde — und dies ist nur bei Angebot eines größeren Glucosequantums der Fall (Lawrence, 1966) — die Aktivierung von Pankreozymin und Enteroglucagon folgen.

Glucose als Teil der Kohlenhydrate stellt jedoch nur einen Teil unserer Nahrungsstoffe dar. Eiweiß und damit Aminosäuren müssen ebenfalls mit Hilfe von Insulin assimiliert werden. Die Vorinformation der β-Zelle nach oraler Aminosäurenzufuhr ist ebenso wichtig. Die bereits nach intravenöser Aminosäureninjektion beobachtete Stimulierung der Insulinsekretion (Knopf, Fajans, Conn, Floyd, Guntsche u. Rull, 1965; Merimee, Lillicrap u. Rabinowitz, 1965) war nach Befunden von Raptis, Schröder, Schleyer, Forster, Ditschuneit u. Pfeiffer (1969) bei uns deutlich verstärkt, wenn Arginin intraduodenal gegeben wurde. Deutliche Glucagonanstiege nach intestinaler Resorption von Aminosäuren wurden von

Assan, Rosselin u. Dolais (1967) sowie Ohneda, Parada, Eisentraut u. Unger [1968 (1)] gemessen. Auch hier ist somit der Weg von Bedeutung, auf dem das Substrat zugeführt wurde.

Der Nachweis auch einer zeitgerechten Pankreozyminausschüttung nach oraler Protein- bzw. Aminosäurenzufuhr könnte eine ähnliche Reaktionskette Pankreozymin-Glucagon erkennen lassen wie für Gastrin und Secretin nach oraler Zufuhr von Glucose beschrieben (Ohneda et al., 1968). Eine nachhaltige Mobilisation von Pankreasglucagon nach enteraler Eiweiß- bzw. Aminosäurenaufnahme ließe gleichzeitig verstehen, warum es nach Gabe dieser stark die Insulinsekretion anregenden Nahrungsstoffe nicht zur Hypoglykämie kommt. Sie werden

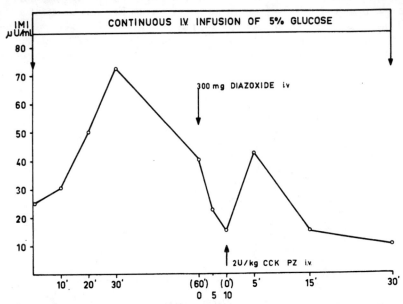

Abb 15. Aufhebung der durch Diazoxid ausgelösten Blockade der Glucose-induzierten Stimulierung der Insulin sekretion beim Menschen durch Gabe von 2 E/kg Körpergewicht CCK-Pankreozymin intravenös. (Aus Raptis et al., 1968).

durch die glykogenolytischen und lipolytischen Effekte des Glucagons verhindert (s. v.). Werden hingegen Protein und Kohlenhydrate gleichzeitig gegessen, bei unserer Nahrungswahl die Regel, so kommt es zwar zu einem außerordentlich starken Insulinanstieg (Rabinowitz, Merimee u. Burgess, 1966), aber nicht mehr zur Hyperglucagonämie (Ohneda et al., 1968).

Die Anregung der Insulinsekretion durch die gastrointestinalen Hormone, unabhängig von und vor Eintreffen der selbst insulinotrop wirkenden Nahrungssubstrate, macht einen Angriff an anderen „Compartments" der β-Zellen wahrscheinlich. Hierfür bestehen Anhaltspunkte: Die Hemmung der Insulinsekretion, die Diazoxid gegenüber Stimulierung der Insulinsekretion durch Glucose ausübt, wird durch Secretin und Pankreozymin durchbrochen (Abb. 15) (Raptis, Faulhaber, Schröder, Forster u. Pfeiffer, 1968). Diabetiker, die weder auf Glucose i.v. allein noch auf Rastinon mit einem Insulinanstieg reagieren, zeigen nach Glucagon i.v. eine praktisch normale Insulinausschüttung (Melani, Lawecki, Bartelt u. Pfeiffer, 1966/67; Simpson, Benedetti, Grodsky, Karam u. Forsham, 1966). In ähnlicher Weise führte die gleichzeitige Injektion von Secretin und Glucose bei Altersdiabetikern zu einer Normalisierung von reaktiver Insulinsekretion nach Glucose und zu einer verbesserten Glucoseassimilation (Abb. 16) (Persson et al., 1967; Raptis, Schröder, Faulhaber u. Pfeiffer, 1968; Deckert, 1968; Raptis, Schröder u. Pfeiffer, 1969). Schließlich konnten i..v gegebene Aminosäuren bei Altersdiabetikern keinen Insulinanstieg mehr auslösen (Merimee et al., 1966), während Eiweißmahlzeiten noch Insulinanstiege zustande brachten (Berger u. Vargaraya, 1966). Es ist eine faszinierende Idee, daß möglicherweise beim Diabetes zuerst nur allein der glucosesensitive Sekretionsmechanismus ausgefallen ist, der enterosensitive Receptor hingegen noch funktioniert. Manche Unterschiede der intravenösen und oralen Glucosetoleranz beim beginnenden Diabetes wären erklärt.

Ein derartiger, vom Angriffspunkt der Glucose als solche verschiedener Wirkungsmechanismus der intestinalen Hormone wäre schließlich mit einer Beob-

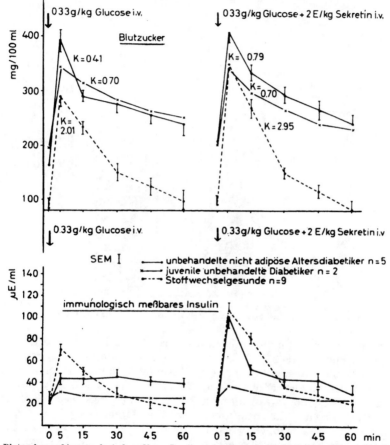

Abb. 16. Blutzucker und immunologisch meßbares Insulin nach intravenöser Injektion von Glucose bzw. Glucose + Secretin bei Stoffwechselgesunden (n = 9), unbehandelten normalgewichtigen Alterdiabetikern (n = 5) und unbehandelten juvenilen Diabetikern (n = 2). (Aus Raptis et al., 1968).

achtung zu vereinbaren, die abschließend erwähnt sei. Von Guidoux-Grassi u. Felber (1968) wurde kürzlich gezeigt, daß Secretin zwar, wie bereits beschrieben, Insulinabgabe von Pankreasstückchen der Ratte auslöst, aber völlig wirkungslos bleibt, wenn das exokrine Gewebe durch Ductusligatur zur fettigen Degeneration gebracht wurde; ebenso reagierten isolierte Inseln auf Secretin nicht mehr mit Insulinabgabe.

Hinz, Raptis u. Pfeiffer (1969) von unserer Gruppe sind dieser Frage ebenfalls an isolierten Inseln der Ratte nachgegangen (Abb. 17). Nach Zusatz aller vier

Intestinalhormone zum Inkubationsmedium war in der Tat weder mit Secretin noch mit Gastrin oder Glucagon die Insulinsekretion zu stimulieren. Pankreozymin führte jedoch zur signifikanten Insulinabgabe. In Anwesenheit von 100 mg-% Glucose im Medium blieb zwar wieder Secretin wirkungslos, Pankreozymin und in schwächerem Umfang Glucagon und Gastrin regten die Insulinsekretion jedoch an. Bei 200 mg-% Glucose im Ansatz war dagegen wieder nur mit Pankreozymin ein Unterschied zum Glucoseeffekt zu demonstrieren. Wurden die isolierten Inseln in der dynamischen Präparation der sog. Perifusion (Letarte, Lambert u. Jeantenand, 1968) gehalten, so löste Pankreozymin sowohl ohne als auch bei Anwesenheit von 100 mg-% Glucose im Perifusat Insulinausschüttung aus.

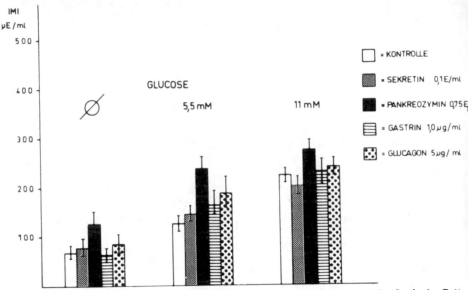

Abb. 17. Einfluß intestinaler Hormone auf die Insulinsekretion isolierter Langerhans'scher Inseln der Ratte. Freigesetztes Insulin in µE/3-Inseln und 60 min. (Aus Hinz, Raptis und Pfeiffer, 1969)

Ganz in Übereinstimmung mit diesen Resultaten haben Goberna, Raptis, Fußgänger u. Pfeiffer (1969) bei Ratten in vivo nach Ductusligatur nur noch mit Pankreozymin, nicht aber mit Secretin eine Insulinfreisetzung hervorrufen können. Bei Kranken mit totaler Pankreasinsuffizienz konnten Clodi, Hartmann, Rott, Raptis u. Pfeiffer (1969) von unserem Zentrum allerdings weder mit Secretin noch mit Pankreozymin die Insulinsekretion stimulieren.

Damit sieht es tatsächlich danach aus, als ob möglicherweise ein Teil der intestinalen Hormone das exokrine Pankreasgewebe zur Produktion von Flüssigkeit oder Enzymen anregt und erst die exokrinen Zellprodukte dann Insulin aus den Inseln austreten lassen. Ein kurzer intrapankreatischer Kommunikationsmechanismus wäre denkbar. Er eröffnet gänzlich neue Aspekte. Bayliss u. Starling, die die gesamte Pankreasfunktion unter der Kontrolle der von ihnen entdeckten Intestinalhormone sahen, würden sich bestätigt fühlen.

IV. Zusammenfassung

Neben den bisher bekannten Effekten der gastrointestinalen Hormone auf die exokrine Pankreasfunktion konnte in den vergangenen Jahren auch ihr Einfluß auf das endokrine Pankreasgewebe nachgewiesen werden. Die direkte, z. T. Glucose-unabhängige Stimulierung der Insulinsekretion durch Secretin, Pankreozymin und Glucagon ließ sich sowohl im Tierexperiment in vivo und in vitro als auch im klinischen Versuch demonstrieren. Die Insulinabgabe isolierter Pankreasschnitte wurde durch Serotonin und Gastrin angeregt; Gastrin war auch in vivo beim Hund aktiv, Duodenalextrakte zeigten analoge Effekte.

Durch orale Zufuhr von Glucose oder Aminosäuren wird im Vergleich zu intravenöser Applikation ein signifikant höherer Blutinsulinspiegel provoziert. Gleichermaßen führt die orale Glucosebelastung gegenüber der intravenösen zu einem schnelleren Blutzuckerabfall nach Erreichen des Höchstwertes. Eine Injektion der intestinalen Hormone Secretin oder Pankreozymin beschleunigt in der Tat bei parenteraler Glucosegabe den Blutzuckerabfall ganz erheblich. Nach wie vor unklar ist jedoch, ob die durch Nahrungsaufnahme bewirkte Sekretion gastrointestinaler Hormone quantitativ ausreicht, die Inselzellen zur Insulinfreisetzung anzuregen. Ein Anstieg von Glucagon im Blut konnte zwar nach oraler, nicht aber nach intravenöser Glucosegabe beobachtet werden. Erhöhte Spiegel von Secretin und Pankreozymin wurden nach oraler Zuckergabe gemessen, die radioimmunologische Bestimmung dieser Hormone ist jedoch noch nicht so weit entwickelt, daß sie als sichere Verfahren angesehen werden können.

Ferner bleibt nach wie vor offen, ob sich das im Darmtrakt lokalisierte Glucagon von dem in den Zellen der Langerhansschen Inseln produzierten Hormon definitiv unterscheidet. Wird die Sekretion dieser beiden Glucagone, analog der Sekretion der anderen gastrointestinalen Hormone, durch die Qualität der Nahrungsstoffe merklich beeinflußt? Darf man annehmen, daß außer Insulin auch andere stoffwechselaktive Hormone durch die intestinalen Hormone aktiviert werden? Einzig für Pankreozymin konnte der Nachweis einer Stimulierung der pankreatischen Glucagonsekretion erbracht werden.

Die physiologische Bedeutung dieses neuartigen endokrinen Regulationsmechanismus könnte a) aus einer vorzeitigen Information der β-Zellen (d. h. noch *vor* dem auf die intestinale Resorption folgenden Blutzuckeranstieg) zur beschleunigten Freisetzung von Insulin bestehen, damit b) die akute und maximale Stimulierung der β-Zellen durch den kombinierten Angriff mehrerer insulinstimulierender Substanzen an den verschiedenen Zell-„Compartments" gewährleisten und c) die Hypoglykämie nach Eiweißmahlzeiten infolge der gleichzeitigen Aktivierung lipolytisch wirkender Darmhormone verhindern. Da bei Diabetikern, die weder auf Glucose noch auf Rastinon allein mit einer befriedigenden Freisetzung von Insulin reagierten, mittels Glucagon und Secretin noch ein durchaus normaler Anstieg der Seruminsulinkonzentrationen produziert werden konnte, ist eine mangelhafte Sekretion intestinaler Hormone möglicherweise auch pathophysiologisch von Bedeutung. Umgekehrt führte Secretin bei totaler experimenteller und klinischer Insuffizienz des exokrinen Pankreas nicht mehr zur Insulinfreisetzung. Das bedeutet, daß der insulinstimulierende Effekt dieses Intestinalhormons entsprechend der ursprünglichen Auffassung von Bayliss, Starling u. Dale an ein funktionstüchtiges exokrines Pankreas gebunden ist.

Literatur

Anderson, E., and Long, J. A.: Endocrinology 40, 92 (1947). — Arnould, J., Bellens, R., Conard, V., Franckson, J. R. M., and Mainguet, P.: Metabolism 14, 166—185 (1965). — Assan, R., Rosselin, G. et Dolais, J.: Effects sur la glucagonémie des perfusions et ingestions d'acides aminés. In: Journées Annuelles de Diabétologie de l'Hôtel-Dieu 1 vol. p. 25. Paris: Ed. Méd. Flammarion 1967. — Bastenie, P. A., et Conard, V.: Rev. franç. Étud. clin. biol. 2, 223 (1957). — Bayliss, W. M., and Starling, E. H.: J. Physiol. (Lond.) 28, 325—353 (1902). — Berger, S. N., and Vargaraya, O.: Diabetes 15, 303 (1966). — Bernard, C.: Leçons sur le diabète. Paris: J. B. Baillière 1877. — Biedl, A., u. Kraus, R.: Wien. klin. Wschr. 9, 55 (1896). — Bodanszyk, M., Ondetti, M. A., Levine, S. D., Naraganan, V. L., von Salzta, M., Sheehan, J. T., Williams, N. J., and Sabo, E. F.: J. Amer. chem. Soc. 89, 6753 (1967); — Chem. Industr. 42, 1557—1758 (1966). — Bottermann, P., Souvatzoglou, A. und Schwarz, K.: Klin. Wschr. 10,

549—550 (1967). — Boyns, D. R., Jarrett, R. J., and Keen, H.: Brit. med. J. **1967**, II, 676 bis 678. — Buchanan, D., Vance, J. E., Dinstl, K., and Williams, R. H.: Diabetes **18**, 11—19 (1969). — Buchanan, K. D., Vance, J. E., Morgan, A., and Williams, R. H.: Amer. J. Physiol. **215**, 1293—1298 (1968). — Clodi, H. P., Hartmann, G., Rott, W., Raptis, S. und Pfeiffer, E. F.: Verh. dtsch. Ges. inn. Med. **75**, (1969). — Conard, V.: Acta gastro-ent. belg. **18**, 803—813 (1955). — Conard, V., Franckson, R. J. M., Bastenie, P. A., Kestens, J. C., et Kovacs, L.: Arch. int. Pharmacodyn. **93**, 277—284 (1953). — Dale, H.: Phil. Trans. B **197**, 25 (1904). — Deckert, T.: Acta endocr. (Kbh.) **59**, 150 (1968). — Dotevazz, G., and Kock, N. G.: Gastroenterology **45**, 364 (1963). — Dupré, J.: Lancet **1964** II, 672; — J. Physiol. (Lond.) **175**, 58 (1964). — Dupré, J., and Beck, J. C.: Diabetes **15**, 555—559 (1966). — Dupré, J., Curtis, J. A., Unger, R. H., and Beck, J. C.: Effect of secretin and pancreozymin on endocrine function of the pancreas. Int. Symp. on the pharmacology of hormonal polypeptides and proteins, Milano (Italy) Sept. 1967. — Eisentraut, A. M., Ohneda, A., Aguilar Parada, E., and Unger, R. H.: Diabetes (Abstract) (1969) (in press). — Elrick, H., Stimmler, C., Hlad Jr., C. J., and Arai, Y.: J. clin. Endocr. **24**, 1076—1082 (1964). — Floyd, J. C., Fajans, S. S., Conn, J. W., Knopf, R. F., and Rull, J.: J. clin. Invest. **45**, 1479 (1966). — Forssmann, W. G., u. Orci, L.: Untersuchungen zur Endokrinologie der Pylorusschleimhaut. 15. Symp. dtsch. Ges. Endokrin. Köln. Berlin-Heidelberg-New York: Springer 1969 (im Druck). — Fußgänger, R., Goberna, R., Jaros, P., Raptis, S., and Pfeiffer, E. F.: Die Wirkung von Secretin und Pankreozymin auf die Dynamik der Insulinsekretion am isoliert perfundierten Pankreas der Ratte. 5th Congr. Europ. Diabetes-Gesellsch., Montpellier 1969. — Goberna, R., Raptis, S., Fußgänger, R. und Pfeiffer, E. F.: Die Wirkung von Secretin und Pankreozymin auf die Insulinsekretion bei Ratten mit exokriner Pankreasinsuffizienz. 5th Congr. Europ. Diabetes-Gesellsch., Montpellier 1969. — Grafe, E., u. Meythaler, F.: Naunyn-Schmiedebergs Arch. exp. Path. Pharmak. **125**, 181—192 (1927). — Grodsky, G. M., Bennett, C. C., Smith, D. F., and Schmid, F. C.: Metabolism **16**, 222 (1967). — Guidoux-Grassi, L., and Felber, J. P.: Effect of secretin on insulin release by rat pancreas. Europ. Ass. for the Study of Diabetes, 4th Annual Meeting, Abst. 59. Louvain 1968. — Heding, L. G.: Glucagon antibodies for the radioimmunoassay of pancreatic and gut glucagon. 4th; Meeting Europ. Assoc. for the Study of Diabetes, Abstr. 64; Louvain, 22—24 July 1968; — Horm. and Met. Res. **1**, 87—88 (1969). — Hinz, M., Raptis, S., and Pfeiffer, E. F.: Vergleichende Untersuchungen der Wirkung der intestinalen Hormone auf die Insulinsekretion bei Pankreasstückchen und an der isolierten Langerhansschen Insel. 5. Congr. Europ. Diabetes-Gesellschaft, Montpellier 1969. — Jorpes, E., et Mutt, V.: Path. et Biol. **8**, 1177—1192 (1960); — Acta chem. scand. **15**, 179 a 91 (1961); — Secretin. 3rd Symp. European Pancreatic Club, Prag, 2—4 July, 1968. — Kaess, H., u. Zickermann, A.: Verh. dtsch. Ges. inn. Med. 1967. — Ketterer, H., Dupré, J., Eisentraut, A. M., and Unger, R. H.: Insulin releasing factors of the gastrointestinal tract. Progr. 26th Meet. Amer. Diab. Ass., Abst. Nr. 31, 1966. — Knopf, R. F., Fajans, S. S., Conn, W. J., Floyd Jr., C. J., Quetsche, E., and Rull, A. J.: J. clin. Endocr. **25**, 1140—1144 (1965). — Lambert, A. E., Jeanrenaud, J. B., and Renold, A. E.: Lancet **1967** I, 819. — Lawrence, A. M.: Proc. nat. Acad. Sci. (Wash.) **55**, 317 (1966). — Letarte, S., Lambert, A. E., and Jeanrenaud, J. B.: A technique for tissue perifusion. In preparation (1968). — Levine, S. D., and Bodanszky, M.: Biochemistry **5**, Nr. 11 (1966). — Loew, E. R., Gray, J. S., and Ivy, A. G.: Amer. J. Physiol. **129**, 659 (1940). — Mahler, R. J., and Weisberg, H.: Lancet **1968** I, 448—451. — McIntyre, N., Turner, D. S., and Holdsworth, C. D.: Diabetologia (Abstr.) **1**, 73 (1965). — McIntyre, N., Holdsworth, C. D., and Turner, D. S.: Lancet **1964** II, 20—21. — Melani, F., Lawecki, J., Bartelt, K. M., und Pfeiffer, E. F.: Diabetologia **2**, 210 Abstr. Nr. 115 (1966); **3**, 422—426 (1967). — Merimee, F. J., Lillicrap, D. A., and Rabinowitz, D.: Effect of arginine on serum levels of human growth hormone. Lancet **1965** II, 668—670. — Meade, R. C., Kneubuhler, H. A., Schulte, W. J., and Barboriak, J. J.: Diabetes **16**, 141—144 (1967). — Milner, R. D. G., and Hales, C. N.: Diabetologia **3**, 47 (1967). — Ohneda, A., Aguilar-Parada, E., Eisentraut, A. M., and Unger, R. H.: J. clin. Invest. **47**, 2305—2322 (1968); — Diabetes **18**, 1—10 (1969). — Ohneda, A., Parada, E., Eisentraut, A. M., and Unger, R. H.: The physiologic roles of pancreatic glucagon and a gastrointestinal glucagon-like hormone. 14th Symp. of the German Soc. of Endocrinology, 224—228, Heidelberg 1968. — Persson, I., Juhl, F., and Svendsen, P.: Lancet **1967** II, 445—446. — Pfeiffer, E. F.: Introduction to Panel Discussion "Intestinal Function in Relation to Insulin Secretion". 6th Congr. I.D.F., Stockholm (1967). Int. Congr. Series No. 172, Exc. Medica Foundation, Amsterdam 1969. — Pfeiffer, E. F., u. Raptis, S.: Klin. Wschr. **46**, 337—342 (1968). — Pfeiffer, E. F., and Telib, M.: Acta diabet. lat. 5, (Suppl. 1), **30** (1968). — Pfeiffer, E. F., Telib, M., Ammon, J., Melani, F. und Ditschuneit, H.: Dtsch. med. Wschr. **90**, 1663 (1965); — Diabetologia **1**, 131—132 (1965). — Rabinowitz, D., Merimee, J. T., and Burgess, A. J.: Diabetes **15**, 905—910 (1966). — Raptis, S., Schröder, K. E., und Pfeiffer, E. F.: Die Wirkung des Serotonins auf die Insulinsekretion beim Menschen. Unveröffentlicht (1967). — Raptis, S., Schröder, K. E., Telib, M. und Pfeiffer, E. F.: (1) Wiener Z. inn. Med. **11**, 423—429 (1968). — Raptis, S., Schröder. K. E., Faulhaber, J. D. und Pfeiffer, E. F.: (2) Dtsch. med. Wschr. **50**, 2420—2424 (1968). —

Raptis, S., Schröder, K. E., and Pfeiffer, E. F.: Horm. and Met. Res. 1, 91—92 (1969). — Raptis, S., Faulhaber, J. D., Schröder, K. E., Forster, K. und Pfeiffer, E. F.: Einfluß von Diazoxide auf die durch Secretin und Pancreozymin stimulierte Insulinsekretion beim Menschen. 4th Ann. Meeting Europ. Diab. Ass., Abstr. Nr. 120. Louvain 1968. — Raptis, S., Schröder, K. E., Melani, F., Beyer, J. und Pfeiffer, E. F.: (2) Die Beeinflussung der Insulinsekretion durch Secretin in vivo. Panel discussion „Intestinal Function in Relation to Insulin Secretion" 6th Congr. I.D.F., Stockholm, Aug. 1967 (Suppl.). — Raptis, S., Schröder, K. E., Schleyer, M., Forster, K., Ditschuneit, H. und Pfeiffer. E. F.: (1) Unterschiede der Insulin- und Wachstumshormonsekretion bei intravenöser und intraduodenaler Verabreichung eines Aminosäuregemisches beim Menschen. 5. Kongr. Europ. Ges. f. Diabetologie, Montpellier 1969. — Samols, E., et Marks, V.: Nouvelles conceptions sur la signification fonctionelle du glucagon (pancréatique et extrapancréatique). Journées Ann. de Diab. Hôtel-Dieu, p. 43—66. Paris: Flammarion 1967. — Samols, E., Tyler, J., Marri, G., and Marks, V.: Lancet 1965 II, 1257—59. — Scow, R. P., and Cornfield, J.: Amer. J. Physiol. 179, 435—438 (1954). — Schröder, K. E., Raptis, S., Telib, M., and Pfeiffer, E. F.: Intestinal Hormones effecting insulin secretion in vitro: Secretin, Pancreozymin and Gastrin. Panel Discussion „Intestinal Function in Relation to Insulin Secretion". 6th Congr. I.D.F., Stockholm, Aug. (1967) (Suppl.). — Schröder, K. E., Raptis, S., Faulhaber, J. D. und Pfeiffer. E. F.: Die Wirkung von Pankreozymin auf Blutzucker, immunologisch meßbares Insulin, freie Fettsäuren und Glycerin beim Menschen. 14. Symp. dtsch. Ges. Endokrinologie, S. 170—173, Heidelberg 1968. — Schröder, K. E., Raptis, S., Faulhaber, J. D., Straub, K. und Pfeiffer, E. F.: Unterschiede in der alpha- und beta-cytotropen Wirkung von Pankreozymin bei Stoffwechselgesunden und Diabetikern. 4. Kongr. Deutsch. Diab. Ges. 1969, Abstr. Nr. 4. — Simpson, R. G., Benedetti, A., Grodsky, G M , Karam, J. H., and Forsham, P. H.: Metabolism 15, 1046 (1966). — Sokal, J. E., Aydin, A., and Kraus, G : Amer. J. Physiol. 211, 1339—1538 (1966). — Stening, G. F., Vague, M., and Grossmann, I.: Gastroenterology 55, 687—789 (1968). — Sum, P. T., and Preshaw, R. M.: Lancet 1967, II, 340—341. — Telib, M.: Der Einfluß von Monosacchariden und Hormonen auf die Insulinsekretion verschiedener Wirbeltiere. Inaug. Diss., Frankfurt a. M. 1967. — Telib, M., Raptis, S., Schröder, K. E. und Pfeiffer, E. F.: Diabetologia 4, 253—256 (1968). — Turner, D. S.: The effect of amino acids and intestinal hormones on insulin release in vitro. Europ. Ass. for the Study of Diabetes. 4th Ann. Meeting, Abstr. Nr. 140. Louvain 1968. — Turner, D. S., and Mcintyre, N.: Lancet 1966 I, 351—352. — Unger, R. H., Ketterer, H., Dupré, J., and Eisentraut, A. M.: J. clin. Invest. 46, 630—645 (1957). — Unger, R. H., Ohneda, A., Valverde, I., Eisentraut, A. M., and Exton, J.: J. clin. Invest. 47, 48—65 (1968). — Wang, C. C., and Grossmann, M. I.: Amer. J. Physiol. 164, 527—545 (1951). — Weinges, K. F., u. Löffler, G.: Klin. Wschr. 43, 175—176 (1965). — Woodyatt, R. T., Sansum, W. D., and Wilder, R. M.: J. Amer. med. Ass. 65, 2067 (1916.) — Yeboah, J. E.: Insulin-sekretion in vitro: Stimulation der Insulinsekretion in vitro durch einzelne Aminosäuren. Inaug. Diss., Ulm 1969. — Young, J. D., Lazarus, L., and Chisholm, P. J.: Lancet 1968, II, 914. — J. nucl. Med. 9, 641 (1968). — Zunz, E., et La Barre, J. C. R.: C.R. Soc. Biol. (Paris) 98, 1435 — 1438 (1928).

Immunologische Reaktionen am Intestinaltrakt

SCHEIFFARTH, F. (Univ.-Krankenhaus Erlangen-Nürnberg)

Referat

Der Intestinaltrakt ist zufolge seiner dominierenden Funktion als Resorptionsorgan mehr als andere Visceralorgane dem unmittelbaren Kontakt antigener Faktoren ausgesetzt. Seine daraus zwangsläufig resultierende Rolle als Abwehrorgan findet in einem bemerkenswerten Reichtum an lymphatischen und plasmocellulären Elementen ihren Ausdruck.

Beim Erwachsenen besteht das Abwehrsystem des Darmes neben diffus verstreuten lympho-plasmocellulären Elementen in organisierten lymphatischen Geweben, d. h. in Solitärfollikeln, vor allem in den Peyerschen Plaques und dem Wurmfortsatz.

Im Entwicklungsalter nehmen Thymus und in gewisser Weise auch Wurmfortsatz, als funktionell aktive Organe, eine Sonderstellung ein, sie bestimmen die morphologische und funktionelle Differenzierung des übrigen lymphatischen Apparates. Bei neonatal thymektomierten Tieren und in den seltenen Fällen einer hereditären Thymusaplasie des Menschen sind die lymphatischen Gewebe gehemmt, es fehlen u. a. die Peyerschen Plaques.

Für die Produktion von Antikörpern in der postnatalen Phase kommt dem Intestinaltrakt, der ja natürlicherweise die Stätte des ersten Antigenkontaktes darstellt, eine wesentliche Bedeutung zu. Neugeborene besitzen zunächst nur Antikörper, die sie diaplacentar übernommen haben. Die autochthone Produktion von Antikörpern beginnt innerhalb der ersten 14 Tage nach der Geburt. Unter normalen Entwicklungsbedingungen lassen sich zunächst die hochmolekularen 19 S-JgM-Proteine nachweisen. Ab der 4. bis 6. Lebenswoche treten die relativ niedermolekularen 7 S-Immunglobuline, das JgA und das JgG auf. Korreliert man diese in verschiedenen Entwicklungsphasen auftretenden Immunglobuline mit der morphologischen und funktionellen Differenzierung des lymphoplasmocellulären Systems, so ist nach neuester Kenntnis daraus zu schließen, daß die ersten Abwehrmaßnahmen von lymphatischen Elementen ausgehen. Erst dann treten die Plasmazellen mit JgG- und JgA-Bildung in Aktion. Diese Immunproteine finden sich im übrigen auch in den Sekreten des Verdauungstrakts. So sind im Speichel sowie im Duodenal- und Dünndarmsekret an Proteinen neben Albumin und einzelnen Alpha-Globulinen vor allem JgG und JgA vertreten. Dabei überrascht im Vergleich mit den Serumproteinen in den Darmsekreten eine Relationsverschiebung zugunsten des JgA. Im Serum beträgt die Relation JgG : JgA 10 : 1; in den Verdauungssäften dagegen nur 2 : 1. Diese Immunproteine werden zur Hauptsache in Plasmazellen der Darmmucosa gebildet, was insbesondere für die JgA-produzierenden Elemente fluorescenzmikroskopisch nachgewiesen ist. Wodurch diese selektive Entwicklung eines vorwiegend JgA-produzierenden Zellsystems im Darm bedingt wird, ist vorerst unbekannt.

Ähnlich wie JgG und JgM repräsentiert auch JgA eine Vielzahl von Antikörpern, so etwa bakterielle und Virus-Antikörper oder auch Antikörper gegen alimentäre Antigene. Der JgA-Klasse gehören ferner die Isoagglutinine an, die in der ersten postnatalen Phase gegen Antigendeterminanten von Colibakterien gebildet werden. Sie zeigen Kreuzreaktionen mit den Blutgruppenmerkmalen. Schließlich ist bemerkenswert, daß bei peroralem Angebot bestimmter bakterieller Antigene, z. B. von Choleravaccine, entsprechende Antikörper früher und in höherer Konzentration im Darm als im Serum auftreten. Auch diese im Stuhl nachweisbaren Koproantikörper gehören zur JgA-Klasse. Diese Gegebenheiten machen es insgesamt wahrscheinlich, daß dem Abwehrsystem des Darmes elementare Funktionen als Barriere gegenüber pathogenen bzw. sensibilisierenden Faktoren zukommt.

Diese protektive Funktion wird umgekehrt bei Zuständen fehlender Immunabwehr deutlich. Das gilt insbesondere für das hereditäre Antikörpermangelsyndrom mit Thymusaplasie und Hypoplasie der lymphatischen Gewebe. Dabei finden sich nach Barandum u. a. in rund 50% der Fälle Enterocolitiden, wohl als Folge fehlender Abwehr. Das gilt insbesondere für die seltenen Fälle der kongenitalen isolierten JgA-Defektdysproteinämie, deren diagnostisches Leitsymptom das quantitative Verhalten von JgA im Serum und in den Darmsäften ist. Nach vorliegenden klinischen Erfahrungen fehlt JgA hier nahezu vollständig.

Nun lehren klinische Erfahrungstatsachen, daß der Intestinaltrakt nicht nur Abwehrorgan, sondern auch Manifestationsort von Krankheitsvorgängen ist, die ihrem Wesen nach als immunologische Reaktionen zu definieren sind. Solche Reaktionen treten mit anderen Worten als pathogene Korrelationen zwischen Antikörpern und antigenen Faktoren an der Darmwand selbst in Erscheinung. Wir kennen sie einerseits als Anaphylaxiephänomene bzw. als allergisch-hyperergische Manifestationen im Gefolge einer Heterosensibilisierung; andererseits haben experimentelle und klinische Erfahrungen in den jüngsten Jahren es wahrscheinlich gemacht, daß sich am Intestinaltrakt auch Reaktionen abspielen, teils im Gefolge exogener, etwa infektiöser Noxen, teils endogen bedingt, wie wir heute als Autoimmunopathien definieren.

Die klinische Konzeption einer allergischen Genese gastrointestinaler Reaktionen unter dem Einfluß parenteral wie enteral eingedrungener bakterieller oder chemischer Faktoren, findet seit den klassischen Experimenten von Schittenhelm u. Weichardt in einer Reihe experimenteller und klinischer Phänomene ihre Bestätigung. So kommt es bei sensibilisierten Versuchstieren nach erneuter enteraler wie parenteraler Applikation von Antigenen zur lokalen Ausbildung von Ödem und Hämorrhagie, unter Umständen auch zur Ulceration. In andere Fällen dominiert ein generalisiertes Ödem bzw. eine Enurtikaria oder eine schwere hämorrhagische Diathese. Diese Formen einer anaphylaktischen Reaktion im Sinne des Soforttyps treten als Arthus-Phänomen bzw. Quinke-Ödem und als Purpura anaphylactica in Erscheinung. Äquivalente Reaktionen, etwa unter dem Bilde einer Gastroenteritis oder eines akuten Abdomen, sind in der klinischen Medizin bekannt.

Der Darm ist ja zufolge seiner besonderen anatomischen Strukturen, vor allem auch durch den ungewöhnlichen Reichtum an Mastzellen, den Trägern biogener Amine, für die Entwicklung hypererisischer Reaktionen geradezu disponiert.

Der Anteil der Allergie an der Pathogenese gastrointestinaler Prozesse beträgt nach Erfahrungen von Hafter, auf Grund von Untersuchungen an 5000 Magen-Darmkranken, etwas weniger als 20%. Er ist damit nicht gerade gering.

Allergische Reaktionen sind im allgemeinen zunächst monospezifisch. Erfahrungsgemäß entwickelt sich aber früher oder später eine sog. Gruppenallergie, die auf einer biochemisch definierbaren Polyvalenz, d. h. Antigenverwandtschaft, z. B. zwischen verschiedenen Polysacchariden, beruht. Wir kennen dies im Rahmen infektionsallergischer Prozesse — ich darf an das Sanarelli-Shwartzman-Phänomen erinnern, das auf einer bakteriellen Gruppenallergie zu beruhen scheint; wir kennen dies auch bei medikamentösen und alimentären Allergien. Aus solchen Gegebenheiten resultiert für die klinische Beweisführung einer allergischen Genese von gastrointestinalen Störungen eine gewisse Unsicherheit. Ohne hier auf weitere Details einer praktischen Allergiediagnostik einzugehen, darf hervorgehoben werden, daß verschiedene Kriterien erfüllt sein müssen, um eine allergische Manifestation des Intestinaltraktes gegenüber gleichartigen Krankheitserscheinungen anderer Genese differentialdiagnostisch abzugrenzen. Es bedarf keiner besonderen Erwähnung, daß dies ein mühsamer und unter Umständen wenig ergiebiger diagnostischer Prozeß ist.

Nach experimentellen und auch klinischen Erfahrungen der jüngsten Jahre ist der Intestinaltrakt nun darüber hinaus auch Manifestationsorgan von Krankheitsvorgängen, die man heute als Autoimmunopathien definiert. Autoimmunopathien sind in der Regel durch eine Trias von Kriterien gekennzeichnet. Dazu gehört:

1. die klinisch faßbare autonome Progredienz mit Neigung zu Rezidiven;

2. die morphologisch objektivierbare Infiltration des erkrankten Gewebes mit immunkompetenten Zellen, d. h. lymphoplasmocellulären Elementen sowie

3. der immunologische Nachweis zirkulierender, anticytoplasmatischer und auch antinucleärer Antikörper.

Darüber hinaus wird auch hier die experimentelle Reproduzierbarkeit entsprechender Krankheitsvorgänge gefordert.

Bei folgenden Krankheiten des Intestinaltraks wird heute eine Autoimmunpathogenese diskutiert:

1. bei der chronischen Gastritis, hier insbesondere der atrophischen Gastritis mit Perniciosafolgen;

2. bei der Colitis ulcerosa, vielleicht auch bei der Ileitis terminalis;

3. bei Magen-Darmerkrankungen im Rahmen von Kollagenosen.

Die Konzeption der Immunpathogenese der chronischen Gastritis baut auf den Nachweis von Autoantikörpern auf, die im Blut und im Magensaft bei Kranken mit chronischer bzw. atrophischer Gastritis in etwa 80% der Fälle angetroffen werden. Es handelt sich hier vorwiegend um anticytoplasmatische Antikörper. Man hat gelegentlich darauf hingewiesen, daß Antikörper gegen Magenschleimhautantigene auch bei klinisch Gesunden vorkommen. Immerhin kann in diesen Fällen bioptisch dann vielfach auch der Nachweis einer umschriebenen Gastritis erbracht werden. Insbesondere findet man diese Antikörper im Rahmen der atrophischen Gastritis bei perniziöser Anämie, und zwar in etwa 75% der Fälle. Mit Immunfluorescenztechnik läßt sich nachweisen, daß es sich um Antikörper gegen Belegzellen handelt. Unter den Cytoplasmaantigenen kommt nach Roitt insbesondere die mikrosomale Fraktion in Betracht. Der spezifische Antikörper gehört zur Klasse der 7 S-Gamma-Globuline.

Das Serum von Perniciosakranken enthält in etwa 57% zugleich auch Antikörper, die den intrinsic factor binden, wodurch es zu einer verminderten Resorption von B_{12} kommt. Dieser Antikörper ist auch im Magensaft von Perniciosakranken nachweisbar.

Bemerkenswert ist, daß in etwa 26% dieser Fälle gleichzeitig Antikörper gegen Thyreoglobulin und die mikrosomale Fraktion von Schilddrüsenzellen gefunden werden. Der bioptische Nachweis einer Immunthyreoiditis gelingt in diesen Fällen nicht regelmäßig. In der Vergesellschaftung einer Immunthyreoiditis mit atrophischer Gastritis und perniziöser Anämie sieht man heute einen weiteren Hinweis auf die Autoimmunpathogenese beider Erkrankungen.

Schließlich ist auch das morphologische Substrat der atrophischen Gastritis mit bisweilen intensiver Infiltration des Parenchyms mit lymphoplasmocellulären Elementen und einer Aktivierung der Keimzentren von Lymphfollikeln charakteristisch.

Auf Grund klinischer, morphologischer und serologischer Befunde besteht heute weitgehende Übereinstimmung in der Annahme, daß Autoimmunprozesse auch in der Pathogenese der Colitis ulcerosa eine Rolle spielen. Klinisch imponiert bei der Colitis die autonome Progredienz mit akuten Schüben, wie dies für andere Autoimmunprozesse charakteristisch ist. Häufig finden sich immunologische Begleitphänomene, etwa erworbene hämolytische Anämie und Rheumatoide, Erythema nodosum oder Iridocyclitis. Auch die Vergesellschaftung mit chronischer Hepatitis, mit hyperergischer Vasculitis bzw. Panarteriitis nodosa oder mit einem visceralen Erythematodes offenbart enge Beziehungen zu Autoimmunprozessen.

Auch morphologisch zeigt die Colitis ulcerosa Übereinstimmung mit Autoimmunprozessen, insbesondere mit der intensiven lymphoplasmocellulären Gewebsinfiltration.

Vor allem sind durch Agglutination, Präcipitation oder Immunfluorescenz Antikörper gegen Colonmucosa nachweisbar. Bemerkenswerterweise gehen die entsprechenden Seren eine Kreuzreaktion mit Polysacchariden verschiedener Colistämme ein. Man schließt daraus, daß eine primäre Sensibilisierung durch bakterielle Antigene den Autoimmunisierungsprozeß bedingt. Die Häufigkeit des Auftretens solcher Antikörper ist aber in den verschiedenen Lebensaltern, ungeachtet der Prozeßaktivität, unterschiedlich. Bei Jugendlichen werden sie häufiger als bei Erwachsenen gefunden. Korrelationen zwischen Titerhöhe und Schwere des klinischen Bildes bestehen nicht. Nach unseren Ergebnissen fällt auch der Lymphocytentransformationstest bei Colitis ulcerosa uneinheitlich aus. Er ist selbst bei schwersten Formen nicht selten negativ. Dagegen sollen sich Lymphocyten von Colitis ulcerosa-Kranken in Gewebekulturen von Colonzellen cytotoxisch verhalten, wie dies Broberger u. Perlman gezeigt haben.

Wie weit schließlich experimentelle Befunde die Immunpathogénese der Colitis ulcerosa unterbauen können, muß der weiteren Überprüfung überlassen werden. Immerhin konnte durch heterologe und auch homologe Sensibilisierung im Experiment ein der Colitis ulcerosa des Menschen ähnliches Syndrom induziert werden. Schließlich zeigt auch die Ileitis terminalis, die im übrigen nicht selten mit einer Colitis ulcerosa vergesellschaftet ist, klinisch in der Autonomie ihrer Verlaufsweise und morphologisch mit der ausgeprägten Beteiligung des regionalen lymphatischen Apparates, Wesenszüge eines Autoimmunisierungsprozesses. Diese Erkrankung wurde bereits in der älteren klinischen Medizin als Ausdruck einer hyperergischen Reaktion aufgefaßt. Es sind allerdings noch nicht genügend gezielte immunologisch-klinische oder auch experimentelle Untersuchungen angestellt worden, die es rechtfertigen würden, auch für diese Erkrankung eine Autoimmunpathogenese anzunehmen.

Eine Beteiligung des Intestinaltrakts finden wir in einem relativ hohen Prozentsatz als Manifestation von Kollagenosen. In der Praxis sind diese Zusammenhänge nicht immer geläufig, ganz abgesehen davon, daß die klinische Symptomatologie nicht ohne weiteres darauf hinweisen muß.

Man findet z. B. beim Sjögren-Syndrom, bei dem zweifellos die Parotitis mit Xerostomie im Vordergrund steht, hin und wieder auch Magen-Darmsymptome im Sinne einer Gastroenteritis oder bei einem Lupus erythematodes eine unter Umständen zunächst stumme Colitis ulcerosa.

Ähnliches gilt von Frühstadien der Sklerodermie, die allerdings auf der Höhe ihrer Entwicklung bereits schwerwiegende Erscheinungen einer Mitbeteiligung des Magen-Darmkanals erkennen läßt. Oft genug sind jedoch gastrointestinale Symptome schwerwiegende Teilerscheinungen des visceralen Erythematodes oder insbesondere der Polyarteriitis nodosa, etwa als Darmblutung oder, infolge Infarzierung, als akutes Abdomen.

Die Diagnostik des zugrunde liegenden Prozesses resultiert in diesen Fällen weniger aus der klinischen Symptomatik als vielmehr aus den morphologischen und immunologischen Kriterien, etwa dem Nachweis antinucleärer Antikörper, insbesondere des LE-Phänomens.

Zusammenfassung

Der Intestinaltrakt ist zufolge struktureller und funktioneller Gegebenheiten in besonderem Maße an immunologischen Wechselwirkungen beteiligt, so etwa in der Frühphase der autochthonen Antikörperproduktion oder umgekehrt bei kongenitalen Defektsyndromen. Insbesondere ist er Manifestationsorgan allergischer Reaktionen auch von Krankheitsvorgängen, die wir heute als Autoimmunopathien definieren.

Literatur

Barandum, P.: Das Antikörpermangelsyndrom. Basel-Stuttgart: Schwabe 1959. — Broberger, O., u. Perlman, P.: J. Exp. Med. 110, 657 (1959). — Crabbe, P. A., u. Heremans, J. F.: Gastroenterology 51, 305 (1966). — Freter, F., u. Gangarosa, E. J.: J. of Imm. 91, 724 (1963). — Good, R. A., and Papermaster, Ben W.: Ontogeny and phylogeny of adaptive immunity. Advances in Immunology Vol IV, 1. New York and London: Academic Press 1964. — Gelzayd, E. A., Kraft, S. C., and Kirsner, J. B.: Gastroenterology 54, 334 (1968). — Hafter, E.: Praktische Gastroenterologie. Stuttgart: Thieme 1965. — Hansen, K., u. Werner, N.: Lehrbuch der klinischen Allergie. Stuttgart: Thieme 1967. — Hitzig, W. H.: Die Plasmaproteine in der klinischen Medizin. Berlin-Göttingen-Heidelberg: Springer 1963. — Miller, J. F. A. P., u. Dukor, P.: Die Biologie des Thymus. Frankfurt a. M.: Akad. Verlagsgesellschaft 1964. — Plaut, A. G., and Keonil, P.: Gastroenterology Vol. 56, 522 (1966). — Roitt, I. M., Doniach, D., and Shapland, C.: Autoimmune phenomenon in relation to the gastric mucosa in human disease Immunpathology, IV. Internat. Symposium, 1965 p. 314. — Shwartzman, G.: Phenomenon of local tissue reactivity and its immunological pathological and clinical significance. New York: N. Y., Heber 1937.

Intestinale Enzymopathien im Rahmen
des Malabsorptionssyndroms

HAEMMERLI, U. P. (Zürich)

(Manuskript nicht eingegangen)

Literatur

Haemmerli, U. P.: Münch. med. Wschr. 108, 14—20 (1966). — Kistler, H., u. Haemmerli, U. P.: Internist 7, 242—250 (1966).

Aussprache

Herr KROP, H. (Barntrup):

Herr Scheiffarth hat meiner Ansicht nach nicht genügend darauf hingewiesen, daß bei ungenügender Enzymproduktion, z. B. beim operierten Magen oder zu schneller Magen-Darmpassage vor allem die Eiweißkörper nur bis zu kleinen Peptiden aufgespalten werden und so als Antigene wirken können.

In einem Ihrer Präparate schien es mir so, als wäre das Reaktionszentrum des Lymphknotens nicht so stark mit angefärbt gewesen. Dies wäre wohl auf die starke Stimulation der sich teilenden Zellen und auf die noch in ihnen fehlenden Grana zurückzuführen. Der Aufbau der Darmwandlymphknoten gegenüber demjenigen der Lymphknoten des übrigen Körpers ist auffallend anders. Was werden die Lymphzellen des nur gering entwickelten Lymphgewebes steril aufgezogener Tiere abgeben? Nur L-Ketten oder Peptide?

Der Zustand im Reaktionszentrum ist aber den Gewebsverhältnissen eines jüngeren Artgenossen mit geringerem pH ähnlicher; deshalb kommt es hier wahrscheinlich vorwiegend zur Zertrümmerung des Antigens und noch nicht zum Aufbau von Großmolekülen, sondern vorwiegend erst in den dieses Zentrum umlagernden Lymphocyten. (S. auch Abhandlungen des VII. Internationalen Kongresses für Innere Medizin 1962 in München, Vol. II, S. 542, 1. Absatz.) Wahrscheinlich färbt sich das Reaktionszentrum um so geringer an, je stärker es stimuliert ist. Bei dem dauernden Kontakt mit Colizerfallsprodukten wird das Zentrum gegen Coli desensibilisiert sein und sich stärker anfärben.

REIKOWSKI, H., MÜTING, D., SCHMID, I. und BUHL, H. (I. Med. Univ.-Klinik, Homburg a. d. Saar): **Beziehungen zwischen klinischem Verlauf und Eiweißstoffwechsel bei chronischer Hepatitis**

Als eigenständiges, morphologisch definiertes Krankheitsbild war die chronische Hepatitis noch vor wenigen Jahren im Schrifttum der pathologischen Anatomie fast unbekannt. Durch die Laparoskopie und Leberbiopsie haben wir sie inzwischen als mögliche Folgekrankheit vor allem der akuten Virushepatitis kennen und fürchten gelernt.

Über die Häufigkeit der chronischen Hepatitis gehen die Ansichten der Autoren auseinander. Im allgemeinen wird angenommen, daß 5 bis 15% der akuten Hepatitiden in eine chronische Hepatitis übergehen. In mindestens der Hälfte aller Fälle muß damit gerechnet werden, daß die chronische Hepatitis nach Monaten oder Jahren zu einer kompletten, irreversiblen Lebercirrhose führt, insbesondere dann, wenn eine konsequente Therapie mit Ausschaltung aller potentiellen Noxen nicht durchgeführt wird.

Parallel zum Anstieg der Fälle von akuter Virushepatitis beobachteten wir an der I. Med. Univ.-Klinik Homburg (Saar) auch eine Zunahme der chronischen Hepatitiden. In der Regel werden alle Patienten, die mit einem protrahierten Verlauf einer Virushepatitis in unserer Klinik stationär behandelt wurden, mindestens 1 Jahr lang regelmäßig nachuntersucht. Dabei ist es verhältnismäßig einfach, die Tendenz zum Übergang in eine chronische Verlaufsform früh zu erkennen und entsprechende diagnostische und therapeutische Maßnahmen zu veranlassen. Anders verhält es sich aber bei denjenigen Patienten, die wegen einer unklaren abdominellen Symptomatik zur Aufnahme kommen, klinisch und laborchemisch keine eindeutig verwertbaren Befunde bieten und deren Anemnese bezüglich einer durchgemachten Hepatitis leer ist. Es drängt sich in solchen Fällen — besonders bei jugendlichen Patienten — häufig die anfängliche Verlegenheitsdiagnose einer vegetativen Dysregulation auf.

Wie überrascht waren wir dann oft, wenn die Laparoskopie und feingewebliche Untersuchung des Leberpunktates den Befund einer aktiven chronischen Hepatitis ergab. Es gelingt aber nicht immer, einen Patienten zur Laparospokie oder Leberbiopsie zu überreden. Dies gilt besonders für Patienten, die zur Begutachtung kommen.

Wir stellten uns daher die Frage, ob und gegebenenfalls welche subjektiven Beschwerden, klinische Symptome und pathologische Laborbefunde — zusammen oder allein — es erlauben, die Diagnose einer chronischen Hepatitis *auch ohne* Laparoskopie und Leberbiopsie zu stellen. Besonderes Augenmerk richteten wir dabei auf Veränderungen im Eiweißstoffwechsel.

Zu diesem Zweck werteten wir die Unterlagen von 54 stationären Patienten aus, bei denen eine chronische Hepatitis durch histologische Untersuchung der bei der Laparoskopie gewonnenen Leberpunktate gesichert war. Da es uns insbesondere darauf ankam, eventuelle charakteristische Veränderungen im Frühstadium der chronischen Hepatitis festzustellen, unterteilten wir die Patienten in vier Gruppen.

Diese Einteilung entspricht zwar nicht der neuen Klassifizierung, wie sie 1967/68 von der European Association for the Study of the Liver vorgeschlagen wurde, sie berücksichtigt aber im Prinzip die gleichen Kriterien. So entspricht die Gruppe C und D unserer Einteilung der chronisch aggressiven Hepatitis, die bereits eine intralobuläre Septenbildung, aber noch keine Regeneratknoten wie bei der Cirrhose erkennen läßt. Der Weg zur Cirrhose ist aber schon vorgezeichnet.

Da bei der relativ geringen Fallzahl eine prozentuale Aufgliederung aller Beschwerden unseres Erachtens keine allzu große Aussagekraft besitzt, haben wir nur die Symptome berücksichtigt, die von mindestens der Hälfte aller Personen in mindestens einer Gruppe angegeben wurde.

Müdigkeit und Schwächegefühl (darin eingeschlossen auch die verminderte Konzentrationsfähigkeit) sind vorherrschendes Symptom in allen vier Gruppen. Es ist besonders häufig bei der chronischen Hepatitis mit beginnendem cirrhotischen Umbau (75%). Weiter fällt auf, daß in den Gruppen C und D die Beschwerden weitaus häufiger geäußert werden. Erstaunlicherweise war in unserem Kollektiv die Zahl der Patienten sehr gering, die Alkohol- und Nicotinunverträglichkeit angaben.

Art und Verteilung der klinischen Untersuchungsbefunde: Führendes Symptom in allen vier Gruppen ist die Lebervergrößerung. Die Milz war überraschenderweise nur in den Gruppen ohne histologische Aktivität tastbar vergrößert. Die Zahl der Fälle mit Subikterus oder Ikterus steigt in der Reihenfolge der Gruppen an, Meteorismus war bei mindestens einem Drittel aller Patienten vorhanden. Ein Palmarerythem fanden wir nur bei den Patienten, bei denen histologisch bereits ein beginnender Umbau zu erkennen war.

Die geringste Aussagekraft haben nach unseren Erfahrungen einige der allgemein gebräuchlichen Laboruntersuchungen, so z. B. das Serum-Gesamtbilirubin, die SGPT, der Serum-Eisenspiegel und die alkalische Phosphatase. So war der Serum-Gesamtbilirubinspiegel mit 1,5 bis 2,3 mg-% lediglich in den Gruppen mit beginnendem Umbau leicht erhöht, die Transaminasen zeigten den höchsten Wert in der Gruppe D. Der Quickwert schwankte in allen Gruppen zwischen 78 und 70%.

Die größten Abweichungen ließen sich noch in der Elektrophorese in einer deutlichen Zunahme der Gamma-Globuline in allen Gruppen nachweisen. Besonders deutlich war der Anstieg in den Gruppen mit beginnendem Umbau.

Als wesentlich empfindlicher erwies sich die Bestimmung des Ammoniakgehaltes im venösen und/oder arteriellen Blut sowie das Verhalten der freien Serumphenole. Sowohl der Blutammoniak als auch die freien Phenole sind gegenüber den Werten lebergesunder Personen *frühzeitig* — d. h. auch ohne Umbau — signifikant erhöht. Jedoch geht der erhöhte Blutammoniakgehalt nach Bettruhe, Diät und medikamentöser Therapie wieder in den oberen Normbereich zurück. Wir nehmen deswegen als Ursache der Hyperammoniämie nicht wie bei der Lebercirrhose AV-Anastomosen, sondern eine verminderte NH_3-Entgiftung in der Muskulatur an.

Wir glauben, daß Untersuchungen über das Verhalten dieser Eiweißmetaboliten an einem großen Kollektiv von Patienten mit chronischer Hepatitis unseren bisherigen Eindruck bestätigen werden und daß auf diesem Wege die Frühdiagnose einer chronischen Hepatitis wesentlich erleichtert wird.

Zusammenfassend gelangen wir auf Grund unserer Auswertung zu der Schlußfolgerung, daß es für die chronische Hepatitis keine typische Konstellation der subjektiven Beschwerden und der klinischen bzw. biochemischen Befunde gibt, die es erlauben würden, die Diagnose einer chronischen Hepatitis mit hinreichender Sicherheit zu stellen. Eine sichere Diagnose ist bis jetzt nur durch die Laparoskopie und feingewebliche Untersuchung möglich.

Eine chronische Hepatitis muß immer dann in Erwägung gezogen werden, wenn ein Patient über Müdigkeit, Schwäche und Nachlassen der Konzentrationsfähigkeit, Oberbauchbeschwerden gleich welcher Art sowie Verdauungsstörungen klagt und wenn die Leber vergrößert und konsistenzvermehrt erscheint. Läßt sich in solch einem Fall eine Leberbiopsie nicht vornehmen, so wird der Verdacht erhärtet, wenn neben einer Vermehrung der Gamma-Globuline eine vermehrte Katabolie durch Erhöhung der Blutammoniakwerte und der freien Phenole im Serum festgestellt wird.

KLEIN, CH., MÜTING, D., BETTE, L. und BLAISE, H. (I. Med. Univ.-Klinik Homburg a. d. Saar): **Der Einfluß von Methyl-Prednisolon auf den Eiweißstoffwechsel des Gehirns und der Leber bei Lebergesunden und Lebercirrhosekranken (Katheterisierungen der Vena hepatica und Vena jugularis interna)**

Obwohl Corticosteroide seit über 15 Jahren therapeutisch verwendet werden, ist nur relativ wenig über ihren genauen Wirkungsmechanismus bekannt. Das gilt vor allem für die Behandlung akut und chronisch Leberkranker mit Prednison und Prednisolon.

Wir untersuchten deswegen die Wirkung einer einmaligen Gabe von 80 mg Methylprednisolon (Urbason) auf den Eiweiß- und Kohlenhydratstoffwechsel bei 5 Lebergesunden und 7 Pat. mit einer laparoskopisch und histologisch gesicherten Lebercirrhose *ohne* wesentliche portale Hypertension. Dabei wurde der Zustrom von Metaboliten im arteriellen Blut und ihr Ausstrom aus der Leber und dem Gehirn mittels Katheterisierung der V. hepatica bzw. der V. jugularis interna vor, 30 und 60 min nach Injektion von 80 mg Methylprednisolon i.v. untersucht. Mit Doppelbestimmungen wurde mit enzymatischer Methodik der Gehalt an Glucose, Lactat, Pyruvat, Harnstoff und Ammoniak ermittelt, während freier α-Amino-N und freie Phenole colorimetrisch bestimmt wurden. Bei allen Analysen waren die Pat. 16 Std nüchtern. Bei 4 Cirrhosekranken wurde die aktuelle Gehirndurchblutung mittels Isotopentechnik analysiert.

Über die wichtigsten Ergebnisse dieser Untersuchungen soll hier kurz berichtet werden. Methylprednisolon führt bei Lebergesunden zu einem signifikant ansteigenden Ausstrom von Glucose aus Leber und Gehirn. Dagegen nimmt der

Glucosespiegel bei Lebercirrhosekranken nur ganz geringfügig zu. Therapeutisch bedeutsamer sind die Befunde auf Abb. 1. Hier führt Methylprednisolon bei Lebercirrhosekranken bereits nach 30 min zu einem signifikanten Abfall des vorher erhöhten Lactatausflusses aus Leber und Gehirn, der nach 60 min nur noch geringfügig zunahm. Es muß noch betont werden, daß bei allen Versuchen, die aus Platzgründen nicht eingezeichnete *arterielle* Konzentration von Metaboliten einen wesentlich flacheren Verlauf hatte.

Nun zu den Veränderungen im Eiweißstoffwechsel, die bei Cirrhosekranken vor allem von klinischer Bedeutung sind.

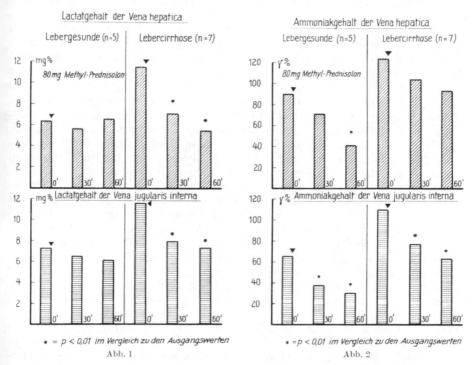

Abb. 1. Wirkung von Methylprednisolon auf den Lactatausfluß aus Leber und Gehirn

Abb. 2. Wirkung von Methylprednisolon auf den Ammoniakausfluß aus Leber und Gehirn

Entgegen den Beobachtungen bei einer Langzeittherapie mit Corticosteroiden kommt es nach 80 mg Methylprednisolon bei Lebergesunden zu einer geringen und bei Lebercirrhosekranken 60 min nach Injektion zu einer signifikanten Abnahme des freien α-Amino-N im Lebervenen- und Jugularvenenblut. Aminosäuren selbst wirken nicht toxisch, dagegen manche ihrer Abbauprodukte, wie Ammoniak und freie Phenole. Auf Abb. 2 ist zu erkennen, daß bei Lebergesunden der Ammoniakgehalt der Vena hepatica erst nach 60 min und der Vena jugularis interna schon nach 30 min nach Methyl-Prednisoloninjektion signifikant abnimmt. Bei den sieben Patienten mit einer Lebercirrhose *ohne* wesentliche portale Hypertension nimmt der vorher mäßig erhöhte Ammoniakgehalt der Vena hepatica zwar ab, jedoch ist diese Senkung noch nicht signifikant. Dagegen kommt es im Blut der Vena jugularis interna schon nach 30 min zu einem signifikanten Abfall der Ammoniakkonzentration. Diese Differenz ist möglicherweise dadurch zu erklären, daß durch Methylprednisolon die im Gehirn stattfindende Entgiftung von Ammoniak durch Kopplung an Glutaminsäure zu Glutamin mehr beeinflußt wird als die Einschleusung von Ammoniak in den Harnstoffcyclus der Leber.

Neben dem Ammoniak kommen bei der Entstehung eines Leberkomas Abbauprodukte aromatischer Aminosäuren wie freie Phenole in Frage. Sie sind hier besonders im Blut und Liquor vermehrt und können bereits in geringen Konzentrationen Gehirnenzyme irreversibel schädigen. Ihre therapeutische Beeinflussung im Leberkoma ist wesentlich schwerer als die Senkung der Hyperammoniacmie (Müting u. Mitarb.). Es ist deswegen bemerkenswert, daß Methylprednisolon den bei Lebercirrhose deutlich erhöhten Gehalt an freien Phenolen im Serum sowohl im Lebervenen- wie auch im Jugularvenenblut signifikant in den oberen Normbereich senken kann. Dagegen blieb der Harnstoffgehalt unbeeinflußt.

Dazu noch eine kurze klinische Bemerkung: In zwei Fällen von schwerem Leberzerfallskoma und vier Fällen von Leberausfallskoma konnten mit extrem hohen Dosen (nämlich 400 bis 1000 mg Methylprednisolon in 24 Std) der komatöse Zustand beseitigt und gleichzeitig auch der stark erhöhte Blutammoniakgehalt sowie die freien Phenole gesenkt werden, nachdem alle übrigen therapeutischen Maßnahmen keinen Erfolg mehr hatten. Allerdings konnte wegen der starken Blutungsneigung nur in zwei Fällen eine Punktion der Vena jugularis interna durchgeführt werden, die anfangs eine deutliche Störung der Entgiftung von Ammoniak und Phenolen im Gehirn zeigte. Für den Wirkungsmechanismus dieser Therapie geben die geschilderten Belastungsversuche vielleicht einen Anhalt. Jedoch muß betont werden, daß solche Erfolge leider Ausnahmen darstellen.

Wirkungsvoller ist die Therapie der chronischen Hepatitis und der akuten Schübe einer Lebercirrhose mit Methylprednisolon. Dabei sinken nicht nur — wie allgemein bekannt ist — Serumbilirubin und Serumtransaminasen ab, sondern auch die gleichzeitig erhöhten Blutspiegel an Ammoniak und freien Phenolen.

Zusammenfassend läßt sich feststellen, daß eine einmalige Gabe von 80 mg Methylprednisolon bei Lebercirrhosekranken zu einer signifikanten Abnahme des Ausflusses von Lactat, Ammoniak, Aminosäuren und freien Phenolen aus Leber und Gehirn führt. Bezüglich des Ammoniak ist die Wirkung auf das Gehirn stärker und schneller als auf die Leber. Eine Beeinflussung der Gehirndurchblutung wurde nicht beobachtet. Eine sichere Erklärung dieser mit Ausnahme der Lactatsenkung neuen Prednisoloneffekte ist noch nicht möglich. Am ehesten dürfte sie in einer Enzyminduktion zu suchen sein. Weiterhin ist eine Normalisierung toxischer Eiweißmetaboliten durch Methylprednisolon nicht nur im akuten Belastungsversuch, sondern auch bei einer Dauertherapie mit niedrigen Dosen möglich.

JEKAT, F. und HESS, B. (Dortmund): **Berechnung von quantitativen Diäten für den Minimumeiweißbedarf**

Autoreferat

Untersuchungen über den Stickstoffumsatz in Abhängigkeit von der Art und Menge der Aminosäuren in der Nahrung des Menschen bilden die Grundlage der Kartoffel/Eidiät, die sich bei der diätetischen Nierenbehandlung bewährt hat. Sie stellt ein Beispiel für eine gezielte Nährstoffversorgung dar. Bei minimaler Eiweißzufuhr ermöglicht sie langfristig Stickstoffbilanzausgleich bei minimaler Bildung von Stickstoffwechselendprodukten. Unter Auswertung quantitativer Informationen aus langjährigen Stickstoffbilanzexperimenten haben wir neue Diäten mit gleichen Bilanzeigenschaften berechnet und experimentell geprüft. Die Berechnung wurde mit dem Simplexverfahren maschinell (IBM 360/44) durchgeführt. Die Lösung ergab exakte Kopien des Aminosäuremusters der Kartoffel/Eimischung für berechnete Mischungsverhältnisse anderer Proteinträger der Nahrung. Die berechneten Diäten führten im Stoffwechselversuch am Menschen zum gleichen Bilanzergebnis wie die simulierte Vorlage. Auf Grund dieser Methoden können jetzt prinzipiell für jeden Eiweißträger der Nahrung bei bekannter Aminosäurebausteinanalyse neue Gemische berechnet werden. Sie bilden die Grundlage für die Entwicklung von quantitativen Diäten für die Therapie vieler Krankheiten, bei denen der Eiweißumsatz gestört ist.

BECKER, K. (I. Med. Univ.-Klinik Hamburg): **Der Einfluß anaboler Hormone auf die Leber bei chronischer Alkoholintoxikation und Eiweißmangel**

Eine Fettleber läßt sich im Tierversuch nur dann erzeugen, wenn gleichzeitig ein Eiweißmangel besteht. Hartroft konnte zeigen, daß eine Leberverfettung sich sogar bei weiterer Zufuhr von Alkohol zurückbilden kann, wenn ein bestimmtes Eiweißminimum gewährleistet ist. Es soll die Frage untersucht werden, ob anabol wirksame Hormone dieses Eiweißminimum, das eine Steatose der Leber bei chronischer Alkoholintoxikation verhindern kann, herabsetzen.

Die Versuche wurden an drei Gruppen von Wistar-Ratten durchgeführt, die jeweils eine Standard-, eine eiweißarme und eine eiweißreiche Kost mit 20,0%, 13,5% bzw. 23,8% der Calorien an Eiweiß erhielten. Untergruppen erhielten zusätzlich Alkohol in einer Konzentration von 10% im Trinkwasser. Alle Tiere erhielten 20 mg/kg Körpergewicht Methenolonönanthat, gelöst in Sesamöl bzw. Sesamöl zur Kontrolle in 14tägigem Abstand s.c. injiziert. Täglicher Futter- und Alkoholverbrauch wurden registriert, der Calorienverbrauch pro Tier und Tag berechnet auf 100 g Körpergewicht aus der ermittelten Futterzusammensetzung. Weitere Einzelheiten werden Gegenstand einer schriftlichen ausführlichen Publikation sein. Hinsichtlich der schlackenreichen Standardkost ist die errechnete verwertbare Calorienmenge wahrscheinlich etwas zu hoch.

Die eingenommene Futtermenge war in jedem Fall so groß, daß die Tiere ein kontinuierliches Wachstum zeigten. Abb. 1 zeigt die zugeführte Calorienmenge und die Aufteilung auf Kohlenhydrat-, Eiweiß-, Fett- und Alkoholanteil.

Nach insgesamt 13 Wochen Versuchsdauer wurden die Tiere getötet. Die Lebern wurden histologisch aufgearbeitet und der Verfettungsgrad semiquantitativ ermittelt, ferner der Gesamtfettgehalt der Organe bestimmt. Zur Zeit werden die extrahierten Lipide chromatographisch aufgearbeitet, an dem mit Aceton entfetteten Trockengewebe werden ferner die Konzentrationen der Bindegewebsbausteine Hydroxyprolin, Aminozucker und Sulfat bestimmt. Die Messung der Synthese an sauren Mucopolysacchariden in der Bindegewebsgrundsubstanz, die bei Einsetzen einer Bindegewebsproliferation gesteigert ist, wird an Hand der ^{35}S-Sulfatinkorporation erfaßt.

Bereits die histologische Aufarbeitung zeigt erhebliche Unterschiede zwischen den einzelnen Gruppen (im Vortrag durch Demonstration histologischer Schnitte belegt). Bei Standard- bzw. eiweißreicher Kost sieht man bei chronischer Alkoholintoxikation allenfalls eine spärliche und feintropfige Verfettung. Ausgedehnte und grobtropfige Verfettungen, die sich vorzugsweise in der Peripherie der Läppchen finden, sieht man nur bei Eiweißmangel *und* Alkoholintoxikation. Das Ausmaß der Verfettung wird hierbei durch eine zusätzliche Therapie mit einem anabol wirksamen Stoff deutlich reduziert. Dies ergeben sowohl die Gesamtfettbestimmungen als auch die semiquantitative Auswertung des Verfettungsgrades bei histologischer Betrachtung (Abb. 2).

Über die Zusammensetzung der Gesamtfette in der Leber in den einzelnen Gruppen können z. Z. noch keine Aussagen gemacht werden. Eine Induzierung einer Bindegewebsproliferation ist bei der geschilderten Versuchsanordnung und Dauer weder histologisch noch bei Messung der ^{35}S-Sulfatinkorporationsraten festzustellen.

Zusammenfassend kann gesagt werden, daß das Ausmaß einer Leberverfettung im Tierversuch, erzeugt durch Eiweißmangel und eine chronische Alkoholintoxikation, durch eine Therapie mit anabol wirkenden Stoffen deutlich reduziert wer-

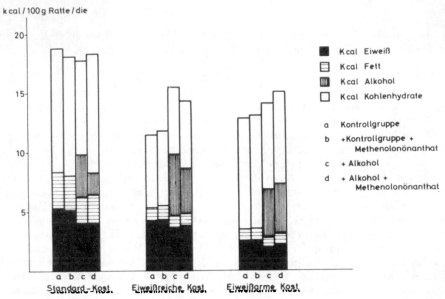

Abb. 1. Gesamtcalorienverbrauch pro Tier und Tag und anteilmäßige Verteilung auf Kohlenhydrate, Eiweiß, Fett und Alkohol

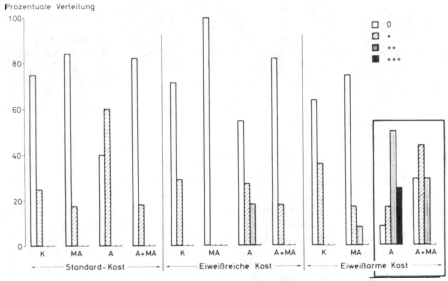

Abb. 2. Ausmaß des Verfettungsgrades der Leber bei Eiweißmangel und chronischer Alkoholintoxikation

den kann. Hierbei ist es jedoch wahrscheinlich, daß es einen Schwellenwert für die Eiweißzufuhr gibt, unterhalb dessen eine Gabe von anabol wirkenden Stoffen wirkungslos bleiben muß. Die Frage nach der weiteren Wirksamkeit über die bisherige Versuchsdauer hinaus, ferner die Frage nach dem Ansatzpunkt an der Leber (Lipoproteidsynthese?) müssen zunächst noch offen bleiben. Sie werden ebenso wie die technischen Details Gegenstand einer entsprechenden schriftlichen Publikation sein.

HAMMERL, H., KRÄNZL, CH., NEBOSIS, G., PICHLER, O. und STUDLAR, M. (I. Med. Abt. des Wilhelminenspitales, Wien): **Verhalten der Metabolite des Fett- und Kohlenhydratstoffwechsels nach der Verabreichung von Aminosäuren bei Gesunden und bei Cirrhotikern**

Der Verhalten der Metabolite des Fett- und Kohlenhydratstoffwechsels nach der Verabreichung von Fett- und Zuckerinfusionen, vor allem von Glucose und Fructose, wurde in den letzten Jahren eingehend untersucht [1, 2]. Über den Einfluß von Aminosäuren auf die genannten Parameter liegen dagegen bisher in der aufgeworfenen Fragestellung keine klinisch-experimentellen Untersuchungen vor. Da therapeutisch in zunehmendem Maße Infusionen mit Aminosäuren Verwendung finden, schien es von Interesse, deren Stoffwechseleffekte bei Gesunden und Leberkranken zu erfassen.

Versuchsanordnung und Methodik

Im Anschluß an ein dreitägiges, therapiefreies Intervall und eine 14stündige Nahrungskarenz wurden den Probanden, nach der Abnahme des Blutes für den Ausgangswert, jeweils 500 ml einer Aminosäurengemisches (Aminofusin 600, Pfrimmer) innerhalb von 90 min infundiert. Die weiteren Kontrollen fanden bei liegender Kanüle aus der ungestauten Vene nach 30, 60, 120 und 180 min statt. Bei je sechs gesunden Personen und Pat. mit einer Lebercirrhose wurden folgende Befunde erhoben: Freie Fettsäuren (Dole u. Meinertz), freies Glycerin und Triglycerin (Eggstein u. Kreutz), Glucose, Lactat und Pyruvat (Boehringer Testkombinationen).

Die statistische Auswertung erfolgte mittels des t-Testes nach Student, wobei die Veränderungen der einzelnen Parameter nach der Aminosäureninfusion gegenüber den Leerwertskurven berechnet und den Ergebnissen von Pat. mit einer Lebercirrhose gegenübergestellt wurden.

Das infundierte Aminofusin 600 enthält pro Liter: 100 g Sorbit, 50 g Aminosäuren (Arginin, Glykokoll, Histidin, Leucin, Lysin, Methionin, Phenylalanin, Threonin, Tryptophan, Valin), geringe Zusätze wichtiger Elektrolyte und Vitamine aus dem B-Komplex, Vitamin C und Rutin.

Ergebnisse

Bei den *freien Fettsäuren* (0,481 mVal, 0,920 mVal) besteht in beiden Kollektiven ein signifikanter Abfall gegenüber den Ausgangswerten während des Beobachtungszeitraumes. Das Maximum der Veränderungen wird nach 2, bzw. 3 Std erreicht (Abb. 1).

Das *freie Glycerin* (0,78 mg-%, 1,16 mg-%) verhält sich bei Gesunden und Leberkranken verschieden. Bei den Normalpersonen kommt es zu einem Anstieg mit einem Maximum nach 60 min. Die Cirrhotiker weisen dagegen während des ganzen Beobachtungszeitraumes eine statistisch gesicherte Abnahme dieses Metaboliten auf. Ein ähnliches Bild findet man bei den *Triglyceriden* (190 mg-%, 194 mg-%). Auch hier steht einem Anstieg der Werte bei Gesunden ein Rückgang bei den Leberkranken gegenüber, wobei bis zur 2. Std eine signifikante Differenz besteht.

Die *Glucosespiegel* (91 mg-%, 81 mg-%) liegen nach Aminofusin bei den Normalpersonen signifikant über den Ausgangswerten. Patienten mit einem Leberschaden zeigen zwar auch einen Anstieg, dieser ist aber nicht so ausgeprägt und war auch statistisch nicht zu sichern (Abb. 2).

Beim *Lactat* (12,6 mg-%, 10,2 mg-%) tritt bei den Gesunden nach 30 min eine signifikante Konzentrationszunahme auf, welcher ein Abfall bis unter die Ausgangswerte nach 3 Std folgt. Bei Patienten mit einer Lebercirrhose liegen dagegen die Werte nach 2 Std 90% über den Ausgangswerten.

Ein ähnliches Bild, wenn auch nicht so ausgeprägt, findet man beim *Pyruvat* (0,75 mg-%, 0,70 mg-%). Auch hier folgt einem signifikanten Anstieg nach einer Std ein Abfall unter die Ausgangswerte, während im anderen Kollektiv eine Zunahme eintritt.

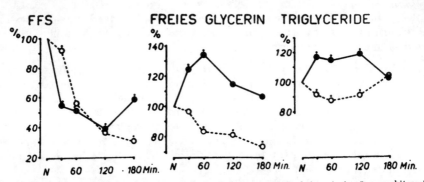

Abb. 1. Verhalten der angeführten Parameter nach der Infusion von 500 ml eines Aminosäurensorbitgemisches (Aminofusin 600). Einlaufzeit 40 min. Durchschnittswerte von 6 gesunden Pat. (●——————●) und 6 Pat. mit einer Lebercirrhose (○ - - -○). Symbole der statistischen Berechnung: ○ Signifikant gegenüber Leerwertskurven, ● signifikant gegenüber Normalpersonen. Ausgangswerte gleich 100% gesetzt

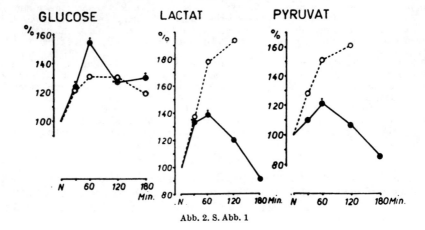

Abb. 2. S. Abb. 1

Diskussion

Bei der Interpretation der vorliegenden Ergebnisse ist zu berücksichtigen, daß die verabreichte Infusionslösung neben Aminosäuren auch Sorbit enthält. Daraus ergibt sich ein additiver Effekt hinsichtlich der beobachteten Beeinflussung des Fett- und Kohlenhydratstoffwechsels, deren Metabolitenverschiebungen ansonsten in einem weitgehend gesetzmäßigen Rahmen ablaufen.

Der beobachtete Anstieg der Glucose und der C_3-Säuren unter der Aminofusininfusion ist neben dem gluconeogenetischen Effekt der Aminosäuren auf eine direkte Sorbitwirkung zu beziehen, welche bei höheren Dosierungen von Opitz [3] auch im Tierversuch nachgewiesen werden konnte. Den ab der 60. min — also noch während der laufenden Infusion — auftretenden Abfall von Glucose, Lactat und

Pyruvat, möchten wir als Folge der aminosäureinduzierten Insulinfreisetzung [4] (Edgar, Meerimeè u. Rabinowitz), die den glucosebedingten Stimulus potenziert, auffassen.

Der beschriebene Abfall der freien Fettsäuren ist als Summationseffekt einer gesteigerten Rückveresterung im Fettgewebe infolge vermehrter Bildung von α-Glycerophosphat und als direkte Hemmung der Lipolyse durch die Insulinfreisetzung zu werten.

Der Anstieg des freien Glycerins kann im vorliegenden Fall nicht auf eine vermehrte Freisetzung aus dem Fettgewebe bezogen werden. Man muß vielmehr annehmen, daß es durch die rasche Metabolisierung des der Leber angebotenen Sorbits, der durch die Sorbitdehydrogenase in Fructose übergeführt wird, zu einer verstärkten Bildung von Glycerinaldehyd und α-Glycerophosphat kommt. Da die Dehydrierung von Sorbit zu Fructose NAD-abhängig ist, könnte das dann im Überschuß zur Verfügung stehende NADH eine Reduktion des Glycerinaldehyd zu Glycerin bedingen. Das gleichzeitig in der Leber vermehrt anfallende α-Glycerophosphat dürfte zu einer gesteigerten endogenen Triglyceridsynthese führen. Diese beiden Metabolitverschiebungen, nämlich der Anstieg des freien Glycerins und der Triglyceride, waren bei Patienten mit einer Lebercirrhose im peripheren Venenblut nicht nachweisbar. Bei diesen Personen kam es sogar zu einem leichten Abfall der Triglyceride und des freien Glycerins mit einem signifikanten Unterschied dieser Parameter gegenüber Normalpersonen. Als Ursache für dieses Verhalten könnte man eine Retardierung der Sorbitumwandlung in Fructose und den nachfolgenden Stoffwechselschritten bzw. hinsichtlich der Triglyceride eine begrenzte Kapazität der endogenen Lipoproteidsynthese bei Patienten mit einer Lebercirrhose annehmen. Bei diesen Personen kommt es auch zu einem späteren Abfall der freien Fettsäuren im Vergleich zu Gesunden. Diese Tatsache spricht dafür, daß der vermehrte Glucosemetabolismus in der Fettzelle ebenfalls verzögert eintritt. Bei den Cirrhotikern kann man auch auf eine verspätete Insulinausschüttung nach Aminofusin schließen, da die maximale Lipolyschemmung erst 180 min nach Infusionsbeginn auftritt.

Im Verhalten der Metabolite des Fett- und Kohlenhydratstoffwechsels bestehen nach der Applikation einer Aminosäure-Sorbitinfusion signifikante Unterschiede zwischen gesunden Personen und Patienten mit einer Lebercirrhose. Die vorliegenden Ergebnisse lassen allerdings keine metabolische Insuffizienz der Leber bei den untersuchten Cirrhotikern erkennen, da die gesetzmäßigen Regulationsvorgänge zwischen Fett- und Kohlenhydratstoffwechsel weitgehend ungestört ablaufen, woraus sich ergibt, daß für die Zufuhr derartiger Infusionslösungen bei Patienten mit Lebercirrhose keine Kontraindikation besteht.

Ruge, W. und Otto, P. (Med. Klinik Hannover): **Der Stoffwechsel phenolischer Verbindungen bei Lebererkrankungen mit encephalopathischen Erscheinungen**[*]

Phenolische Verbindungen im menschlichen Organismus stammen 1. aus der Nahrung, 2. entstehen sie durch die Einwirkung von Bakterien im Darm auf Nahrungsprodukte und 3. werden sie im endogenen Gewebestoffwechsel gebildet. Man kann unterscheiden 1. die sog. neutralen Phenole, 2. die Phenolsäuren und 3. die phenolischen Amine. Hauptpräkursoren der Phenolkörper sind die aromatischen Aminosäuren Phenylalanin, Tyrosin und Tryptophan, dabei hat Tyrosin selbst Phenolcharakter. Außerdem muß an die Zufuhr als Konservierungsmittel und in Medikamenten gedacht werden. Der Abbau der phenolischen Verbindungen, der in einer Dihydroxylierung und nachfolgenden Sprengung des aroma-

---

[*] Mit Unterstützung der Deutschen Forschungsgemeinschaft.

tischen Ringes oder in einer Koppelung mit Glycin, Glucuronsäure oder Schwefel-säure besteht, geht hauptsächlich in der Leber vor sich. Bei Leberinsuffizienz sind die freien Phenolkörper im Serum und im Urin erhöht [1, 2]. Möglicherweise spielen sie eine wichtige Rolle bei der Auslösung der encephalopathischen Er-scheinungen der Leberinsuffizienz.

Aus eigenen papierchromatographischen Analysen des Serums und Urins von Patienten mit Leberinsuffizienz ging hervor, daß die Phenolkörpervermehrung vor-wiegend durch Tyrosin und Tyrosinabbauprodukte vor der Dihydroxylierung bedingt ist [3]. p-Hydroxyphenylessigsäure, p-Hydroxyphenylbrenztraubensäure, p-Hydroxyphenylmilchsäure sind im Urin erhöht. Um nähere Aufschlüsse über die

Tabelle 1. *Parameter des Stoffwechsels aromatischer Aminosäuren bei Normalkontrollen und bei Leberinsuffizienz. Erklärung der Abkürzungen: p-HPES = p-Hydroxyphenylessigsäure, p-HPBTS = p-Hydroxyphenylbrenztraubensäure. Die Signifikanzen wurden mit dem Scheffé-Test ermittelt*

p-HPES (µg/mg Kreatinin)	p-HPBTS	Tyrosin (µg/ml)	NH$_3$-N (µg/%)	Serumphenole (mg-%)
Gruppe I: Gesunde				
$\bar{x}$ = 10,7	$\bar{x}$ = 0	$\bar{x}$ = 12,0	$\bar{x}$ = 31,8	$\bar{x}$ = 0,26
n = 19	n = 7	n = 14	n = 5	n = 7
Gruppe II: Lebercirrhose				
$\bar{x}$ = 12,7	$\bar{x}$ = 0	$\bar{x}$ = 17,5	$\bar{x}$ = 111,0	$\bar{x}$ = 1,6
n = 4	n = 4	n = 4	n = 4	n = 4
Gruppe III: aktive Cirrhose				
$\bar{x}$ = 24,9[a]	$\bar{x}$ = 13,0	$\bar{x}$ = 24,9	$\bar{x}$ = 78,5	$\bar{x}$ = 1,7
n = 4	n = 4	n = 4	n = 4	n = 4
Gruppe IV: Encephalopathie				
$\bar{x}$ = 38,6[b]	$\bar{x}$ = 27,6	$\bar{x}$ = 26,2[a]	$\bar{x}$ = 142,0[c]	$\bar{x}$ = 2,4[c]
n = 7	n = 7	n = 7	n = 7	n = 7
Gruppe V: Präkoma und Koma				
$\bar{x}$ = 47,0[d]	$\bar{x}$ = 58,5	$\bar{x}$ = 35,2[h]	$\bar{x}$ = 184,9[e]	$\bar{x}$ = 2,7[a]
n = 4	n = 4	n = 4	n = 4	n = 4
Gruppe VI: Koma nach massiver Varicenblutung				
$\bar{x}$ = 76,1[f]	$\bar{x}$ = 108,0[i]	$\bar{x}$ = 44,2[g]	$\bar{x}$ = 186,7[e]	$\bar{x}$ = 3,9[h]
n = 5	n = 5	n = 5	n = 5	n = 5

Signifikant: [a] von I (α = 5%); [b] von I und II (α = 0,5%); [c] von I (α = 1%); [d] von I, II, III (α = 0,5%); [e] von I (α = 0,5%) und III (α = 1%); [f] von I, II, III, IV, V (α = 0,5%); [g] von I, II (α = 0,5%) und III, IV (α = 5%); [h] von I (α = 0,5%); [i] von I, II (α = 5%).

quantitativen Veränderungen des Phenolkörperstoffwechsels bei Leberinsuffizienz mit encephalopathischen Erscheinungen zu bekommen, wurden bei 20 Patienten mit Lebercirrhose, von denen 15 encephalopathische Erscheinungen boten, folgende Parameter gemessen: Tyrosin im Serum mit der fluorometrischen Methode von Udenfriend [4], die freien Phenole im Serum und im Urin nach Äthylacetatextraktion mit dem Reagenz nach Folin-Ciocalteau. Da bei der ge-trennten Bestimmung der bei pH 8 bis 10 ausschüttelbaren freien Phenolkörper, wobei neutrale Phenole und phenolische Amine erfaßt werden [5] . und der bei pH 1 ausschüttelbaren Phenolsäurefraktion festgestellt wurde, daß nur in der letzten Fraktion die Ausscheidung bei Leberinsuffizienz signifikant vermehrt war, galt dieser Fraktion unser Hauptaugenmerk.

Die Phenolsäuren wurden nach Überführung in die Methylester-Methyläther gaschromatographisch aufgetrennt [6] und als Vertreter der p-Hydroxyphenylreihe p-Hydroxyphenylessigsäure und p-Hydroxyphenylbrenztraubensäure sowie als Vertreter der m-Hydroxyphenylreihe m-Hydroxyphenylessigsäure gemessen. In der Tabelle 1 sind die Ausscheidungswerte der Tyrosinmetaboliten p-Hydroxyphenylessigsäure und p-Hydroxyphenylbrenztraubensäure, Tyrosin selbst, die freien Phenole im Serum und parallel dazu der venöse Ammoniakstickstoff, der mit der Methode von Müller-Beisenhirtz [7, 8] gemessen wurde, bei verschiedenen Stadien der Lebercirrhose aufgetragen. In der Gruppe IV befinden sich Patienten mit encephalopathischen Erscheinungen, die dem Grad I nach der Einteilung von Sherlock [9] entsprechen. Die Gruppen V und VI enthalten Komazustände der Grade II und III nach Sherlock. Aus der Tabelle geht hervor, daß die Ausscheidung der p-Hydroxyphenylessigsäure und der p-Hydroxyphenylbrenztraubensäure bei Komazuständen, insbesondere nach massiver Eiweißbelastung, wie sie die große Oesophagus- oder Magenvaricenblutung darstellt, signifikant vermehrt ist. Es wurde versucht, Korrelationen der p-Hydroxyphenylessigsäureausscheidung bei Leberinsuffizienz zu anderen Leberfunktionsparametern aufzustellen. Eine positive signifikante Korrelation bestand zum Spiegel der freien Phenole im Serum (r = 0,79), zum Tyrosinspiegel (r = 0,72) und zum Ammoniakstickstoff im Blut (r = 0,46). Eine negative signifikante Korrelation bestand zum Hämoglobingehalt des Blutes (r = — 0,54). Zur Cholinesteraseaktivität im Serum, zum Bilirubinspiegel, zur GOT und zur GLDH im Serum bestanden keine signifikanten Korrelationen.

Als Vertreter der im Urin ausgeschiedenen m-Hydroxyphenylsäuren wurde die m-Hydroxyphenylessigsäure gemessen. Die m-Hydroxyphenylsäuren entstehen zum größten Teil durch die Wirkung bakterieller Enzyme im Darm aus Katecholsäuren [10, 11]. Wir fanden ihre Ausscheidung im Urin immer dann vermindert, wenn die Patienten orale Antibiotica, z. B. Neomycin, zur Ausschaltung der Darmflora erhielten. Auch andere m-Hydroxyphenylsäuren sind dann vermindert (Tabelle 2).

Die vermehrte Ausscheidung von Phenolsäuren der p-Hydroxyphenylreihe mit der guten Korrelation zum Tyrosinspiegel ist Zeichen einer Abbaustörung für Tyrosin, und zwar scheint die p-Hydroxyphenylbrenztraubensäureoxydierung mit der Umwandlung in Homogentisinsäure gestört zu sein. Dieser Abbauschritt kann als eine Entgiftung bezeichnet werden, denn ohne die Dihydroxylierung des aromatischen Ringes kann dieser nicht weiter abgebaut werden. Als Folge kommt es zu einer Anhäufung im Serum und vermehrten Ausscheidung im Urin von Tyrosin und verwandten phenolischen Verbindungen. Phänomenologisch können hier Beziehungen zur angeborenen Stoffwechselstörung Tyrosinosis gezogen werden [12, 13]. Ob Tyrosin selbst oder seine Metabolisierungsprodukte Hirnfunktionen

Tabelle 2. *Ausscheidungswerte der m-Hydroxyphenylessigsäure im Urin bei Normalkontrollen, bei Pat. mit Leberinsuffizienz und bei Pat. mit Leberinsuffizienz, die seit mindestens 2 Tagen Neomycin oral erhielten. Signifikanzberechnung mit dem Scheffé-Test*

m-HPES (µg/mg Kreatinin)

Gruppe I: Normalkontrollen
$\bar{x} = 8,2$
(0—20,2)
n = 19

Gruppe II: Leberinsuffizienz
$\bar{x} = 6,8$
(1,9—15,6)
n = 9

Gruppe III: orale Antibiotica
$\bar{x} = 0,9$[a]
(0—5,3)
n = 15

[a] Signifikant von I ($\alpha = 0,5\%$) und von II ($\alpha = 5\%$) verschieden.

331

beeinflussen können, ist bisher nicht sicher bekannt. Ich möchte aber auf Tierversuche von Schweitzer, Hueper u. a. hinweisen, die die organtoxische Wirkung von erhöhten Tyrosinspiegeln im Blut erwiesen [14 bis 16].

Die verminderet Ausscheidung einiger Phenolsäuren der m-Hydroxyphenylreihe, gemessen an der Ausscheidung der m-Hydroxyphenylessigsäure, ist nicht krankheitsspezifisch, sondern bedingt durch die Unterdrückung bakterieller Enzymsysteme durch orale Antibiotica.

Literatur

1. Müting, D.: Der Eiweißstoffwechsel bei Leberkrankheiten. Stuttgart: Enke 1963. — 2. Müting, D., and Reikowski, H.: In: Popper, H., and Schaffner, F., Eds., Progress in liver disease, Vol. II. New York: Grune and Stratton 1965. — 3. Hartmann, F., u. Ruge, W.: Dtsch. Arch. klin. Med. **208**, 298 (1962). — 4. Udenfriend, S.: Fluorescence assay in biology and medicine. New York: Academic Press 1962. — 5. Barness, L. A., Mellman, W. J., Tedesco, T. A., Young, D. G., and Nocho, R.: Clin. Chem. **9**, 600 (1963). — 6. Ruge, W.: Z. klin. Chem. **6**, 448 (1968). — 7. Müller-Beisenhirtz, W., u. Keller, H.: Klin. Wschr. **43**, 43 (1965). — 8. Müller-Beisenhirtz, W.: Z. anal. Chem. **212**, 145 (1965). — 9. Sherlock, S.: Diseases of the liver and biliary system. IV. Ed. Oxford: Blackwell Scientific 1968. — 10. Booth, A. N., and Williams, R. T.: Biochem. J. **88**, 66 P (1963). — 11. Nakagawa, Y., Shetlar, M. R., and Wender, S. H.: Biochem. biophys. Acta (Amst.) **97**, 233 (1965). — 12. Gentz, J., Jagenburg, R., and Zetterström, R.: J. Pediat. **66**, 620 (1965). — 13. Taniguchi, K., and Gjessing, L. R.: Brit. med. J. **1965 I**, 968. — 14. Schweitzer, W.: J. Physiol. (Lond.) **106**, 167 (1947). — 15. Hueper, W. C., and Martin, G. J.: Arch. Path. **35**, 685 (1943). — 16. Boctor, A. M., and Harper, A. E.: J. Nutr. **95**, 535 (1968).

KRAUS, W., STUMPF, U., KELLER, H. E. und MÜTING, D. (I. Med. Univ.-Klinik, Homburg a. d. Saar): **Quantitative Bestimmung und dünnschichtchromatographische Identifizierung von freien Phenolkörpern bei Leberkomakranken**

Phenole entstehen physiologisch im Darm als Stoffwechselprodukte von Bakterien sowie in der Leber bei der oxydativen Desaminierung der aromatischen Aminosäuren Tyrosin und Phenylalanin. Bei einer Leberinsuffizienz und besonders beim Leberzerfallskoma kommt es in der Leber zum Freiwerden von Tyrosin, das sich — wie Frerichs schon vor über 100 Jahren feststellte — im Harn als Kristalle nachweisen läßt. Auch ein Anstieg von Phenolderivaten wurde im Serum bei Leberinsuffizienz von Becher und seinen Mitarbeitern bereits vor 40 Jahren beschrieben. In jüngster Zeit mehrten sich die Hinweise, daß neben dem Ammoniak auch die Phenole bei der Pathogenese des Coma hepaticum beteiligt sind. Bereits geringe Konzentrationen freier Phenole führen zu irreversiblen Schädigungen von Hirnenzymen, wie Hicks, Wootton u. Young zeigen konnten. Qualitative papierchromatographische Untersuchungen von Hartmann u. Ruge wiesen darauf hin, daß im Harn Leberkranker vermehrt Phenole auftreten, deren Verteilung von der bei Gesunden abweicht. Jedoch existierten bis vor kurzem keine für klinische Zwecke befriedigenden Methoden zur quantitativen Bestimmung von Phenolen in biologischen Körperflüssigkeiten. Gleichzeitig war nichts darüber bekannt, welche der etwa 30 physiologischerweise in Frage kommenden Phenolderivaten im Leberkoma vermehrt sind.

Wir stellten es uns daher zur Aufgabe, eine möglichst spezifische und genaue, aber für klinische Zwecke nicht zu komplizierte Methode zur Bestimmung der freien und gebundenen Phenole in biologischen Körperflüssigkeiten zu entwickeln. Dabei basierten wir auf den ausgezeichneten Arbeiten von E. G. Schmidt, dem mit kolorimetrischen Methoden erste Fraktionierungen der einzelnen Phenole im Urin gelang. Er benützte dabei eine modifizierte Diazoreaktion. Dieses an sich für Phenole nicht spezifische Verfahren wurde durch eine Extraktion mit auf pH 1 angesäuertem Äther für Phenole weitgehend spezifiziert. Weitere Fraktionierungen bei verschiedenen pH-Werten erlauben eine Trennung in freie Phenole und aromatische Oxysäuren. Die Spezifität dieser Methodik kontrollierten wir mittels Papier- und Dünnschichtchromatographie. Einzelheiten des Verfahrens, bei dem 20 Analysen der freien Phenole nur 4 bis 6 Std benötigten, wurden an anderer Stelle bereits veröffentlicht.

Hier nur die wichtigsten Ergebnisse: Abb. 1 zeigt den Gehalt des Serums und 24 Std-Urins von 20 gesunden Erwachsenen an freien und gebundenen Phenolen, berechnet als p-Oxyphenylessigsäure. Diese aromatische Oxysäure macht nämlich physiologischerweise und auch bei den meisten Leber- und Nierenkranken den größten Anteil der freien Phenolkörper aus. Vor allem bei Leberkranken kommt es zu einem erheblichen Anstieg der freien Phenole im Serum, während die gebundenen, also die an Glucuronsäure oder Schwefelsäure gekoppelten Phenole nicht entsprechend zunehmen (Abb. 1).

Als nächstes interessierte die Frage, welche Phenolderivate im Endstadium einer Leberinsuffizienz und vor allem im Coma hepaticum vermehrt sind. Zu diesem Zwecke untersuchten wir mittels Dünnschichtchromatographie die Verteilung der freien Phenole im 24 Std-Urin und in zehn Fällen auch im Serum bei insgesamt 32 Patienten mit einem Leberkoma (Leberausfallskoma 18, Leberzerfallskoma 9, Mischfälle 5 Patienten).

Dabei kamen wir zu folgenden Ergebnissen: Während im Urin Lebergesunder regelmäßig 15 bis 30 verschiedene Phenole enthalten sind, ist ihre Anzahl bereits im Stadium I eines Leberkoma beträchtlich vermindert. Im wesentlichen treten hier p-Oxyphenylessigsäure sowie die normalerweise höchstens in Spuren vorhandene p-Oxyphenylmilchsäure auf. Je schwerer das Leberkoma — gleichgültig ob durch Leberzerfall oder Leberausfall bedingt — nehmen diese beiden aroma-

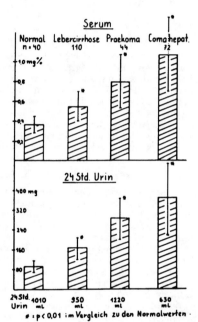

Abb. 1. Freie Phenole im Serum und 24 Std-Urin Leberkranker

tischen Oxysäuren zu. Sie betragen dann bei quantitativer dünnschichtchromatographischer Bestimmung ein 10 bis 20faches der Normwerte. Dagegen kann die quantitative kolorimetrische Bestimmung der freien Phenole bei beginnender Leberinsuffizienz scheinbar normale oder nur leicht erhöhte Werte liefern, wenn die meisten physiologisch vorkommenden Phenole bereits vermindert und die beiden aromatischen Oxysäuren noch nicht erheblich vermehrt sind. Die Papier- und Dünnschichtchromatographie ist deswegen vorläufig die einzige Möglichkeit, qualitative Abweichungen im Phenolmuster zu erfassen. Extrem hohe Werte von p-Oxyphenylmilchsäure finden sich schließlich bei Leberzerfallskoma mit gleichzeitiger Lactatacidose. Wir haben deswegen den Eindruck, daß bei schwerer Leberinsuffizienz ein enzymatisch bedingter Block beim Abbau der Tyrosins besteht. Ein solcher allerdings genetischer Block ist bereits bei der Tyrosinosis bekannt, wo im Harn spontan hohe Mengen von Oxyphenylbrenztraubensäure auftreten sowie bei der Oligophrenia phenylpyruvica oder Phenylbrenztraubensäureschwachsinn.

Für die Klinik ist noch wichtig, daß sich der erhöhte Blutspiegel an Phenolen sehr viel schwerer therapeutisch beeinflussen läßt als z. B. die Hyperammoniämie. Neomycin, sog. NH_3-senkende Aminosäuren und extrakorporale Dialyse senken den Blutammoniakspiegel viel stärker als die freien Serumphenole. Andererseits führen komaauslösende Faktoren wie zu eiweißreiche Diät, interkurrente Infekte und vor allem Oesophagusvaricenblutungen nicht zu dem bereits bekannten Anstieg des Blutammoniaks, sondern auch der freien Phenole.

Nach Ausarbeitung einer geeigneten Methodik zur quantitativen Bestimmung und Differenzierung der einzelnen Phenole müssen weitere Untersuchungen zeigen, welche Rolle sie im einzelnen bei der Entstehung des Coma hepaticum spielen bzw. wie sie am besten therapeutisch eliminiert werden können.

Aussprache

Herr E. W. FÜNFGELD (Homburg a. d. Saar):

Zu Herrn KLEIN: Dank der erfreulichen Zusammenarbeit mit der Arbeitsgruppe von Herrn Müting war es uns möglich, klinische und EEG-Untersuchungen bei einigen Pat. im Zusammenhang mit der Methylprednisolonmedikation durchzuführen. Ausgehend von einem vorher sehr niedrig gespannten und im wesentlichen durch Beta-Wellen charakterisierten EEG zeigte sich in einem Fall 2 Std nach Injektion eine leichte Amplitudenzunahme im EEG, die nicht mit besseren Ableitebedingungen (bessere Entspannung des Pat., geringerer Elektrodenübergangswiderstand) erklärt werden kann. Alpha-Aminostickstoff und Ammoniak wurden in diesem Fall arteriell deutlich stärker gesenkt — sie erreichten den Normbereich — als die venösen Werte. In einem anderen Fall bildete sich eine Verlangsamung deutlich zurück, wir konnten aber keine Verlaufskontrollen durchführen.

Herr E. W. FÜNFGELD (Homburg a. d. Saar):

Zu Herrn RUGE: Sie berichteten, daß von 24 Fällen 16 Pat. Zeichen einer Encephalopathie aufwiesen. Die erfreuliche Zusammenarbeit der Arbeitsgruppe an der I. Med. Univ.-Klinik in Homburg a. d. Saar unter der Leitung von Herrn Müting mit unserer Klinik veranlaßt mich nun zu der Frage, ob Sie bei Ihren Pat. eingehendere neurologische und EEG-Verlaufsuntersuchungen durchgeführt haben. Wir wissen, daß die Pat. mit chronischem Alkoholismus ein recht vielfältiges Spektrum von EEG-Veränderungen aufweisen können: Die leichteste Veränderung, die wir kennen, zeigt sich in einer starken Niederspannung mit Überlagerung von Beta-Wellen. Erst aus dem Verlauf kann man in diesen Fällen retrospektiv sagen, daß das Kurvenbild — das auch als normale, konstitutionelle Variante vorkommen kann — doch wohl als abnorm beurteilt werden muß, wenn sich nämlich im Zusammenhang mit der klinischen Besserung in EEG-Verlaufsuntersuchungen herausstellt, daß nun ein gut ausgeprägter Grundrhythmus erscheint, die Beta-Aktivität schwindet. Wir finden aber auch eindeutig pathologische Befunde mit Theta- und Delta-Wellen, die sich im Laufe der Behandlung zurückbilden. Ich sprach gestern in diesem Zusammenhang von der günstigen Wirkung von Actihaemyl (s. Diskussion zu Vortrag Nr. 4).

MORGNER, K. D., KRÜSKEMPER, H. L., und SEIFERT, E. (Dept. innere Medizin, Med. Hochsch. Hannover): **D-Thyroxinumsatz bei Leberinsuffizienz**

D-Thyroxin verhält sich hinsichtlich seiner Resorption, Metabolisierung und Bindung an Transportproteine im Serum qualitativ wie das natürliche L-Thyroxin, und zwar nicht nur unter normalen Verhältnissen, sondern auch bei Störungen des Schilddrüsenhormonstoffwechsels, z. B. bei Hypo- und Hyperthyreose [2].

Wegen seiner im Vergleich zu L-Thyroxin wesentlich schwächeren thyromimetischen Wirkung und der damit verbundenen stark herabgesetzten Belastung der Patienten schien uns D-Thyroxin besonders geeignet, direkte Modelluntersuchungen zu Resorption und Elimination von nicht markierten Jodthyroninen bei Leberinsuffizienz durchzuführen.

Zu diesem Zweck wurde bei Gesunden und bei Patienten mit aktiver Lebercirrhose, dekompensierter Lebercirrhose und Verschlußikterus (insgesamt 30) das

Verhalten des proteingebundenen Jod[127] im Serum nach oraler Verabfolgung von 4 mg D-Thyroxin in kurzen Abständen über einen Zeitraum von 48 Std beobachtet. Die Basis dieses Versuchsansatzes liegt in dem Befund, daß eine feste Beziehung zwischen PBJ-Steigerung nach D-Thyroxin und dem Ergebnis des T_3-Testes besteht, welche auf eine Besetzung thyroxinbindender Positionen durch D-Thyroxin schließen läßt und die weitere Folgerung erlaubt, daß Änderungen des PBJ-Spiegels Änderungen der D-Thyroxinkonzentration entsprechen.

Die Ausgangswerte für das PBJ waren bei den einzelnen Gruppen in typischer, auch für differentialdiagnostische Zwecke wichtiger Weise verschieden. Der Mittelwert betrug bei den Lebergesunden 4,8 μg-%, lag bei dekompensierter Cirrhose mit 3,9 relativ niedrig, bei aktiver Cirrhose hingegen mit 6,5 signifikant über dem Kontrollwert. Noch höhere Werte, das sei hier angemerkt, wurden bei akuter Hepatitis im frischen Stadium gemessen, nämlich im Mittel 7,4 μg-% mit zahlreichen Einzelwerten im sog. pathologischen Bereich von mehr als 8,0. Die möglichen Abweichungen in subnormale PBJ-Bereiche bei dekompensierter Cirrhose bzw. auf erhöhte Werte bei aktiver Cirrhose können zwar die Abgrenzung beider Cirrhosegruppen erleichtern, dürfen jedoch nicht zur Annahme einer gestörten Schilddrüsenfunktion führen, denn in allen Fällen wird die Konzentration an freiem Thyroxin normal gefunden. Die beschriebenen Unterschiede des PBJ bei verschiedenen Lebererkrankungen sind vielmehr Ausdruck veränderter Bindungsverhältnisse für Jodthyronine und einer herabgesetzten Metabolisierung dieser Verbindungen.

Bei gesunden Versuchspersonen kommt es nach einer Std zu einem signifikanten PBJ-Anstieg; dieser erreicht 3 Std nach der D-Thyroxineinnahme sein Maximum, nämlich + 7,2 μg-%; anschließend erfolgt ein rascher Abfall des PBJ; der Ausgangswert wird zwischen 24 und 48 Std nach Versuchsbeginn wieder erreicht. Anders war der Verlauf des D-Thyroxinversuches bei aktiver und bei dekompensierter Cirrhose. Die Eingruppierung erfolgte nach klinischen und klinisch-chemischen Gesichtspunkten, in den Fällen mit aktiver Cirrhose auch nach histologischen. Alle Patienten mit dekompensierter Cirrhose hatten einen massiven Ascites; bei aktiver Cirrhose bestand eine stärkere Erhöhung der GOT gegenüber der GPT im Serum, während bei dekompensierter Cirrhose die Aktivität dieser Enzyme etwa gleich hoch war; regelmäßig und deutlich erhöht war die LDH bei den Patienten mit dekompensierter Cirrhose.

Bei aktiver Cirrhose ist zwar die Resorption, gemessen am PBJ-Anstieg nach einer Std, gegenüber der Norm verlangsamt, die Transportkapazität für Thyroxin, gemessen am Maximalanstieg des PBJ, jedoch sicher nicht vermindert; er betrug nämlich + 8,4 μg-% gegenüber + 7,2 bei den Kontrollen. Die Eliminationsgeschwindigkeit ist nur unwesentlich, und zwar während der ersten 5 Std nach Erreichen der PBJ-Spitze verlangsamt.

Ein ganz anderer Verlauf des PBJ-Spiegels bot sich bei dekompensierter Cirrhose: hier wurde ein mittlerer Maximalanstieg von nur 2,0 gemessen und außerdem eine besonders stark verlangsamte Abklinggeschwindigkeit beobachtet. Der geringe Anstieg des PBJ ist nicht auf eine Einbeziehung des Ascites in den Verteilungsraum für D-Thyroxin zurückzuführen, was aus einigen Versuchen hervorgeht, bei denen gleichzeitig mit den Serumwerten der PBJ-Gehalt im Ascites ermittelt wurde; Änderungen des bei 1,0 bis 1,5 μg-% liegenden Ascites-PBJ wurden nicht gefunden.

Der hier beschriebene Verlauf des Serum-PBJ ist am ehesten über das kombinierte Vorliegen einer herabgesetzten Thyroxinbindungskapazität (wofür auch das niedrige Start-PBJ mit relativ hohem freien Thyroxin spricht) und einer verminderten Thyroxinmetabolisierung bzw. -extraktion durch die Leber zu erklären.

Diese Annahme erhält eine Stütze durch den Befund, daß die Eliminationsgeschwindigkeit für D-Thyroxin der BSP-Retention negativ korreliert ist (r = — 0,52); bei hoher BSP-Retention erfolgt die Rückkehr des durch D-Thyroxin erhöhten PBJ-Wertes zur Norm sehr langsam, bei geringerer BSP-Retention entsprechend rascher.

Ein dritter Typ von Verlaufskurve des PBJ nach D-Thyroxingabe wurde bei Verschlußikterus beobachtet. Der Vergleich der Kurven für Gesunde und Patienten mit Verschlußikterus läßt erkennen, daß bei Verschlußikterus die Resorptionsgeschwindigkeit besonders stark verlangsamt ist, denn der maximale PBJ-Anstieg entspricht dem bei Gesunden. Die Rückkehr des PBJ-Spiegels zur Norm erfolgt dann sehr langsam: 48 Std nach Versuchsbeginn liegt das PBJ noch um 3,0 µg-% über dem Ausgangswert. Dieser Befund ist mit dem Ausfall der biliären Thyroxinexkretion bei Verschlußikterus zu erklären, einem Mechanismus, auf dessen Bedeutung kürzlich noch einmal von Hasen u. Mitarb. [1] nachdrücklich hingewiesen wurde.

Der Belastungsversuch mit D-Thyroxin bei Leberfunktionsstörungen ergibt somit charakteristische Verlaufskurven, welche auch für differentialdiagnostische Zwecke — etwa unter Vereinfachung des Versuches mit drei Messungen bei 0,3 und 8 Std — wertvoll sein können. Typische Befunde sind bei aktiver Cirrhose eine verlangsamte Resorption bei normaler bis gesteigerter Transportkapazität, bei dekompensierter Cirrhose ein außerordentlich geringer Maximalanstieg des PBJ mit extrem verlangsamter Eliminationsgeschwindigkeit und bei Verschlußikterus eine verlangsamte Resorption bei normaler Transportkapazität und stark verzögerter Rückkehr des PBJ-Spiegels zum Ausgangswert.

Literatur

1. Hasen, J., Bernstein, G., Volpert, E., and Oppenheimer, J. H.: Endocrinology 82, 37 (1968). — 2. Krüskemper, H. L., u. Morgner, K. D.: Acta endocr. (Kbh.) (im Druck).

SCHUMACHER, K., SCHNEIDER, W. (Med. Univ.-Klinik Köln); W. KOCH, (Marienkrankenhaus Hamburg): **Das Eiweißbild der Ductus thoracicus-Lymphe bei Patienten mit Lebercirrhose***

Tierexperimentelle Untersuchungen mit markierten Proteinen haben gezeigt, daß etwa die Hälfte des Plasmaeiweißes innerhalb 24 Std den Ductus thoracicus passiert [1]. Bei Patienten mit Lebercirrhose steigt der Lymphfluß auf das Drei- bis Vierfache der Norm an [2]. Da nach Anlegen einer lymphovenösen Anastomose [3] mehrfach Schocksyndrome beobachtet wurden, stellte sich die Frage nach der Zusammensetzung der Lymphe. Während über die Elektrolyte [4] und den Fettgehalt [5, 6, 7, 8] der Lymphe ausführliche Untersuchungen vorliegen, wurden bisher Untersuchungen über das Proteinmuster der Lymphe nur mit einfachen Methoden durchgeführt [1, 9, 10, 11, 12].

Etwa 70% der aus den Blutcapillaren austretenden Proteine strömen über die interstitielle Flüssigkeit in die Lymphe und damit ins Blut zurück [13]. Neben Serumproteinen gelangen aber auch Proteine und andere Stoffe aus den Organen des Einzugsgebietes in die Lymphe. Wir führten deshalb vergleichende Untersuchungen der Proteine von Lymphe und Serum durch.

Der Gesamteiweißgehalt der Lymphen betrug im Mittel etwa die Hälfte des Serumproteingehaltes. Die Proteinkonzentration der Lymphen zeigte dabei eine erhebliche Schwankungsbreite (1,54 bis 5,80 g-%). Papierelektrophoretisch fanden sich auch in der Lymphe fünf Fraktionen in annähernd gleicher Verteilung wie im Serum. Mit der Polyacrylamidelektrophorese konnten in der Lymphe wie im

---

* Mit Unterstützung der Deutschen Forschungsgemeinschaft.

Serum 12 bis 14 Fraktionen nachgewiesen werden. Immunelektrophoretisch wurden in der Lymphe Albumin, α^1- und β-Lipoprotein, α_2-Makroglobulin, Transferrin, die Immunglobuline IgG, IgA und IgM und Hämoglobulin identifiziert. Die quantitative Verteilung der Immunglobuline in den Lymphen unterlag großen Schwankungen. Bezogen auf den Proteingehalt lagen die Werte niedriger als in den zugehörigen Seren.

Zirkulierende Antikörper gegen Organantigene waren in den Lymphen nicht nachweisbar. Lediglich zweimal fanden wir Anti-Gamma-Globulinfaktoren.

Die Analyse des Enzymgehaltes der Lymphen ergab keine signifikanten Unterschiede zu den Vergleichsseren. Auch die chromatographische Fraktionierung der

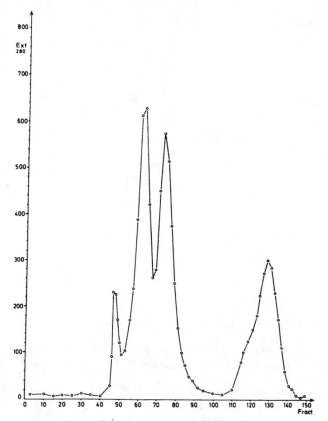

Abb. 1. Fraktionierung von Humanlymphe durch Molekularsiebung an Sephadex G-200

Lymphen an DEAE-Cellulose zeigte im wesentlichen gleiche Verhältnisse wie bei der Auftrennung von Humanserum.

Eindeutige Unterschiede gegenüber den Vergleichsseren waren jedoch mit drei Methoden nachweisbar:

1. fanden wir in der Lymphe ein LDH-Isoenzymmuster mit starkem Überwiegen von LDH$_4$ und $_5$. Dieser Befund spricht für einen stärkeren Einstrom von LDH aus der Leber;

2. konnten wir mit einem Antiserum gegen lösliche Proteine der Cytoplasmafraktion aus Humanleber in zwei Fällen eine Präcipitationsbande nachweisen, die im zugehörigen Serum nicht vorhanden war. Diese Bande entspricht in ihrer Wanderungscharakteristik einem organspezifischen Protein aus Humanleber, das

von uns isoliert wurde [14]. Allerdings ist in diesem Fall die Identität des Proteins noch nicht gesichert. Jedoch spricht auch dieser Befund dafür, daß lösliche Leberproteine in die Lymphe einströmen.

3. Den auffallendsten Unterschied im Vergleich zu den zugehörigen Patientenseren ergab die Fraktionierung der Lymphen durch Molekularsiebung. Wir fanden in den Lymphen (Abb. 1) eine niedermolekulare Fraktion in sehr hoher Konzentration, die im Serum (Abb. 2) nur in geringer Menge nachweisbar war.

Diese niedermolekulare Fraktion ist dialysabel. Sie hat ein Molekulargewicht von ca. 2300. Nach der Aminosäureanalyse enthält sie nur saure und neutrale Aminosäuren. Sie hatte dementsprechend auch keinen Einfluß auf die Thrombo-

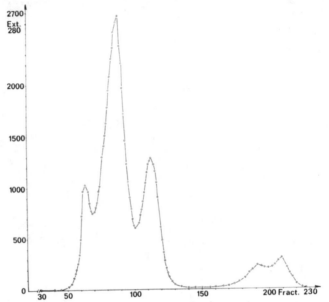

Abb. 2. Fraktionierung von Humanserum durch Molekularsiebung am Sephadex G-200

cytenaggregation in vitro, wie das von basischen Polypeptiden bekannt ist [15]. Dieses Polypeptid zeigt keine Gefäßwirksamkeit, hat also offenbar keine Beziehung zum Kininsystem.

An Sephadex G-25 konnte diese Substanz in drei Fraktionen weiter aufgetrennt werden, von denen die zweite Fraktion mehrere Zucker enthielt.

Die biologische Bedeutung dieser Polypeptide in der Lymphe ist bisher unbekannt.

Zusammenfassend haben unsere Untersuchungen ergeben, daß das Proteinmuster der Lymphe mit dem des Serums weitgehend übereinstimmt.

Allerdings sind mit verschiedenen Verfahren Unterschiede zwischen Lymphe und Serum nachweisbar. In der Lymphe finden sich Substanzen, die im Serum nicht oder nur in extrem geringer Konzentration vorhanden sind, und bei denen es sich offenbar um lösliche Zellbestandteile handelt. Dies wurde gezeigt am Beispiel der LDH-Isoenzyme sowie durch den Nachweis eines lebereigenen Proteins und eines niedermolekularen Polypeptids.

Literatur

1. Forker, L. L., Chaikoff, J. L., and Reinhardt, W. O.: J. biol. Chem. **197**, 625 (1952). —
2. Blomstrand, R., Dahlbäck, O. und Radner, St.: Acta hepato-splenol. (Stuttg.) **7**, 1 (1960). —
3. Schreiber, H. W., Koch, W., von Ackeren, H., Georgi, T. und Schilling, K.: Dtsch. med.

Wschr. **93**, 195 (1968). — 4. Werner, B.: Acta chir. scand. **132**, 63 (1966). — 5. Blomstrand, R., and Dahlbäck, O.: J. clin. Invest. **39**, 1185 (1960). — 6. Grimmer, G., Glaser, A., Oertel, H., Voigt, K. D. und Apostolakis, M.: Hoppe-Seylers Z. physiol. Chem. **333**, 232 (1963). — 7. Felinski, L., Garton, G. A., Longh, A. K., and Phillipson, A. T.: Biochem. J. **90**, 154 (1964). — 8. Rampone, A. J., and Lino, L.: Proc. Soc. exp. Biol. (N.Y.) **121**, 748 (1966). — 9. Dumont, A. E., and Mulholland, J. H.: New Engl. J. Med. **263**, 471 (1960). — 10. Szabo, Gy., Gergely, J., and Magyar, Zs.: Experientia (Basel) **XIX**, 98 (1963). — 11. McDougall, E. J.: Biochem. J. **90**, 160 (1964). — 12. Bergström, K., and Werner, B.: Acta chir. scand. **131**, 413 (1966). — 13. Wassermann, K., and Mayerson, H. S.: Cardiologia (Basel) **21**, 296 (1952). — 14. Schumacher, K., u. Schneider, W.: Z. klin. Chem. 7. 181 (1969). — 15. Schneider, W., Kübler, W. und Gross, R.: Thrombos. Diathes. haemorrh. (Stuttg.) **XX**, 314 (1968).

KABOTH, U. und ARNOLD, R. (Med. Univ.-Klinik, Göttingen, Sekt. f. Hämatologie und Klin. Immunologie): β_{1A}-Globulin bei Leberkranken

Die Bestimmung der Komplement(C')-Aktivität hat sich als wertvoller Mosaikstein in der Diagnostik von C'-verbrauchenden Autoimmunerkrankungen erwiesen. Mit der radialen Immunodiffusion [1] ist es möglich, die dritte C'-Komponente selektiv zu erfassen. Hierbei handelt es sich um das von Müller-Eberhard u. Mitarb. isolierte [2] und als C'_3 identifizierte [3] β_{1C}-Globulin (β_{1C}). Dieses wandelt sich beim Altern des Serums in das etwas schneller wandernde β_{1A}-Globulin (β_{1A}) um, mit dem es immunologisch eng verwandt ist. Bisherige Befunde deuten darauf hin, daß für klinische Zwecke die Bestimmung des β_{1A} als Parameter für die C'-Aktivität ausreicht [4, 5, 6]. Sie ist weniger aufwendig als die Bestimmung des Gesamt-C' im hämolytischen System. Es ist jedoch nicht hinreichend bekannt, welche Einflüsse sich neben einem C'-Verbrauch zusätzlich auf den β_{1A}-Spiegel auswirken können. Da die Leber als Syntheseort von C'-Komponenten gilt [7, 8], erschien es uns von Interesse, den β_{1A}-Spiegel bei Leberkranken zu bestimmen. Auch könnte dem β_{1A}-Spiegel diagnostische Bedeutung bei Lebererkrankungen zukommen. Da im pathogenetischen Ablauf der chronischen Hepatitis sog. Autoimmunmechanismen diskutiert werden, wären auch aus diesem Grunde Veränderungen des Serumgehaltes an C'-Komponenten denkbar.

Wir untersuchten die Seren von 97 Leberkranken und 30 Blutspendern mit der von Mancini u. Mitarb. [1] angegebenen Technik unter Verwendung von Anti-β_{1A}-Serum enthaltenden Partigenplatten (Behringwerke). Die Untersuchungen wurden als Doppelbestimmungen (doppelter Ansatz der Antigenverdünnungen) nach Angaben der Behringwerke und unter Benutzung des mitgelieferten Standardserums durchgeführt. Auf Einzelheiten und auch einige Probleme der Methodik kann in diesem Rahmen nicht eingegangen werden. Bei den meisten Patienten konnte der β_{1A}-Spiegel mit dem Quickwert korreliert werden. Diese Befunde wurden dann bei Patienten mit chronischer Hepatitis und Lebercirrhose den bioptischen bzw. laparoskopischen Befunden gegenübergestellt.

Bereits in der Gruppe „Stauungsleber infolge Rechtsherzinsuffizienz" liegt der β_{1A}-Spiegel bei einem Teil der Patienten auffallend niedrig (Abb. 1). Hierbei besteht eine deutliche Korrelation zum Schweregrad des klinischen Bildes; ein Patient mit sehr niedrigem β_{1A}-Spiegel von 38 mg-% hatte eine Tricuspidalinsuffizienz, autoptisch fanden sich einige Tage später schwerste läppchenzentrale Nekrosen der Leber. Bei akuter Hepatitis streuen die Werte weit um den Normalbereich, einzelne liegen sehr hoch, bei einem Patienten mit dystrophischem Verlauf und Transaminasewerten zwischen 1200 und 1300 mU lag das β_{1A} unterhalb des meßbaren Bereiches. Bei chronischer Hepatitis findet sich ebenfalls eine stärkere Streuung um den Normbereich, bei Lebercirrhose ist das β_{1A} hochsignifikant erniedrigt (P < 0,1%), am niedrigsten ist es im Leberkoma.

Eine Gegenüberstellung mit dem Quickwert zeigt bereits bei der Gruppe mit Rechtsherzinsuffizienz, daß eine Erniedrigung des Quickwertes in der Regel auch mit einem niedrigen β_{1A}-Spiegel einhergeht. Bei akuter Hepatitis ist dies nur in wenigen Fällen zu erkennen, bei chronischer Hepatitis ist die Beziehung wiederum deutlicher, bei Lebercirrhose ist die Korrelation von β_{1A}-Spiegel und Quickwert nicht zu übersehen. In Abb. 2 ist die hochsignifikante Korrelation β_{1A}-Spiegel/ Quickwert (r = 6,2; P < 0,1%) aus allen vier Patientengruppen zusammengefaßt dargestellt.

Ein niedriger β_{1A}-Spiegel bei Lebercirrhosen wurde unseres Wissens vor kurzem erstmals von Agostini u. Mitarb. [9] bei kleinerem Untersuchungsgut in 7 von 14 Fällen gefunden. Diese Befunde werden von unseren Untersuchungen bestätigt. Bei der Deutung unserer Ergebnisse möchten wir auf die Untersuchungen des

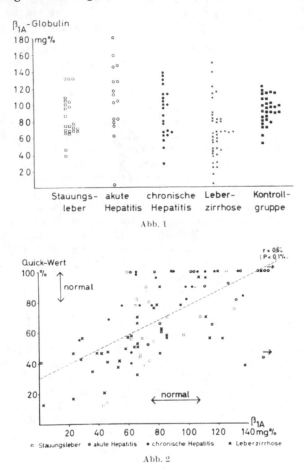

Abb. 1

Abb. 2

Arbeitskreises von Thorbecke [7, 10] verweisen, die durch in vitro-Versuche nachwiesen, daß β_{1C} einerseits in der Leber, daneben aber auch im RES gebildet wird. Bei den Patienten mit chronischer Hepatitis wäre eine C′-Fixation durch autoimmunologische Vorgänge als Ursache des niedrigen β_{1A}-Spiegels denkbar. Wir glauben jedoch, daß die von uns festgestellte Erniedrigung des β_{1A}-Spiegels bei Leberkranken auf eine Synthesestörung von β_{1C} oder seinen Bausteinen zurückzuführen ist. Hierfür spricht die Beobachtung, daß Patienten mit niedrigem β_{1A} auch eine Erniedrigung des Quickwertes aufweisen. Diese gilt als Ausdruck einer gestörten Synthese von Gerinnungsfaktoren in der Leber. Ferner ist die Erniedrigung des β_{1A} — wie auch die des Quickwertes — am ausgeprägtesten bei Patienten mit besonders schwerem Leberparenchymschaden, insbesondere Terminalstadien von Lebercirrhosen. Im Gegensatz dazu lassen gerade Fälle von chronischer Hepatitis oder auch Lebercirrhose, bei denen ein erhöhter β_{1A}-Wert gefunden wurde, im histologischen Bild eine noch besonders lebhafte entzündliche Proliferation erkennen. Erhöhte β_{1A}-Werte sahen wir außerdem bei einigen Fällen von akuter Hepatitis. Bei histologisch noch aktiv-progredienten Lebercirrhosen lag das β_{1A} in der Regel höher, als nach dem bereits erniedrigten Quickwert zu erwarten gewesen wäre. Dies überrascht nicht, denn Erhöhungen des β_{1C}-Spiegels bei entzündlichen Erkrankungen sind bereits von Lundh [11] bei Pneumonie und rheumatoider Arthritis beschrieben worden; Scheurlen beobachtete eine Erhöhung des β_{1A}-Globulins bei maligner Lymphogranulomatose [12]. Die beobachteten Erhöhungen des β_{1A}-Spiegels müssen unseres Erachtens seit Kenntnis der Befunde von Thorbecke u. Mitarb. [7, 10] wohl als Ausdruck einer gesteigerten Aktivität des RES aufgefaßt werden, das — neben der Leber — ebenfalls β_{1C} bildet. So kann offensichtlich die Höhe des β_{1A}-Spiegels bei Leberkranken einerseits durch eine Synthesestörung infolge eines Leberparenchymschadens herabgesetzt sein, andererseits aber auch durch entzündlich-proliferative Vorgänge entgegengesetzt beeinflußt werden, wobei dann der gemessene β_{1A}-Wert gewissermaßen als Resultante aufzufassen ist.

Zusammenfassend ist festzustellen, daß 1. der β_{1A}-Spiegel bei Patienten mit Lebercirrhose hochsignifikant erniedrigt ist, bei Stauungsleber und chronischer Hepatitis dagegen nur in einigen Fällen unterhalb der Norm liegt. Bei akuter Hepatitis fanden wir eine Erniedrigung des β_{1A} nur bei schwerem bzw. dystrophischem Verlauf. Die Verminderung des β_{1A} ist hochsignifikant korreliert mit einem niedrigen Quickwert. Wir fassen sie als Synthesestörung infolge eines Leberparenchymschadens auf. Wir fanden weiter, daß 2. der β_{1A}-Spiegel bei entzündlich-proliferativen Lebererkrankungen oft erhöht ist. Dies gilt für einige Fälle von akuter und chronischer Hepatitis wie auch für einzelne Fälle von Lebercirrhose mit histologisch noch deutlicher entzündlicher Progredienz. Bei letzteren steht dem erhöhten β_{1A}-Spiegel oft bereits ein erniedrigter Quickwert gegenüber. 3. Aus den mitgeteilten Befunden ergibt sich, daß hepatogene, aber auch extrahepatische, insbesondere entzündungsbedingte Einflüsse auf den β_{1A}-Spiegel zu berücksichtigen sind, wenn C'_3 auf der Suche nach C'-verbrauchenden Autoimmunerkrankungen bestimmt werden soll.

Literatur

1. Mancini, G., Vaerman, J. P., Carbonara, A. O., and Heremans, J. F.: In: Peeters, H., Proc. XI Coll. Protides of the Biological Fluids, p. 370. Amsterdam: Elsevier 1964. — 2. Müller-Eberhard, H. J., Nilsson, U., and Aronsson, T.: J. exp. Med. 111, 201 (1960). — 3. Müller-Eberhard, H. J., and Nilsson, U.: J. exp. Med. 111, 217 (1960). — 4. Klemperer, M. R., Gotoff, S. P., Alper, Ch. A., Levin, A. S., and Rosen, F. S.: Pediatrics 35, 765 (1965). — 5. Marghescu, S.: Klin. Wschr. 46, 991 (1968). — 6. Humair, L. M.: Helv. med. Acta 34, 279 (1968). — 7. Thorbecke, G. J., Hochwald, G. M., van Furth, R., Müller-Eberhard, H. J., and Jacobson, E. B.: In: Wolstenholme, G. E. W., and Knight, J., Eds., Ciba Foundation Symposion on Complement, Vol. 99. London: Churchill 1965. — 8. Alper, Ch. A., Johnson, A. M., Birtch, A. G., and Moore, F. D.: Science 163, 286 (1969). — 9. Agostini, A., Vergan, C., and Stabilini, R.: Z. klin. Chem. 6, 446 (1968). — 10. Stecher, V. J., Jacobson, E. B., and Thorbecke, G. J.: Fed. Proc. 24, 447 (1965). — 11. Lundh, B.: Acta Univ. Lund. Sect. II (24) (1965). — 12. Scheurlen, P. G.: Verh. dtsch. Ges. inn. Med. 74, 747 (1968).

Wir danken Fräulein H. Schlünsen für akkurate technische Assistenz.

DENK, H., FISCHER, M. und SCHNACK, H. (I. Med. Univ.-Klinik, Wien): **Fibrinolytische Gewebsaktivität, biochemische Veränderungen und Gerinnungsbefunde bei aktiven Lebercirrhosen**

Bei der Untersuchung normaler Lebergewebsstücke wurde von Permin [6] und Fleisher et al. [4] keine fibrinolytische Aktivität mittels der Astrupschen Fibrinplattenmethode gefunden. Im Gegensatz dazu zeigten Astrup et al. [1] mit der gleichen Methode das Vorhandensein einer fibrinolytischen Aktivität wechselnder Intensität in cirrhotischen Lebern. Wir haben seit mehr als einem Jahr diese Befunde histochemisch nach der Methode von Todd [7, 8, 9] überprüft und mit dem histologischen Befund korreliert [2]. Bisher wurden 65 Leberbiopsien von Patienten mit verschiedensten Lebererkrankungen untersucht und dabei eine nennenswerte fibrinolytische Aktivität nur in Leberbiopsien von histologisch aktiven Lebercirrhosen gefunden. Im folgenden wird über die Ergebnisse der histochemischen, biochemischen und der Gerinnungsbefunde, die bei Patienten mit aktiver Lebercirrhose erzielt wurden, berichtet.

Methodik

Die Leberbiopsien wurden in typischer Weise mit der Menghini-Nadel gewonnen, ein Teil des Biopsiematerials wurde nach Fixierung in Carnoy-Lösung in Paraffin eingebettet und den üblichen histologischen Färbemethoden unterzogen, ein zweiter Teil unmittelbar nach der Gewinnung mittels Kohlensäureschnee eingefroren, 6 µ dicke Schnitte auf Humanfibrin-beschichtete Objektträger aufgebracht und bei 37 °C inkubiert. Die Färbung dieser Präparate erfolgte mit Harris-Hämatoxylin-Eosin. Die Intensität der fibrinolytschen Aktivität wurde nach der Ausdehnung der im Präparat sichtbaren Lysehöfe bewertet. Die Beurteilung der Progredienz des cirrhotischen Prozesses erfolgte entsprechend dem Nachweis von Leberzellnekrosen, von unscharfen Parenchym-Bindegewebe-Grenzen sowie chronisch entzündlicher Infiltration der Periportalfelder.

Bei 20 Pat. wurden Gerinnungsanalysen durchgeführt: die Globalteste nach der üblichen Methodik, Untersuchungen des fibrinolytischen Systems im Plasma, Bestimmung der Thrombocytenzahl und -funktion. Von den biochemischen Untersuchungen werden Serumbilirubin, Thymolprobe, Eiweißwerte im Serum, Glutaminoxalessigsäuretransaminasen, Leucinaminopeptidasen und die Bromthaleinretention nach 45 min in den Tabellen angeführt.

Ergebnisse

Während progrediente histologisch aktive Cirrhosen durchwegs eine fibrinolytische Aktivität verschiedenen Ausmaßes im Biopsiematerial zeigten, fand sich bei einer Reihe anderer Lebererkrankungen aber auch bei inaktiven Cirrhosen keine oder nur eine sehr geringe lytische Aktivität. Die fibrinolytische Aktivität war ausschließlich an der Bindegewebe-Parenchym-Grenze und im Bindegewebe selbst lokalisiert, während das Leberparenchym frei von Aktivität war (Abb. 1). Ein Fehlen von fibrinolytischer Aktivität auf der Hitzefibrinplatte (auf 80 °C erhitzt) bewies das Vorliegen von Plasminogen-Aktivatoraktivität. In unserem Untersuchungsgut waren bei höhergradiger Aktivität im Biopsiematerial auch stets histologisch eindeutige Aktivitätszeichen nachweisbar. Unter den angeführten Fällen fanden sich überwiegend feinknotige aktive Cirrhosen aber auch Fettcirrhosen und ein Fall mit primärem Hepatom in einer aktiven Cirrhose. Bei vier dieser Patienten waren in den Leberbiopsien im UV-Licht Porphyrine nachzuweisen. Die Durchschnittswerte der biochemischen Befunde des gesamten Kollektivs sind der Tabelle zu entnehmen.

Die Ergebnisse der Gerinnungsanalysen dieser Patientengruppe zeigten nur eine geringe Veränderung der Thromboplastinzeit und der partiellen Thromboplastinzeit, während die Heparintoleranzzeit deutlich verlängert war. Die quantitative Bestimmung der Gerinnungsfaktoren ergab, wie zu erwarten, vorwiegend eine Verminderung der in der Leber synthetisierten Faktoren (II, V, X) (s. Tabelle). Die Thrombocytenzahl war deutlich vermindert, es konnte jedoch keine wesentliche Beeinflussung der Blutungszeit und der Retraktionsfähigkeit des Gerinnsels beobachtet werden. Die Thrombocytenfunktion (Retention, Aggregation nach Breddin und Aggregation in Gegenwart von ADP) war normal. Bei der Untersuchung des fibrinolytischen Systems wurde eine Spontananalyse nur selten fest-

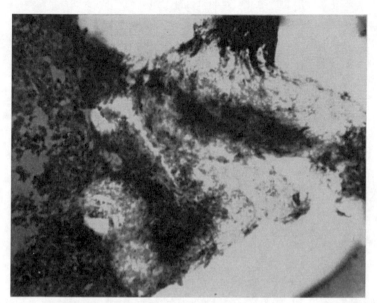

Abb. 1. Menschliche Leberbiopsie, Harris Hämatoxylin-Eosin, Reichert Zetopan, 5 × 10:1. Hochaktive Leber-cirrhose mit sehr beträchtlicher fibrinolytischer Aktivität. Im Bereich der Fibrinolyse ist das Gewebe abgehoben und umgeschlagen

Tabelle

Fibrinolyse

N	Spontanlyse (Pat.-Zahl)	Euglobulinlyse-zeit in Std	Fibrinogen in mg-%	Thrombinzeit in sec	Plasminogen in R.C.E.	Plasmin in R.C.E.	Aktivator in R.C.E.
20	3	4 < 6	264,5	12,4	2,77	0,06	0,14
davon 8	2	3 < 6	241	14,1	2,34	0,05	0,18
NW	keine	> 6	200—400	8—12	3,5—5,0	kleiner als 0,1	

Biochemische Befunde

N	Bilirubin mg-%	Thymolprobe TE	Gesamteiweiß (Albumin/Globulin) g-%	GOT mE	LAP mE	BSP-Retention % nach 45 min
20	1,82/1,08	9	8,44 (3,61/4,82)	46	23	20
davon 8	1,48/0,65	10	8,05 (3,40/4,65)	53	22	23
NW	<1,0	< 5	6—8	<14	<20	< 5

gestellt. Es zeigte sich eine Verminderung von Plasminogen, während Fibrinogen und die Thrombinzeit normal waren.

Bei acht Patienten, bei denen die fibrinolytische Gewebsaktivität in der Leber-biopsie besonders stark ausgeprägt war, waren die biochemischen Befunde gegen-über dem Gesamtkollektiv nur wenig different. Bei dieser Untergruppe hingegen

Tabelle

Blutgerinnung

N	Gerinnungszeit in min	Thrombo-plastinzeit in %	Serumprothrombin nach 1 Std in %	Heparin-toleranzzeit in sec	Partielle Thrombo-plastinzeit in sec	Faktoren in %				
						II	V	VIII	IX	X
20	6,8	70	2,8	390	58	65	66	99	83	69
davon 8	6,4	69	3,9	419	54	62	59	85	79	67
NW	bis 9	75—110	bis 7,5	150—270	40—55	75—110	75—110	60—200	60—200	75—110

Thrombocyten

N	Thrombocytenzahl 10^3	Blutungszeit sec	Retraktion	Retention nach Hellem %	Plättchenaggr. nach Breddin		Aggregation nach Born in Gegenwart von ADP K_A-Wert
					vor	nach Rotation	
20	113	192	Nur vereinzelt vermindert	41,7	I	I—II	0,37
davon 8	109	123	4 Fälle vermindert	29,5	I—II	I—II	
NW	150—350	bis 180		35—45	I	I—II	0,6

erwiesen sich einzelne Gerinnungsbefunde als deutlicher pathologisch[1]. Bei zwei Patienten wurde eine totale Spontananalyse festgestellt. Die Thrombinzeit war in dieser Untergruppe pathologisch, die Verminderung des Plasminogens war ausgeprägter. Es wurde eine deutlichere Erhöhung der Aktivatorkonzentration nachgewiesen (s. Tabelle).

Diskussion

Die vorliegenden Untersuchungen zeigen, daß bei histologisch aktiven, progredienten Cirrhosen eine beträchtliche fibrinolytische Aktivität im Lebergewebe selbst zu finden ist. Die Aktivität lokalisiert sich im Bindegewebe (Endothelzellen der neugebildeten Kapillaren und Gefäße, möglicherweise auch in jungen Bindegewebszellen). Die Korrelation zwischen histologischen Aktivitätskriterien und dem Vorkommen fibrinolytischer Gewebsaktivität ist auffallend. Die fibrinolytische Aktivität könnte für die Progredienz der Erkrankung selbst von Bedeutung sein. Eine weitere Erklärungsmöglichkeit, daß diese das bei progredientem Leberparenchymzerfall auftretende vascularisierte Bindegewebe markiert, liegt nahe. Dafür sprechen experimentelle Untersuchungen an Granulationsgewebe [5]. Ein Vergleich des Gesamtkollektivs mit lokaler fibrinolytischer Aktivität mit einer Untergruppe von acht Patienten mit besonders ausgeprägter fibrinolytischer Aktivität im Biopsiematerial ergab deutlicher pathologische Gerinnungsbefunde bei dieser Untergruppe, während sie im Gesamtkollektiv wesentlich weniger ausgeprägt waren. Neben der eingeschränkten Bildung essentieller Gerinnungsfaktoren durch die geschädigte Leber und dem auf eine intravasale Gerinnung zurückzuführenden Verbrauch, könnte auch die Auslösung systemischer Gerinnungsveränderungen durch eine hochgradige fibrinolytische Gewebsaktivität in der Leber diskutiert werden. Die pathologischen Gerinnungsbefunde sind mit den schon früher von Deutsch bei Lebercirrhosen beschriebenen [3] zu vergleichen. Die Verminderung der Thrombocyten wird bei aktiven Cirrhosen häufig beobachtet, wobei als Erklärungsmöglichkeiten ein intravasaler Verbrauch, ein vermehrter Abbau der Thrombocyten durch die vergrößerte Milz und Veränderungen des Thrombocytenstoffwechsels selbst diskutiert werden.

Zusammenfassung

Bei Patienten mit aktiver Lebercirrhose konnte im nativen Leberbiopsiematerial histochemisch eine fibrinolytische Aktivität nachgewiesen werden. Es ergab sich eine positive Korrelation zur histologisch und biochemisch faßbaren Aktivität des cirrhotischen Prozesses. Die Aktivatoraktivität lokalisierte sich im Bindegewebe der Leber. Bei Untersuchung des Gesamtkollektivs fanden sich leicht pathologische Gerinnungsanalysen; bei einer Untergruppe von acht Patienten mit besonders massiver lokaler fibrinolytischer Aktivität waren diese deutlicher pathologisch.

Literatur
1. Åstrup, T., Rasmussen, J., Amery, A., and Poulsen, H. E.: Nature (Lond.) 185, 619 (1960). — 2. Denk, H., Schnack, H. und Deutsch, E.: Acta hepato-splenol. (Stuttg.) (im Druck). — 3. Deutsch, E.: Blood coagulation changes in liver diseases. In: Popper, H., and Schaffner, F., Progress in liver diseases. — 4. Fleisher, M. S., and Loeb, L.: J. biol. Chem. 21, 477 (1915). — 5. Kwaan, H. C., and Astrup, T.: J. Path. Bact. 87, 409 (1964). — 6. Permin, P. M.: Acta physiol. scand. 21, 159 (1950). — 7. Todd, A. S.: Nature (Lond.) 181, 495 (1958). — 8. Todd, A. S.: J. Path. Bact. 78, 281 (1959). — 9. Todd, A. S.: Brit. med. Bull. 20, 210 (1964).

[1] Unterschiede statistisch größtenteils nicht signifikant.

Herr BURCK, H. C. (Schlußwort):

Wie hervorgehoben, liegen unsere Werte des eingefangenen Plasma deswegen höher als bisher veranschlagte Werte, weil wir ja gerade durch diese Methode darauf verzichten können, das Plasma vom Sediment exakt abzuhebern. Vor allem begegnen wir aber durch das Mischen des Sedimentes dem Fehler, daß durch Entnahme einer bestimmten Schicht des Sediments, wie Sie es in Ihrer Klinik machen, eine durch das Zentrifugieren (unterschiedliche Dichte) erfolgte Erythrocytenauswahl analysiert wird. Wir ermitteln tatsächlich den Gehalt *durchschnittlicher* Erythrocyten. Dabei stimme ich überein, daß es von Fall zu Fall entschieden werden muß, ob man die Konzentration der Ionen auf Volumen-, Gewichtseinheiten oder Zellzahl bezieht. — Nach unseren vorläufigen Zahlen unterscheidet sich der Na-Gehalt der Erythrocyten bei Hypertonie weder von den Werten bei Kontrollpersonen, noch bei Vergleich von essentiellen mit renalen Hypertonikern. — Wie an anderer Stelle berichtet (Burck u. Bundschu, 1969) haben wir die Erythrocytenelektrolyte 1, 2, 4 und 8 Std nach Beginn der Hämodialyse bestimmt und bereits nach 1 Std Unterschiede im K-Gehalt gemessen, während sich Na- und Mg-Gehalt nicht wesentlich änderten.

KNEDEL, M. und BÖTTGER, R. (München): **Die Bedeutung der Pseudocholinesterase (Acylcholinacylhydrolase 3.1.1.8.) für die Diagnostik von Lebererkrankungen**

Autoreferat

Nach Abklärung der Syntheseorte einzelner definierter Proteine gewinnt die Pseudocholinesterase (PsChE), die in der Leber gebildet und ins Blut sezerniert wird, zunehmende Bedeutung bei der Erkennung und Verlaufsbeobachtung von Lebererkrankungen.

Es besteht daher ein Interesse an einer möglichst spezifischen Nachweismethode der leberabhängigen PsChE. Nachdem erkannt worden war, daß zwischen der leberabhängigen PsChE und der „wahren" Cholinesterase (Acetylcholinacetylhydrolase 3.1.1.7.) der Erythrocyten und des Gehirns insofern ein Unterschied besteht, als die PsChE Butyrylcholin und diesem ähnliche Nichtcholin- und Cholinester und Benzoylcholin mit optimaler Geschwindigkeit spaltet, die Erythrocytencholinesterase hingegen Acetylcholin und ihm ähnliche Ester, nicht aber Butyrylcholin und Benzoylcholin, wurde eine neue Bestimmungsmethode ausgearbeitet. Diese verwendet als Substrat Butyrylthiocholinjodid, das von der PsChE umgesetzt wird. Das freiwerdende Thiocholin reduziert 5,5-Dithio-bis-2-nitrobenzoat zu gelbgefärbtem 5-Merkapto-2-nitrobenzoat. Die Geschwindigkeit der Bildung des gelben Farbstoffes gestattet (als kinetische Verfahren) die Ermittlung der PcChE-Aktivität. Die Bestimmung ist einfach, schnell und mit geringer methodischer Streubreite durchführbar.

Mit diesem neuen Bestimmungsverfahren der leberabhängigen PsChE wurden zahlreiche Untersuchungen über das Verhalten der PcChE bei akuten Hepatitiden und ihrem Verlauf, bei chronischen Hepatitiden, bei Cirrhose, bei Lebererkrankungen anderer Genese und bei Gallenwegserkrankungen durchgeführt. Außerdem wurden Ergebnisse bei mehreren Fällen von genetisch bedingten PsChE-Mangel erhoben.

Nach diesen Untersuchungsbefunden nimmt die Bestimmung der PsChE im Rahmen der klinisch-chemischen Untersuchungsverfahren bei Lebererkrankungen eine definierte Stellung ein und ermöglicht Aussagen, die sich aus den Besonderheiten der Bildung und des Umsatzes der PsChE in Abhängigkeit von der Leberfunktion erklären lassen. Es kann empfohlen werden, die PsChE-Bestimmung in verstärktem Maße in der Leberdiagnostik zu verwenden.

BUSCH, D. und FERNBACHER, K. (Med. Univ.-Klinik Freiburg i. Br.): **Aktivitätsrelationen der Transaminasen GOT und GPT im Serum bei chronischen Lebererkrankungen und ihre Aussage bei der Lebercirrhose**

Schon seit den ersten Arbeiten von Wroblewski u. La Due (1955) findet neben den absoluten Aktivitäten der Transaminasen im Serum der Aktivitätsquotient GOT/GPT („de Ritis-Quotient") Beachtung. Vielfach ist hierzu seither Stellung genommen worden. Verschiedene Autoren haben das Verhalten des sog. de Ritis-Quotienten bei verschiedenen Lebererkrankungen kasuistisch beschrieben. Herrscht hinsichtlich seines Verhaltens bei akuter Hepatitis (die wir im folgenden ausklammern) Übereinstimmung, so gilt das gleiche nicht für die verschiedenen Formen chronischer Hepatopathien. Die Kautelen, die die Höhe des Quotienten bestimmen, sind unklar.

Eine Zusammenstellung[1] der Werte dieses Quotienten von 225 Patienten unserer Klinik[2], wobei nur solche Patienten berücksichtigt sind, bei denen die Transaminasengesamtaktivitäten unter 200 IE liegen, zeigt, daß sich seine Mittelwerte in den verschiedenen Krankheitsgruppen — Cirrhose, chronische Hepatitis, Fettleber, chronische Cholangitis, Metastasenleber — z. T. mit statistischer Signifikanz voneinander unterscheiden (so vor allem für Cirrhose und chronische Hepatitis), jedoch fällt zugleich und insbesondere die breite Streuung der Werte ins Auge. Der Bereich des de Ritis-Quotienten von etwa 0,3 bis 3 wird in allen Krankheitsgruppen gefunden, nur Werte über 4 sind der Cirrhose, der Fettleber und der Metastasenleber vorbehalten. Die breite Überlappung der Werte macht deutlich, wie begrenzt die differentialdiagnostische Aussagekraft des de Ritis-Quotienten im Einzelfall ist.

Die so gekennzeichnete Aussage des de Ritis-Quotienten erschien uns geringer, als sie dem Erfahrungswert bestimmter Gruppen von Aktivitätsrelationen bei der Beurteilung einzelner Erkrankungen hinsichtlich Diagnose und Verlauf entspricht. Wir haben deshalb den TA-Quotienten[3] in fünf Relationsgruppen aufgegliedert, die in der Legende zu Abb. 1 erläutert sind. In dieser Gruppierung heben sich Unterschiede zwischen den genannten Diagnosegruppen deutlicher heraus. So entfällt Gruppe a, also die isolierte GOT-Erhöhung, zum wesentlichen Teil (40%) auf Cirrhosen, Gruppe d (beide TA erhöht, Quotient < 1) mit gleichem Prozentsatz auf die chronischen Hepatitiden, während sich der Rest mit jeweils weit kleineren Anteilen auf die weiteren Erkrankungen aufteilt. Umgekehrt findet man bei der chronischen Hepatitis bevorzugt Gruppe d, bei der Cirrhose dagegen in fast der Hälfte der Fälle die reziproke Gruppe b. Gruppe e, also die isolierte GPT-Erhöhung, kommt bei Cirrhosen besonders selten vor. Eine differentialdiagnostische Bedeutung kommt den genannten Gruppen der Aktivitätsrelationen dennoch kaum zu, weil die Prägnanz ihrer Unterschiede hierfür zu gering ausgeprägt ist.

Bedeutung und Aussage bestimmter Aktivitätsquotienten der TA liegen auf anderen Gebieten. Im folgenden sollen diese am Beispiel der Lebercirrhosen besprochen werden.

1. Verschiedene TA-Quotienten sind in charakteristischer Weise verschiedenen Cirrhose*stadien* zugeordnet, wobei die Unterteilung in die erwähnten Relationsgruppen eine weit differenziertere Beurteilung zuläßt, als der de Ritis-Quotient

---

[1] Infolge der Raumbeschränkung kann der größere Teil der Abbildungen hier nicht publiziert werden, wir verweisen auf die ausführliche Darstellung (Klin. Wschr., in Vorbereitung).

[2] Wir danken Herrn Doz. Dr. Beck, dem Leiter der gastroenterologischen Abteilung unserer Klinik sowie dem Pathologischen Institut Freiburg für die Überlassung laparoskopischer und histologischer Befunde. Sämtliche Diagnosen wurden durch Histologie gesichert.

[3] TA = Transaminasen, GOT = Glutamat-Oxalacetat-, GPT = Glutamat-Pyruvat-Transaminase, LAP = Leucinaminopeptidase.

generell. Besonders typische Kennzeichen weist die Gruppe a mit isolierter GOT-Erhöhung auf. Hier konzentrieren sich die schwersten und fortgeschrittensten Fälle: ³/₄ davon zeigen eine portale Hypertension, die Hälfte Ascites, ¹/₃ Oesophagusvaricen, ¹/₅ Dekompensationszeichen wie Foetor hep. und Flapping-Tremor.

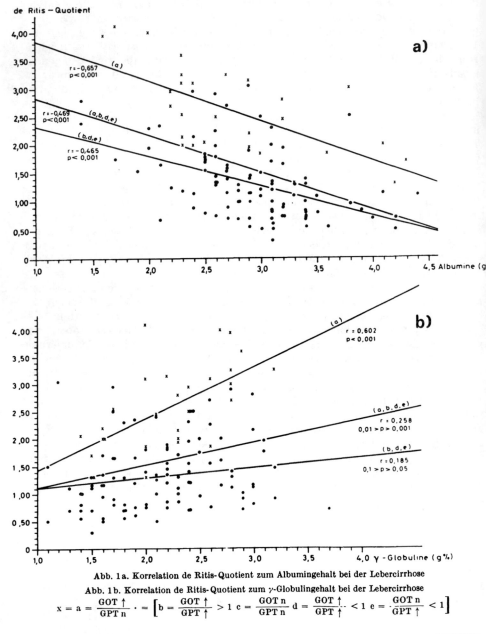

Abb. 1a. Korrelation de Ritis-Quotient zum Albumingehalt bei der Lebercirrhose

Abb. 1b. Korrelation de Ritis-Quotient zum γ-Globulingehalt bei der Lebercirrhose

$$x = a = \frac{GOT \uparrow}{GPT \, n} \cdot = \left[b = \frac{GOT \uparrow}{GPT \uparrow} > 1 \; c = \frac{GOT \, n}{GPT \, n} \; d = \frac{GOT \uparrow}{GPT \uparrow} < 1 \; e = \frac{GOT \, n}{GPT \uparrow} < 1 \right]$$

Bei gleichzeitiger GPT-Erhöhung gilt dasselbe nur dann, wenn der GOT/GPT-Quotient höher ist als 2.

Bei isolierter GPT-Erhöhung ist das Bild konträr. Hier handelt es sich um die leichtesten Fälle ohne portale Hypertension (nur in 12% der Fälle nachgewiesen);

Ascites, Oesophagusvaricen, Foetor hep. oder Flapping-Tremor wurden hier überhaupt nicht beobachtet. Auch histologisch war der Unterschied deutlich: Einzelzellnekrosen waren hier nur in 14% (in allen anderen Gruppen dagegen in 50 bis 80%), Zeichen der Floridität in 70% (in allen anderen Gruppen in 90 bis 100%) der Fälle zu finden. Eine Alkoholvorgeschichte ist bei Überwiegen der GPT-Aktivität deutlich seltener als in anderen Gruppen, eine Hepatitisvorgeschichte häufiger.

Alle diese Merkmale zeigen bei Erhöhung *beider* TA keine vergleichbar ausgeprägte Korrelation zum de Ritis-Quotienten, solange dieser unter 2 liegt.

2. Von besonderem Interesse ist schließlich das Problem, welcher Art *funktionellen Veränderungen* der Cirrhoseleber die so unterschiedliche Höhe der TA-Quotienten bei verschiedenen Patienten mit dieser Erkrankung entspricht. Mit dem Ziel einer subtileren Kenntnis der Ursachen und damit der klinischen Aussage des TA-Quotienten errechneten wir eine Reihe von Korrelationsquotienten zu anderen, gleichzeitigen blutchemischen Veränderungen. So wurden vor allem untersucht Beziehungen zu den Serum-Eiweißveränderungen, zum Prothrombinspiegel, der Bromsulfaleinclearance, zum Serum-Eisen- und Bilirubinspiegel, zu den Serumaktivitäten von LAP und alkalischer Phosphatase. Nur zwei dieser Korrelationen können an dieser Stelle wiedergegeben werden, weiterhin sei auf eine ausführliche Darstellung an anderer Stelle verwiesen (vgl. Fußnote 1, S. 347). Abb. 1a zeigt die Beziehung der verschiedenen Gruppen des TA-Quotienten zum Albumingehalt des Serums. Die Korrelation ist hochsignifikant. Sie ist am stärksten ausgeprägt für Gruppe a. Im Vergleich hierzu heben wir hervor, daß die Korrelation zum γ-Globulingehalt des Serums deutlich schwächer ausgeprägt ist (Abb. 1b), sie ist signifikant lediglich für Gruppe a, nicht für die anderen Gruppen! Die Beziehungen zu den Relativwerten von Albuminen und γ-Globulinen, beide signifikant positiv für alle Gruppen, sind weniger aussagekräftig, da hier jeweils zusätzlich andere Eiweißfraktionen komplizierend ins Spiel kommen. Auf Grund dieser Beziehungen ist die Signifikanz der Korrelation zum γ-Globulin/Albuminquotienten selbstverständlich gegeben. Auch hier zeigt Gruppe a den höchsten Koeffizienten. Abhängig vom γ-Globulin/Albuminverhältnis gibt es einen Bereich des TA-Quotienten (im Mittel über 2,2), der nur bei Cirrhosen, nicht bei chronischen Hepatitiden gefunden wird, ein Befund, den man sich diagnostisch zunutze machen kann. Auch mit dem Prothrombingehalt des Serums ist der GOT/GPT-Quotient signifikant korreliert. Für den Bsp-Test gilt dasselbe für Gruppe a. Interessanterweise ist eine Korrelation zum Serum-Fe-Spiegel nicht nachweisbar.

Zusammengefaßt wiederholen wir zunächst, daß der TA-Quotient für die Differentialdiagnose chronischer Lebererkrankungen auf Grund der breiten Überlappung der Streubereiche nur von untergeordnetem Wert ist. Wertvoll dagegen sind Aussagen bestimmter Gruppen der Aktivitätsrelation GOT/GPT bei Lebercirrhosen für die Beurteilung von Verlauf und Prognose. Insbesondere aber ergeben sich interessante pathophysiologische Gesichtspunkte. Für die Lebercirrhose stellt sich eine positive Beziehung dar zwischen der Höhe des de Ritis-Quotienten und dem Grad der parenchymalen Funktionseinbuße der Leber, gemessen an der Verminderung des Serum-Albumingehaltes, des Prothrombingehaltes und an der erhöhten Bsp-Retention. Besonders eng ist diese Korrelation jeweils bei isolierter Erhöhung der GOT-Aktivität („Gruppe a"). Nicht der floride entzündliche Prozeß, dargestellt histologisch sowie blutchemisch an Hand der γ-Globulinvermehrung, und nicht der Umfang der aktuellen Parenchymnekrosen, sondern die zunehmende funktionelle Insuffizienz des Leberparenchyms im Verlauf einer Cirrhose ist mit dem zunehmenden Überwiegen der GOT-Aktivität des Serums über die der GPT korreliert. Der eingangs betonte besondere Schweregrad der Cirrhosen mit isolierter GOT-Erhöhung im Serum steht mit diesem Ergebnis in Einklang. Man darf auf Grund der Daten vermuten, daß der Abstrom der im Unterschied zur GPT zum wesentlichen Teil an Zellstrukturen gebundenen GOT auf einer im Krankheitsprozeß begründeten Insuffizienz der Leberzelle beruht, die sich zugleich im Ausfall funktioneller Zelleistungen manifestiert.

Wesentliche Teile dieser Arbeit wurden in der Dissertationsarbeit von Frau Katharina Fernbacher, Universität Freiburg, 1967, niedergelegt.

HAMMAR, C.-H., PRELLWITZ, W. und GEMPP-FRIEDRICH, W. (II. Med. Univ.-Klinik Mainz): **Glucuronyltransferase bei chronischen Leberkrankheiten**

Die Entgiftung ist wohl die am längsten bekannte Partialfunktion der Leber, und es ist schon oft untersucht worden, inwieweit diese Leberfunktion bei Leberkrankheiten beeinträchtigt ist. Die letzte der enzymatischen Reaktionen, deren Summe wir als Entgiftung bezeichnen, ist zumeist die Kopplung der zu entgiftenden Substanz an Glucuronsäure. Demgegenüber spielen Bindungsreaktionen an Schwefelsäure, Glycin, Cystein, Glutaminsäure, Methylierung oder Acetylierung eine wesentlich geringere Rolle. Die Bindung an Glucuronsäure wird vermittelt durch das Enzym oder die Enzyme Glucuronyltransferase („uridine diphosphate glucuronate glucuronyltransferase" (E.C. 2.4.1.17) [4]. Wie Isselbacher [9] und Arias [2] 1967 auf dem Freiburger Ikterus-Symposium vortrugen, handelt es sich dabei vermutlich um mindestens drei verschiedene Enzyme, die unterschiedliche Bindungstypen der Glucuronsäure zu katalysieren vermögen: Esterbindung, Ätherbindung oder Bindung über Stickstoff. Andererseits sprechen neuere Beobachtungen von Frezza u. Mitarb. [5] dafür, daß in menschlicher Leber Äther- und Esterglucuronide von demselben Enzym gebildet werden: Diese Autoren konnten zeigen, daß Bilirubin, welches ein Esterglucuronid bildet, die Glucuronidierung von β-Methylumbelliferon zu einem Ätherglucuronid hemmt.

Bilanzversuche zur Entgiftung an Leberkranken zeigten unterschiedliche Ergebnisse: Beck u. Mitarb. [3] fanden bei anikterischer Lebercirrhose keine Einschränkung der Bildung von Mentholglucuronid gegenüber der Norm. Müting [13] beobachtete eine Störung der Entgiftungsfunktion entsprechend dem Ausmaß der Leberschädigung, die in einer verminderten Glucuronsäureausscheidung zum Ausdruck kam. Vest u. Fritz [17] sowie Matthey [11] fanden eine Einschränkung der Ausscheidung von N-Acetyl-p-Aminophenylglucuronid nach Verfütterung von Acetanilid oder N-Acetyl-p-Aminophenol bei leberkranken Kindern. Wir fanden in früher publizierten Untersuchungen [6] eine dosisabhängige Reduktion der Ausscheidung von N-Acetyl-p-Aminophenylglucuronid bei Erwachsenen mit chronischer Hepatitis oder Lebercirrhose. Die Untersuchungen, über die im nachfolgenden berichtet werden soll, sollten zeigen, ob die Ursache hierfür eine Verminderung der Glucuronyltransferaseaktivität ist. Eigene Tierversuche [7] ergaben eine verminderte Glucuronidierung von p-Nitrophenol in Meerschweinchenleber nach experimenteller Cirrhose mit Thioacetamid.

Die Untersuchungen wurden durchgeführt an Lebergewebe, das entweder laparoskopisch durch Punktion oder bei Laparotomien direkt aus der Leber entnommen wurde. Die Glucuronyltransferase wurde im Homogenat gemessen mit β-Methylumbelliferon (= 4-Methyl-7-hydroxy-Cumarin) als Glucuronidacceptor nach der Methode von Tomkins, die erstmals von Arias [1] beschrieben und von Taketa [15] modifiziert wurde: Nach 30 min Inkubation bei 37° wird das nicht konjugierte Methylumbelliferon ausgeschüttelt mit Chloroform. Im wäßrigen Rückstand wird das Glucuronid wieder gespalten mit bakterieller β-Glucuronidase und das freigesetzte Methylumbelliferon nach Alkalisierung fluorometrisch bestimmt. Die Substanz gibt bei einem pH von 10,35 eine kräftige Fluorescenz mit einem Maximum bei 440 nm. Das Aktivierungsoptimum liegt bei 365 nm. Bezieht man die Enzymaktivitäten auf Gewebsgewicht, so werden die Ergebnisse dadurch verfälscht, daß Parenchym von Bindegewebe ersetzt wird, das keine Aktivitäten enthält. Wir haben, um Aktivitäten etwa gleicher Zahlen von Parenchymzellen miteinander zu vergleichen, als Bezugsgröße den Gehalt der Homogenate an Desoxyribonucleinsäure gewählt. Die DNA wurde bestimmt mit einer Mikromethode [8] modifiziert nach Kissane u. Robins [10]: Das Gewebe wird zunächst mit Trichloressigsäure ausgefällt, anschließend mit alkoholischer Kaliumacetatlösung und mit Äthanol extrahiert. Der getrocknete Rückstand wird mit Diaminobenzoesäure in Salzsäure versetzt und erwärmt. Dabei wird die DNA hydrolisiert und die freigesetzte Desoxyribose bildet mit der Diaminobenzoesäure eine fluorescierende Verbindung, die man fluorometrisch bestimmen kann. Die Fluorescenz wird angeregt bei 405 nm, gemessen bei 520 nm. Die Enzymaktivitäten werden angegeben in μmol umgesetztes Substrat/mg DNA/30 min.

Tabelle. *Glucuronyltransferaseaktivität in menschlicher Leber bei Gesunden, chronischer Hepatitis, Lebercirrhose und Fettleber*

	Normale	Chron. Hepatitis	Lebercirrhose	Fettleber
μmol MUBF/mg DNA/30 min	3,16	1,89	1,63	4,86
Standardabweichung	±1,63	±0,95	±0,74	±3,85
Anzahl der untersuchten Pat.	13	19	8	14
Signifikanz		$p < 0,01$	$p < 0,1$	$p < 0,2$

Die Tabelle zeigt die Ergebnisse der Untersuchungen: Lebergewebe von Gesunden setzt im Mittelwert 3,16 μm Substrat um, die Standardabweichung beträgt 1,63. Demgegenüber ist die Aktivität bei chronischer Hepatitis signifikant erniedrigt. Bei Lebercirrhose ist die Verminderung auffällig, die Zahl der untersuchten Proben ist allerdings gering. Das stimmt überein mit Befunden von Metke [12], Taketa [16] und Yamamoto [18]. Auffällig ist der relativ hohe Wert für die Fettlebern. Der Unterschied zu den Normallebern ist jedoch nicht signifikant. Abb. 1 zeigt dasselbe in einer graphischen Darstellung: Verminderte Aktivitäten bei chronischer Hepatitis und Lebercirrhose und eine weite Streuung der Einzelwerte bei den Fettlebern.

Zur Ursache der Verminderung der Enzymaktivität können wir nur Vermutungen äußern: Wir nehmen an, daß infolge der Hepatopathie in den Hepatocyten die Eiweißsynthese beeinträchtigt ist und infolgedessen das Enzym vermindert produziert wird. Dergleichen Störungen der Proteinsynthese in der Leber äußern sich ebenfalls in einer verminderten Produktion von Albumin, Haptoglobin und hepatischen Gerinnungsfaktoren [14].

Ferner ist zu diskutieren, inwieweit der Entgiftungsmechanismus insgesamt eingeschränkt wird durch die Aktivitätsverminderung der Glucuronyltransferase.

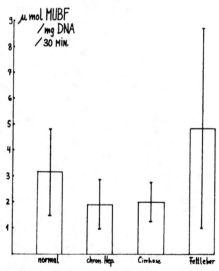

Abb. 1. Glucuronyltransferaseaktivität in menschlicher Leber bei Gesunden, chronischer Hepatitis, Lebercirrhose und Fettleber. Graphische Darstellung der Werte aus Tabelle 1

Bekanntlich ist normalerweise die Enzymaktivität wesentlich größer als notwendig. Auch wenn, wie wir nachweisen konnten, über ein Drittel der Aktivität ausfällt, wird sich das noch nicht auswirken als ein Anstau der zu entgiftenden Substanzen. Das zeigen auch Belastungsversuche von Beck [3], der Cirrhosekranken 500 mg Bilirubin intravenös infundierte, d. h. die normalerweise in 2 Tagen anfallende Menge. Und die wurde gleichschnell eliminiert wie beim Gesunden.

Andererseits muß man erwarten, daß die Glucuronidierungskapazität eingeschränkt ist, und das kann man auch zeigen, wenn man über die Kapazitätsgrenze
hinaus belastet: Gibt man Patienten mit chronischer Hepatitis oder Lebercirrhose
800 mg Acetanilid, d. h. etwa 10 mg/kg Körpergewicht, so scheiden sie nicht
weniger N-Acetyl-p-Aminophenyl-Glucuronid aus als ein Gesunder. Auch die
Serumspiegel weichen nicht vom Normalen ab. Gibt man jedoch 15 mg/kg Körpergewicht, so findet man eine signifikante Verminderung der 24 Std-Ausscheidung
signifikant erniedrigte Serumspiegel und entsprechend eine Vermehrung der freien
nicht glucuronidierten Substanz. Wir möchten annehmen, daß diese Befunde zu
erklären sind mit einer Verminderung der Glucuronyltransferase. Ob hierbei
außerdem ein Mangel an Coenzym, d. h. an Uridindiphosphatglucuronsäure eine
Rolle spielt, muß dahingestellt bleiben.

Zusammenfassung

Bei chronisch aggressiver Hepatitis und Lebercirrhose wird eine Verminderung
der Glucuronyltransferaseaktivität mit β-Methylumbelliferon als Acceptor festgestellt. Die vermutlich hierdurch bedingte Einschränkung der Entgiftungs-
kapazität läßt sich im Bilanzversuch sichtbar machen, allerdings erst unter hinreichend großer Belastung.

Literatur

1. Arias, I. M.: Gilbert's disease. Bull. N. Y. Acad. Med. **35**, 450—461 (1959). —
2. Arias, I. M.: On specifity of glucuronyl transferase(s). In: Beck, K., Ed., Ikterus, p. 15—16.
Stuttgart-New York 1968. — 3. Beck, K., Richter, E. und Kiani, B.: Paarung und
Glucuronsäure und Bilirubinelimination am Beispiel der anikterischen Lebercirrhose. Dtsch.
med. Wschr. **90**, 1005—1008 (1965). — 4. Enzyme Nomenclature. In: Florkin, M., and Stotz,
E. H., Eds., Comprehensive biochemistry, Vol. 13. New York 1965. — 5. Frezza,
M., de Sandre, G., Perone, G., and Corrocher, R.: Bilirubin inhibition of 4-methylumbelli-
ferone glucuro conjugation in vitro by the human liver. Clin. chim. Acta **21**, 509—512 (1968).
— 6. Hammar, C.-H., u. Prellwitz, W.: Die Glucuronidbildung nach peroraler Belastung mit
Acetanilid bei chronischer Hepatitis und Lebercirrhose. Klin. Wschr. **44**, 1010—1014 (1966). —
7. Hammar, C.-H., u. Prellwitz, W.: Untersuchungen über die Glucuronyltransferase bei
Meerschweinchen nach Behandlung mit Thioacetamid. Enzym. biol. clin. **8**, 203—208 (1967).
— 8. Hammar, C.-H., u. Prellwitz, W.: Unveröff. — 9. Isselbacher, K. J.: Evidence for the
multiplicity of glucuronyl transferase. In: Beck, K., Ed., Ikterus, p. 11—15. Stuttgart-New
York 1968. — 10. Kissane, J. M., and Robins, E.: The fluorometric measurement of
deoxyribonucleic acid in animal tissues with special reference to the central nervous system.
J. biol. Chem. **233**, 184—188 (1958). — 11. Matthey, M.: Beitrag zur Leberfunktionsprüfung
durch Antifebrinbelastung. Schweiz. med. Wschr. **94**, 41—46 (1964). — 12. Metge, W. R.,
Owen, Jr., C. H., Foulk, W. T., and Hoffman, H. N.: Bilirubin glucuronyl transferase activity
in liver disease. L. Lab. Clin. Med. **64**, 89—98 (1964). — 13. Müting, D.: Die Entgiftungsleistung der Leber bei Leberkrankheiten. Dtsch. med. Wschr. **88**, 130—134 (1963). — 14.
Prellwitz, W., Hammar, C.-H. und Dudeck, J.: Haptoglobin und Caeruloplasmin bei Krankheiten der Leber und der Gallenwege. Dtsch. med. Wschr. **93**, 1277—1281 (1968). — 15. Taketa,
K.: Enzymatic studies of glucuronide formation in impaired liver. I. Assay methods for the
determination of glucuronyl transferase activity and uridine diphosphate glucuronic acid
content of liver tissue using 4-methyl umbelliferone as a glucuronide receptor; its application
to needle liver biopsy tissues. Acta Med. Okayama **16**, 71—89 (1962). — 16. Taketa, K.:
Enzymatic studies of glucuronide formation in impaired liver. II. Activating effect of boiled
liver extract on liver glucuronide formation. Acta. Med. Okayama **16**, 90—96 (1962). — 17.
Vest, M. F., and Fritz, E.: Studies on the disturbance of glucuronide formation in infectious
hepatitis. J. clin. Path. **14**, 482—487 (1961). — 18. Yamamoto, T.: Glucuronyl transferase
activities in various diseases. Beck, K., Ed., Ikterus, p. 17—18. Stuttgart-New York 1968.

PLATT, D. und LEINWEBER, B. (Med. Univ.-Kliniken und Polikliniken Gießen):
**Aktivitätsmessungen lysosomaler und cytoplasmatischer Enzyme im menschlichen
Serum bei Lebererkrankungen**

Morphologisch ist der Übergang einer akuten Hepatitis in die chronische Verlaufsform oder in die Lebercirrhose durch eine Vermehrung faseriger Elemente

charakterisiert, *biochemisch* findet man eine Zunahme der Skleroproteide, Kollagen und Elastin. Nach K. Meyer [3] kommt den sauren Glykosaminoglykanen (= saure Mucopolysaccharide) für die Faserbildung eine wichtige Funktion zu. Becker [1] konnte zeigen, daß zwischen dem Anstieg des Hydroxyprolin- und Galactosamingehaltes eine lineare Beziehung besteht. Mit der Einführung radioaktiv markierter Substanzen wurden neue Kenntnisse gewonnen. So fand die Arbeitsgruppe um Hauss u. Junge-Hülsing [2], daß die Einbaurate von radioaktiv markiertem $^{35}SO_4$ in Leberstanzzylinder mit der Progression der Leberveränderungen ansteigt, d. h. mit dem Übergang in einen chronischen entzündlichen Prozeß nimmt die Mucopolysaccharidsynthese zu. Neben der gesteigerten Mucopolysaccharidsynthese findet man jedoch auch Hinweise für eine Steigerung der Skleroproteidsynthese. So konnten Richter et al. [5] durch Inkubationsversuche mit ^{14}C-Glycin und ^{14}C-Asparaginsäure in Leberstanzzylindern zeigen, daß die Inkorporationsrate beider Aminosäuren bei akuter und chronischer Hepatitis und bei Lebercirrhosen

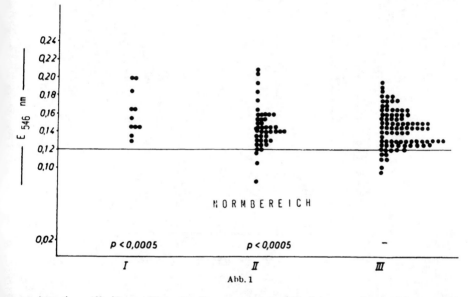

Abb. 1

ansteigt. Aus all diesen Untersuchungen geht nicht hervor, ob es sich um reine Synthesesteigerungen handelt, oder ob nicht vielleicht eine allgemeine Steigerung im „turnover" des Bindegewebes vorliegt.

Wir versuchen daher einen Einblick in den *katabolen* Mucopolysaccharidstoffwechsel bei Lebererkrankungen zu gewinnen, indem wir als Indikator für die Stoffwechselvorgänge in der Leber die Serumaktivitäten derjenigen Enzyme bestimmten, die den Abbau der sauren Glykosaminoglykane katalysieren: *Hyaluronidase* (EC 3.2.1.35), *β-Glucuronidase* (EC 3.2.1.31) und *β-Acetylglucosaminidase* (EC 3.2.1.30).

Insgesamt wurden 200 Seren von Patienten mit akuter Hepatitis, chronischer Hepatitis und Lebercirrhose untersucht. Außer den Aktivitätsmessungen der genannten lysosomalen Enzyme wurden die Aktivitäten der Glutamat-Oxalacetat-Transaminase, Glutamat-Pyruvat-Transaminase, alkalischen Phosphatase und Lactatdehydrogenase gemessen. Bei allen Patienten wurde die Diagnose durch die histologische Untersuchung eines Leberstanzzylinders gesichert.

Wie aus Abb. 1 zu ersehen ist, zeigen sämtliche Stadien der Lebererkrankungen eine signifikante Erhöhung der Hyaluronidaseaktivität gegenüber den Kontrollseren. Ein Vergleich der Hyaluronidaseaktivität zwischen akuter und chronischer

Hepatitis läßt im chronischen Stadium einen hochsignifikanten (p < 0,0005) Aktivitätsabfall erkennen, der bis zum Stadium der Lebercirrhose konstant bleibt. Wie aus eigenen Untersuchungen hervorgeht [4], findet man im menschlichen Serum einen Hyaluronidaseinhibitor. Um auszuschließen, daß die Enzymaktivitätsänderungen in den einzelnen Stadien der Lebererkrankungen durch unterschiedliche Inhibitoraktivitäten bedingt sind, wurden entsprechende Untersuchungen an einem hochgereinigten Hyaluronidasepräparat (Kinetin)[1] durchgeführt. Die Ergebnisse zeigen, daß es in keinem der untersuchten Stadien zu einer Änderung der Inhibitoraktivität kommt. Die Glykosaminoglykanohydrolasen β-Glucuronidase und β-Acetylglucosaminidase zeigen in den einzelnen Stadien ebenfalls signifikante bis hochsignifikante Aktivitätsunterschiede.

Im Vergleich zu Normalseren ist im akuten Stadium der Hepatitis die β-Glucuronidaseaktivität mit p < 0,01 signifikant erhöht. Bis zum chronischen Stadium bleibt die Aktivität konstant (p < 0,3), zeigt jedoch signifikant höhere Werte

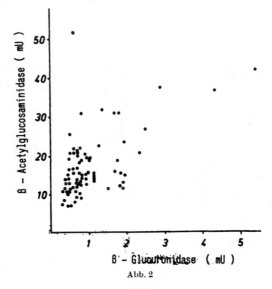

Abb. 2

gegenüber den Kontrollseren. Im Stadium der Lebercirrhose kommt es wieder zu einem signifikanten Aktivitätsanstieg. Gegenüber den Kontrollseren zeigt die β-Acetylglucosaminidase im akuten Stadium hochsignifikante Aktivitätssteigerungen (p < 0,005). Vergleicht man die Aktivitäten bei chronischer Hepatitis mit denen des akuten Stadiums, so findet man mit p < 0,05 einen leicht signifikanten Aktivitätsabfall, während bei der Lebercirrhose die Aktivitäten wieder hochsignifikant (p < 0,0005) ansteigen. Das Korrelationsverhalten der β-Glucuronidase und β-Acetylglucosaminidase ist Abb. 2 zu entnehmen. Untersucht man das korrelierte Verhalten der lysosomalen Enzyme zu den Transaminasen und der alkalischen Phosphatase, so findet man, daß keine Korrelation besteht.

Nimmt man die Serumaktivitäten der Glykosaminoglykanohydrolasen als Indikator für den katabolen Mucopolysaccharidstoffwechsel, so könnten die in der vorliegenden Arbeit gewonnenen Ergebnisse für einen — im Vergleich zur gesunden Leber — gesteigerten Abbau der sauren Glykosaminoglykane bei akuter und chronischer Hepatitis sowie bei Lebercirrhose sprechen. Diese Ergebnisse zusammen mit denen durch Inkorporationsversuche gewonnenen Befunden könnten ein Hinweis für eine Steigerung des „turn-overs" der Mucopolysaccharide in den

---

[1] Firma Schering AG, Berlin

einzelnen Stadien der Lebererkrankungen sein. Exakte Aussagen über den „turnover" von Mucopolysacchariden können jedoch nur erfolgen, wenn an identischem Materiel — z. B. Leberstanzzylindersynthese- und Abbauschritte untersucht werden, wobei u. a. die Konzentrationsbestimmung der Spaltprodukte wichtig ist. Diese Untersuchungen sind z. Z. in Arbeit.

Der im Vergleich zur akuten Hepatitis hochsignifikante Aktivitätsabfall der Hyaluronidase bei chronischer Hepatitis und Lebercirrhose und die gesteigerten Inkorporationsraten radioaktiv markierter Substanzen weisen darauf hin, daß bei der chronischen Hepatitis und der Lebercirrhose die Synthesevorgänge überwiegen. Hierfür sprechen auch die von Becker durch Substratanalysen gewonnenen Ergebnisse: Zunahme von Aminozuckern, Uronsäure und Hydroxyprolin bei Cirrhosen. Die Korrelation der lysosomalen mit den cytoplasmatischen Enzymen zeigt, daß in keinem der untersuchten Stadien der Lebererkrankungen eine positive oder negative Korrelation besteht. Möglicherweise geben Aktivitätsmessungen dieser Enzyme im Verlaufe einer Hepatitis darüber eine bessere Auskunft.

Literatur

1. Becker, K.: Verh. dtsch. Ges. inn. Med. **73**, 264 (1967). — 2. Hauss, W. H., Junge-Hülsing, G. und Gerlach, K.: Die unspezifische Mesenchymreaktion. — Zur Pathogenese der reaktiven Mesenchymerkrankungen. Stuttgart: Thieme 1968. — 3. Meyer, K.: Struktur und Biologie der Polysaccharid-Sulfate im Bindegewebe. In: Struktur und Stoffwechsel des Bindegewebes. Hrsg. Hauss, W., u. Losse, H. Stuttgart: Thieme 1960. — 4. Platt, D.: Blut **15**, 274 (1967). — 5. Richter, E., Clauditz, S., Leinweber, B. und Kühn, H. A.: Acta hepato-splenol. (Stuttg.) **15**, 376 (1969).

MASSARRAT, S. (Med. Poliklinik); KORB, G. (Patholog. Institut) und MASSARRAT, SCH. (Anaesthesiezentrum der Univ.-Klinik Marburg) und RIECKEN, E. O. (Med. Univ.-Klinik Marburg):
Hyperphosphatasämie ohne Hyperbilirubinämie bei chronischer Hepatitis

Es ist bekannt, daß zwischen dem Anstieg der unspezifischen alkalischen Phosphatase und des Bilirubins im Serum bei Knochenerkrankungen, Lebermetastasen, Lymphogranulomatose und Reticulose keine direkte Beziehung besteht [3]. Eine solche Dissoziation ist in der Literatur auch bei nicht biliären fortgeschrittenen Lebererkrankungen ohne detaillierte Angabe beschrieben worden [2].

Wir haben in den letzten Jahren bei vier Patienten mit chronischer Hepatitis eine solche Dissoziation beobachtet.

Folgende Gemeinsamkeiten wurden bei diesen vier Fällen festgestellt:

Histologisch handelte es sich in den Leberpunktaten um eine chronische Hepatitis ohne Hinweis auf eine Cholestase oder eine Gallenwegsalteration. Bei zweimaliger Leberpunktion in kurzen oder langen Intervallen konnte dieser histologische Befund bestätigt werden.

Bei 3 Pat. haben sich röntgenologisch die Gallenblasen gut, bei einem schwach dargestellt. Für eine Gallenabflußstörung und Cholangitis bestand kein Anhalt.

Entsprechend der fehlenden Cholestase und Gallenwegsalteration in der Leber war der Cholesterinspiegel bei 3 Pat. im Normbereich, bei dem 4. wegen eines frisch entdeckten Diabetes mellitus zu Beginn der Behandlung etwas erhöht. Danach war eine beginnende primäre biliäre Cirrhose ausgeschlossen.

Neben der mäßigen Erhöhung der Transaminasen fanden wir bei drei untersuchten Fällen auch eine Erhöhung der Leucinaminopeptidase und der Glutamatdehydrogenase. Die Aktivität der Lactatdehydrogenase war bei allen vier Pat. im Normbereich.

Der Bilirubinspiegel war unter 1 mg-%, die Bromsulphaleinretension zwischen 4 und 18%, Cholesterin nur bei dem Pat. mit frisch entdecktem Diabetes zuerst erhöht. Die alkalische Phosphatase war bei allen Pat. mindestens auf das Dreifache der obersten Grenze der Norm erhöht. Der Normalwert der alkalischen Phosphatase, nach kinetischem Test bei 111 Leber- und knochengesunden Personen bestimmt, betrug 115 (± 27,6) mU/ml.

Die Untersuchung des gesamten Knochenskelets ergab keinen Hinweis für Metastasierung oder einen Morbus Paget.

Eine Pat. verstarb plötzlich zu Hause 4 Monate nach der letzten stationären Untersuchung ohne Ikterus. Bei allen klinischen Untersuchungen, bei szintigraphischen Untersuchungen der Leber und des Pankreas, bei Röntgenuntersuchungen des Intestinaltraktes mit einer Zöliakographie haben wir keinen Hinweis auf eine Tumorerkrankung finden können.

Die Abb. 1 stellt den Verlauf der Leberfunktionsproben bei einem Patienten, den wir über 5 Jahre beobachten konnten, dar. Man sieht, daß die hohe Aktivität

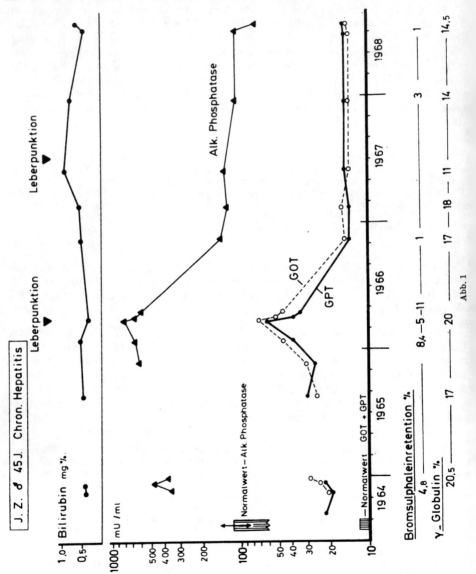

Abb. 1

der alkalischen Phosphatase parallel mit dem Rückgang der GOT und GPT abfällt und sich völlig normalisiert. Die Abb. 2 zeigt das histologische Bild des Leberpunktates von diesem Patienten mit verbreitertem Periportalfeld und diffusen Infiltrationen sowie Leberzellnekrobiosen.

Wir haben die Aktivität der alkalischen Phosphatase in 12,500 g Homogenatsüberständen von Lebercylindern zweier dieser Patienten bestimmt und mit der

Aktivität von 87 anderen Leberpunktaten verglichen. Die Aktivität der alkalischen Phosphatase war in dieser Zellfraktion gegenüber der Kontrolle auf das Dreifache erhöht nachweisbar.

Im Stärkegel wurde die elektrophoretische Wanderung der alkalischen Phosphatase in Seren von drei dieser Patienten untersucht und sowohl mit der alkalischen Phosphatase in Seren von zwei Patienten mit Knochenmetastasen als auch der alkalischen Phosphatase in Leberextrakten anderer Patienten verglichen. Der Hauptanteil der alkalischen Phosphatase bei diesen drei Seren fand sich wie in den Seren von Patienten mit Knochenmetastasen und den Leberextrakten im Transferrinbereich, schwächere Banden waren im β-Lipoproteinbereich sichtbar. Eine eindeutige Cholestasebande war nicht nachweisbar [4].

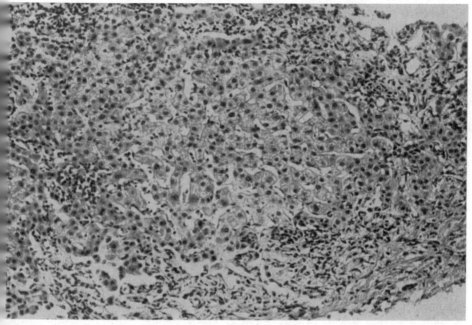

Abb. 2

Entsprechend der Ähnlichkeit der elektrophoretischen Wanderungsgeschwindigkeit der alkalischen Phosphatase in den Seren von unseren Patienten mit der alkalischen Phosphatase in den Seren von Patienten mit Knochenmetastasen und in den Leberextrakten fanden wir keine Unterschiede der Michaelis-Konstante der alkalischen Phosphatase.

Die Michaelis-Konstante der alkalischen Phosphatase war mit 0,37 bis 0,41 mM. bei allen identisch (P-Nitrophenylphosphat als Substrat).

Aus den histochemischen Untersuchungen an drei Leberpunktaten ergab sich kein zusätzlicher Hinweis auf den hepatocellulären Ursprung der Erhöhung der alkalischen Phosphatase. Die nachgewiesenen Aktivitäten erschienen im Vergleich zu Kontrollbefunden nicht vermehrt und ihre Lokalisation in den Sinusoiden, Gallencapillaren und Endothelien entsprach der Norm. Es muß daher daran gedacht werden, daß die sog. Leberzellbande der alkalischen Phosphatase histochemisch mit der von uns gewählten Methode nicht erfaßt wird [5]. Klein hat uns mitgeteilt, daß es ihm an Quetschpräparaten von Lebercylinder gelungen sei, nach Acetonkurzfixation histochemisch eine Aktivität in Leberzellen selbst nachzuweisen [6]. Dieser Befund legt die Inaktivierung einer cytoplasmatischen Aktivität in den von uns gewählten Präparationen nahe.

Unsere Untersuchungen zeigen, daß eine Erhöhung der alkalischen Phosphatase im Serum in seltenen Fällen bei chronischer Hepatitis ohne Cholestase und ohne Gallenwegsalteration vorkommen kann. Offenbar kommt es bei diesen Leber-Parenchymerkrankungen zu einer erhöhten Synthese der alkalischen Phosphatase, die dann in das Serum übertreten kann.

Die tierexperimentellen Untersuchungen [1, 7, 9] vor allem die extrakorporalen Perfusionsstudien an der Leber [8] haben gezeigt, daß die Hyperphosphatasämie nicht Ausdruck einer Retention sondern einer gesteigerten Synthese der alkalischen Phosphatase in der Leber ist. Gerade diese seltene Form der Hyperphosphatasämie bei chronischer Hepatitis und deren Reversibilität parallel zum Rückgang der Leberzellschädigung spricht für den hepatogenen Ursprung der alkalischen Phosphatase im Serum bei den Lebererkrankungen.

Literatur

1. Cantarow, A., and Miller, L. L.: Nonexcretion of Jaundice-serum alkaline. Phosphatase in bile of normal dogs. Amer. J. Physiol. **153**, 444 (1948). — 2. Gibbons, T. B.: Hyperphosphatasemia in patients without Jaundice with hepatobiliary disease. J. Amer. med. Ass. **164**, 22 (1957). — 3. Gutmann, A. B.: Serum alkaline phosphatase activity in diseases of the skeletal and hepatobiliary systems. Amer. J. Med. **27**, 875 (1959). — 4. Klein, U. E.: Zur Organspezifität multipler alkalischer Phosphatase des Serums. Gastroenterologia (Basel) Suppl. **107**, 137 (1967). — 5. Klein, U. E.: Isoenzyme der alkalischen Phosphatase. Dtsch. med. Wschr. **94**, 526 (1969). — 6. Klein, U. E.: Pers. Mitt. — 7. Polin, S. G., Spellberg, M. A., Teitelmann, L., and Okumura, M.: The origin of elevation of serum alkaline phosphatase in hepatic disease. Gastroenterology **42**, 431 (1962). — 8. Sebesta, D. G., Bradshaw, F. J., and Prockop, D. J.: Source of the elevated serum alkaline phosphatase activity in biliary obstruction. Studies utilizing isolated liver perfusion. Gastroenterology **47**, 166 (1964). — 9. Wang, C. C., and Grossmann, M. I.: Nonexcretion of serum alkaline phosphatase by the liver and the pancreas of normal dogs. Amer. J. Physiol. **156**, 256 (1949).

LESCH, R., REUTTER, W., KEPPLER, D. und DECKER, K. (Patholog. Institut und Biochem. Institut der Univ. Freiburg): **Das morphologische Bild der Galactosaminschädigung der Rattenleber***

D-Galactosamin, der bekannteste Aminozucker der Galactosereihe, wurde bis jetzt in freier Form in tierischen Geweben unter physiologischen Bedingungen noch nicht nachgewiesen. In substituierter Form kommt es als Bestandteil von Heteropolysacchariden wie Chondroitin, Blutgruppensubstanzen und Heparin, in Glykoproteiden wie α- und β-Globulinen und Immunglobulinen und in Membranen und Zellwänden vor.

Die intraperitoneale und auch intravenöse Applikation von sechsmal 250 mg Galactosamin · HCl/kg Körpergewicht führen gleichermaßen zu Veränderungen an der Rattenleber (Keppler et al., 1968; Reutter et al., 1968), die makroskopisch zu einer Graugelbverfärbung und Konsistenzverminderung der Leber führen. Das mittlere Lebergewicht (g Frischgewicht/100 g Körpergewicht) nimmt 25,5 Std nach der ersten Galactosamininjektion von 4,30 g bei den Kontrollen signifikant auf 3,84 g bei den Versuchstieren ab.

Mikroskopisch unterscheiden sich die Veränderungen eindeutig von der Vielzahl experimentell erzeugter Leberschädigungen, wie z. B. Tetrachlorkohlenstoff, Nitrosamin oder Allylalkohol (Lit. bei Popper u. Schaffner, 1961). Auffallend ist dagegen die Ähnlichkeit mit dem histologischen Bild der menschlichen Virushepatitis (Kühn, 1947; Bianchi, 1967). Dabei soll einschränkend jedoch darauf hingewiesen werden, daß ein Vergleich histologischer Befunde unterschiedlicher Species nur mit großer Vorsicht vorgenommen werden kann.

* Mit Unterstützung der Deutschen Forschungsgemeinschaft, Bad Godesberg.

25,5 Std nach der ersten Galactosamininjektion fällt in der Leber eine intensive entzündliche Infiltration aus Lympho-Histiocyten, Plasmazellen und segmentierten Granulocyten auf, die sowohl die Periportalfelder, als auch das Leberparenchym betroffen hat (Abb. 1a). Die Gallengänge und Portalgefäße sind ausgeweitet. Im Parenchym ist das RES deutlich aktiviert. Häufig erkennt man Einzelzell- und

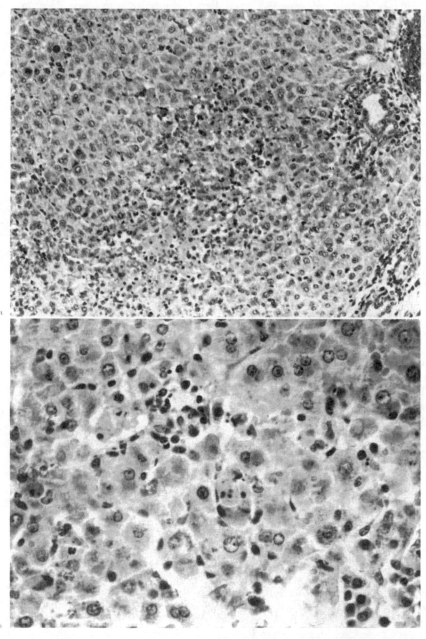

Abb. 1a. 25,5 Std nach Beginn der Galactosamingabe. Einzelzell- und Gruppennekrosen im Leberparenchym. Lebhafte entzündliche Infiltrate des Läppchens und des Periportalfeldes. H E, 130 ×

Abb. 1b. 25,5 Std; zahlreiche Einzelzellnekrosen und Councilman-Körperchen im Leberparenchym mit entzündlicher Infiltration. H E, 310 ×

Gruppennekrosen, die disseminiert über das Leberläppchen verstreut sind und immer wieder Councilman-Körperchen aufweisen (Abb. 1b). Vergleichbar den acidophil degenerierten Leberepithelien bei der menschlichen Virushepatiti (Bianchi, 1967) sind bei der Galactosaminschädigung die eosinophilen Cytoplasma einschlüsse, die sich im elektronenmikroskopischen Bild als Myelinfiguren und voll ausgebildete Autophagievacuolen darstellen. Sie werden von einer Membran um geben und enthalten Fragmente des endoplasmatischen Reticulums und Mito chondrien. Stellenweise sind in solchen Vacuolen auch noch Glykogenpartikel zu erkennen, obwohl lichtmikroskopisch die Leber glykogenfrei ist. Laufende Unter suchungen zeigen, daß diese Autophagievacuolen hohe Aktivitäten an saurer Phos phatase aufweisen, also den Lysosomen zuzuordnen sind. — Nach 48 Std hat sich das histologische Bild wesentlich verändert. Man beobachtet jetzt die Zeichen einer akuten Leberdystrophie mit völliger Dissoziation der Leberzellplatten, aus gedehnten Nekrosen und Blutungen und entzündlicher Infiltration. In anderen Organen, vor allem im Darmtrakt und Harnblasenbereich, bestehen ausgedehnte Blutungen. — Überstehen die Tiere diese schwerste Schädigung, dann ist bereits nach 72 Std eine Restitution zu erkennen. Vereinzelt sind noch Nekrosen und Councilman-Körperchen zu erkennen. Periportal besteht noch eine entzündliche

Tabelle. *Serumenzymaktivitäten und Bilirubinkonzentra- tion, 25 Std nach sechsmal 250* mg *Gal N/kg Körpergewicht*

	Kontrollen		Gal N-Tiere	
GOT [mU/ml]	50 ± 6	(6)	460 ± 134	(6)
GPT	25 ± 10	(6)	376 ± 54	(6)
GLDH	5	(6)	18,5 ± 3,3	(6)
SDH	5	(6)	944 ± 735	(6)
Bilirubin	0,54 ± 0,24	(6)	1,48 ± 0,37	(5)
[mg/100 ml]			(∼ 7/48 Std)	

Infiltration. — Nach 21 Tagen ist das histologische Bild der Lebern der Versuchs tiere mit dem der Kontrolltiere wieder identisch.

Folgen dieser histologisch nachweisbaren schweren Leberschädigung durch Galactosamin sind einmal ein schwerer Ikterus und ausgeprägte Steigerungen der Aktivitäten verschiedener Serumenzyme, die nach den bekannten Methoden bestimmt wurden [Bergmeyer u. Bernt, 1962 (1), 1962 (2); Gerlach, 1961; Schmidt, 1962) [Tabelle). Dabei spiegelt das zeitliche Verhalten der Serumenzyme den Ver lauf der histologischen Schädigung wider. Bereits nach einer Injektion von 250 mg Galactosamin/kg Körpergewicht erkennt man einen Anstieg der Serumenzyme zu einem Zeitpunkt, an dem lichtmikroskopisch Veränderungen in der Leber noch nicht faßbar sind. Bei sechsmaliger Applikation setzt sich diese Aktivitätszunahme fort. Dabei werden Maxima für die SGOT und SDH nach 25,5 bzw. 48·Std erreicht, also an den Zeitpunkten, an denen auch histologisch das größte Ausmaß der Leber schädigung zu erkennen ist.

Wegen der auffallenden histologischen Ähnlichkeit der Galactosaminschädi gung mit der menschlichen Virushepatitis und der Annahme einiger Autoren, daß es sich bei den Councilman-Körperchen um virusspezifische Veränderungen han delt (Benda et al., 1949), ist zu diskutieren, ob durch die Galactosamingabe bei den Tieren evtl. ein latentes hepatotoxisches Virus aktiviert wird. Damit erhebt sich auch die Frage nach der Artspezifität der Veränderungen, denn zahlreiche Unter suchungen mit experimentellen Virushepatitiden und nach Übertragung von Serum Hepatitiskranker auf Tiere führten zu differenzierenden histologischen Befunden (Ruffolo et al., 1966; Deinhardt et al., 1967; Margolis et al., 1968; Haas et al., 1968). Auf Grund folgender Überlegungen erscheint uns eine Virusaktivierung wenig wahrscheinlich:

In qualitativ gleichem, quantitativ jedoch unterschiedlichem Ausmaß können die morphologischen und klinisch-chemischen Veränderungen auch bei anderen Tierspecies beobachtet werden. Wir untersuchten Ratten, Mäuse, Kaninchen, Meerschweinchen und Marmoset-Affen. Dabei zeigten die Ratten in bis jetzt über 300 Versuchen die Veränderungen regelmäßig und am stärksten ausgeprägt. Die Tiere stammten aus unterschiedlichen Würfen, wurden in verschiedenen Instituten gehalten und waren unterschiedlich alt. Die Veränderungen in der Leber waren mit unterschiedlich hohen Dosen von Galactosamin auslösbar und traten ohne Inkubationszeit auf. Auch war nach Absetzen des Galactosamins innerhalb weniger Tage eine völlige Restitution des histologischen Bildes zu erreichen. Alle diese Punkte sprechen gegen die Auslösung der Veränderungen durch ein Virus.

Freies Galactosamin ist in meßbaren Konzentrationen nicht nachweisbar. Der hier dargestellte toxische Effekt ist nur zu erreichen, wenn hohe Dosen appliziert werden. Unter diesen Bedingungen kann der Aminozucker oder einer seiner Metaboliten zu Reaktionen führen, die schließlich die morphologisch faßbaren Veränderungen auslösen.

Literatur

Benda, L., Gerlach, F., Rissel, E. und Thaler, H.: Virusforsch. 4, 89—112 (1949). — Bergmeyer, H.-U., u. Bernt, E.: (1) Glutamat-Oxalacetat-Transaminase. In: Bergmeyer, H.-U., Methoden der enzymatischen Analyse, pp. 837—842. Weinheim: Verlag Chemie 1962; — (2) Glutamat-Pyruvat-Transaminase. In: Bergmeyer, H.-U., Methoden der enzymatischen Analyse, pp. 846—951. Weinheim: Verlag Chemie 1962. — Bianchi, L.: Punktatmorphologie und Differentialdiagnose der Hepatitis. Bern: Huber 1967. — Deinhardt, F., Holmes, A. W., Capps, R. B., and Popper, H.: J. exp. Med. 125, 673—688 (1967). — Gerlach, U.: Sorbit-Dehydrogenase. In: Bergmeyer, U.-U., Methoden der enzymatischen Analyse, pp 761—764. Weinheim: Verlag Chemie 1962. — Haas, R., Maas, G. und Oehlert, W.: Med. Klin. 63, 1359—1363 (1968). — Keppler, D., Lesch, R., Reutter, W., and Decker, K.: Exp. molec. Path. 9, 279—290 (1968). — Kühn, H. A.: Beitr. path. Anat. 109, 589—649 (1947). — Margolis, G., Kilham, L., and Ruffolo, P. R.: Exp. molec. Path. 8, 1—20 (1968). — Popper, H., u. Schaffner, F.: Die Leber, Struktur und Funktion. Stuttgart: Thieme 1961. — Ruffolo, P. R., Margolis, G., and Kilham, L.: Amer. J. Path. 49, 795—808 (1966). — Schmidt, E.: Glutamat-Dehydrogenase. In: Bermeyer, H. U., Methoden der enzymatischen Analyse, pp. 752—756. Weinheim: Verlag Chemie 1962. — Reutter, W., Lesch. R., Keppler, D. und Decker, K.: Naturwissenschaften 55, 497 (1968).

KEPPLER, D., REUTTER, W., LESCH, R. und DECKER, K. (Biochem. Institut und Patholog. Institut d. Univ. Freiburg): **Untersuchungen zum Mechanismus der Galactosamin-induzierten Hepatitis**

Trotz der großen Anzahl von morphologischen und funktionellen Gemeinsamkeiten zwischen der Galactosamin(GalN)-Hepatitis und der sog. menschlichen Virushepatitis [1, 2] ist bis heute nicht entschieden, ob sich im molekularen Bereich ein beiden Krankheitsbildern gemeinsamer Defekt aufzeigen läßt. Die Untersuchungen über die Veränderungen von Metabolitgehalten und Enzymaktivitäten in der tierischen Leber (Ratten, Meerschweinchen, Kaninchen, Mäuse, Affen) unter GalN-Einwirkung sollen spätere Vergleiche mit der menschlichen Hepatitis ermöglichen.

Zu Beginn der Untersuchungen über die GalN-Schädigung wurde beobachtet, daß der — enzymatisch bestimmte — Glykogengehalt [1, 3] der Leber reversibel und dosisabhängig vermindert ist. Auch Metaboliten des Glykogenstoffwechsels (Glucose, Glucose-6-Phosphat, Uridindiphosphoglucose) und Nucleotide (ATP, ADP, AMP, UTP, UDP) sind hochsignifikant vermindert (Tabelle). Da sich der Quotient ATP/ADP nicht signifikant ändert, ist eine Störung des Energiestoffwechsels nicht anzunehmen.

Tabelle. *Metabolitgehalte der Rattenleber ± Standardabweichung der Einzelwerte in µMol/g Frischgewicht. Leberentnahme mit dem Frierstoppverfahren 25,5 Std nach der ersten von 6 GalN-Injektionen zu je 250 mg GalN · HCl/kg* [1, 3]

	Kontrollen			GalN-Ratten			
	x̄	SD	N	x̄	SD	N	%
Glucose	8,8	± 0,7	11	3,8	±1,0	11	43
Glykogen (als Glucose)	338	±62	14	16	± 9	12	5
UDP-Glucose	0,32	± 0,05	42	0,05	± 0,01	9	16
Glucose-6-P	0,14	± 0,06	11	0,06	± 0,03	9	44
ATP/ADP	3,36	± 0,55	7	2,96	± 0,66	9	—
ATP + ADP + AMP	3,23	± 0,30	7	2,23	± 0,42	9	69
UTP + UDP	0,35	± 0,05	15	0,15	± 0,02	4	43
GalN-1-P	<0,04	—	7	10,7	± 0,9	6	—

Die in der Tabelle aufgeführten Unterschiede, außer dem ATP/ADP-Quotienten, sind hochsignifikant.

Ein großer Teil des injizierten GalN wird in der Leber phosphoryliert. Nach Gabe von sechsmal 250 mg GalN · HCl/kg sind in der Rattenleber 10,7 ± 0,9 µMol/g GalN-1-Phosphat nachweisbar. Diese Anhäufung von GalN-1-Phosphat wird durch zwei Befunde erklärt:

1. Das Enzym UDP-Glucose:Galactose-1-Phosphat Uridylyltransferase (EC 2.7.7.12) hat nur eine geringe Affinität zum GalN-1-Phosphat, das daher nur langsam zum UDP-GalN umgesetzt wird;

$$\text{GalN-1-P} + \text{UDP-Glucose} \xrightleftharpoons{\text{GalPUT}} \text{UDP-GalN} + \text{Glucose-1-P}.$$

2. Wie aus der Gleichung hervorgeht, benötigt die Reaktion UDP-Glucose, welche unter den Bedingungen der Galactosaminschädigung auf 16% des Kontrollwerts vermindert ist. Dieser Mangel an UDP-Glucose begünstigt somit zusätzlich die Anhäufung von GalN-1-Phosphat in der Leber.

Nach einmaliger Injektion von GalN (Abb. 1) wird ein rascher Abfall der UDP-Glucose beobachtet; zeitlich nachgeordnet sinkt der Glykogengehalt der Leber ab.

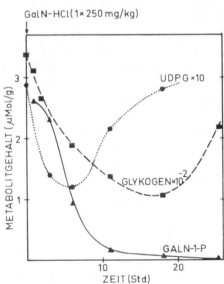

Abb. 1. Zeitlicher Verlauf von GalN-1-Phosphat, UDP-Glucose und Glykogen in der Rattenleber (N = 3 – 6) nach einmaliger Injektion von 250 mg GalN · HCl/kg. Angaben in µMol/g Frischgewicht. Alle Metaboliten wurden enzymatisch bestimmt [1, 3]

Ein Wiederanstieg der UDP-Glucose wird erst dann nachweisbar, wenn der GalN-1-Phosphatgehalt unter ca. 1 μMol/g abgefallen ist. Im zellfreien, glykogensynthetisierenden System aus normaler und GalN-geschädigter Leber zeigte sich ebenfalls eine Hemmung der UDP-Glucosesynthese in der GalN-hepatitischen Leber. Hierauf wurde das UDP-Glucose synthetisierende Enzym (UDP-Glucose Pyrophosphorylase, EC 2.7.7.9.) aus Rattenlebern über 50fach angereichert.

$$\text{UTP} + \text{Glucose-1-P} \underset{\longleftarrow}{\overset{\text{UDPGP}}{\longrightarrow}} \text{UDP-Glucose} + \text{Pyrophosphat}$$

Es konnte eine Hemmung des Rattenleber- und des Rinderleberenzyms durch GalN-1-Phosphat nachgewiesen werden [4]. Der Typ der Hemmung ist vorwiegend kompetitiv mit Glucose-1-Phosphat; d. h., daß das Verhältnis von GalN-1-Phosphat zu Glucose-1-Phosphat entscheidend ist für das Ausmaß der Enzymhemmung. Das in vivo gemessene Verhältnis dieser beiden Metaboliten liegt über 600/1, was einer weitgehenden Hemmung der UDP-Glucosesynthese entspricht.

Der stark verminderte Gehalt der Leber an UDP-Glucose beeinträchtigt folgende Stoffwechselwege:

1. Da UDP-Glucose das Substrat der Glykogensynthetase ist (EC 2.4.1.11), wird die ausgeprägte Abnahme des Glykogengehalts verständlich;

2. UDP-Glucose ist die direkte Vorstufe der UDP-Glucuronsäure, welche für die Entgiftung durch Glucuronidierung benötigt wird;

3. UDP-Glucuronsäure, UDP-Glucose und die aus ihr entstehende UDP-Galactose werden in Heteropolysacchariden benötigt.

Im Vordergrund der bisher bekannten Veränderungen im Nucleotidstoffwechsel steht die Verminderung der Uridinphosphate — UTP und UDP —. Ihre Verminderung ist erklärbar durch den Uridinphosphatverbrauch bei der Bildung von UDP-GalN. Inwieweit hierdurch die UTP-abhängigen Nucleinsäuresynthesen gestört werden, ist Gegenstand weiterer Untersuchungen.

Literatur

1. Keppler, D., Lesch, R., Reutter, W., and Decker, K.: Exp. molec. Path. 9, 279 (1968). — 2. Reutter, W., Lesch, R., Keppler, D. und Decker, K.: Naturwissenschaften 55, 497 (1968). — 3. Keppler, D., and Decker, K.: Europ. J. Biochem. (im Druck) (1969). — 4. Keppler, D., u. Decker, K.: Hoppe-Seylers Z. physiol. Chem. 350, 8 (1969).

REUTTER, W., KEPPLER, D., LESCH, R. und DECKER, K. (Biochem. Institut und Pathologisches Institut der Universität Freiburg i. Br.): Zum Glykoproteidstoffwechsel bei der Galaktosamin-induzierten Hepatitis

Das Ziel unserer biochemischen Untersuchungen ist es, einen Einblick in das Zustandekommen der Leberzellschädigung zu gewinnen, die nach Gabe von D-Galactosamin (= GalN) auftritt [1, 2]. Bei unserer Arbeitshypothese gehen wir davon aus, daß GalN bzw. eines seiner Folgeprodukte (GalN-1-P, UDP-GalN, UDP-Glucosamin) zu einer Veränderung der Struktur der Leberzellmembran führt.

Die Hauptbestandteile tierischer Zellmembranen sind Phospholipide, Cholesterin und Glykoproteide. Wegen der engen Beziehung zum Aminozuckerstoffwechsel wenden wir uns der Biosynthese der Glykoproteide der Leber bei der Galaktosaminhepatitis zu.

Auf einen allgemein gestörten Glykoproteid- und Proteinstoffwechsel weisen folgende Befunde hin:

1. Abfall des Serumproteingehaltes von $7,12 \pm 0,22$ auf $5,70 \pm 0,84$ g/100 ml 25,5 Std nach der Standardapplikation (d. h. innerhalb von 24 Std werden 6 × 250 mg GalN · HCl/kg weiblichen Wistar-Ratten verabreicht) [1, 2].

2. Abfall der Gerinnungsfaktoren, die ihrer chemischen Zusammensetzung nach Glykoproteide sind [1, 2].

3. In der Immunelektrophorese zeigen sich im Bereich der α- und β-Globuline Abschwächung und Ausfall von Präcipitationslinien. In Frage kommen Hämopexin, Haptoglobin, Komplement und in geringerem Maße Transferrin. Ergänzend hierzu zeigt die Serumelektrophorese einen Abfall der α_1-, α_2- und β-Globuline auf

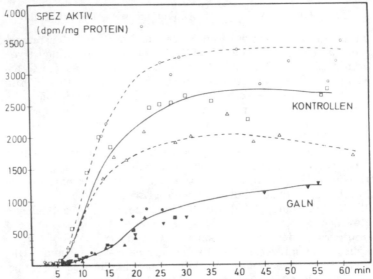

Abb. 1. Bestimmung der spezifischen Aktivität der Serumglykoproteide nach einer modifizierten Methode von Mans u. Novelli [4]. Den Tieren wird intraportal ^{14}C-Galaktose gegeben und nach 2 bis 60 min aus der V. cava 0,2 ml Blut entnommen, das durch eine Kochsalz-Glucoselösung ersetzt wird

Tabelle. *Einbau von ^{14}C-Mannose bzw. ^{3}H-Leucin (cpm/mg Protein) in die Protein- und Glykoproteidfraktion von Leber, Serum und Niere. Bestimmung der spezifischen Aktivität nach einer modifizierten Methode von Mans u. Novelli* [4]

	normal	Gal N
	^{14}C-Mannose (N = 4)	
Leber	141 ± 14	87 ± 11
Serum	141 ± 7	68 ± 11
Niere	87 ± 7	86 ± 4
	^{3}H-Leucin (N = 5)	
Leber	578 ± 34	274 ± 158
Serum	888 ± 115	345 ± 225

etwa die Hälfte der Norm (Werte nach 48 Std: 0,35, 0,38 und 0,54 g/100 ml), während das Albumin nur um 10% abnimmt. Die Titration des Serumkomplements ergab einen Abfall auf 20% der Norm.

4. Verminderung des Einbaues von markierten Vorläufern der Glykoproteidsynthese [3]. Abb. 1 zeigt den zeitlichen Verlauf des Auftretens von Radioaktivität in den Serumglykoproteiden nach Gabe von ^{14}C-Galaktose. Nach einer Latenzzeit von 6 min, in der im Serum keine Protein-gebundene Aktivität nachweisbar ist, beginnt die Markierung der Serumglykoproteide. Die Markierung in den Galaktosamin-geschädigten Tieren ist etwas verzögert und deutlich vermindert.

5. Bezieht man nun die Leber selbst mit ein, so ergibt sich nach Gabe von ^{14}C-Mannose bzw. ^{3}H-Leucin das in der Tabelle dargestellte Bild: Verminderung des Einbaues beider Vorläufer auf 61% (^{14}C-Mannose) bzw. 47% (^{3}H-Leucin) der Norm.

Wird statt Mannose ^{14}C-Glucosamin als Vorläufer gewählt, so findet sich in der Leber sogar eine Hemmung auf 6% der Norm (bzw. 1,4% der Norm im Serum). Bei der Interpretation dieses Befundes muß allerdings bedacht werden, daß aus Galaktosamin UDP-N-Acetylglucosamin gebildet werden kann, wodurch der pool des markierten Vorläufers verdünnt wird. Bei einer Verdünnung des pools um das Fünffache läge daher die Einbauhemmung nicht bei 6% sondern bei 30% der Norm in der Leber. Aus dem Glucosamin werden UDP-N-Acetylglucosamin und -N-Acetylgalaktosamin gebildet, deren Zucker die Bindeglieder zwischen Kohlenhydrat- und Proteinanteil darstellen, ferner die CMP-N-Acetylneuraminsäure (= CMP-NANA), wobei die NANA mit ihrer Säuregruppe wesentlich zur negativen Ladung der Zelloberfläche beiträgt und an der Sekretion von Proteinen beteiligt ist. [5].

6. Um eingehender die Störung des Aminozuckerstoffwechsels untersuchen zu können, wurde ein zellfreies Lebersystem entwickelt, in dem der Stoffwechsel des Glucosamins über UDP-N-Acetylhexosamin bis zur CMP-NANA verfolgt werden kann. Dabei zeigt sich unter den Bedingungen der GalN-Hepatitis eine verminderte Synthese von NANA, gemessen am Einbau von ^{14}C-Aktivität aus ^{14}C-Glucosamin in NANA [6]. (Für diesen Befund gilt ebenfalls die unter Punkt 5 gemachte Einschränkung.)

Neben diesen Befunden, die eine gestörte Glykoproteidsynthese zeigen, ist das Auftreten von UDP-Galaktosamin und UDP-Glucosamin in der Leber zu beachten, die unter physiologischen Bedingungen in nicht meßbarer Menge vorkommen [7].

Die Pherogramme wurden von Herrn Dr. M. Westerhausen, Medizinische Universitätsklinik, Freiburg, durchgeführt.

Mit Unterstützung der Deutschen Forschungsgemeinschaft.

Literatur

1. Reutter, W., Lesch, R., Keppler, D. und Decker, K.: Naturwissenschaften 55, 497 (1968). — 2. Keppler, D., Lesch, R., Reutter, W., and Decker, K.: Exp. molec. Path. 9, 297 (1968). — 3. Reutter, W., Lukaschek, R. und Decker, K.: In Vorbereitung. — 4. Mans, R. J., and Novelli, G. D.: Biochem. Biophys. Res. Commun. 3, 540 (1960). — 5. Hyde, T. A.: Cancer Res. 27, 452 (1967). — 6. Reutter, W., Hultsch, E. und Decker, K.: Z. physiol. Chem. 350, 11 (1969). — 7. Maley, F., Tarentind, A. L., McGarrahan, J. F., and Del Giacco, R.: Biochem. J. 107, 637 (1968).

LEINWEBER, B., RICHTER, E. und KÜHN, H. A. (Med. Kliniken u. Polikliniken Univ. Gießen): **Histologische Befunde und Proteinsynthese der Rattenleber bei ANIT-Cholestase**

Vorhergehende Untersuchungen zur Proteinsynthese in Leberpunktatzylindern von Patienten mit akuter Hepatitis hatten ergeben, daß sich in vitro erhöhte Protein-Syntheseleistungen nachweisen ließen [3]. Ähnliches, aber geringer ausgeprägt, wurde bei Patienten mit chronischer Hepatitis und Lebercirrhose festgestellt, ferner bei Patienten mit ätiologisch unterschiedlicher extra- und intrahepatischer Cholestase. Da ein befriedigendes tierexperimentelles Modell zur Untersuchung der akuten Hepatitis zu Beginn der hier vorzutragenden Befunde nicht vorlag, erschien es gerechtfertigt, Untersuchungen zur Proteinsynthese bei der ikterisch verlaufenden ANIT-Cholestase der Ratte anzustellen.

Methodik

Durch orale Applikation per Schlundsonde von 100 mg ANIT (Alpha-naphthyl-iso-thiocyanat) pro kg Körpergewicht wurde an 200 bis 250 g schweren Ratten eine Cholestase erzeugt.

Bei allen Tieren wurden nach üblicher Formalinfixierung Paraffinschnitte angefertigt, die mit Hämatoxylineosin, mit Berliner Blau und nach van Gieson gefärbt wurden, bei besonderen Fragestellungen zusätzliche Färbungen mit Bestschem Karmin bzw. PAS und Hämalaun-Scharlachrot. Die klinisch-chemischen Werte wurden nach Herzpunktion im Rattenserum mit Hilfe üblicher laborchemischer Methoden bestimmt. Die Messung der Proteinsynthese erfolgte an Rattenleberschnitten in vitro durch Inkubation mit den ^{14}C-markierten Aminosäuren Asparaginsäure und Glycin. Alle Werte wurden 24, 48 und 72 Std nach Verabfolgung des ANIT festgestellt.

Ergebnisse

Morphologisch finden sich nach 24 Std die Zeichen einer destruierenden Cholangitis (Abb. 1). Die Periportalfelder sind ödematös verbreitert und dichtzellig von

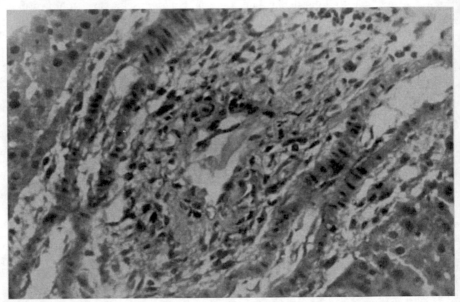

Abb. 1. Destruierende Cholangitis 24 Std nach Gabe von ANIT. Färbung HE., Vergr. 250 ×

gelapptkernigen Leukocyten und Rundzellen infiltriert. Diese Zellen ordnen sich konzentrisch um die Gallengänge an. Das Epithel derselben ist zerstört, z. T. liegt abgeschilfertes Material in den Lichtungen. Die gleichen Veränderungen trifft man an den kleinen Gallengängen und intralobulären Ductuli [1, 2, 4].

Das Leberparenchym weist einen Schwund des Glykogens auf. Nahe der größeren Periportalfelder treten scharf begrenzte fokale Nekrosen von Leberzellen auf.

48 Std nach Gabe von ANIT sind die Periportalfelder nicht mehr so dicht infiltriert. Die Schädigung des Epithels der großen und kleinen Gallengänge ist etwa die gleiche. Fokale Leberzellnekrosen sind ebenfalls noch erkennbar.

Nach 72 Std ist die entzündliche Infiltration der Periportalfelder nur noch gering. Es handelt sich vorwiegend um Lympho- und Histiocyten. Das Gallengangsepithel ist nahezu wiederhergestellt. In der Nachbarschaft der Periportalfelder treten gehäuft Mitosen in den Leberzellen auf.

Die laborchemischen Kriterien der Cholestase waren 72 Std nach Gabe des ANIT am ausgeprägtesten (Tabelle). Ähnliche Befunde erhoben Eliakim u. a. und

Tabelle. *Laborchemische Befunde der ANIT-Cholestase 24, 48, 72 Std nach Gabe von ANIT; Protein- und Cholesterinsynthese 48 und 72 Std nach Gabe von ANIT*

Untersuchungs-bedingungen	n	Bilirubin mg-%	GPT mU/ml	alk. Phosph. mU/ml	LAP mU/ml	Cholesterin mg-%
Kontrolle	17	0,17 ± 0,12	19,0 ± 8,9	262 ± 106	17,3 ± 6,2	73 ± 13,2
ANIT 24 Std 100 mg/kg	9	2 ± 0,78	67,2 ± 48,4	513 ± 181	12,05 ± 5,6	134 ± 21,2
ANIT 48 Std 100 mg/kg	10	4,6 ± 0,80	139 ± 30	910 ± 307	20 ± 7,5	232 ± 52
ANIT 72 Std 100 mg/kg	19	6,5 ± 3,1	186 ± 86	1022 ± 266	31 ± 6	301 ± 63

Untersuchungs-bedingungen	n	Proteinsynthese dpm/mg Protein · 10^{-3}	Cholesterinsynthese dpm/mg Protein · 10^{-3}	Signifikanz gegen Kontrolle
Kontrolle	8	4,2 ± 1,0	5,3 ± 0,87	—
ANIT 48 Std 100 mg/kg	6	27,5 ± 8,4	27,1 ± 6,5	$p < 0,0005$
ANIT 72 Std 100 mg/kg	8	22,2 ± 5,4	51,6 ± 6,8	$p < 0,0005$

Moran u. a. [1, 2]. Auch die Protein- bzw. Cholesterinsynthese war erst 48 bzw. 72 Std nach Gabe von ANIT eindeutig gesteigert (Tabelle).

Es läßt sich also zwischen den morphologischen Veränderungen auf der einen und den klinisch-chemischen und biochemischen Veränderungen auf der anderen Seite weder eine zeitliche noch eine befundliche Korrelation aufstellen.

Zusammenfassung

Bei einer gut reproduzierbaren ikterischen cholestatischen Lebererkrankung der Ratte (ANIT-Cholestase), die histologisch durch eine destruierende Cholangitis gekennzeichnet ist, lassen sich ähnliche Steigerungen der Proteinsynthese nachweisen, wie bei Lebererkrankungen des Menschen. Die morphologischen Veränderungen sind 24 Std nach Gabe des ANIT an dem Epithel der Gallengänge und im Leberparenchym am eindrucksvollsten, die klinisch-chemischen Kriterien der Cholestase dagegen erst nach 72 Std. Ähnlich verhält sich die Protein- bzw. Cholesterinsynthese, die in der akuten Phase noch keine eindeutig nachweisbare Veränderung zeigt, wohl aber nach 48 bzw. 72 Std.

Literatur

1. Eliakim, M., Eisner, M., and Ungar, H.: Bull. Res. Coun. Israel E 8, 7 (1959). — 2. Moran, E., Eliakim, M., Suchowolski, A., and Ungar, H.: Gastroenterology 40, 408 (1961). — 3. Richter, E., Clauditz, S., Leinweber, B. und Kühn, H. A.: Acta hepato-splenol. (Stuttg.) 15, 376 (1968). — 4. Ungar, H., Moran, E., Eisner, M., and Eliakim, M.: Arch. Path. 73, 427 (1962).

RICHTER, E., GRÜN, M. und KÜHN, H. A. (Med. Univ.-Kliniken und Polikliniken Gießen): **Proteinsynthese und Ikterus bei der ANIT-Cholestase der Ratte* ****

In Leberpunktaten von Patienten mit unterschiedlichen Lebererkrankungen und besonders bei Patienten mit akuter Hepatitis läßt sich in vitro eine erhöhte

---

* ANIT = 1-naphthyl-isothiocyanat.
** Wesentliche Teile der vorliegenden Arbeit wurden von M. Grün der Med. Fakultät der Justus-Liebig-Universität Gießen als Inaugural Dissertation eingereicht.

Proteinsynthese nachweisen [4]. Gestützt wird dieser Befund durch die zusätzliche Beobachtung, daß der Proteingehalt der Leber im Verlauf einer akuten Hepatitis zunimmt [6].

Auf Grund dieser Befunde ist zu diskutieren, wie man eine erhöhte Proteinsynthese in der erkrankten Leber zu deuten hat. Handelt es sich dabei um ein symptomatisches Geschehen z. B. als Ausdruck der Regeneration, um Leberzellnekrosen auszugleichen, oder liegt eine pathologische „anabole Reaktion" der Leberzellen vor, deren Existenz von Popper [3] gefordert worden ist, und deren Ausmaß gleichzeitig als pathogenetisches Moment den Verlauf einer Lebererkrankung beeinflussen könnte.

Zusätzlich ist zu fragen, ob es sich bei den beobachteten Veränderungen um eine Reaktion der Leberzellen oder mehr um eine Reaktion des aktivierten Mesenchyms handelt, deren Auswirkung besonders von Hauss u. Mitarb. untersucht worden ist [1].

Diese Fragen lassen sich durch Untersuchungen an lebergesunden und leberkranken Patienten allein nicht beantworten, da sich der Verlauf einer Erkrankung

Tabelle 1. *Proteinsynthese in Rattenleberschnitten in vitro unter verschiedenen Untersuchungsbedingungen*

Untersuchungsbedingungen	n	Proteinsynthese dpm/mg Feuchtgewicht
Kontrolle	7	199 ± 121
Luminal	10	685 ± 379
ANIT	6	477 ± 237
ANIT + Luminal	11	782 ± 331
ANIT + *Actidion*	9	219 ± 104

zwar beobachten aber nicht systematisch manipulieren läßt. Deshalb sind Tierversuche zu den angeschnittenen Fragen erforderlich.

Als Modell für die Untersuchungen im Tierversuch wurde die ANIT-Cholestase der Ratte ausgewählt, bei der gut reproduzierbar ein cholestatischer Ikterus entsteht, und in deren Verlauf sich ebenfalls eine erhöhte Proteinsynthese in Leberschnitten in vitro nachweisen läßt [2].

Bei dieser experimentellen Lebererkrankung der Ratte wurde die Höhe der Proteinsynthese in der Leber durch Vorbehandlung mit Luminal und durch gleichzeitige Gabe von Actidion (Cycloheximid) variiert. Wie aus Tabelle 1 zu erkennen ist, wurde durch die Luminalvorbehandlung die Proteinsynthese in der Leber der erkrankten Tiere um ein beträchtliches mehr gesteigert als es unter ANIT allein der Fall ist.

Dagegen bleibt bei gleichzeitiger Actidionbehandlung die Proteinsynthese normal.

Untersucht man daraufhin unter den gleichen Untersuchungsbedingungen den klinischen Ablauf der ANIT-Cholestase, wie er sich in den üblichen Leberfunktionsproben zeigt, so findet man nach Luminalvorbehandlung einen wesentlich schwerer verlaufenden cholestatischen Ikterus (Tabelle 2).

Dagegen hat die Hemmung der Proteinsynthese in der Rattenleber durch Actidion zur Folge, daß der cholestatische Ikterus nach ANIT wesentlich geringer ausgeprägt verläuft (Tabelle 2).

Die histologische Untersuchung des Lebergewebes der Tiere unter diesen Bedingungen ergibt, daß die Veränderungen an den Gallenwegen die gleichen sind.

Unterschiede finden sich im Parenchym, wobei unter zusätzlicher Luminalgabe die Parenchymveränderungen ausgeprägter sihd, während sie unter gleichzeitiger Actidionmedikation diskreter sind als mit ANIT allein.

Auf Grund dieser Untersuchungen nehmen wir an, daß der Verlauf der ANIT-Cholestase — ob schwer oder ob leicht — vorwiegend von biochemischen Gegebenheiten in der Leberzelle abhängig ist, wobei die Höhe der in vitro gemessenen Proteinsynthese offensichtlich das Ausmaß dieser Veränderungen annähernd wiedergibt.

Untersucht man zusätzlich den Einfluß einer Glucocorticoidbehandlung, die zumindest den aktuellen Verlauf einer akuten Hepatitis in den meisten Fällen günstig beeinflußt, auf die Proteinsynthese in Leberpunktaten von Lebergesunden und Patienten mit akuter Hepatitis, so läßt sich zeigen, daß durch diese Therapie im Vergleich zu unbehandelten Kontrollen die Proteinsynthese in den untersuchten Leberpunktaten gesenkt bzw. nahezu normalisiert wird [5, 6]. Diese Ergebnisse lassen daran denken, daß auch bei ikterischen Lebererkrankungen des Menschen eine pathologische „anabole Reaktion" der Leberzellen vorliegt, deren

Tabelle 2. *Leberfunktionsproben im Rattenserum 72 Std nach 100 mg/kg ANIT im Vergleich zu einem Tierkollektiv, dem zusätzlich 5 Tg 50 mg/kg Luminal i.p. verabfolgt wurde, und zu einem Tierkollektiv, dem zusätzlich 3 Tg 0,8 mg/kg Actidion (Cycloheximid) i.p. verabfolgt wurde*

Untersuchungsbedingungen	n	Bilirubin mg-%	GPT mU/ml	AP mU/ml	LAP mU/ml	Cholesterin mg-%
ANIT 72 Std	19	6,5 ± 3,1	186 ± 86	1022 ± 266	31 ± 6	301 ± 63
ANIT 72 Std + Actidion	19	2,2 ± 1,4	38 ± 16	311 ± 95	19 ± 4	154 ± 46
P	—	< 0,0005	< 0,0005	< 0,0005	< 0,0005	< 0,0005
ANIT 72 Std	10	6,7 ± 1,8	119 ± 48	968 ± 178	36 ± 5	206 ± 43
ANIT 72 Std + Luminal	10	11,1 ± 2	169 ± 50	1044 ± 464	57 ± 10	270 ± 38
P	—	< 0,0005	< 0,0005	> 0,3	< 0,0005	< 0,0025

Ausmaß zumindest z. T. die Aktivität der vorliegenden Lebererkrankung mit beeinflussen könnte. Die Annahmen, eine in vitro gemessene erhöhte Proteinsynthese in der Leber sei nur Ausdruck einer erhöhten Regeneration oder Ausdruck einer erhöhten mesenchymalen Aktivität in der Leber, würden unseres Erachtens die hier dargestellten Untersuchungsergebnisse nicht erklären können.

Literatur

1. Hauss, W. H., Junge-Hülsing, G., Manitz, G. und König, F.: Dtsch. med. Wschr. 88, 811 (1963). — 2. Leinweber, B., Richter, E., und Kühn H. A.: Verh. dtsch. Ges. inn. Med. 75, 365 (1969). — 3. Popper, H.: Panel discussion on drug injury. V. International Meeting of the International Association for the Study of the Liver. Prag 1968. — 4. Richter, E., Clauditz, S., Leinweber, B. und Kühn, H. A.: Acta hepato-splenol. (Stuttg.) 15, 376 (1968). — 5. Richter, E., Clauditz, S., Leinweber, B. und Kühn, H. A.: Dtsch. med. Wschr. (in Vorbereitung). — 6. Richter, E., Clauditz, S., Leinweber, B., Liehr, H., Brachtel, D. und Kühn, H. A.: Acta hepato-splenol. (Stuttg.) (in Vorbereitung).

Havemann, K. und Rössler, R. (Med. Univ.-Klinik Marburg a. d. Lahn):
Lymphocytenkulturen bei Lebererkrankungen: Unterschiedliche Reaktionen auf Phythämagglutinin (PHA)*

Phythämagglutinin (PHA) führt in vitro zur Transformation und Proliferation peripherer Lymphocyten. Gleichzeitig wird eine Zunahme der RNS- und DNS-

* Die Untersuchungen wurden mit Unterstützung der Deutschen Forschungsgemeinschaft durchgeführt.

Synthese beobachtet. Diese Reaktionsfähigkeit auf PHA ist bei zahlreichen Erkrankungen gestört. So wurde eine verminderte PHA-Reaktion bei lympho-proliferativen Krankheiten, aber auch bei den kongenitalen Röteln nachgewiesen [2]. In unseren Untersuchungen wurde die RNS- und DNS-Synthese in PHA-stimulierten Lymphocytenkulturen von Patienten mit verschiedenen Leberer-krankungen geprüft. Hierzu gehörten: 5 Patienten mit akuter infektiöser Hepa-titis während der ersten 10 Tage nach Auftreten des Ikterus (Bilirubin 7 bis 24 mg/100 ml); 9 Kranke mit chronisch aggressiver Hepatitis, die histologisch die cha-rakteristischen Leberveränderungen aufwiesen; 10 Patienten mit histologisch nach-gewiesener Lebercirrhose unterschiedlicher Schweregrade und Ätiologie; 4 Patien-ten mit arzneimittelbedingten Leberveränderungen, wie cholostatischer Ikterus nach einem Kontrazeptivum (Eugynon) und reaktive Hepatitis nach Schlafmittel-intoxikationen (Sekundal) und Rauschgiftabusus; und 6 Alkoholiker, bei denen histologisch eine Alkoholhepatitis nachgewiesen wurde.

Als Kontrollen dienten unstimulierte Lymphocytenkulturen derselben Patien-ten und Lymphocytenkulturen von Gesunden.

Die Lymphocyten wurden aus peripherem Blut über eine Nylonfasersäule isoliert. Die Kulturen enthielten 3×10^6-Zellen in 15% AB-Serum. Nach 72 und 120 Std-Inkubation mit PHA wurden den Kulturen für 2 Std ^{3}H Cytidin und ^{3}H Thymidin zugesetzt. Anschließend wurden die Nucleinsäuren mit Perchlorsäure extrahiert. Aus der Aktivität der Extrakte und der Konzentration der Nuclein-säuren wurde die spezifische Aktivität pro µg Nucleinsäure errechnet.

Ergebnisse

PHA führte bei Lymphocyten von Gesunden zu einem Anstieg der RNS- und DNS-Synthese nach 72 Std (Abb. 1). Lymphocyten von Patienten mit akuter infektiöser Hepatitis dagegen zeigten eine signifikante Verminderung der RNS- und DNS-Synthese unter PHA (RNS inf/norm $p < 0,0025$, DNS inf/norm $p < 0,025$). Auch bei chronisch aggressiver Hepatitis war die lymphocytäre PHA-Reaktion deutlich vermindert (RNS chr/norm $p < 0,0005$, DNS chr/norm $p < 0,010$).

Lymphocyten von Patienten mit Lebercirrhose zeigten eine auffallend weite Streuung der Werte bei den einzelnen Patienten, die möglicherweise auf der unter-schiedlichen Ätiologie dieser Erkrankung beruht und der weiteren Abklärung bedarf. Bei vier Patienten mit arzneimittelbedingten Leberveränderungen ließ sich keine Abweichung gegenüber dem Normalkollektiv beobachten.

Bei Alkoholhepatitis zeigten die Lymphocyten eine normale Stimulierbarkeit (RNS Alk/norm $p < 0,35$, DNS Alk/norm $p < 0,25$). Nach 120stündiger Inkuba-tion mit PHA ergaben sich gleichartige Unterschiede in der Nucleinsäuresynthese bei den einzelnen Lebererkrankungen aufzeigen.

Lymphocyten von Patienten mit akuter infektiöser Hepatitis zeigten eine signifikante Hemmung der RNS ($p < 0,0005$) und DNS ($p < 0,025$)-Synthese gegenüber Lymphocyten von Gesunden. Bei Kranken mit chronisch aggressiver Hepatitis war die lymphocytäre Reaktion auf PHA ebenfalls erniedrigt, während Lymphocyten von Patienten mit arzneimittelbedingten Leberveränderungen und mit Alkoholhepatitis auch nach 120 Std eine normale Stimulierung der Nuclein-säuresynthese aufwiesen. Autoradiographisch fand sich nach 72 Std-Inkubation mit PHA bei akuter infektiöser Hepatitis und chronisch aggressiver Hepatitis eine Markierung mit ^{3}H Cytidin von 7 bis 23% gegenüber 72 bis 89% bei Gesunden und Patienten mit Alkoholhepatitis.

Es stellt sich die Frage, welche Bedeutung der verminderten PHA-Reaktion bei akuter infektiöser Hepatitis zukommt. Bei kongenitalen Röteln, die mit einer

Virämie einhergehen, wurde eine Verminderung der PHA induzierten Nucleinsäuresynthese beschrieben. Dieser Effekt war auch zu erzielen, wenn normale Lymphocyten mit Rötelnvirus oder Poliomyelitisvirus inkubiert wurden. Die verminderte lymphocytäre Reaktion auf PHA bei Kranken mit akuter infektiöser Hepatitis könnte somit durch ein „Hepatitisvirus" hervorgerufen werden. Wenn

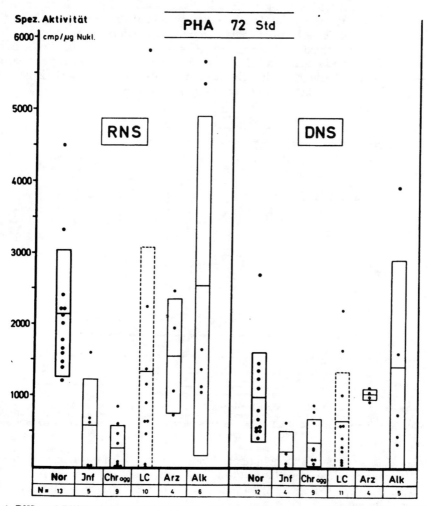

Abb. 1. RNS- und DNS-Synthese in PHA-stimulierten Lymphocytenkulturen nach 72 Std bei Pat. mit Lebererkrankungen und Gesunden. Nor = Normalpersonen (Gesunde), Inf = infektiöse akute Hepatitis, Chr agg = chronisch aggressive Hepatitis, LC = Lebercirrhose, Arz = Arzneimittelbedingte Leberveränderungen, Alk = Alkoholhepatitis

dieses Verhalten durch ein Virus verursacht wird, wäre nach Elimination des Virus und Ausheilung der Erkrankung eine Änderung der lymphocytären PHA-Reaktion zu erwarten. Es wurde daher bei Patienten mit akuter infektiöser Hepatitis die lymphocytäre PHA-Reaktion zu verschiedenen Zeitpunkten nach Auftreten des Ikterus untersucht (Abb. 2).

In den ersten 10 Tagen nach Auftreten des Ikterus war die PHA-Reaktion der Lymphocyten sehr stark vermindert. Bei unkompliziertem Verlauf der akuten infektiösen Hepatitis ließ sich bereits in der 3. und 4. Woche eine Steigerung der

RNS-Synthese nachweisen, die sich nicht von der lymphocytären Reaktion Gesunder unterschied. 5 bis 12 Monate nach Erkrankungsbeginn fand sich bei klinischer Ausheilung eine normale Ansprechbarkeit der Lymphocyten auf PHA. Ein Patient mit protrahiert verlaufender akuter infektiöser Hepatitis zeigt dagegen noch in der 5. Woche eine verminderte PHA-Reaktion. Zu diesem Zeitpunkt wurde eine Leberbiopsie durchgeführt, die die klinische Diagnose bestätigte. Die zweite Patientin, die in der 29. Woche eine verminderte lymphocytäre Reaktion aufwies, zeigte histologisch bereits eine chronisch persistierende Hepatitis.

Diese Befunde zeigen, daß die verminderte PHA-Reaktion bei akuter infektiöser Hepatitis nur in den ersten Tagen nach Auftreten des Ikterus nachweisbar ist und sich mit Ausheilung der Erkrankung normalisiert. Gleiche Ergebnisse wurden vor kurzem von Willems und Mitautoren veröffentlicht [3]. Dagegen

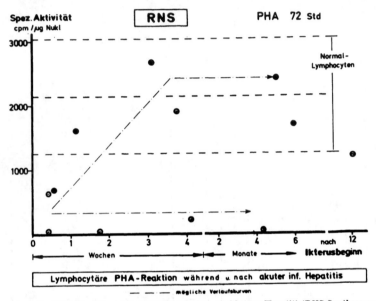

Abb. 2. Lymphocytäre PHA-Reaktion während und nach akuter infektiöser Hepatitis(RNS-Synthese nach 72 Std). —.—.—.— mögliche Verlaufskurven bei unkompliziertem und protrahiertem Verlauf der akuten infektiösen Hepatitis. (Diese Linien wurden aus den Mittelwerten der wenigen Einzelwerte skizziert und nicht mathematisch berechnet)

deuten die bisherigen Untersuchungen darauf hin, daß bei protrahiertem Verlauf eine Störung der Lymphocytenreaktion bestehen bleibt. Dieser Befund könnte Ausdruck einer persistierenden Virusinfektion oder einer irreversiblen Lymphocytenschädigung sein.

Da bei chronisch aggressiver Hepatitis die lymphocytäre PHA-Reaktion ebenfalls vermindert ist, ist eine gleichartige Störung der Lymphocytenfunktion wie bei akuter infektiöser Hepatitis anzunehmen. Diese Überlegung ließe sich mit der Hypothese einer persistierenden Virusinfektion bei chronisch aggressiver Hepatitis vereinbaren. Andererseits wird diese Erkrankung den Autoimmunerkrankungen zugerechnet. Die der Autosensibilisierung zugrundeliegende Störung der Immuntoleranz wurde in diesem Fall bisher auf eine primäre Änderung von Leberantigenen zurückgeführt. Es finden sich jedoch bei einigen Viruserkrankungen Defekte der Immuntoleranz, die auf einer virusbedingten Funktionsstörung des lymphatischen Gewebes beruhen. Als Beispiel sei hier nur die dem Erythematodes ähnlichen Erkrankungen bei virusinfizierten NZB-Mäusen genannt [1]. Es erhebt sich die Frage, ob die gestörte Lymphocytenfunktion bei chronisch aggressiver

Hepatitis, die sich in der verminderten PHA-Reaktion zeigt, Voraussetzung für das Auftreten einer Autoaggression ist. Daneben kommt unseren Befunden auch eine klinische Bedeutung zu, da die Hemmung der PHA-Reaktion bei akuter infektiöser und chronisch aggressiver Hepatitis eine Abgrenzung von anderen Lebererkrankungen wie Alkoholhepatitis und Arzneimittelhepatitis ermöglicht.

Literatur

1. Mellors, R. C., and Huang, C. Y.: J. exp. Med. **126**, 53 (1967). — 2. Olson, G. B., Dent, P. B., Rawls, W. E., South, M. A., Mongomery, J. R., Melnick, J. L., and Good, R. A.: J. exp. Med. **128**, 47 (1968). — 3. Willems, F. T. C., Melnick, J. L., and Rawls, W. E.: Proc. Soc. exp. Biol. (N.Y.) **130**, 652 (1969).

v. Smekal, P., Gerhard, W., Kübler, W., Renschler, H. G. und Roggendorf, H. (Med. Univ.-Klinik Köln-Lindenthal): **Untersuchungen zum Verhalten des Energiestoffwechsels in verschiedenen Schichten des Herzmuskels: Das Enzymverteilungsmuster der Innen- und Außenschicht des Myokards des linken Ventrikels*

Die größere Gefährdung der Innenschicht des linken Ventrikels bei coronaren Durchblutungsstörungen wurde bereits 1939 von Büchner [2] erkannt. Am suffizient schlagenden Herzen konnten zwar Cutarelli u. Levy [3] keine Unterschiede in der Durchblutungsgröße, gemessen an der Rubidium[86]-Aufnahme, der Innen-, Mittel- und Außenschicht nachweisen. Unter pathologischen Bedingungen bei Zunahme des diastolischen Ventrikeldruckes ist jedoch eine schlechtere Blutversorgung der Innenschicht tierexperimentell nachweisbar [8]. Eine im Vergleich zur Außenschicht höhere Aktivität einiger glykolytischer Enzyme, wie der ALD, der LDH und der HBDH (= LDH-Isoenzym 1) wurde von Lundsgaard-Hansen et al. [6, 7] als Anpassungserscheinung an eine bereits unter physiologischen Bedingungen nachweisbare schlechtere Sauerstoffversorgung dieser Bezirke angesehen. Diese Interpretation steht im Gegensatz zu den Ergebnissen von Cutarelli u. Levy [3]. Außerdem konnte eine entsprechende Aktivitätszunahme in der Innenschicht nur für drei Enzyme nachgewiesen werden, die zudem die glykolytische Flußrate nicht kontrollieren.

Die Frage der Stoffwechselregulation in verschiedenen Myokardschichten sollte deshalb nochmals eingehend an Hand des Enzymaktivitätsmusters aller glykolytischen Enzyme untersucht werden. Die Versuche wurden an Hunde- und Kalbsherzen durchgeführt. Da die Ventrikelwand beim Kalb eine größere Wanddicke aufweist als beim Hund, sind Kalbsherzen für den Nachweis von Enzymaktivitätsunterschieden zwischen Außen- und Innenschicht besonders geeignet. Entsprechend der größeren Wanddicke waren deutlichere transmurale Gradienten zu erwarten. Bei der Verwendung von Kalbsherzen konnte für sechs glykolytische Enzyme ein zumindest für die 5% und für weitere drei für die 10%-Grenze statistisch zu sichernder Aktivitätsunterschied zwischen Innen- und Außenschicht nachgewiesen werden. Beim Hundeherz fanden wir zwar richtungsmäßig ähnliche Unterschiede; sie waren aber statistisch nicht signifikant. Es sollen deshalb nur die an Kalbsherzen erhobenen Befunde besprochen werden.

Abb. 1 zeigt das Enzymaktivitätsmuster cytoplasmatischer und mitochondrialer Enzyme in der Außen- und Innenschicht des Myokards des linken Ventrikels. Enzymaktivitäten konstanter Proportionen sind in gestrichelten Kästen zusammengefaßt. Enzymaktivitäten mit statistisch signifikanten Unterschieden ($p < 0,1$) zwischen Außen- und Innenschicht konnten für neun Enzyme nachgewiesen werden, die durch ausgezogene Linien eingerahmt sind. Es sind dies die

* Die Untersuchungen wurden mit Unterstützung der Deutschen Forschungsgemeinschaft durchgeführt.

G6PDH, die PGLUM, die F6PK, die ALD, die PK, die HBDH, die GAPDH, die LDH und die MDH. Um die Enzymaktivitätsunterschiede zwischen den verschiedenen Myokardschichten zu verdeutlichen, sind in Abb. 2 die Enzymaktivitäten der Außenschicht des Myokards des linken Ventrikels in Prozent der in der Innenschicht gemessenen Werte dargestellt. Die PGLUM, die F6PK, die ALD, die GAPDH und die PK liegen in der Außenschicht in höherer Aktivität als in der

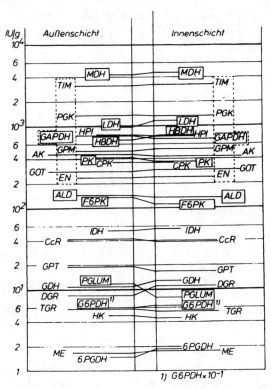

Abb. 1. Das Aktivitätsmuster cytoplasmatischer Enzyme des Energiestoffwechsels in der Außen- und Innenschicht des Myokards des linken Ventrikels des Kalbes. Enzymkonstante Proportionen sind in gestrichelt gezeichneten Kästchen zusammengefaßt. Enzyme mit signifikanten Aktivitätsunterschieden zwischen Innen- und Außenschicht sind durch ausgezogene Linien eingerahmt. Die dargestellten Werte sind Mittelwerte aus n Einzelbestimmungen, die in Abb. 2 angegeben sind. Abkürzungen und ihre Bedeutung in Internationalen Einheiten/g Trockengewicht: ALD = Fructose-1,6-diphosphat-Aldolase (EC 4.1.2.13.). AK = Adenylat-Kinase (EC 2.7.4.3.). CcR = NADH-abhängige Cytochrom-c-Reduktase (EC 1.6.2.1.). CPK = Creatin-phospho-Kinase (EC 2.7.3.2.). DGR = NADH-abhängige Glutathion-Reductase (EC 1.6.4.2.). EN = Enolase (EC 4.2.1.11.). F6PK = Fructose-6-phosphat-Kinase (EC 2.7.1.11.). GAPDH = Glycerinaldehyd-3-phosphat-Dehydrogenase (EC 1.2.1.12.). GDH = NAD-abhängige α-Glycerophosphat-Dehydrogenase (EC 1.1.1.8.). GOT = Glutamat-Oxalacetat-Transaminase (EC 2.6.1.1.). GPM = Phospho-glycero-Mutase (EC 2.7.5.3.). GPT = Glutamat-Pyruvat-Transaminase (EC 2.6.1.2.). G6PDH = Glucose-6-phosphat-Dehydrogenase (EC 1.1.1.49.). HBDH = Hydroxybutyrat-Dehydrogenase (EC 1.1.1.30.). HK = Hexokinase (EC 2.7.1.1.). HPI = Hexose-phosphat-Isomerase (EC 5.3.1.9.). IDH = NADP-abhängige Isocitrat-Dehydrogenase (EC 1.1.1.42.). LDH = Lactat-Dehydrogenase (EC 1.1.1.27.). MDH = Malat-Dehydrogenase (EC 1.1.1.37.). ME = Malic Enzyme (EC 1.1.1.40.). PGK = Phospho-glycerat-Kinase (EC 2.7.2.3.). PGLUM = Phospho-gluco-Mutase (EC 2.7.5.1.). PK = Pyruvat-Kinase (EC 2.7.1.40.). 6PGDH = 6-Phospho-gluconat-Dehydrogenase (EC 1.1.1.43.). TGR = NADPH-abhängige Glutathion-Reduktase (EC 1.6.4.2.). TIM = Triose-phosphat-Isomerase (EC 5.3.1.1.)

Innenschicht vor. Die PGLUM, die F6PK, die ALD, die GAPDH und die PK sind die den glykolytischen Fluß kontrollierenden Reaktionen [4, 5, 9, 10]. Das für die Regulation der Glykolyse entscheidende Potential der energiereichen Phosphate ist unter physiologischen Bedingungen in den verschiedenen Myokardschichten gleich groß [1]. Die höhere Aktivität der die glykolytische Flußrate kontrollierenden Enzyme in der Außenschicht dürfte daher im Gegensatz zu der Auffassung von Lundsgaard-Hansen et al. [6, 7] eine aktivere Glykolyse in der

Außenschicht im Vergleich zur Innenschicht anzeigen. Der höhere glykolytische Fluß in der Außenschicht könnte Folge eines höheren Energieumsatzes sein.

Die Kraft und die damit auch bei der Verkürzung aufzubringende Arbeit einer Muskelfaser sind bei konstantem Druck dem Quadrat des Innenradius proportional.

$$K = \frac{P \cdot r^2 \cdot \pi}{n}$$

K = Kraft der Einzelfaser,
P = Innendruck der Herzhöhle,
r = Innenradius der Herzhöhle,
n = Anzahl der Muskelfasern.

Unter Einsetzung der an den Kalbsherzen gewonnenen Werte, wäre die Kraft der Einzelfaser in der Außenschicht ungefähr um 10% bis 20% größer als in der

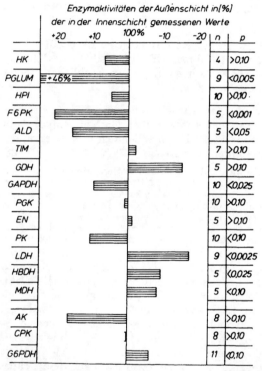

Abb. 2. Die Enzymaktivitäten der Außenschicht des Myokards des linken Ventrikels des Kalbes in % der in der Innenschicht gemessenen Werte. Ferner sind in der Abbildung die Anzahl der Versuche sowie die bei Anwendung des t-Differenzpaartestes erhaltenen p-Werte zur statistischen Sicherung der Ergebnisse wiedergegeben

Innenschicht; einen linearen Druckabfall über der Wandung des Ventrikelmyokards vorausgesetzt. Um etwa denselben Betrag ist nach den von uns gewonnenen Werten auch die glykolytische Flußrate in der Außenschicht erhöht.

Während die die glykolytische Flußrate kontrollierenden Enzyme in der Außenschicht in höherer Aktivität vorliegen, weisen ein Teil der Dehydrogenasen in der Innenschicht eine besondere Aktivität auf. Dies gilt für die LDH, für die HBDH, für die MDH, für die GDH und für die G6PDH, wobei die Resultate für die LDH und für die HBDH für die 0,25% bzw. 2,5%-Grenze statistisch zu sichern sind. Die Erhöhung der Enzymaktivitäten dieser Dehydrogenasen in der Innenschicht darf jedoch nicht als Anpassungszeichen an eine bereits unter physiologischen Bedingungen schlechtere Sauerstoffversorgung der Innenschicht interpretiert werden. Vielmehr kann diskutiert werden, ob die höhere Aktivität einiger

Dehydrogenasen in der Innenschicht Ausdruck einer stärkeren Gefährdung dieser Schicht bei Sauerstoffmangel ist.

Literatur

1. Bassenge, E., Schott, A., Walter, P., and Doutheil, U.: 5th European Congress of Cardiology, Athen 1968. — 2. Büchner, F.: Die Coronarinsuffizienz, Dresden-Leipzig 1939. — 3. Cutarelli, R., and Levy; M. N.: Circulat. Res. 12, 322 (1963). — 4. Kübler, W., Bretschneider, H. J., Grebe, D., Orellano, L. und Spieckermann, P. G.: Pflügers Arch. ges. Physiol. 291, 10 (1966). — 5. Kübler, W.: Bibliotheca Cardiologica. Basel-New York: S. Karger 1969. — 6. Lundsgaard-Hansen, P., Meyer, C., and Riedwyl, H.: Pflügers Arch. ges. Physiol. 297, 89 (1967). — 7. Lundsgaard-Hansen, P., Meyer, C., and Riedwyl, H.: Pflügers Arch. ges. Physiol. 301, 144 (1968). — 8. Salisbury, P. F., Cross, C. E., and Rieben, P. A.: Amer. Heart J. 66, 650 (1963). — 9. Williamson, J. R.: Metabolic control in the perfused rat heart. Control of energy metabolism, Philadelphia 1965. New York-London: Akademic Press 1965. — 10. Wollenberger, A., and Krause, E. G.: Amer. J. Cardiol. 22, 349 (1968).

MÜLLER-SEYDLITZ, P. M., HAUER, G., DIETZE, G., BAUBKUS, H., ZEITLMANN, F., GADOMSKI, M. und RUDOLPH, W. (II. Med. Univ.-Klinik München): **Untersuchungen über die Substratversorgung des menschlichen Herzens in Abhängigkeit von der Nahrungsmittelaufnahme** *

In früheren Mitteilungen wurde bereits darauf hingewiesen, daß die differierenden Angaben verschiedener Autoren über den Kohlenhydrat- und Fettsäureanteil am myokardialen Stoffwechsel wahrscheinlich mit einer unterschiedlichen Nahrungskarenz in Zusammenhang stehen [1, 2, 3, 4, 5, 26, 27, 28].

Wir haben deshalb während diagnostischer Herzkatheterisationen an jeweils zehn stoffwechselgesunden Patienten 1, 2, 3, 4 und 5 Std sowie bei 20 Herzgesunden 17 Std nach Verabreichung eines standardisierten Frühstücks die arteriellen und coronarvenösen Konzentrationen von Sauerstoff und Kohlendioxyd sowie Glucose, Lactat, Pyruvat, nicht veresterten Fettsäuren, β-Hydroxybutyrat und Acetacetat bestimmt.

Die Kohlenhydrate und Ketonkörper wurden durch optisch-enzymatische Testmethoden analysiert, während die Untersuchung auf nicht veresterte Fettsäuren nach Dole u. Meinertz erfolgte [7, 8, 18, 21, 29, 33].

Unsere Beobachtungen zeigen, daß die arteriellen Sauerstoffkonzentrationen mit ca. 17 Vol.-% sowie die entsprechenden myokardialen Extraktionen zu allen Zeitpunkten mit Werten um 13 Vol.-% in der gleichen Größenordnung liegen, so daß sich prozentuale Extraktionen um 76% ergeben. Während sich der mittlere arterielle Kohlendioxydgehalt durchwegs um einen Wert von 44% bewegt, weist die Kohlendioxydabgabe des Herzens mit zunehmendem Abstand von der Nahrungsaufnahme niedrigere Werte auf. Sie ist mit 9,5 Vol.-% bei 17stündiger Nahrungskarenz gegenüber 11,7 Vol.-% 1 Std nach dem Frühstück deutlich kleiner. Der daraus berechnete myokardiale respiratorische Quotient (RQ) beträgt zu den entsprechenden Zeitpunkten 0,77 bzw. 0,89. Diese Befunde sind in guter Übereinstimmung mit den von Goodale u. Mitarb. angegebenen Werten von 0,7 und 0,9 [13, 14]. Die Verminderung des RQ's spiegelt die mit zunehmendem Abstand von der Nahrungsaufnahme auftretenden Stoffwechselveränderungen wider.

Der postprandial durch die Resorption der Kohlenhydrate erhöhte Glucosegehalt des Portal-Venenblutes bedingt eine Stimulierung der Insulinsekretion, die zu einer erhöhten Zuckeraufnahme und -verwertung in der Peripherie, vorwiegend in der Leber und im Fettgewebe, führt. Neben einer gesteigerten Umwandlung von Glucose zu Fett und Glykogen wird Zucker auch vermehrt abgebaut, so daß in dieser Phase auch die Lactat- und Pyruvatkonzentrationen mit 10,4 bzw. 1,3 mg-% eine Erhöhung gegenüber den im nüchternen Zustand beobachteten Werten von 7,4 bzw. 0,7 mg-% aufweisen. Der 1 Std nach dem Frühstück auf 116 mg-% angestiegene Blutzucker ist nach 3 Std infolge der reaktiven Insulin-

---

* Mit Unterstützung der Deutschen Forschungsgemeinschaft.

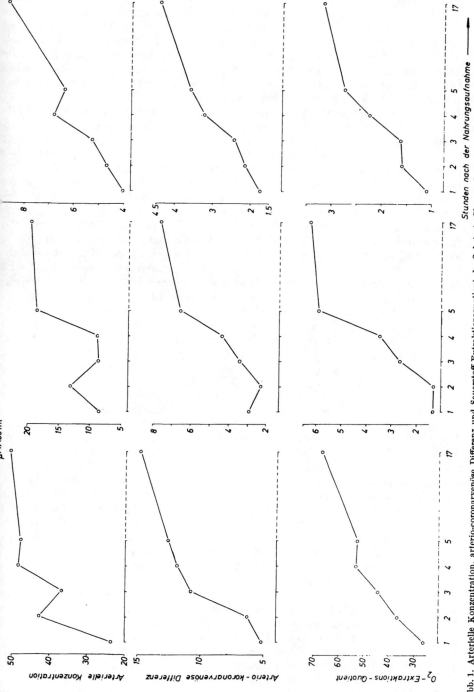

Abb. 1. Arterielle Konzentration, arterio-coronarvenöse Differenz und Sauerstoff-Extraktionsquotient der Substrate Glucose, Lactat und Pyruvat 1, 2, 3, 4, 5 sowie 17 Std nach Nahrungsaufnahme

wirkung bereits wieder stark abgefallen und reguliert sich dann auf den im postabsorptiven Zustand registrierten Mittelwert von 93 mg-% ein. Durch die Insulinausschüttung werden, wie in der Peripherie, auch vom Herzen vermehrt Kohlenhydrate aufgenommen und über die bekannten oxydativen Abbaumechanismen
metabolisiert (26, 27, 28]. Entsprechend finden sich 1 Std nach dem Frühstück
mit im Mittel 9,5 mg-% 7fach höhere arterio-coronarvenöse Glucosedifferenzen als
im Nüchternzustand, während die Lactat- und Pyruvataufnahme postprandial
auf das 2,5fache vergrößert ist. Dabei wird, wie die vorliegenden Ergebnisse bestätigen, die Höhe der myokardialen Glucoseaufnahme und -verwertung nicht
durch das arterielle Angebot bestimmt. Vielmehr ist hierfür der gesteigerte Blut-
insulingehalt verantwortlich zu machen [1]. Für die Lactat- und Pyruvataufnahme werden neben der — besonders für das Lactat — deutlichen Abhängigkeit
der arterio-coronarvenösen Differenz auf Grund verschiedener experimenteller
Beobachtungen nicht konzentrationsbedingte Regulationsvorgänge diskutiert
[12, 30, 31]. Dafür sprechen auch die Veränderungen der prozentualen Extraktion
(Abb. 1). Aus dem Gesamtsauerstoff-Extraktionsquotienten von 102% geht hervor, daß die nach Nahrungszufuhr erfolgende reaktive Insulinausschüttung keine
überschießende Kohlenhydrataufnahme und somit wohl keine Aktivierung von
Speicherprozessen, sondern lediglich eine Verschiebung des oxydativen Stoff-
wechselgleichgewichts zugunsten einer starken Steigerung des Kohlenhydratab-
baus über den Embden-Meyerhof-Weg und den Citratcyclus bedingt. Der Anteil
dieser Substrate am myokardialen Sauerstoffverbrauch beträgt 1 Std nach Nahrungsaufnahme 73%, die sich zu 49% auf Glucose, 23% Lactat und knapp 2%
Pyruvat aufteilen. Der Sauerstoff-Extraktionsquotient der Kohlenhydrate verringert sich nach dem Essen fortschreitend auf nur noch 20% im postabsorptiven
Zustand. Neben Ergebnissen von Olson liegen vor allem Befunde von Bing u.
Mitarb. vor, die an ihrem Patientengut nach etwa 13stündiger Nahrungskarenz
einen Anteil der Kohlenhydrate am myokardialen Sauerstoffverbrauch von 35%
und der Fettsäuren von 67% angeben [3, 4, 5, 23].

Infolge der antilipolytischen Aktivität von Insulin betragen 1 Std nach dem
Frühstück die arteriellen Konzentrationen der Nichtkohlenhydrate etwa die
Hälfte der Nüchternwerte, und zwar werden für die nicht veresterten Fettsäuren
24,6 µÄqu/100 ml, für β-Hydroxybutyrat 8,6 und für Acetacetat 4,1 µMo /100 ml
registriert. Bei im wesentlichen unveränderten prozentualen Extraktionen und
sicheren Korrelationen zwischen arterieller Konzentration und arterio-coronar-
venöser Differenz erhöhen sich in den folgenden Stunden die postprandial stark
reduzierten myokardialen Extraktionen dieser Substrate. Die 1 Std-Werte, die
für die nicht veresterten Fettsäuren 5,2 µÄqu/100 ml, für β-Hydroxybutyrat 3,0
und für Acetacetat 1,7 µMol/100 ml betragen, sind 17 Std nach Nahrungsaufnahme auf das 2,5- bis 3-fache angestiegen. Neben der arteriellen Konzentration
scheinen vorerst noch nicht näher definierbare Transportmechanismen die Aufnahme der Fettsäuren- und Ketonkörper in die Herzmuskelzelle zu regulieren
[20, 22]. Während der Anteil der Nichtkohlenhydrate am Sauerstoffverbrauch des
Herzens 1 Std nach dem Frühstück nur 29% beträgt, stellen diese Substrate
postabsorptiv ungefähr 76% der myokardialen Energie zur Verfügung, wie auch
Bing, Gordon, Olson, Harris u. Willebrands in guter Übereinstimmung mit
unseren Ergebnissen beobachten konnten [3, 4, 15, 16, 23, 32]. Dabei entfallen
auf die nicht veresterten Fettsäuren 67% und die Ketonkörper 9% (Abb. 2).
Als Grund für die Reduktion der Kohlenhydratmetabolisierung muß eine direkte
Wirkung der erhöht angebotenen, nicht veresterten Fettsäuren auf das Stoff-
wechselgleichgewicht angesehen werden. Die Fettsäuren führen nämlich über eine
vermehrte Citratproduktion zu einer Hemmung der Phosphofructokinase. Da
dieses Enzym überwiegend die Rate der aeroben Glykolyse bestimmt, kann weniger

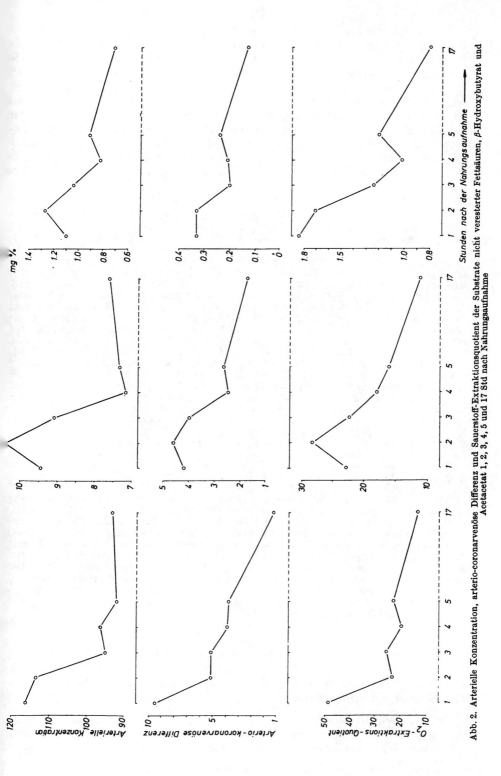

Abb. 2. Arterielle Konzentration, arterio-coronarvenöse Differenz und Sauerstoff-Extraktionsquotient der Substrate nicht veresterter Fettsäuren, β-Hydroxybutyrat und Acetacetat 1, 2, 3, 4, 5 und 17 Std nach Nahrungsaufnahme

Glucose aufgenommen und abgebaut werden [9, 10, 17, 22]. Außerdem hemmt das durch den gesteigerten Fettsäuren- und Ketonkörperkatabolismus vermehrt gebildete Acetyl-CoA die Pyruvatdehydrogenase, so daß auch die myokardiale Aufnahme und Verwertung der C_3-Körper herabgesetzt werden [10, 17, 19, 24]. Somit zeigen unsere Untersuchungen, daß der Herzmuskel postprandial 73% seiner Energiegewinnung durch Kohlenhydratverbrennung bestreitet, während im postabsorptiven Zustand die nicht veresterten Fettsäuren und Ketonkörper mit 76% den überwiegenden Anteil stellen. Diese Verhältnisse werden insbesondere durch respiratorische Quotienten von 0,89 bzw. 0,77 deutlich. Aus diesen Zusammenhängen ergibt sich, daß vergleichbare Bedingungen für Untersuchungen des Myokardstoffwechsels optimal sicherlich nur im nüchternen Zustand gegeben sind.

Literatur

1. Bernsmeier, A., u. Rudolph, W.: Verh. dtsch. Ges. Kreisl.-Forsch. **27**, 59 (1961). — 2. Bernsmeier, A., u. Rudolph, W.: Dtsch. med. Wschr. **90**, 743 (1965). — 3. Bing, R. J., Siegel, A., Balboni, F., Sparks, E., Taeschler, M., Klapper, M., and Edwards, W. S.: Amer. J. Med. **15**, 284 (1953). — 4. Bing, R. J.: Harvay Lect. **50**, 27 (1954). — 5. Bing, R. J., Siegel, A., Ungar. I., and Gilbert, M.: Amer. J. Med. **16**, 504 (1954). — 6. Bing, R. J.: Physiol. Rev. **45**, II (1965). — 7. Bücher, Th., Czok, R., Lamprecht, W. und Latzko, E.: Pyruvat. In: Methoden der enzymatischen Analyse. S. 253, hrsg. v. Bergmeyer, H. U. Weinheim: Verlag Chemie 1962. — 8. Dole, V. P., and Meinertz, H.: J. biol. Chem. **235**, 2595 (1960). — 9. Evans, J. R.: Circulat. Res. **14**, 15, Suppl. II, 96—108 (1964). — 10. Garland, P. B., Randle, P. J., and Newsholme, E. A.: Nature (Lond.) **200**, 169 (1963). — 11. Garland, P. B., and Randle, P. J.: Biochem. J. **91**, 6c (1964). — 12. Glaviano, V. V.: Proc. Soc. exp. Biol. (N.Y.) **118**, 1155 (1965). — 13. Goodale, W. T., and Hackel, D. B.: Circulat. Res. **1**, 509 (1953). — 14. Goodale, W. T., Olson, R. E., and Hackel, D. B.: Amer. J. Med. **27**, 212 (1959). — 15. Gordon, R. S. Jr., and Cherkes, A.: J. clin. Invest. **35**, 206 (1956). — 16. Harris, P., Jones, J. H., Bateman, H., Chlouverakis, C., and Gloster, J.: Clin. Sci. **26**, 145 (1964). — 17. Hirche, Hj.: Regulation der Substrataufnahme des Herzens. In: Herzinsuffizienz, S. 320, hrsg. v. Reindell, Keul und Doll. Stuttgart: Thieme 1968. — 18. Hohorst, H.-J.: L-(+)-Lactat — Bestimmung mit Lactat-Dehydrogenase und DPN. In: Methoden der enzymatischen Analyse, S. 266, hrsg. v. Bergmeyer, H. U. Weinheim: Verlag Chemie 1962. — 19. Krasnov, N., Neill, W. A., Messer, J. V., and Gorlin, R.: J. clin. Invest. **41**, 2075 (1962). — 20. Kreisberg, R. A.: Amer. J. Physiol. **210**, 379 (1966). — 21. Mellanby, J., u. Williamson, D. H.: Acetacetat: In: Methoden der enzymatischen Analyse. S. 454, hrsg. v. Bergmeyer, H. U. Weinheim: Verlag Chemie 1962. — 22. Newsholme, E. A., Randle, P. J., and Manchester, K.: Nature (Lond.) **193**, 270 (1962). — 23. Olson, R. E., and Piatnek, D. A.: Ann. N.Y. Acad. Sci. **72**, 466 (1959). — 24. Olson, R. E.: Nature (Lond.) **195**, 597 (1962). — 25. Opie, L. H.: Amer. Heart J. **77**, 100 (1969). — 26. Rudolph, W., u. Hauer, G.: Klin. Wschr. 1969 (im Druck). — 27. Rudolph, W., Hauer, G., und Dietze, G.: Klin. Wschr. 1969 (im Druck). — 28. Rudolph, W., u. Hauer, G.: Klin. Wschr. 1969 (im Druck). — 29. Slein, M. W.: D-Glucose, Bestimmung mit Hexokinase und Glucose-6-phosphat-Dehydrogenase. In: Methoden der enzymatischen Analyse, S. 117, hrsg. v. Bergmeyer, H. U. Weinheim: Verlag Chemie 1962. — 30. Watts, D. J., and Randle, P. J.: Biochem. J. **104**, 51 (1967). — 31. Wilbrandt, W.: Zuckertransporte. In: Biochemie des aktiven Transports. Berlin-Göttingen-Heidelberg: Springer 1961. — 32. Willebrands, A. F.: Over het verbruik van zuurstof en substraten door de zoogdierhartspier. Academic Thesis, University of Amsterdam 1966. — 33. Williamson, D. H., u. Mellanby, J.: D-(−)-β-Hydroxybutyrat. In: Methoden der enzymatischen Analyse, S. 459, hrsg. v. Bergmeyer, H. U. Weinheim: Verlag Chemie 1962.

DIETZE, G., WICKLMAYR, M., BAUBKUS, H., MÜLLER-SEYDLITZ, P., GADOMSKI, M., ZEITLMANN, F. und RUDOLPH, W. (Kardiolog. Abt. der II. Med. Univ.-Klinik München):
Untersuchungen über den Myokardstoffwechsel bei Patienten mit idiopathischer Kardiomyopathie*

Bereits 1865 beschrieb Niemeier eine sich chronisch entwickelnde Herzerweiterung, bei der klinisch kein Anhalt für ein ursächliches Leiden bestand und außer einer diffusen Fibrosierung des Myokards kein spezifisches Substrat nach-

---

* Mit Unterstützung der Deutschen Forschungsgemeinschaft.

weisbar war [22]. Trotz zahlreicher Untersuchungen über den pathologisch-anatomischen Befund, das klinische Erscheinungsbild, den Krankheitsverlauf und die Hämodynamik blieb die Ätiologie dieser Herzmuskelerkrankung bis heute ungeklärt [4, 6, 7, 12, 13, 14, 15, 16, 17, 19, 20, 24, 25, 30].

Da sie mit einer Reihe Veränderungen einhergeht, die geeignet erscheinen, Einfluß auf den Myokardstoffwechsel auszuüben, haben wir bei zehn Patienten mit den klinischen Zeichen einer schweren Herzinsuffizienz und der durch spezielle Untersuchungsverfahren gesicherten Diagnose einer idiopathischen Kardiomyopathie im Rahmen diagnostischer Herzkatheterisationen die Coronardurchblutung mit Hilfe von Stickoxydul und Xenon 133 und die arteriellen und coronarvenösen Konzentrationen der Blutgase Sauerstoff und Kohlendioxyd sowie der Substrate Glucose, Lactat, Pyruvat, nicht veresterte Fettsäuren, β-Hydroxybutyrat und Acetacetat gemessen [2, 3, 8, 23, 26].

Erwartungsgemäß weicht bei den untersuchten Patienten der arterielle Sauerstoffgehalt mit 16,8 Vol-% nicht wesentlich von der Norm (17,3 Vol.-%) ab, da weder eine Änderung der cellulären Blutbestandteile noch eine stärkere Lungen-

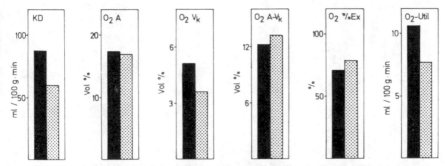

Abb. 1. Coronardurchblutung, arterielle und coronarvenöse Konzentration, myokardiale und prozentuale Extraktion sowie myokardiale Utilisation von Sauerstoff bei Normalpersonen und Kardiomyopathien. Entsprechend der Erniedrigung des Sauerstoffverbrauchs des Herzens ist die Coronardurchblutung bei Kardiomyopathien gegenüber Herzgesunden deutlich vermindert. Die myokardiale Sauerstoffausschöpfung nimmt gering zu, so daß bei normalem arteriellen Sauerstoffspiegel eine Abnahme des coronarvenösen Sauerstoffgehaltes auftritt. (Schwarze Säulen = Mittelwert Herzgesunder, gepunktete Säulen = Mittelwert Kardiomyopathien)

funktionsstörung vorliegen (Abb. 1). Dagegen befindet sich die Sauerstoffkonzentration im coronarvenösen Blut mit 3,6 Vol.-% infolge einer Zunahme der myokardialen Sauerstoffextraktion auf 13,2 Vol.-% signifikant unter dem Wert Herzgesunder (5,1 Vol.-%).

Somit wird bei der idiopathischen Kardiomyopathie der Sauerstoffbedarf des Herzens nicht nur durch Regulierung der Weite des coronaren Gefäßbettes und damit Anpassung der Coronardurchblutung, sondern auch durch eine stärkere myokardiale Ausschöpfung gedeckt. Dabei besteht eine indirekte Proportionalität zwischen der Coronardurchblutung und der prozentualen Sauerstoffextraktion. Ähnliche Befunde konnten wir auch bei Patienten mit totalem AV-Block erheben [10, 27]. Wahrscheinlich kommt es bei dem stark reduzierten Herzindex von 2,14 l/min · m² wie in der Körperperipherie zu einer Engerstellung der Gefäße am Herzen [21, 28]. Dafür würde auch die direkte Beziehung zwischen der myokardialen und der ebenfalls erhöhten peripheren Sauerstoffausschöpfung des Blutes sprechen. Die normalerweise bestehende indirekte Korrelation zwischen dem diastolischen Coronarwiderstand und der Sauerstoffutilisation läßt sich deshalb bei dieser Erkrankung statistisch nicht sichern.

Bei gering verlängerter Diastolenzeit und trotz herabgesetztem Perfusionsdruck ist der diastolische Coronarwiderstand von normal 61600 auf 82700 dyn pro sec · m⁻⁵ erhöht. Entsprechend findet sich die Coronardurchblutung gegenüber der Norm von 87,1 ml/100 g · min signifikant auf 59,6 ml/100 g · min vermindert (Abb. 1).

Daß sie wie beim Herzgesunden im wesentlichen durch den myokardialen Sauerstoffverbrauch geregelt wird, ergibt sich aus den sehr guten Korrelationen zwischen beiden Parametern.

Die Größe der Sauerstoffutilisation wird nach den heutigen Anschauungen von der Kontraktilität, der vom Herzmuskel entwickelten Spannung und dem Ausmaß der äußeren Verkürzung der Myokardfasern bestimmt (5, 9, 11, 31, 32, 33). Nach Angaben von Hermann u. Albers [1, 18] scheint bei der Myokardfibrose der idiopathischen Kardiomyopathien die Kontraktilität gegenüber der Norm deutlich reduziert, die entwickelte Spannung bei stark erhöhtem enddiastolischen Volumen trotz vermehrter Wanddicke und erniedrigtem Tension-Time-Index gesteigert und die äußere Verkürzung der contractilen Elemente bei dem kleinen Schlagvolumenindex von 28,8 ml/m² sowie der massiven Kammerdilatation vermindert zu sein. Damit liegt die Sauerstoffutilisation pro min mit 7,7 ml/100 g signifikant unter dem Wert Herzgesunder von 10,6 ml/100 g (Abb. 1).

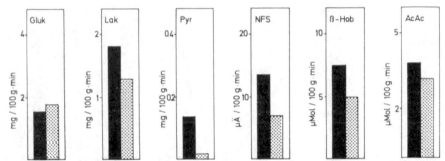

Abb. 2. Utilisationen der Substrate Glucose, Lactat, Pyruvat, nicht veresterte Fettsäuren, β-Hydroxybutyrat und Acetacetat bei Herzgesunden und Kardiomyopathien. Außer für Glucose ist der myokardiale Substratverbrauch der Kardiomyopathien gegenüber der Norm deutlich herabgesetzt. (Schwarze Säulen = Mittelwert Herzgesunder, gepunktete Säulen = Mittelwert Kardiomyopathien)

Die vorhandene direkte Beziehung zwischen der Systolenzeit und dem mittleren systolischen Linksventrikeldruck bestätigt die Vermutung, daß die idiopathischen Kardiomyopathien wie jedes insuffiziente Herz [10, 27] den Starling-Mechanismus zu Hilfe nehmen, um den erforderlichen Druck aufbringen zu können [31].

Ebenso wie der Sauerstoffverbrauch ist durch die geringe Coronardurchblutung auch die Kohlendioxydproduktion des Herzmuskels trotz normaler Konzentrationen im arteriellen und coronarvenösen Blut herabgesetzt.

Bei der Betrachtung des Substratstoffwechsels steht entsprechend die Abnahme der myokardialen Utilisationen im Vordergrund (Abb. 2). Die Extraktionen des Herzmuskels weisen dabei nur Veränderungstendenzen auf, die sich auch im Sauerstoffextraktionsquotienten widerspiegeln. Dieser zeigt, daß die nicht veresterten Fettsäuren mit über 50% wie üblich den größten Anteil am Herzstoffwechsel ausmachen. Die Beteiligung der Kohlenhydrate am Substratverbrauch ist mit 30% gegenüber Herzgesunden gering vermehrt, was im wesentlichen auf einer intensiveren Verwertung von Glucose beruht.

Zusammenfassend kann man somit feststellen: Die niedrige Sauerstoffutilisation des Herzens ist bei den idiopathischen Kardiomyopathien durch die stark veränderte Herzmuskelmechanik bedingt. Obwohl die Sauerstoffausschöpfung des Blutes infolge der reduzierten Förderleistung zunimmt, wird der myokardiale Sauerstoffbedarf auch bei dieser Erkrankung im wesentlichen durch Anpassung der Coronardurchblutung gedeckt. Ebenso wie der Sauerstoffverbrauch sind auch die Kohlendioxydproduktion und die Substratutilisationen des Herzens vermindert.

Literatur

1. Albers, W. H., Hugenholz, P. G., and Nadas, A. S.: Circulation 35/36, Suppl. II, 50 (1968). — 2. Bernsmeier, A., u. Rudolph, W.: Forum cardiol. 5, 6 (1962). — 3. Bernsmeier, A., u. Rudolph, W.: Dtsch. med. Wschr. 90, 743 (1965). — 4. Brigden, W.: Lancet 12, 1179 (1957). — 5. Britman, N. A., and Levine, H. J.: J. clin. Invest. 43, 139 (1964). — 6. Burch, G. E., and Walsh, J. J.: Amer. J. Cardiol. 11, 864 (1960). — 7. Burch, G. E., Walsh, J. J., Ferrans, V. J., and Hibbs, R.: Circulation 32, 852 (1965). — 8. Cohen, L. S., Elliot. W. C., and Gorlin, R.: Amer. J. Physiol. 206, 997 (1964). — 9. Coleman, H. N., and Sonnenblick, E. H.: Fed. Proc. 26, 271 (1967). — 10. Dietze, G., Wicklmayr, M., Brand, E. und Rudolph, W.: Verh. dtsch. Ges. inn. Med. 74, 1020 (1968). — 11. Donald, Mc. H. R. J.: Amer. J. Physiol. 210, 351 (1966). — 12. Dye, C. L., Rosenbaum, D., Lowe, J. C., Behnke, R. H., and Genovese, P. D.: Ann. intern. Med. 58, 426 (1963). — 13. Dye, C. L., Genovese, P. D., Daly, W. J., and Behnke, R. H.: Ann. intern. Med. 58, 442 (1963). — 14. Evans. W.: Amer. Heart J. 4, 556 (1961). — 15. Fowler, N. O., and Gueron, M.: Circulation 32, 830 (1965). — 16. Harvey, P. W., and Perloff, J. K.: Amer. Heart J. 2, 199 (1961). — 17. Haupt, E. J., u. Schmidt, J.: Arch. Kreisl.-Forsch. 55, 4 (1968). — 18. Hermann, H. J., Bartle, S. H., and Damann. J. F.: Circulation 35/36, Suppl. II, 140 (1968). — 19. Massumi, R. A., Rios, J. C., Gooch, A. S., Nutter, D., deVita, V. T., and Datlow, D. W.: Circulation 31, 19 (1965). — 20. Mattingly, T. W.: Circulation 32, 845 (1965). — 21. Messer, J. V., and Neill. W. A.: Amer. J. Cardiol. 9, 384 (1962). — 22. Niemeier, R.: Lehrbuch der speziellen Pathologie und Therapie. 1865. — 23. Ross, R. S., Neda, K., Lichtlen, P. R., and Rees, J. R.: Circulat. Res. 15, 28 (1964). — 24. Rowlands Jr., D. T.: Circulation 21, 4 (1960). — 25. Rudolph, W., u. Bernsmeier, A.: Z. Kreisl.-Forsch. 51, 52 (1962). — 26. Rudolph, W., Maas, D., Richter, J., Hasinger, F., Hofmann, H. und Dorn, P.: Klin. Wschr. 43, 445 (1965). — 27. Rudolph, W., Dietze, G. und Wicklmayr, M.: Myokardstoffwechsel beim totalen av-Block. Symposion über Rhythmusstörungen des Herzens. Wien 1968. (im Druck). — 28. Rudolph, W., Dietze, G., Wicklmayr, M. und Brand, E.: Verh. dtsch. Ges. Kreisl.-Forsch. 38 (1968). — 29. Sanders, V., and Ritts Jr., E. R.: J. Amer. med. Ass. 194, 171 (1965). — 30. Segal, J. P., Harvey, W. P., and Gurel, T.: Circulation 32, 837 (1965). — 31. Siegel, J. H., Sonnenblick, E. H., Judge, R. D., and Wilson, W. S.: Cardiologia (Basel) 45, 189 (1964). — 32. Sonnenblick, E. H., Ross, Jr., H., Covell, J. W., Kaiser, G. A., and Braunwald, E.: Amer. J. Physiol. 209, 919 (1965). — 33. Sonnenblick, E. H.: The determinants of O2-consumption of the heart. Herzinsuffizienz. Stuttgart: Thieme 1968.

NEUHOF, H. und GLASER, E. (Med. Kliniken u. Polikliniken der Universität Gießen): **Die Sauerstoffaufnahme des Gesamtorganismus im Schock bei Tier und Mensch**

Die Suche nach einem geeigneten Parameter zur sicheren Beurteilung eines Schockzustandes ist heute mehr als 200 Jahre nach der Prägung des Schockbegriffes durch Le Dran noch unverändert aktuell.

Leicht meßbare hämodynamische Größen wie arterieller Blutdruck, zentralvenöser Druck und Herzfrequenz sind nur sehr unsichere Kriterien zur Beurteilung eines Schockzustandes und zeigen häufig erst präfinal auffällige Veränderungen. Zusätzliche Meßgrößen, wie z. B. Urinsekretion, Blut-pH, Blutgase, Exzeßlactat oder Differenz zwischen Haut- und Rectaltemperatur, haben zwar in ihrer Gesamtheit eine gute Aussagekraft, für sich alleine sind sie jedoch zur Beurteilung nicht verwertbar; außerdem fehlen am Krankenbett im allgemeinen Ausgangswerte. Ein weiterer Nachteil besteht darin, daß ein erheblicher Aufwand an Laboruntersuchungen erforderlich ist, die jeweiligen Ergebnisse erst nachträglich zur Verfügung stehen, und insbesondere eine kontinuierliche, lückenlose Überwachung nicht möglich ist.

Bruner u. Butzengeiger fanden 1940 eine Abnahme des Sauerstoffverbrauchs bei Tieren im hämorrhagischen Schock. Crowell u. Mitarb. konnten später eine feste Beziehung zwischen der vom Organismus eingegangenen Sauerstoffschuld und dem Schweregrad der Schädigung für den hämorrhagischen Schock des Hundes nachweisen. Sie sahen, daß der Schock irreversibel wurde, wenn die Sauerstoffschuld mehr als 140 ml/kg betrug. Durch diese Beobachtung bietet sich die Messung der Sauerstoffaufnahme als wertvoller Parameter zur Beurteilung eines Schockzustandes an.

Seit 2 Jahren haben wir im Endotoxinschock und im hämorrhagischen Schock bei nicht narkotisierten Kaninchen, also von einer physiologischen Ausgangslage aus, kontinuierliche Registrierungen der O_2-Aufnahme und CO_2-Abgabe durchgeführt und ebenfalls mit solchen Messungen bei Schockpatienten begonnen.

Mit Hilfe einer Membranpumpe und eines Gas-Flowmeters wird in einem geschlossenen, temperierten Kasten, in dem sich das Versuchstier befindet, ein kon-

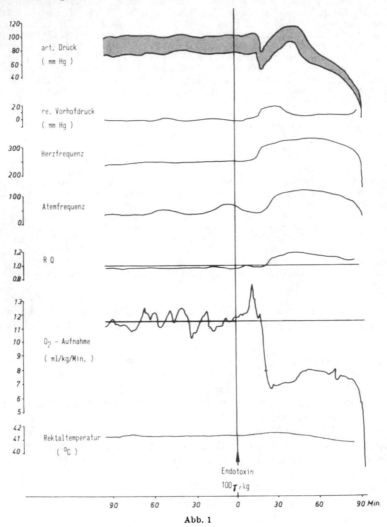

Abb. 1

stanter Durchfluß von atmosphärischer Luft geschaffen. Die O_2-Differenz zwischen der frei in den Kasten einströmenden atmosphärischen Luft und der aus dem Kasten abgesaugten sauerstoffärmeren Luft wird kontinuierlich mit einem O_2-Analysator (Doppeloxytest/Fa. Hartmann Braun) gemessen und fortlaufend mit einem Kompensations-Linienschreiber (Fa. Rika Denki) registriert.

Bei Kaninchen kommt es in der Regel 15 bis 30 min nach einer intravenösen Endotoxininjektion zu einem schnellen und starken Abfall der Sauerstoffaufnahme, der in den nächsten 15 min zunächst wieder Rückbildungstendenz zeigt (Abb. 1). In der Folge nimmt die Sauerstoffaufnahme dann langsam fortschreitend weiter ab. Der Blutdruck, der nur kurzfristig leicht abzufallen pflegt, ist später oft wieder normal oder sogar über den Ausgangswert erhöht, und dieses während eines Zeitraumes, in dem der Organismus bereits eine große und weiter zunehmende Sauerstoffschuld eingegangen ist. Erst präfinal fällt der Blutdruck markant ab. Der Anstieg des respiratorischen Quotienten (RQ) über 1,0, der fortlaufend aus der Registrierung der O_2-Aufnahme und CO_2-Abgabe bestimmt wird, zeigt den Beginn der metabolischen Acidose an, wie wir aus unseren anderen Untersuchungen wissen.

Bei Kaninchen, denen 2 bis 3 Wochen vorher elektromagnetische Flowmeter um die Aorta ascendens implantiert worden waren, fand sich in der Frühphase des Endotoxinschocks parallel zu dem Abfall der Sauerstoffaufnahme ein entspre-

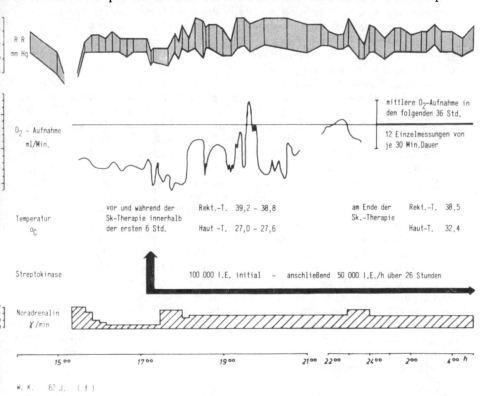

Abb. 2. Schock nach Schlafmittelintoxikation (Barbiturate)

chender Abfall des Herz-Zeitvolumens. Der Blutdruck war bei einigen Versuchen noch normal oder sogar über die Norm erhöht zu einem Zeitpunkt, an dem bereits die Sauerstoffaufnahme und das Herz-Zeitvolumen nur noch 30 bis 40% des Ausgangswertes betrugen.

Der Abfall der Sauerstoffaufnahme in der Frühphase des Endotoxinschocks ist, wie wir aus früheren Untersuchungen wissen, hämodynamisch bedingt durch eine akute Verminderung des Herz-Zeitvolumens auf Grund einer Widerstandserhöhung im kleinen Kreislauf.

Aus diesem Grund erlaubt die Größe der vom Organismus eingegangenen Sauerstoffschuld direkt Rückschlüsse auf die vorliegende Perfusionsschuld der Kreislaufperipherie, wie wir errechnen konnten.

Wie bereits erwähnt, hat Crowell bei narkotisierten Hunden im hämorrhagischen Schock eine feste Beziehung zwischen Irreversibilität des Schockzustandes und der Sauerstoffschuld gefunden. Eine solche Beziehung konnten wir bei wachen Kaninchen zunächst nicht nachweisen, wenn man von den stark schwankenden Ruhewerten ausgeht. Berechnet man jedoch unabhängig von der Ausgangslage die Sauerstoffschuld von einem festen Wert aus, der nach unserer experimentellen Erfahrung bei 9,2 ml/kg/min liegt und dem minimalen Sauerstoffbedarf des Kaninchens entsprechen dürfte, dann betrug bei allen Versuchstieren zum Zeitpunkt des Todes die Sauerstoffschuld 123,6 ($\pm$ 6,3) ml/kg. Alle Tiere starben mit einer nahezu unwahrscheinlich geringen zeitlichen Streuung von nur 1,5 min um diesen Wert.

Für Messungen bei Schockpatienten verwenden wir das gleiche Prinzip wie im Tierexperiment, nur findet sich an Stelle des geschlossenen Kastens eine Plexiglashaube, die dem Patienten ohne Belästigung über den Kopf gesetzt wird. Weiterhin haben wir durch eine spezielle technische Vorrichtung die Möglichkeit, tracheotomierte oder intubierte Patienten direkt an unsere Apparatur anzuschließen und sogar während manueller Beatmung zu überwachen.

Bei Schockpatienten fanden wir im wesentlichen ein gleiches Verhalten der Sauerstoffaufnahme wie im Tierexperiment. Ein besonderer Nachteil besteht jedoch darin, daß Ausgangswerte fehlen und erst nachträglich beim Überleben Normwerte gewonnen werden können und daß akut häufig Körpergewicht, Körpergröße und Alter nicht bekannt sind. Die größere Bedeutung kommt hier jedoch weniger dem absoluten Wert der Sauerstoffaufnahme und der hieraus zu berechnenden Sauerstoffschuld als vielmehr dem Kurvenverlauf zu (Abb. 2).

Eine abfallende Sauerstoffaufnahmekurve zeigt immer eine Verschlechterung der Schocksituation an, eine Zunahme der Sauerstoffaufnahme eine Besserung. Prognostisch ungünstig beim wachen Patienten ist auch eine ruhige, nahezu lineare Kurve der Sauerstoffaufnahme. Wie im Tierexperiment so ist auch beim Patienten die kontinuierliche Registrierung der Sauerstoffaufnahme ein besseres Kriterium für den Schockverlauf und die Wirksamkeit der Therapie als Blutdruck, Herzfrequenz, Urinausscheidung und andere bekannte Meßgrößen.

Zusammenfassend kann gesagt werden: Die fortlaufende Registrierung der Sauerstoffaufnahme zur Überwachung eines Schockzustandes ist ein guter Parameter, der jedem einzelnen der bisher üblichen Meßgrößen überlegen ist. Bei weiterer technischer Vervollkommnung der Apparatur besteht ohne großen Aufwand die Möglichkeit einer routinemäßigen Überwachung von Schockpatienten. Nach dem Verlauf der Sauerstoffaufnahmekurve können dann weitere Laboruntersuchungen gezielter vorgenommen werden.

Literatur

Bruner, H., u. Butzengeiger, J. H.: Arch. Kreisl.-Forsch. **6**, 34 (1940). — Crowell, J. W., and Smith, E. E.: Amer. J. Physiol. **206** (2), 313 (1964). — Douglas, B. H., and Crowell, J. W.: Clin. Med. **74**, 27 (1967).

SCHMIDT, E., REPLOH, H. D. und BENDER, F. (Med. Univ.-Klinik, Münster):
Zur Diagnose der Vorhofseptumdefekte und verschiedener Typen der partiellen Pulmonalvenentranspositionen, insbesondere mit der Farbstoffverdünnungsmethode

Die Registrierung von Indicatorverdünnungskurven am hyperämisierten Patientenohr kann für die qualitative und semiquantitative Diagnostik von Li-Re-Shunts auf Vorhofebene als besonders wertvoll bezeichnet werden. Nach getrennt in beide Hauptstämme der Pulmonalarterie vorgenommenen Farbstoffinjektionen lassen sich Ventrikelseptumdefekte und offene Ductus Botalli meist schnell und sicher von Vorhofseptumdefekten unterscheiden. Bei Vorhofseptumdefekten treten dabei unterschiedliche Kurven auf, die dem Shuntblutanteil der rechten bzw. linken Lunge entsprechen. Da sich die Kurven, die nach Passage der rechten Lunge eine große Nachwelle aufweisen, meist Vorhofseptumdefekten vom Typ des Ostium secundum zuordnen lassen und solche mit großer Nachwelle nach Passage der linken Lunge bei Vorhofseptumdefekten vom Typ des Ostium primum vorkommen, ist es während der Katheteruntersuchung auf einfache Weise möglich, mit großer Wahrscheinlichkeit zwischen Primum- und Secundumdefekten zu unterscheiden.

Darüber hinaus haben sich weiter peripher im Versorgungsgebiet der Arteria pulmonalis vorgenommene Farbstoffinjektionen bewährt, partielle Pulmonal-

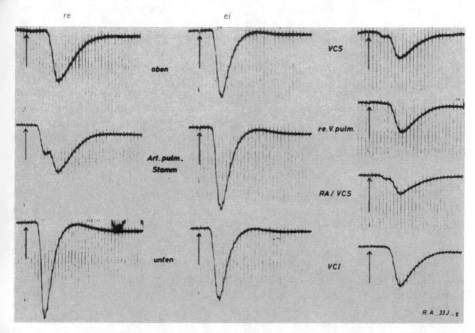

Abb. 1. Farbstoffverdünnungskurven nach gezielter Injektion in verschiedene Abschnitte der Arteria pulmonalis, die obere Hohlvene, eine transponierte rechte obere Vena pulmonalis, den rechten Vorhof und die untere Hohlvene bei einer 33jährigen Patientin. Diagnose: Partielle Pulmonalvenentransposition des rechten Lungenoberlappens zur oberen Hohlvene und Vorhofseptumdefekt (operativ gesichert). Nach Injektionen in einen Ast der rechten Pulmonalarterie zum Lungenoberlappen (Abb. links oben) sowie in den Stamm der rechten Pulmonalarterie (Abb. links Mitte) erscheinen pathologische Kurvenbilder, die durch eine Fehldrainage des rechten Lungenoberlappens zu erklären sind. Die vergleichsweise vorgenommenen Injektionen in Abschnitte der linken Pulmonalarterie (mittlere Abb. oben und mittlere Abb. Mitte) ergaben völlig normale Kurvenabläufe, so daß das linksseitige Lungenvenenblut normal über die Mitralklappe abfließt. Der Nachweis des Vorhofseptumdefektes wurde durch die Registrierung eines vorzeitig erfolgenden Kurvenabfalles infolge geringen Re-Li-Shunts nach Injektion in die obere Hohlvene bzw. rechten Vorhof erbracht (Abb. rechts, 1. und 3. Kurve). Die nach Sondierung der zur oberen Hohlvene transponierten Lungenvene registrierte Kurve (Abb. rechts, 2. Kurve) entspricht in ihrer Kontur der nach Injektion in den rechten Lungenoberlappen. Die Zeitmarken entsprechen je 1 sec

venentranspositionen sicher zu erkennen oder auszuschließen. Unterschiede in den Farbstoffkurven nach gezielter Passage einzelner Lungenlappen decken die Ursprungsgebiete partieller Pulmonalvenentranspositionen auf (Abb. 1). Zum Auffinden der Mündungsstellen ist der Glasfaserkatheter ein wertvolles diagnostisches Hilfsmittel, der die Aufzeichnung fortlaufend registrierter O_2-Sättigungskurven ermöglicht. Durch die Bestimmung der Lage der Katheterspitze läßt sich ein arterieller Zustrom in das venöse Gebiet genau lokalisieren. Auf Blutentnahmen zur O_2-Bestimmung kann weitgehend verzichtet werden. Versuche, das fehldrainierende Gefäß zu sondieren, können dann gezielter durchgeführt werden. Die direkte Sondierung und das Angiokardiogramm stellen den Drainageverlauf sicher und vervollständigen dadurch das Untersuchungsprogramm.

Die Erscheinungsformen der partiellen Pulmonalvenentranspositionen müssen unter Berücksichtigung von Ursprungsgebiet in den Lungen, Verlauf und Mündungsstelle als außerordentlich vielfältig bezeichnet werden. Die systematische Ordnung der aus eigenen Beobachtungen und der Literatur bekannten Typen führt zum besseren Verständnis der Varianten. Ferner lassen sich so die noch aufzufindenden Typen postulieren. Durch Eigenbeobachtung wurde das Schema um eine noch nicht beschriebene Form ergänzt, die durch Operation bestätigt werden konnte.

Das wirtschaftlich weniger aufwendige Patentblau hat sich als gut verwertbarer Indicator erwiesen. Bei optischem Vergleich entsprechen die mit diesem Farbstoff registrierten Kurven denen nach Injektion von Cardiogreen. Verdünnungsschenkel und Rezirkulationswellen sind fast identisch deutlich ausgeprägt. Bei 17 Normalpersonen betrug die Blutströmungsdauer bei Verwendung von Patentblau im Mittel 8,0 sec gegenüber 8,1 sec bei Cardiogreen. Die Konzentrationszeiten waren mit 5,7 sec gleich. Als Verdünnungszeit ergaben sich für Patentblau 7,6 und für Cardiogreen 7,7 sec. Die Passagezeit war bei Patentblau mit 13,3 sec gegenüber 13,4 um nur 0,1 sec kürzer, die Rezirkulationszeit mit 17,7 sec etwas länger als die nach Cardiogreen mit 17,3 sec. Diese Übereinstimmung, zusammen mit der „Wirtschaftlichkeit" bei praktisch fehlender Toxicität in der Klinik, lassen Patentblau als Indicator sehr geeignet erscheinen.

SEIPEL, L., GLEICHMANN, U. und KREUZER, H. (Abteilung für Kardiologie an der I. Med. Univ.-Klinik Düsseldorf): **Die Ascorbinsäureverdünnungsmethode in der kardiologischen Diagnostik. Erfahrungen bei 350 Patienten**

Die diagnostische Abklärung kleiner, gasanalytisch nicht faßbarer Kurzschlüsse und Klappeninsuffizienzen bei der Herzkatheterisierung kann nur mit Hilfe von Indicatorverdünnungsmethoden erfolgen. 1959 wurde zu den bis dahin bekannten Teststoffen wie Röntgenkontrastmittel, Farbstoffe, Kälte, Kochsalz oder Wasserstoff die Ascorbinsäure in die kardiologische Diagnostik eingeführt [1, 2]. Über das methodische Vorgehen und die Erfahrungen bei 350 Patienten mit diesem Indicator soll im folgenden berichtet werden.

Der Nachweis der Ascorbinsäure im Blut erfolgt polarographisch. Der Meßkreis besteht aus einer Platinanode und einer indifferenten Silberelektrode. Die Polarisationsspannung beträgt 0,5 bis 1 V. Die Ascorbinsäure wird an der Platinoberfläche zu Dehydroascorbinsäure oxydiert. Der hierbei entstehende Strom ist der Ascorbinsäurekonzentration proportional. Allerdings ist diese Beziehung nicht linear. Außerdem verändert sich die Empfindlichkeit der Platinelektrode über die Zeit, so daß quantitative Messungen sehr problematisch sind [4].

Für den routinemäßigen Nachweis von Links-Rechts-Kurzschlüssen benutzen wir den Elektrodenkatheter nach Levy [3]. Er trägt an der Spitze sowie 6 und 16 cm hiervon entfernt einen Platinelektrodenring. Durch die Führung der Leitungen in der Wand des Katheters bleibt das Lumen für Druckmessung, Blutentnahme und Einführung eines Führungsdrahtes sowie insbesondere für die Injektion von Ascorbinsäure frei. Die Gegenelektrode wird an der Haut des Patienten fixiert. Die Polarisationsspannung liefert eine 1 V Quecksilberbatterie. Ein Beckmann-physiological-Gas-Analyser dient als Meßgerät. Die Registrierung der Kurven erfolgt mit einem Kompensationsschreiber. Injiziert werden jeweils 40 mg Ascorbinsäure in 2 ml physiologischer NaCl-Lösung. Der Abstand der Elektroden des Levy-Katheters ist so gewählt, daß bei Lage der Katheterspitze in der Pulmonalarterie die mittlere Elektrode im allgemeinen im rechten Ventrikel, die spitzenferne im rechten Vorhof liegt. Wird die Spitze in den rechten Ventrikel zurückgezogen, befindet sich die mittlere Elektrode im rechten Vorhof, die spitzenferne in der oberen oder unteren Hohlvene je nach Vorgehen vom Arm oder Bein aus. Bei Injektion in die Pulmonalarterie strömt das indicatorhaltige Blut bei einer Pulmonalklappeninsuffizienz sofort in den rechten Ventrikel zurück, bei einem Vorhof oder

Ventrikelseptumdefekt gelangt der Teststoff über den Pulmonalkreislauf in 2 bis 3 sec ins linke und von dort ins rechte Herz (Abb. 1). Die Rezirkulation d. h. Wiedereintreffen der Ascorbinsäure im rechten Herzen nach Passage des Lungen- und Körperkreislaufes erfolgt etwa ab 7 sec. Bei Verdacht auf mehrfache Kurzschlüsse z. B. Vorhof- und Ventrikelseptumdefekt wird die Verwendung von zwei Kathetern zur getrennten Injektion und Messung an verschiedenen Stellen notwendig. Das gleiche gilt für einen Rechts-Links Kurzschluß [1].

Bei 2200 Herzkatheterisierungen im Jahre 1967/68 wurde 350mal die Ascorbinsäureverdünnungsmethode zum Ausschluß bzw. Diagnose von gasanalytisch nicht faßbaren Kurzschlüssen oder von Klappeninsuffizienzen angewandt. Wie die Tabelle zeigt, bestand bei 207 Patienten klinisch der Verdacht auf einen Vorhofseptumdefekt, der sich neben einem entsprechenden Auskultationsbefund auf eine Rechtsverspätung im EKG bei unauffälliger Herzkonfiguration oder Prominenz des Pulmonalbogens stützte [5]. In einem Drittel der Fälle (70 Patienten) konnte ein Kurzschluß auf Vorhofebene nachgewiesen werden, 13mal mit zusätzlicher partieller Lungenvenentransposition. In einem Falle handelte es sich um eine isolierte Lungenvenentransposition. Bei 109 Patienten bestand auf Grund des Auskultationsbefundes der Verdacht auf einen Ventrikelseptumdefekt. Die Diagnose konnte in 90% der Fälle (97 Patienten) bestätigt werden, 9mal bestand ein zusätzlicher Vorhofseptumdefekt. Weitere Indikationen für die Anwendung der Ascorbinsäureverdünnungsmethode waren: Ductus arteriosus apertus mit typischem Auskultationsbefund, der nicht mit dem Katheter passiert werden konnte, Sinus Valsalvae Aneurysma (ein neg. Fall post Op.) und der auskultatorische Verdacht einer Pulmonalklappeninsuffizienz. Bei allen unklaren Fällen z. B. pulmonale Hypertonie unklarer Genese, wurde die Indicatorverdünnungsmethode durchgeführt, um einen Kurzschluß als Ursache auszuschließen.

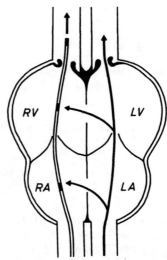

Abb. 1. Diagnostik intrakardialer Kurzschlüsse mit dem Elektrodenkatheter nach Levy (schematisch). Erklärung siehe Text

Nach den bisher gemachten Erfahrungen zeichnet sich die Ascorbinsäureverdünnungsmethode durch folgende Vorteile aus: Die Anwendung der Methode ist sehr einfach. Es genügt ein Katheter zur Injektion und zur Messung, was unter Umständen eine zweite venae sectio erspart. Die Substanz ist problemlos zu handhaben, besondere Vorbereitungen wie etwa Kühlung sind nicht nötig. Die Entnahme von Blutproben entfällt. Die gute Nullinienkonstanz erlaubt fast beliebige Verstärkung und damit den Nachweis kleinster Kurzschlüsse. Die Messung kann nahezu unbegrenzt wiederholt werden, wobei allerdings die Empfindlichkeit der Elektrode abnimmt. Ein technischer Defekt, z. B. Unterbrechung des Stromkreises, wird sofort durch die fehlende Rezirkulation der Testsubstanz angezeigt. Diese Rezirkulation der Ascorbinsäure erfordert allerdings eine genaue Beachtung der zeitlichen Verhältnisse zwischen Injektion und Kurvenanstieg, da Kurzschluß- und Rezirkulationskurven nicht immer rein formal sicher zu unterscheiden sind. Der Levy-Katheter ist insofern noch nicht ideal, als die Verbindung zwischen Katheterelektroden und Anschluß ans Meßgerät nicht befriedigend gelöst ist. Zufälliges Berühren der freiliegenden Elektroden etwa bei der Injektion der Ascorbinsäure können Fehlausschläge verursachen. In der beschriebenen Meßanordnung ist das Verfahren komplikationslos.

Tabelle. *Untersuchungsergebnisse mit der Ascorbinsäureverdünnungsmethode bei 350 Patienten*

Fallzahl	Klinische Verdachtsdiagnose	Endgültiges Ergebnis
207	ASD	70 ASD 13 zusätzl. Lungenvenentransposition 1 isolierte Lungenvenentransposition 136 kein Kurzschluß
109	VSD	97 VSD 9 zusätzliche ASD 12 kein Kurzschluß
8	Duct. arter. apert.	8 Duct. arter. apert.
3	Sinus Valsalvae Aneur. Perforation	2 Perforat. Sinus Vals. Aneur. in recht. Ventr. 1 kein Kurzschluß
6	Pulmonalkl. Insuff.	5 Pulmonalkl. Insuff. 1 intakte Klappe
17	unklar	17 kein Kurzschluß

Zusammenfassend läßt sich sagen, daß nach den Erfahrungen an 350 Patienten die Ascorbinsäureverdünnungsmethode wegen ihrer großen Empfindlichkeit und einfacher Anwendungstechnik für den Nachweis kleiner Kurzschlüsse und Klappeninsuffizienz sehr geeignet ist. Quantitative Messungen sind allerdings sehr problematisch.

Literatur

1. Clark Jr., L. C., Bargeron Jr., L. M., Lyons, C., Brandley, M. N., and McArthur, K. T.: Circulation **22**, 949 (1960). — 2. Frommer, P. L., Pfaff, W. W., Braunwald, E., and Morrow, A. G.: Circulation **22**, 752 (1960). — 3. Levy II, L., Fowler, R., Kirkley, D., Albert, H., and Martinez, J. L.: New Engl. J. Med. **264**, 1356 (1961). — 4. Olesch. K., Klußmann, F. W. und Pierau, F. K.: Z. Kreisl.-Forsch. **54**, 691 (1965). — 5. Spiller, P., Kreuzer, H., Bostroem, B. und Loogen, F.: Z. Kreisl.-Forsch. **57**, 963 (1968).

KALTENBACH, M. und KARIOTH, W. (Kardiolog. Sektion Zentrum für inn. Med. der Univ. Frankfurt a. M.): **Adrenalinkörperinfusion an Stelle körperlicher Belastung zur Erkennung einer Coronarinsuffizienz**

Für die Erkennung einer Coronarinsuffizienz ist das Ruhe-EKG oft ungeeignet, weil nicht selten erst unter körperlicher Belastung Hinweise auf eine myokardiale Minderdurchblutung auftreten. Die Treffsicherheit des Belastungs-EKG ist hoch, wenn Arbeitsversuche sorgfältig durchgeführt und die EKGs nach strengen Kriterien beurteilt werden. Über entsprechende Vergleichsuntersuchungen mit Hilfe der selektiven Coronarangiographie konnten wir vor einigen Tagen in Bad Nauheim berichten.

Für die körperliche Belastung hat sich die sog. Kletterstufe als ein zuverlässiges, einfaches und billiges Verfahren erwiesen, mit dem alte und schwer bewegliche Patienten oft noch ausreichend belastet werden können, auch wenn Ergometerarbeit infolge Gelenkbeschwerden oder peripherer Muskelschwäche nicht mehr durchführbar ist. Trotzdem gibt es Kranke, für die jede Art der körperlichen Belastung aus objektiven oder auch aus subjektiven Gründen nicht in Frage kommt. Man ist dann z. B. auf die Sauerstoffmangelatmung angewiesen, über deren Vor- und Nachteile schon vielfach berichtet wurde. Die vorliegenden Untersuchungen sollten klären, wieweit eine pharmakologische Belastung für die Erkennung der Belastungs-Coronarinsuffizienz geeignet ist.

20 Patienten mit coronarer Herzkrankheit und 20 Kontrollpersonen wurden untersucht. Die Coronarkranken litten sämtlich unter typischer Angina pectoris, im Arbeitsversuch zeigten sie alle ausgeprägte EKG-Veränderungen im Sinne

einer Ischämiereaktion. Soweit Coronarangiographien durchgeführt wurden, fanden sich erhebliche Stenosen oder Verschlüsse an einem oder mehreren großen Ästen der Coronararterien. Die Kontrollpersonen zeigten klinisch und anamnestisch keinen Hinweis auf eine organische Herzkrankheit, sie litten unter extrakardialen Beschwerden oder sog. funktionellen Stenokardien. Coronarangiogramme lagen von dieser Gruppe nicht vor, die Arbeitsversuche zeigten, soweit durchgeführt, keinen Hinweis auf eine Myokardischämie.

Die medikamentöse Belastung erfolgte durch intravenöse Gabe des Adrenalinkörpers Orciprenalin (Alupent). Mittels Infusionsmaschine wurde eine Injektionsgeschwindigkeit von 0,033 bzw. 0,066 mg/min eingestellt. Die Infusionsdauer betrug im Mittel 18 min, die Gesamtdosis ca. 0,8 mg, bei den Kontrollpersonen durchweg mehr als bei den Angina pectoris-Kranken.

Es fanden sich bei allen untersuchten Angina pectoris-Kranken ischämische STT-Veränderungen. Die Endteilveränderungen waren ähnlich wie die von den

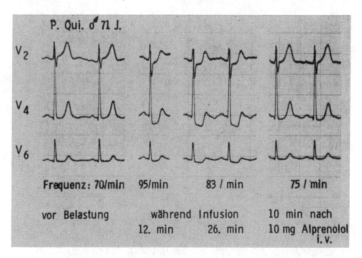

Abb. 1. EKG eines Patienten mit gesicherter Angina pectoris. Bei normalem Ruhe-EKG zeigt sich unter Alupentinfusion eine typische Ischämiereaktion mit abwärts verlaufenden und um ca. 4 mm gesenkten Zwischenstücken. Nach Gabe eines β-Receptorenblockers ist das Ausgangs-EKG 10 min nach Infusionsende wieder erreicht

gleichen Patienten im Arbeitsversuch erhaltenen, z. T. aber stärker oder schwächer ausgeprägt. Die Kontrollpersonen zeigten keine typischen Ischämieveränderungen.

Komplikationen wie Herzinfarkte, längerdauernde Ischämiereaktionen, bedrohliche Rhythmusstörungen oder dergleichen traten nicht auf. Die Untersuchungen erfolgten jedoch stets unter Einsatzbereitschaft eines Defibrillators.

Die Herzfrequenz stieg unter der Infusion (Tabelle) bei den Angina pectoris-Kranken im Mittel von 72 bis 106/min, bei den Kontrollpersonen von 76 bis 130/min, d. h. um 51 bzw. 74% an. Der Blutdruck zeigte eine Tendenz zur Vergrößerung der Amplitude mit Anstieg des systolischen und Abfall des diastolischen Wertes (Kranke 145/80 → 160/75; Gesunde 135/85 → 160/50 mm Hg).

Subjektiv gaben die Angina pectoris-Kranken meist (13mal von 20) stenokardische Beschwerden an, die gleichzeitig mit den EKG-Veränderungen auftraten; die Kontrollpersonen klagten fast immer über Herzklopfen (19mal) und nicht selten über ein Beklemmungsgefühl (7mal). Rhythmusstörungen in Form von ventriculären Extrasystolen traten bei fünf der Angina pectoris-Kranken und bei drei der Kontrollpersonen auf. Uncharakteristische ST-Veränderungen waren bei den Kontrollpersonen 7mal zu beobachten, eine formal echte Ischämiereaktion trat nur bei einem Fall mit WPW-Syndrom in Erscheinung. Dieser

Tabelle. *Herzfrequenz, Blutdruck, EKG und subjektive Beschwerden unter Orciprenalininfusion bei Angina pectoris-Kranken und Kontrollpersonen*

		Angina pectoris n = 20		Kontrollen n = 20	
Alter	Jahre	$62 \pm 7,6$		$37 \pm 10,1$	
Gewicht	kg	$76 \pm 12,7$		$72 \pm 9,4$	
Größe	cm	$169 \pm 7,1$		$174 \pm 5,8$	
Infusionsdauer	min	$19 \pm 7,3$		$19 \pm 5,0$	
Gesamtdosis	mg	$0,7 \pm 0,38$		$0,9 \pm 0,33$	
Frequenz/min Ruhe Belastung		$72 \pm 12,8$ $106 \pm 14,7$		$76 \pm 10,9$ $130 \pm 13,2$	
Frequenz- Anstieg	%	$51 \pm 15,9$		$74 \pm 25,8$	
RR Ruhe Belastung		145/80 160/75		135/85 160/50	
Subjektive Symptome		Angina pectoris uncharakt. Beschwerden keine Beschwerden	13 3 4	Angina pectoris Herzklopfen Beklemmungsgefühl keine Beschwerden	0 19 7 0
Ischämiereaktion im EKG		typische paradoxe J-Typ	17 2 1	0	
Sonstige EKG-Veränderungen		polytope ventr. ES monotope ventr. ES	2 3	Pseudo-JR uncharakt. Veränd. monotope ventr. ES oberer Knotenrhythmus	1 7 2 1

Patient zeigte auch im Arbeitsversuch die gleiche Veränderung, ein Befund, der beim WPW-Syndrom bekannt ist. Die Neigung zu uncharakteristischen ST-Veränderungen unter Orciprenalin ging parallel mit der Neigung zu ähnlichen Veränderungen im Steh-EKG bei den gleichen Probanden.

Diskussion

Für die Brauchbarkeit einer klinischen Methode sind wichtig die Ungefährlichkeit, die gute Reproduzierbarkeit und die möglichst hohe Treffsicherheit bei niedriger Versagerquote. Die Untersuchungen mit obiger Methode zeigten bei 40 Probanden keine Komplikationen; die Reproduzierbarkeit erwies sich bei Wiederholungsuntersuchungen als sehr gut. Falsch negative Resultate, d. h. unauffälliges EKG-Verhalten bei echter Coronarinsuffizienz, wurde nicht gesehen; einmal war die Reaktion allerdings nicht ganz typisch. Falsch positive Ergebnisse, d. h. echte ST-Senkungen ohne Myokardischämie, waren nicht zu beobachten; um falsche Interpretationen zu vermeiden, ist jedoch das Registrieren eines Steh-EKG vor der Infusion in jedem Fall empfehlenswert, genau wie bei der Durchführung von körperlichen Belastungsuntersuchungen. Die ST-Streckensenkung muß nach den bekannten strengen Kriterien beurteilt werden, Veränderungen bei Digitalisierten oder bei Patienten mit WPW-Syndrom sind nicht zu bewerten. Patienten mit Infarkt-EKG können inverse Ischämiereaktionen aufweisen.

Als praktische Konsequenz ergibt sich, daß in Fällen, in denen Arbeitsversuche nicht durchführbar sind, die Adrenalinkörperinfusion eine echte Alternative zur Erkennung einer Belastungs-Coronarinsuffizienz darstellt.

Eine gewisse Steuerbarkeit des Verfahrens ist gegeben, indem man beim Auftreten ischämischer EKG-Veränderungen oder pectangiöser Beschwerden die Infusion stoppt und einen sog. β-Receptorenblocker injiziert. In unseren Untersuchungen brachte die Injektion von 10 mg Alprenolol eine deutliche Verkürzung der Erholungsdauer, d. h. der bis zum Wiederauftreten des Ruhe-EKG erforderlichen Zeit.

Zusammenfassung

1. 20 Angina pectoris-Kranke und 20 Kontrollpersonen wurden unter der Fragestellung untersucht, ob Adrenalinkörperinfusionen eine Ischämiereaktion im EKG ähnlich zuverlässig sichtbar machen können wie Arbeitsversuche.

2. Methodisch wurde Orciprenalin (Alupent) mittels Infusionsmaschine bei einer Geschwindigkeit von 0,033 bzw. 0,066 mg/min verabreicht. Die Infusionsdauer betrug im Mittel 18 min, die Gesamtdosis 0,7 mg bei den Angina pectoris-Kranken, 0,9 mg bei den Kontrollen. Nach Ende der Infusion wurde meist Alprenolol als β-Receptorenblocker gegeben.

3. Alle 20 Angina pectoris-Kranken zeigten ischämische EKG-Veränderungen, die den unter körperlicher Belastung auftretenden Veränderungen bei den gleichen Patienten ähnlich, jedoch bisweilen stärker oder schwächer ausgeprägt waren. Die 20 Kontrollen zeigten keine typischen Ischämiezeichen mit Ausnahme einer Pseudoischämiereaktion bei WPW-Syndrom. Uncharakteristische ST-Veränderungen traten häufig auf, sie waren den im Steh-EKG bei denselben Patienten auftretenden Veränderungen ähnlich und in ihrer Stärke parallel. Die β-Receptorenblockade verkürzte die Erholungsphase (Wiedererreichen der Ruhe-Herzfrequenz bzw. des Ausgangs-EKG).

4. Komplikationen wurden nicht beobachtet.

5. Es wird gefolgert, daß Orciprenalininfusionen zur Erkennung einer Belastungs-Coronarinsuffizienz geeignet sind und in Fällen, in denen Arbeitsversuche nicht durchgeführt werden können, eine echte Alternativmöglichkeit darstellen.

Literatur

Kaltenbach, M.: Beurteilung der Leistungsreserven von Herzkranken mit Hilfe von Stufenbelastungen. Mannheim: Boehringer 1968. — Keck, E. W.: Dtsch. med. Wschr. 90, 1020 (1965). — Roskamm, H.: Das Belastungs-EKG. Mannheim: Boehringer 1968.

Pabst, K. (Med. Univ.-Klinik Freiburg i. Br.); Usinger, W. (W. G. Kerckhoff-Institut der Max Planck-Gesellschaft Bad Nauheim); und Dudeck, J. (II. Med. Univ.-Klinik u. Poliklinik Mainz): **Untersuchungen zum Verhalten des zentralen Venendruckes bei Druckbelastung des Herzens***

Dowtheil u. Kramer [3] haben 1959 nachgewiesen, daß eine Druckbelastung des linken Herzens zu einer reflektorischen Abnahme von Herzfrequenz und peripherem Durchströmungswiderstand führt. Damit war die Existenz eines depressorischen Reflexes, der von Mechanoreceptoren im linken Ventrikel ausgeht, nachgewiesen. Bereits 1926 hatten Daly u. Verney [2] eine reflektorische Abnahme der Herzfrequenz bei Druckbelastung des linken Ventrikels durch Aortenabklemmung beschrieben. Aviado u. Schmidt [1], Salisbury, Cross u. Rieben [5] sowie Ross, Frahm u. Braunwald [4] bestätigten den Befund von Dowtheil u. Kramer. Darüber hinaus fanden diese Autoren, daß Dehnung oder Druckbelastung des linken Ventrikels zur reflektorischen Abnahme des Venentonus führt. In eigenen Beobachtungen, die beim experimentellen totalen A.V.-Block des Hundes gemacht wurden, war eine Druckbelastung des linken Ventrikels mit einer Zunahme des Venentonus verbunden.

* Mit Unterstützung der Deutschen Forschungsgemeinschaft.

Nach der Methode von Starzl u. Gaertner [6] wurde bei fünf trainierten Hunden ein totaler A.V.-Block herbeigeführt und hämodynamische Untersuchungen frühestens 2 Wochen nach Operation durchgeführt. Gemessen wurde der zentrale Venendruck über einen in die obere Hohlvene vorgeschobenen Katheter und der arterielle Blutdruck über einen Druckwandler in der Femoralarterie. Halbstündlich wurde der Hämatokritwert gemessen. Die Herzfrequenz wurde über 60 min auf 85 bis 120/min durch Elektrostimulation erhöht und die Messungen nach Abschalten des Schrittmachers für weitere 60 min fortgeführt.

Während der Bradykardie des totalen AV-Blockes, die in den vorliegenden Versuchen zwischen 29 bis 48/min lag, war der systolische arterielle Blutdruck auf 180 bis 245 mm Hg erhöht. Unter Erhöhung der Herzfrequenz durch Elektrostimulation mit Frequenzen von 85 bis 120/min, sank der systolische arterielle Blut-

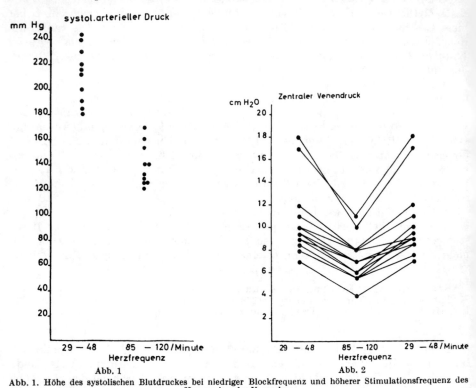

Abb. 1. Höhe des systolischen Blutdruckes bei niedriger Blockfrequenz und höherer Stimulationsfrequenz des Herzens in zehn Versuchen

Abb. 2. Verhalten von zentralem Venendruck bei niedriger Blockfrequenz und erhöhter Stimulationsfrequenz in zwölf Versuchen

druck regelmäßig ab (Abb. 1) und lag zwischen 120 bis 170 mm Hg. Der zentrale Venendruck (Abb. 2) war in fünf Versuchen während der Bradykardie des totalen AV-Blockes mit Werten von 10 bis 18 cm Wasser erhöht. In den übrigen Versuchen lag der Venendruck mit 7 bis 9,5 cm Wasser noch im oberen Normbereich. Mit Erhöhung der Herzfrequenz sank der zentrale Venendruck regelmäßig ab und lag nur noch in zwei Versuchen mit 10 bzw. 11 cm Wasser etwas oberhalb der Norm. Mit Erhöhung der Herzfrequenz und Abnahme des zentralen Venendruckes kam es regelmäßig zur Verminderung des Hämatokritwertes um 0,5 bis 3,0% (Mittel 2,7%). Nach Abschalten des Schrittmachers und Wiedereinsetzen der niedrigen Blockfrequenz stieg der Hämatokritwert mit dem Venendruck um 0,5 bis 4,0% (Mittel 2,2%) wieder an. Die Änderungen des Hämatokritwertes entsprachen maximal einer errechneten Blutvolumenabnahme bei Anstieg des Venendruckes von 80 cm³.

Die Untersuchungen waren in fünf Perioden von jeweils 60 min durchgeführt worden, wobei jeweils eine Periode mit erhöhter Herzfrequenz einer Periode mit niedriger Blockfrequenz des Herzens folgte. Die statistische Auswertung mit der doppelten Varianzanalyse und dem orthogenalen Vergleich ergab einen sicheren Unterschied für die Änderung des Hämatokritwertes und des zentralen Venendruckes zwischen Perioden mit niedriger Herzfrequenz des totalen AV-Blockes und erhöhten stimulierten Herzfrequenzen. Kein Unterschied bestand zwischen den einzelnen Perioden mit Blockfrequenz oder zwischen den Perioden mit erhöhter Stimulationsfrequenz des Herzens.

Die Untersuchungen zeigen, daß während der Bradykardie des totalen AV-Blockes der systolische arterielle Blutdruck und der zentrale Venendruck regelmäßig ansteigen und mit Erhöhung der Herzfrequenz absinken. Der hohe systolische Blutdruck während der Bradykardie ist durch eine Zunahme des Herzschlagvolumens bedingt, das bei höheren Herzfrequenzen wieder absinkt. Der Anstieg des zentralen Venendruckes während der Bradykardie muß auf eine Zunahme des Venentonus zurückgeführt werden. Die Höhe des zentralen Venendruckes wird durch die beiden Größen Blutvolumen und Venentonus bestimmt. Da die Zunahme des Hämatokritwertes bei Anstieg des zentralen Venendruckes eher auf eine Abnahme, als auf eine Zunahme des Blutvolumens hinweist, muß die Venendruckerhöhung Folge eines gesteigerten Venentonus sein.

Die Befunde haben somit ergeben, daß eine Druckbelastung des linken Ventrikels während der Bradykardie des totalen AV-Blockes mit einer Zunahme des Venentonus verbunden ist, die zu einem Anstieg des zentralen Venendruckes führt. Bei Abnahme des systolischen Blutdruckes unter Erhöhung der Herzfrequenz, sinkt der zentrale Venendruck durch Verminderung des Venentonus ab. Wenn es in den vorliegenden Versuchen auch nicht möglich war, eine reflektorische Beziehung zwischen arterieller Druckerhöhung und Venentonussteigerung zu beweisen, so liegt es nahe, bekannte Kreislaufreflexe als Grund für die beobachteten Vorgänge zu diskutieren. Von den kardialen Receptoren lassen sich verschiedene Kreislaufreflexe auslösen. Dabei wurde unter Druckbelastung des linken Herzens häufig eine Abnahme des Venentonus gefunden [1, 4, 5], während in den geschilderten eigenen Versuchen der Venentonus unter Druckbelastung des Herzens ansteigt. Diese Diskrepanz könnte in der Versuchsanordnung eine Erklärung finden. Die von den kardialen Receptoren ausgehenden Kreislaufreflexe zeigen eine Abhängigkeit von der Ausgangslage, so daß Doutheil u. Kramer [3] eine Abnahme von Herzfrequenz und peripherem Durchströmungswiderstand unter Druckbelastung des linken Herzens nur bei hohen Ausgangswerten feststellen konnten. Eine Abnahme des Venentonus unter Druckbelastung des Herzens wurde in Narkose beobachtet [1, 4, 5]. Die eigenen Beobachtungen, die unter Druckbelastung des Herzens einen Anstieg des Venentonus ergaben, wurden bei wachen Hunden gemacht und konnten in Narkose nicht bestätigt werden.

Literatur

1. Aviado, D. M., and Schmidt, C. F.: Amer. J. Physiol. 196, 726 (1959). — 2. Daly, J. de B., and Verney, E. B.: J. Physiol. (Lond.) 62, 330 (1926—27). — 3. Doutheil, U., u. Kramer, K.: Pflügers Arch. ges. Physiol. 269, 114 (1959). — 4. Ross, J., Frahm, Ch. J., and Braunwald, E.: J. clin. Invest. 40, 563 (1961). — 5. Salisbury, P. F., Cross, C. N., and Rieben, P. A.: Circulat. Res. 8, 530 (1960). — 6. Starzl, T. E., and Gaertner, R. A.: Circulation 12, 259 (1959)

Aussprache

Herr KALTENBACH, M. (Frankfurt a. M.):

Zu Herrn KLEPZIG: Die subjektiven Beschwerden bei der Angina pectoris-Gruppe und der Kontrollgruppe sind in das Diapositiv Nr. 7 eingezeichnet. Man erkennt, daß die Angina pectoris-Patienten unter der Orciprenalininfusion 13mal über typische pectanginöse Beschwerden klagten, die in gleicher Weise wie bei körperlicher Belastung auftraten; 3mal wurden uncharakteristische und 4mal gar keine Beschwerden angegeben.

In der Kontrollgruppe wurde keinmal über typische Angina pectoris geklagt, aber 19mal über Herzklopfen und 7mal über ein unbestimmtes Beklemmungsgefühl; beschwerdefrei war kein Proband dieser Gruppe unter Orciprenalin.

Zu Herrn EFFERT: Die Differenzierung zwischen organischen und funktionellen stenokardischen Beschwerden ist das, was wir durch unsere Funktionsdiagnostik erreichen wollen und wir sind der Meinung, daß dies sowohl mit körperlicher als eben auch mit der angegebenen pharmakologischen Belastung möglich ist.

Über den Wert der elektrischen Vorhofstimulation ist das letzte Wort sicher noch nicht gesprochen. Auf Grund der von Herrn Just in Bad Nauheim vorgetragenen Befunde muß man aber meines Erachtens zunächst sehr zurückhaltend sein. Vielleicht führen die Befunde von Herrn Rothlin hier weiter. Die körperliche Belastung bedeutet zweifellos eine Beanspruchung der verschiedensten Funktionskreise, die dabei schwer einzeln zu beurteilen sind. Deswegen ist die Stimulation z. B. der Frequenz allein für ganz bestimmte Fragestellungen wahrscheinlich von Vorteil. Eine gute Funktionsprobe für die Erkennung einer Belastungs-Coronarinsuffizienz stellt das Verfahren aber — soweit nach den in Bad Nauheim vorgetragenen Befunden zu beurteilen — noch nicht dar.

Zu Herrn KOCHSIEK: Vielen Dank für den Hinweis auf den Druckfehler im Referat bzgl. der angewandten Dosierung von Alupent. Es muß 0,033 mg/min an Stelle von 0,3 mg/min heißen.

Es besteht kein Zweifel, daß körperliche Belastung und Orciprenalinbelastung keineswegs identisch sind, so etwas wurde von uns weder behauptet noch vermutet; nur bzgl. der Mehranforderung an das Myokard und damit gegebenenfalls Manifestierung einer latenten Coronarinsuffizienz sind die Methoden ähnlich wirksam und als Test verwertbar.

Das Verhalten des Blutdrucks ist in der Tabelle angegeben. Er steigt unter Alupent systolisch leicht an und fällt diastolisch ab unter deutlicher Vergrößerung der Amplitude. Die Veränderungen sind beim Kontrollkollektiv deutlicher als in der Angina pectoris-Gruppe, was mit der etwas verschiedenen Dosierung zusammen hängen dürfte.

pCO_2-Messungen haben wir durchgeführt, allerdings unter etwas anderer Fragestellung, eine differenzierte Antwort auf ihre diesbezügliche Frage kann ich im Augenblick nicht abgeben.

Zu Herrn SCHÖLMERICH: Die gezeigten EKG-Veränderungen im Sinne einer Coronarinsuffizienz unter Orciprenalin sind meines Erachtens mehr hämodynamisch als primär metabolisch bedingt aufzufassen, d. h. erst die veränderte Hämodynamik ruft diese Veränderungen hervor.

Zu Herrn JUST: Es wurden bisher keine Komplikationen beobachtet. Rhythmusstörungen waren nicht wesentlich häufiger als wir es auch bei körperlicher Belastung sehen. Trotzdem ist es durchaus denkbar, daß durch eine solche Maßnahme einmal Kammerflimmern ausgelöst werden könnte. Wir hatten deshalb immer einen Defibrillator in Bereitschaft. Was die Gefährdung im Vergleich mit der Vorhofstimulation betrifft, so bin ich überzeugt, daß durch die elektrische Stimulation mit hoher Reizfrequenz eine mindestens eben so hohe Komplikationsmöglichkeit in Betracht gezogen werden muß.

HÜSTEN, J. und RUIZ-TORRES, A. (Med. Klinik und Poliklinik im Klinikum Westend der FU Berlin): **Vergleichende Untersuchungen über die Aufnahme von Herzglykosiden in die Zelle**

Der Kliniker beobachtet nicht selten, daß Patienten während einer oralen Digitalisdauerbehandlung trotz schulgerechter Dosierung und gleichbleibender endomyokardialer Verhältnisse kardial dekompensieren. Ein Wechsel in der Applikationsart des Herzglykosids, nämlich der Übergang von oraler auf intravenöse Medikation, vermag die Dekompensation zu beheben. Diese Tatsache weist auf eine interkurrent aufgetretene Verminderung der Digitalisresorption im Darm hin. Gleichzeitig macht sie darauf aufmerksam, daß neben der Lipoidlöslichkeit noch andere Faktoren für die enterale Resorption eines Herzglykosids quantitativ bestimmend sein müssen. Am Modell der Ascites-(Ehrlich)-Tumorzelle der

Maus haben wir die Aufnahme von tritiertem Digoxin und Digitoxin untersucht und Analogieschlüsse auf den Resorptionsprozeß der Darmzelle gezogen.

Methodik

Mit physiologischer NaCl-Lösung gewaschene Ascites-Tumorzellen wurden in einem glucosehaltigen Ringer-Bicarbonatpuffer suspendiert und bei 37 °C im bewegten Wasserbad unter Zufuhr eines aus Luft und 5% CO_2 bestehenden Gasgemisches mit Digoxin bzw. Digitoxin inkubiert. Am Ende der Inkubation bestimmten wir, wieviel Glykosid im Inkubationsmedium verblieben, wieviel an die Zellmembran gebunden und wieviel in die Zelle eingedrungen war. Zu diesem Zweck zentrifugierten wir die Zellsuspension, dekantierten den Überstand, wuschen das Zellsediment mit einer 10%igen Äthanol-NaCl-Lösung und zerstörten schließlich die Zellen mit Methanol, um aus ihnen den aufgenommenen Glykosidanteil zu eluieren. Überstand, Waschlösung und Eluat wurden im Tri-Carb Liquid-Scintillation-Counter (Packard) auf ihre Radioaktivität hin untersucht. Aus den quenching-korrigierten Impulszahlen ermittelten wir über die spezifische Aktivität der verwendeten tritierten Glykoside den Digoxin- bzw. Digitoxingehalt der drei Fraktionen und bezogen ihn auf 10^9 Zellen.

Ergebnisse und Diskussion

Klinische Untersuchungen haben ergeben, daß Digitoxin, abgesehen von individuellen Schwankungen, zu 100%, Digoxin zu 50% vom Darm resorbiert werden. Die Ascites-Tumorzelle verhält sich ähnlich, wie aus der Abb. 1 hervorgeht. Nach 30minütiger Inkubation beträgt die Digoxinzellaufnahme etwa 50% derjenigen des Digitoxins. Dabei ist aber zu berücksichtigen, daß nicht nur Digitoxin [1, 2], sondern auch Digoxin eine konzentrationsabhängige Zellaufnahme wie bei Transportvorgängen begrenzter Kapazität aufweist (Abb. 2). Bei niedrigen Digoxinkonzentrationen im Inkubationsmedium (5 bis 25 γ/ml) stellt sie eine Funktion dar, die auf einen Sättigungsvorgang mit Eigenhemmung hinweist. Bei

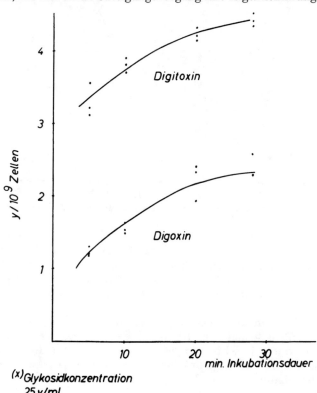

Abb. 1. Herzglykosidaufnahme (nicht abwaschbarer Anteil) in die Ascitestumorzelle (*)

höheren Digoxinkonzentrationen (30 bis 50 γ/ml) ergibt sich die lineare Funktion eines Diffusionsvorganges. Einen ähnlichen Kurvenverlauf konnten wir bei der Untersuchung der Digoxinresorption einer in situ perfundierten Dünndarmschlinge feststellen [3]. Lauterbach u. Mitarb. [4] haben ähnliche Ergebnisse mit Ouabain, Desacetyllanatosid C und Convallatoxin, nicht aber mit Digoxin erhalten.

Es wäre denkbar, daß Digoxin in hohen Konzentrationen die Zelle schädigt und über eine Permeabilitätsänderung per diffusionem in sie eindringt. Bei Asciteszellinkubationen mit Digoxinkonzentrationen im niederen Bereich (25 γ/ml) ist aber durch Zugabe verschiedener Steroide eine Hemmung der Zellaufnahme zu erzielen, die Gesetzmäßigkeiten der kompetitiven Verdrängung folgt. Die stärkste

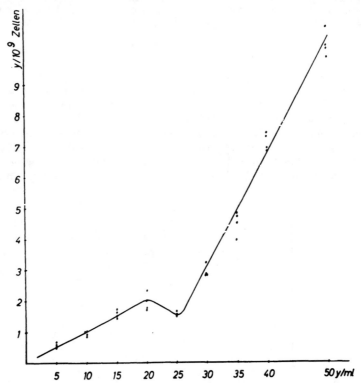

Abb. 2. Aufnahme von Digoxin (nicht abwaschbarer Anteil) in Abhängigkeit von der Außenmediumkonzentration

Hemmung ruft das strukturell sehr ähnliche Digitoxin und die schwächste das Spironolacton hervor. Aldosteron hemmt die Digoxinzellaufnahme etwas stärker als Prednisolon. Die konzentrationsabhängige Hemmung der Digoxinaufnahme in die Ascites-Tumorzelle durch Digitoxin erhärtet die bereits ausgesprochene Annahme ähnlicher Effekte im Darm bei Anwendung von Glykosidmischungen der Folia digitalis [5].

Während Maltose in unterschiedlichen Konzentrationen die Digoxinzellaufnahme unbeeinflußt läßt, hat Trijodthyronin eine bemerkenswerte Wirkung. Die Zugabe dieses Hormons in sehr niedriger Konzentration ($1 \times 10^{-3} \gamma$/ml) ruft eine signifikante Steigerung der Digoxinzellaufnahme hervor. Dieser Effekt geht bei Konzentrationserhöhung ($5 \times 10^{-3} \gamma$/ml) zurück. Schließlich ruft eine Trijodthyroninkonzentration von 1×10^{-2} bis $1,0 \gamma$/ml eine Hemmung der Digoxinzellaufnahme hervor. Diese Ergebnisse sind mit den Untersuchungen von Tata [6] in

Einklang zu bringen. Während die physiologisch kleinen Trijodthyronindosen eine Stimulierung der phosphorylierenden Oxydation bedingen, haben unphysiologisch hohe Dosen eine dinitrophenolähnliche Wirkung. Die Gültigkeit dieses Effektes auch für die Aufnahme von Digoxin in die Zelle beweist, daß aktive Transportmechanismen an der Resorption dieses Glykosids beteiligt sind.

Zusammenfassung

Die Digoxinaufnahme der Ascites-Tumorzelle beträgt die Hälfte der Digitoxinaufnahme. Sie ist konzentrationsabhängig; im niedrigen Konzentrationsbereich ähnelt sie einem Sättigungsvorgang, im hohen einem Diffusionsprozeß. Digitoxin, Aldosteron, Prednisolon und Spironolacton setzen sie in unterschiedlichem Ausmaß herab. Maltose übt keine diesbezügliche Wirkung aus. Kleine Schilddrüsenhormonmengen steigern, große hemmen die Digoxinaufnahme.

Literatur

1. Hüsten, J., Schröder, H., Ruiz-Torres, A. und Neuhaus, G. A.: Verh. dtsch. Ges. inn. Med. **74**, 1162—64 (1968). — 2. Schröder, H.: Untersuchungen über die Aufnahme von Digitoxin in die Ehrlich-Ascitestumorzelle. Inaug. Diss., Berlin 1969. — 3. Ruiz-Torres, A., u. Ohlmeyer, H.: Untersuchungen über die Digoxinresorption an der perfundierten Dünndarmschlinge der Ratte. In Vorbereitung. — 4. Lauterbach, F., Vogel, G. und Baumann, I.: Naunyn-Schmiedebergs Arch. Pharmak. exp. Path. **259**, 248—59 (1968). — 5. Kuschinsky, G., u. Lüllmann, H.: Kurzes Lehrbuch der Pharmakologie. Stuttgart: Thieme 1964. — 6. Tata, J. R.: Biochim. biophys. Acta (Amst.) **87**, 528—30 (1964).

MEIER, J. (Med. Univ.-Poliklinik München): **Über die Wirkung eines neuen β-Receptorenblockers (ICI 50.172) auf Kreislauf und Bronchialsystem**

Vor einigen Jahren haben wir berichtet, daß eine Blockade der adrenergen β Receptoren durch β-Stimulation am Bronchialsystem leichter als am Herzen durchbrochen werden kann. Die der Verabreichung von Propranolol (Dociton) folgende Zunahme des bronchialen Strömungswiderstandes ist durch eine Ausschaltung der β-adrenergen Hemmwirkung auf die Bronchialmuskulatur bedingt. Dieser Effekt konnte durch Orciprenalin (Alupent) aufgehoben werden, ohne daß es zu einer wesentlichen Zunahme der Herzfrequenz und des Blutdrucks kam [1, 2].

Es wurden inzwischen Substanzen entwickelt, von denen die pharmakologischen Voruntersuchungen und die ersten klinischen Erfahrungen eine verstärkte Selektivität des Blockers für die adrenergen β Receptoren am Herzen erwarten ließen. MacDonald u. McNeill [3] konnten für ICI 50.172[1] mittels Körperplethysmographie zeigen, daß bei Asthmatikern der Bronchialwiderstand nach intravenöser Gabe von 15 mg dieser Substanz wesentlich weniger zunimmt, als nach 5 mg Propranolol i.v., obwohl eine Blockade der β-Receptoren am Herzen nachzuweisen war. Sie folgerten daraus, daß man mit dieser Substanz gefahrlos eine β-Blockade am Herzen auch beim Asthmatiker herbeiführen könne.

Wir gingen bei unseren Untersuchungen von der Frage aus, ob diese verminderte Wirkung des neuen β-Blockers auf den bronchialen Strömungswiderstand nicht nur bei Ruheventilation sondern auch bei höheren Atemminutenvolumina objektivierbar ist und inwieweit die Nebenwirkungen einer β-Stimulation auf Herz und Kreislauf durch den neuen „kardioselektiven" Blocker vermindert bzw. aufgehoben werden können.

Wir bestimmten unter Kontrolle von Puls und Blutdruck neben dem Atemgrenzwert, bei gleichbleibender Frequenz, die viscöse Atemarbeit in Ruhe sowie bei steigendem Atemzugsvolumen bis zu einem Atemminutenvolumen zwischen 30 und 45 l. Dazu wurden mittels eines speziell nach unseren Angaben modifizierten Oszillographen [4] neben dem Elektrokardiogramm, synchron der intraoesophagale Druck, das Atemzugsvolumen und gleichzeitig

---

[1] Imperial Chemical Industries, Macclesfield, Chesshire.

das daraus resultierende Druckvolumendiagramm registriert. Die Berechnung der Atemarbeit erfolgte in üblicher Weise.

Untersucht wurden fünf Lungengesunde und fünf Patienten mit einem obstruktiven Lungenemphysem mäßigen bis mittelschweren Grades. Die Mittelwerte der ventilatorischen Lungenfunktion beider Gruppen sind aus Tabelle 1 ersichtlich.

Sie zeigt die Mittelwerte des Alters, des Residualvolumens in Prozent der Totalkapazität sowie die Mittelwerte der Vitalkapazität und des Atemgrenzwertes bezogen auf die Sollwerte von Baldwin, Cournand u. Richards [5]. Die optimale Mitarbeit bei den Lungengesunden wird u. a. dadurch ausgewiesen, daß die von uns erzielten Mittelwerte um 20 bis 30% höher liegen als die Sollwerte von Baldwin u. Mitarb. Entgegen Berichten anderer Autoren hat auch Bühlmann ähnliche Meßergebnisse bei Lungengesunden erzielt. Der Grad der Bronchialobstruktion der in

Tabelle 1. *Alter, Residualvolumen in % der Totalkapazität, Vitalkapazität und Atemgrenzwert von Lungengesunden und Patienten mit obstruktiven Lungenkrankheiten (bezogen auf die von Baldwin, Cournand u. Richards angegebenen Werte [5]) sowie die maximale Minutenventilation unter Atemarbeitsbedingungen vor Versuchsbeginn, nach ICI 50.172 und anschließender Orciprenalininjektion (Mittelwerte von je fünf Versuchspersonen)*

		Mittelwerte von Lungengesunden	Mittelwerte von Pat. mit Bronchialobstruktion
	Alter (J.)	27,8 J.	60 J.
Lungenfunktion	RV % d. TK	22,4%	47,7%
	VK % d. Soll	123,8%	78,8%
	AGW % d. Soll	127,6%	52,2%
AGW während Atemarbeistmessung	AGW vor ICI 50.172 % d. Soll	100%	48,3%
	AGW nach ICI 50.172 % d. Soll	103,4%	45,7%
	AGW nach Orciprenalin % d. Soll	105,4%	52,3%

diesen Test einbezogenen Patienten ergibt sich aus dem Vergleich der angeführten Mittelwerte mit denen der Lungengesunden.

Ermutigt durch die Ergebnisse von McNeill und durch eigene Voruntersuchungen haben wir zunächst 40, später 60 mg ICI 50.172 innerhalb von 1 bis 2 min intravenös appliziert. Es kam bei Patienten mit Bronchialobstruktion im Zeitraum von 25 bis 50 min nach Injektion des β-Receptorenblockers nur zu einer geringen, nicht signifikanten Verminderung und nach Injektion von Orciprenalin zu einem geringen Anstieg des Mittelwertes der maximalen Minutenventilation. Diese Veränderungen der Mittelwerte stehen aber in keinem Verhältnis zu dem Ausmaß, wie wir sie vor und nach Propranolol gemessen hatten. Aus Tabelle 1 geht auch hervor, daß der Atemgrenzwert bei Lungengesunden nach Injektion von ICI 50.172 im Mittel etwas angestiegen ist und nach Orciprenalin um weitere 2% zugenommen hat.

Die maximale Minutenventilation ist selbst unter Berücksichtigung der von uns beschriebenen Kautelen [6] von der Mitarbeit der Patienten abhängig und wird vor allem bei längerer Versuchsdauer möglicherweise durch Ermüdung bzw. durch Übung, wenn auch nur geringfügig beeinflußt. Sind also nur sehr geringe Unterschiede, wie bei diesen Untersuchungen zu erwarten, so kommt der Bestimmung der viscösen Atemarbeit, die unabhängig von solchen Faktoren ist, die größere Aussagekraft zu.

In beiden Gruppen ergab sich nach Verabreichung von 40 bzw. 60mg ICI 50.172 kein signifikanter Anstieg der Atemarbeit, auch nicht bei einem Atemminutenvolumen zwischen 30 und 40 l bzw. bei der Berechnung der Atemarbeit für den Atemgrenzwert. Allerdings kam es auch weder bei Lungengesunden noch bei Patienten mit Bronchialobstruktion, selbst bei der relativ hohen Dosierung von 0,25 bzw. 0,5 mg Orciprenalin zu einer signifikanten Verminderung der viscösen

Tabelle 2. *Das Verhalten der Pulsfrequenz und des Blutdrucks bei Lungengesunden und Patienten mit obstruktiven Lungenkrankheiten vor und nach Injektion von ICI 50.172, nach Bestimmung der Atemarbeit sowie nach darauffolgender Orciprenalininjektion (Mittelwerte von jeweils fünf Patienten)*

	Mittelwerte von Lungengesunden		Mittelwerte von Pat. mit Bronchialobstruktion	
	Puls-frequenz	Blutdruck (mmHg)	Puls-frequenz	Blutdruck (mmHg)
Ruhewert	75	121/76	75	123/79
40—60 mg ICI 50,172 i.v.				
5 p. i.	75	121/75	73	126/84
10 p. i.	74	124/77	72	128/85
25 p. i.	76	123/75	70	123/80
Ruhewert n. Atemarbeit	70	121/75	70	123/82
0,25—0,5 mg Orciprenalin i.v.				
8 p. i.	101	138/67	86	124/79
10 p. i.	99	138/67	86	123/78
25 p. i.	91	131/69	83	123/76
Ruhewert n. Atemarbeit	86	129/82	81	125/73

Atemarbeit, obwohl man dies auf Grund der Zunahme des mittleren Atemgrenzwertes hätte vermuten können. Diese Diskrepanz muß durch weitere gezielte Untersuchungen im Bereich hoher Atemminutenvolumina noch geklärt werden.

Aus Tabelle 2 ist das Verhalten von Pulsfrequenz und Blutdruck ersichtlich, die wenigstens in Abständen von jeweils 5 min gemessen wurden. Sie veränderten sich nach Blockade der β-Receptoren nicht wesentlich, unabhängig davon, ob es sich um junge gesunde Versuchspersonen oder um Patienten mit einem obstruktiven Lungenemphysem gehandelt hat, zumindest nicht in halbliegender Körperposition. Über das Verhalten dieser Meßgrößen in aufrechter Körperhaltung sowie nach Belastung vor und nach Injektion von ICI 50.172 haben Gibson u. Sowton [7] berichtet.

Werden nach etwa 1 Std in einem Zeitraum von 5 bis 7 min 0,25 bzw. 0,5 mg Orciprenalin intravenös verabreicht, so kommt es in beiden Untersuchungsgruppen zu einem Anstieg der Pulsfrequenz, der bei den Lungengesunden deutlicher ausgeprägt war, während sich Blutdruck und Blutdruckamplitude ausschließlich bei den Lungengesunden erhöhten. Die Wirkung dieser relativ hohen intravenösen Orciprenalindosis war nach β-Blockade also vermindert, denn sie entspricht etwa der bei gesunden Versuchspersonen nach Injektion von 0,1 mg, also dem 5. Teil der Dosis, ohne vorherige β-Blockade.

Unsere bisherigen Ergebnisse zeigen, daß die Substanz ICI 50.172 im Gegensatz zum Propranolol, selbst bei einer Dosierung von 40 bzw. 60 mg intravenös, keine signifikante Wirkung auf die Bronchialmuskulatur hat und damit zumindest von diesen Ergebnissen aus gesehen, zu Recht als weitgehend kardioselektiver β-Receptorenblocker bezeichnet wird. Diese Substanz kann also in Übereinstimmung mit den Ergebnissen von MacDonald u. McNeill [3] auch Patienten mit obstruktiven Lungenkrankheiten verabreicht werden, wenn eine Blockade der β-Receptoren am Herzen erwünscht ist.

Die geringe Wirkung des geprüften β-Receptorenblockers auf die Ruhe-Pulsfrequenz könnte mit der auf Grund pharmakologischer Untersuchungen erwiesener, wesentlich geringer chinidinähnlichen Eigenschaften begründet werden.

Literatur

1. Meier, J., Lydtin, H. und Zöllner, N.: Verh. dtsch. Ges. inn. Med. 72, 945 (1966). — 2. Meier, J., Lydtin, H. und Zöllner, N.: Dtsch. med. Wschr. 91, 145 (1966). — 3. Mac Donald, A. G., and McNeill, R. S.: Brit. J. Anaesth. 40, 508 (1968). — 4. Zöllner, N., u. Meier, J.: Beispiele angewandter Forschung 1961, 63. — 5. Baldwin, E. de F., Cournand, A., and Richards Jr., D. W.: Medicine (Baltimore) 27, 243 (1948). — 6. Meier, J., Zöllner, N. und Nowy, H.: Thoraxchirurgie 5, 391 (1958). — 7. Gibson, D., and Sowton, E.: Brit. med. J. 1968 I, 213.

LYDTIN, H., SCHNELLE, K., LOHMÖLLER, G., und KUSUS, T. (Med. Poliklinik der Univ. München): **Über Diagnose und Therapie des hyperkinetischen Herzsyndroms**

Das hyperkinetische Herzsyndrom (HHS) ist als eigenständige Krankheitseinheit gekennzeichnet durch überhöhte Werte von Herzfrequenz und Herzminutenvolumen in Ruhe und bei Belastung, eine vergrößerte Blutdruckamplitude, eine Verminderung des peripheren Gefäßwiderstandes sowie durch eine Einschränkung der körperlichen Leistungsfähigkeit. Dazu geben diese Patienten eine Vielzahl auf das Herz bezogener Beschwerden an. Damit entspricht die Definition des HHS weitgehend der einer vasoregulatorischen Asthenie [1, 2, 3].

Innerhalb einer 4jährigen Beobachtungszeit wurde in einer Medizinischen Poliklinik mit ca. 30000 Neuaufnahmen auf Grund einer typischen Symptomatik bei 15 Patienten klinisch die Diagnose eines HHS gestellt und bei einem Teil durch zusätzliche Untersuchungen erhärtet. Die in dieser Patientengruppe erhobenen Befunde sollen beschrieben werden; über die Ergebnisse einer tiefenpsychologischen Exploration dieser Patientengruppe wird getrennt berichtet [9].

Zwei Blocker der adrenergen β-Receptoren wurden sowohl im akuten Versuch als auch therapeutisch (— bis zu 3 Jahre —) eingesetzt. Es handelt sich um Propranolol (Dociton) und einen neuen β-Receptorenblocker (ICI 50.172[1]), dem auf Grund der bisher in der Literatur mitgeteilten Ergebnisse [4, 5, 6, 7, 8] und eigener Befunde eine hohe Spezifität für die adrenergen β-Receptoren des Herzens zugesprochen werden muß.

Bei 12 [11 Männer, 1 Frau, Alter 17 bis 42 (Mittel 29) Jahre] der 15 Patienten mit der klinischen Diagnose eines HHS wurde durch die Farbstoffverdünnungsmethode das Herzminutenvolumen bestimmt. Abb. 1 faßt die Ruhewerte der Herzfrequenz, des Herzindex, des arteriellen Mitteldruckes, des errechneten peripheren Gesamtwiderstandes und der Erscheinungszeit (Zeit von Injektion in V. cubitalis bis zum Erscheinen des Farbstoffs in der A. brachialis der Gegenseite) zusammen. Die Ruhe- bzw. Kontrollwerte zeigen deutlich eine Überhöhung der Herzfrequenz und des Herzminutenvolumens und bei normalen bis leicht erhöhten arteriellen Mitteldruckwerten eine Erniedrigung des peripheren Gesamtwiderstandes. Nimmt man als Normalwert des peripheren Widerstandes einen Wert von

---

[1] Evaldin — Wir danken der Firma Rheinpharma, Heidelberg, für die Überlassung von Versuchsmengen.

1100 dyn · sec cm⁻⁵, liegen 10 von 12 beobachteten Werten deutlich unter diesem Wert. Die Berechnung der mittleren Herzarbeitsindices in mkg/min · m² ergab in allen Fällen deutlich überhöhte Werte (im Mittel 8,4 mkg/min · m² bei einem Normalwert von 4,5 mkg/min · m²).

25 bis 40 min nach Gabe von 20 mg ICI 50-172 i.v. hatten in allen Fällen die Herzfrequenz und der Herzindex deutlich abgenommen. Das Schlagvolumen hatte sich nicht richtungsgebunden verändert (Mittelwert 109,6 ml in Ruhe, 109,8 ml nach Gabe des Blockers). Der periphere Gesamtwiderstand nahm nach Gabe des β-Blockers deutlich zu und die Erscheinungszeit stieg an (im Mittel um 1,4 sec).

Dieser Anstieg der Erscheinungszeit (EZ) findet eine Parallele in getrennt durchgeführten Untersuchungen innerhalb der gleichen Patientengruppe mit Bestimmung der Armzungenzeit (AZ) durch die „Decholinmethode". Die Zunahme der AZ nach Gabe von 7,5 mg Propranolol (Dociton) war wesentlich größer als die Zunahme der EZ nach Gabe von 20 mg ICI 50172. Allerdings muß bei den vier bis sechs aufeinander folgenden Injektionen mit einer verminderten Geschmacksempfindlichkeit für Decholin gerechnet werden. Der Anstieg

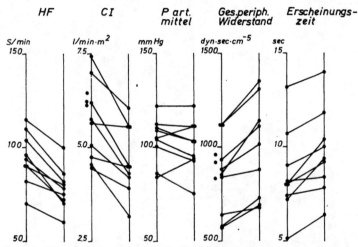

Abb. 1. Herzfrequenz (HF), Herzindex (CI), arterieller Mitteldruck (P art mittel), peripherer Gesamtwiderstand und Erscheinungszeit (EZ) von neun Patienten mit hyperkinetischem Herzsyndrom vor und 25 bis 40 min nach intravenöser Gabe von 20 mg ICI 50172. Von drei weiteren unbehandelten Patienten sind CI und peripherer Gesamtwiderstand gegeben

der Armzungenzeit nach Gabe eines β-Blockers kann deshalb nur als Indiz für das Bestehen einer hyperkinetischen Kreislaufsituation gewertet werden.

Abb. 2 zeigt Pulsfrequenz, Blutdruck und venöse Lactatwerte in Ruhe (im Liegen und nach dem Aufstehen) bei einem Patienten mit hyperkinetischem Herzsyndrom ohne Behandlung (links), 30 min nach intravenöser Gabe von 20 mg ICI 50.172 (mitte) und nach täglicher Gabe von 200 mg ICI 50.172 per os über 1 Woche (rechts). Nach mindestens 1 stündiger Ruhezeit wurde jeweils eine Belastung am Drehkurbelergometer (von 2 Watt/kg Körpergewicht) über 10 min durchgeführt. Die Verminderung der Belastungsfrequenz und der systolischen Blutdruckwerte unmittelbar nach Belastung bei weitgehend übereinstimmendem Lactatanstieg und -abfall nach Belastung kommen deutlich zum Ausdruck. Die in Vergleich zur intravenösen Gabe verstärkte Wirkung einer länger dauernden oralen Gabe von ICI 50.172 auf die Belastungsfrequenz (rechts) wurde von uns mehrfach beobachtet. Die Belastung wurde von den Patienten unter ICI 50.172 regelmäßig als weniger anstrengend empfunden. Die Abbildung belegt auch eine von uns mehrfach gemachte Beobachtung, daß ICI 50.172 die „Ruhefrequenz" des Herzens verhältnismäßig geringfügig senkt. Mit steigender Ausgangsfrequenz entsprechend einem erhöhten adrenergen Ruheantrieb nimmt das Ausmaß der Frequenzsenkung nach β-Blockade zu (s. Aufstehreaktion mit und ohne β-Blockade). Die hier vorgestellten Versuchsverläufe sind repräsentativ für die von uns durchgeführten Untersuchungen (n = 30); am einzelnen Patienten läßt sich das Verhalten von Blutdruck und Pulsfrequenz unter β-Blockade und Placebogaben beliebig oft reproduzieren. Der therapeutische — bzw. symptomatische — Effekt

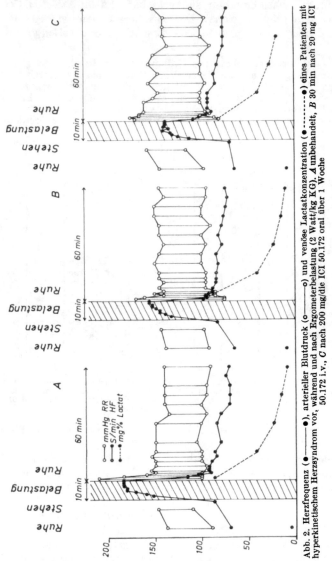

Abb. 2. Herzfrequenz (●———●), arterieller Blutdruck (○———○) und venöse Lactatkonzentration (●········●) eines Patienten mit hyperkinetischem Herzsyndrom vor, während und nach Ergometerbelastung (2 Watt/kg KG). A unbehandelt, B 30 min nach 20 mg ICI 50.172 i.v., C nach 200 mg/die ICI 50.172 oral über 1 Woche

einer länger dauernden medikamentösen Behandlung mit β-Blockern (Verminderung einer von den Patienten unangenehm empfundenen überhöhten Belastungsfrequenz und das Gefühl einer erhöhten Leistungsfähigkeit) entspricht dem Ergebnis der akuten Versuche. Auch bei langdauernder Verabreichung von Propranolol (bis zu 3 Jahre) und von ICI 50.172 (bis zu 5 Monate) bleibt die Wirkung auf Herzfrequenz und Belastbarkeit bestehen. Betrachtet man den Lactatanstieg als Maß des anaeroben Stoffwechsels der Arbeitsmuskulatur, so ist aus dem ähnlichen Anstieg und Abfall des venösen Lactats zu schließen, daß durch ICI 50.172 keine wesentliche Verminderung der Substratversorgung der Peripherie eintritt. Diese Aussage wird durch eine vorerst noch geringe Zahl von synchronen Bestimmungen des arteriellen und venösen Lactats gestützt (n = 8).

Die hämodynamischen Meßgrößen zeigen, daß auch ein β-Blocker mit überwiegend kardioselektiver Wirkung in der Behandlung des HHS eingesetzt werden kann. Dieser neue Blocker scheint für die Behandlung des HHS in besonderem Maße geeignet zu sein (keine Bronchialobstruktion und Fehlen einer lokalanästhetischen Membranwirkung). Die Substanz wurde von unseren Patienten, die vorher mit Propranolol (Dociton) behandelt worden waren, subjektiv sehr gut vertragen.

Der Anstieg des peripheren Gefäßwiderstandes nach Gabe von ICI 50.172 muß auf eine pressorische Gegenregulation, die der Abnahme des Herzminutenvolumens folgt, zurückgeführt werden. Ähnliche Beobachtungen wurden nach Gabe von Propranolol bei essentiellen Hypertonien gemacht [10, 11].

Der im Vergleich zu Propranolol geringere Effekt von ICI 50.172 auf die Ruhefrequenz des Sinusknotens könnte mit dem Fehlen der chinidinähnlichen Membranwirkung, aber auch einer geringen adrenergen Eigenwirkung dieser Substanz erklärt werden. Dazu kommt die Möglichkeit eines verstärkten „Vagusentzugs" durch Wegfall eines gefäßverengenden Effekts bei ICI 50.172 (Kardioselektivität!).

Abschließend möchten wir auf das Überwiegen der Männer in unserer Patientengruppe hinweisen, da die meisten Untersucher bisher das hyperkinetische Herzsyndrom häufiger bei Frauen beschrieben haben. In diesem Zusammenhang scheint uns bemerkenswert, daß sich bei einem unserer Patienten innerhalb der 3-jährigen Beobachtungszeit eine essentielle Hypertonie entwickelt hat, die eine zusätzliche antihypertensive Behandlung notwendig machte. Beide Eltern eines weiteren Patienten leiden außerdem an einer Hypertonie. Es scheint durchaus möglich, daß Kreislaufverhältnisse mit erhöhtem Herzzeitvolumen und gesteigerter Herzfrequenz bei normalem oder erniedrigtem peripheren Gesamtwiderstand Anfangsstadien der essentiellen Hypertonie kennzeichnen können.

Literatur

1. Holmgren, A., Jonsson, B., Levander, M., Linderholm, H., Sjöstrand, T., and Ström, G.: Acta med. scand. 158, 413 (1957). — 2. Bollinger, A., Gander, M. und Forster, G.: Schweiz. med. Wschr. 95, 1075 (1965). — 3. Bollinger, A., u. Simon, H. J.: Dtsch. med. Wschr. 92, 28 (1967). — 4. Dunlop, D., and Shanks, R. G.: Brit. J. Pharmacol. 32, 201 (1968). — 5. Gibson, D., and Sowton, E.: Brit. med. J. 1968 I, 213. — 6. Giliam, P. M. S., and Prichard, B. N.: Amer. J. Cardiol. 18, 366 (1966). — 7. MacDonald, A. G., and McNeill, R. S.: Brit. J. Anaesth. 40, 508 (1968). — 8. Sowton, E., Balcon, R., Cross, D., and Frick, H.: Brit. med. J. 1968 I, 215. — 9. Zander, E., u. Zöllner, N.: Verh. dtsch. Ges. inn. Med. 75, (1969). — 10. Molzahn, M., Dissmann, Th., and Gotzen, R.: Verh. dtsch. Ges. inn. Med. 74, 570 (1968). — 11. Delius, W.: Med. Klin. 62, 1128 (1967).

MERX, W. und BLEIFELD, W. (Abt. Inn. Medizin I der Rheinisch Westfälischen TH Aachen): **Kalium zur Arrhythmieprophylaxe beim Herzinfarkt**

Die Therapie des Herzinfarktes hat in den letzten Jahren durch die Anwendung sog. „polarisierender" Infusionen neue Aspekte erhalten. Die bekanntesten Lösungen sind die mit Kaliumchlorid, Insulin und Glucose nach Sodi-Pallares sowie Kalium-Magnesium-Asparaginat [11, 12].

Die theoretischen Grundlagen für den klinischen Einsatz schienen erfolgversprechend. Der circulus vitiosus von unzureichender Substratversorgung infolge Hypoxämie, verminderter Bereitstellung von ATP und Erniedrigung des Minutenvolumens infolge Herzinsuffizienz einerseits und Rhythmusstörungen andererseits soll an zwei Stellen durchbrochen werden: Das Angebot von Glucose-6-Phosphat oder glucoplastischer Asparaginsäure soll über die Atmungskettenphosphorylierung die

Resynthese von ATP steigern. Kalium wird in der Bindung an Glucose-6-Phosphat vermittels Insulin oder als Asparaginat in die Zelle geschleust, vermindert die hypoxische Kaliumverarmung [6] und kann so durch Erhöhung des Membranpotentials antiarrhythmisch wirksam werden. Der Effekt „polarisierender" Lösungen besteht somit in der Steigerung der intracellulären Kaliumkonzentration und der Verbesserung der Energiebilanz der Herzmuskelzelle.

Ermutigenden Berichten über erfolgreiche tierexperimentelle Ergebnisse [11, 12] folgten erste klinische Bestätigungen der Wirksamkeit [1, 3, 9, 10, 13]. Vielfach handelte es sich aber um Einzelbefunde oder es fehlte eine quantitative Analyse, insbesondere im Hinblick auf den prophylaktischen Wert bei Arrhythmien [3, 13, 14]. In der folgenden Untersuchung wird die Wirkung der polarisierenden Lösung nach Sodi-Pallares mit einfacher Kaliumchloridlösung bei Infarktpatienten verglichen.

Krankengut und Auswertung

47 Patienten mit frischem Myokardinfarkt wurden nach geradem oder ungeradem Geburtsdatum in zwei Gruppen eingeteilt:
Gruppe A mit 28 Patienten erhielt während der ersten 3 Tage täglich 1000 ml 10%ige Glucoselösung mit 80 mval Kaliumchlorid und 20 E Altinsulin. Gruppe B mit 19 Patienten wurde im gleichen Zeitraum mit 80 mval Kaliumchlorid in 1000 ml Aminofusin R behandelt. Die antiarrhythmische Wirksamkeit wurde mit Hilfe der von uns entwickelten automatischen Arrhythmieausschreibung quantitativ analysiert. Damit ist die Registrierung jeder einzelnen Extrasystole und AV-Leitungsunterbrechung über 24 Std möglich [2]. Infarktausdehnungs- und -rückbildungstendenz wurde an Hand täglicher Registrierung der EKG-Standardableitungen sowie der in 2- bis 3tägigen Abständen untersuchten Fermentaktivitäten beurteilt.

Ergebnisse

Die prozentuale Verteilung der einzelnen Rhythmusstörungen geht aus Tabelle 1 hervor. Kammerflattern, Kammerflimmern und Asystolien kamen lediglich terminal im kardiogenen Schock vor und sind hier nicht berücksichtigt. Extrasystolen mit einem Vorzeitigkeitsindex unter 1 sowie ventriculäre Tachykardien, also die besonders bedrohlichen Rhythmusstörungen, kommen in der Gruppe A in einem höheren Prozentsatz, nämlich 32% bzw. 11%, vor als in Gruppe B (16% bzw. 0%). Nur Vorhofextrasystolen, Vorhofflattern und der AV-Block II. Grades weisen bei der Gruppe der mit polarisierender Lösung behandelten Patienten eine geringere Häufigkeit auf. Im übrigen bestehen zwischen beiden Gruppen keine signifikanten Unterschiede.

Aufgeteilt in Untergruppen mit weniger als 1 Extrasystole pro Std, 1 bis 12 ventriculäre Ektopien pro Std und mehr als 12 Extraschläge pro Std, läßt sich auch mit der quantitativen Analyse kein Therapieeffekt der „polarisierenden" Infusionen nachweisen. Die Neigung zu ventriculären Ektopien ist in beiden Kollektiven gleich. Wenn die Infarktausdehnung infolge verbesserter Energiebilanz der Herzmuskelzelle eingeschränkt wird, dann sollten in dieser Gruppe niedrigere Fermentaktivitäten auftreten und pathologische Laborwerte — BSG, Leukocyten und Serumfermente — sich rascher normalisieren und der Stadienablauf im Elektrokardiogramm sich schneller vollziehen.

Die Tabelle 2 zeigt die Verteilung der einzelnen Wertigkeitsgruppen für die Kreatinphosphokinase, die Lactatdehydrogenase und die Glutaminoxalessigsäuretransaminase sowie für die Leukocyten und die Blutkörperchensenkungsgeschwindigkeit. Maximale CPK-Werte über 5 E kommen zwar in der Gruppe A mit 39% etwas weniger häufig vor als in Gruppe B, dafür ist aber der Prozentsatz der Patienten mit einer LDH über 1000 E und einer GOT über 100 E in der Gruppe A größer als in der Vergleichsgruppe. Die Leukocyten- und BKS-Befunde sind widersprüchlich und lassen keine Interpretation zu, die einer der beiden Gruppen den Vorzug geben würde.

Die Beurteilung der Rückbildungstendenz pathologischer Laborwerte und der Rückkehr einer gehobenen ST-Strecke zur Isoelektrischen zeigt, daß die Rückbildung der monophasischen Deformierung in Gruppe A häufiger vorkommt, dafür ist hier der Prozentsatz einer frühen Normalisierung der LDH oder GOT höher als in der Kontrollgruppe. Sonst sind im Verhalten der infarkttypischen Serumfermente keine signifikanten Unterschiede vorhanden. Der Verlauf der BKS ist in beiden Gruppen praktisch identisch.

Tabelle 1. *Häufigkeit von Arrhythmien unter Behandlung mit Glucose, Insulin und Kalium (Gruppe A) sowie Aminofusin und Kaliumchlorid (Gruppe B) quantitativ ausgewertet mit automatischer Arrhythmieanalyse*

Arrhythmien	Gruppe A Polarisierende Infusion Σ = 28	Gruppe B Aminofusin u. KCl.. Σ = 19
Vorhofextrasystolen	75% (21)	95% (18)
Paroxysm. suprav. Tachyk.	4% (1)	5% (1)
Vorhofflimmern	14% (4)	16% (3)
Vorhofflattern	4% (1)	16% (3)
Ventr. Extrasystolen	80% (23)	74% (14)
Ventr. Extrasyst. mit VI < 1	32% (9)	16% (3)
Ventr. Salven	54% (15)	53% (10)
Ventr. Tachykardien	11% (3)	0% (0)
Sinuauriculärer Block	7% (2)	5% (1)
AV-Block I	11% (3)	11% (2)
AV-Block II	11% (3)	21% (4)
AV-Block III	7% (2)	5% (1)

Tabelle 2. *Verhalten der Kreatinphosphokinase (CPK), Lactatdehydrogenase (LDH), Glutaminoxalessigsäuretransaminase (GOT), Leukocyten und der BKS unter „polarisierender" Infusion (Gruppe A) und unter einfacher Kaliumlösung (Gruppe B)*

Laborwerte	Gruppe A Polarisierende Infusion Σ = 28	Gruppe B Aminofusin u. KCl Σ = 19
CPK 2—5 E	29% (8)	11% (2)
CPK >5 E	39% (11)	42% (8)
LDH 200— 500 E	25% (7)	37% (7)
LDH 500—1000 E	50% (14)	42% (8)
LDH > 1000 E	14% (4)	11% (2)
GOT 50—100 E	21% (6)	16% (3)
GOT > 100 E	36% (10)	32% (6)
12—15000 Leuko	21% (6)	32% (6)
>15000 Leuko.	7% (2)	5% (1)
BKS in der 1. Std 50—70 mm n. W.	25% (7)	11% (2)
BKS in der 1. Std über 70 mm n. W.	25% (7)	32% (6)

In dem Kollektiv der mit polarisierender Lösung behandelten Patienten starben 7 von 28, in der Vergleichsgruppe dagegen nur 1 von 19. Allen 8 Fällen lag ein kardiogener Schock als Todesursache zugrunde. 3 Patienten der Gruppe A starben noch während der laufenden polarisierenden Infusion, 4 vom 5. bis 11. Behandlungstag.

Weder die Mortalitätsrate noch die Häufigkeit ernsthafter ventriculärer Ektopien oder Infarktausdehnung und -rückbildung lassen einen positiven therapeutischen Effekt der polarisierenden Lösung gegenüber einfacher Kaliumlösung erkennen. Insbesondere eine Prophylaxe von Arrhythmien ist beim Herzinfarkt mittels polarisierender Lösungen nicht zu erzielen.

Sowohl tierexperimentell als auch beim Menschen wurde in der Vergangenheit wiederholt ein Rückgang der Mortalität und eine Verkleinerung des Infarktes nach Applikation polarisierender Lösungen beschrieben [8, 11, 12]. Nur ganz vereinzelt liegen Untersuchungen mittels kontinuierlicher EKG-Überwachung vor. Hier stimmen die eigenen Ergebnisse mit denen anderer Untersucher überein. Fletscher u. Mitarb. fanden die Mortalitätsrate in der mit der Sodi-Pallaresschen Lösung behandelten Gruppe mit 19% höher als in der Vergleichsgruppe mit 13,7% [5]. Malach u. Mitarb. sahen bei Anwendung polarisierender Infusionen ebenfalls ein häufigeres Auftreten lebensbedrohlicher Arrhythmien [7]. Wie kann man sich das klinische Versagen der polarisierenden Lösung erklären? Die Resynthese von ATP durch Zufuhr von Glucose-6-Phosphat oder der glucoplastischen Asparaginsäure ist an die Bereitstellung ausreichender Sauerstoffmengen für die oxydative Phosphorylierung gebunden. Dem morphologischen Prozeß des Coronararterienverschlusses entsprechend nimmt der Sauerstoffmangel bei der Pathogenese des Myokardinfarktes eine derart beherrschende Stellung ein, daß das Angebot von Glucose-6-Phosphat oder Asparaginat am Ort der Ischämie demgegenüber praktisch keine Rolle spielt. Bei fortbestehendem Sauerstoffmangel ist das celluläre Kaliumeck durch die hypoxämische Lähmung der Natrium-Kaliumpumpe wahrscheinlich so groß, daß das in der „polarisierenden" Infusion angebotene, an Glucose-6-Phosphat oder Asparaginsäure gebundene Kalium nicht ins Gewicht fällt. Beim Menschen ist nach unseren Erfahrungen von der „polarisierenden" Lösung mit Glucose, Insulin und Kalium kein therapeutischer Erfolg beim Herzinfarkt zu erwarten.

Zusammenfassung

Der Effekt „polarisierender" Infusionen mit Kaliumchlorid, Insulin und Glucose nach Sodi-Pallares auf Arrhythmien, Ausdehnung und Rückbildungstendenz des Infarktes und Mortalität wurde bei 28 Patienten mit frischem Herzinfarkt untersucht. Es ergab sich kein Unterschied gegenüber der Behandlung mit einfacher Kaliumchloridlösung. Die erfolgversprechenden tierexperimentellen Ergebnisse können danach bei genauer quantitativer Analyse in der Klinik nicht bestätigt werden. Eine Prophylaxe von Arrhythmien ist mit polarisierenden Lösungen bei einem frischen Myokardinfarkt nicht zu erzielen.

Literatur

1. Antalóczy, Z.: Therapiewoche 15, 8, 405 (1965). — 2. Bleifeld, W., Effert, S. und Merx, W.: Verh. dtsch. Ges. inn. Med. 74, 973 (1968). — 3. Day, H. W.: Amer. J. Cardiol. 15, 51 (1965). — 4. Dixon, S., Hyde, F. S., Leonhard, R. P., and Schlant, R. C.: J. thorac. cardiovasc. Surg. 49, 762 (1965). — 5. Fletscher, G. F., Hurst, J. W., and Schlant, R. C.: Amer. Heart J. 75, 319 (1968). — 6. Jennings, R. B., Grout, J. R., and Smetters, G. W.: Arch. Path. 63, 586 (1957). — 7. Malach, M.: Amer. J. Cardiol. 19, 141 (1967). — 8. Mittra, B.: Lancet 1965 II, 607. — 9. Paulley, J. W., Jones, R., Hoghes, J. P., Day, J. L., and Crowle, P. M.: Lancet 1967 II, 722. — 10. Pilcher, J., Etishadmudin, M., Exon, P., and Morre, J.: Lancet 1967 I, 1109. — 11. Sodi-Pallares, D., Bisteni, A., Medrano, G. A., Testelli, M. R., and De Micheli, A.: Dis. Chest 43, 424 (1963). — 12. Sodi-Pallares, D., Testelli, M. R., Fishleder, B. L., Bisteni, A., Medrano, G. A., Friedland, C., and De Micheli, A.: Amer. J. Cardiol. 9, 166 (1962). — 13. Stepantschitz, G., u. Fröhlich, E.: Wien. med. Wschr. 117, 884 (1967). — 14. Tilsner, V.: Münch. med. Wschr. 110, 224 (1948).

WILKE, K.-H. und LOOGEN, F. (Abt. für Kardiologie, Univ. Düsseldorf): **Postoperative Befundänderungen bei Fallotscher Tetralogie**

Postoperative Verlaufsbeobachtungen über einen längeren Zeitraum bei Patienten mit Pulmonalstenose und Ventrikelseptumdefekt (sog. Fallotsche Tetralogie) sind im Gegensatz zu Mitteilungen über das unmittelbare Operationsergebnis sehr selten.

Dem Vortrag liegen die prä- und postoperativen Befunde von 120 Patienten im Alter von 4 bis 46 Jahren mit Pulmonalstenose und Ventrikelseptumdefekt zugrunde. In 98 Fällen bestand neben dem Ventrikelseptumdefekt eine infundibuläre und valvuläre Pulmonalstenose, in 22 Fällen lag eine rein infundibuläre Pulmonalstenose vor. Bei 15 Patienten bestand zusätzlich noch ein Vorhofseptumdefekt. Die Patienten wurden nach dem Stenosegrad in vier Gruppen eingeteilt (Loogen). Danach entfielen auf Gruppe I 25 Patienten; Gruppe II 30 Patienten; Gruppe III 54 Patienten; Gruppe IV 11 Patienten.

Die erste postoperative Herzkatheteruntersuchung wurde 4 bis 8 Wochen nach der Korrekturoperation durchgeführt, nur in wenigen Fällen später. Bei 6 Patienten der Gruppe I, bei 8 Patienten der Gruppe II, bei 18 Patienten der Gruppe III und einem Patienten der Gruppe IV wurden postoperativ zwei oder mehr Herzkatheteruntersuchungen durchgeführt, über einen Zeitraum bis zu 8 Jahren nach der Operation.

11 Patienten hatten postoperativ keinen Druckgradienten mehr zwischen rechtem Ventrikel und Arteria pulmonalis. 71 Patienten hatten noch einen Druckgradienten bis 50 mm Hg und 28 Patienten von mehr als 50 mm Hg.

Diese Druckdifferenz ist in erster Linie auf die restierende Stenose zu beziehen, in einzelnen Fällen muß aber auch ein postoperativ vorhandener Links-Rechts-Kurzschluß mit berücksichtigt werden.

Ein Rest-Ventrikelseptumdefekt fand sich bei insgesamt 24% der Fälle (Tabelle 1). Dieser Restdefekt war jedoch nur in wenigen Fällen so beträchtlich, daß eine Re-Operation notwendig wurde.

Ein auffälliger Befund war eine postoperative Druckerhöhung in der Pulmonalarterie (Mitteldruck über 20 mm Hg). Diese pulmonale Druckerhöhung fand sich bei insgesamt 28 der 120 Fälle. Teilweise bestand die Druckerhöhung nur im Stamm der Arteria pulmonalis bei normalem Druck in den Seitenästen, teilweise war aber auch der Druck in den Seitenästen erhöht.

Als Ursache für die Druckerhöhung im Bereich des Lungenstrombettes kommen im wesentlichen drei Faktoren in Betracht:

1. eine Myokardinsuffizienz des linken Ventrikels,

2. eine Erhöhung des Strömungswiderstandes in der Lungenperipherie,

3. eine Hypoplasie des Gefäßsystems.

Eine Myokardinsuffizienz des linken Ventrikels und eine Erhöhung des Strömungswiderstandes in der Peripherie konnten als Ursache für diese Druckerhöhung ausgeschlossen werden. Auf Grund unserer Untersuchungsbefunde nehmen wir eine Hypoplasie des Gefäßsystems als hauptsächliche Ursache an. Hierfür sprechen insbesondere die Fälle, bei denen die Druckerhöhung auf den Pulmonalarterienstamm begrenzt ist, weil in diesen Fällen Linksinsuffizienz und Erhöhung des Strömungswiderstandes in der Peripherie als Ursache der Druckerhöhung sicher ausgeschlossen werden können. Die nahezu ausschließlich die Systole betreffende Druckdifferenz ist wahrscheinlich so zu erklären, daß die Dehnbarkeit der Hauptverzweigungen der Arteria pulmonalis stärker herabgesetzt ist, als die Dehnbarkeit des Stammes der Arteria pulmonalis.

Im weiteren postoperativen Verlauf kann es zu Befundänderungen kommen, die 1. die Pulmonalstenose; 2. den Ventrikelseptumdefekt und 3. das Druckverhalten im kleinen Kreislauf betreffen.

Bemerkenswert ist das uneinheitliche Verhalten der Druckdifferenz zwischen dem rechten Ventrikel und der Pulmonalarterie im weiteren postoperativen Verlauf. Wie bei der isolierten Pulmonalstenose, kann es auch bei der Pulmonalstenose mit Ventrikelseptumdefekt zur spontanen Rückbildung der Reststenose kommen. In Analogie zur isolierten Pulmonalstenose deutet dieser Befund auf eine Rückbildung einer Ausflußbahnhypertrophie in der rechten Kammer hin. Auch das entgegengesetzte Verhalten des Druckgradienten ist zu beobachten. In einigen Fällen ist im weiteren postoperativen Verlauf eine Zunahme der Stenose festzustellen, wobei die Restenosierung wahrscheinlich auf einen Schrumpfungsprozeß im Bereich der resezierten Infundibulumstenose zurückzuführen ist.

Auch Änderungen der Größe des Ventrikelseptumdefektes sind zu beobachten. So kam es in einem unserer Fälle im postoperativen Beobachtungszeitraum zu einem spontanen Verschluß eines Restdefektes.

In zwei anderen Fällen wurde der Ventrikelseptumdefekt größer (bei gleichzeitiger Rückbildung einer Restpulmonalstenose) und es kam zur Entwicklung eines Eisenmenger-Syndroms.

Auch das Druckverhalten im kleinen Kreislauf im weiteren postoperativen Verlauf ist nicht einheitlich. Wiederholte Kontrollen liegen allerdings nur in

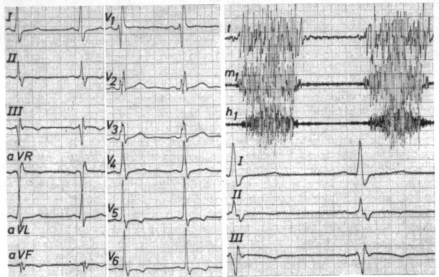

Abb. 1. Elektrokardiogramm und Phonokardiogramm eines Patienten mit korrigierter Pulmonalstenose und Ventrikelseptumdefekt. Im Elektrokardiogramm Linkstyp und Rechtsschenkelblockbild. Das im Phonokardiogramm mit dem ersten Herzton beginnende systolische Geräusch ist auf einen noch vorhandenen Restventrikelseptumdefekt zu beziehen.

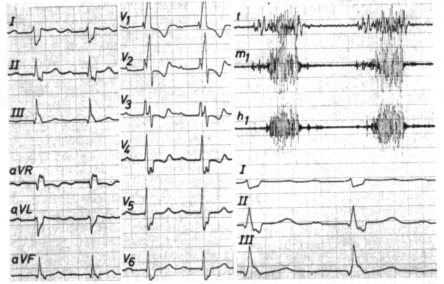

Abb. 2. Elektrokardiogramm und Phonokardiogramm eines Patienten mit korrigierter Pulmonalstenose und Ventrikelseptumdefekt. Im Elektrokardiogramm: Rechtstyp und Rechtsschenkelblock. Das noch nachweisbare systolische Geräusch beginnt vom ersten Herzton deutlich abgesetzt und ist Ausdruck einer noch bestehenden Reststenose

wenigen Fällen vor. Diese zeigen, daß eine Anpassung der Pulmonalstammarterie an das postoperativ vergrößerte Volumen im Beobachtungszeitraum von mindestens 1 Jahr eintreten kann. In anderen Fällen bleibt der Druck im wesentlichen unverändert, oder er steigt weiter an. Auch das Verhalten der Druckdifferenz zwischen Pulmonalarterienstamm und Seitenästen ist unterschiedlich. Die Differenz kann bestehen bleiben, oder es kann zu einem Druckangleich kommen. Es bleibt abzuwarten, ob und inwieweit sich die Lungenstrombahn in der weiteren Folge den veränderten Zirkulationsverhältnissen anpassen kann.

In diesem Zusammenhang stellt sich die Frage, inwieweit eine Anastomosenoperation mit ausreichender Vergrößerung des Lungenzirkulationsvolumens in der Lage ist, die Hypoplasie der Lungenarterien mit den hier gezeigten Folgeerscheinungen zu verhindern, bzw. herabzumindern. Die Anzahl der Patienten mit einer gut funktionierenden Anastomose war in dieser Untersuchungsgruppe zu klein, um bindende Aufschlüsse geben zu können. Auf Grund der hier vorgelegten postoperativen Befunde sind wir jedoch der Ansicht, daß die Indikation zur Palliativ-Anastomosenoperation großzügiger gestellt werden sollte.

Das Druckverhalten in der Lungenstrombahn kann in einzelnen Fällen durch einen Links-Rechts-Kurzschluß infolge eines Restdefektes oder durch eine operativ entstandene Pulmonalinsuffizienz wesentlich mitbestimmt werden. So konnte in zwei Fällen durch Verschluß des Ventrikelseptumdefektes der Druck im kleinen Kreislauf normalisiert werden. In der Mehrzahl der Fälle waren aber der Restdefekt und der hieraus resultierende Links-Rechts-Shunt so klein, und die Pulmonalinsuffizienz so gering, daß sie ohne nennenswerte hämodynamische Bedeutung blieben und auch eine zweite Operation nicht erforderlich war.

Die postoperativen klinischen Befunde bei Patienten mit korrigierter Fallotscher Tetralogie sind oft nicht ausreichend zur Beurteilung des Operationsergebnisses, ausgenommen die Fälle, bei denen postoperativ kein Geräusch mehr nachweisbar ist, das auf eine Reststenose oder einen Restdefekt hindeuten würde. Das Verschwinden der Cyanose, die Rückbildung der trophischen Störungen und die Zunahme der körperlichen Leistungsfähigkeit und Gewichtszunahme und auch die röntgenologischen nachweisbaren Umformungen des Herzens sind kein objektives Maß für den durch die Operation erzielten Besserungsgrad. Im Elektrokardiogramm findet sich bei über 90% der Fälle ein Rechtsschenkelblockbild, so daß in diesen Fällen keine Aussage über die Rückbildung der Hypertrophiezeichen im Elektrokardiogramm möglich ist. Die Drehung der elektrischen Herzachse nach links erlaubt nur bis zu einem gewissen Grade Rückschlüsse auf den eingetretenen Besserungsgrad.

Durch den Rechtsschenkelblock und die dadurch verspätete Kontraktion des rechten Ventrikels haben wir ein differentialdiagnostisches Kriterium für die Beurteilung des postoperativen systolischen Geräusches, das mit wenigen Ausnahmen stets vorhanden ist. Der Beginn des systolischen Geräusches mit dem ersten Segment des ersten Herztones (Abb. 1) bei Vorliegen eines Rechtsschenkelblocks bedeutet, daß ein Restdefekt besteht, während ein deutlich vom ersten Herzton abgesetzter Geräuschbeginn einen Ventrikelseptumdefekt ausschließt (Abb. 2). In diesen Fällen ist das Geräusch auf die Reststenose zu beziehen.

Da die klinischen Befunde eine zuverlässige Beurteilung des Korrekturergebnisses oft nicht gestatten und wie geschildert uneinheitliche, nicht unbeträchtliche hämodynamische Änderungen auftreten können, wird man sowohl aus therapeutischen als auch aus prognostischen Gründen auf wiederholte Herzkatheteruntersuchungen nicht verzichten können.

Literatur

Loogen, F.: Thoraxchirurgie **9**, 249 (1961).

Aussprache

Herr RAHN, K. H. (Mainz):

Zu Herrn MEIER: Die β-Receptorenblockade am Herzen durch einen Kardioselektiven β-Receptorenblocker kann durch Messung des Antagonismus gegen Orciprenalin sicher nur sehr ungenau bestimmt werden. Durch die Orciprenalininjektion wird ein Blutdruckabfall verursacht, der durch einen kardioselektiven β-Receptorenblocker nicht beeinflußt wird. Der Blutdruckabfall verursacht seinerseits eine Zunahme der Herzfrequenz über eine Hemmung des Vagustonus. Daher wird eine Bestimmung des positiv chronotropen Effekts von Orciprenalin das Ausmaß der β-Receptorenblockade am Herzen unterschätzen.

Herr MEIER, J. (München) (Schlußwort):

Es besteht durchaus die Möglichkeit, daß noch andere, bisher nicht bekannte Faktoren, vor allem bezüglich der Dosis-Wirkungsbeziehung an Herz und Lunge eine Rolle spielen und Orciprenalin allein zur speziellen Erprobung der Kardioselektivität der Substanz ICI 50.172 nicht ausreicht.

In unseren Untersuchungen kam es aber vor allem darauf an, die Wirkung des neuen β-Receptorenblockers auf die Bronchialmuskulatur und damit den bronchialen Strömungswiderstand zu überprüfen. Was wir vorwiegend zeigen wollten, war der eindeutig geringere Effekt von ICI 50.172 auf den Tonus der Bronchialmuskulatur bei intravenöser Verabreichung von 40 bzw. 60 mg dieser Substanz im Vergleich zur oralen Gabe von 40 bzw. 50 mg Propranolol oder Kö 592 (Versuchspräparat der Fa. C. H. Boehringer und Sohn, Ingelheim) bei unseren früheren Untersuchungen.

Herr KALTENBACH, M. (Frankfurt a. M.):

Zu Herrn LYDTIN: Die sehr interessanten Untersuchungen bestätigen und erweitern unsere Ergebnisse bei diesem Krankheitsbild. Ich darf noch einmal die relative Seltenheit hervorheben; man muß schon nach dem Syndrom auch unter einem großen Krankengut suchen, um es zu diagnostizieren. Auch das Blutdruckverhalten entspricht unseren Erfahrungen, er muß nicht absinken, sondern kann unter der β-Receptorenblockade sogar ansteigen bes. bei Patienten, die zu orthostatischen Regulationsstörungen neigen.

Die Diskrepanz bezüglich der Geschlechtsverteilung — wir hatten gut 50% Frauen in unserem Krankengut — erklärt sich wohl mehr durch Zufälligkeiten als durch eine systematische Verschiedenheit. Dabei dürfte der von Ihnen als Symptom erwähnte hohe Ruhe-Blutdruck bezüglich der Patientenselektion eine gewisse Rolle spielen. Wir sind der Meinung, daß dieser nicht bestehen muß, sondern haben auch Patienten mit niedrigen Ruhewerten und insbesondere mit Neigung zur RR-Erniedrigung im Sinne der orthostatischen Regulationsstörung gesehen. Ich möchte noch fragen, ob die arterio-venöse Sauerstoffdifferenz von Ihnen mitgemessen wurde und neben dem Herzzeitvolumen auch das Verhalten der Auswurfgeschwindigkeit?

Herr LYDTIN (München) (Schlußwort):

Zu Herrn RAHN: Ich stimme mit Ihnen darin überein, daß bei Gabe eines kardioselektiven β-Receptorenblockers mit adrenerger Eigenwirkung die Herzfrequenz nach Orciprenalingabe kein gutes Maß für die β-Blockade ist. In den Untersuchungen von Herrn Meier ging es mehr um den Nachweis unterschiedlicher Dosiswirkungsbeziehungen zwischen Bronchialmuskulatur und Herz für ICI 50.172 als um einen Vergleich zwischen Propranolol und ICI 50.172.

Zu Herrn KALTENBACH: Die AV-Differenz von O_2 wurde von uns nicht bestimmt. Als indirektes Maß der Auswurfgeschwindigkeit haben wir bei unseren Patienten die Anstiegssteilheit des Carotispulses gemessen. Hierbei ergab sich keine klare Differenzierung zwischen Hyperkinetikern und Normalpersonen. Dagegen scheint die QA-Zeit — als Maß für die isometrische Kontraktionsdauer — in dieser Patientengruppe deutlich verkürzt zu sein. Sie nimmt nach Gabe von β-Blockern wesentlich stärker als bei Normalpersonen zu.

Zu Herrn KOCHSIECK: Die Bestimmung von arteriellen Lactatwerten synchron mit dem venösen Lactat ergab in Ruhe und nach Belastung ein weitgehend paralleles Verhalten. Der arterio-venöse Lactatgradient stieg nach Belastung nicht über 10 mg-% an. Die Lactatproduktion unter Belastung wird durch ICI 50.172 offenbar nicht wesentlich beeinflußt.

Zu Herrn GREEF: Ein Dosisvergleich zwischen Propranolol und ICI 50.172 war von uns nicht beabsichtigt. Ein derartiger Vergleich setzt selbstverständlich noch Untersuchungen mit verschiedengroßer Dosierung bei der gleichen Versuchsperson voraus.

412

KÜBLER, W. (Med. Univ.-Klinik Köln); RAU, G., SPIECKERMANN, P. G., TAUCHERT, M., COTT, L. und BRETSCHNEIDER, H. J. (Physiolog. Institut der Univ. Göttingen): **Plasmabindung und Dosis-Wirkungsbeziehung des Coronardilatators Dipyridamol* beim Menschen****

Im Gegensatz zu eindrucksvollen tierexperimentellen Untersuchungen, die eine Zunahme der Coronardurchblutung des Hundes um über 400% nach Gabe von Dipyridamol ergaben (Kadatz, 1959; Grabner, Kaindl u. Kraupp, 1959; Hockerts u. Bögelmann, 1959; Bretschneider et al., 1959) stehen klinische Beobachtungen, die bei gleicher Dosierung wie im Tierexperiment eine entsprechende Wirksamkeit beim Menschen nicht bestätigen (Rudolph et al., 1964).

Mit der von Bretschneider et al. (1966) entwickelten Argon-Fremdgasmethode konnten Rau et al. (1968) neuerdings auch beim Menschen durch die intravenöse

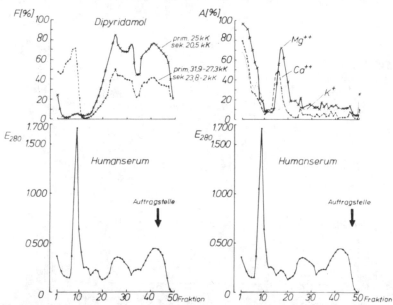

Abb. 1. Die Abhängigkeit der coronardilatierenden Wirkung von Dipyridamol beim Menschen von der i.v. verabreichten Dosis (gestrichelt gezeichnete Kurve). Die Zunahme der Coronardurchblutung ist in % der Ausgangsdurchblutung wiedergegeben (Ordinate linke Bildseite). Ferner ist der mit der Argon-Fremdgasmethode (Bretschneider et al., 1966; Rau et al., 1968) gemessene Coronarfluß vor der Gabe von Coronardilatatoren (linke Säule) und nach Verabreichung von 0,4 bis 0,6 mg Dipyridamol/kg (rechte Säule) dargestellt. Die Säulen geben die Mittelwerte aus n Einzelbestimmungen wieder; außerdem ist der Vertrauensbereich für die 5%-Grenze eingezeichnet $(m \pm s_{\bar{x}} \cdot t_{0,05})$. Der Coronarfluß ist in ml/100 g · min angegeben (rechte Bildseite)

Gabe von Dipyridamol eine Steigerung des Coronarflusses um 400% nachweisen[1]. Die Dosis-Wirkungskurve für die Dipyridamol-bedingte Coronardilatation zeigt jedoch beim Menschen erst bei Dosen von 0,4 bis 0,6 mg/kg eine deutliche Steigerung des Coronarflusses (Abb. 1). Beim Hund sind demgegenüber bereits 0,2 mg/kg gut coronarwirksam. Ursache der unterschiedlichen Dosis-Wirkungsbeziehung von Dipyridamol bei Mensch und Hund ist eine stärkere Bindung des Medikamentes an die Plasmaeiweißkörper des Menschen. Für die coronarerweiternde Wirkung von Coronardilatatoren sind nämlich nicht die Blutspiegel, sondern die Gewebsspiegel im Myokard entscheidend. Da Humanplasma etwa dreimal mehr

---

* 2,6-Bis(diäthanolamino)-4,8-dipiperidino-pyrimido(5,4-d)pyrimidin, Persantin der Fa. Dr. Karl Thomae GmbH, Biberach/Riß.

** Mit Unterstützung der Deutschen Forschungsgemeinschaft.

[1] Entsprechende Befunde ergaben sich auch aus der Abnahme der arterio-coronarvenösen Sauerstoffgehaltsdifferenz nach Gabe von Dipyridamol (Doll et al., 1966; Hilger et al., 1967).

Dipyridamol bindet als das Plasma des Hundes, werden zur Erzielung gleicher Gewebsspiegel im Myokard und damit einer gleichen coronardilatierenden Wirkung beim Menschen zwei- bis dreifach höhere Dosen pro kg Körpergewicht benötigt als beim Hund (Kübler u. Mitarb., 1959).

Die Plasmabindung von Dipyridamol war in früheren Versuchen durch Bestimmung der Verteilungskoeffizienten zwischen Plasma und Erythrocyten nachgewiesen worden. In weiteren Experimenten sollte nun die Bindungsstelle von Dipyridamol im Plasma genauer untersucht werden. Da zahlreiche Medikamente — wie z. B. Digitalis oder Sulfonamide (Scholtan et al., 1961) — an Albumin gebunden werden, wurde zunächst der Verteilungskoeffizient von Dipyridamol zwischen einer Humanalbuminlösung und Erythrocyten einerseits sowie zwischen Plasma und Erythrocyten andererseits bestimmt. Während in einem Versuchs-

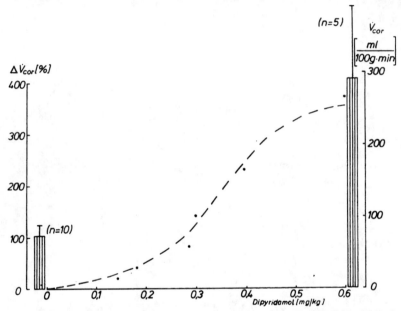

Abb. 2. Linke Bildseite: Die nach Trennung von Serum in einer trägerfreien Hochspannungselektrophorese bei 280 nm gemessene Extinktion (Bild unten) sowie der fluorometrisch bestimmte Dipyridamolgehalt (Bild oben) in den einzelnen Fraktionen. Die bei einer Primärstrahlung von 25 kK und einer Sekundärstrahlung von 20,5 kK gemessene Fluorescenz entspricht dem Dipyridamolgehalt. Er ist in der Abbildung durch Kreuze, die durch ausgezogene Linien verbunden sind, wiedergegeben. Rechte Bildseite: Der untere Bildteil zeigt die in den einzelnen Fraktionen bei 280 nm gemessene Extinktion derselben Serumtrennung, die auch im linken Bild wiedergegeben ist. In der oberen Abbildung sind die mittels Atomabsorption bestimmten Elektrolytkonzentrationen von K^+, Ca^{++} und Mg^{++} in den einzelnen Fraktionen dargestellt

ansatz bestehend aus Ringerlösung und Erythrocyten Dipyridamol vor allem in der cellulären Phase angereichert wird (Kübler et al., 1969), findet sich sowohl bei Verwendung von Plasma als auch bei Ansätzen mit Albuminlösung die höhere Dipyridamolkonzentration in der wäßrigen Phase. Dipyridamol wird also sowohl im Plasma als auch in der Albuminlösung durch Bindung angereichert. Die Albuminkonzentration war in den Ansätzen mit Plasma und bei den Experimenten mit Albuminlösung gleich groß (4 g-%). Der Verteilungskoeffizient von Dipyridamol zwischen Plasma und Erythrocyten ist jedoch mit $6,44 \pm 1,02$ statistisch signifikant (p < 0,001) größer als der in den Ansätzen mit Albuminlösung und Erythrocyten bestimmte Wert von $2,17 \pm 0,31$.

Die Versuche zeigen, daß Dipyridamol stärker an die Plasmaeiweißkörper als an Albumin gebunden wird. Die Dipyridamolbindung im Plasma kann folglich quantitativ nicht durch eine Albuminbindung erklärt werden.

Dieser Befund kann durch elektrophoretische Untersuchungen bestätigt werden. Diese wurden mit einer trägerfreien Hochspannungselektrophorese[2] durchgeführt, um eine Verfälschung der Ergebnisse durch Adsorption des Medikamentes an ein Trägermedium zu vermeiden. Nach elektrophoretischer Trennung von Serum findet sich Dipyridamol vor allem im Bereich der β- und γ-Globuline (Abb. 2). Zusätzlich zeigt sich eine geringe Dipyridamolanreicherung im Bereich der Albumine. Da freies Dipyridamol im elektrischen Feld nicht abgelenkt wird, können keine Aussagen über eine Dipyridamolbindung an die γ-Globuline gemacht werden. Die Identität der im Bereich der β- und γ-Globuline nachweisbaren fluoreszierenden Substanz mit Dipyridamol erfolgte an Hand der Anregungs- und Emissionsspektren.

Der fehlende Nachweis einer stärkeren Dipyridamolbindung an Albumin kann nicht auf eine Loslösung des Dipyridamol von der Bindungsstelle im Plasma infolge der Proteinverdünnung in der Elektrophoreseapparatur bezogen werden. Unter identischen Versuchsbedingungen ist nämlich die Albuminbindung anderer Substanzen — wie z. B. der freien Fettsäuren oder der Sulfonamide — eindeutig nachweisbar. Die geringe, unter physiologischen Bedingungen unbedeutende Albuminbindung von Dipyridamol ergibt sich ferner aus dem Befund, daß in Serum gelöstes Dipyridamol bei der elektrophoretischen Trennung im Bereich der β- und γ-Globuline wandert; in Albuminlösung gelöstes Dipyridamol wird dagegen im elektrischen Feld nicht abgelenkt. Die Versuche zeigen übereinstimmend, daß Dipyridamol im Serum ganz überwiegend an Globuline — insbesondere an die β-Globuline — gebunden wird. Die Experimente erlauben ferner den Schluß, daß Versuchsansätze mit reiner Albuminlösung in vitro keine Rückschlüsse auf die Bindungsverhältnisse im Blutplasma in vivo erlauben.

Zusammenfassung

Infolge einer stärkeren Bindung von Dipyridamol an die Plasmaeiweißkörper des Menschen im Vergleich zu denen des Hundes werden zur Erzielung gleicher Gewebsspiegel und damit einer gleichen coronardilatierenden Wirkung beim Menschen zwei- bis dreifach höhere Dosen pro kg Körpergewicht benötigt als beim Hund. Bislang wurden beim Menschen meist nur 10 bis 20 mg Dipyridamol, d. h. etwa $1/_2$ bis $1/_3$ der theoretischen Vollwirkdosis gegeben. Erst bei Anwendung entsprechend höherer Dosen wird auch beim Menschen eine ausgeprägte Coronardilatation erzielt. Dazu sind jedoch 0,4 bis 0,6 mg/kg — entsprechend einer Dosierung beim Erwachsenen von 30 bis 40 mg Dipyridamol i.v. — notwendig. Im Gegensatz zu zahlreichen anderen Medikamenten wird Dipyridamol im Serum kaum an Albumine, sondern vor allem an Globuline — insbesondere an die β-Globuline — gebunden.

Literatur

Bretschneider, H. J., Frank, A., Bernard, U., Kochsiek, K. und Scheler, F.: Arzneimittel-Forsch. 9, 49 (1959). — Bretschneider, H. J., Cott, L., Hilgert, G., Probst, R. und Rau, G.: Verh. dtsch. Ges. Kreisl.-Forsch. 32, 267 (1966). — Doll, E., Keul, J. und Brechtel, A.: Z. Kreisl.-Forsch. 55, 1076 (1966). — Grabner, G., Kaindl, F. und Kraupp, O.: Arzneimittel-Forsch. 9, 45 (1959). — Hilger, H. H., Wagner, J., Hellwig, H., Louven, B., Wackerbauer, J. und Schaede, A.: Z. Kreisl.-Forsch. 56, 1192 (1967). — Hilger, H. H., Louven, B., Wagner, J. und Hellwig, H.: Verh. dtsch. Ges. Kreisl.-Forsch. 33, 236 (1967). — Hockerts, Th., u. Bögelmann, G.: Arzneimittel-Forsch. 9, 47 (1959). — Kadatz, R.: Arzneimittel-Forsch. 9, 39 (1959). — Kübler, W., Bretschneider, H. J. und Spieckermann, P. G.: Klin. Wschr. 47, 108 (1969); — Arzneimittel-Forsch. 19, 185 (1969). — Rau, G., Tauchert, M., Eberlein, H. J., Brückner, J., Cott, L. und Bretschneider, H. J.: Verh. dtsch. Ges. Kreisl.-Forsch. 34, (1968) (im Druck). — Rudolph, W., Meixner, L. und Künzig, H. J.: Klin. Wschr. 45, 333 (1967). — Scholtan, W.: Arzneimittel-Forsch. 11, 7 (1961).

---

[2] Trägerfreie, vertikale Hochspannungselektrophorese VAP II der Fa. Dr. Bender und Dr. Hobein (München).

BAUBKUS, H., DIETZE, G., MÜLLER-SEYDLITZ, P., ZEITLMANN, F., GADOMSKI, M. und RUDOLPH, W. (Kardiolog. Abt. der II. Med. Univ.-Klinik München):
Untersuchungen über die pharmakodynamische Beeinflussung des Coronarkreislaufes

Die vorliegenden Untersuchungen über die pharmakodynamische Beeinflussung des Coronarkreislaufes betreffen folgende Probleme:

1. Lassen sich mit Hilfe neu entwickelter Pharmaka nach intravenöser Verabreichung Coronardurchblutungssteigerungen erzielen, die therapeutisch bedeu-

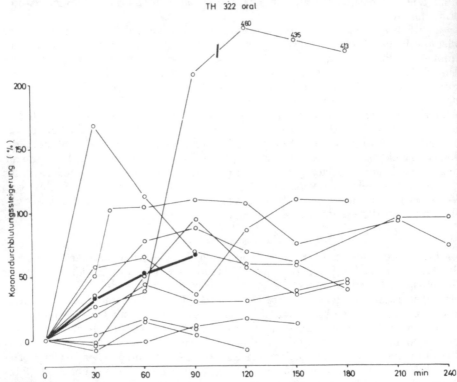

Abb. 1. Relative Änderung der Coronardurchblutung in Prozent, errechnet aus der arterio-coronarvenösen Sauerstoffdifferenz nach oraler Verabreichung von TH 322 (0,4 mg/kg Körpergewicht). (— o — = Einzelwerte; (— ● — = Mittelwert)

tungsvoll sein können, d. h. ein beträchtliches Ausmaß erreichen und längere Zeit anhalten;

2. wie verhält sich die orale Wirksamkeit neuer Substanzen im Vergleich zu der bisher im Handel befindlicher Präparate, über die an gleicher Stelle im letzten Jahr berichtet wurde [9]; und

3. ist bei Patienten mit coronarer Herzerkrankung eine Dilatation des Coronargefäßsystems überhaupt möglich.

Unsere Untersuchungen erfolgten im Rahmen diagnostischer Herzkatheterisationen. Auf das Ausmaß einer Coronardurchblutungssteigerung wurde auf Grund von Veränderungen der arterio-coronarvenösen Sauerstoffdifferenz unter der Annahme eines weitgehend konstanten myokardialen Sauerstoffverbrauches geschlossen.

Bei dem Präparat Boehringer TH 322 handelt es sich um ein Adenosinderivat [1]. Es wurde bei fünf Patienten in einer Dosierung von 0,1 mg/kg Körpergewicht während eines Zeitraumes von 5 min intravenös verabreicht. Bei allen Kranken kommt es zu einer beträchtlichen Zunahme der Coronardurchblutung. Das Wirkungsmaximum ist in der Regel 5 bis 10 min nach Injektionsbeginn erreicht und liegt im Mittel bei 150%. Dabei beträgt der niedrigste Wert 60% und der höchste Wert 288%. Bei zwei Patienten ist bei Untersuchungsende nach 55 und 105 min noch eine Durchblutungssteigerung von über 50% vorhanden.

Zur Beurteilung der oralen Wirksamkeit von TH 322 erhielten zehn Patienten eine Dosis von 0,4 mg/kg Körpergewicht (Abb. 1). Die Coronardurchblutungssteigerung betrug 90 min nach Verabreichung des Pharmakons durchschnittlich 67%. Für die späteren Zeitpunkte erfolgte keine Berechnung des Mittelwertes, da nicht alle Untersuchungen über den gleichen Zeitraum ausgedehnt wurden. Das aus den Einzeldarstellungen hervorgehende Verhalten spricht jedoch dafür, daß mit einer langen Dauer der Coronardilatation zu rechnen ist, da Werte zwischen 40% und 120% noch 180 bzw. 240 min nach Untersuchungsbeginn gemessen werden konnten. Nur drei Patienten zeigten fast keinen Anstieg. Als wesentlichste Ursache dafür dürften wahrscheinlich unterschiedliche Resorptionsbedingungen in Betracht kommen. Es handelt sich nicht um Patienten mit schweren Herzerkrankungen, bei denen eine verminderte Coronarreserve oder eine schwere Herzmuskelinsuffizienz als mögliche Ursache der fehlenden Durchblutungssteigerung anzunehmen sind. Bei einem 25jährigen Mann mit einem kleinen Ventrikelseptumdefekt wurde eine sehr hohe Coronardurchblutungssteigerung gemessen, die nach 120 min maximal 460% betrug. In der Mehrzahl der Untersuchungen lag die Coronardurchblutungssteigerung jedoch in einem mittleren Bereich von 30 bis 125%. Besonders auffällig und im Hinblick auf eine Therapie bedeutsam ist somit neben dem beträchtlichen Ausmaß die lange Dauer der Coronardurchblutungszunahme nach einmaliger oraler Gabe.

Weder nach intravenöser noch nach oraler Verabreichung traten stärkere Nebenwirkungen auf. Bei einigen Patienten kam es zu Kopfschmerzen, Wärmegefühl im Körper, leichter Übelkeit und Herzklopfen. Die Mehrzahl der Kranken zeigte jedoch keine Beeinträchtigung ihres Befindens. Der Blutdruck wies 25 min nach intravenöser und 90 min nach oraler Verabreichung einen Abfall von ca. 5 bis 10% auf. Die Frequenz nahm vorübergehend in der 5. und 6. min nach intravenöser Injektion von durchschnittlich 90 auf 110 Schläge/min zu, nach oraler Verabreichung war 90 min nach Untersuchungsbeginn ein Anstieg von 84 auf 95 Schläge/min zu beobachten.

Wir hatten weiterhin Gelegenheit, ein coronardilatierendes Cumarinderivat — Cassella 7657 — orientierend zu untersuchen, von dem wir allerdings noch nicht wissen, ob die von uns verwandte orale Darreichungsform die optimale ist. Da über dieses Präparat bezüglich der Dosierung noch keine Erfahrungen vorliegen, begannen wir einschleichend mit 2 mg/kg und steigerten auf 10 mg/kg. Insgesamt 5 Patienten erhielten die letztgenannte Dosis, 6 Patienten geringere Mengen. Bei 2 der 5 Patienten konnte eine deutliche Coronardurchblutungssteigerung gemessen werden. Eine gewisse Dosisabhängigkeit scheint vorzuliegen. Nebenwirkungen traten bei höheren Dosierungen gelegentlich in Form von Kopfschmerzen und Wärmegefühl im Körper auf, einhergehend mit einem mäßigen Blutdruckabfall.

Insgesamt läßt sich somit sagen, daß die berechtigte Hoffnung besteht, intensiv wirksame Pharmaka für die Therapie der coronaren Herzerkrankung in die Hand zu bekommen, was dann bedeutsam ist, wenn die Vorstellung stimmt, daß diese Arzneimittel die Ausbildung eines Kollateralkreislaufes begünstigen [6, 10].

Inwieweit Coronardilatatoren auch bei Patienten mit nachgewiesener Coronarsklerose in der Lage sind, eine Coronardurchblutungssteigerung hervorzubringen [2, 5], soll die folgende Abbildung zeigen (Abb. 2). Nach einer 15 min dauernden

Infusion von 200 mg Carbochromen [7] tritt bei einem Patienten mit angiographisch gesicherter signifikanter Stenosierung des Ramus descendens anterior
und des Ramus diagonalis sowie einer mäßigen Einengung der rechten Coronararterie eine Coronardurchblutungszunahme von 60% in der 30. min auf. Der zum
Vergleich herangezogene Wert von Patienten ohne coronare Herzerkrankung

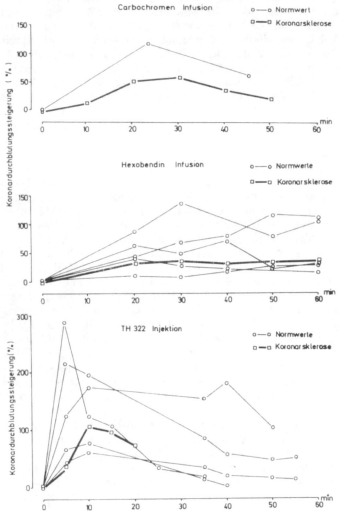

Abb. 2. Relative Änderung der Coronardurchblutung bei Patienten mit coronarer Herzerkrankung, errechnet aus
der arterio-coronarvenösen Sauerstoffdifferenz. Oben: i.v. Infusion von 200 mg Carbochromen in 15 min. Mitte:
Infusion von 30 mg Hexobendin in 1 Std. Unten: Injektion von 0,1 mg pro kg Körpergewicht TH 322 in 5 min.
(— □ — = Patienten mit coronarer Herzerkrankung); (— o — = Patienten ohne coronare Herzerkrankung)

stammt aus Angaben der Literatur [4] und weist eine Streuung von 28 bis 378%
auf.

Bei einer Infusion von Hexobendin liegt die Coronardurchblutungszunahme
des untersuchten Patienten mit coronarer Herzerkrankung in dem bei früheren
Messungen gefundenen Bereich [3].

Nach intravenöser Applikation von TH 322 betrug die Erhöhung der Coronardurchblutung maximal 108% und zeigte damit ein ähnlich gutes Ansprechen wie
bei Patienten ohne Coronarsklerose. Diese Steigerung über 100% konnte bei einem

Patienten erzielt werden, bei dem ein fast völliger Verschluß des Ramus descendens und des Ramus diagonalis vorliegt, die beide kaum abgrenzbar sind und der zusätzlich schwere Veränderungen an der rechten Coronararterie aufweist, deren distaler Anteil retrograd von der linken Coronararterie gefüllt wird.

Auch nach Injektion von 1,3 mg Carbochromen und 0,2 mg Hexobendin kam es zu Coronardurchblutungssteigerungen, die im Bereich der für Patienten ohne coronare Herzerkrankung gemessenen Werte lagen [10, 8].

Es scheint somit der Schluß berechtigt, daß die hier untersuchten Pharmaka bei Patienten mit nachgewiesener Coronarsklerose etwa die gleiche durchblutungssteigernde Wirkung haben wie bei Personen ohne coronare Herzerkrankung. Allerdings muß offen bleiben, ob und gegebenenfalls in welchem Ausmaß die Erhöhung der Coronardurchblutung auch in einem poststenotischen, nicht optimal mit Blut versorgten Myokardbezirk stattfindet, da uns Methoden zur Bestimmung der regionalen Coronardurchblutung fehlen.

Literatur

1. Dietmann, K., Schaumann, W., Schmidt, F., and Stork, H.: Correlation between coronary dilatation, inhibition of lipolysis and of atrioventricular conduction by an adenosine derivative. Third intern. symposium on drugs affecting lipid metabolism, Mailand 1968. — 2. Gorlin, R., Brachfeld, N., Macleod, C., and Popp, P.: Circulation 19, 705 (1959). — 3. Heistracher, P., Kraupp, O. und Schiefthaler, Th.: Arzneimittel-Forsch. 14, 1077 (1964). — 4. Hilger, H. H., Behrenbeck, D. W., Hellwig, H., Wagner, J., und Thelen, M.: Verh. dtsch. Ges. inn. Med. 74, 574 (1968). — 5. Luebs, E. D., Cohen, A., Zaleski, J., and Bing, R. J.: Amer. J. Cardiol. 17, 535 (1966). — 6. Meesmann, W., u. Bachmann, G. W.: Arzneimittel-Forsch. 16, 501 (1966). — 7. Nitz, R. E., u. Pötzsch, E.: Arzneimittel-Forsch. 13, 234 (1963). — 8. Rudolph, W., Meixner, L. und Künzig, H. J.: Klin. Wschr. 45, 333 (1967). — 9. Rudolph, W., Brand, E., Dietze, G. und Wicklmayr, M.: Verh. dtsch. Ges. inn. Med. 74, 1031 (1968). — 10. Rudolph, W., Abel, O., Dietze, G. und Brand, E.: Allg. Therapeutik 8, 382 (1968).

KREUZER, H., GLEICHMANN, U. und NEUHAUS, L. (Abt. für Kardiologie, Univ. Düsseldorf): **Methode zur fortlaufenden Messung von pO$_2$ im Coronarsinus beim Menschen**

Da eine einfache direkte Methode zur Messung der Coronardurchblutung beim Menschen fehlt, konzentriert sich das Interesse auf indirekte Methoden, aus denen Rückschlüsse auf die Durchblutung des Herzens möglich sind. Von diesen Verfahren hat die Bestimmung des Sauerstoffgehaltes im coronarvenösen Blut die größte Bedeutung erlangt. Üblicherweise wird dabei der coronarvenöse Sauerstoffdruck extrakorporal in Blutproben bestimmt, die aus dem Coronarsinus über einen Katheter gewonnen worden sind.

Der große Vorteil dieser Methode ist ihre simple Anwendung im Rahmen einer Katheteruntersuchung, ihr großer Nachteil ist, daß bei der punktförmigen Messung Beginn und Ende einer Veränderung nicht immer genau erfaßt werden können, daß kurzfristige Änderungen evtl. ganz unbemerkt bleiben.

Diesen Nachteil vermeidet die kontinuierliche Messung des coronarvenösen Sauerstoffdruckes, für die drei verschiedene Verfahren zur Verfügung stehen.

1. Die extrakorporale Messung mit einer membranbezogenen Platinelektrode. Hierbei befindet sich die Meßelektrode außerhalb des Körpers in einem thermostatisierten Küvettensystem, das über einen Coronarausflußkatheter mit coronarvenösem Blut durchströmt wird. Ein derartiges System wurde von Schaper u. Mitarb. sowie von uns selbst erprobt.

Eigenschaften des Systems: Empfindlichkeit 1 nA/mmHg, Einstellzeit 30 sec, geringe Flußabhängigkeit, Eichung mit Gas möglich, Störanfälligkeit gering, das System hat eine Meßverzögerung, der methodische Aufwand beim Menschen ist hoch.

2. Die intravasale Messung mit einer membranbezogenen Platinmikroelektrode an der Spitze eines Herzkatheters, welcher in den Coronarsinus vorgeführt wird. Hierfür läßt sich die von Lübbers entwickelte Katheter-Mikroelektrode verwenden.

Eigenschaften des Systems: Empfindlichkeit 0,01 nA/mmHg, Einstellzeit 5 bis 10 sec, keine Flußabhängigkeit, Eichung mit Gas möglich, Störanfälligkeit groß, System hat keine Meßverzögerung, methodischer Aufwand hoch.

3. Die intravasale Messung mit einer nicht membranbezogenen, sog. nackten Katheterelektrode.

Eigenschaften des Systems: Empfindlichkeit 1 nA/mmHg. Einstellzeit 1 bis 3 sec, geringe Flußabhängigkeit, Eichung mit Gas ist nicht möglich, Störanfälligkeit gering, System hat keine Meßverzögerung, methodischer Aufwand beim Menschen gering.

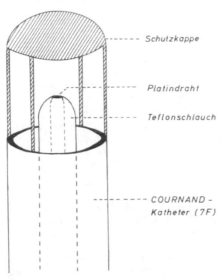

Abb. 1. Katheterspitze der nicht membranbezogenen Platinelektrode zur kontinuierlichen Messung des coronarvenösen pO_2

Aus den aufgeführten Größen lassen sich die Vor- und Nachteile der einzelnen Verfahren ableiten. Die Hauptvorteile der extrakorporalen Elektrode sind ihre geringe Störanfälligkeit und ihre relativ leichte Eichbarkeit. Durch den Coronarausflußkatheter wird jedoch in Abhängigkeit von der Absauggeschwindigkeit eine unterschiedlich lange Meßverzögerung hervorgerufen. Bei der Messung am Menschen ergeben sich außerdem erhebliche Schwierigkeiten, weil das Blut steril zurückgepumpt werden muß.

Die membranbezogene Platinmikroelektrode an der Spitze eines Katheters stellt zwar theoretisch die eleganteste Lösung des Meßproblems dar, praktisch ist es jedoch infolge der außerordentlich kleinen Abmessungen der Katheterspitze, in welcher die Mikroelektrode einschließlich Bezugselektrode hinter einer Membran untergebracht werden müssen, schwierig, das Meßsignal störfrei zu registrieren. Nach unseren Erfahrungen liegt das Hauptproblem in der Abdichtung der Elektrodenspitze gegenüber Kriechströmen, welche das Meßsignal erheblich verfälschen können oder die Messung unmöglich machen. Zudem hat man bei liegender Elektrode keine Möglichkeit, das Meßergebnis durch Entnahme von Coronarblut zu überprüfen.

Angesichts dieser Schwierigkeiten haben wir versucht, den coronarvenösen Sauerstoffdruck kontinuierlich mit einer nichtmembranbezogenen sog. nackten Platinelektrode zu messen. Die Vorteile dieses Verfahrens bestehen in erster Linie in dem gegenüber den beiden anderen Methoden geringeren methodischen Aufwand, der relativ störfreien Registrierung und der für die Messung am Menschen besonders wichtigen leichten Sterilisierbarkeit. Mögliche Nachteile dieses Systems sind seine Flußabhängigkeit und eine unzureichende Stabilität des Meßsignals.

Nach zahlreichen methodischen Modifikationen hat sich uns folgende Meßanordnung bewährt (Abb. 1).

Die Platinelektrode besteht aus einem ca. 150 cm langen Platindraht, der in einen Teflonschlauch eingelassen ist. Die Oberfläche der Platinspitze ist so klein gehalten, daß die Empfindlichkeit etwa 1 nA/mmHg pO_2 beträgt. Zur Vermeidung stärkerer Verschmutzung ist sie mit Polystyrol beschichtet. Der Platindraht wird in einen in den Coronarsinus gelegten Herzkatheter von 7 Charrière eingeführt. Durch eine an der Spitze dieses Katheters angebrachte Schutzkappe wird die freie Lage der Elektrodenspitze im Coronarsinusblut gewährleistet.

Über ein geeignetes Adaptationsstück am Ende des Katheters kann Blut zur Messung des pO_2 in vitro entnommen werden. Die Katheterelektrode kann so, bei Lage im Coronarsinus, absolut geeicht und auf ihre Funktionsfähigkeit immer wieder geprüft werden. Um Thrombenbildungen zu vermeiden ist der Katheter mit Heparin gefüllt, die Schutzkappe ist mit einem Teflonspray behandelt. Als Bezugselektrode wird eine Silber-Silberchloridelektrode verwendet, welche der Haut aufgelegt wird. An die Elektroden wird in üblicher Weise eine Polarisationsspannung von 600 mV angelegt.

Die methodische Prüfung dieser Elektrode ergibt ein Polarogramm, das zwischen 400 und 650 mV Polarisationsspannung eine ausreichend gute Stufe

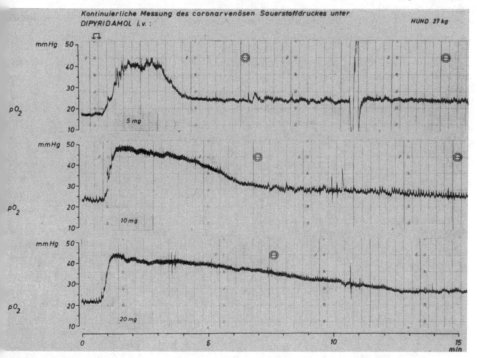

Abb. 2. Der Einfluß von 5, 10 und 20 mg Dipyridamol auf den coronarvenösen pO_2 beim Hund. Steigende Dosen führen fast ausschließlich zu einer längeren Wirkungsdauer bei nahezu gleichen Maxima

zeigt. Die Eichung der Platinelektrode bei einem konstanten Durchfluß von 200 ml/min ergibt eine praktisch lineare Eichkurve, die, wie bei einer blanken Platinelektrode nicht anders zu erwarten, nicht durch den Nullpunkt geht.

Die Brauchbarkeit der Elektrode hängt entscheidend davon ab, ob in dem interessierenden pO_2-Bereich und bei der zu erwartenden Durchblutungsgröße eine Abhängigkeit des Meßsignals von der Durchströmung besteht, ob also bei konstantem pO_2-Druck das Meßsignal von der Durchblutung beeinflußt wird. Es wurde deshalb bei drei verschiedenen konstanten Sauerstoffdrucken von 33,7, 67,9 und 137,6 mmHg pO_2 die Flußabhängigkeit der Elektrode geprüft. Dabei zeigt sich, daß in dem für die Messung im Coronarsinus interessierenden Bereich bis etwa 60 mmHg pO_2 das Meßsignal oberhalb eines kritischen Flusses von ca. 50 ml/min praktisch keine Abhängigkeit vom Durchfluß zeigt.

Die Stabilität des Systems erscheint für klinische Belange ausreichend. Bei wiederholten Messungen bis zu 30 min war eine merkbare Drift nicht festzustellen.

Außerdem lassen sich Veränderungen durch die Möglichkeit, während der Messung absolut zu eichen, jederzeit korrigieren.

Bisher wurde das System von uns vorwiegend zur Beurteilung von Coronardilatatoren im Tierexperiment und beim Menschen eingesetzt. Das Beispiel einer solchen Registrierung zeigt die zweite Abbildung. Zur besseren Anschaulichkeit sind hintereinander mit steigenden Dosen Pyridamol gewonnene Kurven untereinander dargestellt. Es ist zu erkennen, daß es schon mit 5 mg Pyridamol zu einem deutlichen Anstieg des coronarvenösen pO_2 kommt, der rasch nach der Injektion auftritt, aber nur kurzfristig anhält. Mit steigenden Dosen wird der initiale Anstieg kaum größer, dagegen nimmt die Wirkungsdauer deutlich zu. Ähnliche Kurven lassen sich auch mit anderen Substanzen—geprüft wurden noch Prenylamin und Carbochromen — gewinnen.

Zusammenfassend ist festzustellen: Bei geeigneter Meßanordnung können nichtmembranbezogene Platinelektroden zur kontinuierlichen Messung des coronarvenösen Sauerstoffdruckes verwendet werden. Der besondere Vorteil liegt in der Kombination von einfacher Methodik mit geringer Störanfälligkeit, wodurch die Methode für die Anwendung am Menschen besonders geeignet erscheint.

Literatur

Lübbers, D. W.: Methods of measuring oxygen tensions of blood and organ surfaces. In: Symposium on oxygen measurements in blood and tissues and their significance, London: J. & A. Churchill 1966.

GERDES, H., BICKENBACH, R. und HARDEWIG, A. (Med. Univ.-Klinik Marburg a. d. Lahn): **Noradrenalin- und Adrenalinausscheidung beim Herzinfarkt**

Jeder Herzinfarkt kann zu einer Beeinträchtigung der Kardinalfunktionen des Herzens führen. Das Auftreten einer Funktionsstörung wiederum bringt reflektorisch eine Reihe pathophysiologischer und biochemischer Reaktionsabläufe in Gang. Bei den Untersuchungen über die Beziehungen klinischer Symptome zu pathophysiologischen Veränderungen bei Patienten mit akutem Herzinfarkt haben die hämodynamischen Befunde in der Regel im Vordergrund gestanden. Der Verminderung des Herzminutenvolumens mit den Auswirkungen im großen und kleinen Kreislauf wurde dabei die wesentliche Bedeutung zugemessen [16]. Erst in neuerer Zeit ist von mehreren Arbeitskreisen [2, 3, 5, 6, 7, 8, 11, 12, 13, 14, 15, 16, 18, 19) auf eine reflektorische Aktivitätssteigerung des sympathicoadrenalen Systems bei Herzinsuffizienz und speziell beim Herzinfarkt hingewiesen worden.

Diesem Befund kommt nicht nur deshalb eine Bedeutung zu, weil sich bestimmte klinische Symptome beim Herzinfarkt evtl. mit einer erhöhten Katecholaminsekretion korrelieren lassen, sondern auch weil wir wissen, daß diese Substanzen als sog. Neurotransmitter eine direkte Wirkung am Herzmuskel entfalten und in den Myokardstoffwechsel eingreifen. Zudem ergeben sich besonders aus entsprechenden neueren Untersuchungen von Chidsey u. Mitarb. [2], Valori, Thomas u. Shillingford [17, 18] und aus Mitteilungen russischer Autoren (Sotskova [14], Sophieva [13]) begründete Anhaltspunkte, daß möglicherweise beim Herzinfarkt diagnostische, prognostische und evtl. auch therapeutische Konsequenzen aus der Höhe der Katecholaminfreisetzung und dem Verteilungsmuster des Adrenalins und Noradrenalins zu ziehen sind.

Wir haben begonnen, eigene Erfahrungen zu diesem Problem zu sammeln, über die wir berichten wollen.

Untersuchungsmaterial und Methoden

Bei 14 männlichen Patienten im Alter von 39 bis 87 Jahren haben wir die tägliche Adrenalin- und Noradrenalinausscheidung im 24 Std-Urin über 1 bis 3 Wochen nach dem zum Herzinfarkt führenden akuten Schmerzereignis bestimmt. Die Diagnose wurde bei allen Patienten gesichert durch Verlaufsbeobachtungen des Elektrokardiogramms und durch die diagnostischen Kriterien: Transaminasenanstieg, Nüchternblutzuckererhöhung, Leukocytose, BSG-Anstieg. Während der Beobachtungszeit wurde im akuten Stadium das EKG am Monitor kontinuierlich registriert, Änderungen der Herzfrequenz, Störungen des Herzrhythmus und der Blutdruck wurden auf Beobachtungsbogen registriert. Veränderungen der Herzgröße und Zeichen der Lungenstauung wurden röntgenologisch verfolgt. Bei klinisch manifesten Herzinsuffizienzen wurden Blutgasanalysen und Blut-pH-Bestimmungen durchgeführt.

Katecholaminbestimmung

Zur Bestimmung der Adrenalin- und Noradrenalinausscheidung wurde eine spektrofluorometrische Methode verwendet, die in ihren Einzelheiten von Lauber [9] mitgeteilt wurde. Das Verfahren lehnt sich an die von Euler u. Floding [3] bzw. Nadeau u. Sobolewski [10] beschriebenen Prinzipien an: Saure Hydrolyse der Conjugate; Adsorption an Aluminiumoxyd bei schwach alkalischem pH; Elution mit Säure; Überführung der Amine in Lutine; Bestimmung der Lutinkonzentration mittels Fluorometrie; Differenzierung von Adrenalin und Noradrenalin durch Oxydation bei verschiedenen pH-Werten. Ein „innerer" Katecholaminstandard wurde verwendet. Eine Bestimmung der gesamten Katecholamine nach Hydrolyse erwies sich als zuverlässiger als die Analyse des freien Anteils, da durch das obligatorische Ansäuern des Urins während des Sammelns zur Verhinderung der Autoxydation die Hydrolyse ohnehin schon in Gang kommt.

Ergebnisse

Ein Kollektiv von 21 gesunden Personen zeigte folgende Normalbereiche:

1. 24 Std-Ausscheidung von Gesamtadrenalin 11,2 bis 38,5 μg (Vertrauensbereich für 2 p = 0,001), Mittelwert 20,8 μg.

2. 24 Std-Ausscheidung von Gesamtnoradrenalin 119 bis 185 μg (Vertrauensbereich für 2 p = 0,001), Mittelwert 148 μg.

Es liegt eine logarithmische Normalverteilung der Meßwerte in den Kollektiven vor.

Bei den Patienten mit Herzinfarkt zeigte die Adrenalin- und Noradrenalinausscheidung im akuten Stadium große Schwankungen, wobei nahezu normale und extrem erhöhte Werte beobachtet wurden. Der höchste gemessene Wert für Adrenalin betrug bei einem Patienten 634 μg/24 Std (das ist eine Erhöhung von mehr als 30fach gegenüber dem Mittelwert des Normalkollektivs) und für Noradrenalin 900 μ/24 Std (das ist eine mehr als 6fache Erhöhung gegenüber dem Mittelwert des Normalkollektivs.

Die Serienmessungen über 2 Wochen für das gesamte untersuchte Kollektiv von Herzinfarktpatienten zeigten folgenden Verlauf: Nach dem akuten Infarktereignis kommt es zu einem Anstieg der Katecholaminausscheidung, der für Noradrenalin am 2. Tag und Adrenalin am 3. Tag post infarctum in der Regel seinen Höhepunkt erreicht. Die mittlere 24 Std-Ausscheidung liegt dabei am 2. Tag p.i. für Noradrenalin mit 433 μg um 292% signifikant über der mittleren Ausscheidung von 148 μg des Normalkollektivs. Die Werte am 1. und 3. Tag p. i. sind mit 312 bzw. 278 μg ebenfalls noch signifikant erhöht. Für die übrigen Tage läßt sich bei großer Streuung ein Unterschied zum Normalkollektiv statistisch nicht mehr sichern. Die mittlere Adrenalinausscheidung erreicht über eine signifikante Erhöhung von 54 μg und 62,8 μg am 1. bzw. 2. Tag am 3. Tag mit 67,0 μg ihren Höhepunkt und liegt hier um 324% über der mittleren Ausscheidung von 20,8 μg des Normalkollektivs. Nach dem 5. Tag fallen die Werte in der Regel wieder ab.

Die Serienbestimmung der Adrenalin- und Noradrenalinausscheidung einzelner Patienten zeigt zwei unterschiedliche Verlaufsformen, die eine Einteilung des Gesamtkollektivs in zwei Gruppen erlauben. In der ersten Gruppe erfolgt nach einem initialen Anstieg des Noradrenalins und in der Regel auch des Adrenalins im akuten Stadium der Krankheit (1. bis 4. Tag p. i.) ein Abfall in den Normbereich mit Normalisierung der Werte auch über eine längere Beobachtungszeit. Ein Beispiel eines solchen Verlaufs zeigt das erste Bild. Der Katecholaminausscheidung sind eine Reihe anderer physiologischer und physiologisch-chemischer

Parameter, die nach einem Herzinfarkt in der Regel Veränderungen aufweisen, zeitlich koordiniert. Wie bei diesem 59jährigen Patienten mit Vorderwandinfarkt, so lag auch bei den anderen Patienten mit diesem Ausscheidungstyp im wesentlichen ein komplikationsloser Ablauf des klinischen Bildes vor. Eine bedrohliche Verschlechterung der Kreislaufsituation oder eine Herzinsuffizienz wurde nicht

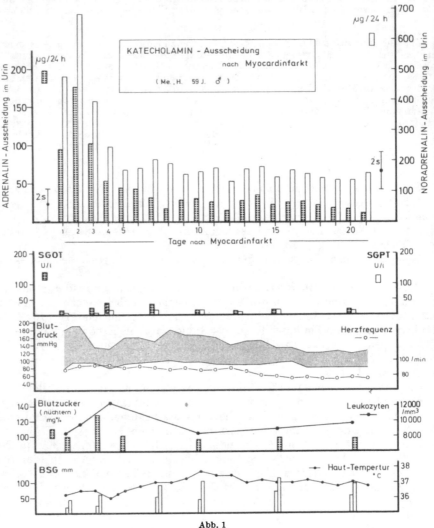

Abb. 1

beobachtet. Die zeitliche Übereinstimmung von erhöhter Adrenalinausscheidung und Nüchternblutzuckererhöhung sowie eine während der Phase der Noradrenalinerhöhung um 0,5 bis 1° niedrigere axillar gemessene Körpertemperatur lassen ursächliche Zusammenhänge möglich erscheinen.

In der zweiten Gruppe fielen die erhöhten Werte der Noradrenalinausscheidung nach dem initialen Anstieg im Beobachtungszeitraum nicht wieder zur Norm zurück. Ein Beispiel eines 67jährigen Patienten mit Hinterwandinfarkt zeigt das zweite Bild. Der Patient verstarb 8 Wochen p. i. Bei den vier Patienten, die einen solchen Ausscheidungsverlauf zeigten, bestanden schwere Insuffizienzzeichen im Bereich des linken und/oder des rechten Herzens und eine Acidose.

Während in der Regel, wie im Normalkollektiv, die Noradrenalinausscheidung wesentlich höher liegt als die Adrenalinausscheidung, so beobachteten wir bei diesem Patienten nach einem Schockzustand eine Umkehr des Adrenalin-Noradrenalin-Ausscheidungsverhältnisses. Eine gleiche Reaktion zeigte ein 86jähriger Patient mit ausgedehntem Vorderwandinfarkt. Eine ähnliche Beobachtung wurde

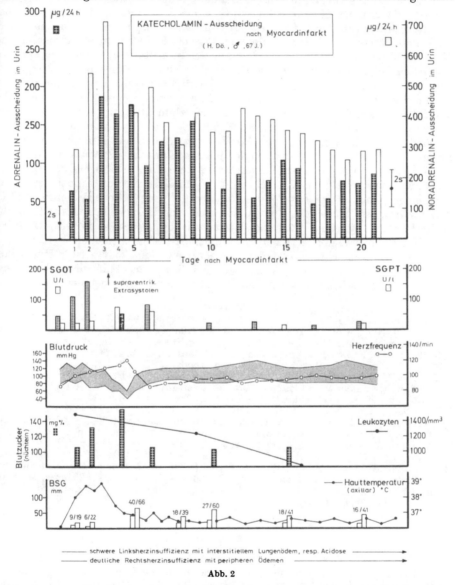

Abb. 2

1966 schon von Sotskova mitgeteilt. Nach schwerem Kollaps bestand dort ebenfalls eine besonders hohe Adrenalinexkretion während die Noradrenalinausscheidung zur gleichen Zeit normal oder sogar erniedrigt war.

Bei 8 der 14 Patienten beobachteten wir Rhythmusstörungen fast ausschließlich in Form ventriculärer Extrasystolen mehrfach im Sinne eines Bigeminus, die zeitlich der Periode der besonders hohen Noradrenalinausscheidung zugeordnet waren.

Wegen des noch relativ kleinen Kollektivs dürften allgemeingültige Aussagen aus den Serienbestimmungen z. T. noch spekulativ sein. Im Zusammenhang mit den schon vorliegenden Literaturmitteilungen anderer Untersucher über das Problem glauben wir jedoch folgende vorläufige Feststellungen treffen zu können:

Die nahezu regelmäßig im Anschluß an ein akutes Infarktereignis des Herzens auftretende erhöhte Noradrenalin- und Adrenalinexkretion ist Ausdruck einer reaktiven Aktivitätssteigerung des sympathicoadrenalen Systems. Ausscheidungshöhe und Muster der beiden biologisch aktiven Katecholamine Adrenalin und Noradrenalin scheinen mit der Ausdehnung des Infarktes und mit der Schwere des klinischen Bildes zu korrelieren, so daß der Bestimmung eine prognostische Bedeutung zukommt. Von diagnostischem oder differentialdiagnostischem Wert ist die Bestimmung nicht, da sie methodisch zu aufwendig ist und bessere, schneller verfügbare Kriterien zur Sicherung eines Herzinfarktes zur Verfügung stehen. Sicherlich sind nach Vorliegen weiterer Erfahrungen therapeutische Konsequenzen generell und im Einzelfall zu ziehen. Wenn man zwischen dem erhöhten Noradrenalin und dem Auftreten von Arrhythmien p. i. einen kausalen Zusammenhang sieht, so ist daraus ein konsequenter Einsatz von β-Receptorenblockern in entsprechenden Situationen zu folgern. Wenn man in dem Abfall der Noradrenalinausscheidung nach einem Kollaps eine Erschöpfung des sympathischen Regelsystems sieht mit den nachteiligen Folgen für den Stoffwechsel der Herzmuskelzelle und für die Aufrechterhaltung eines ausreichenden arteriellen Druckes, so ist aus dieser Situation die Notwendigkeit einer Arterenolsubstitution abzuleiten.

Weitere Untersuchungsergebnisse können evtl. den Schlüssel für eine Differentialtherapie liefern. Es wird Aufgabe der Klinik sein, mit Hilfe dieser Funktionswerte eine sichere Differenzierung der Grundstörungen vorzunehmen.

Literatur

1. Brodie, B., and Behaven, A. M.: Med. exp. 8, 320 (1963). — 2. Chidsey, Ch. A., Braunwald, E., and Morrow, A. G.: Amer. J. Med. 39, 442 (1965). — 3. v. Euler, U. S., and Floding, l.: Acta physiol. scand. 118, Suppl. 33 (1955). — 4. v. Euler, U. S.: Clin. Pharmacol. Ther. 5, 398 (1964). — 5. Forssmann, O., Hansson, G., and Janssen, C. C.: Acta med. scand. 142, 441 (1952). — 6. Gazes, P. C., Richardson, J. A., and Woods, E. F.: Circulation 19, 657 (1959). — 7. Klein, R. F., Troyer, W. G., Wallace, A. G., and Bogdonoff, M. D.: 39th Scientific Sessions of American heart association 1969 New York. Abstract. In: Circulation 145, Suppl. III (1966). — 8. Kuschke, H. J., u. Schneider, K. W.: Z. Kreisl.-Forsch. 49, 261 (1960). — 9. Lauber, K.: Z. klin. Chem. 2, 76 (1964). — 10. Nadeau, G., and Sobolewski, G.: J. Chromat. (Amsterdam) 6, 164 (1961). — 11. Nuzum, F. R., and Bischoff, F.: Circulation 7, 96 (1963). — 12. Pekarrinen, A., Tisoldo, E., Kasanen, A., Laihinen, A., and Thomasson, B.: Med. J. Cardiol. 5, 604 (1960). — 13. Raab, W., and Gigee, W.: Circulation 9, 592 (1954). — 14. Sophieva, I. E.: Terapevt. Arkh. 37, 81 (1965). — 15. Sotskova, T. V.: Terapevt. Arkh. 38, 71 (1966). — 16. Staszewska-Barczak, J., and Ceremuzynski, L.: Clin. Sci. 34, 531 (1968). — 17. Thomas, M., Malmcrona, R., and Shillingford, J. P.: Brit. Heart J. 28, 108 (1966). — 18. Valori, C., Thomas, M., and Shillingford, J. P.: Lancet 1967 I, 127. — 19. Valori, C., Thomas, M., and Shillingford, J. P.: Amer. J. Cardiol. 20, 605 (1967).

Aussprache

Herr HILGER, H. H. (Bonn):

Zu Herrn KÜBLER: Die von Ihnen nachgewiesene stärkere Bindung von Dipyridamol an die Plasmaproteine des Menschen gegenüber der des Hundes erklärt die Dosis-Wirkungsunterschiede bei Mensch und Hund. — Meine Frage: Ist die Relation des freien und an Plasmaeiweiß gebundenen Dipyridamols im Menschen in allen Konzentrationsbereichen artspezifisch gleich, oder findet bei geringer Dipyridamoldosis zunächst eine (evtl. individuell unterschiedliche) stärkere Plasmaprotein-„Abpufferung" mit relativ geringerer Gewebskonzentration und dementsprechend ungünstiger Dosis-Wirkungsrelation im unteren Dosisbereich statt? Könnten dadurch evtl. extreme Dosis-Wirkungsunterschiede im unteren Dosisbereich erklärt werden, oder müssen solche andern Gesene sein, z. B. a) biologisch echt durch unterschiedliche Coronarreserve, oder b) methodisch artifiziell durch ungeeignete Untersuchungsmethoden — z. B. mit N_2O — zur Erfassung eines nur kurzdauernden initialen Durchblutungsgipfels?

Zu Herrn Baubkus: In unseren 1968 hier vorgetragenen Untersuchungsergebnissen zur Frage der medikamentösen Coronardurchblutungssteigerung beim Menschen [Verh. dtsch. Ges. inn. Med. 74, 574 (1968)] konnten wir sowohl über präparat- und dosisabhängige Unterschiede der Coronardurchblutungszunahme berichten, als auch über eine deutliche Abhängigkeit vom Myokard- bzw. Coronararterienzustand der Patienten. Ihre jetzt mit gleicher Methodik gewonnenen Befunde stimmen weitgehend mit unseren überein. — Inzwischen verfügen wir u. a. über zusätzliche Beobachtungen unter hochdosierter Carbochromen- sowie Dipyridamolinfusion bei Coronarkranken und -gesunden. Bei einem Coronarkranken trat gegen Ende einer 30minütigen Infusion von 400 mg Carbochromen ein Angina pectoris-Anfall auf, während die Coronardurchblutung um mehr als + 80% zugenommen hatte. Die — wenn auch deutlich weniger als bei Gesunden — gesteigerte Coronardurchblutung konnte also den Eintritt eines pectangiösen Anfalls nicht verhindern. Es fragt sich, ob die im Coronarsinusblut summarisch feststellbare Durchblutungssteigerung evtl. bei Coronarkranken in bestimmten Myokardarealen mit einer im akuten Versuch gleichbleibenden oder sogar verminderten regionalen Coronarperfusion einhergeht und so einen pectangiösen Anfall begünstigen kann. Andererseits dürfte die hochdosierte Langzeitmedikation gerade bei den Coronarkranken eine notwendige Voraussetzung für eine günstige Kollateralentwicklung sein.

Herr RAHN, K.-H. (Mainz):

Zu Herrn GERDES: Die Katecholaminausscheidung im Harn müßte infolge Einschränkung der Nierenfunktion abnehmen. Daher würde dieser Parameter besonders bei Myokardinfarkt mit Schock eine falsche Vorstellung von der tatsächlichen Katecholaminfreisetzung geben. Zusätzlich könnten unter diesen Umständen mehr Katecholamine metabolisiert, d. h. als Metanephrine und Vanillinmandelsäure im Urin ausgeschieden werden. Die Bestimmung dieser und evtl. weiterer Metabolite könnte daher wichtige Aufschlüsse geben.

Herr DENGLER, H. J. (Gießen):

Zu Herrn KÜBLER: Es wird angefragt, ob die Plasmaproteinbindung des Dipyridamol auch mit einer der klassischen Methoden (Gleichgewichtsdialyse, Chromatographie an Sephadex) untersucht wurde, da in dem System Erythrocyten-Plasma unserer Ansicht nach zwar Unterschiede in der Plasmabindung, jedoch kaum absolute Werte gemessen werden können.

GOTTSTEIN, U., HELD, K., NIEDERMAYER, W. und SEDLMEYER, I. (I. Med. Univ.-Klinik): **Extremitätendurchblutung und Hirnkreislauf bei totalem a-v-Block, während Schrittmacherstimulation sowie unter dem Einfluß der Hämodilution**

Die Therapie von Durchblutungsstörungen des Gehirns und der Extremitäten bereitet große Schwierigkeiten, da sowohl bei der Hirnkreislauf [2] als auch die Muskeldurchblutung [4] auf gefäßerweiternde Pharmaka nur gering oder gar nicht reagieren. Ein Grund ist hierfür u. a. die diesen Organen eigene Autoregulation. Dekompensiert die Autoregulation als Folge krankhafter Gefäßveränderungen, so treten klinische Symptome auf.

Es sei hier über Befunde quantitativer Hirnkreislauf- und Beindurchblutungsmessungen berichtet, die wir bei Kranken mit totalem a-vBlock vor und nach Schrittmacherstimulation gewonnen haben. Im zweiten Teil sei auf den Effekt der therapeutischen Hämodilution eingegangen. Die Hirndurchblutungsmessungen erfolgten mit der Methode von Kety u. Schmidt [6, 3], die Messungen der Unterschenkeldurchblutung mit der Venenverschlußplethysmographie nach Barbey [1, 5].

Bei *70 Kranken mit totalem a-v-Block* fand sich eine Beziehung zwischen Häufigkeit der Adams-Stokes-Attacken und der Herzfrequenz. Lag die Frequenz niedriger als 30/min, so waren anamnestisch zu 100% Bewußtlosigkeitsattacken aufzuweisen. Mit zunehmender Herzfrequenz nahm die Häufigkeit der Adams-Stokes-Anfälle ab. Bei 18 dieser Kranken haben wir die *Hirndurchblutung* gemessen: Trotz der Bradykardie und des niedrigen Herzminutenvolumens war die Hirndurchblutung in der Hälfte der Fälle normal. Wir haben dann geprüft, ob bei der anderen Hälfte mit verminderten Hirndurchblutungswerten durch Normalisierung der Herzfrequenz mit Hilfe eines intrakardialreizenden Schrittmachers die Zirkulationsgröße erhöht werden könne.

Dabei erhielten wir folgende *Ergebnisse:* War die Ausgangsdurchblutung zuvor normal, so erfuhr sie durch die Frequenzerhöhung keine Änderung, war sie ver-

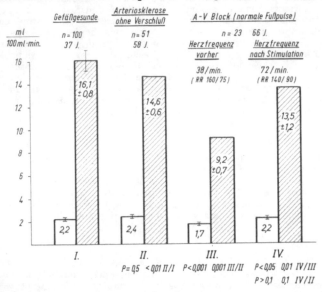

Abb. 1. Unterschenkeldurchblutung in Ruhe ☐ und während reaktiver Hyperämie (schraffierte Säulen) von Gesunden, Kranken mit peripherer nicht stenosierender Arteriosklerose und von Kranken mit totalem a-v Block vor und nach Schrittmacherstimulation

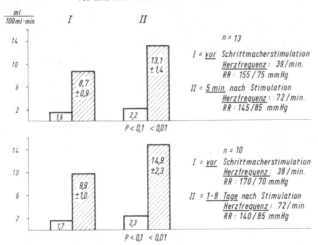

Abb. 2. Unterschenkeldurchblutung in Ruhe ☐ und während reaktiver Hyperämie (schraffierte Säulen) bei a-v Block vor und während Schrittmacherstimulation

mindert, so stieg in vier von acht Kranken die Durchblutung in den Normalbereich an, während sie viermal unbeeinflußt blieb. Daraus war zu folgern, daß eine ausgeprägte Bradykardie nur in den Fällen zu einer Verminderung der Hirndurchblutung führt, in denen als Folge ausgeprägter intracerebraler Arteriosklerose die Autoregulation erschöpft ist. Hier wirkt sich dann die Normalisierung der Herzfrequenz und damit die Anhebung des diastolischen Blutdruckes günstig aus.

Wie liegen nun die Verhältnisse am *peripheren Kreislauf?* Vergleicht man Abb. 1) die Werte der Unterschenkeldurchblutung in Ruhe und während reaktiver Hyperämie von 100 Gefäßgesunden und 51 Arteriosklerotikern mit angiographisch nachgewiesenen Kaliberschwankungen in der Arteria femoralis, mit 23 Kranken mit totalem a-v-Block ohne Anhalt für periphere Durchblutungsstörungen, so ergibt sich das folgende Bild: Die reaktive Hyperämie nach 3 min arterieller Drosselung ist bei den Arteriosklerotikern gering, aber signifikant vermindert. Bei den Kranken mit totalem a-v-Block und einer mittleren Herzfrequenz von 38/min und einem Mitteldruck von 102 mmHg sind Ruhe- und Hyperämiedurchblutung signifikant tiefer als bei den Arteriosklerotikern. Nach Schrittmacherstimulation auf 72/min und Anhebung des errechneten Mitteldrucks auf 107 mm Hg steigen beide Werte an, besonders stark die Hyperämiedurchblutung als Maß für die Funktionsreserve bei Belastung. Dieser Wert von 13,5 ml/100 ml × min unterscheidet sich nicht signifikant von dem Wert des Arteriosklerotikervergleichskollektivs. Die Befunde zeigen, daß die Normalisierung der Herzfrequenz von wesentlicher Bedeutung für die Güte der peripheren Durchblutung ist, besonders der Funktionsreserve, die bei körperlicher Belastung benötigt wird.

Diese Besserung der Durchblutung ist anhaltend, wie die Abb. 2 zeigt. Bei 13 Kranken erfolgte die zweite Messung 5 min nach Beginn der Schrittmacherstimulation, bei 10 Kranken erst nach 1 bis 8 Tagen. Die Werte in beiden Kollektiven sind nahezu identisch.

Bei Kranken mit arteriellen Durchblutungsstörungen haben wir noch auf eine andere Weise eine *Verbesserung der Zirkulationsgröße* erreichen können, indem wir die *Viscosität des Gesamtblutes verminderten*. Wir infundierten 500 ml *niedermolekulares Dextran* (Rheomakrodex und Makrodex) und konnten damit sowohl bei Kranken mit normalen wie mit verminderten Ausgangswerten der Hirndurchblutung die *cerebrale Zirkulationsgröße um 30 bis 40% steigern*. Erwartungsgemäß blieben der cerebrale Sauerstoff- und Glucoseverbrauch konstant.

Auch die *Unterschenkeldurchblutung* nahm nach intravenöser Infusion von 500 ml Rheomakrodex *signifikant zu*. Die Ruhedurchblutung stieg bei Gefäßgesunden von 1,9 auf 2,7 ml/100 ml · min, die reaktive Hyperämie stieg von 18,6 auf 21,2 ml/100 ml · min an. Dieser günstige Effekt war auch 1 Std später noch nachweisbar. Auch bei Kranken mit Verschluß der Art. femoralis nahmen Ruhe- und reaktive Hyperämiedurchblutung signifikant zu.

Literatur

1. Barbey, K., u. Barbey, P.: Z. Kreisl.-Forsch. **52**, 1129 (1963). — 2. Gottstein, U.: Der Hirnkreislauf unter dem Einfluß vasoaktiver Substanzen. Heidelberg: Hüthig Verlag 1962. — 3. Gottstein, U., Bernsmeier, A. und Sedlmeyer, I.: Klin. Wschr. **41**, 943 (1963). — 4. Gottstein, U., Felix, R., Flad, H. D. und Sedlmeyer, I.: Z. Kreisl.-Forsch. **55**, 970 (1966). — 5. Gottstein, U., Sedlmeyer, I. und Schöttler, M.: Z. Kreisl.-Forsch. **58**, 332 (1969). — 6. Kety S. S., and Schmidt, C. F.: J. clin. Invest. **27**, 476 (1948).

BLÜMCHEN, G., KIEFER, H., WILLMANN, H., BAUMEISTER, L., WIESENER*, J., SCHLOSSER, V. und REINDELL, H. (Med. Univ.-Klinik Freiburg i. Br.): **Angiographische Untersuchungen zur Frage von Zusammenhängen zwischen Extremitäten und Coronararterienveränderungen**

Wir haben uns die Frage gestellt, wie das Herzkranzgefäßsystem bei Patienten mit peripherer arterieller Verschlußkrankheit aussieht.

Dieser Frage kommt neben theoretischem Interesse auch praktische Bedeutung zu, z. B. bei der Indikationsstellung zu einer wiederherstellenden Operation am peripheren Gefäßsystem.

---

* Wesentliche Teile der vorliegenden Arbeit werden von J. Wiesener als Dissertation der Medizinischen Fakultät der Universität Freiburg i. Br. vorgelegt.

Zur Beantwortung dieser Problemstellung wurden bei 68 Patienten, die unter peripherer arterieller Verschlußkrankheit litten, die Becken- und Beinarterien (mit der Seldinger-Technik) und die Coronararterien (mit der semiselektiven Methode nach Paulin) angiographisch dargestellt.

Bisherige Vergleiche über den Zustand dieser beiden Gefäßprovinzen beruhen entweder auf pathologisch-anatomischen, epidemiologischen oder indirekten Untersuchungsmethoden, wie EKG und Oszillographie.

Die pathologisch-anatomischen Untersuchungen sprechen im allgemeinen dafür, daß es sich bei der peripheren arteriellen Verschlußkrankheit um eine Systemerkrankung handelt, und zwar sowohl bei der arteriosklerotischen als auch bei der endangiitischen Form.

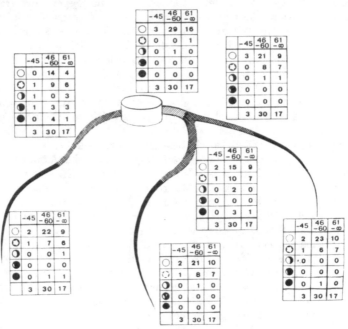

Abb. 1. Coronargefäßveränderungen bei Patienten mit peripherer AVK. Anzahl der Patienten: n = 68; Coronarangiographie normal: n = 18

Dagegen wurde in jüngster Zeit von epidemiologischer Seite ein unterschiedliches, eigengesetzliches Verhalten der Erkrankung in verschiedenen Gefäßprovinzen diskutiert.

Über ähnliche Vergleiche zwischen — meistens arteriographisch belegter — peripherer arterieller Verschlußkrankheit und mit *indirekten* Methoden untersuchtem Zustand der Coronararterien ist verschiedentlich berichtet worden. Auf Grund des Ruhe-EKG, später auch des Belastungs-EKG sind unterschiedliche Angaben gemacht worden. Auf Grund dieser indirekten Untersuchungsmethoden muß man bei etwa 50% der Patienten mit peripherer AVK mit stenosierenden oder obliterierenden Veränderungen am Coronargefäßsystem rechnen, bei älteren Kranken häufiger, bei jüngeren seltener.

Fragt man sich, wieviele der vier großen Coronargefäße (rechte Coronararterie, Stamm ramus circum flexus und ramus descendens anterior der linken Coronararterie) bei jedem der 68 Patienten mit peripherer AVK erkrankt waren, so ergibt sich folgendes: Ohne auf die Unterteilung „arteriosklerotische und endangiitische Verlaufsform" einzugehen, fanden wir bei 26,5% der Patienten, also etwa bei einem Viertel, ein angiographisch normales Coronargefäßsystem. Bei mehr als 40% dagegen waren drei oder vier Coronargefäße befallen.

In Abb. 1 haben wir die Patienten nach Altersgruppen aufgeteilt (unter 45, von 46 bis 60 und über 60 Jahre). Weiterhin sind der Schweregrad der coronaren Verschlußkrankheit und ihre Lokalisation aufgetragen. Das „tintenfischartige Gebilde" ist eine schematische Darstellung des Coronargefäßsystems mit rechter Coronararterie; Stamm, ramus circum flexus und descendens anterior der linken Coronararterie. Die ausgeprägtesten Veränderungen fanden sich bei der zweiten und dritten Altersgruppe und hier vorwiegend am Stamm der rechten Coronararterie.

Wir haben weiterhin die Frage untersucht, ob sich aus dem Kompensationsgrad der peripheren arteriellen Verschlußkrankheit Rückschlüsse auf den Zustand des Coronargefäßsystems ziehen lassen. Es ergab sich, daß etwa ein Viertel bis ein Drittel der Patienten mit AVK der verschiedenen Fontaine-Stadien ein angiographisch normales Coronargefäßsystem aufwiesen. Man kann also aus dem Kompensationsgrad der peripheren AVK nicht auf den Zustand des Coronargefäßsystems schließen.

Von diesen 68 Patienten, die in einer Langzeitstudie verfolgt werden, sind inzwischen sechs zum zweiten Male angiographiert worden, und zwar in beiden

Tabelle

Nr.	Name	Alter bei 1. Untersuchung (Jahre)	Zeitraum zwischen den Untersuchungen (Monate)	Extremitätenangiographie		Coronarangiographie	
				verschlechtert	gleich	verschlechtert	gleich
1	F. E.	27	34	+			+
2	M. K.	64	38	+			+
3	St. A.	60	20	+			+
4	F. F.	66	36		+		+
5	Sch. O.	59	27	+			+
6	P. W.	44	44	+			+

Gefäßprovinzen. Dabei ergab sich folgendes Bild, das in der Tabelle wiedergegeben wird.

Nach durchschnittlich 44 Monaten hatte sich der periphere angiographische Befund bei 5 von 6 Patienten eindeutig verschlechtert. Am Coronargefäßsystem war es dagegen bei allen 6 Patienten in dieser Zeit zu keinen zusätzlichen Veränderungen gekommen.

Zusammenfassend kann folgendes gesagt werden:

1. Bei unserem Kollektiv von 68 Patienten mit peripherer AVK fanden wir bei ca. drei Viertel der Kranken angiographisch belegte Veränderungen des Coronargefäßsystems.

Dieser Prozentsatz trifft sowohl für die Patienten mit arteriosklerotischer als auch für die mit endangiitischer Verlaufsform zu.

2. Die Veränderungen am Coronargefäßsystem stehen in keiner Korrelation zum klinischen Kompensationsgrad der peripheren AVK.

3. Die Stärke der stenosierenden und obliterierenden Veränderungen des Coronargefäßsystems steht in keiner Abhängigkeit zu der Krankheitsdauer der peripheren Verschlüsse, nimmt aber deutlich mit dem Alter der Patienten zu.

4. Nach den ersten — noch wenigen — Ergebnissen der Langzeitstudie sieht es so aus, als ob bei diesen Patienten die periphere arterielle Verschlußkrankheit schneller fortschreitet als die coronare Verschlußkrankheit.

JAHRMÄRKER, H., GROHMANN, H., SEIBEL, K., FREY, K. W., FRUHMANN, G
und FINSTERER, H. (I. und II. Med. Klinik, Institut für Röntgenologie, Patholog
Institut der Univ. München): **Cor pulmonale chronicum durch primär vasculär**
Hypertonie bei jüngeren Menschen

Eine primär vasculäre pulmonale Hypertonie bei Patienten unter 45 Jahren wurde an der I. Med. Klinik im vergangenen Jahr (1968) neunmal beobachtet gegenüber durchschnittlich je einem Fall in den Vorjahren. Das klinische Bild der primär vasculären pulmonalen Hypertonie ist relativ einheitlich, ihre Pathogenese dagegen verschiedenartig und teilweise ungeklärt. In diesem Beitrag sollen zunächst klinisches Bild und Untersuchungsmethoden besprochen, und sodann einige Einzelfälle als Beispiele einer unterschiedlichen Pathogenese geschildert werden.

Zum klinischen Befund bei primär vasculärer pulmonaler Hypertonie

Leitsymptom von großer Eindrücklichkeit ist eine Arbeitsdyspnoe, die nicht kardial oder pulmonal erklärt ist. Charakteristisch für das klinisch manifeste Stadium sind weiterhin Schwindel, Synkopen, Herzklopfen und allgemeine Müdigkeit. Erkältungsneigung fehlt selten. Spezifisch ist nur die Hämoptoe für eine embolische Genese. Bei der klinischen Untersuchung kommen hinzu: Erweiterte Pulmonalarterien im Röntgenbild, Zeichen der Rechtsherzbelastung und Rechtsinsuffizienz, und an Spezialverfahren Herzkatheteruntersuchung, Lungenangiographie, Lungenszintigraphie, Lungenfunktionsprüfung, Blutgasanalyse und Lungenbiopsie.

In Tabelle 1 und 2 sind Vorgeschichte und Befunde von sieben Patienten mit primär vasculärer pulmonaler Hypertonie zusammengestellt. Bemerkenswert erscheint die Häufigkeit entzündlicher Vorkrankheiten. Nur bei zwei Patienten war eine Thromboembolie anamnestisch eindeutig. Übergewicht hatte nur bei Pat. D. B. bestanden. Im EKG waren Rechtstyp, Rechtsbelastung und teilweise Rechtsverspätung nachweisbar, im Phonokardiogramm betonter zweiter Pulmonalton, Vorhofgalopp und teilweise Tricuspidalinsuffizienz. Der Pulmonalarterien-

Tabelle 1. *Vorgeschichte, Symptome und Verlauf bei sieben Patienten mit primär vasculärer pulmonaler Hypertonie*

Pat., Alter, Geschl.	Dauer der Erkr.	Anamnese	Arbeits-Dyspnoe	Erkält. neigg.	Ang. pect.	Schwindel Syncope	Hämo-ptoe	Verlauf
BK 24 m	10 J.	leer; Angina	+++	(+)				†
GW 41 m	1 J.	Beinbruch, Angina	+++	(+)	+	+		stationär
JW 45 w	4 J.	Polyarthritis, Nephritis	+++	+	+	+		stationär
JB 37 m	4 J.	Pleuritis, Perie carditis Thromboembolie	+++			+	+	stationär
WR 32 m	10 J.	Thromboembolie	+++	+	+	(+)	+	stationär
ID 39 w	1 J.	Asthma, Infekte, 2 Gravid., Arzneimittel	+++	+	+	+		†
DB 33 w	2 Mo.	Pleuritis, Tonsillitis 3 Gravid., Arzneimittel	++		Herzkl.			gebessert

Tabelle 2. *Klinische und Laboratoriumsbefunde bei sieben Patienten mit primär vasculärer pulmonaler Hypertonie (gleiche Patienten wie Tabelle 1)*

	EKG	Phono-kardiogr.	A.pulm. (mmHg)	end-diast. re. Ventr. (mmHg)	Lg. Kap., li. Atr. (mmHg)	Angio-gramm	Szinti-gramm	pO₂ Ruhe; Bel.	pCO₂
BK	Re-Typ Re-Bel.	P₂ betont Vorh. Galopp	87/36	14	11	erw. pulm.A. mit Ge-fäßab-bruch	o.B.	72/48	(Hyper-ventil.)
GW	Re-Typ Re-Bel.	P₂ betont Vorh.Galopp	100/55	6	5	erw. pulm. A. mit Ge-fäßab-bruch	li<re	76	40
JW	Re-Typ Re-Bel.	P₂ betont Vorh.Galopp	96/38	21	8	—	fleckf. gestört ?	66	31
JB	Re-Typ Re-Bel.	Tricusp. Insuff.	85/21	13	5	verzög. Darst.	li < re	70/55	23
WR	Re-Typ Re-Bel.	Tricusp. Insuff.	95/30	29	—	Verschl. re.	Ausfall re.	58	41
ID	Re-Typ Re-Bel.	Tricusp. Insuff.	60/37	21	—	Gefäßab-bruch	fleckf. gestört ?	48	27
DB	Re-Typ Re-Bel.	Vorh. Ton, P₂ betont	55/24	9	10	o.B.	li < re	80	19

druck in Ruhe war hochgradig gesteigert (präcapilläre pulmonale Hypertonie). Meist bestand dabei ein erhöhter enddiastolischer Druck im rechten Ventrikel als Ausdruck einer Rechtsherzinsuffizienz. Eine Linksherzinsuffizienz wurde durch normalen Lungencapillardruck bzw. linken Vorhofdruck ausgeschlossen, und es bestand kein Anhalt für Mitralstenose oder Links-Rechts-Shunt. Die Angiographie zeigte erweiterte Pulmonalarterien, in ausgeprägten Fällen mit Gefäßabbruch zur Peripherie hin, sowie meist eine verlängerte Lungenpassagezeit. Die Lungenszintigraphie ergab meist nur geringe oder fleckförmige Störungen. Nur bei den Patienten mit großen Lungenembolien (W. R., J. B.) waren Hinweise auf einen Gefäßverschluß vorhanden. Bei Patient G. W. zeigte das Szintigramm eine Seitendifferenz, die aber ohne entsprechenden Befund im Angiogramm keine sicheren Rückschlüsse erlaubt. Durch die Lungenfunktionsprüfung wurde eine restriktive oder obstruktive Störung ausgeschlossen. Die Sauerstoffspannung an arterialisiertem Kapillarblut lag in 5 von 7 Fällen in Ruhe oder nach Belastung unter 66 mm Hg, war also etwas stärker vermindert als bei Obrecht, Scherrer u. Gurtner (1968). In 4 von 6 Fällen war eine alveoläre Hyperventilation mit Hypokapnie vorhanden, in 4 von 5 Fällen bei Ergospirometrie eine Belastungshyperventilation, was mit den Beobachtungen von Obrecht, Scherrer u. Gurtner (1968), Gurtner u. Mitarb. (1968) u. a. [Sympos. Wien, Mitt. Wirz (Zürich)] übereinstimmt. — Insgesamt lassen sich die Befunde zusammenfassen als Zeichen einer pulmonalen Hypertonie, die primär nicht kardial oder pulmonal bedingt ist.

Beispiele unterschiedlicher Pathogenese bei primär vasculärer Hypertonie

Ein 24jähriger Student (Pat. B. K.) litt bei sonst leerer Anamnese seit Jahren zunehmend an Arbeitsdyspnoe und ist kürzlich im Rechtsherzversagen verstorben. Die Angiographie zeigte einen Gefäßabbruch zur Peripherie hin, die Szintigraphie war unauffällig. Histologisch handelte es sich um eine sog. Glomangiose der kleinen Pulmonalarterien, wie sie u. a. von

Maßhoff u. Röher (1964) beschrieben und als möglicherweise anlagebedingt angesehen wurde Mittlere und kleinere Arterien zeigten Wucherungen von Epitheloidmuskelzellen, welche die Lichtung fast vollständig verschlossen und teilweise glomangiomähnliche Gebilde darstellten Arteriovenöse Anastomosen waren ausgeprägt. Insgesamt erschien die Erkrankung als ein möglicherweise spezielles seltenes Gefäßleiden mit völliger Therapieresistenz.

Bei einem 32jährigen Ingenieur (Pat. W. R) handelte es sich anamnestisch eindeutig um einen Thromboemboliefall. Angiogramm und Szintigramm zeigten einen Verschluß der rechten Pulmonalarterie, in dessen Folge sich eine cystische Lungenatrophie entwickelt hat. Unter Therapie mit Anticoagulantien, Schonung und Herzglykosiden ist der Zustand jetzt stationär, eher gebessert.

Das Vollbild der pulmonalen Hypertonie ohne Gefäßverschluß bestand bei der Pat. I. D., die kürzlich auswärts verstarb. Nachträglich stellte sich heraus, daß die exzentrische Pat., die auch exzessive Raucherin war, einen erheblichen Medikamentenabusus betrieben hatte. Obwohl kein Übergewicht bestand, nahm sie angeblich aus kosmetischen Gründen große Mengen Aminorex-fumarat = Menocil und bis zu vier Tabletten Furosemid zu 40 mg und zwölf Supp. Cafergot täglich, außerdem Ovulationshemmer. Seit 1967 hatte die Pat. insgesamt 1000 Tabletten Menocil zu 14 mg gekauft, von denen nach ihrem Tode noch 400 übrig waren, und anfangs zwölf, später bis und zum Tode meist mehrere Tabletten pro Tag genommen. Die Druckwerte sind unter dieser Medikation (die der Klinik nicht bekannt war) gewonnen. Die Pat. hatte diverse Vorkrankheiten einschließlich Diphtherie und Bronchialasthma. Die Vermutungsdiagnose lautet: Medikamentenabusus bei vorbestehender Disposition zu pulmonaler Hypertonie.

Als ähnlicher, aber leichterer Fall stellte sich Pat. D. B. dar. Die lebhafte 34jährige Hausfrau hatte seit Jahren einen Zigarettenverbrauch bis 50 pro Tag, in der Anamnese Pleuritis, Tonsillitis und drei Schwangerschaften ohne Anhalt für Thromboembolie. Neben einer Dauertherapie mit Ovulationshemmern nahm die Pat. 1 Jahr lang zweimal eine Tablette Menocil, wobei das Körpergewicht von 86 auf 62 kg zurückging, zuletzt aber Arbeitsdyspnoe auftrat. 2 Monate nach Absetzen, jedoch weiterbestehender Arbeitsdyspnoe betrug der Pulmonalarteriendruck in Ruhe 55/24 mm Hg. Die Lungenangiographie war völlig unauffällig, auch das Szintigramm nicht sicher pathologisch. Eine offene Lungenbiopsie aus dem linken Lungenunterlappen zeigte verschiedene zeitliche Stadien von Veränderungen: Verschluß zahlreicher Capillaren durch Fibrin (Ladewig-Färbung), Aufnahme von fibrinoidem Material in alle Wandschichten kleiner Arterien, muskuläre Hyperplasie und periadventitielle Fibrose, und gelegentlich Auflockerung bis Nekrose der Gefäßwand mit Zelleinlagerungen, die als sekundär angesehen wurden. Unter Therapie mit Schonung, Anticoagulantien, Aminophyllin-Digoxin, Sedierung (Reserpin, Valium) und Rauchverbot sind die Beschwerden im Laufe eines Vierteljahres völlig verschwunden (bei weiterem Gebrauch von Ovulationshemmern). Das EKG hat sich vom Rechtstyp zum Normaltyp zurückgebildet. (Anmerkung bei der Korrektur: Nach einem halben Jahr hat sich auch die T-Zacke in V_2-V_4 weitgehend aufgerichtet.) Insgesamt handelte es sich offenbar um einen früh erfaßten Fall mit Vorkrankheiten und vermutlich pharmakologischen Noxen.

Wie die Beispiele zeigen, ist die *Pathogenese* der primär vasculären pulmonalen Hypertonie unterschiedlich und z. T. ungeklärt und komplex (Gurtner, 1969). Bei den pathogenetisch unklaren Fällen unserer Serie war die Häufung entzündlicher Vorkrankheiten sowie die Exposition gegenüber Nicotin, Aminorex, Ovulationshemmern bemerkenswert. (Ovulationshemmer wurden von Oakley u. Somerville 1968 verdächtigt.) Ob dem bei der letzten Patientin erhobenen Befund von Fibrinablagerungen in den kleinen Lungengefäßen eine allgemeinere Bedeutung zukommt und wie seine Entstehung zu deuten ist, muß offen gelassen werden. Histologische Frühbefunde liegen anscheinend wenig vor. Bei pulmonaler Hypertonie nach Aminorex wurde von Obiditsch-Mayer (Symposion Wien) in einem Fall die Einlagerung eines nicht identifizierten homogenen Materials erwähnt, im übrigen bei acht Lingulabiopsien eine Intimaverdickung und Vermehrung der elastischen Fasern kleiner Gefäße berichtet, deren Lumen teilweise durch Mesenchymproliferation verschlossen war. Die von Gurtner u. Mitarb. (1968) bei vier Patienten vorgenommenen Biopsien erfolgten in noch größerem zeitlichem Abstand nach Aminorexeinnahme als in unserem Fall; sie zeigten polsterartige Intimafibrosen und Hyalinosen, jedoch keine embolischen oder entzündlichen Veränderungen, wie sie früher z. B. von Reindell u. Mitarb. (1964) beschrieben wurden. Es macht allerdings oft Schwierigkeiten, vom histologischen Bild auf die Entstehung der Gefäßveränderungen rückzuschließen. Eine Beeinflussung des Gerinnungssystems durch Aminorex wurde von Gurtner u. Mitarb. (1968) bei orientierender Prüfung nicht beobachtet. Der Befund der Fibrinablagerungen bei unserer Pat. D. B. gab zusätzlich Veranlassung zur Anticoagulantientherapie. Diese ist ohnehin regelmäßig indiziert, denn Thromboembolien sind klinisch nie mit Sicherheit auszuschließen (Fowler u. Mitarb., 1966; Rosenberg, 1964; Dexter u. Mitarb., 1960 u. a.).

Eine Stellungnahme zur Rolle der *Appetitzügler* läßt sich nur mit Vorbehalt geben. Schon vom Krankheitsbild des Phaeochromocytoms her ist bekannt, daß Katecholamine eine pulmonale Drucksteigerung mit entsprechenden Lungengefäßveränderungen hervorrufen können. Im Prinzip ist dies auch unter Einwirkung von Sympathicomimetica möglich, wie aus der Pharmakologie bekannt ist (Aviado, 1960; Rittmeyer, 1962). Von Gurtner u. Mitarb. (1968) wurde ein Zusammenhang zwischen pulmonalem Hypertonus und Appetitzüglern, speziell Aminorex sehr wahrscheinlich gemacht. Unsere Pat. I. D. und D. B. können hier als weitere wahrscheinliche Fälle angefügt werden. Wenn von einer großen Zahl von Personen aber nur einzelne erkranken, muß der Schluß gezogen werden, daß ein individueller Faktor entscheidend beteiligt ist. Es könnte sich um die Manifestierung eines vorbestehenden latenten, auf Veranlagung beruhenden oder erworbenen pulmonalen Hypertonus handeln, oder auch um eine verstärkte Arzneimittelwirkung durch Stoffwechselbesonderheiten oder um eine Kombinationswirkung mit anderen Substanzen. (Auch eine anlagemäßige Fibrinolysestörung wurde erwogen, (Chardonnens u. Mahaim, 1968.) Im Sinne der individuellen Disposition spricht auch die fehlende Korrelation zwischen Dosis und Dauer der Einnahme von Appetitzüglern und dem Auftreten eines pulmonalen Hypertonus (Gurtner u. Mitarb., 1968; Symposion Wien, Mitt. Rivier/Lausanne). Fälle von primärer pulmonaler Hypertonie zeichnen sich laut Acetylcholintest durch besonders starke Vasoconstriction aus (Wood, 1958), ebenso ist ein familiäres Auftreten der pulmonalen Hypertonie bekannt (Hood u. Mitarb., 1968). Daß einzelne sympathicomimetische Substanzen zur Auslösung oder Manifestierung besonders in Frage kommen, ist durchaus möglich. Der pulmonale Hochdruck bei der Ratte durch *Crotalaria spectabilis* (Kay u. Mitarb , 1967) kann als Beispiel dafür angesehen werden.

Zusammenfassung

Primär vasculäre Formen von pulmonaler Hypertonie bei Patienten unter 45 Jahren haben im Beobachtungsgut der I. Med. Klinik im letzten Jahr an Häufigkeit zugenommen. Die primär vasculäre pulmonale Hypertonie bietet ein relativ einheitliches klinisches Bild mit schwerer Arbeitsdyspnoe als Leitsymptom. Die Pathogenese ist jedoch unterschiedlich und z. T. ungeklärt. Die Korrelation zwischen klinischem Bild, hämodynamischen Druckwerten, Angiokardiographie, Lungenszintigraphie und Blutgaswerten wird an Hand eigener Fälle besprochen. Die Angiographie zeigt die sekundäre Gefäßsklerose und bei thromboembolischer Genese lokale Gefäßverschlüsse, die Szintigraphie ergibt Änderungen der Durchblutung ebenfalls bevorzugt bei letzteren Fällen. In der Regel besteht eine alveoläre Hyperventilation mit Hypokapnie, oft eine Hypoxämie in Ruhe oder nach Belastung. Die unterschiedliche Genese wird an Hand von Fällen mit sog. Glomangiose der Lungengefäße, mit Thromboembolie und mit Manifestation einer pulmonalen Hypertonie vermutlich im Zusammenhang mit sympathicomimetischen Appetitzüglern besprochen, wobei in letzteren Fällen die Häufung entzündlicher Vorkrankheiten und weiterer möglicher Noxen auffallend war. Ein Fall nahm einen letalen Ausgang. Bei einem zweiten kam es inzwischen zur Besserung. Die Lungenbiopsie ergab bei dieser Pat. Fibrinablagerungen in den Lungencapillaren neben älteren Veränderungen mit Aufnahme von fibrinoidem Material in alle Wandschichten kleiner Arterien.

Literatur

Aviado, D. M.: Pharmacol. Rev. **12**, 159 (1960). — Chardonnens, J.-D., u. Mahaim, Ch.: Praxis **58**, 236 (1969). — Dexter, L., Dock, D. S., McGuire, L. B., Hyland, J. W., and Haynes, F. W.: Med. Clin. N. Amer. **44**, 1251 (1960). — Fowler, N. O., Black-Schaffer, B., Scott, R. C., and Gueron, M.: Amer. J. Med. **40**, 331 (1966). — Gurtner, H. P.: Dtsch. med. Wschr. **94**, 850 (1969). — Gurtner, H. P., Gertsch, M., Salzmann, C., Scherrer, M., Stucki, P. und Wyss, F.: Schweiz. med. Wschr. **98**, 1579, 1695 (1968). — Hood, W. B., Spencer, R., Lass, R. W., and Daley, R.: Brit. Heart J. **30**, 336 (1968). — Jahrmärker, H.: Cor pulmonale chronicum bei jüngeren Menschen. Bayer. Internistenkongr., München 23./24. 11. 1968. — Kay, J. M., Harris, P., and Heath, D.: Thorax **22**, 176 (1967). — Masshoff, W., u. Röher, H.-D.: Klin. Wschr. **42**, 655 (1964). — Oakley, C., and Somerville, J.: Lancet **1968 I**, 890. — Obrecht, H. G., Scherrer, M. und Gurtner, H. P.: Schweiz. med. Wschr. **98**, 1999 (1968). — Reindell, H., Doll, E., Steim, H., Bilger, R., Gebhardt, W., Emmrich, J., Büchner, Chr. und Schwilden, E.: Arch. Kreisl.-Forsch. **43**, 3 (1964). — Rittmeyer, P.: Anaesthesist **11**, 359 (1962). — Rosenberg, S. A.: Amer. Heart J. **68**, 484 (1964). — Wiener Symposion: Primäre pulmonale Hypertension. Österr. kardiol. Ges. 23. 11. 1968. Wien. klin. Wschr. (im Druck). — Wood, P.: Brit. Heart J. **20**, 557 (1958).

HAGER, W., WINK, K. und THIEDE, D. (Kardiolog. Abt. der Med. Klinik u. Poliklinik des Klinikum Essen): **Beobachtungen über die Zunahme der primär vasculären pulmonalen Hypertonie**

Während in den Jahren 1962 bis 1967 11 Patienten mit primär vasculärer pulmonaler Hypertonie in unserer Klinik untersucht wurden. kamen allein im Jahre 1968 7 Patienten mit diesem Leiden zur Beobachtung. Die offensichtliche Zunahme dieser Erkrankung sowie die Mitteilung von Gurtner u. Mitarb. und Witek über eine ebenfalls gehäufte Beobachtung dieses Krankheitsbildes in den Jahren 1967 und 1968 und der Hinweis, daß diese Häufung möglicherweise mit der Einnahme des Appetitzüglers Aminorex-Fumarat (Menocil) in ursächlichem Zusammenhang stehe, haben uns veranlaßt, unser Krankengut näher zu analysieren und die Ergebnisse kurz mitzuteilen.

Krankengut und Untersuchungsmethoden

Von den in den Jahren 1962 bis 1967 untersuchten 11 Patienten waren 4 Frauen und 4 Männer im Alter zwischen 24 und 52 Jahren (Durchschnittsalter 33 Jahre) und 3 Kinder. Letztere möchten wir in den weiteren Ausführungen nicht berücksichtigen, da sie außerhalb des Rahmens unserer engeren Fragestellung stehen. Bei den Kranken des Jahres 1968 handelte es sich ausschließlich um Frauen im Alter zwischen 26 und 46 Jahren (Durchschnittsalter 38 Jahre).

Bei allen Patienten wurden neben einer gründlichen klinischen, eine elektrokardiographische, phonokardiographische und röntgenologische Untersuchung und eine Katheterisierung des rechten Herzens mit Druckmessung und Bestimmung des O_2-Gehaltes des Blutes durchgeführt.

Bei einem Teil der ersten 8 Patienten und bei allen 1968 beobachteten Fällen wurde die Vitalkapazität bestimmt und bei 6 der letzteren Gruppe eine Gasstoffwechseluntersuchung vorgenommen und bei 5 Patienten wurden die Resistance, das intrathorakale Gasvolumen und die statische Kompliance gemessen. Letztere Untersuchungen wurden im Silikoseforschungsinstitut Bochum durchgeführt und die Befunde wurden uns freundlicherweise von Herrn Prof. Ulmer zur Verfügung gestellt, dem wir dafür herzlich danken.

Ergebnisse

Die Erhebung der Anamnese ergab, daß bei den von 1962 bis 1967 untersuchten Patienten das erste Auftreten der Beschwerden im Durchschnitt $3^1/_2$ Jahre, bei den 1968 beobachteten Patienten durchschnittlich 14 Monate zurücklag. Alle Patienten klagten über Belastungsdyspnoe und 10 der 15 Kranken über Orthopnoe. Es war auffällig, daß eine Orthopnoe nur bei 4 der 8 Patienten der früher untersuchten Gruppe und bei 6 der 7 zuletzt beobachteten Patienten bestand. Gleich häufig bei beiden Gruppen gaben insgesamt 6 Patienten das Auftreten von Synkopen an.

Bei allen Patienten war der zweite Pulmonalton laut, neunmal wies der zweite Herzton eine Spaltung auf. 12 der 15 Patienten hatten einen pathologischen Rechtstyp, mit Abdrehung des Hauptmomentanvektors von QRS zwischen + 95 bis + 145°, mit einem Mittelwert von + 115°. Jeweils einmal wurden ein Links-, Norm- bzw. Steiltyp beobachtet, wobei sichere Hinweise für eine Rechtshypertrophie fehlten. Bei 11 Patienten lag ein P-dextrokardiale vor.

Die röntgenologische Untersuchung ließ in allen Fällen eine geringe bis mäßige Vergrößerung des Herzens, eine Prominenz des Pulmonalsegmentes, eine Erweiterung der zentralen arteriellen Lungengefäße und einen sog. Kalibersprung der Lungengefäße zur Peripherie hin erkennen.

Tabelle 1. *Übersicht über die Lage des Hauptmomentanvektors von QRS in der Frontalebene, den mittleren Pulmonalarteriendruck, den Lungenarteriolenwiderstand, das arterielle Sauerstoffdefizit und die AV O$_2$-Differenz bei 15 Patienten mit primär vasculärer pulmonaler Hypertonie*

	Alter	QRS $\not\prec$	PAm mm Hg	W-Arteriol. Kl. Kr. dyn·sec·cm^{-5}	O$_2$-Def. %	AVD Vol.-%
1962—1967						
N. M. ♂	29	+ 120	60	848	9	7,4
R. E. ♀	52	+ 127	80	1648	11	7,2
K. R. ♂	29	+ 120	80	1175	8	5,8
B. D. ♀	24	+ 138	70	742	12	4,8
K. K. ♂	34	— 5	40	400	4	5,4
W. W. ♂	40	+ 105	40	522	7	7,1
K. U. ♀	29	+ 60	35	370	3	3,7
Sch. A. ♂	26	+ 135	70	1000	9	8,0
1968						
B. A. ♀	26	+ 145	35	635	11	7,5
B. G. ♀	30	+ 95	50	568	7	6,7
B. J. ♀	45	+ 116	40	439	8	4,8
S. H. ♀	37	+ 95	48	576	5	5,4
W. M. ♀	43	+ 65	40	395	9	4,5
Z. H. ♀	41	+ 143	40	413	5	5,3
D. H. ♀	46	+ 125	50	952	11	7,1

QRS $\not\prec$ = größter Momentanvektor von QRS in der Frontalebene
PAm = Pulmonalarterienmitteldruck
W Arteriol. Kl. Kr. = Lungen arteriolenwiderstand
O$_2$-Def. = arterielles O$_2$-Defizit
AVD = arterio-venöse O$_2$-Differenz

Bei den Patienten der zuerst untersuchten Gruppe lag der Pulmonalarterienmitteldruck zwischen 35 und 80 mm Hg, im Mittel bei 58,7 mm Hg und der Lungenarteriolenwiderstand zwischen 370 bis 1648 dyn · sec · cm^{-5} mit einem Mittelwert von 835 dyn · sec · cm^{-5} (Tabelle 1). Die 1968 untersuchten Patienten wiesen einen Pulmonalarterienmitteldruck zwischen 35 bis 50 mm Hg, im Mittel von 43 mm Hg und einen Lungenarteriolenwiderstand von 395 bis 952 dyn · sec · cm^{-5} im Mittel von 568 dyn · sec · cm^{-5} auf. Bei allen Patienten war der Pulmonalcapillardruck regelrecht. Das arterielle O$_2$-Defizit schwankte zwischen 3 und 12% und betrug im Mittel 8%, die arterio-venöse O$_2$-Differenz lag zwischen 3,7 und 8 Vol.-%, im Mittel bei 6 Vol.-%.

Die Werte für pO$_2$ waren bei 2 von 6 Patienten, die wir im letzten Jahr untersuchten schon in Ruhe und bei 3 Patienten nach körperlicher Belastung eindeutig im Sinne einer Diffusionsstörung vermindert (Tabelle 2). Die arterielle CO$_2$-Spannung war bei 6 Patienten erniedrigt.

Tabelle 2. *Ergebnisse der Gasstoffwechsel- und Lungenfunktionsuntersuchung bei 15 Patienten mit primär vasculärer pulmonaler Hypertonie*

	Alter	pO_2 (R) mm Hg	pO_2 (A) mm Hg	pCO_2 (R) mm Hg	VK %	R_t cm H_2O l/sec	JGV nil	Compl. stat. l/cm H_2O
1962—1967								
N. M. ♂	29				73,1			
R. E. ♀	52				107			
K. R. ♂	29				106			
B. D. ♀	24				106			
K. U. ♀	29				96,1			
S. A. ♀	26				91,7			
1968								
B. A. ♀	26	65	53	30,5	102	3,0	1950	0,13
B. G. ♀	30	78	100	30,5	112	5,74	2150	0,11
B. J. ♀	45	85	77	41	108			
S. H. ♀	37	67	62	35	120	2,10	2490	0,124
W. M. ♀	43	74	63	33	93,5	3,55	2200	0,103
Z. H. ♀	41			32	128			
D. H. ♀	46	76	84	29	127	3,02	2700	0,19

pO_2(R) = pO_2 in Ruhe
pO_2(A) = pO_2 nach Belastung
pCO_2(R) = pCO_2 in Ruhe
VK = Vitalkapazität (in % der Normalwerte nach.Baldwin u. Cournand)
Rt = Resistance
IGV = intrathorakales Gasvolumen
Compl. stat. = statische Compliance

Die Werte für die statische Kompliance lagen bei 3 von 5 Patienten im Norm-bzw. unteren Normbereich und waren bei 2 Patientinnen deutlich vermindert (Tabelle 2).

Die Ergebnisse der Lungenfunktionsanalyse zeigten bei 6 der 8 in den vergangenen Jahren und bei allen 1968 untersuchten Patienten keine Einschränkung der Vitalkapazität. Die Bestimmung der Resistance und des intrathorakalen Gasvolumens, die nur bei 5 Patienten der letzteren Gruppe vorgenommen wurde, ließ lediglich bei 2 Patientinnen eine leichte obstruktive Ventilationsstörung erkennen.

Diskussion

Die Zusammenstellung unserer Patienten mit primar vasculärer pulmonaler Hypertonie ergab eine auffällige Zunahme dieses Krankheitsbildes im Jahre 1968, wie dies auch von Gurtner u. Mitarb., Lang u. Mitarb. und Witek beobachtet wurde. Bemerkenswert war außerdem, daß es sich bei den 1968 beobachteten Kranken ausschließlich um Frauen handelte, bei denen eine mäßige bis mittelgradige Adipositas bestand und die ausnahmslos über 1 bis 7 Monate, in einem Fall sogar 2 Jahre lang, den Appetitzügler Aminorex-Fumarat eingenommen hatten. Während sich bei den bis 1967 und den im Jahre 1968 untersuchten Patienten kein signifikanter Unterschied hinsichtlich des Ausmaßes der pulmonalen Hypertonie ergab, fiel es jedoch auf, daß der Zeitraum zwischen dem Auftreten der ersten Beschwerden und der Klinikeinweisung bei letzteren Patienten mit durchschnittlich 14 Monaten deutlich kürzer war, als bei der früher untersuchten Gruppe mit 44 Monaten.

Hinsichtlich der Ursache der primär vasculären pulmonalen Hypertonie bei unseren Patienten können wir keine sichere Aussage machen. Nur bei einer Patientin war eine klinisch manifeste Lungenembolie aufgetreten, was natürlich

Mikroembolien, die als häufigste Ursache dieses Krankheitsbildes anzusehen sind, bei den übrigen Patienten selbstverständlich nicht ausschließen läßt. Operationen oder Entbindungen waren in beiden Gruppen gleich häufig verteilt.

Die offensichtliche Zunahme von Kranken mit primär vasculärer pulmonaler Hypertonie im Jahre 1968 und die Tatsache, daß sie alle den Appetitzügler Aminorex-Fumarat eingenommen hatten, wirft die Frage eines ursächlichen Zusammenhanges auf. Auf Grund unserer Untersuchungen können wir hierzu nichts Verbindliches aussagen. Da die Wirkungsweise der Appetitzügler bis heute noch nicht vollständig aufgeklärt ist, bleiben Diskussionen über ursächliche Beziehungen zwischen Aminorex-Fumarat und vasculärer pulmonaler Hypertonie noch hypothetisch. Erst eingehende pathologisch-anatomische und tierexperimentelle Untersuchungen können vielleicht diese Frage klären. In diesem Zusammenhang muß abschließend noch erwähnt werden, daß wir bei einer 36jährigen und einer 43jährigen Frau, die innerhalb von 2 bzw. $^3/_4$ Jahren annähernd 10 g bzw. 4 g Aminorex-Fumarat eingenommen hatten, eine pulmonale Hypertonie durch Herzkatheteruntersuchung ausschließen konnten.

Literatur

Gurtner, H. P., Gertsch, M., Salzmann, C., Scherrer, M., Stucki, P. und Wyss. F.: Schweiz. med. Wschr. 98, 1579 (1968). — Lang, E., Haupt, E. J., Köhler, J. A. und Schmidt, J.: Münch. med. Wschr. 111, 405 (1969). — Witek, F.: Diskussionsbemerkung. Lungenkreislauftagung, Bochum 1968.

STEIM, H., DEIBERT, K., LÖHR, G. W. und REINDELL, H. (Med. Univ.-Klinik Freiburg i. Br.): **Primäre pulmonale Hypertonie — ein Beitrag zur Häufigkeit und Ätiologie**

Seit der Publikation von Gurttner u. Mitarb. [5] über die Häufung vasculärer Formen des chronischen Cor pulmonale ist die sog. primäre pulmonale Hypertonie in den Mittelpunkt der kardiologischen Probleme gerückt.

Zeitliche Zusammenhänge mit der Einnahme von Menocil ließen kausale Rückschlüsse auf die Ätiologie von Veränderungen in der Lungenstrombahn aufkommen. Teilweise wurde sogar von einem neuartigen Krankheitsbild bei jüngeren Frauen gesprochen [11].

Unser Arbeitskreis, zusammen mit dem Pathologischen Institut der Universität Freiburg unter dem damaligen Direktor Prof. F. Büchner, hat schon 1959 bei einem Symposion in Freiburg die frühere Meinung über die gleichrangige Bedeutung von Lungenparenchymerkrankungen und Lungengefäßveränderungen in der Entstehung der pulmonalen Hypertonie in Frage gestellt. Bei parenchymatösen Erkrankungen (Fibrosen, Granulomatosen und Sarkoidosen) kann lange Jahre ein normaler Druck in der Arteria pulmonalis beobachtet werden. Verschiedene Autoren fordern eine Einengung der Lungenstrombahn auf zwei Drittel, bis der Druck über einen Grenzwert von 20 bis 25 mmHg ansteigt [4]. Dies entspricht bei einem Herzminutenvolumen von 4 bis 6 l einem vasculären Strömungswiderstand von etwa 150 dyn/sec cm^{-5}.

In dem Zeitabschnitt von 1956 bis 1964 fanden wir bei einem Krankengut von 43 Patienten mit chronischem Cor pulmonale 17 Fälle mit primärer Erkrankung der kleinen Lungengefäße [10]. Die klinisch diagnostizierten Fälle primärer Erkrankungen der Lungengefäße ohne Parenchymschädigung und ohne Ventilationsstörung fanden teilweise durch Obduktion ihre Bestätigung. Pathologisch-anatomisch zeigten sich lichtungseinengende Erkrankungen der Lungenarterien, 1. auf dem Boden von rezidivierenden Makro- und Mikroembolien, 2. durch Entarteriitis obliterans, 3. durch Panarteriitis nodosa und 4. durch Erkrankungen im venösen Abschnitt der Lungenstrombahn, der Endophlebitis obliterans. Zu

Tabelle 1. *Menocil und pulmonale Hypertonie*

Nr.	Name, Geschlecht, Alter	Gewichtsverlauf (kg)	Menocildosis	Mitteldruck Pulmonalarterie	EKG-Diagnose	EKG vorher	Lungenszintigramm	Phlebothrombose	Ovulationshemmer
1	M. G., ♀ 34	94— 76	1200	28	Re-typ, Linksschädigung	o.B.	Ø	Ø	ja
2	M. E., ♀, 45	72— 64	420	50	Re-typ, Re Verspätungskurve	o.B.	links Defekt	+	Ø
3	L. G., ♂, 45	90— 84	400	55	Re-typ inkompl. Re-block	o.B.	o.B.	+	nein
4	K. H., ♀, 29	70— 63	350	20	Zwischentyp, o.B.	o.B.	Ø	Ø	ja
5	K. M., ♀, 66	83— 77	300	15	Steiltyp; o. B.	o.B.	Ø	Ø	Ø
6	B. E., ♀, 43	78— 73	250	45	Re-typ, inkompl. Re-block	o.B.	Ø	Ø	ja
7	D. U., ♀, 29	86— 62	250	35	Re-typ inkompl. Re-block	o.B.	Ø	Ø	ja
8	J. K., ♂, 59	123—115	250	17	Li-typ, ST-Senkung li präc.	unbek.	Ø	Ø	Ø
9	M. G., ♀, 55	83— 76	250	15	Li-typ, o.B.	o.B.	Ø	Ø	nein
10	W. M., ♀, 42	71— 65	200	16	Li-typ, o.B.	o.B.	Ø	Ø	ja
11	H. E., ♀, 46	62— 55	120	20	Zwischentyp, St-Senkungen li präc.	o.B.	Ø	Ø	Ø
12	R. E., ♀, 45	100— 97	100	18	Li-typ, o.B.	o.B.	Ø	Ø	Ø
13	M. H., ♀, 27	109—105	80	15	Li-typ, o.B.	unbek.	Ø	Ø	Ø
14	Z. K., ♀, 44	72— 61	80	30	$S_1 S_2 S_3$ P-pulm.	o.B.	Ø	Ø	Ø
15	B. A., ♀, 52	87— 83	70	50	Re-typ, inkompl. Re-block	o.B.	rechtss. Defekt	+	Ø
16	Sch. A., ♀, 55	68— 66	60	65	Re-typ, inkompl. Re-block	o.B.	linkss. Defekt	Ø	Ø
17	G. T., ♀, 38	71— 69	60	15	Zwischentyp	o.B.	Ø	Ø	Ø

diesen Veränderungen traten im Verlauf der pulmonalen Hypertonie sog. „posthypertonische" Lungengefäßschädigungen hinzu, die dann als Arterio- bzw. als Arteriolosklerose der kleinen und mittleren Pulmonalarterien imponierten. Hämodynamisch wirken sich solche Veränderungen an den kleinen Gefäßen stärker aus als an den großen.

In dem von uns erwähnten Kollektiv von 17 Fällen befanden sich sechs Frauen im Alter von 19 bis 35 Jahren, die alle eine kurze Anamnese mit Initialsymptomen von Kurzatmigkeit, Müdigkeit, Leistungsminderung, pektanginösen Beschwerden und gelegentlich Schwindelgefühl hatten.

Um eine etwaige Häufung dieser Erkrankung in den letzten Jahren zu objektivieren, seien die Zahlen der Herzkatheteruntersuchungen von pulmonalen Hypertonien in den Jahren 1964 bis 1968 angegeben, bei denen wir auf Grund normaler Druckverhältnisse im linken Herzen wegen der Widerstandserhöhung im kleinen Kreislauf auf einen Lungengefäßprozeß schließen mußten. Während 1964 6 derartige Fälle beobachtet wurden, waren es 1968 10 Patienten. In diesem Zusammenhang sei auch erwähnt, daß wir im letzten Jahr häufig die Mikro-

Tabelle 2. *(Mittel-)Druckwerte in der Art. pulmonalis vor und nach Infusion mit 5 mg Aminorexbase (Menocil)*

	vor (mm Hg)		am Ende der Infusion (mm Hg)	1 Std nach Infusion (mm Hg)
1	19		21	23
2	17		17	18
3	22		27	22
4	14		15	13
5	21		23	18
6	16		17	19
7	37	(Mitralstenose)	45	43
8	20		24	23
9	15		21	19
10	24	(Endokardfibrose)	25	30

kathetermethode nach Grandjean eingesetzt haben, vor allem bei Patienten die eine EKG-Veränderung im Sinne einer Rechtsbelastung zeigten.

Auf Grund der Erörterungen über einen kausalen Zusammenhang zwischen Menocil und einer vasculären Form der pulmonalen Hypertonie untersuchten wir 17 Patienten, bei denen uns eine längerdauernde Menocilapplikation bekannt war (Tabelle 1).

Aus der Tabelle geht hervor, daß keine Übereinstimmung zunächst mit der Dosis von Menocil und den Veränderungen im kleinen Kreislauf vorhanden ist. Weiterhin ist bemerkenswert, daß einige Patienten mit hohem Pulmonalisdruck eindeutige Hinweise auf Phlebothrombosen bzw. im Szintigramm Aussparungen im Lungenfeld zeigten. Ferner ist in der Tabelle die etwaige Einnahme von Ovulationshemmern angeführt, denen bekanntlich eine Neigung zu Thrombosen nachgesagt wird. In Übereinstimmung mit anderen Autoren fanden sich in unserem Krankengut lediglich drei Patienten männlichen Geschlechtes.

Bei dem Wiener Symposion [7] über pulmonale Hypertonie wurden als ätiologische Faktoren auch direkte Einwirkungen auf die Gefäßmuskulatur diskutiert, die zu rezidivierenden Widerstandserhöhungen im kleinen Kreislauf führen und später zu einer eigenständigen pulmonalen Hypertonie beitragen würden. Erst neulich haben Chardonnens u. Mahaim [3] auf Grund der chemischen Strukturähnlichkeit von Aminorex, Adrenalin und Ephedrin eine direkte Einwirkung auf die Gefäßmuskulatur oder eine Stimulation der Vasoconstriction direkt über

Alpha-Receptoren oder intermediär auf den Sympathicus als Ursache der pulmonalen Hypertonie nach Appetitzügler postuliert.

Eigene Untersuchungen [12] mit 5 mg Aminorexbase (Menocil) in einer i.v. Infusion über $^1/_2$ Std zeigten keine verwertbaren Drucksteigerungen bzw. Druckveränderungen im Pulmonalisgebiet (Tabelle 2).

Ohnehin bleibt nach wie vor offen, ob es tatsächlich wie im großen Kreislauf auch im kleinen Kreislauf eine primäre, durch funktionelle Engerstellung der kleinen Lungenarterien hervorgerufene, genuine Hypertonie gibt. Auf Grund morphologischer Untersuchungen glauben Könn [8] und auch Meesen [9] funktionelle Faktoren bei der Entstehung der chronischen pulmonalen Hypertonie ablehnen zu können. Allerdings wird dazu von klinischer Seite immer wieder entgegengehalten, daß bei embolischem Verschluß eines mittleren Lungengefäßes wohl auf Grund reflektorischer Engerstellung des übrigen Lungenstrombettes erhebliche Druckanstiege im kleinen Kreislauf auftreten [4, 2].

Ätiologisch ließen bisher auch die morphologischen Untersuchungen von Lingulabiopsien bzw. Nadelbiopsien keine abweichenden Befunde von den bisher bekannten Bildern obstruierender Gefäßprozesse erkennen, wodurch die Annahme eines neuen Krankheitsbildes zunächst nicht gerechtfertigt erscheint.

Fibrinolytische Behandlungen ließen bisher nur bei einzelnen makroembolischen Prozessen eine Wiederherstellung der Lungenstrombahn erkennen, wie wir es im Lungenszintigramm nachweisen konnten. Vielleicht bringt uns die sog. Superfibrinolyse, wie sie Herr Winckelmann bei uns durchführt, weiter. Die Untersuchungen sind noch nicht abgeschlossen.

Eine Corticosteroidtherapie im Hinblick auf ein etwaig allergisches Geschehen hat bislang keine Reduzierung des Hochdruckes gebracht, wenn auch subjektive Besserung danach beobachtet wurde [5]. Selbst immunsuppressorische Substanzen sind unseres Wissens ohne Erfolg geblieben [1]. Deshalb bleibt die Therapie beschränkt auf die bisher bekannten gefäßerweiternden Mittel wie Theophyllinpräparate oder Sympathicolytika [2, 11]. Selbstverständlich bedarf es einer körperlichen Schonung und einer strengen Digitalisierung des rechtsbelasteten Herzens.

Zum Schluß seien die bisher bekannten ätiologischen Faktoren einer primären, vasculär bedingten Hypertonie angeführt:

Rezidivierende Makro- und Mikroembolien,

Endarteriitis obliterans,

Panarteriitis nodosa,

nekrotisierende Arteriolitis bei Schistosomiasis,

postpartale Hypertension,

in Verbindung mit portaler Hypertension,

in Verbindung mit Schlaf- und Fettsucht (sog. Pickwick-Syndrom),

bei familiärer Häufung (genetischer Defekt),

und schließlich bei ungenügender Rückbildung der fetalen Gefäßstruktur mit dicken Gefäßwänden und sehr enger Lichtung.

Schließlich erscheint uns bei der zusammenhängenden Betrachtung der Menocileinnahme und dem Auftreten von pulmonaler Hypertonie besonders bemerkenswert, daß sich in diesem Krankheitskollektiv vorwiegend Patienten über dem 40. Lebensjahr befinden, während wir bei jüngeren Patienten eine vasculäre Form der pulmonalen Hypertonie früher schon beobachten konnten [10].

Literatur

1. Bayer, O.: Pers. Mitteilung. — 2. Deibert, K.: Med. Klin. **16**, 761 (1969). — 3. Chardonnens, J. D., u. Mahaim, Ch.: Praxis 8, 236 (1969). — 4. Friedberg, Ch.: Erkrankungen des Herzens. Stuttgart: Thieme 1959. — 5. Gurttner, H. P.: Schweiz. med. Wschr. 98, 1695 (1968). — 6. Harmjanz, D.: Dtsch. med. Wschr. **93**, 2351 (1968). — 7. Kaindl, F.: Symposium Wien,

23. Nov. 1968 (im Druck). — 8. Könn, G.: Forum cardiolog. 1. Mannheim: Boehringer 1959. —
9. Kreislauf-Symposion: Med. Klin. 1959; Forum cardiolog. 1959. — 10. Reindell, H.: Arch.
Kreisl.-Forsch. 43, 3 (1964). — 11. Schwinghackl, H.: Dtsch. med. Wschr. 94, 639 (1969). —
12. Steim, H.: Disk.-Beitr. beim Symposion über primäre pulmonale Hypertonie, Wien 1968
(im Druck).

BEHRENBECK, D. W., SCHAEDE, A., GRENZMANN, M., HELLWIG, H., WAGNER,
J. und HILGER, H. H. (Med. Univ.-Klinik Bonn-Venusberg): Untersuchungen zur
Therapie der pulmonalen Hypertonie kardialer, pulmonaler und vasculärer Genese
mit wiederholten Druckmessungen in der Arteria pulmonalis

Wie die vorausgegangenen Berichte und andere Veröffentlichungen der letzten
Zeit von Köhler, Lang u. Schwingshackl zeigen, haben die Beobachtungen einer
pulmonalen Hypertonie insgesamt zugenommen. Der Anteil der sog. primären
pulmonalen Hypertonie, gemeint ist die nur vasculär bedingte Widerstandserhöhung im kleinen Kreislauf, ist dabei besonders groß. Dieser Umstand ist sicher
nicht zuletzt methodisch bedingt, da die aufwendige Rechtsherzsondierung bisher der Diagnostik der erworbenen oder angeborenen Herzfehler vorbehalten
blieb. Mit Einführung des Mikrokatheters zur Rechtsherzsondierung entfällt die
limitierende Indikation, so daß z. B. auch pulmonale Erkrankungen in die Untersuchungen der Hämodynamik im Lungenkreislauf einbezogen werden können
[4, 6 bis 8, 19].

In der heutigen Sitzung stand mehrfach die Ätiologie der pulmonalen Hypertonie im Mittelpunkt des Diskussion, ausgelöst durch mehrere Beobachtungen
einer möglicherweise medikamentös bedingten pulmonalen Hypertonie. Wir
möchten nun an Hand unserer Untersuchungsergebnisse Möglichkeiten einer
therapeutischen Beeinflussung der vasculär bedingten Widerstandserhöhung im
kleinen Kreislauf aufzeigen.

Alle bisherigen Versuche einer medikamentösen Drucksenkung im kleinen
Kreislauf scheiterten bisher, da die vasodilatierenden Effekte z. B. des Acetyl-
cholins [15, 22] und Alpha-Methyldopa [13] u. a. zu gering und flüchtig sind und
die Nebenwirkungen auf den Gesamtkreislauf eine höhere effektvollere Dosierung
oder Langzeitbehandlung inhibierten. Lediglich bei rezidivierenden Mikroembolien ist mehrfach erstmals von Wilcken der anhaltend drucksenkende Effekt einer
Anticoagulantientherapie nachgewiesen worden [21].

In der Kardiologie haben wir uns im Rahmen der Coronartherapie ausführlich
mit der hämodynamischen Wirkung des Nitroglycerins beschäftigt. Der therapeutische Effekt besteht bekanntlich in einer Reduzierung der von dem Myokard
geforderten Widerstandsarbeit durch Reduzierung des peripheren Widerstandes
bei gleichbleibendem Herzminutenvolumen [1, 3, 9, 10, 12, 20]. Das Nitroglycerin
wird daher von uns schon seit vielen Jahren als Test in der präoperativen Diagnostik der Mitralfehler angewandt, um zwischen einer reaktionsfähigen Gefäß-
muskelhypertrophie und einer Gefäßsklerose als Ursache einer zusätzlichen gefäßbedingten Widerstandserhöhung im kleinen Kreislauf zu unterscheiden [9, 11].

Eine Originalregistrierung zeigt den druckreduzierenden Effekt im kleinen Kreislauf für
das Nitroglycerin bei einer 41jährigen Patientin mit einer vasculär bedingten pulmonalen
Hypertonie. Der mittels eines Mikrokatheters gemessene Mitteldruck in der Arteria pulmonalis
sinkt nach einer längeren Vorperiode unter 1,6 mg Nitroglycerin sublingual von anfänglich
48 mm Hg in der 4. bis 8. min auf 35 mm Hg ab und zeigt nach der 10. min nur einen geringen
Wiederanstieg ohne innerhalb der 60minütigen Beobachtungszeit den Ausgangswert wieder
ganz zu erreichen.

In einer Untersuchungsreihe von 16 Patienten vorwiegend mit einem leichten bis mittel-
gradigen Mitralvitium wurde anläßlich einer Herzkatheteruntersuchung bei Katheterlage in
der Arteria pulmonalis fortlaufend der Druck in der Arteria pulmonalis, die arterio-venöse
Sauerstoffdifferenz zur Ermittlung des Herzminutenvolumens nach dem Fickschen Prinzip

sowie der Blutdruck nach Riva-Rocci und die Herzfrequenz aus dem registrierten Elektrokardiogramm in einer 10minütigen Vorperiode und über 30 min nach Applikation von 0,4 mg
Nitroglycerin sublingual in 2 min-Abständen ermittelt. Bei einem geringen in der Amplitude
eingeengten peripheren Blutdruck und wenig erhöhter Herzfrequenz ist der Druck in der
Arteria pulmonalis in der Zeit von der 2. bis 20. min nach Nitroglycerin deutlich gemindert.
Gleichzeitig ist das Herzminutenvolumen nur gering, jedoch nicht entsprechend kleiner, so
daß eine echte Abnahme des pulmonalen Gefäßwiderstandes resultiert.

In der Absicht, diesen günstigen therapeutischen Effekt des Nitroglycerins für die Behandlung der pulmonalen Hypertonie nutzbar zu machen, wurde bei 28 Patienten im Stadium der
kardialen Kompensation bzw. Rekompensation während einer Rechtsherzsondierung mit dem
Mikrokatheter nach Feststellung einer gefäßbedingten Widerstandserhöhung im kleinen
Kreislauf zunächst die akut einsetzende Wirkung einer reinen Sauerstoffatmung, der Applikation von Nitroglycerin, Theophyllin und Alupent geprüft. Fand sich eine Drucksenkung
und damit Variabilität des pulmonalen Gefäßwiderstandes, erhielten die Patienten über einen
längeren Zeitraum 12,5 mg Nitroglycerin in Retardform oder 60 mg Orciprenalin. Bei zwölf

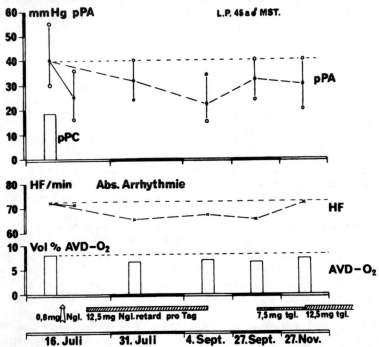

Abb. 1. Druck in der Arteria pulmonalis und im Pulmonal-Capillarbereich sowie Herzfrequenz und arterio-venöse
Sauerstoffdifferenz bei einem 45jährigen Patienten mit einem Mitralvitium und zusätzlich gefäßbedingter Widerstandserhöhung im kleinen Kreislauf vor und während einer Behandlung mit Nitroglycerin

Patienten wurde im Abstand von mehreren Wochen und Monaten z. T. mehrfach der Druck
in der Arteria pulmonalis mittels Mikrokatheter, zumeist in einer ambulanten Untersuchung
kontrolliert.

Die Abb. 1 zeigt den Druck in der Art. pulmonalis, die Herzfrequenz und die arterio-
venöse Sauerstoffdifferenz als Maß für das Herzminutenvolumen bei einem 45jährigen Patienten mit einem Mitralvitium und einer zusätzlichen gefäßbedingten Widerstandserhöhung im
kleinen Kreislauf, wie die auf 22 mm Hg erhöhte transpulmonale Druckdifferenz zeigt. Nachdem sich der Druck in der Art. pulmonalis akut durch Nitroglycerin von im Mittel 40 mm Hg
auf 25 mm Hg senken ließ, erhielt der Patient täglich 12,5 mg Nitroglycerin in Retardform.
Nach 14 Tagen war der Mitteldruck in der Art. pulmonalis bereits auf 32 mm Hg und nach
insgesamt 6 Wochen auf 22 mm Hg vermindert. Gleichzeitig normalisierte sich die Herzfrequenz und zeigte die arterio-venöse Sauerstoffdifferenz ein gering höheres Herzminutenvolumen an. Ein 3wöchiger Auslaßversuch zeigte einen Wiederanstieg des Pulmonalarteriendruckes auf 32 mm Hg. Nach erneuter Nitroglycerinbehandlung in einer geringeren täglichen
Dosierung fand sich wiederum eine Drucksenkung, so daß nunmehr keine zusätzliche gefäß-
bedingte Widerstandserhöhung im kleinen Kreislauf mehr angenommen werden muß. Dieser
Wert blieb auch bei weiteren Untersuchungen konstant. Subjektiv wurde gleichzeitig eine deut-

liche Besserung des Allgemeinzustandes und eine Normalisierung der Leistungsfähigkeit angegeben. Insgesamt fanden wir in sechs Fällen einer sekundären vasculären Widerstandserhöhung kardialer Ursache im kleinen Kreislauf eine deutliche Minderung der pulmonalen Hypertonie durch eine Langzeitbehandlung mit Nitroglycerin.

Bei fünf Patienten mit einer bronchopulmonalen Ursache der Hypertonie im kleinen Kreislauf zeigte sich eine durchschnittliche Senkung des Mitteldruckes von 29 mm Hg auf 21 mm Hg mit einer maximalen Senkung von 41 mm Hg auf 26 mm Hg.

Bei einer 41jährigen Patientin mit einer nur vasculär bedingten pulmonalen Hypertonie mit normalem Druck im linken Vorhof fand sich eine gute Reaktion auf Orciprenalin, von dem neben einer bronchospasmolytischen auch eine vasodilatierende und damit widerstandsvermindernde Wirkung im kleinen Kreislauf beobachtet wurde [5]. Wir führten daher eine Dauerbehandlung mit 60 mg Alupent pro Tag durch. 12 Wochen später war der Druck in der Art. pulmonalis von anfänglich 55 mm Hg auf 40 mm Hg reduziert. Bei halber Dosierung erfolgte ein erneuter Druckanstieg auf im Mittel 48 mm Hg.

Bei zwei weiteren 32- bzw. 36jährigen Patientinnen mit einer gefäßbedingten pulmonalen Widerstandserhöhung blieb nach Nitroglycerin die erwartete Senkung des auf etwa das Vierfache der Norm erhöhten Druckes in der Art. pulmonalis aus. Nach Orciprenalin und Theophyllin zeigten beide sogar eine Drucksteigerung bei gleichzeitiger Erhöhung der Herzfrequenz und der mittels der Farbstoffverdünnungsmethode bestimmten Herzminutenvolumens. Trotz dieses negativen Testergebnisses erhielten diese Patientinnen probeweise über 4 Wochen Nitroglycerin in der von uns gewählten Dosierung. Bei einer Kontrollmessung stellte sich dann in beiden Fällen eine deutliche Drucksenkung auf die Hälfte des Ausgangswertes heraus, während die Patientinnen eine spürbare Verminderung der Beschwerden angaben. Zwei der drei letztgenannten Fälle wiesen, wie auch vier andere Patientinnen, anamnestisch die Einnahme eines Appetitzüglers auf. Unsere Untersuchungen zeigen auch in diesen Fällen eine gute therapeutische Ansprechbarkeit auf Nitroglycerin bzw. Alupent, auch wenn ein negatives Testergebnis vorlag.

Für Nitroglycerin fand sich eine gute allgemeine Verträglichkeit. Nur 2 von 23 in der angegebenen Dosierung behandelten Patienten klagten über Kopfschmerzen, die in einem Fall zum Absetzen der Medikation zwangen. Die Patienten berichten nahezu übereinstimmend von einer subjektiven Besserung und Steigerung der Leistungsfähigkeit. Zusätzliche ergospirometrische Untersuchungen sollen in einer weiteren Untersuchungsreihe diese Beobachtung objektivieren.

Zusammenfassend zeigen unsere Untersuchungen eine Möglichkeit zur Behandlung der vasculär bedingten Widerstandserhöhung im kleinen Kreislauf unterschiedlicher Genese auf, wobei sich eine Verabreichung von Nitroglycerin in Retardform besonders günstig und problemlos erwies. Die von einigen Autoren [14, 17] in jüngster Zeit erwähnte Beschränkung auf eine symptomatische und eine im Hinblick auf das zu erwartende Rechtsherzversagen präventive Therapie der pulmonalen Hypertonie sollte durch eine druckreduzierende Medikation ergänzt werden. Diese sollte jedoch nur nach vorheriger Testung des einzelnen Patienten und regelmäßiger Überwachung der Druckverhältnisse im kleinen Kreislauf erfolgen.

Literatur

1. Behrenbeck, D. W.: Vergleichende Bestimmung des Herzminutenvolumens beim Menschen unter dem Einfluß von 0,4 mg Nitroglycerin mit Hilfe der ultraniederfrequenten indirekten Elongations-Ballistokardiographie und nach dem direkten Fickschen Prinzip. Inaugural Dissertation, Bonn 1963. — 2. Behrenbeck, D. W., u. Schaede, A.: Pharmakologische Untersuchungen zur Therapie der pulmonalen Hypertonie beim Menschen. Tagung dtsch. Ges. Lungen- und Atmungsforschung, Bochum, Dezember 1968. — 3. Brachfeld, N., Bozer, J., and Gorlin, R.: Circulation 19, 697 (1959). — 4. Bradley, R. A.: Lancet 1964 II, 941. — 5. Daum, S., Stiksa, J., Nikodymova, L., Peterle, A. und Svorik, C.: Arzneimittel-Forsch. 17, 565 (1967). — 6. Dotter, C. T., and Straube, K. R.: Amer. J. Roentgenol. 88, 27 (1962). — 7. Fife, W. D., and Lee, B. S.: J. appl. Physiol. 20, 148 (1965). — 8. Grandjean, T.: Un microtechnique du cathéterisme cardiaque droit practicable au lit du malade sans contrôle radioscopique. (im Druck). — 9. Hilger, H. H.: Reversible elevation of pulmonary vascular resistance in mitral stenosis. IV. Congress Cardiologicus Europaeus, Prague 1964. — 10. Hilger, H. H., u. Behrenbeck, D. W.: Vergleichende Messungen mit der ballistischen und der direkten Fickschen Methode über den Einfluß von Nitroglycerin auf das Herzminutenvolumen, S. 216. Proceeding of the 2nd European Symposium for Ballistocardiographie, Bonn 1961. — 11. Hilger, H. H., Schaede, A., Beverungen, W., and Geisler, P.: Verh. dtsch. Ges. Kreisl.-Forsch. 29,

304 (1963). — 12. Johnson, J. B., Gross, J. F., and Hale, W.: New Engl. J. Med. 257, 1114 (1957). — 13. Köhler, J. A., Tsagaris, T. J., Kuida, H., and Hecht, H. H.: Amer. J. Physiol 204, 987 (1963). — 14. Lang, E., Haupt, E. J., Köhler, J. A. und Schmidt, J.: Münch. med Wschr. 11, 405 (1969). — 15. Marshall, R. J., Helmholz, H. F., and Sheperd, J. F.: Circulation 20, 391 (1959). — 16. Schaede, A.: Die Therapie des chronischen cor pulmonale. Aus Chronische Bronchitis-Symposium, Bad Ems Febr. 1968. Stuttgart-New York: F. K. Schattauer, 1968. — 17. Schwingshackl, H., Amor, H. und Dienstl, F.: Dtsch. med. Wschr. 94, 639 (1969). — 18. Silove, E. D., and Grover, R. F.: J. clin. Invest. 47, 274 (1968). — 19. Vogel, J. H. K., Kelminson, L. L., and Cotton, E. K.: Amer. Heart J. 70, 429 (1965). — 20. Weiss, S., Wilkins, R. W., and Haynes, F. W.: J. clin. Invest. 16, 73 (1937). — 21. Wilcken, D. E. L., and Mac Kenzie, K. M.: Lancet 1960 II, 781. — 22. Wood, P.: Brit. Heart. J. 20. 557 (1958).

Aussprache

Herr HILGER, H. H. (Bonn):

Zu Herrn JAHRMÄRKER: Fanden sich in dem autoptisch bzw. bioptisch untersuchten Lungenparenchym evtl. unterschiedliche Veränderungen im Bereich der Media und Intima der kleinen Lungenarterien und -arteriolen in Relation zum klinischen Befund und der therapeutischen Beeinflußbarkeit der pulmonalen Hypertension? Es ist zu vermuten, daß die von uns in einigen Fällen unter Nitroglycerinmedikation beobachtete partielle funktionelle Reversibilität des Gefäßwiderstands nur über eine Beeinflussung des Tonus der Muskularis bei Mediahypertrophie bzw. -hyperplasie zu erklären ist, während eine Intimafibrose bzw. fibrinoide Durchsetzung aller Gefäßschichten dadurch nicht zu beeinflussen wäre; hier könnte allenfalls eine Corticosteroidmedikation im Frühstadium von Nutzen sein. Lassen Ihre Befunde eine zeitliche Folge von Muskularis- und Intimaveränderungen erkennen, oder waren stets alle Gefäßwandschichten pathologisch verändert, gegebenenfalls in welchem Stadium der Erkrankung?

Herr KALTENBACH, M. (Frankfurt a. M.):

Zu Herrn BEHRENBECK: Die Mitteilung einer experimentell belegten therapeutischen Möglichkeit erscheint mir für praktisch-klinische Belange außerordentlich begrüßenswert. Die Ergebnisse werden durch das Verhalten im Auslaßverusch besonders überzeugend.

Ich möchte nach dem verwendeten Nitroglycerinderivat fragen. Von der Behandlung der Angina pectoris wissen wir ja, daß Sorbitnitrat (Isoket) als Depotpräparat die überzeugendsten Effekte zeigt.

Herr DENGLER, H. J. (Gießen):

Zusammen mit den Herren Eichelbaum u. Hengstmann untersuchen wir z. Z. in unserem Laboratorium die Verteilung der Appetitzügler im Organismus. Dabei fanden wir, daß z. B. Chlorphentamin in der Lunge erheblich angereichert wird. Die in ihr gemessenen Konzentrationen betragen bis zum 150fachen des Plasmaspiegels. Sie sind auch wesentlich größer als der Gehalt in der Muskulatur oder im Fettgewebe. Auffallend ist auch die lange Verweildauer im Organismus. Wenngleich es zweifellos auch viele andere Pharmaka gibt, die in der Lunge in hoher Konzentration vorliegen und noch nie mit der pulmonalen Hypertonie in Zusammenhang gebracht wurden, erscheint uns doch die Klärung der Frage wichtig, ob zwischen dieser Anreicherung der Appetitzügler in der Lunge und dem vermuteten Zusammenhang mit der pulmonalen Hypertonie eine Beziehung besteht. Dies erscheint uns auch deswegen wichtig, weil wir in der Arteria pulmonalis des Hundes einen hohen Gehalt an Noradrenalin (mehrere µg/g) gemessen haben, der es sehr wahrscheinlich macht, daß diese Gefäßprovinz sehr reichlich sympathisch innerviert ist.

Herr JAHRMÄRKER (Schlußwort):

Zur Terminologie: Die Bezeichnung primär vasculäre pulmonale Hypertonie wurde gebraucht, um gegenüber den sekundären Lungengefäßveränderungen abzugrenzen, die bei allen Formen von pulmonaler Hypertonie im Verlauf der Erkrankung auftreten. — Zur Frage einer Zunahme der Fälle: Die eigene Beobachtungszahl erlaubt hierzu keine endgültige Aussage, jedoch sind die gleichsinnigen Beobachtungen an verschiedenen Stellen ein wesentlicher Hinweis. Unsere Beobachtungen sind auch nicht abhängig von der Katheterfrequenz, sondern die Fälle drängten sich auf Grund des schweren klinischen Bildes auf. — Zur Frage eines Zusammenhanges mit Appetitzüglern: Die wesentlichen Argumente hierfür wurden von Gurtner u. Mitarb. geliefert, die eine starke Zunahme primär vasculärer pulmonaler Hypertonien mit kurzer Anamnese ohne Thromboemboliebefund, aber mit vorausgegangener Menocileinnahme beobachteten. Wenn nur wenige Personen erkranken, muß jedoch eine besondere individuelle Bereitschaft oder latente Vorerkrankung zugrunde liegen, worauf in unserem Beitrag näher eingegangen wurde. Da man eine solche individuelle Disposition bisher nicht voraussagen kann, muß aber einem jeden derartigen Risiko aus dem Wege gegangen werden.

Auch das Zusammentreffen mehrerer Noxen ist dabei in Erwägung zu ziehen. Irreversibilität und Circulus vitiosus sind kennzeichnend für fortgeschrittene Fälle von pulmonaler Hypertonie, hinsichtlich Frühfällen läßt unsere letzte Fallbeobachtung aber doch eine Besserung möglich erscheinen. — Zum histologischen Ablauf: Eine sichere Aussage über den histologischen Ablauf ist noch nicht möglich, im erwähnten Fall schienen eher die Intimaveränderungen am Anfang zu stehen.

Herr BEHRENBECK (Bonn):

Zu Herrn KALTENBACH: Für die Prüfung einer Nitroglycerinwirkung auf eine vasculäre Widerstandserhöhung im kleinen Kreislauf wurde während der Herzkatheteruntersuchungen 0,8 mg eines sublingual wirkenden Präparates in Zerbeißkapseln mit Sofortwirkung verabreicht. Für die Langzeitbehandlung erhielten die Patienten ein Nitroglycerinpräparat, bei dem 2,5 mg des gleichen Wirkstoffes in kleinen Kunststoff-Pellets in einer magenlöslichen Kapsel enthalten sind. Der Wirkstoff wird innerhalb von etwa 12 Std im Magen-Darmtrakt durch Diffusion freigegeben. Wenn bis zu fünf solcher mit Pellets gefüllten Kapseln pro Tag gegeben werden, wird dadurch eine anhaltende Wirkung erzielt. Es sei nochmals darauf hingewiesen, daß das Nitroglycerin als zusätzliche therapeutische Maßnahme zu der bisher üblichen Medikation für die Behandlung einer pulmonalen Hypertonie eingesetzt werden sollte, wenn sich durch Katheteruntersuchung eine Wirkung nachweisen ließ.

BURCK, H.-CHR. (Med. Univ.-Klinik Tübingen): **Klinische Bedeutung und Meßtechnik des Elektrolytgehaltes durchschnittlicher einzelner Erythrocyten* ***

Die Ergebnisse der klinisch-chemischen Analyse von Serum und Plasma werden in der Regel auf Volumeneinheiten (Litersystem) bezogen. Im Gegensatz dazu hat sich für Blutzellen — mit Ausnahme des Hämoglobingehaltes und ihrer Anzahl im Blut — die Zellzahl als Bezugssystem bewährt (z. B. Enzymaktivitäten pro 10^{11} Zellen). Dadurch sind die Resultate unabhängig vom Hämatokrit und berücksichtigen das Volumen der einzelnen Zelle. Diese Vorteile wurden für die Erythrocytenelektrolyte bisher nicht ausgenutzt, da die Konzentration auf Liter oder Kilogramm bezogen wird. Aus diesem Grunde fehlen Angaben über den Ionengehalt eines einzelnen Erythrocyten.

Bei dem bisher üblichen Bestimmungsverfahren nach Riecker (1957, Riecker u. v. Bubnoff, 1958, 1959), das von zahlreichen Arbeitskreisen übernommen wurde (Gessler, 1960, 1961, 1962, 1963; Losse u. Mitarb., 1960, 1966; Hänze u. Hiller, 1963; Herbinger, 1964; Gessler u. Planz, 1965; Schröder u. Wetzels, 1966; Dürr, 1967; Wessels u. Junge-Hülsing, 1967; Wessels u. Losse, 1967; Siebert u. Mitarb., 1968; Zumkley, 1967, 1969; Zumkley u. Schürmeyer, 1968), handelt es sich um eine globale Bestimmung des Kationengehaltes der Erythrocyten im Sediment des heparinisierten Vollblutes, also in einem Gemenge, in dem es mehrere Variable gibt. Dies dürfte der wesentliche Grund für die mehr als 100% erreichende Schwankung der Normwerte verschiedener Arbeitsgruppen sein (Kessler u. Mitarb., 1961 und Gross, 1965, mit höchstem, Solomon, 1952, mit niedrigstem Wert), wodurch ein Zahlenvergleich untereinander unmöglich ist.

Mit einer Verbesserung der Bestimmungsmethode sollten vor allem zwei Variable ausgeschaltet werden: 1. Der Kationengehalt von 1 kg Erythrocyten kann trotz der Konzentrationszunahme der Einzelzelle konstant erscheinen, wenn eine Volumenzunahme der Zellen damit verbunden war; nur die Konzentrationsangabe der Einzelzelle kann solche Schwankungen widerspiegeln. 2. Im Erythrocytensediment des zentrifugierten Vollblutes bleibt auf Grund der Zellform und des Widerstandes gegen ein lückenloses Zusammenpacken der Zellen ein intercellulärer Plasmarest: das „eingefangene Plasma". Rückschlüsse aus einer Untersuchung von Furth (1956) und eigene Resultate von Riecker u. v. Bubnoff (1958) wurden von ihnen so interpretiert, daß infolge der geringen Größe und der Konstanz des

* Mit Unterstützung durch die Deutsche Forschungsgemeinschaft und technischer Mitarbeit von Frl. Ulrike Kretschmann.
** Herrn Prof. Dr. H. Netter, Kiel, zum 70. Geburtstag in dankbarer Verbundenheit gewidmet.

447

eingefangenen Plasmas der mittlere Fehler bei Vergleichsuntersuchungen nur 0,44 Vol.-% betrage (Riecker u. v. Bubnoff, 1959).

Daß das eingefangene Plasma vernachlässigt werden kann, haben wir bereits in theoretischen Erwägungen besonders für die Natriumwerte in Frage gestellt (Burck, 1969). Denn mit jedem Prozent Plasma im Sediment liegt der Natriumgehalt bei der Globalbestimmungsmethode um etwa 1,33 mval/l höher, was nicht tolerabel ist, da wir experimentell zeigen konnten, daß die Menge des eingefangenen Plasma in identischen Proben in demselben Analysengang zwischen 5,3 und 12,6% schwanken kann. In analoger Weise konnten wir in einem Diagramm die

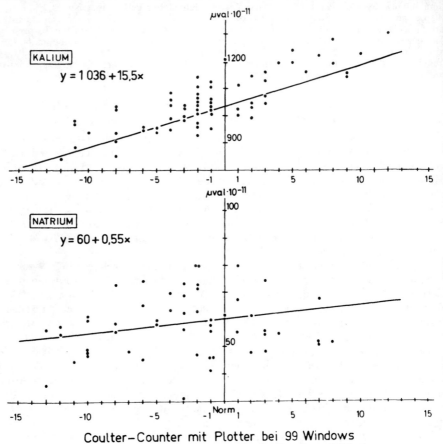

Coulter–Counter mit Plotter bei 99 Windows

Abb. 1. Regression von Kationengehalt von Einzelerythrocyten und Zellvolumen

Abhängigkeit des Erythrocytengehaltes durch wechselnde Natriumkonzentrationen des Plasmas darstellen (Burck, 1969).

Unsere verbesserte Methode (s. Einzelheiten bei Burck, 1969) bestimmt zwei zusätzliche Größen: mit Hilfe einer Isotopenverdünnungsanalyse wird das eingefangene Plasma erfaßt; in derselben plasmahaltigen Sedimentprobe, die dem sorgfältig gemischten Gesamtsediment entnommen worden war, wird die Erythrocytenzahl im mg ermittelt und um den Plasmafehler korrigiert. Das quantitativ extracelluläre Verbleiben des als Tracer dienenden [51]Chrom-Äthylendiamin-Tetraacetat (^{51}Cr-EDTA)[1] ist experimentell von uns nachgewiesen worden.

[1] Ein Teil des ^{51}Cr-EDTA wurde dankenswerterweise von der Fa. Hoechst kostenlos zur Verfügung gestellt.

Nach unseren Messungen schwankt bei dieser Methode — als Folge der Mischung des gesamten Sedimentes — bei der wegen der Zellzählung mit 3000 g im bisher als sinnvoll erachteten Bereich liegenden Sedimentationsrate bei idenischen Proben die Größe des eingefangenen Plasma zwischen 5,3 und 12,6%. Schon dies erklärt, daß unsere Normwerte wesentlich niedriger liegen als bisherige Angaben: Na^+ 6,2 $\pm$ 0,12 mval/kg, K^+ 87,0 $\pm$ 0,45 mval pro kg, Mg^+ 4,2 $\pm$ 0,09 mval/kg. Dagegen stimmen die Werte ohne Korrektur des Plasmafehlers gut mit den bisher bekannten Zahlen überein: Na^+ 16,4 mval/kg, K^+ 82,8 mval/kg. Die Standardabweichung für zehn Proben desselben Spenders liegt mit der neuen Methode für Kalium bei 1,3%, für Natrium bei 1,7%.

Durch die Bestimmung der Zellzahl im Sediment kann die Kationenkonzentration des durchschnittlichen einzelnen Erythrocyten angegeben werden: Na^+ 67,6 $\pm$ 2,21 $\mu val \cdot 10^{-11}$, K^+ 942 $\pm$ 7,8 $\mu val \cdot 10^{-11}$, Mg^+ 45,9 $\pm$ 1,04 $\mu val \cdot 10^{-11}$. Der Quotient der intracellulären Elektrolyte — K/Na — ist dabei in engen Grenzen konstant (14,6 $\pm$ 2,9). Nimmt man an, daß große Zellen einen höheren Elektrolytgehalt haben als Mikrocyten, dann müßte man bei normalem Quotienten (K/Na) durch den Elektrolytgehalt einen Hinweis auf das Zellvolumen erhalten. Abb. 1 setzt den Kationengehalt des Einzelerythrocyten in Beziehung zum mittleren Erythrocytenvolumen, welches durch Volumenverteilungskurven durch relative Kanalverschiebung des Peak gegenüber einer Kontrollperson gemeinsam mit

Tabelle. *Geschlechtsdifferenz bei Erythrocyten-Elektrolyten* (^{51}Cr-$EDTA$-*Methode*)

	n	mval/kg Na	K	$\mu val \cdot 10^{-11}$ Na	K	Ery/mg	K/Na
Männer	20	6,8	85,6	71,3	904	9,45	12,7
t		2,66	0,68	1,54	1,91	0,16	2,55
p		< 0,01	< 0,25	< 0,10	< 0,05	< 0,45	< 0,01
Frauen	20	6,0	86,7	65.9	954	9,15	14,5

Wechselberger bestimmt worden war. Läßt man die noch umstrittenen technischen Einschränkungen der Volumenanalyse mit Hilfe des Coulter-Counter außer acht (Thom, 1969), so deuten die Regressionsgeraden auf eine Beziehung zwischen Volumen und Kationengehalt des Erythrocyten hin. Umgekehrt lassen sich bei Kenntnis des Zellvolumens an Hand der Abb. 1 leichter Schlüsse auf eine Störung des intracellulären Elektrolytgehaltes ziehen.

In einem zweiten Anwendungsbeispiel dieser Bestimmungsmethode (vgl. Tabelle) ergibt sich bei Vergleich von männlichen mit weiblichen Gesunden ein signifikanter Unterschied im Natriumgehalt der roten Zellen, während die K^+-Konzentration nicht verschieden ist.

Mit dieser Methode haben sich auch andere Resultate ergeben bei der Bestimmung der Erythrocytenelektrolyte vor, während und nach Hämodialyse im Rahmen der chronischen intermittierenden Dialyse. Im Gegensatz zu Gessler (1961), Schröder u. Wetzels (1966), Dürr (1967) und Siebert u. Mitarb. (1968) war nach unseren Bestimmungen (Burck u. Bundschu, 1969) der Natriumgehalt vor der Dialyse von 25 Kontrollen nicht verschieden, nahm unter der extrakorporalen Dialyse etwas'zu und war aber auch nachher von den Kontrollwerten statistisch nicht zu unterscheiden. Wie bei anderen Untersuchern ist der K-Gehalt niedriger und der Mg-Gehalt signifikant erhöht (Hänze u. Hiller, 1963).

Wenn man bedenkt, daß in unserer Klinik im Rahmen von rund 2000 Blutserumuntersuchungen an jedem Arbeitstag etwa 2 bis 3 kg abzentrifugierter Erythrocyten achtlos verworfen werden, so sind die Erythrocyten das Aschenputtel des klinisch-chemischen Labors. Das inzwischen etwas abgeebbte Interesse für die Erythrocytenelektrolyte sollte durch methodische Fortschritte wieder gesteigert werden.

Literatur

Burck, H. C.: Klin. Wschr. 47, (1969) (im Druck). — Burck, H. C., u. Bundschu, H. D.: Aktuelle Probleme der Dialysierverfahren und der Niereninsuffizienz. Dittrich, P. v., u. Kopp, K. F., Hrsg. Friedberg: Bindernagel 1969. — Dürr, F.: Med. Habil. Schrift, Tübingen 1967. — Furth, F. W.: J. Lab. clin. Med. 48, 421 (1956). — Gessler, U.: Verh. dtsch. Ges. inn. Med. 66, 868 (1960); — Klin. Wschr. 39, 232 (1961); — Z. klin. Chem. 1, 79 (1963); — Z. Kreisl.-Forsch. 51, 177 (1962). — Gessler, U., u. Planz, K.: Arch. klin. Med. 210, 284 (1965). — Gross, W.: Med. Habil. Schrift, Würzburg 1965. — Hänze, S., u. Hiller, W.: Klin. Wschr. 41, 1055 (1963). — Herbinger, W.: Wien. klin. Wschr. 76, 131 (1964). — Kessler, E., Levy, M. R., and Allen, R. L.: J. Lab. clin. Med. 57, 32 (1961). — Losse, H., Wehmeyer, H. und Wessels, F.: Klin. Wschr. 38, 393 (1960). — Losse, H., Zumkley, H. und Wehmeyer, H.: Z. Kreisl.-Forsch. 55, 113 (1966). — Riecker, G.: Klin. Wschr. 35, 1158 (1957); 41, 184 (1963). — Riecker, G., u. Bubnoff, M. v.: Klin. Wschr. 36, 556 (1958); — Z. ges. exp. Med. 132, 102 (1959); — Klin. Wschr. 37, 18 (1959). — Schröder, E., u. Wetzels, E.: Aktuelle Probleme der Hämodialysen und der chronischen Niereninsuffizienz. Dittrich, P. v., Hrsg. München: Urban u. Schwarzenberg 1966. — Siebert, H. G., Müller, W. P. und Zimmermann, D.: Aktuelle Probleme der Dialyseverfahren und der Niereninsuffizienz. Dittrich P. v., u. Kopp, K. F., Hrsg. Friedberg: Bindernagel 1968. — Solomon, A. D.: J. gen. Physiol. 36, 57 (1952). — Thom, R.: Dtsch. med. Wschr. 94, 617 (1969). — Wessels, F., u. Losse, H.: Klin. Wschr. 45, 850 (1967). — Wessels, F., u. Junge-Hülsing, G.: Med. Welt N.F. 18, 3027 (1967). — Zumkley, H.: Diagnostik 2, 13 (1969); — Z. Kreisl.-Forsch. 56, 678 (1967). — Zumkley, H., u. Schürmeyer, E.: Z. klin. Chem. 4, 350 (1968).

BLUME, K. G., HOFFBAUER, R. W., LÖHR, G. W. und RÜDIGER, H. W. (Med. Univ.-Klinik Freiburg i. Br.): **Genetische und biochemische Aspekte der Pyruvatkinase menschlicher Erythrocyten (EC 2.7.1.40)**

Mit der kongenitalen, nichtsphärocytären hämolytischen Anämie bei Pyruvatkinase-(PK)-Mangel beschrieben 1961 Tanaka u. Mitarb. [10] den ersten und zugleich häufigsten Enzymdefekt in der Glykolyse des Erythrocyten. In den letzten Jahren sind aus vielen Teilen der Welt mehr als 100 weitere Beobachtungen dieses Krankheitsbildes mitgeteilt worden. Ein Vergleich der Untersuchungen der einzelnen Autoren zeigt, daß Divergenzen bezüglich der klinischen, biochemischen und genetischen Daten bestehen, was auf die Heterogenität dieser Erkrankung hinweist.

Wir versuchen, durch genetische und biochemische Untersuchungen Befunde zu erlangen, die einen Vergleich der einzelnen, voneinander abweichenden Typen des PK-Mangels ermöglichen.

Um einen Anhalt über die Häufigkeit der Erkrankung zu erhalten, führten wir eine populationsgenetische Untersuchung durch, in der wir bei 214 unausgelesenen deutschen Probanden das Merkmal: „Erythrocytenpyruvatkinaseaktivität" bestimmt wurde [3]: die Genfrequenz für das mutierte Allel liegt bei 0,007, die Häufigkeit in der Bevölkerung auf Grund des Hardy-Weinbergschen Gesetzes unter Annahme eines genetischen Gleichgewichts und fehlender Selektion beträgt 0,005%.

Schon nach den ersten Untersuchungen von Tanaka et al. [10] war ein autosomal recessiver Erbgang des Leidens anzunehmen, was später — von wenigen Ausnahmen abgesehen — bestätigt wurde. Auch in den von uns untersuchten Familien H/S und M. liegt diese Vererbungsform vor (s. Abb. 1).

Durch Hochspannungselektrophorese auf Celluloseacetatfolien [7] und durch Niedervoltelektrophorese in Stärkegel [11] kann die normale Erythrocyten-PK in mindestens zwei enzymatisch aktive Komponenten getrennt werden, die unterschiedliche Wanderungsgeschwindigkeiten (s. Abb. 1) und auch verschiedene biochemische Eigenschaften (s. u.) aufweisen. Im Falle der beiden homocygoten Merkmalsträger (II$_3$-H/S.) und II$_5$-M.) fehlte jeweils die PK-I oder die PK-II-

Fraktion. Voraussetzung für eine solche Untersuchung ist eine leukocytenfreie Präparation, die durch Baumwollfiltration der ACD-Proben nach Busch [4] gewonnen werden kann. Die Enzymfärbung auf den Pherogrammen erfolgt in einer gekoppelten PK-LDH-Reaktion [12].

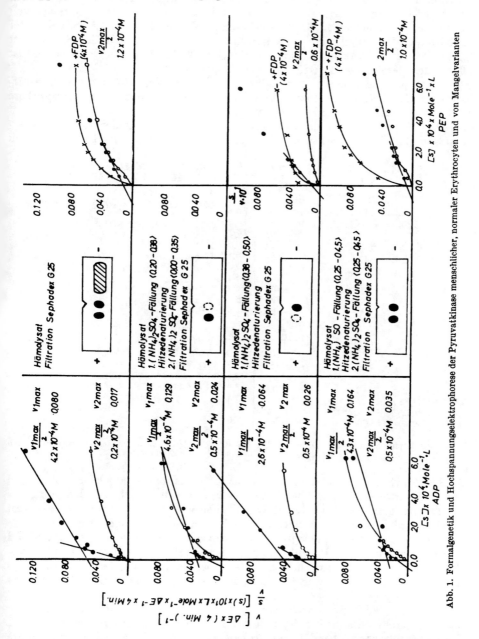

Abb. 1. Formalgenetik und Hochspannungselektrophorese der Pyruvatkinase menschlicher, normaler Erythrocyten und von Mangelvarianten

Aus Normalhämolysaten lassen sich durch Dextran-Gelfiltration über Sephadex G 200 mehrere enzymatisch aktive, molekular unterschiedliche Fraktionen trennen, die überwiegend als Oligomere eines Monomers mit einem Molekulargewicht von 59 000 aufgefaßt werden können, unter anderem ein Tetramer mit einem

Molekulargewicht von 234 000 [2]. Zum Vergleich sei erwähnt, daß das Tetramer der Muskel-PK ein MG von 237 000 aufweist [9].

Die enzymatische Aktivität der PK ist nicht nur abhängig von den Konzentrationen des Proteins und der Substrate PEP, Pyruvat, ADP und ATP, sondern auch von Kalium-, Natrium-, Magnesium-, Calcium-, Kupfer-, Phosphationen und Fructose-1,6-Diphosphat (FDP) sowie einer Reihe anderer, nicht bekannter Effektoren. Die Erythrocyten-Pyruvatkinase wird durch FDP im Sinne einer „feed-foreward"-Reaktion allosterisch aktiviert [2, 6a]. Der Aktivierungseffekt ist bis in den Bereich von 1×10^{-8} M zu verfolgen.

Substrate und Modulatoren haben z. T. durch Veränderung der Quartärstruktur Einfluß auf die Enzymaktivität, teilweise ist auch die Enzymsynthese selbst eine Funktion ihrer Konzentrationen.

Die wechselseitige Beziehung von PEP, ATP, FDP in der Pyruvatkinasereaktion kommt z. B. darin zum Ausdruck, daß die „feed back"-Hemmung durch

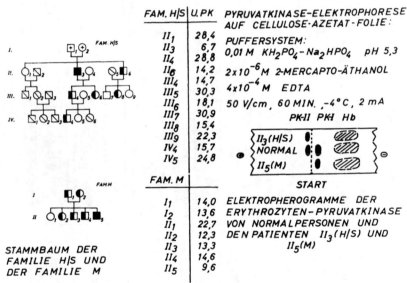

Abb. 2. Elektropherogramme und ADP- sowie PEP-Kinetiken der Pyruvatkinase im Rohhämolysat sowie nach Anreicherung aus normalen menschlichen Erythrocyten

ATP ($k_1 = 1,2 \times 10^{-3}$ M) durch Zusatz bzw. Vorinkubation mit FDP (5×10^{-4} M) um den Faktor 4 verändert wird ($k_1 = 4,8 \times 10^{-3}$ M). Auch die Hemmung der PK-Reaktion im Erythrocyten durch Kupferionen ($CuSO_4$ $2,5 \times 10^{-5}$ M) wird durch Vorinkubation des Enzyms mit FDP (5×10^{-4} M) aufgehoben.

Die Kenntnis der physiologischen Substrate und Ionen im Erythrocyten sind wegen der gegenseitigen Beeinflussung für den Vergleich von in vitro- und in vivo-Umsatz an Substrat erforderlich; z. B. fand sich beim Probanden II_3 der Familie H/S (s. Abb. 1) ein gegenüber der Normalperson 15fach höherer Gehalt an FDP in den Erythrocyten [2].

Da *erstens* bei Anwesenheit einer Reihe von Effektoren in der Elutionslösung während der Filtration über Sephadex G 200 und im Elektrophoresepuffer beim Normalhämolysat und bei dem des Probanden II_3 der Familie H/S der molekulare Status und die Wanderung im elektrischen Feld sich nicht wesentlich ändern und *zweitens* die — mit über Sephadex G 25 filtrierten Hämolysaten — erhaltenen PEP- und ADP-Sättigungskurven für mindestens zwei kinetisch unabhängige Fraktionen sprechen, erscheinen Quartärstrukturunterschiede als Ursache für die Existenz der zwei Elektrophoresebanden unwahrscheinlich. Sie sind wohl als verschiedene Genprodukte aufzufassen, für die autosomale Genloci verantwortlich sind.

Ein Vergleich der mit ADP und PEP erhaltenen Kinetiken bei Normalhämolysaten und bei dem Probanden II_3 der Familie H/S (s. Abb. 1) macht wahrscheinlich, daß ein unterschiedliches Verhältnis der beiden Enzymkomponenten für die Aktivitätsdifferenz verantwortlich ist [2].

Wir haben begonnen, die Enzymkomponenten aus Normalhämolysaten anzureichern, sie voneinander zu trennen und näher zu charakterisieren. Unsere Aufarbeitung zeigt gegenüber den Anreicherungen anderer Autoren [1, 5, 6, 8] eine höhere Ausbeute, nämlich bei einer 2500fachen Anreicherung eine Ausbeute von 50%. Fraktioniert man ein über Sephadex G 100 gewonnenes Filtrat in den Grenzen von 20 bis 38% Sättigung und von 38 bis 50% Sättigung Ammoniumsulfat, so erreicht man jeweils eine relative Anreicherung der einen oder der anderen elektrophoretisch unterschiedlichen Enzymkomponente.

In der Abb. 2 sind Kinetiken und Elektropherogramme der auf entsprechende Weise erhaltenen Fraktionen zusammengestellt. Aus sämtlichen Kinetiken geht die Heterogenität hervor und aus den Sättigungskurven mit PEP läßt sich die bekannte Aktivierung durch FDP erkennen.

Es findet sich eine relative Anreicherung der einen Fraktion mit den niedrigen Affinitäten gegenüber ADP und PEP im Bereich von 20 bis 38% Sättigung und der anderen Fraktion mit den höheren Substrataffinitäten zwischen 38 bis 50% Ammoniumsulfatsättigung. Die erste Fraktion entspricht dem Isoenzym PK-I, das von Bigley et al. [1] beschrieben wurde, der in menschlichen Geweben drei Isozyme unterscheidet, aber im Erythrocyten nur diese PK-I findet. Erst die weitere Isolierung und Charakterisierung der normalen Erythrocyten-Pyruvatkinase und der Vergleich mit den verschiedenen Mangelträgerenzymen wird die Aussage ermöglichen, ob nur quantitative oder auch qualitative Unterschiede der Pyruvatkinase vorliegen.

Literatur

1. Bigley, R. H., Stenzel, P., Jones, R. T., Campos, J. O., and Koler, R. D.: Enzym. biol. clin. 9, 10 (1968). — 2. Blume. K. G., Hoffbauer, R. W., Löhr, G. W. und Rüdiger, H. W.: Arch. klin. Med. (1969) (im Druck). — 3. Blume, K. G., Löhr, G. W. Praetsch, O., Rüdiger, H. W. und Wendt, G. G.: Hum. Genet. 7, 261 (1968). — 4. Busch, D., u. Pelz, K.: Klin. Wschr. 44, 983 (1966). — 5. Dubin, J. C., et Bernard, S.: Clin. chim. Acta 16, 63 (1967). — 6. Ibsen, K. H., Schiller, K. W., and Venn-Watson, E. A.: Arch. Biochem. 128, 583 (1968). — 6a. Koler, R. D., and Vanbellinghen, P.: Advanc. Enzymol. Reg. 6, 127 (1968). — 7. Löhr, G. W.: International symposium on hereditary disorders of erythrocyte metabolism. Duarte/California, Proceedings edited by Beutler, E., p. 243. New York and London: Grune and Stratton. — 8. Prager, M. D., and Whigham, W. R.: Biochim. biophys. Acta (Amst.) 132, 181 (1967). — 9. Steinmetz, M. A., and Deal, W. C.: Biochem. J. 5, 1399 (1966). — 10. Tanaka, K. R., Valentine, W. N., and Miwa, S.: Blood 18, 784 (1961). — 11. Townes, P. L.: International symposium on hereditary disorders of erythrocyte metabolism. Duarte/California. Proceedings edited by Beutler, E., p. 259. New York and London: Grune and Stratton. — 12. von Fellenberg, R., Richterich, R. und Aebi, H.: Enzym. biol. clin. 3, 240 (1963).

MOSER, K., POHL, A. und DEUTSCH, E. (I. Med. Univ.-Klinik Wien): **Phosphatidstoffwechsel der Erythrocytenmembran**

Es ist bekannt, daß biologische Membranen eine große Vielfalt von Lipidbestandteilen haben, die eine stark unterschiedliche Zusammensetzung aufweisen. Für die betreffende Grenzfläche ist das Verhältnis der Lipide zueinander von funktioneller Bedeutung. Veränderungen der molekularen Architektur der Membranen sind natürlich mit Unterschieden im Aufbau oder Stoffwechsel ihrer Lipide verbunden.

Um eine Antwort auf die vielen sich aufdrängenden Fragen über Struktur und Funktion der Erythrocytenmembran zu erhalten, ist es notwendig, detaillierte

Kenntnisse über die Zusammensetzung, Struktur und über die dynamischen Verhältnisse der Membranlipide zu erlangen.

Die hämolytischen Anämien können wir biochemisch nach intracellulären Enzymdefekten, nach der pathologischen Zusammensetzung des Hämoglobins und nach Störung der Erythrocytenmembran klassifizieren (Moser, 1969). Ein fundamentales Verständnis der Pathogenese dieser Krankheiten erfordert jedoch Einblick in die molekulare Struktur und den Stoffwechsel der geschädigten Grenzfläche.

Zu den wesentlichen Aufbauelementen der Membran gehören Lipide, Proteine, Ionen und Wasser. Es herrscht heute weitgehend Einigkeit über die Lipidzusammensetzung von menschlichen roten Blutzellen (Rouser u. Mitarb., 1968). Phospholipide, freies Cholesterin und Glykolipide sind die nachgewiesenen Verbindungsklassen.

Die Phosphatide sind durch ihren Aufbau aus einem apolaren, hydrophoben Fettsäureanteil und einem polaren, hydrophilen Zwitterion als Lösungsvermittler

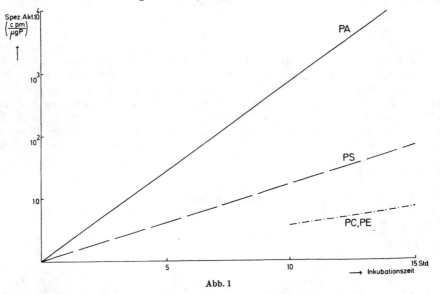

Abb. 1

für hydrophobe Stoffe im Cytoplasma und darüber hinaus möglicherweise noch für die Halterung und Aktivierung membrangebundener Enzyme von Bedeutung.

Wir haben nach Erprobung der gebräuchlichen Methoden der Phosphatidfraktionierung, deren Trennvermögen uns nicht voll befriedigte, ein eigenes Fließmittelgemisch für die Dünnschichtchromatographie der Phospholipide entwickelt.

Zur quantitativen Erfassung der wichtigsten Erythrocytenphospholipide wird der nach Rose u. Oklander (1965) hergestellte Extrakt einer zweidimensionalen Dünnschichtchromatographie unterworfen. Die Entwicklung in der ersten Dimension erfolgt in einem sauren Fließmittel aus 1,2-Dichloräthan/Methanol/iso-Butanol/Eisessig/Wasser (45+30+15+5+5 v/v), in der zweiten Dimension verwenden wir ein ammoniakalisches Gemisch aus 1,2-Dichloräthan/Methanol/iso-Butanol/30% Ammoniak (45+30+15+10 v/v) (Pohl u. Moser, 1968). Dabei gelingt die Auftrennung von Lysolecithin, Sphingomyelin, Lecithin, Phosphatidylinositol, Phosphatidylserin, Phosphatidyläthanolamin, Phosphatidsäure und einer noch nicht identifizierten, ninhydrinpositiven Nebenfraktion neben Glykolipiden und Cholesterin. Aus der Gegenüberstellung von eindimensionaler Auftrennung im sauren Fließmittel und dem zweidimensionalen Chromatogramm erkennt man die unbedingte Überlegenheit der letzteren Trennung. Die Quantifizierung der Phosphatide erfolgt in den durch Schaben gewonnenen Flecken mit einer modifizierten Phosphorbestimmung nach Gerlach u. Deuticke (1963).

Die herrschende Schulmeinung (van Deenen u. de Gier, 1964; Reed, 1968) postuliert, daß in keines der vier Hauptphosphatide der Membran zirkulierender Erythrocyten anorganischer Phosphor-32 eingebaut werden kann.

In diesen Verbindungen existiert die Phosphatgruppe als Diester im Inneren des Moleküls. Eine nachweisbare Aufnahme markierten Orthophosphats würde also auf enzymatischen Abbau und Wiederaufbau des Lipids, mit anderen Worten: einen Stoffwechsel, hinweisen. Es wird jedoch allgemein angenommen, daß der

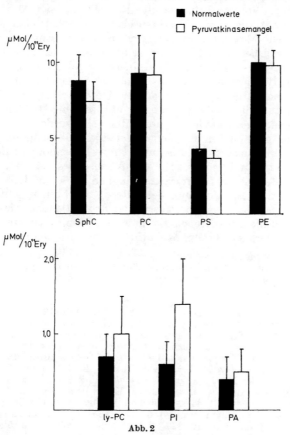

Abb. 2

reife, kernlose Erythrocyt die Fähigkeit zur Phosphatidsynthese eingebüßt hat. Im Gegensatz dazu fanden jedoch Jacob, 1966 und Jacob u. Karnovsky, 1967, einen meßbaren Einbau radioaktiv markierten, anorganischen Phosphats in die „sauren" Membranphosphatide Phosphatidlyserin und Phosphatidsäure, der im Phosphatidylserin aus roten Blutzellen von an hereditärer Sphärocytose erkrankten Patienten auf das Zweifache erhöht war.

Paysant-Diament und Polonovski (1960) wiesen gleichfalls einen Einbau in verschiedene Phosphatide, vor allem in Phosphatidsäure und Lecithin, nach Grossmann u. Mitarb. (1966) gelang der Nachweis einer signifikanten Markierung von Phosphatidyläthanolamin mit radioaktivem Orthophosphat.

Diese z. T. heftig umstrittenen Befunde (Jacob, 1968) dienten uns als Anregung zu eigenen Untersuchungen. Wir versuchten zu klären, ob nun den Phospholipiden eine rein strukturelle Funktion zukommt oder ob wir in den reifen Erythrocyten auch einen Stoffwechsel der Phosphatide nachweisen können.

Untersucht wurden gewaschene Erythrocyten von gesunden, jungen, frei willigen Spendern, die in Humanalbuminpuffer resuspendiert waren und mit radio aktivem, trägerfreiem Orthophosphat (5 µCi/ml) bei 37 °C inkubiert wurden Nach Extraktion und zweidimensionaler dünnschichtchromatographischer Auf trennung der Phospholipide wurden die einzelnen Flecken von der Platte geschabt und ihre Aktivität in einem Flüssigkeitsszintillationszähler Packard Tri-Carb Modell 3375, bestimmt. Den dabei tatsächlich beobachteten Einbau radioaktiven Phosphors in Phosphatidsäure, Phosphatidylserin und bei langer Inkubations dauer auch in Lecithin und Phosphatidyläthanolamin zeigt Abb. 1.

Aufbauend auf diese rein methodischen, grundlegenden Untersuchungen wurden ebensolche Messungen an intraerythrocytären Enzymmangelträgern be gonnen, worüber bisher in der Literatur nichts bekannt ist. Dabei konnte bei einem Patienten mit nachgewiesenem Pyruvatkinasemangel wohl bei der quantitativen Phospholipidanalyse eine signifikante Erhöhung des Phosphatidylinositolgehalts (Abb. 2) gefunden werden, jedoch ergab die Untersuchung des Phosphatidstoff wechsels keine auffälligen Veränderungen, ebensowenig wie bei einem Fall von G-6-PDH-Mangel, der ebenfalls von uns untersucht wurde.

Die von uns gewonnenen Ergebnisse erlauben die Schlußfolgerung, daß im Gegensatz zur herrschenden Schulmeinung einige Phospholipide der menschlichen Erythrocytenmembran durchaus einen Stoffwechsel besitzen, der über den reinen Austausch von Fettsäuren (Oliveira u. Vaughan, 1964; Mulder u. van Deenen, 1965) oder ganzen Phospholipidmolekeln (Reed, 1968) hinausgeht.

Gestützt auf das hohe Auflösungsvermögen der von uns entwickelten Analysen methode konnten die umstrittenen Befunde von Jacob nicht nur verifiziert, son dern auch auf andere Membranphosphatide ausgedehnt werden.

Wir danken der International Atomic Energy Agency und besonders Herrn Dr. F. Antoni für die Überlassung eines Arbeitsplatzes im Laboratorium Seibersdorf der IAEA. Für gewis senhafte technische Mithilfe danken wir Frl. Eva Blechschmidt.

Literatur

Gerlach, E., u. Deuticke, B.: Biochem. Z. **337**, 477—479 (1963). — Grossmann, C. M., Horky, J., and Kohn, R.: Arch. Biochem. Biophys. **117**, 18—27 (1966). — Jacob, H. S.: Amer. J. Med. **41**, 734—743 (1966); — Disordered red cell membrane physiology in the pathogenesis of hereditary spherocytosis. Metabolism and membrane permeability of erythrocytes and thrombocytes. I. Intern. Symp. Vienna 1968, pp. 157—164. Stuttgart: Thieme 1968. — Jacob, H. S., and Karnovsky, M. L.: J. clin. Invest. **46**, 173—185 (1967). — Moser, K.: Stoffwechselstörungen der Erythrocyten als Ursache klinischer Krankheitsbilder. Stuttgart-New York: F. K. Schattauer 1969. — Mulder, E., and van Deenen, L. L. M.: Biochim. biophys. Acta (Amst.) **106**, 106 (1965); — Biochim. biophys. Acta **106**, 348 (1965). — Oliveira, M. M., and Vaughan, M.: J. Lipid Res. **5**, 156—162 (1964). — Paysant-Diament, M. et Polo novski, J.: Bull. Soc. Chim. Biol. **42**, 337—350 (1960). — Pohl, A., u. Moser, K.: Erythro zytenphospholipide. Stoffwechsel und Membranpermeabilität von Erythrozyten und Thrombo zyten. I. Intern. Symp. Wien 1968, pp. 357—360. Stuttgart: Thieme 1968. — Reed, C. F.: J. clin. Invest. **47**, 749—760 (1968). — Rose, H. G., and Oklander, M.: J. Lipid Res. **6**, 428—431 (1965). — Rouser, G., Nelson, G. J., and Fleischer, S.: Lipid composition of animal cell membranes, organelles and organs, pp. 5—70, Chapter 2. In: Chapman, D., Ed., Biological Membranes. New York: Academic Press 1968. — van Deenen, L. L. M., and de Gier, J.: Chemical composition and metabolism of lipids in red cells of various animal species. In: Bishop, C., and Surgenor, D. M., Eds., The Red Blood Cell. New York: Academic Press 1964.

Wolters, H.-G. (Med. Klinik u. Poliklinik der FU Berlin): **Beziehungen zwischen Erythropoetin und erythropoetisch wirksamen Faktoren in Leber-, Milz-, Haut- und Muskelgewebe**

Erythropoetin ist die zentrale erythropoese-regulierende Substanz, die durch Einwirkung eines in der Niere produzierten Vorfaktors auf Plasmaproteine entsteht. Die Resterythropoese nach Nephrektomie und Zustände mit gesteigerter roter Blutbildung ohne nachweisbare Anämie sind aber mit den bisher bekannten physiologischen Zusammenhängen zwischen Sauerstofftransport, Erythropoetinbildung, Knochenmarkaktivität und Erythropoetinverbrauch nicht zu erklären (Übersicht bei Remmele, 1968).

Es gibt Hinweise für eine Stimulierung der Erythropoese durch Extrakte von Leber, Milz, Muskel und Gehirn. Mehrere experimentelle Beobachtungen sprechen für eine Erythropoetinentstehung geringen Ausmaßes auch in der Leber (Reissmann u. Nomura, 1962). Die Beziehungen zwischen Milzfunktion und Erythropoetin sind noch weitgehend unbekannt (Remmele, 1963).

Die vorliegende Untersuchung sollte Aussagen über das Vorkommen von spezifischen erythropoetisch wirksamen Faktoren in Leber-, Milz-, Haut- und Muskelgewebe und ihr mögliches Zusammenwirken mit Erythropoetin gestatten.

Methodik

Erythropoetinreicher Plasmaextrakt wurde von Kaninchen, die durch Phenylhydracingabe anämisiert worden waren, modifiziert nach den Angaben von Keighley u. a. (1960) gewonnen (KEp). Den gleichen Tieren und unbehandelten Kaninchen wurden sofort nach dem Entbluten Leber, Milz, Extremitätenmuskulatur und Teile von Bauch- und Rückenhaut entnommen.

Die Organe wurden tiefgefroren, jeweils frisch Homogenate zubereitet und gefriergetrocknet. Vom Hautgewebe wurde ausschließlich Preßsaft verwendet. Aus allen Organen wurden durch 60- und 80%ige Alkoholfällung Eiweißfraktionen hergestellt.

Die Homogenate und Extrakte wurden a) allein, b) nach $^1/_2$stündiger Vorinkubation mit normalem Kaninchenplasma und c) gleichzeitig mit erythropoetinreichem Kaninchenplasmaextrakt verabfolgt und auf ihre Wirksamkeit geprüft.

Als Testmethode diente die prozentuale Aufnahme von ^{59}Fe in zirkulierenden Erythrocyten (ICR) bei hungernden männlichen Ratten des Stammes AW 49, modifiziert nach der Beschreibung von Fried u. a. (1957).

Die Organpräparationen allein wurden auch bei normal ernährten Ratten untersucht.

Kontrolltieren wurde Kochsalzlösung injiziert, als Standard wurde $CoCl_2 \times 6\,H_2O$ in der Größenordnung von 5 bis 15 µMol verwendet.

Zusätzliche Beurteilungskriterien waren bei allen Versuchen Reticulocytenzahl und Hämatokrit.

Ergebnisse

Die Tabelle zeigt den ^{59}Fe-Einbau nach Gabe von jeweils 2 mg Trockensubstanz der Homogenate aller vier Organe von anämisierten und normalen Kaninchen. Die zugehörigen KEp-Referenzen und NaCl-Kontrollen sind in den ersten beiden waagerechten Spalten dargestellt. Die Homogenate beeinflussen die Erythropoese in keiner Richtung, gemessen an der Fe-ICR hungernder und normal ernährter Ratten. Signifikante Abweichungen ergaben sich auch nicht bei Reticulocytenzahlen und Hämatokrit.

In dem gewählten Dosisbereich von 1 bis 10 mg Trockengewicht war auch keine Änderung der Erythropoese bei allen Alkoholfraktionen festzustellen. 1 mg Trockengewicht entspricht bei Milz ca. 80 mg, bei Leber ca. 150 mg, bei Haut ca. 130 mg und bei Muskulatur ca. 200 mg Feuchtgewicht.

Hautpreßsaft normaler Tiere ergab bei Applikation von mehr als 4 mg Trockensubstanz eine gegen die Kontrollgruppe statistisch signifikante Steigerung der Erythropoese. Die Spezifität des Effektes war nicht durch eine Dosis-Wirkungsbeziehung zu sichern.

Die Abbildung demonstriert die Regressionsgeraden nach gleichzeitiger Verabreichung von KEp und der 80%igen Alkoholfraktion von Milzhomogenaten normaler und anämisierter Kaninchen im Vergleich zu KEp allein. Die herabgesetzte Eisen-Einbaurate in Erythrocyten bei Hinzufügen der Normal-Milzfraktion ist deutlich erkennbar. Milzextrakt anämisierter Tiere bleibt ohne Wirkung auf die

Tabelle. *Wirkung von Organhomogenaten (Dosis ≙ 2 mg Trockensubstanz) anämisierter Kaninchen auf die Erythropoese von normal ernährten und hungernden Ratten, KEp = erythropoetinreicher Kaninchenplasmaextrakt*

Material	^{59}Fe ICR (%)			
	Hungernde Testtiere		Normal ernährte Testtiere	
KEp (2 mg)	17,4 ± 1,26	18,4 ± 0,27	33,2 ± 4,01	
NaCl	11,2 ± 0,83	6,3 ± 2,71	34,4 ± 3,36	34,6 ± 3,19
Haut — normal	8,8 ± 2,06		31,9 ± 3,72	
Haut — anämisch	6,2 ± 2,28		33,3 ± 3,61	
Muskel — normal	8,4 ± 2,07		35,7 ± 2,98	
Muskel — anämisch	8,9 ± 1,01			32,8 ± 3,27
Leber — normal	11,2 ± 2,14		32,9 ± 3,03	
Leber — anämisch		6,6 ± 3,85		35,1 ± 3,66
Milz — normal	14,9 ± 3,50		33,8 ± 3,53	
Milz — anämisch		8,8 ± 2,54		32,6 ± 3,29

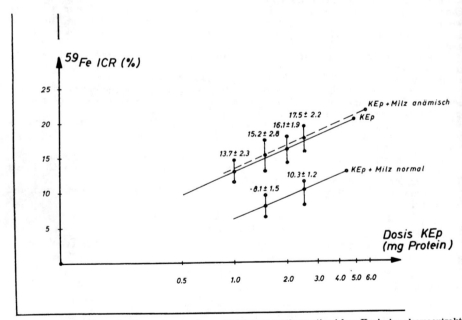

Abb. 1. Log. Dosiswirkung der Regressionsgeraden nach Gabe von erythropoetinreichem Kaninchenplasmaextrakt (KEp) allein und nach gemeinsamer Applikation mit der 80%igen Alkoholfraktion von Milzhomogenaten normaler und anämisierter Kaninchen

Erythropoesestimulierung durch KEp. Hämatokrit und Reticulocyten steigen nach KEp allein statistisch signifikant an, nach kombinierter Gabe mit normalem Milzextrakt nicht.

Bei Verwendung der Homogenate war der gleiche Befund festzustellen, wegen der großen Streuung der Einzelwerte bei diesem Material aber nicht im t-Test zu sichern. Die Ergebnisse mit anderen Alkoholfraktionen waren nicht eindeutig.

Die Steigerung der Erythropoese durch eine bestimmte Menge KEp war auch verringert bei gleichzeitiger Gabe der 80%igen Alkoholfraktion von normaler Kaninchenleber. Die Wirkungsminderung war weniger ausgeprägt als im Parallelversuch mit Milzextrakt.

Homogenate und Alkoholfraktionen von Muskel- und Hautgewebe blieben ohne Einfluß auf die Wirksamkeit von KEp.

Die Vorinkubation der Organpräparationen mit normalem Kaninchenplasma hatte mit einer Ausnahme keine Änderung der Werte ohne Vorbehandlung zur Folge. Nur Leberhomogenat anämisierter Kaninchen stimulierte nach Vorinkubation die rote Blutbildung in Abhängigkeit von der Menge des Homogenates. Eine Beziehung zur verwendeten Plasmadosis war nicht ersichtlich. Das Ergebnis war mit den Alkoholfraktionen des gleichen Organes nicht sicher zu reproduzieren.

Diskussion

Der fehlende Einfluß von Organhomogenaten und ihren Aufarbeitungen auf die Erythropoese in der gewählten Versuchsanordnung ist unter folgenden Gesichtspunkten zu betrachten:

a) einer optimalen Erythropoesestimulation der Spendertiere, von der die Konzentration evtl. zu findender Regulationsfaktoren abhängt,

b) einer geeigneten Vorbehandlung der Empfängertiere, die den Nachweis erythropoetischer Faktoren gestattet,

c) einer Verarbeitung des Untersuchungsmaterials, die eine Zertörung solcher Substanzen vermeidet, aber möglicherweise antagonistisch wirksame Faktoren trennt.

Gordon u. a. (1958) konnten in Leber, Milz und Muskulatur neben anderen Organen von anämisierten Kaninchen keine Wirkung auf die rote Blutbildung von normalen Ratten feststellen. Dagegen wurde von Rambach u. a. (1961) eine gesteigerte ^{59}Fe-ICR bei dehydrierten Ratten nach Gabe von Leber-, Milz- und Muskelhomogenaten normaler Ratten beobachtet. Leber- und Milzextrakte normaler Schweine steigerten dosisabhängig den Eiseneinbau hungernder Ratten nach den Angaben von Zangheri u. a. (1962). Leber- und Milzextrakte normaler Ratten verursachten einen Anstieg der Reticulocyten bei normalen Mäusen ohne Änderung von Hämatokrit und Erythrocytenzahl (de Franciscis u. a., 1965). Auch Hautextrakte, wenn die entnommene Hautregion vorher mit Häminextrakten injiziert wurde, zeigten erythropoetische Aktivität mit einer dem Erythropoetin vergleichbaren Dosiswirkungskurve bei hungernden Ratten.

In den eigenen Versuchen war durch die Verwendung normaler und hochgradig anämisierter Spendertiere eine Voraussetzung für den Nachweis erythropoesewirksamer Faktoren erfüllt.

Hungernde Ratten als Testtiere entsprachen der Methode bei den zitierten positiven Ergebnissen. Die injizierten Extrakte hatten bei den anderen Autoren unterschiedliche Reinheitsgrade, z. T. wurden höhere Dosen eingesetzt. Es fehlen aber Angaben über eine Dosiswirkungsbeziehung mit Ausnahme der häminvorbehandelten Hautextrakte.

Nach unseren bisherigen Ergebnissen läßt sich ein erythropoesestimulierender Einfluß der untersuchten Organpräparationen allein nicht bestätigen. Sinnvoll erscheint eine weitere Testung der Organe nach Auftrennung in subcelluläre Fraktionen.

Die deutlich verringerte Wirkung von KEp auf den Eiseneinbau bei Zugabe von normalem Milzextrakt spricht für eine direkte Hemmung von Erythropoetin oder die Herabsetzung der Stammzellenempfindlichkeit für Erythropoetin beim Normaltier. Nach Anämisierung ist dieser Effekt nicht zu beobachten. Alle Untersuchungen mit splenektomierten Tieren, auch unter Einbeziehung von Aderlässen

(Ruhenstroth-Bauer u. Maier, 1951; Remmele, 1963) und Sauerstoffmangel (Piliero u. Medici, 1961), bei denen sich eine unbeeinträchtigte Regeneration der Erythropoese zeigte, stehen dieser Deutung daher nicht entgegen. Eigene Untersuchungen (Wolters u. Bauer, 1968) über eine gleich gute Erythropoetinwirkung bei splenektomierten Ratten sind ebenfalls kein Widerspruch, weil auch im Hungerzustand die Bildung des Milzfaktors unterbleiben könnte.

Keighley (1962) stellte einen vergleichbaren Abfall der Aktivität injizierten Erythropoetins bei einer splenektomierten Ratte wie bei nichtoperierten Tieren fest, aber die Stimulation der endogenen Erythropoetinproduktion durch den operativen Blutverlust blieb unberücksichtigt. Aus einer ähnlichen Versuchsanordnung bei Kaninchen wurde dagegen von Marinone u. Meduri (1959) auf eine Inaktivierung von Erythropoetin durch die Milz geschlossen.

Für das Vorhandensein erythropoesehemmender Faktoren gibt es weitere experimentelle Belege. Steinberg u. a. (1959, 1965) fanden in normalem menschlichem Serum verschiedene hämatopoeseregulierende Faktoren, darunter auch ein sog. Erythropenin. Plasma, das von Menschen nach der Rückkehr aus großen Höhen gewonnen wurde, verringerte bei Ratten die Erythropoese (Reynafarje u. a., 1964). Von hypertransfundierten Schafen, Kaninchen und Mäusen konnten Whitcomb u. Moore (1965) Plasmafiltrate gewinnen, die die stimulierende Wirkung von Erythropoetinpräparaten und die ^{59}Fe-ICR in normalen Mäusen blockierten.

Die Fähigkeit der Leber, Erythropoetin zu inaktivieren oder zu metabolisieren, ist nach Befunden von Prentice u. Mirand (1957) an Ratten mit tetrachlorkohlenstoffgeschädigten Lebern und aus den Perfusionsversuchen von Burke u. Morse (1962) bekannt.

Im Zusammenhang mit den genannten Literaturangaben lassen unsere Ergebnisse die Interpretation zu, daß unter physiologischen Bedingungen eine in der Milz vorkommende Substanz bremsend in die Regulation der Erythropoese durch Erythropoetin eingreift.

Die festgestellte erythropoesesteigernde Wirkung von Leberhomogenat anämisierter Kaninchen nach Vorinkubation mit Plasma entspricht einer Beobachtung von Penington (1962), der allerdings neben Leber- auch Milzextrakte von Schweinen, Hunden und Ratten nach Plasmainkubation an hungernden und polycythämischen Testtieren gering erythropoetisch wirksamer fand als die unbehandelten Extrakte.

Bisher herrscht bei aller Übereinstimmung über die Beteiligung der Leber an der Erythropoetinproduktion keine Klarheit darüber, ob hier auch ein Vorfaktor vergleichbar dem „renalen erythropoetischen Faktor" (Contrera u. Gordon, 1966) gebildet wird, der dann Plasmaproteine aktiviert. Es steht auch nicht fest, ob die Leber an der Erythropoetinbildung nur als Antwort auf erythropoetische Reize teilnimmt. Unsere letztgenannten Ergebnisse lassen eine Deutung im Sinne dieser beiden Annahmen zu, beweisen sie aber nicht hinreichend.

Literatur

Burke, W. T., and Morse, B. S.: Erythropoiesis, p. 111. Eds. Jacobson, L. O., and Doyle, M. New York-London: Grune and Stratton 1962. — Contrera, J. F., and Gordon, A. S.: Science 152, 653 (1966). — De Franciscis, P., de Bella, G., and Cifaldi, S.: Science 150, 1832 (1965). — Fried, W., Plazk, L. F., Jacobson, L. O., and Goldwasser, E.: Proc. Sox. exp. Biol. (N.Y.) 94, 237 (1957). — Gordon, A. S., Piliero, S. J., Medici, P. T., Siegel, C. D., and Tannenbaum, M.: Proc. Soc. exp. Biol. (N.Y.) 92, 598 (1958). — Keighley, G.: Erthropoiesis, p. 106. Eds., Jacobson, L. O., and Doyle, M. New York-London: Grune and Stratton 1962. — Keighley, G., Lowy, P. H., Borsook, H., Goldwasser, E., Gordon, A. S., Prentice, T. C., Rambach, W. A., Stohlman, F., and van Dyke, D. C.: Blood 16, 1424 (1960). — Marinone, G., e Meduri, D.: Haematologica 44, 101 (1959). — Penington, D. G.: Erythropoiesis, p. 102. Jacobson, L. O., and Doyle, M., Eds. New York-London: Grune and Stratton 1962. — Piliero, S. J., and Medici, P. T.: Acta haemat. (Basel) 25, 220 (1961). — Prentice, T. C., and

Mirand, E. A.: Proc. Soc. exp. Biol. (N.Y.) **95**, 231 (1957). — Rambach, W. A., Alt, H. L., and Cooper, J. A. D.: Proc. Soc. exp. Biol. (N.Y.) **108**, 793 (1961). — Reissmann, K. R., and Nomura, T.: Erythropoiesis, p. 71. Jacobson, L. O., and Doyle, M., Eds. New York-London: Grune and Stratton 1962. — Remmele, W.: Verh. dtsch. Ges. inn. Med. **74**, 80 (1968); — Die humorale Steuerung der Erythropoiese. Berlin-Göttingen-Heidelberg: Springer 1963. — Reynafarje, C., Ramos, J., Faura, J., and Villavicencio, D.: Proc. Soc. exp. Biol. (N.Y.) **116**, 649 (1964). — Ruhenstroth-Bauer, G., u. Maier, H.: Naunyn-Schmiedebergs Arch. exp. Path. Pharmak. **214**, 464 (1951). — Steinberg, B., Cheng, F. H. F., and Martin, R. A.: Acta haemat. (Basel) **33**, 279 (1965). — Steinberg, B., Dietz, A. A., and Atamer, M. A.: Arch. Path. **67**, 496 (1959). — Whitcomb, W. H., and Moore, M. Z.: J. Lab. clin. Med. **66**, 641 (1965). — Wolters, H.-G., u. Bauer, M.: Verh. dtsch. Ges. inn. Med. **74**, 619 (1968). — Zangheri, E. O., Suarez, J. R. E., Fernandez, F. O., Campana, H., Silva, J. C., and Ponce, F. E.: Nature (Lond.) **194** 938 (1962).

MUNDSCHENK, H., FISCHER, J. (I. Med. Univ.-Klinik u. Poliklinik) und MAINZER, K. (II. Med. Univ.-Klinik u. Poliklinik Mainz): Über die Anwendung einer neuen Methode der Porphyrinanalyse bei einem Fall von schwerer therapieresistenter Anämie

Die Analyse der in Urin und Faeces ausgeschiedenen Porphyrine gestattet wichtige Einblicke in den Ablauf der Hämsynthese, die sich vorwiegend in den Erythroblasten des Knochenmarks sowie in der Leber vollzieht. Zur Beschreibung des Reaktionsablaufes in der Hämsynthesekette müssen die als Zwischenstufen auftretenden Porphyrine sowohl bezüglich des Decarboxylierungsgrades als auch hinsichtlich des Isomerentyps identifiziert werden. Zur Trennung und Identifikation der einzelnen Porphyrine stehen derzeit zahlreiche papierchromatographische [4, 5, 7], dünnschichtchromatographische [6, 8], säulenchromatographische [1] und hochspannungselektrophoretische [2] Verfahren zur Verfügung.

Die in pathologischen Fällen aus dem Urin isolierten Porphyringemische sind jedoch bisweilen außerordentlich komplex. Eine Auftrennung mit den üblichen analytischen Methoden wird bisweilen dadurch eingeschränkt, daß deren Trennvermögen nicht mehr ausreichend ist. Eine Identifikation der auftretenden Fraktionen wird oft dadurch erschwert, daß charakteristische Kenndaten (Schmelzpunkt, R_f-Werte u. a.) von reinen Bezugssubstanzen nicht vorliegen, bzw. deren Bestimmung, wegen zu geringer Konzentration der isolierten Verbindungen, nicht möglich ist.

In der vorliegenden Untersuchung wird über eine im eigenen Labor entwickelte Methode berichtet, mit der, wie in einem aktuellen Fall einer hyporegenerativen Anämie demonstriert, die Zerlegung sehr komplexer Porphyringemische noch durchgeführt werden kann.

Methodik

Zur Auftrennung der Porphyrine wird deren abgestuftes Verhalten im Extraktionssystem Tri-n-butylphosphat/Phosphatpuffer (A) bzw. Tri-n-butylphosphat/1 N Salzsäure (B) ausgenutzt [9 bis 12]. Die Trennungen werden auf chromatographischen Säulen hoher Bodenzahl durchgeführt, die mit Hostaflonpulver (Korngröße: 50 bis 100 μ), das mit dem Extraktionsmittel Tri-n-butylphosphat (TBP) imprägniert wurde, gefüllt sind. Während bei der Elution mit M15 Na_2HPO_4 — M/15 KH_2PO_4-Pufferlösung im pH-Gradienten eine Fraktionierung der Hämpräkursoren entsprechend des Decarboxylierungsgrades erfolgt, können bei Verwendung von 1N HCl als Elutionsmittel auf der gleichen Säule die Isomere der einzelnen Porphyrine (Ausnahme: Coproporphyrin) aufgetrennt werden.

Zur Zerlegung der komplexen Porphyringemische wird eine weitgehend automatisierte Versuchsanordnung verwendet, die Trennung und quantitative Bestimmung in einem Arbeitsgang durchzuführen gestattet [9 bis 12]. Die aus der Trennsäule austretende Elutionslösung wird durch die Durchflußküvette eines Spektralphotometers geleitet, wo die Transmission in der Soretbande gemessen und mit einem Potentiometerschreiber fortlaufend registriert wird. Aus der Fläche der registrierten Elutionspeaks kann, nach vorangegangener Eichung der Versuchsanordnung, die in der Probe vorliegende Porphyrinmenge bestimmt werden.

Bei der Trennung mit 1 N HCl als Elutionsmittel konnte das aus dem Urin unseres Patienten U. isolierte Porphyringemisch in elf Komponenten zerlegt werden (Abb. 1, unten), wobei hiervon Uroporphyrin-I (F 1), Uroporphyrin-III (F 1a) und Heptacarboxylporphyrin-III (F 2) bezüglich ihrer Intensität deutlich

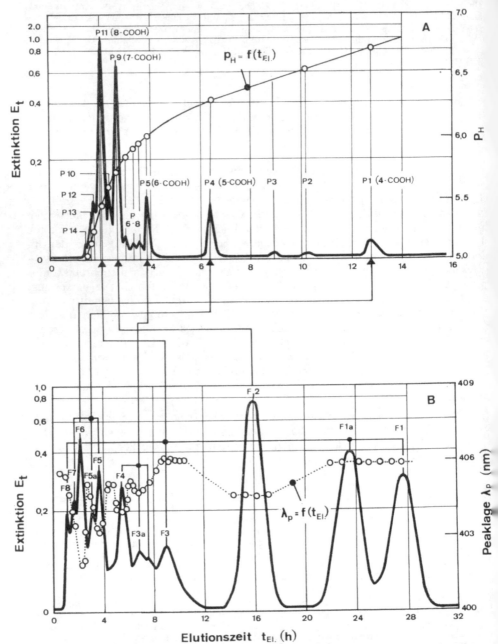

Abb. 1. Oben: Auftrennung des aus dem Urin von Pat. U. isolierten Porphyringemisches auf einer 120 cm-BP-Säule im pH-Gradienten und Ermittlung der charakteristischen Dissoziationsstufen X_D. Unten: Auftrennung des gleichen Porphyringemisches auf der gleichen Säule unter Verwendung von 1 N HCl als Elutionsmittel und Ermittlung der Lage der Soretbande λ_p der einzelnen Fraktionen

dominierten. Die in einem Probensammler aufgefangenen Fraktionen wurden anschließend dünnschichtchromatographisch im 2,6-Lutidin-Wassersystem aufgetrennt und an Hand der R_f-Werte bezüglich des Decarboxylierungsgrades identifiziert [10]. Zur Ermittlung des Isomerentyps wurden die isolierten Hämpräkursoren durch Decarboxylierung [3] in die korrespondierenden Coproporphyrinisomere überführt, die ebenfalls dünnschichtchromatographisch getrennt und an Hand der R_f-Werte, im Vergleich mit reinem Coproporphyrin-I und -III, identifiziert wurden [10].

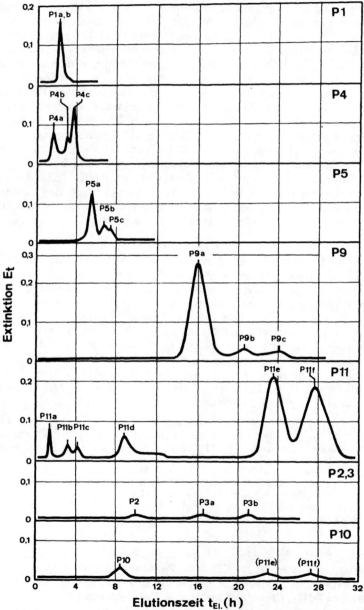

Abb. 2. Extraktionschromatographische Auftrennung der bei der pH-Gradientenelution erhaltenen Fraktionen im Trennsystem TBP/1 N HCl Bei allen Trennungen wurden die gleichen Versuchsbedingungen (Säulentemperatur $T_s = 20°$; Säurekonzentration $c_{HCl} = 1,00$ N) eingehalten

Für die Einordnung der Hämpräkursoren hinsichtlich des Decarboxylierungs grades hat sich die Peaklage der Soretbande λ_p, die innerhalb enger Fehlergrenzen ($\pm$ 0,1 nm) noch mit sehr geringen Mengen (mind. 0,2 µg) bestimmt werden kann als zuverlässiges Kriterium erwiesen [10]. Da die Peaklage von Isomeren übereinstimmt, kann somit bei zwei im Elutionschromatogramm benachbarten Peaks leicht nachgeprüft werden, ob es sich um Isomere oder um zwei aufeinanderfolgende Hämpräkursoren handelt.

Bei der Zerlegung des gleichen Porphyringemisches im pH-Gradienten konnte eine Auftrennung in insgesamt 14 Fraktionen erzielt werden (Abb. 1, oben). Die Fraktionierung erfolgte hierbei entsprechend des Decarboxylierungsgrades, wobei Uroporphyrin (P 11) die kleinste, Coproporphyrin (P 1) die größte Retentionszeit aufweist. Die den Retentionszeiten $t_{El.}$ korrespondierenden pH-Werte x_D, die die Lage des Dissoziationsintervalles der einzelnen Hämpräkursoren anzeigen, sind ebenfalls vom Decarboxylierungsgrad allein abhängige Größen. Da Isomere wiederum identische Dissoziationsstufen x_D und damit gleiche Retentionszeiten aufweisen, kann somit die Einordnung der einzelnen Fraktionen innerhalb der Hämsynthesekette über eine Bestimmung der x_D-Werte vorgenommen werden.

Zur Isomerentrennung werden die bei der pH-Gradientenelution erhaltenen Fraktionen auf der gleichen Säule mit 1 N HCl als Elutionsmittel weiter aufgetrennt (Abb. 2). Mit Ausnahme von Coproporphyrin (P 1) konnten hierbei die einzelnen Fraktionen in bis zu sechs Einzelkomponenten (P 11: Oktacarboxylporphyrine [Uroporphyrine]) zerlegt werden. Hieraus folgt, daß in dem untersuchten Porphyringemisch Verbindungen auftreten, die nicht mehr in das klassische Hämsyntheseschema eingeordnet werden können.

Zusammenfassung

Mit der beschriebenen Methodik konnte das aus dem Urin unseres Patienten U. isolierte Porphyringemisch in insgesamt 27 Einzelfraktionen zerlegt werden. Hierbei ließen sich sämtliche, zwischen Uroporphyrin und Coproporphyrin auftretenden Zwischenstufen der Isomerenreihen I und III dünnschichtchromatographisch vor und nach Decarboxylierung sowie an Hand der Peaklage der Soretbande λ_p und des Dissoziationsstufen x_D nachweisen. Die Mehrzahl der in allerdings geringer Konzentration vorliegenden Fraktionen ließ sich nicht in das klassische Hämsyntheseschema einordnen. Aus deren Verhalten auf TBP-Säulen wird geschlossen, daß es sich hierbei um Derivate handelt, die sich durch hydrophile Substituenten in den Seitenketten des Porphyrinkerns (-OH-Gruppen?) von den normalen Porphyrinen unterscheiden.

Literatur

1. Chu, T. C., and Chu, E. J.-H.: J. biol. Chem. **227**, 505 (1957). — 2. Clotten, R., u. Wehinger, H.: Dtsch. med. Wschr. 87, 131 (1962). — 3. Edmondson, P. R., and Schwartz, S.: J. biol. Chem. **205**, 605 (1953). — 4. Eriksen, L.: Scand. J. clin. Lab. Invest. 5, 155 (1953). — 5. Falk, J. E., and Benson, A.: Biochem. J. 55, 101 (1953). — 6. Jensen, J.: J. Chromat. **10**, 236 (1963). — 7. Kehl, R., u. Stich, W.: Z. physiol. Chem. **289**, 6 (1951). — 8. Mundschenk, H.: J. Chromat. 25, 380 (1966). — 9. Mundschenk. H.: J. Chromat. **37**, 437 (1968). — 10. Mundschenk, H.: J. Chromat. **38**, 106 (1968). — 11. Mundschenk, H.: J. Chromat. **40**, 393 (1969). — 12. Mundschenk, H.: Z. anal. Chem. (im Druck).

MAINZER, K. (II. Med. Univ.-Klinik u. Poliklinik Mainz); MUNDSCHENK, H. und FISCHER, J. (I. Med. Univ.-Klinik u. Poliklinik Mainz): **Schwere Anämie mit hyporegenerativer Erythropoese und hoher Urinausscheidung von Heptacarboxylporphyrin (7-III), Uroporphyrin-III und Uroporphyrin-I**

Während zweier Jahre beobachteten wir einen Patienten, bei dem eine ausgeprägte Anämie und eine Thrombopenie im Vordergrund standen. Eine wesentliche hämolytische Komponente bestand nicht; die Milz war zu keinem Zeitpunkt vergrößert. Bei der weiteren Abklärung wurde schließlich eine enorme Vermehrung der normalen Hämvorstufen im Urin nachgewiesen. Darüber hinaus fanden sich mit einer neuen Methode [2] zahlreiche Vorstufen, die sich nicht in das klassische Hämsyntheseschema einordnen lassen. Im folgenden soll der Verlauf der Erkrankung kurz geschildert werden (Abb. 1):

Der im Jahre 1907 geborene Patient (Us., E.) wurde im Mai 1965 erstmalig in unserer Klinik stationär aufgenommen. Bis auf das Vorkommen von Magengeschwüren bei einem Bruder und einer Schwester war die Familienanamnese unauffällig.

Der Patient selbst hatte 1938 erstmalig ein Magengeschwür und in den folgenden Jahren mehrfache Rezidive. 1944 wurde ein perforiertes Ulcus übernäht. Seit einer $^2/_3$-Resektion des Magens im Jahre 1952 war er beschwerdefrei. 1957 wurde nach einem Verkehrsunfall eine Oberschenkelamputation links durchgeführt. Im Sommer 1964 wurde vom Hausarzt erstmals eine Beschleunigung der BSG und eine Anämie festgestellt, zu deren Abklärung außerhalb wiederholte klinische Untersuchungen durchgeführt worden. Im Februar 1965 traten plötzlich

Pat. Us., E. geb. 1907	1965			1966		1967	
	5.5.-27.5.	26.-29.7	17.-21.8.	8.-29.6.	4.-16.9.	2.2.-8.3.	12.-27.5.
Therapie	Eisen					Vit.B$_6$,Folsäure	
Blut	5x500 ml			6x500 ml	6x500 ml	9x500 ml	5x500ml
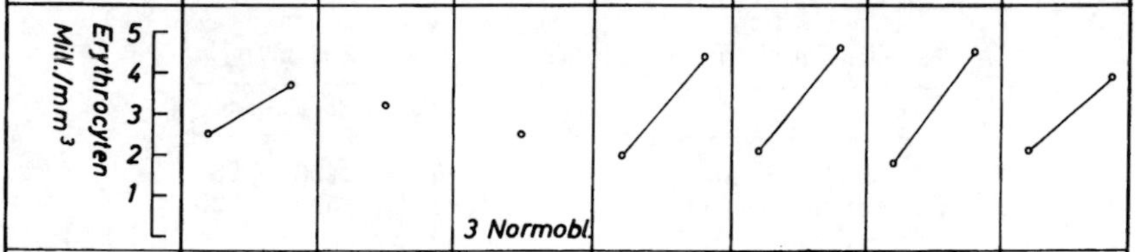 Erythrocyten Mill./mm³ (graph)			3 Normobl				
Retic.%₀	17	64	16, 39	27, 12	30	9,18	11
Thromb./mm³	22500	10400		7000	8400	6600	8800
BSG	102/130	90/113	65/103	105/147	98/112	60/85	58/96
Eisen i.S. γ%	84	131	130	171	165	190	193
Sternum R/W	55/100			61/100 INTERM.	64/100	93/100 INTERM.	
Leber	ø	ø	ø	1 Qf.	1 Qf.	4 Qf.	2 Qf.
Milz-Scint.	45 cm²	44 cm²	39 cm² ^{51}Cr $T_{1/2}$ 25d	^{60}Co 11,7%	^{59}Fe Util. 63 %		

Abb. 1. Krankheitsverlauf bei dem Pat. E. Us. Einzelheiten s. Text

wäßrige, nichtblutige Durchfälle auf. Subjektiv wurde lediglich eine mäßige Abnahme der körperlichen Leistungsfähigkeit angegeben. Zur Behandlung waren Eisenpräparate verordnet worden.

Bei der Aufnahme fanden sich bei der physikalischen Untersuchung keine wesentlichen Abweichungen von der Norm, insbesondere war keine Vergrößerung von Lymphknoten, Leber und Milz nachweisbar.

Unter den Laborbefunden fiel eine starke Senkungsbeschleunigung von 102/130 sowie eine ausgeprägte, geringgradig hyperchrome Anämie von 2,5 Mio Erythrocyten bei 8,2 g-% Hb auf. Leukocyten 5000, davon 3% Eosinophile, 2% Basophile, 4% Stabkernige, 58% Segmentkernige, 22% Lymphocyten und 11% Monocyten. Erythrocytendurchmesser 8,3 μ. Thrombocyten 22500. Reticulocyten 17⁰/₀₀. Serum- Eisen 84%-γ, totale Eisenbindungskapazität 345 γ-%. Bilirubin 0,5 mg-%. Die Gallenfarbstoffe im Urin waren normal bzw. negativ.

Im Sternalmark war die Erythropoese auf mehr als das Doppelte der Norm gesteigert. Megaloblasten waren nicht nachweisbar. Die Granulopoese war unauffällig. Auffallend war lediglich noch eine Vermehrung der Reticulumzellen auf 13%.

Der Coombs-Test war negativ. In der Papierelektrophorese Vermehrung aller Globulinfraktionen. Immunelektrophoretisch kein Paraprotein nachweisbar. LE-Zelltest und LE-Latextest negativ. Auf Grund der vorausgegangenen Magenresektion bestand eine histaminrefraktäre Anacidität.

Der Patient wurde mit Bluttransfusionen behandelt und wieder nach Hause entlassen.

In den folgenden 2 Jahren wurde der Patient noch mehrmals stationär in unserer Klinik behandelt. Dabei bestand jedes Mal neben einer erheblichen Senkungsbeschleunigung eine Anämie von dem genannten Schweregrad mit Hb_E Werten zwischen 30,3 und 43,8 $\gamma\gamma$, die jeweils mit Bluttransfusionen für einige Zeit ausgeglichen wurde. Wiederholte Bestimmungen des Serumeisens ergaben erhöhte Werte. Die Reticulocyten waren meistens leicht erhöht. Die Thrombocyten waren immer sehr stark erniedrigt. Seit Juni 1966 war eine anfangs geringgradige Vergrößerung der Leber vorhanden.

Im Sternalmark war bei wiederholter Untersuchung eine deutliche Steigerung der Erythropoese nachweisbar, wobei mehrfach rote Zellen gesehen wurden, die eine Dissoziation der Kern-Plasmareifung erkennen ließen (sog. intermediate megaloblasts). Außerdem fanden sich Jolly-Körperchen und eine basophile Tüpfelung. Die Granulopoese war im wesentlichen unauffällig. Der Sideroblastenindex nach Verloop war auf 120 erhöht (normal bis 50).

Für das Vorliegen einer Hämolyse war kein Anhalt gegeben. Die Milz war, auch bei wiederholter szintigraphischer Untersuchung, klein. Die Erythrocytenlebensdauer lag mit einer $T_{1/2}$ von 25 Tagen an der Normgrenze.

Bei der ferrokinetischen Untersuchung war die Eisenutilisation auf 63% (normal über 75%) vermindert. Die Eisenclearance war mit 125 min (normal

Tabelle. *Porphyrinausscheidung im 24 Std-Urin in (μg)*

	Pat. Us.	Normalwerte
δ-Aminolävulinsäure	3700	2200 ± 260
Porphobilinogen	1360	1510 ± 220
Uroporphyrin I	540	6,2 ± 5,2
Uroporphyrin III	660	≦ 2
Heptacarboxylporphyrin III	1300	≦ 2
Coproporphyrin I	64	31 ± 10
Coproporphyrin III	96	58 ± 20
Protoporphyrin 9	< 1	10,9 ± 5,2

60 bis 120 min) verzögert; der Eisen-Turnover war mit 0,79 mg/100 ml Blut pro 24 Std im Normbereich (0,6 bis 0,9).

Auf Grund der Organaktivitätsmessungen bestand kein Anhalt für eine extramedulläre Erythropoese. Diese Befunde sprachen dafür, daß die Störung der Erythropoese nicht primär im Eisenstoffwechsel zu suchen war.

Dagegen ergaben sich bei der Bestimmung der Hämvorstufen im 24 Std-Urin Hinweise für das Vorliegen einer Störung der Hämsynthese (Tabelle).

Im Februar 1967 kam es, evtl. durch die Einnahme von Medomin ausgelöst, zu ausgeprägten Hautveränderungen, bei denen anfangs petechiale Blutungen im Vordergrund standen. Später entwickelte sich eine Dermatitis an Extremitäten und Stamm mit einem Gesichtsödem.

Eine Behandlung mit täglich 300 mg Vitamin B_6 per os über 4 Wochen und anschließend mit täglich 15 mg Folsäure per os über 4 Wochen blieb erfolglos.

Bevor die weitere Abklärung des Krankheitsbildes erfolgen konnte, verstarb der Patient am 19. Juni 1967 plötzlich außerhalb bei einer vertrauensärztlichen Untersuchung. Eine Sektion wurde nicht durchgeführt.

Diskussion und Zusammenfassung

Auf Grund der pathologischen Porphyrinausscheidung im Urin sowie des erhöhten Serumeisens, der verzögerten Plasmaeisenclearance und der verminderten Eisenutilisation mußte es sich bei dem Patienten um eine Störung der Hämsynthese handeln. Eine hepatische Porphyrie war in Anbetracht der nicht

nennenswert erhöhten Porphobilinogen- und Delta-Aminolävulinsäureausschei-
dung und der schweren Anämie unwahrscheinlich [4]. Unter den erythropoetischen Porphyrien ist uns ein vergleichbarer Fall aus der Literatur nicht bekannt
[3]. Für das Vorliegen einer Vergiftung haben wir keinen Anhalt [1]. Es erscheint
daher angezeigt in ähnlichen Fällen mit ineffektiver Erythropoese ohne ausreichende ätiologische Erklärung die im Urin ausgeschiedenen Porphyrine mit der
beschriebenen Methodik [2] quantitativ und qualitativ nachzuweisen.

Literatur

1. de Matteis, F.: Sem. Hemat. 5, 409—423 (1968). — 2. Mundschenk, H., Fischer, J. und
Mainzer, K.: Verh. dtsch. Ges. inn. Med. 75, 461—464 (1969). — 3. Taddeini, L., and Watson,
C. J.: Sem. Hemat. 5, 335—369 (1968). — 4. Wintrobe, M. M.: Clinical hematology, 6.
Aufl. Philadelphia 1967.

Aussprache

Herr WERNZE (Würzburg):

Zu Herrn BURCK: Herr Burck, Sie berichteten über Bestimmungen des intraerythrocytären Na^+-Gehaltes bei Hypertonikern. Soll man die Resultate so verstehen, daß Sie bei essentieller und renaler Hypertonie keinen Unterschied auch nicht gegenüber Kontrollpersonen
nachweisen konnten? Wenn das zutrifft, können wir Ihre Resultate völlig bestätigen. Auch
wir fanden, im Gegensatz zur bisherigen Literatur, keinen verwertbaren Unterschied der
Erythrocyten-Na^+-Konzentration zwischen renalen und essentiellen Hypertonikern sowie
normotonen Kontrollpersonen. Unsere Elektrolyt-Analysen wurden unter Korrektur des jeweiligen Plasmafehlers jeder Probe durch Mikrohämatokritbestimmungen durchgeführt.

HEENE, D. L. (Med. Kliniken u. Polikliniken der Univ. Gießen): **Untersuchungen zum fibrinstabilisierenden Faktor der Thrombocyten**

Der fibrinstabilisierende Faktor (FSF, Faktor XIII), hinsichtlich seines En-
zymcharakters auch als Transglutaminase bezeichnet, bewerkstelligt die Polymeri-
sation des Fibrinmonomers zu Harnstoff-unlöslichen Fibringerinnseln [1].
Gemäß Untersuchungen von Buluk [2], Lüscher [3], Kieselbach u. Wagner [4]
ist der FSF außer im Plasma auch in den Thrombocyten enthalten. Darüber
hinaus wurde von Tyler u. Lack [5] Transglutaminaseaktivität in Hirn , Leber-,
Nieren-, Lungen- und Muskulaturgewebe nachgewiesen. Während Buluk den
qualitativen Nachweis des FSF in den Plättchen führte, bestehen widersprüchliche Angaben bezüglich des FSF-Gehaltes der Thrombocyten, die teils durch die
Anwendung unterschiedlicher Bestimmungsmethoden bedingt sein dürften.
Lüscher fand in Plättchenextrakten eine etwa 15fache Anreicherung des FSF
gegenüber dem Plasma, Kieselbach u. Wagner errechneten bei einer mittleren
Thrombocytenzahl von 400000/mm³ das Verhältnis von Thrombocyten-FSF zu
Plasma-FSF mit 5:1.

FSF-Gehalt der Thrombocyten

Bei Verwendung von plättchenreichem Plasma (PRP) ist der Thrombocyten-
FSF (FSF_T) nach vorausgegangener Kältedesintegration der Plättchen der
quantitativen Bestimmung zugänglich.

Die FSF-Bestimmung im Plasma gelingt über die Ermittlung des stabili-
sierenden Effektes linearer Plasmaverdünnungen auf Fibringerinnsel, die aus
chromatographisch gereinigtem, FSF-freiem Substratfibrinogen durch Thrombin-
zusatz gewonnen werden. Die optimale FSF-Aktivierung ist in Anwesenheit von
Thrombin, Calciumionen und Cystein gewährleistet. Im Prinzip wird die höchste
Plasmaverdünnung ermittelt, die nach einer Inkubationszeit von 60 min bei 37 °C
1 mg Fibrin zu einem Monochloressigsäure-unlöslichen Gerinnsel stabilisiert. Die
entsprechende Verdünnungsstufe gilt als relatives Maß der FSF-Aktivität, die in

willkürlichen Einheiten angegeben wird. Der Mittelwert von 50 Plasmen gesunder Spender beträgt M = 1106 ± 208,7 Einheiten/ml plättchenarmen Plasmas (PAP) (nicht korrigiert auf Anticoagulans)[7].

Zur Ermittlung des Thrombocyten-FSF wurden an 19 Citratblutproben gesunder Spender folgende Bestimmungen durchgeführt:

1. Hämatokrit (HK) und Thrombocytenzahl des Citratblutes (Tz$_{CB}$).

2. Herstellung von plättchenreichem Plasma (PRP, Zentrifugation 130 g/5 min) und plättchenarmen Plasma (PAP, Zentrifugation 2000 g/30 min).

4. Thrombocytenzahl im PRP (Tz$_{PRP}$).

5. Kältedesintegration der Plättchen des PRP durch viermaliges Einfrieren bei — 40 °C.

6. Bestimmung des FSF-Gehaltes im kältebehandelten PRP (FSF$_{PRP}$) und im PAP (FSF$_{PAP}$).

Aus den ermittelten Werten errechnet sich der FSF-Gehalt des einzelnen Thrombocyten mit FSF$_T$ = 2,9084 ± 0,4643 × 10^{-6} E/Thrombocyt.

Nach Korrektur der Ergebnisse auf Anticoagulans und Hämatokrit werden die Anteile des Plasma-FSF (FSF$_P$) und des Thrombocyten-FSF (FSF$_{TB}$) im Blut ermittelt. Der Quotient Q = FSF$_P$: FSF$_{TB}$ beträgt 0,9953, also annähernd 1. Unter der Voraussetzung, daß FSF$_T$ vollständig freigesetzt wurde, sind 50% des FSF des Blutes in den Thrombocyten enthalten.

Verhalten des Thrombocyten-FSF bei Zusatz von Kaolin und Kollagen zu PRP

Kontakt der Plättchen mit Kaolin stimuliert die Freisetzung von Thrombocytenfaktor-3 (Tzf-3), der, bezogen auf den Gesamtgehalt, etwa zu 20% verfügbar

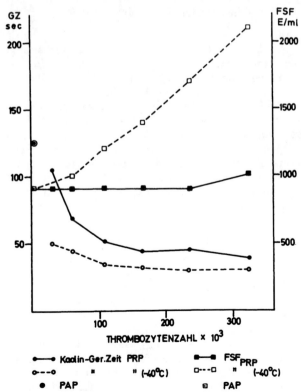

Abb. 1. Thrombocytenfaktor-3-Freisetzung und FSF-Gehalt des PRP bei Inkubation mit Kaolin vor und nach Kältedesintegration der Thrombocyten.

wird [8]. Als relatives Maß der Freisetzung gilt die Verkürzung der Recalcifizierungszeit des PRP. Auch nach Auslösung der irreversiblen Aggregation durch Kollagen wird procoagulatorische Aktivität aus den Thrombocyten frei [9].

Zu Prüfung, ob während der Änderung des funktionellen Verhaltens der Plättchen der Thrombocyten-FSF ähnlich der Tzf-3-Aktivität abgegeben wird, wurden in Parallelansätzen je fünf PRP-Proben durch Mischung mit PAP auf etwa gleiche Thrombocytenzahl eingestellt und mit einer Kaolinsuspension (5 mg/ml) bzw. einer Kollagenlösung (Zusatz des löslichen Anteils einer Stammlösung der Konzentration 4 mg/ml) zu gleichen Teilen beschickt. Nach einer Inkubationszeit von 20 min wurden die Aggregate sedimentiert, der FSF-Gehalt im Überstand bestimmt und nach Resuspension der Aggregate die Recalcifizierungszeit gemessen.

Die Tzf-3-Freisetzung wurde in typischer Weise beobachtet, dagegen zeigte sich keine signifikante Zunahme des FSF-Gehaltes der einzelnen Plasmaproben. Nach Kältedesintegration der Thrombocytenaggregate wurde der Thrombocyten-FSF vollständig verfügbar.

Verteilung von Thrombocyten-FSF und Plasma-FSF bei Hämostasedefekten

Bei orientierenden Untersuchungen zur Bestimmung der Verteilung von Thrombocyten-FSF und Plasma-FSF in Blutproben von Patienten mit verschiedenen Gerinnungsstörungen wurden in die der folgenden Tabelle zusammengestellten Befunde erhoben.

Drei Patienten mit v. Willebrand-Jürgens-Syndrom zeigten eine mäßige Verminderung des FSF_T bei normalem Plasma-FSF-Gehalt. Krankheitsbilder mit erworbenen qualitativen und quantitativen Thrombocytenstörungen bei Verbrauchscoagulopathie und portal dekompensierter Lebercirrhose mit Umsatzstörungen wiesen ebenfalls eine Verminderung des FSF_T auf. Die Erhöhung von FSF_T in Fall Nr. 5 ist im Zusammenhang mit der Thrombocytopenie nicht als relevant zu bezeichnen. Mit Ausnahme der Fälle 8 und 10 war $Q > 1$, d. h. der Thrombocyten-FSF-Anteil des Blutes gegenüber dem Plasmaanteil vermindert.

Tabelle. *FSF_T und Q bei Hämostasedefekten*

Pat.	Diagnose	Tz_{CB}	FSF_{PAP}	FSF_T	Q
1	v. Willebrand-Jürgens-Syndrom	140	900	2,34	1,34
2	v. Willebrand-Jürgens-Syndrom	128	1100	2,20	1,36
3	v. Willebrand-Jürgens-Syndrom	120	900	2,26	1,51
4	idiopathische thrombocytopenische Purpura	68	800	2,00	2,04
5	idiopathische thrombocytopenische Purpura	50	800	4,29	1,36
6	port. dekomp. Lebercirrhose mit Verbrauchscoagulopathie	88	300	1,16	1,69
7	port. dekomp. Lebercirrhose mit Verbrauchscoagulopathie	76	600	0,98	3,15
8	port. dekomp. Lebercirrhose mit Verbrauchscoagulopathie	90	300	1,85	0,89
9	port. dekomp. Lebercirrhose mit Verbrauchscoagulopathie	126	700	1,30	1,88
10	Verbrauchscoagulopathie	126	200	1,41	0,64
11	Verbrauchscoagulopathie	96	300	0,78	1,85
12	Streptokinasetherapie	160	700	2,22	0,84
13	Streptokinasetherapie	120	800	2,31	0,89
14	Streptokinasetherapie	140	700	1,89	1,04

Dagegen läßt sich unter der Streptokinasetherapie als Modell einer hyperfibrino-
lytischen Gerinnungsstörung zum Zeitpunkt des maximalen Lyseeffektes in zwei
Fällen eine stärkere Reduktion des Plasma-FSF-Anteils beobachten. FSF_T war
in dieser Gruppe ebenfalls mäßig reduziert.

Zusammenfassung

Die Ergebnisse bestätigen in Übereinstimmung mit Loewy [6], daß sich etwa
die Hälfte des FSF-Gehaltes des Blutes innerhalb der Thrombocyten befindet. Die
Freisetzung des Thrombocyten-FSF erfolgt vorwiegend bei Desintegration der
Plättchenmembran. Die Möglichkeit einer partiellen Freisetzung des FSF während
der Adhäsion und Aggregation der Thrombocyten konnte mittels der angewandten
quantitativen FSF-Bestimmungsmethode nicht ausgeschlossen werden. Die nachgewiesene geringgradige Erhöhung im Aggregat-freien Plasma liegt innerhalb der
methodischen Fehlerbreite des Testsystems.

Die Ermittlung des Thrombocyten-FSF-Gehaltes im kältebehandelten plättchenreichen Plasma kann zum Nachweis qualitativer Plättchenstörungen bei
Hämostasedefekten herangezogen werden, vorausgesetzt, daß sich PRP mit ausreichender Thrombocytenzahl herstellen läßt. Damit entfällt die Anwendung der
Methode auf Gerinnungsstörungen mit ausgeprägter Thrombocytopenie.

Der Thrombocyten-FSF-Anteil des Blutes erscheint vermindert bei der
Thrombocytopathie v. Willebrand-Jürgens sowie bei Syndromen mit diffuser
intravasculärer Gerinnung (Verbrauchscoagulopathie). Streptokinase-induzierte
Fibrinolysesteigerungen reduzieren vorwiegend den Plasma-FSF-Anteil.

Auf Grund der physiologischen Verteilung des FSF im Blut wäre die Möglichkeit einer Diffusion des FSF zwischen Plasma und Thrombocyten mit Ausbildung
eines Gleichgewichtes zu erwägen. Sie läßt sich jedoch im Zusammenhang mit den
bei Hämostasedefekten erhobenen Befunden nicht bestätigen.

Literatur

1. Laki, K., and Lorand, L.: Science **108**, 280 (1948). — 2. Buluk, K.: Pol. Tyg. lek. **10**,
191 (1955). — 3. Lüscher, E. F.: Schweiz. med. Wschr. **87**, 1220 (1957). — 4. Kieselbach,
T. H., and Wagner, R. H.: Amer. J. Physiol. **211**, 1472 (1966). — 5. Tyler, H. M., and Lack,
C. H.: Nature (Lond.) **202**, 1114 (1964). — 6. Loewy, A. G.: Thrombos. Diathes. haemorrh.
(Stuttg.) Suppl. **28**, 43 (1968). — 7. Heene, D. L.: Thrombos. Diathes. haemorrh. (Stuttg.)
Suppl. **28**, 33 (1968). — 8. Hardisty, R. M., and Hutton, R. A.: Brit. J. Haemat. **11**, 258
(1965). — 9. Spaet, T. H., and Cintron, J.: Brit. J. Haemat. **11**, 269 (1965).

SCHNEIDER, W. und SCHUMACHER, K. (Med. Univ.-Klinik Köln): **Chromatographische und enzymkinetische Untersuchungen der Malat-Dehydrogenase-Iso-
enzyme normaler menschlicher Blutplättchen***

Nach den Untersuchungen von Waller, Löhr, Grignani u. Gross (1959) zeigen
menschliche Blutplättchen einen überwiegend glykolytischen Energiestoffwechsel.
Diese Befunde konnten von anderen Autoren (Bettex-Galland u. Lüscher, 1960;
Chernyak, 1965) sowie in eigenen Untersuchungen bestätigt werden (Gross u.
Schneider, 1969). Sie sind insofern überraschend, als menschliche Blutplättchen
Mitochondrien enthalten und durchaus in der Lage wären, ihren Energiebedarf
mit Hilfe der wesentlich effektiveren oxydativen Phosphorylierung zu decken.
Hiergegen spricht auch nicht die Tatsache, daß die Mitochondrien der Plättchen
weniger zahlreich und kleiner als die anderer Zellen sind. Denn durch das Fehlen
von DNS und die nur in Spuren vorhandene RNS ist im Thrombocyten allenfalls
eine begrenzte Proteinsynthese möglich, so daß ein ATP-Verbrauch zur Amino-
säureaktivierung weitgehend entfällt.

---

* Mit Unterstützung der Deutschen Forschungsgemeinschaft.

Tatsächlich läßt sich nun auch zeigen, daß der oxydative Stoffwechsel für die Resynthese energiereicher Phosphate von Bedeutung ist (Schneider, Schumacher u. Gross, 1968; Gross u. Schneider, 1968; Schneider u. Niemeyer, 1968). Die scheinbare Diskrepanz dieser Befunde ist offenbar auf intracelluläre Regulationsmechanismen zurückzuführen, bei denen allosterische Enzymbeeinflussungen vor allem durch das in Blutplättchen so reichlich vorhandene ATP vermutlich von großer Bedeutung sind.

Große Bedeutung kommt weiterhin der Malatdehydrogenase für die intracelluläre Stoffwechselregulation zu. Ähnlich wie in anderen Zellen ist sie offenbar

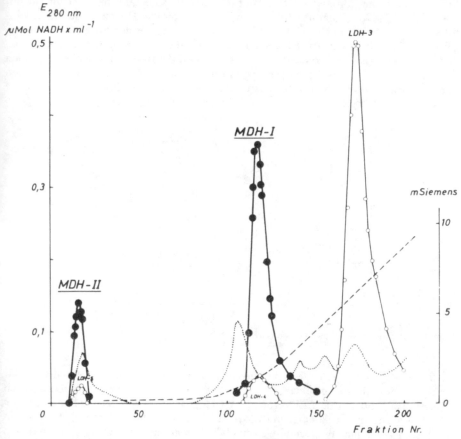

Abb. 1. Chromatographische Auftrennung eines durch Gefriercytolyse gewonnenen Plättchenhomogenats bei pH 8,3 an DEAE-Cellulose in 0,005 m Phosphatpuffer mit 0,001 m EDTA

auch im menschlichen Thrombocyten auf mehrere Zellkompartimente verteilt. So zeigt die Gesamtaktivität eines durch mechanische Cytolyse gewonnenen Plättchenhomogenats etwa 30 bis 40% niedrigere Werte als die eines Gefriercytolysats.

Dieser Befund spricht dafür, daß im mechanischen Cytolysat ein Teil der Aktivität in den weitgehend noch unzerstörten Zellorganellen lokalisiert ist und durch Permeabilitätsschwierigkeiten für Oxalacetat als Substrat nicht mit erfaßt wird.

Dementsprechend lassen sich in einem Gefriercytolysat menschlicher Blutplättchen nach geeigneter Aufarbeitung und Chromatographie an DEAE-Cellulose bei pH 8,3 (Abb. 1) zwei deutlich voneinander getrennte MDH-Aktivitätsgipfel aufzeigen, von denen der eine (MDH-II) unter den gewählten Bedingungen nicht adsorbiert wird — offenbar also als kationisches Protein durchläuft — während der andere (MDH-I) erst nach Erhöhung der Ionenstärke vom Austauscher eluiert wird.

Beide so voneinander abgetrennten MDH-Isoenzyme unterscheiden sich deutlich durch ihr enzymkinetisches Verhalten: die Affinität des kationischen Isoenzyms zu Oxalacetat als Substrat ist wesentlich höher als die des anionischen. Auch das Verhalten gegenüber erhöhten Substratkonzentrationen an Oxalacetat ist unterschiedlich: während das kationische Isoenzym nach Überschreiten eines Substratoptimums durch weitere Erhöhung der Oxalacetatkonzentration in zunehmendem Maße gehemmt wird, zeigt das anionische Isoenzym keine Beeinflussung (Abb. 2). Ähnliche Unterschiede sind auch mit Malat als Substrat nachweisbar. Hier zeigen sich zwar bezüglich der Affinität — die insgesamt wesentlich niedriger liegt als für Oxalacetat — keine signifikanten Unterschiede, jedoch ist auch hier wieder das Verhalten gegenüber erhöhten Substratkonzentrationen anders. Dabei ist besonders interessant, daß jetzt nicht das kationische, sondern das anionische Isoenzym eine typische Substrathemmung zeigt.

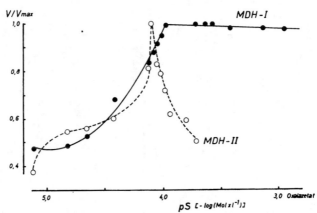

Abb. 2. Verhalten der chromatographisch aufgetrennten MDH-Isoenzyme aus menschlichen Blutplättchen bei höheren Substratkonzentrationen an Oxalacetat

Die pH-Optima beider Isoenzyme unterscheiden sich nicht, sie liegen für Oxalacetat im physiologischen Bereich, für Malat in einem Bereich zwischen pH 8,5 und 9,5 ansteigend. Eine für die MDH-Isoenzyme anderer Zellen beschriebene Hemmung durch Adeninnucleotide (Kuramitsu, 1966) konnten wir an den Plättchen-Isoenzymen nicht nachweisen. Bei Verwendung von Co-Enzymanalogen wurde für das kationische Isoenzym mit Acetyl-Pyridin-Dinucleotid eine höhere, mit Thionicotinamid-Adenin-Dinucleotid eine sehr viel niedrigere Enzymaktivität als für das anionische Isoenzym gefunden.

Diese Eigenschaften der MDH-Isoenzyme und ihr Vergleich mit den Befunden an anderen Zellen lassen vermuten, daß es sich bei dem kationischen Isoenzym um die mitochondriale, bei dem anionischen Isoenzym um die cytoplasmatische MDH-Aktivität handelt. Diese Vermutung wird bestärkt durch Befunde, nach denen wir bei der Fraktionierung der Zellorganellen im 100000 g-Überstand eine Zunahme der Gesamtaktivität des adsorbierten, im mitochondrienhaltigen Sediment dagegen eine Zunahme des kationischen Isoenzyms fanden. Leider gelang es uns nie, auf diese Weise beide Isoenzyme bereits vor der Chromatographie voneinander zu trennen. Wir führen dies auf die Schwierigkeit der Mitochondriengewinnung aus Thrombocyten zurück. Sie ist dadurch bedingt, daß die besonders zahlreichen, mit lysosomalen Eigenschaften versehenen α-Granula der Blutplättchen im gleichen Größenbereich liegen wie deren besonders kleine Mitochondrien. Dementsprechend ließ sich im 100000 g-Überstand stets noch ein deutlicher Anteil an GLDH-Aktivität, im löslichen Anteil des mitochondrienhaltigen Sedimentes noch LDH-Aktivität nachweisen.

Ein Vergleich mit den an anderen Zellen gewonnenen Befunden läßt für die Bedeutung der MDH-Isoenzyme im Thrombocyten folgende Möglichkeit offen: Nach den Untersuchungen von Hathaway u. Atkinson (1965) bewirkt ein hoher ATP-Gehalt einer Zelle eine Hemmung der Citratsynthase, dem Schlüsselenzym des Citratcyclus, das aus Acetyl-CoA und Oxalacetat die Bildung von Citrat katalysiert. Das sich dadurch anstauende Acetyl-CoA hemmt zusätzlich die oxydative Pyruvatdecarboxylierung (Garland u. Randle, 1964) und stimuliert andererseits die Pyruvatcarboxylierung zu Oxalacetat (Krebs, Speake u. Hems, 1965). Das sich auf diese Weise an zwei Stellen im Mitochondrienstoffwechsel vermehrt anhäufende Oxalacetat kann die Mitochondrienmembran aber erst nach Reduktion zu Malat durch das mitochondriale Isoenzym passieren. Im Cytoplasma wird dieses Malat durch die Wirkung des cytoplasmatischen Isoenzyms erneut in Oxalacetat rücküberführt und nun auf dem Wege über Phosphoenolpyruvat in die Gluconeogenese eingeschleust. Auf diese Weise könnte die Höhe des ATP-Spiegels im Thrombocyten über eine wechselnde Blockierung der Citratsynthase den Übergang zwischen glykolytischem und oxidativen Stoffwechsel regulieren und so die bisher erhobenen, scheinbar widersprüchlichen Befunde erklären. Den Malat-Dehydrogenase-Isoenzymen käme dabei gleichzeitig die wichtige Funktion eines Ausgleichsmechanismus für Kohlenstoffketten und Reduktionsäquivalente zwischen mitochondrialem und cytoplasmatischem Kompartiment zu, indem sie immer dann, wenn durch hohen ATP-Gehalt der oxidative Stoffwechsel weitgehend blockiert ist, den Stoffwechselfluß in die Richtung der Gluconeogenese lenken. Hieraus würde im ruhenden Thrombocyten ein steter Aufbau von Glykogen resultieren, der experimentell auch nachgewiesen werden konnte (Scott, 1967).

Literatur

Bettex-Galland, M., u. Lüscher, E. F.: Thrombos. Diathes. haemorrh. (Stuttg.) **4**, 178 (1960). — Chernyak, N. B.: Clin. chim. Acta **12**, 244 (1965). — Garland, P. B., and Randle, P. J.: Biochem. J. **91**, 6 C (1964). — Gross, R., u. Schneider, W.: In: Stoffwechsel und Membranpermeabilität von Erythrocyten und Thrombozyten. Stuttgart: Thieme 1968. — Hathaway, J. A., and Atkinson, D. E.: Biochem. biophys. Res. Commun. **20**, 661 (1965). — Krebs, H. A., Speake, R. N., and Hems, R.: Biochem. J. **94**, 712 (1965). — Kuramitsu, H. K.: Biochem. biophys. Res. Commun. **23**, 329 (1966). — Schneider, W., u. Niemeyer, G.: In: Stoffwechsel und Membranpermeabilität von Erythrozyten und Thrombozyten. Stuttgart: Thieme 1968. — Schneider, W., Schumacher, K., and Gross, R.: Investigations on energy metabolism of normal human blood platelets. Vortrag XII. Congr. Internat. Soc. Hematol. New York 1968. — Scott, R. B.: Blood **30**, 321 (1967). — Waller, H. D., Löhr, G. W., Grignani, F. und Gross, R.: Thrombos. Diathes. haremorrh. (Stuttg.) **3**, 520 (1959).

REUTER, H. und MATSCHOSS, P. (Med. Univ.-Klinik Köln): **Alterung und Funktionszustand menschlicher Blutplättchen***

Thrombocytäre Störungen sind für rund 50% aller hämorrhagischen Diathesen und für rund 3% aller internistischen Blutungen verantwortlich. Für die Diagnose spielt daher die Untersuchung des Funktionszustandes der Blutplättchen eine große Rolle. Zur Beurteilung der Plättchenfunktion stehen eine Reihe von Tests zur Verfügung, die auf der Fähigkeit der Blutplättchen beruhen, an verletztem Gefäßendothel oder körperfremden Oberflächen zu haften, sich auf ein Mehrfaches ihres Durchmessers auszubreiten und an der Retraktion des Blut- bzw.

* Mit Unterstützung der Deutschen Forschungsgemeinschaft.

Plasmagerinnsels teilzunehmen [1]. Um die Ergebnisse der verschiedenen Funktionstests miteinander vergleichen zu können, haben wir die Untersuchung der Plättchenfunktionen unter standardisierten Bedingungen durchgeführt. Dabei wurde die Zahl der Plättchen pro mm³ im Ansatz sowie die Konzentration der für Adhäsion, Ausbreitung, Aggregation und Retraktion erforderlichen Calciumionen für alle Tests vereinheitlicht. Als Testsystem dient ein plättchenreiches Plasma, das aus EDTA-Blut durch Zentrifugieren mit 80 g gewonnen wurde. Das in einer Endkonzentration von $2,7 \times 10^{-3}M$ im EDTA-Blut enthaltene Anticoagulans bindet die Calciumionen bis auf eine Restkonzentration von 10^{-7} bis $10^{-8}M/L$. Die für die einzelnen Plättchenfunktionstests optimalen Calciumkonzentrationen werden durch Zugabe entsprechender $CaCl_2$-Lösungen zum plättchenreichen Plasma erreicht. Die Konzentration von Calcium wird so gewählt, daß keine Gerinnung eintritt.

Für die Beurteilung der Aussagefähigkeit der verschiedenen Funktionstests kann die Alterung von Blutplättchen bei 4 °C herangezogen werden. Vergleichende

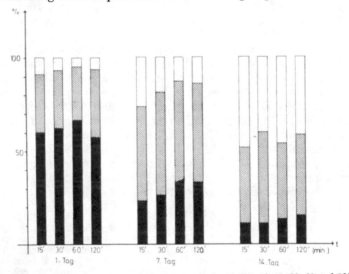

Abb. 1. Differentialaggregation am 1., 7. und 14. Tag, jeweils beurteilt nach 15, 30, 60 und 120 min (schwarze Säulen: Anteil der kompakten Aggregate, weiße Säulen: Anteil der lockeren Aggregate, schraffierte Säulen: Anteil der Übergangsaggregate)

Untersuchungen von Ausbreitung, Aggregation und Retraktion [2] haben gezeigt, daß diese Plättchenfunktionen im Verlauf der Zellalterung in unterschiedlichem Maße abnehmen. Besonders empfindlich reagieren die Funktionen, die einen intakten Stoffwechsel voraussetzen, wie Ausbreitung und Aggregation. Sie sind daher besonders zur Beurteilung des Funktionszustandes der Blutplättchen geeignet.

Bewahrt man plättchenreiches Plasma ohne weitere Zusätze bei 4 °C auf, so nimmt im Verlauf von 14 Tagen der Anteil der zur Ausbreitung befähigten Plättchen stetig ab und erreicht nach 14 Tagen 9% des Ausgangswertes. Der Verlust der Funktionsfähigkeit der Plättchen äußert sich mikroskopisch durch Randsaumbildung, Trübung des Plättchenplasmas und Spontanaggregatbildung.

Einen entsprechenden Abfall des Anteils ausgebreiteter Formen beobachtet man nach Inkubation von plättchenreichem EDTA-Plasma bei 37 °C in Abwesenheit zweiwertiger Kationen. Dabei ergibt sich für Mehrfach- und Einmalspender ein verschieden starker Abfall. Dieser Befund kann dadurch erklärt werden, daß Plasma von Mehrfach- oder Dauerspendern auf Grund der gesteigerten Neubildung aller korpuskulären Elemente einen höheren Anteil junger Plättchen mit hoher Inkubationsresistenz [3] enthält als das Plasma von Einmalspendern.

Die Aggregation, d. h. die reversible oder irreversible Zusammenlagerung von Blutplättchen kann mit Hilfe eines Phasenkontrastmikroskopes nach Recalcifizierung des plättchenreichen Plasmas direkt beobachtet werden [4]. Die mikroskopische Beurteilung der Plättchenaggregation durch Bestimmung der 15, 30, 60 und 120 min nach Recalcifizierung nicht aggregierten, d. h. freien Plättchen pro mm³, der Aggregate pro mm³ sowie des Anteils an kompakten, Übergangs- und lockeren Aggregate zeigt bereits während der ersten Tage eine deutliche Abnahme der Aggregationsfähigkeit. Abb. 1 gibt einen Überblick über den Anteil der verschiedenen Aggregatformen am 1., 7. und 14. Tag. Man erkennt deutlich die Abnahme der kompakten Aggregate (schwarze Säulen) und eine Zunahme der lockeren Aggregate (weiße Säulen). Die Zahl der freien Plättchen, die im Verlauf von 14 Tagen bei einer Beurteilung nach 120 min um 200 auf 300% des Ausgangswertes zunimmt und der Anteil der kompakten Aggregate, der parallel dazu um 73% ab-

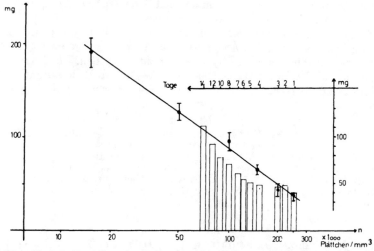

Abb. 2. Halblogarithmische Darstellung des Gerinnselgewichts (Endwert nach 120 min Inkubation bei 37 °C) in Abhängigkeit von der Plättchenzahl nach [5]. Die Säulen stellen die am jeweiligen Tag bestimmten Gerinnselgewichte unter Berücksichtigung der mikroskopisch bestimmten Zahl funktionsfähiger Plättchen dar

nimmt, sind die zur Beurteilung der Plättchenaggregation empfindlichsten Kriterien.

Eine besondere Stellung unter den Plättchenfunktionstests nimmt die Retraktion ein, da außer den Blutplättchen auch Plasmabestandteile wie Fibrinogen und Thrombin diese Funktion beeinflussen. Es ist daher zu erwarten, daß die Retraktion eine geringere Aussagefähigkeit in bezug auf den Funktionszustand der Blutplättchen besitzt als die Methoden zur Bestimmung von Aggregation und Ausbreitung. Tatsächlich nimmt im Verlauf von 14 Tagen die Retraktionsfähigkeit des Plasmagerinnsels unter Standardbedingungen nur um 16% ab. Die Bestimmung der Funktionsfähigkeit erfolgt in der Weise, daß recalcifiziertes, auf eine bestimmte Plättchenzahl, im Standardansatz auf 250 000 Plättchen pro mm³ eingestelltes Plasma bei 37 °C inkubiert und das sich bildende Gerinnsel gewogen wird.

Die Empfindlichkeit der Retraktionsmethode läßt sich noch steigern, wenn man kürzere Inkubationszeiten verwendet. So fällt die Retraktionsfähigkeit im Verlauf von 14 Tagen um 69% ab, wenn man eine Inkubationszeit von 15 min verwendet. Je geringer das Retraktionsvermögen ist, um so stärker steigt das

Gerinnselgewicht an. Das bedeutet für die nach 15 min Inkubation erhaltenen Gerinnsel hohe Gerinnselgewichte. Die Bestimmung dieser hohen Gerinnselgewichte ist jedoch mit einem relativ hohen Fehler behaftet, so daß für die Beurteilung der Zellalterung kürzere Inkubationszeiten als 60 min nicht verwendet werden sollten. Bei einer Inkubationszeit von 60 min erhält man am 14. Tag einen Abfall der Retraktionsfähigkeit auf 64% des Ausgangswertes. Die Retraktion plättchenhaltigen Plasmas ist außer vom Funktionszustand abhängig von der Zahl der Plättchen pro mm³ im Ansatz. Steigert man im Ansatz die Zahl der Plättchen etwa von 15000 Plättchen pro mm³ ausgehend auf 300000, so kommt es zu einer Zunahme der Retraktion, d. h. zu einer stetigen Abnahme des Gerinnselgewichtes. Bei höheren Zellzahlen tritt keine weitere Verkleinerung des Gerinnsels auf, da das Volumen der Plättchen und des Fibrins begrenzend wirken. Abb. 2 zeigt in halblogarithmischer Darstellung das Gerinnselgewicht in Abhängigkeit von der Plättchenzahl nach Niemeyer, Schneider u. Gross [5]. Legt man den im Verlauf der Zellalterung über 14 Tage erhaltenen Gerinnselgewichten die Zahlen der nach äußeren Merkmalen noch funktionsfähigen Plättchen zugrunde, so wird deutlich, daß diese im Bereich der Norm bleiben.

Die vergleichenden Untersuchungen der Plättchenfunktionen im Verlauf der Zellalterung haben gezeigt, daß Ausbreitung und Aggregation am besten geeignet sind, die Funktionsfähigkeit von Blutplättchen zu beurteilen. Die Frage nach dem Funktionszustand der Blutplättchen hat eine besondere Bedeutung für die Diagnose hämorrhagischer Diathesen und für die Konservierung funktionell intakter Plättchen.

Literatur

1. Niemeyer, G., u. Reuter, H.: Internist 9, 48—55 (1968). — 2. Matschoss, P.: Über den Einfluß von Zellalterung, Temperatur und Stoffwechselhemmern auf die Funktion menschlicher Blutplättchen. Vergleichende Untersuchungen von Retraktion, Ausbreitung und Aggregation. Inauguraldissertation (in Vorbereitung). — 3. Reuter, H., Niemeyer, G. und Gross, R.: Klin. Wschr. 45, 1147—1149 (1967). — 4. Gross, R., Niemeyer, G. und Reuter, H.: Klin. Wschr. 45, 1142—1147 (1967). — 5. Niemeyer, G., Schneider, W. und Gross, R.: Klin. Wschr. 46, 119 (1968).

Joist, J. H., Pechan, J., Schikowski, U., Hübner, G. und Gross, R. (Med. Klinik u. Patholog. Inst. der Univ. Köln):
Untersuchungen zur Natur und Ätiologie der urämischen Thrombocytopathie*

Die Ursache der urämischen hämorrhagischen Diathese, die nach Gross u. Mitarb. [1] bei rund 30% aller Patienten mit schwerem, akutem oder chronischem Nierenversagen in mehr oder weniger ausgeprägtem Maße klinisch in Erscheinung tritt, liegt neueren Untersuchungen zufolge offensichtlich im wesentlichen in einer Störung der Blutplättchenfunktion begründet. Der pathogenetische Mechanismus und die ursächlichen Faktoren dieser erworbenen Thrombocytopathie sind jedoch noch umstritten.

Im folgenden soll an Hand der Untersuchungsergebnisse bei 20 Patienten, davon 17 mit fortgeschrittenem, chronischem und 3 mit schwerem, akutem, schockbedingtem Nierenversagen versucht werden, diese Plättchenstörung zu charakterisieren und die ihr zugrundeliegende Problematik unter Berücksichtigung einiger in vitro-Experimente zu erörtern.

Die *Ausbreitung* der Plättchen auf einem silikonisierten Objektträger (Methode von Breddin [2] leicht modif.) war bei über der Hälfte der Patienten deutlich gestört, und zwar waren insbesondere die unvollständig ausgebreiteten Formen zugunsten der Sternformen signifikant vermindert.

* Mit Unterstützung der Deutschen Forschungsgemeinschaft.

Die Neigung der Thrombocyten zur Anlagerung an Bindegewebsstrukturen, die *in vivo-Adhäsivität*, gemessen nach der von Borchgrevink [3] beschriebenen Methode, wie auch die Reaktion mit Glasoberflächen (*Methode von Hellem* [4]) im Nativ- und Citratblut waren deutlich vermindert.

Die *Plättchenaggregation* (Methode von Born [5]) nach Zugabe von Adenosin-Diphosphat, Adrenalin (jeweils in Plasma-Endkonzentrationen von 4 bis 8 Mikro-Mol) und Kollagen war bei einer größeren Anzahl von Patienten pathologisch verändert. Abb. 1 zeigt einige charakteristische Kurvenverläufe bei zwei Patienten im chronischen Dialyseprogramm unmittelbar vor der Dialyse. Bei der ersten Patientin, Schn., E. (rechte Bildhälfte) erkennt man eine isolierte, rasch einsetzende, ausgeprägte Deaggregation nach ADP-Zugabe bei noch normaler Reaktion auf Adrenalin und Kollagen, während bei der zweiten Patientin, G. A., (linke Bildhälfte) neben einer raschen Deaggregation nach ADP auch eine verzögerte und

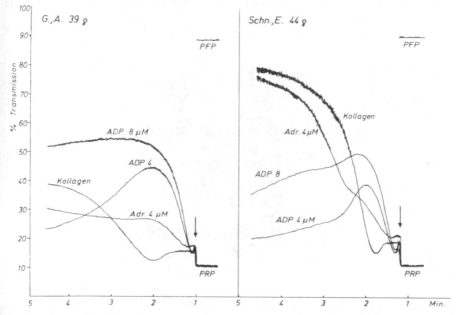

Abb. 1. Veränderungen der Plättchenaggregation bei zwei chronisch dialysierten Patienten

im Ausmaß verminderte Aggregation nach Zugabe von Adrenalin und Kollagen nachweisbar ist.

Bei der Prüfung der *Plättchenfaktor-3-Aktivierung* (Methode von Spaet u. Cintron [6] modif.) nach Inkubation mit Kollagen und Kaolin (4 mg/ml) fand sich vielfach eine deutlich verzögerte und im Ausmaß verminderte Aktivierung des plättcheneigenen, gerinnungsaktiven Materials, während sich die Stypven-Zeiten nach Kältedesintegration der Plättchen in fast allen Fällen normalisierten.

Eine zusammenfassende Gegenüberstellung der von uns untersuchten Parameter (Abb. 2) zeigt eine gute Korrelation zwischen der Häufigkeit einer Blutungszeitverlängerung und Störung der Ausbreitung, Adhäsion, Aggregation und Plättchenfaktor-3-Aktivierung, während Retraktion und Plättchenfaktor-3-Gehalt nur verhältnismäßig selten betroffen sind.

Untersuchungsergebnissen von Stewart u. Castaldi [7] zufolge ist die Hämodialyse offenbar in der Lage, den bei urämischer Azotämie auftretenden Plättchendefekt zu korrigieren. Dieser günstige Effekt der Dialyse ließ sich bei vier Patienten, bei denen Ausbreitung und Glasadhäsivität unmittelbar vor und nach der Hämodialyse untersucht wurden, bestätigen. Eine extrakorpuskuläre, d. h. plasmatische Lokalisation des oder der für den Defekt verantwortlichen Faktoren ist daher anzunehmen. Elektronenmikroskopische Untersuchungen der Thrombocyten bei acht Patienten mit terminalem Nierenversagen ergaben außer einer verstärkten Anisocytose keine sicheren ultrastrukturellen Veränderungen, ein Befund, der diese Annahme unterstützt. Lediglich bei einem Patienten ließen sich z. T. auffällig dichte und vielfach kolbenförmig aufgetriebene α-Granula nachweisen.

Die Tatsache, daß sämtliche der bei Urämie häufig gestörten Einzelfunktionen der Blutplättchen normalerweise durch ADP stimulierbar und durch Adenosin und verschiedene andere, die Wirkung von ADP blockierende, Substanzen hemmbar sind, läßt vermuten, daß eine oder mehrere im urämischen Blut zirkulierende Substanzen in den ADP-abhängigen, zentralen Funktionsmechanismus, der in seinen Einzelheiten noch nicht aufgeklärt ist, eingreifen und die Störung der verschiedenen Teilfunktionen verursachen. Die Frage, ob dem Harnstoff dabei eine entscheidende Bedeutung zukommt, ist z. Z. noch umstritten, obwohl ein direkter

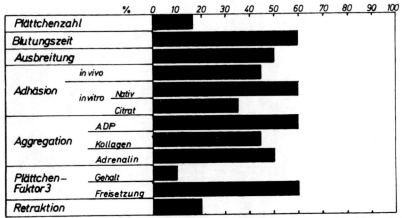

Abb. 2. Prozentuale Häufigkeit von Störungen der verschiedenen Plättchenfunktionen im Vergleich zu Plättchenzahl und Blutungszeit bei Urämie

Effekt dieser Substanz auf die Plättchenadhäsivität in vivo [8] und die Aggregation in vitro [9] nachgewiesen wurden. Wir konnten bei in vitro-Studien mit Harnstoff in Konzentrationen von 0,1 bis 0,3 Mol einen deutlichen Effekt auf die Ausbreitung feststellen, während die Glasadhäsivität nicht sicher beeinflußt wurde. In Übereinstimmung mit den Befunden von Fantl [10] und Somer, Stewart u. Castaldi [9] ließ sich darüber hinaus ein deutlicher Einfluß von Harnstoff auf unbehandeltes, plättchenreiches Plasma wie auch auf die ADP- und Kollagen-induzierte Aggregation nachweisen. Danach löst Harnstoff initial eine schwache, dosisabhängige Aggregation aus und führt dann zu einer ebenfalls dosisabhängigen Hemmung der ADP- und Kollagen-induzierten Aggregation. Berücksichtigt man, daß bei diesen in vitro-Experimenten nur mit sehr kurzen Inkubationszeiten gearbeitet werden kann, so erscheint es durchaus möglich, daß in vivo auch geringere Konzentrationen wirksam sind. Die vorgetragenen Befunde weisen darauf hin, daß diese Substanz im Gegensatz zu Kreatinin, dessen Wirkung ebenfalls untersucht wurde, die Plättchenmembran schädigen und für nachfolgende Reize unempfindlich machen kann. Weitere Studien zum Mechanismus dieser Membranschädigung sind z. Z. im Gange. Sie dürften möglicherweise darüber hinaus neue Einblicke in die Physiologie der Blutplättchenfunktion ermöglichen.

Literatur

1. Gross, R., Nieth, H. und Mammen, E.: Klin. Wschr. **36**, 107 (1958). — 2. Breddin, K., u. Bürck, H.: Thrombos. Diathes. haemorrh. (Stuttg.) **9**, 525 (1963). — 3. Borchgrevink, C. F.: Acta med. scand. **170**, 231 (1961). — 4. Hellem, A. J.: Scand. J. clin. Lab. Invest., Suppl. **51**, 1 (1960). — 5. Born, G. V. R.: Nature (Lond.) **194**, 927 (1962). — 6. Spaet, T. H., and Cintron, J.: Brit. J. Haemat. **11**, 269 (1965). — 7. Stewart, J. H., and Castaldi, P. A.: Quart. J. Med. **36**, 409 (1967). — 8. Hellem, A. J., Odegaard, A. E., and Skalhegg, B. A.: Abstracts of the 10th Congress Intern. Soc. Hematology, Stockholm 1964. — 9. Somer, J. B., Stewart, J. H. und Castaldi, P. A.: Thrombos. Diathes. haemorrh. (Stuttg.) **19**, 64 (1968). — 10. Fantl, P.: Aust. J. exp. Biol. Med. **44**, 451 (1966).

BARTH, P. und KOMMERELL, B. (Med. Univ. Klinik Heidelberg): **Über den Einfluß von Adenosindiphosphat auf das Gerinnungssystem***

Durch die Untersuchungen von Born (1956) ist bekannt, daß Thrombocyten reich an ATP sind und während der Umwandlung, die als viscöse Metamorphose bezeichnet wird, einen großen Teil davon verlieren. In dem umgebenden Medium tritt dann das Abbauprodukt ADP auf. Seit den Untersuchungen von Gaarder (1961) und Hellem (1960) wissen wir, daß es offensichtlich das ADP ist, dem eine große Bedeutung für die reversible Aggregation zukommt. Dabei ist ursprünglich vermutet worden, daß das ADP aus den Erythrocyten stammt, die während der Bildung des hämostatischen Pfropfes der Hämolyse anheimfallen (Hellem, 1960; Marr, 1965). Auf der anderen Seite ist auch nachgewiesen worden, daß die Plättchen selber genügend ADP freisetzen können, um die Aggregation auszulösen (Käser-Glanzmann, 1962). In der Folgezeit ist die Wirkung von ADP auf die Thrombocyten, die Förderung und Hemmung dieser Reaktion eingehend untersucht worden.

Ob diese für die Plättchenfunktion so wichtige Substanz auch eine Wirkung auf das plasmatische Gerinnungssystem hat, ist bisher nicht näher untersucht worden. Lediglich Mustard (1966) teilt Befunde über die Beeinflussung des Gerinnungssystems bei der intravenösen Zufuhr von ADP mit. Dabei zeigte sich eine Verkürzung der Vollblutgerinnungszeit in silikonisierten Gläsern. Dieser Befund ließ sich auch in vitro darstellen und ließ vermuten, daß die Kontaktphase des Gerinnungssystems beeinflußt wird. Das würde bedeuten, daß nicht nur eine Parallelität zwischen thrombocytärem und plasmatischen Gerinnungssystem bezüglich der Aktivierbarkeit durch Kollagen, sondern auch bezüglich der Wirkung von ADP besteht.

Es wurde Oxalatplasma von 14 gesunden Personen oder Patienten mit normalen Gerinnungsverhältnissen untersucht. Das Blut wurde so entnommen, daß es möglichst nicht mit benetzbaren Oberflächen in Berührung kam. Proben, die eine Aktivierung der Kontaktphase aufwiesen, wurden verworfen. Die Austestung erfolgte sofort nach der Abnahme. Die Aktivität der Kontaktphase wurde mittels eines spezifisch auf die Kontaktfaktoren empfindlichen Testsystems gemessen (Barth, 1969). Mangelplasma war ein sog. ,,Exhausted Plasma'', ein Plasma, das in der Kälte bei $+4\,°C$ und unter Pufferzusatz zur Erhaltung der labilen Gerinnungsfaktoren vier- bis sechsmal mit Celite, einer oberflächenaktiven Substanz, behandelt worden war. Dabei wird isoliert und vollständig das Kontaktivierungsprodukt entfernt und alle anderen Gerinnungsfaktoren bleiben erhalten. Man gewinnt damit ein für mehrere Wochen standardisiertes Mangelplasma. Das Testsystem enthält entgegen den üblichen Einstufentests kein Thrombocytenlipid. — In Voruntersuchungen zeigte eine Konzentration von $5\,\gamma/\mathrm{ml}$ ADP die stärkste Wirkung auf das Gerinnungssystem.

---

* Mit Unterstützung der Deutschen Forschungsgemeinschaft.

Das Ergebnis unserer Untersuchungen zeigt die Abb. 1. Man sieht, daß ADP-Zusatz alleine keine Gerinnungsverkürzung bewirkt, d. h., daß es in einem thrombocytenfreien Plasma keinen Einfluß auf die Kontaktphase hat. Thrombocytenlipid das wir als Tachostyptest der Fa. Hormon-Chemie benutzten, zeigte eine deut-

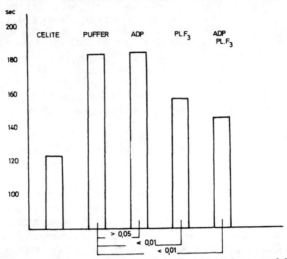

Abb. 1. Einfluß von ADP und Plättchenfaktor (Plf. 3) auf das Kontaktaktivierungsprodukt (KAP). Die Mittelwerte der Gerinnungszeiten des KAP-Testes von 14 Versuchen wurden auf der Ordinate aufgetragen. Die erste Säule entspricht der maximalen Aktivierung durch Celite. Die zweite Säule repräsentiert den Pufferwert, die Zeit entspricht der KAP-Aktivität des intakten, nicht mit benetzbaren Oberflächen in Berührung gekommenen Plasmas. Die folgenden Säulen entsprechen den Mittelwerten unter ADP und Plf. 3-Zusatz. Die statistische Auswertung erfolgt mit der Varianzanalyse. Die Nullhypothese wurde mit dem Scheffé-Test geprüft

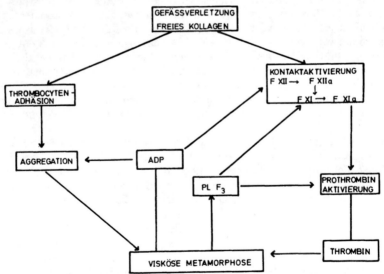

Abb. 2. Schematische Darstellung der ersten Stufen der Hämostase

liche Aktivierung der Kontaktfaktoren. Die stärkste, auf der 1%-Ebene signifikante Beeinflussung der Kontaktphase zeigt sich bei dem Zusammenwirken von ADP und Plättchenlipid[1]. Diese Aktivierung wurde nur noch übertroffen von der

[1] Wir danken Herrn Priv.-Doz. Dr. H. Immich, Deutsches Krebsforschungsinstitut, Heidelberg, für Unterstützung bei der statistischen Auswertung.

Aktivierung durch Celite, das in unphysiologischerweise eine maximale Adsorption und Aktivierung der Kontaktfaktoren bewirkt. Ergänzend sei bemerkt, daß man gleichartige Ergebnisse mit dem von Egli u. Buscha (1959) angegebenen, auf Kontaktempfindlichkeit modifizierten Thrombokinasebildungstest erhält.

Wenn man nach diesen Befunden annehmen muß, daß ADP nicht nur eine Bedeutung für die frühen Stadien der Thrombocytenfunktion besitzt, sondern auch zusammen mit dem Plättchenlipid die Kontaktphase des Gerinnungssystems zu beeinflussen vermag, dann kann man sich die Anfänge der Hämostase in Modifikation von dem von Lüscher (1967) angegebenen Schema vielleicht folgendermaßen vorstellen (Abb. 2):

Eine Gefäßverletzung führt zur Freilegung von Kollagen, das Kollagen kann auf der einen Seite zur Adhäsion von Thrombocyten, auf der anderen Seite zur Adsorption von Faktor XII und damit zur Aktivierung von Faktor XI, d. h.zur Aktivierung der Kontaktfaktoren des Gerinnungssystems führen. Auf dieser Stufe kommt es aber darüber hinaus schon zu einer Kopplung zwischen thrombocytärem und plasmatischem Gerinnungssystem. Das bei der viscösen Metamorphose freiwerdende ADP bewirkt nicht nur eine Aggregation der Plättchen, sondern zusammen mit dem Plättchenlipid eine weitere Aktivierung des Kontaktsystems. Diese induziert über eine beschleunigte Prothrombinaktivierung eine vermehrte Thrombinaktivierung, das seinerseits wieder die viscöse Metamorphose der Plättchen einleitet.

Man kann also wohl auch in den sehr frühen Stadien der Entwicklung eines blutstillenden Gerinnsels enge, z. T. vielfältige Verknüpfungen zwischen cellulärem und plasmatischem hämostatischem System annehmen.

Literatur

Barth, P., Kommerell, B. und Oswald, M.: Thrombos. Diathes haemorrh. (Stuttg.) 1969 (im Druck). — Born, G. V. R.: J. Physiol. (Lond.) 133, 61 (1956). — Egli, H., u. Buscha, H.: Thrombos. Diathes. haemorrh. (Stuttg.) 3, 604 (1969). — Gaarder, A., Jonsen, J., Laland, S., Hellem, A., and Owren, P. A.: Nature (Lond.) 192, 531 (1961). — Hellem. A.: Scand. J. clin. Lab. Invest. 12 (Suppl. 51) 1 (1960). — Käser-Glanzmann, R., and Lüscher, E. F.: Thrombos. Diathes. haemorrh. (Stuttg.) 7, 480 (1962). — Lüscher, E. F.: Report of Subcomittee on current concepts of hemostasis. In: Platelets: their role in hemostasis. (Brinkhouse, K., Ed.). Thrombos. Diathes. haemorrh. (Stuttg.) Suppl. 26, 323 (1967). — Marr, J., Barboriak, J. J., and Johnson, S. A.: Nature (Lond.) 205, 259 (1965). — Mustard, J. F., Hegardt, B., Rosswell, H. C., and Mac Millan, R. L.: J. Lab. clin. Med. 64, 548 (1964). — Mustard, J. F., Roswell, H. C., Lotz, F., and Hegardt, B.: Exp. molec. Path. 5, 43 (1966).]

HEY, D., BUDINER, U. und LASCH, H. G. (Med. Univ.-Kliniken u. Polikliniken Gießen): **Verbrauchscoagulopathie im Verbrennungsschock**

Die Pathophysiologie des Verbrennungsschocks ist sowohl klinisch als auch experimentell gut untersucht [1, 2]. Insbesondere wurde die Bedeutung einer ausreichenden Elektrolyt- und Wassersubstitution erkannt [3]. Das Problem der Mikrozirkulationsstörung wurde zuletzt vor allem von Sailer [4] und von Branemark u. Mitarb. intensiv bearbeitet [5]. Lasch hat schon vor einiger Zeit auf die im Verbrennungsschock auftretende pathologisch gesteigerte intravasculäre Gerinnung hingewiesen [6]. Obwohl eine Reihe pathologisch-anatomischer Befunde erhoben wurden, die auf intravasale Gerinnungsvorgänge hinweisen [7, 8], liegen bisher keine exakten experimentellen Untersuchungen über das Verhalten des Gerinnungssystems im Verbrennungsschock vor. Wir untersuchten deshalb in einer Reihe von Versuchsansätzen Ausmaß und Bedeutung der Gerinnungsveränderungen beim Verbrennungsschock.

44 Kaninchen mit einem Durchschnittsgewicht von 2,5 kg wurden in Barbituratnarkose 10 min bei 53° verbrüht. Mit Ausnahme von Kopf, Hals und Schultern wurde der gesamte

Körper benetzt. Vor Versuchsbeginn, unmittelbar nach Verbrennung, 1 Std, 3 Std, 7 Std und 24 Std nach·Verbrennung wurde den Tieren Blut mit Natriumcitrat abgenommen und darin bestimmt: TEG, Thrombocytenzahl, Fibrinogengehalt, Quickwert, partielle Thromboplastinzeit, Faktor II, Faktor V, Proaktivator und Euglobulinlysezeit, Hb-Gehalt des Gesamtblutes und des Plasmas. In Stichproben wurden die Serumelektrolyte gemessen. Wasserverlust und Elektrolytverschiebungen wurden durch Infusion ausgeglichen.

Von 44 nur mit Elektrolytlösung behandelten Tieren starben 17 in der Versuchszeit (36%). An der Haut der Kaninchen kam es zu Verbrennungen ersten und zweiten Grades mit Erythem, deutlichem Ödem, vereinzelten petechialen Blutungen sowie Blasenbildung. Histologisch waren feine Nekrosen in Epidermis und Corium nachweisbar.

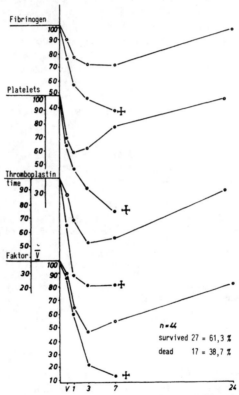

Abb. 1. Verbrennungsschock beim Kaninchen. Verhalten von Fibrinogen, Thrombocyten, Thromboplastinzeit (Quickwert) und Faktor V innerhalb der ersten 24 Std nach Verbrennung. Angaben in Prozent des Ausgangswertes. o überlebende Tiere, ● gestorbene Tiere

Bei nicht verbrannten, sonst aber identisch behandelten Tieren änderten sich die gemessenen Parameter praktisch nicht, wenn man von einer leichten Hämokonzentration absieht. Bei den verbrannten Tieren kam es im TEG unmittelbar nach Verbrennung zu einer passageren Verkürzung der R-Zeit, später waren jedoch R- und K-Zeit deutlich verlängert, die K-Zeit war vielfach nicht registrierbar, da auch die Breite des TEG als Maß für die maximale Thrombusfestigkeit erheblich eingeschränkt war. Nimmt man die Werte für die gestorbenen Tiere gesondert, so findet man die geschilderten Phänomene noch deutlicher ausgeprägt.

Der Fibrinogenspiegel fiel deutlich ab und lag im Schnitt nach 3 Std zwischen 70 und 75% des Ausgangswertes, bei den gestorbenen Tieren fiel er auf weniger als 40% des Ausgangswertes ab. Die Thrombocytenzahl fiel bereits direkt nach Verbrennung auf 60 bis 70% des Ausgangswertes ab. Besonders eindrucksvoll ist die

ontinuierliche weitere Verminderung bei den sterbenden Tieren bis auf 15% des
Ausgangswertes. Der Quickwert als Globalmethode aber auch die Aktivitäten
der Faktoren II und V zeigen einen etwa gleichzeitigen Abfall im Plasma; wieder
fällt die sehr viel stärkere Reaktion der gestorbenen Tiere ins Auge.

Alle diese Veränderungen sind Ausdruck einer ausgeprägten Verbrauchsreaktion des Gerinnungssystems, einer Verbrauchscoagulopathie, wie sie von
Lasch, McKay u. a. für eine Reihe von Krankheitsbildern und Schockformen als
biologisches Grundphänomen herausgearbeitet wurde. Das Gerinnungssystem mit
seinem offensichtlich doch funktionsbedingten ständigen Umsatz an Fibrinogen,
Thrombocyten und Gerinnungsfaktoren wird dabei in einem labilen Gleichgewicht
zwischen Neubildung, Aktivierung und Verbrauch der Einzelkomponenten s wie
der Abräumung der Endprodukte des Gerinnungsvorganges gesehen. Voraussetzung für die Aufrechterhaltung dieses Funktionskreises ist der Bildungsstätten,
Umschlagplätze und Abraumgebiete verbindende, voll funktionierende Blutkreislauf. Entgleisungen des Systems sind im Sinne einer überschießenden Aktivierung
mit möglicherweise mangelnder Klärung der aktivierten Faktoren durch das RES
und konsekutiver Verbrauchsreaktion mit Hypocoagulabilität und dem charakteristischen Nebeneinander von Thrombose und Blutungsneigung möglich.

Recht eindrucksvoll zeigen die Meßergebnisse der PTT in unserem Experiment
dieses Verhalten des Gerinnungssystems. Die partielle Thromboplastinzeit ist ein
Globaltest, in den vor allem der Mangel an Faktor VIII und IX eingeht. Darüber
hinaus spiegelt er jedoch auch die Aktivität der Faktoren I, II, V, X, XI und XII
wieder. Eine Verkürzung der PTT zeigt eine Hyper-, eine Verlängerung, eine Hypocoagulabilität an. Nimmt man alle lebenden Tiere des Versuchs zusammen, so
findet man einen uncharakteristischen Kurvenverlauf. Die gestorbenen Tiere
zeigen eine nach oben und unten ausfahrende Kurve. Bildet man je nach Verlauf
der Reaktion während des Versuches zwei Gruppen, so findet man bei der ersten
eine ausgeprägte Verlängerung der PTT, die gestorbenen Tiere reagieren wieder
stärker. Das spricht für einen deutlichen Verbrauch insbesondere der limitierenden
Faktoren VIII und IX. Eine zweite Gruppe reagiert mit einer Verkürzung der
PTT. Hier fallen die gestorbenen Tiere durch eine initiale starke Hypercoagulabilität auf. Sie sterben recht früh, etwa nach Erreichen der Ausgangsaktivität.

Man erkennt, daß es offensichtlich die Dysbalance des Gerinnungssystems ist,
das Extrem der Aktivierung mit dem darauf folgenden Verbrauch der Gerinnungsfaktoren, die den Organismus im eigentlichen gefährden.

Untersucht man einige Parameter des fibrinolytischen Systems, so findet man
eine deutliche Zunahme des Proaktivators, gemessen nach der Blixschen Methode,
also global eine Vermehrung der Aktivatoren des fibrinolytischen Systems.

Die Bestimmung der Euglobulinlysezeit zeigt wiederum zwei Verhaltensweisen
im Verlauf des Experimentes. In der ersten Gruppe findet man eine deutliche
Steigerung der fibrinolytischen Aktivität im Plasma, die gestorbenen Tiere, die
auch eine stärkere Verbrauchsreaktion zeigten, wiesen auch eine deutlichere
Fibrinolysesteigerung auf. Eine zweite Gruppe zeigt eine Verlängerung der
Euglobulinlysezeit, also eine Hemmung der fibrinolytischen Aktivität im Plasma.
Die Tiere sterben früh bei gehemmter Fibrinolyse. Die relativ grobe Methode läßt
eine sichere Deutung des Befundes nicht zu. Denkbar wäre eine überschießende
Freisetzung von Inhibitoren.

Um die Bedeutung der nachgewiesenen und diskutierten Veränderungen im
Gerinnungssystem und im fibrinolytischen System besser abschätzen zu können,
hemmten wir zunächst die Gerinnung vor Beginn der Verbrennung mit Heparin.
In diesem Versuchsansatz starben von zwölf Tieren zwei (15%). Rein technisch
lassen sich beim heparinisierten Tier nur Thrombocytenzahl und Fibrinogenspiegel exakt bestimmen. So wurden nur diese beiden Parameter zum Vergleich

herangezogen. Die Thrombocytenzahl blieb praktisch unverändert, der Fibrinogenabfall war nur bei den zwei gestorbenen Tieren signifikant. Hier konnte der Gerinnungsvorgang offensichtlich nicht vollständig abgeblockt werden.

Die deutlich geringere Todesrate zeigt jedoch, daß die intravasalen Gerinnungsvorgänge einen maßgeblichen Einfluß auf den Verlauf des Verbrennungsschocks haben.

Wurde in einem weiteren Ansatz die Aktivierung der Fibrinolyse durch Behandlung mit EACA gehemmt, so starben in dieser Gruppe 62% gegenüber 15% bei heparinbehandelten Tieren und ca. 36% bei nicht behandelten Kaninchen. Bezeichnenderweise starben diese Tiere fast alle in der Spätphase des Schockzustandes, zu einem Zeitpunkt, zu dem sich allenthalben Mikrothromben mit entsprechender Perfusionsstörung der Organe ausgebildet hatten.

Zur Zeit haben wir einen Therapieversuch mit Fibrinolysebehandlung in Arbeit. Bei nachgewiesener intensiver Fibrinolyse, begonnen 1 Std nach Verbrennung, starben von bisher sechs kein einziges an den Folgen des Verbrennungsschocks. Wir sind dabei, diesen erfolgversprechenden Therapieversuch weiter auszubauen.

Zum Abschluß zeigen wir in einer Reihe von histologischen Bildern Ausmaß und Auswirkung der disseminierten Thrombosierung in unserem Verbrennungsmodell.

In der Lunge finden sich reichlich stark erythrocytenhaltige Thromben in Capillaren, Venolen und Arteriolen.

Häufig findet man Thromben auch in den Ästen der Vena portae, die sich oft in die angrenzenden Lebersinusoide fortsetzen. Sehr häufig kommen hier Einzel- und Gruppenzellnekrosen im Bereich von Thromben vor.

Ursache für die auch aus der Humanpathologie bekannten Stressulcera sind capilläre Thromben vorwiegend in den Spitzen der Darmzotten.

Nicht selten fanden sich Thromben in Capillaren und Venolen der Nebenniere, gelegentlich kamen Blutungen im nekrotischen Bereich des Organs zur Darstellung. Weniger häufig waren Thromben in Mark und Rinde der Nieren nachweisbar. Ganz besonders stark ausgeprägt waren diese Befunde bei den mit EACA behandelten Tieren. Die heparinbehandelten Tiere zeigten nur vereinzelt Thromben.

Zusammenfassend kommt es nach diesen Ergebnissen im Verbrennungsschock zu einer überschießenden intravasalen Gerinnungsreaktion mit daraus resultierender Verbrauchscoagulopathie. Für den Verlauf des Verbrennungsschocks sind intravasale Gerinnung und Fibrinolyse von wesentlicher Bedeutung.

Literatur

1. Ahnefeld: Die initiale Phase der Verbrennungskrankheit. Wehr und Wissen Verlagsges. 1966. — 2. Branemark, P. I., Preine, K., Joshi, M., and Urbaschek, B.: Ann. N. Y. Acad. Sci. **150**, 474 (1968). — 3. Gürich, H.-G., u. Koch, H. G.: Internist. Prax. 8, 503 (1968). — 4. Lasch, H.-G.: 7. Internat. Kongreß Inn. Med. München 1962. Stuttgart: Thieme 1963. — 5. Moyer, C. A., Margraf, H. W., and Monafo, W. W.: Arch. Surg. **90**, 799 (1965). — 6. Pruitt, B. A., Tumbusch, W. T., Mason, A. D., and Pearsen, E.: Ann. Surg. **159**, 396 (1964). — 7. Sailer, F. X.: Habilitationsschrift, Gießen 1968. — 8. Wartmann, W. B.: Mechanism of death in severe burn injury. In: Curtis, P., Research in burns, p. 6. Oxford: Blackwell Scientific Publications 1962.

LECHLER, E., HIRSCHMANN, W.-D. und GROSS, R. (Med. Univ.-Klinik Köln):
Führt die Asparaginasetherapie zu einer Verbrauchscoagulopathie?

Die Asparaginase stellt ein neues Prinzip in der Behandlung neoplastischer Erkrankungen, insbesondere der Leukosen, dar [1, 2]. Unter der Einwirkung dieses Enzyms kommt es zu einem akuten Asparaginmangel, wodurch Zellen, die nicht die Fähigkeit besitzen, Asparagin zu synthetisieren, geschädigt bzw. zerstört werden. Zellen, die Asparagin synthetisieren können, sollen gegen diesen nduzierten Asparaginmangel unempfindlich sein. Da einige Tumorarten auf extracelluläres Asparagin angewiesen sind, ergab sich die Möglichkeit, durch Asparaginentzug unter Asparaginasezufuhr die Tumorzellen selektiv zu schädigen. Erste klinische Untersuchungen wurden vor 3 Jahren in Amerika begonnen und seit einem Jahr ist die Asparaginase in Deutschland in klinischer Erprobung. Als eine der Nebenerscheinungen der Asparaginasebehandlung wurden von Stier, Gallmeier u. Schmidt [3, 4] Gerinnungsstörungen beobachtet, die als Verbrauchscoagulopathie gedeutet wurden. Als weitere ursächliche Mechanismen wurden eine primäre Hyperfibrinolyse und eine Proteinsynthesestörung diskutiert.

Wir hatten Gelegenheit, bei 12 von 22 Patienten unter Asparaginasetherapie Gerinnungsuntersuchungen durchzuführen. Es handelte sich hierbei um 5 akute Paramyeloblastenleukämien, 2 chronische Myelosen, eine Erythroleukämie, eine akute Lymphoblastenleukämie und 2 Melanome. Vorweg kann gesagt werden,

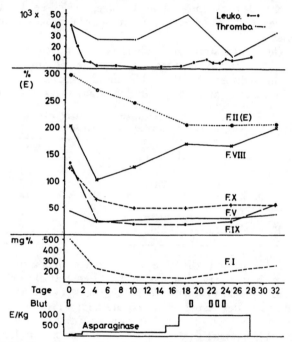

Abb. 1. Asparaginasebehandlung bei akuter Paramyeloblastenleukämie. Gerinnungs- und Leukocytenkontrollen

daß in keinem dieser 12 Fälle eine eindeutige Remission erzielt wurde. Bei allen Patienten konnten wir sehr deutlich ausgeprägte Gerinnungsstörungen nachweisen. Die ersten orientierenden Untersuchungen hatten uns allerdings zu der Fehlannahme geführt, daß Faktor VIII keinen oder nur einen relativ geringen Konzentrationsabfall erfährt. In Fortführung der Untersuchungen stellte sich dann heraus, daß es sich hierbei um Ausnahmen handelte oder durch den Zeitpunkt der Kontrolluntersuchung bedingt war (s. Abb. 1, Wiederanstieg der Faktor VIII-Konzentration unter der Behandlung). Im folgenden werden wir uns vorwiegend auf die Fälle beziehen, bei denen unter der Behandlung mehrfach ausführliche Kontrollen vorgenommen wurden.

Einige typische Merkmale der Gerinnungsveränderungen und Änderung der Leukocytenzahlen unter Asparaginasetherapie können aus Abb. 1 ersehen werden. Die Asparaginasedosis wurde in diesem Fall über 50, 100, 200 und 500 E schließlich auf 1000 E/kg Körpergewicht und Tag gesteigert. Die Behandlung wurde für insgesamt 28 Tage durchgeführt. Die Leukocyten fielen akut innerhalb 2 Tagen von 40000 auf 7600 ab. Nach einem weiteren Abfall auf Werte zwischen 1500 und 3000 kam es gegen Behandlungsende wieder zu einem leichten Leukocytenanstieg. Die Thrombocyten zeigen im Gesamtverlauf im besten Falle eine leicht fallende Tendenz. Im Gegensatz dazu fallen alle von uns bestimmten Gerinnungsfaktoren, nämlich Fibrinogen, Prothrombin und die Faktoren V, VIII, IX und X in ihrer Konzentration erheblich ab und mit Ausnahme des Faktors VIII hält die Konzentrationsminderung, von kleinen Schwankungen abgesehen, für die gesamte Zeit der Asparaginasebehandlung an. Der geringe Fibrinogenanstieg gegen Ende der Behandlung ist wohl Folge der vorangegangenen Bluttransfusionen. Die erste Gerinnungskontrolle war 4 Tage nach Behandlungsbeginn erfolgt. Zu diesem Zeitpunkt, also unter 200 E Asparaginase/kg Körpergewicht und Tag, war für die Faktoren V, VIII, IX und X die stärkste Konzentrationsminderung schon erreicht oder nahezu erreicht. Der ausgeprägteste Abfall zeigte sich bei Faktor IX. 4 Tage nach Beendigung der Behandlung war insgesamt eine leichte Tendenz zum Wiederanstieg zu erkennen.

Plasmatische Gerinnungsstörungen haben wir unter Asparaginasebehandlung regelmäßig beobachtet. Der Konzentrationsabfall der Gerinnungsfaktoren setzt rasch ein, wobei die Faktoren V, VIII, IX und X, Proteine mit relativ kurzer biologischer Halbwertszeit, anfangs (1. und 2. Tag) stärker betroffen sind als

Tabelle. *Tiefstwerte der Gerinnungsfaktoren in Prozent der Ausgangswerte bei mehrfach durchgeführten Kontrollen unter Asparaginasebehandlung*

Diagnose	F. I	F. II	F. V	V. VIII	F. IX	F. X
Go. 47 J. Myeloblastenl.	28	69	51	50	14	40
Li. 28 J. Chron. Myelose	26	55	82	46	17	47
Poe. 22 J. Chron. Myelose	47	82	37	53	13	50
Ka. 23 J. Akute lymph. L.	36	76	39	66	22	47
Mü. 62 J. Myeloblastenl.	28	50	43	51	15	25
Kah. 47 J. Promyelocyt. L.	61	36	41	59	15	35

Prothrombin und Fibrinogen, die eine relativ lange biologische Halbwertszeit haben. Der Abfall erfolgte nie rascher als der biologischen Halbwertszeit entspricht. Die Thrombocytenwerte fielen nicht regelmäßig ab. Bei ausreichend langer Kontrolle nach Beendigung der Asparaginasebehandlung wurde eine Normalisierung der Gerinnungswerte beobachtet, die Gerinnungsstörung ist also reversibel. Eine Abhängigkeit des Wiederanstiegs der Gerinnungsfaktoren von der vorangegangenen täglichen Asparaginasedosis scheint vorzuliegen, wobei nach hochdosierter Asparaginasebehandlung der Wiederanstieg langsamer erfolgte als nach niedriger Dosierung. Zieht man in Betracht, daß Oettgen [5] für die Asparaginase eine Halbwertszeit von 22 Std ermittelte, dann wird der langsame Wiederanstieg der Gerinnungsfaktoren nach Behandlungsende verständlich.

In einem Dosierungsbereich zwischen 200 und 3000 E/kg Körpergewicht und Tag konnten wir keine eindeutigen dosisabhängigen Unterschiede im Ausmaß der Gerinnungsstörung feststellen. Niedrigere Dosierungen wurden von uns nur zum Einleiten der Behandlung angewandt. Thrombelastographische Verlaufskontrollen zeigten als wesentlichste Veränderung unter Asparaginase eine Verschmälerung der Maximalamplitude, eine Folge des Fibrinogen- und teilweise auch des Thrombocytenabfalls. Veränderungen, die auf eine Vollblutfibrinolyse hinweisen würden, fanden wir nie, spezielle Untersuchungen des fibrinolytischen Systems wurden aber nicht durchgeführt.

In der folgenden Tabelle sind die Tiefstwerte der einzelnen Faktoren von sechs mehrfach unter Asparaginasebehandlung kontrollierten Patienten zusammengefaßt. Die Asparaginasedosis betrug zwischen 200 und 3000 E/kg Körpergewicht. An dieser Übersicht fällt neben der allgemeinen Konzentrationsminderung der Gerinnungsfaktoren besonders der starke Abfall des Faktors IX bei relativ geringem Prothrombinabfall auf, eine Konstellation wie wir sie in vier von sechs stichprobenartigen einmaligen Kontrollen bei anderen Asparaginase-behandelten Fällen gleichfalls fanden. Diese Konstellation erscheint uns *nicht* typisch für eine Verbrauchscoagulopathie. Das gleichförmige Auftreten dieser Konstellation, unabhängig davon, ob die Thrombocyten abfielen oder nicht, der frühzeitige Abfall von Faktor IX bevor Fibrinogen und Prothrombin abfielen, sowie die Tatsache, daß der Abfall der einzelnen Faktoren immer langsamer ablief als der biologischen Halbwertszeit entspricht, sind weitere Gesichtspunkte gegen die Annahme einer Verbrauchscoagulopathie. Eine Proteinsynthesestörung als Ursache dieser Gerinnungsveränderungen erscheint uns wahrscheinlicher, beobachtet man doch unter Asparaginasebehandlung einen Abfall des Serumeiweißes [3]. Klinisch beobachtete Leberschädigungen fügen sich gut in diese Annahme ein. Bei zwei Patienten, die unter Asparaginasetherapie verstarben, fanden wir eine schwere Leberverfettung. Heller [6] an unserer Klinik zeigte an sechs Leukosen mit enzymhistochemischen Untersuchungen, daß die *gesamte* Myelopoese unter Asparaginase geschädigt wurde, die funktionelle Beeinflussung gesunder Zellen und damit auch der Leberzellen und anderer eiweißsynthetisierender Zellen muß angenommen werden.

Literatur

1. Oettgen, H. F., Old, L. J., Boyse, E. A., Campbell, H. A., Philips, S. F., Clarkson, B. D., Tallal, L., Leeper, R. D., Schwartz, M. K., and Kim, J. H.: Cancer Res. 27, 2619 (1967). — 2. Hill, J. M., Roberts, J., Loeb, E., Khan, A., MacLellan, A., and Hill, R. W.: J. Amer. med. Ass. 202, 882 (1967). — 3. Schmidt, C. G., u. Gallmeier, W. M.: Dtsch. med. Wschr. 93, 2299 (1968). — 4. Stier, H. W., Gallmeier, W. M. und Schmidt, C. G.: Dtsch. med. Wschr. 94, 253 (1969). — 5. Oettgen, H. F., u. Schulten, H. K.: Klin. Wschr. 47, 65 (1969). — 6. Heller, A., u. Gross, R.: Intern. Arbeitstagung: Chemo- und Immuntherapie der Leukosen und malignen Lymphome, Wien, März 1969.

LECHNER, K. (I. Med. Univ.-Klinik Wien): **Über einen neuen Typ von Gerinnungshemmkörpern***

Nach ihrer Wirkung kann man zwei Typen von Hemmkörpern der Blutgerinnung unterscheiden. Beim Typ I zerstört der Hemmkörper einen der Gerinnungsfaktoren, vorzugsweise Faktor VIII, in einer zeitabhängigen Reaktion. Es entsteht dadurch das Bild der Hemmkörperhämophilie (Deutsch). Beim zweiten Typ der Hemmkörper wird keiner der Gerinnungsfaktoren zerstört, sondern der Hemmkörper interferiert mit einer der Reaktionen des Gerinnungssystems in einer bisher nicht bekannten Weise. Hemmkörper der letztgenannten Art findet man am häufigsten beim Lupus erythematodes (Margolius, Jackson, Ratnoff).

Soweit Hemmkörper bisher chemisch oder immunologisch untersucht wurden, handelte es sich um Immunglobuline G (Shapiro; Andersen and Troup; Lechner).

Im folgenden wollen wir über drei Hemmkörper berichten, die wirkungsmäßig dem zweiten Hemmkörpertyp zuzuordnen sind, chemisch und immunologisch sich aber von den Hemmkörpern der bisher bekannten Art unterscheiden. Die wichtigsten Laboratoriumsbefunde der drei Patienten sind in der Tabelle zusammengefaßt. Bei den ersten beiden Patienten besteht eine Pancytopenie. Diese ist bei der ersten Patientin nur mäßiggradig und war seit 5 Jahren in wechselndem Ausmaß nachweisbar. Die zweite Patientin beobachten wir seit 3 Monaten. Die Pancytopenie setzte akut ein und war bisher nicht beeinflußbar. Im Knochenmark

* Diese Untersuchungen wurden durch den österreichischen Fond zur Förderung der wissenschaftlichen Forschung (Nr. 539 und 700) unterstützt.

fand sich bei der ersten Patientin eine Reticulumzellenvermehrung, bei der zweiten ein aplastisches Mark. Für eine Hämoblastose bestand in beiden Fällen kein Anhaltspunkt. Beim dritten Patienten läßt sich der Zeitpunkt des Auftretens des Hemmkörpers nicht sicher eruieren. Der Patient hatte vor 8 Jahren einen Herzinfarkt und dann mehrmals ausgedehnte tiefe Beinvenenthrombosen. Zum Zeitpunkt der Untersuchung wurde ein normaler klinischer und hämatologischer Befund erhoben.

Die Eiweißuntersuchung des Serums ergab bei der ersten Patientin eine Vermehrung der Immunglobuline M, die sowohl in der Ultrazentrifuge, als auch bei der quantitativen immunologischen Untersuchung nachweisbar war. Bei der

Tabelle. *Laboratoriumsbefunde*

	B. J.	S. H.	M. O.	Normal
Alter	60 Jahre	75 Jahre	42 Jahre	
Geschlecht	♀	♀	♂	
Phys. Untersuchung	Milz 2 QF.	o.B.	o.B.	
Häm. Diathese	+	+++	0	
Erythrocyten $\times 10^6$	2,4—4,72	1,72	4,6	
Hämoglobin g-%	9,2—11,8	5,4	12,8	
Hämatokrit	29—34	15	38	
Leukocyten	1500—2500	1850	4000	
Thrombocyten	84000	26000	141000	
LE-Test	negativ	negativ	negativ	
Coombs-Test	negativ	negativ	negativ	
Gesamteiweiß g-%	6,7	6,7	8,2	6,5—8,5
Gamma-Globuline (Papier-E-Phorese) %	19,4	21	28	13,5—22
Ultrazentrifuge (19 S-Globuline) %	7,6	2,6	3,9	< 5%
IgG mg-%	960	—	1560	1203±230
IgA mg-%	210	—	297	255±80
IgM mg-%	1180	—	232	182±77
Immunoelektrophorese	keine abnorme IgM-Linie		—	
Gerinnungszeit (Lee-White)	23'	13'	10'	—9'
Prothrombinzeit	75%	68%	35% (TT)	75—110%
Partielle Thromboplastinzeit	103"	67"	95"	40—60"
Heparintoleranztest	9'	10'	—	3³⁰—5'
Serumprothrombin nach 1 Std	40%	30%	—	< 10%
Thrombinzeit	9"	12,7"	10,2"	9—13"
Thrombelastogramm R	15'	12'	18,5'	< 14'
k	7,5	8,5	11	< 8
mA	52 mm	48 mm	45 mm	> 50 mm

immunelektrophoretischen Untersuchung war die IgM-Präcipitationslinie zwar verstärkt, zeigte aber keinen abnormen Verlauf. Bei den anderen beiden Patienten waren die Eiweißverhältnisse bis auf eine leichte γ-Globulinvermehrung bei Patient 3 normal.

Die Gerinnungsuntersuchung ergab bei allen drei Patienten einen im wesentlichen identischen Befund. Es fanden sich Zeichen einer plasmatischen Gerinnungsstörung, wie verlängerte Gerinnungszeit, verlängertes R im Thrombelastogramm und eine verlängerte partielle Thromboplastinzeit. Auch die Prothrombinzeit war bei allen Patienten leicht vermindert. Ein charakteristisches Verhalten ergab sich bei der Bestimmung der Einzelfaktoren. Die Aktivität der Faktoren war abhängig von der Verdünnung des Patientenplasmas. Bei geringer Verdünnung war die Aktivität scheinbar gering, bei entsprechend hoher Verdünnung war die

Aktivität sämtlicher Faktoren normal. Dieser Befund war schon auf das Vorliegen eines Hemmkörpers verdächtig. Das Bestehen eines Hemmkörpers wurde schließlich durch den Tauschversuch erwiesen, der bei allen drei Patienten ein prinzipiell gleichartiges Ergebnis brachte. Bei der Mischung des Patientenplasmas mit Normalplasma in verschiedenen Proportionen zeigte sich, daß schon kleine Mengen des Patientenplasmas die Recalcifikationszeit des Normalplasmas verlängerten. Umgekehrt hatte die Zugabe von Normalplasma praktisch keinen verkürzenden Einfluß auf die verlängerte Recalcifikationszeit des Patientenplasmas. Aus den Tauschversuchen ist auch ersichtlich, daß die Hemmwirkung sofort nach der Mischung des Patientenplasmas mit dem Normalplasma eintritt und durch Inkubation nicht verstärkt wird.

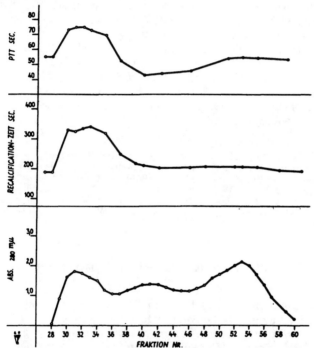

Abb. 1. Gelfiltration an Sephadex 6—200. Säule 100 cm: 2 cm, 4 ml Serum. 0,01 mol Phosphatpuffer pH 8,0. Fraktion 3 ml

Die Charakterisierung der Hemmkörper erfolgte durch Gelfiltration, Chromatographie an DEAE-Cellulose und Immunpräcipitation. Bei der Gelfiltration an Sephadex G-200 war die Hemmstoffaktivität in allen drei Fällen im ersten Proteingipfel nachweisbar, wobei die Hemmstoffaktivität weitgehend der Proteinkonzentration parallel verlief (Abb. 1). Bei Fall 3 ließ sich außerdem im zweiten Proteingipfel, dem G-peak, eine geringe, aber reproduzierbare Aktivität nachweisen, bei den anderen beiden Fällen nicht.

Bei Chromatographie an DEAE-Cellulose, die mit einem kontinuierlichen Kochsalzgradienten von 0 bis 0,2 Mol NaCl in 0,01 Mol Phosphatpuffer pH 8,2 durchgeführt wurde, zeigte sich, daß die Aktivität im ersten Fall ausschließlich in jenen Fraktionen vorhanden war, die IgM enthielten. In Fall 3 war der Großteil der Aktivität ebenfalls in diesen Fraktionen enthalten, eine geringe Aktivität ließ sich aber auch im ersten Proteingipfel, der IgG enthält, nachweisen.

Immunpräcipitationsversuche wurden bei Fall 1 und 3 durchgeführt, die einen dafür genügend großen Hemmkörpertiter hatten. Die Versuche wurden so durchgeführt, daß der mit DEAE-Cellulose oder Sephadex gereinigte Hemmkörper mit einem Kaninchenantiserum gegen IgG, IgA oder IgM inkubiert wurde und nach Entfernung des Präcipitates im Überstand die Hemmstoffaktivität bestimmt wurde. Es zeigte sich, daß die Hemmstoffaktivität in beiden Fällen nur durch Anti-IgM, jedoch nicht durch Anti-IgA oder Anti-IgG reduziert werden konnte.

Aus diesen Untersuchungen ergibt sich, daß der Hemmstoff sich in allen drei Fällen chemisch und in Fall 1 und 3 auch immunologisch wie ein Immunglobulin M verhält. Bei Fall 3 ist auf Grund der Gelfiltration und der DEAE-Chromatographie anzunehmen, daß ein Teil der Hemmstoffaktivität auch in den IgG enthalten ist. Dies sind unseres Wissens die ersten Hemmkörper der Blutgerinnung dieser Art, die den Immunglobulinen M angehören.

Zuletzt interessierte uns auch der Angriffspunkt dieser Hemmkörper. Diese Untersuchungen wurden bei Fall 1 und 3 durchgeführt. In einem System aus partiell gereinigten Gerinnungsfaktoren konnte gezeigt werden, daß beide Hemmkörper die Aktivierung des Prothrombins durch den Prothrombinaktivator hemmten. Es wurde sowohl die Bildungsgeschwindigkeit des Thrombins, wie auch die Menge des gebildeten Thrombins in diesem System dosisabhängig vermindert. Damit haben diese Hemmkörper den gleichen Angriffspunkt wie Hemmkörper beim Lupus erythematodes, wie Yin u. Gaston und wir selbst (Lechner et al.) an mehreren Fällen zeigen konnten.

Literatur

Andersen, B. R., and Troup, S. B.: J. Immunol. **100**, 175 (1968). — Deutsch, E.: Die Hemmkörperhämophilie. Wien: Springer 1950. — Lechner, K.: In: Deutsch, E., Ed., Immunologische Probleme in der Blutgerinnung, S. 33, (1969). — Lechner, K., Fischer, M., Kühböck, J., Steffen, C. und Waldhäusl, W.: Klin. Wschr. (im Druck). — Margolius, A., Jackson, D. P., and Ratnoff, O. D.: Medicine (Baltimore) **40**, 145 (1961). — Shapiro, S. S.: J. clin. Invest. **46**, 147 (1967). — Yin, E. T., and Gaston, L. W.: Thrombos. Diathes. haemorrh. (Stuttg.) **14**, 88 (1965).

BRUHN, H. D. (I. Med. Univ.-Klinik Kiel): **Salicylsäurederivate als Fibrinolyseaktivatoren**

Thrombosen und Embolien stellen den Kliniker immer wieder vor dringende diagnostische und therapeutische Aufgaben. Eine wirkungsvolle Prophylaxe wäre wünschenswert, erfordert jedoch z. Z. noch die Lösung zahlreicher Probleme. Denn einerseits ist die Gerinnungsfähigkeit des Blutes eine lebenswichtige Funktion, andererseits wird eine überschießende Gerinnungsneigung als wichtiger Faktor bei der Entstehung thromboembolischer Erkrankungen angesehen. Auch für die Pathogenese der Arteriosklerose soll die Hypercoagulabilität von Bedeutung sein (Astrup, 1957; Duguid, 1946, 1948 und Jipp, 1967).

Es stellt sich die Frage, ob eine Thromboseprophylaxe durch die natürlichen Antagonisten des Gerinnungssystems möglich ist, und wie sie sich pathophysiologisch begründen läßt. Unter den natürlichen Antagonisten des Gerinnungssystems verstehen wir einerseits die Hemmkörper der Gerinnung, insbesondere die Antithrombine, und andererseits das fibrinolytische System. Von beiden ist z. Z. nur das fibrinolytische System therapeutisch zugänglich. Eine Indikation zur Thromboseprophylaxe durch Aktivierung der Fibrinolyse besteht beispielsweise bei Patienten mit arteriosklerotischen Verschlüssen der Extremitätenarterien. Denn ebenso wie andere Autoren (Lackner, 1960; Nestel, 1959; Fearnley, 1963 und Linke, 1967) konnten Herr Jipp und ich an entsprechenden Kranken im Vergleich zu gleichaltrigen Gesunden eine deutlich verminderte Spontanfibrinolyse nachweisen. Die nach Milstone bestimmte Euglobulinlysezeit ist bei den Gefäßgesunden mit 150 min deutlich kürzer als bei den Gefäßkranken, welche mit

270 min Lysezeit eine signifikant schwächere spontane fibrinolytische Aktivität ihres Blutes aufweisen. Bei dieser Gruppe von Patienten wäre also die Verstärkung der Spontanfibrinolyse wünschenwert. Eine Prophylaxe durch täglich i.v. oder i.m. zu verabreichende enzymatische Fibrinolyseaktivatoren wie Streptokinase oder Urokinase ist aus praktischen Gründen kaum durchführbar. Möglich wäre dagegen die perorale Verabreichung entsprechend wirksamer Substanzen. Ein Beispiel solcher synthetischer Fibrinolyseaktivatoren, welche von Kaulla untersucht hat, zeigt Abb. 1 (von Kaulla u. Ens, 1967). Es handelt sich um Derivate der Salicylsäure. Interessant ist die Abhängigkeit der lytischen Wirkung von der Molekülgröße. Während die Ausgangs-

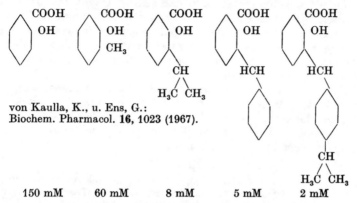

von Kaulla, K., u. Ens, G.:
Biochem. Pharmacol. **16**, 1023 (1967).

150 mM   60 mM   8 mM   5 mM   2 mM

Abb. 1. Die zur Lyse eines Standardgerinnsels erforderlichen Konzentrationen

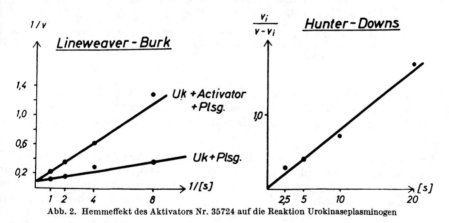

Abb. 2. Hemmeffekt des Aktivators Nr. 35724 auf die Reaktion Urokinaseplasminogen

substanz Salicylsäure zur Lyse eines Standardgerinnsels in einer Konzentration von 150 mM vorhanden sein muß, ist dies Derivat rechts, mit dem auch wir gearbeitet haben, schon in einer Konzentration von 2 mM wirksam. von Kaulla hat als Wirkungsprinzip der synthetischen Substanzen die Ausschaltung von Hemmkörpern der Fibrinolyse angenommen und auch teilweise experimentell belegen können. So wies er eine partielle Verminderung der Antiplasminkapazität des Plasmas nach (von Kaulla, 1963).

Eigene diesbezügliche Untersuchungen mit ähnlich strukturierten Salicylsäurederivaten machen noch einen weiteren Wirkungsmechanismus wahrscheinlich. Wir konnten nämlich zeigen, daß diese synthetischen Substanzen die Aktivierung des Proenzyms der Fibrinolyse kompetitiv hemmen, wenn sie zusammen mit einem natürlichen Aktivator wie z. B. Urokinase auf das Plasminogen einwirken. Dies ergaben unsere Versuche in einem von uns entwickelten Testsystem, das die proteolytische Wirkung von Plasminogenaktivatoren auf das Plasminogenmolekül mißt (Bruhn, Bergström u. Johnson, 1967). Die Abb. 2 zeigt das Ergebnis unserer Untersuchungen. Sie sehen, daß die graphische Auswertung sowohl nach Lineweaver u. Burk als auch nach Hunter u. Downs einen kompetitiven Hemmtyp ergibt. Zu beachten ist, daß auf Grund unseres Testsystems die Substratkonzentration S der Plasminogenkonzentration entspricht. Dieser Befund einer kompetitiven Hemmung des natürlichen durch den synthetischen Aktivator legt die Hypothese nahe, daß der natürliche und der synthetische Aktivator um das Plasminogenmolekül konkurrieren, und daß auch der synthetische Aktivator an einer definierten Bindungsstelle am Plasminogenmolekül angreift. Zu diskutieren wäre noch die zweite Hypothese, daß die Salicylsäurederivate als Substratanaloge der natürlichen Fibrinolyseaktivatoren wirken und diese daher binden bzw. aus anderen Bindungen, z. B. an Hemmkörper, freisetzen können und so der Aktivierung des fibrinolytischen Systems zuführen.

Abschließend ist noch hervorzuheben, daß wir diese Untersuchungen in vitro durchgeführt haben. Weitere Untersuchungen, vor allem in vivo, sind jetzt erforderlich, um die synthetischen Fibrinolyseaktivatoren vom Typ der Salicylsäurederivate sowohl in der Thromboseprophylaxe als auch in der Arterioskleroseprophylaxe erfolgreich einsetzen zu können.

Literatur

Astrup, T., u. Claasen, H.: Proc. 6th Congr. Europ. Soc. Haemat., p. 455. Basel: Karger 1957. — Bruhn, H. D., Bergström, K. und Johnson, A. J.: In: Therapeutische Fibrinolyse, Ulmer Symposium, 1967. Stuttgart: F. K. Schattauer (im Druck). — Duguid, J. B.: J. Path. Bact. 58, 207 (1946); 60, 57 (1948). — Fearnley, G. R., Chakrabarti, R., and Avis, P. R. D.: Brit. med. J. 1963 I, 921. — Jipp, P.: Habilitationsschrift, Kiel 1968. — von Kaulla, K.: Thrombos. Diathes. haemorrh. (Stuttg.) 10, 151 (1963). — von Kaulla, K., and Ens, G.: Biochem. Pharmacol. 16, 1023 (1967). — Lackner, H., and Merskey, C.: Brit. J. Haemat. 6, 402 (1960). — Linke, H.: Med. Welt 1967, 2007. — Milstone, A.: J. Immunol. 42, 109 (1941). — Nestel, P. J.: Lancet 1959 II, 373.

KNOLLE, J., WÖRZ, R. und MEYER ZUM BÜSCHENFELDE, K. H. (II. Med. Univ.-Klinik und Poliklinik Mainz): **Quantitative Immunglobulinbestimmungen als Verlaufsbeobachtung bei hämatologischen Erkrankungen unter cytostatischer Therapie**

Die beim Menschen zur Behandlung bösartiger Erkrankungen angewandten Cytostatika werden auch als immunsuppressive Substanzen in der Klinik und im Experiment eingesetzt [10, 18]. Im Tierexperiment ist die immunsuppressive Wirkung von der Dosis und der Tierspecies abhängig [2, 3, 9, 13]. Unter Beachtung dieser Gesichtspunkte sind die Befunde tierexperimenteller Untersuchungen zur Beeinflussung immunologischer Reaktionen nur schwer auf den Menschen übertragbar. Beim Menschen wurde der immunsuppressive Effekt am Modell der Transplantatabstoßung (Übersicht bei [16]), der Autoimmunerkrankungen [14, 19, 22] und der Immunantwort vom Soforttyp oder verzögertem Typ untersucht [1, 15, 20, 22]. Untersuchungen über Quantitätsschwankungen der Serumimmunglobuline im Krankheitsverlauf bei Patienten, die wegen bösartiger Erkrankungen mit immunsuppressiven Medikamenten behandelt wurden, sind bis jetzt nur vereinzelt mitgeteilt worden [4, 12] und erstreckten sich bei Erwachsenen nicht über längere Beobachtungszeiten. Das Ziel unserer Untersuchung war es, festzustellen, ob die beim Menschen angewandten Mengen cytotoxischer und immunsuppressiver Medikamente Schwankungen der Immunglobulinspiegel verursachen oder ob dafür krankheitstypische Faktoren anzuschuldigen sind. Zur

Beantwortung dieser Fragestellung war es erforderlich, eine Langzeitstudie durchzuführen, um Störfaktoren durch die bekanntermaßen großen individuellen Streuungen der Normwerte [5, 6, 8, 17, 21] und Einflüsse störender Faktoren, die im Rahmen der klinischen Behandlung des hier untersuchten Krankenkollektivs unvermeidbar waren, wie Bestrahlungen und Bluttransfusionen, weitgehend ausschalten zu können. Auch dann lassen sich Dosiswirkungsbeziehungen erst erkennen, wenn man die pharmakodynamischen Wirkungsunterschiede zwischen oraler und parenteraler Applikationsform beachtet.

Methodik

Wir haben zur quantitativen Bestimmung der drei Immunglobuline Gamma-G, Gamma-A und Gamma-M die radiale Immundiffusion nach Mancini [11] mit Partigenimmundiffusionsplatten der Behring-Werke Marburg angewandt. Als Bezugsgröße wurden stabilisierte Standardhumanseren der Behring-Werke eingesetzt und die Immunglobulinmengen in Prozent des Standards gemessen.

Krankengut

Das Krankengut ist übersichtlich in der folgenden Tabelle dargestellt. Die Untersuchungen wurden bei stationären und ambulanten Patienten gewöhnlich in 2- bis 4wöchentlichen Abständen durchgeführt. Die Überwachung der Behandlung lag in den Händen der hämatologischen Arbeitsgruppe unserer Klinik. Unsere Aussagen beziehen sich auf die in der Übersicht zusammengefaßten 65 Fälle, an

Tabelle. *Übersichtliche Darstellung des untersuchten Krankenkollektivs von 65 Pat. mit hämatologischen Erkrankungen und metastasierenden Carcinomen. 18 Pat. wurden vor Beginn der cytostatischen bzw. immunsuppressiven Behandlung in die Studie aufgenommen. Die durchschnittliche Beobachtungsdauer, d. h. der Abstand zwischen erster und letzter Ig-Bestimmung, betrug für alle Pat. zusammen 130,8 Tage.*

Diagnose	N	Vorbehandelt		Ig-Best. N	Beobachtungs- dauer x (Tage)	Behandlung	
		ja	nein			Cytostatika	Andere
Lymphogranulomatose	12	8	4	89	158,8	Asta Z 4828 Natulan	Bestrahlung Blut Cortison
Lympho- und Retothelsarkomatose	15	11	4	96	104,1	Asta Z 4828 Cyclophosphamid, Chlorambuzil	Bestrahlung Blut Cortison
Chronische Lymphadenose	6	3	3	35	142,5	Chlorambuzil	Bestrahlung Cortison
Metastasierende Carcinome	7	6	1	34	94,9	Asta Z 4828 Melphalan	Bestrahlung Blut Cortison
Akute Myelose	9	6	3	57	102,3	Cytosin-Arabinosid, Amethopterin, 6-Mercaptopurin, Vinkaalkaloide	Blut Cortison
Chronische Myelose	6	4	2	59	235,3	Busulfan	
Plasmocytome	10	9	1	68	118,2	Cyclophosphamid, Asta Z 4828, Melphalan, Chlorambuzil	
Summe	65	47	18	438	130,8		

denen in einem aus der Tabelle ersichtlichen, unterschiedlich langen Beobachtungszeitraum je 438 Einzelbestimmungen der drei Immunglobuline durchgeführt
wurden. Da beim Beginn der Untersuchungen nur vorbehandelte Fälle in die
Studie aufgenommen wurden, empfahl es sich im weiteren Verlauf, Immun-
globulinerstwerte bei unbehandelten Fällen zu gewinnen. Danach wurde es deut-

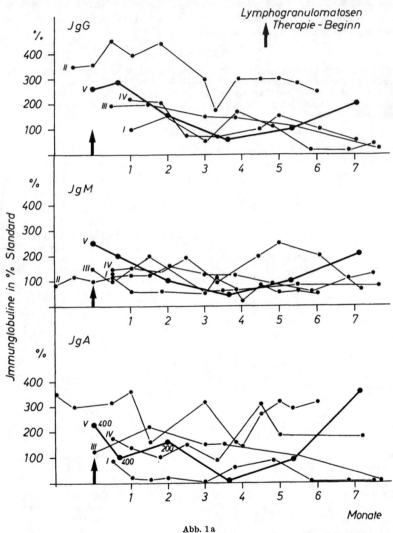

Abb. 1 a

Abb. 1. Verlauf der Ig-Werte bei Lymphogranulomatosen und Lymphosarkomatosen unter einer monatelangen,
konstanten, peroralen immunsuppressiven Therapie mit durchschnittlich 2 bis 3 mg Asta Z4828/kg Körpergewicht
täglich. Bei den Lymphogranulomatosen fallen die überdurchschnittlich hohen Werte aller Immunglobuline und
besonders die hohen Einzelschwankungen von Ig-A auf. Bemerkenswert erscheinen bei den Lymphosarkomatosen
die schon zu Therapiebeginn niedrigen Ig-A Werte, die sich bei Fall IV parallel mit der klinischen Besserung
normalisierten und über Normwerte anstiegen. Ein die Immunglobuline supprimierender Effekt der Dauerbehandlungsdosis läßt sich für beide Krankheitsgruppen nicht ableiten

lich, daß bei Lymphogranulomatosen, Lympho- und Retothelsarkomatosen sowie
Lymphadenosen lediglich die IgA-Werte bei den vorbehandelten Patienten
gegenüber den unbehandelten erniedrigt sind, sich allerdings teilweise im ohnehin
großen Schwankungsbereich der Norm befinden. Darüber hinaus ist bei diesem
Vergleich noch die Gruppe der akuten Myelosen von Interesse, bei denen eine

umgekehrte Relation in bezug auf IgM und IgA erkennbar wird. Es handelte sich hier um Fälle, die nicht in eine Remission zu bringen waren und wenig später verstarben.

Bei der weiteren Auswertung der erhobenen Befunde wurden die Patienten, bei denen die eingangs erwähnten störenden Faktoren im Rahmen der klinischen

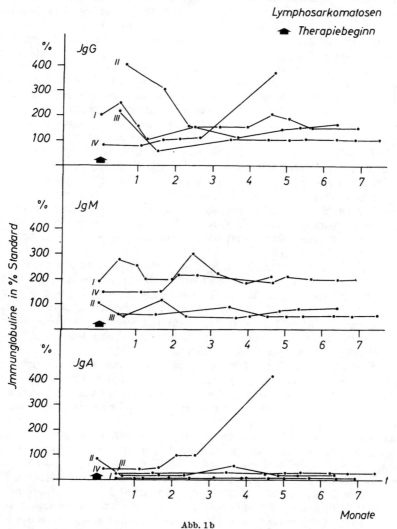

Abb. 1b

Behandlung notwendig wurden, ausgeschlossen. Schlüssige Aussagen ließen sich danach über Patienten mit Lymphogranulomatosen, Lympho- und Retothelsarkomatosen und metastasierende Carcinome machen, die eine einheitlich Therapie erhielten. Diese Gruppe wurde mit Asta Z 4828 — einem Cyclophosphamidderivat — behandelt.

Aus der Abb. 1 wird der Verlauf der Ig-Spiegel unter einer über Monate konstanten oralen Behandlung mit durchschnittlich 2 bis 3 mg/kg Körpergewicht täglich deutlich. Man erkennt unter der Medikation bei den Lymphogranulomatosen erhebliche Einzelschwankungen für IgM und IgG. Die großen Schwankungen sind durch Einzelbestimmungen bei Lymphogranulomatosen bekannt [17] und dürften verglichen mit den Werten bei gesunden Kollektiven durch der Krankheitsverlauf geprägt sein. Wie die unruhigen Kurvenverläufe unter der konstanten Medikation zeigen, läßt sich ein supprimierender Effekt auf die Immunglobuline nicht ablesen.

Bei den Lymphosarkomatosen muß vor allem auf die bei drei Fällen konti nuierlich, fast nicht meßbar niedrigen IgA hingewiesen werden, die schon bei oder nur 14 Tage nach Therapiebeginn festgestellt wurden. Der Fall 4 ist insoferr erwähnenswert, als es hier mit dem Einsetzen der klinischen Besserung zu einen deutlichen Anstieg von IgA und IgG kommt. Die hier gemachte Beobachtung paßt zu der Vorstellung, daß der im immunkompetenten Zellsystem lokalisierte Krankheitsprozeß nach cytostatischer Beeinflussung die Antikörperantwort vom Soforttyp nicht mehr beeinträchtigt. Der Verlauf von IgG und IgM läßt auch bei den übrigen Fällen keine immunsuppressive Wirkung erkennen.

Einzelbeobachtungen unter einer kurzfristigen parenteralen Dosierung von täglich 400 mg Asta Z 4828 lassen es möglich erscheinen, daß eine dosisabhängige immunsuppressive Wirkung des Medikaments besteht. In einem als beispielhaft gezeigten Fall einer Retothelsarkomatose fielen IgM und IgG nach vierwöchiger Behandlung auf fast nicht meßbar niedrige Werte ab. Der IgA-Wert war den zuvor gezeigten Verhältnissen bei Lymphosarkomatosen entsprechend im gesamten Verlauf nicht meßbar. 2 Monate nach Beendigung der Medikation erreichten IgM und IgG wieder hochnormale Werte. Ein entsprechender Verlauf wurde bei einem metastasierenden Mammacarcinom, was den Abfall der Immunglobuline G und M betraf, beobachtet.

Bei finalen Phasen von malignen Systemerkrankungen konnten wir oft einen Abfall sämtlicher Immunglobuline auf kaum meßbare Werte beobachten. Schon in der ersten Tabelle zeigten dies einige akute Leukosen. Eine mit Natulan behandelte Lymphogranulomatose des Stadiums 4 ließ diesen Tatbestand besonders deutlich erkennen, während Natulan bei einem anderen Fall von Lymphogranulomatose im Stadium 2 die schon vor Behandlung bestimmten Immunglobulinspiegel nicht signifikant zu senken vermochte.

Ohne Einfluß auf die Quantität der Immunglobuline waren weiterhin Chlorambuzil in einer Dauerbehandlungsdosis von 4 mg täglich, Cyclophosphamid in einer Dosis von 200 mg täglich und Busulfan in einer Dosis von 1 mg täglich. Zum 6-Mercaptopurin kann an Hand dieses Kollektivs keine Stellung genommen werden.

Zusammenfassend haben unsere Verlaufsuntersuchungen gezeigt, daß vor allem Asta Z 4828 als eine der nachweislich wirksamsten immunsuppressiven Substanzen [7] in einer Dosierung von 2 bis 3 mg/kg Körpergewicht (150 bis 200 mg) täglich bei peroraler Applikationsform keinen supprimierenden Einfluß auf die Immunglobulinspiegel ausübt. Schon vor dem Behandlungsbeginn waren die Immunglobuline A bei Lymphosarkomatosen und akuten Leukosen auffällig niedrig, ein Befund, der bei cytostatisch behandelten akuten Leukosen des Kindesalters schon beschrieben ist [12]. Wieweit eine dosisabhängige Suppression der Immunglobuline unter 6 mg/kg Körpergewicht täglich statt hat, kann noch nicht sicher entschieden werden, da die Behandlungsphasen unter 6 mg/kg täglich aus hämatologischen Gründen gewöhnlich relativ kurz dauerten. Bei einzelnen Fällen deutete sich die Möglichkeit einer solchen Interpretation nach 4- bis 8wöchiger Medikationsdauer an. Die krankheitsabhängige Suppression und Veränderung der Immunglobuline wird in besonderer Weise durch das Verhalten derselben in finalen Phasen unterstrichen und ist von prognostischer Bedeutung. Unter den klinischen Dosen der Dauermedikation dürften auf Grund unserer Untersuchungen keine therapeutischen Konsequenzen, z. B. in Form einer Gamma-Globulinprophylaxe, notwendig werden. Daß Cytostatika unter klinischen Bedingungen keinen

Einfluß auf die Immunglobulinquantität haben, bedeutet nicht, daß diese Substanzen nicht unter bestimmten Bedingungen immunsuppressiv wirken. Hier soll vor allem auf die unterschiedliche Beeinflussung von immunologischer Primär- und Sekundärantwort hingewiesen werden. Während die Primärreaktion vom antigenen Stimulus und von der Dosis immunsuppressiver Medikamente abhängig relativ leicht zu unterdrücken ist, wird die Sekundärreaktion erst von letalen oder subletalen Dosen beeinflußt.

Der hämatologischen Arbeitsgruppe unserer Klinik unter Leitung von Herrn Priv.-Doz. Dr. K. Mainzer möchten wir an dieser Stelle für die Unterstützung bei dieser Untersuchung danken.

Literatur

1. Aisenberg, A. C., and Leskowitz, S.: New Engl. J. Med. 268, 1269—1272 (1963). — 2. Amiel, J. L., Mathé, G., Matsukura, M., Mery, A. M., Daguet, G., Tenenbaum, R., Garattini, S., Brezin, C., and Palma, V.: Immunology 7, 511—526 (1964). — 3. Berenbaum, M. C., and Brown, J. N.: Immunology 7, 65—71 (1964). — 4. Bläker, F., Landbeck, G. und Fischer, K.: Mschr. Kinderheilk. 115, 93—94 (1967). — 5. Fahey, J. L., and McKelvey, E. M.: J. Immunol. 94, 84—90 (1965). — 6. Gillich, K. H., Gleichmann, E., Deicher, H. und Krüskemper, H. L.: Med. Klin. 64, 503—505 (1969). — 7. Hoppe, J.: Tierexperimentelle Untersuchungen über den immunosuppressiven Effekt von Endoxan, Asta Z 4828 und Asta Z 4942. Bericht bei Arbeitsbesprechung, Bielefeld 21. 7. 1967. — 8. Koch, D., u. Kindler, U.: Dtsch. med. Wschr. 93, 1766—1769 (1968). — 9. Maibach, H. J., and Maguire, H. C.: Nature (Lond.) 197, 82—83 (1963). — 10. Makinodan, T., Albright, J. F., Perkins, E. H., and Nettesheim, P.: Med. Clin. N. Amer. 49, 1569—1596 (1965). — 11. Mancini, G., Vaerman, J. P., Carbonara, A. O., and Heremans, J. F.: Single-radial-diffusion method for immunological quantitations of proteins. In: Colloquium on the Protides of the Biological Fluids Proceedings of the 10th—11th Colloquium, Bruges 1962—1963 (Peeters, H., Ed.). Vol. 1, p. 370—373, Amsterdam 1964. — 12. McKelvey, E., and Carbone, P. P.: Cancer (Philad.) 18, 1292—1296 (1965). — 13. Meyer zum Büschenfelde, K. H., u. Freudenberg, J.: Klin. Wschr. (1969) (im Druck). — 14. Meyer zum Büschenfelde, K. H.: Verh. dtsch. Ges. inn. Med. 75, (1969). — 15. Neidhardt, M.: Antikörperdepression durch die Therapie maligner Tumoren und akuter Leukämien des Kindesalters. Untersuchungen am Modell hämagglutinationshemmender Antikörper gegen Influenza-Virus A PR 8. Habilitationsschrift, Mainz 1968. — 16. Russell, P. S., and Monaco, A. P.: New Engl. J. Med. 271, 502—510, 553—562, 610—615, 664—671, 718—725, 776—783 (1964). — 17. Scheurlen, P. G.: Verh. dtsch. Ges. inn. Med. 74, 747—758 (1968). — 18. Schwartz, R. S.: Progr. Allergy 9, 246—303 (1965). — 19. Schwartz, R. S.: Immunosuppressive therapy: immunological correlations and clinical results. In: Immunpathology Vth International Symposium (Miescher, P. A., and Grabar, P., Eds.), p. 360—365. Basel/Stuttgart: Schwabe 1968. — 20. Silver, R. T., Utz, J. P., Fahey, J., and Frei, E. III.: J. Lab. clin. Med. 56, 634—643 (1959). — 21. Stege, N.: Helv. paediat. Acta 23, 242—251 (1968). — 22. Swanson, M., and Schwartz, R. S.: New Engl. J. Med. 277, 163—170 (1967).

HUBER, H., PASTNER, D., SCHMALZI, F. und BRAUNSTEINER, H. (Med. Univ.-Klinik Innsbruck):
Zur Rolle von Monocyten bei der antigenbedingten Lymphocytentransformation in vitro

Einen wichtigen Teil zirkulierender Lymphocyten stellen sog. „antigenreaktive" Lymphocyten dar (Übersicht bei [9]). Sie haben die Fähigkeit, bei Antigenzusatz in vitro zu blastenähnlichen Zellen zu transformieren. Bei dieser Reaktion handelt es sich mit Wahrscheinlichkeit nicht um ein isoliertes in vitro-Phänomen: Antigenreaktive Lymphocyten dürften an in vivo-Reaktionen der Allergie vom verzögerten Typ [9, 18], vielleicht auch bei der Auslösung einer Antikörperreaktion bei Erstexposition Antigenen gegenüber beteiligt sein [13].

Die Rolle von Makrophagen bei einer Reihe immunologischer Reaktionen ist gut gesichert; sie ist zu einem Teil durch ihre Fähigkeit zur Antigenaufnahme und -speicherung bedingt [14]. Über die Bedeutung von Monocyten bei immunologischen Reaktionen ist dagegen wenig bekannt, so daß Untersuchungen zur funktionellen Verwandtschaft von Monocyten und Makrophagen von Interesse schienen. Wir berichten über die Wichtigkeit von Monocyten bei der antigenbedingten Lymphocytentransformation sowie über ein sehr ähnliches Verhalten von Monocyten und Makrophagen bei der Antigenaufnahme in vitro, die an einem einfachen Modell untersucht wurde.

Methodik

Lymphocyten wurden aus dem Venenblut von Normalpersonen isoliert [17, 1]. Mit dieser Methode wurden Zellsuspensionen gewonnen, die zumindest zu 95%, im Mittel zu 98,4 ± 0,9% aus Lymphocyten bestanden [1]. Die Zellen wurden anschließend durch 24 Std ohne Antigen zusatz kultiviert, die Ansätze verteilt und der Hälfte von ihnen Streptolysin 0 (Hyland Lab. 60 µl/ml Kultur) zugesetzt. Die Gesamtinkubationszeit betrug 6 Tage. Die Lebensfähigkeit der isolierten Zellen wurde vor der Kultivierung durch Trypanblaufärbung, ihre in vitro-Reaktionsfähigkeit in Kulturen mit Phytohämagglutinin geprüft [1]. In Parallele wurden Kulturen nicht weiter fraktionierter Suspensionen weißer Zellen aus dem Venenblut angesetzt. Die Auswertung der Ergebnisse erfolgte einerseits morphologisch, wobei neben der Pappenheim färbung auch folgende cytochemische Methoden verwendet wurden: NADH-Diaphorase [4] Succinodehydrogenase [4], unspezifische Esterase mit Naphthol-AS-Acetat als Substrat mit und ohne Zusatz von NaF (1 mg/ml) [19], saure Phosphatase [2], Methylgrünpyronin [16] und ATP-ase [16]. Daneben wurde in Dreifachwerten die Aufnahme von ³H-Thymidin (1 µC/ml spezifische Aktivität 2 C/mM) durch die Kulturzellen untersucht. Das Isotop wurde 2 Std vor Ende der Kultur zugesetzt und die mit Perchlorsäure präcipitierbare Radioaktivität der gewaschenen Zellen im Liquid Szintillation Counter ausgewertet [11]. Die Isolierung menschlicher Monocyten erfolgte nach einer an anderer Stelle ausführlich beschriebenen Methode [8]. Milz und Lebermakrophagen wurden nach Trypsinbehandlung von Gewebsstücken erhalten [7]. Zur Erythrocytensensibilisierung wurden Anti-Rh₀-Antiseren hohen Titers, Anti-Lewis*-Antiseren sowie ein Serum mit einem hochtitrigen typischen IgM-Kälteagglutinin verwendet. Auch wurden Erythrocyten, die in vivo durch IgG-Autoantikörper beladen worden waren, ausgetestet. IgG und andere Proteine wurden auch nicht immunologisch (mit CrCl₃) an Erythrocyten angelagert [5]. Zur ¹²⁵I-Markierung der IgG-Präparation eines Anti-Rh₀-Antiserums wurde die Methode von Hughes-Jones et al. [12] verwendet.

Ergebnisse

Der erste Teil der Untersuchungen hatte einen Vergleich der antigenbedingten Lymphocytentransformation in Gegenwart und bei Fehlen an Glas haftfähiger Zellen zum Ziel. Wurden die weißen Zellen vor der Kultivierung durch Säulen filtriert, die mit Glasperlen gefüllt waren, so entwickelten sich bei der anschließenden Züchtung nur vereinzelt makrophagenähnliche Zellen (Abb. 1). War die Ausgangszellpopulation dagegen nicht filtriert worden, so waren im Mittel 15,5% der nach 6 Tagen in der Kultur überlebenden Zellen Makrophagen. Durch Entfernen der glashaftfähigen Zellen vor Antigenzusatz wurde die Lymphocytentransformation in Gegenwart von Streptolysin 0 hochgradig vermindert. In den so behandelten Kulturen wurden im Mittel 2,2% der überlebenden Zellen als Blasten gezählt, in den Kulturen mit haftfähigen Zellen lag dieser Prozentsatz dagegen bei 23,3 (Abb. 1). Sehr ähnliche Ergebnisse wurden auch mit Tetanustoxoid als Antigen erhalten. Ebenso ausgeprägt war der Unterschied bei der Auswertung des ³H-Thymidineinbaues. In Kulturen, die mit Phytohämagglutinin stimuliert wurden, konnte gezeigt werden, daß dieser Effekt nicht durch Schädigung der Zellen während der Präparation bedingt war.

Der zweite Teil der Untersuchung hatte die Charakterisierung der Kulturmakrophagen mit cytochemischen Methoden zum Ziel. Bei dem von uns verwendeten Kulturverfahren war in den Makrophagen reichlich unspezifische Esterase nachweisbar, die durch Zusatz von Natriumfluorid fast vollständig hemmbar war. Wir konnten zeigen, daß dieses Verhalten für Monocyten charakteristisch ist [19, 20]. Die anfangs vorhandenen neutrophilen Granulocyten enthielten dagegen nur NaF unhemmbare Esterase und diese nur in geringer Aktivität. Sie zeigten schon vor Antigenzusatz deutliche degenerative Veränderungen. Saure Phosphatase war sowohl in den Monocyten zu Beginn des Versuches als auch — in besonders hoher Aktivität — in den voll entwickelten Makrophagen nachweisbar. Auch verschiedene Fermente des oxydativen Stoffwechsels (NADH-Diaphorase

Succinodehydrogenase), die in Monocyten deutlich vorhanden waren, nahmen mit ihrer Umwandlung in Makrophagen zu.

Wir verglichen darauf an einer einfachen immunologischen Reaktion die funktionelle Verwandtschaft von Monocyten und vollentwickelten Makrophagen in vitro. Einige Bedingungen der Phagocytose von Antigenantikörperkomplexen in Form sensibilisierter Erythrocyten durch Monocyten und Makrophagen, die aus Milz- und Lebergewebe isoliert worden waren, wurden untersucht. Antigen-IgG-Antikörperkomplexe ohne Komplement wurden durch Monocyten wie Makrophagen lebhaft phagocytiert, während polymorphzelligen Granulocyten diese Fähigkeit fehlte. Vergleichbar war die zur Bindung an Monocyten wie Makro-

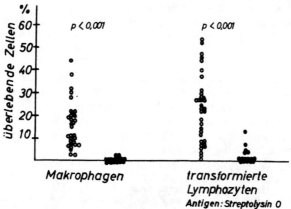

Abb. 1. Lymphocytentransformation in Gegenwart von Streptolysin O und Auftreten von Makrophagen in Leukocytenkulturen mit und ohne glashaftfähige Zellen (näheres s. Text). o mit glashaftfähigen Zellen, ● ohne glashaftfähige Zellen

Tabelle

| | % Zellen mit phagocytierten Erythrocyten[a] | | |
	Monocyten	Milzmakrophagen	Lebermakrophagen
Medium ohne IgG	95	91	92
mit IgG 1 mg/ml	2	0	0
100 µg/ml	0	1	2
10 µg/ml	5	7	2
1 µg/ml	51	39	53
Kontrolle (nicht sensibilisierte Erythrocyten)	0,5	2	1

[a] Sensibilisierung der Erythrocyten mit Anti-Rh_0-Antiserum.

phagen notwendige IgG-Menge. Es war für Monocyten eine durchschnittliche Zahl von zumindest 690 (550 bis 950), für Milzmakrophagen von 760 (560 bis 930) IgG-Molekülen pro Erythrocyten notwendig. Die Reaktionsfähigkeit war nicht auf antierythrocytäre Antikörper der IgG-Klasse beschränkt. Auch normales IgG, das nicht immunologial an Erythrocyten gebunden war [5], führte zu einer vergleichbaren Phagocytose durch Monocyten und Makrophagen. Freies IgG im Medium hemmte die Reaktion kompetitiv, und zwar in Konzentrationen, die für Monocyten und die untersuchten Makrophagen sehr ähnlich waren (Tabelle). Die Bindung von Erythrocyten-IgM-Antikörperkomplexen ohne Komplement ließ sich weder an Monocyten noch an Makrophagen nachweisen. Sie trat erst ein — an Monocyten wie Makrophagen — wenn an den Antigenantikörperkomplex auch Komplement (bis zur dritten Komponente [10]) angelagert war. Dieser Teil unserer Untersuchungen zeigte somit, daß Monocyten sich nicht nur in vitro in Makrophagen umwandeln können, sondern daß sie auch in der Aufnahme von Antigenen — zumindest unter den getesteten Bedingungen — Makrophagen eng vergleichbar sind.

Schlußfolgerungen

1. Monocyten stehen vollentwickelten Makrophagen in verschiedener Hinsicht sehr nahe. Sie entwickeln sich in vitro zu solchen Zellen, zeigen ein vergleichbares cytochemisches Verhalten und sind — wie an einem einfachen Modell gezeigt wurde — zur Antigenaufnahme in vitro ähnlich befähigt. Auf Grund cytochemischer Kriterien kann auch auf eine enge Verwandtschaft von Monocyten und Makrophagen in vivo geschlossen werden [19, 20].

2. „Antigenreaktive" Lymphocyten bedürfen zu ihrer optimalen in vitro-Reaktionsfähigkeit den getesteten, aber auch anderen Antigenen gegenüber [6, 15] der Mitwirkung von Zellen der Makrophagenreihe, deren immunologische Funktion z. T. die einer Antigenaufnahme ist.

3. Während unter tierexperimentellen Bedingungen die Bedeutung von Makrophagen bei verschiedenen Abwehrreaktionen und der Effekt von Makrophagenfunktionsstörungen auf deren Ablauf untersucht wurde [14], liegen über klinische Zustandsbilder mit Defekten dieser Zellen erst Einzelbeobachtungen vor [3]. Immerhin können Monocyten isoliert und damit menschliche Makrophagen in vitro auf ihre Reaktionsfähigkeit getestet werden.

Anmerkung: Ein Teil der hier mitgeteilten Untersuchungen wurde während eines Studienaufenthaltes von einem von uns (H. H.) an der University of California Medical Center, San Francisco, Section of Hematology and Immunology bei Dr. H. H. Fudenberg durchgeführt. Der Studienaufenthalt war durch die Max Kade Foundation, New York, ermöglicht worden.

Literatur

1. Ciresa, M., u. Huber, H.: Acta haemat. (Basel) 38, 300 (1967). — 2. Barka, T., and Anderson, P. J.: J. Histochem. Cytochem. 10, 741 (1962). — 3. Davis, W. C., Huber, H., Douglas, S. D., and Fudenberg, H. H.: J. Immunol. 101, 1093 (1968). — 4. Fischer, R., u. Gropp, A.: Klin. Wschr. 42, 111 (1964). — 5. Gold, E. R., and Fudenberg, H. H.: J. Immunol. 99, 859 (1967). — 6. Hersh, E. M., and Harris, J. E.: J. Immunol. 100, 1184 (1968). — 7. Huber, H., Douglas, S. D., and Fudenberg, H. H.: Immunology (im Druck). — 8. Huber, H., and Fudenberg, H. H.: Int. Arch. Allergy 34, 18 (1968). — 9. Huber, H., u. Pastner, D.: Med. Klin. (im Druck). — 10. Huber, H., Polley, M. J., W. D. Linscott,, Fudenberg, H. H., and Müller-Eberhard, H. J.: Science 162, 1281 (1968). — 11. Huber, H., Winkler, H., Reiser, G., Huber, C., Gabl, F. und Braunsteiner, H.: Klin. Wschr. 45, 204 (1967). — 12. Hughes-Jones, N. C.: Immunology 7, 72 (1964). — 13. Miller, J. F. A. P.: Lancet 1967 II, 1299. — 14. Huber, H. u. Fudenberg, H. H.: Klin. Wschr. (im Druck). — 15. Oppenheimer, J. J., Leventhal, B. G., and Hersh, E. M.: J. Immunol. 101, 262 (1968). — 16. Pearse, A. G. E.: Histochemistry. Theoretical and applied. London: J. and A. Churchill 1961. — 17. Rabinowitz, Y.: Blood 23, 811 (1964). — 18. Schlossman, S. F.: New Engl. J. Med. 277, 1355 (1967). — 19. Schmalzl, F., u. Braunsteiner, H.: Klin. Wschr. 46, 642 (1968). — 20. Schmalzl, F., Huber, H., Asamer, H., Abrederis, K., and Braunsteiner, H.: Blood (im Druck).

BRITTINGER, G., KÖNIG, E., ABERLE, H. G. und ZIMMERSCHITT, E.: (Med. Klinik u. Poliklinik des Klinikum Essen der Ruhr-Universität): **Lysosomale Enzyme in Blutlymphocyten von Gesunden und Patienten mit chronischer Lymphadenose bei kurzdauernder Stimulierung mit Phytohämagglutinin (PHA) und Pokeweed-Mitogen (PWM) in vitro**

Einleitung

Es ist bekannt, daß Phytohämagglutinin (PHA) und Pokeweed-Mitogen (PMW) zu einer „unspezifischen" Stimulierung von Blutlymphocyten gesunder Menschen führen [1, 2, 3]. Obwohl in den letzten Jahren in den stimulierten Zellen zahlreiche morphologische und biochemische Veränderungen festgestellt wurden, ist der Mechanismus der Transformation bisher nicht geklärt.

Cyto- und biochemische Studien zeigten, daß in den Lymphocyten bei der Stimulierung während der prämitotischen Phase die Zahl der Lysosomen und die Aktivität lysosomaler Enzyme ansteigen [4, 5, 6, 7]. In präparativ-biochemischen und elektronenmikroskopischen Untersuchungen, die von Brittinger, Hirschhorn, R., Hirschhorn, K., Weissmann und Douglas [8, 9, 10] durchgeführt und anläßlich der 74. Tagung der Deutschen Gesellschaft für innere Medizin [11] auszugsweise mitgeteilt wurden, konnte aus normalen, unstimulierten Lymphocyten eine 20000 g- oder „Granula"-Fraktion isoliert werden, in der saure Hydrolasen in lysosomenartigen Organellen angereichert waren. Wurden die Lymphocyten 30 bis 120 min mit PHA oder PWM inkubiert, so kam es zu einer Verteilungsänderung der lysosomalen Enzyme innerhalb der subcellulären Fraktionen. Bei gleichbleibender Gesamtaktivität ließen die lysosomalen Enzyme β-Glucuronidase und saure Phosphatase eine Abnahme der sedimentierbaren und einen Anstieg der bei 20000 g nicht sedimentierbaren Aktivität erkennen. Dagegen zeigte das in den Mitochondrien und im Cytoplasma lokalisierte Enzym keine Aktivitätsverschiebung innerhalb der subcellulären Fraktionen. In weiteren Versuchen wurde festgestellt, daß Lysosomen, die aus PHA-stimulierten Zellen gewonnen wurden, auf die Einwirkung membranschädigender Substanzen, z. B. Streptolysin S oder Filipin, empfindlicher reagierten als Lysosomen unstimulierter Lymphocyten. Diese Ergebnisse wurden als Zeichen einer Labilisierung der Lysosomenmembran während der Frühphase der unspezifischen Stimulierung gedeutet. Es wurde diskutiert, daß durch diese Lysosomenveränderungen der Kontakt und/oder die Reaktion lysosomaler Enzyme mit ihren spezifischen Substraten ermöglicht oder erleichtert werden. Lysosomale Enzyme könnten so während der Frühphase der Stimulierung an Stoffwechselprozessen beteiligt sein, die die Transformation der Zellen bewirken oder begleiten.

Im peripheren Blut von Patienten mit chronischer lymphatischer Leukämie (CLL), die sich nicht in der Remission befinden, werden vorwiegend langlebige [12] Lymphocyten gefunden, die biochemische und funktionelle Störungen aufweisen [13, 14, 15, 16, 17, 18, 19, 20]. Regelmäßig findet sich eine stark abgeschwächte und verzögert einsetzende Transformation nach Zusatz von PHA in vitro [21, 22, 23, 25, 26, 27, 28]. Wie es zu dieser Störung kommt, ist bisher noch nicht endgültig geklärt.

In Analogie zu den oben beschriebenen Studien an normalen Lymphocyten untersuchten wir die Aktivität lysosomaler Enzyme in unstimulierten Lymphadenosezellen und das Verhalten dieser Enzyme während der Frühphase der Stimulierung mit PHA und PWM.

Material und Methoden
(Einzelheiten bei [8, 9])

Die Versuche wurden mit Blutlymphocyten von 8 Pat. mit chronischer Lymphadenose durchgeführt. Das Lebensalter der Probanden schwankte zwischen 46 und 75 Jahren, die periphere Lymphocytenzahl zwischen 7000 (1 Pat.) und 100000/mm³. Eine Pat. wurde während der Versuchszeit mit Chlorambucil und Prednison behandelt, bei 2 Kranken war zuletzt 6 bzw. 12 Monate vor der Untersuchung eine Therapie mit Chlorambucil und Prednison erfolgt. Die restlichen 5 Pat. waren völlig unbehandelt. Da die Lymphocyten der behandelten Pat. in dem gewählten Testsystem wie die Zellen der unbehandelten Pat. reagierten, wurden die Untersuchungsergebnisse beider Gruppen zusammengefaßt. Als Kontrollen dienten periphere Lymphocyten gesunder Blutspender.

Das aus heparinisiertem Frischblut gewonnene leukocytenhaltige Plasma wurde an einer Säule aus Nylonwolle von den nichtlymphocytären Leukocyten gereinigt. Mit den resultierenden Zellsuspensionen, die 99% Lymphocyten und maximal 3% geschädigte Zellen enthielten, wurden in vitro-Kulturen angesetzt. Nach zweistündiger Inkubation mit den Testsubstanzen wurden die Zellen homogenisiert und das Vollhomogenat durch Differentialzentrifugation fraktioniert. Dabei ließen sich folgende Fraktionen gewinnen: bei 56 g während 1 min die „Debris"-Fraktion, bei 500 g während 10 min die „Kern"-Fraktion, bei 20000 g während

20 min die lysosomenreiche „Granula"-Fraktion und der 20000 g-Überstand. In allen Frak
tionen wurden die Aktivitäten von β-Glucuronidase, saurer Phosphatase und Malatdehydro
genase sowie der Proteingehalt bestimmt. Da bei den Lymphadenosezellen häufig nicht nu
die Granulafraktion, sondern auch die Kernfraktion einen erheblichen Prozentsatz der Gesamt
enzymaktivitäten und des Gesamtproteins enthielten, wurden die in beiden Fraktionen be
stimmten Enzym- und Proteinwerte als „sedimentierbare" Enzymaktivität bzw. „sedimentier
bares" Protein zusammengefaßt. Die Ursache dieser relativ starken Verunreinigung der Kern
fraktion mit lysosomalen Enzymen, die z. B. durch eine verstärkte Adsorption von Lysosomer
an anderes Zellmaterial bedingt sein könnte, muß durch weitere Untersuchungen geklär
werden.

Ergebnisse und Diskussion

Die Gesamtaktivitäten von β-Glucuronidase und saurer Phosphatase waren ir
unstimulierten Lymphadenosezellen signifikant niedriger als in unstimulierter
normalen Lymphocyten (Tabelle 1). Als Ursache dieser Enzymverminderung kam

Tabelle 1. *Gesamtenzymaktivitäten und Gesamtproteingehalt in normalen
Lymphocyten und CLL-Lymphocyten*

	Zahl der Fälle	Normale Lymphocyten	Zahl der Fälle	CLL-Lympho- cyten
β-Glucuronidase	14		8	
Aktivität[a]/10^7 Zellen		20,3 ± 2,5		7,6 ± 0,8
Aktivität[b]/100 mg Protein		6,5 ± 0,8		3,2 ± 0,6
Saure Phosphatase	4		5	
Aktivität[a]/10^7 Zellen		118,5 ± 11,4		69,6 ± 15,4
Aktivität[b]/mg Protein		0,4 ± 0,05		0,2 ± 0,01
Malatdehydrogenase	6		5	
Aktivität[a]/10^7 Zellen		379,7 ± 89,6		270,3 ± 66,5
Aktivität[b]/mg Protein		47,9 ± 5,0		56,7 ± 11,8
Protein	10		6	
mg/10^7 Zellen		312,3 ± 22,4		319,2 ± 61,0

Aktivitätseinheiten:
β-Glucuronidase: [a] mμMol freigesetztes Phenolphthalein/h,
[b] μMol freigesetztes Phenolphthalein/h.
Saure Phosphatase: [a] mμMol freigesetztes P_i/h,
[b] μMol freigesetztes P_i/h.
Malatdehydrogenase: [a] mμMol oxydiertes $NADH_2$/min,
[b] μMol oxydiertes $NADH_2$/h.

eine geringere Zellgröße nicht in Betracht, da die niedrigen Enzymaktivitäten auch
dann nachweisbar waren, wenn die Ergebnisse nicht auf die eingesetzte Zellzahl,
sondern auf den Zellproteingehalt bezogen wurden.

Das parallele Verhalten der beiden lysosomalen Enzyme, ihre weitgehende
Sedimentierbarkeit bei 20000 g und die im Vergleich zu normalen Lymphocyten
unveränderte Aktivität des mitochondrialen und cytoplasmatischen Enzyms
Malatdehydrogenase sprechen dafür, daß Lymphadenosezellen eine Verminderung
der Lysosomenzahl und/oder des Enzymgehaltes dieser Organellen aufweisen. In
diesem Sinne lassen sich auch cytochemische Ergebnisse interpretieren, die von
Yam u. Mitus [29], Lorbacher u. Mitarb. [30] sowie Goldberg [31] veröffentlicht
wurden. Niedrige Aktivitäten der sauren Hydrolasen β-Glucuronidase und saure
Phosphatase in Lymphadenosezellen wurden u. a. auch von Follette u. Mitarb.
[32], Anlyan u. Mitarb. [33] sowie Beck u. Valentine [34] bei biochemischen Untersuchungen gefunden. Die Aussagekraft dieser Befunde wird jedoch dadurch eingeschränkt, daß die Enzymuntersuchungen fast ausschließlich an granulocyten-
haltigen Leukocytengemischen vorgenommen wurden.

Morphologische Untersuchungen an orcein-gefärbten Präparaten ergaben, daß die gereinigten normalen Lymphocyten gut stimulierbar waren. Dagegen ließen erwartungsgemäß nur wenige Lymphadenosezellen nach Zusatz von PHA eine Transformation erkennen. Analoge Ergebnisse wurden mit PWM erhalten. Für diese Versuche wurde eine hochgereinigte Präparation aus Phytolacca americana verwendet, die nach dem Verfahren von Börjeson u. Mitarb. [24] hergestellt und uns dankenswerterweise von Herrn Dr. L. N. Chessin (National Institutes of Health, Bethesda, Md., USA) überlassen wurde.

Nach Zugabe von PHA und PWM blieben die Gesamtaktivitäten aller untersuchten Enzyme und der Proteingehalt sowohl in den normalen als auch in den leukämischen Lymphocyten unbeeinflußt. Auf der Tabelle 2 sind die Prozentzahlen der Enzymaktivitäten aufgetragen, die im 20000 g-Überstand von normalen und leukämischen Lymphocyten nach zweistündiger Stimulierung mit PHA wieder-

Tabelle 2. *Enzymaktivitäten und Proteingehalt im 20 000 g-Überstand von normalen Lymphocyten und CLL-Lymphocyten nach Inkubation mit 0,9%iger NaCl-Lösung und Phytohämagglutinin (PHA-P, Difco Lab., Detroit, Mich., USA) während 2 Std bei 37 °C*

	Zahl der Fälle	Normale Lymphocyten 20000 g × 20 min-Überstand (% der wiedergefundenen Aktivität)		Zahl der Fälle	CLL-Lymphocyten 20000 g × 20 min-Überstand (% der wiedergefundenen Aktivität)
β-Glucuronidase	14			7	
0,9% NaCl (Kontr.)		8,1 ± 1,8	P < 0,005		16,3 ± 2,1
PHA-P		16,7 ± 1,9	(t-Test)		16,8 ± 1,5
Saure Phosphatase	4			5	
0,9% NaCl (Kontr.)		11,8 ± 3,8	P < 0,0125		18,7 ± 4,7
PHA-P		19,5 ± 5,5	(t-Test f. Paardiff.)		16,6 ± 4,2
Malatdehydrogenase	5			5	
0,9% NaCl (Kontr.)		56,8 ± 2,5			56,0 ± 2,6 P < 0,0025
PHA-P		49,0 ± 2,0			41,0 ± 3,8 (t-Test)
Protein	4			5	
0,9% NaCl (Kontr.)		59,5 ± 9,4			29,6 ± 6,2
PHA-P		58,4 ± 9,3			38,7 ± 6,2

gefunden wurden. Es ist zu erkennen, daß normale Lymphocyten wie bei den erwähnten früheren Untersuchungen eine signifikante Erhöhung der nicht sedimentierbaren Aktivitäten von β-Glucuronidase und saurer Phosphatase zeigten. Dieser Anstieg war von einem entsprechenden Abfall der sedimentierbaren Aktivitäten begleitet. PHA-stimulierte Lymphadenosezellen ließen diesen Effekt nicht erkennen; die im 20000 g-Überstand bestimmten Aktivitäten der β-Glucuronidase und sauren Phosphatase blieben unverändert. Die Aktivität der Malatdehydrogenase zeigte in normalen Lymphocyten nach PHA-Stimulierung keine Änderuug der subcellulären Verteilung. In Lymphadenosezellen war die Aktivität dieses Enzyms nach PHA-Zusatz im 20000 g-Überstand im Vergleich zu unstimulierten CLL-Lymphocyten vermindert (P < 0,0025). Eine Deutung dieses Befundes ist erst dann möglich, wenn neben der Malatdehydrogenase noch Enzyme bestimmt worden sind, die ausschließlich in Mitochondrien lokalisiert sind. Es ist weiterhin zu erwähnen, daß der prozentuale Anteil der bei 20000 g nicht sedimentierbaren lysosomalen Enzymaktivitäten bei den unstimulierten Lymphadenosezellen höher als bei entsprechenden normalen Lymphocyten war, während der Proteingehalt ein umgekehrtes Verhalten aufwies.

In analogen Versuchsansätzen, die mit PWM durchgeführt wurden, blieb bei den Lymphadenosezellen der Aktivitätsanstieg der β-Glucuronidase und der sauren

Phosphatase im 20000 g-Überstand aus. Kontrolluntersuchungen ergaben, daß bei normalen Lymphocyten diese Verteilungsänderung wie nach PHA-Stimulierung regelmäßig eintrat.

Zusammenfassend kann festgestellt werden, daß CLL-Lymphocyten weniger lysosomale Enzymaktivität als normale Lymphocyten enthalten. Dieser Enzymmangel läßt sich anderen Ferment- und Stoffwechselstörungen zuordnen, die bei Lymphadenosezellen beschrieben wurden. Er unterstreicht die Auffassung, daß bei der chronischen Lymphadenose ein cellulärer Defekt vorliegt. Darüber hinaus lassen Homogenate von Lymphadenosezellen die charakteristische Verteilungsänderung lysosomaler Enzyme vermissen, die normalerweise bei der unspezifischen Stimulierung in vitro beobachtet wird. Da die Stimulierbarkeit von Lymphadenosezellen stark reduziert ist, erhebt sich die Frage, ob ein Zusammenhang zwischen der anscheinend verminderten oder fehlenden Lysosomenlabilisierung und der abgeschwächten Reaktion auf PHA und PWM besteht. Diese Frage kann nur durch weitere biochemische und morphologische Untersuchungen beantwortet werden.

Literatur

1. Nowell, P. C.: Cancer Res. **20**, 462 (1960). — 2. Barker, B. E., Farnes, P., and Fanger, H.: Lancet **1965** I, 170. — 3. Chessin, L. N., Börjeson, J., Welsh, P. D., Douglas, S. D., and Cooper, H. L.: J. exp. Med. **124**, 873 (1966). — 4. Allison, A. C., and Mallucci, L.: Lancet **1964** II. 1371. — 5. Hirschhorn, K., and Hirschhorn, R.: Lancet **1965** I, 1046. — 6. Parker, J. W., Wakasa, H., and Lukes, R. J.: Lab. Invest. **14**, 1736 (1965). — 7. Hirschhorn, R., Hirschhorn, K., and Weissmann, G.: Blood **30**, 84 (1967). — 8. Brittinger, G., Hirschhorn, R., Douglas, S. D., and Weismann, G.: J. Cell Biol. **37**, 394 (1968).— 9. Hirschhorn, R., Brittinger, G., Hirschhorn, K., and Weissmann, G.: J. Cell Biol. **37**, 412 (1968). — 10. Brittinger, G., Hirschhorn, R., Hirschhorn, K., and Weissmann, G.: J. Cell Biol. **40**, 843 (1969). — 11. Brittinger, G., Hirschhorn, K., Hirschhorn, R. und Weissmann, G.: Verh. dtsch. Ges. inn. Med. **74**, 1256 (1968). — 12. Zimmermann, T. S., Godwin, H. A., and Perry, S.: Blood **31**, 277 (1968). — 13. Cline, M. J.: Physiol. Rev. **45**, 674 (1965). — 14. Thomson, A. E. R., Robinson, M. A., and Wetherley-Mein, G.: Lancet **1966** II, 200. — 15. Thomson, A. E. R., and Robinson, M. A.: Lancet **1967** II, 868. — 16. Schrek, R.: Lancet **1965** II, 1020. — 17. Brody, J. I., and Beizer, L. H.: Ann. intern. Med. **64**, 1237 (1966). — 18. Lee, H. K. S., Ozere, R. L., and van Rooyen, C. E.: Proc. Soc. exp. Biol. (N.Y.) **122**, 32 (1966). — 19. Westring, D. W., and Brittin, S. B.: Blood **30**, 674 (1967). — 20. Rabinowitz, Y.: Blood **27**, 470 (1966). — 21. Ling, N. R.: In: Lymphocyte Stimulation, p. 265ff. Amsterdam 1968. — 22. Havemann, K., and Rubin, A. D.: Proc. Soc. exp. Biol. (N.Y.) **127**, 668 (1968). — 23. Johnson, L. I., Rubin, A. D., LoBue, J., Brown, S. M., Monette, F. C., Gordon, A. S., Dameshek, W., and Wasserman, L. R.: Kinetic studies of human lymphocytes cultured in diffusion chambers. Abstr. XIIth Congr. Intern. Soc. Hemat., p. 21. New York 1968.— 24. Börjeson, J., Reisfeld, R., Chessin, L. N., Welsh, P. D., and Douglas, S. D.: J. exp. Med. **124**, 859 (1966). — 25. Bouroncle, B. A., Clausen, K., and Aschenbrand, J.: Studies on the delayed response of phytohemagglutinin (PHA) stimulated lymphocytes in 18 patients with chronic lymphatic leukemia before and during therapy. Abstr. XIIth Congr. Internat. Soc. Hemat., p. 17. New York 1968. — 26. Holm, G., Perlmann, P., and Johansson, B.: Clin. exp. Immunol. **2**, 351 (1967). — 27. Dameshek, W.: Blood **29**, 566 (1967). — 28. Rabinowitz, Y., and Dietz, A. A.: Blood **31**, 166 (1968). — 29. Yam, L. T., and Mitus, W. J.: Blood **31**, 480 (1968). — 30. Lorbacher, P., Yam, L., and Quaynor, E.: Klin. Wschr. **46**, 1046 (1968). — 31. Goldberg, A. F.: Clin. Res. **15**, 278 (1967). — 32. Follette, J. H., Valentine, W. N., and Lawrence, J. S.: J. Lab. clin. Med. **40**, 825 (1952). — 33. Anlyan, A. J., Gamble, J., and Hoster, H. A.: Cancer (Philad.) **3**, 116 (1950). — 34. Beck, W. S., and Valentine, W. N.: J. Lab. clin. Med. **38**, 245 (1951).

HELLRIEGEL, K. P. und GROSS, R. (Med. Univ.-Klinik Köln): **Die Frühdiagnose der chronischen myeloischen Leukämie mit Hilfe der Chromosomenanalyse***

Die Früherfassung maligner Erkrankungen ist eines der Hauptanliegen der modernen Cancerologie, da die Prognose weitgehend vom Zeitpunkt des Therapiebeginns bestimmt wird. Bei chronischen myeloischen Leukämien ist der Krank-

---

* Mit Unterstützung der Deutschen Forschungsgemeinschaft.

heitsbeginn schwer zu objektivieren, da leukämoide Reaktionen mit der gleichen Symptomatik, nämlich Leukocytose und Linksverschiebung, verlaufen. Auch mit Hilfe der Sternalmarkausstriche, die bei den übrigen Leukosen meist ein typisches Bild aufweisen, ist eine Differenzierung nicht möglich, da chronische Myelosen wie leukämoide Reaktionen mit quantitativen, jedoch nicht mit eindeutigen qualitativen Markveränderungen einhergehen.

In den letzten Jahren haben sich zwei Untersuchungsmethoden bei der Abgrenzung zwischen chronischer Myelose, leukämoider Reaktion und Osteomyelofibrose bewährt, die Bestimmung der alkalischen Leukocytenphosphatase (ALP) und die Chromosomenanalyse. Die Aktivität der ALP ist bei der chronischen Myelose in der Regel erniedrigt oder negativ, bei leukämoiden Reaktionen meist erhöht und erreicht bei Osteomyelofibrosen maximale Werte.

Der Nachweis eines größenreduzierten Chromosoms 21, des sog. Philadelphia-Chromosoms (Ph[1]) durch Nowell u. Hungerford im Jahre 1960 hat sich in der Folgezeit als eine für die chronische Myelose spezifische Chromosomenaberration erwiesen (Literatur bei Hellriegel, 1968). Das Ph[1] wird nur in myeloischen Zellen,

Tabelle

	Bei der Alternative CML/leukämoide Reaktion spricht für CML	Pat. P. M. zum Zeitpunkt der Diagnosestellung (Juni 1968)
Leukocyten/mm³	> 100000	17000
Myeloblasten im peripheren Blut	$> 5\%$	ø
Milz	mehr als handbreit unter dem Rippenbogen tastbar	nicht vergrößert
Eosinophile	in Blut und/oder Knochenmark vermehrt	1—2%
Basophile	in Blut und/oder Knochenmark vermehrt	2%
Anderes Grundleiden	kein Anhalt für ...	chronische Pyelonephritis („toxische" Granulation +)

dagegen nicht in Phytohämagglutinin-stimulierten Lymphocyten und in Fibroblasten gefunden. Durch die Untersuchung eineiiger Zwillinge konnte nachgewiesen werden, daß das Ph[1] eine erworbene Chromosomenaberration, also eine Mutation ist: Es wird nur bei dem erkrankten, dagegen nicht bei dem gesunden Zwillingspartner gefunden (Literatur bei Kosenow u. Pfeiffer). Wie das Ph[1] entsteht, wann es erstmals in den myeloischen Zellen auftritt und wie groß das Intervall zwischen dem ersten Auftreten des Ph[1] und dem Beginn der klinischen Symptome ist, ist nicht bekannt.

Wir haben einen 22jährigen Patienten untersucht, bei dem keines der klinischen Kriterien für das Vorliegen einer chronischen Myelose sprach. Die auf Grund der klinischen Erfahrung und statistischer Erhebungen gewonnenen Kriterien (Gross) sind in der folgenden Tabelle zusammengefaßt und werden mit den Befunden des Patienten verglichen.

An weiteren Befunden sind erwähnenswert: Die Leber war nicht tastbar vergrößert. Die Blutsenkungsgeschwindigkeit betrug 8/24 n. W. Eine Anämie bestand nicht. Die Thrombocytenzahl lag im Normalbereich. Im Knochenmark fiel ein erhöhter Zellgehalt mit Steigerung der Granulocytopoese auf. Insbesondere war die Zahl der Myelocyten erhöht. Das Verhältnis roter Vorstufen zu Leukocyten war mit einem Wert von 9:100 zugunsten weißer Zellelemente verschoben.

Da die vorliegenden Befunde durchaus mit denen bei leukämoider Reaktionen vereinbar sind, andererseits ein Frühstadium einer chronischen Myelose nicht ausgeschlossen werden konnte, versuchten wir mit Hilfe der Bestimmung der alkalischen Leukocytenphosphatase (Methode nach Merker u. Heilmeyer, 1960) und der Chromosomenanalyse die Diagnose zu klären. Die Bestimmung der alkalischen Phosphatase in den neutrophilen Segmentkernigen ergab einen Index von 1, somit eine deutlich herabgesetzte Aktivität dieses Enzyms.

Zur Chromosomenanalyse werteten wir die in einer Knochenmarkzellsuspension gefundenen Mitosen aus. In 24 von 38 untersuchten Metaphaseplatten war ein Ph[1] nachweisbar (Abb.), in weiteren 11 war der Befund fraglich, in drei Zellen war kein Ph[1] identifizierbar. Mit Hilfe der Chromosomenanalyse konnte somit bereits zu einem Zeitpunkt die Diagnose gestellt werden, in dem mit herkömmlichen Methoden eine Unterscheidung zwischen leukämoider Reaktion und chronischer

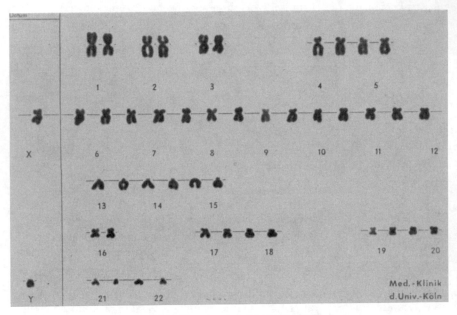

Abb. 1. Karyotyp einer Knochenmarkzelle

Myelose nicht möglich ist. Unsere Befunde bestätigen die Untersuchungsergebnisse von Nowell u. Hungerford und Kemp u. Mitarb., die ebenfalls im Frühstadium chronischer Myelosen ein Ph[1] nachweisen konnten.

Bemerkenswert ist, daß der Patient nach Entlassung aus stationärer Behandlung die eingeleitete Mylerantherapie selbständig unterbrach. Daraufhin kam es zu einer Exacerbation der Erkrankung mit Anstieg der Leukocyten bis auf 150000 pro mm³, mit Auftreten von Myeloblasten im peripheren Blut und mit Milztumor, so daß auch klinisch kein Zweifel an der Richtigkeit der Diagnose besteht.

In unserem Fall bestätigte die erniedrigte Aktivität der ALP die Diagnose. Die Aussagefähigkeit des Ph[1] ist jedoch höher einzuschätzen als die der ALP, da zu Beginn der Erkrankung neben der leukämischen auch die normale Leukocytenpopulation vorhanden sein und einen regelrechten Ausfall der Fermentreaktion vortäuschen kann. Kemp u. Mitarb. (1964) berichteten über· einen im Normbereich liegenden Index der ALP bei 2 von 5 Fällen im Frühstadium einer chronischen Myelose.

Wenn neben der chronischen Myelose gleichzeitig eine schwere entzündlr oder fortgeschrittene Tumorerkrankung besteht, kann die Aktivität der Ar erhöht sein. Auch in diesen Fällen ist eine Differenzierung zwischen chronische Myelose und reaktiver Leukocytose durch den Nachweis des Ph[1] möglich, wie aus den Untersuchungen von Rosen u. Teplitz (1965) sowie Winkelstein u. Mitarb. (1967) hervorgeht.

Zusammenfassend kann festgestellt werden: Das Philadelphia-Chromosom ist in myeloischen Zellen bereits zu einem Zeitpunkt nachweisbar, in dem die chronische Myelose klinisch noch nicht manifest ist. Der Nachweis des Ph[1] im präleukämischen Stadium und die Untersuchungen bei eineiigen Zwillingen sprechen für die nosologische Bedeutung der Chromosomenaberration. Die für das Ph[1] typische Verkürzung der langen Arme eines der beiden Chromosomen Nr. 21 kann nicht Folge der Chemotherapie sein, da sie bereits bei unbehandelten Patienten nachweisbar ist. Die Chromosomenanalyse in myeloischen Zellen ist eine geeignete Methode zur Früherfassung der chronischen myeloischen Leukämie und ermöglicht die Abgrenzung reaktiver Leukocytosen.

Literatur

Gross, R.: In: Klinik der Gegenwart 10, 594 (1960). — Hellriegel, K. P.: Internist 9, 465 (1968). — Kemp, N. H., Stafford, J. L., and Tanner, R.: Brit. med. J. 1964 I, 1010. — Kosenow, W. u. Pfeiffer, R. A.: Dtsch. med. Wschr. 94, [1170 (1969). — Merker, H., u. Heilmeyer, L.: Dtsch. med. Wschr. 85, 253 (1960). — Nowell, P. C., and Hungerford, D. A.: J. nat. Cancer Inst. 27, 1013 (1961). — Rosen, R. B., and Teplitz, R. L.: Blood 26, 148 (1965). — Winkelstein, A., Goldberg, L. S., Tishkoff, G. H., and Sparkes, R. S.: Arch. intern. Med. 119, 291 (1967).

FISCHER, J., JUNKERT, U., LEÓN, A. und ROUX, A. (I. Med. Klinik und Poliklinik der Universität Mainz): **Der Wert der kombinierten Szintigraphie und Funktionsprüfung der Milz zur Beurteilung therapeutischer Maßnahmen bei hämatologisch-onkologischen Erkrankungen***

Führt man die Szintigraphie der Milz unter Standardbedingungen aus, so kann man durch die planimetrische Bestimmung des Flächeninhalts des Szintigramms ein quantitatives Maß für die Größe der Milz gewinnen. Zwischen dem Querschnitt des Organs, wie er sich im Seitenlagenszintigramm manifestiert, und dem Volumen der Milz bestehen folgende Zusammenhänge: $V = {}^{3/2}F \cdot a$.

Das Volumen ergibt sich aus dem Flächeninhalt (in cm²) des Szintigramms multipliziert mit dem Proportionalitätsfaktor a. Dieser wurde von uns auf Grund von Splenektomien und Autopsien ermittelt und hat einen Zahlenwert von 0,30. Mit dieser Formel läßt sich somit aus dem Milzszintigramm das Milzgewicht in vivo bestimmen. Die Überprüfung der Korrelation zwischen dem szintigraphisch ermittelten und dem tatsächlichen Milzgewicht bei annähernd 100 splenektomierten Patienten ergab eine gute Übereinstimmung; die mittlere Abweichung beträgt weniger als $\pm 10\%$.

Die quantitative Bestimmung der Milzgröße hat eine praktische Bedeutung. Mit Hilfe der Szintigraphie war es erstmalig möglich, objektiv festzustellen, in welchem Umfange mit der Palpation eine Vergrößerung der Milz überhaupt aufgedeckt werden kann. Bei der Untersuchung von über 3300 erwachsenen Patienten eines unausgewählten, vorwiegend internen Krankengutes aus den letzten 5 Jahren ergab ein Vergleich der Milzgröße auf Grund der Palpation einerseits und der Szintigraphie andererseits folgendes: 50% der Milzen zwischen 600 und 750 g konnten nicht getastet werden; noch 20% der Milzen zwischen 900 g und 1600 g entziehen sich dem klinischen Nachweis.

---

* Mit Unterstützung der Deutschen Forschungsgemeinschaft.

Bei der Untersuchung von 30 Patienten mit akuter Leukose, die noch keine Therapie erhalten hatten, finden wir ein ähnliches Ergebnis (Abb. 1): Zwei Drittel der Milzen zwischen 450 und 750 g und immerhin noch ein Drittel der Milzen zwischen 750 und 1250 g können klinisch nicht aufgedeckt werden. Praktisch identische Befunde erhielten wir bei der Untersuchung anderer Krankheitsgruppen.

Daraus ergibt sich eine Folgerung zwangsläufig: Wenn die Milz als relevanter Parameter registriert werden soll, kann man auf die szintigraphische Größenbestimmung nicht verzichten. Tut man es dennoch, so muß man wissen, daß man auf eine wesentliche klinische Information bewußt verzichtet.

Die Verwendung von ^{51}Cr-markierten, wärmealterierten Erythrocyten gestattet neben der szintigraphischen Darstellung der Milz auch ein bestimmtes funktionelles Verhalten dieses Organs zu prüfen und quantitativ zu erfassen. Mißt man nach der Injektion in geeigneter Weise den zeitlichen Verlauf der Konzentration der Radioaktivität im Blut, so zeigt sich folgendes: Beim Gesunden erfolgt ein rascher Abfall der Radioaktivität; schon nach 5 bis 10 min werden 50% des

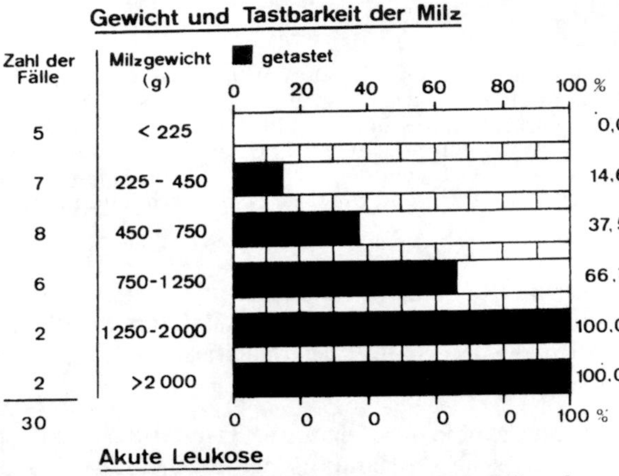

Gewicht und Tastbarkeit der Milz

Zahl der Fälle	Milzgewicht (g)	getastet	
5	< 225		0,0
7	225 - 450		14,6
8	450 - 750		37,5
6	750 - 1250		66,7
2	1250 - 2000		100,0
2	> 2000		100,0
30			100 %

Akute Leukose

Abb. 1. Die schwarzen Säulen geben die prozentuale Häufigkeit an, mit der Milzen der verschiedenen Gewichtsgruppen getastet werden konnten. Das Milzgewicht wurde szintigraphisch ermittelt

Ausgangswertes erreicht. Trägt man die Meßergebnisse in halblogarithmischem Maßstab auf, so ergibt sich eine biphasische Kurve, die aus zwei Exponentialfunktionen zusammengesetzt ist. Etwa 60 bis 75% der injizierten Aktivität werden mit einer kurzen Halbwertzeit aus dem Blut extrahiert und mit gleicher Halbwertzeit in der Milz angereichert. Die Aufnahme oder genauer ausgedrückt, die Abfilterung der wärmealterierten Erythrocyten erfolgt ausschließlich in der roten Pulpa.

Es besteht ein grundsätzlicher Unterschied zwischen der Bestimmung der Lebensdauer von roten Blutkörperchen mit ^{51}Cr-markierten Erythrocyten und der Bestimmung der Clearance von ^{51}Cr-markierten, *wärmealterierten* Erythrocyten zur Milzfunktion.

Bei der Erythrocytenlebenszeit interessiert die Frage, wie lange die Erythrocyten im Kreislauf des Patienten überleben. Die Frage wird sich in der Klinik besonders bei hämolytischen Anämien stellen. Es kann auch von Bedeutung sein zu wissen, ob Patienten- und Spendererythrocyten die gleiche Überlebenszeit aufweisen. Im Hinblick auf eine evtl. Splenektomie ist schließlich der Ort des Erythrocytenabbaus von Bedeutung. Die Halbwertzeit der Elimination aus dem Blut wird sich, selbst bei schweren hämolytischen Anämien, in der Größenordnung von einigen Tagen bewegen.

Bei den wärmealterierten Erythrocyten handelt es sich um biologisch denaturierte Zellen. Ihre Elimination aus dem Kreislauf muß — normalerweise — innerhalb von wenigen min erfolgen. Bei der Elimination besteht kein Unterschied zwischen wärmealterierten Eigen- und Fremderythrocyten. Man kann deshalb bei den wärmealterierten Erythrocyten von „Testerythrocyten" sprechen. Die bei der Milzfunktionsuntersuchung zu beantwortende Frage ist die, ɔb die Milz in der Lage ist, die Clearance zu bewältigen. Das Ergebnis der Clearance lieꞏ ꞏiemals Argumente für oder gegen die Splenektomie.

Wärmegeschädigte Erythrocyten sind obligat eliminationspflichtig. Geschwinꞏ ꞏligkeit der Extraktion aus dem Blut und Umfang der Anreicherung in der Milz hängen von der Durchblutung der Milz und von der Beschaffenheit der Filtrations- räume ab. Unter letzteren verstehen wir die Gesamtheit des perisinusalen und interfolliculären reticulären Maschenwerks der roten Pulpa. Histologische Um- bauprozesse wie sie z. B. in ausgeprägter Weise bei Systemerkrankungen auftreten, können diese Räume so modifizieren oder reduzieren, daß ihre Filterfunktion eingeschränkt wird. Dies führt zu einer Verzögerung der Extraktion der wärme- alterierten Erythrocyten aus dem Blut und zu einer verminderten Anreicherung in der Milz. Umgekehrt kann immer dann, wenn die Clearance der Testerythro- cyten aus dem Blut verzögert erfolgt, angenommen werden, daß die Mikro- architektur der Milz gestört ist. Der Grad der Verzögerung der Clearance ist ein Maß für die Umbauprozesse in der Milz.

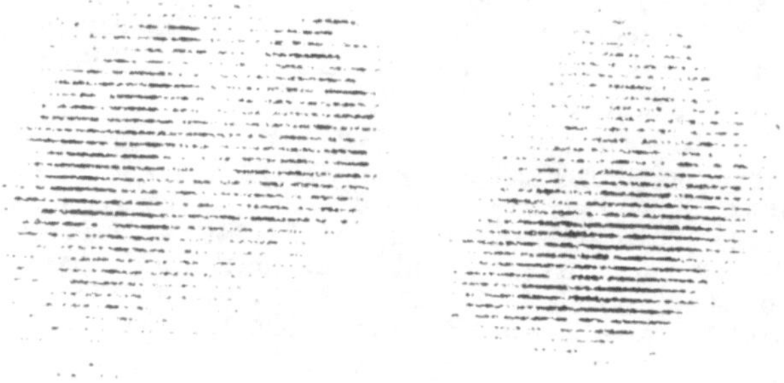

Datum	10.3.69	31.3.69
Flächeninhalt	145 cm²	85 cm²
Milzgewicht	600 g	225 g
T ¹⁄₂ ⁵¹Cr-Elimination aus dem Blut	20 min	6,4 min
⁵¹Cr-Aufnahme in der Milz	32 %	75 %

Abb. 2. Milz: Größe und Funktion. Akute Leukose. Behandlung mit L-Asparaginase (21 × 142000 E)

Wir können also feststellen: Die normale Milz kann ein akutes Angebot von 3 bis 5 ml wärmealterierter Erythrocyten schnell aus dem Blut extrahieren und sequestrieren. Die krankhaft veränderte Milz, kann dagegen auch wenn sie stark vergrößert ist, diese Funktion nur noch partiell erfüllen. Therapeutische Maß- nahmen werden demnach nicht nur danach zu beurteilen sein, in welchem Um- fange sie eine vergrößerte Milz zur Rückbildung bringen, sondern auch in welchem Umfange sie die gestörte Funktion normalisieren.

In der Abb. 2 sind die Milzszintigramme und die Ergebnisse der Funktions- prüfungen bei einem Patienten mit einer akuten Leukose vor und nach Behand- lung mit L-Asparaginase dargestellt. Die deutlich vergrößerte Milz von 600 g, die nicht getastet werden konnte, hatte ein pathologisches Funktionsbild, erkennbar an der stark verzögerten Extraktion der Testerythrocyten aus dem Blut und deren verminderter Anreicherung in der Milz. Nach 21 Tagen Behandlung mit täglichen Infusionen von Asparaginase normalisierten sich Größe und Funktion vollständig.

Wiederholte Untersuchungen bei Patienten mit infektiöser Mononucleose zeigten uns die spontane Entwicklung der Größe der Milz und deren Funktion während des Krankheitsverlaufes. Bei erheblicher Splenomegalie sind die Funk- tionsparameter während dem Vollbild der Erkrankung regelmäßig hochgradig

,estört. Es vergeht meist ein halbes Jahr, bis die Normalisierung wieder eintritt. Wir haben Fälle beobachtet, bei denen es über ein Jahr dauerte, bis die Milz zu ihrer normalen Größe und ihrer normalen Sequestrationsleistung zurückkehrte. Der unmittelbare klinische Wert der Methode für die Leitung der Therapie soll am Beispiel eines Patienten mit chronisch-myeloischer Leukämie demonstriert werden: Vor der Behandlung betrug die Leukocytenzahl 153000/mm³, die Milz war drei Querfinger unter dem linken Rippenbogen tastbar. Das szintigraphisch ermittelte Milzgewicht betrug 2400 g bei eingeschränkter Aufnahme der wärmealterierten Erythrocyten. 2 Monate nach Einleitung einer Mylerantherapie war die Leukocytenzahl auf 18000/mm³ abgefallen, die Milz nicht mehr tastbar; szintigraphisch ließ sich eine Splenomegalie von 1700 g nachweisen. Nach 4 Monaten ununterbrochener Therapie lag die Leukocytenzahl bei 8000/mm³ bei normalem Differentialblutbild, die Milz war weder perkutorisch noch palpatorisch vergrößert. Spätestens zu diesem Zeitpunkt hätten wir, nach den sonst üblichen Regeln, die Therapie unterbrochen. Der szintigraphische Nachweis einer Milz von 1225 g ergab jedoch die klare Indikation, die Therapie fortzuführen.

Mit diesen wenigen Beispielen wollten wir die Anwendungs- und Aussagemöglichkeiten der kombinierten Szintigraphie und Funktionsprüfung der Milz in der Hämatologie andeuten.

Literatur

Duesberg, R., u. Fischer, J.: Med. Klin. **59**, 429 (1964). — Fischer, J.: Verh. dtsch. Ges. inn. Med. **1963**, 798; — Radiologe **5**, 372—381 (1965). — Fischer, J., u. Wolf, R.: Dtsch. med. Wschr. **88**, 1430 (1963); — Germ. med. Mth. **9**, 63 (1964); — Medicina (B. Aires) **4**, 522 (1963); — Durchblutung und Funktion der Milz. VII. Int. Symp. Radioisotope in Klinik und Forschung, Badgastein, 10.—13. 1. 1966, Bd. VII, S. 208—222. München-Berlin-Wien: Urban & Schwarzenberg 1967; — Fortschr. Röntgenstr. **102**, 320 (1965).

ROUX, A., FISCHER, J., LEÓN, A. und WOLF, R. (I. Med. Klinik u. Poliklinik der Universität Mainz):
Die kombinierte Szintigraphie und Funktionsprüfung der Milz: Ein neues differentialdiagnostisches Kriterium bei chronisch-myeloischer Leukämie und Myelofibrose*

Die Splenomegalie ist ein Leitsymptom sowohl bei der chronisch-myeloischen Leukämie als auch bei der Myelofibrose. 1965 haben Fischer u. Wolf [2, 3] erstmalig darauf hingewiesen, daß sich die Milz bei den beiden Erkrankungen im Hinblick auf die Elimination von wärmealterierten Erythrocyten grundverschieden verhält: Die Extraktionsgeschwindigkeit ist bei der Myelofibrose beschleunigt, bei der chronischmyeloischen Leukämie dagegen hochgradig verzögert.

Wir haben diese Studie systematisch fortgesetzt und berichten nachfolgend über die Untersuchungsergebnisse bei 28 Patienten mit chronisch-myeloischer Leukämie und 23 Patienten mit Myelofibrose. Bei den Patienten mit chronisch-myeloischer Leukämie handelt es sich um 18 Männer und 10 Frauen im Alter von 17 bis 77 Jahren. Das Kollektiv der Meyelofibrosen setzt sich aus 6 Männern und 17 Frauen im Alter von 37 bis 77 Jahren zusammen. Die Studie umfaßt nur solche Patienten, die vorher keine Behandlung erhalten hatten. Die Diagnosen wurden auf Grund einer eingehenden hämatologischen, histologischen und röntgenologischen Untersuchung nach den schon bekannten differentialdiagnostischen Kriterien gestellt.

Die Szintigraphie und Funktionsprüfung der Milz erfolgte mit ⁵¹-Cr-markierten, wärmealterierten Erythrocyten unter Standardbedingungen [1]. Das Prinzip der Methode beruht auf der obligaten Eliminationspflicht der wärmealterierten Erythrocyten, die bei der thermischen Schädigung in Sphärocyten umgewandelt wurden und dabei ihre Plastizität verloren haben.

* Mit Unterstützung der Deutschen Forschungsgemeinschaft.

In Abb. 1 sind auf der Ordinate die Halbwertzeit der Elimination der ⁵¹Cr-Aktivität aus dem Blut und auf der Abszisse die Anreicherung der Radioaktivität in der Milz aufgetragen. Die Punkte kennzeichnen die Fälle mit Myelofibrose, die Kreise die Fälle mit chronisch-myeloischer Leukämie. Die schraffierte Fläche stellt den Normbereich dar. Bei Gesunden erfolgt die Elimination der radioaktiv markierten, wärmegeschädigten Erythrocyten mit einer Halbwertzeit von 6 bis 10 min; 60% bis 75% der applizierten Aktivität werden mit einer kurzen Halbwertzeit in der Milz aufgenommen. Die beiden Kollektive unterscheiden sich eindeutig: bei den Patienten mit Myelofibrose erfolgt die Extraktion der ⁵¹Cr-Aktivität und somit der wärmealterierten Erythrocyten sehr schnell, meist sogar wesentlich schneller als bei Normalpersonen; dagegen ist bei den Patienten mit chronisch-myeloischer Leukämie die Elimination stark verzögert.

Das szintigraphisch ermittelte Milzgewicht lag bei den Patienten mit Myelofibrose zwischen 700 g und 4500 g. Von den Fällen mit chronisch-myeloischer

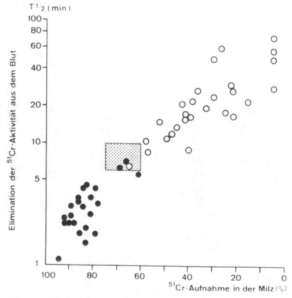

Abb. 1. ● Myelofibrose n = 23, ○ Chron. myel. Leukämie n = 28

Leukämie hatten neun ein Milzgewicht unter 700 g, darunter waren drei Kranke mit normalem bzw. gering erhöhtem Milzgewicht. Die größte Milz bei der chronisch-myeloischen Leukämie wog 4275 g. Die Korrelation von Milzgröße und Milzfunktion läßt signifikante Unterschiede im funktionellen Verhalten der Milz erkennen: bei annähernd gleicher Organgröße findet sich bei der Myelofibrose eine normale, häufiger aber eine erhöhte Anreicherung von Radioaktivität in der Milz. Im Gegensatz hierzu ist bei der chronisch-myeloischen Leukämie die Aufnahme der ⁵¹Cr-markierten, wärmealterierten Erythrocyten in der Milz stark eingeschränkt.

Bei den drei Pat. mit normalem bzw. gering erhöhtem Milzgewicht wurde die Erkrankung zufällig festgestellt. Hämatologisch war die chronisch-myeloische Leukämie dieser Pat., die sich subjektiv nicht krank fühlten, eindeutig charakterisiert: Es bestand eine Leukocytose (33800, 33100 und 30000 Leukocyten/mm³ Blut), eine pathologische Linksverschiebung mit vereinzelt Myeloblasten und eine starke Erniedrigung des Index der alkalischen Leukocytenphosphataseaktivität. Die bei zwei Kranken durchgeführte Chromosomenuntersuchung erbrachte darüber hinaus den zweifelsfreien Nachweis eines Philadelphia-Chromosoms. In keinem Fall bestand eine Splenomegalie. Szintigraphisch wurden Milzgewichte von 125 g, 200 g und 275 g ermittelt. Die Elimination der wärmealterierten Erythrocyten aus dem Blut war mit einer Halbwertzeit von 17 bis 29 min stark verlängert; die Aufnahme in der Milz war mit 5% bis 25% hochgradig eingeschränkt. Diese drei Fälle demonstrieren, wie bereits in einer sehr frühen Phase der chronisch-myeloischen Leukämie der Filtrationsraum der Milz, das ist das reticuläre perisinusale Maschenwerk der roten Pulpa, durch den leukämischen Prozeß eingeengt ist.

In Abb. 2 wurden die Milzen annähernd gleicher Größen in Gruppen zusammengefaßt und dem funktionellen Verhalten gegenübergestellt. Die schraffierten Kolonnen geben das mittlere Milzgewicht bei der chronisch-myeloischen Leukämie, die schwarzen Kolonnen das bei der Myelofibrose an. Die Höhe der weißen Säulen entspricht der jeweiligen ^{51}Cr-Aufnahme in der Milz. Bei annähernd identischem mittleren Milzgewicht in den einzelnen Gewichtsgruppen ergibt sich bei der Myelofibrose stets eine sehr gute Aufnahme, bei der chronisch-myeloischen Leukämie dagegen eine erheblich verminderte Anreicherung der wärmealterierten Erythrocyten in der Milz.

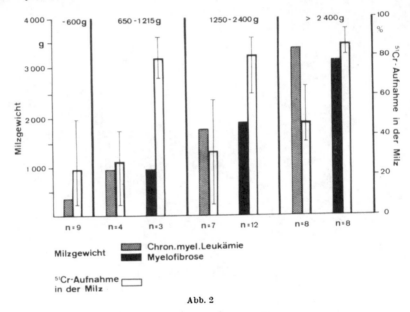

Abb. 2

Zusammenfassung

Die Funktionsprüfung der Milz mit der von uns angegebenen Methode zeigt deutliche Unterschiede zwischen der chronisch-myeloischen Leukämie und der Myelofibrose. Bei der chronisch-myeloischen Leukämie erfolgt die Elimination der ^{51}Cr-markierten, wärmealterierten Erythrocyten gegenüber der Norm stark verzögert; trotz erheblicher Organvergrößerung ist die Sequestration hochgradig vermindert. Bei der Myelofibrose dagegen findet sich eine beschleunigte Extraktion aus dem Blut und eine vermehrte Aufnahme der wärmealterierten Erythrocyten in der Milz.

Die Szintigraphie und Funktionsprüfung der Milz mit ^{51}Cr-markierten, wärmealterierten Erythrocyten stellt einen differentialdiagnostischen Parameter zur Abgrenzung der unbehandelten chronisch-myeloischen Leukämie von der Myelofibrose dar. Eindeutige Ergebnisse in 90% unserer Fälle ergeben für die geschilderte Untersuchungsmethode eine Treffsicherheit in der gleichen Größenordnung wie bei der Bestimmung des Index der alkalischen Leukocytenphosphataseaktivität oder des Philadelphia-Chromosoms [4 bis 8].

Literatur

1. Fischer, J.: Radiologe **5**, 372 (1965). — 2. Fischer, J., u. Wolf, R.: Die Sequestrations leistung der Milz für wärmealterierte Erythrozyten bei Osteomyelosklerose. Proc. 10th Cong. europ. Soc. Haemat., Strasbourg 1965, part II, p. 205. Basel-New York: Karger 1967. — 3. Fischer, J., u. Wolf, R.: Blut **15**, 1 (1967). — 4. Keiser, G., u. Alsleben, U.: Schweiz. med. Wschr. **93**, 1 (1963). — 5. Merker, H., u. Heilmeyer, L.: Dtsch. med. Wschr. **85**, 253 (1960). — 6. Micu, D., u. Mihailescu, E.: Folia haemat. (Frankfurt) **84**, 329 (1965). — 7. Rieder, H., u. Zawadzki, Z. A.: Wien. klin. Wschr. **73**, 476 (1961). — 8. Wolf, U., Merker, H. und Böckelmann, W.: Klin. Wschr. **44**, 12 (1966).

LÖFFLER, H. und KALTENBACH, TH. (Med. Kliniken u. Polikliniken der Univ. Gießen): **Koexistenz von chronischer lymphatischer Leukämie und Lymphogranulomatose bei zwei Patienten**

Über das Auftreten von chronischer lymphatischer Leukämie und Lymphogranulomatose beim gleichen Patienten liegen bisher nur wenige Beschreibungen vor. Bei allen 18 Beschreibungen, die uns aus der Literatur zugänglich waren, war die lymphatische Leukämie zuerst aufgetreten und erst terminal hatte sich die Lymphogranulomatose manifestiert; sie konnte bis auf einen Fall immer erst autoptisch diagnostiziert werden. Wir beobachteten zwei Patienten mit nebeneinander bestehender Lymphogranulomatose und lymphatischer Leukämie, die zu Lebzeiten diagnostiziert wurden.

Kasuistik (vgl. Tabelle)

Beobachtung 1: Bei einem 63jährigen Pat. (K. F.) wurde 1954 (damals 50 Jahre alt) die Diagnose: Lymphogranulomatose durch histologische Untersuchung eines Lymphknotens gestellt. Nach Röntgenbestrahlungen trat eine Remission ein, die bis 1967 anhielt. Im Sommer d. Jahres traten Allgemeinbeschwerden auf, es entwickelten sich ubiquitäre Lymphome, bei der stationären Untersuchung wurde außerdem eine Leber- und Milzvergrößerung festgestellt, das Blutbild zeigte eine Leukocytose von 88000/mm³, davon 76000 kleine Lymphocyten. Im Knochenmark fast ausschließlich kleine Lymphocyten. Die Immunelektrophorese zeigte eine deutliche Verminderung der Immunglobuline wie bei einem symptomatischen Antikörpermangelsyndrom. Nach 3¹/₂ Monaten Behandlung verstarb der Pat. bei fortgeschrittener Kachexie an einer schweren konfluierten Bronchopneumonie. Autoptisch fanden sich nebeneinander die histologischen Befunde von Lymphogranulomatose und lymphatischer Leukämie.

Beobachtung 2: Eine 24jährige Pat. (F. E.) erkrankte während der Schwangerschaft mit Lymphknotenschwellungen und Juckreiz. Nach Spontangeburt eines reifen Kindes wurde ein Milztumor festgestellt. Das Blutbild ergab eine Leukocytose von 13400 Leukocyten/mm³, davon 7300 kleine Lymphocyten und zahlreiche Gumprechtsche Kernschatten. Im Knochenmarkausstrich fanden sich 74% Lymphocyten, zahlreiche Gumprechtsche Kernschatten und einzelne Hodgkin-Zellen. Es fanden sich ubiquitär Lymphome, die bis 3 cm im Durchmesser groß waren. Eine Lymphknotenpunktion ergab die Diagnose: Hodgkin-Sarkom. Die Immunelektrophorese zeigte eine deutliche Verminderung der Immunglobuline wie bei symptomatischem Antikörpermangelsyndrom. Unter kombinierter Endoxan- und Prednisolonbehandlung trat eine Besserung ein, die Patientin verstarb jedoch außerhalb 2 Monate nach Stellung der Diagnose.

Diskussion

Im Gegensatz zu den in der Literatur mitgeteilten Fällen von Lymphogranulomatose bei chronischer lymphatischer Leukämie, bei denen die Lymphogranulomatose als Zweitkrankheit auftrat, war bei dem von uns beobachteten 63jährigen Patienten die lymphatische Leukämie als Zweitkrankheit erst 13 Jahre nach Feststellung der Lymphogranulomatose manifest geworden, bei der 23jährigen Patientin wurden beide Krankheiten gleichzeitig diagnostiziert; in beiden Fällen wurden die Diagnosen zu Lebzeiten gesichert.

In der Diskussion über Pathogenese und Klinik von Lymphogranulomatose und lymphatischer Leukämie stehen gegenwärtig die immunologischen neben den therapeutischen Problemen ganz im Vordergrund. Tatsächlich wird der Verlauf von

Tabelle

Name	Zeitraum zwischen M. Hodgkin u. lymph. L.	Lymphocyten pro mm³	Knochenmark	γ-Globuline	Immunelektrophorese	Weitere immunologische Befunde	Überlebenszeit nach Diagnose beider Krankheiten
F. E., 24 Jahre, ♀	gleichzeitig	7300	Zellreich 74% Lymphocyten, einzelne Hodgkin-Zellen	1,11 g-% 0,64 g-%	Deutliche Verminderung der Ig, besonders IgA u IgM	Irreguläre Erythrocyten-Ak ∅, antinucleäre Faktoren ∅	8 Wochen
K. F., 63 Jahre, ♂	13 Jahre	76000	Zellreich > 90% Lymphocyten	0,73 g-%	Deutliche Verminderung der Ig, besonders IgA u. IgM	Irreguläre Erythrocyten-AK ∅	15 Wochen

chronischer lymphatischer Leukämie, und gelegentlich auch von Lymphogranulomatose, besonders in fortgeschrittenen Stadien, häufig von immunologischen Komplikationen bestimmt. Bei der Lymphogranulomatose besteht bereits in Frühphasen eine Depression der cellulären Immunität (Immunreaktionen vom verzögerten Typ), wodurch sich manche Parallelen zur Schweizer Form der Agamma-Globulinämie und zu tierexperimentellen Modellen, nämlich erstens der Transplantat-gegen-Wirtreaktion und zweitens zu den Veränderungen bei thymektomierten Tieren (Wasting conditions) ergeben.

Bei der chronischen lymphatischen Leukämie steht — ähnlich wie beim Plasmocytom — die Depression der humoralen Antikörperproduktion mit sekundärem Antikörpermangelsyndrom im Vordergrund. Hier ergeben sich Parallelen zur kongenitalen geschlechtsgebundenen Form der Agamma-Globulinämie. Auf Grund tierexperimenteller Befunde und der bei kongenitalen Immundefekten gewonnenen Erkenntnissen wird diskutiert, ob bei der Lymphogranulomatose eine Erkrankung thymusabhängiger Lymphocyten, bei der chronischen lymphatischen Leukämie eine Erkrankung thymusunabhängiger Lymphocyten vorliegt. Von Miller wurde auf die Coincidenz der Häufigkeitsgipfel der beiden Erkrankungen mit physiologischen Perioden relativer immunologischer Schwäche hingewiesen: In der Adolescenz besteht ein relativer immunologischer Defekt der Immunitätsreaktion vom verzögerten Typ, gleichzeitig liegt in diesem Lebensalter der Häufigkeitsgipfel der Lymphogranulomatose. Im höheren Lebensalter kommt es zu einer verminderten Produktion humoraler Antikörper und in dieser Lebensperiode liegt auch der Häufigkeitsgipfel der chronischen lymphatischen Leukämie, wie der des Lymphosarkoms und der meisten Carcinome.

Bei den beiden von uns beobachteten Patienten war eine deutliche Verminderung der Immunglobuline im Sinne eines symptomatischen Antikörper-

angelsyndrom nachweisbar, wie sie bei chronischer lymphatischer Leukäm
icht selten gefunden wird, die celluläre Immunität war nicht geprüft worden. Be
em 63jährigen Patienten kam es terminal zu einer hochgradigen Kachexie und zu
iner therapieresistenten Bronchopneumonie.

Für die Erklärung der Coincidenz von Lymphogranulomatose und chronischer
mphatischer Leukämie bieten sich verschiedene Hypothesen an:

1. Es handelt sich um ein zufälliges Zusammentreffen zweier verschiedener
Krankheiten.

2. Übergang einer Neoplasie in eine andere.

3. Erkrankung zweier verschiedener Lymphocytenpopulationen.

4. Lymphatische Reaktion bei Lymphogranulomatose.

5. Lymphatische Leukämie und Lymphogranulomatose sind verschiedene
Zellreaktionen auf ein gemeinsames exogenes Agens (Virus ?).

6. Durch cytostatische oder Röntgentherapie entwickelt sich die zweite Neoplasie.

Die verschiedenen Punkte können hier nicht im einzelnen erörtert werden.
Gegenwärtig werden die meisten Argumente zugunsten Punkt 3.), d. h. für die
Erkrankung von zwei verschiedenen Lymphocytenpopulationen bei der chroni-
schen lymphatischen Leukämie und der Lymphogranulomatose vorgebracht.

Was unsere beiden Beobachtungen von den bisher in der Literatur mitgeteilten Fällen unterscheidet, ist einmal das Auftreten der lymphatischen Leukämie
als Zweiterkrankung 13 Jahre nach Feststellung der Lymphogranulomatose bei
einem 63jährigen Patienten und weiterhin das gleichzeitige Auftreten einer
chronischen lymphatischen Leukämie und eines Hodgkin-Sarkoms bei einer
23jährigen Patientin während der Schwangerschaft.

TISCHENDORF, F. W. und TISCHENDORF, M. M. (Med. Univ.-Klinik Tübingen):
Immunochemische und enzymatische Analyse des menschlichen Lysozyms aus dem Urin von Monocytenleukämien

Lysozyme (LZM) sind bakteriolytische Enzyme, die die Fähigkeit besitzen,
Glucosidbindungen zwischen N-Acetylglucosamin und N-Acetylmuraminsäure in
den Zellwandpolysacchariden gewisser Bakterien zu hydrolysieren. Ihr Molekulargewicht liegt zwischen 14000 bis 16000, ihr isoelektrischer Punkt im Bereich von
10 bis 11. Bereits Sir Alexander Fleming [1] zeigte, daß Hühnereiweiß, menschliche
Tränen und Speichel aber auch Leukocyten besonders hohe Konzentrationen von
LZM aufweisen. Hühnereiweiß-Lysozym (HE-LZM) ist — wohl wegen der überaus
leichten Beschaffungsmöglichkeit — das heute am ausführlichsten studierte Protein: Molekulargewicht, Aminosäurenkomposition, Aminosäurensequenz und
Tertiärstruktur sind ermittelt worden.

Extrem hohe Konzentrationen von menschlichem Lysozym (H-LZM) finden
sich im Serum [2 bis 5] und Urin [4, 5] von Monocytenleukämien und gewissen
monomyeloischen Leukämien. Immunochemische und enzymatische Eigenschaften der Urinproteine einer Reihe von Leukämien diesen Typs wurden von unserer
Arbeitsgruppe beschrieben [4 bis 6]. Die Untersuchungen weisen darauf hin, daß
die Enzyme dieser Leukämien mit dem LZM normaler menschlicher Tränen,
Speichel, Leukocyten und Serum identisch, jedoch strukturell verschieden vom
LZM des Hühnereiweißes sind.

Im gegenwärtigen Bericht beschreiben wir die Ergebnisse der chemischen und
immunologischen Untersuchungen der Urin-LZM zweier Fälle von akuter Monocytenleukämie, Kr und Se. Die Enzyme wurden mit den LZM von sieben bereits
publizierten Fällen, normalem Tränen-H-LZM und HE-LZM verglichen.

Methodischer Teil

Bezüglich der detaillierten Beschreibung der hier angewandten Methoden der Isolierung und Reinigung der Urin-LZM, Acrylamidgelelektrophorese, LZM-Aktivitätsbestimmung, Immunoelektrophorese, Ouchterlony-Doppeldiffusionstest, Aminosäurekomposition und tryptische Peptidanalyse verweisen wir auf frühere Arbeiten [5, 7]. Hühnerweiweiß-LZM, das hier als Vergleichssubstanz diente, stammte von Worthington Biochemical Corporation, Freehold, N. J., USA und war das bentonitisolierte, zweimal kristallisierte, salzfreie Produkt LySF 645.

Ergebnisse

Die LZM der Monocytenleukämiefälle Kr und Se wurden aus 24 Std-Urinportionen durch Bentonitadsorption und anschließender Elution bei pH 5,0 von den übrigen Urinkonstituenten isoliert. Die Proteine waren — nach dem Befund von Acrylamidgelelektrophorese und Ouchterlony- und Immunoelektrophorese-analysen — absolut rein. Eine 24 Std-Urinportion ergab 300 mg Enzym im Falle Kr und 460 mg im Falle Se. Die Acrylamidgelelektrophorese bei pH 8,6 zeigte folgenden Befund: Die elektrophoretische Beweglichkeit der H-LZM einschließ-lich LZM Kr und Se (Monocytenleukämie) und LZM aus normalen Tränen ist identisch und auch identisch mit dem LZM des schon früher publizierten Mono-

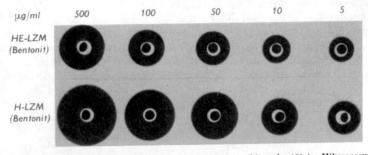

Abb. 1. Lysoplatte zur LZM-Aktivitätsbestimmung. Substrat (hitze-abgetötete Mikrococcus Lysodeikticus-Organismen) ist gleichmäßig im Agarosegel verteilt. Definierte Mengen der zu untersuchenden Proben werden in die ausgestanzten Löcher gefüllt. Standardproben von H-LZM bzw. HE-LZM bekannter Konzentrationen (5, 10, 50, 100, 500 µg/ml) laufen jeweils mit. Es besteht eine lineare semi-logarithmische Abhängigkeit zwischen Konzentration und Durchmesser der lytischen Zonen. Im hier abgebildeten Fall wurden gleiche Konzentrationen von H-LZM und HE-LZM aufgetragen. Der Durchmesser der lytischen Zonen für HE-LZM ist jeweils kleiner als der der korrespondierenden H-LZM-Konzentration. Die Aktivität von H-LZM ist z. B. bei einer Enzymkonzentration von 50 µg/ml zehnmal höher als die von HE-LZM, wenn H-LZM Ro als Standard dient

cytenleukämiefalles Ro, der als Repräsentant für die bereits veröffentlichten und unter sich identischen sieben Enzyme diente. Im Gegensatz hierzu wanderte HE-LZM um ein geringes weiter zur Kathode.

Die enzymatische Aktivität wurde mittels der Lysoplattenmethode von Osser-man u. Lawlor [4] bestimmt (Abb. 1). 20 normale Seren ergaben dabei eine Aktivität von $8,8 \pm 1$ µg/ml, Normalurine eine Aktivität von 0 bis 1 µg/ml, wenn das H-LZM Ro als Standard diente. Unter gleichen Bedingungen betrug die Serum-LZM-Aktivität im Falle Kr 80 µg/ml und im Falle Se 40 µg/ml. Urin-LZM- Aktivität betrug in diesen Fällen 243 µg/ml bzw. 500 µg/ml. Mit den Proteinen Kr und Se als Standard wurden gleiche Ergebnisse wie mit dem LZM Ro als Standard erzielt. Wenn HE-LZM als Standard diente, lagen die Werte um das mehrfache höher.

Mit vier verschiedenen Kaninchenantiseren gegen LZM Ro (unabsorbiert wie absorbiert mit lysozymopenischem Serum) ergab sich eine Identitätsreaktion im Ouchterlony-Test zwischen allen Monocytenleukämieenzymen und zwischen diesen und normalem menschlichen Tränen-LZM. HE-LZM wurde nicht präzipitiert (Abb. 2). Auf der anderen Seite präcipitierten Antiseren gegen HE-LZM nur das homologe Antigen, das ist HE-LZM, nicht aber die menschlichen LZM. Es besteht also keine antigenische Kreuzreaktion zwischen den beiden Species.

Tryptische Fingerprintstudien der menschlichen Monocytenleukämie-
und Se zeigen identische Peptidfingerprints untereinander wie auch m.
anderen früher publizierten sieben Fällen einschließlich dem Standard-LZI
Von 17 tryptischen Peptiden der reduzierten und alkylierten Enzyme fanden
lediglich drei basische Peptide — nämlich freies Arginin, freies Lysin und As
ragylarginin —, die die menschlichen Enzyme mit dem HE-LZM gemein habe
Die übrigen 14 tryptischen Peptide überlappen nicht.

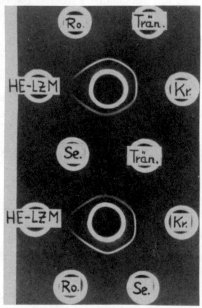

Abb. 2. Ouchterlony-Doppeldiffusionstest. Kaninchen-Antiserum Nr. 2 gegen H-LZM Ro (oberes und unteres Mittelloch der Rosetten) zeigt die Identität der Urin-LZM Kr, Se und Ro (Monocytenleukämie) und aller drei mit dem LZM normaler menschlicher Tränen (Trän). HE-LZM wird von Anti-H-LZM nicht präzipitiert: es fehlt die antigenische Kreuzreaktion zwischen den LZM beider Species

Diskussion

LZM-Konzentrationen sind im Serum und Urin in der Mehrheit der Monocytenleukämien [2 bis 5] stark erhöht und bei chronisch lymphatischer Leukämie
erniedrigt [8, 1, 4]. In individuellen Fällen von Monocytenleukämie betrug die
tägliche Urinausscheidung von LZM bis zu 2,6 g/die [4]. Die relativ niedrige
Tagesquote in unseren beiden neuen Fällen Kr und Se erklärt sich dadurch, daß
zum Zeitpunkt der Untersuchung die cytostatische Therapie bereits eingeleitet
worden war; die periphere Leukocytenzahl im Fall Se betrug z. B. nurmehr 5600
bei 70% monocytären Zellformen. Denn es besteht eine gewisse Relation zwischen
der Zahl der monocytären Zellformen und Urinenzymmenge. Das LZM wird
offenbar von den Leukämiezellen elaboriert [9].

Bei 160 Fällen von hämatologischen Erkrankungen, einschließlich chronischer
Myelose, chronischer Lymphadenose, Morbus Hodgkin, Morbus Brill-Symmers,
Morbus Boeck, infektiöse Mononucleose und Amyloidose bewegten sich die Urin-
LZM-Aktivitäten nur in dem niedrigen Bereich von 0 bis 9 µg/ml. Bei 70 Fällen
von Paraproteinämie fanden wir nur zweimal eine Urinaktivität von 15 bzw.
18 µg/ml; die Urinaktivität der übrigen Fälle überschritt nicht 4 µg/ml. Die Urin-
LZM-Aktivität von 18 µg/ml wurde in einem besonderen Fall mit γM-K/γG$_3$-K-
Doppelparaproteinämie und Type K Bence-Jones-Proteinurie beobachtet [10].

gegenwärtigen immunochemischen und enzymatischen Studien haben ..t, daß die LZM der Fälle Kr und Se identisch untereinander und mit allen ..r studierten Enzymen von Monocytenleukämiefällen sind. Sie sind offenbar ..ntisch mit normalem Tränen-LZM, aber strukturell und in ihrer enzymatischen ..ktivität gänzlich verschieden von HE-LZM.

Zusammenfassung

1. H-LZM aus dem Urin von zwei neuen Fällen von Monocytenleukämie wurde elektrophoretisch und immunologisch rein durch *Bentonitadsorption* und *Elution* gewonnen.

2. Der Vergleich mit den bereits von uns beschriebenen Enzymen weist darauf hin, daß die H-LZM aus dem Urin von Monocytenleukämien und Tränen von Normalpersonen identisch sind; es handelt sich also um das normale Enzym, welches von leukämischen Monocyten elaboriert wird.

3. Es besteht keine antigenische Kreuzreaktion zwischen menschlichem und HE-LZM.

4. HE-LZM und H-LZM haben von 17 tryptischen Peptiden nur drei Peptide (freies Arginin, freies Lysin, Asparagylarginin) gemein.

5. Die enzymatische Aktivität des H-LZM ist um ein Mehrfaches höher als die des Hühnerenzyms.

6. Die Diagnose Monocytenleukämie kann durch den Nachweis hoher LZM-Aktivitäten *im Urin von Leukämikern* gestellt werden.

7. Die Monocytenleukämie bietet sich wegen der großen Quantitaten, die leicht faßbar sind, als ideales Modell zum Studium der biologischen und strukturellen Eigenschaften des *menschlichen* LZM an.

8. Die bisher an manchen Plätzen angewandte Therapie mit HE-LZM wird durch unsere Ergebnisse ad absurdum geführt.

Literatur

1. Fleming, A.: Brit. J. exp. Path. 13, 252 (1922). — 2. Finch, S. C., Gnabasik, F. J., and Rogoway, W.: 3. Internat. Symposium on Fleming's Lysozyme, Milano 1964. Milano: Cesano Boscone 1964. — 3. Jollès, P., Sternberg, M., and Mathe, G.: 3. Internat. Symposion on Fleming's Lysozyme, Milano 1964. Milano: Cesano Boscone 1964. — 4. Osserman, E. F., and Lawlor, D. P.: J. exp. Med. 124, 921 (1966). — 5. Tischendorf, F. W., and Osserman, E. F.: 16. Colloquium Protides of the Biological Fluids, p. 197. Brügge 1968. Pergamon Press 1969. — 6. Tischendorf, F. W., and Osserman, E. F.: Fed. Proc. 26, 845 (1967). — 7. Tischendorf, F. W., u. Osserman, E. F.: Z. Naturforsch. 22 b, 1337 (1967). — 8. Nunnari, A., Belfiore, F. e Calafato, M.: Soc. ital. Biol. Sperimentali 39, 714 (1963). — 9. Sternberger, L., Seligmann, A. M. und Osserman, E. F.: Unveröffentl. Beobachtungen. — 10. Tischendorf, F. W., u. Heckner, F.: Atypisches Plasmocytom mit $\gamma G_3 K$-γMK-Doppelparaproteinämie, Bence-Jones-Protein (Typ K) und Lysozymurie. 13. Tagg. der dtsch. Ges. für Hämatologie, S. 111. Ulm 1968.

BEGEMANN, H., FINK, U., RASTETTER, J., TREPEL, F. und WERNEKKE, G. (I. Med. Abteilung, Krankenhaus München-Schwabing); CZEMPIEL, H., (Abt. für Strahlentherapie, Nuclearmedizin und Onkologie des Städt. Krankenhauses München-Schwabing); PICHLMAIER, H. (Chirurg. Klinik der Universität München):
Die Behandlung der chronischen lymphatischen Leukämie durch extrakorporale Blutbestrahlung

Neuere Untersuchungen über die Kinetik der Lymphocyten deuteten darauf hin, daß die Überfüllung des Organismus mit Lymphocyten bei der chronischen lymphatischen Leukämie nicht durch eine beschleunigte Neubildung, sondern vielmehr durch eine verlängerte Lebensdauer dieser Zellen hervorgerufen wird. Daher wurden Maßnahmen gesucht, die Lymphocyten selektiv zu zerstören.

Cronkite und seine Arbeitsgruppe [1] konnten im Tierexperiment durch extkorporale Bestrahlung des Blutes eine anhaltende Lymphopenie erzielen, oh.
laß es zu einer gesteigerten Lymphocytenneubildung kam. Thomas [2] setzt
diese Methode erstmals 1965 zur Behandlung der chronischen Lymphadenose ein.
Die extrakorporale Bestrahlung wurde bisher auf zwei Arten durchgeführt:
1. Die diskontinuierliche Bestrahlung, d. h. die Bestrahlung des Blutes mit
einer besonders gebauten stationären Strahlenquelle oder einem konventionellen
Röntgentherapiegerät. Dabei erfolgte die Bestrahlung täglich oder mehrmals in
der Woche über mehrere Stunden.
2. Die kontinuierliche Bestrahlung mit einer tragbaren Strahlenquelle, die
eine dauernde Bestrahlung des Blutes über Wochen erlaubt.
Wir führten bei sechs an chronischer lymphatischer Leukämie erkrankten
Patienten eine kontinuierliche Bestrahlung durch. Es wurde dabei eine Strontium

Tabelle

Pat.	Dauer (Tage)	Lymphocyten Ausgangswert	50% (Tag)	Tiefstwert	Organinfiltration Lkn.	Milz	Leber	KM	γ-Globulin	Besserung (Monate)
M. W. 67 Jahre	45	45000	11.	4340 9,64% (40. Tag)	—	↓	↓	↓	(↑)	> 12
C. M. 54 Jahre	57	170000	5.	9760 5,74% (57. Tag)	↓	↓	↓	·→	(↑)	3
H. M. 65 Jahre	49	200000	5.	4450 2,25% (36. Tag)	↓	↓	↓	(↓)	·→	> 6
D. M. 55 Jahre	47	150000	4.	7128 4,7% (14 Tag)	↓	↓	↓	—	·→	> 6
B., ♂ 62 Jahre	53	170000	6.	15600 9,2% (40. Tag)	↓	↓	↓	→	·→	2
S., ♂ 35 Jahre	24	130000	88000 67,7% (13. Tag)	→	→	→	→	→	—

90- Quelle mit einer Dosisleistung von 4500 R/min verwendet. Mit Hilfe eines
arterio-venösen Shunts am Unterarm wurde das Blut durch die Strontiumkapsel
geleitet. Die Transitdosis für die corpusculären Elemente des Blutes betrug 6 rad,
die Bestrahlungsdosis des Blutes pro Tag im Durchschnitt 300 rad. Um den Verschluß des arterio-venösen Shunts zu verhindern, wurde eine Anticoagulantientherapie mit Dicumarol durchgeführt.
Auf diese Weise wurden von uns bisher über einen Zeitraum von jeweils
24 bis 57 Tagen fünf typische Fälle von chronischer Lymphadenose und eine
atypische Lympadenose behandelt. Die atypische Lymphadenose zeichnete sich
cytologisch durch ein polymorphes eher unreifes Zellbild und cytochemisch durch
eine geringe PAS-Aktivität der Lymphocyten aus. 4 der 6 Fälle waren mit Steroiden und verschiedenen Cytostatika vorbehandelt und schließlich therapierefraktär
geworden. Drei Patienten erhielten während und ein Patient nach der Bestrahlung
Prednison in einer Dosis um 25 mg.

Es konnten folgende Ergebnisse erzielt werden:

5 Patienten zeigten einen Abfall der Lymphocyten des Blutes zwischen dem 5. und 11. Tag um 50% des Ausgangswertes. Die Verminderung erfolgte anschließend bis zum Ende der Bestrahlung langsamer, wobei Tiefstwerte von 2,2 bis 9,6% des Ausgangswertes erreicht wurden. Nach Beendigung der Bestrahlung stiegen die Lymphocyten im Verlauf von 3 bis 12 Monaten langsam wieder an.

Bei 5 Patienten kam es zu einer Verkleinerung von Milz, Leber und Lymphknoten sowie bei 2 Patienten zu einer relativen Verminderung der lymphatischen Knochemarkinfiltration. Bei 4 von 5 Patienten war die Rückbildung der lymphatischen Organe erst nach Abschluß der Bestrahlung am deutlichsten.

Weder eine stärkere Anämie noch eine Thrombocytopenie entwickelten sich während der Bestrahlung. Nach Absetzen der Behandlung kam es bei 4 Patienten zu einem Anstieg der Werte des roten Blutbildes, bei 3 sogar bis zur Normalisierung. Die Granulocyten wurden nicht wesentlich beeinflußt. Die Konzentration der Gamma-Globuline im Serum und die quantitative Verteilung der Immunglobuline blieben weitgehend unverändert. Die Harnsäure in Serum und Urin war bei 3 Patienten vorübergehend stark erhöht.

Zusammenfassend ergibt sich, daß wir bei 5 von 6 an chronischer lymphatischer Leukämie erkrankten Patienten, die alle noch in unserer stationären Beobachtung stehen, mit der kontinuierlichen Bestrahlung des Blutes eine Teilremission erzielen konnten. Bei 2 Patienten hielt diese 2 bzw. 3 Monate an. Die anderen 3 Patienten sind seit 7, 9 und 20 Monaten weitgehend beschwerdefrei. Bei dem einen an atypischer Lymphadenose erkrankten Patienten konnte keine Besserung erzielt werden. Weder eine vorangegangene cytostatische Therapie noch eine im Anschluß an die extrakorporale Blutbestrahlung durchgeführte Milzbestrahlung mit einer Gesamtdosis von 2000 R führte zu einer Besserung.

Die genannten Ergebnisse stimmen überein mit den Resultaten anderer Arbeitsgruppen, die eine diskontinuierliche oder eine kurzfristige kontinuierliche Bestrahlung mit wesentlich höheren Transitdosen anwendeten. Werte zwischen 300 und 600 rad erschienen optimal. Insgesamt wurden 37 Patienten extrakorporal bestrahlt, von denen 35 Lymphknotenvergrößerungen und 21 eine Splenomegalie hatten. Bei 35 wurde eine Lymphocytopenie des peripheren Blutes erzielt, bei 22 von 35 eine Lymphknotenverkleinerung und bei 13 von 21 eine Abnahme der Milzgröße.

Aus dem Vergleich dieser Befunde mit unseren Ergebnissen läßt sich folgern, daß eine kontinuierliche Bestrahlung mit sehr kleinen Transitdosen ebenso wirksam ist wie eine diskontinuierliche Bestrahlung mit hohen Transitdosen. Der Vorteil der kontinuierlichen Bestrahlung scheint einmal im minimalen technischen Aufwand, zum anderen in den geringeren Nebenwirkungen zu liegen. Zum jetzigen Zeitpunkt scheint eine Entscheidung, welche der beiden Methoden, die kontinuierliche oder die diskontinuierliche extrakorporale Bestrahlung vorteilhafter ist, noch nicht möglich. Eventuell wird man mit einer Kombination beider Methoden bessere Ergebnisse erhalten.

Zweifellos stellt die extrakorporale Blutbestrahlung eine Bereicherung in der Behandlung der chronischen Lymphadenose dar. Man wird sie vor allem bei solchen Fällen anwenden, bei denen mit Cytostatika keine befriedigenden therapeutischen Ergebnisse mehr erzielt werden können oder bei denen die Cytostatika wegen zu großer Nebenwirkungen abgesetzt werden mußten. Der Vorteil der extrakorporalen Bestrahlung gegenüber der Cytostatikatherapie liegt in der selektiven Zerstörung der Lymphocyten. Sie stellt einen gezielten Eingriff in das gestörte Gleichgewicht der Lymphocytenproduktion und -zerstörung dar und erlaubt Einblicke in die Pathophysiologie der chronischen Lymphadenose.

Literatur

1. Cronkite, E. P., Jansen, C. R., Cottier, H., Rai, K., and Sipe, C. R.: Ann. N.Y. Acad. Sci. **113**, 566 (1964). — 2. Thomas, E. D., Epstein, R. B., Eschbach, J. W., Prager,D., Buckner, C. D., and Marsaglia, G.: New Engl. J. Med. **6**, 273 (1965).

GERHARTZ, H. und KELLER, M. (Onkolog.-hämatol. Abt. der Med. Klinik der FU Berlin-Westend): **Die Beeinflussung der Krankheitssymptomatik beim Plasmocytom durch die Chemotherapie**

Die statistische Beurteilung der Lebenserwartung Plasmocytomkranker ist dadurch wesentlich erschwert, daß angesichts des schleichenden Beginns, der uncharakteristischen Beschwerden und der nicht einfachen Nachweismethoden die Diagnosestellung zeitlich im Ablauf des Krankheitsgeschehens recht unterschiedlich erfolgt. Das klinische Krankengut enthält erfahrungsgemäß eine relativ hohe Anzahl fortgeschrittener Stadien, die einer spezifischen Behandlung nicht mehr oder nur noch begrenzt unterzogen werden können; ist doch der Begriff „cytostatisch behandelt" an bestimmte Voraussetzungen gebunden:

1. Die Erkrankung muß diagnostiziert sein.

2. Die Chemotherapie muß eingeleitet sein. Vom Zeitpunkt der Diagnosestellung bis zum Beginn vergehen bei 50% der Patienten 2 Wochen, im arithmetischen Mittel sogar 3 Monate.

3. Die Chemotherapie benötigt, um klinisch wirksam werden zu können, eine bestimmte Dosis und Zeitdauer, die erfahrungsgemäß bei 2 bis 3 Monaten liegt.

Zwischen Diagnosestellung und klinischer Wirkung liegen demnach mindestens 3 Monate. In dem uns aus verschiedenen Berliner Kliniken zur Verfügung stehenden Krankengut von 123 Patienten aber waren nach einem Monat bereits 13%, nach 2 Monaten 20% und nach 3 Monaten 26% der Patienten verstorben.

Die bisherigen Erfahrungen bei Plasmocytomkranken mit Cytostatika, von denen sich fast ausschließlich nur die N-Lost-Derivate als wirksam erwiesen haben, berichten im wesentlichen übereinstimmend über Remissionsraten zwischen 40 und 60%. Die Durchführung einer prospektiven randomisierten Vergleichsuntersuchung mit einer behandelten und einer unbehandelten Patientengruppe gilt daher als ärztlicherseits nicht mehr vertretbar. Infolgedessen wird die retrospektive Bewertung eines Krankengutes zwangsläufig einem unvermeidbaren Auslesefaktor unterliegen insofern, als die unbehandelte Gruppe stets in stärkerem Umfange besonders schwere und fortgeschrittenere Krankheitsbilder umfaßt sowie Patienten der höheren Altersstufen. So betrug das Durchschnittsalter unserer Patienten bei den behandelten 61,4 und bei den unbehandelten 62,6 Jahre. Zur Klärung der Frage einer Auslese verglichen wir die Häufigkeit und Schwere der Einzelsymptome bei Behandelten und Unbehandelten. Um zugleich einen Überblick über die Wirkung der Chemotherapie auf die klinische Symptomatik zu gewinnen, stellten wir diesen Vergleich zum Zeitpunkt der Diagnose sowie nach 3, 6 und 12 Monaten und dann in jährlichen Abständen an, solange eine ausreichende Fallzahl vorlag.

Die Schwere des allgemeinen Krankheitsbildes, Sekundärinfektionen und hämorrhagische Diathesen waren vor Einleitung der Chemotherapie bei den Unbehandelten deutlich häufiger als bei den Behandelten. Sie nahmen im weiteren Krankheitsverlauf bei den Unbehandelten an Häufigkeit deutlich zu und waren nur bei wenigen Fällen, die 2 Jahre erlebten, seltener. Die Infektanfälligkeit nahm auch bei den Behandelten stetig zu, während hämorrhagische Diathesen im wesentlichen erst wieder 3 Jahre später auftraten. Skeletschmerzen fanden sich anfangs etwas häufiger bei der Gruppe der Behandelten, um erst vom 6. Monat ab deutlich seltener zu werden. Gebessert wurden die Skeletschmerzen bei 77% der Behandelten bereits innerhalb von 3 Monaten, bei 21% traten im weiteren Verlauf wesentliche Schmerzen nicht mehr auf. Röntgenologisch nachgewiesene Skeletveränderungen (in 83%) fanden sich im gesamten Krankengut am häufigsten in der Wirbelsäule (47%) und am Schädel (52%). Sie nahmen nur bei 20% der Behandelten im weiteren Verlauf an Intensität zu. Spontanfrakturen erfolgten bei 17 von 49 Unbehandelten, zumeist im Bereich der Rippen. Sie fanden sich vor der Chemotherapie nur bei 9 der Behandelten, was darauf hinweist, daß diese Gruppe mehr frühe Krankheitsstadien umfaßt. Unter der Chemotherapie kam es nur noch auffallend selten zu Spontanfrakturen, nämlich bei 3 von 56 Patienten.

Die Blutsenkungsreaktion lag bei den Unbehandelten von Beginn an höher (124) und stieg im Verlauf weiter an, während sie sich bei den Behandelten bis in das 5. Jahr hinein minderte (von 100 auf 62).

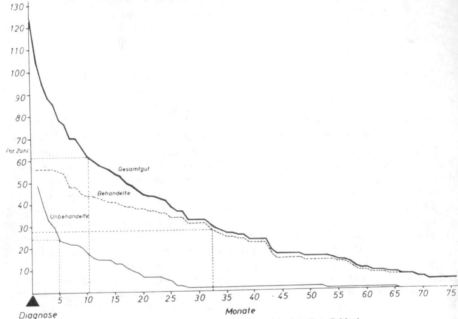

Abb. 1. Überlebenszeit bei Plasmocytomen (absolute Pat.-Zahlen)

Hyperproteinämien über 8 g-% fanden wir unter den Unbehandelten zunächst bei 82% und nach 6 Monaten bei 100% der Fälle. Sie waren bei den Behandelten mit 57% seltener und minderten sich weiter auf 26%, um erst nach vierjähriger Krankheitsdauer wieder häufiger zu werden. Die Mittelwerte des Serumproteins stiegen bei den Unbehandelten während des Verlaufs von 9,5 auf 10,3-g% nach einem Jahr an. Bei den Behandelten fanden sie sich mit 8,9 g-% bereits bei der Diagnose etwas niedriger, fielen unter der Chemotherapie kontinuierlich weiter ab und lagen nach 5 Jahren mit 7,3 g-% im oberen Normbereich. Für den sich über Jahre erstreckenden Erfassungszeitraum mußte bei der Auswertung der Globulinfraktionen vorwiegend auf die Papierelektrophorese zurückgegriffen werden. Bei den Gamma-Plasmocytomen nahm die die Paraproteine enthaltende Globulinfraktion bei den Unbehandelten im Verlauf zu (von 45 auf 58%); sie lag bei den Behandelten bereits vor der Chemotherapie mit 38% etwas niedriger und minderte sich unter der Therapie kontinuierlich auf 29%. Bei den sog. Beta-Plasmocytomen war dies bei einer Minderung von 37 auf 26% noch deutlicher, während bei den Unbehandelten ein Anstieg von 45 auf 52% erfolgte. Präfinal kam es jedoch auch bei den Behandelten wieder zu einer Zunahme der Fraktion.

Schwere Proteinurien mit Zeichen der Niereninsuffizienz waren bei den Unbehandelten z. Z. der Diagnose am häufigsten und führten bei jedem drittem Patienten innerhalb weniger Monate zum Tode. Bei 70% der Unbehandelten mit pathologischen Harnbefunden verschlechterten sich diese innerhalb eines Jahres, jedoch nur bei 24% der Behandelten. Präfinal fanden sich paraproteinämische Nephrosen bei beiden Gruppen etwa gleich häufig, obwohl die Behandelten eine wesentlich längere Krankheitsdauer aufwiesen.

Anämien und Thrombopenien waren z. Z. der Diagnose bei den Unbehandelten deutlich häufiger und stärker ausgeprägt, während Leukopenien sich über beide Gruppen etwa gleich verteilten. So fanden sich Anämien unter 3 Millionen Erythrocyten bei den Unbehandelten doppelt so häufig. Thrombopenien unter 70000

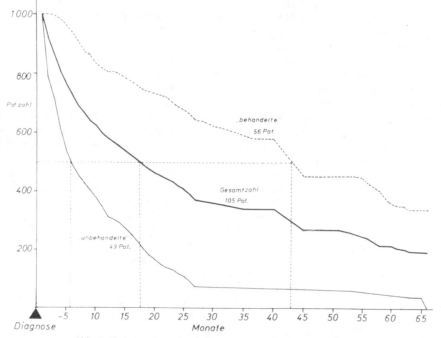

Abb. 2. Absterbeordnung bei Plasmocytomkranken (nach Sterbetafeln)

lagen bei den Behandelten nur in 6%, bei den Unbehandelten hingegen in 29% vor. Im weiteren Verlauf nahm die Zahl der Erythrocyten und Thrombocyten bei den Unbehandelten deutlich ab, während die Leukocyten etwa konstant blieben. Bei den Behandelten veränderte sich die Erythrocytenzahl während des ersten Jahres nicht und nahm auch später nur wenig ab, doch waren bei einigen Patienten wiederholt Erythrocytensedimente verabfolgt worden. Aber auch die Thrombocyten minderten sich erstaunlich gering und blieben in den Spätstadien bei durchschnittlich 100000. Eine geringe Leukocytenminderung war als Folge der Therapie zu werten. Verlaufskontrollen des Knochenmarks konnten bei 16 behandelten Patienten ausgewertet werden und zeigten, daß im Verlauf des ersten Jahres eine Minderung der Plasmazellen und lymphoiden Reticulumzellen fast regelmäßig erreicht worden war, durchschnittlich von 34 auf 11%. Nach 4 Jahren war die Plasmazellinfiltration jedoch wieder stärker ausgeprägt. Die Erythropoese besserte sich unter der Chemotherapie während der ersten 3 Jahre ständig und regelmäßig von durchschnittlich 21 auf 32%. Die Granulopoese fand sich nur bei einem Drittel der Fälle leicht gesteigert, vorwiegend 3 Monate nach Therapiebeginn.

Die Krankheitsdauer entspricht der Summe der Anamensendauer, die bei unseren Patienten im Median 3 und im arithmetischen Mittel 5 Monate betrug, und der Überlebenszeit mit der Diagnosestellung als Nullpunkt. Betrachtet man die Überlebenszeit unter der Annahme, daß alle noch Lebenden am Stichtage bzw. zum Zeitpunkt ihres Ausscheidens aus der Beobachtung verstorben seien, so erhält man sicher nur Minimalwerte (Abb. 1). Als „behandelt" betrachten wir alle Patienten, die mindestens einen Monat lang mindestens 5 g Cyclophosphamid (Endoxan) erhalten hatten. Im Durchschnitt waren 66 g im Verlauf von 2 Jahren, meist kombiniert mit durchschnittlich 4 g Methylprednisolon (Urbason) verabfolgt worden. Die mittlere Tagesdosis betrug 91 mg Cyclophosphamid bzw. 6,5 mg Methylprednisolon. Um hiermit die Gruppe der Unbehandelten vergleichen zu können, schlossen wir bei dieser ebenfalls alle Patienten aus, die im ersten Monat nach der Diagnose verstorben waren. Der Median als der Zeitpunkt, zu dem 50% der Patienten noch lebten, betrug für die Unbehandelten 5, für die Behandelten 32 und für das Gesamtkrankengut 10 Monate.

Aussagen zur Lebenserwartung sind repräsentativer, wenn man die statistische Methode der Sterbetafeln zugrunde legt (Abb. 2), da hierbei auch die 23% der am Stichtag noch Lebenden berücksichtigt werden können. Bei einer fiktiven Ausgangszahl von 1000 und einem einheitlichen Nullpunkt von einem Monat nach der Diagnose wird wiederum deutlich, daß die Behandelten wesentlich länger leben als die Unbehandelten, wobei der Median für die Unbehandelten 6 und für die Behandelten 43 Monate beträgt. 10% der Unbehandelten lebten noch nach 2, von den Behandelten nach fast 6 Jahren.

Da in der Gruppe der Behandelten kein Patient innerhalb der ersten 4 Monate verstarb, bestimmten wir für diesen Zeitpunkt erneut die mediane Überlebenszeit auch für die Unbehandelten. Auch jetzt noch zeigten die Behandelten eine über doppelt so lange Lebenserwartung wie die Unbehandelten.

Retrospektive Aussagen über die Lebenserwartung von Plasmocytomkranken sind sicher beeinträchtigt durch einen nicht vermeidbaren Auslesefaktor, insbesondere auch durch die Schwierigkeit, einen geeigneten Ausgangspunkt für die vergleichende Betrachtung zu finden. Die Unterschiede in der Lebenserwartung zwischen Behandelten und Unbehandelten sind jedoch erheblich. Sicher ist die Chemotherapie bei den meisten Plasmocytomkranken in der Lage, die Krankheitssymptomatik über längere Zeit in erheblichem Ausmaß günstig zu beeinflussen.

KINDLER, U., PIETREK, G. und KOCH, D. (I. Med. Univ.-Klinik Düsseldorf):
Der Haptoglobinspiegel bei metastasierenden Tumoren

Der Haptoglobingehalt des Serums zeigt die bekanntesten Abweichungen vom Normbereich bei Entzündungen sowie hämolytischen Anämien [3]. Bei Tumoren wird ein unterschiedliches Verhalten des Haptoglobingehaltes beschrieben [3]. Am eigenen Untersuchungsgut bei Patienten mit metastasierenden und nicht metastasierenden Carcinomen wurde die klinische Wertigkeit der Haptoglobinbestimmung im Rahmen der präoperativen diagnostischen Abklärung über das Vorliegen von Metastasen geprüft. Hierbei war von besonderem Interesse die Möglichkeit der Abgrenzung von Lebermetastasen unter Berücksichtigung der Leber als einen der Bildungsorte des Haptoglobins [4].

Die Bestimmung des Haptoglobins erfolgte mittels radialer Immunodiffusion nach Mancini [6] mit Hilfe der Partigenplatten (Behring). Die Eichkurve wurde mit Verdünnungen eines Standardhumanserums (Behring) mit bekanntem Haptoglobingehalt ermittelt. Das Standardhumanserum (Behring) enthält ein Gemisch der bekannten Haptoglobintypen.

Untersucht wurden hämolysefreie Seren von 54 Pat., bei denen über den Sitz und die Art des Primärtumors sowie Lokalisation der Metastasen an Hand von Operationen oder Obduktionen Klarheit bestand. 21 der Pat. litten an gynäkologischen Carcinomen, 16 an Carcinomen im Bereich der Mamma und der Lunge und 17 an Carcinomen im Bereich des Intestinaltraktes. Die Entnahme der Serumproben erfolgte vor einer Therapie mit Cytostatika, einer Bestrahlung oder Operation[1]. Das Alter der Patienten schwankte zwischen dem 20. und dem 83. Lebensjahr mit dem Häufigkeitsmaximum im 4. und 5. Lebensjahrzehnt. Das weibliche Geschlecht war mit 75% am häufigsten vertreten. Der ermittelte Normbereich des Haptoglobins bei einer altersmäßig vergleichbaren Probandengruppe lag bei 100 ± 66 mg-% (m ± 2 s).

Die Ergebnisse erbrachten folgendes Bild:

Bei allen Patienten mit Carcinomen ergibt sich ein höherer Haptoglobinmittelwert mit breiter Streuung als bei Normalpersonen. Die Erhöhung des Mittel-

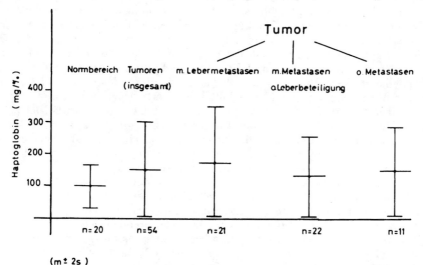

Abb. 1. Der Haptoglobinspiegel (mg-%) bei 54 Carcinomen. Es sind die Mittelwerte mit einem 2s Streubereich angegeben

wertes der Haptoglobinwerte bei Carcinomen mit Lebermetastasen gegenüber den Carcinomen mit Metastasen ohne Leberbeteiligung ist auffällig. Die Carcinome ohne nachweisbare Metastasierung nehmen eine Mittelstellung ein. Ein statistisch signifikanter Unterschied ließ sich infolge des breiten Streubereichs nicht ermitteln (Abb. 1). Bei Betrachtung der Carcinome getrennt nach der Organlokalisation ergibt sich für die Carcinome im Bereich des inneren weiblichen Genitals ebenfalls eine deutliche Erhöhung der Haptoglobinmittelwerte, aber kein statistisch signifikanter Unterschied gegenüber dem Normbereich. Die Tumoren mit Lebermetastasen weisen ebenfalls höhere Haptoglobinmittelwerte als die Malignome ohne Lebermetastasen auf. Ein gleiches Bild der Haptoglobinmittelwerte zeigte sich bei den Carcinomen im Bereich der Lunge und der Mamma.

Bei den Carcinomen aus dem Intestinaltrakt ist die mäßige Erniedrigung der Haptoglobinmittelwerte gegenüber dem Mittelwert des Normbereichs auffällig. Die Malignome mit Lebermetastasen zeichnen sich durch relativ höhere Haptoglobinmittelwerte aus, gegenüber den metastasierenden Carcinomen ohne Leberbeteiligung. Die Unterschiede der Haptoglobinmittelwerte zueinander sind nicht statistisch signifikant.

[1] Der Chirurg. (Direktor: Prof. Dr. Dr. med. h. c. E. Derra) und Frauenklinik (Direktor: Prof. Dr. R. Elert) wird für die Überlassung der Serumproben gedankt.

Die Deutung des Verhaltens der Haptoglobinspiegel bei Carcinomen mit und ohne Metastasierung kann ausgehen von den Eigenschaften, der Bildung und dem Abbau des Haptoglobins.

Die bekannteste Eigenschaft des Haptoglobins ist die Bindung freien Hämoglobins [2]. Der Haptoglobin-Hämoglobinkomplex wird innerhalb weniger Stunden im retothelialen System abgebaut, insbesondere in der Leber [1]. Bei ausreichendem Anfall von freiem Hämoglobin z. B. durch intravasale Hämolyse, kommt es zur deutlichen Erniedrigung des Haptoglobingehaltes, wie es bei hämolytischen Anämien charakteristisch ist. Bei den von uns untersuchten Patienten konnte freies Hämoglobin im Serum nicht nachgewiesen werden. Die gelegentlich feststellbare Erniedrigung des Haptoglobingehaltes im vorgelegten Untersuchungsgut bis auf 8 mg-%, ist durch vermehrten Verbrauch bei Anfall freien Hämoglobins nicht zu erklären und bleibt unklar.

Die Erhöhung des Haptoglobinspiegels bei Carcinomen findet ihre Erklärung an Hand der Kenntnisse über Bildungsorte und den Abbau des Haptoglobins.

Die Abbaurate des Haptoglobins ist bei Carcinomen verlangsamt [5]. Der absolute Haptoglobingehalt spielt hierbei keine Rolle. Die wahrscheinlichsten Bildungsorte des Haptoglobins sind die Fibrocyten und die Leber. Möglicherweise bedingt eine stärkere Bindegewebsreaktion bei Genital-, Mamma- und Lungencarcinomen die Erhöhung der Haptoglobinmittelwerte gegenüber dem Mittelwert des Normbereichs im Verein mit der verzögerten Abbaurate. Unter Berücksichtigung der Leber als einen der Bildungsorte der Haptoglobine [4] erhellt die mitgeteilte Beobachtung, daß die in die Leber metastasierenden Carcinome höhere Haptoglobinmittelwerte aufweisen als die Carcinome insgesamt. Der Sitz des Primärtumors spielt in diesem Zusammenhang keine Rolle.

Die klinische Wertigkeit der Haptoglobinbestimmung bezüglich der Aussage über die Lokalisation oder die Häufigkeit von Metastasen bei Carcinomen ist gering unter Berücksichtigung der nicht statistisch signifikanten Unterschiede zum Normbereich. Eine Abgrenzung von in die Leber metastasierenden Carcinomen ist nicht möglich. Das Enzymmuster als Suchtest bei metastasierenden Carcinomen zeigt mit dem de Ritis- Quotienten, dem Anstieg der Serumlactatdehydrogenase und der alkalischen Serumphosphatase eine Treffsicherheit bei Lebermetastasen von 70% im vorgelegten Untersuchungsgut und ist vergleichsweise der Serumhaptoglobinbestimmung überlegen.

Zusammenfassend wird festgestellt, daß Carcinome bis auf die Intestinaltumoren erhöhte Haptoglobinmittelwerte im Serum aufweisen gegenüber dem Normalbereich. Die Unterschiede sind aber nicht statistisch signifikant. Eine Erklärungsmöglichkeit für das Serumhaptoglobinverhalten bei Carcinomen ist gegeben durch eine vermehrte Bildung und einen verzögerten Abbau des Haptoglobins bei Malignomen. Als Suchtest für Lebermetastasen erscheint die Haptoglobinbestimmung ungenügend gegenüber den Fermentmustern.

Literatur

1. Engler, R., Moretti, J. et Jayle, M. F.: Bull. Soc. Chim. biol. (Paris) **49**, 263 (1967). — 2. Jayle, M. F., Boussier, G. et Badin, J.: Bull. Soc. Chim. biol. (Paris) **34**, 1063 (1952). — 3. Jayle, M. F., and Moretti, J.: Haptoglobin: Biochemical, genetic and physiopathologic aspects (Tocantins, L. M., Ed.). In: Progr. Hemat. **3**, 342—359 (1962). — 4. Kluthe, R., u. Müller, W.: Klin. Wschr. **39**, 205 (1961). — 5. Ohara, H., Watanabe, K., and Wada, T.: Clin. chim. Acta **19**, 41—47 (1968). — 6. Mancini, G., Vaerman, J. P., Carbonara, A. O., and Heremans, F. J.: Protides Biol. Fluids **11**, 370—374 (1964).

BURKHARDT, H., ROMMEL, K., ANYANWU, G. und ENDRES, O. (Sektion für klin. Laboratoriumsdiagnostik u. der Abt. für Endokrinologie und Stoffwechsel, Zentrum für Innere Med. und Kinderheilkunde der Universität Ulm): **Die Messung des Kollagenabbaues zur Diagnostik von Knochenmetastasen und Beurteilung des Therapieerfolges**

Die sichere klinische Diagnostik von Knochenmetastasen ist namentlich in der Frühphase der Metastasierung unbefriedigend. Insbesondere ist der röntgenologische Nachweis häufig wegen der Vieldeutigkeit der Befunde erschwert. Pathologische Veränderungen der alkalischen und auch der sauren Phosphatasen im Serum sind ebenfalls nicht von genügender Validität.

Kollagen ist durch die Aminosäure Hydroxyprolin (HP) gewissermaßen biologisch markiert, denn sie kommt nur im Kollagen vor, abgesehen von geringen Mengen im Elastin. Bei der Synthese wird zunächst nicht HP in die Peptidketten des Kollagens eingebaut, sondern Prolin. Erst während einer späteren Phase der Kollagensynthese wird das Prolin innerhalb der Peptidketten in HP umgewandelt. Aus diesen beiden Gründen gibt die Ausscheidung von HP im 24 Std-Urin eine Möglichkeit, den Kollagenabbau zu erfassen. Voraussetzung ist allerdings, daß die HP-Zufuhr durch die Nahrung ausgeschlossen wird.

Knochen ist das kollagenreichste Organ. Mit einem gesteigerten Knochenabbau tritt gleichzeitig ein erhöhter Kollagenabbau auf. Bei Knochenerkrankungen muß man daher eine erhöhte HP-Ausscheidung im 24 Std-Urin erwarten, was einzelne Untersuchungen bestätigen. Auch bei Knochenmetastasen konnte ein erhöhter Kollagenabbau nachgewiesen werden [1 bis 3].

Bösartige Tumoren zerstören bei ihrem infiltrierendem Wachstum das Bindegewebe des befallenen Organs, besonders bei ausgedehnter Metastasierung könnte daraus auch ohne Knochenbefall ein gesteigerter Kollagenabbau resultieren.

Die vorliegende Untersuchung beschäftigt sich mit der Frage, ob die Bestimmung des HP im 24 Std-Urin als Methode zur Diagnostik von Knochenmetastasen geeignet ist. Im einzelnen wurden dazu die folgenden Probleme untersucht:

1. Lassen sich die bereits in der Literatur vorliegenden Befunde bei einer größeren Zahl von Versuchspersonen bestätigen?

2. Gibt es Knochenmetastasen ohne eine erhöhte HP-Ausscheidung?

3. Kann auch bei malignen Prozessen ohne Knochenmetastasen der Kollagenabbau erhöht sein?

4. Entspricht unter einer Behandlung von Tumoren mit Knochenmetastasen das Verhalten des Kollagenabbaus dem klinischen Verlauf?

Material

Wir untersuchten 20 männliche und weibliche Pat. mit Knochenmetastasen verschiedener Primärtumoren im Alter von 35 bis 73 Jahren. Die Diagnose der Knochenmetastasierung wurde auf Grund des Röntgenbefundes gestellt oder die Verdachtsdiagnose nach dem klinischen und laborchemischen Befund ausgesprochen. Zum Vergleich untersuchten wir 13 Pat. mit bösartigen Tumoren, die z. T. metastasiert hatten, jedoch ohne nachweisbaren Knochenbefall. Als Normalpersonen untersuchten wir den Kollagenabbau bei 49 stoffwechselgesunden Männern und Frauen im Alter von 23 bis 76 Jahren. Bei 2 Pat. mit metastasierendem Prostatacarcinom bestimmten wir außerdem den Kollagenabbau vor und während einer Behandlung mit Honvan. Bei dem einen Pat. trat unter der Behandlung eine starke Besserung des klinischen Befundes mit Normalisierung der sauren Phosphatase und röntgenologisch nachweisbarer Rückbildung der Knochenmetastasen auf. Der Krankheitsverlauf des zweiten Pat. war trotz Behandlung progredient. Unter einer Verschlechterung des klinischen Bildes mit Auftreten von Spontanfrakturen der Rippen kam er 10 Tage nach der letzten Untersuchung des Kollagenabbaues ad exitum.

HP im 24 Std-Urin wurde nach der Methode von Prockop u. Udenfriend in der Modifikation von Kivirrikko, Laitinen u. Prockop bestimmt, das Ergebnis durch Multiplikation

mit 7,14, Kollagen enthält 14% HP, auf Kollagen berechnet, und dieser Wert auf 1 m²
Körperoberfläche (KO) bezogen. 12 Std vor und während der Untersuchungsperiode erhielten
die Versuchspersonen eine HP-freie Diät. Das Einhalten dieser Diät kontrollierten wir mit
der Bestimmung des freien HP, welches 8% des Gesamt-HP nicht überstieg. Die Vollständigkeit des 24 Std-Urins überprüften wir mit der Kreatininausscheidung [4, 5].

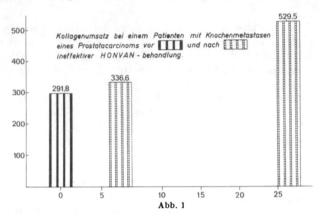

Abb. 1

Ergebnisse

Bei allen Patienten mit der Diagnose Knochenmetastasen war der Kollagenabbau stark erhöht, Mittelwert 360,4 mg/die/m² KO (mittlere Standardabweichung
32,8). Bei den Normalpersonen betrug dieser Wert 106,9 mg/die/m² KO (mittlere
Standardabweichung 4,1) und bei den Tumorpatienten ohne Knochenmetastasen
101,8 mg/die/m² KO (mittlere Standardabweichung 6,3). Die Unterschiede des
Kollagenabbaues zwischen den Patienten mit Knochenmetastasen einerseits und
Normalpersonen sowie Patienten mit Tumoren ohne Knochenmetastasen andererseits waren mit $P < 0,001$ statistisch hochsignifikant. Bei dem Patienten, bei dem
wir den Kollagenabbau während einer erfolgreichen Behandlung kontrollierten,
fiel er von 379,9 mg/die/m² KO vor Behandlung nach zehntägiger Behandlung auf
146,5 mg/die/m² KO.

Umgekehrt stieg der Kollagenabbau bei dem zweiten Patienten entsprechend
der Verschlechterung des klinischen Bildes und fortschreitender Knochenmetastasierung von 291 mg/die/m² KO vor Behandlung auf 336,6 mg/die/m² KO nach
sechstägiger Behandlung und auf 529,5 mg/die/m² KO nach 27tägiger Behandlung
an.

Diskussion

Auf Grund dieser Untersuchungsergebnisse halten wir die Bestimmung des
Kollagenabbaues an Hand der Ausscheidung von HP im 24 Std-Urin für eine
wertvolle Untersuchungsmethode in der Diagnostik von Knochenmetastasen, die
im Gegensatz zu den bisher bekannten Untersuchungsmethoden spezifisch ist.

Literatur

1. Burkhardt, H., Rommel, K., Anyanwu, G. und Endres, O.: Schweiz. med. Wschr. **99**, 327
bis 330 (1969). — 2. Platt, W. D., Doolittle, L. H., and Hartshorn, J. W. S.: New Engl. J. Med.
271, 287 (1964). — 3. Bonadonna, G., Merlino, M. J., Myers, W. P. L., and Sonenberg, M.:
New Engl. J. Med. **275**, 298 (1966). — 4. Prockop, D. J., and S. Udenfriend: A specific method
for the analysis of hydroxyproline in tissues and urine. — 5. Kivirrikko, K. I., Laitinen, O.,
and Prockop, D. J.: Modification of a specific assay for hydroxyproline in urine.

Küstner, W. und Weinreich, J. (I. Med. Klinik der Med. Akademie Lübeck):
Vergleichende Untersuchungen von Lactatdehydrogenase-Isoenzymmustern in Seren, Tumoren und Metastasen Tumorkranker

Bei Tumorkranken mit vermehrter Serumlactatdehydrogenaseaktivität sind relativ häufig die als Indifferenztyp bezeichneten LDH-Isoenzymfraktionen 2 bis 4 erhöht [6, 10, 17, 24, 27 bis 29]. Bemerkenswerterweise finden sich in den malignen Geschwülsten selbst aber vorwiegend LDH-Isoenzymmuster mit Betonung der Banden 4 und 5 [1, 3, 8, 9, 16, 18, 19, 21] und nur verhältnismäßig selten die Fraktionen 2 bis 4 [5, 8, 9, 11, 22] oder 1 [9, 15]. Die Bedeutung dieser Befunde im Rahmen des gesamten Tumorgeschehens und der Tumordiagnostik ist z. T. noch strittig [25].

Gegenüber anderen mit erhöhter LDH-Aktivität einhergehenden Erkrankungen stellt die hier beobachtete Diskrepanz zwischen Tumor- und Serumisoenzymmuster etwas Besonderes dar; denn üblicherweise wird dem Serum stets das Isoenzymmuster des Herkunftsgewebes aufgeprägt, z. B. beim Herzinfarkt oder der akuten Hepatitis.

Zum Nachweis der erwähnten LDH-Isoenzymverteilungsmuster bei Neoplasien sind differente Verfahren erforderlich. Die üblichen bei anderen inneren Krankheiten gute Resultate liefernden Routinemethoden sind hierfür wenig geeignet, wie verschiedene Untersuchungen, darunter auch eigene Beobachtungen, gezeigt haben [4, 12, 14, 20]. Wir haben unsere Untersuchungen mit Hilfe der Agargelelektrophorese nach Wieme [23] an Tumoren, Metastasen und Seren malignomkranker Patienten durchgeführt und z. T. vergleichend ausgewertet. Die operativ oder möglichst frisch post mortem gewonnenen Tumoren und Metastasen wurden sorgfältig von störendem Gewebe befreit, zerkleinert und im Homogenisator Potter Elvehjem homogenisiert; die Serumproben wurden ebenfalls frisch verarbeitet. Einzelheiten des methodischen Vorgehens sind an anderer Stelle mitgeteilt [13].

Ergebnisse und Diskussion

Bei der Untersuchung von 46 bösartigen Geschwülsten unterschiedlicher Lokalisation wurden die in der Tabelle 1 niedergelegten Ergebnisse erzielt. In der Auswertung richtete sich die Bezeichnung der Isoenzymmuster nach den jeweils vorherrschenden Fraktionen; wenn innerhalb eines Musters ein oder zwei Fraktionen noch besonders betont waren, so haben wir die entsprechenden Ziffern mit einem Ausrufungszeichen versehen. Man erkennt, daß bei der überwiegenden Zahl der Tumoren Verteilungsmuster mit einem Aktivitätsmaximum in den Fraktionen LDH_{3-5} und LDH_{4-5} vorkommen, nämlich bei 26 bzw. 7 Fällen. Greift man innerhalb dieser Muster noch die besonders betonten Fraktionen heraus, so zeichnet sich eindeutig die Tendenz zum Vorherrschen der Banden 4 und 5 ab. Bei 6 Tumoren fanden wir aber auch ein Verteilungsmuster LDH_{2-4}, in weiteren 6 Fällen die Fraktionen 3 bis 4 und einmal ein Verteilungsmuster 1 bis 2; die Leber- und Pleurametastasen des zuletzt genannten Tumors wiesen übrigens das gleiche Muster auf.

Bei der Frage, warum ein Teil der Tumoren sich in dieser Weise von den meisten anderen unterscheidet, müssen histologische Besonderheiten diskutiert werden. Es war auffallend, daß es sich bei der Gruppe LDH_{2-4} fünfmal um sog. solide Carcinome handelte. Nur das Rectumcarcinom war ein Adenocarcinom. Unter den Tumoren mit dem Muster LDH_{3-4} waren drei Malignome mit histologischen Besonderheiten. In diesem Zusammenhang sei auf Befunde von Goldmann u. Mitarb. [9] hingewiesen, die bei Mamma-, Ovarial- und Prostatatumoren nicht die übliche Verschiebung des LDH-Isoenzymmusters in Richtung LDH_4 und LDH_5 feststellen konnten. Wolff u. Heber [26] fanden in soliden Krebsen eine

Tabelle 1. *LDH-Isoenzymverteilungsmuster in Tumoren*

Tumorart	n	LDH_{1-2}	LDH_{2-4}	LDH_{3-4}	LDH_{3-5}	LDH_{4-5}
Bronchial-Ca	16	1		2	11 (5×5!) (1×4u.5!)	2 (2×5!)
Magen-Ca	7·		1 (3!)	1 (Gallert-Ca)	4 (2×5!) (1×4u.5!)	1
Rectum-Ca	6		1 (3!)	1	3 (1×5!)	1 (5!)
Colon-Ca	4		1 (3!)		3	
Mamma-Ca	2		2 (2×3!)			
Ovarial-Ca	2				2 (1×5!)	
Hypernephrom	2				1 (3!)	1
Sigma-Ca	1				1	
Prim. Leber-Ca	1					1 (5!)
Gallenblasen-Ca	1				1 (5!)	
Blasen-Ca	1		1 (3 u. 4!)			
Melanom	1				1	
Siegelringzellen-Ca unbekannter Abkunft aus dem Rectum	1			1 (3!)		
Psammo-Ca aus dem Colon (vermutlich Ovarial-Ca)	1			1 (3!)		
insgesamt	46	1	6 (5×3!) (1×3u.4!)	6 (2×3!)	26 (1×3!) (2×4u.5!) (10×5!)	7 (4×5!)

wesentlich geringere Aktivität an glykolytischen Enzymen als in Adenocarcinomen. Bei den Tumoren unseres Materials mit den Banden 3 bis 5 und 4 bis 5 lagen überwiegend Adenocarcinome vor.

Soweit es möglich war, haben wir die LDH-Isoenzymverteilungsmuster in den Tumoren mit denen der zugehörigen Metastasen verglichen. Die Isoenzymmuster bei den 20 untersuchten Fällen waren 10mal völlig identisch, 11mal typenmäßig übereinstimmend und 5mal deutlich abweichend. In 4 Fällen der zuletzt genannten Gruppe wurde das Muster der Metastasen eindeutig vom Wirtsorgan beeinflußt, und zwar zweimal durch die Leber, einmal durch das Gehirn und einmal durch den Dickdarm.

Im Serum von 32 Tumorkranken mit erhöhter Gesamt-LDH fanden auch wir vorwiegend Verteilungsmuster, die dem sog. Indifferenztyp LDH_{2-4} angehören. Entsprechend den sich darbietenden Untersuchungsbefunden haben wir diesen Indifferenztyp aber noch in einzelne Isoenzymmuster unterteilt, um ein gewaltsames Schematisieren zu vermeiden.

Die Tendenz der LDH-Isoenzymverteilung im Serum wird nämlich klarer, wenn man die Fälle mit einer eindeutigen Betonung der Bande 3 gesondert betrachtet. Wir haben diese Isoenzymmuster als Verteilungstyp III bezeichnet und fanden ihn bei 16 unserer Tumorpatienten. Berücksichtigt man, daß sich auch bei 2 nicht genau einzuordnenden Fällen die Bande 3 (neben der Bande 5) deutlich heraushob, so ergibt das 18 Fälle, also etwas mehr als die Hälfte, bei denen dieser Verteilungstyp III gefunden wurde. Es sei aber darauf hingewiesen, daß es

Tabelle 2. *Simultanuntersuchungen der LDH-Isoenzymverteilungsmuster in Seren, Tumoren und Metastasen Tumorkranker*

Nr.	Diagnose	Gesamt-LDH	LDH-Isoenzymverteilungsmuster im Serum	im Tumor	in den Metastasen
1	Metastasierendes Bronchial-Ca	1327	2—3	3—5	3—5 (Leber)
2		668	1—3	1—2	1—3 (Leber u. Pleura)
3		714	2—3	3—5	3—5 (Leber u. Lymphknoten)
4	Bronchial-Ca	683	1—3 (2!)	3—5 (5!)	—
5	Metastasierendes Bronchial-Ca	258	2—4 (3!)	3—5 (4 +5!)	3—5 (4 u. 5!) Leber
6	•	287	2—3 (3!)	3—5 (5!)	—
7		315	2—3 (3!)	3—5 (5!)	—
8	Metastasierendes Magen-Ca	1025	3	3—5	3—5 (4 u. 5!) Leber
		1072	2—3	3—5	3—5 (4 u. 5!) Leber
		1037	1—3	3—5	3—5 (4 u. 5!) Leber
		1223	2—4	3—5	3—5 (4 u. 5!) Leber
9	Magen-Ca	282	2—3 (3!)	3—5 (5!)	—
10	Gallert-Ca des Magens	860	2—4 (3!)	3—4	—
11	Rectum-Ca	1221	3	2—4 (3!)	—
12	Primäres Leber-Ca	325	2—3	4—5 (5!)	—
13	Hypernephrom	500	2—3	3—5 (3!)	3—5 Lunge, Milz u. Lymphknoten
14	Metastasierendes Mamma-Ca	810	2—4 (3!)	—	3—5 (4 u. 5!) Leber
15	Metastasierendes Ovarial-Ca	1234	nicht einzuordnen (3 u. 5!)	3—5	—

sich nicht um tumorspezifische, sondern lediglich um tumorverdächtige LDH-Muster handelt. Bei erhöhter Gesamt-SLDH und kritischer Anwendung bietet sich hier aber doch ein brauchbares zusätzliches Tumorsuchverfahren an.

Paralleluntersuchungen der LDH-Isoenzymverteilungsmuster im Serum, im Tumor und in den Metastasen waren uns bei 15 Patienten möglich (Tabelle 2). Die Nebeneinanderstellung zeigt noch einmal ganz deutlich, daß sich der Indifferenztyp im Serum regelmäßig auch bei stark in Richtung LDH_4 und $_5$ verschobenem Tumor- und Metastasenmuster einstellt. Mit größter Wahrscheinlichkeit beruht dieses Verhalten auf einer unterschiedlichen Eliminationsgeschwindigkeit der einzelnen LDH-Isoenzyme. Boyd [2] konnte bei Versuchen an Schafen nachweisen, daß LDH_5 nach i.v. Injektion um ein Mehrfaches schneller als LDH_1 eliminiert wird. Fröhlich u. Kurle [7] legten die von Boyd ermittelten Eliminationskonstanten ihren Untersuchungen an Kranken mit einer Paraleukoblastose zugrunde. Sie fanden, daß dabei die rechnerisch aus den Paraleukoblastenmustern ermittelten Serum-LDH-Muster gut mit den empirisch gefundenen Mustern übereinstimmten und bestätigten somit die Boydschen Untersuchungen.

Wie bereits erwähnt sind für die unterschiedlichen LDH-Isoenzymmuster in den Tumoren selbst wenigstens teilweise histologische Besonderheiten nachweisbar. Die Isoenzymmuster der Metastasen schließen sich überwiegend dem Primärtumor an.

Die relative Häufigkeit des Verteilungstyps III im Serum Tumorkranker ermutigt dazu, die Agargelelektrophorese oder verwandte Verfahren zur Differentialdiagnose unklarer Serum-LDH-Erhöhungen als zusätzliche Tumorsuchmethoden anzuwenden.

Literatur

1. Bär, U., Schmidt, E. und Schmidt, F. W.: Klin. Wschr. 41, 977 (1963). — 2. Boyd, J. W.: Biochim. biophys. Acta (Amst.) 132, 221 (1967). — 3. Denis, L. J., Prout, G. R., van Camp, K., and van Sande, A.: J. Urol. (Baltimore) 88, 77 (1962). — 4. Dubach, U. C., u. Variakojis, D.: Schweiz. med. Wschr. 93, 1224 (1963). — 5. Elhilali, M. M., Oliver, J. A., Shervin, A. L., and Mackinnon, K. J.: J. Urol. (Baltimore) 98, 686 (1967). — 6. Fröhlich, Ch.: Verh. dtsch. Ges. inn. Med. 73, 844 (1967). — 7. Fröhlich, Ch., u. Kurle, E.: Verh. dtsch. Ges. inn. Med. 74, 166 (1968). — 8. Geyer, H.: Klin. Wschr. 46, 389 (1968). — 9. Goldman, R. D., Kaplan, N. O., and Hall, T. C.: Cancer Res. 24, 389 (1964). — 10. Hill, B. R.: Cancer Res. 21, 271 (1961). — 11. Hoch-Ligetti, C., Brown, T. J., and Arvin, J. M.: Cancer (Philad.) 18, 1089 (1965). — 12. Küstner, W., Prasse, D. und J. Weinreich: Med. Klin. 63, 605 (1968). — 13. Küstner, W., u. Weinreich, J.: In Vorbereitung. — 14. Muggli, A.: Enzym. biol. clin. 9, 401 (1968). — 15. Okabe, K., Hayakawa, T., Hamada, M., and Koike, M.: Biochemistry 6, 79 (1968). — 16. Pfleiderer, G., u. Wachsmuth, E. D.: Biochem. Z. 334, 185 (1961). — 17. Plagemann, P. G. W., Gregory, K. F., and Wroblewski, F.: J. biol. Chem. 235, 2282 (1960). — 18. Poznanska-Linde, H., Wilkinson, J. H., and Withycombe, W. A.: Nature (Lond.) 209, 727 (1966). — 19. Richterich, R., Burger, A., and Vogdt, J.: Enzym. biol. clin. 3, 65 (1963). — Schneider, K. W., Lehmann, F. G. und Schering, G.: Enzym. biol. clin. 6, 52 (1966). — 21. Stagg, B. H., and Whyley, G. A.: Clin. chim. Acta 22, 521 (1968). — 22. Starkweather, W. H., and Schoch, H. K.: Biochim. biophys. Acta 62, 440 (1962). — 23. Wieme, R. J.: Brüssel: Arscia Uitgaven 1959. — 24. Wieme, R. J., van Hove, W. Z., and van der Straeten, M. E.: Ann. N. Y. Acad. Sci. 151, 213 (1968). — 25. Wörner, W.: Med. Klin. 59, 434 (1964). — 26. Wolff, H., u. Heber, J.: Arch. Geschwulstforsch. 32, 239 (1968). — 27. Wüst, H., Arnold, E. und Schön, H.: Klin. Wschr. 43, 500 (1965). — 28. Zondag, H. A., and Klein, F.: Ann. N.Y. Acad. Sci. 151, 578 (1968). — 29. Zuppinger, K., Richterich, R. und Rossi, E.: Schweiz. med. Wschr. 92, 169 (1962).

HILGARD, P. und HIEMEYER, V. (Abt. für Hämatologie und Gerinnungsforschung, Zentrum für innere Medizin der Univ. Ulm): **Fibrinogenanstieg bei malignen Tumoren — ein unspezifisches Symptom**

Die Erhöhung des Plasmafibrinogens bei malignen Erkrankungen ist seit langem bekannt (Mider u. Mitarb., 1950). Verschiedene Autoren versuchten durch die Fibrinogenbestimmung eine differentialdiagnostische Aussage zu machen (Rieche, 1964; Sosnowski u. Mitarb., 1968). In diesem Zusammenhang erschien es bedeutsam die Spezifität dieses Phänomens tierexperimentell weiter abzuklären, nachdem Schmidt u. Albers (1963) bei einigen experimentellen Rattentumoren ebenfalls eine Erhöhung des Plasmafibrinogenspiegels beobachtet hatten.

Wir führten bei Ratten mit solidem Yoshida-Sarkom und Benzpyrensarkom, bei Mäusen mit solidem Ehrlich-Carcinom und bei Kaninchen mit solidem V2-Carcinom Fibrinogenbestimmungen nach Ratnoff u. Menzie (1951) durch. Dabei wird nach Recalcifizierung von 0,5 ml Plasma das Gerinnsel isoliert, gewaschen und nach hydrolytischer Spaltung mit Natronlauge der Tyrosingehalt photometrisch bestimmt. Die Blutentnahme erfolgte bei Ratten durch die Bauchaorta, bei Mäusen durch die Vena cava und bei Kaninchen durch eine Ohrvene.

Abb. 1 zeigt die Mittelwerte aus je zehn verschiedenen Fibrinogenbestimmungen bei Tumortieren im Vergleich zum Normalwert. Die Bestimmungen wurden beim Benzpyrensarkom 5 bis 6 Monate nach i.m. Injektion von 3 mg Benzo(a)pyren in öliger Lösung durchgeführt. Beim Ehrlich-Carcinom und V2-Carcinom erfolgte die Fibrinogenbestimmung 10 bzw. 14 Tage nach Tumortransplantation. Der Fibrinogenanstieg war bei sämtlichen Gruppen signifikant (p < 0,01).

Nach i.m. Injektion von 1 ml eines Homogenats aus Rattenmuskel bzw. einer durch mehrfaches, schnelles Einfrieren und Auftauen zerstörten Yoshida-Sarkomzellsuspension, lag 24 Std später der Plasmafibrinogengehalt ebenfalls signifikant (p < 0,01) über dem Normalwert der Kontrolltiere, denen 1 ml physiologische Kochsalzlösung injiziert wurde (Abb. 2).

24 Std nach i.m. Injektion von 0,5 ml Crotonöl bildete sich eine massive Nekrose an der Stelle der Injektion aus. Bei zehn dieser Tiere wurden Plasmafibrinogenbestimmungen 24 Std nach der Injektion durchgeführt. Dabei fanden sich verglichen mit den vorangegangenen Untersuchungen die höchsten Fibrinogenwerte (Abb. 2).

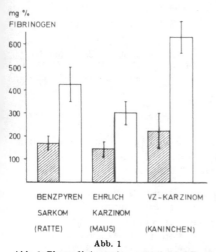

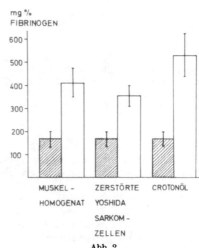

Abb. 1   Abb. 2

Abb. 1. Plasmafibrinogenkonzentration bei Tumortieren (n = 10) im Vergleich zu Normalwerten (schraffiert)

Abb. 2. Plasmafibrinogenkonzentration 24 Std nach i.m. Injektion von 1 ml Muskelhomogenat, 1 ml einer Suspension zerstörter Yoshida-Sarkomzellen und 0,5 ml Crotonöl bei der Ratte

Beim Benzpyrensarkom der Ratte wurde der Plasmafibrinogengehalt in Verhältnis zur Tumorgröße gesetzt. Die Größe wurde durch Ausmessen des Durchmessers der annähernd kugelförmigen Tumoren mit einer Schublehre bestimmt. Es fand sich eine deutliche Relation zwischen Tumorgröße und Fibrinogenspiegel.

Während des Wachstums eines soliden Yoshida-Sarkoms wurden tägliche Fibrinogenbestimmungen bei je sechs Tieren über 8 Tage durchgeführt. Der Plasmafibrinogengehalt nahm kontinuierlich während des Tumorwachstums zu.

Nach dreimaliger i.v. Injektion im Abstand von 4 Std von je 1 ml Serum tumortragender Ratten wurden zehn Tiere 18 Std nach der ersten Injektion getötet und der Plasmafibrinogengehalt bestimmt. Als Kontrollgruppe diente die gleiche Anzahl Tiere, denen Serum gesunder Tiere in den gleichen Zeitabständen injiziert wurde. Bei Verwendung des Serums von Tumortieren wurde ein mittlerer Fibrinogenspiegel von 230 mg-% ermittelt, während der Mittelwert der Kontrollgruppe bei 175 mg-% lag. Der Unterschied ist statistisch signifikant (p < 0,05).

Unsere Untersuchungen bestätigen den von anderen Autoren beobachteten Fibrinogenanstieg bei experimentellen Tumoren (Schmidt u. Albers, 1963; Mootse u. Mitarb., 1965). Es konnte jedoch gezeigt werden, daß diese Reaktion nicht tumorspezifisch ist, da im Tierexperiment entzündlich-nekrotisierende Prozesse ebenfalls ausgeprägte Fibrinogenerhöhungen bewirken können. Die gezeigte Abhängigkeit des Fibrinogenspiegels von Tumorgröße bzw. Tumoralter bei experimentellen Rattentumoren scheint ebenfalls darauf hinzudeuten, daß mit zunehmender Nekrose im Tumor der Plasmafibrinogengehalt ansteigt. Versucht man die tierexperimentell gewonnenen Ergebnisse auf neoplastische Prozesse beim Patienten zu übertragen, erscheint die Fibrinogenbestimmung zur Differentialdiagnose des Carcinoms nicht berechtigt, wohl aber könnte sie bei der Verlaufskontrolle gesicherter Malignome eine gewisse Bedeutung haben.

Der Fibrinogenanstieg bei Tieren, denen Serum tumortragender Tiere injiziert wurde, weist darauf hin, daß aus dem Tumorgewebe bzw. der Nekrose ein die Fibrinogensynthese stimulierender Faktor freigesetzt wird. Diese Annahme wird dadurch gestützt, daß die intraperitoneale Injektion eines Extrakts aus Tumoren bzw. Crotonölnekrosen ebenfalls einen deutlichen Fibrinogenanstieg zur Folge hatte.

Die vorliegenden Untersuchungen wurden mit Unterstützung des Landesverbandes Württemberg zur Erforschung und Bekämpfung des Krebses durchgeführt.

Literatur

Mider, G. B., Alling, E. L., and Morton, J. J.: Cancer (Philad.) 3, 56 (1950). — Mootse, G., Agostino, D., and Cliffton, E. E.: J. nat. Cancer Inst. 35, 567 (1965). — Ratnoff, O. D., and Menzie, C.: J. Lab. clin. Med. 37, 316 (1951). — Rieche, K.: Z. ges. inn. Med. 19, 662 (1964). — Schmidt, F., u. Albers, H.: Acta biol. med. germ. 11, 134 (1963). — Sosnowski, K., Niewiadomska, S., and Sierawski, S.: Pol. Tyg. lek. 23, 977 (1968).

WÜST, G. P. und WALDEYER, M. (Med. Univ.-Klinik und Poliklinik Münster i. Westf.): **Der in vitro-Effekt verschiedener Cytostatika auf den ³H-Thymidineinbau in Explantate eines heterotransplantierten menschlichen Tumors (GW-39)**

Zur Sensibilitätstestung von Cytostatika an Tumoren werden heute verschiedene Methoden diskutiert und einige in praxi angewendet [6]. Da viele Cytostatika in den Metabolismus der Nucleinsäuren eingreifen, haben wir als Parameter des cytostatischen Effektes den Einbau eines DNS-Vorläufers in Tumorexplantate gemessen. Das Ziel unserer Untersuchungen bestand darin, die Wirkung verschiedener Cytostatika auf den ³H-Thymidineinbau in frische Explantate eines menschlichen Tumors in vitro zu untersuchen. Wir bedienten uns dabei eines in die Backentasche des syrischen Goldhamsters übertragenen menschlichen Sigmacarcinoms[1].

Material und Methodik

Eigene Transplantationsversuche wurden mit 15 verschiedenen menschlichen Tumoren bei insgesamt 50 Hamstern unternommen und hatten ein negatives Ergebnis. Die negativen Transplantationsversuche können nicht in der Methode der Gewebeverarbeitung begründet sein. Vielmehr muß bei derartigen Transplantationsversuchen das Tumormaterial auf eine wesentlich größere Zahl von Goldhamstern überimpft werden, um die geringe Chance des Angehens von Tumoren zu erhöhen. Wir übernahmen den Tumor GW-39 in der 40. Generation. Etwa 15 bis 20 Tage nach der Transplantation befindet sich der Tumor in einem guten Proliferationszustand und kann für Versuche verwendet werden. Es handelt sich um ein Adenocarcinom, speziell um einen Gallertkrebs.

Methodisch gingen wir in Anlehnung an Rajewsky [3] folgendermaßen vor: Von den Tumoren werden pro Versuchsansatz etwa 15 bis 20 Stückchen mit einer Kantenlänge von 1,0 cm und einem gleichmäßigen Durchmesser von 0,4 μ automatisch geschnitten und in 5 ml Eagles

---

[1] Für die Überlassung des Tumors möchten wir den Herren Goldenberg und Witte an dieser Stelle danken.

basal medium (auf Earles Salzbasis mit Glutamin und $NaHCO_3$) für 10 min bei einer Temperatur von + 4,0 °C mit Carbogen (O_2/CO_2 = 95/5 Vol.-%) angereichert. Das Medium enthält ^{3}H-Thymidin (15 µC in 5 ml Medium) und das Cytostatikum in der gewünschten Dosierung. In Anschluß daran wird 7 Std bei 37,0 °C im Schüttelthermostaten inkubiert. Das pH schwankt im Laufe des gesamten Versuches und liegt zwischen 7,0 bis 7,5. Nach Entfernung der nicht an die DNS gebundenen ^{3}H-Aktivitäten durch kalte 10%ige Trichloressigsäure werden die kerngebundenen ^{3}H-Aktivitäten im Packard-Tri-Carb. Liquid Scintillation Spectrometer gezählt. Die pro Minute registrierten Impulse werden auf 1 mg Trockensubstanz bezogen. (Genaue Methode s. Wüst u. Matthes [7].)

Ergebnisse

Wir testeten die Cytostatika in Konzentrationen zwischen $^1/_{100}$ und dem 100fachen der therapeutischen Dosis (Abb. 1). Unter therapeutischer Dosis verstehen wir dabei diejenige Konzentration des Medikamentes, die beim Menschen angewendet wird übertragen auf unsere Versuchsbedingungen in vitro. Trenimon hemmt den ^{3}H-Thymidineinbau in Abhängigkeit zur Konzentration des Medikamentes. Ein wirksamer Effekt tritt in vitro auf, wenn das 50fache der therapeutischen Dosis von Trenimon (0,2 mg/70 kg Körpergewicht) gegeben wird. Auch in vivo wirkt Trenimon bei der Ratte auf das Jensen-Sarkom im Sinne einer Reduktion des Tumors erst bei einer Dosis, die 40mal stärker ist als die beim Menschen angewendete Konzentration des Medikamentes.

Sanamycin hemmt den ^{3}H-Thymidineinbau in der 100fachen therapeutischen Dosis, wobei wir als therapeutische Dosis 200 γg/70 kg Körpergewicht zugrunde gelegt haben. Goldenberg u. Witte [1] testeten Sanamycin in vivo am Tumor GW-39. Erst bei einer Dosis von 0,1 mg/kg Körpergewicht, das entspricht etwa der 35fachen therapeutischen Dosis, wird eine Wachstumshemmung des Tumors in vivo registriert.

Rubidomycin bewirkt bereits in therapeutischer Dosis (2 mg/kg Körpergewicht) eine Depression des ^{3}H-Thymidineinbaues um 70%. Höhere Konzentrationen ergeben kaum noch meßbare Werte. Die Testung eines menschlichen Bronchialcarcinoms in derselben Dosierung ergab den gleichen Effekt. Dagegen mußte bei zwei Transplantationstumoren der Ratte das zehnfache der Dosis angewendet werden, um den gleichen Effekt zu erzielen [7]. Offenbar bestehen hier Sensibilitätsunterschiede zwischen humanen Tumoren und Transplantationstumoren der Ratte.

Vincristin zeigt, wie erwartet, auch in starker Konzentration keinen Hemmeffekt. Die Schwankungen zum Kontrollniveau sind statistisch nicht abgesichert.

Solu-Decortin-H bremst den ^{3}H-Thymidineinbau erst bei der 1000fachen therapeutischen Dosis.

Paradoxerweise bewirken 5-Fluoruracil und Methotrexat in allen Dosierungen eine beträchtliche Steigerung des Einbaues von ^{3}H-Thymidin. Zu ähnlichen Ergebnissen kamen Wolberg u. Mitarb. [5] mit autoradiographischen Methoden sowie Seidel [4] mit einer Methode, die der unseren ähnlich ist. Die Einbausteigerung beträgt bei 5-Fluoruracil 88% bis 165%, bei Methotrexat 88% bis 250%. Für diese Steigerung des ^{3}H-Thymidineinbaues durch 5-Fluoruracil und Methotrexat besteht folgende Erklärung: Da Methotrexat und 5-Fluoruracil die de novo-Synthese von Thyminmethylgruppen blockieren, wird der Spiegel von Thymidintriphosphat (TTP) gesenkt. Der negative Rückkoppelungseffekt zwischen TTP und Thymidinkinase verursacht jetzt eine Aktivierung dieses Enzyms. Dies hat eine vermehrte Bildung von TTP aus Thymidin zur Folge, da Thymidin im Versuchsansatz im Überschuß vorhanden ist.

Zusammenfassung

Mit Hilfe eines in vitro-Testmodells werden an einem heterotransplantierten menschlichen Sigmacarcinom — Tumor GW-39 — eine Reihe von Cytostatika in

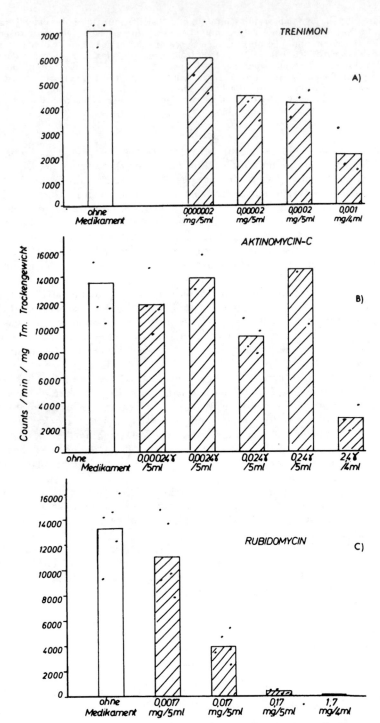

Abb. 1. Einwirkung von Cytostatika auf den Einbau von ³H-Thymidin in Explantate des Tumors GW-39 (s. Text)
A Einwirkung von Tris-Äthylenimino-Benzochinon (Trenimon) in vitro auf den Einbau von 3H-Thymidin in Explantate des Tumors GW-39
B Einwirkung von Aktinomycin-C in vitro auf den Einbau von 3II-Thymidin in Explantate des Tumors GW-39
C Einwirkung von Rubidomycin in vitro auf den Einbau von 3H-Thymidin in Explantate des Tumors GW-39

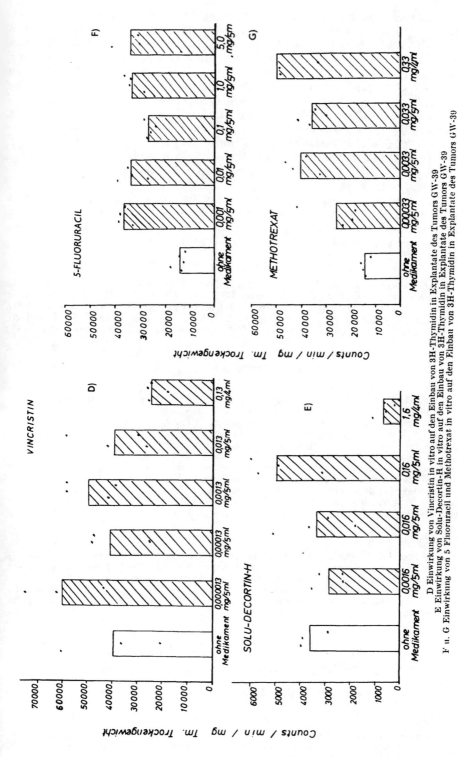

D Einwirkung von Vincristin in vitro auf den Einbau von 3H-Thymidin in Explantate des Tumors GW-39
E Einwirkung von Solu-Decortin-H in vitro auf den Einbau von 3H-Thymidin in Explantate des Tumors GW-39
F u. G Einwirkung von 5 Fluoruracil und Methotrexat in vitro auf den Einbau von 3H-Thymidin in Explantate des Tumors GW-39

verschiedener Dosierung geprüft. Die Messung der in die Tumorexplantate eingebauten ^{3}H-Aktivitäten erfolgt dabei durch Flüssigkeitsszintillationsspektrometrie. Trenimon, Sanamycin und Rubidomycin deprimieren in Abhängigkeit von ihrer Konzentration den ^{3}H-Thymidineinbau in die Tumorexplantate. Trenimon und Sanamycin weisen in vitro einen wirksamen depressorischen Effekt auf, wenn das 50- bis 100fache der beim Menschen angewendeten therapeutischen Dosis gegeben wird. Auch in vivo ist das Vielfache der therapeutischen Dosis zur Wachstumshemmung des Tumors GW-39 notwendig. Die für die Stoßtherapie der akuten Leukose verwendete Dosis von Rubidomycin senkt den ^{3}H-Thymidineinbau beim Tumor GW-39 und bei einem humanen Bronchialcarcinom bereits um etwa 70%. Offensichtlich bestehen in Abhängigkeit von der Konzentration dieses Medikamentes Sensibilitätsunterschiede zwischen humanen Tumoren und Transplantationstumoren der Ratte.

Erwartungsgemäß zeigt Vincristin selbst in hoher Konzentration keinen Effekt. Decortin wirkt erst in der 1000fachen therapeutischen Dosis. Methotrexat und 5-Fluoruracil bewirken eine Aktivierung des ^{3}H-Thymidineinbaues in die Tumorexplantate, deren Ursache diskutiert wird.

Literatur

1. Goldenberg, D. M., and Witte, S.: Europ. J. Cancer **3**, 95 (1967). — 2. Goldenberg, D. M., Schricker, K. Th., v. d. Emde, J. und Sögtrop, H. H.: Arzneimittel-Forsch. **18**, 712 (1968). — 3. Rajewsky, M. F.: Biophysik **3**, 69 (1966). — 4. Seidel: Unveröff. Mitteilung. — 5. Wolberg, W. H., and Curreri, A. R.: Chemother. Rev. **12**, 25 (1967). — 6. Wüst, G.: Med. Welt (Stuttg.) **18**, 3035 (1967). — 7. Wüst, G., u. Matthes, K. J.: Deutscher Krebskongreß 1968 (im Druck).

Aussprache

Herr WITTE, S. (Karlsruhe):

Zu Herrn WÜST: Den Tumorstamm GW-39 haben wir eingerichtet, um Humantumoren in vivo studieren zu können. Es wäre von Interesse, ob die von Herrn Wüst gewonnenen Ergebnisse mit Cytostatika in vitro mit dem Ansprechen des Tumors in vivo übereinstimmen. Wir konnten ja ein ganz unterschiedliches chemotherapeutisches Reagieren der Tumoren auf verschiedene Cytostatika bei Behandlung des heterologen Wirts, des Goldhamsters, nachweisen [Witte, S., u. Goldenberg, D. M.: Verh. dtsch. Ges. inn. Med. **72**, 745 (1966)].

Bezüglich der Dosierung der Cytostatika wird gefragt, ob die Relation zu den klinisch gebräuchlichen Dosen zweckmäßig ist. Wir halten es für besser, die Substanzen im Tierversuch in maximal tolerierbarer Dosis zu applizieren, entsprechend einer für die Substanz beim Goldhamster zuvor bestimmten Dosiswirkungskurve. Hierdurch werden erst die Ergebnisse untereinander vergleichbar [Goldenberg, D. M., and Witte, S.: Europ. J. Cancer **3**, 95 (1967)].

Herr WÜST (Münster):

Zu Herrn WITTE: Der in vivo-Effekt unserer in vitro getesteten Substanzen wurden bislang noch nicht von uns geprüft. In bezug auf Sanamycin und Trenimon haben wir uns an die von Ihnen erarbeiteten in vivo-Versuchsergebnisse gehalten.

Was die zweite Frage anbetrifft, so sind wir gegenteiliger Meinung. Unsere Untersuchungen zielen letzten Endes auf vergleichbare Ergebnisse zu den beim Menschen angewendeten Medikamentenkonzentrationen ab.

Biochemische und genetische Grundlagen, dargestellt am Beispiel des Bakteriophagen

HOFSCHNEIDER, P. H. (Max-Planck-Institut für Biochemie München)

Kurzfassung des Vortrags

Neben dem Studium der Virusstruktur und Morphologie bemüht sich heute die molekularbiologisch orientierte Virusforschung insbesondere um ein tieferes Verständnis der genetischen Kontrolle und der biochemischen Prozesse, die bei einer Virusinfektion wirksam werden. Sie führt ihre Untersuchungen häufig mit nicht pathogenen Modellviren durch, was in der Vergangenheit manchmal zu Zweifeln an der Nützlichkeit derartiger Untersuchungen führte. Heute kann es als erwiesen gelten, daß dieser Weg rascher und billiger als der scheinbar direkte zu Ergebnissen grundsätzlicher Bedeutung führt. Ein wichtiger „Schrittmacher" für die animale Virologie sind z. B. Ergebnisse, die mit Bakteriophagen gewonnen wurden. Dies sind Viren, welche sich unter einfachen Bedingungen innerhalb weniger Minuten in Bakterien vermehren. Ausgehend von diesem Modellsystem sollen einige wichtige genetische und biochemische Ergebnisse der molekularbiologischen Virusforschung und deren Bedeutung für die Therapie von Viruserkrankungen geschildert werden.

Die Morphologie von Viruspartikeln kann indirekt durch physikalisch-chemische und direkt mit elektronenmikroskopischen Verfahren studiert werden. Wenngleich sich verschiedene Virusarten durch ihre Größe, die zwischen rund 0,00002 bis 0,0002 mm liegen kann, und durch ihre Form stark unterscheiden, läßt sich ein gemeinsames Bauprinzip erkennen. Ein dicht zusammengefaltetes Nucleinsäuremolekül, welches in ausgestreckter Form Längen von über 0,1 mm erreichen kann, ist von einer oder evtl. mehreren Protein-(oder Lipoprotein-)hüllen umgeben. Die Proteinhülle schützt den Nucleinsäurekern des Virus außerhalb der Zelle vor schädlichen Umwelteinflüssen. Außerdem hat sie einen Anteil an der Festlegung des Wirtsbereiches eines Virus, da sie sich nur dann an die Wand einer Zelle anheften kann, wenn diese ganz bestimmte, für das Virus spezifische Receptorsubstanzen besitzt. Eine chemische Veränderung des Virushüllproteins oder der korrespondierenden Receptorsubstanz kann eine Infektion verhindern.

Das im Inneren des Virus befindliche Nucleinsäuremolekül stellt das Chromosom des Virus dar, trägt also dessen genetische Eigenschaften bzw. Gene und ist verantwortlich für die intracelluläre Vermehrung des Virus. Es steuert durch seine Genprodukte die Zelle derart um, daß an Stelle von zellspezifischem Material und programmiert durch das Viruschromosom die Bausteine zum Aufbau neuer Nachkommenviren synthetisiert werden. Entgegen früheren Vorstellungen reicht hierzu die Enzymausrüstung des zelleigenen Stoffwechselapparats nicht aus. Es müssen vielmehr virusspezifische Enzyme induziert werden, welche den Zellstoffwechsel ergänzen und erst hierdurch wird die Synthese von Nachkommenviren ermöglicht.

Diese Beobachtung ist der Ausgangspunkt für neue Wege in der Virustherapie. Sollte es gelingen, bei pathogenen Viren virusspezifische Enzyme näher zu charakterisieren, so sollte es evtl. auch möglich sein, Substanzen zu finden, welche diese Enzyme spezifisch hemmen und dadurch die Infektion zum Erliegen bringen. Die prinzipiellen Schwierigkeiten, die bisher dem Aufspüren eines derartigen Enzyms entgegenstanden, können heute als überwunden betrachtet werden durch die Entdeckung der sog. bedingt-letalen Mutanten. Hierunter versteht man z. B. Bakteriophagenmutanten, die sich bei erniedrigten Temperaturen (28 °C statt 37 °C) in Bakterien normal vermehren, sich jedoch bei erhöhten Temperaturen (42 °C statt 37 °C) wie eine echte Letalmutante verhalten. Unter Ausnutzung dieses Umstandes kann man bei 28 °C derartige Mutanten „blind" induzieren und vermehren, um dann bei 42 °C virusspezifische Enzyme indirekt durch das Studium der jeweiligen Ausfallerscheinungen zu entdecken.

Der typische Ablauf einer Virusinfektion ist durch die Ereignisfolge: Infektion der Zelle — Vermehrung des Virus — Zelltod — Freisetzung der Nachkommenviren gekennzeichnet. Es ist offensichtlich, daß es außer diesem typischen Ablauf noch andere Entwicklungsformen einer Virusinfektion geben muß, so setzt z. B. die virusinduzierte Tumorgenese — die bei verschiedenen Tierarten einwandfrei nachgewiesen wurde — das Überleben der virusinfizierten Zelle unabdingbar voraus. Von zahlreichen Viren, zu denen auch die onkogenen gehören, ist bekannt, daß sie die infizierten Zellen nicht abtöten, ja daß unter bestimmten Umständen keine Produktion von Nachkommenviren stattfindet. Dies ist unter anderem einer der Gründe, welche die paradoxe Erscheinung „nicht" — oder wenig infektiöser Viruserkrankungen erklären.

Die genetische und biochemische Analyse derartiger untypischer Virusinfektionen ist ohne Zweifel für die Erklärung zahlreicher Krankheitsbilder von entscheidender Bedeutung. Sie fußt heute weitgehend auf Ergebnissen, die aus der Untersuchung atypischer Virusinfektionen von Bakterien hervorgingen. Ein wichtiges Beispiel ist die Lysogenie. Beim lysogenen Infektionsverlauf kann der infizierende Bakteriophage in der Bakterienzelle „integriert" und durch synchrone Vermehrung über beliebig viele Generationen hinweg an die Tochterzellen weitergegeben werden. Mit dem Eintreten der Lysogenie kann eine genetische Veränderung der Bakterien verbunden sein. Erste bestimmte Einwirkungen wie eine UV-Bestrahlung der lysogenen Kultur führt zur Lyse der Bakterien und zur Freisetzung von Nachkommenviren. Ausgehend von der Lysogenie wurden Modellvorstellungen entwickelt, die heute für die Aufklärung der virusbedingten Onkogenese große Wichtigkeit erlangt haben. Ein weiterer Fortschritt wird um so rascher erfolgen können, je enger die Verbindung von medizinischer und naturwissenschaftlicher Virusforschung wird.

Struktur und Entwicklung von Viren

PETERS, D., (Tropeninstitut, Hamburg)

Referat

Betrachtet man Viren durch das Elektronenmikroskop, so bietet sich, trotz ihrer geringen Größe, eine erstaunliche Vielfalt der Erscheinungsformen. Sie erstreckt sich von der hochgegliederten Gestalt geschwänzter Bakteriophagen bis zur elementaren Stab- oder Fadenform pflanzenpathogener Arten, von der komplexen Ordnung der Pockenviren bis zur einfachen, der Kugel angenäherten Form der Poliomyelitiserreger. Allen aber ist gemeinsam, daß sie nur *eine* Nucleinsäure, DNS *oder* RNS, und mindestens *eine* Eiweißhülle besitzen. Ihre Reproduktion erfolgt ausschließlich intracellulär und ist im Gegensatz zu der von Bakterien und Rickettsien an das charakteristische Phänomen der Eklipse gebunden (s. a. Abb. 14). Während dieser Phase wird durch Zerlegung der äußeren Anteile, also unter Verlust der typischen Gestalt, die zentral gelagerte Nucleinsäure frei, um zusammen mit dem Stoffwechselsystem der Zelle die Synthese der Virusnachkommenschaft einzuleiten. Neben der äußeren Gestalt hat die auch *in vitro* praktizierbare Zerlegung der Viruspartikel sehr wesentlich zur Erkennung jener drei Bauprinzipien beigetragen, denen fast alle bisher bekannt gewordenen animalpathogenen Viren, trotz aller Unterschiede im Detail, zuzuordnen sind: dem Prinzip der kubischen Symmetrie, dem der Helixsymmetrie und dem eines grundsätzlich andersartigen, komplexen Aufbaus. Die Charakteristika dieser Baumuster und einige morphologische Beobachtungen zur Synthese und Reifung der Viren sollen im folgenden an Hand ausgewählter Beispiele beschrieben werden.

Viren mit kubischer Symmetrie

Bis vor 10 Jahren wurden diese Viren, von wenigen Ausnahmen abgesehen, als sphärische Partikel angesehen. Erst mit der Einführung der sog. Negativkontrasttechnik, die auf der Einbettung der Viruspartikel in anorganische, d. h. sehr elektronendichte Substanz (z. B. Phosphorwolframat) beruht, wurde erkannt, daß diese Partikel in ihrem Baumuster dem Ikosaeder, einem der platonischen Körper, gleichen. Bei günstiger Ausrichtung zum abbildenden Elektronenstrahl bieten sie dementsprechend Aspekte 5-, 3- oder 2facher Symmetrie. Der im Viruspartikel, dem *Virion*, zentral gelagerte nucleinsäurehaltige Anteil, das *Core*, ist von einer Proteinhülle, dem *Capsid*, eingeschlossen. Dessen Substrukturen, die *Capsomeren*, formieren sich in den 20 gleichseitigen Dreiecken des Ikosaeders; ihre Zahl, Gestalt und Größe sind charakteristisch für den einzelnen Virustyp. Beim *Reo*virus z. B. (Abb. 1), das doppelsträngige RNS enthält und einen Durchmesser von etwa 70 mμ besitzt, liegen in einer äußeren Capsidschicht 92 hohlcylindrische Capsomere, die unter geeigneten Reaktionsbedingungen abgesprengt werden können, so daß ein Innenkörper freigelegt wird, der nur noch aus dem Core und einer zweiten inneren Capsidschicht mit 42 weiteren Capsomeren besteht. Das Capsomer gilt als die kleinste elektronenmikroskopisch auflösbare „morphologische Einheit" des Capsids. Röntgenographische Ergebnisse deuten darüber hinaus auf eine weitere Unterteilung in sog. „strukturelle Einheiten" hin, die als Polypeptidketten anzusprechen sind. Ein ähnlicher Bauplan, allerdings mit einer geringeren Zahl von Capsomeren in wahrscheinlich nur *einer* Capsidschicht, findet sich unabhängig vom Gehalt an RNS oder DNS auch bei kleineren Viren. Bei den mit 17 bis 30 mμ Durchmesser sehr kleinen, mit einsträngiger RNS ausgerüsteten Viren der *Picorna*gruppe z. B. werden 32 Capsomere, bei den mit 40 bis 55 mμ mittelgroßen, doppelsträngige DNS enthaltenden Viren der *Papova-*

gruppe 42 oder 72 Capsomere angenommen. Es ist verständlich, daß die Bestimmung der Capsomerenzahl mit fallender Größe der Viruspartikel schwieriger wird.

Eine vollständige Beseitigung des Capsids, wie sie mit Hilfe von Phenol oder oberflächenaktiven Substanzen erreicht werden kann, führt zur Freilegung des Cores und in der Regel zur Entfaltung der ursprünglich dicht gepackten Nucleinsäure. Diese ist dann elektronenmikroskopisch als Fadenmolekül von 20 bis 30 Å Dicke erkennbar und erweist sich bei einigen dieser Viren als ringförmig geschlossen. Quantitative Untersuchungen zeigen, daß jedes Virion nur *ein* solches Molekül

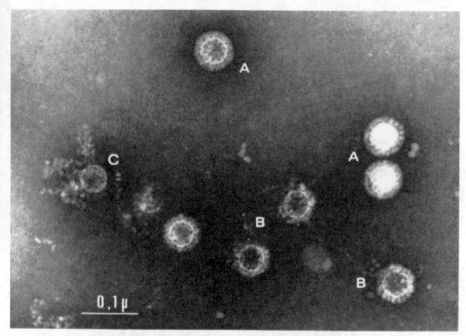

Abb. 1. Reovirus Typ 3 im Negativkontrast; unterschiedliche Erhaltungszustände. Intakte Partikel (A), geschädigte Partikel (B), freigelegter Innenkörper mit abgesprengten Capsomeren (C). 150000 ×

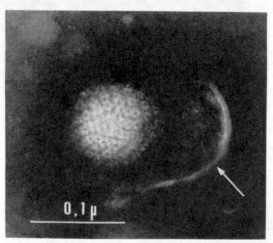

Abb. 2. Herpesvirus im Negativkontrast. Nucleocapsid mit tubulären Capsomeren. Die hier nur z. T. erhaltene Hülle (Pfeil) ist typisch für intakte reife Partikel, fehlt aber häufig. 250000 ×

besitzt, in dessen Nucleotidsequenz die gesamte Information für die Synthese der Nachkommenschaft niedergelegt ist. Da solche Nucleinsäuremoleküle sich ohne jede Proteinbeimengung als infektiös erwiesen haben, d. h. die Synthese einer völlig normalen Nachkommenschaft einleiten können, sind sie als das eigentliche infektiöse Prinzip der Viren anzusehen. In letzter Zeit wurde wiederholt berichtet, daß die Nucleinsäure innerhalb des Cores mit basischem Protein vergesellschaftet ist. Über die Anordnung beider Bestandteile im intakten Core bestehen bisher nur Vermutungen. Dem Capsid kommt offensichtlich im wesentlichen eine Schutzfunktion zu.

Ein besonders schönes Beispiel unter den Viren mit kubischer Symmetrie sind die DNS-haltigen *Adeno*viren, die bei einer Größe von 70 bis 85 mμ der morphologischen Untersuchung besonders gut zugänglich sind. Sie besitzen 252 Capsomere; 240 von ihnen besetzen die Kanten und Flächen des Ikosaeders, haben jeweils

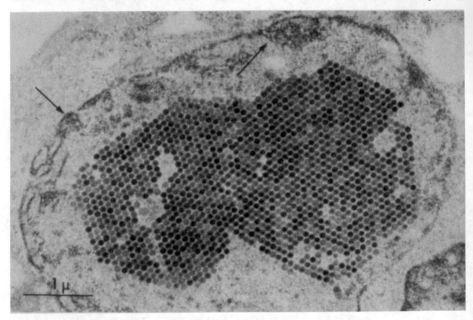

Abb. 3. Adenovirus Typ 3. Dünnschnitt durch intranucleären Kristall; unterschiedliche Dichte der Virus-Cores deutet auf Nebeneinander von kompletten und inkompletten Partikeln. Marginales Chromatin (Pfeile). 18000 ×

sechs Nachbarn und werden daher als Hexons bezeichnet. Die verbleibenden zwölf bilden die zwölf Ecken des Polyeders, haben fünf Hexons als Nachbarn und heißen daher Pentons. Jedes Penton trägt eine nach außen gerichtete antennenartige Projektion, wie sie bisher nur bei dieser Virusgruppe beobachtet werden konnte. Vergleichende serologische und morphologische Studien führten zu der Erkenntnis, daß die Hexons mit dem gruppenspezifischen und daß die Pentons mit dem typspezifischen Antigen identisch sind.

Von allen bisher beschriebenen Viren, die als nackt bezeichnet werden können, unterscheiden sich die der *Herpes*gruppe durch die Existenz einer das Ikosaeder umgebenden lipidreichen Hülle (Abb. 2). Während der Durchmesser des Polyeders etwa 100 mμ beträgt, ergeben sich für die Hülle Werte von 150 mμ und mehr. Da der Begriff „Virion" in diesem Falle die Hülle mit einschließt, wird das Ikosaeder zweckmäßigerweise als *Nucleocapsid* bezeichnet. Nackte Polyeder werden zunächst im Zellkern synthetisiert und erhalten die Hülle, die teilweise dem Wirtsmaterial entstammt, im Randbereich des Kerns oder später beim Passieren des

Cytoplasmas. Partikel mit nicht vollständiger oder sogar fehlender Hülle sind keine Seltenheit. Da die Viren dieser Gruppe im Gegensatz zu den zuvor beschriebenen äthersensibel sind, ist anzunehmen, daß die Hülle für die Infektiosität dieser Partikel eine wichtige Rolle spielt.

Über die Beziehung zwischen Virus und Wirt lassen sich mit Hilfe der Negativkontrasttechnik nur sehr beschränkt Aussagen machen. Hierfür bedarf es der Auswertung von Dünnschnitten infizierter Zellen. Mit ihrer Hilfe gelingt es, die als Cytose ablaufende Inkorporation der infizierenden Viren, danach deren Zerlegung und schließlich die den ersten Syntheseschritten folgende Morphogenese der Nachkommenschaft im Inneren der Zelle zu verfolgen. Dabei ergab sich, unabhängig von der verwendeten Zellart, daß die bisher besprochenen DNS-Viren im Kern und die RNS-Viren im Cytoplasma synthetisiert werden. Diese Vorgänge laufen mit derartig großer Präzision ab, daß die neugebildeten, sehr regelmäßig gebauten

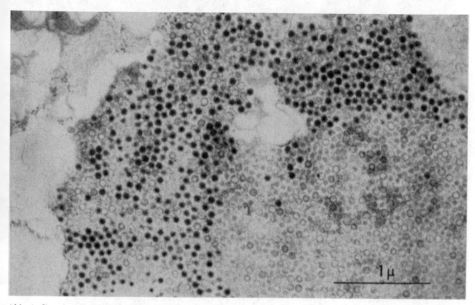

Abb. 4. Reovirus Typ 3. Dünnschnitt durch cytoplasmatische Virusanhäufung. Links oben überwiegend komplette Partikel, rechts unten fast nur leere Capside. 26000 ×

Viruspartikel die Tendenz haben, sich in großen Kristallen anzuordnen. Am eindruckvollsten ist dieses Geschehen bei den Adenoviren (Abb. 3), deren intranucleäre Kristalle auch lichtmikroskopisch gut beobachtet werden können. Nach dem Zusammenbruch des Kerns können sie auch im Cytoplasma noch gefunden werden. Intranucleär entstandene Viruskristalle sind auch bei den Papova- und den Herpesviren, intracytoplasmatisch gebildete bei den Reo- und Picornaviren beschrieben worden.

Die Auswertung von Dünnschnitten hat aber auch zu der Erkenntnis geführt, daß die einzelnen Viruspartikel trotz ihrer gleichmäßigen Capsidstruktur im Core bemerkenswerte Dichteunterschiede zeigen können. Der in Abb. 3 dargestellte Viruskristall ist ein Beispiel dafür. Deutlicher noch wird dieser Unterschied an einem intracytoplasmatischen Aggregat von Reoviren (Abb. 4), in dem bereichsweise *komplette* Viruspartikel, d. h. solche mit Core, und *inkomplette*, d. h. leere Capside, dargestellt sind. Derartige Befunde machen deutlich, daß es sinnvoll ist, von einer *Virusqualität* zu sprechen, und daß Virussuspensionen in der Regel als Populationen anzusehen sind. Sie zeigen aber auch, daß neusynthetisierte

Capsomere ohne die Mitwirkung von Nucleinsäure im Rahmen eines „self assembly"-Prozesses zum Capsid zusammentreten können.

Viren mit Helixsymmetrie

Auch bei diesen Viren wurde die gegenwärtige Vorstellung über ihren Aufbau im wesentlichen durch die Ergebnisse der Negativkontrastierung geprägt. Alle animalpathogenen Viren dieser Gruppe sind, soweit bisher bekannt, RNS-haltig. Sie besitzen ohne Ausnahme eine lipidreiche Hülle und sind daher äthersensibel. Wie bei den kubischen Viren der Herpesgruppe bezieht sich der Begriff der Symme-

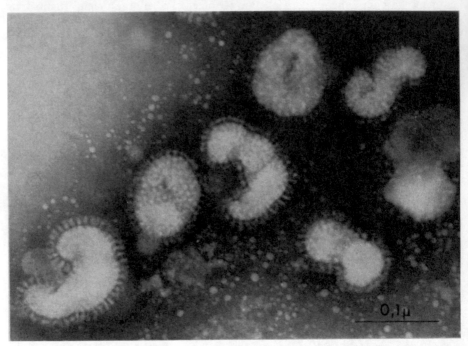

Abb. 5. Virus der klassischen Geflügelpest (Influenza-Untergruppe) im Negativkontrast. Polymorphe Partikel mit Oberflächenbesatz von Projektionen. (Präparat: R. Rott) 220000 ×

trie auf das innerhalb der Hülle liegende Nucleocapsid, gleichgültig ob die äußere Gestalt des Virions angenähert sphärisch oder stabförmig ist.

Typische Vertreter *sphärischer* Gestalt sind die etwa 80 bis 120 mµ großen Viren der *Myxo*gruppe, zu denen die Erreger der Influenza und der klassischen Geflügelpest gehören (Abb. 5). Da die Hülle solcher Viren flexibel ist, resultieren in der Regel polymorphe Erscheinungsbilder, für die neben der rundlichen und ovoiden Gestalt auch nierenförmige Partikel charakteristisch sind. Die Oberfläche ist regelmäßig von etwa 10 mµ langen Projektionen besetzt. Durch Zerlegung der Hülle mit Äther werden zwei Elemente freigesetzt. Das eine, das sog. Hämagglutinin, ist ein Fragment der Hülle und trägt hämagglutinierende, immunogene und Neuraminidaseaktivität. Es stellt sich als rosettenartiges Element von etwa 30 bis 35 mµ Durchmesser dar und besteht im wesentlichen aus einem Aggregat der beschriebenen Oberflächenprojektionen.

Das andere Element ist das strangförmig gestaltete Nucleocapsid, das in losen Windungen im Inneren der Hülle angeordnet ist. Chemisch hat es sich als Ribonucleoprotein erwiesen; serologisch ist es identisch mit dem sog. „gebundenen Antigen". Morphologisch gibt es sich als helixartiger Strang von 9 mµ Durchmesser zu erkennen. Besonders gut, gelegentlich auch schon ohne Anwendung von Äther, stellt sich das Nucleocapsid bei einigen etwas größeren, nahe verwandten Viren dar, die heute meist als *Paramyxo*viren bezeichnet werden. Zu ihnen gehören neben dem Erreger vom Mumps auch die Parainfluenzaviren und das Virus einer als Newcastle Disease bezeichneten Geflügelkrankheit (Abb. 6); das Masernvirus ist nahe verwandt. Der Durchmesser ihres Nucleocapsids ist mit 17 bis 18 mµ etwa doppelt so groß wie der bei den Influenzaviren. Deutlich ist innerhalb des Stranges ein Hohlkanal von etwa 4 bis 5 mµ und an der Helix eine Steighöhe (Periodizität) von etwa 5 mµ zu erkennen. Während bei den Influenzaviren bisher

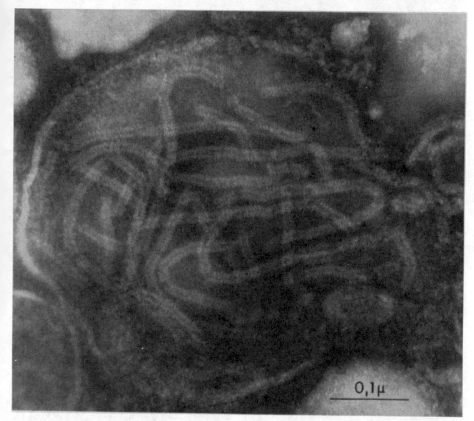

Abb. 6. Newcastle Disease Virus (Parainfluenza-Untergruppe) im Negativkontrast. Nucleocapsid in Form helixartiger Stränge in gequollenem Viruspartikel. (Aufnahme: J. D. Almeida, London). 210000×

nur Stranglängen bis zu 0,2 µ beobachtet wurden, fand man bei den Paramyxoviren in Einzelfällen Werte bis in die Größenordnung von 3 µ. Als Normallänge pro Paramyxoviron ergeben sich Werte von etwa 1 µ. Das Bauprinzip dieser Nucleocapside, die helixartige Anordnung des Ribonucleoproteins um einen Hohlkanal, ist identisch mit dem des wohlbekannten Tabakmosaikvirus.

Neben der angenähert sphärischen Form dieser Viren existiert, besonders ausgeprägt bei den Erregern der Influenza, auch eine filamentöse, die mehrere µ lang sein kann. Sie ist gleichfalls mit Projektionen besetzt, enthält nur wenig RNS und ist hinsichtlich ihrer funktionellen Bedeutung noch umstritten.

Die Auswertung von Dünnschnitten hat gezeigt, daß die Nucleocapside je nach Virus und Wirtszelle im Kern oder im Cytoplasma synthetisiert werden, und daß sie die Zelle mit Hilfe eines Sprossungsprozesses verlassen, bei dem sie Fragmente der Zellmembran als Hülle erhalten. Das fertige Virion entsteht also erst durch die Freisetzung aus der Zelle.

Verwandt sind die ebenfalls RNS-haltigen *stabförmigen* Viren mit Helixsymmetrie, deren best untersuchte Vertreter die Erreger der Stomatitis vesicularis des Rindes und die der Rabies sind. Sie werden zusammen mit anderen Viren von

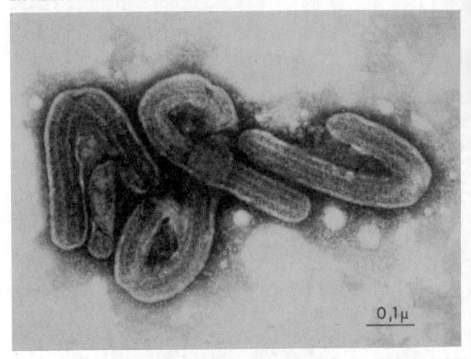

Abb. 7. Marburg-Virus aus Blut infizierter Meerschweinchen im Negativkontrast. Achse, Querstreifung und Hülle erkennbar. 120000 ×

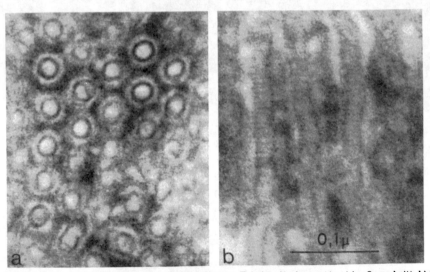

Abb. 8. Marburg-Virus in cytoplasmatischem Einschlußkörper. Tubuläre Nucleocapside. a) im Querschnitt, b) im Längsschnitt. Beachte Querstreifung von etwa 5 mμ. 240000 ×

Fischen und Insekten, aber auch solchen von Pflanzen in eine gemeinsame Gruppe gestellt, und als *Stomato/Rabies-* oder auch als *Rhabdo*viren bezeichnet. Außerdem gehört auch das erst kürzlich beschriebene Marburg-Virus dazu.

Die in der Regel beobachtete längliche Gestalt (ca. 75 × 200 mµ) mit je einem flachen und einem runden Ende gibt der Mehrzahl dieser Viren das Aussehen eines Geschosses. Eine Hülle, die gleichfalls mit Projektionen ausgerüstet ist, umschließt eng einen stabförmigen Körper, in dessen Innerem ein helikales Nucleocapsid angeordnet ist. Auch bei diesen Viren ist das Nucleocapsid durch einen axialen Kanal und eine Querstreifung gekennzeichnet. Obwohl letztere mit etwa 5 mµ der bei Myxoviren beobachteten entspricht, ist doch der Durchmesser dieser Nucleocapside eindeutig größer.

Im Gegensatz zum Durchmesser gilt die Länge dieser Partikel als variabel; dennoch nimmt das *Marburg*-Virus (Abb. 7) durch seine ungewöhnliche Längenausdehnung eine Sonderstellung ein. Mit einer Normallänge von 665 mµ ist es mehr als dreimal so lang wie die anderen Viren dieser Gruppe. Es tritt nur selten in gestreckter Form auf; meist ist es hufeisenartig oder in Form einer 6 gebogen. Wesentlich längere Formen bis zu 4 µ sind gelegentlich zu beobachten. Es ist der erste für den Menschen hochpathogene Erreger, bei dem elektronenmikroskopisch sowohl die Virusnatur gesichert, wie auch die Zugehörigkeit zu einer bestimmten Virusgruppe erkannt werden konnte.

Die Entwicklung der neuen Virusgeneration des Marburg-Virus beginnt, soweit morphologisch erkennbar, im Cytoplasma. Anhäufungen von nucleocapsidhaltigen Strängen bilden lichtmikroskopisch sichtbare Einschlüsse vom Typ der Negrikörper. Einzelstränge treten durch einen Sprossungsprozeß in den extra- oder intercellulären Raum, aber auch in intracelluläre Vacuolen aus und gewinnen dabei durch Umhüllung ihre endgültige Gestalt. Viele Stränge können im Sinne einer abortiven Entwicklung im Verband des Einschlusses verbleiben und werden erst mit diesem nach Zusammenbruch der Zelle frei. Die Einschlußkörper sind morphologisch sehr vielfältig, zeigen in der Regel aber die Substruktur des Nucleocapsids mehr oder weniger deutlich (Abb. 8). Im Quer- und Schrägschnitt zeigt sich dieses als tubuläre Struktur von etwa 26 mµ Durchmesser, die von einer weniger dichten Zone umgeben und in Material höherer Elektronendichte eingebettet ist. Im Längsschnitt wird die bereits bekannte Helix von etwa 5 mµ Steighöhe sichtbar. Dieses tubuläre Element dürfte als das RNS-haltige, also genetische Material des Virus anzusehen sein.

Viren mit komplexem Aufbau

Grundsätzlich andersartig angelegt sind die Erreger der *Pocken*gruppe, die als die größten DNS-Viren bereits einige Züge zellähnlicher Organisation aufweisen. Trotz mancher Unterschiede im Detail, die sich hinsichtlich der Gestalt und der Zellreaktion ergeben haben, können die wesentlichen Charakteristika dieser Gruppe am *Vaccinia*virus, als best untersuchtem Vertreter, repräsentativ beschrieben werden. Auch diese Viren gelangen durch einen Prozeß der Cytose intakt in das Cytoplasma und werden dort zunächst durch zelleigene und schließlich durch virusinduzierte Enzyme bis zur freigelegten DNS abgebaut. Das erste morphologisch erkennbare Anzeichen der Virussynthese ist das Viroplasma, eine Anhäufung homogenen Materials im Cytoplasma der Wirtszelle, aus dem heraus sich in einem interessanten morphogenetischen Prozeß Hüllmembranen aufbauen (Abb. 9). Diese umschließen später jeweils gleiche Anteile des Viroplasmas und bilden dadurch die etwa 300 mµ großen *unreifen* Viren. In vielen, wenn auch nicht in allen, läßt sich schließlich ein meist exzentrisch gelagertes, DNS-haltiges Strukturelement, das sog. Nucleoid, beobachten. In einem schnell ablaufenden Reifungsprozeß erfolgt dann eine Umorganisation des plasmatischen Inhaltes zur

Form des *reifen* Virus. Ein solcher Übergang vom unreifen in den reifen Zustand unter Umgestaltung des inneren Aufbaus ist bisher nur bei den Viren der Pockengruppe beobachtet worden.

Die äußere Gestalt des reifen Viruspartikels ist beim Vaccinia- und Variolavirus die eines abgerundeten Quaders, beim Virus des Melkerknotens eher die eines Ellipsoids. Die Länge der Partikel liegt um 300 mµ. Negativkontrast- und Schnittuntersuchungen sowie der gezielte Abbau einzelner Strukturelemente durch proteolytische Enzyme bzw. Desoxyribonuclease haben gezeigt, daß die reifen Partikel aus vier Grundelementen aufgebaut sind (Abb. 10):

1. einer umhüllenden Membran, in die ein mehr oder weniger geordnetes Muster von Filamenten (Abb. 13) eingelagert ist,

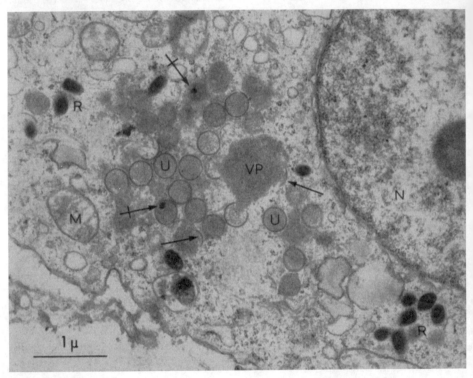

Abb. 9. Vacciniavirus. Dünnschnitt durch cytoplasmatisches Synthesezentrum (Guarnieri-Körper). Viroplasma (VP), im Aufbau begriffene Virusmembranen (⟶), unreife Viruspartikel (U), z. T. mit Nucleoiden (⊣⟶), reife Viruspartikel (R); Nucleus (N), Mitochondrium (M). 20000 ×

2. einer peripheren Proteinschicht aus regelmäßig angeordneten Untereinheiten,

3. einem proteinhaltigen Doppelelement und

4. einem DNS und Protein enthaltenden bikonkaven Innenkörper, der als das Core des Virus bezeichnet wird.

Dieses Core entwickelt sich aus dem Nucleoid des unreifen Partikels, verhält sich gegenüber enzymatischem Angriff wie chromosomales Material und besitzt, wie neuere Untersuchungen gezeigt haben, eine sehr labile, hochdifferenzierte Feinstruktur. Diese wird beherrscht durch die Existenz eines Tripletts röhrenförmiger Stränge, die parallel zur langen Achse des Virions angeordnet sind. Auch Dubletts und Quadrupletts werden gelegentlich beobachtet. Die Anwendung neuer, z. T. erst an diesem Objekt erarbeiteter ultracytochemischer Verfahren hat klargestellt, daß die tubulären Stränge aus Protein bestehen. Sie sind umgeben von einer DNS-haltigen Matrix und besitzen im axialen Bereich einen weiteren Anteil an Nucleinsäure, der, abhängig von der Präparationsweise, im Zentrum der Achse (Abb. 10) oder periaxial beobachtet wird. Eine Interpretation

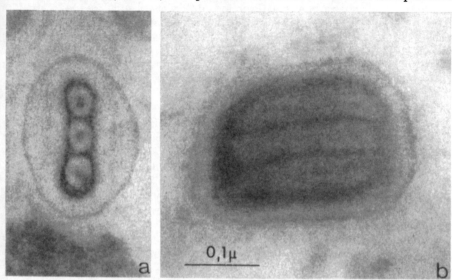

Abb. 10. Vacciniavirus. Dünnschnitte durch reife Partikel. a Schnitt vertikal zur Längsachse, b Horizontalschnitt. Umhüllende Membran, Doppelelement (nur in a) sichtbar,) periphere Proteinschicht; Triplett tubulärer Proteinstränge mit axialer Verdichtung (DNS), umgeben von stark kontrastierter Matrix (DNS). Alkohol- Essigsäure-Fixierung, selektive Kontrastierung der Nucleinsäure durch Wolframat. 200 000 ×

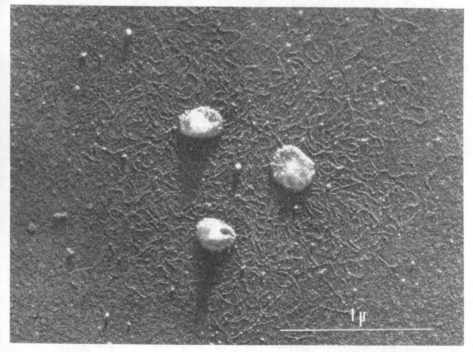

Abb. 11. Vacciniavirus nach Freilegung fädiger Moleküle der Virus-DNS durch Trypsin. Schräg bedampft, Negativkopie. 40 000 ×

dieses bemerkenswerten Befundes steht zwar noch aus. Doch hat sich schon jetzt das Core der Pockenviren als interessantes Modell für das Studium genetischen Materials erwiesen. Trotz der getrennten Anordnung von DNS und Protein weisen die Ergebnisse der enzymatischen Studien auf eine enge Bindung beider Partner hin. Durch schonenden Abbau des Proteins mit Trypsin kann diese jedoch gelöst und dadurch die DNS aus ihrer ursprünglichen Ordnung freigelegt werden. Sie erscheint dann außerhalb der Virushülle in Form fädiger Strukturen, die den der DNS-Doppelhelix entsprechenden Durchmesser von 20 bis 30 Å besitzen (Abb. 11). In eben dieser Form dürfte die DNS während der Eklipsephase vorliegen, wenn die Synthese der Virusnachkommenschaft auf molekularer Ebene eingeleitet wird.

Virussystematik und elektronenmikroskopische Virusdiagnostik

Die Kenntnisse über den Nucleinsäuretyp, das Bauprinzip und die Größe der Viren haben in den letzten Jahren zu einer Systematik geführt (Abb. 12), die bereits allgemein Anerkennung findet, obwohl im Detail Änderungen noch zu erwarten sind. So ist darin z. B. die nach ökologischen Kriterien, nämlich Übertragung durch Arthropoden, geschaffene Gruppe der Arboviren noch problematisch. Trotzdem hat sich diese Ordnung bereits als nützlich erwiesen, da sie den Weg weist, neben anderen bewährten Methoden wie Serologie, Immunfluorescenz und Züchtung in Hühnerei oder Zellkultur, auch morphologische Kriterien für die Virusdiagnostik heranzuziehen. Wenn auch auf diese Weise in der Regel nur eine Angabe über die Virusgruppe möglich sein wird, so liegt doch in der Schnelligkeit der Aussage ein wesentlicher Vorteil. So ist z. B. die elektronenmikroskopische

Nuclein-säure	Morphologie	Grösse in mμ	Virus-gruppe	Virus
DNS	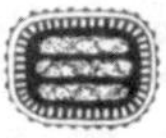	300×250	Pocken	Variola
				Alastrim
				Vaccinia
				Molluscum cont.
	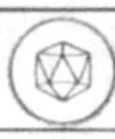	100–150	Herpes	Herpes simplex
				Varicella/Zoster
		70–85	Adeno	Adeno (Mensch u. Tier)
		40–55	Papova	Papillom
				Polyoma
				SV 40
		20–23	Picodna	Picodna (Tier)
RNS	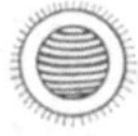	80–200	Myxo	Influenza
				Newcastle Disease
				Mumps
				Masern
	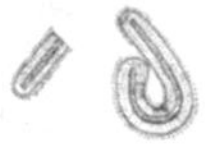	75×200 und länger	Stomato/Rabies (Rhabdo)	Ves. Stomatitis
				Rabies
				Marburg
				Egtved/Sigma
	sphärisch	20–60 (heterogen)	Arbo	Gelbfieber
				Dengue
				Pappataci
		60–75	Reo	Reo
		17–30	Picorna	Polio
				ECHO
				Rhino
				MKS

Abb. 12. Klassifizierung einiger wichtiger menschen- und tierpathogener Viren. (Die Angaben zur Morphologie sind nicht maßstabsgerecht. Die Arbogruppe ist nach ökologischen Kriterien geschaffen worden)

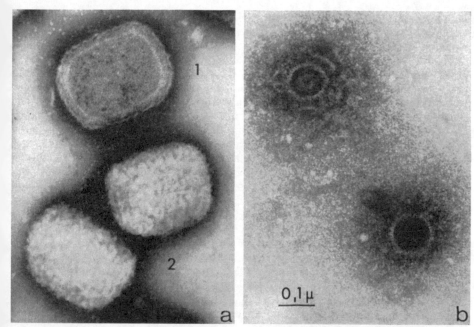

Abb. 13. Elektronenmikroskopische Differentialdiagnostik Pockengruppe –– Herpesgruppe durch direkte Präparation von der Haut des Erkrankten; Negativkontrast. a) Vacciniavirus. 1. Dringt das Kontrastmittel in die periphere Proteinschicht ein, so resultieren relativ elektronendichte Partikel (Abbildungstyp 2). 2. Verbleibt das
Kontrastmittel im Bereich der umhüllenden Membran, so ergeben sich helle Partikel mit deutlicher Filament-
zeichnung (Typ 1). b) Varicellavirus, Nucleocapside mit bzw. ohne Hülle. 100000 ×

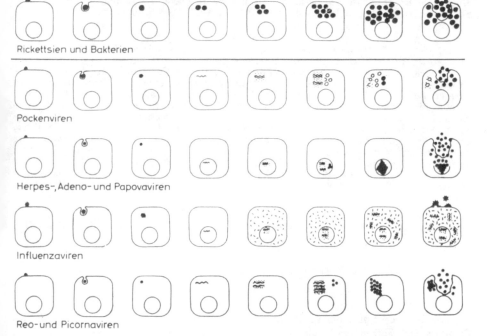

∿ = Nukleinsäure, ⠿ = Protein, ╱ = Myxovirus-Hämagglutinin

Abb. 14. Übersicht über die Entwicklung wichtiger menschen- und tierpathogener Viren in der Wirtszelle (Cytoplasma bzw. Zellkern) im Vergleich zur intracellulären Vermehrung von Rickettsien und Bakterien. (Entnommen
aus D. Peters, IV. Int. Kongr. für Infektionskrankheiten, München, S. 5 (1967), F. K. Schattauer-Verlag, Stuttgart)

Differentialdiagnostik an Vesikelflüssigkeit zur Unterscheidung von Variola- oder Vacciniavirus einerseits und Varicella- oder Herpesvirus andererseits mit einem hohen Grad von Verläßlichkeit bereits fester Bestandteil klinischer Virologie (Abb. 13). In letzter Zeit mehren sich die Berichte, daß auch Parainfluenza- und Mumpsviren direkt in nasopharyngealen Sekreten und im Speichel oder indirekt nach Vermehrung in Zellkulturen schnell elektronenmikroskopisch nachgewiesen werden können. In primären Affennierenkulturen, die häufig für Viruszüchtung Verwendung finden, sind wiederholt kontaminierende Viren mit Hilfe der Negativ-kontrasttechnik gefunden worden. Aber auch die Untersuchung von Dünn-schnitten normal in Formaldehyd fixierten Organmaterials, das als Biopsie oder post mortem entnommen worden ist, kann, wie wiederholt berichtet wurde, zum elektronenmikroskopischen Nachweis von Viren typischer Gestalt führen. Dabei kann neben der Struktur der Erreger oder ihrer Vorstufen, auch ihre Lokalisation innerhalb der Zelle nützliche Hinweise für die Erkennung bieten. Die in Abb. 14 gegebene schematische Darstellung der Entwicklung einiger wichtiger menschen- und tierpathogener Viren gibt einen zusammenfassenden Überblick über die sehr unterschiedlich ablaufenden Vermehrungsprozesse und macht deutlich, daß auch aus der Lagerung aufgefundener Viruspartikel im Kern bzw. im Cytoplasma Rückschlüsse auf ihre Zuordnung gezogen werden können. Fortschritte im Bereich der gezielten Therapie von Virusinfektionen, wie sie sich bereits abzeichnen, werden voraussichtlich zu steigendem Interesse an diagnosti-schen Schnellverfahren führen. Die Elektronenmikroskopie wird dabei sicher von Bedeutung sein.

Frau J. D. Almeida, London, danke ich für die freundliche Überlassung von Abb. 6, Prof. R. Siegert, Dr. H.-L. Shu und Dr. W. Slenczka, Marburg, für Marburg-Viruspräparate, Prof. R. Rott, Gießen, für eine Präparation des Virus der klassischen Geflügelpest. Dr. G. Müller und Dr. G. Nielsen sowie unsere Mitarbeiter H. Giese, U. Lehmann, B. Mill und A. Stromeyer waren an den Untersuchungen des eigenen Laboratoriums sehr wesentlich be-teiligt.

Literatur

Davis, B. D., Dulbecco, R., Eisen, H. N., Ginsberg, H. S., and Wood, W. B.: Microbiology; New York: Hoeber Medical Division, Harper & Row 1967. — Fenner, F.: The biology of animal viruses, Vol. I. Molecular and cellular biology. New York: Academic Press 1968. — Grumbach, A., u. Bonin, O. (Hrsg.): Die Infektionskrankheiten des Menschen und ihre Erreger, Bd. I und II, 2. Aufl.; Stuttgart: Thieme 1969. — Haas, R., u. Vivell, O. (Hrsg.): Virus- und Rickettsieninfektionen des Menschen. München: J. F. Lehmanns Verlag 1965. — Horsfall, F. L., and Tamm, I. (Eds.), Viral and rickettsial infections of man, 4th. ed. Phila-delphia: J. B. Lipincott Co. 1965. — Luria, S. E., and Darnell Jr., J. E.: General virology, 2nd. ed. New York: John Wiley and Sons 1968. — Peters, D.: Morphologie und Entwicklung menschen- und tierpathogener Viren. In: Mössner, G., u. Thomsen, R. (Hrsg.): Infektions-krankheiten. IV. Int. Kongr. für Infektionskrankheiten, S. 5. Stuttgart: F. K. Schattauer 1967. — Rhodes, A. J., van Rooyen, C. E., (Eds.): Textbook of virology, 5th. ed. Baltimore: Williams and Wilkins Co. 1968. — Waterson, A. P., (Ed.): Brit. med. J. 23, No. 2 (1967).

Einteilung der animalen Viren nach funktionellen Gesichtspunkten, insbesondere bei cytociden Virusarten

WECKER, E. (Institut für Virologie der Univ. Würzburg)

Referat

Die Degeneration einer virusinfizierten Zelle bedeutet fast immer das Ende der Problematik, sofern sie einen experimentellen Virologen interessiert. Aber die Degeneration einer virusinfizierten Zelle bedeutet nicht selten den Beginn der Problematik, sofern sie einen Arzt interessiert; denn immerhin werden Entstehung und Verlauf einiger Virusinfektionen durch die Art und die Anzahl der primär virusgeschädigten Zellen bestimmt. Um so überraschender muß es erscheinen, daß über die Gründe der virusbedingten Zelldegeneration eigentlich noch sehr wenig bekannt ist.

Trotzdem, oder vielleicht gerade deshalb, will ich in diesem Referat versuchen, eine allerdings sehr provisorische Einteilung nach funktionellen Gesichtspunkten für diejenigen Virusarten zu diskutieren, die letzten Endes zum Tode der von ihnen infizierten Zelle führen.

Phänomenologisch können wir folgende Ereignisse in virusinfizierten Zellen beschreiben, welche in einem einigermaßen ersichtlichen Zusammenhang mit dem nachfolgenden Zelltod zu stehen scheinen.

1. Hemmung der cellulären Makromolekülsynthese (Nucleinsäuren, Proteine).
2. ,,Aktive Zellzerstörung von innen".
3. Degenerative Veränderung der Chromosomen.

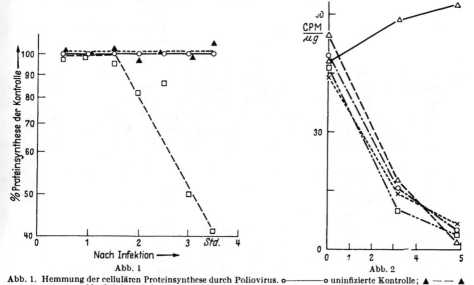

Abb. 1. Hemmung der cellulären Proteinsynthese durch Poliovirus. o————o uninfizierte Kontrolle; ▲ — — ▲ 6 inaktivierte Polioviren pro Zelle; ▢ — — — ▢ 10 aktive Polioviren pro Zelle

Abb. 2. ▲ — ▲ — ▲ nicht infiziert; △ — △ — △ infiziert Kuhpocken oder Vaccinia; × — × — × UV-bestrahlt Vaccinia 40 sec; ▢ — ▢ — ▢ UV-bestrahlt Vaccinia 80 sec; o — o — o UV-bestrahlt Kuhpocken 80 sec

4. ,,Obstipation" = massive Anreicherung virusspezifischen Materials in der infizierten Zelle.

Die Art der verursachten Zellschädigung ist zwar für bestimmte Virusarten einigermaßen charakteristisch, es kommen jedoch auch nicht selten Kombinationen der hier aufgeführten Phänomene vor. Aber betrachten wir sie zunächst einmal gesondert.

Zu 1.: Hemmung der cellulären Makromolekülsynthese.

Verschiedene Virusarten lösen in infizierten Zellen eine drastische Inhibition der Synthese cellulärer Proteine und cellulärer Nucleinsäuren aus. Diese Hemmfunktionen treten häufig sehr früh auf, d. h. noch bevor eine nachweisbare Virusvermehrung eingesetzt hat. So ist z. B. die Hemmung der cellulären Proteinsynthese eines der frühesten Ereignisse, das man in einer Polio-infizierten Zelle überhaupt beobachten kann.

Unsere derzeitigen Untersuchungen haben gezeigt, daß diese Hemmfunktion überraschenderweise nur von voll infektiösem Virus ausgelöst wird. Jeder Inaktivierungsakt durch UV-Bestrahlung oder Behandlung mit Chemikalien, die ebenfalls spezifisch an der Virusnucleinsäure angreifen, z. B. Hydroxylamin, führt zum Verlust dieser Hemmfunktion. Daraus ist u. a. zu schließen, daß ein virusspezifisches Produkt, welches in der infizierten Zelle neu synthetisiert werden muß, für diese virale Hemmfunktion Voraussetzung ist (Abb. 1).

Anders liegt die Sache bei den Pockenviren. Hier konnte mein Mitarbeiter Dr. Jungwirth zeigen, daß selbst eine vollständige Inaktivierung eines Pockenviruspräparates durch UV-Bestrahlung nicht zum Verlust seiner Fähigkeit führt, die celluläre DNS-Synthese abzustellen. Die für die Inhibition cellulärer Makromolekülsynthese notwendige Substanz ist also bereits im Virion fertig enthalten und gelangt mit diesem in die Zelle. Eine Neusynthese in der infizierten Zelle ist deshalb hier nicht notwendig (Abb. 2).

Es ist verständlich, daß eine Zelle, in der so zentrale Funktionen wie Nucleinsäure- oder Proteinsynthesen nicht mehr ablaufen können, zur Degeneration verurteilt ist.

Zu 2: Die aktive Zellzerstörung von innen her wurde am besten bei den sog. T-Bakteriophagen untersucht. Als virusspezifisches Protein wird relativ spät im Infektionscyclus ein Enzym, das sog. Phagenlysozym, hergestellt, welches den Zellwall der Bakterien buchstäblich auflöst und erst dadurch die Freisetzung der neu gebildeten Phagenteilchen ermöglicht. Eine direkte Zellauflösung am Ende des Vermehrungscyclus tritt zwar bei keinem bisher untersuchten animalen Virus auf, aber dennoch scheint auch hier in einigen Fällen eine aktive Zellschädigung stattzufinden, welche zeitlich oft mit der Freisetzung der neugebildeten Virusteilchen zusammenfällt. Ein solcher Vorgang wurde für Mengo- und Poliovirus beschrieben.

Eine Zellschädigung ganz ohne vorausgehende Hemmechanismen findet sich bei einigen Vertretern der Myxoviren, insbesondere bei Influenza-A-Viren. In jedem Fall scheint diese Art der aktiven Zellschädigung von einer vorhergehenden Virusvermehrung abzuhängen.

Zu 3.: Degenerative Veränderungen der Chromosomen treten in einer ganzen Reihe von Virus-Zellsystemen auf, z. B. bei Herpesviren, einigen Adenovirusstämmen und einigen Vertretern der Myxovirusgruppe, wie etwa dem Masernvirus. Mein Mitarbeiter, Dr. zur Hausen hat die Degeneration von Chromosomen in Zellen, welche mit dem onkogenen Stamm Adeno 12 infiziert wurden, eingehender untersucht[1]. Bei Adenovirus Typ 12 und Herpes simplex scheinen diese Vorgänge mindestens auf einer genetischen Restfunktion des Virus zu beruhen. Zwar kommt es bei Adeno 12 bereits 8 bis 10 Std nach Infektion zu schweren Chromosomenveränderungen auch in sog. „non-permissive“-Zellen, in denen sich das Virus gar nicht wirklich vermehren kann, aber eine vorhergehende Inaktivierung des Virusinokulums mittels UV-Licht bringt das Phänomen zunehmend zum Verschwinden (Abb. 3).

Zellen, welche nach Infektion mit Adenovirus Typ 12 Chromosomenbrüche aufweisen, sind fast ausnahmslos zum Absterben verurteilt. Die Fähigkeit solcher Einzelzellen, wieder zu Kolonien auszuwachsen, ist praktisch vollkommen verlorengegangen und Massenkulturen dieser Zellen zeigen die typischen Veränderungen, die man als cytopathogenen Effekt eines Virus beschreibt. In Parenthese sei vermerkt, daß aller Wahrscheinlichkeit nach der Vorgang der Chromosomenveränderung und derjenige der Transformation zur Tumorzelle, beide ausgelöst z. B. durch Adeno 12-Virus, nicht nur nichts miteinander zu tun haben, sondern sich sogar gegenseitig ausschließen. Die wirklich virustransformierten Zellen, welche nach der Infektion zu Kolonien auswachsen, besitzen, zumindest noch am Anfang, einen völlig normalen Karyotyp.

---

[1] Diese Arbeiten wurden am Children's Hospital, Philadelphia, USA, durchgeführt.

Zu 4.: Schließlich bleibt noch ein Phänomen zu beschreiben übrig, welches cytomorphologisch ebenso eindrucksvoll ist, wie sein ursächlicher Zusammenhang mit dem hier diskutierten Thema der virusbedingten Zellzerstörung noch unklar bleibt. Dieses Phänomen habe ich der Einfachheit halber als Obstipation bezeichnet. Es wird z. B. in menschlichen und tierischen Zellen deutlich, die mit dem abgeschwächten CVS-Stamm des Tollwutvirus infiziert wurden. Von einem akuten Zelltod kann hier gar nicht die Rede sein, vielmehr zeichnet sich das System gerade dadurch aus, daß die Zellen chronisch infiziert sind, d. h., daß Virusvermehrung und Zellvermehrung zunächst noch nebeneinander über viele Zellgene-

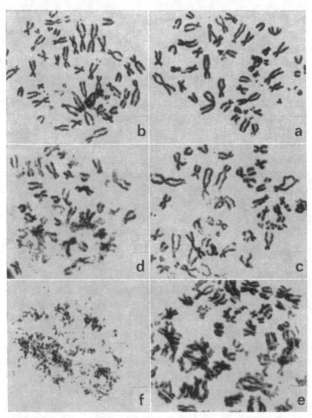

Abb. 3. Chromosomenbrüche in Zellen nach Infektion mit Adenovirus Typ 12. Zunehmende Infektionsdosis von a bis f. (H. zur Hausen, unveröffentlicht)

rationen hinweg möglich sind. Aber, und deshalb sei es hier überhaupt erwähnt, in bestimmten Systemen sterben chronisch infizierte Zellen schließlich doch ab. Das einzige, was man bisher beobachten konnte, ist das Auftreten charakteristischer Einschlußkörperchen im Cytoplasma der Zellen. Anfänglich sind die Einschlußkörperchen noch fleckenförmig über das Cytoplasma verteilt. Im Laufe der Zeit verdichten sie sich und nehmen an Masse ungeheuer zu. In diesem Stadium, immerhin mehrere Zellgenerationen nach Beginn der Infektion, zeigen sich dann auch die ersten morphologisch faßbaren Zellschädigungen. Worauf diese Zellschädigung beruht, ist, wie gesagt, noch ganz ungeklärt. Immerhin könnte man sich vorstellen, daß solche gewaltigen Mengen virusspezifischen, also zellfremden Materials, die mehr als die Hälfte des gesamten Zellvolumens okkupieren können, die normale Funktion der Zelle doch direkt oder indirekt stören. Das Material in den Einschlußkörperchen konnte übrigens vor kurzem von Sokol u. Hummeler u. a. in Philadelphia als das Nucleoprotein des Tollwutvirus identifiziert werden, welches dicht gepackt vorliegt.

Zusammenfassend können wir also feststellen, daß sich innerhalb der zellzerstörenden, cytociden Virusarten auf Grund der von ihnen ausgelösten unterschiedlichen Phänomene verschiedene Gruppen unterscheiden lassen.

1. Viren, welche die celluläre Makromolekülsynthese hemmen, ohne die Zelle aktiv zu zerstören. Die Hemmfunktion beruht bei diesen Viren, z. B. denjenigen der Pockengruppe, auf Substanzen, welche schon fertig mit dem infizierenden Virus in die Zelle gelangen und die Hemmfunktion kann somit auch von inaktiviertem Virus ausgelöst werden. Der biologische Sinn der Zellschädigung ist nicht offensichtlich, da die intracellulär gebildeten Pockenviren größtenteils in der zerstörten Zelle liegenbleiben.

2. Viren, die meist am Ende ihres Vermehrungscyclus, die Zelle aktiv zerstören, ohne schon vorher die celluläre Makromolekülsynthese beeinträchtigt zu haben. Nur infektiöses Virus ist dazu in der Lage (Beispiel Influenzaviren).

3. Viren, welche die celluläre Makromolekülsynthese relativ früh hemmen und noch zusätzlich die Zelle am Ende ihres Vermehrungscyclus aktiv zerstören. Die aktive Zellschädigung tritt ein, noch bevor die Funktionshemmung der Zelle zu ihrem Tode führen würde und setzt infektiöses Virus voraus. Auch die Hemmung der cellulären Makromolekülsynthese kann nur von infektiösem Virus verursacht werden und beruht sehr wahrscheinlich auf der Neusynthese wenigstens eines virusspezifischen Proteins (Beispiel Picornaviren). In allen Fällen, in denen eine aktive Zellzerstörung durch Virusinfektion beobachtet wird, werden die neu gebildeten Virusteilchen in Freiheit gesetzt. Besonders bei den Picornaviren erfolgt dies explosionsartig und hier könnte man den biologischen Vorteil der virusbedingten Zellschädigung sehen, der bei den T-Bakteriophagen ja ganz evident wird.

Angesichts so verschiedener Phänomene der Zellschädigung, die von Viren ausgelöst werden können, erhebt sich die dringende Frage, nach den ihnen zugrunde liegenden Wirkungsmechanismen. Hat z. B. jedes beobachtbare Phänomen seinen eigenen Mechanismus oder sind sie nur Ausdruck einiger weniger oder gar ein und desselben Mechanismus? Allison hat versucht, alle virusbedingten Zellschädigungen auf das Wirksamwerden von lysosomalen Enzymen zurückzuführen. Tatsächlich verursacht eine Virusinfektion in vielen Fällen direkt oder indirekt, daß die Lysosomenmembranen durchlässig werden und die ursprünglich in den Lysosomen eingeschlossenen hydrolysierenden Enzyme herausfließen. Umgekehrt konnte Vanio zeigen, daß eine Behandlung mit Antihistaminika, welche u. a. auch die Lysosomenmembran abdichten, einige der sonst unvermeidlichen cytotoxischen Effekte einer Virusinfektion in vitro verhindern können. Dies gilt allerdings nicht für virusinduzierte Chromosomenaberrationen. Ob überhaupt eine solche unifizierende Theorie künftiger Prüfung standhält, bleibt noch abzuwarten.

Die Darstellung eines Gebietes, das wie das hier besprochene noch so wenig erforscht ist, ist immer etwas undankbar. Wenn es hier aber trotzdem versucht wurde, so vor allem deshalb, weil dieses Gebiet, wie kaum ein anderes, an der Grenze liegt, an der sich theoretische und klinische Interessen unmittelbar berühren. Die Aufzählung von Phänomenen, über deren Entstehung wir noch so wenig wissen, soll dabei kein Selbstzweck gewesen sein, sondern eher eine Anregung, sich damit eingehender zu beschäftigen. Denn die Beschreibung von Phänomenen kann immer nur eine Station auf dem Wege sein, dessen eigentliches Ziel die Aufklärung von Wirkungsmechanismen ist.

Die Literatur kann beim Verfasser angefordert werden.

Herpesviren mit besonderer Berücksichtigung der Mononucleose

HENLE, W. und HENLE, G (Philadelphia, USA)

Autoreferat

Die Zahl der Viren, die der Herpesgruppe zuzuordnen sind, ist in den letzten Jahren ständig gewachsen. Diese Gruppe enthält humanpathogene (Herpes simplex, Varicella, Cytomegalie) und viele tierpathogene Viren. Es würde zu weit führen, alle Mitglieder der Gruppe zu besprechen. Die Diskussion wird deshalb auf zwei, jetzt im Vordergrund stehende Probleme beschränkt, nämlich erstens das Epstein-Barr oder EB-Virus und seine Beziehung zur Mononucleose und zweitens möglicherweise onkogene Viren dieser Gruppe.

Das EB-Virus ist über die ganze Welt verbreitet. Es vermehrt sich anscheinend nur in Zellen des lymphoreticulären Systems von Primaten, und dann lediglich in Form einer fortdauernden Infektion, die jeweils nur einen kleinen Prozentsatz der Zellen erfaßt. Die virusproduzierenden Zellen in diesen „carrier" Kulturen können in acetonfixierten Ausstrichen mit der indirekten Immunofluorescenzmethode nachgewiesen werden, die dann andererseits auch zum Nachweis spezifischer Antikörper angewandt wird. Der Beweis der ätiologischen Beziehung zur Mononucleose beruht auf den folgenden Beobachtungen:

a) Alle Patienten mit typischen Befunden, einschließlich positiver Paul-Bunnell-Reaktion, bilden Antikörper gegen EB-Virus, die sich leicht von den heterophilen Antikörpern unterscheiden lassen.

b) Eine Anamnese der Mononucleose konnte nur unter solchen gesunden Personen erhoben werden, die Antikörper gegen das EB-Virus aufwiesen.

c) Mononucleose trat nur unter solchen Studenten auf, die zuvor keine Antikörper gegen das EB-Virus besaßen. Die Gegenwart von Antikörpern scheint demnach gegen die Krankheit zu schützen.

d) Kulturansätze peripherer Leukocyten von Patienten führten regelmäßig und in kurzer Zeit zu permanent wachsenden Stämmen von blastoiden Zellen, die in allen Fällen eine Infektion mit EB-Virus aufwiesen.

e) Die Seroepidemiologie des EB-Virus stimmt soweit in jeder Beziehung mit der Epidemiologie der Mononucleose überein.

f) Injektion soll nach unveröffentlichten Beobachtungen (J. Grace) bei einem leukämischen Patienten, der keine Antikörper gegen das Virus besaß, Mononucleose hervorgerufen haben.

Da das Virus bisher nicht in genügender Quantität in geeigneten Zellen gezüchtet werden kann, steht eine Vaccine nicht in Aussicht.

Bezüglich onkogener Eigenschaften der Herpesgruppe liegen neuerdings Befunde vor, die darauf hinweisen, daß das Lucke-Adenocarcinom der Froschniere sowie die Neurolymphomatose der Hühner (Mareksche Krankheit) von Herpesviren induziert werden. Weiterhin wird die Möglichkeit erwogen, daß EB-Virus in der Genese des Burkitt-Lymphoms afrikanischer Kinder sowie in gewissen Carcinomen des Nasen-Rachenraumes älterer Afrikaner eine direkte oder zumindestens indirekte Rolle spielt. Als Hinweis für eine ätiologische Beziehung werden folgende Beobachtungen zitiert:

a) Fast alle Zellkulturen von Burkitt-Lymphoma enthalten, oder enthielten vorübergehend, EB-Virus.

b) Zellstämme, die von Burkitt-Lymphomen oder Mononucleoseleukocyten gezüchtet wurden, weisen gleichartige Marker-Chromosomen in der C-Gruppe auf.

c) Alle Patienten mit Burkitt-Lymphomen und viele mit Carcinomen des Nasopharynx besitzen Antikörper gegen EB-Virus, gewöhnlich mit sehr hohem Titer.

d) Die von G. Klein und seinen Mitarbeitern beschriebenen Antigene in den Membranen von Burkitt-Lymphomzellen werden auch in gezüchteten Mononucleosezellen gefunden und sind wahrscheinlich von EB-Virus induziert. Patienten mit Mononucleose bilden im Laufe der Krankheit Antikörper gegen Zellmembranantigene, die von Virusantigenen leicht unterscheidbar sind.

e) Auf Grund experimenteller Untersuchungen ist es wahrscheinlich, daß EB-Virus einen wachstumsfördernden Einfluß auf Leukocytenkulturen ausübt und für das Entstehen blastoider Zellstämme verantwortlich ist.

Diese Resultate sind nicht hinreichend, um dem EB-Virus Onkogenität zuzuschreiben, schließen aber ebensowenig diese Möglichkeit aus. Weitere Untersuchungen zur Lösung dieser Frage sind im Gange.

Ergebnisse zur virusbedingten Tumorgenese — RNS-Tumoren

BAUER, H. (Tübingen)

Autoreferat

Unter dem Aspekt, daß es auch beim Menschen Tumoren gibt, deren Entstehung auf eine Virusinfektion zurückgeht, gewinnen die RNS-haltigen Tumorviren immer mehr an Bedeutung. Im Gegensatz zu den meisten DNS-Tumorviren kennt man nämlich in den verschiedensten Tierspecies bösartige Spontantumoren, die durch ein RNS-Virus berursacht sind. Obwohl sich die verschiedenen RNS-Tumorviren in ihrem Aufbau kaum voneinander unterscheiden und ihre Vermehrung in der Zelle sehr ähnlich verläuft, sind sie Species-spezifisch. Selbst innerhalb eines Species ist die Empfänglichkeit für solche Viren nicht gleich, sondern vom Genotyp des einzelnen Tieres abhängig.

Im allgemeinen werden in solchen Tumoren neue infektiöse Virusteilchen produziert. Dies ist jedoch keine Voraussetzung für das Fortbestehen des Tumors. Aber auch in den nichtvirusproduzierenden Tumoren persistiert das Virusgenom. Man erkennt dies unter anderem an virusspezifischen Antigenen, die sowohl intracellulär als auch in der Zellmembran nachweisbar sind. Die letzteren, die sog. Transplantationsantigene, werden vom Organismus als Fremdantigene erkannt und rufen so immunologische Abwehrreaktionen hervor. Da verwandte Tumorviren serologisch gleichartige Transplantationsantigene induzieren, erscheinen Bemühungen hinsichtlich einer Immuntherapie oder Immunprophylaxe erfolgversprechend.

Wenn man sich gewisse Eigenheiten der besprochenen Tumorviren, wie Speciesspezifität und fehlende Virusproduktion in bestimmten Fällen, vor Augen hält, dann wird verständlich, wcshalb der sichere Beweis fürfdie Existenz virusbedingter Tumoren beim Menschen noch aussteht.

Andererseits ist zu erwarten, daß die Anwendung der an tierischen Viren gewonnenen Erfahrungen in absehbarer Zeit zur Beantwortung dieser Frage führen wird.

Ergebnisse zur virusbedingten Tumorgenese — DNS-Tumorviren (Polyoma SV 30) —

KOCH, M. A. (Institut für Urologie, Gießen)

Referat

Bei Experimenten mit virusinduzierten Leukämien der Maus beobachteten Gross sowie Stewart u. Eddy gelegentlich neben Leukämien auch solide Tumoren.

Am häufigsten wurden Speicheldrüsentumore und Nierensarkome gefunden. 1957 gelang Stewart u. Eddy der Nachweis, daß diese Tumoren durch ein Agens sui generis erzeugt wurden. Wegen der Vielfalt der beobachteten Tumoren gaben sie diesem Agens den Namen Polyomavirus. Dieses Virus läßt sich gut in Mäusezellen vermehren, es ist sehr stabil und läßt sich einfach nachweisen. Schon diese Eigenschaften allein machen das Polyomavirus für die Virologen sehr interessant und man erhoffte sich mit Hilfe dieses Virus viele offene Fragen der Onkogenese durch Viren zu klären.

Eine wertvolle Bereicherung der experimentellen Möglichkeiten ergab sich aus der Entdeckung von Sachs und von Dulbecco, die zeigten, daß es möglich ist, auch in vitro — in der Zellkultur — die onkogene Wirkung von Polyomavirus zu studieren. Inoculiert man z. B. eine Kultur von wachsenden Hamsternierenzellen mit Polyovmairus, so entstehen in der Kultur Foci, in denen die Zellen nicht mehr einschichtig sondern mehrschichtig wachsen. Während die normalen Zellen nur langsam wachsen und nach wenigen Zellteilungen sich nicht mehr vermehren, wachsen die Zellen in diesen Zellhaufen — die transformierten Zellen — sehr rasch und lassen sich beliebig lange in vitro vermehren. Die transformierten Zellen bilden keine geordneten Zellverbände, sie wachsen unorganisiert. Diese Zellen zeigen chromosomale Veränderungen unterschiedlicher Art. Schließlich entstehen nach Transplantation dieser Zellen in koisogene erwachsene Tiere am Ort der Transplantation Tumoren.

Ein dem Polyomavirus ähnliches Agens wurde 1960 von Sweet u. Hilleman aus Rhesusnierenzellen isoliert. Dieses als SV 40 bezeichnete Virus induziert nach parenteraler Inoculation von neugeborenen Hamstern ebenfalls solide Tumoren, in der Regel Fibrosarkome. Wie das Polyomavirus kann auch das SV 40-Virus in vitro Zellen, und zwar dieses Virus auch menschliche Zellen, transformieren.

Polyomavirus und SV 40 haben die gleiche Feinstruktur wie die Warzenviren und werden mit ihnen in der Gruppe der Papovaviren zusammengefaßt. Träger der genetischen Information der Papovaviren ist eine ringförmige DNS. Der Informationsgehalt von Polyoma- und SV 40-DNS ist relativ gering, ausreichend für die Kodierung von etwa 7 bis 9 Polypeptiden mittlerer Größe.

Neben den Papovaviren haben zahlreiche der ebenfalls DNS-haltigen Adenoviren eine onkogene Wirkung im neugeborenen Hamster. Erwähnt werden muß, daß auch einige Vertreter der Herpes- und Pockenviren Tumoren erzeugen können, wie z. B. das Virus der Marekschen Krankheit der Hühner, das Luckévirus bei Fröschen, das Yobavirus bei Affen und das Fibromvirus bei Kaninchen.

Im folgenden möchte ich mich auf die Befunde beschränken, die bei Polyoma-, SV 40- und Adenovirus induzierten Tumoren gemacht wurden. Die Konsequenzen, die sich aus diesen Beobachtungen für das Studium menschlicher Tumoren ergeben, sollen schließlich diskutiert werden.

Als man begann, sich intensiv mit Papovavirustumoren zu beschäftigen, stieß man auf ein unerwartetes Phänomen: es gelang nicht, Virus im Tumorgewebe nachzuweisen. Hatte das Virus den Prozeß der Malignisierung nur angestoßen und war dann — für die Erhaltung des malignen Zustandes nicht mehr nötig — verschwunden? Wirkte das Virus vielleicht nur indirekt, etwa über die Bildung eines onkogenen Faktors, in Zellen, die nicht selbst in Tumorzellen umgewandelt wurden? Waren es vielleicht abartige, nicht vermehrungsfähige Viren, die Tumoren erzeugten? Oder wurde die Virus-DNS bei der Malignisierung in die Zelle inkorporiert und war deshalb nicht mehr nachweisbar? Einige dieser Fragen konnten rasch beantwortet werden. Die Entstehung von Tumorzellen war Ausdruck einer direkten Wirkung von voll infektionstüchtigem Virus. Anders als bei den RNS-Tumorviren, etwa bei dem Rous-Sarkomvirus, schließen bei den DNS-Tumorviren

Virusvermehrung in einer Zelle und Fortbestehen dieser Zelle als Tumorzelle einander aus. Die DNS-Tumorviren, die hier besprochen werden, sind alle für bestimmte Zellen cytocidal, sie bilden keine „steady state complexes". Weniger einfach war die Beantwortung der Frage nach dem Verbleib des tumorerzeugenden Virus nach der Onkogenese. Wenn wir heute mit Sicherheit sagen können, daß Virus-DNS oder besser genetische Information des Virus in die genetische Information der Zelle aufgenommen oder integriert worden ist, stützt sich diese Behauptung auf folgende Beobachtungen.

1. Tumorzellen enthalten virusspezifische Messenger-RNS. Messenger-RNS kann nur an DNS synthetisiert werden, also muß DNS vorhanden sein.

2. Tumorzellen enthalten DNS, die mit virusspezifischer Messenger-RNS hybridisierbar ist.

3. Seren von Hamstern, die Adeno 12-Tumoren tragen, enthalten Antikörper, die mit Strukturprotein von Adeno 12 reagieren.

4. Neue virusspezifische Antigene können in Tumorzellen nachgewiesen werden. Diese Antigene zeigen keine Kreuzreaktionen mit Antigenen des Virions.

Diese Befunde deuten alle daraufhin, daß zumindest Teile der Virus-DNS in der Tumorzelle vorhanden sind. Daß die gesamte DNS in der Tumorzelle vorhanden sein kann, ergibt sich aus der Tatsache, daß aus SV 40-Tumoren in einigen Fällen infektiöse DNS extrahiert werden kann. Schließlich gibt es SV 40-Tumorzellen, die infektiöses Virus freisetzen. Durch eine induzierte Verschmelzung von SV 40-Tumorzelle mit einer Nierenzelle von Cercopithecus aethiops, der Zelle in der SV 40 sich produktiv vermehrt, wird der Nachweis von SV 40 in solchen Tumoren wesentlich erleichtert. Ob durch die Verschmelzung das SV 40-Genom direkt aktiviert wird oder ob lediglich präexistentes Virus besser erfaßt werden kann, ist z. Z. nicht zu entscheiden. Ich möchte aber darauf hinweisen, daß es nur bei sehr wenigen SV 40-Tumorzellinien gelingt, infektiöse DNS oder infektiöses Virus zu entdecken. Aus all diesen Beobachtungen darf man mit Sicherheit schließen, daß das Virusgenom entweder ganz oder aber die für die Transformation verantwortlichen Abschnitte in das Zellgenom aufgenommen werden.

Diese Beobachtungen erbrachten aber nicht nur den Beweis für die Persistenz der genetischen Information des Virus in der Tumorzelle, sie zeigten auch, daß es möglich ist, das Virus, welches für die Transformation verantwortlich war, zu bestimmen. Hierbei sind von besonderer Bedeutung die schon erwähnten virusspezifischen Antigene in der Tumorzelle. Wir kennen heute zwei Gruppen dieser Antigene: Antigene an der Zelloberfläche und intranucleäre Antigene. Die intranucleären Antigene werden entweder T-Antigene oder Neoantigene genannt und können mit üblichen serologischen Methoden erfaßt werden. Mit Fluorescein-markierten Antikörpern kann ihre Lokalisation sichtbar gemacht werden. Die virusspezifischen Antigene an der Zelloberfläche können durch Transplantationshemmversuche nachgewiesen werden. Sie gehören also in die Gruppe der TSTA. Mit Fluorescein-markierten Antikörpern aus Serum von Tieren, die gegen die Transplantation von Tumorzellen hyperimmunisiert wurden, kann man eine Anfärbung der Zellmembranen von Tumorzellen erreichen. Ob hierdurch ebenfalls das TSTA nachgewiesen wird oder ein zweites, neues Oberflächenantigen, ist z. Z. nicht zu entscheiden.

Es liegt nahe, anzunehmen, daß diese Antigene die Effektoren der Transformation sind. Veränderungen der Zellmembran könnten durchaus eine Malignisierung bedingen. Auch könnte die fehlende Kontaktinhibition oder das asoziale Verhalten von transformierten Zellen in vitro hiermit erklärt werden. Die gleichen Antigene werden aber auch in produktiv infizierten Zellen gefunden und auch in Zellen, die zwar infiziert sind, aber weder Virus synthetisieren noch endgültig transformiert bleiben. Daraus haben einige Autoren geschlossen, daß andere

Faktoren für die Transformation verantwortlich sind. Bemerkenswert ist jedoch, daß die neuen Oberflächenantigene auch nach vielen Zellteilungen nicht verloren gehen, obwohl diese Antigene für die Zelle einen entscheidenden Nachteil bedeuten. Wir wissen, daß nahezu alle transformierten Zellen im immunkompetenten Organismus gerade wegen dieser Antigene vernichtet werden.

Große Bedeutung haben die virusspezifischen Antigene für die Diagnostik. Da, wie schon ausgeführt, die transformierten Zellen für das jeweils transformierende Virus typische Antigene besitzen, können die Tumorzellen allein durch den Nachweis der Antigene einem Virus zugeordnet werden. Da aber alle bisher bekannten Tumorantigene auch bei der produktiven Virusvermehrung synthetisiert werden, ist es möglich, in diese Untersuchungen Viren einzubeziehen, bei denen eine onkogene Wirkung bisher nicht nachgewiesen werden konnte.

Warum aber führt die Infektion mit den hier besprochenen Viren einmal zur Virusvermehrung und einmal zur Transformation? Darauf kann keine verbindliche Antwort gegeben werden. Es sieht jedoch so aus, als ob Zellen, in denen eine lytische Infektion nicht oder nur selten abläuft, eher transformiert werden können als Zellen, die regelmäßig produktiv infiziert werden. Eine Grundvoraussetzung ist selbstverständlich, daß die Virus-DNS in der Zelle freigesetzt werden kann. Bei der Transformation muß es dann zur Aufnahme der Virus-DNS oder von Teilen der Virus-DNS in das Zellgenom kommen. Am Modell des Adeno 12-Hamsterzellsystems hat man die Integration kurz nach Infektion verifizieren können. Die Integration wird erleichtert, ja vielleicht erst möglich, wenn sich die Zelle kurz nach der Infektion teilt. Diese Beobachtung steht im Einklang mit der Erfahrung, daß rasch wachsende Zellen häufiger maligne entarten als mehr stationäre. Neben diesen physiologischen Faktoren bestimmen genetische Faktoren das Transformationsgeschehen. Innerhalb einer homogenen, von einem Wirt stammenden Zellpopulation, scheinen alle Zellen gleich anfällig für eine Transformation zu sein. Zwischen verschiedenen Zellpopulationen gibt es aber meßbare Unterschiede. So hat man beim Versuch, mit SV 40 zu transformieren, resistente Zellen gefunden und Zellen, die häufiger als normal transformiert werden konnten. Zellen von Patienten mit bestimmten Erbkrankheiten und mit chromosomalen Aberrationen wie der konstitutionellen familiären Panmyelopathie oder dem Downs Syndrom sind gut transformierbar. Die klinische Erfahrung lehrt, daß gerade bei diesen Krankheiten maligne Neubildungen gehäuft auftreten. Die Transformationshäufigkeit wird auch durch genetische fixierte Eigenschaften der transformierenden Viren beeinflußt. So kennen wir SV 40-Virusmutanten, die Hamsterzellen besser als der Wildstamm transformieren können.

Von weiteren experimentellen Untersuchungen am Papovasystem ist zu hoffen, daß es möglich sein wird, den Mechanismus der Transformation endgültig aufzuklären. Bei der geringen genetischen Information dieser Viren sind die Erfolgsaussichten hierfür recht groß.

Welche Konsequenzen ergeben sich nun aus den vorgetragenen experimentellen Befunden für Untersuchungen zur Genese menschlicher Tumoren. Man sollte annehmen, daß Vertreter der Papova- und Adenoviren auch für den Menschen onkogen sind. Mit dem SV 40-Virus konnte man ja bereits in vitro menschliche Zellen transformieren. Demgegenüber darf man nicht übersehen, daß die bei Versuchstieren beobachteten Tumoren alle experimentell induziert wurden, d. h. durch parenterale Injektion in immuninkompetenten Tieren. So hat man, meines Wissens, bisher noch keinen spontanen Tumor einer Maus dem Polyomavirus zuordnen können, obwohl das Polyomavirus in vielen Mäusepopulationen endemisch ist und dies Virus im Experiment hoch tumorigen ist. Mit dem SV 40-Virus haben wir unwissentlich Millionen von Menschen inokuliert, ohne daß bis heute beim Menschen trotz intensiverer Bemühungen ein Tumor gefunden werden konnte, der SV 40-Tumorantigene besaß. Alle Versuche, in menschlichen Tumoren bekannte Adenotumorantigene nachzuweisen, waren bisher erfolglos. Die sich hier bietenden experimentellen Möglichkeiten sind aber sicherlich noch nicht völlig ausgeschöpft.

Es ist nach den vorliegenden tierexperimentellen Untersuchungen sinnlos, im Tumorgewebe nach einem Vertreter der Papova- oder Adenoviren zu fahnden. Ob solche Viren überhaupt für die Entstehung menschlicher Tumoren verantwortlich sind, kann heute nicht entschieden werden. Die bisher negativen Ergebnisse berechtigen uns noch nicht, diese Spur aufzugeben.

Die Pockenviren

JOKLIK, W. K.

(Department of Microbiology and Immunology, Duke University Medical Center, Durham, USA)

Referat

Es ist mir eine große Ehre heute hier im Rahmen des 75. Kongresses der Deutschen Gesellschaft für Innere Medizin über den Stand der Forschung auf dem Gebiet der Pockenviren berichten zu können. Meine Studien auf diesem Gebiet gehen nunmehr beinahe 15 Jahre zurück und begannen zu einer Zeit als mRNS, tRNS, Polyribosome und der gesamte Begriff von Molekularbiologie noch unbekannt waren. In diesen Jahren ist die Gruppe der Pockenviren eine der am intensivsten untersuchten Tiervirusgruppen geworden, und ich werde in meinem Vortrag einige der Gebiete, in denen erhebliche Fortschritte erzielt worden sind, beschreiben.

Das Vaccineviruspartikel mißt ungefähr 280×220 mμ und die Außenseite ist bedeckt von einem charakteristisch komplizierten Arrangement von Bändern oder Filamenten. Das Partikel besteht aus einer äußeren Hülle aus Protein und Phospholipid, in welchem ein Innenkörper liegt, der aus einer äußeren Schicht von Proteinuntereinheiten, wohl charakterisiert elektronenoptisch, und einem inneren Milieu besteht, in dem sich das Genom, welches DNS ist, befindet. Herr Prof. Peters; der früher hier berichtet hat, ist einer der führenden Wissenschaftler, die beigetragen haben dieses Konzept des Vaccineviruspartikels zu schaffen.

Das Vaccineviruspartikel besteht hauptsächlich aus Protein. 2 bis 3% sind Phospholipid, welches sich ausschließlich in der äußeren Hülle befindet; 2 bis 3% sind neutraler Lipid, welches aber vermutlich nicht einer der integralen Bausteine des Partikels ist, und ungefähr 5% sind DNS, das Genom. Ehe ich letzteres beschreibe, möchte ich kurz über die Kapsidproteine des Vaccineviruspartikels berichten. Man kann hochgereinigte und in aller Wahrscheinlichkeit vollkommen reine Viruspartikel in einer Mischung Natriumdodecylsulfat, Harnstoff und 2-Mercaptoethanol enthaltend, vollkommen auflösen. Alle Kapsidproteine werden dadurch in ihre Untereinheiten verwandelt, und diese Mischung von Untereinheiten kann dann mittels Polyacrylamidelektrophorese aufgetrennt werden [1]. Man kann mindestens 17 verschiedene Bänder unterscheiden, entweder indem man die Bänder anfärbt, so z. B. mit Coomassie-Blau oder Amido-Schwarz, oder wenn man Virus verwendet, das mit radioaktiven Aminosäuren markiert ist. Vaccinevirus besteht also aus mindestens 17 und vielleicht bis zu 25 (weil verschiedene der Bänder wahrscheinlich Doppelbänder sind) verschiedenen Arten von Proteinen. Wir wissen, wo im Viruspartikel sich verschiedene dieser Proteine befinden. Man kann reine Innenkörper gewinnen, und wenn man solche auf gleiche Weise untersucht, findet man die zwei größten Proteine, die aber Minderkomponenten sind, und das Protein welches am häufigsten im Virus vertreten ist. Protein in diesem Band stellt ungefähr 20% des gesamten Proteingehaltes des Viruspartikels dar. Außerdem wissen wir, daß wenn Vaccinevirus mit den nonionisierten Detergent NP40 behandelt wird, Protein vom Virus abgetrennt wird, und wenn man dieses Protein auf gleiche Weise untersucht, so findet man, daß es nur aus einer einzigen Proteinsorte besteht. Dieses Proteinband, das zweithäufigste, stellt ungefähr 16% des gesamten Proteins im Virus dar und befindet sich vermutlich an der Außenseite des Virions.

Nun möchte ich kurz die DNS des Vaccinevirus beschreiben. Wir haben die folgenden Resultate. Die DNS ist einwandfrei doppelsträngig. Das Molekulargewicht ist ungefähr 160 Millionen; andere Pockenvirengenome haben beträchtlich größere Molekulargewichte, so z. B. das des Geflügelpockenvirus, für das der Wert um 190 Millionen liegt. Der Prozentsatz von GC ist 36, und die Länge des DNS-Moleküls ist ungefähr 85 bis 100 mµ, vermutlich linear, aber vielleicht kreisförmig.

Dieses DNS-Molekül und die Proteinmoleküle, die ich beschrieben habe, müssen also in der Zelle gebildet und in reife Partikel gestaltet werden. Je mehr man diese Prozesse verfolgt, desto klarer wird es, daß Infektion eine große Anzahl von zeitlich ganz genau regulierten Reaktionen auslöst. Vaccinevirus-DNS vermehrt sich während eines ganz kurz begrenzten Teils des Vermehrungscyclus, nämlich zwischen $1^{1}/_{2}$ und 4 Std nach der Infektion [2]. Kapsidproteine fangen sehr bald nach dem Anfang der Infektion an, gebildet zu werden; unter den richtigen Bedingungen kann man die ersten dieser Kapsidproteine schon nach 30 min ermitteln [3]. Die höchste Geschwindigkeit, mit der diese Proteine aufgebaut werden, ist aber erst zwischen 7 und 8 Std nach dem Anfang des Vermehrungscyclus; dann fällt die Geschwindigkeit auf ungefähr die Hälfte und bleibt dort bis 24 Std, dem Ende des Cyclus. Die ersten reifen Viruspartikel können nach ungefähr 5 Std ermittelt werden, und ihre Anzahl steigt dann, zuerst logarithmisch, dann linear, bis ungefähr 24 Std. Virus wird nicht freigesetzt, sondern bleibt in der Zelle, im Cytoplasma; bei 24 Std sind höchstens 5% der Viruspartikel außerhalb der Zelle, und die Freisetzung des Virus erfolgt erst, wenn die Zelle langsam zerfällt.

Die Pockenvirus-DNS enthält Informationen für ungefähr 300 Proteine. Wir kennen nur wenige von diesen. Wie schon gesagt, gibt es ungefähr 17 bis 25 Kapsidproteine und außerdem eine Handvoll von frühen Enzymen, die in aller Wahrscheinlichkeit vom Virusgenom kodifiziert werden; darunter befinden sich DNS-Polymerase, ein paar Nucleasen und vielleicht auch Thymidinkinase. Die Bildung dieser frühen Enzyme und drei der Kapsidproteine sind frühe Funktionen. Funktionen, die sich ausdrücken, wenn man die Replikation des Genoms verhindert, Sicher gibt es noch viele andere frühe Funktionen, aber das sind die einzigen, die wir kennen. Die Bildung des Restes der Kapsidproteine und von zwei anderen Enzymen, einer Nuclease und einer RNS-Polymerase, sind späte Funktionen, die sich nur ausdrücken, wenn man die Replikation des viralen Genoms erlaubt. Sicher gibt es noch viele andere späte Funktionen, die wir auch noch nicht kennen.

Alle Reaktionen während des Pockenvirusreplikationscyclus erfordern Transkription von mRNS vom viralen Genom. Wenn man Transkription mit Aktinomyzin D verhindert, dann entstehen weder DNS noch Proteine, und die infizierenden Virione werden nicht einmal entkleidet. Man unterscheidet in Zellen, die mit Vaccinevirus infiziert sind, zwei Sorten von viraler mRNS: frühe mRNS, die man in Zellen findet ehe DNS-Replikation beginnt oder die man in Zellen findet, in denen man DNS-Replikation verhindert, und späte mRNS, die man bald nachdem DNS-Replikation anfängt, findet. Man kann diese zwei Sorten mit zweierlei Methoden erkennen und unterscheiden [4]. Erstens ist frühe mRNS kleiner als späte mRNS. Der mittlere Sedimentationskoeffizient von früher mRNS ist

10 bis 12 Std, der von später mRNS 16 bis 18 Std. Außerdem können frühe und späte mRNS-Moleküle unterschieden werden, weil ihr Nucleotid-Basengehalt verschieden ist, was mittels Hybridisationsanalyse bewiesen werden kann. Beide Methoden liefern den einwandfreien Beweis, daß mRNS-Moleküle ordnungsgemäß transkribiert werden, und daß Transkription also weitgehend reguliert ist.

Jetzt kommt aber noch dazu, daß Ablesung von mRNS auch reguliert ist, was das Switch-off-Phänomen zeigt. Die Synthese von frühen Enzymen ist innerhalb der ersten Std nach der Entkleidung des viralen Genoms beweisbar, und die Aktivität der Enzyme steigt dann 3 Std lang [5, 6]. Ungefähr 4 Std nach dem Beginn der Infektion aber erreichen alle Enzymwerte ein Plateau und bleiben dann stundenlang mehr oder weniger gleich. Diese Hemmung der Enzymsynthese nach 4 Std ist das Switch-off-Phänomen. Was uns hier interessiert, ist der Grund, warum die Synthese nach rund 4 Std aufhört. Verschiedene Befunde weisen darauf hin, daß frühe Enzyme von stabiler früher mRNS abgelesen werden, und daß eine der frühesten der späten mRNS ein Protein kodifiziert, das Switch-off-Protein, welches die Ablesung dieser frühen mRNS verhindert. Dies ist also Regulierung der Ablesung von mRNS. Wir wissen nicht, wie das Switch-off-Protein funktioniert; wir wissen auch nicht, ob es nur ein Switch-off-Protein oder mehrere gibt. Aber das Switch-off-Phänomen zeigt deutlich, daß frühe und späte mRNS in der Zelle unterscheidbar sind, denn Switch-off-Protein verhindert die Ablesung von nur gewissen Sorten von mRNS, während andere ungehemmt weiter abgelesen werden.

Wir sind nun in der Lage zu fragen, was der Wirkungsmechanismus von gewissen Inhibitoren der Vacciniavirusvermehrung ist; und die zwei, an denen wir speziell interessiert sind, sind Isatin-β-Thiosemicarbacid oder IBT, und Interferon. Beide werden heutzutage schon zur Bekämpfung oder Einschränkung von verschiedenen Viruskrankheiten benützt; IBT zur Bekämpfung von Blattern in Indien, Afrika und Südamerika, und Interferon für Viren überhaupt. IBT, in Konzentrationen, die der Wirtszelle nichts anhaben, verhindert die Vermehrung von Vacciniavirus ungefähr 95% [7]. In Zellen, die in Gegenwart von IBT infiziert werden, wird das Virus normal entkleidet, und die Synthese von früher mRNS erfolgt normalerweise. Frühe Enzyme und frühe Proteine überhaupt werden so wie in normal infizierten Zellen synthetisiert, und virale DNS wird auch zu gleichem Ausmaß repliziert. Sogar die Transkription von später mRNS erfolgt normal, aber keine reifen Viruspartikel erscheinen in der Zelle. Das ist darauf zurückzuführen, daß späte mRNS in Gegenwart von IBT nicht normal abgelesen wird, und daß daher keine späten Kapsidproteine gemacht werden, und selbstverständlich können ohne diese keine neuen Viruspartikel erstehen. Wir kennen noch nicht die genauen Prozesse, die hier wirken; aber sicher ist, daß die Proteinsynthesegeschwindigkeit rapid fällt, kaum, daß späte mRNS anfängt abgelesen zu werden, und daß dies nur geschieht, wenn Vaccinia-DNS repliziert, so daß späte mRNS transkribiert werden kann. Wenn man die Transkription von später mRNS verhindert, so funktionieren die frühen mRNS stundenlang, was beweist, daß IBT nicht unbedingt 4 Std nach Infektion das Funktionieren von mRNS hemmt; Transkription später mRNS ist unbedingt erforderlich. Wir nehmen z. Z. an, daß IBT die Funktion von Switch-off-Proteinen beeinflußt, so daß sie nicht nur ihre spezifischen mRNS abschalten, sondern mRNS überhaupt; d. h., daß der Erkennungsmechanismus der in Switch-off-Proteine eingebaut ist, zerstört wird, nicht aber ihr Vermögen, mRNS abzuschalten.

Interferon hingegen wirkt auf andere Art und Weise [8]. Interferone sind Proteine, vom Genom der Zelle kodifiziert, die Virusvermehrung hemmen. Man nimmt an, daß Interferon wirkt, indem es die Synthese eines Proteins induziert, welches das eigentliche antivirale Protein ist. In Zellen, die mit Interferon behandelt sind, wird wohl frühe mRNS transkribiert, aber keine frühen Enzyme erscheinen. Polyribosome werden rapid abgebaut, und Proteinsynthese sinkt auf ganz niedrige Werte. Vaccinia-DNS vermehrt sich nicht, und späte Vaccinia-mRNS wird daher nie transkribiert. Andererseits hat Interferon keinerlei Einfluß auf Zellen, die nicht infiziert sind. Behandlung mit Interferon verhindert also die Ablesung der frühen Vaccinia-mRNS, was darauf zurückzuführen ist, daß frühe mRNS in solchen Zellen nicht in Polyribosome eingebaut werden kann. Wir haben also abermals einen Beweis, daß verschiedene Sorten von mRNS in der Zelle wohl unterschieden werden können, und daß Wirts-mRNS und vitrale mRNS vermutlich am Anfang der Moleküle verschieden sind. Scheinbar ist die Wirkungsweise des Interferons die gleiche für alle Viren, denn in alle viralen Infektionen muß zuerst eine virale mRNS, sei es Elterngenom-RNS oder frühe mRNS, transkribiert vom viralen Genom, mittels Ribosomen in Protein übersetzt werden.

Ein drittes Ziel von Studien auf dem Gebiet der Pockenviren ist die Rolle von Pockenviren in der Verursachung von Tumoren. Es ist wohlbekannt, daß Fibromavirus in Kaninchen das Auftreten von Tumoren verursacht, welche nach 3 bis 4 Wochen verschwinden. Während ihres Wachstums vermehren sich scheinbar Zellen, die mit Fibroma infiziert sind. Es ist dies ein ganz eigenartiges System: Zellen vermehren sich, in denen sich ein DNS-Virus befindet, das sich im Cytoplasma vervielfältigt. Es ist nun neulich erwiesen [9], daß dieser Zustand folgendermaßen zustande kommt. Fibromavirus dringt in die Zelle ein, wird entkleidet und das Genom fängt an sich zu replizieren. Nach kurzer Zeit hört das jedoch auf und keine späten Kapsidproteine werden gemacht. Die Synthese von Wirtszellen-DNS und -mRNS, zuerst unterbrochen, läuft wieder an, und nun fängt die Zelle an, sich mit größerer Geschwindigkeit als vor der Infektion zu vermehren. Das Genom des Virus vermehrt sich scheinbar dabei auch weiter, aber nur ganz langsam. Da aber das Virusgenom nicht in das Genom der Wirtszelle integriert ist, ist das Equilibrium zwischen Vermehrung und Transkription von Wirts- und Virusgenom nicht stabil; nach einiger Zeit fängt das Virusgenom an, sich rasch zu vermehren, späte Virus-mRNS fängt an transkribiert zu werden, reife Viruspartikel erscheinen und die Wirtszelle zerfällt, der Tumor verschwindet. Der Mechanismus, der bedingt, daß sich das Virusgenom wochenlang nur minimal ausdrückt, ist von großem Interesse; es ist leicht möglich, daß ein ähnlicher Mechanismus bei latenten Herpesinfektionen eine wichtige Rolle spielt.

Diese kurze Übersicht soll genügen, um zu zeigen, wo das Hauptinteresse an der Pockenvirusgruppe heutzutage liegt. Es ist unzweifelhaft, daß die nächsten 10 Jahre mindestens ebenso interessant sein werden, wie es die letzten 10 waren.

Literatur

1. Holowczak, J. A., and Joklik, W. K.: Virology 33, 717—725 (1967). — 2. Joklik, W. K., and Becker, Y.: J. molec. Biol. 10, 452—474 (1964). — 3. Holowczak, J. A., and Joklik, W. K.: Virology 33, 726—739 (1967). — 4. Oda, K., and Joklik, W. K.: J. molec. Biol. 27, 395—420 (1967). — 5. McAuslan, B. R.: Virology 20, 162—168 (1963). — 6. Jungwirth, C., and Joklik, W. K.: Virology 27, 80—93 (1965). — 7. Woodson, B., and Joklik, W. K.: Proc. nat. Acad. Sci. (Wash.) 54, 946—953 (1965). — 8. Joklik, W. K., and Merigan, T. C.: Proc. nat. Acad. Sci. (Wash.) 56, 558—566 (1966). — 9. Walker, D. L.: Unveröff. Resultate.

Probleme der Virusdiagnostik, dargestellt am Beispiel des Marburg-Virus

Siegert, R. (Hygiene-Institut der Univ. Marburg a. d. L.)

Referat

Für einen Arzt gibt es wohl kaum ein eindrucksvolleres Erlebnis als die Begegnung mit einer unbekannten, gefährlichen Seuche. In Europa hat man allerdings schon seit langer Zeit keine Bekanntschaft mehr mit neuen Infektionskrankheiten gemacht und auch gar nicht mehr damit gerechnet. Deshalb war die im Herbst 1967 durch grüne Meerkatzen aus Uganda eingeschleppte Krankheit eine große Überraschung. Diese rätselhafte Seuche hatte in Marburg, Frankfurt und Belgrad 31 Personen erfaßt, von denen 7 verstarben. Es erkrankten zunächst in Impfstoffwerken und -prüfungsinstituten zahlreiche Tierwärter und Laboranten, die Kontakt mit Affenblut, -organen oder Zellkulturen hatten. Etwas später traten weitere Fälle auch beim Klinikpersonal auf. Schließlich erkrankte noch 8 Wochen später eine Frau, die von ihrem Ehemann, einem Dauerausscheider, auf spermatogenem Weg angesteckt worden war [1, 2, 3, 4].

Ehe ich mich den diagnostischen Problemen zuwenden kann, soll das neue *Krankheitsbild* kurz charakterisiert werden. Den Berichten aus den Kliniken von Martini [2, 4] und Siede [3] ist zu entnehmen, daß die Erkrankungen nach einer Inkubationszeit von 3 bis 9 Tagen plötzlich mit schwerem Krankheitsgefühl begannen und hochfieberhaft verliefen. In den ersten Tagen bestanden meist gehäuftes Erbrechen und wässerige Durchfälle. Als Leitsymptom entwickelte sich bei allen Kranken ein nicht juckendes Exanthem an Rumpf, Gesicht und Extremitäten. Es verlief zunächst maculopapulös, später konfluierend mit kleieförmiger Abschilferung. Bei der Mehrzahl der Patienten bestanden außerdem noch ein Enanthem und eine Conjunctivitis. Regelmäßig wurde eine anikterische Hepatitis mit hohen Transaminasewerten beobachtet. In geringerer Häufigkeit waren die Nieren, das Herz und das Zentralnervensystem beteiligt. Neben der Leber war das hämopoetische System am schwersten betroffen, worauf die extreme Linksverschiebung der Leukocyten und die Ausschüttung unreifer Zellen hinwiesen. Die Thrombocyten zeigten stets einen z. T. krisenhaften Abfall, der die schwere hämorrhagische Diathese vieler Patienten erklärte. Die Krankheitsdauer betrug bei unkompliziertem Verlauf 15 bis 18 Tage.

Der *Tod* trat durch Herzkreislaufversagen oder als Folge einer kompletten Anurie oder im cerebralen Koma ein. Histopathologisch fanden Gedigk u. Mitarb. [5] multiple Parenchymnekrosen und Hämorrhagien in fast allen Organen. Neuropathologisch stand nach Jacob u. Mitarb. [6] eine Gliaknötchenencephalitis panencephaler Ausbreitung im Vordergrund.

Unsere *diagnostischen Untersuchungen* konzentrierten sich auf die Leptospirosen, Rickettsiosen und hämorrhagischen Fieber, die differentialdiagnostisch im Vordergrund standen. Besondere Schwierigkeiten machte der serologische Ausschluß von mehr als 100 Arboviren aus Afrika, Asien, Amerika und Australien. In dieser Situation erwies es sich als großer Nachteil, daß in der Bundesrepublik kein virologisches Referenzlaboratorium existiert, so daß wir auf ausländische Hilfe angewiesen waren. Auch besitzen wir, abgesehen von speziellen Pockenlaboratorien, kein Quarantänelaboratorium mit modernen Sicherungseinrichtungen. Die ätiologischen Untersuchungen mußten deshalb unter improvisierten, kaum verantwortbaren Bedingungen durchgeführt werden.

In Abb. 1 sind die einzelnen Schritte, die wir zur *Isolierung und Identifizierung* des Erregers unternahmen, zusammengestellt [7, 8, 9].

Auf der Suche nach Leptospiren und Rickettsien haben wir auch Meerschweinchen mit Patientenblut der Fieberphase gespritzt. Bei rectalen Temperaturmessungen stellte sich heraus, daß die Tiere als einziges Krankheitssymptom hohes Fieber entwickelten. Bei weiteren Passagen mit Heparinblut wurden die Inkubationszeiten immer kürzer, die Letalität nahm erheblich zu. Wir fanden aber weder Leptospiren noch Rickettsien.

Nun war die Frage, die sich der Laboratoriumsarzt bei Tierversuchen immer stellen muß, ob die Infektion von dem Untersuchungsmaterial stammte, oder ob ein meerschweincheneigenes Agens angereichert wurde. Gerade die Virusdiagnostik wird immer wieder durch latente Viren und Mykoplasmen gestört, die sich häufig in Versuchstieren, Bruteiern und Zellkultursystemen finden. Sie können dann fälschlicherweise für Erreger gehalten werden oder die Vermehrung des wirklichen Erregers durch Interferenz beeinflussen.

Zur Klärung dieser Frage haben wir die überlebenden Tiere entweder mit Meerschweinchen- oder Patientenblut reinfiziert. Die ausbleibende Fieberreaktion zeigte an, daß das Agens eine Immunität hinterläßt und wahrscheinlich vom

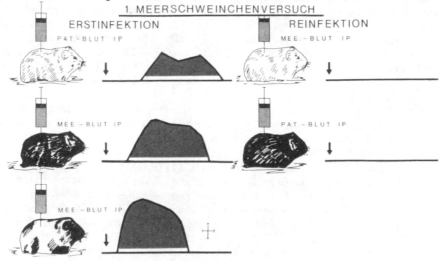

1. MEERSCHWEINCHENVERSUCH

ERSTINFEKTION   REINFEKTION

PAT.-BLUT IP   MEE.-BLUT IP

MEE-BLUT IP   PAT.-BLUT IP

MEE-BLUT IP

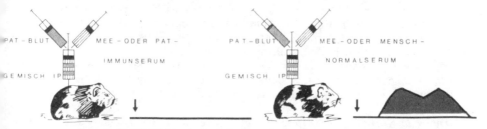

2. KREUZNEUTRALISATIONSVERSUCH

PAT-BLUT   MEE-ODER PAT-   PAT-BLUT   MEE-ODER MENSCH-

IMMUNSERUM   NORMALSERUM

GEMISCH IP   GEMISCH IP

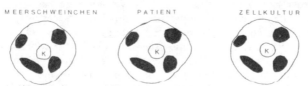

3. ANTIGENNACHWEIS DURCH IMMUNFLUORESZENZ

MEERSCHWEINCHEN   PATIENT   ZELLKULTUR

Abb. 1. Isolierung und Identifizierung des Marburg-Virus

Menschen stammt. Nun mußte die Identität zwischen den Erkrankungen bei Mensch und Tier bzw. deren infektiösen Agentien bewiesen werden. Die größte Beweiskraft besitzt der Antigenvergleich im Kreuzneutralisationstest, der auch ohne Kenntnis des Erregers möglich ist. Wir haben infektiöses Patienten- oder Meerschweinchenblut mit heterologen Antiseren von Tier oder Mensch gemischt und die Gemische empfänglichen Meerschweinchen injiziert. Die Fieberreaktion blieb aus im Gegensatz zu den Kontrollen mit Normalseren. Damit war die Identität gesichert. Der Nachweis neutralisierender Antikörper — deren Titer im

Krankheitsverlauf deutlich anstieg — legte den Gedanken nahe, die Antikörper mit Fluorescenzfarbstoff zu markieren, um damit nach Erregerantigen in den Geweben zu suchen. Mit Hilfe der direkten Immunfluorescenz nach Coons gelang bald der Nachweis cytoplasmatischer Antigeneinschlüsse in Meerschweinchenorganen, ferner beim Patienten und in infizierten Zellkulturen.

Die Einschlußkörperchen besitzen verschiedene Form und Größe in einem Bereich von 1 bis 5 μ. Sie lassen sich auch im Phasenkontrastmikroskop darstellen. Die Antigeneinschlüsse erinnern an die Negrischen Körperchen bei der Rabies und können ebenfalls nach Sellers gefärbt werden. Das Agens vermehrt sich auch in verschiedenen Zellkultursystemen, insbesondere primären und permanenten Affennierenzellen, allerdings ohne eine cytopathische Zellabkugelung. Man findet im intakten Zellrasen Einschlußkörperchen mit der Immunfluorescenz, ferner im Phasenkontrast und auch mit der Sellersfärbung. (Die Befunde werden durch zahlreiche Diapositive belegt.)

Der Antigennachweis im Cytoplasma infizierter Zellen wies darauf hin, daß sich der meerschweinchenpathogene Erreger intracellulär vermehrt. Da Rickettsien und Mykoplasmen weitgehend ausschieden, mußte man mit einem Virus rechnen.

Es folgten nun Rückübertragungsversuche mit Patienten- und Meerschweinchenblut auf Affen, die Haas u. Mitarb. [10, 11] durchführten. Das Agens erwies sich als hochpathogen für Cercopitheken und Makaken. Die histopathologischen Veränderungen stimmten bei Mensch, Meerschweinchen und Affen weitgehend überein, wie Smith [12], Bechtelsheimer [13] und Oehlert [10, 11] feststellten.

Als letztes Henle-Kochsches Postulat fehlte noch die Darstellung des Erregers. Der elektronenmikroskopische Virusnachweis hat eine hohe Konzentration zur Voraussetzung, so daß eine systematische Anreicherung notwendig war. Die Sichtbarmachung des Erregers im Blut und Organmaterial von infizierten Meerschweinchen und Patienten verdanken wir der Zusammenarbeit mit Peters u. Müller [7, 14]. Herr Peters hat schon auf das Agens hingewiesen, das die Feinstruktur eines Virus besitzt. Ungewöhnlich für Viren ist jedoch seine Länge von durchschnittlich 0,7 μ, in Einzelfällen über 5 μ. Die gezeigten Antigenhäufungen im Cytoplasma stellen Reifungszonen des Virus dar.

Die Ätiologie war bereits 10 Wochen nach Beginn der Seuche geklärt. Sie wurde inzwischen von sieben Arbeitsgruppen bestätigt, insbesondere von Smith in Porton [12], Kunz in Wien [15], May in Frankfurt [16] und Kissling in Atlanta [17].

Die *Klassifikation* der Viren erfolgt heute nach der Architektur und den physikochemischen Eigenschaften des Virion, d. h. des infektiösen Viruspartikels. Das Baumuster des neuen Agens weist — wie schon gesagt wurde — manche Ähnlichkeit mit dem Vesicular Stomatitis- und dem Rabiesvirus auf. Für eine derartige Verwandtschaft sprechen auch die cytoplasmatischen Einschlußkörperchen in der Wirtszelle, ferner die Äther- und Desoxycholatempfindlichkeit des Virion. Es besitzt ebenfalls RNS als genetisches Material. Schließlich wird es, wie kürzlich Kunz [18] mitgeteilt hat, auch im Coelom der Aedes aegypti und im Gehirn der Babymaus vermehrt, allerdings ohne pathogene Wirkung. Für eine Einordnung in die Arboviren fehlt noch der Nachweis, daß die Infektion durch Arthropoden übertragen wird. Dieses ökologische Merkmal ist die einzige Klammer, welche die heterogene Gruppe der Arboviren zusammenhält. Serologisch sind keinerlei antigene Beziehungen des Marburg-Virus zu anderen Viren bekannt.

Für die *Nomenklatur* der Viren gibt es noch keine verbindlichen Regeln. Sie werden willkürlich nach den von ihnen erzeugten Krankheiten oder Symptomenkomplexen benannt oder sie tragen Autorennamen oder werden, wie die meisten Arboviren, mit dem Ortsnamen ihrer Erstisolierung bezeichnet. Deshalb sprechen wir vorläufig vom „Marburg-Virus". Dieser Name hat sich international weitzehend eingebürgert. Es ist gerade für die Virusdiagnostik dringend erforderlich, das Chaos der Namen zu beenden durch eine hierarchische Ordnung in einem universellen, allgemein verbindlichen System.

In Abb. 2 sind die Ergebnisse des Virusnachweises bei unseren 23 Marburger Patienten zusammengestellt [19]. Regelmäßig fand sich der Erreger in den Blutproben aus der gesamten Fieberphase, z. T. in Konzentrationen von 10^3 infektiösen Einheiten/ml. Dies ist deshalb bemerkenswert, weil bei den allermeisten Virusinfektionen eine Virämie bestenfalls zu Krankheitsbeginn nachweisbar ist. Ferner wurde das Marburg-Virus in allen Leberproben des Fieberstadiums festgestellt. Nur vereinzelt war es in geringer Konzentration im Rachenspülwasser und Urin, nicht aber im Stuhl nachzuweisen. Damit wird verständlich, warum die Infektionen von Mensch zu Mensch fast ausschließlich durch Blutverunreinigungen er-

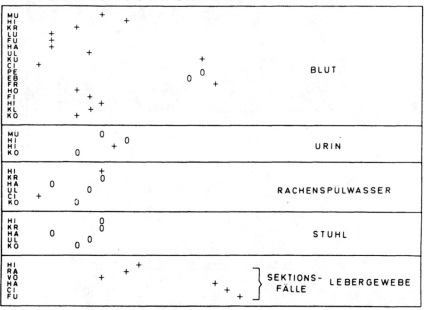

Abb. 2. Isolierungsergebnisse bei den Marburger Patienten

folgten. In diesem Zusammenhang sei ergänzend noch der Dauerausscheider im Sperma genannt, der das Virus noch nach 8 Monaten ausschied, ein für Virusinfektionen ungewöhnlicher Befund. Er weist ebenso wie zwei Leberrezidive darauf hin, daß der Erreger im Körper trotz Gegenwart neutralisierender Antikörper persistieren kann.

Nach den Erfahrungen dieser Isolierungsversuche haben wir das in Abb. 3 dargestellte Diagnoseschema entwickelt und bereits bei den letzten Krankheitsfällen erprobt. Bei einer so gefährlichen Seuche kommt es natürlich auf eine möglichst rasche Klärung der Ätiologie an. Die Schnelldiagnose ist aber nicht nur aus epidemiologischen Gründen das vordringlichste Problem der Virusdiagnostik, sondern auch eine wichtige Voraussetzung für den Erfolg der zu erwartenden Chemotherapie. Die Schnelldiagnose gelingt heute bei vielen Viruskrankheiten durch direkten Antigennachweis mit Hilfe der empfindlichen Immunfluorescenztechnik und durch den direkten Virusnachweis im Elektronenmikroskop. Der Erfolg ist an zahlreiche Voraussetzungen gebunden. Der Erreger muß sich bereits im frühen Krankheitsstadium in hoher Konzentration an von außen leicht zugänglichen Körperstellen befinden, z. B. in der Haut, im Rachen, Auge, Blut, Liquor oder in abgestoßenen Zellen des Sputums. Diese Bedingungen bestehen beim Marburg-Virus im Blut der Fieberphase und im Leberpunktat. Die Immunfluorescenz gelingt innerhalb von 2 Std und ist besonders zuverlässig, weil keine Antigen-

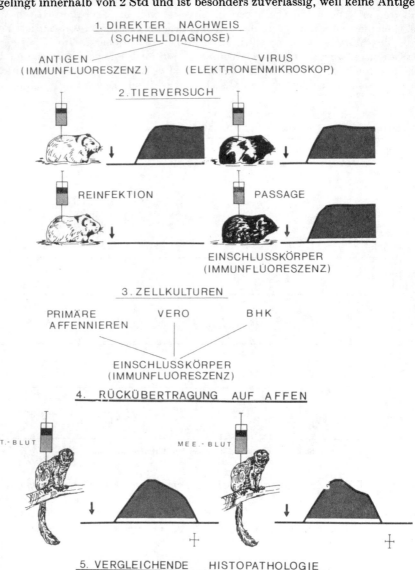

Abb. 3. Diagnostischer Nachweis des Marburg-Virus

verwandtschaften mit anderen Viren bekannt sind. Zur Schnelldiagnose im Elektronenmikroskop wird das Virus nach der Zentrifugiermethode von Müller direkt aus dem Serum auf die Trägerfolien abgeschleudert. Seine Morphologie ist derart charakteristisch, daß an der Diagnose kein Zweifel besteht. Im negativen Fall muß man zusätzlich noch Isolierungsversuche an Meerschweinchen und verschiedenen Zellkulturen anschließen.

Das letzte, allerdings noch nicht befriedigend gelöste Problem betrifft die Serodiagnose. Für die Routinediagnostik ist der vorhin erwähnte Neutralisationsversuch mit Meerschweinchen viel zu aufwendig. Der sonst übliche Nachweis neutralisierender Antikörper in Zellkulturen kommt nicht in Betracht, weil die Cytopathogenität des Marburg-Virus zu gering ist. Deshalb beschränkt sich die Serodiagnose auf die Komplementbindungsreaktion. Das Antigen nach Smith [12, 20] ist ein einfacher, wässeriger Rohextrakt aus infektiöser Meerschweinchenleber. Damit lassen sich zwar Antikörperanstiege in Serumproben aus der akuten Krankheitsphase und der Rekonvalescenz nachweisen, jedoch liegen die Höchstwerte in einem Titerbereich von nur 1:16—64. Deshalb ist eine Reinigung und Konzentrierung des Antigens erforderlich, die man bei den meisten Viren durch

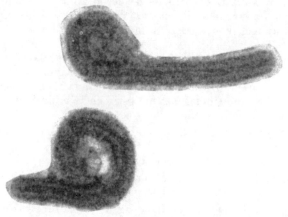

Abb. 3

einfaches Differentialzentrifugieren erreicht. Beim Marburg-Virus ist es uns bis jetzt nicht gelungen, die Zellkompartimente abzutrennen, das Antigen anzureichern und zu stabilisieren.

Damit wären die wichtigsten virusdiagnostischen Probleme besprochen, denen wir uns gegenübersahen. Ich möchte nicht schließen, ohne meinen Mitarbeitern Dr. Shu, Dr. Slenczka und Frl. Piepenburg für ihre Hilfe gedankt zu haben.

Literatur

1. Hennessen, W., Bonin, O. und Mauler, R.: Dtsch. med. Wschr. **93**, 582 (1968). — 2. Martini, G. A., Knauff, H. G., Schmidt, H. A., Mayer, G. und Baltzer, G.: Dtsch. med. Wschr. **93**, 559 (1968). — 3. Stille, W., Böhle, E., Helm, E., van Rey, W. und Siede, W.: Dtsch. med. Wschr. **93**, 572 (1968). — 4. Martini, G. A., und Schmidt, H. A.: Klin. Wschr. **46**, 398 (1968). — 5. Gedigk, P., Bechtelsheimer, H. und Korb, G.: Dtsch. med. Wschr. **93**, 590 (1968). — 6. Bechtelsheimer, H., Jacob, H. und Solcher, H.: Dtsch. med. Wschr. **93**, 602 (1968). — 7. Siegert, R., Shu, H. L., Slenczka, W., Peters, D. und Müller, G.: Dtsch. med. Wschr. **92**, 2341 (1967). — 8. Siegert, R., Shu, H. L. und Slenczka, W.: Dtsch. med. Wschr. **93**, 604 (1968). — 9. Slenczka, W., Shu, H. L., Piepenburg, G. und Siegert, R.: Dtsch. med. Wschr. **93**, 612 (1968). — 10. Haas, R., Maass, G. und Oehlert, W.: Med. Klin. **63**, 1359 (1968). — 11. Haas, R., Maass, G., Müller, J. und Oehlert, W.: Z. med. Mikrobiol. Immunol. **154**, 210 (1968). — 12. Smith, C. E. G., Simpson, D. I. H., Bowen, E. T. W., and Zlotnik, I.: Lancet **1967**, II, 1119. — 13. Bechtelsheimer, H.: Habilitationsschrift, Marburg 1968. — 14. Peters, D., und Müller, G.: Dtsch. Ärzteblatt **65**, 1831 (1968). — 15. Kunz, C., Hofmann, H., Kovac, W.

und Stockinger, L.: Wien. klin. Wschr. **80**. 161 (1968). — 16. May, G., Knothe, H., Hülser, D. und Herzberg, K.: Zbl. Bakt., I. Abt. Orig. **207**, 145 (1968). — 17. Kissling, R. E., Robinson, R. Q., Murphy, F. A., and Whitfield, S. G.: Science **160**. 888 (1968). — 18. Kunz, C., Hofmann, H. und Aspöck, H.: Zbl. Bakt., I. Abt. Orig. **208**. 347 (1968). — 19. Siegert, R., Shu, H. L. und Slenczka, W.: Dtsch. med. Wschr. **93**. 616 (1968). — 20. Hofmann, H., und Kunz, C.: Zbl. Bakt., I. Abt. Orig. **208**. 288 (1968).

Aufgaben der Virus-Diagnostik in der inneren Medizin

HAAS, R. (Hygiene-Institut, Freiburg i. Br.)

Referat

Erlauben Sie mir zunächst die Bemerkung, daß das mir anvertraute Thema „Aufgaben der Virusdiagnostik in der inneren Medizin" in 20 min selbstverständlich nicht erschöpfend behandelt werden kann. In so kurzer Zeit lassen sich nur *einige* Aspekte der Virusdiagnostik ansprechen. Erwarten Sie deshalb von mir keine Enzyklopädie diagnostischer Rezepte, was wann, wie und wo untersucht werden kann und was die Laborbefunde bedeuten können. Vielmehr möchte ich mich auf einige, und zwar mehr allgemeine Fragen und Gesichtspunkte der Virusdiagnostik beschränken, insbesondere darauf, welche Aufgaben sie noch zu lösen hat.

Die Virologie hat in den letzten 20 Jahren unbestreitbar große Fortschritte erzielt. Daran partizipierte auch die Laboratoriumsdiagnostik. In verschiedener Hinsicht ist ihre Entwicklung allerdings unbefriedigend geblieben. Sie begegnet deshalb häufig starker, manchmal fast nihilistischer Kritik. Soweit ich sehe, sind die wichtigsten Einwände folgende:

1. Die Laboratoriumsbefunde kommen zu spät und sind deshalb für den behandelnden Arzt von geringem Wert. Wenn sie eintreffen, ist der Patient in der Regel entweder wieder gesund oder verstorben.

2. Aus den virologischen Befunden ergeben sich kaum therapeutische, vor allem keine chemotherapeutischen Konsequenzen.

3. Die ätiologische Relevanz der Laborbefunde ist unbefriedigend. Die serologischen Resultate sind oft mehrdeutig oder zweifelhaft. Die Ausbeute an Ergebnissen, die dem Arzt diagnostisch weiterhelfen, ist gering.

In erster Linie konzediert man den Ergebnissen virologischer Laboratoriumsdiagnostik die Befriedigung gewisser epidemiologischer, präventiver und allgemein hygienischer Anliegen und im übrigen ätiologischer Neugier. Ich habe diese Kritik an den Anfang gestellt, weil sie zeigt, wo z. T. künftige Aufgaben der virologischen Laboratoriumsdiagnostik liegen. Hierauf komme ich zurück. Zunächst möchte ich kurz die Prinzipien der Laboratoriumsdiagnostik von Virusinfekten rekapitulieren.

Prinzipiell unterscheidet sich die Laboratoriumsdiagnose der Viruskrankheiten nicht von *der* bakterieller Infektionen, insofern als auch sie auf drei Kategorien von Informationen beruht. Es handelt sich um folgende:

1. Die Züchtung und Identifizierung von Viren aus dem Patienten.

2. Der Nachweis von Antikörpern gegen bestimmte Erreger, d. h. der Nachweis *entweder* des Auftretens bisher nicht vorhandener Antikörper *oder* einer signifikanten Änderung der Konzentration bestimmter Antikörper.

3. Der *direkte* Nachweis beispielsweise von Einschlußkörperchen, ferner von Virusteilchen mit typischer Morphologie oder von virusspezifischem Antigen in vom Patienten stammenden Stoffen, etwa in Haut- und Schleimhautläsionen oder in Zellen aus dem Respirationstrakt oder den Harnwegen.

Zwischen den Informationen, die die Grundlage einer Laboratoriumsdiagnose bilden, und der Diagnose selbst besteht nicht automatisch Identität. Was erhobene Befunde bedeuten, welche Interpretation sie hinsichtlich eines Krankheitsprozesses erlauben, das sind Fragen für sich, die gerade bei Virusinfekten häufig schwer und manchmal nur von Arzt und Virologen gemeinsam zu beantworten sind.

Die Virusdiagnostik hat auf allen drei genannten Sektoren in den letzten Jahren Fortschritte erzielt. Meist stand an ihrem Beginn eine methodische Verbesserung. Man kann darüber streiten, welche von ihnen die wichtigste und ertragreichste war. Aus meiner Sicht würde ich sagen, es war die Verbesserung der Gewebe — oder genauer gesagt — der Zellkultur in vitro und ihre extensive Anwendung zur Viruszüchtung. Zellkulturen bilden heute in zahlreichen Variationen in den virusdiagnostischen Laboratorien die Grundlage der Viruszüchtung und der Antigengewinnung, d. h. auch eines Teiles der Serodiagnostik. Ohne sie würden wir manche Virusarten wie etwa die Echo- und Adenoviren nicht kennen. Kein diagnostisches Laboratorium kann ohne diese Technik auskommen.

Fragt man, *welche Aufgaben vor der Virusdiagnostik liegen,* so würde ich darauf eine vierfache Antwort geben:

1. Die Verbesserung der virusdiagnostischen Methodik, speziell in Richtung Schnelldiagnose.

2. Die Schließung ätiologischer Lücken.

3. Die Aufklärung und Analyse des Pathogenitätsspektrums von Viren und des Pathomechanismus von Virusinfektionen.

4. Die organisatorische und strukturelle Verbesserung der virusdiagnostischen Einrichtungen.

Ad 1: Verbesserung der Methodik: Die Virusdiagnostik arbeitet im Unterschied zur molekularbiologischen Virologie mit Methoden, die meist auf relativ einfachen und leicht zu manipulierenden Phänomenen wie cytopathologischen Effekten oder Hämagglutination beruhen. Aus Zeitgründen kann ich leider Fragen der Methodik nicht im Detail behandeln. Ich möchte aber doch feststellen, daß ohne ein gewisses Mindestmaß an Kenntnis der virusdiagnostischen Methodik die sachgerechte Deutung der Befunde schwierig sein kann. Einen Punkt lassen Sie mich herausgreifen. Ich hatte einleitend gesagt, die Kritik an der Diagnostik von Virusinfektionen betreffe unter anderem die lange Zeit, welche häufig zwischen Entnahme des Materials und Untersuchungsergebnis verstreicht. Das gilt in erster Linie für die Virusisolierung und -Identifizierung. Ist dieser Umstand schon in einer prächemotherpeutischen Phase der Bekämpfung von Viruskrankheiten äußerst störend, so könnte er besondere Bedeutung bekommen, wenn wir einmal über Chemotherapeutica verfügen, die beispielweise für RNS- und DNS-Viren verschieden sind. Ihre sinnvolle Anwendung würde eine ätiotrope Diagnose voraussetzen.

Welche Möglichkeiten gibt es für eine Beschleunigung der laboratoriumsdiagnostischen Prozedur? Es ist beinahe selbstverständlich, daß sich von den erwähnten drei Kategorien an Informationen, auf denen die Laboratoriumsdiagnose von Virusinfekten beruht, eigentlich nur die dritte, der direkte Nachweis von Einschlüssen, Viruspartikeln oder Virusantigen für eine Schnelldiagnose eignet. Bis zu einem gewissen Grade sind manche Züchtungsverfahren zu beschleunigen. Die Serodiagnose dagegen entzieht sich weitgehend solchen Bemühungen, wenn man den Grundsatz akzeptiert, daß in der Regel die gleichzeitige Untersuchung von zwei in mehrtägigem Abstand entnommenen Blutproben die Grundlage einer Serodiagnose bilden sollte.

Der Nachweis intranucleärer und intraplasmatischer Einschlüsse hat, wenn wir nur an Beispiele wie Pocken oder Rabies denken, schon seit Jahrzehnten in der Diagnostik von Virusinfekten eine große Rolle gespielt. Inzwischen ist bei vielen anderen Virusinfekten das Vorkommen und die Ausscheidung von Zellen mit Einschlüssen beschrieben worden. Es ist interessant, daß besonders im Harn bei Virusinfektionen wie Cytomegalie, Varicellen-Zoster, Röteln, Masern, Mumps und auch bei Enterovirusinfekten das Vorkommen von Zellen mit Einschlüssen beobachtet wurde. Das ist bemerkenswert, weil bisher der Harn als Material für virusdiagnostische Untersuchungen eine unbedeutende Rolle spielte.

Neben dem Nachweis cellulärer Einschlüsse besitzt bei der raschen Klärung fraglicher Pockenerkrankungen bekanntlich die Untersuchung mit dem Elektronenmikroskop vor allem zur differentialdiagnostischen Abgrenzung gegen Varicellen große Bedeutung. Hier kann oft schon in Stunden eine diagnostische Entscheidung fallen. Es ist das eines der ganz wenigen Beispiele, wo das Elektronenmikroskop eine diagnostische Rolle spielt. Einige Autoren haben mit der *Fluorescenzserologie* den direkten Nachweis von Virusantigen in Zellen des Patienten geführt. Als Beispiel erwähne ich den fluorescenzserologischen Nachweis von Mumpsantigen in den Zellen aus der Cerebrospinalflüssigkeit, von RS-Virus in Zellen aus dem Nasen-Rachenraum, von Herpesviren in Zellmaterial aus herpetischen Läsionen von Haut und Schleimhäuten oder von Enteroviren, Adenoviren, Masernantigen u. a. in Blutleukocyten. Diese Methode ist allerdings mit dem Risiko von Fehldeutungen durch unspezifische Fluorescenz belastet und erfordert deshalb, wenn man sich davor bewahren will, viel Kritik und Erfahrung. Trotzdem würde ich in direkten fluorescenzserologischen Untersuchungen einen aussichtsreichen Weg sehen, auf welchem die Diagnostik von Virusinfekten beschleunigt werden kann. Diese Methode läßt sich auch bei der Isolierung und Identifizierung mancher Viren in der Gewebekultur nutzbringend verwenden. Schließlich eröffnet die Fluorescenzserologie auch zusätzliche Möglichkeiten für die Serodiagnose von Virusinfekten. In unserem Freiburger Laboratorium hat sich beispielsweise mein Mitarbeiter Schmitz mit der fluorescenzserologischen Bestimmung von Cytomegalieantikörpern befaßt. Das von ihm benutzte Vorgehen scheint erheblich empfindlicher zu sein als die Komplementbindungsreaktion. Auch kann man damit Antikörper bequem in Flüssigkeiten bestimmen, bei denen die Komplementbindungsreaktion nicht anwendbar ist.

Ad 2: Neben der Verbesserung ihrer Methodik ist eine weitere wichtige Aufgabe der Virusdiagnostik die Schließung *ätiologischer Lücken*. Man denkt hierbei natürlich in erster Linie an die Hepatitis. Leider kann man hier nur die resignierende Feststellung treffen, daß nach wie vor ätiologisches Dunkel herrscht.

Aber das gilt nicht nur für die Hepatitis, sondern auch für andere Syndrome. Lassen Sie mich das kurz am Beispiel der respiratorischen Infekte erläutern. Ein großer Teil dieser Krankheitsgruppe ist trotz der enormen Fortschritte der letzten Jahre nach wie vor ätiologisch ungeklärt. Die folgende Tabelle 1 zeigt, wie komplex sich die Ätiologie der respiratorischen Infekte durch die Forschung der letzten Jahre erwiesen hat.

Wenn wir einmal darüber hinwegsehen, daß die mitaufgeführten Erreger der PTL-Gruppe, die Rickettsien und die Mycoplasmen keine Viren sind, so ist festzustellen, daß wir z. Z. allein mehr als 100 verschiedene Viren als Erreger respiratorischer Infekte kennen. Trotzdem existiert ein großer Rest, dessen Erreger wir nicht kennen. Wie stark Fortschritte auf diesem Gebiet von Entwicklungen der Methodik, und zwar oft nur kleinen Kniffs abhängen, ergab sich bei der Erschließung der Schnupfenviren. Es zeigte sich wenig später wieder, als man Organkulturen embryonaler menschlicher Trachea und Nasenschleimhaut für die Züchtung respiratorischer Viren heranzog. Man fand neue bisher unbekannte Viren.

Die Abb. 1 aus einer Arbeit von Hoorn u. Tyrrell, zeigt die Veränderungen, welche ein respiratorisches Virus, das bisher mit anderer Methodik nicht nachgewiesen werden konnte, an einer Organkultur setzt. Es kommt, wie man sieht, praktisch nur zu einer Desquamation oberflächlicher Zellen und zur Zerstörung des Cilienbesatzes. Oft bewirken diese Viren zunächst nur eine Motilitätsänderung der Cilien. Manche Verbesserung ist sicher auch durch rein organisatorische Maßnahmen, wie etwa die engere Zusammenarbeit zwischen Arzt und Laboratorium erzielbar.

Hierfür als Indiz die folgende Tabelle 2. Sie enthält Befunde von Hamre u. Mitarb. über die Häufigkeit der Isolierung respiratorischer Viren: a) während der akuten Erkrankungsphase, b) 2 bis 3 Wochen später bei den gleichen Personen, und schließlich c) aus Routineeinsendungen. Die Proben für die Untersuchungen, deren Ergebnisse in den ersten beiden Kolonnen wiedergegeben sind, wurden von den Autoren unter Beachtung aller notwendigen Kautelen selbst gewonnen. Die Ergebnisse zeigen 1. wie wichtig die Wahl des adäquaten Zeitpunktes für einen Virusisolierungsversuch ist und 2. wie enttäuschend niedrig die Isolierungs-

Tabelle 1. *Ätiologie respiratorischer Infekte (ohne Bakterien)*

Virusgruppe	Virusarten	Serotypen	Infektionsweg
Myxoviren	Influenza A Influenza B Influenza C	A, A 1, A 2 B, B 1	inhalativ
Paramyxoviren	Parainfluenza RS-Virus (Mumps, Masern)	1—4	inhalativ
Picornaviren	Rhinoviren Echoviren Coxsackieviren	> 70	inhalativ, oral
Reoviren		3	inhalativ
Adenoviren		> 30	inhalativ
PLT-Gruppe	Ornithose, Psittakose, Pneumonitis		inhalativ
Rickettsien	R. burneti (Q-Fieber)		inhalativ
Mycoplasmen	M. pneumoniae, (M. hominis Typ 1)		inhalativ
Viren, die in Organkulturen züchtbar sind	z. T. selbständige Arten, z. T. anderen Arten zugehörig	?	inhalativ

erfolge selbst in der Hand erfahrener Virologen sind, wenn das Untersuchungsmaterial nicht in der richtigen Form gewonnen und dem Laboratorium zugeleitet wird. Gerade die respiratorischen Infekte machen besonders deutlich, daß — pauschal gesprochen — Erfolg und Mißerfolg virusdiagnostischer Bemühungen nicht nur von der Qualität des Virologen abhängen. Sachverhalte, wie der in dieser Tabelle festgehaltene, lassen es auch verständlich erscheinen, daß die Routinediagnostik respiratorischer Virusinfekte heute praktisch ausschließlich Serodiagnose, d. h. beinahe zwangsläufig Spätdiagnose ist, weil die für eine aussichtsreiche Erregerisolierung unerläßlichen Voraussetzungen wie beispielsweise tiefes Einfrieren des Materials, umgehende Verimpfung u. ä. entweder nur in einer Klinik oder bei enger Kooperation zwischen Arzt und Laboratorium zu realisieren sind.

Ad 3: Eine weitere wichtige Aufgabe der Virusdiagnostik ist schließlich die Abklärung des Pathogenitätsspektrums vieler Viren und des Pathomechanismus von Virusinfekten. Es ist ein Gemeinplatz festzustellen, daß einerseits ein und dasselbe Virus verschiedene klinische Manifestationen bewirken kann und andererseits verschiedene Viren das gleiche Syndrom. Ein klassisches Beispiel sind die zahlreichen Typen der Enteroviren, die zum großen Teil Erreger abakterieller Meningitiden sein können. Manche davon werden aber auch als Ursache von Lähmungserkrankungen, exanthematischen Krankheiten, Peri- bzw. Myokarditiden und gastroenteritischen Prozessen angesehen. Während wir über die pathogenen Potenzen der Enteroviren recht gut informiert sind, trifft das für viele andere Viren nicht zu. So wurden in Japan bei hämorrhagischen Cystitiden aus dem Urin Adenoviren isoliert bzw. signifikante Antikörperanstiege gegen Adenoviren registriert. Der Verdacht, Adenoviren könnten ursächlich an Infekten der

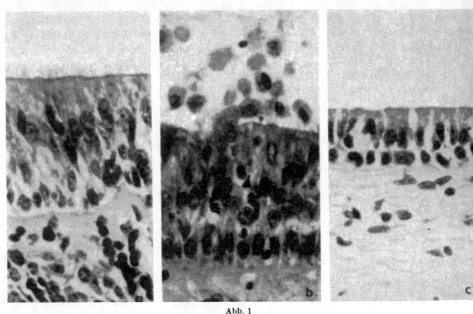

Abb. 1

Tabelle 2. *Isolierhäufigkeit von Viren bei respiratorischen Infekten in der akuten Phase, in der Rekonvalescenz und aus Routineeinsendungen (Zeit: Herbst 1963 bis Frühjahr 1964)*

Akute Phase			Rekonvalescenz			Routineproben		
Gesamtzahl	Virus positiv	% +	Gesamtzahl	Virus positiv	% +	Gesamtzahl	Virus positiv	% +
285	97	33	237	8	3,3	645	8	1,2

ableitenden Harnwege beteiligt sein, war bis dahin weder aufgetaucht noch substanziiert worden. Ein anderes Beispiel eines bis vor kurzem nicht bekannten Zusammenhanges ist die Verknüpfung gewisser schleichender Panencephalitiden mit früheren Maserninfekten. Wie weit es sich hierbei um ein Beispiel handelt, zu dem weitere Analogien in der Humanpathologie existieren, muß im Augenblick offenbleiben. Vermutlich kennen wir auch bei anderen Viren, wie beispielsweise dem Cytomegalievirus u. a. Vertretern der Herpesgruppe, noch keineswegs alle Formen, in denen sie sich klinisch manifestieren können. Ein noch breiterer Horizont wird unter pathomechanischem Aspekt sichtbar, wenn wir nicht nur an die cytoziden, sondern auch an die transformierenden Infektionsmöglichkeiten mancher Viren, d. h. die virusbedingte Tumorgenese denken, von einigen anderen Problemen ganz zu schweigen.

Kurz und gut, weil wir im Augenblick die klinischen Manifestationsmöglichkeiten zahlreicher Viren noch nicht oder höchst unvollkommen kennen, kann eine ihren Auftrag und ihre Funktion richtig verstehende Virusdiagnostik ihre Aufgabe derzeit nicht als mehr oder minder autonomen Prozeß der Befundproduktion sehen. Vielmehr muß sie sich in einem weiteren Sinne als Element der Klärung pathogenetischer Potenzen und pathomechanischer Ereignisketten begreifen und entsprechend handeln.

Damit möchte ich zum Schluß noch kurz auf den vierten Teil der Antwort eingehen, die ich im Augenblick auf die Frage gebe, welche Aufgaben der Virusdiagnostik in der inneren Medizin gestellt sind. Sie betrifft die Organisation der Virusdiagnostik. Unzweifelhaft haben wir in der Bundesrepublik zu wenig virusdiagnostische Laboratorien. Außerdem sind einige ungenügend ausgestattet. Schließlich finden viele Virologen die Virusdiagnostik wissenschaftlich wenig attraktiv. In den Augen mancher Jünger der molekularen Virologie scheint sie als Domäne des niederen virologischen Klerus zu gelten. Das hat summa summarum zur Folge, daß die Möglichkeiten, über die die Virusdiagnostik heute verfügt, nicht im entferntesten ausgenutzt werden. Es sollte versucht werden das zu ändern, indem beispielsweise in den Kliniken mehr Viruslaboratorien eingerichtet werden, die sich den zahlreichen Aufgaben auf dem Feld der klinischen Virologie widmen. Denn bei aller Bewunderung für die erstaunlichen, für den virologischen Normalverbraucher allerdings manchmal etwas esoterischen Leistungen der molekularen Virologie, sollten wir eines nicht vergessen: Viren sind u. a. auch Krankheitserreger.

Aussprache

Herr PETERS, D. (Hamburg):

Zu Herrn SIEGERT: Kürzlich wiesen Almeida u. a. (Lancet **1969**, 7588) auf eine morphologische Ähnlichkeit zwischen dem Marburg-Virus und einem in Leptospirenkulturen beobachteten Strukturelement hin und diskutierten einen evtl. Zusammenhang. Mit G. Müller durchgeführte Vergleichsuntersuchungen an beiden Einheiten, die sich auf die Anwendung der Negativkontrasttechnik und die Auswertung von Ultradünnschnitten stützten, ergaben jedoch, daß charakteristische Unterschiede bestehen. Die Verschiedenheit zeigte sich in der Längenverteilung, in den Durchmessern der Partikel und ihrer Innenstrukturen, in der Periodizität und, besonders markant, im räumlichen Aufbau des inneren Anteils.

Das ursprüngliche Konzept einer nahen Verwandtschaft des Marburg-Virus zur Gruppe der Rhabdoviren (Stomatitis vesicularis, Rabies), das inzwischen auch von anderen Arbeitskreisen bestätigt wurde, wird demnach durch die Arbeit von Almeida u. a. nicht eingeschränkt (Peters, D., and Müller, G.: Lancet **1969** I, 923).

Untersuchungen über Art und Häufigkeit der Komplikationen bei Influenza und anderen virusbedingten respiratorischen Krankheiten

RICKEN, D., MEYER, W. und KREUDER, U. (Med. Univ.-Klinik Bonn)

Referat

Komplikationen bei respiratorischen Virusinfektionen sind die Hauptursache für lange Krankheitsverläufe mit verzögerter Rekonvalescenz und für die Überschußmortalität bei Epidemien. Sie hängen nicht nur von der Virulenz des jeweiligen Epidemievirus und von der Immunitätslage der Bevölkerung, sondern auch von der Verbreitung und Art pathogener Bakterien ab (Gsell, Jacobi, Moeschlin).

Bei 114 Patienten mit serologisch gesicherter Influenza A_2 zeigten sich bakterielle Sekundärinfektionen in ungefähr der Hälfte der Fälle (Tabelle 1). Sie wurden vornehmlich durch Staphylococcus aureus, weniger durch hämolysierende Strepto kokken und Escherichia coli hervorgerufen, während Haemophilus influencae und Pneumokokken nur selten angetroffen wurden. Saisonal und lokal bedingte Ver schiebungen dieser Relation sind zweifellos möglich (Gsell, Stuart-Harris), doch fällt immer wieder auf, daß Staphylococcus aureus ein besonders häufiger Be gleiter gerade der Influenza ist, — auch eine inzwischen verbesserte Chemo- und Antibioticaprophylaxe hat daran nichts geändert. Der oft sehr schwere Verlauf Staphylokokken-kontaminierter Influenzen nährt auch den experimentell ge stützten Verdacht (Stickl, Herzberg), daß zwischen Influenzavirus und Staphylo coccus aureus ein Virus-Bakterien-Synergismus besteht. Dadurch werden günstige Bedingungen für die Vermehrung des Bakterium geschaffen, dem durch die virus bedingte Schleimhautzerstörung (Heinlein) Absiedlung und Invasion ohnehin schon erleichtert wurde.

Tabelle 1. *Bakterielle Sekundärinfektionen der Luftwege bei Influenza A_2*

Zahl der Patienten	114
Sekundärinfektionen	56 (49,1%)
a) Leukocytose + pathogene Keime	21 (37,5%)
b) nur Leukocytose	29 (51,8%)
c) nur pathogene Keime[a]	6 (10,7%)

[a] jedoch eitriges Sputum

Tabelle 2. *Bronchopulmonale und kardiovasculäre
Komplikationen bei Influenza*

Zahl der Patienten[a]	129
Bronchitis, sekundär infiziert	52 (40,3%)
Pneumonie, sekundär infiziert	38 (29,5%)
Pleuritis	7 (5,4%)
Lungenabsceß	3 (2,3%)
Herzinsuffizienz	18 (13,9%)
EKG-Veränderungen[b]	12 (9,3%)
kurzdauernd	9 (7,0%)
anhaltend	3 (2,3%)

[a] Influenza A_2 = 114, Influenza B = 15.
[b] Erklärungen im Text.

Der Häufigkeit bakterieller Sekundärinfektionen entspricht die Zahl sekundärinfizierter eitriger Bronchitiden und Viruspneumonien bei 114 Influenza A_2- und 15 Influenza B-Erkrankungen (Tabelle 2). Relativ selten fanden wir bei unseren Influenzapatienten Pleuritiden und Lungenabscesse. Übergang in Abscedierung ist aber eine gefürchtete Komplikation der sekundär infizierten Grippepneumonie, die auch durch Breitbandantibiotica nicht immer verhindert werden kann (Heymer, Jacobi, Massini u. Mitarb.).

Eine meistens letale Komplikation ist die fulminant verlaufende hämorrhagische Influenzapneumonie. Sowohl durch das Influenzavirus allein ausgelöst, als auch im Synergismus mit Staphylococcus aureus oder Haemophilus influencae tritt diese Pneumonie unter den Zeichen der massiven Intoxikation und Capillarschädigung hauptsächlich im jüngeren und mittleren Erwachsenenalter auf. Pathologischanatomisch steht im Vordergrund die hämorrhagisch-nekrotisierende Tracheobronchitis und das entzündlich-hämorrhagische Lungenödem (Abb. 1). Im Gegensatz zu früheren Influenza A-Pandemien und -Epidemien ist diese Komplikation in den letzten Jahren nicht mehr so häufig aufgetreten. Immerhin konnten wir selbst sie aber viermal beobachten, zweimal während der diesjährigen A_2-Pandemie, immer mit tödlichem Ausgang innerhalb weniger Tage.

Herzinsuffizienz wurde bei 18 (55%) von 33 Influenzakranken beobachtet, die schon vorher an einem Herzleiden (Myocardschaden, Klappenfehler) litten. 15 dieser 18 Patienten hatten eine Viruspneumonie oder sekundäre Pneumonie mit Rechtsherzinsuffizienz. Das Virus ist aber offensichtlich auch in der Lage, eine Myokarditis hervorzurufen. So wurden bei zwölf herzgesunden Influenzakranken flüchtige oder länger andauernde EKG-Veränderungen gesehen, meistens als Innenschichtschaden, vereinzelt Extrasystolie und intraventrikuläre Leistungsstörung. Heinlein sowie Heinecker haben an dieser Stelle schon 1959 histologische Befunde

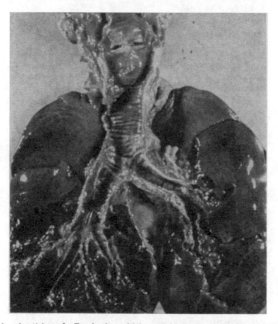

Abb. 1. Hämorrhagisch-nekrotisierende Tracheobronchitis und hämorrhagische Pneumonie hei serologisch gesicherter Influenza A_2/1969-Erkrankung. Im Sputum gleichzeitig Nachweis von Staphylococcus aureus haemolyticus. (Obduktionspräparat freundlicherweise zur Verfügung gestellt durch Pathologisches Institut der Universität Bonn, Direktor: Prof. Dr. P. GEDIGK)

bei Influenzamyocarditis demonstriert, charakterisiert durch Myolyse und lymphocytäre Infiltration des Interstitiums.

Unter den übrigen Komplikationen herrschen gastrointestinale Symptome mit Übelkeit, Erbrechen und manchmal auch mit Durchfällen vor (Tabelle 3). Einmal wurde bei sekundär bakteriell infizierter Influenzapneumonie ein frisches Ulcus der Magenschleimhaut beobachtet. In einem anderen Falle kam es zu einer Pankreatitis. Bei allen drei Patienten mit Diabetes trat unter Influenza eine Dekompensation ein.

Nervöse Komplikationen wurden bei 8,5% der Influenzapatienten beobachtet. Am häufigsten handelte es sich dabei um einen kurzzeitigen Meningismus ohne pathologische Liquorveränderungen. Eine Virusmeningitis selbst konnten wir nicht beobachten, dafür kam es aber einmal im Verlaufe der Influenzaerkrankung zu flüchtigen encephalitischen Symptomen und Liquorbefunden. Dreimal wurde eine wiederausheilende Polyneuritis der Extremitäten gesehen. Es ist aber nicht sicher, ob eine Encephalitis oder Polyneurits unmittelbar durch Influenzaviren hervorgerufen wird. Ebensogut kann eine allergische parainfektiöse Pathogenese diskutiert werden, im Falle der Encephalitis auch die Aktivierung eines neurotropen Virus. Encephalitiden bei Influenza sind auch von anderer Seite wiederholt beschrieben worden (Jacobi, v. Oldershausen, Warninghoff), nach Herzberg ist aber ihre Virusätiologie bis jetzt noch nicht nachgewiesen worden.

Außer den Influenzaerkrankungen wurden 65 nichtinfluenzabedingte respiratorische Viruskrankheiten untersucht. 9 davon konnten serologisch als Adenovirusinfektionen, 12 als Parainfluenzavirus II und 2 als Respiratory Syncytial-Virusinfektionen verifiziert werden. Bei den übrigen 42 Fällen war eine serologische

Tabelle 3. *Komplikationen bei Influenza*

Zahl der Patienten	129
Meningismus	7 (5,4%)
Meningitis	0
Encephalitis	1 (0,8%)
Polyneuritis	3 (2,3%)
Stress-Ulcus	1 (0,8%)
Erbrechen o. Diarrhoe	18 (13,9%)
Pankreatitis	1 (0,8%)
Diabetesdekompensation	3 (2,3%)
Cystitis	3 (2,3%)
Pyelonephritis	2 (1,5%)

Tabelle 4. *Komplikationen bei nichtinfluenzabedingten respiratorischen Viruskrankheiten (9 Adenovirus-, 12 Parainfluenza III-Infektionen, 44 serologisch ungeklärte Fälle)*

Zahl der Patienten	65
Bronchitis, sekundär infiziert[a]	12 (18,5%)
Pneumonie, sekundär infiziert[a]	7 (10,8%)
Herzinsuffizienz	4 (6,2%)
EKG-Veränderungen	3 (4,6%)
Meningismus	7 (10,8%)
Polyneuritis	2 (3,1%)
Erbrechen o. Diarrhoe	11 (16,9%)
Stress Ulcus	1 (1,5%)
Otitis media	2 (3,1%)

[a] hämolys. Streptokokken, Proteus vulg., E. coli

Definition nicht möglich, das klinische Bild und auch die im allgemeinen beobachtete breite Boosterung von Antikörpern gegen verschiedene respiratorische Virusantigene machten aber eine Virusätiologie sehr wahrscheinlich. An Komplikationen wurden bakterielle Sekundärinfektionen, Bronchitis und Pneumonie, EKG-Veränderungen, Herzinsuffizienz, Meningismus, gastrointestinale Symptome und auch Polyneuritis gesehen (Tabelle 4). Zusammenfassend kann aber festgestellt werden, daß alle Komplikationen in einem geringeren Prozentsatz als bei Influenza auftraten. So wurden z. B. bakterielle Sekundärinfektionen nur bei elf Patienten (9,2%) gesehen. Zu einer Herzinsuffizienz kam es bei 11 kardial vorgeschädigten Patienten in 4 Fällen (36,3%), EKG-Veränderungen wurden in nur 3 Fällen (4,5%) beobachtet.

Die Untersuchungsergebnisse zeigen erneut, daß virusbedingte respiratorische Erkrankungen die Ursache komplikationsreicher Krankheitsverläufe sein können.

Alte Patienten oder Patienten mit Grundkrankheiten sind in erhöhtem Umfang gefährdet. Besonders häufig ist die Influenza mit Komplikationen behaftet. Komplikationen können durch das jeweilige Virus selbst hervorgerufen werden, z. B. Myocarditis, Gastroenteritis oder Encephalitis, doch überwiegen die durch bakterielle Sekundärinfektionen ausgelösten Verschlimmerungen. Sofern die Atemwege selbst davon betroffen sind, ist die virusbedingte Schleimhaut- und Deckzellenzerstörung als locus minoris resistentiae anzusehen, wohingegen bakterielle Sekundärentzündungen anderer Organe infolge allgemeiner Resistenzverminderung im Gefolge der Viruserkrankung entstehen. Es ist auffällig, daß bakterielle Sekundärinfektionen bei Influenza wesentlich häufiger vorkommen als bei anderen virusbedingten respiratorischen Krankheiten (Stuart-Harris, Gsell u. Mitarb.). Wiederum bei Influenza findet man vorwiegend hämol. Staphylokokken als Sekundärkeime, während bei anderen respiratorischen Virusinfekten vermehrt E. coli, Proteus vulg. oder hämolys. Streptokokken beobachtet wurden.

Vermehrte Aufmerksamkeit muß den bei respiratorischen Viruskrankheiten auftretenden virusbedingten oder toxischen Herzmuskelveränderungen geschenkt werden. Bei einigen unserer Patienten waren entsprechende EKG-Veränderungen auch noch Wochen nach Ende der Erkrankung nachzuweisen, was auf eine Dauerschädigung hindeutet.

Literatur

Gsell, O., u. Henneberg, G.: Grippe. In: Gsell, O., u. Mohr, W., Infektionskrankheiten, Bd. I. Berlin-Heidelberg-New York: Springer 1967. — Hegglin, R.: Die Grippepneumonie. In: Handbuch Inn. Med. 4. Aufl., 4. Band, 2. Teil, S. 1223 (1956). — Heinecker, R.: Verh. dtsch. Ges. inn. Med. 65, 788 (1959). — Heinlein, H.: Verh. dtsch. Ges. inn. Med. 65, 754 (1959). — Herzberg, K.: Verh. dtsch. Ges. inn. Med. 65, 735 (1965). — Heymer, A.: Internist (Berl.) 1, 44 (1960). — Regensburger Jb. ärztl. Fortbild. 18, 30 (1965). — Jacobi, J.: Verh. dtsch. Ges. inn. Med. 65, 765 (1959). — Massini, R., u. Baur, H.: Infektionskrankheiten. In: Handb. Inn. Med., Bd. 1/1, S. 343. Berlin-Göttingen-Heidelberg: Springer 1952. — Moeschlin, S.: Schweiz. med. Wschr. 88, 655 (1958). — Oldershausen, H. F. v.: Verh. dtsch. Ges. inn. Med. 65, 780 (1959). — Ricken, D., u. Klassen, F. J.: Dtsch. med. Wschr. 90, 646 (1965). — Stuart-Harria, C. H.: Influenza and other virus infections of the respiratory tract. London: E. Arnold Publishers LTD 1965. — Warninghoff, G.: Med. Welt (Stuttg.) 8, 415 (1960).

Mehrjährige Untersuchungen über die Wirksamkeit der aktiven Influenza-Schutzimpfung mit polyvalenten Influenza-Adsorbatimpfstoffen

RICKEN, D., PECHÉ, D. und OBERHOFFER, G. (Med. Univ.-Klinik Bonn und werksärztliche Abteilung des RWE Essen)

Referat

Bei vorläufig nur begrenzter Anwendungsmöglichkeit spezifischer virostatischer und viruzider Chemotherapeutica ist die aktive Influenzaschutzimpfung mit kombinierten A- und B-Antigenen z. Z. die einzige Methode, die Influenza zu bekämpfen. Für ihre Durchführung sprechen mehrere Indikationen:

Die größere Zahl schwerer Krankheitsverläufe sowohl bei jüngeren als auch bei älteren Menschen, besonders bei Influenza A.

Die relativ hohe Pneumoniecoincidenz bis zu 30% (Primär- und Sekundärpneumonien) aller Krankenhauseinweisungen wegen Influenza (Stuart-Harris, Jacobi, Ricken). Hier ist auch die meistens tödlich verlaufende hämorrhagische Pneumonie (Influenza A) zu nennen.

Schließlich die sozialmedizinische Bedeutung, bedingt durch den plötzlichen Ausfall vieler Arbeitskräfte.

Es kann als gesichert gelten, daß den z. Z. gebräuchlichen Influenzaadsorbat-impfstoffen nur äußerst selten und nur geringe Nebenwirkungen zu eigen sind (Lynch u. Mitarb., Ricken u. Mitarb.). Zur Diskussion steht aber immer noch ihr immunisierender Effekt, d. h., in welchem Umfange sie einen Schutz vor Neuerkrankung an Influenza bewirken. Diese Unsicherheit wird durch mehrere Faktoren hervorgerufen: Antigenwechsel des Influenza A-Virus, allfällige Durchmischung von Influenzaepidemien mit anderen respiratorischen Virusinfektionen (z. B. Adeno- oder Parainfluenzainfektionen), höchstens 70%ige Antikörperkonversion oder Boosterung durch Impfung (Davenport u. Mitarb., Ricken u. Mitarb.).

Unsere eigenen Untersuchungen betreffen die Auswertung der Influenzaschutzimpfung bei Betriebsangehörigen des RWE Essen und seiner Zweigbetriebe. Die Impfung erfolgte auf freiwilliger Basis. Die nicht geimpften Personen dienten als Kontrollkollektiv. Geimpft wurde jeweils in den Monaten November und

Tabelle 1. *Vergleich der Zahl der virusbedingten respiratorischen Erkrankungen bei Impflingen und nicht Geimpften und der Häufigkeit verschiedener Krankheitskriterien bei beiden Gruppen*
Statistische Sicherung des Unterschiedes: $0 = p > 0,05$; $1 = p \leq 0,05$
$> 0,01$; $2 = p \leq 0,01 > 0,001$; $3 = p < 0,001$

	Geimpft		Nicht geimpft
Gesamtzahl der Probanden mit virusbedingter respiratorischer Erkrankung unter 906 Impflingen und 698 nicht geimpften Kontrollpersonen	278 (31%)	Stat. Sicherung d. Unterschiedes	175 (25%)
Zahl der Erkrankten mit:			
Schwindelgefühl	69 (25%)	0	50 (29%)
Kopfschmerzen	174 (63%)	0	104 (59%)
Gliederschmerzen	111 (40%)	0	70 (40%)
Schnupfen	238 (86%)	0	150 (86%)
Halsschmerzen	138 (50%)	0	84 (48%)
Husten	178 (64%)	0	123 (70%)
Lungenentzündung	0 (0%)	3	7 (4%)
Fieber	60 (22%)	2	57 (33%)
bettlägerig	48 (17%)	2	49 (28%)
Medikamente	184 (66%)	0	118 (67%)
Arztbesuche	88 (32%)	0	69 (39%)

[Ricken, D.: Med. Welt (1967)].

Dezember 1965, 1966, 1967 und 1968 mit polyvalenten Adsorbatimpfstoffen der Firmen Asta und Behring (1 ml/Person bzw. 0,5 ml/Person i.m. mit dem Hypospray-Injector), enthaltend die drei Subtypen des Influenza A-Virus und einen Subtyp des B-Virus. 1968 konnte in geringem Umfang auch schon Hongkong A_2-Virus verimpft werden.

Die auf die Impfung folgenden Wintermonate Januar bis März wurden ausgewertet. Für 1966 war dabei zu berücksichtigen, daß während dieser Zeit im Raum Essen nur vereinzelte Influenzaerkrankungen auftraten, jedoch eine kompakte Epidemie nicht zu beobachten war. Dagegen kam es zu epidemieartigen Ausbrüchen leichterer respiratorischer Virusinfektionen der oberen Luftwege. Die Auswertung der von Impflingen, nicht geimpften Kontrollpersonen und z. T. auch von Hausärzten ausgefüllten Fragebogen zeigt, daß die Impflinge häufiger als die nicht Geimpften an leichten respiratorischen Infekten erkrankten (Tabelle 1), daß erstere jedoch signifikant weniger Pneumonien und Fieberanstiege erlitten. Die

Arbeitsunfähigkeit war bei den Impflingen nur etwas geringer als bei den nicht geimpften Kontrollpersonen.

In den Wintermonaten Januar bis März 1967 traten zwar wieder gehäuft respiratorische Infekte auf, jedoch blieben epidemieartige Ausbrüche von Influenza A und B aus. Wegen der inzwischen auf ca. 11 000 Probanden angewachsenen Kollektive wurde jetzt nur die Arbeitsunfähigkeit durch respiratorische Infekte und auch durch andere Erkrankungen bei beiden Gruppen ausgewertet. Es wurde deshalb so vorgegangen, weil die Betriebsunterlagen der jetzt z. T. weit auseinanderliegenden Betriebe eine zuverlässige Kontrolle der Diagnosen nicht erlaubten.

Die Beurteilung der Gesamtarbeitsunfähigkeit erscheint uns aber deshalb aussagefähig, weil große Kollektive miteinander verglichen werden, bei denen die Überschußmorbidität in den Wintermonaten erfahrungsgemäß zu Lasten virusbedingter respiratorischer Krankheiten geht (Abb. 1).

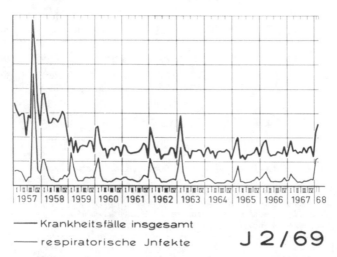

—— Krankheitsfälle insgesamt

—— respiratorische Jnfekte   J 2 / 69

Abb. 1. Zugang an Krankheitsfällen insgesamt sowie an grippalem Infekt und Virusgrippe und akuter Mandelentzündung bei Soldaten in der Bundeswehr 1957 bis 1967 sowie Januar und Februar 1968. Bezogen auf 1000 der Ist-Stärke und 1 Jahr. Nach Möbest, H. und Mitarb., Münch. med. Wschr. 1969, 870

Es zeigte sich 1967, daß von den geimpften 6970 Betriebsangehörigen 1183 (17%), von den nicht geimpften 4932 Probanden 1103 (22,4%) in den Monaten Januar bis März arbeitsunfähig wurden. Der Unterschied beträgt 5,4% und ist in hohem Grade abgesichert (p = <0,001) (Tabelle 2).

In den Wintermonaten Januar bis einschließlich März 1968 traten in Westdeutschland vermehrt Influenzen auf, nachweislich auch im Ruhrgebiet. 8701 geimpfte Probanden konnten jetzt mit 8912 nicht geimpften Probanden verglichen werden. Der Vergleich der Gesamtarbeitsunfähigkeit beider Kollektive zeigt, daß bei den Geimpften eine Arbeitsunfähigkeit in 31,6%, bei den nicht geimpften Probanden eine Arbeitsunfähigkeit in 42,5% vorlag. Der Unterschied von 10,9% ist größer als 1967 und ebenfalls hoch abgesichert (p = < 0,001) (Tabelle 2).

In den ersten Wintermonaten 1969 wurde Westdeutschland von Epidemiezügen der Influenza A_2/Hongkong 1968 durchzogen. Zwischen den einzelnen Epidemiezügen blieben aber „Inseln", die keine Influenza aufwiesen, so z. B. der Raum Essen. In diesen Influenza-freien Gebieten war ein deutlicher Unterschied der Arbeitsunfähigkeit zwischen Geimpften und Nichtgeimpften nicht zu erkennen. Hingegen war in Influenzagebieten die Arbeitsunfähigkeit der Geimpften wesentlich geringer als die der Nichtgeimpften. In der Gesamtauswertung ergibt sich ein Unterschied von 6,5% (p < 0,001) (Tabelle 2). Nicht nur der eigentümliche Epidemieverlauf, sondern auch die antigene Differenz zwischen den Impfstoffviren und dem „neuen" Epidemievirus ist wahrscheinlich die Ursache dafür, daß der Unterschied der Arbeitsunfähigkeit 1969 niedriger ist als 1968.

Es wurde außerdem die Frage untersucht, ob möglicherweise eine größere Arbeitswilligkeit und ein stärkeres „Gesundheitsbewußtsein" bei den Impflingen als bei den Kontrollen und ob soziale Unterschiede der Kollektive einen Impferfolg vortäuschen. Sowohl das Impfkollektiv als auch das nicht geimpfte Kontroll-

Tabelle 2. *Vergleich der Arbeitsunfähigkeit bei geimpften und nicht geimpften Probanden in den Monaten Januar, Februar und März 1967, 1968 und 1969. Die Impfung mit polyvalenten Adsorbatimpfstoffen (A, A_1, A_2, B) erfolgte jeweils in den Monaten November und Dezember 1966, 1967 und 1968*

	1967 I—III		1968 I—III		1969 I—III	
	geimpft	nicht geimpft	geimpft	nicht geimpft	geimpft	nicht geimpft
	6970	4932	8701	8912	8444	9123
Arbeitsunfähig	1183	1103	2753	3788	2200	2969
	17,0%	22,4%	31,6%	42,5%	26,1%	32,6%
Unterschied in %	5,4%		10,9%		6,5%	
	p < 0,001		p < 0,001		p < 0,001	

Tabelle 3. *Vergleich der Arbeitsunfähigkeit bei geimpften und nicht geimpften Probanden in den Monaten Januar, Februar und März 1967 und 1968. Vergleich der Arbeitsunfähigkeit dieser Kollektive mit der Arbeitsunfähigkeit derselben Kollektive vor Beginn der aktiven Influenzaschutzimpfungen (1965, Januar bis März. ( ) = zukünftige Impflinge und nichtgeimpfte Probanden). Unterschiede in den Gesamtzahlen der Geimpften und Nichtgeimpften sind bedingt durch innerbetriebliche Fluktuation, Zu- und Abgänge*

	1965 I—III		1967 I—III		1968 I—III	
	(geimpft)	(nicht geimpft)	geimpft	nicht geimpft	geimpft	nicht geimpft
	4535	6448	6970	4932	5173	7073
Arbeitsunfähig	1122	1668	1183	1103	1638	2978
	24,8%	25,9%	17,0%	22,4%	31,7%	42,0%
Unterschied in %	1,1%		5,4%		10,3%	
	p > 0,05		p < 0,001		p < 0,001	

kollektiv der Jahre 1967 und 1968 wurden deshalb auf den Zeitraum Januar bis März 1965 zurückverfolgt, in dem noch nicht geimpft worden war. Dadurch, daß jetzt nur Zweigbetriebe verglichen werden konnten, die sowohl 1967 als auch 1968 untersucht worden waren, ergibt sich eine Änderung der Zahlen der Kollektive (Tabelle 3). Die Rückrechnung ergab, daß im Zeitraum Januar bis März 1965 4535 zukünftige Impflinge mit 6448 zukünftigen nicht geimpften Probanden verglichen werden konnten. Die unterschiedliche Kollektivgröße von 1965, 1967 und 1968 ist durch innerbetriebliche Fluktuation und durch Neuzugänge bedingt (Tabelle 3). Es zeigt sich aber, daß 1965 zwischen zukünftigen Impflingen und zukünftigen nicht geimpften Probanden nur ein Unterschied der Arbeitsunfähigkeit von 1,1% besteht (Tabelle 3), welcher nicht signifikant ist (p = > 0,05).

Diskussion

Bei der Beurteilung unserer Ergebnisse müssen die eingangs erwähnten Kriterien berücksichtigt werden. Es kommt hinzu, daß die geringe Zahl serologischer und virologischer Untersuchungsstellen, die sich speziell mit respiratorischen Viruskrankheiten beschäftigen, nur die stichprobenartige Untersuchung der Kollektive gestattet. Daß es nach aktiver Influenzaschutzimpfung zu einer Antikörperkonversion oder Boosterung schon vorhandener Antikörper kommt (Davenport u. Mitarb., Jensen u. Mitarb., Potel u. Mitarb., Ricken u. Mitarb.), ist nur ein relativer Indikator für die immunisierende Wirkung der Vaccine. Wichtig ist die endgültige Schutzwirkung vor Neuerkrankung an Influenza, worauf schon Herzberg u. Mitarb. hingewiesen haben. Diese Schutzwirkung scheint vorhanden zu sein, wie unsere Untersuchungen in Übereinstimmung mit anderen Berichten zeigen (Davenport u. Mitarb., Monto u. Mitarb., Drescher, Waldman u. Mitarb., Gummersbach).

Aus unserer Untersuchung ergeben sich Anhaltspunkte, daß die Immunität nach einmaliger Impfung geringer ist als nach Wiederholungsimpfungen, da nach der dritten jährlichen Wiederholungsimpfung die Impflinge wesentlich besser vor Arbeitsunfähigkeit geschützt waren als nach der ersten oder zweiten Impfung. Auf der anderen Seite kann dieses Ergebnis aber auch dadurch erklärt werden, daß erst auf die dritte Impfung vermehrt Influenzainfektionen folgten, die der spezifischen Immunität zugänglich waren. Demgegenüber herrschten vorher influenzaarme Wintermonate vor, in denen ein Großteil der respiratorischen Erkrankungen durch andere respiratorische Viren hervorgerufen und dementsprechend durch die Influenzaimmunität nicht beeinflußt wurde. Mit nicht influenzabedingten konkurrierenden und interferierenden respiratorischen Virusinfekten muß in jedem Winter vermehrt gerechnet werden (Ricken). Selbst eine optimale Influenzaschutzimpfung wird deshalb kein hundertprozentiges Verschwinden respiratorischer Virusinfektionen im Gefolge haben.

Möglicherweise kann eine sehr breite Immunität durch die Verimpfung ätherfraktionierter Influenzaantigene hervorgerufen werden (Davenport u. Mitarb.). Waldman u. Mitarb. haben kürzlich berichtet, daß die intranasale Applikation konventioneller Influenzaimpfstoffe eine bessere Immunität hinterläßt als die intramusculäre. Möglicherweise ruft die intranasale Applikation eine zusätzliche Schleimhautimmunität durch IgA-Antikörper hervor. Große Felduntersuchungen müssen jedoch weitere Auskunft bringen.

Literatur

Boger, W. P., Aaronson, H. G., and Frankel, J. W.: New Engl. J. Med. 265, 856 (1960). — Davenport, F. M.: Amer. Rev. resp. Dis. 83, 146 (1961). — Davenport, F. M., Hennessy, A. V., Brandon, F. M., Webster, R. G., Barrett, C. D., and Lease, G. O.: J. Lab. clin. Med. 63, 5 (1964). — Drescher, J.: Internist 7, 71 (1966). — Francis, Th., Jr.: Dtsch. med. Wschr. 1969, 94. — Gummersbach, H.: Med. Welt 1964, 332. — Herzberg, K., Reuss, K. und Dahn, R.: Z. Hyg. Infekt.-Kr. 149, 497 (1962/64). — Jakobi, J., u. Ilker, H. G.: Verh. dtsch. Ges. inn. Med. 65, 765 (1959). — Jensen, K. E., Woodhour, A. F., and Biley, A. A.: J. Amer. med. Ass. 172, 1230 (1960). — Lynch, J. M., Fox, M. W., Thayer, W. R., and Schmit, G. L.: Arch. industr. Health 21, 574 (1960). — Möbest, H., u. Ritter, G.: Münch. med. Wschr. 111, 870 (1969). — Monto, A. S., and Olazabal, F.: Amer. J. Epidemiol 83, 101 (1966). — Potel, J., u. Hlawatsch, S.: Z. Immun.-Forsch. 122, 58 (1962). — Ricken, D.: Dtsch. med. Wschr. 90, 300 (1965). — Ricken, D., Oberhoffer, G.: Heinen: H. und Posch, J.: Med. Klin. 1965. — Ricken, D., Peché, D., Stroehmann, I. und Posch, J.: Arbeitsmedizin, Sozialmedizin und Arbeitshygiene 2, 122 (1967). — Ricken, D., Peché, D., Oberhoffer, G. und Stroehmann, I.: Med. Welt 18, 3153 (1967). — Stuart-Harris, C. H.: Influenza and other virus-infections of the respiratory tract. London: E. Arnold (Publ.) Ltd. 1965.

Immunhistologisch nachweisbare Antigenveränderungen im Zellkern diploider menschlicher Gewebekulturen nach Beimpfung mit den Seren Hepatitiskranker* **

BERTHOLD, H. (Med. Univ.-Klinik Freiburg i. Br.)

Referat

Das Hepatitisvirus entzieht sich trotz aller bisherigen Bemühungen nach wie vor seines Nachweises in vitro. Da nun schwer einzusehen ist, daß gerade dieses Virus nicht in der Gewebekultur vermehrbar sein sollte, wurde nach einer Methode gesucht, um eine in der Zellkultur evtl. inapparent verlaufende Virusvermehrung nachzuweisen.

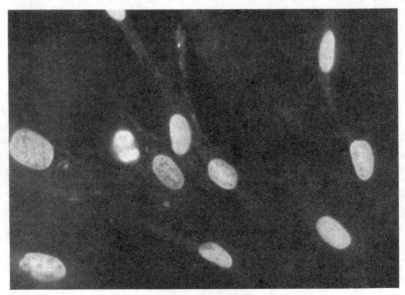

Abb. 1. Unbeimpft

Im Zusammenhang mit der eben erwähnten Vermutung, daß sich das Hepatitisvirus möglicherweise trotz des Fehlens eines typischen cytopathogenen Effektes in der Gewebekultur vermehren könnte, sei auf die Tatsache hingewiesen, daß sich z. B. Röteln- und Influencaviren ohne cytopathogenen Effekt in der Gewebekultur vermehren, d. h. die Virusvermehrung führt nicht zu einer Zerstörung der infizierten Zelle. Die Virusvermehrung kann in diesem Falle indirekt durch Hämadsorption bzw. Hämagglutination nachgewiesen werden. Das Hepatitisvirus hat nun allerdings sicher keine hämagglutinierenden Eigenschaften. Auf der Suche nach einer geeigneten Methode, eine evtl. inapparente Zellinfektion durch das Hepatitisvirus nachzuweisen, ergab sich eines Tages ein eigentümlicher Zufallsbefund: Die Zellkerne einer mit Hepatitisserum beimpften Zellkultur zeigten gegenüber den Antikernfaktoren eines Lupus erythematodes-Serums eine auffällig herabgesetzte Antigenität.

Die Abb. 1 zeigt eine Kernfluorescenz einer unbeimpften Zellkultur, wie man sie mit einem Lupus erythematodes-Serum erhält. Die am Kern haftenden Antikernfaktoren wurden in üblicher Weise mit Fluorescein-Thioisocyanat-markiertem

* Mit finanzieller Unterstützung des Bundesgesundheitsministeriums.
** Herrn Prof. Dr. Dr. h. c. L. Heilmeyer zum 70. Geburtstag.

Antihuman-Gamma-Globulin nachgewiesen. Die Abb. 2 zeigt eine mit Hepatitis-serum beimpfte Kultur, die im übrigen wie die erste behandelt wurde: es fällt auf, daß die Kernfluorescenz praktisch aufgehoben ist, d. h. die Antigenität des Zell-kernes ist gegenüber dem LE-Faktor herabgesetzt.

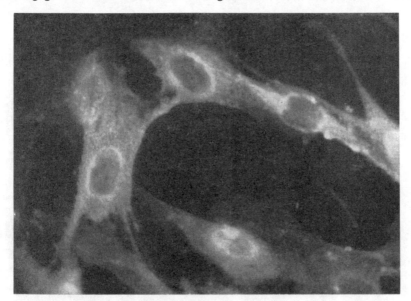

Abb. 2. Mit Hepatitisserum 10^{-2} beimpft

Material und Methode

Als Zellkulturen wurden ausschließlich diploide menschliche Zellstämme verwandt (Lungenfibroblasten, Nierenepithel- und Herzmuskelzellen [1]). Diese wurden mit Hepatitis-serum in der Verdünnung 10^{-2} beimpft. Nach 4 bis 8 Tagen wurden die Kulturen nach einer Acetonfixation mit Lupus erythematodes-Serum inkubiert und der dann am Zellkern haftende LE-Faktor mittels der indirekten Fluorescenzmethode nachgewiesen.

Zur Klärung der Frage, ob der Verlust der Kernantigenität der mit Hepatitisseren beimpften Zellkulturen auf eine intracelluläre Virusvermehrung zurückzuführen sei, wurden die Gewebekulturen mit bekannten DNS- und RNS-Viren beimpft. Im einzelnen wurden verwandt: Poliovirus, Echovirus, Rubellavirus, Adeno- und Vacciniavirus. Alle diese Viren verursachten die gleiche Abschwächung der Kernantigenität gegenüber dem LE-Faktor, und zwar bereits 18 Std nach der Beimpfung, also noch vor Auftreten eines cytopathogenen Effektes — soweit ein solcher von den eben genannten Viren verursacht wird.

Die Abb. 3 zeigt eine mit Poliovirus infizierte Gewebekultur, die Abb. 4 eine mit Rötelnvirus infizierte Kultur. Auf die Abbildung weiterer infizierter Gewebe-kulturen kann verzichtet werden, da sich nach der Beimpfung mit den oben genannten DNS- und RNS-Viren ein weitgehend identischer Befund ergab, näm-lich gleichfalls die Aufhebung bzw. starke Abschwächung der Kernantigenität gegenüber dem LE-Faktor.

Die Beimpfung der Zellkulturen mit inaktivierten Viren führte zu keiner Änderung der Kernantigenität gegenüber dem LE-Faktor, ebenso konnte durch Neutralisation des Poliovirus mit einem typenspezifischen Antiserum eine Ände-rung der Kernantigenität verhindert werden.

Die Änderung des Kernantigens gegenüber dem LE-Faktor ist demnach Aus-druck einer Virusvermehrung. Es handelt sich also hier um eine einfache und empfindliche Methode zum indirekten Nachweis einer Virusvermehrung in der Zelle.

Der LE-Faktor ist ein im Serum von Lupus erythematodes-Kranken auftretender Antikörper. Nach Miescher [4] ist sein Antigen das Nucleoprotein des Zellkernes. Seligmann [5] konnte dieses Nucleoprotein genauer als die DNS- bzw. das DNS-Histon identifizieren.

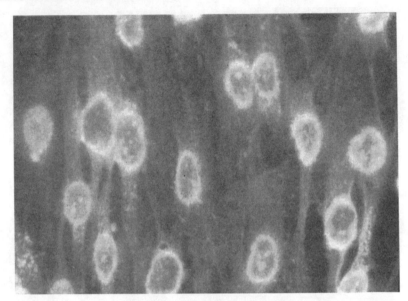

Abb. 3. Polio II, Schluckimpfstamm

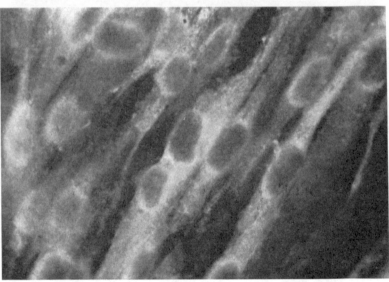

Abb. 4. Rubella

Mit der hier beschriebenen Methode wird also vermutlich eine virusinduzierte Änderung der zelleigenen DNS- bzw. des zelleigenen DNS-Stoffwechsels nachgewiesen.

Seit den Untersuchungen von Kit u. Dubbs [3] sowie von Dulbecco u. Mitarb. [2] ist eine solche Änderung der zelleigenen DNS-Synthese durch Vaccinia- bzw. Poliomavirus bekannt.

Doch nun zurück zu den am Anfang dieser Untersuchung stehenden Befunden: Abschwächung bzw. Aufhebung der Kernantigenität gegenüber dem LE-Faktor nach Beimpfung der Zellkulturen mit den Seren Hepatitiskranker. Diese Abschwächung der Kernfluorescenz ließ sich nicht nur durch Direktbeimpfung der

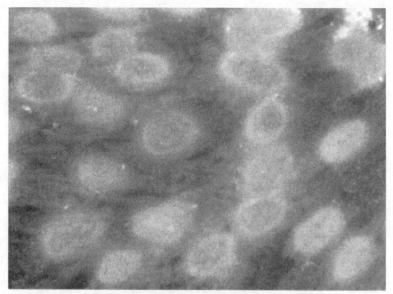

Abb. 5. Mit Hepatitisserum in der Verdünnung 10^{-2} beimpft

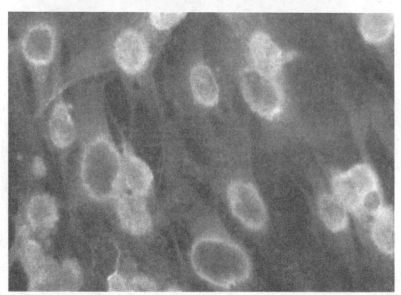

Abb. 6. Mit Passagematerial eines Hepatitisserums aus der IV. Passage in der Verdünnung 10^{-2} beimpft

Zellkulturen mit Hepatitisserum erzielen, sie war auch bei mehreren Seren mit Passagematerial aus der 4. bis 5. Passage zu erreichen.

Die Abb. 5 zeigt eine mit Hepatitisserum in der Verdünnung 10^{-2} beimpfte Kultur. Diese deutlich veränderte, d. h. abgeschwächte Kernfluorescenz trat bei allen, zum Teil mehrfach untersuchten Hepatitisseren auf. Die Abb. 6. zeigt eine mit Passagematerial aus einer vierten Passage beimpfte Kultur. Mit Passagematerial beimpfte Kulturen zeigen also ebenso wie die mit Ausgangsmaterial beimpften, einen Antigenitätsverlust ihrer Zellkerne gegenüber dem LE-Faktor.

Zur Kontrolle wurden 20 Seren von Blutspendern untersucht, wobei sich lediglich einmal eine Änderung der Kernfluorescenz, wie nach Beimpfung mit Hepatitisserum, fand.

Die hier mitgeteilten Befunde sind ein Hinweis auf das Vorkommen eines infektiösen und passierbaren Agens im Serum von Hepatitiskranken. Ob es sich dabei um das mit der Hepatitis in primär ätiologischem Zusammenhang stehende Virus handelt, muß durch weitere Untersuchungen geklärt werden.

Bemerkung: Die Kerndarstellung der im folgenden abgebildeten Zellkulturen erfolgte stets mit der indirekten Immunfluorescenzmethode (LE-Serum + Fluorescein-Isothiocyanat-markierten Antihuman-Gamma-Globulin). Die Vergrößerung ist 320fach. Die Bildunterschrift gibt jeweils das Material bzw. das Virus an, mit welchem die Kultur beimpft wurde.

Literatur

1. Berthold, H., Luthardt, Th., Gorman, L. Z. und Wedding, H.: Therapiewoche **47**, 2139 (1968). — 2. Dulbecco, R., Hartwell, L. H., and Vogt, M.: Proc. nat. Acad. Sci. (Wash.) **53**, 403 (1965). — 3. Kit, S., and Dubbs, D. R.: Virology **18**, 274—285 (1962). — 4. Miescher, P.: Zur Serologie des LE-Phänomens. Transactions of the 6th Congress of the European Society of Haematology, Kopenhagen. Basel: Karger 1957. — 5. Seligmann, M.: Antinuclear antibodies. In: Immunological methods. Oxford: Blackwell 1963.

Zur Diagnostik der Virushepatitis*

v. Oldershausen, H.-F., und Bienzle, U. (Med. Univ.-Klinik Tübingen)

Referat

Sieht man von Grippe-Epidemiezeiten ab, so stellt die Virushepatitis (VH) die derzeit bei weitem häufigste Viruskrankheit dar. Da virologisch-serologische Methoden bisher nicht für die Diagnostik zur Verfügung stehen, wurde die Dignität anamnestischer Erhebungen, klinischer und biochemischer Befunde bei über 1800 Kranken mit VH im Alter von 3 bis 78 Jahren, die von 1955 bis 1965 an der Infektionsabteilung des Rudolf Virchow-Krankenhauses in Berlin und der Medizinischen Klinik Tübingen stationär beobachtet wurden, einer statistischen Analyse unterzogen.

In einer ersten Studie (Hahn, 1961) an 710 Kranken (der Jahre 1955 bis 1958) wurde die Frage einer Differenzierung der Prodromi und Krankheitserscheinungen der akuten VH nach anamnestischen Gesichtspunkten in eine Gruppe I mit Kontaktanamnese bei vermutlicher Hepatitis epidemica (H.e.), eine Gruppe II mit Inoculationsanamnese bei vermutlicher Serumhepatitis (SH) und Gruppe III mit negativer Anamnese (unklarem Infektionsweg) untersucht.

Dabei wurde eine Unterteilung in die Altersgruppen von 4 bis 14, 15 bis 34, sowie 35 und mehr Jahre vorgenommen. Nach der Alterszusammensetzung und auch der jahreszeitlichen Erkrankungshäufigkeit entsprach die Gruppe mit Kontaktanamnese weitgehend der Gruppe mit negativer Anamnese, indem hier vor allem die Kinder unter 15 Jahren mit Erkrankungsgipfeln in den Herbst- und Frühjahrsmonaten, bei Inoculationsanamnese insbesondere die älteren Jahrgänge mit gleichmäßiger jahreszeitlicher Verteilung betroffen waren.

Kinder wiesen häufiger Klagen über diffuse Leibschmerzen, Diarrhoen und Katarrhe der oberen Luftwege auf, Erwachsene häufiger dyspeptische Beschwerden, Fettunverträglichkeit, Gelenkschmerzen und Gewichtsabnahme. Die Prodromalsymptome ließen in den drei Altersgruppen keine Abhängigkeit vom Infektionsweg erkennen. Arthralgien werden somit nur häufiger bei SH angetroffen, weil es sich hier meist um ältere Kranke handelt.

---

* Herrn Prof. Dr. H. Popper zum 65. Geburtstag.

Eine Korrelation der Art und Dauer der Prodromi, maximalen Höhe des Serumbilirubins, Ikterusdauer und Schwere der VH zum Infektionsweg ergab zunächst beträchtliche Unterschiede zwischen Patienten mit Kontakt- bzw. negativer Anamnese einerseits und solchen mit Inoculationsanamnese andererseits, was auf ein schwereres Erscheinungsbild der SH schließen ließ. Die nach Freudenberg (1923) vorgenommene Standardisierung (statistischer Vergleich mit einer Standardbevölkerung) ergab jedoch, daß das Lebensalter der Patienten einen weitaus größeren Einfluß im Sinne einer Verlängerung der Ikterusdauer, der Gesamterkrankungsdauer, der Erhöhung des Serumbilirubins und der schwereren klinischen Erscheinungen ausübt, als die Art des Infektionsweges. Danach hat die Unterscheidung in eine SH und H.e. keinen unmittelbaren Einfluß auf den Krankheitsverlauf, der vorwiegend durch die Altersverschiedenheiten zwischen den beiden Gruppen von unterschiedlicher Infektionsart vorgetäuscht wird. Dies impliziert die Fragwürdigkeit einer allein auf dem Infektionsweg beruhenden Unterteilung in ein Hepatitisvirus A und B.

In einer zweiten Studie (Bienzle, 1968), die auf Befunden von 1110 Hepatitispatienten der Jahre 1958 bis 1964 gründet, wurde daher auf die Unterscheidung von H.e. und SH verzichtet und die Korrelation von klinisch-chemischen Befunden u. a. zu Krankheitsdauer und Lebensalter untersucht.

Dabei ergab sich, daß die bisher fast durchweg für die Auswertung und Beurteilung von diagnostischen wie auch therapeutischen Maßnahmen bei der VH angenommene Normalverteilung biochemischer Daten, wie u. a. Serumbilirubin, Serumtransaminasen, Serumeisen, Serumprotein- oder Blutbildveränderungen auch nach logarithmischer Umformung der zur Charakterisierung der Häufigkeitsverteilungen errechneten Parameter, wie Mittelwert, Standardabweichung, Schiefe und Exzeß, nicht vorliegt und daher statistische Erhebungen etwa mit dem t- oder χ^2-Test nicht berechtigt sind. Signifikanzprüfungen und Korrelationsberechnungen können somit nur mit verteilungsunabhängigen Verfahren vorgenommen werden. Als solche wurden in Zusammenarbeit mit dem Deutschen Rechenzentrum in Darmstadt sowohl der Kruskal-Wallis-Test und Wilcoxon-Test als auch der Spearmansche Rang-Korrelationstest angewandt. Dabei wurden die Maximalwerte der klinischen und biochemischen Untersuchungen herangezogen, die abgesehen von der BSG alle in der ersten und zweiten Krankheitswoche angetroffen wurden.

Einige Ergebnisse des Kruskal-Wallis-Testes sind in Tabelle 1 aufgeführt. Diese zeigt, wie weit zwischen den in Gruppen unterteilten Meßgrößen des jeweiligen Faktors und einzelnen Gruppen einer Variablen signifikante Unterschiede

Tabelle 1. *Ergebnisse des Kruskal-Wallis-Testes über die Korrelation der Maximalbefunde einiger Laboratoriumsuntersuchungen, des Lebensalters und der Krankheitsdauer bei Kranken mit Virushepatitis*
(Irrtumswahrscheinlichkeit: $\varnothing = > 5\%$, $+ = 1$ bis 5%, $++ = 0,1$ bis 1%, $+++ = < 0,1\%$)

| Variable: | Faktor | | | | | |
	Thymol	Takata	γ-Globulin	Bilirubin	SGPT	Alter
Thymol		$+++$	$+++$	$+++$	$+$	$+++$
Takata	$+++$		$+++$	$+++$	$\varnothing$	$+++$
Albumin	$+++$	$+++$	$+++$	$++$	$+$	$+++$
α-1-Globulin	$\varnothing$	$+$	$\varnothing$	$+$	$\varnothing$	$\varnothing$
α-2-Globulin	$\varnothing$	$+++$	$+++$	$+++$	$+$	$+++$
β-Globulin	$++$	$\varnothing$	$+$	$+$	$++$	$+$
γ-Globulin	$+++$	$+++$		$+++$	$\varnothing$	$+++$
Albumin/γ-Globulinquotient	$+++$	$+++$	$+++$	$+++$	$\varnothing$	$+++$
BSG	$+++$	$+++$		$+++$	$\varnothing$	$+++$
Bilirubin	$+++$	$+++$	$+++$		$+++$	$+++$
SGPT	$+$	$\varnothing$	$\varnothing$	$+++$		$\varnothing$
SGOT				$+++$	$+++$	$\varnothing$
Krankheitsdauer	$+++$	$+++$		$+++$	$+++$	$+++$

bestehen (Wallis u. Roberts, 1960). Dabei fällt z. B. die dürftige Korrelation von SGPT und Elektrophoresebefunden auf.

Sehr viel aussagekräftiger ist der Spearmansche Rang-Korrelationstest (Kendall, 1962), der über das Ausmaß sowie das gleich- bzw. gegensinnige Ver-

Tabelle 2. *Korrelationsstatistische Ergebnisse mit dem Spearmanschen Rang-Korrelationstest über die Abhängigkeit der Maximalbefunde verschiedener Laboratoriumsuntersuchungen von dem Lebensalter, der Krankheitsdauer und dem maximalen Serumbilirubinspiegel bei Kranken mit Virushepatitis*

	Signifikanz- schwelle (1%)	Spearmanscher Korrelations- koeffizient (R)	Fall- zahl (N)
Korrelation des Lebensalters zu			
Serumbilirubin	+	+ 0,51	1110
Krankheitsdauer	+	+ 0,39	1110
α-2-Globulin	+	− 0,36	872
Takata	+	− 0,29	1110
Lympho- u. Monocyten	+	− 0,25	1091
Serumeisen	+	+ 0,20	444
Thymol	+	− 0,19	1107
Alkalische Phosphatase	+	− 0,15	538
γ-Globulin	+	+ 0,12	872
SGPT	+	+ 0,09	417
SGOT	∅	+ 0,09	309
β-Globulin	∅	+ 0,08	872
α-1-Globulin	∅	+ 0,06	872
Albumin	∅	− 0,04	872
Korrelation der Krankheits- dauer zu			
Serumbilirubin	+	+ 0,47	1110
SGPT	+	+ 0,34	415
Takata	+	− 0,39	1105
SGOT	+	+ 0,29	307
α-2-Globulin	+	− 0,20	868
BSG	+	+ 0,18	1098
Thymol	+	+ 0,17	1102
Serumeisen	∅	+ 0,12	442
β-Globulin	∅	+ 0,05	868
γ-Globulin	∅	+ 0,04	868
α-1-Globulin	∅	+ 0,04	868
Albumin/γ-Globulinquotient	∅	+ 0,04	868
Lympho- u. Monocyten	∅	− 0,03	1086
Albumin	∅	+ 0,02	868
Alkalische Phosphatase	∅	− 0,02	536
Korrelation des Serumalbumins zu			
SGPT	+	+ 0,33	3417
Takata	+	+ 0,32	1110
SGOT	+	+ 0,31	309
α-2-Globulin	+	− 0,26	872
Serumeisen	+	+ 0,25	444
Lympho- u. Monocyten	+	− 0,16	1091
γ-Globulin	+	+ 0,15	872
α-1-Globulin	+	+ 0,09	872
Thymol	+	+ 0,08	1107
Albumin	∅	− 0,07	872
β-Globulin	∅	+ 0,04	872
Leukocyten	∅	− 0,02	1091
Alkalische Phosphatase	∅	− 0,01	538

halten zweier Variablen durch die Größe und das Vorzeichen des Korrelations-
koeffizienten (R) für eine Signifikanzschwelle von 1% Auskunft gibt (Tabelle 2).
Danach besteht eine enge Korrelation der Krankheitsdauer an VH zur Höhe der
Maximalwerte des Serumbilirubins, der Serumtransaminasen, der Takata- und
Thymolreaktion, dagegen nicht zu Serumeisen, elektrophoretischen Befunden und
Blutbildveränderungen. Das Lebensalter weist eine größere Korrelation zu Serum-
bilirubin, Krankheitsdauer und Serumeisen auf, während ein erhöhter Thymoltest, eine vermehrte Lympho-Monocytose und eine gesteigerte alkalische Serum-
phosphataseaktivität auf Grund der hohen, aber negativen Korrelationskoeffizienten vor allem bei der kindlichen VH von Bedeutung sind. Eine relativ geringe
Altersabhängigkeit besteht demgegenüber bei den Serumtransaminasen und den
elektrophoretischen Serumproteinveränderungen.

Der maximale Serumbilirubinwert ist bei der akuten VH ein gutes, aber nicht
immer verbindliches Maß für die Schwere der Krankheit, die wir wie Dombrowski
und Martini (1957) nach klinischen Kriterien eingeteilt haben. Dafür spricht bereits
eine größere Zahl von anikterischen Patienten, vor allem Kinder mit Kontaktanamnese und nicht immer leichtem Krankheitsverlauf. Der maximale Serumbilirubinspiegel weist positive Korrelationen u. a. zu Serumtransaminasen, Serumeisen und γ-Globulin, jedoch eine fehlende Wechselbeziehung zur alkalischen
Serumphosphatase auf, was auf eine pathogenetische Sonderstellung dieser Untersuchungsmethode weist. Bei der SGPT ist die Korrelation zur SGOT am engsten,
gefolgt von Krankheitsdauer, Bilirubin und Thymoltest. Weiterhin ergibt sich, daß
eine pathologische Takatareaktion bei der VH vor allem von dem Gehalt an
Serumalbumin, α_2-Globulin und γ-Globulin abhängig ist, ein pathologischer
Thymoltrübungstest insbesondere von Albumin und β-Globulin, in geringerem
Maße auch von γ-Globulin.

Zusammenfassend läßt sich auf Grund statistischer Erhebungen an 710 Hepatitispatienten feststellen, daß Prodromi und Krankheitsverlauf der VH vorwiegend
von dem Lebensalter und nicht sicher von dem oralen oder parenteralen Infektionsweg bestimmt werden. Ob eine auf dem Infektionsweg gründende Unterscheidung in Hepatitisvirus A und B berechtigt ist, erscheint fraglich. Es kann sich
auch um mehrere Hepatitisviren mit oralem und parenteralem Infektionsweg,
unterschiedlicher Inkubationszeit, aber ähnlicher Pathogenität handeln. Nach
Erhebungen an weiteren 1100 Kranken unterliegen die bei der VH erhobenen
biochemischen Untersuchungsbefunde keiner Normalverteilung, so daß für statistische Analysen der Funktionsdiagnostik verteilungsunabhängige Verfahren anzuwenden sind. Außer dem Serumbilirubin und den Serumtransaminasen erlauben
die Eiweißlabilitätsproben wie Takatareaktion und Thymoltest bessere Aussagen
über Schwere und Dauer der VH als die Elektrophoresebefunde, soweit man von
einer Verminderung der α_2-Globuline (als Ausdruck einer Insuffizienz und vermutlichen Synthesestörung der Leber) absieht.

Literatur

Bienzle, U.: Statistische Erhebungen über Eiweißlabilitätsproben, Serumelektrophorese,
Leberfunktionsprüfungen, Krankheitsdauer und Lebensalter bei Virushepatitis. Inaug.-Diss.,
Tübingen 1968. — Dombrowski, H., u. Martini, G. A.: Acta hepato-splenol. (Stuttg.) 8,
28 (1957). — Freudenberg, K.: Die statistischen Methoden. In: Abderhalden, E.: Handb. d.
biol. Arbeitsmethoden. Abt. IV/2. Berlin-Wien: Urban u. Schwarzenberg 1930. — Hahn, W.:
Untersuchungen über das Prodromalstadium und die klinischen Verlaufsformen der akuten
Virushepatitis. Inaug.-Diss., F. U. Berlin 1961. — Kendall, M. G.: Rank correlation methods.
3. Aufl. London: Charles Griffin 1962. — Wallis, A., u. Roberts, H.: Methoden der Statistik.
Freiburg: Haufe 1960.

Herr MEYER ZU SCHWABEDISSEN, O. (Achern):

Zu Herrn RICKEN: Es würde mich interessieren, ob Herr Ricken keine Leberkomplikationen bei seinen an Influenza erkrankten Patienten gefunden hat. Ich habe sie jedenfalls in seiner Tabelle vermißt. Er hatte lediglich eine Pankreatitis. Dies wundert mich um so mehr, als ich in 3 Jahren jetzt etwa 42000 Beratungen aufgeschlüsselt habe. Aus dieser statistischen numerischen Aufstellung geht einwandfrei hervor, daß immer im Januar/Februar eines jeden Jahres und dann, wenn die katharrhalischen Infektionen in der Bevölkerung zunehmen, auch die Transaminasen im Kollektiv meiner Patienten ansteigen, so daß Unterschiede bis zum 60fachen vorkommen, d. h., es können in einer Woche nur ein einziger Fall einer positiven Transaminase gefunden werden, zu Zeiten der Grippeperioden über 60. Die Frage an Herrn Ricken, ob er solche Leberkomplikationen nicht gesehen oder nur nicht mitgeteilt hat oder sie nur als unerheblich, weil die Transaminasenanstiege nicht ausgeprägt genug waren, nicht mitdemonstrierte.

Zu Herrn BERTHOLD: Es hat mich sehr interessiert, daß ein Blutspendeserum die gleiche Abschwächung der Fluorescenzreduktion an den Kernen bewirkte, wie dies bei den Hepatitisseren der Fall war.

Ich möchte an Herrn Berthold die Frage stellen, ob er sich darüber informiert hat, ob bei diesem Blutspender vielleicht ein „kritischer" Transaminasenwert vorgelegen hat. Es ist mir bekannt, daß eine erhöhte GPT über 18 zum Ausschluß aus der Blutspenderliste führt und das Blut nicht zu Transfusionen benutzt wird. Mir schien aber von jeher dieser Wert zu hoch zu sein, und ich plädiere mehr dafür, einmal die obere Grenze für den Normalwert für GPT auf 9,4 iE zurückzusetzen, und zum anderen Blutspender besonders zu Grippezeiten automatisch auf die Höhe der Transaminasen zu kontrollieren, da, wie eine von mir geführte Statistik ausweist, die unter dem Titel „Die katarrhalische Hepatose" im Herbst 1967 in der Med. Klin. veröffentlicht wurde, eine unterschiedliche Ergiebigkeit der Serumanalyse zu den verschiedenen Jahreszeiten ergibt.

Eradikation der Viruskrankheiten

GSELL, O. (Med. Univ.-Poliklinik Basel)

Referat

Die aktuellen Ergebnisse der Virusforschung stellen an den Arzt, speziell an den Internisten, der diese Krankheiten erkennen und behandeln soll, die Frage, was die Auswirkung der neuen Erkenntnisse nicht nur auf die Diagnostik und Therapie, sondern auf die Prophylaxe sein werde. Das zu erstrebende Ziel für den heilenden Arzt bei Auswertung all der mühseligen biologischen Erhebungen ist die Ausrottung der die Gesundheit gefährdeten Viruskrankheiten. Der Sieg liegt in der *Eradikation.* Wie nahe oder wie fern wir diesem Ziel noch sind, ist sicher einer Besprechung gerade in diesem Symposium wert, denn daraus ergeben sich die Folgerungen für die Präventivmedizin und ganz allgemein für die Volksgemeinschaft. Hier finden sie das Echo beim Laien. Es ist nicht verwunderlich, daß diese Gedanken über die Ausrottung der Infektionskrankheiten bereits eine philosophische Grundlage gefunden haben. In zwei vor kurzem erschienenen Werken von Cockburn 1963 und von Hinman 1966, beide mit dem Titel „Eradication of infectious disease" ist je ein Kapitel eingefügt über die Philosophie der Krankheitselimination, nachdem zwei führende Epidemiologen Andrews in Großbritannien und Langmuir in USA die theoretischen Grundlagen dafür zur Diskussion gestellt haben.

Die *Definition der Eradikation* wird verschieden gegeben. Folgen wir einem Theoretiker wie Cockburn, so ist es die völlige Ausrottung des eine humane Krankheit bedingenden Erregers. Sie ist erfüllt, wenn kein einziger Mikroorganismus dieser Species mehr vorhanden ist bzw. überlebt. Da diese Forderung praktisch nicht erreichbar und auch für die Epidemologie nicht notwendig ist, so umschreibt die heute meist vertretene Definition als Ausrottung eine dauernde Behebung der Übertragung, der Kontagion, durch einen pathogenen Erreger und die Elimination des Reservoirs der Infektion, so daß die Krankheit verschwindet. Praktisch angewandt läßt dies z. B. für die Pocken folgern, daß die Ausrottung erreicht ist, wenn kein Krankheitsfall mehr auftritt in den 3 Jahren nach Abschluß eines umfassenden Vaccinationsprogrammes. Die Weltgesundheitsorganisation (WHO) hat diese Kriterien 1962 genehmigt.

Daß es gerade eine überstaatliche, internationale Organisation ist, die allein für die Beurteilung einer Infektionselimination in Frage kommt, erscheint für die Viruskrankheiten gut verständlich. Die *WHO* hat in ihrem Jahresbudget (z. B. 1963: 29 Millionen Dollar) einen Großteil für die Eradikation der infektiösen Krankheiten bestimmt. Es mag europäischen Ärzten illusorisch erscheinen, wenn sie sich jetzt schon mit der globalen *Eradikation der Tuberkulose* befaßt, trotzdem dieses Ziel erreichbar ist. Es ist aber allen verständlich, wenn sich besondere Abteilungen für die Ausrottung der *Malaria*, für die Ausrottung von *Infektionen bei unseren Haustieren* einsetzen, andere wieder mit der sog. *Specieseradikation*, womit die Krankheitsüberträger der *Insekten* zusammengefaßt werden.

Es ist, wenn wir auf die *Viruskrankheiten* zu sprechen kommen, hoch erfreulich, daß die Eradikation der Pocken, des Gelbfiebers, der Poliomyelitis, neuerdings der Masern und Röteln auf weltweiter Basis geplant und finanziell unterstützt wird. Die vor kurzem erschienene Publikation, das „2. Decenium der Weltgesundheitsorganisation 1958—1967", gibt hier einen vorzüglichen Einblick, wobei in den Bestrebungen um den Gesundheitsschutz der Eradikationen nur einen, aber einen wichtigen Teil bilden, der unseren Ärzten und auch unserer Bevölkerung viel zu wenig bekannt ist.

Der Versuch einer Infektionsausrottung verläuft für alle ansteckenden Krankheiten in drei Stufen. Die erste ist in den Vorschriften der *Hygiene* festgelegt, deren Anwendung sogleich behördliche Eingriffe verlangt. Die Besserung der hygienischen Lebensverhältnisse gibt die Basis für die Infektionsbekämpfung. Heute sehen wir diese erste Stufe im Abwehrkampf gegen die Infektionen in vollem Aufbau in den Entwicklungsländern. Der bedeutende Staatschef von Tanzania, J. Nyerere, hat klar formuliert, daß von den drei Übeln, welche die unterentwickelten Länder treffen: „poverty, ignorance, disease", zuerst die beiden erstgenannten: „Armut und Unwissenheit" bekämpft und gebessert werden müssen, bis überhaupt die Infektionskrankheiten wirksam zu greifen sind. Die wesentlichen hygienischen Maßnahmen für die epidemischen Seuchen waren früher allein Quarantäne oder nach dem französischen Ausdruck, der genauer ausdrückt, was dahintersteckt, „police sanitaire". Einen trefflichen historischen Einblick in die weltweiten Quarantäne- und Desinfektionsmaßnahmen der letzten Jahrhunderte bietet das Buch über die Postdesinfektion des Seniors der USA-Epidemiologen, des Baslers K. F. Meyer, aus dem hier nur ein Bild demonstriert sei (s. Abb. 1).

Die zweite Stufe kann unter dem Begriff „*Kontrolle*" zusammengefaßt werden. Sie wird der dritten Stufe der A u s r o t t u n g gegenübergestellt. Kontrolle, welche die spezifischen immunoprophylaktischen und die allgemeinen Überwachungsmaßnahmen in sich schließt, ist viel kostspieliger, mühsamer und muß dauernd fortgesetzt werden. Ausrottung erfordert dagegen eine temporäre, dann aber intensive Anstrengung. Eine solche *Eradikation*, erzielbar entweder durch Zerstörung des Erregers, durch Ausschaltung des Überträgers oder durch vollwertige Abwehrkräfte des menschlichen Wirtes, ist heute realisierbar geworden dank der Schutzimpfungen, d. h. der Immunoprophylaxe und wird unterstützt werden durch die erst in den Anfängen stehende virale Chemoprophylaxe und -therapie.

Die *Bemühungen* zur Ausrottung, nicht nur von Virus, sondern ganz allgemein von Infektionskrankheiten, müssen in ihrem Effekt *statistisch überprüfbar* sein, in den Zahlenangaben einerseits über Mortalität und Letalität, andererseits über

Morbidität, welche für jede Krankheit, für jedes Land und für jedes Jahr getrenn
aufzustellen und dann regional oder global zu bewerten sind.

Für die *Mortalität der Viruskrankheiten* ergibt sich sowohl für die einheimi
schen Infektionen in den zivilisierten Ländern wie auch für die tropischen Seuche
in globaler Beziehung ein riesiger Rückgang. Unter den *einheimischen Viruskrank
heiten* ist die Sterblichkeit bei fünf wichtigen Seuchen 1930 zu 1960 gegenüberge
stellt (s. Tabelle). Das Absinken der Mor-
talität ist dabei nicht auf eine spezifische
Therapie gegen die Viruserreger zurückzuführen, sondern auf die heute möglich
gewordene Chemotherapie der sekundären bakteriellen Infekte bei den Viruskrankheiten. Die primär letalen Grippe-
und Masern-Virusinfekte sind für unsere
Gegenden selten und machen nur wenige
Promille aus. Auf therapeutische Einflüsse geht dagegen die Änderung in der
Mortalität der Infektionen durch die sog.
großen Viren, die Bedsonia- oder PML-
Gruppe zurück. Ornithose, Lympho-
granulom, Trachom sowie Krankheiten
durch Rickettsien und Mykoplasmen.
Diese alle sind durch Breitbandantibiotica beeinflußbar. Nicht gesenkt ist dagegen die Mortalität der einmal manifest
gewordenen Tollwut, die noch immer zu
100% letal ausläuft, dann der Encephalitiden durch verschiedenste Viren, sowie
der Hepatitis epidemica, deren Sterblichkeit aber prozentual nicht groß ist. Von
den *tropischen Viruskrankheiten* ist die
Mortalität bei Pocken, bei Gelbfieber
und bei einzelnen anderen durch Arthropoden bedingten Virusinfekten ebenfalls
nur dank der Bekämpfung der sekundären Infekte respektive der Komplikationen abgefallen.

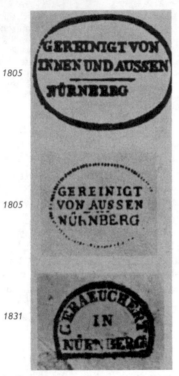

1805

1805

1831

Abb. 1. Drei Stempel aus „Disinfected Mail" von
K. F. MEYER

Tabelle. *Todesfälle auf 1 Million Lebende
pro Jahr, Schweiz*

	1931—1935	1961—1965
Grippe	350	102
Masern	20	1,1
Poliomyelitis	9	1,8
Varizellen	1,0	0,2
Mumps	0,5	0,2

Zahlen für die *Letalität* können wir aus
unserer Gegend für die einzelnen meldepflichtigen Viruskrankheiten ebenfalls
geben. Auch hier ist der große Rückgang der Todesfälle auf 100 Erkrankungen beachtenswert (Antibiotica et
Chemotherapia Bd. 14, 1967).

Die *Morbidität* ist ganz anders zu be-
urteilen. Das Auftreten der einheimischen
sog. *banalen Viruskrankheiten* ist in all den letzten Jahrzehnten in den natürlich zu
erwartenden Grenzen geblieben, also *unbeeinflußt* durch die moderne Therapie.
Abb. 2 zeigt dies für die Zeitspanne 1920 bis 1965 für Grippe, Masern, Mumps und
Röteln, Abb. 3 das verschiedene Verhalten von Mortalität und Morbidität.
Auch die nicht meldepflichtigen viralen Infekte, so z. B. durch Rhinoviren,
Coxsackie- und Echoviren, dann durch Adenoviren treten weiterhin endemisch
auf.

Um zu einem Rückgang und schließlich zu einer Eradikation zu gelangen, muß man der Frage nachgehen, welche *Möglichkeiten* heute und in naher Zukunft bestehen, *die Morbidität der Viruskrankheiten herabzusetzen.*

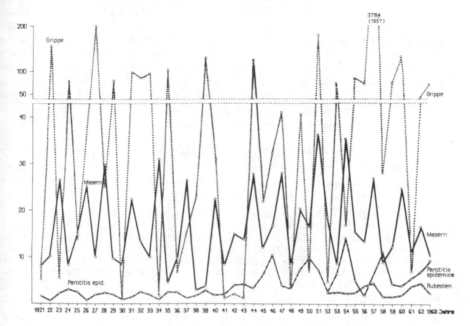

Abb. 2. Morbidität auf 100000 lebende Personen (Schweiz)

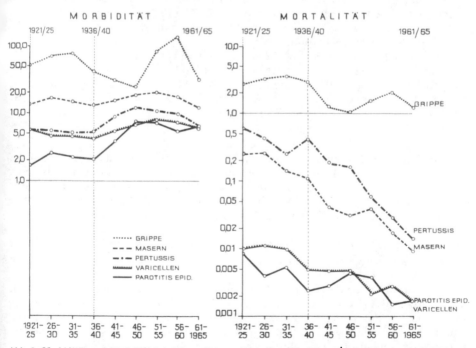

Abb. 3. Morbidität und Mortalität bei Grippe, Masern, Varizellen, Parotitis und bei Pertussis (Morbidität auf 10000 Lebende, Mortalität auf 100000 Lebende bezogen) (Schweiz)

Deren vier sind wesentlich:

A. Hygienische Verordnungen

Diese sind altbekannt und mannigfaltig, so daß sie hier nicht aufzuzählen sind. Ihre Wirkung ist begrenzt. Sie bilden aber die Grundlage für den Einsatz der modernen Bekämpfungsmethoden. Für menschliche Krankheiten ist damit keine Eradikation möglich, wohl aber für die *Virusinfektionskrankheiten der Tiere*, da dort die *Abschlachtung* eine Ausrottung gestattet. So sind durch veterinär-medizinische Methoden bereits erfolgreich bekämpft und z. B. in USA ausgerottet worden: bei den Haustieren die Maul- und Klauenseuche, die kontagiöse bovine Pneumonie und das vesiculäre Exanthem der Schweine, bei den Hühnern die Hühnerpest und die asiatische Newcastle Krankheit.

B. Bekämpfung der Virusüberträger

Diese hat sich in einigen schweren Viruskrankheiten großartig ausgewirkt. Unter den virusübertragenden Insekten steht die *Elimination des Aedes aegypti* und damit des Gelbfiebers im Vordergrund.

So sind die Südstaaten der USA fast ganz von diesem Insekt, dem Überträger des *Gelbfiebers*, befreit worden. Im WHO-Jahresbericht 1968 werden die Schwierigkeiten betont, auch in einem gut organisierten Land die Aedes aegypti zu eliminieren. Im Süden der USA und in den naheliegenden Inseln wohnen 40 Millionen Personen in den bis vor kurzem von diesen Insekten befallenen Gebieten. Erst den neueren Aktionen mit Insekticiden, wie DTT und Malathion, überall durch fahrende Equipen hingebracht, gelang es jetzt eine erfolgreiche Ausrottung zu erreichen (Schliessman).

Der *antivektorielle Kampf* erleidet Schwierigkeiten durch Resistenzentstehung gegen die einzelnen Chemotherapeutika. Diese entwickeln sich technisch aber stets weiter. Eine neue erfolgreiche Methode der Desinsektisation sind die ,,Aeronef'', die automatische Diffusion ,,im Flug'' von Dämpfen von Dichlorderivaten. Diese werden gegen die Übertragung von hämorrhagischem Fieber, Dengue, Chicungunia, von viralen Panencephalitiden in Betracht gezogen und sollen gute Zukunftsaussichten in der Vektorbekämpfung bieten.

In dem *Kampf gegen die Nagetiere* als Virusüberträger, worauf ein WHO-Seminar 1966 eingegangen ist, zeigte es sich, daß außer dem Anticoagulantia auch biologische Methoden in Betracht gezogen werden müssen, so Einsatz von Bakterien von nagetierfressenden Säugetieren. Alle diese Maßnahmen sind aber noch ungenügend für eine Eradikation der Kleintiere.

C. Schutzimpfungen

Die Schutzimpfungen haben durch Erzeugung einer spezifischen Resistenz bis heute den größten Erfolg in der Prophylaxe der Virusinfektionen gebracht, erst bei schweren epidemischen Seuchen wie Poliomyelitis, Pocken und Gelbfieber, neuerdings mit noch in steter Entwicklung sich befindlichen Impfverfahren gegen sog. leichte Virusinfektionen. Wir erwähnen hier zwei Gruppen:

a) Viruskrankheiten mit hoher Mortalität oder schweren Folgen bzw. Verstümmelung

Diese sind durch Vaccination sicher zu verhüten oder bereits auf bestem Wege ausgerottet zu werden.

1. Zur Eradikation der *Poliomyelitis* sind alle drei verschiedenen Möglichkeiten der Schutzimpfung versucht worden. Zuerst wurde die *passive Immunisierung* durch eine Großaktion mit Gamma-Globulin in USA 1951/52 eingesetzt. Diese Immunisierung erwies sich als sehr mühsam und teuer, praktisch als erfolglos, da die Wirksamkeit des Impfschutzes zu kurz ist und nur einige Wochen dauert. Dann folgte die *aktive Immunisierung* durch Injektionsbehandlung *mit inaktivier-*

ten Erregern. Der Salksche Impfstoff (ab 1955) erfaßte alle drei Poliomyelitisviren. Er hat sich bis heute in Schweden dank einer verbesserten Herstellungsmethode bewährt, erwies sich aber auch in zivilisierten Ländern, wo meist nicht ein genügend großer Prozentsatz der Bevölkerung einbezogen werden konnte, als nicht genügend, in den Entwicklungsländern wegen der Injektionen als viel zu kompliziert. Heute hat sich die dritte Variante, die *orale Schutzimpfung mit abgeschwächten lebenden Erregern*, weltweit durchgesetzt. Der Sabinsche Impfstoff (ab 1959), der noch weiter verbessert wird, hat in den Ländern mit staatlich verordneter Vaccination die Poliomyelitis zum Verschwinden gebracht, eindeutig in der Tschechoslowakei, Ungarn und in der DDR, wo die Mehrheit der Bevölkerung wiederholt geimpft wurde. Ebenso ist man in westlichen Staaten mit freiwilligen Impfaktionen zum erfolgreichen Ziel gelangt.

Ein Beispiel zeigt die *Schweiz* (s. Abb. 4), wo die sonst hohen Erkrankungsziffern nach 3jährigen Sabin-Impfungen zum Fehlen jeglicher epidemischer Erkrankungen geführt haben. Die Poliomyelitis ist hier zum klassischen Beispiel einer nicht mehr endemischen Infektion, sondern einer Importkrankheit geworden. Von den nur vier gemeldeten Krankheitsfällen von

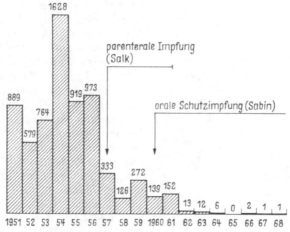

Abb. 4. Morbidität der Poliomyelitis, Schweiz 1951 bis 1968

1966 bis 1968 sind zwei nach unseren Erhebungen durch Kontakt mit frisch zugereisten Personen aus ungeimpften Gegenden Italiens erkrankt, zwei waren überhaupt nicht sichere Poliomyelitisfälle.

Dort wo eine Viruskrankheit nur regional, nicht global ausgerottet wird, bleibt die Gefährdung theoretisch bestehen und macht fortgesetzte Impfaktionen notwendig. Den Erfolg der Schutzimpfung gegen Poliomyelitis zeigt Abb. 5 der WHO 1968 an, mit dem Rückgang in allen zivilisierten Ländern auf wenige Fälle, wohingegen in unterentwickelten Ländern ohne oder mit ganz ungenügendem Impfschutz die Krankheitsmeldungen ansteigen. Wichtig ist auch, daß wilde Poliomyelitisviren im Gegensatz zu den Impfviren, die sich während den Impfaktionen in den Abwässern finden, in den geschützten Gebieten verschwunden sind, wie dies nicht wenige Untersuchungen zeigen. Die Eradikation dieser in bezug auf Invalidisierung schwersten Viruskrankheit unseres Kontinents kann als geglückt bezeichnet werden.

2. Das zweite Beispiel geben die *Pocken*, die heute bereits nur noch auf drei endemische, aber bedeutende Herde begrenzt sind, so 1. in Südostasien, wo 80% des Welttotals registriert sind, davon drei Viertel der Fälle in Indien, die übrigen in Afghanistan, Pakistan, Nepal und Indonesien. 1967 war erstmals Burma nicht mehr befallen, dann 2. in Südamerika, wo nur noch in Brasilien endemisches

Vorkommen gesehen wird, endlich 3. in West-, Ost und Mittelafrika. Die Jahresmeldungen aus allen Weltteilen sind gegenüber früher gering geworden. Sie betragen noch 50 bis 100000 im Jahr, wobei nur 1967 mit 118000 nochmals höhere Zahlen erreicht wurden als 1963. Heute ist ein *WHO-Variola-Eradikationsprojekt* in vollem Gange mit der besten Aussicht auf endgültigen Erfolg.

Bei allen *Eradikationsaktionen* sind *vier Phasen* in Betracht zu ziehen. Die *erste Phase der Vorbereitung*, wo die Versorgung mit Impfstoff, die Testung des Impfstoffes, die technische Organisation der Kampagne und die Orientierung der Bevölkerung notwendig sind. In der *zweiten Angriffsphase*, die nicht mehr als 3 Jahre dauern sollte, ist das Ziel, *alle Personen zu impfen*. Bei einer Impfung von 80% kann angenommen werden, daß die Virusübertragung aufhört. Die *dritte*, sog. *Überwachungsphase* umfaßt zwei Elemente: die Überwachung noch vereinzelter oder importierter Fälle und die fortlaufende Impfung (Vaccination d'entretien), welche außer einer Routineimpfung aller Neugeborenen, diejenige aller Schuleintritte und periodisch auch der Erwachsenen in ihren Plan aufzunehmen hat. Die *vierte*, sog. *Erhaltungsphase* läßt die Maßnahmen dem staatlichen Gesundheitsdienst übertragen. Man faßt die dritte und vierte Phase als „*epidemiological surveillance*" zusammen. Diese hat Information durch lokale Gesundheitsdiensstellen zu organisieren und wenige Einsatzequipen bereitzustellen. Finanziell ist sie viel weniger belastend als die immer wiederholten, aber unvollständigen Massenimpfungen der sog. Kontrolle (Dorolle, 1968).

Nachdem 1958 die Jahresversammlung der WHO das erste Programm für die Pockeneradikation aufgestellt hat, ist keine Ausbreitung der Seuche auf neue Gebiete mehr erfolgt. Die Weststaaten und Südamerika sind pockenfrei geworden und für die zivilisierten Länder

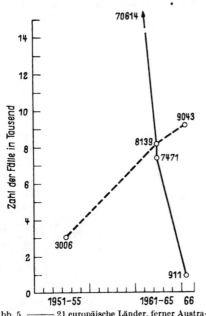

Abb. 5. ——— 21 europäische Länder, ferner Australien, Kanada, Neuseeland und die USA. ——— 44 Länder Afrikas, Asiens und Lateinamerikas

haben sich die Pocken auf Importkrankheiten beschränkt. Wohl sind die Einzelzahlen durch den gesteigerten Luftverkehr in Europa größer geworden (1959 bis 1967 428 Fälle), in Nord- und Mittelamerika ist aber kein Fall mehr aufgetreten seit 1963 und in Ozeanien keiner mehr seit 1961.

Ab 1968 ist nun eine Großaktion zur Eradikation der Pocken durch die WHO gestartet worden mit dem Ziel einer systematischen Durchimpfung der Bevölkerung der endemischen Gebiete. Bereits 1967 sind in Afrika rund 20000000 von 125000000 der in den infizierten Gegenden lebenden Menschen geimpft worden, in Indien innerhalb 3 Jahren bis Ende 1967 600000000. Es zeigen die Kontrollen, daß von den Neuerkrankten mindestens 80% nicht geimpft waren.

3. Das *Gelbfieber* zeigt wieder einen anderen Aspekt. Die Bekämpfung durch die Schutzimpfung des Menschen war auf dem besten Weg zum vollen Erfolg, als vor 30 Jahren eine zweite Art dieser Virusinfektion, das Buschgelbfieber, entdeckt wurde, bei dem die Virusübertragung durch einen Zwischenwirt, den Affen im Busch, erfolgt. Das Ziel der Eradikation durch Vektorelimination oder Schutzimpfung wurde systematisch in Mittel- und Südamerika erreicht und geht in den

Staaten Nordamerikas gut voran, s. vorne. Für die Regionen des Buschgelbfiebers kommt z. Z. nur die Vaccination des Menschen in Betracht. Der 17-D-Stamm des Gelbfiebervirus ist immer noch der am meisten befriedigende Stamm für die Produktion einer lebenden abgeschwächten Vaccine gegen einen Arbovirus (WHO technical report, Serie 387, p. 14, 1967). Die Zahlen der Weltseuche des Gelbfiebers sind heute außer in Mittelafrika unbedeutend geworden: 1960 noch 75, 1965 66. Doch hat eine größere Epidemie 1960 bis 1962 in Äthiopien mit Aedes simpsoni als Vektor und eine kleinere Epidemie 1965 in Senegal gezeigt, daß die Gefahr für Afrika, wo der Vektor noch nicht systematisch bekämpft wurde, nicht gebannt ist. Überwachung (Surveillance service) bleibt hier für die endemischen und rezeptiven Gebiete die notwendige Maßnahme.

4. *Grippe*. Die Grippeschutzimpfung wird erschwert durch die Änderungen der vorherrschenden Virustypen, was die Bereitstellung eines spezifischen Impfstoffes für alle in Frage kommenden Typvarianten nicht leicht macht. Bis vor kurzem war nur inaktivierter mono- oder polyvalenter Impfstoff im Handel, der immerhin die Grippeerkrankungen um 65% reduzieren kann. Neu ist eine intranasal anzuwendende lebende abgeschwächte Grippevaccine mit guter Antikörperbildung in Prüfung (Editorial Lancet II, 669, 1968). Unbefriedigend ist auch die kurze Dauer der Immunisierung, vorerst maximal 1 Jahr. Solange die Impfung, wie derzeit, auf besonders gefährdete Bevölkerungsgruppen, so auf alte Personen in Heimen, auf Kranke, auf Kleinkinder, auf Schwangere beschränkt bleibt, kommt eine Eradikation nicht in Frage. Statistisch faßbare Auswirkung der regional beschränkten Impfaktionen und ebenso des ersten experimentell wirksamen Chemoprophylaktikum Adamantin liegen heute noch nicht vor. Es ist aber nur eine Frage der Zeit bis ein jetzt schon möglicher polyvalenter Impfstoff und eine nicht mehr durch wiederholte Grippeattacken, sondern durch Vaccination erzeugte Verbreiterung des Antikörperspektrums die Grippevirusepidemien und dann auch die Endemien zum Erlöschen bringen wird (Henle). Daß heute 70 nationale Grippezentren in 54 Ländern erstellt sind und am Überwachungsprogramm der WHO teilnehmen, ist bereits wesentlich.

5. *Tollwut*. Die Lösung der Tollwuteradikation bei Mensch und Tier hängt von der Kontrolle und eventueller Elimination der Infektionen von Reservoir- und Vektorpopulationen in der Natur ab. Die Tollwut existiert in mancherlei Tierarten, in denen eine Ausrottung sehr schwierig ist, so z. B. bei Fledermäusen, Füchsen, Skunks und Mongoosen (WHO technical report serie 321, 1966). Menschliche Tollwuterkrankungen sind nicht häufig. Die Besonderheit liegt in der langen Inkubationszeit, welche bei diesem Virusinfekt schon vor bald 100 Jahren durch Pasteur die Anwendung einer Schutzimpfung glücken ließ. Der Erfolg der Impfung ist im Einzelfall ganz eindeutig, sei es als Prophylaxe oder nach erfolgter Infektion. Daß die Ausrottung der tierischen Überträger dieser Tollwut nicht gelang, liegt an den uneinheitlichen, zu wenig umfassenden und mangelhaft durchgeführten Maßnahmen der einzelnen Länder (s. JTA rapport. 1967).

War die Tollwut im Anfang dieses Jahrhunderts in Mitteleuropa und England praktisch erloschen, so schreitet diese Tierseuche in Europa seit dem zweiten Weltkrieg von Ostdeutschland her wieder bei Füchsen und anderen Wildtieren langsam über Jahre nach Westen voran, ohne jegliche Beeinflussung durch den vom Menschen geschaffenen Verkehr zu zeigen. Das Beispiel der Ausbreitung der Tollwut von der DDR ab 1953 durch Westdeutschland bis sie 1967/1968 die Schweiz und Luxemburg erreichte, zeigt dies eindeutig. Es brauchte eine Zeitdauer von 15 Jahren zur Ausbreitung über eine Distanz von nur 400 km. Eine Ausrottung ist heute auch bei den Wildtieren möglich. Da diese Erkrankung für den Menschen in engen Grenzen zu halten ist, bildet sie kein epidemiologisches humanes Hauptproblem.

6. *Arbovirenerkrankungen*. Hier sind außer dem *Gelbfieber* (s. S. 600 und der Dengue, für welche beide die Aedes aegypti Elimination wesentlich ist und für die eine

Vaccination möglich ist, nur zwei durch Schutzimpfungen beeinflußbare Krankheiten zu erwähnen:

a) *Zeckenübertragende Encephalitis.* Hier ist für Europa die *osteuropäischer Frühsommerencephalitis* hervorzuheben. Nach dem "Report on an European Symposium on the virus disease control 1966" sind zwei Maßnahmen Erfolg versprechend: die Immunisierung der gefährdeten Bevölkerung durch inaktivierte Vaccine von Gewebskulturen (Waldgegendbewohner, Laboratoriumsarbeiter) und die Luftverstäubung mit DTT in spärlich bewohnten Gegenden, welche die Zecken innerhalb 4 Jahren eliminieren.

b) *Mückenübertragene Encephalitiden* sind schwieriger zu kontrollieren, besonders wenn noch Vögel oder Haustiere als Zwischenwirte funktionieren. Bei der *japanischen Encephalitis* ist sowohl durch Anwendung inaktivierter Vaccine mit 60 bis 80% Effektivität beim Menschen wie durch Impfung des Zwischenwirtes der Schweine eine Elimination regional möglich. Bei der westlichen *Equinen Encephalitis* wie bei der *Venezuela-Encephalitis* sind Impfungen der Pferde wie der Menschen im Versuchsstadium, bei dem Menschen wegen Nebeneffekten noch beschränkt.

Im ganzen ist die Kontrolle und Elimination der Arthropoden übertragenen Viren heute noch ungleich (Übersicht siehe Expert. Com. on zoonoses, WHO technical report, Serie 378, 1967), immerhin aussichtsreich und mit Erfolgen wie bei Gelbfieber sowie bei den Zeckenencephalitiden.

c) Viruskrankheiten mit meist leichterem Verlauf

Durch Vaccination wird es in näherer Zukunft möglich sein, die viralen *kindlichen Exanthemkrankheiten* und auch virale *respiratorische Infekte* zu eliminieren. Da deren ernste oder tödliche Komplikationen seltener sind und da mehrheitlich nur geringere Gesundheitsstörungen durch diese Virusinfektionen bedingt werden, hat die Schutzimpfung nicht nur effektvoll, sondern auch frei von Nebenwirkungen zu sein. Bereits ist eine Reihe unserer einheimischen viralen Infektionskrankheiten heute in den Bereich der Möglichkeit der Eradikation getreten. Bei allen Krankheiten, bei denen das Virus kultivierbar ist und dann abgeschwächt werden konnte und bei welchen auch die Voraussetzungen für eine lohnende Aktion besteht, werden sich solche Impfungen durchsetzen. N. R. Grist hat 1966 geäußert, daß schon jetzt die große Zahl von Schutzimpfungen es gar nicht mehr möglich macht, die Gesamtheit der Bevölkerung gegen alle Krankheiten zu vaccinieren. Es wird eine Wahl der dafür regional geeigneten Krankheiten für das Impfprogramm angezeigt sein. Hierher sind zu zählen:

7. Masern. Hier steht z. Z. die Anwendung einer kombinierten Impfung durch inaktivierte und durch abgeschwächte Erreger im Vordergrund. Bereits liegen Anhaltspunkte für geglückte Eradikation in USA vor.

So zeigt Abb. 6 die Masernausrottung in Rhode-Island (USA) (Schaffner et al., 1968), einsetzend mit einer Masernimpfung im Januar 1966 bei 70% der 52000 empfänglichen Kinder. Bis Ende 1967 wurden nur noch 49 Masernfälle festgestellt, davon über die Hälfte als Import durch Militärpersonen. 2 Jahre nach der systematischen Impfaktion waren in diesem Staat mit 900000 Einwohnern die Masern praktisch verschwunden.

Nach den Meldungen der US Public Health Service werden *nach* 1970 die Masern *in USA* virtuell *eradikiert* sein. Gestartet 1966 (damals 213992 Masernfälle innerhalb Jahresfrist 1965/1966), ging durch die Impfaktion die Zahl auf 24000 für 1967/1968 zurück. Für 1970 sollten es nur noch 1000 bis 2000 sein. Langsam voran ging die Maserneradikation nur in den Ghettos der Großstädte. Auch brauchte es mehr als 1 Jahr um manche Ärzte zu überzeugen, daß Masern nicht eine der Krankheiten sei, mit welcher die Kinder aufwachsen. Letztere Ansicht wird namentlich bei uns zu überwinden sein, wenn die Masernimpfung einsetzt.

Heute ist der Masernimpfstoff noch die teuerste Vaccine. 60 Millionen Impfdosen wurden in den Staaten bis jetzt verwendet und 75% der Empfänglichen sind Ende 1968 immunisiert (J. A. M. A. 206, 491, 1969). Ähnliche Resultate liegen aus der UdSSR vor (Smorodintsev). Wichtig erscheint die baldige Anwendung in Regionen, wo Masern schwere tödliche Erkrankungen bewirken, wie besonders in tropischen Gegenden. Aber auch für zivilisierte Länder ist zu bedenken, daß die Masernkomplikationen, am wichtigsten die cerebralen, ebenso häufig vorkommen wie eine paralytische Poliomyelitis vor Einsatz der Schluckimpfung (Enders-Ruckle).

8. *Röteln.* Wegen der Gefahr der Rötelnembryopathie bei Erkrankung in der Schwangerschaft ist eine Immunisierung der jungen Frauen das Ziel einer Rötelnschutzaktion. Wenn man bedenkt, daß die letzte große Rötelnepidemie in USA 1964 ungefähr bei 20000 Kleinkindern kongenitale Defekte bewirkte und eine schätzungsweise ähnliche Zahl von fetalen Todesfällen herbeigeführt hat (Cooper), so vernimmt man mit Freude die Ankündigung von Hilleman et al. 1968, daß für die nächste zu erwartende Epidemie lebende abgeschwächte Rubeolavirusvaccine in wirksamer Form bereitsteht.

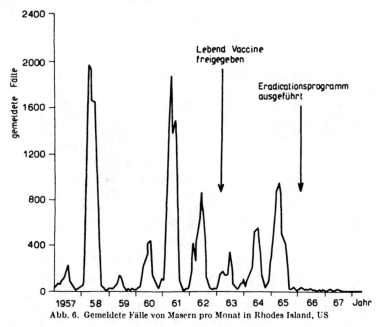

Abb. 6. Gemeldete Fälle von Masern pro Monat in Rhodes Island, US

9. *Mumps.* Auch hier ist die Erstellung einer Vaccine geglückt. Der Impfstoff mit inaktiviertem Mumpsvirus hat sich aber wegen der auf wenige Monate begrenzten Wirksamkeit nicht durchgesetzt (Editorial Lancet 9.11.1968). Größere Aktionen mit abgeschwächtem lebenden Virus sind in den USA und in der UdSSR im Gang.

Die Resultate von Hilleman 1968 mit dem Jeryl-Lyn-Stamm des Mumpsvirus, verabfolgt an 16000 Personen, davon ca. 7000 Kinder, zeigte keine Nebeneffekte und eine Antikörpererzeugung in 96,8%. Bei einem Mumpsausbruch war der Effekt eindeutig. (174 vaccinierte Kinder mit Erkrankungsrate von 2,9%, 224 unvaccinierte Kinder mit Erkrankung in 59,4%, was eine protektive Wirksamkeit von 95,1% ergibt. In den bis jetzt 2 Jahre fortgeführten Kontrollen war kein wesentlicher Abfall der Antikörpertiter zu finden. Diese erfreulichen Resultate sind durch zwei Studien in USA und Großbritannien bestätigt worden (Editorial Lancet 9. 11. 1968).

Die Elimination des Mumps ist also heute, wenn es sich als nötig erweisen wird, möglich.

10. *Adenovirusinfektionen.* Eine Schutzimpfung, kombiniert gegen einzelne Typen, meist 3, 4, 7, durchgeführt in Rekrutenschulen, wo diese Infektion durch

Pneumonien sich unerfreulich auswirken kann, zwar nur durch längeren Arbeitsausfall, nicht durch Sterbefälle, wird günstig beurteilt. Eine Elimination dieses weder schweren noch häufigen Virusinfektes auf größerer Basis ist bis heute nicht in Betracht gezogen worden.

11. *Rhinovirusinfektionen.* Hier liegen bereits Mitteilungen über Versuche mit Schutzimpfungen vor, wobei aber die zahlreichen Typen Schwierigkeiten bedingen. Die Möglichkeit der Ausschaltung der banalen Infekte des viralen common cold ist bereits vorhanden. Ob sie sich lohnt, wird in den nächsten Jahrzehnten zur Diskussion stehen.

12. *Weitere respiratorische Virusinfektionen,* so durch *Parainfluenza-, Reo-, RS-Viren,* vor allem bei Kindern, sind durch kurze Inkubation und rasche Ausbreitung schwer unter Kontrolle zu bringen. Die theoretisch mögliche Vaccination, die einzig die Elimination in die Wege leiten könnte, hat sich bis jetzt nicht aufgedrängt, so daß die Einleitung prophylaktischer Maßnahmen einer zukünftigen Entwicklung dieser Virusinfekte überlassen werden kann. Polyvalente Vaccinen gegen respiratorische Infekte sind zu erwarten. Sie erst werden eine wirksame Prophylaxe ermöglichen (s. Vivell, 1966).

13. *Virushepatitis.* Hier wird erst die Entdeckung des Virus eine wirksame Prophylaxe möglich machen. Vorerst kommt Gamma-Globulin als Massenprophylaktikum nur regional bei besonders bedrohlicher epidemiologischer Situation in Betracht, evtl. auch einige Monate vor der gewöhnlichen Saison.

Aus allen interkontinentalen und regionalen Impfaktionen bei neun der wesentlichsten Virusinfektionen mit anschließendem folgerichtigen Überwachungssystem ergibt sich, daß eine Eradikation entweder geglückt ist oder erreicht werden kann, so daß dann nur noch zu vernachlässigende Einzelfälle auftreten. Diese führen durch Import direkt oder sekundär zu sog. *Importkrankheiten.* Sie bleiben infolge der allgemeinen Immunisierung, was entscheidend ist, „self limited". Der Erfolg ist für die zivilisierten Gebiete regional, heute noch nicht global, imponierend, für die Entwicklungsländer in hoffnungsvollem Aufbau begriffen.

D. Die virale Chemoprophylaxe und Chemotherapie

Sie steht erst in den Anfängen. Bis 1968 haben sich die praktischen Testungen auf drei Präparate beschränkt: gegen Pocken, gegen Herpes corneae, gegen Grippe. Bereits sind aber 1969 zwei weitere Gruppen in Prüfung, was das Fortschreiten der diesbezüglichen Forschungen anzeigt, auf die aber hier nicht mehr eingegangen werden kann (s. Lancet *1969* I, 59). Eine faßbare Auswirkung in der viralen Infektionsbekämpfung und auch Prophylaxe, die in Parallele zu den Antibiotica bei bakteriellen Erkrankungen zu stellen wäre, ist noch nicht vorhanden.

Was läßt sich aus diesen Erhebungen für die *Zukunft der Virusinfektionen* folgern? Kann man dem angesehenen Editor der „American Lectures in living chemistry" Kugelmass zustimmen, wenn er 1966 schreibt „Die Infektionskrankheiten sollten tatsächlich am Ende des Jahrhunderts selten sein", oder den Äußerungen von Cockburn 1963, daß wenn „keine kriegerischen Unruhen eintreten in meßbarer Zeit wie in 100 Jahren alle größeren Infektionen verschwunden sein werden". In einem Referat vor der Schweizerischen Gesellschaft für innere Medizin vom Oktober 1967 glaubte ich dies bejahen zu können. Ich möchte heute für die Viruskrankheiten präzisieren: in Europa, Nordamerika und Australien sollte innerhalb eines halben Jahrhunderts die Eradikation der ansteckenden epidemischen und auch endemischen Viruskrankheiten, ohne der banalen respiratorischen und gastrointestinalen Infekte, der sog. Erkältungskrankheiten, erzielt werden können. Von sozialökonomischer Seite gelangen Kahn u. Wiener 1965 in ihrem

Buch „The year 2'000", in welchem die Aussichten für die kommenden 35 Jahre bewertet werden, zur Folgerung, daß die Schaffung zahlreicher neuer und sicher wirksamer Vaccinen in dieser Zeitspanne bestimmt zu erwarten sei, was medizinisch die Elimination dadurch beeinflußbarer Krankheiten bedeutet.

Drei *Vorbehalte* müssen auch bei dieser uns begründet erscheinenden optimistischen Beurteilung der Eradikation von Viruskrankheiten bzw. Infektionskrankheiten, die regional und global für die kommenden Jahrzehnte vor der Verwirklichung steht, angebracht werden.

1. *Reservoire der viralen Erreger* bestehen noch für längere Zeit. Das eine liegt in den *Entwicklungsländern*, speziell der Tropen, wo Virusarten, namentlich Arboviren, in großem Ausmaß vorhanden und z. T. noch gar nicht erfaßt sind, so daß sie eine ständige Gefahr für die dortige Bevölkerung und für eine Infektionseinschleppung in zivilisierte Regionen bedeuten. Es ist dies aber eine temporäre, für die Zukunft zu überwindende Gefahr. Dabei ist zu betonen, daß *politische Stabilität* eine *Grundbedingung für den Erfolg der Infektionseradikation* ist und daß auch eine ökonomische Basis, sei es in den einzelnen Ländern selbst, sei es durch internationale Unterstützung, gesichert sein muß. Das andere Reservoir für menschpathogene Viren liegt im *Tierreich*. Bereits 1948 hat K. F. Meyer vom *„animal kingdom, the reservoir of human disease"* gesprochen. Ein Beispiel neuen Datums ist die Epidemie durch das neuentdeckte Marburg-Virus 1967 mit Einschleppung nach Europa einer bisher unbekannten, durch Affen übertragenen Virusinfektion.

2. Der mögliche *Wandel der Erreger* selbst kann oder besser könnte eine Zukunftsbewertung problematisch erscheinen lassen. Historisch sind die *säkulären Schwankungen der Infektionskrankheiten* schon lange bekannt, indem einzelne mikrobielle Erkrankungen bei Vergleich über Jahrhunderte einen Wechsel in ihrer Häufigkeit und in ihrer Erscheinungsform aufweisen. Krankheiten können verschwinden, wie der epidemische Schweißfriesel, oder sie können ganz zurücktreten, wie heute die Diphtherie, ohne daß sichere äußere Ursachen zu finden sind. Genaue Erhebungen gehen aber nicht mehr als auf 150 Jahre zurück, so daß säkuläre Bewertungen sehr problematisch sind. Wesentlich sind dagegen mögliche *Schwankungen der Virulenz* und *mutative Änderungen der Viren*. Sie lassen sich noch nicht überblicken. So ist die Annahme vom Wechsel eines ursprünglich saprophytären Keims zu einem humanpathogenen Erreger nicht außer acht zu lassen. Dann kann sich eine artifizielle Resistenz gegen Chemotherapeutica, die sich bei Bakterien in gewissem Maß bereits epidemiologisch auswirkt, auch bei Viren später einmal bemerkbar machen. Schwierig zu beurteilen ist die in naher, evtl. erst fernerer Zukunft zu erwartende technische Beeinflussung der Viren selbst, nicht nur durch die jetzt in den Anfängen stehende Chemotherapie, sondern die Virusalteration oder -zerstörung durch Methoden der Nuclearphysik. Bereits liegen Versuche vor durch sog. Cape shaped pharmaca die Viruspenetration in die Wirtszellen zu blockieren. Es werden wohl zu den heutigen Hauptwaffen für die Eradikation, den Schutzimpfungen, welche durch Immunisierung das Eindringen der Viren in die Zellen hemmen, in der Zukunft noch andere Bekämpfungsmaßnahmen, die im Leben des Virus eingreifen, hinzukommen.

3. *Änderungen des Wirtes*, hier des menschlichen Organismus. Die Entwicklung der Wirtszellen kann zu Änderungen in der Einwirkung von Viren führen. Die genetisch bestimmte natürliche Resistenz zu Virusinfektion kann ändern, oder sie kann sich beeinflussen lassen. Seit den Studien von Webster 1923 gehen diesbezügliche experimentelle Studien dauernd voran. Die Einflüsse auf die Interferronproduktion, auf das reticuloendoteliale System, sind hier besonders zu erwähnen (s. Goodman u. Koprowski, 1962). Experimentelle Untersuchungen mit den Grippeviren haben gezeigt, daß die Beschaffenheit der Zelle, namentlich der Zellwand und der Mechanismen der genetischen Kontrolle, wesentlich beteiligt ist beim Entstehen einer

Krankheit und daß diese Eigenschaften im Laufe der Jahre sich ändern können (Hoyle). Für die Zukunft ist hier an noch wenig bekannte Variationen zu denken, nicht nur an Mutationen unter den Mikroben, sondern ebenso der menschlichen Zellen. Immerhin ist zu bedenken, daß dieser mögliche Wandel nie Anlaß zu neuen menschlichen Seuchen gegeben hat.

In Bewertung der wissenschaftlichen Fortschritte und der erwähnten Vorbehalte in ihrer Auswirkung auf die Virusinfektion, erscheinen uns für die *Möglichkeiten der Eradikation* der humanen Viruskrankheiten zwei Folgerungen berechtigt zu sein.

1. eine *weltweite Eradikation* ist *für die großen Seuchen* zu erwarten. Unter den viralen Krankheiten sind zu nennen: die Pocken, bereits mit einem festen Eradikationsziel der WHO in 10 Jahren, die Poliomyelitis, in Erdteilen mit systematischer Impfung bereits heute praktisch ausgerottet und zu einer selbstbegrenzten Importkrankheit abgewertet, das Gelbfieber, praktisch mit Ausnahme des zahlenmäßig unbedeutenden Buschgelbfiebers und mit Ausnahme einzelner Regionen ohne Vektorbekämpfung in Afrika verschwunden. Für weitere Arbovirenerkrankungen liegt die Ausrottung im Bereich des Möglichen.

2. Eine *regionale Eradikation* hat günstige Aussichten in naher Zukunft *für endemische* virale *Exanthemkrankheiten*, so für Masern, Röteln und Mumps, dann für später auch für *Grippe*. Weiter abliegend sind die Aussichten für Vorbeugung und Elimination leichterer respiratorischer und intestinaler viraler Krankheiten, bei denen die Mortalität zurücktritt, die wohl sozial durch Arbeitsausfall, aber nicht vital, was die Lebensgefährdung anbetrifft, wichtig sind und deren Ausrottung vorerst noch nicht im aktuellen Blickfeld steht.

Neben den hier besprochenen durch internationale und einzelstaatliche Organisationen zu treffenden Maßnahmen, welche allein eine Eradikation von Infektionskrankheiten möglich machen, ist für den Individualarzt und damit besonders für den Internisten das Hauptaugenmerk in den kommenden Jahrzehnten bei den Viruskrankheiten auf die prophylaktische Immunisierung und auf die Ausschaltung der als Import aus nichtsanierten Gebieten eingeschleppten Infekte zu richten. Damit wird auch er mithelfen das Ziel der Ausrottung der wichtigsten Viruskrankheiten bis in die Anfänge des 21. Jahrhunderts zu erreichen.

Gedenken wir zum Schluß der Worte des medizinischen Nobelpreisträgers von 1928, des französischen Mikrobiologen und Epidemiologen Charles Nicolle. In seinen Vorlesungen im Collège de France hat er 1933, also gerade vor dem Beginn der Ära mit den Antibiotica, mit den modernen Schutzimpfungen und mit der eigentlichen Virusforschung, eine großartige Übersicht über ,,Destin des maladies infectieuses'' gegeben. Er hat sich nicht nur mit dem Entstehen, sondern in einem großen Kapitel mit dem Tod, wir würden sagen mit der Ausrottung, der Infektionskrankheiten befaßt. Für die Zukunft folgerte er bereits in positivem Sinn, aber noch bescheiden ,,Menschen und Haustiere werden nicht häufiger krank sein, sicher weniger und sie werden weniger oft sterben. Aber er fährt dann weiter: ,,wir müssen auf diejenigen, die uns folgen werden, vertrauen. Sie werden zusehends besser sich zu verteidigen wissen und die Menschen wie die für ihr Leben wichtigen Tiere vor der dantischen Menge der Infektionskrankheiten beschützen''. Nach den Erfahrungen in den seit 1933 abgelaufenen 35 Jahren glaube ich bestimmt, daß wir dieses Vertrauen in die uns folgenden Forscher für die Verwirklichung der Eradikation der lebensbedrohenden und -schädigenden Viruskrankheiten haben dürfen. Am ersten Kongreß der Deutschen Gesellschaft für innere Medizin nach dem zweiten Weltkrieg im Jahre 1948 konnte ich diese Hoffnung aussprechen für die ,,Entdeckungen im Virusgebiet''. Diese Entdeckungen sind eingetroffen, wenn auch noch längst nicht vollständig. In den nun kommenden 3 Jahrzehnten darf aus den Ergebnissen der eben abgelaufenen gleichlangen Zeit das Verschwinden nicht der Viruskrankheiten, aber bereits der humanen viralen Seuchen erwartet werden.

Literatur

Andrews, J. M., and Langmuir, A. D.: Amer. J. publ. Hlth **53**, 1 (1963). — Cockburn, T. A.: The evolution and eradication of infectious diseases. Baltimore: The Johns Hopkins Press 1963. — Cooper, L. Z.: Scient Amer. **215** ,30 (1966). — Dorolle, P.: Brit. med. J. **II**, 789 (1968). — Enders-Ruckle, G.: In: Ströder u. Henle, Probleme der Verhütung von Viruskrankheiten, S. 235. Berlin-Heidelberg-New York: Springer 1967. — Grist, W. R.: S. Virus diseases control, Reginal Office for Europe, WHO, Copenhagen 1967. — Gsell, O.: Verh. dtsch. Ges. inn. Med. **54**, 249 (1949); — Antibiot. et Chemother. (Basel) **14**, 1 (1968); — Schweiz. med. Wschr. **95**, 541 (1965); **98**, 537 (1968). — Hilleman, M. R.: New Engl. J. Med. **278**, 227 (1968); — **279**, 300 (1968). — Hinman, E. H.: World eradication of infectious diseases. Springfield Ill.: Ch. C. Thomas 1966. — Kahn, H., and Wiener, A. J.: The Year 2000, 5. Aufl. New York: Mac Millan Co. 1968. — Kugelmass, J. N.: Vorwort in: Hinman, E. H. — Meyer, K. F.: Ann. intern. Med. **29**, No. 2 (1948); — Disinfected mail. Holton, Kansas USA: The Gossip Printery, Inc. 1962. — Nicolle, Ch.: Les Classiques de la médecine, Vol. 1. Genève: Alliance culturelle du Livre SA 1961. — Schaffner, W.: New Engl. J. Med. **279**, 783 (1968). — Schliessmann, D. J.: Chron. Org. mond. Santé **12**, 156 (1968). — Smorodintsev, A. A.: Arch. ges. Virusforsch. **16**, 284 (1965).

Chemotherapie der Viruskrankheiten

Munk, K.

(Institut für Virusforschung am Deutschen Krebsforschungszentrum Heidelberg)

Die Erfolge der Chemotherapie bakterieller Infektionen haben den Wunsch nach einer Chemotherapie auch bei Viruskrankheiten geweckt. Für viele Virusinfektionen konnte in den letzten Jahren ein prophylaktischer Schutz durch Anwendung neuer und wirksamer Impfstoffe erreicht werden. Man muß sich aber darüber im Klaren sein, daß es bei der großen Zahl der menschenpathogenen Virusarten und ihrer zahlreichen, antigenspezifischen Typen kaum möglich sein wird, gegen alle viralen Krankheitserreger spezifische Impfstoffe herzustellen und daß es weiterhin kaum möglich sein wird, einen Menschen gegen alle diese Virusinfektionen zu immunisieren. Außerdem ist ein Impfstoff dann nicht mehr wirksam, wenn die Infektion schon erfolgt ist und die ersten klinischen Symptome aufgetreten sind. Hier kann nur eine Chemotherapie einsetzen, die kurzfristig wirkt und die noch in diesem Stadium das Fortschreiten der Krankheit verhindert. Sie muß zugleich ein breites, gegen möglichst viele Virusarten gerichtetes Wirkungsspektrum besitzen.

Es kann hier nicht im Einzelnen auf die heutigen Therapiemöglichkeiten bei den verschiedenen Viruskrankheiten eingegangen werden. Ich möchte vielmehr die grundlegenden Probleme einer antiviralen Chemotherapie erörtern.

Zum Verständnis dieser Probleme möchte ich von der Pathogenese der Viruskrankheiten ausgehen. Meine Darstellung wird vielleicht nicht für alle, aber doch für die meisten Virusinfektionen zutreffen.

Die Vorgänge sollen hier einmal am Beispiel eines Infektes des Respirations-traktes demonstriert werden (Abb. 1 oben) und weiterhin am Beispiel einer Virusinfektion der Haut, entweder durch Pocken oder durch ein Virus der Herpesvirusgruppe (Abb. 1 unten).

Bei den meisten Virusinfektionen wird zunächst nur ein bestimmter Gewebebereich infiziert. Die ersten klinischen Symptome entstehen dann als Folge der Schädigung oder des Absterbens dieser Zellen. Funktionsausfall der geschädigten, oder Zahl der zugrunde gegangenen Zellen in den infizierten Gewebebereichen prägen Art und Ausmaß der ersten klinischen Symptome. Die in diesen primär infizierten Zellen gebildeten Viren infizieren dann weitere Gewebebereiche, oder sie führen über eine Virämie zur Ausbreitung der Infektion auf andere Organe. Damit nehmen die Symptome an Schwere zu, oder das Krankheitsbild bekommt eine neue Prägung. Oftmals tritt damit eine Viruskrankheit überhaupt erst in das kritische Stadium.

Könnte man mit einer antiviralen Chemotherapie, deren Wirkung schnell einsetzen müßte, noch nach der primären Infektion und nach dem Beginn der ersten Symptome das Ausbreiten der Infektion verhindern, dann würde sich das Krankheitsbild nicht weiter ausprägen. Gleichzeitig ließe sich auch das Ausmaß der oft sekundär eintretenden bakteriellen Infektion virusgeschädigte Gewebe einschränken. Es wäre also für die praktische Therapie die wichtigste Aufgabe eines virostatischen Therapeuticums, die Viruserkrankung auf das Stadium der ersten Symptome zu begrenzen und damit die Ausheilung zu ermöglichen.

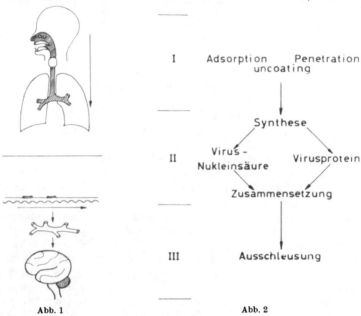

Abb. 1   Abb. 2

Abb. 1. Modell der Pathogenese einer Virusinfektion des Respirationstraktes (oben) und der Haut mit Komplikationen (unten)

Abb. 2. Schema der Virusvermehrung

Man müßte es übrigens hier auch als Therapie ansehen, wenn eine Kontaktperson chemotherapeutisch behandelt wird. Bei ihr gehen wir davon aus, daß eine Infektion erfolgt sein kann und daß sie sich im Stadium der Inkubation befindet, in dem — genau gesehen — das Krankheitsgeschehen schon begonnen hat.

Aus dieser Schilderung der Pathogenese viraler Infektionen mag zu erkennen sein, daß im Grunde genommen die Wirkung einer virostatischen Substanz darin bestehen muß, alle virusempfänglichen Zellen im Organismus, die noch nicht infiziert sind, vor einer Infektion durch die in den primär infizierten Zellen gebildeten Viren zu schützen.

Das würde, auf die einzelne Zelle bezogen, heißen: Die antivirale Verbindung muß entweder den Eindringvorgang des Virus in eine Zelle blockieren, oder sie muß die Produktion neuer Viren in den infizierten Zellen hemmen und damit die Infektion anderer Zellen verhindern.

Wie wäre das zu erreichen? Es ist allgemein bekannt, daß eine weitgehende Abhängigkeit der viralen Synthesevorgänge von den Stoffwechselprozessen der

Wirtszelle bestehen. Dadurch wird es besonders schwierig, die Vermehrungsvorgänge des Virus durch antivirale Wirkstoffe zu hemmen, ohne lebenswichtige Syntheseprozesse der Zelle zu stören. Die hier bestehenden Möglichkeiten sind sehr begrenzt. Es gilt daher bei einer Chemotherapie, entweder die sehr enge Lücke zwischen antiviraler und zellschädigender Wirkung zu finden oder solche Substanzen zu suchen, die bei optimaler virostatischer Wirksamkeit eine nur geringe Toxicität zeigen.

Für den Gesamtorganismus wäre es sogar noch nicht einmal so störend, wenn durch eine virushemmende Verbindung nur die von Virus infizierten Zellen zusätzlich geschädigt würden. Man darf aber die mögliche gleichzeitige schädigende Wirkung eines Chemotherapeuticums auf andere, für eine Virusinfektion überhaupt nicht in Frage kommende Zellen des Organismus nicht außer acht lassen.

Die experimentellen Ergebnisse der virologischen Grundlagenforschung zeigen bestimmte Abschnitte des Vermehrungsverlaufes der Viren, die günstige Ansatzpunkte für eine Chemotherapie bieten. Sie lassen aber auch Abschnitte erkennen, in denen die Synthesevorgänge der Viren nicht unterbrochen werden dürfen, weil sie besonders eng mit vitalen Zellprozessen verknüpft sind.

Wir können im Ablauf der Virusvermehrung drei Abschnitte unterscheiden, die für das Angreifen einer Chemotherapie zu diskutieren sind (Abb. 2):

1. Die Adsorptions- und Penetrationsphase. Hierzu gehört auch das Freiwerden der Struktureinheiten des Virus in der Zelle, ein Vorgang, den der Virologe „uncoating" nennt.

2. Die Phase, in der die Syntheseprozesse der Viruskomponenten ablaufen und in der die Neubildung des Virus erfolgt.

3. Die Phase der Ausschleusung der neugebildeten Viren aus der Zelle.

Von diesen Phasen erscheint uns nach den heutigen Kenntnissen die Adsorptions- und Penetrationsphase mit den „Uncoating"-Vorgängen sowie die Ausschleusungsphase die besten Ansatzpunkte für eine chemotherapeutische Einwirkung zu bieten, weil diese Prozesse am wenigstens mit wichtigen Zellprozessen verflochten sind.

Ein Eingreifen in die Virussynthesephase dagegen muß besonders kritisch betrachtet werden. Hier hängt die virale Synthese in ihren Funktionsabläufen vor allem mit den Funktionen des Zellgenoms aufs Engste zusammen. Mit einer Substanz, die auf diese Prozesse der Virussynthese selbst einwirkt, läuft man daher Gefahr, genetische Funktionen auch in allen anderen Zellen des Organismus zu stören. Bei jeder virostatischen Substanz, die in dieser Weise wirken könnte, bedarf es einer bis ins Letzte gehenden kritischen Prüfung.

Auch in einem anderen Zusammenhang muß vor dem Eingreifen in die Virussynthese gewarnt werden. Die neuesten Erkenntnisse der Virusforschung, die sich mit Fragen der Virusätiologie von Tumoren befaßt, haben nämlich gezeigt, daß ein tumorerzeugendes Virus dann eine Zelle zu einer Tumorzelle umwandelt, wenn sich in ihr nicht alle die genetischen Funktionen des Virus ausdrücken können, die zur vollständigen Virusneubildung notwendig sind (Lit. s. [4, 5]). Wie in der Abb. 3 zu erkennen ist, zeichnet sich die von einem DNS-haltigen, onkogenen Virus zur Tumorzelle transformierte Zelle besonders dadurch aus, daß in ihr eine Virusneubildung nicht stattfindet, weil ein bestimmter Teil der virusgenetischen Funktionen nicht zum Ausdruck kommt. Es handelt sich dabei um den Anteil, der die Synthese des Virusproteins (V-Antigen) anregt und damit die Bildung des kompletten, infektiösen Virus ermöglicht. Man weiß aber, daß trotzdem ein Teil des Virusgenoms in der Zelle funktionstüchtig bleibt (V-DNS) und die Vorgänge der neoplastischen Zelltransformation anregt. Würde nun z. B. eine virostatische Substanz nur die Prozesse der Virusproteinsynthese (V-Antigen) hemmen und damit die komplette Neubildung von Viren (Virion) in einer Zelle blockieren, so wäre nicht auszuschließen, daß noch Restfunktionen des Virusgenoms (V-DNS) in der Zelle aktiv bleiben und ihre onkogene Wirkung ausüben. Es können dann bei einem an sich nicht zur Tumorerzeugung fähigen Virus onkogene Eigenschaften provoziert werden. Aus den bisher üblichen Testmethoden ist diese Gefahr der Wirkungsweise nicht zu erkennen, weil die Prüfung des virostatischen Effektes nur auf die Hemmung der Neubildung von komplettem, infektiösem Virus gerichtet ist und mögliche virusgenetische Restfunktionen nicht erfaßt.

Es darf also bei der Suche nach antiviral wirkenden chemischen und biologischen Substanzen nicht nur die virushemmende Wirkung geprüft werden; es muß darüber hinaus bei allen Verbindungen, die in die engere Wahl genommen und für die praktische Verwendung vorgesehen sind, auch die Wirkungsweise auf die einzelnen Prozesse der Virusvermehrung genau analysiert werden.

Wie lassen sich nun die antiviral wirkenden Chemotherapeutica finden? Leider hat die Erfahrung aller Laboratorien, die sich mit diesem Problem befassen,

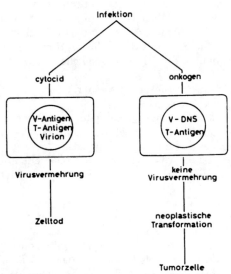

Abb. 3. Schema der Virus-Wirtszellbeziehungen eines DNS-haltigen onkogenen Virus

gezeigt, daß die virologische Grundlagenforschung bisher nur in ganz wenigen Fällen gezielte Vorschläge für die Synthese von virostatischen Verbindungen machen konnte. Im allgemeinen ist man daher bei der Suche nach antiviralen Chemotherapeutica auf das Durchprüfen zahlreicher chemischer oder biologischer Wirkstoffe auf ihre virostatische Aktivität angewiesen. Das kann nur durch ein umfangreiches und vielseitiges Screening-Testsystem geschehen. Der Weg von der ersten Beobachtung einer antiviralen Wirkung bei einem Stoff bis zu seiner Einführung als Chemotherapeuticum ist außerordentlich schwierig und sehr lang.

Im Laboratorium verwendet man in diesem Screening-Testsystem einmal ein in vitro-Screening mit Zellkulturen und zum anderen ein in vivo-Screening mit Versuchstieren.

Bei der Prüfung mit dem in vitro-Screening werden die Wirkstoffe virusinfizierten Zellkulturen zugefügt. Als positives Ergebnis wird dabei die virusvermehrungshemmende Wirkung der Substanz gewertet. Das in vitro-Screening bietet den Vorteil, eine große Zahl von Wirkstoffen in kurzer Zeit testen zu können und dadurch die Chance zu vergrößern, aktive Substanzen zu finden.

Für das in vitro-Screening steht einmal die Methode zur Verfügung, die Substanzen in Röhrchenzellkulturen zu prüfen. Sie bringt relativ genaue Ergebnisse. Zum anderen wurde ein Test entwickelt [2, 3, 6], bei dem Zellkulturen in Petrischalen infiziert und unter agarhaltigem Nährmedium gehalten werden (Abb. 4). Das zu prüfende Material wird an einem Punkt auf das feste Nährmedium gegeben. Seine virostatische Wirkung wird auch hier aus der Hemmung der Virusvermehrung abgelesen, deren Indikator das Ausbleiben von Zellzerstörungen, Plaques, durch die Virusvermehrung ist. Dieser Test bietet vor allem die Möglichkeit, große Zahlen von Substanzen durchzuprüfen.

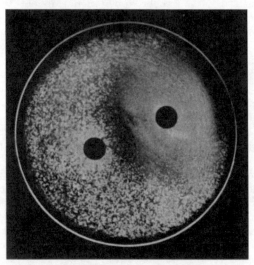

Abb. 4. Herpesvirus-infizierte HeLa-Zellkulturen in einer Petrischale, kleine weiße Flecken, „Plaques", zeigen Stellen der Virusvermehrung an. Große schwarze Punkte sind Filterpapierplättchen, auf denen die Proben aufgetragen werden. Links: Die Fläche ohne kleine Plaques zeigt eine antivirale Wirkung der Substanz an. Rechts: (Kontrollprobe) Plaquebildung ist nicht gehemmt

Tabelle. *Antivirale Chemotherapeutica*

Chemische Bezeichnung	Handelsname	Therapie
5-Jod-2'-desoxyuridin	Iduridin Idexur Synmiol IDU	Herpes corneae
N-Methyl-isatin-β-thiosemicarbazon	Marboran	Pocken
1-Amino-adamantan-hydrochlorid	Symmetrel Virofral	Influenza A_2

Mit dem in vivo-Screening kann festgestellt werden, ob eine Substanz auch im Gesamtorganismus ihre antivirale Wirkung ausübt. Dabei können zugleich die pharmakologischen und toxikologischen Nebenwirkungen untersucht werden, deren Prüfung eine Voraussetzung für die Entwicklung jedes pharmakologischen Wirkstoffes darstellt.

Beim Tierversuch besteht das Problem vor allem darin, die vergleichbaren klinischen Symptome im Versuchstier experimentell zu erzeugen, deren Veränderung als Indikator für die antivirale Wirkung dient. Als Beispiel sei auf die experimentellen Infektionen des Respirationstraktes hingewiesen. Dort lassen sich entsprechende Veränderungen bei den Infektionen durch das Influenzavirus noch relativ gut erzeugen. Kaum lösbar ist dagegen das Problem bei Infektionen durch die zahlreichen anderen Virusarten, die bei Infektionen des Respirationstraktes in Frage kommen könnten und auf die sich das in vivo-Screening ebenfalls ausdehnen müßte.

Auch die experimentellen Herpes simplex-Virusinfektionen bereiten Schwierigkeiten. Hier können Wirkstoffe zwar an der experimentell erzeugten Keratitis des Kaninchenauges geprüft werden, aber dieses Krankheitsbild stellt in mancher Beziehung einen Sonderfall der Herpesinfektion dar und kann nicht für alle Herpesvirusinfektionen als representatives Modell gewertet werden.

Wir unternehmen z. Z. Versuche mit einem Modell der experimentellen Herpesvirusinfektion, das eine größere Allgemeingültigkeit besitzt (unveröffentlichte Versuche). Wir infizieren haarlose Mäuse mit Herpesvirus durch Scarifikation der Haut. 7 bis 9 Tage nach der Infektion treten echte Herpeseffloreszenzen auf. Sie vergrößern sich in segmentaler Anordnung, nach der Art der Zostereffloreszenzen beim Menschen. Die histologischen Bilder dieser Läsionen zeigen die charakteristischen Merkmale (ballonierende Zellen) einer virusbedingten Hautinfektion (Priv.-Doz. Dr. E. Jung, Universitäts-Hautklinik, Direktor: Prof. Dr. med. U. W. Schnyder, Heidelberg).

In den letzten Jahren konnten einige antivirale Chemotherapeutica für die Behandlung menschlicher Viruskrankheiten entwickelt werden [1]. Sie sind in der Tabelle 1 in chronologischer Reihenfolge aufgeführt.

Die Entwicklung einer Chemotherapie, an der heute zahlreiche und große Laboratorien in aller Welt arbeiten, sollte noch intensiver betrieben werden, denn sie ist dringend erforderlich. Anfangs wurde darauf hingewiesen, daß es nur mit einer Chemotherapie möglich ist, eine Viruskrankheit noch nach bereits erfolgter Infektion zu behandeln. Außerdem kann eine Chemotherapie auch für die Virusinfektionen eingesetzt werden, für die eine Impfprophylaxe nicht möglich ist. Vor allem aber wird eine antivirale Chemotherapie heute in der Ära der Organtransplantationen zu einer dringenden Notwendigkeit, denn sie würde die einzige Möglichkeit bieten, auch während der immunsuppressiven Therapie, die Komplikationen durch Virusinfektionen zu beherrschen.

Literatur

1. Appleyard, G.: Brit. med. Bull. **23**, 114 (1967). — 2. Herrmann, Jr., E. C., Gabliks, J., Engle, C., and Perlman, P. L.: Proc. Soc. exp. Biol. (N.Y.) **103**, 625 (1960). — 3. Link, F., Rada, B., and Blaskovic: Ann. N.Y. Acad. Sci. **130**, 31 (1965). — 4. Munk, K.: Ergebn. Mikrobiol. **38**, 223 (1964). — 5. Munk, K.: Arzneimittel-Forsch. 18, 973 (1968). — 6. Rada, B., Blaskovic, D., Sorm, F. und Skoda, J.: Experientia (Basel) **16**, 487 (1960).

Das Interferonsystem und seine Bedeutung für die Virustherapie

Ho, M. (Department of Epidemiology and Microbiology
Graduate School of Public Health, University of Pittsburgh)

Referat

Interferon wurde im Jahre 1957 von Isaacs u. Lindenmann [1] entdeckt. Seitdem hat es sich als eine hochinteressante Substanz erwiesen, die ein neues Gebiet der Forschung in der Virologie eröffnet hat.

Die Fortschritte in dieser Forschung innerhalb der letzten 10 Jahre machen es unmöglich, die Virustherapie heute zu diskutieren, ohne sich zuerst einen Überblick über die Grundtatsachen des Interferonsystems zu erwerben. Allerdings muß man gestehen, daß wir trotz hochinteressanter Forschungsergebnisse noch nicht imstande sind, in der näheren Zukunft etwas klinisch Anwendbares auszusagen.

Nach jetziger Kenntnis ist das Interferon eine virushemmende Proteinsubstanz, die sich entweder unter normalen Zuständen nicht in Zellen befindet, oder die in einer bis jetzt noch unbekannten und unvollständigen Form anwesend ist. Isaacs u. Lindenmann hatten ursprünglich entdeckt [1], daß eine Zelle, die mit einem Virus reagiert hat, imstande ist, Interferon aufzubauen und es dann aus der Zelle in das Medium oder in den Kreislauf abgeben kann. Wir werden später sehen, daß seitdem andere induzierende Substanzen und Verbindungen entdeckt worden sind.

Interferon hat einen gewissen Proteinbestandteil, aber seine genaue Zusammensetzung ist bis jetzt unbekannt, da es noch nicht gelungen ist, es in hochgereinigtem Zustand herzustellen.

Tabelle 1. *Das Interferonsystem vom Standpunkt der Virustherapie*

I. Exogenes Interferon
Die Verabreichung eines von außen hergestellten menschlichen (primaten) Interferons.

II. Endogenes Interferon
Durch Verabreichung eines induzierenden Stoffes wird im Körper eigenes Interferon aufgebaut oder abgegeben.

Tabelle 2. *Interferon-stimulating substances*

Microorganisms
1. Viruses (DNA and RNA; cytocidal and oncogenic; active and inactivated; animal, fungal and bacterial).
2. Trachoma-inclusion conjunctivitis (TRIC) agents.
3. Rickettsia.
4. Bacteria (especially gram-negative; living and killed).
5. Mycoplasma.
6. Protozoa (Toxoplasma, Plasmodium).

Nucleic acids
Double-stranded RNA [viral and synthetic; e.g., polyinosinic-polycytidylic acid (poly I:C)].

Other complex macromolecules
1. Pyran (polycarboxylate) copolymer.
2. Bacterial endotoxins.
3. Phytohemagglutinin, streptomycin 0, pokeweed mitogen.

Wie das Interferon gegen Viren wirkt, ist auch ein Problem, an dem intensiv gearbeitet wird. Es wirkt intracellulär und hat keine unmittelbare Wirkung gegen Viren. Das heißt, daß Zellen schon vor dem Eindringen von Viren mit Interferon behandelt werden müssen, um gegen Viren resistent zu sein. Es ist höchstwahrscheinlich, daß Interferon in der Zelle noch ein zweites Protein induziert, das dann direkt oder indirekt einen oder mehrere Vorgänge der Virusmakromolekularsynthese hemmt. Für unseren Zweck läßt sich von der Wirkungsweise des Interferons erkennen, weshalb es manchmal als ein prophylaktisches und nicht als therapeutisches Mittel bezeichnet wird.

Aus dem Vorerwähnten läßt sich vermuten, daß das Interferonsystem vom Standpunkt der Therapie zwei Möglichkeiten bietet (Tabelle 1). Zuerst haben wir die Verabreichung eines von außen hergestellten *exogenen* Interferons, welches viele Vorteile bietet. Interferon ist nicht toxisch, nicht sehr antigen und ist wirksam gegen verschiedene Arten von Viren. Diese Eigenschaften machen es für die Virustherapie sehr geeignet. Doch die kleine Menge, die in Zellkulturen oder Tieren produziert wird, erschwert es, ausreichende Mengen davon herzustellen. Die Schwierigkeit wird durch die sog. Artspezifität des Interferons weiter erhöht. Das heißt, um Interferon im Menschen anwenden zu können, muß es von menschlicher oder von primater Herkunft sein.

Während man sich bemühte für therapeutische Zwecke ausreichende Mengen Interferon herzustellen, kam vielen Wissenschaftlern der Gedanke, ob man nicht die Interferoninduktion therapeutisch ausnützen könnte. Das heißt, *endogenes* Interferon durch Verabreichung eines induzierenden Stoffes aufbauen oder freisetzen zu lassen.

Zunächst möchte ich die verschiedenen Substanzen, die als solche induzierende Stoffe wirken können, zusammenfassen (Tabelle 2). Die Substanzen umfassen einen uneinheitlichen Bereich. Außer den Viren können fast alle Mikroorganismen gewöhnlich nach einer großen i.v. Dosis Interferon induzieren. Dann haben wir

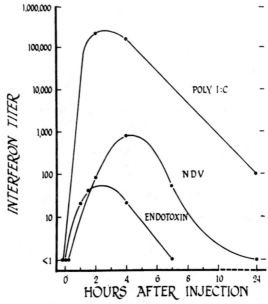

Abb. 1. Vergleich verschiedener induzierender Stoffe

noch verschiedene Substanzen wie bakterielles Endotoxin und Verbindungen wie Pyrancopolymere.

Die Entdeckung, die von Hilleman und seinen Mitarbeitern bei der Firma Merck gemacht wurde [2], daß die doppelsträngige RNS besonders wirksam ist, ist von weitreichender Bedeutung. Man kann solche Nucleinsäuren entweder aus Viren (wie dem Reovirus) oder synthetisch aufbauen. Die synthetisch aufgebaute doppelsträngige Polyribonucleotid-Polyinosincytidylsäure oder Poly I:C ist in letzter Zeit in verschiedenen Laboratorien sehr populär geworden. Man vermutet, daß verschiedene induzierende Substanzen Nucleinsäure oder nucleinsäureähnliche Strukturen gemeinsam besitzen. Diese Hypothese wird durch die Entdeckung, daß die aus Pilzen extrahierten Interferon-induzierenden Substanzen wie Statalon und Helenin in aller Wahrscheinlichkeit aus bisher unbekannten Pilzviren bestehen, bestärkt. Jedoch haben auch Substanzen wie Pyrancopolymere und Endotoxine, die keine Nucleinsäure besitzen, induzierende Wirkungen. Die chemische Heterogenität und die zunehmende Zahl der induzierenden Substanzen stellen noch immer ungelöste wissenschaftliche Probleme dar. Aber die Mannigfaltigkeit dieser

Substanzen läßt einen auch hoffen, daß durch fortlaufende Untersuchungen ein therapeutisch geeignetes Material entdeckt werden wird.

Das nächste Bild (Abb. 1) zeigt einen Vergleich drei verschiedener Induktorsubstanzen in Kaninchen. Es stellt den zeitlichen Verlauf der im Kreislauf nachweisbaren Interferonmenge, nach einer i.v. Injektion von bakteriellem Endotoxin oder einem Virus wie dem Myxovirus Newcastle disease virus, oder dem Polyribonucleotid Poly I:C, dar. Die Endotoxine wie auch Pyrancopolymere bewirken eine vergleichsweise ziemlich niedrige Serumkonzentration. Einzelne Viren geben im Gegensatz tausende von Einheiten. Jedoch sehen wir, daß Poly I:C hunderttausend und manchmal Millionen Einheiten in unseren Kaninchen induziert. Das

Tabelle 3. *Factors affecting interferon production in rabbits*

Procedure	Interferon stimulation by		
	Virus	Endotoxin	Poly I:C
Actinomycin D	inhibited	not inhibited	not inhibited
Puromycin	inhibited	Not inhibited	not inhibited[a]
Adrenalectomy	not affected	increased	N.D.
Temperature elevation	increased	not affected	N.D.
Cortisol	some inhibition	inhibited	inhibited[a]
Arsenite, iodoacetate, CN$^-$, F$^-$	N.D.	N.D.	inhibited[a]

N.D. = Not done. [a] Inhibited in cell cultures and tissue slices of animals which received poly I:C 5 min before sacrifice. Results from tissue slices.

Tabelle 4. *Molecular weights of rabbit interferons as determined by gel filtration on Sephadex G-100 column*

Source of interferon	Inducer	Kd[a]	Estimated molecular weight
Serum (A)	NDV	0.020	> 100 000
Serum (B)	NDV	0.260	46 000
Urine (A)	NDV	0.010	> 100 000
Urine (B)	NDV	0.260	46 000
Serum (A)	Endotoxin	0.030	> 100 000
Serum (B)	Endotoxin	0.220	54 000
Urine (A)	Endotoxin	—[b]	—[b]
Urine (B)	Endotoxin	0.330	35 000

[a] Partition coefficient $Kd = Ve — Vo/Vt — Vo$.
[b] Undetectable.

heißt, daß nach millionenfacher Verdünnung des Serums noch ein virushemmender Effekt zu beweisen ist.

Die Mechanismen der Entstehung des Interferons durch verschiedene induzierende Substanzen sind nach jetziger Kenntnis nicht einheitlich. Die nächste Tabelle faßt unsere Erfahrung in diesem Gebiete zusammen (Tabelle 3). Vor dem Einspritzen einer der drei Substanzen wird das Kaninchen wie in links angedeuteter Weise behandelt. Die Entstehung des durch das Virus induzierten Interferons wird von Actinomycin und Puromycin inhibiert, aber die durch Endotoxin und Poly I:C entstehenden Interferone wurden nicht von diesen zwei metabolischen Hemmstoffen geschwächt. Das bedeutet, daß die Entstehung von Interferon mittels Endotoxin und Poly I:C keinen Bedarf an DNS-abhängiger RNS und keinen Bedarf am Neuaufbau des Proteins hat. Deshalb wird vermutet, daß die Induktion durch Viren im biochemischen Sinne eine wahre Induktion ist, aber daß der Erfolg des Endotoxins und Poly I:C eine „release" oder Freisetzung von preformiertem Interferon ist. Es ist doch wahrscheinlich, daß die Ergänzung des preformierten Moleküls oder seiner Freisetzung noch einen Bedarf an unbekannten, metabolischen Vorgängen hat. Andernfalls würde dieser Prozeß nicht durch Cortisol oder durch Enzymgifte — wie Arsenit und Jodoacetat — gehemmt.

Die Forschung der Produkte aus den Entstehungsprozessen deutet auch an, daß es wahrscheinlich verschiedene Mechanismen für die Entstehung des Interferons gibt. Die Interferone sind keine einheitliche Klasse Proteine. Diese Uneinheitlichkeit vom Standpunkt des Molgewichts wird zunächst (Tabelle 4) gezeigt. Wir haben im Serum des Kaninchens, je nach Verabreichung vom Virus oder Endotoxin, mindestens Interferone von zwei verschiedenen Molgewichten. Im

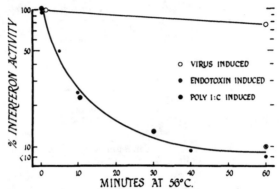

Abb. 2. Inactivation durch Virus, Endotoxin und Poly I:C entstehenden Interferone

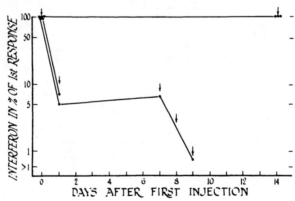

Abb. 3. Dauer des Toleranzzustands und Erfolg mehrmaliger Einspritzungen von Poly I:C

Harn findet man noch ein durch Endotoxin induziertes Interferon von charakteristischem Molgewicht. Es ist noch nicht bestimmt, ob eines dieser Molgewichte von wesentlich größerer Bedeutung ist als die anderen. Wenn man die Interferone vom Standpunkt der Stabilität betrachtet (Abb. 2), bekommt man einen besseren Einblick. Unter Erhitzung bei 56° wird die Kinetik der Inaktivierung gezeigt. Wir sehen, daß das durch Virus-Induktion entstehende Interferon hitzebeständig ist. Im Gegensatz davon werden die durch Endotoxin und Poly I:C entstehenden Interferone in identischer Weise inaktiviert. Dasselbe Verhalten wird bei der Behandlung im pH-Bereich beobachtet. Das heißt, daß die durch Endotoxin und Poly I:C entstehende Interferone unter pH 2 labil sind. Aus diesen Beobachtungen schließt man, daß vielleicht die zwei Entstehungsprozesse auch zu Interferonmolekülen von charakteristischen, biochemischen Eigenschaften führen.

Ein Problem aller Induktionstherapie wäre das Problem der Toleranz. Das heißt, daß nach einmaliger Einspritzung eines induzierenden Stoffes die Wirkung einer zweiten und nochmaligen Einspritzung sehr verringert wird. Dieses Phänomen haben wir früher bei Viren und Endotoxinen beschrieben. Das Bild (Abb. 3) zeigt das Verhalten mit Poly I:C in Kaninchen. Die verschiedenen Linien bezeichnen Versuchstiere oder Tiergruppen. Wir haben die Interferonmenge im Serum nach erster Einspritzung von 100 μg Poly I:C als 100% dargestellt. Am nächsten Tag, wenn kein Interferon im Serum mehr nachweisbar ist, hat eine zweite Einspritzung nur einen 5%igen Erfolg. Dieser Zustand dauert mindestens eine Woche lang, denn am siebten Tag ist der Erfolg noch immer verringert. Mit weiteren Ein-

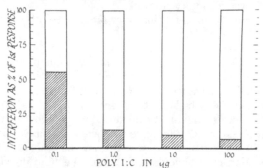

Abb. 4. Interferonerfolg nach ein- und zweimaligen Dosen von Poly I:C

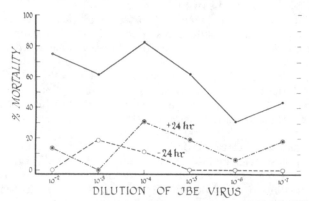

Abb. 5. Die Wirkung von 100 μg Poly I:C gegen JBE Virus-Sterblichkeit bei Mäusen

spritzungen erhält man noch niedrigere Mengen. Aber wenn man nach der ersten Injektion das Tier für vierzehn Tage lang unbehandelt läßt, kann das Tier wie bei erster Einspritzung reagieren. Es hat zu dieser Zeit den Toleranzzustand überwunden. Daraus ist zu vermuten, daß diese Toleranz nichts mit spezifischer Immunität zu tun hat; solche Immunität würde zu dieser Zeit nachweisbar sein.

Das nächste Bild (Abb. 4) zeigt das Verhältnis der eingespritzten Menge zur Entwicklung des Toleranzzustandes. Man sieht zum Beispiel, daß — wie früher erwähnt — nach erstmaliger Verabreichung von 100 μg Poly I:C eine zweite Injektion nur 5% der ursprünglichen Menge Interferon induziert. Dieselbe Resistenz gegen die zweite Induktion wird durch 10, 1 und sogar 0,1 μg hervorgerufen. Dies bedeutet, daß man auch bei einer sehr kleinen Menge der induzierenden Substanz mit der Entstehung der Toleranz zu rechnen hat.

Es gibt in der Literatur viele Berichte über die Wirkungen induzierender Substanzen gegen verschiedene experimentelle Virusinfektionen. Als Beispiel dafür schildern wir die Wirkung des Poly I:C auf Infektionen mit japanischem Encephalitisvirus in Mäusen. Dieser Versuch wurde von Herrn Postic in unserem Laboratorium durchgeführt. Die obere Kurve (Abb. 5) zeigt in Kontrolltieren die Sterblichkeit nach subcutaner Injektion verschiedener Konzentrationen des JBE-Virus. Die zwei unteren stellen die Sterblichkeit nach einer intravenösen Injektion von Poly I:C 24 Std vor und 24 Std nach einer Infektion dar. Es folgt eine bedeutende Verringerung der Sterblichkeit, die Wirkung ist aber nicht 100%ig.

Dieses Bild zeigt auch, daß unter günstigen Umständen die Verabreichung einer induzierenden Substanz auch nach einer Virusinfektion wirken könnte. Günstige Vorbedingungen wären:

1. Ein hochwirksamer Induktionsstoff;
2. Niedrigere Virulenz der Infektion oder längere Inkubationszeit; und
3. Frühe Behandlung.

Mit mehrmaligen Dosen von Poly I:C kann man einen etwas größeren Erfolg erwarten. Es sei hier erwähnt, daß nicht nur Virusinfektionen, sondern auch die verschiedenartigsten Tumortransplantationen in Mäusen erfolgreich mit Poly I:C behandelt worden sind. Levy u. Mitarb. (3) in den N.I.H. haben über eine bedeutungsvolle Abnahme der Sterblichkeit und geringeres Wachstum der Transplantate berichtet. Diese interessanten Ergebnisse machen es schwer zu verstehen, wie Interferon auf solche Verpflanzungen wirkt, denn die Mehrzahl der Tumoren war nicht virusbedingt. Man muß bedenken, daß diese Verbindungen andere physiologische Effekte besitzen. Man kann sich sogar vorstellen, daß dieser Erfolg eigentlich ein Zeichen der Zelltoxicität dieser Substanzen ist.

Ich habe bisher in großen Zügen die Vorteile und Nachteile des Induktionssystems besprochen. Die erwähnten Nachteile wie die Toleranz und die zum größten Teil prophylaktische Wirkung des Interferonsystems, würden die klinische Anwendung eines solchen Stoffes nicht ausschließen. Aber vielleicht ist die Toxicität das größte Problem aller Induktionssysteme. Fast alle induzierenden Substanzen wie Mikroorganismen, auch wenn sie getötet sind, Endotoxine und Pyrancopolymere, sind im allgemeinen höchst toxisch und für menschlichen Gebrauch in ihrem gegenwärtigen Zustand nicht geeignet. Über die Toxicität der Polynucleotide ist noch nicht viel veröffentlicht worden. Daß sie nicht ohne Toxicität sind, ist schon bestimmt. Jedoch ihre hohe Wirksamkeit und die Kenntnis ihrer chemischen Struktur läßt einen hoffen, daß eine wirksame Verbindung ohne bedeutsame Toxicität entwickelt werden kann. Weitere Forschung über den genauen Mechanismus der Induktionsvorgänge werden diese Entwicklung auch erheblich unterstützen.

Literatur

1. Isaacs, A., and Lindenmann, J.: Proc. roy. Soc. B **147**, 258 (1957). — 2. Lampson, G. P., Tytell, A. A., Field, A. K., Nemes, N. M., and Hilleman, M. R.: Proc. Nat. Acad. Sci. (Wash.) **58**, 782, 1004 (1967). — 3. Levy, H., Law, L. W. et Rabson, A.: Colloque sur l'Interféron, Lyon (France), 6.—8. Januar, 1969.

Methodische Entwicklungen der Impfstoffgewinnung

ANDERER, F. A. (Tübingen)

Autoreferat

Die Beurteilung der bisherigen Entwicklung von Impfstoffen gegen Viruskrankheiten wird maßgeblich durch die Erfolge der künstlichen Immunisierung gegen Poliomyelitis geprägt. Diesen Erfolgen liegen zwei Prinzipien der Impfstoffgewinnung zugrunde. Das erste Prinzip ist die Selektion apathogener Virusstämme, deren Antigenspezifität mit den pathologischen Stämmen identisch oder sehr eng verwandt ist. Solche apathogene Stämme können durch biologische Adaption oder durch chemisch induzierte Mutation erhalten werden und haben als Impfstoffe den Vorteil, daß schon geringe Mengen einen Immunitätserfolg garantieren. Das zweite Prinzip beruht auf der Abtötung pathogener Virusstämme. Die hierzu verwendeten chemischen und physikalischen Verfahren haben jedoch den Nachteil, daß sie meist die Antigenspezifität beeinflussen. Ein weiterer schwer wiegender Nachteil solcher Totvaccinen ist ihre im Vergleich zu Lebendvaccinen wesentlich kürzere Schutzwirkung.

Durch die Anwendung dieser beiden Prinzipien der Impfstoffgewinnung gelang es bisher nur in wenigen Fällen brauchbare Impfstoffe gegen weitere Viruserkrankungen zu entwickeln. Die biochemische Virusforschung eröffnete weitere methodische Möglichkeiten, die z. T. zu brauchbaren Vaccinen führten. Eines der Verfahren beruht auf der Abtrennung der antigenwirksamen, jedoch nicht mehr infektiösen Viruskomponenten. Für die Immunisierung gegen Influenza und gegen Masern werden solche Impfstoffe bereits verwendet. Die neueste Richtung der Impfstofforschung beschäftigt sich mit synthetischen Antigenen, die nur Teilstrukturen der immunologisch determinanten Gruppen von Virusantigenen enthalten. Durch Immunisierung mit diesen Antigenen erhält man Antiseren, die zumindest Viren „in vitro" neutralisieren können. In solchen Fällen kann eine Sekundärimmunisation mit Virus unter bestimmten Voraussetzungen nicht nur eine Primärabwehr gegen das Virus induzieren, sondern auch eine immunogene Kreuzreaktion, bei der neutralisierende Antikörper gegen immunologische Partialdeterminanten des Virus gebildet werden. Dieses letztere Phänomen ist für eine sofort einsetzende Schutzwirkung von besonderer Bedeutung. Für die Herstellung dieser Art von potentiellen Impfstoffen ist jedoch die Kenntnis der chemischen Struktur der immunologisch determinanten Gruppen im Virus unbedingt erforderlich.

GHEORGHIU, TH. (Dozentenstipendiat der Humboldt-Stiftung an der Med. Klinik Köln); OETTE, K., FROTZ, H. PHLIPPEN, R., KLEIN, H. J und WINTER-FELD, M. (Med. Univ.-Klinik Köln und Patholog. Inst. der Universität Köln):
Experimentelle und klinische Untersuchungen über Magensaftveränderungen bei chronischer Leberinsuffizienz

Im Rahmen einer größeren Studie über den Mechanismus der Magensaftsekretion und seiner Störungen untersuchten wir einige Aspekte der Beziehung zwischen Leber und Magen-Darm-Kanal. Dabei gingen wir von folgenden Überlegungen aus:

1. Der Zusammenhang zwischen Lebercirrhose und dem Auftreten eines Ulcus muß trotz einiger gegenteiliger Literaturangaben angenommen werden. In einer Sammelstatistik von über 7000 Fällen zeigte sich eine Ulcusfrequenz von 8,4% gegenüber 3 bis 5% in unausgewählten Kollektiven. In der miteinbezogenen eigenen Statistik (Th. Gh.) konnte bei 178 Cirrhosekranken und 496 Patienten mit chronisch-progredienter Hepatitis ein Ulcus in 11% der Fälle nachgewiesen werden (noch nicht abgeschlossene epidemiologische Studie größtenteils an stationären und ambulanten Patienten des Institutes für innere Medizin, Bukarest).

2. Die reelle Häufigkeit des Ulcus bei Leberkranken ist aber noch höher, wenn man berücksichtigt, daß das zahlenmäßige Verhältnis zwischen Magen- und Duodenallokalisation zugunsten der ersten erheblich verschoben ist. Wir sind der Meinung, daß die Trennung der beiden Ulcusformen klinisch und pathogenetisch berechtigt ist und eine große statistische Bedeutung hat. Das Ulcus duodeni-Leiden bietet hinsichtlich konstitutioneller Faktoren, Geschlechtsverteilung, Verlauf und

Altersabhängigkeit bei konstant hoher Säureproduktion ein einheitliches Krankheitsbild. Dagegen kann das Ulcus ventriculi nicht als der Ausdruck eines nosologisch einheitlichen Prozesses betrachtet werden. Hierbei sind „trophische" Faktoren ätiologisch wirksam. Unter diesem Begriff könnte man verschiedene Ulcusformen zusammenfassen, die als neurogen, hepatogen oder vasculär verursacht beschrieben wurden. Ferner seien in diesem Zusammenhang die Hunger- oder z. B. durch Zwangshaltung erzeugten Stresserosionen beim Tier erwähnt.

3. Es gibt klinische und experimentelle Hinweise dafür, daß bei der Cirrhose ein durch Ausfall oder Zerfall des Leberparenchyms verminderter Abbau des Gastrins oder gastrinartiger Stoffe vorliegt. Die Meinungen sind aber geteilt, und eine Literaturzusammenstellung sowie auch unsere eigene Erfahrung zeigen, daß nur in 15% Hyperchlorhydrien und in 61% Hypochlorhydrien bei Cirrhosekranken mit oder ohne portaler Hypertension nachweisbar sind; die entsprechenden Zahlen bei Patienten mit porto cavalem Shunt betragen 24 bzw. 47%.

4. Hieraus wird die Hypothese wahrscheinlich, daß eventuellen Magenschleimveränderungen mit verminderter Protektionsfähigkeit eine wichtige pathogenetische Rolle zukommt. Da hierüber unseres Wissens bis jetzt noch keine Untersuchungen vorliegen, beschränkten wir uns in einer ersten Etappe auf die Analyse der globalen Mucuskomponenten des Magensaftes.

Tabelle. *Methodik*

I. Gewinnung des Magensaftes

A. Mensch: 2 × 15 min Basalsekretion;
  8 × 15 min stimulierte Sekretion nach submaximalen Betazol (50 mg)- bzw. Pentagastrin (500 µg)-Dosen, unter ständiger Speichelabsaugung.

B. Ratte: 1 × 30 min Basalsekretion;
  6 × 15 min stimulierte Sekretion nach Pentagastrin (200 µg/kg Körpergewicht).

II. Säurebestimmung

Magensaftvolumen (µl/min), HCl-Konzentration (mval $^o/_{oo}$) mit Beckmann-Mikrotitrator auf pH 7, HCl-Output (µval/min).

III. Biochemische Aufarbeitung der Proben

1. Dialyse 36 Std gegen Leitungswasser.
2. Zentrifugierung 1000 rpm × 10 min.
3. Gefriertrocknung; Trockengewichtbestimmung.
   Weitere Schritte getrennt für:
   • Fucose, Hexosen, (Acetyl)Hexosamine; Markierung mit Fucose oder Deoxyribose (= a).
   • Neuraminsäure (= b).
4. Saure Hydrolyse unter N_2:
   a) 3 N HCl, 100 °C, 3 Std;
   b) 0,05 N HCl, 80 °C, 1 Std.
5. Eindampfung des Hydrolysats unter Vakuum:
   a) bei 50 bis 60 °C,
   b) bei 30 bis 40 °C.
6. Bestimmung des Zuckergehaltes:
   a) Persilylierung, Eindampfung und Auflösung in Pentan.
   • Gaschromatographie mit Gerät der Fa. Packard (EGS-Säule bei 90 bis 160 °C programm., H_3-Ionis.- bzw. F. I.-Detektor, Argon um 100 ml/min).
   • Absolute quantitative Bestimmung mit internem Standard und Korrekturfaktoren.
   • Kontrolle mit Dische-Shettles (Fuc), Boehringer UV-Test (Gluc, Gal), Elson-Morgan-Boas (Hexosamine).
   b) Thiobarbitursäuremethode nach Warren.

IV. Morphologie der Magenschleimhaut

1. Histochemie (PAS, Zimmermann-PAS, Hale, Alcian- und Toluidinblau).
2. Elektronenmikroskopie (Untersuchungen noch nicht abgeschlossen).

Methodik

Die Untersuchungen wurden an verschiedenen Patientengruppen und Tierkollektiven durchgeführt.

1. Das Krankengut bestand aus 13 Fällen mit chronisch-progredienter Hepatitis, 10 mit Lebercirrhose (jeweils histologisch gesichert) und 10 mit Ulcera duodeni. In zwei Kontrollgruppen waren 5 Pat. mit Gastritis (ohne stärkere Beschwerden bei mäßigen bioptischen Veränderungen) und 10 lebergesunde Personen zusammengefaßt.

2. Als Versuchstiere wurden männliche Wistar-Ratten mit einem Ausgangsgewicht von 200 g benutzt, von denen bei 25 mäßige Dosen von CCl_4 (2,5 ml/kg Körpergewicht, 10%v/v in Paraffinöl) zweimal wöchentlich über 8 Monate subcutan injiziert wurden; 10 unbehandelte Tiere dienten als Kontrolle (Beobachtungsperiode: ein Jahr). Weitere 10 Tiere sind z. Z. noch in einem Versuch mit höheren CCl_4-Dosen (1,5 ml/kg Körpergewicht 50%, 2 bis 3mal wöchentlich).

Der Ablauf der Untersuchungen ist in der Tabelle schematisch wiedergegeben. Die Standardbedingungen der Magensaftuntersuchung bei der Ratte wurden in einer früheren Arbeit beschrieben [Gheorghiu, Th., Klein, H. J., Frotz, H. und Eder, M.: Klin. Wschr. (1969) (im Druck)]. Die technischen Einzelheiten und die besonderen biochemischen Voraussetzungen der Probenaufarbeitung werden in einer weiteren Publikation dargestellt [Gheorghiu, Th., u. Oette, K.: J. Chromatogr. (1969) (im Druck)].

Ergebnisse und Diskussion

1. *Wasser-HCl-Sekretion.* Der HCl-Output lag bei nur 13% der untersuchten Leberpatienten oberhalb der Norm, dagegen bestand in 43,5% eine Hypochlorhydrie.

Bei den Ratten unter mäßiger CCl_4-Intoxikation entwickelte sich eine starke Leberverfettung mit geringerer Nekrose und Fibrose ohne Gewichtsabnahme und mit progressiver Reparation nach Unterbrechung der Cl_4-Verabreichung. Gegenüber den Kontrollen zeigten die Ratten eine leicht erhöhte Basalsekretion und geringe Unterschiede bei der Pentagastrinstimulierung (Abb. 1 A).

2. *Zuckergehalt des Magensaftes* (Abb. 1 B). Das Magensaft-Zuckermuster von Lebergesunden entsprach den Werten, die mit anderen Methoden gefunden wurden (die Gaschromatographie erlaubt aber zusätzlich die Bestimmung der Mannose, eines Vorläufers der Neuraminsäure, und somit die Aufschlüsselung der neutralen Hexosen-Gruppen).

Bei Ulcuskranken fand sich eine Erhöhung des Gesamtzuckergehaltes im Magensaft ohne wesentliche Veränderung seiner prozentualen Anteile (Gastritispatienten wichen nicht von dem normalen Kollektiv ab). Dagegen ergab sich bei Patienten mit chronisch-progredienter Hepatitis und Cirrhose eine signifikante Verminderung des Gesamtzuckerwertes mit gleichzeitiger Verzerrung des Musters. Auffallend ist hierbei sowohl der Abfall der Neuraminsäure, der die von Dische postulierte Kompensation des Fucoseanstiegs weit übertrifft, als auch die Erhöhung des Hexosamine/Hexosen-Quotienten; die absolute Hexosaminmenge ist jedoch vermindert, wie es aus den Angaben des Gesamtgewichtes hervorgeht (Abb. 1 B). Diese Befunde stimmen mit den bei der CCl_4-Ratte bestimmten Daten überein, wenn man von der im Vergleich zum Menschen unterschiedlichen Zuckerzusammensetzung des Magensaftes normaler Tiere absieht.

Die normale Magenschleimhaut verdankt ihre Resistenz gegenüber peptischer Digestion einem Gleichgewicht zwischen HCl-Ausscheidung und eigener Widerstandsfähigkeit. Die absolute Verminderung der Aminozucker und der Neuraminsäure (wichtige Endgruppen vieler Glycoproteine) bei gleichzeitiger Verzerrung des Gesamtzuckermusters könnten zu einer Instabilität der Mucinmoleküle führen (erwähnenswert ist auch, daß bei der Lebercirrhose der Plasma-Hexosaminspiegel stark absinkt). Daher ist denkbar, daß *bei chronischer Leberinsuffizienz trotz eingeschränkter Säuresekretion diese Störung der Magenschleimschutzwirkung doch eine Ulcusentstehung begünstigen kann.*

Wir arbeiten zur Zeit einen „*Mucolyse-Resistenz-Test*" aus und haben dabei den Eindruck, daß diese Eigenschaft des Magenschleimes bei Leberkranken erheblich gestört ist.

3. Die experimentell produzierten *histochemischen Veränderungen* der Magenschleimhaut sollen in einer späteren Arbeit ausführlich besprochen werden. Es sei

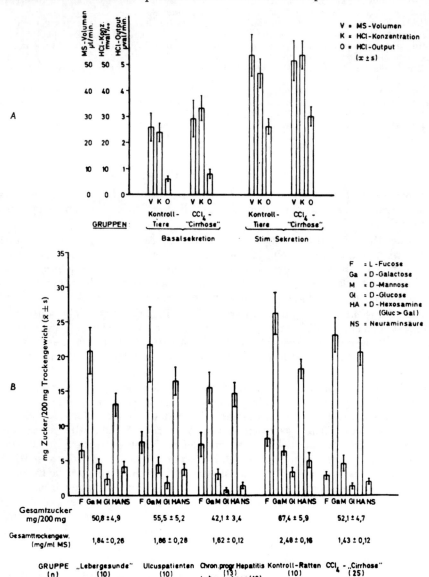

Abb. 1. Magensaftveränderungen bei chronischer Leberinsuffizienz. *A* HCl-Sekretion nach mäßiger CCl$_4$-Intoxikation bei der Ratte. *B* Zuckermuster der Magensaftglykoproteine verschiedener Versuchsgruppen

hier nur erwähnt, daß es bereits nach dreimonatiger mäßiger CCl$_4$-Intoxikation zu einer deutlichen Verminderung der neutralen und sauren Mucopolysacchariden sowohl im Oberflächenepithel als auch in den Nebenzellen gegenüber den Kontrollen kommt. Nach Unterbrechung der CCl$_4$-Verabreichung zeigt sich in der Erholungsphase der Leber wieder eine Zunahme der Schleimproduktion (vorwiegend jedoch der sauren MPS) mit einer *auffallenden Ausbreitung der Nebenzellen über den gesamten Drüsenschlauch.*

Weitere Untersuchungen unserer Arbeitsgruppe werden 1. sich auf die Analyse getrennter Fraktionen des Magenschleimes (und besonders der Epithelialmucinabbauprodukte) konzentrieren; 2. die Veränderungen bei fortgeschrittener experimenteller CCl_4-Cirrhose verfolgen und 3. sich mit der Resistenz der gastrischen Glykoproteine gegenüber mucolytischen Substanzen beschäftigen.

MERTZ, D. P. (Med. Poliklinik der Univ. Freiburg i. Br.): **Kininhormone und Säuresekretion des menschlichen Magens**

Kininhormone sind niedermolekulare lineare Gewebshormone mit Polypeptidcharakter, die glatte Muskelzellen beeinflussen und vasoaktive Eigenschaften besitzen (Rocha e Silva, 1963, 1964). Sie zählen zu den stärksten aller bekannten vasoaktiven Substanzen (Groß, 1963; Rocha e Silva, 1964; Lewis, 1964). Als natürlich vorkommende Stoffe gehören hierzu die hypertensiv wirksamen Angiotensine (Groß, 1963) und die blutdrucksenkenden Plasmakinine (Lewis, 1958). In eigenen Untersuchungen (Mertz und Poser, 1968) konnte bisher gezeigt werden, daß die Säuresekretion während submaximaler Stimulation mit 50 mg Histalog unter der Wirkung von 50 µg intramuskulär appliziertem Beta-L-Asp[1]-Angiotensin II als nahezu lineare Funktion der Volumenrate abnimmt. — Andererseits läßt sich während intravenöser Infusion von 0,15 µg/kg Körpergewicht und mit synthetischem Bradykinin unter vergleichbaren Versuchsbedingungen ein histaminähnlicher Stimulationseffekt nachweisen (Mertz und Poser, 1969). Bemerkenswert ist eine negative Nachschwankung von Saftvolumenrate und Säuresekretion. Vermutlich handelt es sich dabei um das Ergebnis einer sympathischen Gegenwirkung. Diese Anschauung beruht auf zwei Gegebenheiten: Einmal stellen die durch Bradykinin ausgelösten Kreislaufreaktionen eine Summation von Bradykininwirkung und sympathischer Gegenwirkung dar (Nakano, 1965). Weiterhin bestehen Hinweise auf Beziehungen zwischen Magensaftsekretion und Durchblutung der Magenschleimhaut [Jacobson et al., 1966; Mertz, 1967 (1)].

In diesem Zusammenhang ist der Einfluß von Eledoisin, einem nur bei Kaltblütern vorkommenden Kinin (Erspamer, 1952; Erspamer und Anastasi, 1960), auf die Magensaftbildung von Interesse. Eledoisin ist ein Endecapeptid, das im Gegensatz zu den beim Menschen ubiquitär aktivierbaren Plasmakininen im Gewebe stets präformiert vorliegt (Erspamer, 1952) und noch wesentlich stärker hypotensiv wirksam ist als Bradykinin (Sicuteri et al., 1963; Broghammer, 1963). Diese Substanz kann als funktioneller Antagonist von Noradrenalin und Angiotensin II angesehen werden. Die pressorische Wirkung von Noradrenalin (Sicuteri et al., 1963) und Angiotensin II (Sicuteri et al., 1963; Broghammer, 1963) läßt sich nämlich durch Eledoisin aufheben oder umkehren. Gegenüber Histamin erweist sich Eledoisin als drei- bis fünfmal blutdruckwirksamer. Nach Sicuteri et al. (1963) beträgt die blutdruckwirksame Schwellendosis von Eledoisin im allgemeinen 0,015 bis 0,03 µg/kg Körpergewicht bei intravenöser Applikation. Die nierenwirksame Schwellendosis dieser Substanz liegt mit 0,001 bis 0,002 µg/kg Körpergewicht, ebenfalls intravenös gegeben, eine bis zwei Zehnerpotenzen unterhalb derjenigen von Bradykinin (Mertz, 1964). Wir untersuchten nun an zwölf Männern den Einfluß von synthetischem Eledoisin auf die Magensaftsekretion während submaximaler Säurestimulation. Sofort nach Beginn einer 10 min dauernden intravenösen Infusion von 0,005 bis 0,01 µg Eledoisin/min und kg Körpergewicht kommt es zu einer vorübergehenden leichten, aber signifikanten Zunahme der Volumenrate sowie der Konzentrationen und Sekretionsraten von Wasserstoff- und Chloridionen. Eledoisin nimmt also hinsichtlich einer Beeinflussung der Magensäuresekretion eine Mittelstellung zwischen Angiotensin und Bradykinin ein.

Betrachtet man nun die Effekte verschiedener Kininhormone auf die Säuresekretion des menschlichen Magens unter submaximaler Stimulation, dann findet man eine gewisse Parallelität zwischen Sekretionsleistung und Durchblutung von Intestinum und Magen. Angiotensin ist ein „overall constrictor" (Bock et al., 1958), der seine pressorische Wirkung durch sehr unterschiedliche Erhöhung der Widerstände in Präcapillaren und Arteriolen (Haddy et al., 1962; Berde et al., 1964) der einzelnen Gefäßprovinzen entfaltet. Das mesenteriale Gefäßbett ist empfindlicher gegen vasoconstrictorische als gegen vasodilatatorische Substanzen (Texter et al., 1964). Reichliche Blutversorgung, dichtes Capillarnetzwerk und großer Blutgehalt ließen schon früher vermuten (Folkow et al., 1963), daß die mesenteriale Zirkulation funktionell bei der Sekretion und Resorption eine Rolle spielt. Durch unsere Untersuchungen mit Angiotensin und auch mit Bradykinin wird diese Vermutung weiter belegt. Zweifellos scheinen Mesenterialkreislauf und Magendurchblutung in die allgemeinen Kreislaufwirkungen von Bradykinin mit einbezogen zu sein. Bradykinin wirkt am perfundierten Hundemagen auf Gewichtsbasis etwa ebenso stark vasodilatatorisch wie Histamin (Jacobson, 1964). Beim Menschen nimmt der Gefäßwiderstand im Splanchnicusgebiet (Beretta Anguissola et al., 1966) und in der Niere (Mertz, 1963) unter der Wirkung von Bradykinin deutlich ab.

Im Gegensatz zu Bradykinin hat Eledoisin keinen besonders förderlichen Einfluß auf die Mesenterial- und Magendurchblutung. Beide scheinen den allgemeinen Blutdruckänderungen passiv zu folgen (Bergamaschi und Glässer, 1964). Vermutlich sind die systemischen hämodynamischen Veränderungen unter der Wirkung von Eledoisin hauptsächlich Ergebnis einer primär vasodilatatorischen Wirkung dieses Polypeptids, aber auch Folge einer später einsetzenden reflektorischen Stimulation der sympathischen Aktivität (Nakano, 1964, 1965). Die Wirkungsunterschiede von Eledoisin und Bradykinin am Magen sind ebenso groß wie die an der Niere. Sie beruhen wahrscheinlich darauf, daß Eledoisin und Bradykinin an verschiedenen Receptoren angreifen (Stürmer und Berde, 1963). Zum Abbau von Eledoisin verfügt der Mensch über kein spezifisches Enzym.

Die vorliegenden Befunde stützen die These, wonach eine gewisse Parallelität zwischen Durchblutung und Sekretionsleistung der Magenschleimhaut besteht.

Über die physiologische Bedeutung der Plasmakinine ist wenig bekannt. Ihre Wirksamkeit in kleinsten Mengen und die Möglichkeit einer endogenen Freisetzung lassen jedoch verschiedene physiologische Wirkungen vermuten. Verschiedentlich wurde die Meinung vertreten [Cerletti et al., 1961; Stürmer, 1966; Mertz, 1967 (2)], daß die Plasmakinine bei der Regulation der Durchblutung verschiedener Organe und des Blutdrucks sowie bei Entzündungsreaktionen und reaktiver Hyperämie eine Rolle spielen können. Der fördernde Effekt von Bradykinin auf die Magensäuresekretion könnte in diese Richtung weisen. Weiterhin ist bekannt, daß Bradykinin am Zustandekommen von vasomotorischen Krisen bei Dumping-Syndrom beteiligt ist (Zeitlin und Smith, 1966). Andererseits könnte man die Angiotensinwirkungen auf die Magensaftsekretion bei hypovolämischen Zuständen als sinnvolle Kompensationsmaßnahme auffassen. Die vorhandenen Daten reichen jedoch zur Klärung der Frage, welche Rolle Kininhormone bei der Magensaftsekretion unter physiologischen und pathophysiologischen Bedingungen spielen, nicht aus.

Zusammenfassung

In eigenen Untersuchungen konnte bisher gezeigt werden, daß die Säuresekretion während submaximaler Stimulation mit Histalog unter dem Einfluß von Angiotensin II als nahezu lineare Funktion der Volumenrate abnimmt (1968). Andererseits läßt sich während intravenöser Infusion von Bradykinin unter vergleichbaren Versuchsbedingungen ein histaminähnlicher Stimulationseffekt nachweisen (1969). Bemerkenswert ist eine negative Nachschwankung von Saftvolumenrate und Säuresekretion. Vermutlich handelt es sich dabei um das Ergebnis einer sympathischen Gegenwirkung. — In diesem Zusammenhang ist der Einfluß von Eledoisin, einem nur bei Kaltblütern vorkommenden Kinin, auf die Magensaftbildung von Interesse. Eledoisin, das bei Menschen noch wesentlich stärker hypotensiv wirksam als Bradykinin ist, kann als funktioneller Antagonist von Noradrenalin und Angiotensin II angesehen werden. Im Hinblick auf Veränderungen von Saftvolumenrate und Ionensekretion durch die Magenschleimhaut nimmt Eledoisin eine Art Mittelstellung zwischen Angiotensin II und Bradykinin ein. — Die Befunde werden in bezug auf eine mögliche physiologische Bedeutung von Kininhormonen bei der Magensäuresekretion erörtert.

Literatur

Berde, B., Schalch, W. R. und Doepfner, W.: Helv. physiol. pharmacol. Acta **22**, 110 (1964). — Beretta Anguissola, A., Feruglio, F. S., Campus, S., Chiandussi, L., Pandolfo, G., and Bert, G.: The effects of eledoisin and bradykinin on the general and visceral circulation. In: Erdös, E. G., Back, N., and Sicuteri, F.: Hypotensive peptides, p. 430. Berlin-Heidelberg-New York: Springer 1966. — Bergamaschi, M., and Glässer, A. H.: Circulat. Res. **15**, 371 (1964). — Bock, K. D., Krecke, H.-J. und Kuhn, H. M.: Klin. Wschr. **36**, 254 (1958). — Cerletti, A., Stürmer, E. und Konzett, H.: Dtsch. med. Wschr. **86**, 678 (1961). — Cottrell, G. A., and Welch, M. E.: Nature (Lond.) **212**, 838 (1966). — Erspamer, V.: Arzneimittel-Forsch. **2**, 253 (1952). — Erspamer, V., and Anastasi, A.: Experientia (Basel) **18**, 58 (1962). — Folkow, B., Lundgren, O., and Wallentin, I.: Acta physiol. scand. **57**, 270 (1963). — Gross, F.: Naunyn-Schmiedebergs Arch. exp. Path. Pharmak. **245**, 196 (1963). — Haddy, F. J., Molnar, J. L., Borden, C. W., and Texter, E. C., Jr.: Circulation **25**, 239 (1962). — Jacobson, E. D.: Amer. Heart J. **68**, 214 (1964). — Jacobson, E. D., Linford, R. H., and Grossman, M. I.: (2) J. clin. Invest. **45**, 1 (1966). — Lewis, G. P.: J. Physiol. (Lond.) **140**, 285 (1958); — Canad. med. Ass. J. **90**, 302 (1964). — Mertz, D. P.: Naunyn-Schmiedebergs Arch. exp. Path. Pharmak. **244**, 405 (1963); **246**, 338 (1964); — (1) Klin. Wschr. **45**, 57 (1967); — (2) Wien. klin. Wschr. **79**, 169 (1967). — Mertz, D. P., u. Poser, G.: Med. Klin. **63**, 252 (1968); **64**, 1195 (1969). — Nakano, J.: J. Pharmacol. exp. Ther. **145**, 108 (1964); — Proc. Soc. exp. Biol. (N.Y.) **118**, 108 (1965). — Rocha e Silva, M.: In: Kinins. von Euler, U. S., and Heller, H., Eds., Comparative endocrinology, Vol. 2. New York: Academic Press, Inc. 1963; — Canad. med. Ass. J. **90**, 307 (1964). — Sicuteri, F., Fanciullacci, M., Franchi, S., and Michelacci, S.: Experientia (Basel) **19**, 44 (1963). — Stürmer, E.: Schweiz. med. Wschr. **96**, 1667 (1966). — Stürmer, E., and Berde, B.: J. Pharmacol. exp. Ther. **140**, 349 (1963). — Texter, E. C., Jr., Chou, C. C., Merrill, S. L., Laureta, H. C., and Frohlich, E. D.: J. Lab. clin. Med. **64**, 624 (1964). — Zeitlin, I. J., and Smith, A. N.: Lancet **1966 II**, 986.

v. Mikulicz-Radecki, J.-G. und Kaess, H. (I. Med. Univ.-Klinik Heidelberg):
Der Einfluß von 2 (2,6-Dichlorphenylamino) 2-Imidazolin-Hydrochlorid (Catapresan) auf die Säuresekretionsleistung des Magens

Eine Hemmung der basalen Säuresekretion durch Catapresan wurde erstmals 1966 von Hoefke und Kobinger [7, 8] im Tierexperiment nachgewiesen. Nach 100 μg/kg Catapresan i.v. kam es zu einer stärkeren Verminderung des Magensaftvolumens und der Säuresekretion als nach 1000 μg/kg Atropin sul. s.c. Ottenjann [9] berichtete über eine Hemmung der basalen HCl-Sekretion beim Menschen nach i.v.-Injektion von 300 bis 450 μg/kg Catapresan. Eine Inhibition der Magensekretion nach submaximaler Stimulation mit Histamin trat nicht auf. Neuhaus [10] konnte eine Hemmung des Magensaftvolumens nach Catapresan bei Patienten in der Vita reducta nachweisen.

Die häufige therapeutische Verwendung von Catapresan war der Anlaß, diese Untersuchungen zu erweitern und seine Einwirkung auf die histalog.-, pentagastrin- und insulinstimulierte Magensaftsekretion zu prüfen.

Methodik

Die Untersuchungen wurden bei Pat. eines unausgewählten Krankengutes ohne Störungen der Herz-Kreislauffunktion durchgeführt. Die Senkung des Blutdruckes nach Catapresanapplikation (i.v.) betrug maximal 25% des Ausgangswertes. Nach Gewinnung des Nüchternsekretes wurde die Messung der basalen Sekretion über 2 Std (achtmal 15 min-Fraktionen) durchgeführt. Zu Beginn der 2. Std wurde bei je vier Probanden 2 µg/kg und 4 µg/kg Catapresan i.v. injiziert. In jeder Fraktion wurden Sekretionsvolumen und Acidität durch Titration bis pH 8,5 nestimmt und die Säuresekretion berechnet. Bei acht Pat. wurde nach Entnahme

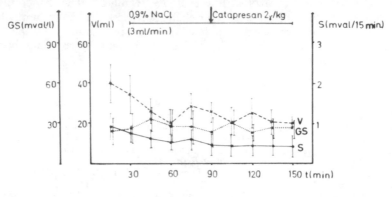

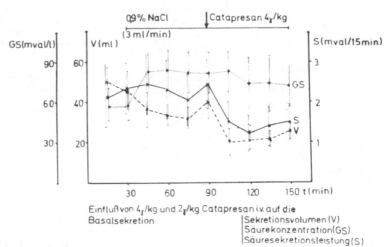

Einfluß von 4$_\gamma$/kg und 2$_\gamma$/kg Catapresan i.v. auf die
Basalsekretion
Sekretionsvolumen (V)
Säurekonzentration (GS)
Säuresekretionsleistung (S)

Abb. 1

der Nüchternsekretion (30 min) während einer Infusion von 2 mg/kg/Std Betazol die Magensaftsekretion ebenfalls über 2 Std in acht 15 min-Fraktionen entnommen. Die Personen erhielten zu Beginn der 2. Std der Betazolinfusion 4 µg/kg Carapresan injiziert. In der gleichen Versuchsanordnung wurde bei fünf Pat. die Magensaftsekretion mit 6 µg/kg/Std Pentagastrininfusion über 2 Std stimuliert. Zu Beginn der 2. Std erhielten diese 4 µg/kg Catapresan i.v. injiziert. Bei diesen Versuchen wurden Säurekonzentration, Magensaftvolumen und Säuresekretion vor und nach der Catapresaninjektion verglichen. Der Mittelwert m und die Streubreite des Mittelwertes ms wurden berechnet. Bei bisher zwei Pat. wurde eine vagale Stimulation durch Hypoglykämie beim Hollander-Test vorgenommen. Am darauffolgenden Tage erhielten die Pat. zusammen mit der Insulininjektion 4 µg/kg Catapresan und der Magensaft wurde danach über 60 min in 15 min-Fraktionen entnommen.

Untersuchungsergebnisse

Nach Verabreichung von 2 µg/kg Catapresan trat eine Veränderung von Volumen, Säurekonzentration und Sekretionsleistung bei der basalen Sekretion nicht auf. Eine Hemmung konnte dabei erst nach i.v.-Gabe von 4 µg/kg Catapresan nachgewiesen werden: Nach 15 bis 30 min kam es zu einem deutlichen Abfall des Sekretionsvolumens. Die HCl-Konzentration blieb unverändert, während die Säuremenge von 9,4 mval in der 1. Std auf 5,6 mval in der 2. Std deutlich abfiel. Bei maximaler Stimulation mit Histalog trat ein hemmender Effekt auf Säuresekretionsleistung, Saftvolumen und HCl-Konzentration nicht auf. Die maximal nach 6 µg/kg Pentagastrin stimulierte Säuresekretion zeigte — ähnlich

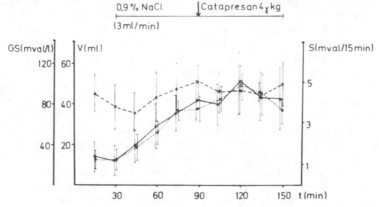

Einwirkung von Catapresan(4γ/kg) auf die durch Histalog(2mg/kg) max. stimulierte Säuresekretion.

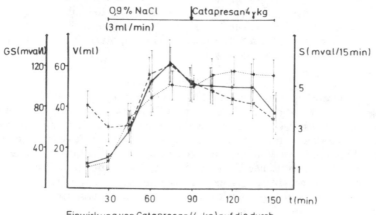

Einwirkung von Catapresan(4γ kg)auf die durch Pentagastrin(6γkg) max. stimulierte Säuresekretion

Abb. 2

wie bei der basalen Sekretion eine deutliche Abnahme von Sekretionsvolumen und Säuremenge. Der Einfluß von 4 µg/kg Catapresan auf die vagal durch Hypoglykämie stimulierte Magensaftsekretion äußerte sich in einer deutlichen Abnahme von Saftvolumen und Säuresekretion.

Diskussion

Offenbar besteht eine dosisabhängige Hemmung der Magensaftsekretion im Nüchternzustand durch Catapresan. Nach 2 µg/kg Catapresan blieb die Magensaftsekretion im wesentlichen unbeeinflußt. Aus unseren Untersuchungsergebnissen geht hervor, daß erst nach i.v.-Gabe von 4 µg/kg Catapresan die Nüchternsekretion des Magens gehemmt wird, wobei Volumen und Säuresekretionsleistung abnahmen, während die Säurekonzentration unbeeinträchtigt blieb. Diese Befunde sind vergleichbar mit tierexperimentiellen Untersuchungen in denen eine Dosisabhängigkeit der Catapresan-Wirkung beschrieben wurde [5, 7]. Der Wirkungseintritt von Catapresan liegt zwischen 15 bis 30 min nach i.v.-Applikation. Die aus verständlichen Gründen beschränkte Untersuchungszeit läßt eine sichere Aussage über die Wirkungsdauer nicht zu. Sie dürfte nach Untersuchungen von Neuhaus bei Patienten in der Vita reducta und nach Ottenjann jedoch mehrere Stunden anhalten [9, 10]. Im Gegensatz zu anderen Autoren, welche über eine Steigerung der HCl-Konzentration berichteten, blieben in unserer Untersuchungsreihe nach 4 µg/kg Catapresan Volumen, HCl-Konzentration und Säuremenge nach maximaler Stimulation mit Betazol unbeeinflußt. Es bleibt weiteren Untersuchungen vorbehalten, ob bei Erhöhung der Catapresan-Dosis auch die Histalog-stimulierte Magensekretion gehemmt werden kann. Die Magensaftsekretion nach maximaler Stimulierung mit Pentagastrin (6 µg/kg) zeigte nach Catapresan eine Senkung des Saftvolumens und der Säuremenge, während — vergleichbar der Basalsekretion — die Säurekonzentration im wesentlichen unverändert blieb. Die stärkste Wirkung von Catapresan auf die Magensekretion wurde nach vagaler Stimulierung beim Hollander-Test erzielt. Die aufgezeichnete unterschiedliche Einwirkung von Catapresan auf Magensaftsekretion, Säurekonzentration sowie Säuremenge im Nüchternzustand, nach maximaler Betazolstimulation, nach maximaler Pentagastrinstimulierung, sowie nach vagaler Reizung ist auf den ersten Blick einer atropinähnlichen Wirkung vergleichbar [1, 2, 4]. Ein peripher vagolytischer Effekt ist jedoch durch die tierexperimentellen Untersuchungen von Kobinger ausgeschlossen. Unsere Untersuchungen über die Einwirkung von Catapresan, für dessen übrige pharmakologische Wirkungen zentrale Angriffspunkte postuliert werden, könnten im Sinne eines zentral-vagolytischen oder sympathicomimetischen Effektes interpretiert werden.

Zusammenfassung

Nach Feststellung einer dosisabhängigen Wirkung von Catapresan auf die Basalsekretion wurde die Beeinflussung der mit Histalog, Pentagastrin und vagal stimulierten Magensaftsekretion bei 23 Patienten durch 4 µg/kg Catapresan i.v. untersucht. Basale-, Pentagastrin- und vagal stimulierte Sekretion zeigten eine deutliche Abnahme von Volumen und Säuremenge. Ein zentraler, offensichtlich dosisabhängiger vagolytischer Effekt von Catapresan auf die Magensaftsekretion wird diskutiert. Therapeutische Konsequenzen im Rahmen der Hochdruckbehandlung mit Catapresan bei gleichzeitiger bestehender Gastropathie lassen die vorliegenden Untersuchungen nicht zu.

Literatur

1. Gregory, R. A., and Tracy, H. I.: J. Physiol. (Lond.) 156, 523—543 (1961). — 2. Gillispie, B. E., Clark, D. H., and Taukel, H.: Gastroenterologia (Basel) 38, 361 (1960). — 3. Gillispie, B. E.: Dtsch. med. J., 1557 (1960). — 4. Malkhaus, G. A., and Manns, Card, H.: Gut 1965, 6, 525. — 5. Kobinger, W., u. Walland, A.: Arzneimittel-Forsch. 17, 292 (1966). — 6. Bock, K. D., u. Schönermark, J.: Dtsch. med. Wschr. 40, 1761 (1966). — 7. Hoefke, W., u. Kobinger, W.: Arzneimittel-Forsch. 16, 1038—1050 (1966). — 8. Kobinger, W.: Naunyn-Schmiedebergs Arch. Pharmak. exp. Path. 258, 48—58 (1967). — 9. Ottenjann, R.: In: Heilmeyer, L., Hochdrucktherapie, S. 202—205. Stuttgart: Thieme 1968. — 10. Neuhaus, W. A., u. Humpert: In: Heilmeyer, L., Hochdrucktherapie, S. 205—209. Stuttgart: Thieme 1968.

GOEBELL, H., BODE, CH., BASTIAN, R. und STROHMEYER, G. (Med. Univ.-Klinik Marburg/Lahn): **Zur Störung der exkretorischen Pankreasfunktion bei chronischen Alkoholikern mit und ohne Lebercirrhose**

Chronischer Alkoholabusus ist eine der wichtigsten Ursachen einer Pankreasschädigung. In größeren Statistiken wird er in etwa 30% für eine chronische oder chronisch rezidivierende Pankreatitis verantwortlich gemacht. Größere geographische Unterschiede wurden hierbei beschrieben. Bei Sektionen von im Alkoholrausch verstorbenen Menschen fanden sich in 25 bis 50% Veränderungen im Sinne einer akuten oder chronischen Pankreatitis. Als Latenzzeit bis zur Entwicklung der klinischen Symptome einer Pankreatitis, wie Schmerzen, Diabetes, und Steatorrhoe werden 6 bis 10 Jahre Alkoholabusus angegeben [zusammenfassende Literaturübersicht siehe bei (1)]. Wir wissen dagegen kaum etwas, wie sich das Pankreas in seiner exkretorischen Funktion in den Jahren vor dem Manifestwerden klinischer Beschwerden verhält. Nur von Sun und Tattory [2] gibt es eine kurze Mitteilung hierüber bei 21 chronischen Alkoholikern. Zwölf dieser Patienten hatten eine Störung der Pankreasfunktion im Pankreozymin-Secretin-Test. Um diese Lücke zu füllen, untersuchten wir systematisch die exkretorische Pankreasfunktion bei 53 Patienten mit sicherem chronischen Alkoholabusus, die klinisch keine Hinweise für eine manifeste Pankreatitis boten. Es wurden nur solche Patienten in die Studie aufgenommen, die mehrere Jahre einen durchschnittlichen Alkoholkonsum von mehr als etwa 120 g pro Tag hatten. Die Patienten wurden in zwei Gruppen mit und ohne Lebercirrhose unterteilt.

Patienten und Methodik

Von 53 untersuchten chronischen Alkoholikern hatten 21 eine Lebercirrhose, bei 18 war diese auch durch Biopsie oder Laparaskopie gesichert. Bei 32 Kranken fand sich keine Lebercirrhose, in dieser Gruppe wurde die Leber 25mal bioptisch untersucht. 23mal fanden sich dabei Zeichen einer Zellschädigung wie Verfettung oder Einzelzellnekrosen. Beschwerden, die eine Pankreatitis in der Vorgeschichte möglich machen, gaben 8 Alkoholiker an, ohne daß sich Beweise hierfür finden ließen. Sie wurden daher in die Untersuchung aufgenommen. Kein Patient hatte röntgenologisch eine Pankreasverkalkung. Ein Serumalbumin unter 3,5 g-% hatten nur 5 der Cirrhosekranken und 3 der übrigen Personen. Eine Bilirubinerhöhung fand sich bei 6 der Cirrhosepat. und bei einem aus der Nichtcirrhosegruppe. Die Leberfunktion war daher bei den meisten der Pat. relativ gut. 12 von 22 mit dem i.v. Glucosetest untersuchten Pat. zeigten eine latente diabetische Stoffwechsellage. Die exkretorische Pankreasfunktion wurde mit dem standardisierten Secretin-Pankreozymintest nach Rick [3] untersucht. Der Duodenalsaft wurde dazu quantitativ mit einer Doppelballonsonde gesammelt. Die unter Eiskühlung gewonnenen Säfte wurden auf ihren Gehalt an Bicarbonat und den Aktivitäten der Enzyme Lipase, Amylase, Trypsin, Chymotrypsin und Carboxypeptidase A untersucht. Die Grenzen des Normalen wurden an 42 Pat. ohne gastroenterologische Erkrankungen untersucht und unter Berücksichtigung der logarithmisch-normalen Verteilung der einzelnen Größen berechnet ($\bar{x} \pm 2\,s$). Bei 33 der Kranken wurden die Aktivitäten der Lipase und Amylase im Serum vor und während der Secretin-Pankreozyminstimulierung untersucht [4].

Ergebnisse und Diskussion

Die Volumensekretion nach Sekretin war in der Patientengruppe mit Lebercirrhose signifikant gegenüber der Norm erhöht, bei der Gruppe ohne Cirrhose dagegen erniedrigt. Die Erhöhung der Volumensekretion nach Sekretin ist ein bei Lebercirrhose und Haemochromatose bekanntes Phänomen und nicht beschränkt auf die alkoholische Lebercirrhose [5]. Wahrscheinlich liegt ihr eine vermehrte Volumensekretion aus der Leber zu Grunde [6]. Die maximale Bicarbonatkonzentration in einer der Sammelperioden nach Secretin war bei etwa der Hälfte der Cirrhosekranken und auch der Patienten ohne Lebercirrhose vermindert. Die absolute Bicarbonatausscheidung fand sich dagegen nur bei zwei Cirrhosepatienten vermindert. Durch die hohe Volumensekretion kommt es hier zu einem Verdünnungseffekt im Duodenum. Bei den Alkoholikern ohne Cirrhose zeigte ein Drittel eine verminderte totale Bicarbonatausscheidung. Die quantitative Ausscheidung der Enzyme Lipase und Chymotrypsin nach Pankreaszymin ist in Abb. 1 dargestellt. Sie war bei einem großen Teil der Patienten in beiden Gruppen vermindert. Eine ausgeprägte Insuffizienz mit Verminderung aller fünf Verdauungsenzyme fand sich bei 5/21 Cirrhosekranken und 6/32 Alkoholikern. Eine Verminderung von einzelnen oder mehreren Enzymen unter die $\bar{x}$ — 3s Grenze des Normalkollektivs sahen wir bei 4/21 Cirrhotikern und 14/32 Patienten ohne Cirrhose. Insgesamt zeigten

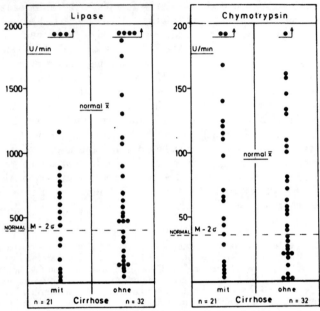

Abb. 1. Ausscheidung von Lipase und Chymotrypsin im Duodenalsaft nach Pankreozymin bei chronischen Alkoholikern

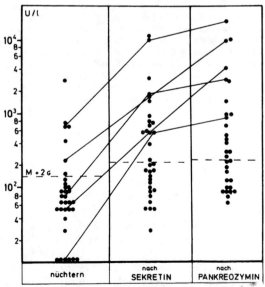

Abb. 2. Aktivität der Lipase im Serum nüchtern, 60 min nach Sekretin und weitere 30 min nach Pankreozymin bei chronischen Alkoholikern

also 9/21 Cirrhosekranke und 20/32 Alkoholiker ohne Cirrhose eine gestörte Funktion des exkretorischen Pankreas. Die höhere Anzahl in der Gruppe ohne Cirrhose erklärt sich wahrscheinlich mit dem zeitlichen Abstand der Untersuchung vom letzten Alkoholkonsum. Während die Cirrhosekranken alle den Alkoholabusus seit etwa 1 Jahr entweder eingestellt oder stark eingeschränkt hatten, standen die Patienten der anderen Gruppe alle bis etwa 10 Tage vor der Untersuchung unter Alkoholeinfluß. Der Nachweis von Leberzellverfettung und Leberzellnekrose bei fast allen diesen Patienten weist ebenfalls darauf hin, daß sie bis kurz vorher größere Mengen Alkohol zu sich genommen hatten.

Abb. 2 zeigt das Ergebnis der Serumlipasebestimmung vor (I), 60 min nach der Secretingabe (II) und 30 min nach der Pankreozymininjektion (III) bei 32 der Patienten. Bei 7 Kranken fand sich bereits nüchtern eine erhöhte Lipaseaktivität. Nach Secretin hatten 14 und nach Pankreozymin 17 der Kranken einen zum Teil sehr ausgeprägten Anstieg der Enzymaktivität. Bei der Amylase war der Anstieg gleichsinnig, jedoch in der Regel niedriger. An anderer Stelle [4] haben wir bei 128 Secretin-Pankreozymintesten gezeigt, daß dieser Enzymanstieg praktisch nur bei einem geschädigten Pankreas vorkommt.

Zusammenfassung

An einem Kollektiv von 53 chronischen Alkoholikern (21 mit Lebercirrhose und 32 ohne Lebercirrhose) fand sich bei der Hälfte der Kranken mit Cirrhose und bei zwei Drittel der Patienten ohne Lebercirrhose eine Störung der exkretorischen Pankreasfunktion. Bei keinem der Patienten bestanden klinisch manifeste Symptome einer Pankreatitis. Der chronische Alkoholabusus führt demnach in einer subklinischen Phase in der Mehrzahl der Fälle bereits zu faßbaren Störungen der Pankreasfunktion. Bei Einstellung des Alkoholkonsums schienen die Veränderungen teilweise reversibel zu sein.

Literatur

1. Goebell, H.: Internist (Berl.) (1969) (im Druck). — 2. Sun, D. C. H., and Tattory, C. A.: Gastroenterology 42, 771 (1962). — 3. Rick, W.: Acta gastro-ent. belg. 28, 389 (1965). — 4. Goebell, H., Bode, Ch. und Lemberg, G.: Dtsch. med. Wschr. (1969) (im Druck). — 5. Goebell, H., Bode, Ch. und Martini, G. A.: Verh. 24. Tgg. dtsch. Ges. Verdau.- u. Stoffwechselkr., Hamburg 1967. In: Bartelheimer, H., u. Heisig, N., Hrsg., Aktuelle Gastroenterologie, S. 358. Stuttgart: Thieme 1968. — 6. Goebell, H., Bode, Ch. und Löber, D.: III. Symposium der Europ. Ass. Study of the Liver, Modena 1968.

SCHMIDT, H. A., GOEBELL, H. und BODE, CH. (Med. Univ.-Klinik Marburg a. d. Lahn): **Untersuchungen zum Einfluß von Pentagastrin auf die Pankreassekretion**

Durch Untersuchungen zur Frage einer sog. gastralen Phase der Pankreassekretion konnte eine Reihe von Autoren nachweisen, daß Extrakte aus der Antrumschleimhaut verschiedener Tierspecies die Bauchspeicheldrüse stimulieren [2, 7]. Gregory und Tracy zeigten 1964, daß Gastrin bei Hund und Katze zu einer Steigerung der Volumensekretion des unstimulierten, und zu einem Anstieg der Enzymsekretion des durch Secretin stimulierten Pankreas führt [1]. Dieselben Autoren bestimmten in Studien über den Zusammenhang zwischen Struktur und Wirksamkeit des Gastrinmoleküls den aktiven aus vier Aminosäuren bestehenden Anteil des Hormons [8]. Dieses Tetrapeptid und ein in der Folgezeit synthetisiertes, mit einem Acylrest versehenes, Pentapeptid der gleichen Aminosäuresequenz, das unter der Bezeichnung Pentagastrin bekannt wurde, zeigten ebenfalls beim Tier einen Einfluß auf die Pankreassekretion [6, 8].

Wormsley untersuchte 1966 erstmalig beim Menschen die Wirkung des Pentagastrins auf die Säuresekretion des Magens und auf die stimulierte und unstimulierte Pankreassekretion [10]. Er konnte allerdings nur durch gleichzeitige Infusion

von Secretin und Pentagastrin einen weiteren Anstieg der Bicarbonat-, Trypsin-
und Amylasesekretion nachweisen. Im folgenden soll über Untersuchungen
berichtet werden, bei denen mit Hilfe einer Doppelballonsonde der Einfluß des
Pentagastrins auf die Pankreassekretion bestimmt wurde. Durch diese Technik
wurde ein Abfließen des stimulierten Magensekretes ins Duodenum verhindert.

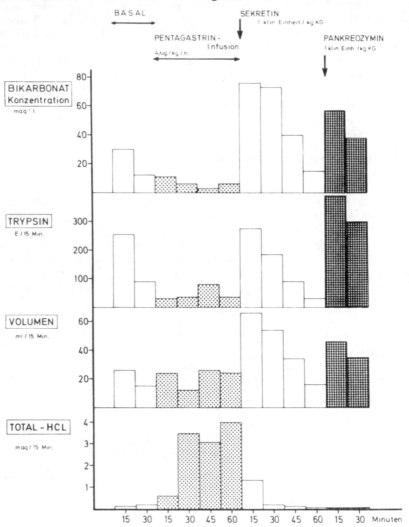

Abb. 1. Einfluß von Pentagastrin (ICI 50123) auf die Pankreas- und Magensekretion (gleichzeitige Bestimmung
mit einer kombinierten Doppelballon-Magensonde)

Damit sollte die Freisetzung von Secretin-Pankreozymin und eine Veränderung
des Pankreassekretes durch hohe Säurekonzentrationen ausgeschlossen werden [9].

Für die Untersuchungen wurde eine Doppelballonsonde nach Bartelheimer verwandt.
Um eine einwandfreie Lage des zweiten Ballons im Bulbus duodeni zu sichern, wurde die
Sonde unmittelbar vor Beginn des Versuches röntgenologisch kontrolliert. Da die Versuche
sich über mehrere Std hinzogen, während dieser Zeit die Magensaftsekretion angeregt wurde,
und ein Abfluß blockiert war, mußte, um Erbrechen zu verhindern, auch das Magensekret abgesaugt werden. Dieses ließ sich durch einen Magenschlauch erreichen, der entweder fixiert
zusammen mit der Pankreassonde oder nach korrekter Lage der Doppelballonsonde nachträglich in den Magen vorgeschoben wurde. Diese Untersuchungen wurden in Rechtsseitenlage an

Pat. ohne nachweisbare gastrointestinale Erkrankungen durchgeführt. Pankreas- und Magensekret wurden für die Dauer des Versuches kontinuierlich manuell abgesaugt.

Bei insgesamt 20 Versuchen ließen sich einwandfreie Bedingungen erzielen. Bei sieben Personen wurde lediglich Pentagastrin, das uns freundlicherweise die Imperial Chemical Industries, England, und Fa. Merck, Darmstadt, zur Verfügung stellten, in einer Dosierung von 4 µg/kg KG/h infundiert. Eine höhere Pentagastrinmenge führte bei einer Reihe von Patienten offensichtlich im Zusammenhang mit der Doppelballonsonde und einer gleichzeitig angeregten Darmperistaltik zu Kollapszeichen, Übelkeit und Erbrechen. Als nächstes wurde bei sechs Personen über 1 Std Secretin (Boots) als Basisinfusion in einer Dosierung von 1 klin. E/kg KG/h und in der 2. Std Pentagastrin in einem unabhängigen Infusionssystem zugeführt. Schließlich wurde bei sieben weiteren Personen nach einer einstündigen Secretinbasisinfusion Pentagastrin entsprechend dem von Johnston und Jepsen angegeben sog. Gastrintest intramuskulär in einer Dosierung von 6 µg/kg KG injiziert [3]. Im Magensekret wurden Volumen, titrierbare Säure und Total-HCl, im Pankreassekret Volumen, Bicarbonat, Trypsin und die Lipase bestimmt.

Durch eine Pentagastrininfusion in einer für die maximale Stimulierung der Magensekretion ausreichenden Dosierung konnte weder eine Reaktion der Bicarbonatkonzentration, noch der proteolytischen Fermente oder des Gesamtvolumens nachgewiesen werden (Abb. 1). Die nachfolgende, zur Kontrolle durchgeführte, intravenöse Secretin- und Pankreozymininjektion führten zu der bekannten Hemmung der Säuresekretion und zu einer ausreichenden Stimulierung des Volumens, der Bicarbonatkonzentration und des Trypsins. Ein entsprechender Verlauf wiederholte sich in den übrigen fünf Versuchen. In der zweiten Versuchsanordnung wurde nach einer einstündigen Secretinbasisinfusion und nach Erreichen einer konstanten Sekretionsrate Pentagastrin zusätzlich infundiert. Bei den sechs, auf diese Weise durchgeführten Versuchen zeigte nur eine Person einen Anstieg des Volumens, der Bicarbonatkonzentration und der Enzyme; bei einer weiteren Person wurde eine alleinige Steigerung der Fermentsekretion beobachtet. Der Anstieg der Bicarbonatkonzentration und der Enzymausscheidung hielt für die Dauer der Pentagastrininfusion an. Bei sämtlichen Versuchspersonen kam es zu einer für den Pentagastrininfusionstest typischen Reaktion der Magensaftproduktion mit Erreichen der maximalen Sekretionsrate in der zweiten Viertelstunde [4]. Schließlich wurde Pentagastrin während einer Secretinbasisinfusion intramuskulär injiziert. Von den sieben, auf diese Weise durchgeführten Versuchen, kam es bei insgesamt vier Personen zu einem eindeutigen weiteren Volumen- und Bicarbonatanstieg und bei sechs Personen zeigte sich nach der Pentagastrininjektion ein deutlicher Fermentanstieg. Volumen-, Bicarbonat- und Fermentreaktion traten zum Teil unabhängig voneinander auf: Einmal fand sich ein alleiniger Anstieg der Bicarbonatkonzentration mit einer Spitze in der zweiten Viertelstunde entsprechend Magensäure mit anschließendem Abfall. Dann ließ sich bei fehlendem Bicarbonatanstieg eine deutliche Erhöhung der Trypsinaktivität nachweisen, die sich in den folgenden Viertelstundenportionen wieder auf das Niveau der Secretinbasisinfusion einspielte (Abb. 2). Bei einer weiteren Person kam es nach der Pentagastrininjektion zu einer Steigerung des Volumens und der Lipase, bei nur geringer Reaktion des Trypsins.

Die vorgelegten Befunde bestätigen die Beobachtungen von Wormsley, daß Pentagastrin allein als Infusion oder als subcutane Injektion beim Menschen nicht in der Lage ist, die Bauchspeicheldrüse zu stimulieren. Die Befunde mit Pentagastrininfusionen und gleichzeitiger submaximaler Pankreasstimulation durch eine Secretinbasisinfusion zeigen ebenfalls keine verwertbaren Ergebnisse. Dagegen konnte bei intramuskulärer Pentagastrininjektion und Secretininfusion mit einer Ausnahme in sämtlichen Versuchen eine Stimulierung der Enzymsekretion und in der Hälfte der Fälle ein Anstieg der Volumen- und Bicarbonatausscheidung nachgewiesen werden. Unter diesen Bedingungen käme dem Pentagastrin nicht nur eine Pankreozymin-, sondern auch eine Secretinwirkung zu. Interessant erscheint weiterhin, daß diese Fermentreaktion bei intramuskulärer Applikation des Pentagastrins im Gegensatz zur Infusion regelmäßig nachweisbar ist. Insgesamt ist jedoch Pentagastrin auch in maximaler Dosierung im Vergleich zum Pankreozymin relativ unwirksam. Mahoney et al. teilte ähnliche Befunde auch für Gastrin mit. Wir haben daher bislang keinen schlüssigen Beweis, daß beim Menschen überhaupt eine hormonal bedingte gastrale Phase der Pankreassekretion besteht, und wenn sie existieren sollte, durch Gastrin vermittelt wird.

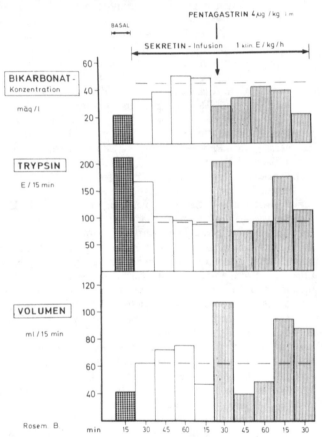

Abb. 2. Einfluß einer intramuskulären Pentagastrininjektion auf die secretinstimulierte Pankreassekretion

Literatur

1. Gregory, R. A., and Tracy, H. J.: Gut 5, 103 (1964). — 2. Harper, A. A.: Gastroenterology 36, 386 (1959). — 3. Johnston, D., and Jepson, K.: Lancet 1967 II, 585. — 4. Konturek, S. J., and Lankosz, J.: Scand. J. Gastroent. 2, 112 (1967). — 5. Mahoney, M. P., Andrew, P., Howat, H. T., and Wormsley, K. T.: III. Symposium European Pancreatic Club, Prag 1969. — 6. Moley, J. S., Tracy, H. J., and Gregory, R. A.: Nature (Lond.) 207, 1356 (1965). — 7. Preshaw, R. M., Cooke, A. R., and Grossman, M. I.: Gastroenterology 49, 617 (1965). — 8. Tracy, H. J., and Gregory, R. A.: Nature (Lond.) 204, 935 (1964). — 9. Wang, C. C., and Grossman, M. I.: Amer. J. Physiol. 164, 527 (1951). — 10. Wormsley, K. G.: Lancet 1966 I, 993.

KAFFARNIK, H. (Med. Poliklinik d. Univ. Marburg a. d. Lahn); MEYER-BERTENRATH, J. G. (Zentrallabor d. Stadtkrankenhauses Hanau) und GOEBELL, H.: (Med. Klinik d. Univ. Marburg/L.): **Erfahrungen mit einem neuen Pankreasfunktionstest (Fluoresceintest)**

Die von uns synthetisierten höheren Fluoresceindicarbonsäureester [4] haben sich bei in vitro-Untersuchungen [5, 6, 7] als geeignete Substrate zur Bestimmung von Lipaseaktivitäten erwiesen. Insbesondere der C_{12}-Ester läßt eine optimale Lipasespezifität erkennen, ohne wie die niederen Homologen von anderen Esterasen, z. B. Chymotrypsin, hydrolisiert zu werden. Orientierende in vivo-Untersuchungen mit Hilfe dieses Derivates wurden bereits mitgeteilt [2, 3].

Zum besseren Verständnis möchten wir nochmals kurz das Wirkungsprinzip dieser Substanzen erläutern:

Die Ester sind farblos, schwer wasserlöslich und nicht resorbierbar. Nach oraler Applikation und Lösung bzw. Emulgierung im Duodenum werden sie durch Lipase verseift. Das freigesetzte Fluorescein wird resorbiert, durch die Nieren ausgeschieden und im Harn quantitativ erfaßt. Zur Technik der Testdurchführung verweisen

Tabelle 1. *Fluoresceinausscheidung nach oraler Zufuhr des C_{12}-Esters bezogen auf die Ausscheidung nach einer äquimolaren Dosis Fluoresceindinatrium (= 100%). Die Klassifizierung erfolgte auf Grund der klinischen Symptomatik (einschließlich Laparotomie und Obduktionsergebnissen) sowie bei den pathologischen Fällen z. T. mit dem Secretin-Pankreozymintest*

Diagnose	n	Esterspaltung (%)
Normal	93	45—100
Wahrscheinliche Pankreopathie	9	10—45
Gesicherte Pankreopathie	16	0—45
Davon Pankreascarcinome	5	0—14

wir auf den letztjährigen Kongreß der Deutschen Gesellschaft für innere Medizin [2] und auf eine jüngst in der Klinischen Wochenschrift erschienene Arbeit [3].

In den folgenden Untersuchungen wurde der C_{12}-Ester eingesetzt (0,5 mMol in einer magenlöslichen Kapsel). Tabelle 1 orientiert über Normalwerte, die inzwischen an einem größeren Kollektiv gewonnen werden konnten. Bei 93 Probanden, die keine Erkrankung des Gastrointestinaltraktes aufwiesen, fanden wir eine Esterspaltung, die zwischen 45 und 100% lag. Klinisch wahrscheinliche Pankreopathien ergaben durchweg eine Esterspaltung, die Werte unter 45% zeigte, desgleichen gesicherte leichte bis mittelschwere Pankreopathien. Bei Patienten mit schweren Pankreasinsuffizienzen und Pankreascarcinomen fanden wir eine Esterspaltung von 0 bis 14%.

In bisher 24 Fällen konnten wir den Fluoresceintest mit Werten korrelieren, die beim Secretin-Pankreozymin-Test gewonnen wurden, wobei Einzelheiten der Versuchsordnung an anderer Stelle mitgeteilt werden [1]. Je nach Höhe der Lipaseaktivität des Duodenalsaftes wurde hierbei eine Einteilung in Normalfälle, leichte bis mittelschwere und ausgeprägte Störungen vorgenommen.

Aus Tabelle 2 geht hervor, daß fast alle normalen Secretin-Pankreomyzin-Teste im Fluoresceintest Esterspaltungen zeigten, die über 45% lagen. Bei den leicht bis mittelschweren Pankreasinsuffizienzen im Secretin-Pankreozymin-Test (bezogen auf die Lipaseaktivität) schwankte die Esterspaltung zwischen 26 und 43%, schwere Störungen hingegen ließen Spaltungen erkennen, die durchweg unter 9%

lagen. Nur in zwei Fällen lag die Esterspaltung bei 35%, obwohl der Secretin Pankreozymin-Test normale Werte ergab.

Es darf abschließend festgestellt werden, daß der Fluoresceintest als Suchtes in der Aufspürung von Pankreopathien bereits als eine zuverlässige Ergänzung der diagnostischen Möglichkeiten angesehen werden kann.

Tabelle 2. *Korrelation der Esterspaltung mit den Lipasekon-
zentrationen des im Secretin-Pankreomyzintest gewonnenen
Duodenalsaftes. Die jeweils zugehörigen Werte der einzelnen
Probanden wurden gegenübergestellt*

Normal	Lipaseaktivität im Duodenalsaft beim Secretin-Pankreozymintest Proband	Esterspaltung (%)
Normal	1	70
	2	30
	3	86
	4	45
	5	66
	6	68
	7	100
	8	53
	9	71
	10	51
	11	75
	12	35
	13	46
	14	72
	15	88
	16	52
Leicht bis mittelschwer gestört	1	36
	2	43
	3	26
Schwer gestört	1	1,7
	2	0
	3	1,0
	4	9
	5	7

Literatur

1. Goebell, H., u. Bode, Ch.: Erfahrungen mit dem Secretin-Pankreozymintest bei Normalpersonen und chronischer Pankreatitis. (1969) (in Vorbereitung). — 2. Kaffarnik, H., u. Meyer-Bertenrath, J. G.: Verh. dtsch. Ges. inn. Med. **74**, 237—238 (1968). — 3. Kaffarnik, H., u. Meyer-Bertenrath, J. G.: Klin. Wschr. **47**, 221—223 (1969). — 4. Meyer-Bertenrath, J. G.: Hoppe-Seylers Z. physiol. Chem. **349**, 728 (1968). — 5. Meyer-Bertenrath, J. G., u. Kaffarnik, H.: Hoppe-Seylers Z. physiol. Chem. **349**, 1071—1072 (1968). — 6. Meyer-Bertenrath, J. G., u. Kaffarnik, H.: Verh. dtsch. Ges. inn. Med. **74**, 236 (1968). — 7. Meyer-Bertenrath, J. G., u. Kaffarnik, H.: Z. klin. Chem. **6**, 484—488 (1968).

WEHLING, H. (Radiolog. Univ.-Klinik Hamburg-Eppendorf): **Angiographische Untersuchungen des Pankreas unter Verwendung vasoaktiver Stoffe**

Die bisher geübte Röntgendiagnostik der tief und versteckt retroperitoneal hinter dem Magen liegenden Bauchspeicheldrüse — einem Organ von eminenter Bedeutung — bestand vor allem im Nachweis pathologischer Veränderungen an den Nachbarorganen. Dabei spielte die Untersuchung des Magen-Darmkanals die wichtigste Rolle. Es ist eine unkomplizierte und zumindest zur Orientierung ıragende Untersuchung, die den Verdacht auf eine Pankreaserkrankung, vor ıem auf einen raumbeschränkenden Pankreasprozess zu äußern vermag [13, 16]. ıiese Untersuchungsmethode weist aber alle Nachteile einer indirekten Methode ıuf, sie entspricht keinesfalls der Anforderung, die an eine Frühdiagnose zu stellen ıst; denn nur von einer bestimmten Größe der Pankreasveränderungen sind Druck-, Form- und Lageveränderungen an den Nachbarorganen zu erwarten.

Andere Untersuchungsverfahren wie z. B. das Retropneumoperitoneum mit Tomographie [1, 5, 7, 9] und auch die direkte Splenoportographie [14] wurden wegen ihrer Unzuverlässigkeit im Hinblick auf eine Frühdiagnose aufgegeben, oder brachten, wie die hypotone Duodenographie [8], keinen entscheidenden Fortschritt für die Pankreasdiagnostik. Nur bereits fortgeschrittene Prozesse können damit diagnostiziert werden. Die Pankreasangiographie in Form der kombinierten, selektiven Angiographie der A. coeliaca und der A. mesenterica superior (mit zwei Kathetern) brachte nun einen wesentlichen Fortschritt in der morphologischen Pankreasdiagnostik [3, 10, 11, 12]. Es ist möglich, das Gefäßsystem der Bauchspeicheldrüse und in vielen Fällen auch das Drüsenparenchym selbst darzustellen. Vor allem bei raumbeschränkenden Prozessen des Pankreas stellt die Angiographie unter allen Untersuchungsmethoden die wichtigste dar. Gefäßkompressionen, Gefäßdislokationen, pathologische Gefäße, Tumoranfärbung, Streckung normalerweise geschlängelt verlaufender Arterien und Veränderungen an den Venen sind die führenden diagnostischen Zeichen. Wegen der eigenartigen, diffizilen Gefäßversorgung des Pankreas ist aber eine ideale Darstellung wie z. B. bei der Hirn-, Nieren- oder Extremitätenangiographie nicht ohne weiteres erreichbar; denn es gibt keine Pankreashaupt- oder Pankreasstammarterien. Außerdem gibt es zahlreiche anatomische Varianten der Gefäßversorgung der Bauchspeicheldrüse. Die superselektive Gefäßdarstellung ist nicht immer möglich und primär vor allem auch nicht anzustreben. Zusätzlich können superselektive Angiographien von großem Wert sein, wenn eine besondere detaillierte Information im Bereich eines kleinen Gefäßgebietes erforderlich ist.

Ausgehend von der Physiologie der visceralen Durchblutung [15] und von der Überlegung, daß auch das viscerale Gefäßsystem pharmakologisch beeinflußbar ist, wandten wir bei 60 von 135 Patienten, bei denen zur diagnostischen Klärung eine Coeliaca-Mesentericaangiographie durchgeführt wurde, die vasoaktiven Stoffe *Adrenalin, Adenosintriphosphat, Secretin* und *Pankreozymin* an mit dem Ziel, die Darstellbarkeit des Pankreasgefäßsystems zu verbessern und damit die morphologische Diagnose.

Bei der Auswahl dieser vasoaktiven Stoffe ließen wir uns von der Überlegung leiten, daß nur biologisch vorkommende Stoffe mit schnell einsetzender Wirkung und rascher Inaktivierung verwendet werden sollten. Außerdem sollte bei lokaler Anwendung nur eine lokale Wirkung erfolgen.

Wir stellten fest, daß sich bei i.a.-Injektion von Adrenalin das Gefäßgebiet des Pankreas, besonders das des Kopfgebietes, deutlich besser zur Darstellung bringen läßt, bzw. lassen sich kleinere Gefäße überhaupt erst jetzt erkennen, was bei Vorliegen diskreter Veränderungen und vor allem kleiner Tumoren von großer Bedeutung ist.

Die Adrenalinwirkung erklären wir so: es greifen wahrscheinlich zwei Wirkungsprinzipien ineinander.

1. Durch Stimulierung der Alpha-Receptoren im Gefäßgebiet von Leber, Milz und Magen kommt es zur Gefäßkonstriktion. Die Widerstandserhöhung führt zu einer Verlangsamung der Zirkulation im Gefäßgebiet der A. coeliaca (also von Milz, Leber und Magen).

2. Wahrscheinlich bedingt durch die eigenartige Gefäßanatomie gelangen aus hämodynamischen Gründen nur kleinste Adrenalindosen in die A. gastroduodenalis

und in die Pankreasgefäße. Über die gefäßerweiternde, beta-sympathicomimetis[
Wirkungskomponente kleiner Adrenalindosen kommt es dann gleichzeitig zu eir
Dilatation der Widerstandsgefäße in der Bauchspeicheldrüse. Die Verlangsamur
und damit Verlängerung des Blutstroms in der A. coeliaca und ihren großen Äster
und die gleichzeitige Erweiterung der Pankreasgefäße bedingen dann die bessere
Füllung des gesamten Pankreasgefäßsystems (Abb. 1). Die Wirkung von ATP ist
die eines starken Dilatators. Bei der i.a. Injektion reagieren die nachgeordneten
Arterien sofort mit einer Dilatation (Vaguseffekt), und es resultiert ein starker
Anstieg der Pfortaderdurchblutung, allerdings nur ganz passager. Es kommt zu
einer guten, frühzeitigen venösen Phase, die nicht nur die großen Venen, wie
V. lienalis, V. mesenterica superior und inferior und die Pfortader betraf, sondern
es ließen sich auch Venen, die sonst nicht zur Darstellung kommen, angiographisch erfassen (Abb. 2).

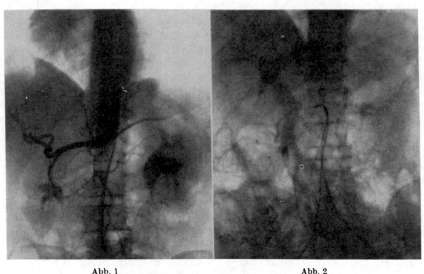

Abb. 1   Abb. 2

Abb. 1. Coeliacographie. Nach vorangegangener Adrenalininjektion zeigt die früharterielle Phase schon eine
Füllung der Pankreasgefäße, während Leber-, Milz- und Magengefäße noch eine sehr deutliche Gefäßconstriction
aufweisen

Abb. 2. Venöse Phase der Mesenterica superior-Angiographie nach vorangegangener intraarterieller ATP-In-
jektion. Die V. mesenterica superior und ihre Äste sowie die Pfortader mit ihren Ästen kommen gut gefüllt zur
Darstellung

Die gut dargestellten Venen erlauben nun auch eine wesentliche Aussage über
Größe und Ausdehnung eines Pankreasprozesses, da die Bauchspeicheldrüse enge
topographische Beziehungen vor allem zur Milzvene, der Pfortader und der oberen
Mesenterialvene hat.

Von der Anwendung des Secretins und Pankreozymins erwarteten wir vor allem
eine bessere Darstellbarkeit der Parenchymphase. Unsere Untersuchungen zeigten
nun, daß in der Tat die Annahme auch zutraf, allerdings nicht gesetzmäßig. Möglicherweise sind die negativen Befunde damit zu erklären, daß die Bauchspeicheldrüse in diesen Fällen nicht mehr stimulierbar war. Vielleicht lag es auch an einer
nicht ausreichenden Dosierung oder an nicht mehr voll wirksamen Präparaten.
Unsere Untersuchungen mit Adrenalin, ATP, Secretin und Pankreozymin zeigen,
daß es damit gelingt, die Aussagefähigkeit der angiographischen Pankreasunter-
suchung wesentlich zu erhöhen und zu erweitern. Die Vorteile einer exakten angiographischen Pankreasdiagnostik bestehen in einer Bestätigung oder einem Ausschluß der klinisch gestellten Diagnose, in der Tumorlokalisation, der Demon-

...tration der Gefäßtopographie mit der Möglichkeit eines schonenden operativen Vorgehens und eventuell auch im Metastasennachweis. Berücksichtigt man, daß die reelle Häufigkeit der Pankreaserkrankungen mit der Sorgfalt der Suche nach ihnen wächst [2, 6] — sie also häufig sind — und daß die Pankreaschirurgie [4, 17] in den letzten Jahren große Fortschritte gemacht hat, so gewinnt die Angiographie des Pankreas besondere Bedeutung gerade und vor allem im Hinblick auf eine Frühdiagnose. Die Pankreasangiographie hat bei uns einen festen Platz in der Diagnostik von Krankheiten der Bauchspeicheldrüse.

Literatur

1. Anacker, H.: Radiologe 5, 312 (1965). — 2. Bartelheimer, H.: Med. Klin. 54, 668 (1959). — 3. Boijsen, E., u. Olin, T.: In: Ergeb. Med. Strahlenforsch.,Bd. I, S. 112. Stuttgart: Thieme 1964. — 4. Brunschwig, A.: Ann. Surg. 136, 610 (1952). — 5. Cocchi, V.: Retropneumoperitoneum und Pneumomediastinum. Stuttgart: Thieme 1957. — 6. Doerr, W.: Verh. dtsch. Ges. inn. Med. 70, 718 (1964). — 7. Heuck, F.: Deutscher Röntgenkongreß 1964, Teil A, S. 160. — 8. Liotta, D.: Lyon chir. 50, 445 (1955). — 9. Macarini, N., u. Oliva, L.: Fortschr. Röntgenstr. 86, 55 (1957). — 10. Olsson, O.: Radiologe 5, 281 (1965). — 11. Olsson, O.: J. Radiol. Électrol. 46, 860 (1965). — 12. Ödômann, F.: Acta radiol. (Stockh.) Suppl. 159, (1958). — 13. Prévot, R.: Radiol. diagn. (Berl.) 8, 497 (1967). — 14. Roesch, J., u. Bret, J.: Deutscher Röntgenkongress 1964, Teil A, S. 81. Stuttgart: Thieme 1965. — 15. Scholtholt, J., Lochner, W., Renn, H. und Shiraishi, T.: Plügers Arch. ges. Physiol. 293, 129 (1967). — 16. Swart, B.: Fortschr. Röntgenstr. 95, 809 (1961). — 17. Waugh, J. M., and Gilberson, R. G.: Surg. Clin. N.Amer. 37, 965 (1957).

Aussprache

Herr MEYER-BERTENRATH, J. G. (Schlußwort):

Zu Herrn CLODI: Bei fehlender Pankreasstimulation passiert die Testsubstanz ungespalten den Gastrointestinaltrakt. Sie läßt sich zu 95% chemisch unverändert im Stuhl nachweisen.

Zu Herrn OTTENJANN: Der Bezug der Esterspaltung auf die Farbstoffausscheidung nach oraler Applikation einer äquimolaren Dosis unveresterten Fluoresceins macht eine Normalwertermittlung an Kollektiven ohne Bezug auf den nach Gabe unveresterten Fluoresceins ermittelten Kontrollwert überflüssig, da jeweils auf den individuellen Sollwert bezogen wird. Die individuelle Reproduzierbarkeit ist dabei gut [Klin. Wschr. 47, 221 (1969)].

Die Synthese des Esters wurde genau beschrieben [Hoppe-Seylers Z. physiol. Chem. 349, 728 (1968)] und verläuft relativ glatt, so daß eine Bereitung im eigenen Labor allgemein möglich sein dürfte.

Herr KAFFARNIK, H. (Schlußwort):

Zu Herrn DEMLING: Bei der Testsubstanz handelt es sich um den Dilaurinsäureester des Fluoresceins, aus dem die Farbstoffkomponente erst nach Verseifung der Esterbindungen durch Lipase freigesetzt wird. Eine lipaseempfindliche Hüllsubstanz braucht also nicht zunächst aufgelöst zu werden.

Wegen der höheren Clearance ist der Fluoresceinspiegel im Serum nur fluorimetrisch erfaßbar, im Urin dagegen wird in alkalischem Milieu mit noch ausreichend hoher Empfindlichkeit absorptionsphotometrisch gemessen (492 nm).

Zu Herrn CLODI: In unserer Versuchsanordnung wurde die Pankreassekretion durch ein Probefrühstück stimuliert, das aus 50 g Weißbrot und 20 g Butter bestand.

Zu Herrn GHEORGHIU: Durch den Bezug der Esterspaltung auf die Ausscheidung nach Applikation einer äquimolaren Dosis unveresterten Fluoresceins werden Resorptionsstörungen als Fehlerquelle eliminiert.

Zu Herrn Kinzlmeier: Die schweren Pankreopathien wurden gesichert durch Obduktionen, Laparotomien, Fettbilanzen u. a. Laborbefunde sowie durch die Ergebnisse des Secretin-Pankreozymintestes.

Herr GHEORGHIU (Köln):

Zu Herrn DEMLING: Das Auftreten eines Ulcus wird durch eine Verschiebung des Gleichgewichts zwischen Salzsäuremenge des Magensaftes und Widerstandsfähigkeit der Schleimhaut zugunsten der ersteren verursacht. Bei chronischer Leberinsuffizienz kommt es dazu, trotz häufiger Hypochlorhydrie, durch eine noch größere Abnahme der Mucosaresistenz z. wegen der beschiebenen Veränderungen der Magensaftmucoproteinen.

Zu Herrn GOEBELL: Eigene Untersuchungen (1963) bei 127 Pat. mit chronisch-progre dienter Hepatitis und Cirrhose nicht alkoholischer Herkunft zeigten, im Gegenteil zu der Ergebnissen der Autoren, eine Korrelation zwischen Grad der exokrinen Pankreasstörung und Schwere der Leberschädigung.

BODE, CH., GOEBELL, H., LÖBER, D. und DÖLLE, W. (Med. Univ.-Klinik Marburg/L.): **Einfluß von Secretin und Pankreozymin auf den Gallenfluß und die Zusammensetzung der Galle bei Patienten mit und ohne Cholestase**

In Tierexperimenten wurde eine hydrocholeretische Wirkung von Secretin nachgewiesen [1, 5]. Vor allem der Arbeitskreis von Wheeler [6] konnte zeigen, daß Secretin die Ausschüttung eines bicarbonatreichen Gallensaftes wahrscheinlich im Bereich der Gallengänge bewirkt. Dieser Effekt ist unabhängig von dem Einfluß der Gallensäuren, deren Angriffsort die Leberzelle selbst ist. — Beim Menschen wurde die Secretinwirkung auf die Cholerese bisher kaum studiert. Die wenigen publizierten Ergebnisse widersprechen sich außerdem teilweise [3, 4]. Die vorliegende Untersuchung hatte zum Ziel die Wirkung einer einmaligen Secretininjektion auf die Gallensekretion und -zusammensetzung beim Lebergesunden sowie bei Patienten mit einer Cholestase zu bestimmen. Zusätzlich wurde die Wirkung von Pankreozymin auf den Gallenfluß geprüft. Bei allen Patienten, die für die Studie benutzt wurden, war wegen einer Cholelithiasis und/oder Choledocholithiasis eine Choledochotomie vorgenommen und ein T-drain gelegt worden. Die Untersuchung wurde am 4. oder 5. postoperativen Tag durchgeführt. Zuvor wurde die Galle den Patienten nicht reinfundiert. Die erste Gruppe (A) umfaßte elf Patienten ohne Zeichen einer Cholestase, d. h. alkalische Phosphatase und Bilirubin im Serum waren normal und die Leberbiopsie ergab keinen Hinweis für eine Cholestase.

Bei der zweiten Gruppe (B) bestand ein Verschlußikterus mit erhöhter alkalischer Phosphatase und erhöhtem Bilirubin im Serum. In der Leberbiopsie fanden sich Cholestasezeichen und/oder eine Pericholangitis.

Nach zwei Nüchternperioden von je 15 min wurde eine IE/kg Körpergewicht Boots-Secretin injiziert und der Gallensaft über eine Zeitspanne von dreimal 20 min bei 0 °C gesammelt. Anschließend wurde die gleiche Dosis Pankreozymin injiziert und nochmals über 30 min der Gallensaft aufgefangen. Außer der Messung des Volumens wurden in dem Gallensaft Bilirubin, Bicarbonat, Ca, Na, K und die Aktivitäten der alkalischen Phosphatase, der GOT, der Amylase und der sauren Ribonuclease bestimmt. Durch die Messung der Amylase konnte bei zwei Pat. ein Reflux aus dem Pankreas erfaßt werden. Diese beiden Fälle wurden für die Auswertung nicht berücksichtigt.

Bei Gruppe A stieg der Gallenfluß in der ersten Periode nach Secretin deutlich an (Abb. 1). Bei gleichem Nüchternvolumen war der Anstieg in der Cholestasegruppe nach der gleichen Secretindosis jedoch sehr viel ausgeprägter und hielt auch länger an. Nach Pankreozymin war in Gruppe B ebenfalls ein signifikant höherer Anstieg der Gallenproduktion als bei Gruppe A zu verzeichnen.

In dem Normalkollektiv konnten wir den bei Tierexperimenten beobachteten Anstieg der Bicarbonatkonzentration unter Secretinstimulierung [6] nicht beobachten. Bei der Cholestasegruppe hingegen war bei signifikant niedrigerer Nüchternkonzentration ein deutlicher Anstieg, vorwiegend in der zweiten Sammelperiode nach Secretin zu verzeichnen. Dies spricht dafür, daß die Reaktion des Gallengangssystems beim Menschen sich nicht prinzipiell von der beim Tier unterscheidet. — Die Bilirubinkonzentration verhielt sich in beiden Patientengruppen gleich. In der ersten Periode nach Secretin blieb sie unverändert und fiel dann deutlich unter das Ausgangsniveau ab. Von den untersuchten Elektrolyten verhielt sich nur die Konzentration von Calcium ähnlich wie die von Bilirubin, d. h. in der zweiten Periode nach Secretin kam es zu einem Konzentrationsabfall (Abb. 2). Dies ist in der Cholestasegruppe mit dem stärkeren Volumenanstieg deutlicher als bei dem Normalkollektiv. Die Konzentration von Kalium und Natrium änderte

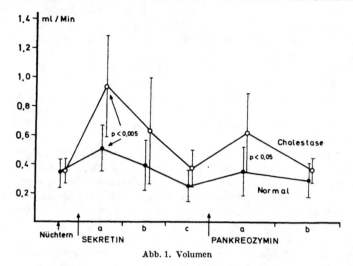

Abb. 1. Volumen

sich zu keinem Zeitpunkt wesentlich. Es ist deshalb zu vermuten, daß die Calciumsekretion unabhängig von den übrigen Elektrolyten erfolgt. Da sich Calcium ähnlich verhält wie andere von den Leberzellen abgegebene Substanzen, z. B. Bilirubin, ist der Ort der Calciumabgabe vermutlich die Leberzelle selbst. Ähnliche Verhältnisse wurden für das Pankreas kürzlich nachgewiesen [2], wo ebenfalls die Calciumsekretion wahrscheinlich nicht über die Gangsepithelien, sondern zusammen mit den Enzymen über die Acinuszellen erfolgt. — Die in den ersten 20 min nach der Secretininjektion trotz Anstieg des sezernierten Volumens unveränderte Konzen-

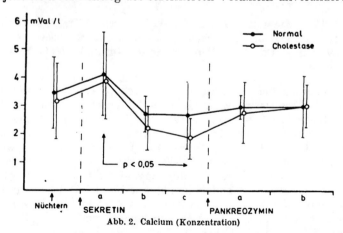

Abb. 2. Calcium (Konzentration)

tration von Bilirubin und Calcium ist wahrscheinlich darauf zurückzuführen, daß zunächst die in den großen Gallenwegen vorhandene unverdünnte Galle entleert wird. Dieser Befund spricht gegen eine stärkere Sekretion im Bereich der großen Gallenwege.

Die Aktivitäten der Enzyme verhielten sich nicht gleichartig. Bei der alkalischen Phosphatase war im Prinzip ein ähnlicher Abfall in der zweiten Periode nach Secretin, wie sie für Bilirubin beobachtet wurde, zu sehen. Bemerkenswert war für dieses Enzym nach einem vorübergehenden Abfall ein stärkerer Anstieg der Aktivität in der Cholestasegruppe, der zu einer signifikant höheren Gesamtausscheidung der alkalischen Phosphatase pro Zeiteinheit in den letzten drei Perioden führte. Die Aktivität der GOT war bei der Cholestasegruppe bereits im Nüchternsekret deutlich höher als im Normalkollektiv. Auffallend im Vergleich mit der GOT war das Verhalten der Ribonuclease, eines lysosomalen Enzyms. Im Nüchternsekret war die Aktivität dieses Enzyms bei den Patienten mit Cholestase gegenüber dem Normalkollektiv erhöht. Nach der Injektion von Secretin zeigte es jedoch einen anhaltenden Abfall der Aktivität, wie er für Bilirubin und Calcium beobachtet wurde. Die Aktivität blieb auch in den späteren Fraktionen niedrig und stieg nicht wie bei der alkalischen Phosphatase über den Wert des Normalkollektivs an. Dies deutet auf Unterschiede in der Art der Abgabe von Enzymen in die Galle hin.

Die in Tierexperimenten beobachtete hydrocholeretische Wirkung von Secretin konnte somit beim Menschen bestätigt werden. Die Wirkung des Hormons auf die Gallensekretion war bei Patienten mit einer Cholestase sehr viel ausgeprägter als bei solchen mit normaler Leberfunktion. Es ist denkbar, daß bei ersteren durch stärkere Erweiterung der Gallengänge die sezernierende Oberfläche vergrößert ist. Es wäre dann allerdings eine raschere Konzentrationsabnahme von Bilirubin usw. nach der Secretininjektion zu erwarten. Da dies nicht der Fall ist, ist zu vermuten, daß die Gallengangsepithelien bei Vorliegen einer Cholestase empfindlicher auf Secretin reagieren.

Literatur

1. Bayliss, W. M., and Starling, E. H.: J. Physiol. (Lond.) **28**, 325 (1902). — 2. Goebell, H., Bode, Ch., Horn, H. D., und Goßman H. H.: Klin. Wschr. (im Druck). — 3. Grossman, M. I., Janowitz, H. D., Ralston, H., and Kim, K. S.: Gastroenterology **12**, 133 (1949). — 4. Razin, E., Feldman, G., and Dreiling, D. A.: J. Mt Sinai Hosp. **32**, 42 (1965). — 5. Tanturi, C., Ivy, A. C., and Greengard, H.: Amer. J. Physiol. **120**, 336 (1937). — 6. Wheeler, H. O., and Ramos, O. L.: J. clin. Invest. **39**, 161 (1960).

CLODI, P. H., HARTMANN, W., ROTT, W., RAPTIS, S. und PFEIFFER, E. F. (Sekt. Gastroenterologie und Abt. Endokrinologie u. Stoffwechsel d. Zentr. f. Inn. Med. d. Univ. Ulm): **Das Verhalten des Serum-Insulins (IMI) beim Secretin-Pankreozymintest**

Eine Stimulierung der Insulinsekretion durch parenterale Applikation von Secretin und Pankreozymin ist in vitro an Pankreasschnitten von McIntyre, Turner und Holdsworth (1965) sowie Pfeiffer, Telib, Ammon, Melani und Ditschuneit nachgewiesen worden. Im Tierversuch konnte die insulinstimulierende Wirkung durch Unger, Ketterer, Dupré und Eisentraut (1967) sowie Raptis, Schröder, Melani, Beyer und Pfeiffer (1967) gezeigt, beim Menschen von Bottermann, Souvatzoglou und Schwarz (1967), Boyns, Jarett und Keen (1967), und Raptis et al. (1967). Bei unbehandelten subklinischen Diabetikern wurde gezeigt, daß der Insulinanstieg auf Secretin und Pankreozymin höher ist als beim Gesunden und daß auch hier Secretin die Glucosewirkung potenziert (Raptis, Schröder, Faulhaber und Pfeiffer, 1968; Dekett, 1967).

Die Frage, wie diese insulinfreisetzende Wirkung zustandekommt, ist noch nicht geklärt. Gegen eine direkte Wirkung an den Inselzellen spricht, daß an isolierten Inselzellen die beiden erwähnten Enterohormone kein Insulin freisetzen, ebensowenig aus Pankreasgewebe, dessen exokriner Anteil nach vierwöchiger Ligatur der Ausführungsgänge atrophiert war, obwohl die endokrine Funktion (Insulinfreisetzung nach Glucose) intakt war (Guidoux-Grassi und Felber, 1968).

Diese Autoren nahmen an, daß die Unversehrtheit des exokrinen Pankreasanteiles Voraussetzung für die Insulinfreisetzung durch die Enterohormone ist. Wir untersuchten deswegen bei 20 pankreasgesunden Patienten und zehn Patienten mit exokriner Pankreasinsuffizienz das Verhalten des immunologisch meßbaren Seruminsulins (IMI) während des Secretin-Pankreozymintestes.

Methodik

Der Secretin-Pankreozymintest wurde nach Sondierung des Duodenums und Röntgenkontrolle mit i.v. Gabe von 2 E/kg Secretin und 1 E/kg Cecekin durchgeführt. Bestimmt wurden Saftmenge und Bicarbonatkonzentration und -menge in 60 min nach der Secretingabe und die freigesetzten Enzymmengen nach Pankreozymin (10 min nach Injektion). Bicarbonat wurde durch Versetzen mit Salzsäure, Erhitzen und Rücktitration, Amylase mit einer amyloklastischen Methode, Trypsin mit Benzoylarginin-p-nitranilid (Reagentien Boehringer), Chymotrypsin mit Carboxypropionyl-phenylalanin-p-nitranilid (Reagentien Boehringer) und Lipase durch Titration der freigesetzten Fettsäuren aus dem Substrat von Haury. Bei mehreren Pat. wurde der Test wiederholt und praktisch identische Werte gefunden. Die Normalwerte wurden bei 20 Pat. gewonnen, die an keiner exkretorischen Pankreasinsuffizienz litten und keinen Diabetes hatten. Gegenüber den von uns früher publizierten Normalwerten (Clodi, 1969) hat sich eine Erhöhung des Bicarbonatwertes ergeben, weil nunmehr höhere Secretinmengen injiziert werden. Das Insulin im Serum wurde nach Melani, Lawecki, Bartelt u. Pfeiffer (1967) bestimmt.

Ergebnisse

Die exkretorische Funktion bei den zehn Patienten war deutlich eingeschränkt. Die Tabelle 1 zeigt die Werte im Vergleich zu den 20 Normalpatienten, bei denen das Seruminsulin zum Vergleich bestimmt wurde. Die Ausscheidungswerte für Bicarbonat und Volumen sind signifikant (p 0,05), die für Trypsin, Chymotrypsin und Amylase hochsignifikant (p 0,01) vermindert.

Die Ursache dieser exkretorischen Insuffizienz waren bei neun Patienten eine chronische Pankreatitis, wobei bei zweien die Diagnose histologisch gesichert war, bei drei weiteren durch Laparotomie und bei allen durch Klinik, Verlauf und die erhobenen Laborbefunde. Eine diabetische Stoffwechsellage bestand bei einem Patienten, der geringe Mengen Insulin benötigte, bei einem, der mit einem Sulfonylharnstoff behandelt wurde, und bei zwei Patienten mit subklinischem Diabetes, das

Tabelle 1. *Secretin-Pancreozymintest*

	Bik. mval/60′ nach Secretin	Volumen 60′ Secretin	Amylase 10 min nach	Trypsin Pankreozymin	Lipase
Normale 20	24,1 ± 3,2	4,8 ml/kg ± 1,1	63 000 SE ± 7500	40 000 mU ± 4070	451,1 mVal ± 35,2
Path. 10	10,9 ± 2,3	2,9 ± 1,2	12 000 ± 7500	7 200 ± 2600	171,5 ± 41,5

Tabelle 2. *IMI bei 10 Pat. mit exkretorischer Pankreasinsuffizienz und bei 20 Normalen. Werte vor und nach 2 E/kg Secretin und 1 E/kg Cecekin*

	0′	5′	15′	30′
Secretin				
Normal	20,3 ± 3,2	55,5 ± 9,4	33,4 ± 5,59	26,7 ± 3,8
Path	9,8 ± 1,4	10,3 ± 1,6	11,9 ± 1,8	11,5 ± 2,1
Cecekin				
Normal	24,8 ± 5,5	57,1 ± 7,3	32,7 ± 5,0	23,9 ± 3,1
Path	9,0 ± 1,4	14,8 ± 3,0	11,7 ± 1,2	10,7 ± 0,7

p 5′ 0,05

heißt normalen Nüchternblutzuckerwerten, aber einem k-Wert von 0,8. Bei den restlichen sechs Patienten bestand kein Hinweis auf eine Diabetes, Blutzuckerwerte, k-Wert — bei zweien nicht bestimmt — waren normal. Die Insulinserumkurve nach peroraler Glucose ist noch nicht bei allen Patienten bestimmt.

Die IMI-Kurve während dieser Untersuchungen zeigt die folgende Abb. Die Punkte geben die Mittelwerte von 20 Kurven (Normale), bzw. zehn Kurven (exkretorische Pankreasinsuffizienz) an, mit SEM. Es ist deutlich zu sehen, daß bei den Patienten mit exkretorischer Insuffizienz kein Insulin freigesetzt wird, obwohl bei Ihnen kein insulinbedürftiger Diabetes besteht. Auch bei jenem Patienten, bei dem nun 20 E Depot-Insulin gegeben werden, wurde zum Zeitpunkt der Untersuchung kein Insulin gegeben. Die Tabelle 2 gibt dieselbe Kurve in Zahlen wieder.

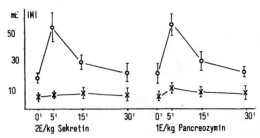

Abb. 1. IMI nach Secretin und Pankreozymin bei Patienten mit exkretorischer Pankreasinsuffizienz × und Normalen o

Diskussion

Die Ergebnisse waren zunächst überraschend, weil angenommen wurde, daß wohl eine Verringerung der Ansprechbarkeit, aber keineswegs ein so vollständiger Ausfall der Ansprechbarkeit auf Secretin-Pankreozymin gefunden würde. Gerade jene zwei Patienten mit subklinischem Diabetes sollten, gemessen an den von Raptis et al. (1968) gefundenen Werten, eher höhere Insulinkurven zeigen, als die Normalpatienten. Bei den anderen besteht kein Hinweis darauf, daß die endokrine Funktion gestört sei, trotzdem zeigten sie auf die Injektion von Enterohormonen keinen Anstieg. Der Ausfall der exokrinen Funktion bei einem Großteil dieser Patienten ist hochgradig, die im Stuhl bei einer täglichen Fettgabe von 100 g ausgeschiedene Menge erreichte Werte bis 40 g/Tag. Bei einem Teil der Patienten wurde die exkretorische Funktion bei einem zweiten Test mit höheren Secretindosen (bis 5 E/kg Körpergewicht) geprüft, wobei sich die Ausscheidungswerte nicht wesentlich änderten. An sich sollte beim Nachweis einer exkretorischen Insuffizienz eine höhere Dosis als 2 E/kg gegeben werden, da bei geringeren Dosierungen falsche pathologische Kurven gefunden werden können (Clodi, Hartmann, Rott, 1969). Wormsley (1968) fand, daß bis zu 10 E/kg Körpergewicht eine Steigerung der Pankreasleistung zu erzielen sei, während eine weitere Erhöhung auf 25 E/kg Körpergewicht nur bei Einzelfällen, nicht aber im statistischen Mittel die Bicarbonatausbeute erhöhte. Wir möchten daher annehmen, daß die von uns gefundene Verminderung der exkretorischen Funktion relevant ist, weil die Verminderung so hochgradig ist und bei einem Teil der Fälle mit höheren Dosen überprüft wurde. Vielleicht ist die Mitbestimmung des Seruminsulin eine Möglichkeit, falsch-pathologische Werte am Insulinanstieg zu erkennen.

Die Schlußfolgerungen aus unseren Versuchsergebnissen am Menschen scheinen die in vitro von Guidoux-Grassi und Felber (1968) gewonnenen Ergebnisse zu bestätigen, wonach eine intakte exokrine Funktion Voraussetzung für die Insulinfreisetzung durch Secretin ist.

Literatur

Boyns, D. R., Jarett, R. J., and Keen, H.: Brit. med. J. **1967** II, 676. — Clodi, P. H.: In: Deutsch, Beurteilung biochemischer Laborbefunde. Gastrointestinaltrakt (1969) (im Druck). — Clodi, P. H., Hartmann, W. und Rott, W.: Zur Frage des maximalen Secretintestes. Tgg. d. ungar. Ges. f. Gastroenterologie, Paradfürdö 1969. — Deckert, T.: Acta endocr. (Kbh.) **59**, 150 (1968). — Guidoux-Grassi, L., and Felber, J. P.: Diabetologia **4**, 391—392 (1968). — McIntyre, N. D., Turner, S., and Holdsworth, G. D.: Diabetologia **1**, 73 (1965). — Melani, F., Lawecki, J., Bartelt, M. K. und Pfeiffer, E. F.: Diabetologia **3**, 422 (1967). — Pfeiffer, E. F., Telib, M., Ammon, J., Melani, F. und Ditschuneit, H.: Dtsch. med. Wschr. **90**, 1201 (1965). — Raptis, S., Schröder, K. E., Faulhaber, J. D. und Pfeiffer, E. F.: Dtsch. med. Wschr. **93**, 2420 (1968). — Raptis, S., Schröder, K. E., Telib, M. und Pfeiffer, E. F.: Dtsch. med. Wschr. **90**, 1201 (1965). — Wormsley, K. G.: Gastroenterlogy **54**, 197 (1968).

FORELL, M. M., STAHLHEBER, H., OTTE, M. und GÖRLICH, H. J. (II. Med. Univ.-Klinik München): **Die Abhängigkeit der Pankreassekretion von der Gallensekretion nach Cholecystokinin/Pankreozymin**

Nach der intravenösen Injektion von Cholecystokinin/Pankreozymin tritt gleichzeitig mit der Kontraktion der Gallenblase eine Steigerung der Pankreassekretion, insbesondere der Pankreasenzymsekretion, auf. Beides ist durch intraduodenale Sondierung feststellbar. Als Maßstab der Gallensekretion und Gallenblasenkontraktion kann der Bilirubingehalt, als Maßstab der Pankreassekretion Volumen, Bicarbonat und der Enzymgehalt angesehen werden.

Die Wirkung von Cholecystokinin/Pankreozymin auf die Gallenblase und auf das Pankreas hat bis in jüngster Zeit zu der Annahme zweier voneinander nicht trennbarer Hormone geführt [3, 4]. Bei Untersuchungen am Menschen war uns aufgefallen, daß die Pankreasenzymsekretion ganz wesentlich vom Ausmaß der Gallensekretion in das Duodenum abhängt [1, 2].

Bereits die Ruhesekretion des Pankreas zeigt diese Abhängigkeit vom Gallegehalt. So steigt beispielsweise die Trypsinsekretion von gallehaltigen Säften im Vergleich zu nahezu gallefreien bis zum sechsfachen an. Da der Nüchternsekretion infolge des geringen Saftvolumens größere Fehler anhaften können, stimulierten wir die Pankreassaft- und Bicarbonatabgabe durch zusätzliche intravenöse Gabe von Secretin. Das Hormon Secretin wirkt selektiv auf die centroacinären bzw. Schaltstückzellen des Pankreas, über welche die Wasser- und Ionenabgabe erfolgt. Daher steigt nach Secretin die Saft- und Bicarbonatmenge um ein Vielfaches an, ohne daß sich der Enzymgehalt verändert. Dieses Verhalten ist aber nur dann zu beobachten, wenn die Gallenblase die kontinuierlich abgegebene Lebergalle speichert und somit *keine* Gallensekretion in das Duodenum erfolgt.

Kommt es während eines Secretinreizes zu einer Gallenblasenkontraktion, tritt in Abhängigkeit vom Ausmaß der Gallensekretion eine Steigerung der Enzymsekretion auf. Die Höhe des Enzymgehalts entspricht bei starker Gallensekretion der nach kombinierter Injektion von Secretin und Cholecystokinin/Pankreozymin (Abb. 1).

Im Verlauf einer Secretininfusion ist der Einfluß der Galle auf die Pankreassekretion ebenfalls festzustellen. Nach einer durch *Hypophysin* herbeigeführten Kontraktion der Gallenblase steigt in Abhängigkeit von der in das Duodenum abgegebenen Menge konzentrierter Blasengalle erwartungsgemäß die Enzymsekretion des Pankreas an. Hypophysin selbst übt keine Wirkung auf die Pankreasenzymsekretion aus. So kommt es bei ausbleibendem Gallenblasenreflex auch zu keinem Anstieg der Enzyme.

Um festzustellen, ob nach Cholecystokinin/Pankreozyminreiz die Steigerung der Enzymsekretion von der Höhe der gegebenen Hormondosis oder von dem Ausmaß der in das Duodenum abgegebenen Blasengalle abhängig ist, wurde

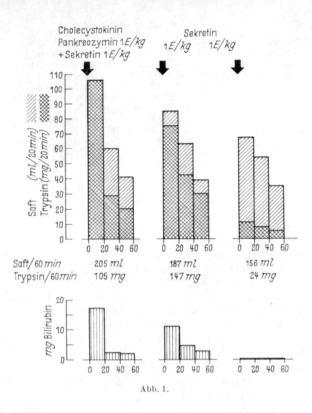

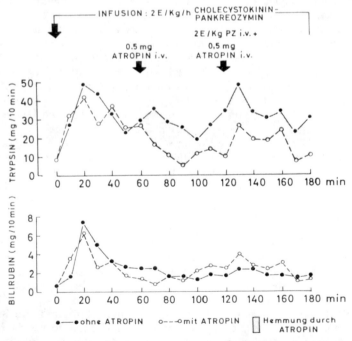

Abb. 2. Einfluß von Atropin auf die Trypsinsekretion (Cholecystokinin-Pankreozymininfusion)

rmalpersonen Cholecystokinin/Pankreozymin in steigender Dosierung verabicht und im Duodenalsaft sowohl der Bilirubingehalt als auch der Enzymgehalt i den jeweils folgenden 20 min-Fraktionen bestimmt. Die Sekretionswerte lassen erkennen, daß, unabhängig von der Hormondosis, jedesmal dann eine maximale Enzymausscheidung auftritt, wenn als Zeichen der eingetretenen Gallenblasenkontraktion der Bilirubingehalt im Duodenalsaft am höchsten ist.

Derselbe Versuch bei Patienten ohne Gallenblase oder mit gestörtem Gallenblasenreflex zeigt im Gegensatz hierzu eine kontinuierliche, von der gegebenen Hormondosis abhängige Steigerung der Enzymsekretion, deren Maximum aber trotz höchster Hormondosen bei weitem nicht die Höhe erreicht wie bei Personen mit normalem Gallenblasenreflex.

Galle intraduodenal verabreicht, führt zu einer dosisabhängigen Steigerung der Enzymsekretion. Nach vorausgehender intravenöser Gabe von Atropin oder Probanthelin bleibt die Steigerung der Pankreassekretion weitgehend aus. Während einer Pankreozymininfusion wird ebenfalls durch intravenöse Atropingabe die gesteigerte Enzymsekretion deutlich herabgesetzt (Abb. 2).

Unsere Sekretionsstudien lassen in Übereinstimmung mit den gestrigen Ausführungen von Jorpes erkennen, daß beim Menschen das Hormon CCK/PZ im wesentlichen eine *cholecystokinetische* Wirkung ausübt. Seine direkte Wirkung auf das Pankreas ist in Übereinstimmung zum Tier zwar vorhanden, aber im Gegensatz zum Tier äußerst gering. Der entscheidende Reiz zur Enzymsekretion des Pankreas geht beim Menschen von der Gallensekretion aus. Galle im Duodenum bewirkt eine cholinergische Reizung des Pankreas, die durch Anticholinergica stark herabgesetzt wird. Für die Enzymsekretion des Pankreas stellt somit die Galle das Bindeglied zwischen hormonalem und nervalem Reiz dar. Klinisch mag sich hieraus das so häufig gemeinsame Vorkommen von Gallenwegs- und Pankreaserkrankungen erklären.

Literatur

1. Forell, M. M., Stahlheber, H. und Scholz, F.: Dtsch. med. Wschr. **90**, 1128 (1965). — 2. Forell, M. M., u. Stahlheber, H.: Klin. Wschr. **44**, 1184 (1966). — 3. Harper, A. A., and Raper, H. S.: J. Physiol. (Lond.) **102**, 115 (1943). — 4. Ivy, A. C., and Oldberg, E.: Amer. J. Physiol. **86**, 599 (1928).

KAESS, H., SCHLIERF, G. und v. MIKULICZ-RADECKI, J. (Med. Univ.-Klinik Heidelberg):
Die Wirkung gastrointestinaler Hormone auf den Kohlenhydratstoffwechsel bei Patienten mit portocavalem Shunt

Eine betacytotrope Wirkung von gastrointestinalen Hormonen wurde in zahlreichen Untersuchungen in vitro und in vivo erwiesen [3, 10]. Viele Probleme über die Wirkung dieser Substanzen auf den Inselzellapparat des Pankreas und ihre physiologische Bedeutung während der Verdauungsvorgänge sind indes noch ungeklärt [11]. Ihre Untersuchung wird durch den Konzentrationsabfall von Insulin im peripheren Blut infolge der hepatischen Insulinclearance und der Verdünnungsvorgänge während der Kreislaufpassage erschwert. Wir haben daher als Untersuchungsmodell Patienten mit einem portocavalen Shunt gewählt, um zu folgenden Fragen Stellung zu nehmen:

1. Kann durch intraduodenale Salzsäureeinstillation über eine endogene Secretinfreisetzung eine betacytotrope Wirkung erzielt werden.

2. Besitzt Gastrin bzw. Pentagastrin (ICI 50 123) eine betacytrotope Wirkung.

Methodik

Die Untersuchungen wurden an fünf nüchternen Personen mit einer Lebercirrhose 10 bis 30 Tage nach Anlegung eines portocavalen (End zu Seit) Shunts durchgeführt. Den nüchternen Patienten wurde unter Röntgenkontrolle eine doppelläufige Sonde intraduodenal gelegt.

Nach Entnahme der Basalsekretion während 20 min wurden 200 ml 0,1 nHCl/10 min in duodenal instilliert und die Duodenalsonde entfernt. Nach 50 min injizierten wir 1 E, Secretin (Boots) intravenös. Blutentnahmen zur Bestimmung von Blutzucker, unverestert Fettsäuren und Plasmainsulin erfolgten jeweils vor sowie 3,13,23 und 33 min nach der Stimlation mit Salzsäure und Secretin.

An einem andere Versuchstag erhielten die nüchternen Patienten 0,1 mg/kg/min Pentagastrin ICI 50 123 während 50 min in 2,5 ml/min 0,9%ige NaCl intravenös verabreicht. Venöse Blutentnahmen zur Bestimmung von Blutzucker, unveresterten Fettsäuren und Plasmainsulin erfolgten vor sowie 3, 13, 23, 33, 43 und 53 min nach Infusionsbeginn.

Der Blutzucker wurde mit Glucoseoxydase (Testkombination Boehringer und Söhne), die unveresterten Fettsäuren nach Lorch u. Gey [8] und die Plasmainsulinkonzentration geringfügig modifiziert nach Yalow u. Berson [14] gemessen. Es wurden m und s_m berechnet.

Untersuchungsergebnisse

Die Untersuchung der endogenen Secretinstimulation bei fünf Versuchspersonen zeigt, daß nach der intraduodenalen Instillation von 20 mval HCl/10 min der Blutzucker unverändert bleibt und die unveresterten Fettsäuren 33 min nach Beendigung der HCl-Instillation einen geringen Abfall von 1,328 $\pm$ 0,152 mval/l auf 1,129 $\pm$ 0,198 mval/l aufweisen. Die Plasmainsulinkonzentration steigt 13 min nach Beendigung der HCl-Instillation von 41 $\pm$ 3,0 µE/ml signifikant auf 57 $\pm$ 3,9 µE/ml an (p < 0,02), bleibt auf dieser Höhe in den folgenden 20 min und fällt 50 min nach Beendigung der HCl-Instillation auf den Ausgangswert ab (Abb. 1). Die Injektion von 1 E/kg Secretin Boots verändert den Blutzucker nicht und führt ebenfalls zu einem leichten Abfall der unveresterten Fettsäuren von 1,173 $\pm$ 0,192 auf 1,067 $\pm$ 0,155 mval/l nach 33 min. Die Plasmainsulinkonzentration zeigt nach 3 min einen signifikanten Anstieg von 42 $\pm$ 3,7 auf 62 $\pm$ 4,7 µE/ml (p < 0,01) und hat nach 33 min den Ausgangswert wieder erreicht. Erwähnenswert ist, daß bei einer der fünf Versuchspersonen keine Veränderung der unveresterten Fettsäuren und der Plasmainsulinkonzentration beobachtet werden konnte, zwar weder nach der HCl-Instillation, noch nach der intravenösen Injektion von 1 E/kg Secretin.

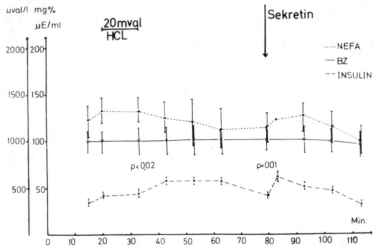

Abb. 1. Veränderungen von Blutzucker (BZ), nichtveresterten Fettsäuren (NEFA) und Plasmainsulinkonzentration nach intraduodenaler Salzsäureinstillation von 20 mval HCl/10 min und intravenöser Injektion von 1 E/kg Boots bei fünf Patienten mit portocavalem Shunt

Unter der Stimulation mit 0,1 µg/kg/min Pentagastrin verändert sich in der 50minütigen Beobachtungszeit der Blutzucker nicht, die unveresterten Fettsäuren zeigen einen geringen Abfall. Die Plasmainsulinkonzentration weist keine charakteristischen Veränderungen auf. Wesentliche klinische Nebenwirkungen wurden weder unter der HCl-Instillation noch während der Pentagastrininfusion beobachtet.

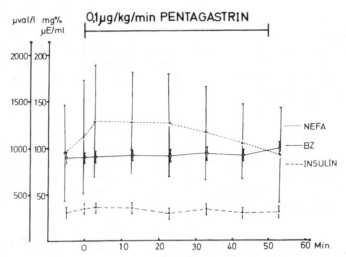

µval/l   mg%   0,1µg/kg/min PENTAGASTRIN
µE/ml

2000 200

1500 150

                                              ······· NEFA

1000 100   ——BZ

                                              ----INSULIN

500   50

         0   10   20   30   40   50   60 Min.

Abb. 2. Veränderungen von Blutzucker (BZ), nichtveresterten Fettsäuren (NEFA) und Plasmainsulinkonzentration während einer intravenösen Pentagastrininfusion bei fünf Patienten mit portocavalem Shunt

Diskussion

Im Gegensatz zu allen bisherigen Befunden [1, 2, 5, 6, 9], in denen im peripheren
Venenblut von nüchternen Normalpersonen nach intraduodenaler Säurezufuhr
keine Änderung der Insulinkonzentration nachgewiesen werden konnte, zeigen
unsere Untersuchungen bei Patienten mit einem portocavalen Shunt eine betacytotrope Wirkung nach Ansäuerung der Duodenalschleimhaut. 13 min nach Beendigung einer intraduodenalen Instillation von 20 mval HCl/min kommt es entsprechend der Wirkung exogenen Secretins bei unverändertem Blutzucker zu
einem signifikanten, etwa 20 min anhaltenden Anstieg der Plasmainsulinkonzentration von 41 ± 3,0 µE/ml auf 57 ± 3,9 µE/ml sowie einem geringen Abfall der
NEFA. Nach den widersprüchlichen Untersuchungsergebnissen über die betacytotrope Wirkung endogen freigesetzten Secretins während einer intravenösen
Glucosebelastung [3, 9] ist somit der Nachweis einer Freisetzung von Insulin
durch den Einstrom von 20 mval HCl/10 min in das Duodenum bei Versuchspersonen im Nüchternzustand erbracht. Die geringen Änderungen der Insulinsekretion sind offensichtlich wegen der hepatischen Hormonclearance und der
Verdünnung des Lebervenenblutes [4, 13] unter normalen Bedingungen nicht
nachweisbar. Weiterhin dürfte die Menge der intraduodenal zufließenden Wasser-
stoffionen, welche in unseren Untersuchungen mit 20 mval/10 min deutlich höher
als bei den bisherigen Untersuchungen an nüchternen Personen liegt, für die
endogene Secretinfreisetzung und den Nachweis ihrer Wirkung auf das exokrine
und endokrine Pankreas eine Rolle spielen.

In Übereinstimmung mit dem Ergebnis bei Normalpersonen [5, 6] konnte bei
unseren Patienten mit einem portocavalen Shunt eine betacytotrope Wirkung von
Pentagastrin nicht nachgewiesen werden. Bisher berichteten lediglich Dupré et al.
[3] über eine Verstärkung der betacytotropen Wirkung einer intravenösen Glucosebelastung durch Gastrin, ein Befund, der von Jarrett und Cohen [5] nicht bestätigt
werden konnte. Nachdem wir kürzlich bei einem Patienten mit einem Umbilical-
venenkatheter während einer intravenösen Pentagastrininfusion von 0,1 µg/kg/min
im Pfortaderblut einen Anstieg der Insulinkonzentration feststellen konnten, kann
eine geringe betacytotrope Wirkung dieser Substanz, wie sie im Tierexperiment
bei der Ratte und beim Hund [7, 12] sowie in vitro [10] nachgewiesen wurde, auch

beim Menschen trotz unserer Untersuchungsergebnisse bei Patienten mit port
cavalem Shunt nicht völlig ausgeschlossen werden.

Weitere Untersuchungen sind notwendig, um die physiologische Bedeutung
der betacytotropen Wirkung von endogenem Secretin und möglicherweise von
Gastrin während der Absorption und der Verstoffwechselung der verschiedenen
Nahrungssubstanzen zu prüfen.

Zusammenfassung

Die Untersuchung der Plasmainsulinkonzentration, der nichtveresterten Fettsäuren und des Blutzuckers bei fünf Personen mit einem portocavalen Shunt
(Seit zu End) zeigte nach intraduodenaler Instillation von 200 ml 0,1 nHCl/10 min
eine deutliche betacytotrope Wirkung. Bei derselben Personengruppe fand sich
unter Zufuhr von Pentagastrin (0,1 µg/kg/min) während der Beobachtungsdauer
von 50 min keine Erhöhung der Plasmainsulinkonzentration.

Literatur

1. Bastenic, P. A.: Exp. med. Foundation (Amst.) Hrsg. Ostmann **419** (1969). — 2. Boyns,
B. R., Jarrett, R. J., and Keen, H.: Brit. med. J. **1967 II**, 677. — 3. Dupré, J., Curtis, J. D.,
and Beck, J. C.: Exp. med. Foundation (Amst.). Hrsg. Ostmann **442** (1969). — 4. Dupré,
J., Rojas, L., White, J. J., Unger, R. H., and Beck, J. C.: Lancet **1966 II**, 26. — 5. Jarrett,
R. J., and Cohen, N. M.: Lancet **1967 II**, 861. — 6. Kaess, H., u. Schlierf, G.: Verh. dtsch.
Ges. inn. Med. **74**, 225 (1968). — 7. Lazarus, N. R., Voyles, N. R., Devrin, S., Tanese, T., and
Recant, L.: Lancet **1968 II**, 248. — 8. Lorch, E., and Gey, K. F.: Analyt. Biochem. **16**, 244
(1966). — 9. Mahler, M. J., and Weisberg, H.: Lancet **1968 I**, 448. — 10. Pfeiffer, E. F.:
Proceedings of the 6th congress of the international Diabetes Federation. Hrsg. Ostmann
Exp. med. Foundation (Amst.) **419**, (1969). — 11. Pfeiffer, E. F., u. Raptis, S.: Klin. Wschr. **46**,
337 (1968). — 12. Unger, R. H., Ketterer, H., Dupré, J., and Eisentraut, A.: J. clin. Invest.
46, 630 (1967). — 13. White, J., and Dupré, J.: Surgery **64**, 204 (1968). — 14. Yalow, R. S.,
and Berson, S. A.: J. clin. Invest. **39**, 1157 (1960).

RAPTIS, S., GOBERNA, R., SCHRÖDER, K. E., DITSCHUNEIT, H. H. und PFEIFFER
E. F. (Abt. f. Inn. Med. Endokrinologie und Stoffwechsel d. Zentr. f. Inn. Med. u.
Kinderheilk. d. Univ. Ulm): **Die Wirkung der intestinalen Hormone Secretin und
Pankreozymin bei der total pankreatektomierten Ratte**

Zahlreiche Untersuchungen in vitro, am Tier und beim Menschen konnten
zeigen, daß die intestinalen Hormone Secretin und Pankreozymin eine direkte
betacytotrope Wirkung haben (Pfeiffer und Raptis, 1968). Beide Hormone verbessern die Glucoseassimilation und rufen einen Abfall der freien Fettsäuren
hervor (Raptis, Schröder, Melani, Beyer und Pfeiffer, 1967; Schröder, Raptis,
Faulhaber und Pfeiffer, 1968).

Pankreozymin verursacht, im Gegensatz zu Secretin, einen mäßigen Abfall des
Blutzuckers (Schröder et al., 1968). Zusätzlich stimuliert es die a-Zellen (Unger,
Ketterer, Dupré, Eisentraut, 1967). Die Frage, ob diese Wirkungen ausschließlich
über das Pankreas zu erklären sind, oder ob außerdem extrapankreatische Faktoren eine Rolle spielen, haben wir am Modell des total pankreatektomierten Versuchstieres zu klären versucht.

Material und Methodik

Von 60 männlichen Wistar-Ratten mit einem Gewicht zwischen 250 und 300 g wurden
20 total pankreatektomiert, die übrigen 40 Tiere dienten als Kontrollen. Secretin oder Pankreozymin (CCK — PZ) der Firma Vitrum, Stockholm, wurden unter Nembutalnarkose in der
Dosis von 1 E/100 g/Ratte intravenös verabreicht.

Die Ratten waren bis zum Zeitpunkt der Belastung mindestens 12 Std nüchtern gewesen.
Vor sowie 5, 15, 30, 45, 60 und 90 min nach der Injektion wurde Blut abgenommen zur
Bestimmung von Blutzucker (BZ), immunologisch meßbarem Insulin (IMI), freien Fettsäuren
(NEFA) und Glycerin. Zur Blutentnahme wurde die Vena jugularis kanuliert und die Kanüle

durch eine Kochsalz-Dauerinfusion mittels automatischer Infusionsspritze offen gehalten. Die infundierte Flüssigkeit betrug nicht mehr als 2 ml innerhalb 90 min. Der Blutzucker wurde nach der Methode von Stork u. Schmidt (1968) mittels Hexokinase, das immunologisch meßbare Insulin (IMI) nach Melani, Ditschuneit, Bartelt, Friedrich u. Pfeiffer (1965), die freien Fettsäuren kolorimetrisch nach der Mikromethode von Novak (1965) und das Glycerin nach Wieland (1957), modifiziert nach Chernik (1968), bestimmt.

Ergebnisse und Diskussion

Nach der Gabe von Secretin als auch von Pankreozymin kommt es bei den Kontrolltieren zu einem signifikanten Anstieg des immunologisch meßbaren Insulins (Abb. 1 A). Der höchste Wert wird wie bei unseren früheren Versuchen am Menschen nach 5 min erreicht, der erhöhte Insulinspiegel dauert allerdings länger als beim Menschen. Pankreozymin verursacht einen deutlich höheren Anstieg als

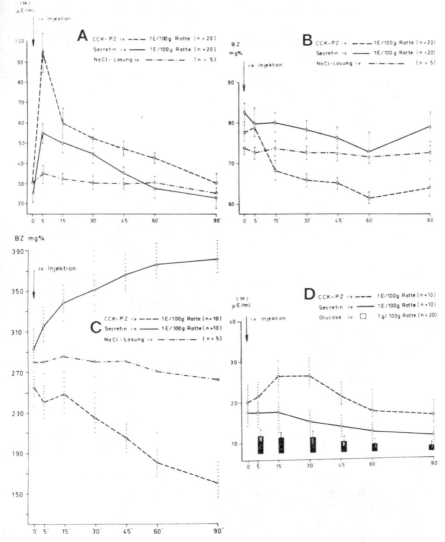

Abb. 1. Das Verhalten von IMI (A) und von Blutzucker (B) nach der Gabe von Secretin und Pankreozymin bei normalen Ratten. IMI (D) und Blutzucker (C) bei total pankreatektomierten Ratten nach Injektion der obengenannten Hormone

Secretin. Dies ist möglicherweise nicht nur auf eine stärkere Wirkung des Pankreozymins auf die Beta-Zelle, sondern auf quantitative Dosisunterschiede der biologisch standardisierten Präparate zurückzuführen. Der Blutzucker (Abb. 1 B) fällt nach Injektion von Secretin, ähnlich wie beim Menschen, leicht, aber nicht signifikant ab; nach Pankreozymin ist jedoch ein signifikanter Abfall zu verzeichnen. Die freien Fettsäuren und das Glycerin fallen bei normalen Tieren, als Ausdruck der Insulinsekretion, signifikant ab.

Bei den total pankreatektomierten Ratten kommt es schon 2 Std nach der Operation zu einem Anstieg des Blutzuckers. 6 bis 7 Std post operationem wurden die Ratten belastet. Keines der beiden Hormone verursacht einen signifikanten Anstieg des immunologisch meßbaren Insulins (Abb. 1 D).

Auch Glucose führt bei keinem dieser Tiere zu einem reaktiven Insulinanstieg. Der Blutzucker steigt nach Gabe von Secretin signifikant und kontinuierlich an (Abb. 1 C). Im Gegensatz dazu bewirkt Pankreozymin einen Abfall des Blut-

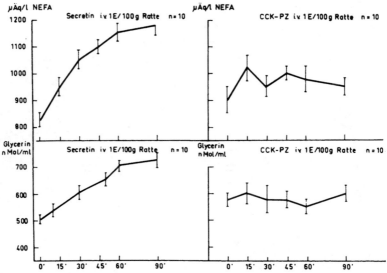

Abb. 2. Das Verhalten von freien Fettsäuren (NEFA) und freiem Glycerin bei totalpankreatektomierten Ratten. (n = 20)

zuckers, obwohl kein reaktiver Insulinanstieg zustande kommt. Weitere Untersuchungen werden zu klären haben, wie dieser Befund zu interpretieren ist. Die freien Fettsäuren und das Glycerin steigen nach der Gabe von Secretin signifikant an, nach Pankreozymin kommt es hingegen zu keiner signifikanten Änderung (Abb. 2). Diese Beobachtung des Anstieges der Fettsäuren und des Glycerins bei den total pankreatektomierten Ratten hat uns veranlaßt (Raptis, Faulhaber, Schröder und Pfeiffer, 1969), die Wirkung des Secretin an der isolierten Fettzelle der Ratte und des Menschen zu prüfen. Es zeigte sich, daß Secretin eine dosisabhängige Lipolyse verursacht, während Pankreozymin unter den gleichen Versuchsbedingungen inaktiv ist.

Der vorher beschriebene Anstieg des Blutzuckers nach Gabe von Secretin wurde von uns anfänglich als Folge einer vermehrten Glykogenolyse in der Leber gedeutet. Die kürzlich erschienene Arbeit von Lazarus, Voyles, Devrim, Tamese, Recant (1968), der die Wirkung von Secretin an der isolierten perfundierten Leber der Ratte geprüft hat, zeigt jedoch, daß Secretin, im Gegensatz zu dem in der Aminosäurenzusammensetzung sehr ähnlichen Glucagon, zu keiner Glucoseabgabe der Leber führt. Der von uns festgestellte Blutzuckeranstieg nach Injektion von

Secretin ist möglicherweise auf eine gesteigerte Gluconeogenese zurückzuführen, die ihrerseits eine Folge der vermehrten Angebote an freien Fettsäuren im Rahmen der von Secretin hervorgerufenen Lipolyse ist. Eine gleichzeitige Stimulierung der Gluconeogenese — oder der Glykogenolyse — könnte den trotz des Insulinanstieges fehlenden Blutzuckerabfall nach Injektion von Secretin bei Tieren und beim Menschen mit intaktem Pankreas erklären.

Zusammenfassend können wir feststellen, daß

1. Secretin und Pankreozymin bewirken bei intakten Ratten ähnlich wie beim Menschen einen Anstieg des IMI sowie einen Abfall der freien Fettsäuren, ein Abfall des Blutzuckers wird lediglich nach Pankreozymin beobachtet.

2. Bei total pankreatektomierten Ratten führt Secretin zu einer vermehrten Lipolyse und möglicherweise über eine Verstärkung der Gluconeogenese zum Blutzuckeranstieg.

3. Der nach Pankreozymin bei pankreatektomierten Ratten beobachtete Blutzuckerabfall wird Gegenstand weiterer Untersuchungen sein müssen.

Literatur

Chernick, S. S.: (unveröffentlicht) 1968. — Lazarus, N. R., Voyles, N. R., Devrim, S., Tamese, T., and Recant, L.: Lancet **1968** II, 248—250. — Melani, F., Ditschuneit, H., Bartelt, K. M., Friedrich, H. und Pfeiffer, E. F.: Klin. Wschr. **43**, 1000—1007 (1965). — Novak, M.: J. Lipid Res. **6**, 431—433 (1965). — Pfeiffer, E. F., u. Raptis, S.: Klin. Wschr. **7**, 337—342 (1968). — Raptis, S., Schröder, K. E., Melani, F., Beyer, J. und Pfeiffer, E. F.: Die Stimulierung der Insulinsekretion durch Sekretin beim Menschen. Sixth congress intern. diabetes Federation, Stockholm 1967. — Raptis, S., Faulhaber, J. D., Schröder, K. E. und Pfeiffer, E. F.: Die Wirkung von Intestinale Hormone (Sekretin, Pankreozymin und Gastrin) auf die Lipolyse isolierter Fettzellen von Menschen und Ratten (in Vorbereitung). — Schröder, K. E., Raptis, S., Faulhaber, J. D. und Pfeiffer, E. F.: Die Wirkung von Pankreozymin auf Blutzucker, immunologisch meßbares Insulin, freie Fettsäuren und Glycerin beim Menschen. 14. Symp. dtsch. Ges. Endokrinologie 1908, p. 170—173. Berlin: Springer. — Stork, H., u. Schmidt, F. M.: (unveröffentlicht) 1968. — Unger, R. H., Ketterer, H., Dupré, J., and Eisentraut, A. M.: J. clin. Invest. **16**, 630—645 (1967). — Wieland: Biochem. Z. **329**, 313, 319 (1957).

BLOCH, R., MENGE, H. und RIECKEN, E. O. (Med. Univ.-Klinik Marburg a. d. Lahn): **Zum Einfluß einer glutenfreien Diät auf den Glucosetransport der Triparanolgeschädigten Dünndarmschleimhaut**

Bei der einheimischen Sprue, der gluteninduzierten Enteropathie, sind seit Einführung der Dünndarmbiopsie charakteristische morphologische und cytochemische Veränderungen der Dünndarmschleimhaut bekannt. Hauptmerkmal dieser Veränderungen ist der totale oder partielle Zottenschwund in Verbindung mit einer gesteigerten Regeneration in der Germinativzone. Das Muster dieser Schleimhautläsion galt zunächst als spezifisch für die einheimische Sprue. In den letzten Jahren sind jedoch ähnliche histologische Veränderungen auch bei anderen Dünndarmerkrankungen beschrieben worden [2, 5]. Hinzu kommt, daß auch das diagnostische Kriterium der Ansprechbarkeit auf eine glutenfreie Kost nach Mitteilung einiger Autoren nicht immer verläßlich zu sein scheint [1, 2]. Andererseits können enterale Malabsorptionssyndrome, bei denen es sich nicht um eine einheimische Sprue handelt, unter glutenfreier Diät eine Besserung zeigen [2].

Wir haben tierexperimentelle Untersuchungen mit dem Cholesterinsynthesehemmer Triparanol an der Ratte durchgeführt und kürzlich über dabei auftretende histochemische und elektronenmikroskopische Veränderungen berichtet, die denen des menschlichen Resorptionsepithels bei der glutensensitiven Enteropathie ähnlich sind [3, 4]. Darüberhinaus konnte nachgewiesen werden, daß den cytochemischen und morphologischen Veränderungen eine Störung des aktiven Glucosetransports parallel geht.

In Fortführung dieser Untersuchungen interessierte sodann die Frage, ob ähnlich wie bei der Glutenenteropathie die Triparanol-bedingte Funktionsstörung durch eine glutenfreie Kost beeinflußt werden kann.

Wir arbeiteten mit einer modifizierten in vivo-Perfusionstechnik nach Sheff u. Smyth an Ratten [6, 7].

103 Tiere wurden perfundiert; von diesen dienten 30 als Kontrolltiere, die unter Standardkost (20 Tiere) bzw. glutenfreier Kost (10 Tiere) gehalten wurden. 73 Tiere wurden mit Triparanol belastet; hiervon erhielten 17 Tiere 5 mg Triparanol/kg und Tag und Standardkost, 10 Tiere erhielten 5 mg Triparanol/kg und Tag und glutenfreie Kost. Die restlichen 46 Tiere wurden mit 50 mg Triparanol/kg und Tag (bei Standardkost) belastet.

Es wurden folgende Befunde erhoben:

Die Triparanol-bedingte Transportminderung ist dosisabhängig. Die mit der physiologischen Dosis von 5 mg Triparanol/kg und Tag belasteten Ratten resorbierten nur etwa die Hälfte, die mit 50 mg belasteten Tiere etwa ein Fünftel des

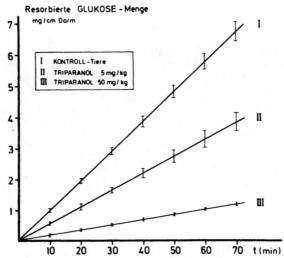

Abb. 1. Aktive Glucoseresorption während der Perfusionsperioden bei Triparanol-belasteten- und Kontrollratten

Vergleichskollektivs. Diese Minderung der aktiven Transportkapazität ist in beiden Gruppen statistisch signifikant (5 mg im Kollektiv $t = 4,9$; $p < 0,005$; 50 mg im Kollektiv $t = 11,4$; $p < 0,001$).

In Abb. 1 ist die Konzentrationsabnahme der Glucose in Abhängigkeit von der Zeit aufgetragen. Der lineare Konzentrationsabfall im System bei allen drei Kollektiven ist Ausdruck einer konstanten Transportleistung; er zeigt, daß das System fehlerfrei funktioniert und die Transportkapazität der zwei Versuchskollektive signifikant gemindert ist.

Unter der toxischen Dosis von 50 mg Triparanol/kg Körpergewicht und Tag nimmt die Glucoseresorption mit zunehmender Belastungsdauer über den gemessenen Zeitraum von 10 Tagen kontinuierlich ab. Andererseits ist eine zunehmende Erholung der Resorptionsleistung nach Absetzen der Noxe bis zur Normalisierung der Transportkapazität um den 6. Tag nachweisbar.

Verabreicht man den Tieren eine glutenfreie Kost — wir verwendeten die glutenfreie Altromin-Standardkost C 1000 — so findet man nach Belastung der Ratten mit der physiologischen Triparanoldosis im Vergleich zum Kontrollkollektiv die in Abb. 2 wiedergegebenen Werte.

Entgegen dem Verhalten unter Normalkost ist die Glucoseresorption bei einer Triparanoldosis von 5 mg/kg und Tag nur noch gering reduziert (Resorption des

Kontrollkollektivs 6,15 ± 1,2 mg/cm Darm und Stunde; Resorption des Triparanolkollektivs 5,65 ± 1,1 mg/cm Darm und Stunde); die Reduktion ist nicht mehr statistisch signifikant (p < 0,15), d. h. die Triparanol-bedingte Minderung des Transports wird durch diese Diät weitgehend aufgehoben.
Welche Schlüsse lassen sich aus diesen Untersuchungen ziehen?

1. Nach den morphologischen und histologischen Befunden, die durch Veränderungen aller Zellabschnitte des Resorptionsepithels gekennzeichnet sind, handelt es sich bei der Triparanol-induzierten Glucoseresorptionsstörung nicht nur um eine isolierte Transportstörung, sie dürfte vielmehr Ausdruck einer nicht näher analysierten „globalen" Funktionsbeeinträchtigung sein, wie sie auch bei der Glutenenteropathie besteht.

2. Ähnlich wie bei der Glutenenteropathie des Menschen unter Langzeitbehandlung mit glutenfreier Kost ist auch die Triparanol-bedingte Funktionsbeeinträch-

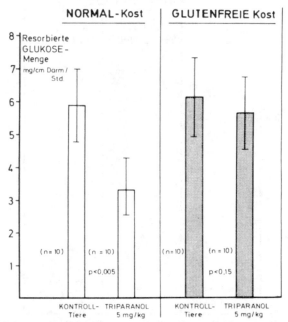

Abb. 2. Normalisierung der Triparanol-induzierten Glucosetransportminderung unter glutenfreier Kost

tigung unter glutenfreier Kost bei der Ratte kaum noch nachweisbar. Die noch vorhandene geringgradige Transportminderung deutet darauf hin, daß der toxische Effekt zwar nicht völlig durch die glutenfreie Kost aufgehoben wird, aber doch so gering ist, daß er sich statistisch nicht mehr sichern läßt.
Um diesen Effekt weiter zu untersuchen, haben wir Glutenexpositionsversuche in Angriff genommen.

3. Die Befunde unterstreichen die klinischen Beobachtungen der eingangs erwähnten Autoren, nach denen eine glutenfreie Kost nicht nur die Glutenenteropathie günstig beeinflußt, sondern auch andere enterale Malabsorptionssyndrome.

Literatur

1. Finlay, J. M., and Wightman, K. J. R.: Amer. J. Int. Med. **45**, 191 (1956). — 2. Hindle, W., and Creamer, B.: Brit. med. J. **1965 II**, 455. — 3. Riecken, E. O., Bloch, R. und Menge, H.: Tierexperimentelle Dünndarmschädigung durch Triparanol. 8. Internat. Gastroenterologen Kongreß Prag 1968. — 4. Riecken, E. O., Rosenbaum, R., Bloch, R., Menge, H., Ritt, E.,

Aslan, M. und Dölle, W.: Klin. Wschr. 47, 202 (1969). — 5. Rubin, C. E., and Dobbins, W. O.: Peroral biopsy of the small intestine. Gastroenterology 49, 676 (1965). — 6. Sheff, M. F., and Smyth, D. H.: J. Physiol (Lond.) 128, 67 (1955). — 7. Bloch, R., Menge, H. und Riecken, E. O.: 1969 (in Vorbereitung).

RIECKEN, E. O., LANGE, H., MENGE, H. und BLOCH, R. (Med. Univ.-Klinik Marburg a. d. Lahn): **Dünndarmschleimhautveränderungen bei terminaler chronischer Niereninsuffizienz**

In den letzten Jahren ist die sog. „Zottenatrophie" der Dünndarmschleimhaut bei verschiedenen gastrointestinalen Störungen beschrieben worden [1]. Damit hat sich dieser charakteristische morphologische Befund bei der einheimischen Sprue

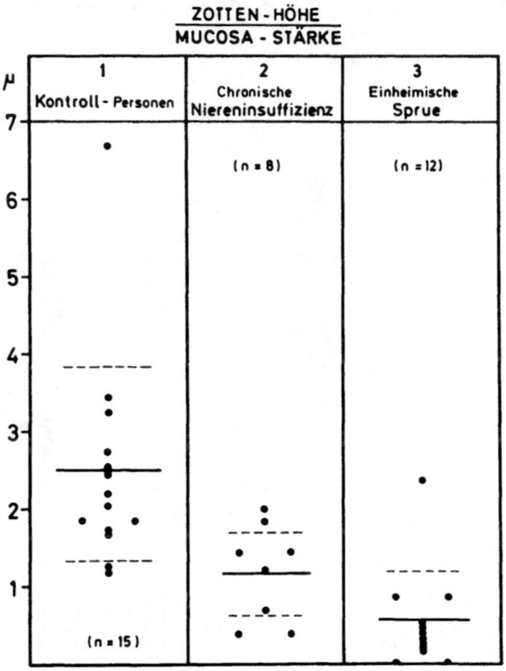

Abb. 1. Quotienten der Meßwerte (arithmetisches Mittel aus jeweils zehn Einzelmessungen) von Zottenhöhen und Mucosastärken der Dünndarmschleimhaut bei Kontrollpersonen, chronischer Niereninsuffizienz und einheimischer Sprue

als unspezifisch herausgestellt. Nach den Befunden verschiedener Autoren liegt den mit einer Zottenverkürzung einhergehenden Reliefveränderungen ein Schleimhautumbau zugrunde, der als das Ergebnis verschiedener exogener und endogener Faktoren verstanden wird [2]. Auch physiologische Reize, wie etwa das Darmmilieu, beeinflussen das Schleimhautrelief; sie erklären die normale Variabilität der Zottenformen. Das Vorkommen der Zottenreduktion bei sehr unterschiedlichen Störungen legt die Vermutung nahe, daß auch die charakteristischen cytochemischen Veränderungen im Resorptionsepithel des Spruekranken unspezifisch sind. Zur Frage der Spezifität dieser Veränderungen sind bisher jedoch kaum Untersuchungen durchgeführt worden.

Wir sind dieser Frage seit einiger Zeit in tierexperimentellen und vergleichenden, systematischen bioptischen Untersuchungen bei verschiedenen enteralen und extraintestinalen Störungen nachgegangen [3, 4]. Wir möchten hier kurz über einige Befunde bei chronischer terminaler Niereninsuffizienz berichten, die wir mit einem Kontrollkollektiv und den Veränderungen bei glutensensitiver einheimischer Sprue verglichen haben.

Frisch entnommene Dünndarmschleimhaut von neun Patienten mit einer chronischen Niereninsuffizienz, 23 Kontrollpersonen und 21 Patienten mit einer einheimischen glutensensitiven Sprue wurden lupenmikroskopisch, histologisch und histochemisch untersucht. Die Schleimhautstrukturen wurden, wenn möglich, ausgemessen und die Quotienten aus Zottenhöhe und Mucosastärke als Maß für den Schleimhautaufbau gebildet. Schließlich wurden die Mitosezahlen ermittelt und die verschiedenen Befunde miteinander korreliert.

Folgende Befunde wurden erhoben:

Zwei der neun Biopsien des Urämiekollektivs zeigten lupenmikroskopisch das Bild der partiellen Zottenreduktion, eine Biopsie bot das Bild der Zottenverschmelzung, sechs Biopsien hatten ein normales Relief mit finger- und blattförmigen Zotten. Histologisch entsprachen den drei Biopsien mit lupenmikroskopischen Veränderungen eine verschiedengradig ausgeprägte Zottenreduktion mit verlängerter Kryptenregion. Im Zottenstroma war eine mäßiggradige Rundzellinfiltration nachweisbar. Im Kontrollkollektiv wurden zwei Biopsien mit Zottenverschmelzungen angetroffen, alle übrigen Biopsien zeigten finger- und/oder blattförmige Zottenformen. Demgegenüber war die Schleimhaut der Spruepatienten ausnahmslos umgebaut; sie zeigte meist hochgradige Reliefveränderungen.

Die Meßergebnisse von Zottenhöhen und Mucosastärke bestätigen die lupenmikroskopischen und histologischen Befunde (Abb. 1). Bei statistischem Vergleich der Quotienten der Meßwerte der drei Gruppen untereinander mit Hilfe des multiplen T-Testes nach Scheffé lassen sich signifikante Kontraste zwischen allen drei Gruppen nachweisen, d. h. es besteht eine quantitative Spezifität hinsichtlich des Grades der Schleimhautumformung, wobei die Umformung bei der einheimischen Sprue höhergradiger als bei der chronischen Niereninsuffizienz ist.

Diesen Befunden entsprechen statistisch signifikante Kontraste der ermittelten Mitoseindices (Kontrollpatienten: $6.5^0/_{00}$ [$s = 1.8$], Niereninsuffizienz: 9.6%- Mitoseindices (Kontrollpatienten: $6.5^0/_{00}$ [$s = \pm 1.8$], Niereninsuffizienz: 9.6%- [$s = \pm 2.9$], einheimische Sprue: $30.6^0/_{00}$ [$s = \pm 5.9$]).

Histochemisch wurden bei zwei der neun Biopsien generalisierte Aktivitätsminderungen im Resorptionsepithel nachgewiesen; in einer dritten Biopsie fanden sich nur geringe Veränderungen einzelner Aktivitäten. Qualitativ waren die Veränderungen von denen bei einheimischer Sprue, wie sie in Abb. 2 für die unspezifische Säure-Phosphatase-Aktivität gezeigt ist, nicht unterscheidbar. Die besonders charakteristische Doppelzone der Saure-Phosphatase-Aktivität im Resorptionsepithel dieser Biopsien weist auf eine gesteigerte Enzymregeneration hin. Bei dem Patienten, dessen Biopsie hier gezeigt ist, kam es nach mehrmonatiger erfolgreich durchgeführter Hämodialyse zur Rückbildung der morphologischen und cytochemischen Veränderungen. Histologisch war jedoch noch eine verlängerte Kryptenregion nachweisbar.

Ursächlich dürften die nachgewiesenen Veränderungen vor allem auf die intraluminalen Milieuveränderungen zurückzuführen sein.

Aus den vorgelegten Befunden lassen sich die folgenden Schlüsse ziehen:

1. Die morphologischen und cytochemischen Dünndarmschleimhautveränderungen bei chronischer terminaler Niereninsuffizienz sind qualitativ von denen bei einheimischer Sprue nicht unterschieden.

2. Die Quotienten aus Zottenhöhen und Mucosastärke sind bei chronischer terminaler Niereninsuffizienz statistisch signifikant höher als bei der einheimischen Sprue; in diesem Befund dokumentiert sich der höhergradige und konstante Schleimhautumbau bei der einheimischen Sprue, der diagnostisch im Sinne einer quantitativen Spezifität Bedeutung hat.

3. Die histochemischen Abweichungen des Resorptionsepithels treten erst bei ausgeprägten morphometrischen Veränderungen in Erscheinung; sie sind daher kein Frühsymptom eines Schleimhautumbaues.

4. Die Zottenreduktion bei der chronischen Niereninsuffizienz und der mit ihr vergesellschaftete Schleimhautumbau ist nach den zellkinetischen Befunden Ausdruck einer Schleimhauttransformation, die durch eine gesteigerte Zellregeneration

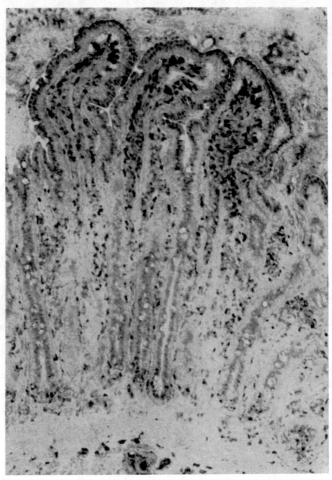

Abb. 2. Unspezifische Säure-Phosphatase (Barka u. Anderson, 1962). Dünndarmbiopsie (oberes Jejunum) bei chronischer Niereninsuffizienz. Die Zotten sind verkürzt, die Krypten verlängert. Im Resorptionsepithel findet sich eine doppelte Aktivitätszone, wie sie bei gesteigerter Enzymregeneration auftritt. Dieser Befund wird auch bei der einheimischen Sprue gesehen (110 ×)

gekennzeichnet ist. Damit entspricht sie formalgenetisch den Veränderungen bei der einheimischen Sprue: die Zottenreduktion ist das Ergebnis eines gesteigerten Zellverlustes, der trotz gesteigerter Zellproliferation nicht abgefangen werden kann.

Literatur

1. Rubin, C. E., and Dobbins, W. O.: Gastroenterology **49**, 676—697 (1965). — 2. Creamer, B.: Brit. med. Bull. **23**, 226—230 (1967). — 3. Riecken, E. O.: Modern Trends in Gastroenterology. 1968 (im Druck). — 4. Riecken, E. O., Rosenbaum, R., Bloch, R., Menge, H., Ritt, H., Aslan, M. und Dölle, W.: Klin. Wschr. **47**, 202—214 (1969).

SICKINGER, K. (Med. Univ.-Klinik Göttingen, Abt. für Gastroenterologie und Stoffwechselerkrankungen): **Diagnostik und Therapie der chologenen Diarrhoe nach Ileumresektion oder Ileumausschaltung***

Konjugierte Gallensäuren werden im Unterschied zu anderen wasserlöslichen Substanzen nur wenig im Jejunum, dagegen aktiv im Ileum resorbiert [2, 8, 14, 27]. Zahlreiche Untersuchungen der letzten Jahre haben gezeigt, daß durch eine Ileumresektion oder Ileumausschaltung, nicht dagegen durch eine Resektion des Jejunums, der enterohepatische Kreislauf der Gallensäuren vollständig unterbrochen wird [1, 10, 13, 20, 21]. Alle Zustände nach Ileumresektion, Ileumausschaltung oder Funktionslosigkeit des Ileums haben daher einige gemeinsame Symptome, die sich unter dem Begriff „enterales Gallensäurenverlustsyndrom" zusammenfassen lassen (Cholerheic enteropathy [12]). Ein fakultatives Symptom dieses Syndroms ist die Steatorrhoe. Sie wird nicht, wie z. B. bei ausgedehnter Resektion des Jejunums durch eine Verkleinerung der Darmoberfläche, sondern durch einen Mangel an Gallensäuren verursacht. Nach Unterbrechung der Gallensäurenrückresorption im terminalen Ileum kann zwar die Gallensäurensynthese in der Leber von 300 mg/die auf 3000 mg/die, d. h. bis auf das Zehnfache ansteigen und den vermehrten enteralen Verlust an Gallensäuren kompensieren. Übersteigt hingegen der Verlust die maximal mögliche Syntheserate, so verkleinert sich der gesamte Gallensäurenpool, der normalerweise 3 bis 4 g beträgt. Dadurch wird die kritische, zur Micellenbildung im oberen und mittleren Jejunum notwendige Gallensäurenkonzentration von 4 mM unterschritten und die Triglyceridspaltung und -absorption gestört [6, 10, 11, 12, 13, 26]. Normalerweise gelangen täglich weit weniger als 1 g Gallensäuren in das Colon. Bei Unterbrechung des enteralen Gallensäurenkreislaufs kommt es durch Wegfall des „feed-back" in allen Fällen zu einem kompensatorischen Anstieg der Gallensäurensynthese und zu einer erhöhten Gallensäurenausscheidung durch das Colon, die bis etwa 3 g/die betragen kann. Es ist seit langem bekannt, daß Gallensäuren die Peristaltik des Colon stimulieren [3, 9] und gleichzeitig auch die Elektrolyt- und Wasserresorption blockieren [7, 18]. Die Wirkung der Gallensäuren ist vergleichbar mit Laxantien vom Typ des Bisacodyls, daher sind praktisch in allen Fällen von Ileumausschaltung oder Funktionslosigkeit des Ileums die Stuhlgewichte erhöht. Als weiteres fakultatives Symptom des enteralen Gallensäurenverlustes treten bei einem Teil der Patienten wäßrige und mit typischen Dickdarmtenesmen einhergehende Diarrhoen auf.

Diagnostik der chologenen Diarrhoe

Für die klinische Diagnostik der chologenen Diarrhoe ist die Anamnese besonders wichtig. Die charakteristischen Durchfälle treten sofort im Anschluß an eine Ileumresektion oder Ileumausschaltung auf (Tab. 1). Schwieriger zu beurteilen ist hingegen der Zusammenhang bei Vorliegen einer Funktionslosigkeit des Ileums, z. B. bei ausgedehnter Ileitis terminalis oder bei einem Zustand nach Röntgenbestrahlung des Unterleibs [1]. Ein differentialdiagnostisch wichtiges Symptom sind die bereits erwähnten Dickdarmtenesmen, die durch die Motilität steigernde Wirkung der Gallensäuren zustandekommen. Eigene Beobachtungen haben gezeigt, daß die Diarrhoen in den Vormittagsstunden nach der ersten Nahrungsaufnahme besonders heftig sind und nachmittags nachlassen. Dies wird dadurch erklärt, daß über Nacht bei anhaltender Gallensäuresynthese der Gallensäurenpool regeneriert und die Gallensäurenkonzentration auch im Colon dadurch morgens höher ist. Im Laufe mehrerer unvollständiger Rezirkulationen verkleinert sich der Pool und damit die Gallensäurenkonzentration im Darm; das Ausmaß der Diarrhoe nimmt wieder ab [6]. Bei Nahrungskarenz sistieren die Durchfälle völlig [25]. Meist ist

---

* Mit technischer Assistenz von Fräulein H. Hannemann.

das Stuhlgewicht stark erhöht bei fehlender, oder nur mäßiger Steatorrhoe mit einer Stuhlfettausscheidung unter 30 g/die. Wird diesen Patienten Cholestyramin verabreicht, d. h. ein Ionenaustauscher der Gallensäuren im Austausch gegen Cl⁻ bindet, so gehen Diarrhoe und Stuhlgewicht zurück. Durch diese Maßnahme kann aber eine Steatorrhoe provoziert oder eine bereits bestehende geringe Steatorrhoe verstärkt werden. Es ist selbstverständlich, daß in allen Fällen andere mögliche Ursachen einer Diarrhoe durch differenzierte gastroenterologische Untersuchungsmethoden ausgeschlossen werden müssen.

Von den heute üblichen Laboruntersuchungen gibt ein niedriges Serum-Cholesterin einen Hinweis darauf, daß ein Gallensäurenverlustsyndrom vorliegt. Cholesterin ist die wesentliche Vorstufe bei der Gallensäurensynthese und Gallensäuren sind andererseits das einzige Abbau- und Ausscheidungsprodukt des Cholesterins. Da die Cholesterinsynthese und -resorption bei Menschen begrenzt ist, sinkt beim enteralen Gallensäurenverlust das Serum-Cholesterin ab (steroid wasting syndrome

Tabelle 1. *Diagnostik der chologenen Diarrhoe*

A. *Klinik:*
1. *Auftreten der Diarrhoe direkt nach der Ileumresektion* bzw. -Ausschaltung oder -Bestrahlung; Ileitis terminalis (manchmal nur rez. Diarrhoe oder nur erhöhtes Stuhlgewicht)
2. *Tenesmen*
3. *Nachlassen der Diarrhoe in der zweiten Tageshälfte*
4. *Stark erhöhtes Stuhlgewicht bei fehlender oder nur geringer Steatorrhoe.* Eine starke Steatorrhoe nach Ileumresektion spricht gegen eine reine chologene Diarrhoe
5. *Rückgang von Diarrhoe und Stuhlgewicht nach probatorischer Gabe von Cholestyramin* Provokation oder Verstärkung einer Steatorrhoe durch relativ kleine Dosen von Cholestyramin
6. *Ausschluß anderer Ursachen:* Röntgen; Dünndarmbiopsie; Dünndarm- und Pankreasfunktionsprüfung; Hyperthyreose, Verner-Morrison-Syndrom

B. *Labor:*
1. *Hypocholesterinämie* (weiteres Absinken unter Cholestyramin! Bei extrem erniedrigten Werten meist keine Diarrhoe!)
2. *Vitamin B₁₂-Resorption gestört,* d. h. Schilling-Test pathologisch.
3. *Direkter Nachweis des enteralen Gallensäureverlustes* durch „*Isotopenverdünnungsmethode*" oder „*kummulative Stuhlausscheidung*". (Bisher noch keine Routinemethoden)

[17]); eine Tatsache, die man sich zur Therapie einer Hypercholesterinämie zu Nutzen macht [5]. Da Vitamin B-12 elektiv im Ileum resorbiert wird, ist nach Resektion, Ausschaltung oder Funktionslosigkeit des Ileums die Vitamin-B-12-Resorption gestört, d. h. der Schillingtest fällt pathologisch aus. Ein direkter Nachweis des enteralen Gallensäurenverlustes kann durch C¹⁴-markierte Gallensäuren durch die sog. „Isotopenverdünnungsmethode" [10, 12, 15] oder durch die „kummulative Stuhlausscheidung" [16, 26] geführt werden. Beide Methoden sind kompliziert und werden daher noch lange keinen Eingang in die Routinediagnostik finden.

Therapie mit Cholestyramin und mittelkettigen Triglyceriden

Das enterale Gallensäurenverlustsyndrom führt einerseits zu einer Verminderung der Gallensäurenkonzentration im Jejunum; andererseits kommt es durch gesteigerte Gallensäurensynthese bei unvollständiger Rückresorption im Ileum zu einer überhöhten Gallensäurenkonzentration im Colon. Erstere ist Ursache der Steatorrhoe, letztere Ursache der chologenen Diarrhoe Unter Zufuhr von konjugierten Gallensäuren wird zwar die Steatorrhoe verringert, doch die typische, mit Tenesmen einhergehende chologene Diarrhoe wird verstärkt [10, 13]. Wie bereits erwähnt, können Gallensäuren durch Cholestyramin (Cuemid[1], Quantalan[1]) gebunden werden. Eigene Untersuchungen an drei Patienten und Untersuchungen anderer Autoren haben gezeigt, daß mit dieser Maßnahme die chologene Diarrhoe gut beeinflußt werden kann [21, 22, 23, 25]. Bei chologener Diarrhoe ohne Steatorrhoe, d. h. beim kompensierten Gallensäurenverlust kann eine Steatorrhoe bereits durch kleine Dosen von Cholestyramin provoziert werden, da eine weitere Steigerung der Gallensäurensynthese nicht mehr möglich ist. Es muß daher immer die niedrigste, noch eben voll wirksame Dosis gewählt werden. Man verabreicht in der Praxis 4 bis 16 g/die. Bei chologener Diarrhoe mit geringer Steatorrhoe, d. h. beginnender Dekompensation des Gallensäurenverlustes und bei chologener Diarrhoe mit ausgeprägter Steatorrhoe, d. h. bei völliger Dekompensation des enteralen Gallensäurenverlustes, handelt es sich meist um größere Ileumresektionen von über 50 cm, bzw. über 90 cm resezierten Ileums. Eine durch Cholestyramin provozierte oder bereits zuvor bestehende stärkere Steatorrhoe verstärkt die Diarrhoe. Deshalb sollte in diesen Fällen das vorwiegend langkettige Nahrungstriglycerid möglichst vollständig durch mittelkettiges Triglycerid mit einer Fettsäurenkettenlänge von C_8 bis C_{10} ersetzt werden. Mittelkettige Triglyceride und besonders deren Monoglyceride und Fettsäuren sind etwa 100mal besser wasserlöslich als langkettige Triglyceride, daher werden sie auch unter den Bedingungen des Gallensäurenmangels resorbiert, wenn eine micellare Solubilisation nicht mehr möglich ist.

Als Beispiel einer Therapie der chologenen Diarrhoe soll kurz folgender 53jähriger Patient (B. Schl.) besprochen werden (Tabelle 2):

Tabelle 2

B. Schl. 53 Jahre männl.	*Diagnose:*	Chologene Diarrhoe nach Ileum Resektion (Ileotransversostomie) bei Ileitis regionalis			
Untersuchungsperiode A		1	2	3	4
Nahrungstriglycerid		langkettige Triglyceride 100 g/die		mittelkettige Triglyceride 70 g/die	
Cholestyramin (Cuemid)	g/die	—	3 × 4	—	3 × 4
Anzahl der Stühle	/die	8—12	2—4	6—8	1—3
Stuhlgewicht	g/die	500	245	465	175
Stuhlfett	g/die	25	13	7	5
Untersuchungsperiode B Nahrungstriglycerid		1 Langkettige Triglyceride 100 g/die	2	— mittelkettige Triglyceride 70 g/die	4
Cholestyramin (Quantalan)	g/die	—	5 × 4	—	5 × 4
Anzahl der Stühle	/die	8—9	3—4	—	1—3
Stuhlgewicht	g/die	725	345	—	300
Stuhlfett	g/die	7	40	—	23

Wegen eines Subileus bei rezidivierender Ileitis terminalis wurden 60 cm des terminalen Ileums reseziert. Etwa 10 Tage nach dem Eingriff setzten schwere, mit Tenesmen einhergehende Diarrhoen mit bis zu 20 Stuhlentleerungen ein, die gegen Abend etwas nachließen. Das Stuhlgewicht war auf 500 g/die erhöht und es bestand eine mäßige Steatorrhoe. Die Stuhlfettbestimmung wurde titrimetrisch nach van de Kamer durchgeführt. Mit dieser Methode werden sowohl lang- als auch mittelkettige Triglyceride voll erfaßt [24]. Eine Therapie mit Spasmolytika und Sedativa war ohne wesentlichen Erfolg. Klinisch und röntgenologisch fand sich kein Rezidiv der Ileitis terminalis. Als einzige erwähnenswerte Laborbefunde fanden sich ein niedrig-normales Serumcholesterin von 180 mg-% und ein pathologischer Schillingtest auch bei Gabe von Intrinsicfaktor (Ausscheidung 1,7% in 24 Std).

---

[1] Cuemid, Fa. Sharp und Dohme; Quantalan, Fa. Paul Lappe.

Unter Therapie mit Cholestyramin (zunächst Cuemid) dreimal 4 g/die gingen Stuhlgewicht und Stuhlfettgehalt zurück. Letzteres ist deshalb bemerkenswert, denn man hätte unter der Cholestyramintherapie eher eine Zunahme der Steatorrhoe erwarten können. Es ist aber bekannt, daß selbst unspez. Diarrhoen einen Gallensäurenverlust herbeiführen oder ihn verstärken [17]. Ein völliger Rückgang der Steatorrhoe wurde durch gleichzeitige Substitution mit mittelkettigen Triglyceriden erreicht[1]. Während mehrerer kurzer Auslaßversuche kam es sofort wieder zu heftigsten Durchfällen. Eine Steatorrhoe blieb jetzt jedoch aus. Unter einer höheren Dosis von Cholestyramin (Quantalan) fünfmal 4 g/die gingen zwar Stuhlgewicht und Diarrhoe sofort wieder zurück, doch es entwickelte sich eine erhebliche Steatorrhoe mit einem Stuhlfettgehalt von 40 g/die. Unter gleichzeitiger Substitution mit mittelkettigen Triglyceriden ließ sich die Stuhlfettausscheidung auf 23 g/die senken. Dieses Beispiel zeigt, daß die Cholestyramindosis für den Einzelfall individuell festgelegt und möglichst niedrig dosiert werden muß.

Zusammenfassung

Die Erfahrung hat gezeigt, daß die Diagnose chologene Diarrhoe bei enteralem Gallensäurenverlust auch klinisch einwandfrei gestellt werden kann. Eine Therapie der chologenen Diarrhoe ist praktisch nur durch die beschriebene Therapie mit Cholestyramin und evtl. einer zusätzlichen Gabe von mittelkettigen Triglyceriden möglich.

Literatur

1. Austad, W. I., Lack, L., and Tyor, M. P.: Gastroenterology 52, 638—646 (1967). — 2. Baker, R. D., and Searle, G. W.: Proc. Soc. exp. Biol. (N.Y.) 105, 521—523 (1960). — 3. Bergmann, M.: Wien. klin. Wschr. 64, 704 (1952). — 4. Borgström, B., Dahlquist, A., Lundh, G., and Sjövall, J.: J. clin. Invest. 36, 1521—1536 (1957). — 5. Buchwald, H.: Circulation 29, 713—720 (1964). — 6. Van Deest, B. W., Fordtran, J. S., Morawski, S. G., and Wilson, J. D.: J. clin. Invest. 47, 1314—1315 (1968). — 7. Forth, W., Rummel, W. und Glasner, H.: Naunyn-Schmiedebergs Arch. Pharmak. exp. Path. 254, 364—380 (1966). — 8. Fröhlicher, E.: Biochem. Z. 283, 273—279 (1936). — 9. Galapeaux, E. A., Templeton, R. D., and Borken, E. L.: Amer. J. Physiol. 121, 130—135 (1938). — 10. Hardison, W. G., and Rosenberg, I. H.: New Engl. J. Med. 277, 337—342 (1967). — 11. Hofmann, A. F.: Gastroenterology 48, 484—494 (1965). — 12. Hofmann, A. F.: Gastroenterology 52, 752—757 (1967). — 13. Hofmann, A. F., and Grundy, S. M.: Clin. Res. 13, 254 (1965). — 14. Lack, L., and Weiner, I. M.: Amer. J. Physiol. 200, 313—317 (1961). — 15. Lindstedt, S.: Acta physiol. scand. 40, 1—9 (1957). — 16. Lindstedt, S., and Norman, A.: Acta physiol. scand. 38, 120—128 (1956). — 17. Meihoff, W. E., and Kern Jr., F.: J. clin. Invest. 47, 261—267 (1968). — 18. Mekhjian, H. S., Phillips, S. F., and Hofmann, A. F.: Gastroenterology 54, 1256 (1968). — 19. Meyer, A. E., and McEwen, J. P.: Amer. J. Physiol. 153, 386—392 (1948). — 20. Playoust, M. R., Lack, L., and Weiner, J. M.: Effect of intestinal resection on bile salt absorption in dog. Amer. J. Physiol. 208, 363—369 (1965). — 21. Poley, J. R., and Hofmann, A. F.: J. clin. Invest. 47, 79a—80a (1968). — 22. Rowe, G. G.: Gastroenterology 53, 1006 (1967). — 23. Sickinger, K.: Med. u. Ernähr. 9, 145—148 (1968). — 24. Sickinger, K., u. Hannemann, H.: Klin. Wschr. 46, 1005 bis 1007 (1968). — 25. Sickinger, K.: Dtsch. med. Wschr. 94, 1151—1157 (1969). — 26. Stanley, M., and Nemchausky, B.: J. Lab. clin. Med. 70, 627—639 (1967). — 27. von Tappeiner, H. E.: Wien. Sitzungs-Berichte 77, 281 (1878).

PRIBILLA, W., WALZ, A., HÄRING, R. und KOEPPE, P. (II. Med. Klinik d. Städt. Krankenhauses Moabit, Chir. Univ.-Klinik Berlin-Westend und Strahleninst. u. -klinik der F. Univ. Berlin-Westend): **Die Resorption von Eisen und Vitamin B₁₂ bei Patienten mit atrophischer Gastritis, Gastrektomie und Magenresektionen**

Im Rahmen der gastroenterologischen Forschung sind Resorptionsstudien von wesentlicher Bedeutung. Dabei interessiert die Frage, ob und gegebenenfalls in welchem Maße ein bestimmter Stoff aus dem Magen-Darmkanal resorbiert wird. Die klassische Methode zur Beantwortung dieser Frage ist der Bilanzversuch, bei dem die oral zugeführte Menge der zu untersuchenden Substanz mit der im Stuhl, Harn, evtl. Schweiß und Atemluft ausgeschiedenen Menge verglichen wird. Das Ausmaß der Resorption entspricht der Differenz der beiden Werte. Die prak-

---

[1] Mittelkettiges Triglycerid als Öl und Margarine wurde uns freundlicherweise von Herrn Dr. F.-M. Delfs, wiss. Abtlg. Margarine Union GmbH, 2 Hamburg 1, zur Verfügung gestellt.

tische Durchführung solcher Bilanzversuche ist nun, wie die Geschichte der Gastroenterologie zeigt, bei Benutzung chemischer Methoden oft sehr schwierig. Dafür gibt es verschiedene Gründe: So sind z. B. mit Rücksicht auf die Empfindlichkeit der Nachweismethoden manche Bilanzierungen nur mit unphysiologisch hohen Dosen der interessierenden Substanz möglich, andererseits kann mit chemischen Verfahren im allgemeinen nicht zwischen der zum Versuch zugeführten und der etwa mit der Nahrung aufgenommenen Menge unterschieden werden. Das oft über Tage notwendige Sammeln von Stuhl und Urin macht den Versuch von der Mitarbeit der Versuchsperson abhängig, wodurch unter Umständen störende Fehlermöglichkeiten entstehen. Eine während der Versuchsperiode evtl. auftretende Ausscheidung der zu testenden Substanz mit dem Schweiß oder der Atemluft ist nur mit großem Aufwand zu erfassen. Durch die seit einigen Jahren möglich gewordene Verwendung radioaktiv markierter Stoffe sind die hier angedeuteten Schwierigkeiten bei Bilanzversuchen zwar kleiner geworden, aber zunächst nicht völlig beseitigt worden. Erst die Benutzung eines sog. Body-Counter erlaubt es, Resorptionsstudien in idealer Weise durchzuführen [5, 6, 7, 11, 12, 16]. Bei diesem Verfahren wird die Radioaktivität der Versuchsperson vor dem Versuch mit der Radioaktivität nach beendeter Ausscheidung der oral zugeführten radioaktiven Testsubstanz verglichen und so die Resorptionsgröße ermittelt. Die Vorteile dieses Verfahrens sind vielfältig:

1. kann wegen der hohen Meßgenauigkeit des Zählers eine Testdosis gewählt werden, die im physiologischen Bereich liegt;

2. ist die Strahlenbelastung der Versuchsperson minimal;

3. ist die Untersuchung von der Mitarbeit der Versuchsperson unabhängig, da ein Sammeln der Exkrete nicht notwendig ist;

4. kann bei Benutzung geeigneter Testpräparate bei einer Versuchsperson gleichzeitig auch die Resorption mehrerer Substanzen geprüft werden.

In Zusammenarbeit mit der Chirurgischen Universitätsklinik und dem Strahleninstitut der Freien Universität Berlin haben wir mit Hilfe des dort vorhandenen Body Counter die Möglichkeit gehabt, Resorptionsversuche durchzuführen. Darüber soll hier berichtet werden.

Bei dem benutzten Body-Counter handelt es sich um einen Kristallzähler mit vier NaJ (Tl)-Kristallen von je 12,5 cm Durchmesser und 10 cm Dicke, die so angeordnet sind, daß sich eine möglichst geringe Lokalisationsabhängigkeit ergibt. Die Ausgangsimpulse der vier Detektoren werden nach Verstärkung addiert und einem Vielkanal-Impulshöhenanalysator zugeführt. Die auf Lochstreifen gespeicherten Impulse werden zusammen mit einem zweiten Lochstreifen mit Patientendaten, Meßprogramm etc. einer Datenverarbeitungsanlage eingegeben, die für die Einzelmessungen unmittelbar das Ergebnis liefert. Die hohe Nachweisempfindlichkeit dieses Zählers und das für Mehrfachmarkierungen erforderliche hohe energetische Auflösungsvermögen wurden von Koeppe u. Schaefer [9] dargelegt. Die Meßzeit betrug im Durchschnitt 5 min.

Geprüft wurden bei unseren Untersuchungen die Resorption von ^{59}Fe und von Vitamin B_{12}, welches mit ^{58}Co markiert war. Neben Normalpersonen und Patienten mit atrophischer Gastritis wurden unausgewählte Patienten mit verschiedenartigen Magenresektionen bzw. mit Gastrektomie untersucht. Die gesunden Vergleichsfälle hatten alle eine histologisch normale Magenschleimhaut; Säureproduktion und Blutwerte lagen im Normbereich. Die im Serum ermittelten Werte für Eisen, Eisenbindungskapazität, Vitamin B_{12} und Folsäure waren ebenfalls normal. Vitamin B_{12} und Folsäure wurden mikrobiologisch mit Lactobacillus leichmannii [10] bzw. Lactobacillus casei unter Verwendung von Bacto-Folic acid casei Medium nach Flynn [2] bestimmt. Bei den Patienten mit atrophischer Gastritis handelte es sich um neun Fälle mit kompensierter perniziöser

Anämie. Alle hatten eine histologisch nachgewiesene Atrophie der Magenschleimhaut. Die Blutwerte verhielten sich infolge der vorausgegangenen Vitamin B_{12}-Substitutionsbehandlung normal; ebenso die Serumwerte für Vitamin B_{12}, Folsäure und Eisen. Bei den 18 Patienten mit Magenresektion nach Billroth I und Billroth II und den sieben Patienten mit Gastrektomie waren diese Werte unterschiedlich. Sichere Zeichen einer Eisenmangelanämie hatten zwei BII-Patienten; eine Vitamin B_{12}-Mangelanämie bestand in keinem Fall. Die Operation lag 3 Monate bis 12 Jahre zurück.

Die zum Resorptionstest von uns benutzte Eisendosis betrug weniger als 1 µg mit einer spezifischen Aktivität von 0,5 bis 2,5 µCi ^{59}Fe; die verabreichte Vitamin B_{12}-Menge war konstant 1 µg mit einer ^{58}Co-Radioaktivität von 0,5 µCi. Nach Bestimmung der Ganzkörperradioaktivität erhielten die nüchternen Versuchspersonen diese beiden Substanzen gleichzeitig oral. Die weiteren Messungen erfolgten dann im Abstand von wenigen Tagen so lange bis eine Konstanz der Ganzkörperradioaktivität erreicht war. Aus dem Vergleich der Ganzkörperradioaktivität vor dem Versuch mit der Radioaktivität am Ende des Versuches ließ sich die resorbierte Menge leicht errechnen. Die Resorptionsgröße konnte dabei für beide Substanzen deshalb getrennt ermittelt werden, weil sie sich in ihrem Impulshöhenspektrum wesentlich unterscheiden.

Die Ergebnisse der Untersuchungen zeigen die folgenden Abbildungen:

a) Eisenresorption (Abb. 1). Die Eisenresorption der Normalpersonen betrug im Durchschnitt rund 15% der Testdosis. Dieses Resultat steht in guter Übereinstimmung mit den Ergebnissen anderer Untersucher [5, 6, 7, 12, 16, 17]. Die Patienten mit Gastrektomie hatten ausnahmslos eine stark verminderte Eisenresorption [3]; bei den Perniciosapatienten war die Resorption ebenfalls meist subnormal [1]. Auffallend und von den in der Literatur niedergelegten Erfahrungen [8, 17] abweichend waren unsere Ergebnisse bei den Patienten mit Magen-

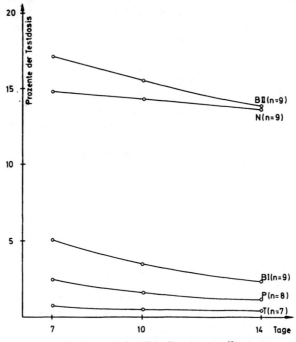

Abb. 1. Durchschnittliche Retention von ^{59}Fe

resektion nach Billroth I. Sie zeigten alle eine stark herabgesetzte Eisenresorption und lagen dabei wesentlich niedriger als die Patienten mit Billroth II, die im Durchschnitt eine normale Eisenresorption hatten. Es ist beabsichtigt, diese Untersuchungen mit anderen Eisendosen noch einmal zu wiederholen.

b) Vitamin B_{12}-Resorption (Abb. 2). Bei den Normalen betrug die Vitamin B_{12}-Resorption im Durchschnitt 60% der Testdosis, ein Ergebnis, das auch von anderen Untersuchern gefunden wurde [4, 5, 7]. Nach der Gastrektomie war die Vitamin B_{12}-Resorption dagegen praktisch erloschen [13, 24, 15]; bei den Perniciosapatienten war in einigen Fällen noch eine geringe Aufnahme von Vitamin B_{12} aus dem Magen-Darmkanal festzustellen. Auch dies waren erwartete Ergebnisse [15]. Bei den nach Billroth I bzw. Billroth II operierten Patienten war die Vita-

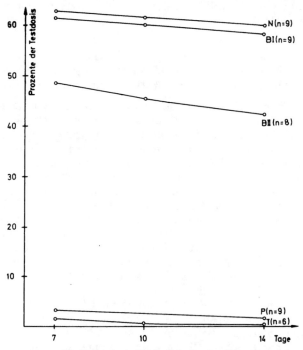

Abb. 2. Durchschnittliche Retention von ^{58}Co

min B_{12}-Resorption in unterschiedlicher Weise gestört und zeigte erhebliche individuelle Unterschiede [13, 14, 15].

Die hier dargestellten Untersuchungsergebnisse sollen an einem Beispiel die Anwendungsmöglichkeit des Body-Counter für die klinische Forschung demonstrieren und auf die Vorzüge dieses Verfahrens hinweisen. Es ist im übrigen nicht nur zur Resorptionsuntersuchung verwendbar, sondern kann auch nach intravenöser Applikation die Exkretion zahlreicher Stoffe quantitativ überprüfen. Voraussetzung für eine Resorptions- oder Exkretionsstudie mit dem genannten Verfahren ist es aber, daß die zu untersuchenden Stoffe in geeigneter Weise radioaktiv markiert werden können. Dies ist neben Eisen und Vitamin B_{12} z. B. auch möglich für Kalium, Jod und Calcium.

Literatur

1. Charlton, R. W., Jacobs, P., Seftel, H., and Bothwell, T. H.: Brit. med. J. 1964 II, 1427. — 2. Flynn, W., u. Hogan, O'dell: Analyt. Chem. 23, 180 (1951). — 3. Franke, H., Häring, R. und Bilgin, J.: Internist 6, 363 (1965). — 4. Heinrich, H. C.: Biochemical basis

of Vitamin B_{12}-Action in therapy. In: Plenary Session Papers International Soc. of Haematology, XII Congress, New York 1968. — 5. Heinrich, H. C.: Nuklearmedizinische Untersuchungen des Vitamin B_{12}-Stoffwechsels und des Eisenhaushalts. In: Aktuelle Gastroenterologie: Verh. 24. Tag. dtsch. Ges. Verdau- u. Stoffwechselkr., Hamburg 1967. Stuttgart: Thieme 1968. — 6. Heinrich, H. C., u. Bartels, H.: Klin. Wschr. 45, 553 (1967). — 7. Heinrich, H. C.: Therapiewoche 51, 2099 (1967). 8. Hines, J. D., Hoffbrand, A. V., and Mollin, D. L.: Amer. J. Med. 43, 555 (1967). — 9. Koeppe, P., u. Schaefer, P.: Dtsch. med. Wschr. 93, 1029 (1968). — 10. Pharmacopeia of the United States of America (USP) XVI, 1960. — 11. Lunn, J. A., Richmond, J., Simpson, J. D., Leask, J. D., and Tothwill, P.: Brit. med. J. 3, 331 (1967). — 12. Pollack, S., Belcerzak, St. P., and Grosby, W. H.: Blood 28, 94 (1966). — 13. Posth, H. E., Pribilla, W., und Faillard, H.: Med. Klin. 57, 789 (1962). — 14. Pribilla, W., u. Posth, H. E.: Schweiz. med. Wschr. 88, 1306 (1958). — 15. Pribilla, W.: Blut 8, 487 (1962). — 16. Price, D. C., Cohn, S. H., Wasserman, L. R., Reizenstein, P. G., and Cronkite, E. P.: Blood 20, 517 (1962). — 17. Reizenstein, P., and Höglund, S.: In: Clinical uses of whole body counting. Proceedings of a Panel, Vienna, 28 June—2 July 1965. International Atomic Energy Agency, Vienna 1966.

FROTZ, H., GHEORGHIU, TH., OETTE, K., WINTERFELD, M. und PHLIPPEN, R. (Med. Univ.-Klinik Köln): **Die Veränderungen des Stuhlfettsäuremusters nach Leinölbelastung und ihr diagnostischer Wert zur Beurteilung der Fettresorption**

Die gestörte Resorption im Intestinaltrakt (Maldigestion und/oder Malabsorption) kann eine oder mehrere Nahrungskomponenten betreffen.

Die Mehrzahl der hierfür in Frage kommenden Erkrankungen geht mit einer gesteigerten Ausscheidung von Fettsäuren und Fetten im Stuhl einher, so daß deren Nachweis ein hohes diagnostisches Gewicht zukommt. Unter Normalkost werden täglich bis etwa 5 g Lipide mit dem Stuhl ausgeschieden, die im wesentlichen aus Glyceriden, freien Fettsäuren und Steroiden bestehen [1].

Zum Nachweis einer vermehrten Lipidausscheidung im Stuhl werden noch häufig unzuverlässige mikroskopische Methoden benutzt. Aussagekräftiger ist die quantitative Bestimmung der Fettsäuren unter Berücksichtigung des Gesamtstuhlgewichtes. Ohne diese ist aber der Wert der Untersuchung erheblich eingeschränkt, da die Fettsäurekonzentration in den Faeces erheblich schwankt. Leider bereitet im Routinebetrieb die Gewichtsbestimmung des Gesamtstuhl erfahrungsgemäß große Schwierigkeiten.

Neben dem Nachweis einer Resorptionsstörung ist für den Kliniker die Kenntnis über den Umfang derselben von Wichtigkeit. Die Messung der prozentualen Resorption unter steigender Belastung könnte hierüber nähere Hinweise geben.

Unsere Absicht war, in einer Versuchsanordnung sowohl die Resorptionsquote als auch die intestinale Fettoleranz annäherungsweise zu erfassen.

Als Indikatorfett wählten wir handelsübliches Leinöl, das zu etwa 60% Linolensäure enthält, die unter unseren Ernährungsbedingungen im Stuhl nur in geringen Mengen vorkommt. Einige wenige Nahrungsfette enthalten diese Fettsäure in Spuren.

Linolensäure wird im menschlichen Organismus nicht synthetisiert und ist außerdem wie alle ungesättigten Fettsäuren gut resorbierbar.

Zur Festlegung der Testbedingungen wurde Leinöl normalen Probanden in steigender Dosierung verabreicht, um die alimentäre Beeinflußbarkeit des Fettsäuremusters im Stuhl zur Beurteilung der Resorptionsquote zu untersuchen (Abb. 1).

Es zeigte sich, daß nach einer Belastung mit 50 g im Vergleich zum Leerwert unter Normalkost keine gesteigerte Linolensäureausscheidung vorhanden war. Die Gabe von 100 g Leinöl führte dagegen in zwei von fünf Fällen zu einem beträchtlichen Verlust von C 18:3 im Stuhl infolge Motilitätsstörungen und damit verbundener Verkürzung der Passagezeit. Auffallend war, daß die gleichzeitig bestimmte Konzentration der Gesamtfettsäuren im Stuhl Normalwerte ergab.

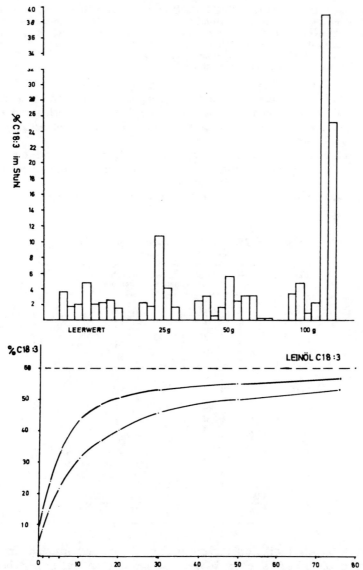

Abb. 1. Oberer Teil: Prozentualer C 18:3-Gehalt (bezogen auf die Summe aus C 16:0, C 18-:0, C 18:1, C 18:2, C 18:3) bei steigender Leinöldosis. Unterer Teil: Ordinate: Prozentualer C 18:3-Gehalt. Abszisse: Indikatorfettsäuren im Stuhl in Prozent der applizierten Dosis

Durchführung des Testes

Wir wählten für die weiteren Untersuchungen eine Leinöldosis von 50 g, die reaktionslos toleriert wurde. Sie stellt gleichzeitig etwa die Fettbelastung durch eine Hauptmahlzeit dar. Das Öl wurde unter Beigabe von Quark und Früchten als Mixgetränk mit dem Frühstück gegeben. Für eine kräftige Markierung des Stuhls reichten 1 g Karminrot aus, das, verteilt in zwei Oblatenkapseln etwa 10 min vor und mit der Fettkost verabreicht wurde. Nach Kontrolle der Passagezeit entnahmen wir dem Stuhl mehrere aliquote Proben (ca. 3 bis 5 g) aus den rotgefärbten Partien zur weiteren Aufarbeitung.

Die Fettsäuren wurden im Gesamtstuhl nach van de Kamer [2] isoliert und mit Diazomethan verestert. Die Methylester analysierten wir gaschromatographisch bei 150 °C unter Verwendung einer EGS-Säule und eines Flammenionisationsdetektors (Gerät der Fa. Packard, Frankfurt [3]). Die Berechnung erfolgte in Prozent der C 18:3 Fettsäure (Linolensäure) bezogen auf die Summe von C 18:3, C 18:2, C 18:1, C 18:0 und C 16:0. Hiermit werden 85 bis 90% der Gesamtstuhlfettsäuren und sämtliche im Leinöl vorkommenden Fettsäuren erfaßt. Wir verzichteten auf die genaue quantitative Analyse aller, auch der in Spuren vorkommenden Fettsäuren, da der hiermit verbundene zeitliche Mehraufwand die Aussagekraft dieses informativen Testes nicht verbessert hätte. Doppelbestimmungen zeigten eine gute Reproduzierbarkeit der Aufbereitungsmethode.

Die unter Normalkost gaschromatographisch nachweisbare C 18:3 Fettsäure besteht wahrscheinlich nur zu einem sehr geringen Teil aus Linolensäure, in den gefundenen Werten können von Bakterien synthetisierte Fettsäuren mit ähnlichen Retentionszeiten wie Linolensäure eingehen. Eine Störung des Testes erfolgt hierdurch aber nicht.

Als Voraussetzung für die Beziehung zwischen Resorption und dem relativen C 18:3-Gehalt des Stuhlfett und zur Beurteilung der Empfindlichkeit dieser Untersuchungsmethode gilt als Voraussetzung:

1. Das Gewicht der nicht aus der Nahrung stammenden Stuhlfettsäuren beträgt 2 bis 5 g pro die.

Tabelle. *C 18:3-Gehalt von Stuhlproben in Prozent der Gesamtfettsäuren*

Unter Normalkost	Nach 50 g Leinöl a. Normalpersonen	b. nach cytostat. Therapie
1,3%	Spur	1,4%
1,5%	Spur	3,3%
1,7%	0,5%	5,9%
2,0%	1,7%	6,1%
2,1%	1,9%	9,5%
2,6%	2,0%	
3,6%	2,3%	
4,7%	2,4%	
	2,6%	
	3,0%	
	3,0%	
	4,0%	
	5,7%	
	(15,0%)	
n = 8	n = 14	n = 5
$\bar{x}$ = 2,4	$\bar{x}$ = 2,3	$\bar{x}$ = 5,2
$S_{\bar{x}}$ = 1,09	$S_{\bar{x}}$ = 1,18	$S_{\bar{x}}$ = 3,07
V_k = 45,4%	V_k = 51,6%	V_k = 52,8%

2. C 18:3 ist als Indikatorfett verwendbar, da unter normalen Ernährungsbedingungen Linolensäure (oder R_t-Wert gleiche Fettsäuren) nur höchstens 5% der Gesamtstuhl-Fettsäuren ausmachen.

3. Die Resorption der Linolensäure entspricht der der anderen Fettsäuren.

4. Das verwendete Leinöl enthält etwa 60% Linolensäure.

Wir erfüllten in unseren Versuchsanordnungen diese Voraussetzungen, so daß man die Empfindlichkeit des Testes aus der Abb. 1 unterer Teil erkennen kann. Für die klinische Anwendung empfiehlt sich insbesondere bei großen Stuhlmengen, 1 bis 2 Tage vor der Leinölbelastung eine fettarme Kostperiode voranzuschicken.

Der Kurvenverlauf zeigt die hohe Empfindlichkeit im Grenzbereich zwischen normaler und pathologischer Resorption, d. h. das Auftreten selbst kleiner Mengen von Leinölfettsäuren im Stuhl führt zu einem erheblichen Anstieg seines relativen Linolensäuregehaltes. Im oberen Bereich der Kurve sind die Unterschiede nur noch gering, da sich das Stuhlfettsäuremuster dem Leinölmuster allmählich näherungsweise angleicht.

Der mit der beschriebenen Testmethode bisher im Stuhl normaler Versuchspersonen gemessene Gehalt an C 18:3 lag meist unter 3% der Gesamtfettsäuren (Tabelle 1).

Bei fünf Patienten wurde C 18:3 nach länger durchgeführter cytostatischer Therapie gemessen, wobei die hier gefundenen Ergebnisse deutlich über denen des Normalkollektivs lagen. Wir möchten hieraus eine gestörte Resorption des Indikatorfettes diskutieren, da bekannt ist, daß die Keimzonen des Darmepithels bei cytostatischer Behandlung geschädigt werden, so daß es zu einer Zottenverkürzung kommen kann.

Hochpathologische Befunde ergaben sich bei einer Patientin, bei der durch eine vorangegangene Operation eine erhebliche Reduzierung der Darmoberfläche erfolgt war. Der C 18:3-Anteil wurde mit 47% gemessen.

Die arbeitstechnisch verhältnismäßig rasche Durchführung und eine hinreichende Genauigkeit bei der Beurteilung der Resorption eines Indikatorfettes werden uns veranlassen, die Anwendungsmöglichkeit dieser methodischen Studie bei Verdacht auf Störungen der Pankreas- oder Dünndarmfunktion weiter zu prüfen.

Literatur

1. Böhle, E., u. Starck, E.: Untersuchungen über die fekale Lipid-Exkretion beim Menschen. Fettstoffwechsel, Heft 1. Lochham bei München: Pallas Verlag 1966. — 2. Kamer, J. H. van de, Bokkel-Huinink, H. ten, and Weijers, H. A.: J. biol. Chem. 177, 347 (1949). — 3. Eberhagen, D., u. Zöllner, N.: Untersuchungen und Bestimmung der Lipoide im Blut, 1. Auflage. Berlin-Heidelberg-New York: Springer 1965.

GLAUBITT, D., ULRICH, I. und LOZANO-TONKIN, C. (I. Med. Univ.-Klinik Hamburg-Eppendorf): **Intestinale Resorptionsstörungen bei exsudativer Enteropathie**

Bei dem polyätiologischen Syndrom (Martini u. Mitarb., 1963) der exsudativen Enteropathie ist der pathologisch gesteigerte Proteinverlust in den Magen-Darmkanal von entscheidender Bedeutung. Das Syndrom ist klinisch vor allem durch Ödeme, unter Umständen Ascites, und biochemisch in erster Linie durch die Hypoproteinämie gekennzeichnet. Auch eine Steatorrhoe kann auftreten, die auf einer unzureichenden Fettverdauung, einem erhöhten Fettverlust infolge der vermehrten gastrointestinalen Eiweißausscheidung, aber auch auf einer verminderten Fettresorption beruhen kann.

Da bei der exsudativen Enteropathie der intestinalen Resorption im Vergleich zur gastrointestinalen Ausscheidung von Stoffen bisher geringe Beachtung geschenkt wurde, prüften wir die intestinale Resorption bei der symptomatischen, lymphangiektatischen und idiopathischen Form (s. Glaubitt, 1967) des Syndroms.

Methodik

Wir untersuchten einen 46jährigen Patienten mit Antikörpermangelsyndrom, einen 68jährigen Patienten mit Dünndarmdivertikulose, eine 61jährige Patientin mit Whipplescher Krankheit, außerdem je einen 53jährigen und 36jährigen Kranken mit der lymphangiektatischen Form des Syndroms sowie eine 60jährige Patientin mit der idiopathischen Form. Alle Kranken wiesen eine Hypoproteinämie auf. Die z. Z. der Untersuchungen übliche Therapie mit diuretisch wirksamen Mitteln, vor allem Furosemid (Lasix und intravenösen Injektionen von Humanalbumin wurde vom Vortage bis zum Abschluß der einzelnen Tests unterbrochen. Wir führten den D-Xylosetest mit oraler Verabreichung von 5 g D-Xylose und Messung der Pentoseausscheidung in 5 Std-Urin (nach Roe u. Rice, 1948; s. Richterich, 1965) durch, ferner den Isosorbittest mit oraler Gabe von 5 g Isosorbit (E. Merck AG, Darmstadt) und polarimetrischer Bestimmung der optischen Drehung des 5 Std-Urins (s. Sickinger, 1968) sowie den ^{57}Co-Vitamin B_{12}-Urinexkretionstest (s. Schilling, 1953, 1954). Wir bestimmten außerdem die Fettmenge im Stuhl (nach van de Kamer u. Mitarb., 1949; van de Kamer, 1958).

Ergebnisse

Bei dem Patienten mit Dünndarmdivertikulose, der Patientin mit Whipplescher Krankheit und einem Patienten mit der lymphangiektatischen Form führt die Behandlung nach etwa einem Jahr zu einem normalen Resultat des D-Xylosetests (Abb. 1). Bemerkenswert ist das den Normalbereich überschreitende Ergebnis unter der Therapie bei einem weiteren Kranken mit der lymphangiektatischen Form. Die Behandlung beeinflußt jedoch nicht das pathologische Resultat des

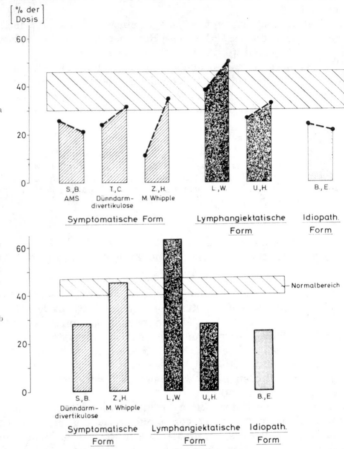

Abb. 1. a D-Xylosetest bei exsudativer Enteropathie. AMS = Antikörpermangelsyndrom. b Isosorbittest bei exsudativer Enteropathie

Tests bei dem Patienten mit Antikörper-Mangelsyndrom und der Patientin mit der idiopathischen Form. Der Isosorbittest fällt pathologisch aus bei dem Patienten mit Dünndarmdivertikulose, einem Patienten mit der lymphangiektatischen Form und der Patientin mit der idiopathischen Form. Bei dem bereits erwähnten weiteren Patienten mit der lymphangiektatischen Form liegt das Ergebnis oberhalb der Normalwerte. Der ^{57}Co-Vitamin B_{12}-Urinexkretionstest ohne wie auch mit Intrinsic factor-Konzentrat weist bei sämtlichen Kranken ein pathologisches Resultat auf (Abb. 2). Die Fettmenge im Stuhl an 3 aufeinanderfolgenden Tagen ist bei den drei Kranken mit der symptomatischen Form und den zwei Patienten mit der lymphangiektatischen Form der exsudativen Enteropathie pathologisch erhöht.

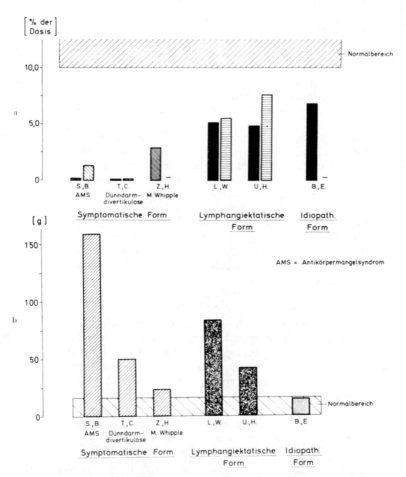

Abb. 2. a ⁵⁷Co-Vitamin B₁₂-Urinexkretionstest bei exsudativer Enteropathie. Linke Säulen: Test ohne Intrinsic-factor-Konzentrat. Rechte Säulen: Test mit Intrinsic-factor-Konzentrat. b Fettmenge im Stuhl (an 3 aufeinan-derfolgenden Tagen) bei exsudativer Enteropathie. AMS = Antikörpermangelsyndrom

Diskussion

Diese Befunde veranschaulichen, daß alle drei Formen der exsudativen Enteropathie mit schweren Störungen der intestinalen Resorption einhergehen können.

Vor der Behandlung fällt der D-Xylosetest bei 5 der 6 Kranken pathologisch aus, unter der Behandlung nur noch bei 2 Kranken. Das Ergebnis des Isosorbit-tests spricht bei 3 Kranken für eine Verminderung der intestinalen Resorption dieser Pentose, dagegen bei einem Kranken mit der lymphangiektatischen Form — entsprechend dem Resultat des D-Xylosetest beim gleichen Patienten — für eine Steigerung; der Mechanismus, durch den diese Befunde zustandekommen, ist unklar.

Das Ergebnis des ⁵⁷Co-Vitamin B₁₂-Urinexkretionstests weist bei allen Kranken auf·eine schwere Beeinträchtigung der intestinalen Vitamin B₁₂-Resorption hin, am stärksten bei den Kranken mit der symptomatischen Form der exsudativen Enteropathie. Die Wiederholung des Tests mit gleichzeitiger Gabe von Intrinsic-factor-Konzentrat führt bei dem Patienten mit Antikörper-Mangelsyndrom und einem Patienten mit der lymphangiektatischen Form, nicht aber bei den übrigen untersuchten Kranken zu einer deutlichen Besserung des Befundes. Demnach ist im Vergleich zu den Veränderungen der Dünndarmschleimhaut bei der exsudativen Enteropathie ein Mangel an Intrinsic factor für das Zustandekommen der pathologischen Resultate des ^{57}Co-Vitamin B_{12}-Urinexkretionstests von untergeordneter Bedeutung. Eindrucksvoll ist die erhöhte Fettmenge im Stuhl bei 5 der 6 Kranken, die zumindest teilweise auf eine Resorptionsstörung zurückzuführen sein könnte. Für eine Pankreaserkrankung ergibt sich klinisch und biochemisch kein Anhalt.

Die eigenen Ergebnisse bei Kranken mit exsudativer Enteropathie sprechen demnach für eine Einschränkung der intestinalen Resorption von Kohlenhydraten (D-Xylose und Isosorbit), und besonders eindrucksvoll von Vitamin B_{12}, möglicherweise auch von Fetten. Schon früher ergaben sich Hinweise auf eine Abnahme der intestinalen Calciumresorption bei der exsudativen Enteropathie (Glaubit, 1968).

Bei der exsudativen Enteropathie ist daher neben der vermehrten Ausscheidung von Substanzen in den Magen-Darmkanal auch die pathophysiologisch gleichfalls wichtige Behinderung des Stoffdurchtritts vom Magen-Darmkanal in das Blut oder die Lymphe zu berücksichtigen. Aus diesem Grunde sollte man bei diesem Syndrom in jedem Fall die intestinale Resorption untersuchen, um Störungen rasch behandeln zu können.

Zusammenfassung

Kranke mit der symptomatischen, lymphangiektatischen und idiopathischen Form der exsudativen Enteropathie können eine starke Einschränkung der intestinalen ^{57}Co-Vitamin B_{12}-Resorption, einen pathologischen Ausfall des D-Xylosetests und des Isosorbittests sowie eine pathologische Steigerung der Fettmenge im Stuhl zeigen. Bei dem Syndrom sollte man daher stets die intestinale Resorption prüfen.

Literatur

Glaubitt, D.: Dtsch. med. Wschr. 92, 1373 (1967); — In: Bartelheimer, H., u. Heisig, N.: Aktuelle Gastroenterologie, S. 279. Stuttgart: Thieme 1968. — Martini, G. A., Dölle, W., Petersen, F., Treske, U. und Strohmeyer, G.: Internist 4, 197 (1963). — Richterich, R.: Klinische Chemie. Theorie und Praxis, S. 189, 310, 311. Frankfurt a. M.: Akademische Verlagsgesellschaft 1965. — Roe, J. H., and Rice, I. W.: J. biol. Chem. 173, 507 (1948). — Schilling, R. F.: J. Lab. clin. Med. 42, 860 (1953); — Fed. Proc. 13, 769 (1954). — Sickinger, K.: In: Bartelheimer, H., u. Heisig, N.: Aktuelle Gastroenterologie, S. 325. Stuttgart: Thieme 1968. — Van de Kamer, J. H.: In: Standard methods of clinical chemistry, Bd. 2, S. 34. New York 1958. — Van de Kamer, J. H., Bokkel Huinink, H. ten, and Weiyers, H. A.: J. biol. Chem. 177, 347 (1949).

HEMMATI, A. (Köln): **Der Resorptionsort von Fett im Intestinaltrakt· Untersuchungen mit einer ferngesteuerten Kapsel und J^{131}-markiertem Fett**

Die Steatorrhoe, eine verminderte Verwertung des zugeführten Nahrungsfetts kann von einer mangelhaften digestiven oder resorptiven Funktion im Intestinalkanal herrühren. Das bedeutet, daß das Fehlen von Magen-, Pankreas- oder Dünndarmfermenten sowie die mangelnde Fett-Galle-Emulsion und die operative bzw. andersgeartete funktionelle Ausscheidung der Resorptionsorgane das gleiche klinische Bild hervorrufen können. Dies ist hauptsächlich auf zwei Faktoren zurückzuführen: 1. der größte Teil der Digestion findet auf bzw. in der Dünndarmschleimhaut, also am Resorptionsort statt, und 2. 12 bis 18% des applizierten Fettes wird ungespalten, d. h. nur mit Galle emulgiert vom Dünndarm resorbiert [4].

Es gibt aber einzelne Abschnitte des Magen-Darmkanals, deren Ausschaltung fast regelmäßig eine Steatorrhoe zur Folge hat. Zur Ermittlung des bevorzugten

»zw. ausschließlichen Resorptionsortes von Fett, sind neben genauer Registrierung
von Ausfällen nach Resektionen am Magen und vor allem am Dünndarm, andere
Methoden entwickelt worden.

Durch die Miller-Abbott-Sonde [1] läßt sich feststellen, welche Menge der
durch den ersten Schlauch proximal applizierten Substanz in dem distal durch den
zweiten Schlauch abgegrenzten Darmabschnitt resorbiert worden ist. Die
Dünndarmintubation durch mehrlumige
Schläuche läßt diese Methode noch weiter
verfeinern, d. h. einzelne Faktoren oder
Abschnitte genauer ausschalten, wie dies
mit der von Chey u. a. entwickelten
Sonde möglich ist [5].

Die Prüfung der Fettresorption erfolgt
im allgemeinen als Bilanzuntersuchung.
Die bekannte zugeführte Fettmenge wird
mit der im Stuhl ausgeschiedenen oder
im Serum aufgenommenen verglichen
[3]. Letzteres erfolgt chemisch, densito-
metrisch [7] oder durch Chylomikronen-
zählung [6]. Eine radioaktive Markierung
des Fettes mit J^{131}, C^{14} oder H^3 ermöglicht eine weitaus präzisere Bilanzuntersuchung. Zur Bestimmung des bevorzugten Resorptionsortes vom Fett haben
Blankenhorn [2] und Borgström [4] die
Applikation des radioaktiv markierten
Fettes per Dünndarmintubation vorgenommen und hierdurch einen besseren
Einblick in die Resorptionsvorgänge ermöglicht.

Bei den nun folgenden Untersuchungen wurde ein J^{131} radioaktiv markiertes
Ölgemisch mittels einer ferngesteuerten
Darmkapsel verabreicht. Die Kapsel [10]
besteht aus einer äußeren Hülle (Abb. 1)
aus Plexiglas und hat eine Länge von
23 und einen Durchmesser von 8 mm.
An einem Ende wird sie mit einer Kappe
verschlossen, am anderen Ende sind zwei
kleine Öffnungen angebracht.

Durch die Kapsel zieht eine Längsachse, die in der Mitte einen Einschnitt aufweist, in den eine sog. Schmelzpastille ein-
paßt. Die Pastille besteht aus Woodschem

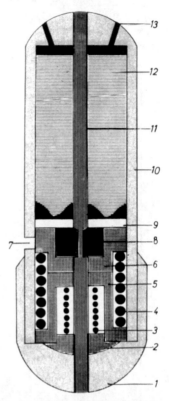

Abb. 1. Längsschnitt durch die Darmkapsel nach
Füllung und Abdichtung in Ausgangsstellung. 1. Ver-
schlußkappe aus Plexiglas, 2. Messingschraube, 3. und
4. kleine und große Spiralfedern, 5. und 6. zwei Mes-
singhüllen, 7. seitliche Öffnung zum Druckausgleich
bei der Öffnung der Kapsel, 8. Schmelzpastille aus
Cerrolow, 9. Tefflonplatte, 10. äußere Hülle aus Plexiglas, 11. Achse aus V_2A-Stahl, 12. Füllsubstanz, 13.
Austrittsöffnung. Schwarze Flächen: Abdichtungsma-
terial Celloseal. Nach Erwärmung schmilzt die Pastille
(8.) ein und setzt die Federn (3. und 4.) frei, die die
Tefflonplatte nach oben schieben und die Füllsubstanz (12.) aus der Öffnung (13.) heraustreten lassen

Metall und schmilzt bei 47°C. Durch sie werden zwei Federn in gespanntem Zustand
festgehalten. Der Federraum wird durch eine Tefflonplatte von dem sog. Nutzraum
getrennt. Bringt man nun diese Kapsel in ein Hochfrequenzfeld von 3 KW und
1,5 MHZ, so werden alle metallischen Teile warm. Die Pastille schmilzt bei 47°C
und läßt die beiden Federn frei, die dann die Tefflonplatte nach vorne schieben.
Füllt man den Nutzraum der Kapsel mit einer Prüfsubstanz, appliziert man sie
einer Versuchsperson und wartet man am Röntgenschirm einen beliebigen Darmabschnitt ab, so gelangt die Substanz nach dem Aufgehen der Federn durch die
kleinen Öffnungen ins Darmlumen.

In den 0,3 ml fassenden Nutzraum der Kapsel wurde das erwähnte J¹³¹-markierte Oliven-Erdnußölgemisch mit einer konstanten Aktivität von 50 µC eingebracht.

50 magen- und darmgesunde Versuchspersonen erhielten je eine mit Prüfsubstanz gefüllte Kapsel im Verlauf eines normal zusammengesetzten Frühstücks, d. h. zur direkten Applikation im Jejunum bzw. Ileum. Aus der gleichen Gruppe bekamen noch zusätzlich 15 eine Kapsel zur Öffnung im Magen und 10 eine zur direkten Applikation im Coecum bzw. Colon ascendens. Zwischen zwei Versuchen wurde ein Intervall von mindestens 8 Tagen eingeschoben. Vor jedem Versuch fand eine Thyreoideablockade statt.

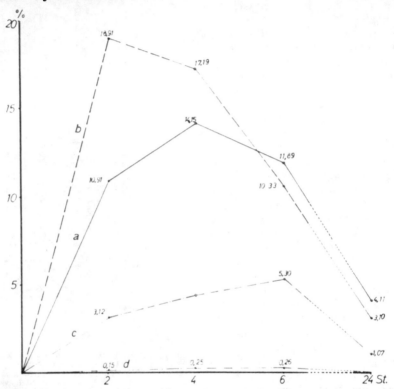

Abb. 2. Durchschnittliche Radioaktivitätswerte im gesamten zirkulierenden Blut 2, 4, 6 und 24 Std nach Applikation von J¹³¹-Triolein (Erdnuß-Olivenölgemisch) im Magen (a), Jejunum (b), Ileum (c) und Coecum bzw. Colon ascendens (d) mittels der ferngesteuerten Darmkapsel

Die Passage der Kapsel wurde röntgenologisch beobachtet. Nach Erreichung des gewünschten Abschnittes wurde der Patient in das Hochfrequenzfeld gestellt. Nach einer Einschaltdauer von 1 bis 3 min erfolgte die Öffnung der Kapsel, die röntgenologisch kontrolliert wurde.

Die Konzentration der Radioaktivität von J¹³¹ wurde in 5 ml Venenblut des Probanden, das 2, 4, 6, und 24 Std nach der Öffnung der Kapsel entnommen worden war, bestimmt, auf das gesamte zirkulierende Blut umgerechnet und in Relation zur verabreichten Menge gesetzt. Die Werte sind graphisch (Abb. 2) dargestellt. Durch den Vergleich der vier Resorptionswerte nach Applikation des markierten Fettes im Magen (a), Jejunum (b), Ileum (c) und Coecum (d) kann der bevorzugte bzw. ausschließliche Resprotionswert ermittelt werden. Während die Resorptionsergebnisse nach einer Kapselöffnung im Magen denen einer oralen

Zufuhr entsprechen (14,15 bis 3,10%), sind sie nach einer Verabreichung im Jejunum bedeutend höher als die Vergleichswerte nach ilealer Applikation. Das bestätigt die Befunde von Borgström, nach denen die oberen 100 cm des Dünndarms als Hauptresorptionsort des Fettes anzusehen sind [4].

Außerdem ist der Maximalwert nach Applikation der Prüfsubstanz im Jejunum (18,91%) schon nach 2 Std erreicht, während der Höhepunkt der Fettresorption sonst nach 3 bis 4 Std zu erwarten ist. Dies ist auf die unmittelbare Verabreichung der Substanz an das Resorptionsorgan, d. h. Jejunum, zurückzuführen, zumal sie in einen vorbereiteten Chymus gelangt [4].

Die Resorptionswerte im Ileum (5,30 bis 1,07%) sind nur bedingt zu verwerten, da ein Teil des radioaktiven Jods durch vielschichtige Vorgänge aus dem Molekülverband herausgelöst und als anorganische Verbindung resorbiert werden kann.

Die minimalen Resorptionswerte nach Verabreichung im Coecum bzw. Colon asdendens (0,26 bis 0%) sind ebenfalls in diesem Sinne zu verstehen.

Der Vorteil der Applikation mittels einer ferngesteuerten Darmkapsel besteht u. a. darin, daß hierbei weitgehend physiologische Verhältnisse erhalten bleiben und keine Belästigung der Versuchsperson und die daraus folgende vegetative Beeinträchtigung des Dünndarms hervorgerufen wird, wie sie bei einer Intubation mit 3 bis 5 m langen Schläuchen der Fall ist. Dadurch kann auch eine relativ hohe Anzahl von Versuchspersonen zur Untersuchung herangezogen und eine bessere Aussagekraft erreicht werden. Die Strahlenbelastung kann auf ein Mindestmaß reduziert werden [8]. Mit der ferngesteuerten Kapsel konnten bislang derartige Untersuchungen für Proteine, Eisen und Vitamin B_{12} durchgeführt werden [9, 10].

Literatur

1. Abbott, W. O., and Miller, T. G.: J. Amer. med. Ass. 106, 16 (1936). — 2. Blankenhorn, D. J., Hirsch, J., Ahrens Jr., E. H. and,: Proc. Soc. exp. Biol. (N.Y.) 88, 356 (1955). — 3. Bonnet, G. D., and Hightower Jr., N. C.: J. Lab. clin. Med. 54, 802 (1961). — 4. Borgström, B.: Gastroenterology 43, 216 (1962). — 5. Chey, W. Y., Shay, H., and O'Leary, D. K.: Gastroenterology 45, 196 (1963). — 6. Frazer, A. C., and Stewart, H. C.: J. Physiol. (Lond.) 95, 21 (1939). — 7. Gabriel, J. B., Vorsanger, E., Beer, D. T., and Sass, M.: Amer. J. clin. Path. 39, 456 (1963). — 8. Hemmati, A., u. Werner, H.: Z. ges. exp. Med. 139, 608 (1965). — 9. Hemmati, A.: In: Hoffmann-Scheer, Radioisotope in der Lokalisationsdiagnostik, S. 535. Stuttgart: F. K. Schattauer 1967. — 10. Hemmati, A.: Dtsch. med. Wschr. 93, 1468 (1968).

NÄGELE, E. (Röntgenabt. d. Med. Kliniken u. Polikliniken d. Univ. Gießen):
Röntgenbefunde beim Carcinoid- und beim Zollinger-Ellison-Syndrom*

Ich bespreche die im Röntgenbild des Magen-Darmkanals bei Patienten mit Carcinoid- und mit Zollinger-Ellison-Syndrom erkennbaren Veränderungen gemeinsam, da einmal ähnliche funktionelle Veränderungen bei beiden Syndromen nachweisbar sind, zum andern aber auch, weil auch sonst manche Parallelen zwischen den beiden Erkrankungen bestehen.

I. Carcinoidsyndrom

Was sehen wir nun im Röntgenbild beim Carcinoidsyndrom? Es sind dies vor allem Veränderungen am Dünndarm, und zwar besonders solche der Motilität. Wir erkennen eine Engerstellung des Dünndarmrohres mit Neigung zu Streckenkontraktionen und Segmentationen des Darmes und zugleich eine deutlich verstärkte Peristaltik. In einem Falle konnten wir vier kleine Divertikel im terminalen Ileum darstellen (Abb. 1), ein ganz ungewöhnlicher und seltener Befund. Wir können es aber verstehen, daß bei der verstärkten Peristaltik Divertikel besonders

---

* Ich danke den Herren Professoren Creutzfeldt, Dengler, Reindell und Sielaff für die Überlassung von Röntgenaufnahmen.

deutlich zur Darstellung kommen, denn es ist längst bekannt, daß durch peristaltikfördernde Medikamente, z. B. durch Paspertin, Divertikel im Duodenum oder im Jejunum besonders gut erfaßt werden. Als Folge dieser gesteigerten Motilität

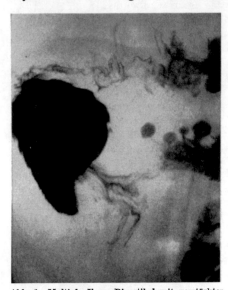

kommt es zu einer beschleunigten Dünn- und Dickdarmpassage mit Neigung zu Durchfällen, so daß bei einer oralen Breipassage bereits nach 30 min größere Abschnitte des Dickdarmes gefüllt sein können. Eine Sekretvermehrung im Magen oder Magenulcera haben wir nicht beobachtet.

Diese funktionellen Dünndarmveränderungen und besonders die damit verbundene schnelle Dünndarmpassage sind neben der Kleinheit der Primärtumoren der Grund dafür, daß es nur selten gelingt, die Dünndarmcarcinoide selbst röntgenologisch zu erfassen.

So bleiben intra vitam röntgenologisch nachgewiesene Carcinoide des Magen-Darmkanals relative Seltenheiten und meist Zufallsbefunde. Um so mehr freue ich mich, daß ich Ihnen heute einige Röntgenbilder von Carcinoiden zeigen kann. In einem Fall handelt es sich um ein Carcinoid des Coecum mit einem 2 cm großen,

Abb. 1. Multiple Ileum-Divertikel mit verstärkter Dünndarmperistaltik und beschleunigter Darmpassage bei metastasierendem Dünndarmcarcinoid

ovalen Füllungsdefekt, im anderen Fall um eine relativ seltene Lokalisation im Bulbus duodeni. Die Diagnose kann selbstverständlich nicht allein aus dem Röntgenbild, sondern nur im Zusammenhang mit der Vorgeschichte und anderen Befunden gestellt werden.

II. Zollinger-Ellison-Syndrom

Welche Röntgenbefunde sehen wir aber beim Zollinger-Ellison-Syndrom?

Im Gegensatz zum Carcinoidsyndrom besteht regelmäßig ein stark vermehrter Nüchternsekretgehalt des Magens. Ein weiterer Unterschied zum Carcinoid-

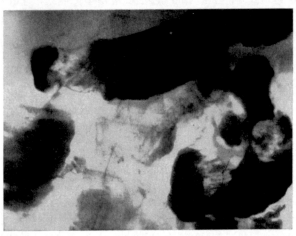

Abb. 2. Schwerste Duodenitis und Jejunitis mit zwei Ulcera duodeni und einen Ulcus jejuni bei Zollinger-Ellison-Syndrom

syndrom ist die Weite des Duodenal- und Dünndarmrohres. Während beim Carcinoid die Darmlichtung enggestellt ist, ist sie beim Zollinger-Ellison-Syndrom eher erweitert. Man erkennt als Ausdruck der regelmäßig vorhandenen schweren Duodenitis, Jejunitis und Ileitis entzündlich verbreiterte Kerckringsche Falten. — Gemeinsam ist beiden Syndromen lediglich die verstärkte Peristaltik, die beschleunigte Darmpassage und die damit verbundenen Leibschmerzen und Durchfälle.

Ganz besonders wichtig sind aber die beim Zollinger-Ellison-Syndrom nachweisbaren Ulcerationen. Wir hatten das Glück, einen ganz ausgeprägten Fall zu beobachten. Wir konnten bei dieser Patientin zwei Ulcera im Duodenum und eines im oberen Jejunum nachweisen. Alle Ulcera waren atypisch. Sie zeichneten sich durch eine besondere Größe, durch ihre Pilzform, besonders aber durch ihre atypische Lokalisation aus (Abb. 2). Diese atypischen Ulcerationen haben es in diesem Falle ermöglicht, schon präoperativ die Diagnose Zollinger-Ellison-Syndrom zu stellen. — Selbstverständlich sind die zugrunde liegenden Inselzelladenome in günstig gelagerten Fällen auch arteriographisch nachweisbar.

Zusammenfassung

Bei beiden Syndromen haben wir ausgeprägte, vorwiegend funktionelle Dünndarmveränderungen im Röntgenbild festgestellt. Diese Abweichungen sind unspezifisch. — Wenn wir aber neben den funktionellen noch konstant nachweisbare Füllungsdefekte oder atypische Ulcera im Röntgenbild erkennen, kann der Röntgenbefund eine große diagnostische Hilfe sein. — Bei beiden Syndromen können sowohl die Primärtumoren als auch evtl. vorhandene Metastasen auch arteriographisch von der Arteria coeliaca bzw. von der Arteria mesenterica cranialis aus nachgewiesen werden, sofern die Tumoren mindestens 10 mm groß sind.

Aussprache

Herr GHEORGHIU (Köln):

Zu Herrn DEMLING: Der Anteil der Darmbakterien (und Epithelzellen) an Fettsäuren, die im Gaschromatogramm den Bereich von C 18:3 überschneiden, übertrifft nicht 2 bis 4%.

Herr BURCK (Tübingen):

Zu Herrn RIECKEN: Daß den gastrointestinalen Störungen bei chronischer Urämie endlich ein morphologisches Substrat im Bereiche des Dünndarms zur Seite gestellt wird, ist zu begrüßen. Können Sie aus der Dauer der Urämie bei Ihren Patienten ableiten, wie lange eine Urämie bestehen muß, damit es zu diesen morphologischen Veränderungen kommt? — Hält man an der Begriffsdefinition von „Atrophie" und „Hypertrophie" fest, dann charakterisiert Atrophie die Situation „einer Reduktion an Masse". Auf Grund der von Ihnen demostrierten Abnahme des Quotienten Zottenhöhe/Mucosastärke hätte ich gerade aber den entgegengesetzten Schluß erwartet, daß nämlich der Begriff „Zottenatrophie" den krankhaften Befund typisch kennzeichnet und gerade nicht, daß man diesen Begriff fallen lassen sollte.

RIETHMÜLLER, G., RIETHMÜLLER, D. (Med. Univ.-Klinik Tübingen) und STEIN, H. (Max-Planck-Institut für Biologie, Tübingen): **Untersuchungen zum Mechanismus der Antikörper-induzierten Transformation von Lymphocyten**

Die in vitro-Transformation von kleinen Lymphocyten zu Blasten gilt als funktionelles Kriterium für immunkompetente Zellen. Die Unspezifität dieser Reaktion in vitro, — die Transformation kann von chemisch und physikalisch sehr verschiedenen Stimuli ausgelöst werden —, kontrastiert zu der für eine Immunreaktion in vivo typischen Spezifität.

In vivo stellt eine Subpopulation kleiner Lymphocyten die besonders langlebige Form einer kernhaltigen Zelle dar, die bei der Inaktivität ihres Chromatins
einer strikten Wachstumskontrolle unterliegt [1]. Erst auf einen immunogenen
Reiz hin, der nach heutiger Auffassung einer Antigen-Antikörperreaktion auf der

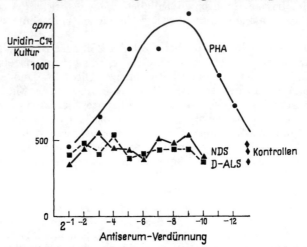

Abb. 1. Dosiseffektkurve der Stimulation von Mauslymphknotenzellen durch Phytohämagglutinin (PHA) und
Enten-Anti-Maus-Lymphocytenserum (DALS). Abszisse: Antiserum bzw. PHA-Verdünnung. Ordinate: Uridin-C14-
Inkorporation nach 18 Std Kultuvierung von 2,2 × 10⁶ Zellen. Uridininkorporation während einer Std. Normales
Entenserum (NDS)

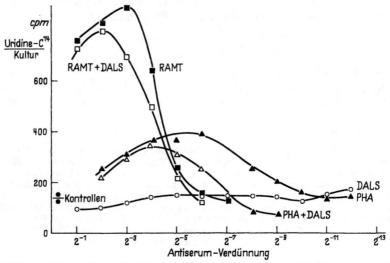

Abb. 2. Effekt von Enten-ALS (DALS) 1:10 auf nachfolgende Stimulation von Mauslymphknotenzellen durch
Phytohämagglutinin (PHA) und Kaninchen-ALS (RAMT). Abszisse: Antiserumverdünnung. Ordinate: Uridin-C14-
Inkorporation nach 18 Std Kultivierung von 2,2 × 10⁶ Zellen. Uridininkorporation während einer Std

Lymphocytenoberfläche entspricht [2], entwickelt sich die Zelle zu einer blastoiden
Form, die dann in den Mitosecyclus eintritt.

Um den Mechanismus der durch eine Antigen-Antikörperreaktion ausgelösten
Proliferation in vitro zu studieren, bietet sich die Transformation, die durch
Antikörper auslösbar und quantitativ der durch Phytohämagglutinin induzierten
Transformation vergleichbar ist, an. Als transformierende Antikörper haben sich
folgende Arten von Antikörper erwiesen: 1. Antikörper gegen Lymphocyten,

2. homologe und heterologe Antikörper gegen Immunglobulindeterminanten,
3. Antikörper-Antigenkomplexe ohne direkten Bezug zu den zu transformierenden Lymphocyten [3, 4, 5]. Wir haben uns besonders mit der Transformation durch Antilymphocytenglobuline beschäftigt. In Versuchen mit univalenten und bivalenten Antikörperfragmenten, die durch Pepsinverdauung von Antilymphocytenglobulinen gewonnen wurden, ließ sich zeigen, daß nur komplette und bivalente Antikörper eine Transformation auslösen können [6, 7]. Da bivalente Antikörperfragmente [F(ab')2] noch Zellen zu agglutinieren vermögen, schlossen wir darauf, daß ein durch Antikörper bewirkter enger Zell-Zellkontakt eine hinreichende Bedingung für die Auslösung der Transformation von lymphoiden Zellen ist. Diese Hypothese ließ sich jedoch auf Grund von Versuchen mit Enten-Anti-Mauslymphocytenglobulinen nicht aufrecht halten. Enten-Anti-Maus-Lymphocytenserum vermochte trotz hoher Agglutinationstiter (1:640) keine Transformation in vitro von Maus-Lymphknotenzellen auszulösen (Abb. 1). In vivo-Versuche mit Enten-Anti-Maus-Lymphocytenglobulinen hatten gezeigt, daß diese Vogelglobuline in Mäusen keine immunosuppressive Wirkung haben, d. h., daß sie die Abstoßung von H-2-inkompatiblen Hauttransplantaten nicht unterdrücken konnten [8, 9]. Eine Agglutination von lymphoiden Zellen löst also per se keine Transformation aus. Als Parameter der induzierten Transformation wurde die Uridin-C^{14}-Inkorporation in Säure-fällbares Nucleoprotein gemessen. Kompetitionsstudien zeigten ferner, daß die Präinkubation der Zellsuspension mit den Entenantikörpern in einer Konzentration von 1:10 die Reaktion dieser Zellen auf einen nachfolgenden Stimulus durch Phytohämagglutinin oder Kaninchen-AlG nicht signifikant inhibierten (Abb. 2).

Wie die Abb. 2 zeigt, sind die Maxima der Dosiseffektkurven nur geringfügig in den Bereich höherer Konzentration des Mitogens (Phytohämagglutinin oder Kaninchen-ALG) verschoben. Die hohe Konzentration agglutinierender Entenantikörper hat die nachfolgende Stimulation nicht verhindern können. Ohne mitogene Wirkung zeigten sich auch Entenantikörper gegen Rinderlymphocyten, die durch Präinkubation in Glasgefäßen und durch Filtration durch Glasfasersäulen gereinigt worden waren. Die Inaktivität der Entenantikörper kann also nicht durch eine Besonderheit des Mausssystems bedingt sein. Da der hohe Agglutinationstiter auf eine relativ große Affinität schließen läßt, dürfte die transformatorische Inaktivität der Entenantikörper auf eine vom Kaninchenantikörper unterschiedliche Antigenspezifität zurückzuführen sein. Für die Antikörperinduzierte Transformation ist die Reaktion bestimmter Areale der Zelloberfläche mit spezifischen Antikörpern notwendig. Sekundäre Eigenschaften der Antikörper wie Komplementaktivierung oder cytophile Aktivität des Antilymphocytenglobulins, die für seine immunosuppressive Wirkung in vivo von großer Bedeutung sind, spielen bei der Auslösung der Transformation in vitro keine Rolle.

Untersuchungen mit γ^1- und γ^2-Untergruppen von Meerschweinchen-Anti-Lymphocytenglobulin zeigten, daß in der transformatorischen Aktivität dieser Antikörper, die sich auf Grund verschiedener Fc-Fragmente in ihren biologischen Eigenschaften deutlich von einander unterscheiden, keine signifikante Differenz besteht [10].

Auffallend bei der Transformation von Lymphocyten durch Antikörper ist ein Prozoneneffekt: In einem Bereich hoher Antikörperkonzentration ist die Transformationsrate deutlich geringer als bei niedrigerer Antikörperkonzentration (s. Abb. 2). Da keine erhöhte Cytotoxicität bei diesen Konzentrationen der Antikörper zu beobachten ist, kann eine vermehrte univalente Bindung der einzelnen Antikörper als Erklärung für eine geringere Transformation bei Antikörperexzeß dienen. Nur eine Reaktion bivalenter Antikörper mit Membranreceptoren vermag also, wie auch die Versuche mit peptischen Spaltstücken von Antikörpern ergeben haben, das Signal für die Transformation auszulösen. Der genaue Mechanismus der Generation dieses Signals ist unbekannt, — die Erhöhung der Membranpermeabilität für bestimmte Ionen durch eine Konformationsänderung der Membran wäre eine mögliche Erklärung, die experimentell nachprüfbar ist.

Literatur

1. Buckton, K. E., and Pike, M. C.: Nature (Lond.) **202**, 714 (1964). — 2. Mitchison, N. A.: Cold Spr. Harb. Symp. quant. Biol. **32**, 431 (1967). — 3. Gräsbeck, R., Nordmann, C. T., and de la Chapelle, A.: Lancet **11**, 385 (1963). — 4. Gell, P. G. H., and Sell, A. S.: J. exp. Med. **122**, 813 (1965). — 5. Bloch-Shtacher, N., Hirschhorn, K., and Uhr, J. W.: Proc. third annual Leucocyte Culture Conference, p. 557. Rieke, W. O., Ed. New York 1969. — 6. Woodruff, M. F. A., Reid, B., and James, K.: Nature (Lond.) **215**, 591 (1967). — 7. Riethmüller, G., Riethmüller, D., Stein, H., and Hausen, P.: J. Immunol. **100**, 969 (1968). — 8. Riethmüller, G.: Lancet **11**, 1210 (1967). — 9. Jooste, S. V., Lande, E. M., Levey, R. H., Medawar, P. B., Ruszkiewicz, M., Sharmann, R., Taub, R. N.: Immunology **15**, 697 (1968). — 10. Riethmüller, E., Rieber, P., Riethmüller, D., and Stein, H.: Problems in immunology. Grundmann, E., Ed. (1969) (im Druck).

WARNATZ, H. (Abt. für klinische Immunologie des Univ.-Krankenhauses Erlangen-Nürnberg): **Untersuchungen zur Wirkung von Antilymphocytenserum bei experimentellen Autoimmunopathien**

Die Behandlungsversuche von Autoimmunopathien des Menschen mit Antilymphocytenserum (ALS) stützen sich auf Ergebnisse tierexperimenteller Untersuchungen [3]. Waksman u. Mitarb. [5] berichteten über Therapieerfolge bei der experimentellen allergischen Encephalomyelitis (EAE) der Ratte nach Applikation von ALS, Ziff u. Mitarb. [1] konnten durch Gaben von ALS die Adjuvansarthritis der Ratte verhindern und Denman [2] gelang die Unterdrückung der hämolytischen Anämie von NZB-Mäusen. Es zeigte sich, daß die Behandlungserfolge eindrucksvoller sind, wenn die Injektionen von ALS bereits vor oder gleichzeitig mit den sensibilisierenden Maßnahmen beginnen; die beobachteten Erkrankungen werden aber auch bei späterem Einsetzen der ALS-Behandlung abgeschwächt.

In unseren Untersuchungen wurden Meerschweinchen mit EAE und Mäuse mit experimenteller Hepatitis mit heterologen ALS behandelt. Im Falle der EAE setzte die Behandlung mit ALS vor der sensibilisierenden Injektion ein, im Falle der experimentellen Hepatitis wurde mit der ALS-Applikation nach der letzten sensibilisierenden Injektion begonnen. Der Erfolg der Behandlung wurde am morphologischen Befund der betroffenen Organe im Vergleich zu Kontrolltieren, die mit Normalserum behandelt wurden, beurteilt. Es wurde untersucht, inwieweit die Transformationsfähigkeit der Lymphocyten durch die Behandlung mit ALS verändert wird.

Zu den Versuchsbedingungen sei zusammenfassend folgendes gesagt: Zur Herstellung der ALS wurden je vier Kaninchen mit Mäuse- bzw. Meerschweinchen-Lymphknotenlymphocyten zusammen mit komplettem Freunschem Adjuvans über einen Zeitraum von insgesamt 8 Wochen sensibilisiert. Die ALS wurden zweimal mit Erys und einmal mit Serum der Maus bzw. des Meerschweinchens absorbiert.

Die Antiseren wurden auf ihren cytotoxischen Titer gegen Lymphocyten untersucht, indem der Prozentsatz der angefärbten Zellen nach Inkubieren mit 0,5% Trypanblaulösung ermittelt wurde. Als Titerhöhe wurde die letzte Serumverdünnung festgesetzt, bei der mehr als 60% angefärbte, d. h. tote Zellen ausgezählt wurden. Das verwendete Mischserum gegen Mäuselymphocyten besaß einen Titer von 1:128, das gegen Meerschweinchenlymphocyten einen Titer von 1:256.

Die EAE wurde durch intracutane Injektion von 0,1 ml eines Hirnhomogenates 1:1 gemischt mit komplettem Freundschem Adjuvans induziert.

Lähmungen traten bei 68% der so behandelten Tiere 15 bis 25 Tage nach der sensibilisierenden Injektion auf. Dem entsprach das typische Bild der EAE mit perivasculären Infiltraten im Hirn, mit submeningealen und subchorioidalen Infiltraten, die je nach Schweregrad und Ausbreitung als ein- bis zweifach positiv bezeichnet wurden. Zur Induktion der experimentellen Hepatitis wurden Mäuse zweimal wöchentlich, i.m. und i.p. im Wechsel mit 0,1 ml homologem Leberextrakt zusammen mit komplettem Freundschen Adjuvans über 6 Wochen injiziert. Nach dem histologischen Bild zeigten 88% der Mäuse histologische Leberveränderungen im Sinne einer experimentellen Hepatitis, davon 46% schwere Läsionen, mit piecemeal Nekrosen. Die Injektion des ALS erfolgte in den EAE-Versuchen erstmals einen Tag nach der sensibilisierenden Injektion mit Hirnextrakt und wurde in 2tägigem Abstand über 14 Tage in einer Dosierung von 0,2 ml i.p. fortgesetzt. Die Mäuse mit experimenteller Hepatitis erhielten nach 6wöchiger Injektion erstmalig ALS injiziert. Die Behandlung wurde ebenfalls über 14 Tage mit 0,1 ml i.p. jeden 2. Tag vorgenommen. Sowohl bei den mit ALS behandelten Meerschweinchen wie bei den Mäusen fand sich ein Abfall der Lymphocyten im peripheren Blut auf unter 50% der Ausgangswerte.

Bei den mit ALS behandelten Meerschweinchen konnte nach Injektion homologen Hirnantigens nur in 33% der Fälle encephalomyelitische Veränderungen des Gehirns nachgewiesen werden. Tödliche Lähmungsbilder traten nicht auf. Auch bei der experimentellen Hepatitis fanden sich bei den ALS behandelten Tieren eine wesentliche Abschwächung der histologisch nachweisbaren Leberveränderungen. Nur in 41% der Fälle bestanden periportale Infiltrationen, mit mononucleären Zellen, eine Vermehrung und Aktivierung der Kupfferschen Sternzellen. Piecemeal-Nekrosen wurden nicht beobachtet.

Lymphknotenlymphocyten der mit Antilymphocytenserum behandelten Tiere wurden schließlich auf ihre Transformationsfähigkeit untersucht. Die Meerschweinchenlymphocyten wurden in Eagles-Medium mit 10% Zusatz eines homologen Normalserum, die Mäuselymphocyten mit einem 10% Zusatz von fetalem Kälberserum gezüchtet. 6 bis 12 Std vor der Entnahme der Zellen aus den Kulturen wurden je 10 μC ^{3}H-Thymidin der spezifischen Aktivität 3000 mC/mM hinzugesetzt. Die Auswertung der Untersuchungsergebnisse erfolgte mit autoradiographischer Technik. Es wurde der Prozentgehalt an Zellen ermittelt, die mehr als die dreifache Granulaanzahl über dem Kern zeigte, als dem Background entsprach. Die Ergebnisse sind in den folgenden Diagrammen zusammengefaßt (Abb. 1 u. 2).

In den Kulturen von Lymphocyten der Meerschweinchen mit EAE, die mit ALS behandelt wurden, zeigte sich eine allgemeine Depression der Zahl markierter Zellen im Vergleich zu den unbehandelten Kontrolltieren. Dieser Effekt ist besonders deutlich bei den Kulturen, denen ALS bzw. PHA zugesetzt wurde. Hier konnte mit dem U-Test nach Whitney-Mann ein signifikanter Unterschied ermittelt werden (0,05 > P > 0,025). Ähnliche Ergebnisse fanden sich bei den Tieren mit experimenteller Hepatitis. Auch hier besteht eine verminderte Stimulierbarkeit der Lymphocyten nach Behandlung mit Antilymphocytenserum. Allerdings waren hier die Unterschiede nicht signifikant.

Die vorgelegten Untersuchungsergebnisse bestätigen die Befunde anderer Autoren, daß ALS experimentell induzierte Autoimmunopathien zu vermindern oder abzuschwächen vermögen [3], das ALS wirkt also als immunsuppressives Medikament bei Autoimmunerkrankungen. Es zeigte sich, daß die EAE, deren ALS-Behandlung gleichzeitig mit der sensibilisierenden Hirnantigeninjektion erfolgte, besser unterdrückbar ist, als die experimentelle Hepatitis, bei der erst nach Langzeitsensibilisierung mit der ALS-Applikation begonnen wurde. Vorläufige Beobachtungen machen es wahrscheinlich, daß Meerschweinchen, bei denen die sensibilierende Hirnantigeninjektion kurzfristig vor der ALS-Injektion gegeben wurde, bei später wiederholter Gabe von Hirnextrakt keine EAE mehr zu entwickeln vermögen; das Phänomen entspricht einer im Erwachsenenalter induzierten Toleranz analog den Untersuchungen von Paterson [4], der eine immunologische Toleranz gegenüber Rückenmarkantigenen nach Behandlung mit Cyclophosphamid erzeugen konnte. Bemerkenswert ist die verminderte Stimulierbarkeit der Lymphocyten zur Bildung von Blastzellen bei den Tieren, die mit ALS

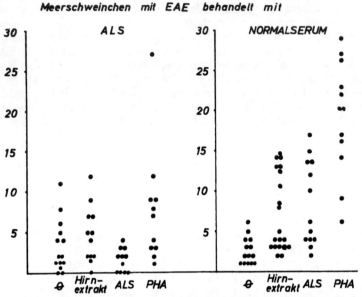

Abb. 1. Prozentgehalt transformierter Zellen von Meerschweinchen mit EAE, die mit ALS bzw. Kaninchennormalserum behandelt wurden. Dem Medium der Lymphocytenkulturen wurden normales Kaninchenserum (∅), Hirnextrakt, ALS oder Phytohämagglutinin (PHA) zugesetzt

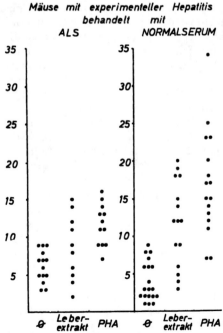

Abb. 2. Prozentgehalt transformierter Zellen von Mäusen mit experimenteller Hepatitis, die mit ALS bzw. Kaninchennormalserum behandelt wurden. Dem Medium der Lymphocytenkulturen wurde normales Kaninchenserum (∅), Leberextrakt oder Phytohämagglutinin (PHA) zugesetzt

behandelt wurden.[6] Diese war bei den einzelnen Tieren zwar unterschiedlich stark ausgeprägt, fand sich aber regelmäßig nachweisbar. Weitere Untersuchungen müssen zeigen, ob der Lymphocytentransformationstest eine geeignete Methode zur Kontrolle der Dosierung von ALS bzw. ein geeigneter Maßstab für die Beurteilung einer immunsuppressiven Therapie ist.

Literatur

1. Currey, H. L. F., and Ziff, M. P.: Lanceti 889, (1966). — 2. Denman, A. M., Denman, E. J., and Holboras, E. J.: Lanceti 1084 (1967). — 3. James J.: Clin. exp. Immunol. 2, 6/5 (1967). — 4. Paterson, P. Y., Hanson, M. A., and Gerner, E. W.: Proc. Soc. exp. Biol. (N.Y.) 124, 928 (1967). — 5. Waksman, H. B., Arbuoys, J., and Arrason, B. C.: J. exp. Med. 114, 997 (1961). — 6. Warnatz, H.: Z. ges. exp. Med. 149, 64 (1969).

PAPPAS, A. und SCHEURLEN, P. G. (Med. Univ.-Klinik Köln-Lindenthal): **Transformation der Blutlymphocyten als Beispiel der cellulären Immunreaktion bei Tuberkulose**

Die Reaktionsfähigkeit des cellulären Immunsystems kann unter anderem mit der Tuberkulin-Hautreaktion nach Mendel-Mantoux geprüft werden. Ein quantitativ besser verwertbarer Test ist die Transformation der Blutlymphocyten in vitro nach Stimulation durch spezifische Antigene oder durch Phytohämagglutinin.

Ziel der vorliegenden Arbeit war die Beobachtung der an Lymphocyten des peripheren Blutes auftretenden Reaktionen in vitro unter Einwirkung von Tuberkulin und Phytohämagglutinin bei Patienten mit aktiver Tuberkulose und tuberkulinpositiven gesunden Kontrollpersonen. Dabei war für uns sowohl der Einfluß der tuberkulostatischen Behandlung als auch die Beziehung zwischen der Tuberkulin-Hautreaktion und der Lymphocytentransformation in vitro unter Tuberkulineinwirkung von besonderem Interesse.

Untersuchungsgut und Methoden

Von 25 Patienten mit aktiver Tuberkulose und 20 Mantoux-positiven Kontrollpersonen wurden Lymphocytenkulturen unter Zusatz jeweils von Tuberkulin (PPD) und von Phytohämagglutinin (PHA) in Kulturmedium „Difco" TC 199 wie üblich angesetzt (Einzelheiten s. bei Scheurlen u. Mitarb., 1968 und 1969).

Bei 14 Patienten haben wir die Therapie 5 Tage lang unterbrochen und anschließend Kontrollversuche durchgeführt. Um die Wirkung der Tuberkulostatika auf die Lymphocytentransformation bzw. Mitoserate in vitro prüfen zu können, haben wir bei acht Kulturen von Gesunden jeweils Paraaminosalicylsäure, Isoniazid, Viomycin, Capreomycin und Ethambutol in der doppelten Menge der normalen Tagesdosis — auf 10 ml Kulturflüssigkeit umgerechnet — hinzugegeben. Die PHA-Kulturen wurden nach 3-tägiger, die Tuberkulinkulturen nach 5-tägiger Züchtung unterbrochen. Die angefertigten Ausstriche wurden in Eisessig-Alkohol fixiert, nach Pappenheim gefärbt und die Zahl der Blasten und die Mitoserate — auf 1000 rundkernige Zellen ausgezählt — bestimmt.

Ergebnisse

1. Nach 3tägiger Züchtung normaler weißer Zellen des peripheren Blutes transformierten sich unter PHA-Einwirkung 50 bis 75%, Mittel 60% der Lymphocyten zu lymphoblasten- oder immunoblastenähnlichen Zellen (Abb. 1a). Die Zahl der Mitosen nach Unterbrechung der Kulturen durch Vinblastinsulfat (Velbe) betrug 15 bis 50⁰/₀₀ (Mittelwert 31,6⁰/₀₀; Abb. 1d). Demgegenüber war die Transformation der Lymphocyten auf PHA bei 25 Tuberkulosekranken unter kombinierter spezifischer Therapie mit 2 bis 46% Blasten (Mittelwert 28%) deutlich geringer (Abb. 1b). Die Mitoserate war ebenfalls mit einem Mittelwert von 11,6⁰/₀₀ signifikant vermindert (Abb. 1e).

In denjenigen 14 Fällen, bei denen die Untersuchung nach 5-tägiger Unterbrechung der tuberkulostatischen Behandlung wiederholt wurde, fanden wir in

elf Fällen eine Zunahme der Mitoserate (Mittelwert 21,6⁰/₀₀; Abb. 1f). Weiiigor
ausgeprägt waren die Befunde bei der Transformation der Lymphocyten zu
Blasten, wo im Mittel ebenfalls eine Vermehrung der blastenartigen Zellen fest-

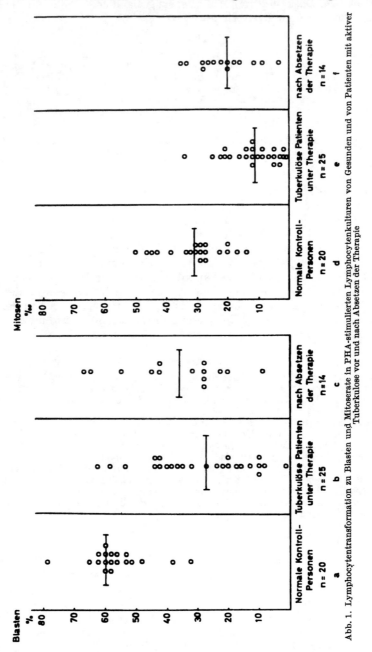

Abb. 1. Lymphocytentransformation zu Blasten und Mitoserate in PHA-stimulierten Lymphocytenkulturen von Gesunden und von Patienten mit aktiver Tuberkulose vor und nach Absetzen der Therapie

gestellt wurde; in einzelnen Fällen war jedoch der Unterschied gegenüber der
Untersuchung unter Therapie nicht deutlich (Abb. 1c).

2. Gibt man normalen Lymphocyten Tuberkulostatika in vitro hinzu, so
kommt es zu einer signifikanten Verminderung der Mitoserate. Am deutlichsten

waren die Ergebnisse in denjenigen Versuchen, bei denen jeweils Isoniazid, Capreomycin und Viomycin zugesetzt wurde. Den Ausgangswert (PHA-Kulturen ohne Zusatz von Tuberkulostatika) als 100% gerechnet, kam es nach Zugabe der oben genannten Medikamente zu einer Verminderung der Mitoserate um etwa 50%. Nach Ethambutolzusatz sahen wir keine Mitosehemmung. Die Ergebnisse bei den PAS-Kulturen waren dagegen uneinheitlich.

3. Nach 5-tägiger Kultivierung weißer Blutzellen des peripheren Blutes gesunder Mantoux-positiver Personen nach Zusatz von Tuberkulin wurden 2 bis $132^0/_{00}$ Blasten ausgezählt.

In den Kulturen der mit Tuberkulin stimulierten Lymphocyten von Tuberkulosepatienten lag die Zahl der Blasten zwischen 5 und $320^0/_{00}$. Eine Beziehung zur Aktivität der Erkrankung wurde nicht festgestellt. In den meisten Fällen konnte die Reaktion der Lymphocyten in vitro auf Tuberkulin und die Mantoux-Hautreaktion miteinander verglichen werden. Abb. 2 zeigt, daß bei intensiver

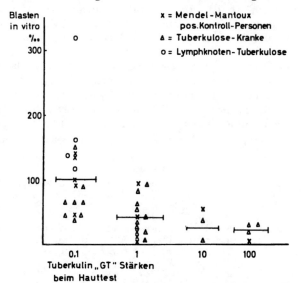

Abb. 2. Beziehung zwischen Zahl der Blasten in vitro nach Zusatz von Tuberkulin (PPD) und Mendel-Mantoux-Hautreaktion

Mendel-Mantoux-Reaktion auch die Transformationsrate (Anteil der Blasten in der Zellkultur) größer ist als bei schwacher Tuberkulin-Hautreaktion.

Diskussion

Die Lymphocyten des peripheren Blutes sensibilisierter Individuen können durch Antigene in vitro zu blastenartigen pyroninophilen Zellen umgewandelt werden (Cowling et al.). Über die Lymphocytentransformation nach Stimulation durch Tuberkulin ist von Pearmain u. Mitarb. sowie von Schrek (1963) berichtet worden. Ähnliche morphologische Veränderungen, ohne vorherige Sensibilisierung, treten bei Lymphocytenkulturen unter PHA-Zusatz auf.

Unsere Beobachtungen an Patienten mit aktiver Tuberkulose stimmen überein mit den Befunden von Thomas u. Mitarb. sowie von Rauch, die ebenfalls eine niedrige Lymphocytentransformation bzw. Mitoserate nach PHA-Applikation fanden. Im Gegensatz dazu stellten andere Autoren eine normale Blastenbildung fest (Bach u. Hirschhorn; Hirschhorn u. Mitarb.).

Auffallend war, daß nach mehrtägiger Unterbrechung der spezifischen Behandlung ein Anstieg der Mitosezahl beobachtet wurde. Eine Erklärung dafür könnte die in vitro nachgewiesene Hemmwirkung der Tuberkulostatika Isoniazid, Viomycin und Capreomycin sein. Der von Gantner u. Zuckner beschriebene Depressionseffekt auf die Lymphocytenreaktion durch Salicylsäure, war bei den PAS-Kulturen nicht eindeutig.

In unseren Tuberkulosefällen fiel die in vitro-Transformation der Lymphocyten zu Blasten nach Tuberkulinanwendung genauso aus wie bei den normalen Mendel-Mantoux-positiven Kontrollpersonen. Sowohl bei den tuberkulösen als auch bei den gesunden Probanden stand die in vitro-Reaktion mit dem Mantoux-Hauttest in direktem Zusammenhang. Demgegenüber fanden Heilman u. McFarland und Pearmain u. Mitarb. eine verminderte oder sogar eine herabgesetzte Umwandlungsfähigkeit der Lymphocyten von Patienten mit aktiver Tuberkulose. Beziehungen dieses immunologischen Phänomens zu klinischen Formen der Tuberkulose sind ebenfalls diskutiert worden (Wuttke u. Mitarb., 1967). Heilman u. McFarland sowie Wuttke u. Mitarb. nehmen an, daß im Plasma von TBC-Kranken ein Faktor vorhanden ist, der die Lymphocytentransformation in vitro nach Tuberkulinzusatz hemmt. Diese Hemmung sollte bei aktiven oder frischen Tuberkulosen am stärksten sein. Hinweise für die Existenz eines Plasmafaktors fanden wir bisher nicht.

Hinsichtlich der Lymphocytentransformation in vitro bei Tuberkulosekranken liegen also gegensätzliche Ergebnisse der einzelnen Arbeitsgruppen vor. Dennoch nehmen wir an, daß die in vitro-Reaktion der Lymphocyten unter Phytohämagglutinin und Tuberkulin ein wertvolles Mittel zur Erforschung der cellulären Immunreaktion vielleicht auch der Epidemiologie der Tuberkulose darstellt.

Die Untersuchungen sind mit Unterstützung durch die Deutsche Forschungsgemeinschaft, Bad Godesberg, durchgeführt worden.

Literatur

Bach, F. H., et Hirschhorn, K.: Sem. Hemat. 2, 68 (1965). — Cowling, D. C., and Quaglino, D.: Lancet 1964 I, 117. — Gantner, Jr., G. E., and Zuckner, J.: Arthr. and Rheum. 8, 443 (1965). — Heilman, D. H., and Farland, W. Mc.: Int. Arch. Allergy 30, 58 (1966). — Hirschhorn, K., Schreibmann, R. R., Bach, F. H., and Silzbach, L.: Lancet 1964 II, 842. — Pearmain, G., Lycette, R. R., and Fitzgerald, P. H.: Lancet 1963 I, 117. — Rauch, H.: Amer. Rev. resp. Dis. 95, 220 (1967). — Scheurlen, P. G., Pappas, A. und Ludwig, T.: Klin. Wschr. 46, 483 (1968). — Scheurlen, P. G., Pappas, A. und Wegener, D.: Klin. Wschr. 47, 799 (1969). — Schrek, R.: Amer. Rev. resp. Dis. 87, 734 (1963). — Thomas, J. W., Naiman, S. C., and Clements, D.: Canad. Med. Ass. J. 97, 836 (1967). — Wuttke, H., Wuttke-Görnandt, I. und Haferkamp, O.: Virch. Arch. path. Anat. 342, 1 (1967); — Klin. Wschr. 46, 716 (1968).

SELLIN, D., KÖVARY, M., ROTHER, U. und ROTHER, K. (Max-Planck-Institut für Immunbiologie Freiburg): **Antikörper und Komplementreaktion in Allotransplantaten***

Die Abstoßung von Allotransplantaten wird vorzugsweise cellulären Mechanismen zugeschrieben (vgl. Ramseier, 1969). Daß aber auch humorale Antikörper bei der Abwehr von Allotransplantaten beteiligt sein könnten, wurde mehrfach vermutet (Stetson, 1963; Hager et al., 1964; Gewurz et al., 1966; Hampers et al., 1967; Rother, 1969).

Humorale Antikörper haben Lindquist u. Mitarb. (1968) in menschlichen Nierentransplantaten nachgewiesen. Die Deutung ihrer Befunde kann aber nicht die Möglichkeit ausschließen, daß Antikörper nachgewiesen wurden, die im Zusammenhang mit einer vorbestehenden Grundkrankheit entstanden waren, — beispielsweise häufig bei einer Glomerulonephritis (Hadley u. Rosenau, 1967). Solche Antikörper konnten dann auch in der transplantierten Niere aus dem Serum des Empfängers abgelagert worden sein. Ziel unserer Untersuchung sollte daher sein,

---

* Mit Unterstützung der Deutschen Forschungsgemeinschaft.

mit einem in vivo-Modell der Transplantation zu arbeiten; unter standardisierten Bedingungen sollte die mögliche Reaktion von humoralen, cytotoxischen Antikörpern und vielleicht auch eine Beteiligung des Komplementsystems im Gewebe nachgewiesen werden.

Dazu wurden zwei Ratten-Inzuchtstämme — Lewis- und Da-Ratten — wechselseitig mit Milzzellen und Hauttransplantaten immunisiert (Abb. 1). Diese Inzuchtstämme unterscheiden sich genetisch determiniert in mindestens sechs Histokompatibilitätsantigenen (Ramseier u. Palm, 1967). Die Lewis-Ratten bildeten nun cytotoxische Antikörper gegen

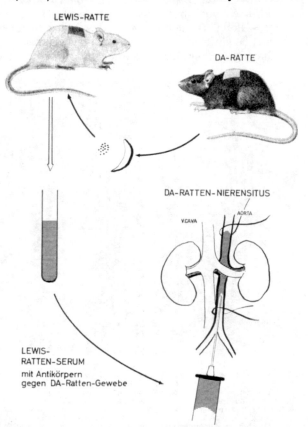

Abb. 1. Versuchsanordnung zur Durchströmung von allogenetischen Rattennieren mit homologen cytotoxischen Antiseren. Zur Bildung humoraler cytotoxischer Antikörper wurden Lewis-Ratten mit Hauttransplantaten und Milzzellen von DA-Ratten immunisiert. Die Lewis-Antiseren gegen DA-Rattengewebe wurden gepoolt und dienten zur Durchströmung von DA-Rattennieren. Die umgekehrte Versuchsanordnung mit Immunisierung von DA-Ratten gegen Lewis-Rattengewebe und Durchströmung von Lewis-Nieren mit cytotoxischen Antikörpern aus DA-Ratten führte zu identischen Ergebnissen

DA-Ratten. Die Immunseren der Lewis-Ratten wurden gepoolt, und der Antikörpergehalt wurde mit dem cytotoxischen Test bestimmt (Gorer u. O'Gorman, 1956).

Im eigentlichen Versuch wurden dann DA-Nieren langsam mit dem Lewis-Antiserum durchspült. Dieselben Ergebnisse wurden auch mit umgekehrter Versuchsanordnung gewonnen: wenn Lewis-Nieren mit Antikörpern aus DA-Ratten durchströmt wurden. Nach der Durchströmung wurden die Nieren bei 37 °C 10 min feucht inkubiert und anschließend tiefgefroren.

Für die immunfluorescenzhistologische Untersuchung nach Coons u. Kaplan (1950) wurden Kryostatschnitte mit Antiseren überschichtet, deren Globuline mit dem gelbgrün fluorescierenden Farbstoff Fluorescein-iso-thio-cyanat (FITC) gekoppelt und über DEAE-Cellulose gereinigt worden waren. Kryostatschnitte wurden überschichtet mit Antikörperglobulinen gegen Gamma-Globuline (IgG), die vermutlichen Antikörper, und gegen β_{1c}-Globulin, den Träger der Aktivität der dritten Komplementkomponente.

Im ersten immunhistologischen Bild[1] leuchten Gamma-Globuline auf. Sie sehen nach Färbung mit fluoresceinmarkierten Antikörpern gegen IgG eine deutliche Fluorescenz der Gefäßwand und einzelner Endothelzellen gegenüber einer unspezifischen diffusen Anfärbung des umgebenden Nierengewebes. Das entsprechende Gefäß zeigt nach Anfärbung mit fluoresceinmarkiertem Anti-β_{1C}-Globulin aus Entenserum eine leuchtende, gelbgrüne Fluorescenz an identischer Stelle wie sie für Gamma-Globuline beobachtet wurde. Darüber hinaus fällt eine scharf begrenzte Fluorescenz der Basalmembranen von Tubuli auf. Diese Fluorescenz der Basalmembranen von proximalen Tubulusabschnitten war nur nach Färbung mit Anti-β_{1C}-Globulin nachweisbar und wurde entsprechend auch von Feldman u. Lee (1967) beschrieben. Sie findet sich gleicherweise in unbehandelten Nieren und ist unabhängig von der Durchströmung mit zytotoxischen Antikörpern.

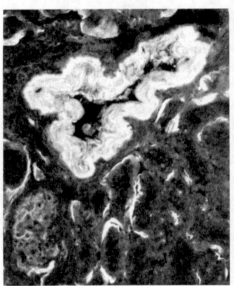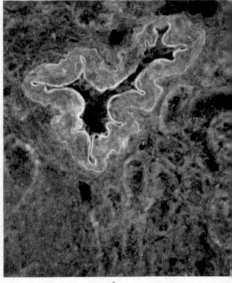

Abb. 2a u. b. Immunfluorescenzhistologische Untersuchung von Kryostatschnitten (5 μ) einer Arterie (DA-Rattenniere) nach Durchströmung mit cytotoxischem Anti-DA-Serum aus Lewis-Ratten: a Nach Anfärbung mit fluoresceinmarkiertem Anti-Ratten-β_{1C}-Globulin aus Entenserum: leuchtende, gelbgrüne — in der Abbildung weißliche — Immunfluorescenz von Endothelzellen der Intima und der Gefäßwandung, schwache Immunfluorescenz eines Glomerulus (im Bild links unten); scharf begrenzte Fluorescenz der Basalmembran von proximalen Tubulusabschnitten (vgl. Text). b Kontrolle nach Anfärbung mit fluoresceinmarkierten Antikörpern von Kaninchen gegen Rattenalbumin: leuchtende Eigenfluorescenz der Elastica interna der Arterie bei sonst dunklem Gewebe.

Dagegen fand sich eine spezifische Immunfluorescenz nur dann, wenn die Niere zuvor mit einem cytotoxischen Serum durchspült worden war. Gamma-Globulin und β_{1C}-Globulin, die dritte Komplementkomponente, ließen sich an identischer Stelle nachweisen. Die Immunfluorescenz fand sich in der Intima großer, mittlerer und kleiner Arterien, zuweilen auch auf die Media oder die ganze Gefäßwand ausgedehnt, sowie in der Wandung großer Venen.

Zur Kontrolle wurden Kryostatschnitte auch überschichtet mit Antikörpern gegen Serumalbumin, um eine mechanische Durchtränkung des Gewebes mit Serumeiweißen auszuschließen: hier leuchtet nur die Eigenfluorescenz der Elastica interna der Arterie auf, während das übrige Gewebe dunkel bleibt. An den Glomeruli waren die immunfluorescenzoptischen Befunde entweder negativ oder so schwach, daß sie keine eindeutige Aussage erlauben. Dennoch zeigt eine Gegenüberstellung identischer Gewebsausschnitte — einmal nach Färbung mit Anti-

[1] Bei der Drucklegung konnten nicht alle Bilder wiedergegeben werden.

β_{1C}-Globulin, zum andern nach Färbung mit Anti-Albuminglobulin — eine Immunfluorescenz nicht nur der Arterie, sondern auch eines Glomerulus (Abb. 2a u. b). Der spärliche Befund an den Glomeruli könnte nun einmal darauf zurückzuführen sein, daß die Antikörper schon vorher in den Gefäßen abgefangen wurden. Zum anderen könnte man auch fragen, ob Glomeruli weniger antigene Determinanten aufweisen als Gefäßendothelien. Beiden Möglichkeiten ließen sich die morphologischen Veränderungen an abgestoßenen menschlichen Transplantatnieren zuordnen: die cellulären Infiltrate und Zerstörungen des Gewebes laufen anfänglich vorzugsweise an den Gefäßen und nicht an den Glomeruli ab (Bohle, 1969). Dieses Muster der Ablagerung cytotoxischer Antikörper vorzugsweise an Gefäßen und nicht an Glomeruli verhält sich zum Ablagerungsmuster der Antikörper bei den verschiedenen Formen der Glomerulonephritis wie ein Positiv zum Negativ: Nierenantikörper werden bevorzugt an Glomeruli und kaum an Gefäßen abgelagert.

Inwieweit der Ablagerung von Antikörper und Komplement eine pathogene Bedeutung zukommt, läßt sich aus der gewählten Versuchsanordnung nicht beantworten. Auffällig war jedoch nach der Durchströmung mit cytotoxischen Antikörpern in den Gefäßen eine Vergrößerung der Endothelzellen mit deutlichem Hervortreten ihrer Kerne, — ein Befund, den auch das mit Hämatoxylin-Eosin gefärbte Präparat bestätigt.

Unser Transplantationsmodell erlaubt das isolierte Studium des Zusammenwirkens von humoralen Antikörpern und Komplement unter Ausschluß cellulärer Elemente: während nach einer Transplantation die humoralen cytotoxischen Antikörper im Wirt oder Empfänger erst allmählich entstehen und das Transplantat- oder Spendergewebe nicht nur humoralen, sondern viel augenfälliger cellulären Einwirkungen ausgesetzt ist, wurde dagegen hier Nierengewebe, das gut vascularisiert und einfach zu durchströmen ist, mit einem Serum durchspült, das reich an cytotoxischen Antikörpern und frei von Zellen war. Interpretationsschwierigkeiten durch mögliche Mitwirkung immunologisch aktiver Zellen sind daher ausgeschlossen.

Unsere Befunde belegen, daß cytotoxische Antikörper und Komplement im übertragenen Gewebe reagieren können. Sie sind vereinbar mit der Annahme, daß bei der Zerstörung von Allotransplantaten auch Antikörper und Komplement mitwirken. Mit morphologischer Methode hat sich die Bindung von Transplantationsantikörpern im Transplantat zeigen lassen sowie die Aktivierung des Komplementsystems an der Stelle der Antikörperbindung.

Literatur

Bohle, A.: Pers. Mitteilung 1969. — Coons, A. H., and Kaplan, M. H.: J. exp. Med. 91, 1 (1950). — Feldman, J. D., and Lee, S.: J. exp. Med. 126, 783 (1967). — Gewurz, H., Clark, D. S., Finstad, J., Kelly, W. D., Varco, R. L., Good, R. A., and Gabrielsen, A. E.: Ann. N.Y. Acad. Sci. 129, 673 (1966). — Gorer, P. A., and O'Gorman, P.: Transplant. Bull. 3, 142 (1956). — Hadley, W. K., and Rosenau, W.: Arch. Path. 83, 342 (1967). — Hager, E. B., Du Puy, M. B., and Wallach, D. F. H.: Ann. N.Y. Acad. Sci. 120, 447 (1964). — Hampers, C. L., Kolker, P., and Hager, E. B.: J. Immunol. 99, 514 (1967). — Lindquist, R. R., Guttmann, R. D., Merrill, J. P., and Dammin, G. J.: Amer. J. Path. 53, 851 (1968). — Ramseier, H.: Die Transplantationsreaktion als zelluläre Immunität. Basel, New York: Karger 1969. — Ramseier, H., and Palm, J.: Transplantation 5, 721 (1967). — Rother, K.: Die mögliche Bedeutung des Komplementsystems bei der Abwehr von Allotransplantaten. In: Ricken, D. (Hrsg.), Symposion über Organtransplantation, S. 123. Stuttgart: F. K. Schattauer 1969. — Stetson, Ch. A.: Advanc. Immunol. 3, 97 (1963).

WEISE, W. und KESSEL, M. (Med. Klinik und Poliklinik der FU Berlin):
Symptomatische Paraproteinämien

Paraproteine sind durch besondere physiko- und immunchemische Eigenschaften charakterisiert, die sie von den übrigen, normalerweise im menschlichen Serum vorkommenden Proteinen unterscheiden. Apitz hat sie daher als „abartige, blut-fremde" Serumeiweißkörper bezeichnet [1]. Nachdem das Papierelektrophero-gramm zumeist bereits auf das Vorliegen von Paraproteinen hinweist (M-Gradient), gelingt es mit Hilfe der Immunelektrophorese, diese näher zu definieren und quantitativ zu erfassen.

Durch die zunehmende Spezifizierung und gleichzeitige methodische Verein-fachung hat die Immunelektrophorese eine ständig wachsende Verbreitung und diagnostische Bedeutung gewonnen. Mit Ausnahme der relativ seltenen normo-proteinämischen, rein tumorösen Form gilt das Auftreten von Paraproteinen bei Plasmocytomen und Makroglobulinämiae Waldenström als obligat. Ebenso können auch andere Erkrankungen des lymphoreticulären Systems (z. B. chro-nische Lymphocytenleukämien, Reticulosen, Retothelsarkome usw.) gelegentlich mit Paraproteinämien einhergehen (fakultative Paraproteinosen). Darüber hinaus finden sich Paraproteine jedoch auch im Serum klinisch weitgehend gesunder Personen. Da in diesen Fällen auch bei z. T. langjährigen Verlaufsbeobachtungen keine neoplastische Wucherung plasmacellulärer oder lymphoreticulärer Elemente im Knochenmark sowie keine circumscripte oder diffuse Destruktion des Skelet-. systems gefunden werden konnte, erschien die Abgrenzung einer Sonderform der Paraproteinämien gerechtfertigt. Waldenström nannte diese Eiweißstoffwechsel-störung ausgehend von Burnets Clon-Selektionstheorie [6] „monoclonale Gammo-pathie" [20]. Synonym gebrauchte Bezeichnungen sind „benignes Myelom", „gut-artige Paraproteinämie" (17), „rudimentäre" oder „idiopathische Paraprotein-ämie" [12, 15].

Die Häufigkeit idiopathischer Paraproteinämien wird unterschiedlich ange-geben. Bei Auswertung ihrer Elektrophoresebefunde stellten Waldenström [21], Ossermann u. Mitarb. [10] sowie Riva [14] übereinstimmend fest, daß rund 15% der Paraproteinämien als monoclonale Gammopathien einzuordnen seien. Scheurlen bestimmte die absolute Häufigkeit derartiger Befunde an Hand von 16000 Kliniksaufnahmen mit 0,12% [16]. Axelsson u. Mitarb. untersuchten mit dem gleichen Ziel 6995 gesunde Personen, die sämtlich älter als 25 Jahre waren und fanden eine Frequenz von 0,9% [2]. Jenseits des 70. Lebensjahres soll die Häufig-keit idiopathischer Paraproteinämien sogar 3% betragen und mit steigendem Lebensalter weiter zunehmen [7].

Unter 142 eigenen, paraproteinämischen Patienten fanden wir acht Fälle mit konstant nachweisbarem Paraprotein im Serum, ohne daß sich klinisch ein diesem Laborbefund äquivalentes Krankheitsbild eruieren ließ (Tabelle 1). Idiopathische Paraproteinämien waren damit bei uns etwa ebenso häufig wie die fakultativ auf-tretenden sog. Begleitparaproteinämien im Rahmen lympho-reticulärer Hämo-blastosen. Mit nur 6% waren sie deutlich also seltener als anderenorts. Hierfür mag jedoch verantwortlich zu machen sein, daß sich unser Krankengut primär aus rein stationären Fällen rekrutiert.

Bei unseren Patienten handelt es sich um sechs Männer und zwei Frauen, ent-sprechend einer Geschlechtsverteilung von 3:1. Das Durchschnittsalter bei Erken-nung der Paraproteinämie lag bei 57 Jahren, mit einer Schwankungsbreite von 36 bis 77 Jahren (Tabelle 2). Wir konnten unsere Fälle im Mittel 5 Jahre und 3 Monate beobachten, d. h. über 3 bis 8 Jahre.

Bei regelmäßigen Kontrolluntersuchungen fanden wir ebenso wie andere Untersucher, daß die Blutkörperchensenkungsreaktion meist nicht oder nur gering beschleunigt war [12]. Das Gesamteiweiß lag zumeist an der oberen Grenze der Norm. In der Papierelektrophorese fand sich ein relativ niedriger M-Gradient, dem eine geringe Paraproteinkonzentration im Serum entsprach (durchschnittlich 1,4 g-%). Erwartungsgemäß waren die y-G-Paraproteinämien am häufigsten (fünf Fälle). In drei Fällen fanden wir eine y-A-Paraproteinämie, während eine idiopathische γ-M-Paraproteinvermehrung in unserem Untersuchungsgut nicht vertreten war.

Keiner unserer Patienten zeigte eine Eiweißausscheidung im Urin. Ebenso konnte niemals der Nachweis einer Bence-Jones-Paraproteinurie geführt werden. Röntgenologisch waren in keinem dieser Fälle Hinweise für umschriebene oder diffuse Knochendestruktionen zu erbringen. Auch autoptisch fand sich bei dem einen unserer Patienten. der nach 5jähriger Beobachtungszeit schließlich im Alter von 82 Jahren infolge einer Bronchopneumonie bei allgemeiner Gefäßsklerose verstarb, kein Plasmocytomherd im Skeletsystem.

Regelmäßig durchgeführte Sternalpunktionen ergaben während des gesamten Beobachtungszeitraumes ausnahmslos uncharakteristische Befunde. Die quanti-

Tabelle 1

Paraproteinämien (Fallzahl)		Plasmocytom (Multiples Myelom)	Normoprotein- ämien Plasmocytom (Tm. F.)	Morbus Waldenström	Lymphat. Leukämien, Retothelsar- kome usw.	Symptomatische Paraprotein- ämien
γG	(Ig G)	75	—	—	4	6
γA	(Ig G)	34	—	—	1	2
γM	(Ig G)	—	—	18	2	—
insgesamt:	145 (100%)	109 (75%)	3 (2%)	18 (12%)	7 (5%)	8 (6%)

Tabelle 2

Nr.	Name	Alter b. Diagn. (Jahre)	Zeit seit Diagn. (Jahre)	BSR mm n.W.	Ges. Eiweiß (g-%)	β-, γ-Glob. (%)		Immunglob.	Quanti- (g-%)
1.	Pr. W.	77	5	14/30	7,4		28	γG	1,2
2.	Ma. A.	53	4	10/26	8,4	30		γA	0,6
3.	Wr. W.	59	3	10/20	7,8		27	γG	1,5
4.	Ha. E.	63	4	10/21	7,8		26	γG	2,3
5.	Ra. G.	36	5	7/25	7,8		29	γG	1,6
6.	Ni. T.	61	8	24/50	7,2	26		γA	1,3
7.	Fi. H.	44	5	11/24	7,5		20	γG	1,9
8.	Co. E.	64	8	10/24	7,5	19		γA	0,8
arithm. Mittel:		57	5	12/30	7,7	25	26	γG/γA=5/3	1,4

tative Auswertung ließ eine geringgradige, inkonstante Vermehrung der lymphoiden Reticulumzellen erkennen, die jedoch nicht das Maaß reaktiver Veränderungen überstieg. Histologisch wurde auf Grund regelmäßiger Leberblindpunktionen in einem Falle eine chronische Hepatitis verifiziert (Nr. 1), während die übrigen sieben mehr oder minder ausgeprägte Verfettungen des Leberparenchyms aufwiesen. Bei chronischen Hepatitiden und Fettlebern sind jedoch ausgeprägtere Knochenmarksveränderungen bekannt [19], als wir sie bei unseren Kranken feststellen konnten.

Zwei unserer Patienten erfuhren in der Annahme, daß bei ihnen ein beginnendes Plasmocytom vorläge (Nr. 1 u. 4), eine intensive cytostatische Dauertherapie mit Cyclophosphamid (Endoxan). Im Gegensatz zu den bei der röntgenologischen und cytostatischen Therapie von Plasmocytomen gewonnenen Erfahrungen [11], sahen wir in beiden Fällen trotz ausreichender Dosierung weder einen Rückgang des M-Gradienten noch eine quantitativ faßbare Reduktion der Paraproteinfraktion.

Während Waldenström [20, 21], Riva [13, 14, 15], Axelsson [2, 3] und Hällen [7] die monoclonale Gammopathie relativ scharf vom Plasmocytom und der Makroglobulinämia Waldenström abgrenzen, sahen Kyle u. Mitarb. [8], Noorgard [9] und Stevens [18] bei Langzeitbeobachtungen idiopathischer Paraproteinämien eher fließende Übergänge zu den beiden genannten Krankheitsbildern. Brücher [4, 5] fand bei vergleichender Betrachtung, daß die Anfangsstadien sicherer Plasmocytomfälle mit solchen alleiniger Stoffwechselstörung in allen entscheidenden Kriterien übereinstimmen und nimmt für letztere daher ein stets beginnendes Plasmocytom an.

Die Erkennung einer *symptomatischen Paraproteinämie*, wobei diese Bezeichnung bewußt pathophysiologische und prognostische Deutungen des Laborbefundes vermeidet, muß also das ärztliche Interesse auch über Jahre hin wachhalten.

Literatur

1. Apitz, K.: Virchows Arch. path. Anat. **306**, 631 (1940). — 2. Axelsson, U., Bachmann, R., and Hällén, J.: Acta med. scand. **179**, 235 (1966). — 3. Axelsson, U., and Hällen, J.: Brit. J. Haemat. **13**, 417 (1968). — 4. Brücher, H.: Dtsch. med. Wschr. **91**, 1629—1634 (1966). — 5. Brücher, H.: Berl. med. Ges. 12. 3. 1969 (im Druck). — 6. Burnet, F. A.: Clonal selection theory of qauired immunity. Vanderhilt and Cambridge: University Press 1959. — 7. Hällén, J.: Acta med. scand. **173**, 737 (1963). — 8. Kyle, R. A., and Bayrd, E. D.: Amer. J. Med. **40**, 426 (1966). — 9. Norgaard, O.: Acta med. scand. **176**, 137 (1964). — 10. Ossermann, E., and Takatsuki, K.: Amer. J. Med. **37**, 351 (1969). — 11. Ramsbott, C., Gerhartz, H. und Obrecht, P.: Blut **14**, 217—233 (1967). — 12. Rhomberg, W.: Schweiz. med. Wschr. **98**, 568—574 (1968). — 13. Riva, G.: Helv. med. Acta **31**, 285 (1964). — 14. Riva, G.: Dtsch. med. J. **21**, 737—743 (1968). — 15. Riva, G., e Spengler, G.: Minerva med. **57**, 4134—4139 (1966). — 16. Scheurlen, P. G.: Verh. dtsch. Ges. inn. Med. **69**, 451 (1963). — 17. Scheurlen, P. G.: Ärztl. Fortb. **2**, 68—71 (1966). — 18. Stevens Jr., A. R.: Arch. intern. Med. **115**, 90 (1965). — 19. Tai, H. B.: Blut **10**, 67—81 (1964). — 20. Waldenström, J.: Progr. Hemat. **3**, 266 (1962). — 21. Waldenström, J.: Acta med. scand. **176**, 345 (1964).

KNEDEL, M. und FATEH-MOGHADAM, A. (I. Med. Klinik d. Univ. München):
Über das sog· α_2-Plasmocytom

Bis zur Einführung der Immunelektrophorese wurden Paraproteinämien auf Grund ihrer elektrophoretischen Beweglichkeit in Gamma-, Beta- und Φ-Typen eingeteilt. Der Befund einer Paraproteinämie mit α_2-Beweglichkeit ist so selten, daß seine Existenz lange Zeit von verschiedenen Autoren, so z. B. von Waldenström u. Riva, die eine große Zahl von Paraproteinämien beobachten konnten, abgelehnt wurde.

Nach Untersuchungen von Hereman sollten α_2-Plasmocytome immunologisch zu Gamma-A-Plasmocytomen, die histologisch einige Charakteristika wie Flame cells und intranucleäre Schiff-positive Einschlußkörperchen und Thesaurocyten aufwiesen, angehören. Andererseits postulierten Wuhrmann u. Wunderly, daß das Serumproteinbild mit dem histologischen bzw. cytologischen Bau der Plasmazelle in einem direkten Zusammenhang stehe, und zwar je unreifer und atypischer die Mehrheit der Plasmocytomzellen im Knochenmarkausstrich sind, um so eher gehöre ·das Plasmocytom zur Alpha-Untergruppe, welche sehr maligne verlaufen soll. Das α_2-Plasmocytom gewann somit auch eine klinische Bedeutung.

Unser Patientengut umfaßt 13 histologisch gesicherte Plasmocytome. Bei elf Patienten war elektrophoretisch im Serum ein schmalbasiger homogener Gradient nachweisbar, wobei sein relativer Gehalt zwischen 62 und 14,11% variierte. Bei einem Fall (Ad.) handelte es sich um ein mikromolekulares Bence-Jones-Plasmocytom vom Kappa-Kettentyp mit elektrophoretischer α_2-Mobilität. Bei einem Patienten war papierelektrophoretisch ein schmalbasiger Gradient im langsamen Gamma-Bereich nachweisbar, die Gamma-G-Linie zeigte jedoch bei der immunelektrophoretischen Untersuchung eine Deformierung im α_2-Bereich.

Dieser Befund weicht von der allgemein gültigen Regel, wonach die Lokalisation der Deformierung der pathologischen Immunglobuline mit der elektrophoretischen Beweglichkeit des M-Gradienten in der Papier- und CAF-Elektrophorese übereinstimmt, ab.

Bei fünf Patienten war die Diagnose Paraproteinämie nur elektrophoretisch gesichert, da zur Untersuchungszeit (1953/54) eine immunelektrophoretische Untersuchung noch nicht möglich war.

Immunelektrophoretisch handelte es sich bei den übrigen Fällen um drei IgGK, drei IgAK, eine IgAL-Paraproteinämie sowie eine Gamma-μ-K-Paraproteinurie.

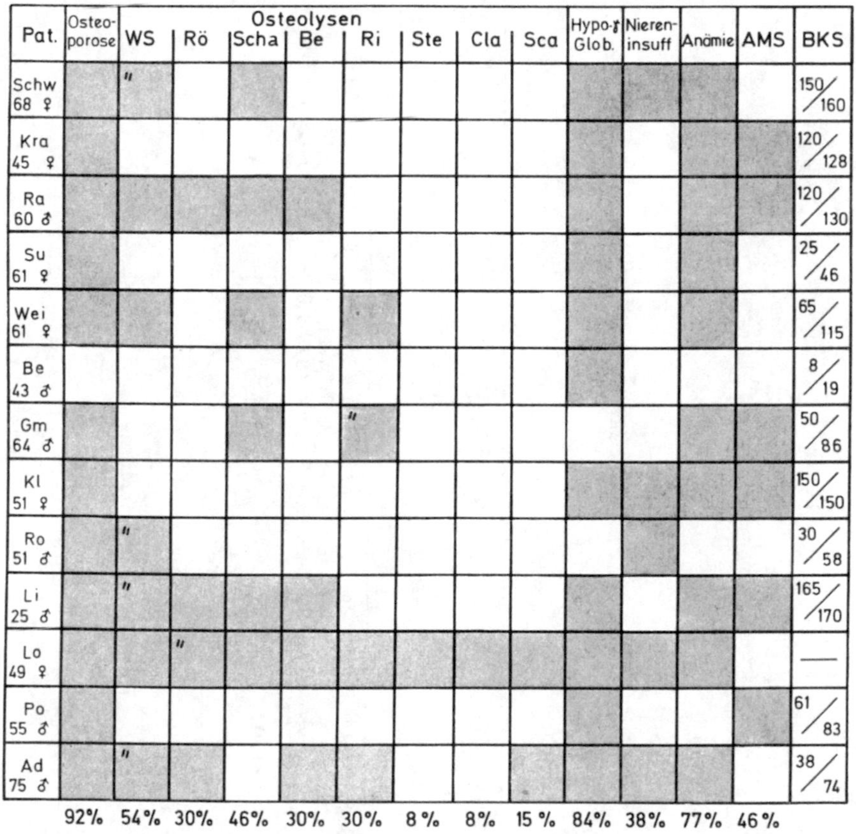

| Pat. | Osteo-porose | WS | Rö | Osteolysen | | | | | | Hypo-γ Glob. | Nieren-insuff | Anämie | AMS | BKS |
				Scha	Be	Ri	Ste	Cla	Sca					
Schw 68 ♀	//													150/160
Kra 45 ♀														120/128
Ra 60 ♂														120/130
Su 61 ♀														25/46
Wei 61 ♀														65/115
Be 43 ♂														8/19
Gm 64 ♂					//									50/86
Kl 51 ♀														150/150
Ro 51 ♂	//													30/58
Li 25 ♂	//													165/170
Lo 49 ♀			//											—
Po 55 ♂														61/83
Ad 75 ♂	//													38/74
	92%	54%	30%	46%	30%	30%	8%	8%	15%	84%	38%	77%	46%	

Abb. 1. Zusammenstellung von 13 Fällen mit Paraproteinämie von α_2-Mobilität. Graue Vierecke = positiver Befund. WS: Wirbelsäule, Rö: Röhrenknochen, Schä: Schädel, Be: Becken, Ri: Rippen, St: Sternum, Cla: Clavicula, Sca: Scapula

Somit waren sieben Paraproteine vom Kappa-Ketten- und eine vom Lambda-Kettentyp. Auffallend ist gegenüber den anderen Plasmocytomen eine Häufung des Kappa-Kettentyps.

Die klinischen Diagnosen, einige klinisch-chemische und röntgenologische Befunde sind in der Tabelle und Abb. 1 zusammengestellt. Es handelt sich um 6 Frauen und 7 Männer zwischen 25 und 75 Jahren — die meisten zwischen 43 und 48. Kreuzschmerzen, Ischialgien, Knochenschmerzen, Kompressionsfrakturen der LWK mit konsekutive Querschnittslähmung, starke Gewichtsabnahme und Müdigkeit waren die häufigsten Symptome, die zu einer Erstuntersuchung Anlaß gaben. Ein klinisch manifestes Antikörper-Mangelsyndrom bestand nur bei

Tabelle

Patient	Histamindiagnose	Elektrophorese Alb.	α_1	α_2	β	γ	G.E. g-%	Typ d. Paraprot.	übrige Ig mg-%	UZ Serum	BJP Urin	Beobachtung Zeit	Sonstiges
Schm. P. 68 ♀	Plasmocyt. Leber-Z.	24,5	2,7	51,8	5,2	15,8	9,72	—			Ø	24 Mo. †	Kompressionsfraktur d.l.u. 5. LWK. Behandl. Urethan, Todesursache: Marasmus, Herz- u. Kreislaufversagen
Kra. K. 45 ♀	Plasmocyt. typische u. atyp. Plasmazellen	32,2	4,2	57,7	3,7	2,2	11,5	—			+ α_2St.8, 5 Mo.	6 J.	Starke Anämie z. Furunkulose. Im Eiter Staphylokokken. Bhdlg.: Stilbamidin
Ra. D. 60 ♂	Plasmocyt. m. extramedul. Infiltration, erhebl. Zellpolymorph. u. Atypie	39	7,5	29,5	12	12	9,2	IgAL	IgG: 400 IgM: 11	A:4,4/77,8 rel.-% G:7,2/18,6 rel.-% M:21/ 3,6 re.-%	++ in α_2 St.	12 Mo. †	Plasmacelluläre Infiltration in Leber, Niere, Milz
Wei. R. 61 ♀	Plasmocyt. große, teils unreife Plasmazellen	42,2	4,8	33,8	10,2	9	7,7	IgAK	IgG: 608 IgM: 32	A:4,7/80,1 rel.-% G:7,1/17,9 rel.-% M:18,6/ 1,9 rel.-%	++ α_2St. K-Typ	10 Mo.	Behandlung: Alkeran Patient noch in Behandlung
Su. A. 61 ♀	Typisches Plasmocyt. (isoliert)	44	6	10	13	13/14	8,46	IgG Deform. i.α_2ST.	IgA: 190 IgM: 15	A:4,7/68,2 rel.-% G:7,1/28,6 rel.-% M:20,0/ 3,3 rel.-%	Ø	6 J.	Hypertonus (200/110). Operative Entfernung d. Tumors. Zur Zeit in gutem Allgemeinzustand
Be. H. 43 ♂	Plasmocyt. v. ungewöhnlichem d. Reticulum nahest. Zelltyp	47,5	4,5	21	10,5	16,5	10,6	IgAK	IgG: 720 IgM: 44	A:4,1/81,0 rel.-% G:6,1/18,0 rel.-% M:22,8/ 1,0 rel.-%	Ø	8 J.	Neigung zu breiigem Stuhl u. Meteorismus

Tabelle (Fortsetzung)

Gm. G. 64 ♂	Plasmocyt. v. sehr unreif. Typ m. enger Bez. zu einer undiff. Reticulose	39 6,3 30,7 11 13	6,8	IgGK	IgA: 239 IgM: 38	A:4,6/58,0 rel.-% G:6,9/37,6 rel.-% M:20,0/ 4,4 rel.-%	+ α_2-St. K-Typ	1,5 Mo.	Herzinsuffizienz Pat. nicht mehr in Beobachtung
Kl. E. 51 ♀	Plasmocyt.	36,4 5,9 41 8,5 8,2	14,6	IgAK	IgG: 230 IgM: 38	A:4,6/64,1 rel.-% G:-7,3/ 7,8 rel.-% G_2:10,2/20,3 rel.-% G_1:11,8/ 2,1 rel.-% M_2:11,4/ 3,8 rel.-% M_1:18,4/ 1,9 rel.-%	∅	3 J.	Besserung nach Alkeran
Ro. A. 51 ♀	Plasmocyt.	49,8 5,9 14,1 11,8 18,4	5,6	—	—	—	∅	—	Querschnittslähmung Laminektomie
Li. H. 25 ♂	typisches Plasmocyt.	28,5 0,9 62,1 1,4 7,1	10,8	—	—	—	∅	4 Mo. †	Erbrechen, Knochenschmerzen. Exitus. Allg. Kachexie u. Kreislauf versagen. Behandlung m. Urethan.
Lo. B. 49 ♀	Plasmocyt. Nephrocalcinose	40,1 1,3 21,5 12,5 7/9,6	9,1	—	—	—	∅	19 Mo. †	Stark progredient. Stilbamidinbehandlung. Ca: 15,3 mg-%. Exitus im Koma
Po. W. 55 ♂	Plasmocyt. m. ungew. stark u. formal auffällig. Einlag. d. path. verm. u. veränd. Zellen Flam-Cells	42,2 5,3 33,4 10,7 8,4	8,4	IgGK +MK	IgA: 115 IgM: 50	A:3,6/99,0 rel.-% G:4,7/56,2 rel.-% M:7,1/41,3 rel.-% BJ:19,9/ 2,5 rel.-%	++ β-St. K-Typ	9 J.	Keine Behandlung D. Pat. noch in Kontrolle Lebercirrhose
Ad. W. 75 ♂	unreifzell. Plasmocyt.	45,2 11,8 15,7 13,6 13,7	5,7	BJP K	IgG:396 IgA:147 IgM:84	A:87,8 rel.-% G:8,1 rel.-% M:3,4 rel.-%	++ α_2-St. K-Typ		Vorhofflimmern

5 Patienten, obwohl 11 eine deutliche Hypo-Gamma-Globulinämie aufwiesen. Ein einheitlicher Knochenmarksbefund ließ sich bei diesen 13 Fällen nicht fest stellen. Bei einem Fall bestand eine ungewöhnlich starke und formal auffällige Einlagerung im Plasma der pathologisch vermehrten und veränderten Zellen sowie vereinzelt Flame-cells.

Bei den meisten unserer Fälle bestand eine Hyperproteinämie und eine stark erhöhte Blutsenkung. Eine typische Sturzsenkung war nur bei fünf Fällen festzustellen. Das Serum der Patienten Po. und Gm. wurde mittels Gradientenelutions-chromatographie an DEAE-Cellulose und präparativer Kartonelektrophorese untersucht. Das Chromatogramm zeigte bei beiden Fällen ein charakteristisches Bild. Der erste chromatographische Peak, der im Vergleich zu einem Normalserum sehr viel kleiner war, enthielt ein Protein, das nach seinem immunologischen Verhalten im Ouchterlony-Doppeldiffusionstest und der modifizierten Immunelektrophorese nach Osserman einem normalen Gamma-G-Globulin entspricht. Das Protein, das mit dem letzten abnormalen Peak eluiert wurde, war papierelektrophoretisch einheitlich, zeigte genauso wie das Paraprotein im Vollserum eine α_2-Mobilität, und war immunologisch mit diesem vollidentisch.

In der Immunelektrophorese war im Ansatz mit AHS-Kaninchen und Anti-Gamma-G-Serum lediglich eine bogenförmige Präcipitationslinie im α_2-Bereich nachweisbar. Wie das Paraprotein im Vollserum, reagierte auch dieses papier- und immunelektrophoretisch sowie sedimentationsanalytisch einheitliche Protein nur noch mit monospezifischen Anti-Bence-Jones-Serum Typ Kappa.

Es konnte auch nachgewiesen werden, daß in dem normalen Anteil des Gamma-G-Proteins des Patientenserums Antigendeterminanten vorhanden sein müssen, welche im pathologischen Anteil des Gamma-G-Globulins nicht vorhanden sind.

Bei den sedimentationsanalytischen Untersuchungen konnte kein für das sog. α_2-Plasmocytom typischer Befund erhoben werden. Interessant ist lediglich, daß bei einem der Patienten mit Gamma-A-Paraproteinämie (Ra.) die G-Komponente in der Ultrazentrifuge 18,6%, die A-Komponente 77,8% und der α_2-Gradient in der Elektrophorese jedoch 29,5% und das Albumin 39% betrug. Diese Diskrepanz kann entweder dadurch erklärt werden, daß ein Teil der α_2-Vermehrung reaktiv bedingt war, oder, daß das Paraprotein — obwohl es zum Gamma-A-Typ gehörte — eine geringere Sedimentationskonstante besaß als das normale Gamma-Gamma-A. Das würde jedoch eine völlig abartige Struktur voraussetzen. Die Wanderungsgeschwindigkeit der Paraproteine in der Elektrophorese hängt z. T. mit der Struktur des Polypeptidanteils, z. T. sicher mit ihrem Kohlenhydratanteil bzw. ihrer Zusammensetzung zusammen. Durch Untersuchung des Kohlenhydratanteils isolierter Paraproteine konnten wir feststellen: je schneller die Beweglichkeit des Paraproteins ist, um so höher ist auch sein Gesamtgehalt an Kohlenhydraten. Interessant ist besonders die direkte Beziehung zwischen dem Neuraminsäuregehalt eines Paraproteins und seiner elektrophoretischer Beweglichkeit.

Das seltene Vorkommen von α_2-Paraproteinämien läßt sich aus dem Verteilungsmuster der Immunglobuline in der Elektrophorese erklären. Danach zeigen die IgG eine schiefe Verteilungskurve mit überwiegendem Vorkommen im Gamma-, weniger im Beta- und nur in Spuren im α_2-Bereich. IgA, IgM und IgD zeigen eine sehr flache aber breite Verteilungskurve, die sich vom mittleren Gamma-Globulinbereich (IgA und IgM) bis in die Beta-(IgM) bzw. α_2-Bereich (IgA erstreckt.) Wenn man voraussetzt, daß die Menge nachweisbarer Immunglobuline der Zahl der vorkommenden globulinbildenden Zellen bzw. Zellkloni entspricht und die Mutationsfähigkeit der immunglobulinbildenden Zellen gleichgroß ist, dann sollten erwartungsgemäß viel häufiger Paraproteinämien mit solchen Paraproteinen auftreten, die im Bereich um den Mittelwert der Verteilungskurve ihres normalen Immunglobulintyps beweglich sind.

Es hat im Verlauf der letzten Jahre nicht an Untersuchungen gefehlt, eine feste Relation zwischen klinischem Bild, Morphologie der Plasmazellen und dem Typ des Paraproteins herzustellen.

Unter Würdigung der mitgeteilten, teils widersprechenden Publikationen und eigener Untersuchungen müssen wir feststellen, daß eine solche Korrelation nicht besteht. Wir konnten verschiedene Reifungsgrade und unterschiedliches Ausmaß von Zellatypien sowohl unter Gamma-G als auch unter Gamma-A und Bence-Jones-Plasmocytomen feststellen. Aus dem immunologischen oder elektrophoretischen Typ der Paraproteinämie können keine Rückschlüsse auf den Krankheitsverlauf gezogen werden. Maligne und gutartige Verläufe finden sich bei allen Formen der Paraproteinämien einschließlich Paraproteinämien mit α_2-Beweglichkeit, wie wir hier zeigen konnten.

FATEH-MOGHADAM, A. und LAMERZ, R. (I. Med. Univ.-Klinik München):
Zur Frage der intravenösen Pyelographie bei Patienten mit Paraproteinämie

Unter den sekundären Organschädigungen beim Plasmocytom nimmt die Nierenerkrankung mit 50 bis 80% die erste Stelle ein. Die beobachteten Nierenveränderungen sind vielfältig: Neben der spezifischen Infiltration und Paraproteinausscheidung mit ihrer konsekutiven tubulären Insuffizienz bei der charakteristischen Myelomniere spielen chronische Pyelonephritiden, die auf Grund des bestehenden AMS häufig sind, sowie Schädigungen durch Hypercalcämie, Amyloidose, schwere Anämie, Hyperurikämie, Erhöhung der Blutviscosität und altersgemäße Nierenveränderungen eine große Rolle. Auch wurde zusätzlich an gewisse Fermentstörungen gedacht. Die renale Affektion ist häufig die erste klinische Manifestation und stellt nicht selten das führende Symptom im ganzen Krankheitsverlauf dar. Nach den Untersuchungen verschiedener Autoren soll keine direkte Beziehung zwischen der Verschlechterung der Nierenfunktion einerseits und dem Alter des Patienten, der Krankheitsdauer, der Höhe des Paraproteinspiegels sowie der Anwesenheit und dem Ausmaß der Bence-Jones-Proteinurie andererseits bestehen. Viel seltener als die chronische Niereninsuffizienz tritt akutes Nierenversagen auf. Für seine Entstehung sind meist Dehydratation durch Erbrechen, fieberhafte Infekte der oberen Luftwege und akute Pyelonephritiden verantwortlich. So berichten z. B. Rosenbaum u. Mitarb. über einen Pat., der an Azotämie im Anschluß an Pneumonie verstarb. Bei den Pat. von Cornelis et al. war schweres Erbrechen der Anurie vorausgegangen. Über ähnliche Fälle berichtet auch Warter. Healy fand unter 201 Patienten mit akuter Oligurie 4 mit multiplem Myelom. Bei zwei waren Bronchopneumonie, bei einem Pyelonephritis und bei dem 4. Thrombophlebitis, Lungeninfarkt und Nierenblutung der Anurie vorausgegangen. 2 dieser Pat. waren schon vor Durchführung eines retrograden Pyelogramms oligurisch, so daß ein ursächlicher Zusammenhang unwahrscheinlich ist. Bei einem Myelompatienten von Addis (1948) läßt sich die aufgetretene Anurie auf die Dehydration infolge schwerer Durchfälle nach Rhizinusölmedikation zurückführen. Der 1939 von Holman beschriebene Fall von akuter Niereninsuffizienz bei multiplem Myelom steht offenbar mit dem Erbrechen nach Röntgenbestrahlung einer Hüfte in ursächlichem Zusammenhang, gilt jedoch als erste Beobachtung einer akuten Anurie nach intravenöser Pyelographie. Erst 15 Jahre später berichteten Bartels u. Mitarb. über einen Pat. mit multiplem Myelom bei bereits bestehender Niereninsuffizienz, der im Anschluß an die intravenöse Pyelographie anurisch, später oligurisch und hyperkaliämisch wurde. Nach starken Durchfällen starb er am Schock und Lungenödem. Seither wurde über 16 akute Anurien nach intravenöser oder retrograder Pyelographie berichtet. Bei kritischer Betrachtung

dieser Publikationen wird klar, daß bei den meisten Fällen nicht die Kontrast-
mittelinjektion eigentliche Ursache der Anurie war, sondern gleichzeitig bestehende
Dehydratation, pulmonale Infektion, Sepsis, akute Pyelonephritis oder profuse
Durchfälle. Bei einigen Fällen, wie z. B. dem von Brüdigam, handelt es sich bei der
beschriebenen Unverträglichkeitsreaktion um einen allergischen Schock auf die
Injektion von jodhaltigem Kontrastmittel, wie bereits von Hultborn und Jung-
michel beschrieben. Scheitlin sowie viele andere Untersucher nehmen an, daß es
bei Myelompatienten durch die Kontrastmittelgabe zu verstärkter Ausfällung von
pathologischen Eiweißkörpern in das Tubuluslumen und somit zur charakteristischen Zylinderbildung und Tubulusblockade kommt, die für die Urämie verant-

Tabelle. *Intravenöse Pyelographie bei Patienten mit Paraproteinämie*

Typ	IgG	IgA	IgM	Mikro
Gesamt	22	12	12	9
♂/♀	10/12	6/6	5/7	5/4
ϰ/λ	8/6	5/1	4/0	3/2
Plasmocytom bzw. M. W.	16	12	12	9
Sonstige Diagnosen z. B.	Bronchial-Ca, Diab. mell., Arthr. urica, Ul. duodeni, Leberc. Hyper- tonus (8×), Herzinsuff., Arteriosklerose, Emphysem, Struma, Amyloidose	Amyloidose, Herzinsuff., Diab. mell. chron. Nieren- insuff., Anämie, chron. Pan- kreatitis, Pyelo- nephritis, Nephrot. Syn- drom, Trig. Neur.	Rethotel-Sa, Niereninsuff., Pyelonephr. Herzinsuff., Prost.-Ca, Hypertonus, Anämie	Amyloidose(3×), Prostata-Ca, -Hypertrophie, Niereninsuff. chron. Pyelo- nephritis, Myelomniere, Nephrolithiasis, Hypertonus, Herzinsuffizienz
Nierenbeschw. vor Pyelogr.	7	3	5	3
path. Sedi- ment Ery	5	2	4	5
Leuko	9	3	3	7
Bakt.	2	∅	∅	1
Zyl.	2	∅	∅	∅
Eiweiß im Urin	9	4	3	9
BJP im Urin	7	4	∅	9
Kalium i. S. ↗	2	2	1	1
Harnstoff-N ↗	3	5	1	2
C_Kr ↘	8	2	∅	4
Pyelographie 1×	18	12	9	5
2×	4	∅	3	4
retro	2	1	∅	∅
Angio	1	∅	1	1
Kontr.-Mittel Urografin	17	12	12	9
Urovison	3	∅	∅	∅
Uromiro	1	∅	∅	∅
path. Befund	11	6	4	3
schlechte Kontr.-Mittel- ausscheidung	2	3	4	1

wortlich sein soll. Morgan berichtete 1966 über 123 Pat. mit multiplem Myelom, die nach intravenöser Pyelographie kein akutes Nierenversagen zeigten, das auf das Kontrastmittel zurückzuführen wäre. Vix und Lasser konnten bei insgesamt 56 Pat. mit multiplem Myelom keinen Fall von akuter Anurie nach intravenöser Pyelographie feststellen. Letzter Autor untersuchte auch die in vitro-Wirkung von mehreren Kontrastmitteln auf Gamma-Globulin und Bence-Jones-Protein bei verschiedenem pH und konnte beobachten, daß die maximale Präcipitation von BJP bei einem pH zwischen 4,5 und 6 stattfindet und die Höhe der Ionen- und Proteinkonzentration darauf eine begünstigende Wirkung ausübt.

Wir konnten 54 Patienten mit Paraproteinämie und/oder -urie und einen Pat. mit Plasmocytom ohne Paraproteinämie beobachten, bei denen eine intravenöse Pyelographie ein- oder mehrmals durchgeführt wurde. Bei 3 Pat. wurden außerdem eine Angiographie und bei 2 zudem eine retrograde Pyelographie angeschlossen. Insgesamt beträgt die Zahl der Pyelographien 69. Es handelt sich um 22 Fälle mit IgG-, 12 IgA-, 12 IgM-Paraproteinämien, einen Fall von Doppelparaproteinämie (IgG und IgA) sowie um 9 Fälle mit Bence-Jones-Plasmocytom. In der Tabelle sind die wichtigsten Diagnosen sowie einige Angaben über die Nierenfunktion vor und bei der Pyelographie aufgeführt. Zahlen geben die Anzahl der Fälle wieder. Als Kontrastmittel wurden dreimal Urovison, einmal Uromiro und bei allen übrigen Untersuchungen Urografin mit einer durchschnittlichen Menge von 30 bis 40 ml verwandt. 4mal wurde eine Infusionspyelographie durchgeführt (250 ml). 63mal wurde die Untersuchung gut vertragen, auch bei den Fällen mit mäßiger bis starker Niereninsuffizienz und Amyloidose. Bei einem Pat. kam es bereits während der Injektion zu einem Herzstillstand, der durch externe Herzmassage und Antihistaminikagabe sofort behoben wurde. Es handelte sich bei diesem Fall mit Sicherheit um eine allergische Reaktion auf das Kontrastmittel bei ausgeprägter allergischer Diathese.

Bei drei Patienten kam es scheinbar nach intravenöser Pyelographie zu einer Verschlechterung der bereits vorhandenen Niereninsuffizienz mit Oligurie bei zunächst unbekanntem Grundleiden. Bei diesen wurde die Untersuchung auswärts durchgeführt. Wir können uns deshalb nur auf die Einweisungsberichte stützen.

Im ersten Fall handelte es sich um eine 69jährige Patientin mit gesichertem Morbus Waldenström, Hypertonus, Bronchopneumonie und einer chronischen Pyelonephritis bei starker BJ-Proteinurie, deutlicher Niereninsuffizienz mit erhöhten Harnstoff-N-Werten und Oligurie. Im Anschluß an eine intravenöse Pyelographie kam es zum Erbrechen und Kollaps. Die Urinausscheidung nahm in den nächsten Tagen ab, und der Harnstoff-N stieg weiter an. Nach Übernahme der Pat. und Behandlung mit Alkeran, Antibiotica, Cortison und Transfusion gewaschener Erythrocyten besserte sich der Zustand. 1 Monat nach der Aufnahme wurde die Pat. jedoch nach einer schweren Bronchopneumonie komatös und verstarb. Nach dem Sektionsbefund lag wahrscheinlich ein Coma paraproteinämicum mit Ablagerung von Paraproteinen in der Gehirnsubstanz vor.

Beim zweiten Fall handelte es sich um eine 68jährige Pat. mit Bence-Jones-Plasmocytom bei Niereninsuffizienz, generalisierter Amyloidose und Bronchopneumonie. In den auf die intravenöse Pyelographie folgenden Tagen verschlechterte sich der Zustand und führte zur Anurie. Ob sie mit der durchgeführten Untersuchung in Zusammenhang steht, kann aus den uns zur Verfügung gestellten Unterlagen nicht sicher beurteilt werden. Es könnte sich auch um ein Finalstadium des Leidens gehandelt haben. Trotz der intensiven Behandlung einschließlich Cytostatikagaben kam es zu einer zunehmenden Kachexie und 3 Monate später zum Tod durch Herz- und Kreislaufversagen.

Beim dritten Fall handelte es sich um eine 68jährige Pat., die wegen Schmerzen in den Nierenlagern, gehäuftem Erbrechen und Schwindelzuständen bei chronischem Emphysem und Herzinsuffizienz in eine auswärtige Klinik eingewiesen wurde. Bei ihr bestanden eine deutliche Sturzsenkung und ausgeprägte Proteinurie. Wenige Tage nach der intravenösen Pyelographie mit relativ geringfügigem Befund traten Oligurie, Anstieg der harnpflichtigen Substanzen und Hyperkaliämie auf. Bei Einweisung der Pat. in unsere Klinik wurde eine IgG-Paraproteinämie mit BJ-Proteinurie festgestellt. Eine extrakorporale Dialyse erübrigte sich, da eine ausreichende Diurese bald einsetzte. Etwa 3 Wochen nach der Pyelographie wurde die Pat. komatös. Als Ursache kommen ein Koma paraproteinämicum, die Folge einer hartnäckigen Hyponatriämie oder eine schwere Hypoxie infolge Ateminsuffizienz in Frage. Die Pat. verstarb nach weiteren 10 Tagen trotz forcierter Beatmung und ausgeglichener Wasser- und Elektrolytbilanzierung an einem irreversiblen Herzstillstand. Die vorübergehend aufgetretene akute Niereninsuffizienz läßt sich hinreichend durch die anamnestisch erhobene Flüssigkeits- und Elektrolytverluste durch vorausgegangenes Erbrechen erklären.

Auf Grund unserer Beobachtungen und nach Analyse der in der Literatur mitgeteilten Fälle sind wir der Auffassung, daß die Paraproteinämie keine absolute Kontraindikation für die intravenöse Pyelographie darstellt. Die sehr selten im Anschluß an die Untersuchung beobachtete akute Anurie unterscheidet sich in der Häufigkeit ihres Auftretens grundsätzlich nicht von der akuten Anurie bei Paraproteinämie, wie sie bei Patienten nach akuten Infekten mit starkem Schwitzen und Exsiccose, Durchfällen oder akuter Pyelonephritis auftritt. Für die Entstehung der Oligurie bzw. Anurie nach einer intravenösen Pyelographie ist demnach nicht das Kontrastmittel per se verantwortlich, sondern eine Dehydratation nach Durstenlassen, Gabe von Abführmitteln, Erbrechen, Durchfälle, Schwitzen, eine Zunahme der Protein- und Ionenkonzentration sowie Verschiebung des pH zur sauren Seite im Urin und die oft geübte abdominelle Kompression. Zur Vermeidung dieser Komplikation empfehlen wir, vor der Pyelographie auf eine gute Diurese zu achten und, falls saurer Urin vorliegt, durch alkalisierende Substanzen das pH-Milieu des Urins zu ändern sowie auf eine abdominelle Kompression zu verzichten.

WETTER, O. (Innere Klinik und Poliklinik [Tumorforschung] der Ruhruniversität, Essen): **Mikroglobuline und Bence-Jones-Proteine — eine vergleichende Untersuchung**

Die Bezeichnung Mikroglobuline wird im folgenden für Proteine verwendet, die eine Beziehung zum Gamma-System aufweisen und ein wesentlich geringeres Molekulargewicht als die 7s-Immunglobuline haben. Die Untersuchungen gingen von der Beobachtung eines Proteins im Urin eines Plasmocytomkranken F. aus, das mit Anti-$\varkappa$- und Anti-λ-Antiseren nicht oder nur äußerst schwach reagierte. Das chromatografisch aus dem Serum und dem Urin des Patienten isolierte Protein hatte bei einem pH-Wert von 5,0 eine Sedimentationskonstante von 3,5 s. Durch selbsthergestellte Kaninchen-Antiseren gegen beide Proteine konnte im Ouchterlony-Ansatz immunologisch Identität beider Proteine nachgewiesen werden (Abb. 1). Ebenso ergaben Messungen der optischen Drehfähigkeit im Rahmen der Fehlergrenze gleiche Werte für die Dispersionskonstante λ_c und dem Parameter -a_0 nach Moffitt u. Yang. Nachdem so die Identität des Serum- und Harnproteins F. gezeigt werden konnte, wurde versucht, das Mikroglobulin einem der Unterabschnitte des Gamma-Globulinmoleküls zuzuordnen. Zunächst sollte festgestellt werden, ob es sich um eine oder mehrere Polypeptidketten handelt. Nach Reduktion und Alkylierung wurden bei der Gelfiltration in 1 n Propionsäure zwei Gipfel (Fraktion I und II) beobachtet, die in der Harnstoff-Stärkegelelektrophorese untersucht wurde. Beide Fraktionen ergaben zwei Banden. Fraktion I zeichnete sich durch größere Beweglichkeit im Gel aus. Es dürfte sich demnach bei dem Mikroglobulin F. um zwei durch Schwefelbrücken verbundene Dimere handeln. Nicht erklärt ist durch diese Ergebnisse die fehlende Reaktion mit Antiseren gegen L-Ketten. Um die Ursache dieses Befundes zu klären, wurden die tryptischen Peptide mittels der „finger-print"-Technik dünnschichtchromatografisch und auf Whatman 3 MM-Papier untersucht. Es resultierten dabei zehn Flecken, mithin ein Muster, das sich deutlich von demjenigen unterscheidet, das man unter den gleichen Bedingungen mit L-Ketten von Myelomproteinen erhält und die 15 bis 20 Peptide aufweisen. Weiterhin ließ sich ein Unterschied in den

„finger prints" der Fr. I und II insofern feststellen, als Fr. I ein Peptid enthält, das in Fr. II fehlt. Interessanterweise änderte sich das Verhältnis der beiden Fraktionen zueinander signifikant nach der Verabreichung von 45 mg p-di-(2-chloräthylamino)-phenylalanin (Melphalan) indem das Verhältnis Fr. II/Fr. I nach planimetrischer Auswertung der chromatografischen Elutionsgipfel von 10 auf 2,7 wechselte. Es liegt deswegen nahe anzunehmen, daß es sich bei dem Mikroglobulin F. um ein L-Kettenfragment handelt. Für die Richtigkeit dieser Annahme sprachen weiterhin folgende Beobachtungen: 1. Fr. I und Fr. II reagieren nicht mit Anti-$\varkappa$- bzw. Anti-λ-Antiseren. Da die $\varkappa$- bzw. λ-Determinanten auf der c-Hälfte (s. Abb. 2) lokalisiert sind, dürfte es sich bei dem Mikroglobulin F. um ein der v-Hälfte entsprechendes Fragment einer L-Kette handeln. 2. Bei der Ultrazentrifugation in einem Glycinpuffer bei pH 11,0 resultierten eine 3,4 s und

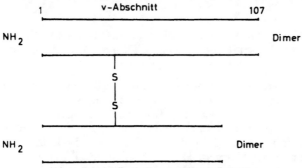

Abb. 1. Ouchterlony-Ansätze von isoliertem Uroprotein (1) und Serumprotein (2) F. mit einem Anti-Uroprotein-Antiserum (links) und einem Gemisch von Antiseren gegen Uroprotein und Serumprotein F. (rechts) AS = Antiserum

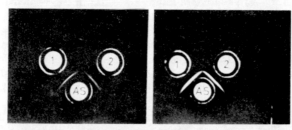

Abb. 2. Prinzipieller Aufbau des Mikroglobulins F.

eine 2,8 s-Komponente, während bei pH 5,0 nur eine 3,5 s Komponente festzustellen war. Auf das Vorhandensein noch leichterer Komponenten kann aus der Asymmetrie des 2,8 s-Gipfels geschlossen werden. Der Befund ist in Übereinstimmung mit Befunden von Baglioni, der eine hohe Aggregationstendenz von Bence-Jones-Fragmenten bei neutralen pH-Werten fand. 3. Bei der Harnstoff-Stärkegelelektrophorese von eingeengtem Urin sind drei Banden festzustellen, die eine deutlich größere Beweglichkeit aufweisen als die Hauptkomponente des Uroproteins. Dieses Material erscheint bei der Chromatographie Sephadex G-200 deutlich später als die mit 3,5 s sedimentierende Hauptkomponente.

Unter Berücksichtigung dieser Ergebnisse dürfte das Mikroglobulin F. die in Abb. 2 schematisch wiedergegebene Struktur besitzen. Demnach handelt es sich um zwei durch eine (oder mehrere) Schwefelbrücken miteinander verbundene Dimere von L-Kettenfragmenten. Die Position des Peptids, in dem sich beide Fragmente voneinander unterscheiden, ist unbekannt und lediglich in Analogie zu Baglioni, an dem C-terminalen Ende der Polypeptidkette angenommen.

Zusammenfassend läßt sich folgendes feststellen. Es ging zunächst bei unseren Untersuchungen darum, die strukturellen Beziehungen eines Mikroglobulins aus dem Harn und dem Serum eines Plasmocytomkranken zu den verschiedenen Abschnitten des Gamma-Globulinmoleküls zu klären. Das Protein F. konnte als ein aus zwei Dimeren unterschiedlicher Kettenlänge bestehendes Assoziat von L-Kettenfragmenten identifiziert werden. Das quantitative Verhältnis der beiden Dimeren zueinander änderte sich mit der Medikation eines alkylierenden Cytostatikums. Diese Wirkung könnte durch eine cytostatisch induzierte Selektion innerhalb zweier Zellstämme erklärt werden und damit die Frage entschieden werden, ob Bence-Jones-Fragmente ein Abbauprodukt sind oder ob sie aus der gestörten L-Kettensynthese stammen. Fragmente von Bence-Jones-Proteinen dürften aus dem Synthesestoffwechsel von L-Ketten stammen, weil der beobachtete cytostatische Effekt anders kaum zu erklären ist. Gleichzeitig kommt in dem Verhalten der L-Kettenfragmente des Falles F. ein Feed-back-Mechanismus zum Ausdruck, wie er für die gesamte L-Kette schon nachgewiesen wurde. Die Tatsache, daß ein solcher Mechanismus auch bei den variablen Sequenzen auftritt, könnte für die Bedeutung des Antigens bei der Regulation der Antikörpersynthese sprechen, da das Antigen nur in der v-Region gebunden wird. Schließlich sollten die Ergebnisse dieser Untersuchungen Anlaß sein, die Problematik des Begriffes „monoklonales" Protein zu bedenken. Was im vorliegenden Fall zunächst als monoklonales Protein in der Elektrophorese, Ultrazentrifuge und Chromatografie imponiert, dürfte in diesem Sinne also zumindest biklonaler Herkunft sein.

Literatur

Baglioni, C.: Cold Spr. Harb. Symp. quant. Biol. **32**, 147 (1967).

FRÖSNER, G., TISCHENDORF, M. M. und TISCHENDORF, F. W. (Med. Univ.-Klinik Tübingen): **Über die Sub-Heterogenität der normalen Immunglobuline und sog. Paraproteine**

Die fünf Klassen menschlicher Immunoglobuline (γG, γA, γD, γE und γM) lassen sich jeweils in zwei größere Gruppen einteilen, je nachdem ob ihre L-Ketten dem antigenischen (strukturellen) Typ K (kappa) oder Typ L (lambda) angehören. Unterhalb dieser Heterogenitätsebene sind in letzter Zeit Gamma-Ketten und Kappa- und Lambda-Ketten mit immunologischen Techniken weiter unterteilt worden. Takatsuki u. Osserman [1] beschrieben zwei Typen von Heavy-Chain-Diseaseproteinen (Cr oder γ1 und Zu oder γ3), Terry u. Fahey [2] bzw. Grey u. Kunkel [3] vier Subklassen von Myelomproteinen (γG1—4). Tischendorf u. Osserman [4, 5] berichteten über zwei Untergruppen von lambda-Bence-Jones-Proteinen (BJP), die auf Unterschieden im N-terminalen Teil (St+ und St—), Ein u. Fahey [6] über zwei lambda-Untergruppen, die auf Unterschieden im C-terminalen Teil der Ketten beruhen (Oz+ und Oz—). Hinweis für die Existenz zweier Untergruppen von kappa BJP (Go+ und Go—) hatte Tischendorf [4].

Diese Arbeit bringt die Ergebnisse der Untersuchungen über die Verteilung der L-Ketten- bzw. H-Ketten-Untergruppen Go(+) und Go(—) [kappa], St(+) und St(—) [lambda] und γ1—4 in einem größeren Material von Paraproteinämiefällen.

Methodischer Teil

Im ganzen wurden 143 Fälle mit Serum-Paraproteinen und/oder BJP untersucht. 46 Fälle hatten ein γG-Paraprotein, 82 Fälle ein BJP. Das übrige Material verteilt sich auf Fälle mit γA-, γD- und γM-Paraproteinen und solche, die kein Serum-Paraprotein hatten oder bei denen das Vorhandensein eines Serum-Paraproteins oder der antigenische Typ desselben nicht bekannt sind. 36 lambda BJP und 22 kappa BJP wurden aus dem Urin isoliert. 4 Kappa-Ketten stammten von γG$_1$-Paraproteinen zweier Fälle mit Bence-Jones-Proteinurie, eine Kappa-

Kette vom γG_1-Paraprotein eines Falles, der keine Bence-Jones-Proteinurie aufwies und eine L-Kette wurde nach Reduktion, Alkylierung und Dissoziation eines γG-Paraproteins gewonnen, dessen Typ nicht in die γG_{1-4}-Subklasse eingeordnet werden konnte. L-Kette und Urin-BJP erwiesen sich mit der Fingerprint-Methode in den Fällen mit Bence-Jones-Proteinurie als identisch. Zur Nomenklatur vgl. [7].

Bezüglich der angewandten Methoden der *Isolierung* und *Reinigung* der Serum-Paraproteine und BJP, *partiellen Reduktion* und *Alkylierung* der γG-Globuline, *Dissoziation in L- und H-Ketten*, *Fingerprint-Analyse* tryptischer Hydrolysate, Herstellung eigener *Antiseren* und Gebrauch käuflicher Antiseren, *Immunodiffusion nach Ouchterlony* und *Immunoelektrophorese nach Graber u. Williams* verweisen wir auf frühere Publikationen [4, 8].

Ergebnisse

Zur antigenischen Charakterisierung der γG-Paraproteine benutzten wir ein Ouchterlony-System, in dem Kaninchen-Antiseren gegen die Heavy-Chain-

Tabelle 1. *Ergebnisse der antigenischen Bestimmung der L-Ketten- und der H-Kettengruppen der „Paraproteine" von 105 Fällen von monoklonalen Plasmazelldyskrasien*

Myelomprotein	Typ K	Typ L	Summe	Verhältnis
γG_1	22	18	40	
γG_2	1	—	1	1,4:1
γG_3	3	1	4	
γA	11	7	18	1,6:1
γD	—	2	2	
γM	23	10	33	2,3:1
Nur BJP	5	2	7	

Tabelle 2. *Vergleich der Antigenuntergruppen Go (kappa) und St (lambda) des Urin Bence-Jones-Proteins mit der korrespondierenden Serumparaproteinabnormalität in 82 Fällen mit Bence-Jones-Proteinurie*

Serumparaprotein	Urin-BJ-Protein			
	Kappa		Lambda	
	Go +	Go —	St +	St —
γG_1	8	4	1	7
γG_2	1	—	1	—
γG_3	2	—	—	—
γA	1	2	—	1
γD	—	—	1	1
γM	10	1	1	—
Nur BJP	6	2	3	16
Unbekannt	3	1	4	5
Summe	31	10	11	30

Disease Fälle Cr ($\gamma 1$) und Zu ($\gamma 3$) verwendet werden. Die Antiseren wurden lediglich gamma-Ketten-spezifisch gemacht. In diesem System geben $\gamma G1$-Globuline einen Sporn über $\gamma G2$- bzw. $\gamma G3$- bzw. $\gamma G4$-Globuline, wenn mit Anti-$\gamma 1$-Serum entwickelt wird, während $\gamma G3$-Globuline einen Sporn über $\gamma G1$-, $\gamma G2$- und $\gamma G4$-Globuline geben, wenn mit Anti-$\gamma 3$-Serum entwickelt wird. Es lassen sich so drei Subgruppen unterscheiden: die die weite Mehrzahl der γG-Paraproteine umfassende Gruppe der $\gamma G1$-Globuline (vgl. Tabelle 1), die zahlenmäßig kleine Gruppe der $\gamma G3$-Globuline und eine dritte Gruppe, welche die seltenen $\gamma G2$- und $\gamma G4$-Globuline einschließt. In unserem Material von 45 γG-Paraproteinen gehörte nur ein

Protein dieser seltenen dritten Gruppe an. Es wurde freundlicherweise von Dr. H. G. Kunkel, Rockefeller University, New York, als γG2-Globulin charakterisiert. Während die Tabelle 1 innerhalb der Immunglobulinklassen die natürliche Verteilung der Typ K- und Typ L-Moleküle in unserem Material aufzeigt, wurden in Tabelle 2 kappa und lambda BJP durch auswärtige Proteine auf gleiche Zahl gebracht.

Bezüglich der Verteilung der Go- und St-Typen unter Berücksichtigung der H-Kettentypen und Subtypen der Serumparaproteine kann bisher folgendes gesagt werden: Go(+) L-Ketten finden sich in Molekülen von γG1-, γG2-, γG3-, γA- und γM-Globulinen. St(+)-L-Ketten finden sich in γG1-, γG2-, γD- und γM-Globulinen. St(—)-L-Ketten finden sich in γG1-, γD- und γM-Globulinen. Nach seiner Häufigkeit innerhalb der zwei großen L-Kettengruppen, kappa und lambda, verhält sich der Go(+)-Typ zum Go(—)-Typ wie der St(—)-Typ zum St(+)-Typ. 76% der kappa BJP sind Go(+); 73% der lambda Proteine sind St(—). Nur 24% der kappa BJP sind Go(—), nur 27% der lambda BJP sind St(+).

Diskussion

γ1—4-Ketten, Go(+) (kappa)- und St(+) (lambda)-Ketten wurden auch in gepooltem normalen γG-Globulin nachgewiesen [2, 3, 5, 9]. Da bisher von uns keine Antiseren gegen Go(—)- und St(—)-Ketten hergestellt worden sind, ist die Existenz dieser Typen in der normalen γ-Globulinfraktion noch zu erbringen. Ein indirekter Nachweis, daß die Go(—)- und St(—)-Typen Bestandteile der normalen γ-Globulinmoleküle sein müssen, wird durch die Tatsache erbracht, daß sie in Myelomtyp-Proteinen gefunden werden. Denn Myelomtyp-Proteine bzw. Paraproteine sind nach den bisherigen Erkenntnissen repräsentative Molekültypen aus dem weiten Spektrum der normalen Immunglobuline.

Während die Bestimmung der Zugehörigkeit von γG-Paraproteinen in die eine oder andere Gruppe der γG1—4-Subtypen mit spezifischen Antiseren gegen Fc-Fragmente oder H-Ketten von repräsentativen γG1—4-Paraproteinen relativ einfach ist, stößt die Bestimmung der Go- und St-Typen von Serumparaproteinen auf eine grundsätzliche Schwierigkeit: Go(+)- und St(+)-Determinanten verhalten sich wie sog. „hidden antigenic sites" und werden im intakten γ-Globulinmolekül von den H-Ketten verdeckt [5, 9]. Wir können aber diese Determinanten leicht auf den BJP bestimmen, die in der Regel freie L-Ketten des korrespondierenden Serumparaproteins darstellen. In vier Fällen zeigte sich, daß bei Typ K-Paraproteinämien BJP und korrespondierende L-Kette des Serumparaproteins ein und demselben Go-Typ angehörten.

Die Bedeutung des Nachweises von Paraproteinen bzw. BJP im Serum und/oder Urin von Individuen als Hilfsmittel für die Diagnose maligner Erkrankungen ist allgemein anerkannt.

Ein atypisches Protein ist als monoklonales Immunoglobulin oder sog. Paraprotein erst dann anzusprechen, wenn seine L-Ketten entweder Typ K oder Typ L, seine H-Ketten — im Falle der γG-Globuline — etweder γ1 oder γ2 oder γ3 oder γ4 sind. H-Chain-Diseaseproteine vom γG-Typ, von denen jetzt häufiger berichtet wird (vgl. [10]), sind bisher entweder γ1 oder γ3 oder α_1. Nur spezifische Anti-γ1/γ3/α_1-Seren erlauben hier eine exakte Diagnose, da H-Chain-Diseaseproteine keine L-Ketten besitzen.

Neue Unterteilungen der Paraproteine in Subgruppen wie Go(+) und Go(—) (kappa) oder St(+) und St(—) (lambda) sind unter Umständen für die Differential-diagnose wie klinischen Verlauf der Plasmazell-Dyskrasien wichtig. Bisher konnten wir in dieser Richtung noch keine sicheren Beziehungen aufstellen. Gesichert ist, daß von der Typen- und Subtypenverteilung im Paraproteinmaterial Rückschlüsse auf die prozentuale Verteilung dieser antigenischen Gruppen in der normalen γ-Globulinfraktion gezogen werden dürfen. Alle antigenischen (strukturellen) Marker, sofern in der N- oder C-terminalen Hälfte der Immunoglobulin-Polypeptidketten lokalisiert, sind darüber hinaus zur Erklärung der genetischen Grundlagen der Antikörpervariabilität erforderlich [9, 11].

Zusammenfassung

143 Fälle mit monoklonalen γG-, γA,- γM- und γD-Globulinen und/oder Bence-Jones-Proteinen wurden hinsichtlich der Verteilung folgender antigenischer (struktureller) L- und H-Ketten-Untergruppen untersucht: Go(+) und Go(—) [kappa], St(+) und St(—) [lambda] und γ1—4. Die Untersuchungen gaben Aufschluß über die prozentuale Verteilung der genannten Untergruppen in der Population der normalen γ-Globuline. Die Methodik des Nachweises der Untergruppen und deren Bedeutung für die Erklärung der genetischen Grundlagen der Antikörpervariabilität wurden diskutiert.

Für die Zusendung von Serum- und Urinproben und die freundliche Überlassung der Krankengeschichten danken wir den Drs. C. Baglioni, K. Busse, P. Edman, H. G. van Eijk, F. Heckner, N. Hilschmann, L. Hood, K. Lambers, H. Loeckell und E. F. Osserman. Frl. G. Lederer-Ponzer sei für die ausgezeichnete technische Unterstützung Dank gesagt.

Literatur

1. Takatsuki, K., and Osserman, E. F.: Science 145, 499 (1964). — 2. Terry, W. D., and Fahey, J. L.: Science 146, 400 (1964). — 3. Grey, H. M., and Kunkel, H. G.: J. exp. Med. 120, 253 (1964). — 4. Tischendorf, F. W.: Proc. XIIth Intern. Congress of Hematol. New York 1968. — 5. Tischendorf, F. W., and Osserman, E. F.: J. Immunol. 102, 172 (1969). — 6. Ein, D., and Fahey, J. L.: Science 156, 947 (1967). — 7. Kunkel, H. G., Fahey, J. L., Franklin, E. C., Osserman, E. F., and Terry, W. D.: Notation for human IgG-subclasses. Bull. Wld Hlth Org. 35, 953 (1966). — 8. Tischendorf, F. W., u. Osserman, E. F.: Z. Naturforsch. 22b, 1337 (1967). — 9. Tischendorf, F. W.: Immunologische Arbeitstagung „Struktur, Genetik und Bildung von Antikörpern", Kronberg (Taunus) 16.—19. Juli 1969. — 10. Tischendorf, F. W.: Med. Welt 19, 2531 (1968). — 11. Tischendorf, F. W., and Tischendorf, M. M.: Symposium „Genetics of the Antibody Response", Brügge 1969.

NOLTENIUS, H. (Patholog. Institut der Univ. Freiburg i. Br.): **Immunologische Untersuchungen an pyelonephritischen Schrumpfnieren***

Rezidivierende bakterielle Infektionen sind häufig Ursache für das Fortschreiten einer chronischen Pyelonephritis. Es gibt jedoch eine Reihe derartiger chronischer intestitieller Nierenentzündungen, in denen eine bakterielle Erkrankung in der Niere nicht nachweisbar ist (Jacobson u. Newman, 1962). In derartigen Fällen werden andere, abakterielle pathogenetische Mechanismen erwogen, wie z. B. die Folge von Medikamentenabusus (Zollinger u. Spühler, 1950) oder auch Virusinfektionen (Noltenius u. Mitarb., 1965).

Die vorliegende Arbeit untersucht, ob u. a. immunologisch ausgelöste Entzündungen Ursache der Chronizität der Pyelonephritis sein könnten.

Sanford u. Mitarb. (1962) dachten an die Möglichkeit, daß Bakterienreste, die im Nierenparenchym nach akuter Infektion zurückgeblieben waren, als Antigen wirken könnten. Die gegen diese Antigene gebildeten Antikörper würden dann im Niereninterstitium mit den Bakterienresten reagieren und so die Chronizität der Entzündung im Niereninterstitium verursachen. Dieser denkbare pathogenetische Mechanismus konnte experimentell von den Autoren ausgeschlossen werden. Wir haben versucht, in chronischen pyelonephritischen Schrumpfnieren des Menschen ein oder mehrere Antigene aufzufinden, die in normalen, gesunden Nieren oder in anderen Organen nicht vorkommen. Hierzu waren folgende Arbeitsgänge erforderlich:

Aus pyelonephritischen Schrumpfnieren ohne Bakteriennachweis, aus normalen, gesunden Nieren und aus Herzen, Schilddrüsen, Hoden und Leber, die Verstorbenen kurze Zeit nach

* Mit dankenswerter Unterstützung durch die Firma Boehringer-Mannheim.

dem Tode entnommen worden waren, wurde die wasserlöslichen Antigene extrahiert. Die Antigene eines jeden Organs wurden zwei (oder drei) Kaninchen i.v. zweimal die Woche 6 Wochen lang ohne Freunds Adjuvans injiziert. Zum Nachweis der verschiedenen Antigenspezifitäten in den Extrakten wurde mit Hilfe des gewonnenen Antiserums die zweidimensionale Immundiffusion sowie die Immunelektrophorese angewendet (Shulman u. Mitarb., 1968;

Tabelle — Absorbierende Antigene

Antigen / versch. Antiseren Pyelonephritis	Homologes Antigen	Homologes Antigen und Human Serum	Plasmocytom-Niere	Plasmocytom-Niere + homologes Antigen	Gallenblasen-Ca, Schilddrüse, Niere, Herz	Bronchopneumonie-Niere, Plasmocytom-Niere, Epilepsie-Niere, Herzinfarkt-Niere
P₁ Pyelonephritis — Immunodiffusion	1	2	3	4		5
Immunoelektrophorese	12	13	14	15		16
F₄ Pyelonephritis — Immunodiffusion	22	23	24	25	26	
Immunoelektrophorese	33	34	35	36	37	

Espinosa u. Kaplan, 1968). Die Antiseren wurden sodann in Kreuzreaktionen mit jeweils den verschiedenen Antigenen auf gemeinsame Antikörper getestet. Um etwa vorhandene organ- oder krankheitsspezifische Antikörper zu isolieren, wurden die Antiseren nacheinander mit allen anderen Organantigenen sowie mit normalem Kaninchenserum, Menschenserum, menschlichen Erythrocyten der Gruppe A und B mit Aufschwemmungen aus nichtsterilen E. coli und Salmonella OH absorbiert.

Die Anwendung dieser Verfahren ergab folgende Resultate:

1. In den Antiseren vom Kaninchen gegen wasserlösliche Antigene aus pyelonephritischen Schrumpfnieren vom Menschen beobachtet man in der Reaktion gegen das homologe Antigen mindestens vier verschiedene Spezifitäten in der Immundiffusion und fünf in der Immunelektrophorese (Abb. 1).

2. Im Antiserum von Kaninchen gegen lösliche Antigene aus pyelonephritischen Schrumpfnieren vom Menschen sind Antikörper vorhanden, die mit den Antigenen anderer Organe kreuzreagieren. Besonders stark sind die Kreuzreaktionen mit gesunden Nieren, aber es werden auch Kreuzreaktionen mit Herzmuskel beobachtet und mit menschlichen Serumproteinen (Abb. 1).

3. Die Absorption des Antiserums von Kaninchen gegen wasserlösliche Antigene aus pyelonephritischen Schrumpfnieren vom Menschen mit den wasser-

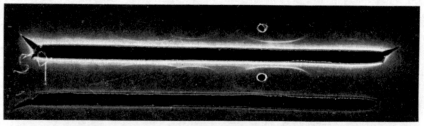

Abb. 2. Immunelektrophoretische Darstellung des Absorptionsexperimentes zwischen dem Antiserum Pyelonephritis F 4 und Antigenen aus Plasmocytomniere: In den Kanälen links das komplette, rechts das absorbierte Antiserum, in den Löchern die löslichen Antigene der Pyelonephritisniere: Man erkennt nach Absorption des Antiserums das Zurückbleiben einer Präcipitationslinie (rechts außen) mit β-Proteinmobilität

löslichen Antigenen aus normalen Nieren ergab in drei pyelonephritischen Schrumpfnieren von fünf untersuchten das Zurückbleiben einer Präcipitationslinie in der Immundiffusion und Immunelektrophorese nach Absorption mit allen anderen Antigenen (Abb. 1 und 2).

4. In der Immunelektrophorese hat die zurückbleibende Präcipitationslinie eine β-Protein-Motilität (Abb. 1). Dieser Befund wäre vereinbar mit der Vorstellung, daß infolge einer chronischen Entzündung im Interstitium der Niere Proteine mit neuen, dem Organismus bis dahin unbekannter Antigenität auftreten. Die darauf einsetzenden immunologischen Reaktionen zwischen dem neuen Antigen und dem dagegen gebildeten Antikörper könnten die chronische Entzündung im Niereninterstitium unterhalten. Wir untersuchen z. Z., ob diese Annahme zu belegen ist, d. h., ob die möglicherweise spezifischen Antigene in pyelonephritischen Schrumpfnieren des Menschen eine Rolle in der Pathogenese des chronischen Fortschreitens der Pyelonephritis spielen.

Legende zu Abb. 1 auf S. 706.

Abb. 1. Zusammenfassung von Absorptionsexperimenten mit zwei Anti-Pyelonephritisseren vom Kaninchen: In der ersten Spalte Reaktion in der Immundiffusion und der Immunelektrophorese zwischen dem homologen Antigen und dem Antipyelonephritisserum: Man erkennt vier verschiedene Spezifitäten in der Immundiffusion und etwa fünf verschiedene antigene Spezifitäten in der Immunelektrophorese. In der zweiten Spalte Reaktion zwischen Antihumanserum (zentrales Loch) und Humanserum bzw. Pyelonephritisantigenen: Man erkennt die Kreuzreaktion zwischen dem Antihumanserum und der Pyelonephritis in der Immundiffusion und die Kreuzreaktion zwischen dem Antipyelonephritisserum und dem Humanserum in der Immunelektrophorese (drei unterscheidbare Spezifitäten). Rechts von der durchgezogenen Linie sind die Antigene aufgeführt, mit denen die Antipyelonephritisseren absorbiert wurden. Im Zentrum der Immundiffusionsplatten das Antipyelonephritisserum. Man erkennt das nach Absorption den Antigenen aus einer Plasmocytomniere bzw. einer Mischung von Antigenen aus vier verschiedenen gesunden Nieren in der Reaktion dem mit homologen Antigen der Pyelonephritis eine Präcipitationslinie zurückbleibt, die bei der Absorption mit dem homologen Antigen (Py) verschwindet

Zusammenfassung

Es werden die wasserlöslichen Antigene von pyelonephritischen Schrumpfnieren des Menschen untersucht. In einigen pyelonephritischen Schrumpfnieren werden Antigene beobachtet, die in normalen, gesunden Nieren oder in den wasserlöslichen Antigenen von Lebern, Herzen, Schilddrüsen und Hoden nicht vorkommen. Es wird erwogen, ob das Auftreten neuer Antigene durch die Entzündung im Niereninterstitium verursacht wurde. Die mögliche pathogenetische Bedeutung dieser Antigene ist z. Z. Gegenstand der Untersuchung.

Summary

Water soluble antigens were prepared from homogenized pyelonephritic kidneys, from normal kidneys, from the liver, from the heart from the thyroid and the testis. The material was taken from autopsies performed close to the time of death. Each separate antigen extract was injected into different rabbits and the resulting antisera were tested for its content of antibodies by the two dimensional immune diffusion and immune electrophoresis. The resulting antisera were further tested separately against each of the above mentioned organs to absorbe any common antibodies which may have resulted.

It was shown that in chronic pyelonephritic kidneys there exists one or more antigens which do not exist in the normal kidney or other organs.

These isolated antigens might play a role in the progression of chronic pyelonephritis. Further studies are under way to demonstrate the possible pathogenetic importance of these antigens.

Literatur

Espinosa, E., and Kaplan, M. H.: J. Immunol. 100, 1020 (1968). — Jacobson, M. H., and Newman, W.: Arch. intern. Med. 110, 211 (1962). — Noltenius, H., Seemaier, N., and Dalquen, P.: Ann. Anat. path. 10, 215 (1965). — Sanford, J. P., Hunter, B. W., and Souda, B. S.: J. Lab. clin. Med. 58, 827 (1961). — Shulman, S., Riera, C., and Yantero, C.: J. Immunol. 100, 682 (1968). — Zollinger, H. U., u. Spühler, O.: Schweiz. Z. Path. 13, 807 (1950).

FEDERLIN, K., KRIEGBAUM, D. und FLAD, H. D. (Zentrum für Innere Medizin der Universität Ulm: **Experimentelle Untersuchungen zur verzögerten Immunreaktion gegen Insulin**

Seit der Einführung des Insulins in die Behandlung des Diabetikers im Jahre 1922 sind Immunreaktionen des Organismus mit dem injizierten Hormon bekannt. Auch die inzwischen hochgereinigten Präparate führen bei einer geringen Zahl von Patienten zu immunologisch bedingten Krankheitsbildern wie der Insulinresistenz oder der generalisierten Insulinallergie, also zu humoralen Antikörpern vom neutralisierenden oder anaphylaktischen bzw. hautsensibilisierenden Typ. Auch tierexperimentell konnten verschiedene Arten von Insulinantikörpern erzeugt und dann sogar wissenschaftlich genutzt werden wie mit dem Radioimmunoassay zur quantitativen Hormonbestimmung oder mit der passiven cutanen Anaphylaxie zur Bestimmung antigener Loci am Insulinmolekül. Im Gegensatz dazu hat die verzögerte Immunreaktion gegenüber Insulin bisher wenig Beachtung gefunden. Ausgehend von der klinischen Beobachtung, daß Diabetiker keineswegs selten zu Beginn der Insulinbehandlung ein kurzfristiges Stadium verzögerter lokaler allergischer Hautreaktion an den Injektionsstellen durchmachen (Federlin et al., 1966), wurde versucht, eine tierexperimentelle Parallele zu schaffen. Unbeeinflußt von den Schwierigkeiten und Imponderabilien, wie sie sich bei entsprechenden Untersuchungen am Patienten ergeben, sollten folgende Fragen beantwortet werden:

1. Wie läßt sich eine verzögerte allergische Reaktion gegen Insulin erzeugen, und erfüllt diese zunächst rein äußerliche Manifestation die für die echte „delayed hypersensitivity" geforderten Kriterien?
2. Welche Spezifität kommt der verzögerten Immunreaktion gegen Insulin zu, verglichen mit den bisher mit humoralen Antikörpern erhobenen Befunden?

Für unsere Untersuchungen wurden 400 bis 500 g schwere weibliche Albino-Meerschweinchen vom Stamm Pirbright-White benutzt. Nach s. c. Sensibilisierung mit Insulin in verschiedenen Konzentrationen (100 bis 500 µg) zusammen mit komplettem Freundschem Adjuvans wurden 14 Tage später intracutane Hauttests mit 30 µg Antigen vorgenommen und bei positivem Ausfall a) Transferversuche mit Lymphocyten und b) der „migration inhibition test" nach David et al. (1964) durchgeführt.

Das Prinzip dieser zuletzt genannten, für die Existenz der verzögerten Immunreaktion spezifischsten in vitro-Methode ist folgendes: Peritonealexsudatzellen sensibilisierter Tiere werden zunächst in Glascapillaren gefüllt, die dann anschließend auf dem Boden kleiner durchsichtiger und mit einem Kulturmedium gefüllter Kammern fixiert werden. Einem Teil der Kammern wird außer dem Medium noch das zu untersuchende Antigen zugesetzt. Während die zu ungefähr 80% aus Makrophagen und zu 20% aus Lymphocyten bestehenden Exsudatzellen in den antigenfreien Kammern bei 37°C aus der Capillare in Form eines „Zellbaumes" auswandern, wird ihr Wachstum in Anwesenheit des spezifischen Antigens gehemmt. Das Ausmaß der Hemmung kann durch Projektion der Capillare und Planimetrie der von den ausgewanderten Zellen bedeckten Fläche quantitativ erfaßt werden. Man vergleicht die gemessene Fläche mit derjenigen, die von den ausgewanderten Zellen in Kammern ohne Antigen bedeckt wird. Das Ergebnis ist der Migrationsindex:

$$\% \text{ Migration} = \frac{\text{Planimeterwert mit Antigen}}{\text{Planimeterwert ohne Antigen}} \times 100$$

Verantwortlich für die Migrationshemmung ist die Reaktion zwischen Antigen und sensibilisierten Lymphocyten im Exsudat. Diese Zellen geben einen löslichen Faktor (Bloom and Bennett, 1966; David, 1966) ab, der die Beweglichkeit der Makrophagen hemmt. Es handelt sich bei diesem „migration inhibition factor" (untersucht mit Tuberculin) um ein Protein mit Mol.-Gewicht von etwa 68000 jedoch nicht um ein Antikörper-Bruchstück.

Als zusätzliche Kontrolle wurden Tiere untersucht, die nicht mit Insulin sensibilisiert worden waren und nur komplettes Freundsches Adjuvans bekommen hatten. Mit ihnen wurde geprüft, ob Insulin in vitro allein einen migrationshemmenden Effekt hat.

Ergebnisse

1. Eine Insulindosis von 400 µg zur Erzeugung einer verzögerten Hautreaktion erwies sich am geeignetsten. Die intracutane Injektion von 30 µg Antigen rief eine deutliche Induration nach 24 Std hervor, die bis 48 Std anhielt und bei Kontrolltieren ausblieb.

2. In neun Fällen konnte die Immunreaktion vom verzögerten Typ durch 200 × 10⁶ Lymphknotenzellen sensibilisierter Tiere übertragen werden (Hauttest beim Empfänger 2 Std nach intravenöser Injektion der Zellen), bei sechs Tieren war der Transferversuch negativ. Peritonealexsudatzellen und Milzzellen erwiesen sich als ungeeignet. Das Ergebnis der Transferversuche mit Lymphknotenzellen entspricht den Erfahrungen, wie sie mit anderen Antigenen bei inhomogenem Tiermaterial (nicht in-gezüchtet) gemacht worden sind.

3. Verglichen mit dem Durchschnittswert gemessener Flächen für die Migration der Peritonealexsudatzellen sensibilisierter Tiere *ohne* Antigen (= 100%) ist es bei Zugabe von 30-100-300 µg Insulin/ml Kammermedium zu einer statistisch signifikanten Migrationshemmung gekommen. Somit lag bei den untersuchten Tieren eine spezifische Immunreaktion vom verzögerten Typ vor, die bei zunehmender Konzentration des Antigens in der Kammer verstärkt wurde, jedoch nicht unspezifisch durch das Antigen allein verursacht war. Die sensibilisierten Zellen wiesen ferner eine Kreuzreaktion gegenüber Schweineinsulin auf, ein von humoralen Insulinantikörpern wiederholt beobachteter Befund (Abb. 1).

Durch Kultivierung von Lymphknotenzellen sensibilisierter Tiere mit dem Antigen konnte in ersten Versuchen auch der von den Lymphocyten produzierte

Faktor „migration inhibition factor" (MIF) nachgewiesen werden. Der Überstand der Zellkulturen war in der Lage, das Wachstum normaler, d. h. nicht sensibilisierter Peritonealexsudatzellen zu hemmen.

4. Weitere Untersuchungen befaßten sich mit der Antigenität von Insulinketten. Die folgende Abbildung zeigt die Reaktivität von Lymphocyten, die gegen

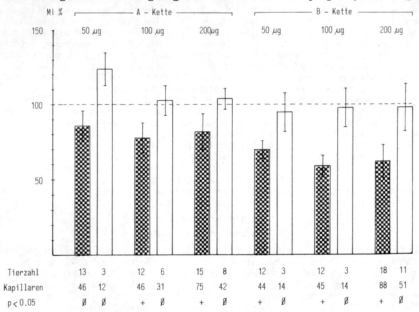

Abb. 1. Migrationshemmung von PE-Zellen insulinsensibilisierter Meerschweinchen bei verschiedenen Antigenkonzentrationen (komplettes Insulinmolekül) im Kammermedium

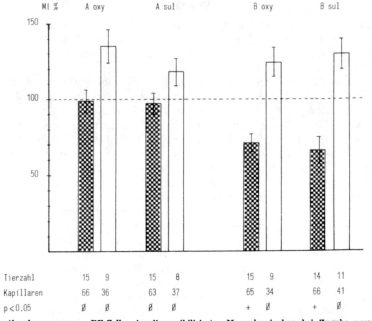

Abb. 2. Migrationshemmung von PE-Zellen insulinsensibilisierter Meerschweinchen bei Zugabe verschiedener Konzentrationen von Rinderinsulin A- und B-Ketten zum Kammermedium

das komplette Insulinmolekül sensibilisiert worden waren, in vitro jedoch nur mit isolierten Ketten inkubiert wurde. Eine signifikante Hemmung der Makrophagenmigration konnte bei der benutzten Konzentration von 200 µg/ml nur durch die B-Kette hervorgerufen werden (Abb. 2).

Wilson (1969) hatte mit der passiven cutanen Anaphylaxie gezeigt, daß sich humorale Insulinkörper von Meerschweinchen vorwiegend gegen antigene Determinanten in der Region von B_{1-8} und B_{24-30} richten. Insofern verhalten sich die immunologischen Erkennungsmechanismen an der Oberfläche sensibilisierter Lymphocyten wie die Strukturen humoraler Antikörper vom Meerschweinchen. Ob dies aber generell gilt, kann im Augenblick für unser Modell noch nicht gesagt werden, ebensowenig, welche Art von Immunreaktion als die spezifischere anzusehen ist. Eine Diskrepanz deutet sich in unseren noch in Gang befindlichen Untersuchungen mit synthetischen Insulinbruchstücken[1] insofern an, als die zentrale Region der B-Kette der Aminosäuren B_{9-23} von Wilson für immunologisch inert gehalten wurde, ein Hexapeptid mit einer Aminosäurensequenz entsprechend B_{11+16} aber zu einer deutlichen Migrationshemmung führt und demnach antigene Determinanten besitzen muß.

Zusammenfassend konnte gezeigt werden, daß mit Insulin im Tierexperiment eine typische Immunreaktion vom verzögerten Typ (delayed hypersensitivity) erzeugt werden kann. Es eignet sich dazu, mit Hilfe des „migration inhibition testes" antigene Eigenschaften des Insulinmoleküls zu untersuchen. Weitere Studien werden sich mit den Zusammenhängen zwischen verzögerter Immunität und Antikörperbildung beim Insulin beschäftigen.

Literatur

Bloom, B. R., and Bennett, B.: Science **153**, 80 (1966). — David, J. R., Askari, A. Al., Lawrence, H. S., and Thomas, L.: J. Immunol. **93**, 264 (1964); — Nat. Acad. Sci U. S. **56**, 72 (1966). — Federlin, K., Heinemann, G., Gigli, I. und Ditschuneit, H.: Dtsch. med. Wschr. **91**, 814 (1966). — Wilson, S.: Diabetes. Proc. 6th Congr. Int. Diabetes Fed., p. 403. Stockholm 1967. Excerpta med. Foundation 1969.

FLAD, H.-D., HOCHAPFEL, G. und FEDERLIN, K. (Zentrum für klinische Grundlagenforschung, Abteilung Klinische Physiologie, Universität Ulm): **Verzögerte Allergie in vitro: Möglichkeiten zur Anwendung des Systems beim Menschen**

Zur Bestimmung der verzögerten Allergie in vitro hat sich im Tierversuch die Methode von George u. Vaughan [5] in der Modifikation von David et al. [3] bewährt. Wie im vorhergehenden Vortrag erwähnt, erfordert das System drei verschiedene Komponenten:

1. Wandernde Makrophagen,
2. Sensibilisierte Lymphocyten,
3. Das spezifische Antigen, unter dessen Einfluß die Lymphocyten den sog. „migration-inhibition-factor, (MIF)" bilden [1]. Es lag deswegen nahe, das System zur Testung der verzögerten Allergie auch beim Menschen anzuwenden. In eigenen Vorversuchen zeigte sich, daß menschliche periphere Lymphocyten als wandernde Zellpopulation nicht geeignet waren. Auch menschliche Peritonealzellen, die wir aus Peritonealdialysierflüssigkeiten Tuberkulin-positiver Patienten gewannen, zeigten keine Hemmung der Wanderung in Anwesenheit von Tuberkulin. Kürzlich berichteten Thor et al. [7], daß Meerschweinchenexsudatzellen durch zellfreie Kulturmedien, die durch Inkubation sensibilisierter menschlicher peripherer Lymphocyten mit dem spezifischen Antigen gewonnen wurden, in ihrer

---

[1] Herrn Dr. Geiger (Farbwerke Hoechst AG) sei für die Überlassung der Bruchstücke herzlich gedankt.

Wanderung gehemmt werden können. Deswegen untersuchten wir, ob eine Korrelation zwischen dem Hauttest mit Tuberkulin und dem in vitro-System besteht, d. h. in welchem Prozentsatz bei Tuberkulin-positiven Versuchspersonen eine Hemmung der Meerschweinchenexsudatzellen durch den von menschlichen Lymphocyten produzierten Faktor auftritt.

Methodik

Präparation des Faktors: Versuchspersonen mit positivem und negativem Tuberkulintest wurde 60 bis 80 ml Venenblut entnommen und mit Heparin (5 E/ml) versetzt. Nach Inkubation bei 37°C wurde das leukocytenhaltige Plasma abgetrennt, bei 150 g 10 min lang zentrifugiert und das Zellsediment mit TC 199[1] gewaschen. Die Kulturen wurden ohne Zelltrennung in Leightonröhrchen mit 5 bis 10 Millionen Lymphocyten pro ml, insgesamt 3 bis 5 ml pro Kulturröhrchen, in TC 199 angelegt. Einigen Kulturen wurde Tuberkulin[2] in Konzentrationen von 10 bis 100 µg pro ml zugesetzt. Nach 20 bis 24stündiger Inkubation bei 37°C wurde durch mehrmalige Zentrifugation ein zellfreier Überstand gewonnen. Soweit dieser aus den Kulturen ohne Tuberkulinzusatz erhalten wurde, wurde nachträglich eine mittlere Tuberkulinkonzentration von 50µg pro ml zugesetzt, um jeweils die gleichen Bestandteile im Medium zu haben. In einem Teil der Versuche wurden die Medien um das Zwei- bis Dreifache im Vakuum konzentriert. Den Medien wurde 15% inaktiviertes Meerschweinchenserum und 1% L-Glutamin zugesetzt, und danach wurde ihr pH-Wert auf 7,2 eingestellt.

Präparation der Kammern: Peritonealexsudatzellen des Meerschweinchens wurden 72 Std nach intraperitonealer Injektion von 20 ml sterilem Paraffinöl gewonnen, verarbeitet und in Kammern nach Mackaness gebracht, wie in [3] angegeben. Die verschiedenen Medien wurden in die Kammern gefüllt. Nach 24stündiger Inkubation bei 37°C wurde der Migrationsindex (%) durch folgende Berechnung bestimmt:

$$\frac{\text{Wanderungsfläche mit Antigen}}{\text{Wanderungsfläche mit nachträglich zugg. Antigen}} \times 100$$

Verarbeitung der Kulturen: Die Zellen wurden nach Abnahme des Überstandes in einem Teil der Versuche in TC 199 mit 15% fetalem Kälberserum[1] noch 5 Tage lang mit der gleichen Tuberkulindosis weiterkultiviert.

Danach wurden sie nach der Methode von Ling u. Holt [6] weiter verarbeitet und der C[14]-Thymidineinbau[3] im Flüssigkeitszintillationszähler[4] gemessen. Morphologische Präparate wurden mit einer Cytozentrifuge[5] hergestellt und nach Pappenheim gefärbt.

Ergebnisse und Diskussion

Das Verhalten der Peritonealexsudatzellen nach 24stündiger Inkubation in vitro zeigt in typischer Weise der folgende Versuch (Abb. 1). Die Peritonealexsudatzellen wurden in Kulturmedien, welche nach der Kultivierung menschlicher Lymphocyten eines Tuberkulin-positiven Patienten mit 10 µg/ml oder 75 µg/ml oder ohne Tuberkulin gewonnen worden waren, bzw. denen nachträglich Tuberkulin zugegeben wurde, inkubiert und danach ihr Wanderungsindex bestimmt.

Bei Verwendung von 10 µg pro ml zeigte sich eine geringgradig ausgeprägte Hemmung, von 75 µg pro ml eine ausgeprägte Hemmung der Auswanderung der Peritonealexsudatzellen aus den Capillaren im Vergleich zu den Kontrollen, bei denen das Tuberkulin erst nachträglich nach der Abtrennung der Lymphocyten bzw. bei denen überhaupt kein Tuberkulin zugegeben worden war. Weiterhin konnte in einem Teil der untersuchten Versuchspersonen eine Korrelation zwischen dem Prozentsatz der zu Blasten transformierten menschlichen Lymphocyten, dem ^{14}C-Thymidineinbau, gemessen in CPM pro 10[6] Lymphocyten und dem Ausmaß der Hemmung der Makrophagenwanderung beobachtet werden.

In einem typischen Versuch sahen wir bei einer Tuberkulinkonzentration von 100 µg im Kulturmedium einen Migrationsindex von 46%, 2484 CPM pro 10[6] Lymphocyten und 14% Blasten im Zellausstrich.

---

[1] Difco Laboratories.
[2] Tuberkulin-GT-Trockensubstanz, Behringwerke, Marburg.
[3] 0,0125 µC/ml, spez. Aktivität 35,7 mCi/mMol, Radiochemicals Amersham, Engandl.
[4] Packard Modell 527.
[5] Shandon Scientific.

Insgesamt deuten die Ergebnisse darauf hin, daß menschliche Lymphocyten sensibilisierter Versuchspersonen unter dem Einfluß des spezifischen Antigens einen Faktor bilden, der die Wanderung von Peritonealexsudatzellen normaler Meerschweinchen aus Glascapillaren hemmt.

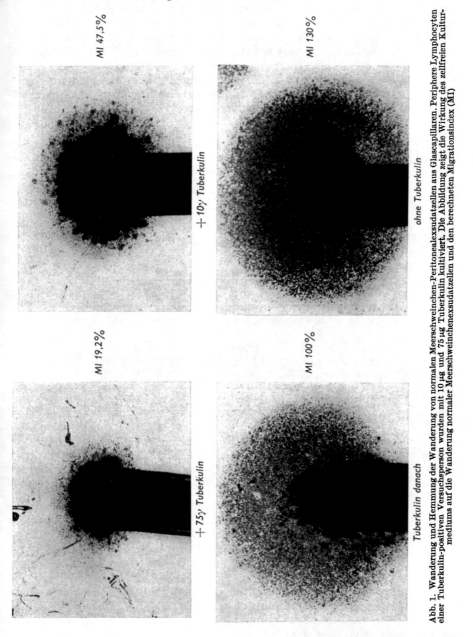

Abb. 1. Wanderung und Hemmung der Wanderung von normalen Meerschweinchen-Peritonealexsudatzellen aus Glascapillaren. Periphere Lymphocyten einer Tuberkulin-positiven Versuchsperson wurden mit 10 µg und 75 µg Tuberkulin kultiviert. Die Abbildung zeigt die Wirkung des zellfreien Kulturmediums auf die Wanderung normaler Meerschweinchenexsudatzellen und den berechneten Migrationsindex (MI)

Es muß erwähnt werden, daß das Testsystem in einer Reihe von Tuberkulin-positiven und auch -negativen Versuchspersonen nicht mit dem Hauttest korreliert, d. h. daß bei positivem Hauttest keine Hemmung der Makrophagenwanderung auftritt (Tab.).

So zeigte sich nur in etwa einem Drittel der Gesamtreaktionen eine Übereinstimmung zwischen positiven Hauttest und Hemmung der Migration. Diese von uns gemachten Beobachtungen stehen in Einklang mit denen anderer Autoren [2, 4], die ebenfalls die von Thor et al. berichteten Ergebnisse [7] nicht in hinreichendem Maße reproduzieren konnten. Thor et al. haben bislang auch noch nicht berichtet, in welchem Prozentsatz eine Korrelation zwischen in vivo- und in vitro-Testung der verzögerten Allergie gefunden wurde. Die mangelnde Korrelation des Tests mit dem Hauttest könnte möglicherweise durch Abänderungen in der Technik beseitigt werden, woran wir z. Z. noch arbeiten. Danach erst würde das System für eine breite Anwendung in der klinischen Immunologie zur Bestimmung der verzögerten Allergie bei Autoimmunkrankheiten, der Kontaktsensibilität und zur Erkennung der Transplantatabstoßung geeignet sein.

Tabelle. *Einfluß von Kulturmedien, die nach Inkubation peripherer Lymphocyten mit Tuberkulin gewonnen wurden, auf die Wanderung von Peritonealexsudatzellen des Meerschweinchens. Ergebnisse bei 18 Versuchspersonen*

Tuberkulinkonz. in µg/ml	Zahl der Ansätze	Signifikante* Hemmung	Keine signifikante Hemmung
10	7	1	6
25	14	3	11
50	14	5	9
75	7	4	3
100	12	3	9
Gesamt:	54	16	38

* Signifikante Hemmung bedeutet Mi. von weniger als 75%

Literatur

1. Bloom, B. R., and Bennett, B.: Science **153**, 80 (1966). — 2. Bloom, B. R.,: Pers. Mitteilung 1969. — 3. David, J. R., Al-Askari, S., Lawrence, H. S., and Thomas, L.: J. Immunol. **93**, 264 (1964). — 4. David, J. R.: Pers. Mitteilung 1968. — 5. George, M., and Vaughan, J. H.: Proc. Soc. exp. Biol. (N.Y.) 111, 514 (1962). — 6. Ling, N. R., and Holt, P. J.: J. Cell Sci. **2**, 57 (1967). — 7. Thor, D. E., Jureziz, R. E., Veach, St. R., Miller, E., and Dray, S.: Nature (Lond.) **219**, 755 (1968).

MONDORF, W., GÖGGEL, K. H., KOLLMAR, M., EPPERLEIN, H. und BLAY, E. (II. Med. Univ.Klinik Frankfurt a. M.): **Quantitatives Verhalten der Immunglobuline bei chronischer Hepatitis unter der Behandlung mit Azathioprin**

Chronische Hepatitiden und Cirrhosen gehen in der überwiegenden Mehrzahl mit einer Dysproteinämie einher, wobei papierelektrophoretisch vorwiegend eine Vermehrung der Gamma-Globuline imponiert. Durch die Einführung der radialen Immunodiffusion nach Mancini u. Mitarb. [7] wurde es in größerem Umfange möglich, die die Gamma-Globulinfraktion ausmachenden Immunglobuline quantitativ zu bestimmen.

Die Fehlerbreite dieser Methode, ausgedrückt durch den Variabilitätskoeffizienten, liegt nach unseren Erfahrungen zwischen 5 bis 10%. Die in der Literatur angegebenen Normalwerte für die Immunglobuline [1, 2, 4, 5, 8, 9,] schwanken je nach Technik und verwendetem Standard.

Ausgehend von der histologischen Beurteilung nach der Klassifizierung der „European Association for the Study of the Liver" von 1968, weisen die Immunglobuline nach unseren bisherigen Untersuchungen bei den einzelnen Formen der chronischen Hepatitis und den Cirrhosen ein recht unterschiedliches Verhalten auf.

Bei den chronisch-persistierenden Hepatitiden bestand eine geringe Vermehrung der IgG bei weitgehend normaler IgA und IgM. Die chronisch-aggressiven Hepatitiden waren gekennzeichnet durch eine breit streuende Vermehrung der IgG, teilweise auch der IgA und IgM. Prinzipiell ähnlich war das Verhalten von IgG auch bei den Cirrhosen, wobei die IgG-Fraktion im Durchschnitt geringer erhöht war.

Hinter der für die chronisch-aggressive Hepatitis festgestellten erheblichen Variationsbreite der IgG und IgM-Vermehrung verbirgt sich unseres Erachtens

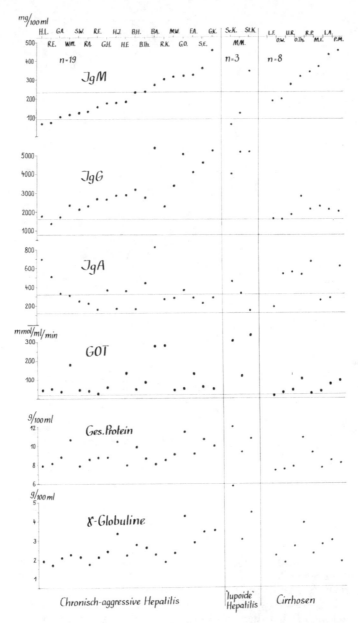

Abb. 1. Von 19 chronisch-aggressiven Hepatitiden, 3 „lupoide" Hepatitiden und 8 Cirrhosen sind die korrespondierenden Werte für IgM, IgG, IgA, GOT, Gesamteiweiß und die papierelektrophoretischen Werte für die Gamma-Globuline aufgetragen

eine Gruppierung. Diese ergibt sich aus der Korrelation von IgG und IgM zueinander (Abb. 1). War die IgM-Fraktion niedrig, so war dies auch für IgG der Fall.
Hohen IgM-Werten entsprechen auch hohe IgG-Werte. Dies sagt nichts aus über
die relativen Verhältnisse der Proteine zueinander. Nicht in dieses Schema einzuordnen waren zwei von drei Fällen, die von uns früher als „lupoide Hepatitis"
bezeichnet worden waren. Bei diesen fand sich zwar ebenfalls eine sehr starke Vermehrung von IgG, doch waren die IgM vergleichsweise sehr niedrig.

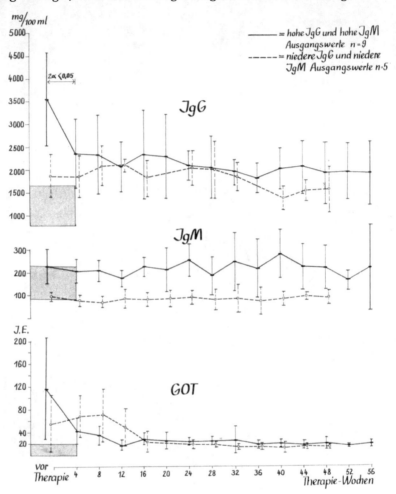

Abb. 2. Mittelwerte und Standardabweichungen von IgG, IgM und GOT im Verlaufe von 48 bis 56 Wochen bei
chronisch-aggressiven Hepatitiden mit hohen IgG/IgM-Ausgangswerten (n = 9) und niederen IgG/IgM-Ausgangs-
werten (n = 5)

Der aufgezeigte IgG-IgM-Typus bleibt bei allen Gruppen im Krankheitsverlauf erhalten und ist unabhängig von der Aktivität des Prozesses, beurteilt nach
dem Verhalten der GOT.

Wir berichteten an dieser Stelle erstmals vor 4 Jahren über die Behandlung
der chronischen Hepatitis mit Immunsuppressiva [3]. Veranlassung hierzu war
die von Mackay [6] bei dieser Erkrankung diskutierte Immunpathogenese. Es
interessierte in diesem Zusammenhang unter anderem das Verhalten der Immunglobuline unter immunosuppressiver Therapie. Bei den hier geschilderten Fällen

wurde Azathioprin in einer Dosierung von 100 mg täglich gegeben. Die Beobachtungszeit reicht bis zu 12 Monaten.

Bei den chronisch-persistierenden Hepatitiden waren in 2 von 4 Fällen die IgG vor der Therapie erhöht, welche sich nach 8wöchiger Behandlung normalisiert hatten. Die in einem Fall beobachtete Vermehrung von IgM war nach 16 Wochen nicht mehr nachweisbar. Bei den übrigen 3 Fällen tendierten die zunächst im oberen Normbereich liegenden IgM-Werte in den unteren Normbereich. Die IgA verhielten sich dazu, von Spontanschwankungen abgesehen, unauffällig. Die als Parameter für den nekrobiotischen Prozeß angeführte GOT erreichte in 3 Fällen nach 12 Wochen Behandlung den Normbereich.

Das Verhalten der Immunglobuline bei 14 chronisch-aggressiven Hepatitiden war unter der Azathioprinbehandlung abhängig von der Höhe des IgG-Ausgangswertes. Unter Zugrundelegung von IgG-Werten über 2500 mg/100 ml, zeigten die dazu eingeordneten 9 Fälle eine deutliche, statistisch wahrscheinliche Abnahme der IgG-Werte innerhalb der ersten 4 Wochen ($2\alpha = < 0,05$), die sich bis zur 28. Woche nach Therapiebeginn in langsamer Form fortsetzte. Zu den GOT-Werten bestand eine weitgehende Parallelität. Im späteren Verlauf ergaben sich bis zu einer 54wöchigen Beobachtungszeit keine nennenswerten Veränderungen mehr.

Bei den Fällen mit IgG-Werten unter 2500 mg/100 ml waren unter der Behandlung keine Veränderungen zu beobachten. Auch bestand zum Verhalten der GOT-Aktivitäten, die sich in der Mehrzahl der Fälle nach 12 bis 22 Wochen normalisierten, keine Beziehung.

Gegenüber IgG war das Verhalten von IgM unter der Azathioprinbehandlung weniger eindeutig. Zwar wiesen die Werte in der Gruppe mit hohen Ausgangswerten z. T. eine rückläufige Tendenz auf, doch war dies nicht allgemein. Bei niedrigen Ausgangswerten verharrten die IgM-Werte nahezu unverändert über die gesamte Beobachtungszeit. Durch die Therapie mit Azathioprin blieben die IgA-Werte gänzlich unbeeinflußt. Die Immunglobuline, bei den von uns als „lupoide Hepatitiden" angesprochenen Fälle, reagierten unter der Azathioprinbehandlung mit einer gegenüber chronisch-aggressiven Hepatitiden später einsetzenden Abnahme der IgG, die bis zur 44. Woche anhielt. Auf IgA und IgM hatte Azathioprin in dieser Dosierung keinen Einfluß. Eine Abnahme der GOT-Aktivitäten ging der der IgG voraus.

Fassen wir unsere bisherigen Untersuchungen zusammen, so erscheint uns wesentlich, daß sich die chronisch-aggressiven Hepatitiden nach dem Verhalten der Immunglobuline IgG und IgM in verschiedene Gruppen einteilen lassen. Ob sich hinter diesen Konstellationstypen unterschiedliche pathogenetische Mechanismen verbergen, kann allenfalls diskutiert werden. Bisher fanden wir dazu keine anamnestischen, klinischen, serologischen oder histologischen Beziehungen.

Interessanterweise verhielten sich die Gruppen mit verschiedener IgG/IgM-Konstellation unter der Behandlung mit Azathioprin unterschiedlich. Eine Beeinflussung der Immunglobuline war nur bei chronisch-aggressiven Hepatitiden und „lupoiden Hepatitiden" mit hohen IgG-Ausgangswerten nachzuweisen. Diese zeigten eine Tendenz zur Normalisierung, was z. T. auch für die in diesen Fällen erhöhten IgM gilt. Dagegen hatte Azathioprin keinen Einfluß auf die IgG-Werte soweit diese unter 2500 mg/100 ml lagen. IgA verhielt sich unter der Behandlung uncharakteristisch. Es konnte keinerlei Tendenz beobachtet werden.

Azathioprin senkt danach nicht generell die Immunglobuline. Eine nennenswerte Beeinflussung der Proteinsynthese durch Azathioprin, in der verwendeten Dosierung, ist demzufolge wenig wahrscheinlich.

Literatur

1. Allansmith, M., McClellan, B., and Butterworth, M.: Proc. Soc. exp. Biol. (N.Y.) 125, 404 (1967). — 2. Gleichmann, E., u. Deicher, H.: Klin. Wschr. 46, 171 (1968). — 3. Göggel, K. H., u. Epperlein, H.: Verh. dtsch. Ges. inn. Med. 71, 770 (1965). — 4. Grossmann, H. D., Hunstock, K. und Wanagat, L.: Verh. dtsch. Ges. inn. Med. 73, 237 (1967). — 5. Kanzow, U., and Rosenkranz, W.: Klin. Wschr. 45, 1037 (1967). — 6. Mackay, I. R.: Gastroenterology 40, 617 (1961). — 7. Mancini, G., Carbonara, A. O., and Heremans, J. F.: Immunochemistry 2, 235 (1965). — 8. Schultze, H. E., and Heremans, J. F.: Molecular biology of human proteins, Vol. I. Amsterdam: Elsevier Publishing Company 1966. — 9. Schwick, H. G., u. Störiko, K.: Ergebnisse der quantitativen immunologischen Bestimmung von Human-Plasmaproteinen. Proc. 10th Congr. europ. Soc. Haemat. p. 899. Strasbourg 1967. Basel, New York: S. Karger.

HAUSWALDT, CHR., HUNSTEIN, W., KABOTH, U. und LATTERMANN, W.* (Med. Univ.-Klinik Göttingen): **Die tierexperimentelle Erzeugung von Knochenmarkfibrosen durch wiederholte Injektion von Fremdeiweiß und ihre medikamentöse Beeinflussung durch Azathioprin und Prednisolon**

Knochenmarkfibrosen lassen sich im Tierexperiment bei Kaninchen durch eine langfristige wiederholte Applikation von Fremdeiweiß erzeugen [8, 10, 11]. Bei einer Reproduktion dieser Versuche wurde festgestellt, daß sich die Fibrosen schon nach wenigen Wochen auf dem Boden von Nekrosen blutbildender Zellen entwickeln [6]. Diese sind von der 2. bis 3. Versuchswoche an zu beobachten, also zu einem Zeitpunkt, an dem erstmals im Blut zirkulierende Antikörper zu erwarten sind. Da auch in der Milz und im Knochenmark lymphatische Zellen und Plasmazellen vermehrt sind, wurden die Nekrosen als eine Folge immunologischer Reaktionen gedeutet.

Um die Pathogenese dieser Veränderungen besser beurteilen zu können, versuchten wir, ihre Entwicklung durch verschiedene Pharmaka medikamentös zu beeinflussen. Unter Antiphlogistica (Phenylbutazon, Oxyphenbutazon, Benzydamin) treten die Fibrosen unverändert häufig auf [3]. Man kann daraus schließen, daß entzündliche Veränderungen mit einer Permeabilitätsstörung der Capillaren („Toxischer Capillarschaden" [1]) nicht die Ursache der Nekrosen sind. Wir wendeten uns daher der Frage zu, ob Substanzen, welche die immunologische Reaktionsbereitschaft ändern, einen Einfluß ausüben und wählten hierzu *Azathioprin*, das die Proliferation lymphatischer Zellen und so die Antikörperbildung hemmt [4] und *Prednisolon*, das daneben einen starken antiphlogistischen Effekt hat und insbesondere auch die Proliferation der Fibroblasten unterdrückt [2].

Methodik

In Modifikation der Versuchsanordnung von Okabayashi wurde Kaninchen zweimal pro Woche je zweimal 1 ml Hühnereiweiß subcutan und intranasal sowie 1 ml/kg einer Mischung von Hühnereiweiß mit 0,9%iger NaCl intravenös injiziert. Wir bedienten uns dieser Applikationsweise, da sich hierbei auch mit anderen Antigenen in etwa 70% der Versuchstiere schwere Knochenmarksveränderungen entwickeln. Prednisolon wurde in einer Dosierung von 0,5 mg/kg und Azathioprin in einer Dosierung von 25 mg/kg täglich i.p. injiziert. Einige Tiere kamen unmittelbar nach einer Eiweißinjektion im anaphylaktischen Schock ad exitum, die anderen wurden nach 4 bis 6 Wochen getötet. Das Knochenmark beider Femuren und Beckenschaufeln, das Sternum und z. T. die Wirbelkörper wurden in Serienschnitten histologisch untersucht, ferner die Milz, z. T. auch Leber, Lunge und Nieren.

Befunde

Die Tabelle gibt eine Übersicht über die morphologischen Knochenmarksreaktionen in den einzelnen Versuchsgruppen. Bei der Mehrzahl der in dieser Weise sensibilisierten Tiere entwickeln sich Nekrosen und/oder Fibrosen (Abb. 1). Bei

---
* Die Untersuchungen wurden mit Unterstützung der Deutschen Forschungsgemeinschaft durchgeführt. Der Fa. Merck Darmstadt, danken wir für Versuchsmengen von Prednisolonacetat, der Fa. Borroughs Wellcome für Versuchsmengen von Azathioprin.

gleichzeitiger Prednisolongabe sind wesentlich seltener Nekrosen und meist nur fleckförmige Reticulum-Zellvermehrungen nachweisbar. So ist in dieser Gruppe auch die bei der Sensibilisierung auftretende hypoplastische Anämie (mit Ausschwemmung unreifer Zellen ins periphere Blut) signifikant leichter als bei den

Tabelle. *Häufigkeit von Knochenmarksfibrosen und Abfall des Hämoglobinwertes nach 4- bis 6wöchiger multiloculärer Ovalbuminapplikation bei gleichzeitiger i.p. Gabe von Prednisolon (0,5 mg/kg/Tag) oder Azathioprin (25 mg/kg/Tag)*

	Anzahl der Versuchstiere	Fibrosen	Geringe Reticulumzellreaktion	Hämoglobin (g-%) vorher	nach 4 Wochen
Ovalbumin	28	17	3	12,2 ± 1,2	7,2 ± 2,3
Ovalbumin + Prednisolon	16	1	5	11,6 ± 2,1	9,2 ± 1,0[1]
Prednisolon	5	0	0	12,0 ± 0,6	10,8 ± 0,6
Ovalbumin + Azathioprin	16	5	1	12,1 ± 1,1	7,6 ± 2,4
Azathioprin	5	0	0.	12,4 ± 0,7	11,2 ± 1,5

[1] Hochsignifikanter Unterschied gegenüber der nur mit Ovalbumin behandelten Kontrollgruppe (p < 0,005).

Kontrollen. Dabei führt die alleinige Gabe von Prednisolon in dieser Dosierung nach 4 Wochen ebenfalls zu einer leichten Anämie mit Verminderung blutbildender Zellen im Mark. Durch Azathioprin läßt sich der durchschnittliche Hämoglobinabfall nicht und die Fibrosehäufigkeit nur gering beeinflussen. Die Gegenüberstel-

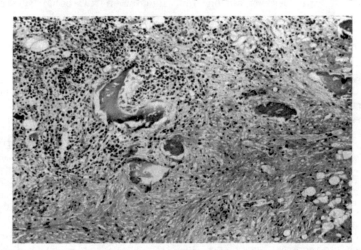

Abb. 1. Massive Fibrose mit weiten Capillaren und Spangen von sekundärem Geflechtknochen im Knochenmark der Beckenschaufel nach 5wöchiger Ovalbuminapplikation, dicht benachbart hyperplastisches blutbildendes Gewebe. HE 1:132

lung des Schweregrades der Knochenmarkreaktionen mit dem im Ouchterlony-Rosettentest bestimmten Titer präcipitierender Antikörper gegen Ovalbumin zeigt, daß sich bei den Tieren, bei denen unter der medikamentösen Behandlung die Antikörper nur in einer Verdünnung von weniger als 1:8 nachweisbar sind, keine oder nur geringe Fibrosen entwickeln. Hierbei handelt es sich sicher um einen Effekt der Medikamente, da in anderen Versuchsreihen bei dieser hohen

Antigendosierung in allen Fällen Antikörper in einer Verdünnung von über 1:32 nachweisbar sind.

Diskussion

Die Befunde lassen folgende Schlüsse auf die Pathogenese der Knochenmarks-reaktionen zu:

1. Sicherlich besteht eine Beziehung zwischen der Höhe des Antikörpertiters und der Möglichkeit von Knochenmarksnekrosen und -fibrosen. Diese Beziehung kann darauf beruhen, daß sich bei einem höheren Antikörperspiegel im Anschluß an die erneute Antigeninjektion ein schwerer akuter bzw. protrahierter anaphylaktischer Schock entwickelt. Dann kommt es zu ausgedehnteren intravasalen Thrombosen [5] in den Markgefäßen, die zur Nekrose blutbildender Zellen führen [9]. Es ist aber ebenso gut möglich, daß dann auch eine größere Menge von Antikörpern an die blutbildenden Zellen im Knochenmark angelagert werden, die bei der Re-Injektion des Antigens zusammen mit diesem einen cytotoxischen Effekt auf das myeloische Gewebe ausüben. Da nur bei einigen Fällen innerhalb der Nekrosen Thrombosen der Markgefäße festgestellt wurden, können sich die Nekrosen wohl auf beiden Wegen entwickeln.

2. Da sich auch bei erhöhtem Antikörpertiter unter der Corticoidmedikation nur kleine, randständige Nekrosen und Fibrosen entwickeln, muß man darüber hinaus der starken antiphlogistischen Wirkung dieser Substanz einen Effekt auf die Fibroseverhütung beimessen.

3. In dieser Gruppe sind nur leichte Anämien zu beobachten, obgleich Prednisolon auch bei alleiniger 4wöchiger Applikation zu einer leichten hypoplastischen Anämie führt. Dieser hemmende Effekt auf die Blutbildung wurde bei Ratten auch in einer Verminderung der H^3-Thymidin-Einbaurate erfaßt [7]; es handelt sich dabei um eine Begleitreaktion der allgemeinen katabolen Wirkung des Corticoids [2].

Zusammenfassung

Häufigkeit und Ausmaß von Knochenmarkfibrosen nach wiederholter Fremd-eiweißapplikation lassen sich durch Prednisolon regelmäßig beeinflussen, durch Azathioprin aber nur in den Fällen, in denen auch die Antikörperbildung unterdrückt wird. Für die Entwicklung der Fibrosen ist neben dem Vorhandensein von Antikörpern auch die Reaktion des Versuchstieres auf cytotoxische Effekte von Wichtigkeit.

Literatur

1. Apitz, K.: Verh. dtsch. Ges. Path. **31**, 486—494 (1939). — 2. Beickert, A.: Die Gluco-kortikoid-Therapie innerer Erkrankungen einschließlich ihrer Grundlagen und Nebenwirkungen, 2. Aufl. Leipzig: VEB Gustav Fischer-Verlag 1968. — 3. Cohrs, H. U., Hunstein, W. und Hauswaldt, C.: Blut (im Druck). — 4. Elion, G. B., Bieber, S., and Hitchings, G. H.: Cancer Chemother. Rep. **8**, 36—43 (1960). — 5. Hardaway, R. M.: Shock and disseminated intravascular clotting. In: Diffuse intravascular clotting, S. 121—146, hrsg. von K. M. Brinkhous. Stuttgart: Schattauer 1966. — 6. Hauswaldt, C., Hunstein, W. und Cohrs, U.: Schweiz. med. Wschr. **97**, 1471—1472 (1967). — 7. Hunstein, W., u. Strey, M.: Klin. Wschr. **43**, 52—53 (1965). — 8. Kondo, Y.: J. Chiba Med. Soc. **38**, 381—395 (1963). — 9. Letterer, E.: Die allergisch-hyperergische Entzündung. In „Handbuch der allgemeinen Pathologie", Bd. VII, 1, S. 497—600. Berlin-Göttingen-Heidelberg: Springer 1956. — 10. Pentimalli, F.: Virch. Arch. path. Anat. **275**, 193—229 (1929). — 11. Okabayashi, A.: Proc. VIIIth Intern. Congr. Hemat. 1960, 1385—1390.

GEISLER, L., BACHMANN, G. W. und NOLTE, D. (Med. Kliniken und Polikliniken Univ. Gießen): **Alpha-1-Antitrypsin und Lungenemphysem**

1963 beschrieben Laurell u. Eriksson als neue Defektpathoproteinämie den rezessiv-autosomal vererbten Alpha-1-Antitrypsinmangel [8, 9]. Bei 50 bis 70% der homozygoten Defektträger tritt frühzeitig ein schweres Lungenemphysem auf.

Kueppers u. Bearn deuteten 1966 den pathogenetischen Zusammenhang zwischen Alpha-1-Antitrypsinmangel und Lungenemphysem dahingehend, daß das Fehlen des als Trypsininhibitor wirkenden Alpha-1-Antitrypsins eine Zerstörung von Alveolargewebe und Lungengerüst durch leukozytäre Proteinasen bei banalen respiratorischen Infekten begünstigt [6, 7, 13, 15].

Der Alpha-1-Antitrypsinmangel ist selten; so fanden Laurell u. Eriksson unter 6995 Personen aus der allgemeinen schwedischen Bevölkerung vier homozygote und 15 heterozygote Defektträger [2, 3, 4, 5, 10].

Ziel unserer Untersuchungen war es, nach Änderungen des Alpha-1-Antitrypsingehaltes im Serum von Kranken mit Lungenemphysem zu suchen. Es sollte ein Beitrag zur Frage geleistet werden, ob in der Pathogenese des Lungenemphysems quantitative Veränderungen des Alpha-1-Antitrypsins eine Rolle spielen, woraus sich neue Aspekte hinsichtlich einer spezifischen Therapie z. B. mit Trypsininhibitoren ergeben könnten.

Methodik

Die quantitative Proteinbestimmung erfolgte mit der eindimensionalen Geldiffusion nach Oudin in einer von Rapp u. Mitarb. angegebenen Modifikation [12, 14]. Quantitativ bestimmt wurden: Alpha-1-Antitrypsin und die Immunglobuline A, M und G.

Eine Mischung von monospezifischem Antiserum vom Kaninchen (Behring Werke Marburg) mit 0,3%igem Agarose-Gel wurde in Glasröhrchen gefüllt. Das antigenhaltige Patientenserum wurde übergeschichtet. Bei 37 Grad bildete sich ein Immunpräcipitationscylinder aus, dessen nach 25 Std abgelesene Länge dem Logarithmus der Antigenkonzentration proportional ist. Mit Hilfe des Standardserums RDT 02 der Behringwerke Marburg bzw. eines zur Qualitätskontrolle selbst gewonnenen Mischserums wurden die Konzentrationen in mg-% errechnet.

Untersucht wurden 80 Patienten, die ein deutliches bis schweres Lungenemphysem aufwiesen. Zum Vergleich wurden 100 Gesunde entsprechender Altersgruppen und 30 Bronchitiker ohne Emphysem herangezogen. Die Diagnose Emphysem gründete sich neben klinischen und röntgenologischen Befunden auf Lungenfunktionsdaten, wobei als Kriterium eine Erhöhung des IGV (intrathorakales Gasvolumen) über 4000 ml angenommen wurde [16]. Dementsprechend betrug das IGV in der Emphysematikergruppe im Mittel 5194 $\pm$ 1015 ml, bei Bronchitikern 3422 $\pm$ 641 ml.

Ergebnisse und Diskussion

Ein Alpha-1-Antitrypsinmangel oder eine auffallende Verminderung des Alpha-1-Antitrypsins konnte bei keinem der Emphysematiker nachgewiesen werden. Vielmehr lag der Alpha-1-Antitrypsingehalt dieser Patientengruppe mit 357 $\pm$ 102 mg-% signifikant (p < 0,001) höher als beim Normalkollektiv (290 $\pm$ 39 mg-%). Das gleiche traf für ein Kollektiv von zehn Kranken zu, die mit einem mittleren IGV von 6865 ml ein besonders hochgradiges Emphysem aufwiesen: ihr Alpha-Antitrypsingehalt im Serum unterschied sich mit einem Wert von 346 $\pm$ 112 mg-% nicht von den übrigen Emphysematikern.

Der Alpha-1-Antitrypsinspiegel der Patienten mit chronischer Bronchitis ohne Lungenemphysem war ebenfalls gegenüber dem Normalkollektiv signifikant (p < 0,001) mit 369 $\pm$ 115 mg-% erhöht und praktisch gleich mit demjenigen der Emphysematiker (Abb. 1).

Ein ähnliches Bild ergab die Bestimmung der Immunglobuline G, A und M.

Der Gehalt aller drei Immunglobuline im Serum Emphysemkranker lag mit einem p < 0,001 signifikant höher als in der Vergleichsgruppe der Gesunden (Werte in Klammern): so betrugen die Werte für IgG 1526 $\pm$ 416 (1302 $\pm$ 262) mg-%, für AgA 319 $\pm$ 129 (247 $\pm$ 103) und für IgM 246 $\pm$ 151 (166 $\pm$ 78) mg-%. Bei den Patienten mit chronischer Bronchitis lagen die Werte für IgA mit 314 $\pm$ $\pm$ 157 mg-% und IgM 217 $\pm$ 115 mg-% gleichfalls signifikant (p > 0,01) höher. Hinsichtlich des IgG-Gehaltes ergaben sich allerdings keine Unterschiede zwischen Bronchitikern und Gesunden (Abb. 2).

Die Vermehrung des Alpha-1-Antitrypsins bei chronischer Bronchitis mit und ohne Lungenemphysem dürfte Ausdruck einer unspezifischen Entzündungsreaktion sein, was im Einklang mit Literaturangaben steht, die eine Alpha-1-Antitrypsinerhöhung bei Entzündungen, ferner bei Gewebszerfall, Kollagenosen und Carcinom beschreiben. So fanden Müller u. Müller-von Voigt eine Alpha-1-Antitrypsinvermehrung bei Bronchopneumonien und Silikotuberkulose [11, 17].

Im gleichen Sinne muß die Erhöhung der Immunglobuline interpretiert werden. Möglicherweise ist das Gamma-A-Globulin für die Luftwege und den Magen-

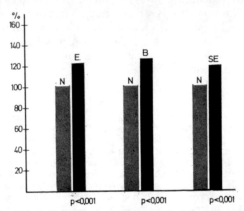

Abb. 1. Alpha-1-Antitrypsin. *N* Normalkollektiv x = 290 ± 39 mg-%; *E* Emphysematiker x = 257 ± 102 mg-%; *B* Brionchtiker x = 369 ± 115 mg-%; *SE* Schweres Emphysem x = 346 ± 112 mg-%

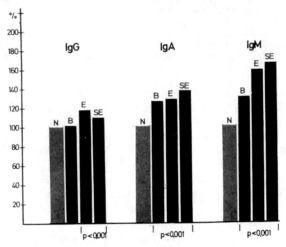

Abb. 2. Immunglobuline. *N* Normalkollektiv; *E* Emphysematiker; *B* Bronchitiker; *SE* Schweres Emphysem

Darmtrakt von besonderer Bedeutung, wofür sein vermehrtes Vorkommen in der Tränenflüssigkeit, im Nasensekret und Speichel spricht. IgG wird bei vielen Infektionskrankheiten und bei subakuten und chronischen Entzündungsprozessen erhöht gefunden. Eine Erhöhung des IgM bei chronischer Bronchitis und Bronchopneumonien wird von Bonomo u. Mitarb. diskutiert [1]. Daß IgG beim Emphysemkranken signifikant höher liegt als bei Bronchitikern ohne Emphysem, kann möglicherweise als Hinweis darauf gelten, daß neben der chronischen Bronchialobstruktion die entzündliche Destruktion des Alveolargewebes für die Emphysempathogenese von Bedeutung ist.

Zusammenfassung

Die bei der Bestimmung des Alpha-1-Antitrypsin- und Immunglobulingehaltes im Serum Kranker mit chronischer Bronchitis und Lungenemphysem gewonnenen Befunde erlauben folgende Aussagen:

1. In der Pathogenese des Lungenemphysems spielt ein Alpha-1-Antitrypsinmangel in der Regel keine Rolle.

2. Der Alpha-1-Antitrypsinspiegel ist bei Bronchitikern ohne Emphysem gleich stark erhöht wie beim mittelschweren und hochgradigen Emphysem.

3. Die erhöhten Immunglobulinspiegel bei Emphysematikern sind ebenso wie der erhöhte Alpha-1-Antitrypsingehalt Ausdruck einer chronischen Entzündungsreaktion.

4. Das Fehlen einer IgG-Erhöhung bei Bronchitikern ohne Emphysem im Gegensatz zu den Emphysematikern kann als Hinweis dafür gelten, daß in der Emphysempathogenese neben der Bronchialobstruktion eine entzündliche Destruktion der Alveolen von Bedeutung ist.

Literatur

1. Bonomo, L., Gillardi, U., and Tursi, A.: Amer. J. clin. Path. **45**, 313 (1966). — 2. Briscoe, W. A., Kueppers, F., Davis, A. L., and Bearn, A. G.: Amer. Rev. resp. Dis. **4**, 529—537 (1966). — 3. Eriksson, S.: Acta med. scand. **2**, 197 (1964). — 4. Eriksson, S.: Acta med. scand. Suppl. **432**, 5 (1965). — 5. Hunter, Ch. C., Pierce, J. A., and Laborde, J. B.: J. Amer. med. Ass. **205**, 1, 23—26 (1968). — 6. Kueppers, F., Briscoe, W. A., and Bearn, A. G.: Science **146**, 1678—1679 (1964). — 7. Kueppers, F., and Bearn, A. G.: Proc. Soc. exp. Biol. (N.Y.) **121**, 1207 — 1209 (1966). — 8. Laurell, C. B., and Eriksson, S.: Scand. J. clin. Lab. Invest. **15**, 132 (1963). — 9. Laurell, C.-B., and Eriksson, S.: Clin. Chim. Acta **11**, 395—398 (1965). — 10. Meiers, H. G., Beisenherz, D., Brüster, H., Strassburger, D. und Greuel, H.: Dtsch. med. Wschr. **35**, 1633—1636 (1968). — 11. Müller, H. E., u. Müller v. Voigt, I.: Dtsch. med. Wschr. **3**, 120—125 (1968). — 12. Oudin, J.: C.R. Acad. Sci. (Paris) **228**, 1890 (1949). — 13. Pierce, J. A., Hocott, J. B., and Ebert, R. V.: Ann. intern. Med. **2**, 210—222 (1961). — 14. Rapp, W., Weiss, M. E., und Honch A.: Z. klin. Chem. (1969) (im Druck). — 15. Talamo, R. C., Blennerhasset, J. B., and Austen, K. F.: New Engl. J. Med. **23**, 1301—1304 (1966). — 16. Ulmer, W. T., Reif, E. und Weller, W.: Die obstruktiven Atemwegserkrankungen. Stuttgart 1966. — 17. Wuhrmann, F., u. Märki, H. H.: Dysproteinämien und Paraproteinämien. Basel 1963.

HAUSAMEN, T.-U.*, HALCROW, D. A. und TAYLOR, K. B. (I. Med. Univ.-Klinik Düsseldorf) (Stanford University School of Medicine, Stanford, California):
Biologische Wirkungen gastro-intestinaler Antikörper

Antikörper gegen Zellbestandteile der menschlichen Magenschleimhaut sind ein häufiger Befund bei der chronisch-atrophischen Gastritis mit und ohne perniziöse Anämie. Als antigen wirksame Substanzen kommen ein in der Mikrosomenfraktion der Parietalzellen lokalisiertes Antigen, der Intrinsic-Faktor und Schleimzellenbestandteile in Betracht. Die pathogenetische Bedeutung dieser Antikörper beim Zustandekommen der Magenschleimhautläsion ist noch unklar. Aktive Immunisierung von Hunden mit homologem Magensaft kann zu einer atrophischen Gastritis und Achlorhydrie führen (Fixa et al., 1964; Walder, 1966). In eigenen Versuchen wurden nach aktiver Immunisierung von Kaninchen mit heterologen Magenschleimhautextrakten über eine Zeitdauer von 11 Monaten keine histologischen Magenschleimhautveränderungen beobachtet (Hausamen et al., 1969). Dabei ist bemerkenswert, daß bei diesen Versuchstieren zirkulierende Autoantikörper gegen Parietalzellen, Intrinsic-Faktor und Schleimzellbestandteile der Kaninchen-Magenschleimhaut nachweisbar waren.

In einer Reihe von Experimenten mit Meerschweinchen wurde die Wirkung von zirkulierenden, gastrointestinalen Antikörpern auf die Magenschleimhaut

---

* Herrn Prof. Dr. med. H. Meessen zum 60. Geburtstag gewidmet.

untersucht. Dabei sollte die Erreichbarkeit magenspezifischer Antigene für zirkulierende Antikörper und ihre Fähigkeit an immunologischen Reaktionen teilzunehmen, geprüft werden. Die Herstellung der Antiseren erfolgte durch aktive Immunisierung von Kaninchen gegen wässrige Magenschleimhaut- und Colonextrakte von erwachsenen und fetalen Meerschweinchen (Hausamen et al., 1969). Der Nachweis der Antikörper erfolgte mit der indirekten Immunofluorescenzmethode nach Coons, dem Komplementfixationstest und für den Intrinsic-Faktor mit der Methode nach Ardeman u. Chanarin in der Modifikation nach Gottlieb et al. (1965).

Die durch Immunisierung mit Magenschleimhautextrakten gewonnenen Antiseren (M) enthielten Antikörper gegen Parietalzellen und Intrinsic-Faktor sowie gegen Substanzen, die in den Hauptzellen der Magenschleimhaut und im Magensaft gefunden wurden. Diese Antiseren enthielten lediglich magenspezifische Antikörper. Die Antiseren gegen fetale Magenschleimhautextrakte (FM) sowie gegen fetale (FC) und erwachsene Colonschleimhaut (C) reagierten mit Schleimbestandteilen des ganzen Intestinaltraktes, in der Magenschleimhaut ausschließlich mit Zellen der Halsstücke der Fundusdrüsen.

Gamma-Globulinlösungen dieser Antiseren wurden intravenös in Meerschweinchen injiziert. 1 bis 3 Tage nach der Injektion wurden die Tiere getötet und der gesamte Magen-Darmtrakt inspiziert und histologisch untersucht. Die sichtbaren Veränderungen der Magenschleimhaut in der mit magenspezifischen Antikörpern behandelten Gruppe (M) bestanden in punktförmigen, z. T. konfluierten Schleimhautblutungen. Histologisch wurden eine extreme Dilatation von Capillaren und corpusculäre Extravasate gefunden. Außerdem waren Infiltrate von unterschiedlicher Ausdehnung und Dichte bestehend ausschließlich aus neutrophilen Granulocyten zu erkennen. Daneben fanden sich aber auch zahlreiche mit Neutrophilen prall gefüllte Capillaren. Mit dem direkten Immunfluorescenztest war in der Magenschleimhaut dieser Meerschweinchen die Ablagerung von Kaninchen-Gamma-Globulin nachweisbar. Die übrigen Abschnitte des Darmtraktes waren makroskopisch und histologisch unauffällig. Entsprechende Befunde wurden nach Injektion von Antiseren gegen fetale Magenschleimhaut erhoben. Nach Injektion von Antiseren der Gruppen C und FC konnte lediglich eine leichte Capillardilatation beobachtet werden. Normales Kaninchen-Gamma-Globulin und absorbierte Antiseren führten zu keinen makroskopischen oder histologischen Magenschleimhautveränderungen.

In einer weiteren Versuchsreihe wurde der Einbau von ^{3}H-markiertem Thymidin in die Desoxyribonucleinsäure der Magenschleimhaut- und Colonschleimhautzellen nach Injektion verschiedener gastrointestinaler Antikörper untersucht. Die Antikörpermengen waren geringer wie in den vorherigen Versuchen. Histologische Veränderungen waren an Magen- und Colonschleimhaut nicht vorhanden. 36 Std nach der Injektion der Antikörper und 12 Std vor dem Töten der Tiere wurden 0,5 mikrocurie/g Körpergewicht Thymidin-Methyl-^{3}H intravenös injiziert. DNS wurde mit 0,5 m Perchlorsäure aus Magen- und Colonschleimhaut extrahiert und die Radioaktivität des DNS-Extraktes im Flüssigkeitsszintillationszähler gemessen. Thymidin wird während des Mitosecyclus in die Kerne der Zellen eingebaut, die DNS unmittelbar vor der Teilung synthetisieren. Die Radioaktivität von DNS-Extrakten aus Geweben ist somit ein Maß für die mitotische Aktivität in der Zeit, in der das radioaktiv markierte Thymidin für diese Zellen zur Verfügung stand. Eine Verminderung der DNS-Synthese wurde nach Injektion von Antikörpern der Gruppen M und C gefunden (Abb. 1). Der Unterschied gegenüber den Kontrolltieren war statistisch signifikant (p 0,005). Während Colonantiseren zu einer Hemmung der DNS-Synthese in der Colonschleimhaut von Meerschweinchen führten, war nach Injektion magenspezifischer Antikörper (M) dieser Effekt am Colon nicht zu beobachten. Diese Befunde stehen in guter Übereinstimmung mit der Spezifität der verschiedenen Antikörper. Die Wirkung von Colonantikörpern auf die DNS-Synthese in der Magenschleimhaut ist möglicherweise durch die Reaktion dieser Antikörper mit einem dem ganzen Magen-Darmtrakt gemeinsamen Antigen, das auch in geringen Mengen in der Magenschleimhaut nachweisbar war, zu erklären.

In Zusammenfassung dieser Befunde ist festzustellen, daß die Injektion heterologer gastrointestinaler Antikörper in Meerschweinchen zu histologischen und funktionellen Veränderungen der Magenschleimhaut führt. Die Lage der histologisch sichtbaren Veränderungen in der Magenschleimhaut deckt sich mit der Lokalisation der Antigene und der Spezifität der Antikörper. Die immunologische Reaktion, die lediglich nach Injektion magenspezifischer Antikörper zu beobachten war, ist nach ihrem histologischen Bild vom vasculären Typ und sehr

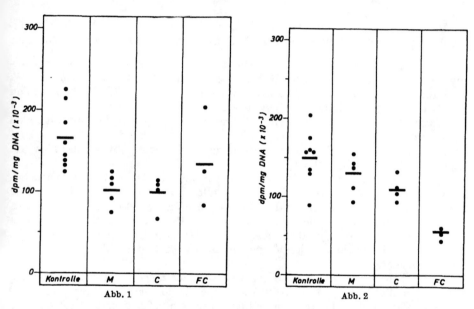

Abb. 1. Einbau von Thymidin-methyl-³H in Magenschleimhaut von Meerschweinchen nach intravenöser Injektion verschiedener gastrointestinaler Kaninchen-Antikörper

Abb. 2. Einbau von Thymidin-methyl-³H in Colonschleimhaut von Meerschweinchen nach intravenöser Injektion verschiedener gastrointestinaler Kaninchen-Antikörper

ähnlich dem Arthusphänomen, bei dem ebenfalls eine extreme Dilatation der Capillaren, Hämorrhagie und intravasale Leukocytenaggregate gefunden werden. Voraussetzung für das Zustandekommen der Reaktion ist, bezogen auf die hier beschriebenen Versuche, die Erreichbarkeit eines Gewebeantigens für den im Blutgefäßsystem zirkulierenden Antikörper. Die schweren entzündlichen Veränderungen werden möglicherweise durch cytotoxische Substanzen hervorgerufen, die bei der Antigen-Antikörperreaktion freigesetzt werden. Die Hemmung der DNS-Synthese ist wohl Ausdruck einer Zellschädigung, die auch schon bei geringen Antikörpermengen ohne morphologische Magenschleimhautveränderungen auftreten kann.

Für die Diskussion einer möglichen Immunogenese der chronisch-atrophischen Gastritis sind diese Ergebnisse von Bedeutung, da die Erreichbarkeit eines gewebsständigen Antigens für einen zirkulierenden Antikörper die Voraussetzung für den

Ablauf möglicher Antigen-Antikörperreaktionen ist. Die Ergebnisse lassen keinen Schluß auf die Rolle humoraler Antikörper in der menschlichen Pathologie zu. Neuerdings konnte der Nachweis erbracht werden, daß in der Magenschleimhaut von Perniziosakranken Zellen vorkommen, die Antikörper gegen das Parietalzellenantigen und gegen Intrinsic Faktor enthalten (Baur et. al., 1968). Dieser Befund spricht für eine lokale Produktion dieser Antikörper und würde bedeuten, daß Parietalzellen- und Intrinsic Faktor-Antikörper die antigen-tragenden Zellen erreichen können.

Literatur

Gottlieb, C., Lau, K. S., Wassermann, L. R., and Herbert, V.: Blood **25**, 875 (1965). — Baur, S., Fisher, J. M., Strickland, R. G., and Taylor, K. B.: Lancet **1968 II**, 887. — Fixa, B., Vejbora, O., Komárková, O., Langr, F. und Parízek, J.: Gastroenterologia (Basel) **102**, 331 (1964). — Hausamen, T.-U., Halcrow, D. A., and Taylor, K. B.: Gastroenterology **56**, 1053 (1969).

KRÜSKEMPER, G., KRÜSKEMPER, H. L. und HUNDESHAGEN, H. (Med. Hochschule, Hannover): **Testpsychologische Verlaufsuntersuchungen bei Hyperthyreose**

Bei 14 Patienten, bei denen die Diagnose ,,dekompensierte diffuse Hyperthyreose" nach dem klinischen Befund, den Daten der Messung von PBJ[127], Grundumsatz, Serumtyrosin, Serum-T$_3$-Test und PBJ[131] (48 Std-Wert) und nach dem Schilddrüsenszintigramm gesichert war, wurde

a) vor Beginn der medikamentös-thyreostatischen Therapie (im folgenden Test genannt) und

b) nach mindestens 3 Monate bestehender euthyreoter Stoffwechsellage (im folgenden als Retest bezeichnet)

eine psychologische Testbatterie appliziert, welche u. a. den Hamburg-Wechsler-Intelligenztest für Erwachsene (Hawie) mit allen zehn Untertests, das Maudsley Personality Inventory (MPI) und das Maudsley Medical Questionnaire (MMQ) enthielt. Als Kontrollgruppe diente eine Reihe von Patienten mit blander Struma unter Behandlung mit Trijodthyronin in einem Dosisbereich von 40 bis 80 µg/die. Bei diesen Patienten konnte keine spezifische Änderung der untersuchten Parameter beobachtet werden.

In der Tabelle sind die Jodstoffwechseldaten der Hyperthyreosepatienten zusammengestellt. Unter der Rubrik B sind die Werte, die zum psychologischen Retest gehören, aufgeführt. In allen Fällen wurde ein befriedigender Stoffwechselzustand erreicht.

In allen Fällen kam es, wenn auch in unterschiedlicher Ausprägung, zu einem Anstieg des Intelligenzquotienten. Dieser Anstieg drückt sich im Mittelwert so aus, daß im Test ein Gesamt-I. Q. von 101,4 (S$_{\bar{x}}$ 2,32) und im Retest ein Gesamt-I. Q. von 111,9 (S$_{\bar{x}}$ 2,00) ermittelt wurde. Die Differenz dieser beiden Mittelwerte ist mit einem $p < 0{,}001$ hochsignifikant. Bei Stabilisierung der Stoffwechselverhältnisse ist also bei Patienten mit vorher dekompensierter Hyperthyreose eine Verbesserung der Leistung im Intelligenztest zu beobachten.

Die weitere Analyse des Hawie ergab folgendes: Verbalteil und Handlungsteil stiegen beide signifikant an, quantitativ überwog jedoch der Handlungsteil deutlich. Neben dem absoluten Anstieg der Werte des Handlungsteils und des Verbalteils sind auch die jeweiligen Relationen von Verbal- zu Handlungsteil bei den einzelnen Patienten interessant. Während im Test, d. h. im aktiven Stadium der Erkrankung bei den meisten Patienten die Werte für den Handlungsteil unter den Werten des zugehörigen Verbalteils lagen, fand sich im Retest unter normalen Stoffwechselbedingungen eine Umkehrung dieses Verhältnisses, denn jetzt lagen bei 9 von 14 Patienten die Werte des Handlungsteils erheblich über denen des Verbalteils. Dieser Befund ist sehr auffällig, da nach den Konventionen der Interpretation des

Hawie das Verhältnis von Verbal- zu Handlungsteil sich bei höherer Intelligenz eher umgekehrt darstellen sollte.

Diese besondere Betonung der Anstiege im Handlungsteil scheint charakteristisch für den Verlauf bei Hyperthyreose zu sein, denn im Gegensatz zu den individuellen Änderungen im Intelligenzquotienten im Verbalteil, welche 13 Punkte als Maximum nicht überstiegen, wurden im Handlungsteil bei sieben Patienten im Retest Steigerungen um mehr als 15 Punkte registriert. Dieser Befund kann so interpretiert werden, daß bei dekompensierter Hyperthyreose durch Thyroxinüberschuß und eine gesteigerte Sensibilität für Katecholamineffekte Störungen der Feinmotorik bestehen, die durch die thyreostatische Therapie beseitigt wurden.

Dieser Befund einer gesteigerten Leistungsfähigkeit nach Normalisierung des Stoffwechsels findet eine gewisse Entsprechung bei der Auswertung der Persönlichkeitsfragebogen MPI und MMQ. Die Mittelwerte für die Stärken der neurotischen Tendenzen in Erlebens- und Verhaltensweise der Patienten mit Hyperthyreose vor und unter Behandlung sanken signifikant von 19,07 ($S_{\bar{x}}$ 2,22) auf 12,35 ($S_{\bar{x}}$ 1,79) im MMQ und von 26,21 ($S_{\bar{x}}$ 3,26) auf 18,36 ($S_{\bar{x}}$ 2,91) im MPI. In beiden

Tabelle. *Angaben zu Alter und Geschlecht der Versuchspersonen sowie über das Verhalten von PBJ[131], PBJ[127], Grundumsatz und Gewicht vor (A) und während (B) der Behandlung*

Nr.	Ge-schlecht	Alter	PBJ[131] (%/l)	PBJ[127] (µg-%)		Grundumsatz (%)		Gewicht kg	
			A	A	B	A	B	A	B
1	♀	25	1,71	23,4	1,9[a]	195	125	44,7	56,8
2	♀	48	0,64	17,4	2,3[a]	173	110	66,5	72,1
3	♀	31	0,51	19,0	1,5[a]	204	104	55,3	62,0
4	♀	32	1,04	19,0	4,0	154	101	43,8	51,3
5	♀	21	1,11	12,2	0,5[a]	181	131	58,1	64,7
6	♀	20	0,56	8,8	2,5[a]	149	114	50,0	54,7
7	♀	18	1,27	15,8	0,5[a]	172	117	47,7	55,2
8	♀	31	0,69	10,8	2,7[a]	174	104	50,7	51,1
9	♀	58	1,67	11,6	5,8	156	124	56,4	65,2
10	♀	32	0,77	10,0	3,9	156	130	65,1	69,5
11	♀	31	1,00	9,0	6,2	175	123	54,8	58,0
12	♀	22	—	16,0	7,7	179	122	65,0	62,0
13	♂	51	1,18	10,6	2,8[a]	166	104	81,3	87,1
14	♂	47	0,62	27,0	1,8[a]	153	106	60,0	71,5

[a] Thyreostatikum + Trijodthyronin

Tests ist dieses Absinken des Mittelwertes nicht durch eine starke Verminderung bei einzelnen Patienten bedingt, sondern durch eine entsprechende Abnahme des Zahlenwertes bei 13 von 14 Patienten. Im MMQ fiel auf, daß Patienten mit sehr starken neurotischen Tendenzen auch im euthyreoten Stoffwechselzustand mit ihren Neurosescores über den Normalwerten blieben.

In umgekehrter Richtung veränderten sich die Extraversionsscores im MPI. Der Mittelwert stieg von 20,93 ($S_{\bar{x}}$ 1,84) auf 24,50 ($S_{\bar{x}}$ 2,03) signifikant an und glich sich damit einem Wert von 24,91 an, der bei 1800 normalen Engländern von Eysenck gemessen wurde. Deutsche Vergleichszahlen liegen nicht vor.

Die Lügenskala blieb in Test und Retest gleich mit einem Mittelwert von 11,2 ($S_{\bar{x}}$ 0,87) bzw. 11,6 ($S_{\bar{x}}$ 0,71). Gerade die Stabilität dieses Wertes bestärkt die Aussagekraft der gemessenen Veränderungen der drei übrigen Skalen.

Beide Persönlichkeitsfragebogen (MPI und MMQ) ergaben signifikante quantitative Veränderungen. Die qualitative Analyse zeigt, daß im MMQ bei 30 der 38 die Skala der neurotischen Tendenzen ausmachenden Items, eine Verminderung der Werte gemessen werden konnte, während nur bei zwei Items ein ganz geringer Anstieg um einen Punkt registriert wurde. Im MPI war unter normalisierter Stoffwechsellage bei 17 von 24 Items ein verringerter Wert anzutreffen, während bei drei unveränderten Werten vier leichte Steigerungen zu finden waren. Unter den Items, die im Retest die stärkste Abschwächung aufwiesen, waren im MMQ ausschließlich solche, die man nach den klinischen Erfahrungen bei Patienten mit Hyperthyreose erwarten sollte. Im MPI dagegen war die Verminderung der Neurosescores häufig durch die veränderte Beantwortung solcher Items bewirkt, die bisher im Zusammenhang mit der Phänomenologie hyperthyreoter Patienten nicht diskutiert wurden, während Fragen, die durchaus zum Erscheinungsbild der akuten Erkrankungen gerechnet werden, unter Behandlung keine Veränderung der Scores erfuhren.

Die geschilderten Ergebnisse quantitativer testpsychologischer Messungen bei diffuser, dekompensierter Hyperthyreose lassen zusammengefaßt auf einen Leistungsanstieg, eine Verminderung der Bereitschaft zu neurotischen Reaktionen und auf eine vermehrte Extraversion bei Normalisierung des zunächst krankhaft gesteigerten Stoffwechsels schließen.

Literatur

Eysenck, H. J.: Das Maudsley Personality Inventory, Göttingen 1959.

LOUVEN, B. und SCHMIDTMANN, W. (Med. Univ.-Klinik Bonn): **Der Moment bei Hyperthyreose**

Unter dem Moment der optischen Wahrnehmung verstehen wir den kürzesten Zeitraum, in dem wir alle Reize unabhängig von ihrer objektiven Zeitfolge als gleichzeitig empfinden.

Wir messen den Moment mit der „rhythmo-kinetischen Methode": Dabei beobachtet die Versuchsperson durch ein Lichtfenster eine stroboskopische Scheibe und gibt den Augenblick an, wenn sie zwei objektiv nacheinander gebotene Lichtreize subjektiv gleichzeitig empfindet. Zu dem Zeitpunkt wird die Umdrehungszahl der routierenden Scheibe pro min gemessen — und daraus die Dauer des Moments in ms berechnet, wie dies an anderer Stelle ausführlich referiert ist [2].

Der so bestimmte Moment der optischen Wahrnehmung hat bei Normalpersonen eine Dauer von ungefähr 100 ms. Experimentell hat sich gezeigt, daß die Momentbestimmung ein Kriterium zur Charakterisierung vegetativer Zustandslagen ist. So konnten wir zeigen, daß in der Examenssituation der Moment kürzer ist als in Ruhe [3].

Auch im pharmakologischen Versuch fand Bose, H. J. u. Mitarb. (1953) [1] nach Gabe von Kardiazolcoffein und Pflanz, M. (1954) [4] nach Applikation von Preludin eine signifikante Verkürzung des Moments.

So erschien es uns folgerichtig in den Untersuchungen, die nun geschildert werden sollen, danach zu fragen, wie sich die Momentdauer bei Patienten mit Hyperthyreose im Vergleich zu Normalpersonen verhält.

Zur Beantwortung dieser Frage bestimmten wir den Moment bei zunächst 10 Patientinnen und 2 Patienten mit Hyperthyreose im Alter von 27 bis 66 Jahren. Die Diagnose Hyperthyreose wurde bei den Patienten auf Grund folgender Daten gestellt: Radiojodtest, Suppressionstest, T_3-Absorptionstest, TBI, PBJ[127] und PBJ[131].

Zur *Diskussion* der mitgeteilten Ergebnisse ist zu sagen, daß der Moment bei den von uns untersuchten Patienten mit Hyperthyreose deutlich kürzer ist als bei Normalpersonen und eine geringe Streubreite hat. Die gemessene Dauer von 75 ms ($\delta = 1,1$) ist statistisch hoch signifikant kürzer als der in der Literatur für Normalpersonen angegebene Moment von 102,8 ms ($\delta = 9{,}6$) [5] und auch hoch signifikant kürzer als der von uns gefundene Ruhewert von 107,6 ms ($\delta = 13{,}1$) (Wilcoxon-Test: Rangsumme = 78 bei einer Vertrauensgrenze von 136 bis 172 für $D\alpha = 0{,}01$, Dr. Voigt, Statistische Abteilung der Med. Univ.-Klinik Bonn, Prof. Dr. Oberhoffer).

Die Ergebnisse dieser Querschnittsuntersuchungen rechtfertigen die Interpretation, daß bei Patienten mit Hyperthyreose die sensorische Leistungsfähig-

Tabelle 1. *Radiologische Befunde, Cholesterin (Norm 120 bis 250 mg-%) und Beta-Lipoproteide (Norm 1,5 bis 2,7) im Serum der Patienten mit Hyperthyreose*

Pat.	Radiojod	Supression	T$_3$	TBJ	PBJ[131]	PBJ[127]	Cholesterin	Beta-Lipoproteide
1	59,7	∅	33	0,93	4,6	7,8	189	1,3
2	15,1	∅	41	0,88	0,43	14,3	165	1,4
3	17,0	∅	36	0,88	0,56	8,7	213	1,5
4	34,5	∅	46	0,82	1,7	13,0	288	1,5
5	21,5	∅	49	0,78	1,5		160	2,0
6	13,1	∅	44	0,76		12,3	265	2,0
7	46,3	∅	33	0,97	0,8	18,3	94	1,5
8	48,0	∅	43	0,80	2,9	15,0	155	1,1
9		∅	50			10,9	260	1,8
10	42,2	∅	31			12,2	175	1,1
11	15,5	∅	52	0,72	0,58	10,2	206	1,6
12	50,2	∅	35				173	1,3

Einen Teil der Patienten verdanken wir Herrn Dr. H. Schmoll aus der Ambulanz der Nuclearmedizinischen Abteilung (Leiter: Prof. Dr. Winkler).

Tabelle 2. *Momentdauer in ms bei Patienten mit Hyperthyreose und Normalpersonen*

Pat.	Hyperthyreose				Normalpersonen	
	Moment	σ	Puls/min	RR	s. Literatur	Eigene Untersuchung
1	75,3	2,2	96	130/80		
2	73,9	0,9	124	130/85		
3	75,6	0,8	80	140/80		
4	75,2	0,4	114	190/105		
5	74,4	0,8	94	150/95		
6	74,2	0,7	100	150/86		
7	76,0	1,6	104	130/80		
8	74,2	0,9	100	140,/80		
9	75,3	1,4	94	120/80		
10	76,0	1,1	92	130/90		
11	74,7	1,0	90	160/80		
12	75,7	1,00	76	150/110		
M = 75,0		$\sigma = 1{,}1$	VK = 1,4		102,8 $\sigma = 9{,}6$	107,6 $\sigma = 13{,}1$

Wir bestimmten bei diesen Patienten den Moment der optischen Wahrnehmung, maßen den Blutdruck nach Riva-Rocci und zählten an Hand des EKGs die Pulsfrequenz pro min wie dies die Tabelle 2 widergibt.

keit gesteigert ist. Es wird aufschlußreich sein, der Frage nachzugehen, wie sich die Momentdauer im Verlauf einer Hyperthyreose unter Behandlung verhält und welchen Moment Patienten mit Hypothyreose haben. Die vorliegenden Befunde legen den Schluß nahe, daß die Momentmessung eine ergänzende Untersuchung zur Diagnostik einer Hyperthyreose darstellt und weisen die Momentdauer als einen für Patienten mit Hyperthyreose charakteristischen Meßwert aus.

Zusammenfassend stellen wir folglich fest, daß bei unserer stichprobenartiger Querschnittsuntersuchung von Patienten mit Hyperthyreose ein einheitlich kürzerer Moment der optischen Wahrnehmung als bei Normalpersonen gefunden wurde.

Literatur

1. Bose, H. J.: Klin. Wschr. 1953, 1073. — 2. Louven, B.: Z. exp. angew. Psychol. XI, (1964). — 3. Louven, B.: Verh. dtsch. Ges. inn. Med. 73, (1967). — 4. Pflanz, M.: Klin. Wschr. 1954, 704. — 5. v. Uexküll, Th., Illig, H. H. und Pflanz, M.: Pflügers Arch. ges. Physiol. 257 (1953).

FLÜGEL, K. A. (Univ.-Nervenklinik mit Poliklinik Erlangen): **Syndromteste bei Funktionspsychosen**

Unter Funktionspsychosen seien alle reversiblen körperlich begründbaren Psychosen verstanden, also alle Psychosen, die durch interne Grundprozesse oder primäre organische Erkrankungen des Gehirns verursacht werden. Wir wissen seit den Arbeiten Bonhoeffers, daß das Erscheinungsbild dieser Psychosen ätiologisch unspezifisch ist, d. h. daß die verschiedensten Grundprozesse gleiche klinische Krankheitsbilder hervorrufen. In der von Wieck stammenden Konzeption von den „Funktionspsychosen" wird der Begriff „Psychose" nicht auf die klassischen Manifestationstypen wie z. B. Delir, Dämmerzustand und Halluzinose beschränkt, sondern er umfaßt in Form der Durchgangssyndrome auch die leichten Ausprägungsgrade, die man oft recht unbeholfen mit „Schwerbesinnlichkeit", „Hirnleistungsschwäche", „Somnolenz" und anderen Symptomnennungen zu beschreiben sucht.

Als Achsenstörung dieser Psychosen läßt sich die mehr oder weniger schwere Desorganisation jener geistig-seelischen Funktionen herausheben, deren geordnetes Zusammenwirken das Bewußtsein konstituiert. Nach der Schwere der Beeinträchtigung wird eine Reihe klinischer Syndrome unterschieden, deren symptomatologische Merkmale hier im einzelnen nicht beschrieben werden können.

Zwischen dem normalen psychischen Funktionsniveau und dem Bild der Bewußtseinstrübung, gekennzeichnet durch schwere Kommunikations- und Orientierungsstörungen der Kranken, liegen die verschiedenen Schweregrade des Durchgangssyndroms. In ihnen finden wir vor allem in zunehmender Ausprägung eine Verlangsamung der psychischen Funktionen und Beeinträchtigungen der Gedächtnisleistungen. Auf dem Boden der Funktionsminderung und -desorganisation können sich mannigfaltige produktive Symptome wie paranoisches Erleben, Halluzinationen, psychomotorische Erregtheit u. a. entwickeln.

Gegenstand dieses Referates soll die Skizzierung einiger Probleme und Möglichkeiten sein, die sich bei der quantitativen Bestimmung funktionspsychotischer Störungen — der *Psychopathometrie* — ergeben. Aus der Konzeption, daß die Minussymptome, also Einengung und Verlangsamung, das Wesentliche der Psychosen darstellen, ergab sich folgerichtigerweise als Methode die *quantitative Reduktion* der Krankheitsbilder, d. h. die Ausklammerung der produktiven Erscheinungen und Messung der Ausfälle. Ein in diesem Sinne konzipiertes Testverfahren wurde 1959 von F. Böcker im Arbeitskreis von Wieck entwickelt. Dieser Syndromtest besteht aus 13 Aufgaben oder Subtests, in denen folgende Leistungen geprüft werden: Ordnen von Zahlen und Buchstaben, Erkennen und Reproduzieren von Gegenständen und Bilderlücken, Zahlenmerken und Einordnen von Farbplättchen in verschiedenfarbige Vertiefungen. Registriert werden die Zahl der Fehler und die vom Probanden benötigte Zeit. Überschreitungen bestimmter, an gesunden Personen ermittelter Zeitspannen und Fehlleistungen werden mit Minuspunkten gewertet, wobei pro Subtest maximal 3 Minuspunkte vergeben werden können.

Die in dem Test enthaltenen Aufgaben sind im Prinzip schon von jeher als diagnostische Kriterien „organischer" Psychosen herangezogen worden, wenn auch in der Regel in nicht systematisierter Weise im Rahmen der Exploration und ohne numerische Bewertung. Besonders evident wird die Notwendigkeit einer möglichst standardisierten Psychopathometrie dann, wenn wir die Ergebnisse in Relation zu anderen Variablen bringen wollen.

Erlauben Sie mir einige Bemerkungen zur Syndromgenese der Funktions-psychosen. Wir nehmen an, daß eine Störung des energetischen Hirnstoffwechsels — in erster Linie wahrscheinlich die Hypoxydose — die eigentliche Ursache der Psychose darstellt. Diese Zellstoffwechselstörung, die aus verschiedenen Grund-prozessen resultieren kann, ist mit den heute verfügbaren Methoden nicht faßbar. Wir müssen daher versuchen, möglichst nahe an diese metabolischen Vorgänge heranzukommen, müssen aber vorerst im syndrom-genetischen Vorfeld bleiben, d. h. uns auf die Bestimmung von Größen beschränken, die dem letzten Glied der syndromgenetischen Strecke um eine unbekannte Anzahl von Zwischengliedern vorgelagert sind, wie auch solcher Variablen, die Funktionssystemen zugehören, von denen wir eine enge Koppelung mit den hypothetischen Stoffwechselpro-zessen erwarten. Beispiele dafür sind einmal die Bestimmung toxischer Substanzen im Blut bei Vergiftungen und hämodynamischer Faktoren bei intrakraniellen Druckerhöhungen, zum anderen Messungen elektrophysiologischer Parameter bei somatogenen Psychosen verschiedener Herkunft.

Die Feststellung paralleler Verlaufsprofile von somatischen Variablen und psychopathometrischen Befunden bei derartigen Untersuchungen sind ermutigend. Es ist hier nicht die Zeit, auf abgeschlossene und in Bearbeitung befindliche Unter-suchungen dieser Art näher einzugehen.

Die bisherigen Erfahrungen haben einige grundsätzliche Probleme zur Methodik deutlich werden lassen. Die Voraussetzungen, die an einen Syndromtest für Funk-tionspsychosen zu stellen sind, unterscheiden sich von den konventionellen test-theoretischen Kriterien, wie sie für normale Leistungstests und für Verfahren zur Erfassung von Intelligenz- und Persönlichkeitsvariablen gültig sind. Das beginnt damit, daß eine statistische Standardisierung im Sinne normaler Leistungstests als Bezugsbasis in der sonst zu fordernden Form nicht möglich ist. Es ließe sich daher einwenden, daß die Bestimmung von Schweregraden psychotischer Störungen eigentlich als Testung im engeren Sinne nicht angesprochen werden kann.

Bei der Untersuchung psychotischer Patienten in der klinischen Praxis haben wir in der Regel vorerst keine Kenntnisse über die prämorbide Persönlichkeit der Betroffenen. Um unmittelbar brauchbare Informationen zu liefern, muß das Test-ergebnis möglichst wenig abhängig von der intellektuellen Ausgangslage des Unter-suchten sein. Bei experimentell erzeugten Psychosen kann sie primär erfaßt und im weiteren berücksichtigt werden; für die klinische Psychopathometrie muß jedoch bei der Testkonstruktion von den Bedürfnissen und Gegebenheiten der Krankenbettdiagnostik ausgegangen werden. Weiterhin soll die Testdurchführung innerhalb relativ kurzer Zeit erfolgen können und durch Parallelserien soll die Mög-lichkeit wiederholter Untersuchungen gewährleistet sein.

In den mittelschweren und schweren Stadien der Psychose ist erfahrungsge-mäß die Penetranz der Störungen so hoch, daß interindividuelle Ausgangsdifferen-zen nicht ins Gewicht fallen. Im leichten Durchgangssyndrom bleibt den individuel-len Besonderheiten hingegen größerer Spielraum. Es ist verständlich, daß ein Test, der die ganze Syndromreihe bis in die schweren Stadien hinein differenzierend er-fassen und zudem der Forderung nach relativ rascher Durchführbarkeit gerecht werden soll, in den leichten Psychoseformen unscharf sein muß. Ein Testergebnis von sehr wenigen Punkten ist infolgedessen diagnostisch mehrdeutig und kann nur im Zusammenhang mit einer subtilen klinischen Untersuchung sinnvoll verwertet werden. Es muß an dieser Stelle darauf hingewiesen werden, daß dieses Postulat nach Berücksichtigung der klinischen Befunde für die Psychopathometrie überhaupt gültig ist. Aphasische, apraktische und agnostische Störungen können z. B. schwerere psychotische Ausfälle vortäuschen als tatsächlich vorhanden, und auch motorische Beeinträchtigungen wie Ataxie oder Paresen würden sich im Testergebnis niederschlagen, wenn sie nicht als solche erkannt und eliminiert würden. Die sinnvolle Handhabung der Tests setzt daher u. a auch ein gewisses Maß an neurologischen Kenntnissen voraus

Erlauben Sie mir zum Abschluß noch einige programmatische Bemerkungen zum Problem der Psychopathometrie. Wenngleich sich das skizzierte Vorgehen als sehr brauchbar erwiesen hat, erscheint es uns notwendig, über die — nach wie vor unentbehrliche — quantitative Reduktion hinaus die funktionspsychotischen Störungen in differenzierterer Weise zu erfassen, so daß nicht nur eine einzelne Kennzahl, sondern ein *Psychopathogramm* in Gestalt eines Testwertprofils als Indikator für Schwere und Phänotypus der Psychose gewonnen werden kann. Neben dem basalen Syndromtestwert sollten in möglichst gezielten Nebentests und z. T. durch standardisierte Explorationskataloge Ausprägungsgrade von Einzelphänomenen und -funktionsausfällen wie Desorientiertheit, Konfabulationen, Perseverationen, Erregtheit, Störungsgrade des Antriebs, Gedächtnisses, Schnelligkeit und Trennschärfe der Wahrnehmung, Ermüdbarkeit und Affektivität erfaßt werden. Ein solches Vorgehen scheint uns erforderlich zu sein, wenn zahlreiche strittige Fragen überprüft werden sollen, wie z. B. unter vielen anderen die nach der Prägbarkeit der Funktionspsychosen durch hirnlokale Faktoren oder durch bestimmte ursächliche Noxen.

SCHMALBACH, K. (Neurolog. Univ.-Klinik Hamburg): **Über ein Modell eines epileptischen Prozesses. Experimentelle Untersuchungen an Katzen**[*]

Die Schwierigkeit, echte prozeßhafte Epilepsieentwicklungen experimentell oder spontan zu beobachten, mag aus folgendem hervorgehen: Bei einem Material von über 1000 Herdkatzen, konnten wir nur ein Tier beobachten, das kurze Zeit nach Erhalt des Herdes Anfälle bekam, die dann chronifizierten. Das Tier lebt, denn bei der Seltenheit der Beobachtung hielten wir es nicht für richtig, es zur Herdverifikation zu opfern.

Bei einem Erfahrenszeitraum von über 15 Jahren konnten wir nur ein Tier beobachten, das spontan und rezidivierend Anfälle bot.

Da aber weder die pharmakologische Reizung des Gehirnes, noch die Elektroreizung oder akustische Reizversuche und auch Hirnunterkühlungen mehr als akute oder subakute epileptische Reaktionen zu erzeugen vermochten, konnten sie nur ein wenig befriedigendes Modell für die Untersuchung der Epilepsie und Testung antiepileptischer Medikamente sein. In der 1942 von den Kopeloffs [5] veröffentlichten Studie werden zwar echte chronische Epilepsien an Affen beschrieben, die Methode wurde jedoch nie in Großserien eingesetzt. Der Mangel an einem wirklich praktikablen Modellversuch auch mit dieser Methode geht aus den neueren Untersuchungen auch dieses Arbeitskreises hervor. Chusid u. Kopeloff [1] testeten 1962 das Librium mit Al-Präparationen, die sie aber zusätzlich durch krampfschwellensenkende Analeptika zu Krampfanfällen brachten. Trotzdem, die Experimente hatten, da sie an Anthropoiden durchgeführt wurden, sicherlich eine besondere Dignität. Auch neuere Untersuchungen Steinmanns [7, 8] wurden zwar an chronischen Al-Präparationen ausgeführt, hatten aber auch wie die

[*] Mit dankenswerter Unterstützung der Deutschen Forschungsgemeinschaft.

übrigen pharmakologischen Tests den Charakter semi-akuter Experimente. Schon 1948 erwähnten Toman u. Goodman [9] zwar die Kopeloff-Methode, doch beklagten sie 1949 [4] bereits den Mangel an systematischem Einsatz des Verfahrens für die Testung von Antiepileptika. Zwar blieben Tierversuche weiter *das* hervorragende Filter für Antiepileptika, doch da ein Modell eines chronischen Prozesses an einer genügend hohen und in genügender Menge erhältlichen Tierspecies nicht vorhanden ist, weisen Goodman u. Toman [4] zu Recht auf die Grenzen der Anwendbarkeit experimentell erlangter Schlüsse für die Klinik hin. Auch unser Bestreben, ein Prozeßmodell zu gewinnen, scheiterte immer wieder, solange wir adulte oder auch jugendliche, aber schon herangewachsene Katzen verwandten.

Durch eine Studie an neugeborenen und sehr jungen Katzen [3] aber gelang schließlich die Produktion eines solchen Modelles. Hatten wir bisher die Tiere zu früh geopfert, etwa um Elektrodenanlagen zu verifizieren, so erkannten wir in dieser Arbeit die Bedeutung exakter Geburtskontrollen, einer differenzierteren Tierzucht und Haltung. Entgegen den Literaturangaben [2] gelang uns eine Tieraufzucht auch unter restringierenden Käfigbedingungen.

Wir verwandten 53 Jungkatzen mit Aluminiumhydroxidherden aus eigener Zucht. Das Gel wurde wie zuvor beschrieben hergestellt [6]. 24 Tiere trugen Herde des Gyrus lateralis anterior, 29 hatten temporale epileptogene Schädigungen. Um diese zu setzen, wurden die Neugeborenen oder noch in der Pflege der Mutter befindlichen Tiere den Katzenmüttern kurzzeitig weggenommen. Dann wurde ihnen die Kopfhaut örtlich enthaart, jodiert und nach Nahtpalpation die Al-haltige Substanz einseitig transcutan, transossär, intrakraniell injiziert. Der eigentliche Eingriff dauert nur wenige Sekunden, die Tiere werden den Müttern im Laufe von etwa 15 min wieder zur Pflege gegeben. Die Muttertiere akzeptierten die operierten Kätzchen stets und Ausfälle waren in unserer Tierhaltung nicht größer als bei nicht tangierten Würfen.

Den Jungkatzen wurden Herde des Gyrus lateralis anterior von 0,08 bis 0,14 ml, temporale Herde von 0,04 bis 0,06 ml Größe gesetzt. In der Tabelle werden die Ergebnisse zusammengefaßt. Bei den erstgenannten Rindenherden

Tabelle. *Übersicht über 24 Jungkatzen mit Alaunherden der Präzentralregion und 24 Jungkatzen mit gleichen Herden des Temporallappens. Alle Herde sind einseitig*

1. Paracoronare, parasagittale Herde links

Tier-zahl	Präzentralherd im Alter von Tagen	Alaunmenge für den Herd	Anfälle nach Tagen	Überlebens-zeit Tagen
3	7	0,1 ml	34	11
12	15	0,1 —0,11 ml	54	135
6	24	0,08—0,1 ml	56	30
2	40	0,1 ml	80	8
1	92	0,14 ml	17	5

2. Temporallappenherde links

Tier-zahl	Temporalherd im Alter von Tagen	Alaunmenge für den Herd	Anfälle nach Tagen	Überlebens-zeit Tagen
3	1	0,04—0,05 ml	31	12
6	7	0,04—0,05 ml	50	120
2	16	0,04—0,05 ml	28	1
5	24	0,04—0,06 ml	70	13
3	32	0,05—0,06 ml	270	30
4	45	0,05—0,1 ml	95	11
4	70	0,05—0,09 ml	103	6
2	84	0,05—0,06 ml	80	6

kommt es zum optimalen Effekt, zum Erreichen eines anhaltenden Prozesses nach Herdsetzen zwischen dem 15. und 24. Lebenstag. Bei Schläfenlappenherden liegt dieser Zeitpunkt um den 7. postnatalen Tag. In der ersten Gruppe konnten wir Prozesse über 3 Monate, in der 2. über 4 Monate beobachten. Die Tiere erhielten keinerlei Behandlung, wurden dann zur Herdlokalisation geopfert.

Die Anfallformen der Jungtiere waren geprägt von der Herdlokalisation. Andererseits bewirkte das jugendliche Alter bestimmte, sonst nicht beobachtete Besonderheiten: Wir konnten bei Herden des Gyrus lateralis anterior keine der bei adulten Katzen häufigen Kojewnikow-Epilepsien mit Autoremissionen beobachten.

Traten aber vergleichbare Krampfformen auf, dann waren die Tiere in Terminalstadien. Es handelt sich also um einen völlig anderen Vorgang.

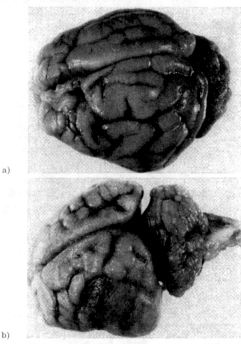

a)

b)

Abb. 1. a Herd des G. lateralis; b temporaler Herd

Meist hatten sie bei den Anfällen eigenartige Phonationen, rasten im Käfig kontralateral zur Herdseite herum, klammerten sich tonisch an Käfigstangen. Zuweilen zeigten sie nicht sehr ausgeprägte Scheinwut.

Anders bei Schläfenlappenherden: Hier sei die Anfallform eines Kätzchens, dessen Hirn noch demonstriert wird, beschrieben. Es bot Anfälle, die psychomotorischen Atacken vergleichbar wären, veränderte sich charakterlich bald nach dem Herdsetzen, wurde sehr aggressiv und hatte schwere Scheinwutkrisen ohne gezielte Reaktion. Das Tier war in der Pflege schwierig, eher einem kleinen Raubtier als einer jugendlichen Hauskatze zu vergleichen. Auf der Abb. 1 ein Hirnsitus eines Tieres, das seinen 0,1 ml großen Al-Herd 14 Tage nach seiner Geburt erhielt. Die Anfälle traten nach 50 Tagen auf. Es wurde dann $4^1/_2$ Monate gehalten und schließlich geopfert. Der Hirnbefund am linken Gyrus lateralis anterior darf wohl als Ulegyrie bezeichnet werden. Das beschriebene Tier mit der Schläfenlappenläsion erhielt seinen Herd mit 7 Tagen. 35 Tage später traten seine Anfälle auf und

4 Monate danach wurde es geopfert. Auf der Abb. 1 B erkennt man, daß über dem Herdbezirk die Dura sulzig war und daß sich im Bereich der basalen Anteile der Gyri sylvii und ectosylvii eine Cyste gebildet hatte. Diese pathologisch-anatomischen Bilder stellen Besonderheiten dar, die bei erwachsenen Tieren nie zu beobachten waren. Die gleiche Noxe führte bei diesen nur zu cortico-duralen Verklebungen, die als chronisch irritative Noxe fungieren. Mit jugendlichen Tieren lassen sich dagegen Modelle herstellen, bei denen sowohl Verhaltensreaktionen, neuro-physiologische und pathologisch-anatomische Bilder menschlichen Epilepsien vergleichbar werden. Der Grund hierfür dürfte in der größeren Plastizität des unreifen Gehirnes zu suchen sein. Diese Präparationen sollten unter anderem eine systematische Testung neuer und alter antiepileptisch wirksamer Substanzen möglich machen.

Literatur

1. Chusid, J. G., and Kopeloff, L. M.: Proc. Soc. exp. Biol. (N.Y.) 109, 546—548 (1962). — 2. Farris, E. J.: The care and breeding of laboratory animals. New York, London: John Wiley and Sons, Inc. 1960. — 3. Fleischhauer, K., u. Schmalbach, K.: Acta neuropath. 11, 311—329 (Berl.) (1968). — 4. Goodman, L. S., Toman, J. E. P., and Swinyard, E. A.: Arch. int. pharmacodyn. 78, 144—162 (1949). — 5. Kopeloff, L. M., Barrera, J. E., and Kopeloff, N.: Amer. J. Psychiat. 98, 881—902 (1942). — 6. Schmalbach, K.: Experimentelle Untersuchungen über epileptische Reaktionen. Berlin-Heidelberg-New York: Springer 1968. — 7. Steinmann, H. W.: Dtsch. Z. Nervenheilk. 186, 541—546 (1965). — 8. Steinmann, H. W.: Dtsch. Z. Nervenheilk. 192, 226—229 (1967). — 9. Toman, J. E. P., and Goodman, L. S.: Physiol. Rev. 28, 409—432 (1948).

BRUNE, G. G. (Neurolog. Univ.-Klinik Würzburg): **Tryptophanstoffwechsel bei körperlich begründbaren Psychosen***

Frühere Untersuchungen über den Tryptophanstoffwechsel bei paranoidhalluzinatorischen Psychosen schizophrener Patienten (2, 5] zeigten Korrelationen zwischen der Höhe der 24 Std-Harnausscheidungen der Indolmetaboliten 5 Hydroxyindolessigsäure, Indol-3-Essigsäure sowie Tryptamin und der Aktivität der Psychosen. Die Ausscheidungen der genannten Metaboliten fanden sich im Bereiche der Norm oder leicht erhöht, wenn die Psychosen klinisch nicht oder nur gering aktiv waren. Mit zunehmender Aktivität stiegen die Indole zunehmend auf pathologisch hohe Werte an, am stärksten ausgeprägt beim Tryptamin. Auf Grund dieser Ergebnisse und unter Berücksichtigung der Tatsache, daß N,N-dimethylierten Tryptamine Modellpsychosen erzeugen [1, 6], stellte sich die Frage, ob möglicherweise neben Störungen im Tryptophanstoffwechsel fehlerhafte Transmethylierungsprozesse in der Pathogenese von Psychosen eine Rolle spielen. Nachfolgende Untersuchungen zeigten, daß Gaben der Methylgruppendonatoren Methionin [3, 9] und Glykollbetain [5] insbesondere wenn sie zusammen mit Monoaminoxydasehemmern gegeben wurden, in der Lage sind, die Psychosen schizophrener Patienten zu aktivieren oder zu verstärken. Darüber hinaus fand sich, daß psychotische Patienten im Gegensatz zu nichtpsychotischen Probanden Indole mit den chromatographischen Charakteristika von N,N-Dimethyl-5-Hydroxytryptamin [4, 7, 8, 10] und N,N-Dimethyltryptamin [10] ausscheiden. Die Ausscheidungen wurden durch Gaben von Methylgruppendonatoren verstärkt [4].

Insgesamt sind diese Befunde im Einklang mit der von Brune u. Himwich 1962 formulierten Hypothese [3], daß ein gestörter Indolaminstoffwechsel und/oder fehlerhafte Transmethylierungen einen biochemischen Faktor in der Pathogenese von Psychosen schizophrener Patienten darstellen.

Die jetzigen Untersuchungen galten der Frage, ob bei körperlich begründbaren Psychosen, die im Zusammenhang mit definierten Stoffwechselkrankheiten auftreten, Störungen im Tryptophanstoffwechsel nachweisbar sind.

* Die Untersuchungen wurden in der Neurologischen Univ.-Klinik Hamburg (Direktor: Prof. Dr. Dr. R. Janzen) durchgeführt. Ich danke den Herren Prof. Dr. Wiskemann (Univ.-Hautklinik, Hamburg), Priv.-Doz. Dr. Hahn und Dr. Sill (I. Med. Univ.-Klinik, Hamburg) sowie Herrn Prof. Dr. Mertens (damals Chefarzt der Neurolog. Klinik des AK Hamburg-Heidelberg) für die Überlassung von an der Untersuchung beteiligten Patienten. Weiterhin danke ich der Volkswagen-Stiftung für die Bereitstellung von Geräten, ohne deren Hilfe die Untersuchungen nicht möglich gewesen wären. Frl. Hachmeyer danke ich für ausgezeichnete techn. Assistenz.

Tabelle. *24 Std-Harnausscheidungen von Tryptophanmetaboliten bei verschiedenen Stoffwechselkrankheiten*

Name	Diagnose	Psychot. Sympt.	NMN mg/die	Gesamt IAA mg/die	5 HIAA mg/die	Tryptamin µg/die	Kreatinin g/die	Unters.-Tage	Bemerkungen
Gi.	Carcinoidsyndrom	Ø	1,00	6,5	170	20	0,30	5	
He.	Hartnup-Syndrom	Ø	0,53	6,5	2,3	18	0,72	6	
Ge.	Pellagroid	Ø	0,52	11,9	5,1	61	0,63	5	
Wu.	Pellagroid	Ø	0,96	22,1	0,4	87	0,75	5	
Bo.	Pellagroid	Ø	0,00	3,1	2,8	112	0,55	3	
Kr.	Pellagroid	+	0,00	6,4	6,5	197	0,93	3	
Mü.	Polyneurop. bei intermitt. Porphyrie	Ø	—	23,3	7,6	44	1,26	4	I. Unters.-Periode
Mü.	Polyneurop. bei intermitt. Porphyrie	Ø	—	13,7	7,8	91	1,12	4	II. Unters.-Periode
Dh.	Polyneurop. bei intermitt. Porphyrie	+	—	5,8	3,0	197	0,84	3	I. Unters.-Periode
Dh.	Polyneurop. bei intermitt. Porphyrie	Ø	2,5	3,1	3,1	108	0,77	4	II. Unters.-Periode
Bo.	Polyneurop. bei Alkoholismus	Ø	2,5	5,9	4,7	48	1,00	4	
Sch.	Polyneurop. bei Alkoholismus	(+)	—	13,3	4,3	195	1,59	2	Zustand n. Prädelir.
Normal-personen	Mittelwerte Schwankungsbreite		2,63 (1,0—5,1)	6,08 (3,9—9,6)	3,94 (2,4—6,9)	68,3 (20—125)	1,29 (0,84—1,97)		12 Pat. 24 Tage

Halbfette Ziffern: Oberhalb der normalen Schwankungsbreite
Kursivziffern: Unterhalb der normalen Schwankungsbreite

NMH = N^1-Methylnicotinamid
IAA = Indol-3-Essigsäure
5-HIAA = 5-Hydroxyindol-Essigsäure

Insgesamt wurden zehn Patienten mit den folgenden Diagnosen untersucht:

1. Carcinoidsyndrom (1 Pat.),
2. Hartnup-Syndrom (1 Pat.),
3. Pellagroid (4 Pat.),
4. Polyneuropathie bei intermittierender Porphyrie (2. Pat. zu je zwei Untersuchungsperioden) und
5. Polyneuropathie bei Alkoholismus (2. Pat.).

Jeweils ein Patient der diagnostischen Gruppen 3, 4 und 5 waren während der stationären Beobachtung vorübergehend psychotisch. Bei allen untersuchten Patienten wurden an mehreren aufeinanderfolgenden Tagen 24 Std-Harne gesammelt und mit chemisch-quantitativen Methoden auf die Tryptophanmetaboliten N^1-Methylnicotinamid, 5-Hydroxyindol-Essigsäure, Gesamt-Indol-3-Essigsäure und Tryptamin untersucht.

Die Ergebnisse sind in der Tabelle zusammengefaßt; die im Rahmen des Themas wichtigsten Befunde sollen kurz besprochen werden. Zunächst sei erwähnt, daß jene Patienten aus den verschiedenen Krankheitsgruppen, die eine psychotische Symptomatik zeigten, pathologisch hohe Tryptaminmengen ausschieden, während bei jenen Patienten, die nicht psychotisch waren, die Tryptaminausscheidungen im Bereiche der Norm gefunden wurden. Die Pat. Dh. mit Polyneuropathie bei intermittierender Porphyrie wurde zunächst bei der Aufnahme untersucht als sie psychotisch war und dann nochmals einige Zeit nach Abklingen der Psychose. Pathologisch hohe Tryptaminausscheidungen fanden sich nur während der Psychose, nach Abklingen der Psychopathologie wurden normale Tryptaminwerte gemessen. Entsprechend der Diagnose fanden wir bei dem nichtpsychotischen Patienten mit dem Carcinoidsyndrom eine extrem hohe Ausscheidung des Serotoninmetaboliten 5-Hydroxyindolessigsäure, während die Tryptaminausscheidung an der unteren Grenze der Norm lag. In diesem Zusammenhang sei erwähnt, daß das beim Carcinoidsyndrom peripher im Übermaß gebildete Serotonin wegen der für dieses Amin praktisch undurchlässigen Blut-Hirnschranke nicht in das Zentralnervensystem eindringen kann. Weiterhin ist festzustellen, daß alle Patienten mit pellagroiden Hauterscheinungen einschließlich der Patientin mit Hartnup-Syndrom eine deutlich erniedrigte Ausscheidung des Nicotinsäuremetaboliten N^1-Methylnicotinamid zeigten. Die Ausscheidungen von Gesamtindol-3-Essigsäure wurden bei einigen Patienten leicht bzw. deutlich erhöht gefunden, ohne daß sich bisher Beziehungen zu einem klinischen Syndrom oder Symptom feststellen ließen. Pat. Ge., bei der die Ausscheidung von 5-Hydroxyindol-Essigsäure erniedrigt war, zeigte neben den pellagroiden Hauterscheinungen eine leicht depressive Symptomatik.

Insgesamt gesehen, lassen die geschilderten Untersuchungen deutliche Beziehungen zwischen dem Carcinoidsyndrom und einer extrem hohen 5-Hydroxylindol-Essigsäureausscheidung; dem Pellagroid und einer Erniedrigung der N^1-Methylnicotinamidexkretion sowie zwischen Psychosen und pathologisch hohen Ausscheidungen von Tryptamin erkennen. Letzterer Befund entspricht jenem, der auch bei schizophrenen Psychosen gefunden wird. Die mitgeteilten Ergebnisse, die wegen der geringen Zahl der Patienten naturgemäß als vorläufig zu betrachten sind, stellen die Frage für weitere Untersuchungen, ob ähnliche biochemische Mechanismen für die Pathogenese von schizophrenen und körperlich begründbaren Psychosen im Rahmen definierter Stoffwechselkrankheiten von Bedeutung sind.

Literatur

1. Boszormenyi, Z., and Szara, St.: J. ment. Sci. 104, 445 (1958). — 2. Brune, G. G., and Pscheidt, G. R.: Fed. Proc. (Symp.) 20, 889 (1961). — 3. Brune, G. G., and Himwich, H. E.: J. nerv. ment. Dis. 134, 447 (1962). — 4. Brune, G. G., Kohl, H. H., and Himwich, H. E.: J. Neuropsychiat. 5, 14 (1963). — 5. Brune, G. G., and Himwich, H. E.: Biogenic amines and behavior in schizophrenic patients. In: Regent advances in biological psychiatry, Vol. 5, p. 144. New York: Plenum Press, Inc. 1963. — 6. Fabing, D. H., and Hawkins, J. R.: Science

123, 886 (1956). — 7. Fischer, E., Lagravere, T. A. F., Vasques, A. J., and di Steffano, A. O.: J. nerv. ment. Dis. 133, 441 (1961). — 8. Fischer, E., u. Spatz, H.: Arch. Psychiat. Nervenkr. 211, 241 (1968). — 9. Pollin, W., Cardon, W. F. V., and Kety, S. S.: Science 133, 104 (1961). — 10. Tanimukai, H., Ginther, R., Spaide, J., Bueno, J. R., and Himwich, H. E.: Fed. Proc. 26, 288 (1967).

GRÜNEBERG, F. (Psychiatrische Klinik II der FU Berlin); KESSEL, M. (Med. Klinik und Poliklinik des Klinikums Westend der FU Berlin): **Laxantienabusus, Hypokaliämie und symptomatische Psychose**

Neben dem Abusus von Analgetika und Hypnotika ist der von Laxantien am verbreitesten. Berning u. Fischer [1] fanden, daß von 200 unausgewählten Patienten einer Inneren Klinik 95 (47,5%) ständig wegen chronischer Obstipation Abführmittel einnahmen. Auffallend ist, daß in der Literatur fast ausschließlich von Laxantienabusus bei Frauen berichtet wird. Wolf u. Mitarb. [10] wiesen auf den Zusammenhang zwischen abnormen Persönlichkeitsstrukturen sowie neurotischen Fehlentwicklungen und Laxantienmißbrauch hin und hoben die Disismulationstendenz ihrer Patientinnen hervor, die den Laxantienverbrauch entweder

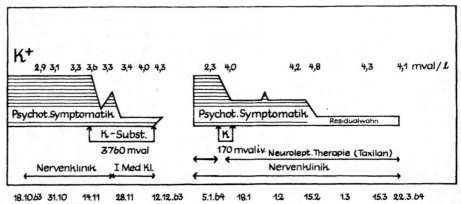

Abb. 1. Verlaufsprofile der psychotischen Symptomatik und der Serum-Kaliumkonzentration (mval/l) während der ersten und zweiten stationären Behandlung

verheimlichten oder bagatellisierten. Ähnliche Erfahrungen wurden auch von anderen Autoren mitgeteilt.

Zwischen Obstipation und Laxantienmißbrauch kommt es zu einem Circulus vitiosus. Die chronische Laxantieneinnahme führt über intestinale Kaliumverluste zu einem chronischen Kaliummangelsyndrom mit einer zunächst funktionellen Nierenstörung mit weiteren renalen Kaliumverlusten. Die dadurch bedingte hypokaliämische Obstipation hat eine Steigerung des Laxantienverbrauchs zur Folge. Schließlich können Herzmuskelschäden, tubuläre Degenerationen und Muskellähmungen auftreten [1, 2, 3, 4, 6]. Durch zusätzliche Natriumverluste bei Laxantienabusus kann ein sekundärer Aldosteronismus hervorgerufen werden [5, 10]. An subjektiven Beschwerden werden neben Obstipation, allgemeine Schwäche, leichte Ermüdbarkeit, Appetitverlust, intermittierende Ödeme und Lähmungserscheinungen angegeben. An psychopathologischen Symptomen bei Kaliummangelsyndrom werden in der Literatur gewöhnlich Bewußtseinsstörungen leichteren und schweren Grades bis zum Koma aufgeführt. Schwaiger u. Staib [7] berichteten 1962 über fünf Patienten mit postoperativen Psychosen und einer gleichzeitigen Hypokaliämie. Unter Kaliumzufuhr klang die psychotische Symptomatik restlos ab. Bei Kaliummangelsyndrom infolge eines chronischen Laxantienabusus ist unseres Wissens jedoch eine ähnlich ausgeprägte psychotische Symptomatik bisher nicht veröffentlicht worden, wie sie sich bei einer eigenen Beobachtung fand.

Kasuistik

Die Patientin Gerda-Vera H., geb. am 13. November 1903 (KG-Nr. 15/64) befand sich zweimal, vom 18. Oktober 1963 bis 22. November 1963 und vom 5. Januar 1964 bis 23. März 1964, wegen einer symptomatischen paranoid-halluzinatorischen Psychose bei Hypokaliämie infolge von Laxantienabusus und einem hirnorganischen Psychosyndrom in stationärer Beobachtung und Behandlung der Psychiatrischen und Neurologischen Klinik der Freien Universität Berlin (Abb. 1).

Die Fremd- und Eigenanamnesen ergaben, daß die Patientin seit ungefähr 30 Jahren bis zu 16 Abführtabletten täglich eingenommen hatte.

Im Januar 1962 mußte bei der Patientin wegen Urämie infolge akuten Nierenversagens bei chronischem Kaliummangelsyndrom eine Hämodialyse in der I. Med. Univ.-Klinik durchgeführt werden. Der Rest-N war auf 200 mg-% angestiegen, die Kaliumkonzentration im Serum war bis auf 2,1 mval/l abgesunken, das Standardbicarbonat betrug 51,0 mval/l. Bei der Klinikentlassung Anfang Februar 1962 lagen die Elektrolytwerte und das Standardbicarbonat im Normbereich.

In der Folgezeit hätten die Kalium- und Rest-N-Werte nach Angaben des Ehemannes geschwankt. Die Patientin gab an, nur noch Karlsbader Salz in 2- bis 3tägigen Abständen eingenommen zu haben. Etwa 3 bis 4 Wochen vor der ersten nervenklinischen Behandlung im Oktober 1693 äußerte sie zunehmend wahnhafte Beeinträchtigungs- und Beobachtungsideen. Sie behauptete, daß man in ihrer Abwesenheit in die Wohnung eingedrungen sei, um sie und ihre Tiere zu vergiften. Die Patientin litt unter osmischen und fraglich unter akustischen und optischen Halluzinationen. Sie geriet schließlich in eine Wahnstimmung. Bei der Klinikaufnahme waren außerdem Symptome eines hirnorganischen Psychosyndroms — Gedächtnisstörungen und eine Affektlabilität — nachweisbar. Im EKG fanden sich die typischen Zeichen eines Kaliummangels. Es bestand eine Hypokaliämie von 2,9 mval/l bei normaler Natriumkonzentration. Unter Kaliumsubstitution ohne zusätzliche neuroleptische Therapie bildete sich die akute psychotische Symptomatik weitgehend zurück, sie trat aber vorübergehend wieder bei einem Absinken der Kaliumkonzentration stärker in Erscheinung. Die Patientin wurde zur Weiterbehandlung in die I. Med. Univ.-Klinik verlegt, aus der sie am 9. Dezember 1963 nach Hause entlassen wurde. Akut psychotische Symptome waren nicht mehr nachweisbar.

Bis zur Weihnachtszeit sei die Patientin dann psychisch weitgehend unauffällig gewesen. Der Serumkaliumspiegel und die Rest-N-Werte hätten im Normbereich gelegen. Die Patientin habe die Kaliumbehandlung wegen Unverträglichkeitserscheinungen nicht mehr fortgesetzt und Karlsbader Pillen genommen. Es traten wieder wahnhafte Gedanken sowie akustische, optische und osmische Halluzinationen in Erscheinung, die eine erneute Einweisung in die Univ.-Nervenklinik erforderlich machten. Hier wurde wiederum eine ausgeprägte Hypokaliämie von 2,3 mval/l festgestellt. Die Patientin mußte wegen der ausgeprägten psychotischen Symptomatik bei gleichzeitiger Kaliumsubstitution zusätzlich mit Taxilan behandelt werden. Rest-N- und Kaliumwerte im Serum normalisierten sich; bei der Klinikentlassung waren außer einem Residualwahn noch Gedächtnisstörungen, eine Affektinkontinenz sowie eine Verlangsamung des Denkablaufes vorhanden.

Am 1. Juni 1964 stellte sich die Patientin in der Klinik vor. Sie hatte das Taxilan nur noch unregelmäßig genommen. Es bestanden akustische, optische und osmische Halluzinationen sowie wahnhafte Bedeutungs-, Beziehungs- und Beeinflussungserlebnisse. Der Serum-Kaliumspiegel lag mit 3,76 mval/l an der unteren Normgrenze.

Da die Patientin bei beiden klinischen Aufenthalten bewußtseinsklar und orientiert war, ordneten wir das Krankheitsbild den paranoid-halluzinatorischen Durchgangssyndromen, wie sie von Wieck [9] beschrieben wurden, zu.

Die enge zeitliche Korrelation zwischen Hypokaliämie bei normalem Serum-Natriumspiegel und der sich entwickelnden paranoid-halluzinatorischen Symptomatik sowie das schnelle Abklingen der akut psychotischen Symptome unter Kaliumsubstitution läßt den Kaliummangel als einen entscheidenden Faktor im syndromgenetischen Bedingungsgefüge der Psychose erkennen. Ein zweiter, die Entstehung der Psychose begünstigender Faktor ist in einer diffusen cerebralen Schädigung, auf die das hirnorganische Psychosyndrom hinweist, zu vermuten; sie ist möglicherweise auch eine Folge des chronischen Kaliummangels.

Zusammenfassung

Es wird über eine 1903 geborene Patientin berichtet, bei der sich infolge eines 30jährigen Laxantienabusus ein chronisches Kaliummangelsyndrom mit paranoid-halluzinatorischem Durchgangssyndrom entwickelte. Ein gleichzeitig bestehendes hirnorganisches Psychosyndrom, das möglicherweise ebenfalls Folge des chronischen Kaliummangels ist, dürfte für die Entstehung der paranoid-halluzinatorischen Psychose mitverantwortlich sein.

Literatur

1. Berning, H., u. Fischer, R.: Dtsch. med. Wschr. 86, 2153 (1961). — 2. Berning, H., u. Lindenschmidt, Th.-O.: Med. Klin. 57, 727 (1962). — 3. Deterts, U.: Wiss. Beiblatt zur Mat. med. Nordmark Nr. 19. — 4. Kaufmann, W.: Dtsch. med. Wschr. 90, 831 (1965). — 5. Krück, F., Jahnecke, J. und Löckenhoff, J.: Verh. dtsch. Ges. inn. Med. 73, 1042 (1967). — 6. Riecker, G.: Störungen des Wasser- und Elektrolythaushaltes bei Nierenkrankheiten. Handbuch der Inneren Medizin 5. Aufl., Bd. VIII/1, S. 760ff. Berlin-Heidelberg-New York: Springer 1968. — 7. Schwaiger, M., u. Staib, I.: Med. Klin. 57, 645, 651, 659 (1962). — 8. Truninger-Rathe, J., u. Spühler, O.: Schweiz. med. Wschr. 90, 1061 (1960). — 9. Wieck, H. H.: Zur allgemeinen Psychopathologie. Fortschr. Neur. Psychiat. 25, 2 (1957). — 10. Wolff, H. P., Henne, G., Krück, F., Roscher, S., Vecsei, P., Brown, J. J., Düsterdieck, G., Lever,A. F. und Robertson, J. I. S.: Schweiz. med. Wschr. 98, 1883 (1968).

RUDOLF, G. (Psychiatrische Klinik II der FU Berlin): **Zur Psychosomatik des Diabetes mellitus**

Psychosomatik handelt von der Bedeutung seelischer Faktoren für körperliche Erkrankungen. Wir postulieren für eine psychosomatische Krankheit eine Funktionsstörung bzw. daraus resultierend Organschädigung, die durch Vermittlung des Vegetativums als Folge psychischer Belastungen entstanden ist. Zum Aufgabenbereich psychosomatischer Forschung gehört es u. a. Patienten mit Organkrankheiten daraufhin zu untersuchen, in welchem Ausmaße generell seelische Faktoren an der Auslösung und Unterhaltung der Symptomatik beteiligt waren und, spezieller, inwieweit sich regelhafte psychische Determinanten für einzelne Symptomgruppen auffinden lassen.

Zwischen klassischen psychosomatischen Erkrankungen wie Ulcus oder Colitis und jenen Krankheiten, die keinen bekannten psychologisch relevanten Hintergrund aufweisen, wie z. B. den Neoplasmen, liegt eine Fülle von Störungen, über die keine einhellige Meinung besteht.

Der Diabetes mellitus z. B., Domäne der inneren Medizin und von ihr als vererbliche Stoffwechselregulationsstörung definiert, wurde bereits 1935 von Menninger, später von F. Dunbar (1947), Hinkle u. Mitarb. (1949 bis 1951) und Franz Alexander (1950) auf seine psychosomatischen Aspekte hin untersucht. Die Ergebnisse einer deutschen Gruppe — Ceremerius, Elhardt, Hose, Killian — wurden zuletzt von Elhardt 1964 zusammengefaßt. Aus Zeitgründen können die Konzepte der genannten Untersucher nicht im einzelnen referiert werden. Statt dessen sollen im Rahmen einer Kasuistik einige ihrer Gedanken aufgegriffen werden.

Ein Referat von wenigen Minuten Dauer ist ungeeignet, psychologische Zusammenhänge einer Krankengeschichte zu entwickeln und evident werden zu lassen, ich kann daher nur kurz zusammenfassen.

Eine jetzt 24jährige Studentin, Diabetikerin seit dem 8. Lebensjahr, befindet sich wegen einer schizophrenen Psychose wiederholt in stationärer Behandlung. Das enorme Mitteilungsbedürfnis der akut psychotischen Patientin ermöglicht einen Einblick in ihr inneres Erleben, wie er in gesunden Zeiten auf Grund der mangelnden Bewußtheit vieler Probleme und ausgeprägter Abwehr durch Intellektualisierung nicht möglich wäre.

Bei einer ersten Betrachtung lassen sich die Reaktionen der Patientin auf ihre Diabeteserkrankung beobachten. Dramatische hypoglykämische Schocks in der Schule verleihen ihr eine Sonderstellung und führen zum Ausschluß von vielen Aktivitäten wie Sport und Ausflügen. Die Patientin entwickelt darauf einen enormen Leistungsehrgeiz, meidet Kontakte mit gesunden Kindern, bildet vielmehr eine Ressentimenthaltung gegen Gleichaltrige aus. Sie bleibt meist zu Hause, beschäftigt sich vorwiegend mit Lektüre, Musik und später mit religiösen Fragen. Die Abhängigkeit von den Eltern wird enorm stark, die Patientin bietet das Gleichnis vom goldenen Käfig an. Des weiteren wird ein strenges Diättabu errichtet, dessen Verletzung durch Süßessen als „sündigen" erlebt wird und erhebliche Schuldgefühle und Selbstbestrafungstendenzen wachruft. Alle diese Reaktionen bestätigen die Erfahrung, daß jugendliche Diabetiker gegenüber gesunden Jugendlichen signifikant vermehrt emotionale und Anpassungsstörungen aufzeigen.

Hinter dieser ersten Frage der Reaktionen auf die Erkrankung steht jene nach typischen Persönlichkeitsmerkmalen der prämorbiden Diabetikerin.

Die erwähnte Patientin wird in die Wirren des Kriegsendes geboren, die Erziehungshaltung der betreuenden Erwachsenen, besonders der Mutter, ist fordernd und einengend. Orale Verwöhnung spielt für das Kind eine wichtige Rolle wie seine Adipositas zeigt. Ein Ereignis aus dem 8. Lebensjahr spielt in der Familiensage eine wichtige Rolle. Offenbar handelt es sich hierbei um eine Deckerinnerung, die stellvertretend ist für das Atmosphärische in der Familie, für die typischen Triebkonflikte und ihre Verarbeitung. Das 8jährige Mädchen übertritt mehrere Gebote der Mutter, indem es irgendwo hingeschickt, sich für das Fahrgeld Süßigkeiten kauft, zu Fuß geht und unterwegs Opfer eines Sexualdelikts wird. Als Buße nimmt sie ein absolutes Süßigkeitsverbot auf sich, einige Wochen danach wird der Diabetes manifest.

Das psychosomatische Konzept der Diabetesentstehung sähe nach den oben genannten Autoren so aus, daß infolge der für die Patientin bestehenden Gleichsetzung Liebe gleich Essen der Liebesentzug der Eltern und der eigene symbolische Nahrungsverzicht einen Hungerstoffwechsel erzeugen, der sich vom diabetischen nicht unterscheidet — oder — daß infolge chronischer unbewußter Ängste auf dem Wege über eine anhaltende Bereitstellungsreaktion das Insulin-produzierende System erschöpft wird. Die experimentelle Fundierung dieses notwendigerweise formelhaft kurz dargestellten Denkmodells gelang vor allem den genannten amerikanischen Autoren durch die Korrelation stoffwechselphysiologischer und psychologischer Untersuchungen bei Diabetikern und Gesunden.

Der resultierende Krankheitsgewinn ist darin zu sehen, daß Diabetes nicht nur Verzicht auf Oralität gleich Liebe und somit Zufriedenstellung des Strafbedürfnisses bedeutet, sondern auch Reglementierung der oralen Ansprüche im diabetischen Ritual und damit ihre Sicherstellung. Insofern handelt es sich um eine typische Kompromißbildung zwischen Triebansprüchen einerseits und vom Über-Ich gesteuerten Ichregungen andererseits.

Es bleibt zu fragen, inwieweit eine Austragung des angedeuteten psychischen Grundkonflikts durch die diabetische Symptomatik gelang. Diese Patientin entwickelte ca. 6 Jahre später eine neurotische Symptomatik und nach weiteren 4 Jahren eine schizophrene Psychose. Es hat zwar den Anschein, daß der Ausbruch des Diabetes Symptomcharakter hat, also einen neurotischen Konflikt austrägt, daß sich aber die manifeste Erkrankung sehr rasch somatisiert, faktisch irreversibel wird und zu ihrer Aufrechterhaltung weniger psychische Energie bindet als psychosomatische Erkrankungen im strengeren Sinne. Bedeutsamer erscheint dagegen der Einfluß des manifesten jugendlichen Diabetes auf die Ausprägung einer bestimmten neurotischen Charakterstruktur.

Über Detailfragen des Referats und über die Beziehung zwischen Diabetes mellitus und schizophrenen Psychosen wird an anderer Stelle ausführlich berichtet.

ZANDER, E. und ZÖLLNER, N. (Med. Univ.-Poliklinik München): **Psychosomatische Aspekte des Hyperkinetischen Herzsyndroms**

Das Hyperkinetische Herzsyndrom (HH), über das Ihnen gestern berichtet wurde, ist durch erhöhtes Herzzeitvolumen, verstärkte Muskeldurchblutung und Tachykardie in Ruhe sowohl als auch bei Belastung mit Einschränkung der körperlichen Leistungsfähigkeit gekennzeichnet. Diese Symptomatik entspricht weitgehend einem überhöhten β-adrenergen Antrieb. Die Summe meßbarer Veränderungen der Kreislaufparameter kann letztlich nicht darüber hinwegtäuschen, daß wir es hier trotzdem nicht mit einer lückenlosen Kausalkette zu tun haben. Dies ist ja einer der legitimen Ansatzpunkte für tiefenpsychologische Fragestellungen in der Medizin überhaupt. Es war auch der Grund, warum die zwölf Hyperkinetiker (Hk) unserer interner Ambulanz (elf Männer und ein Mädchen) gleichzeitig in unserer psychosomatischen Beratungsstelle untersucht wurden. Ursprünglich waren uns 20 Patienten mit subjektiv ähnlichen Symptomen überwiesen worden. Uns war unbekannt, welche und wieviele der überwiesenen Patienten nun wirklich an einem HH erkrankt waren. Erstaunlicherweise ließ sich dann aber ohne jede Kenntnis der klinischen Befunde eine Gruppe von zunächst 8 Patienten herausarbeiten, die in sich sehr ähnliche seelische Auffälligkeiten bot und sich andererseits von dem übrigen Patientengut mehr oder weniger deutlich abhob. Diese 8 Patienten erwiesen sich dann klinisch tatsächlich als Hyperkinetiker. Bei den restlichen 4, die wir nicht erkannt hatten, lagen Kombinationen mit jeweils noch anderen Erkrankungen vor, nämlich mit Epilepsie, Adipositas, Meulengracht und tetanoiden Anfällen. Natürlich ist es unmöglich in Kürze die uns Analytikern charakteristisch erscheinenden psychodynamischen Zusammenhänge sachgerecht darzustellen und das HH dann gegen andere psychosomatische Erkrankungen abzugrenzen. Wir haben uns daher auf eine grobe Skizze beschränkt und haben uns bemüht, spezielle termini technici zu vermeiden.

Dem Untersucher fiel als erstes bei 7 der 12 Patienten ein schwacher bis lascher Händedruck auf, der deshalb überraschend war, weil es sich bei den Patienten um recht kräftig gebaute Menschen handelte. Das schien uns bereits auf eine deutliche Drosselung des aktiv-aggressiv-motorischen Herangehens an die Welt hinzudeuten. Bei der tiefenpsychologischen Exploration mehrten sich dann die Hinweise auf eine Problematik im aggressiven Bereich. In den für unsere psychoanalytische Diagnostik so bedeutsamen frühesten Kindheitserinnerungen und in den berichteten Träumen war das Thema allerschwerster unverhüllter Aggression signifikant gehäuft. Es wurde z. B. als frühester Eindruck vom Leben mitgeteilt, wie Soldaten auf flüchtende Familien schossen bzw. es wurde geträumt, daß man selbst oder ein anderer getötet sei. Vom bewußten Erleben her dagegen sind die Hk ausgesprochene Verfechter einer Friedfertigkeitsideologie: „Nur kein Streit — alles muß harmonisch sein — Ruhe und Frieden sind das Wichtigste in der Welt — man muß sich immer anpassen!" Solches hören wir allerdings auch von Pt. mit anders gelagerten Neurosestrukturentwicklungen. Aber deutlich aus dem Rahmen fallend ist bei den Hk nun zusätzlich eine merkwürdig durchgängige Beschreibung extremer Widersprüchlichkeiten auf diesem Gebiet. Das scheint uns dafür zu sprechen, daß das Wissen bzw. das Gefühl um die ursprüngliche aggressive Potenz nicht völlig verdrängt, sondern noch bewußtseinsnah geblieben ist. Bei den sonst in manchem recht ähnlichen Hypertonikern ist dies unseres Erachtens nicht der Fall. Folgender Ausspruch ist z. B. für unsere Patientengruppe typisch: „Ich bin ein wahnsinniger Dickkopf. Meine Frau ist auch ein wahnsinniger Dickkopf. Ich gebe sehr gern nach." Dies soll doch wohl heißen: „Ich wäre an sich ein wahnsinniger Dickkopf — aber ich gebe eben immer nach."

Folgende psychogenetische Daten scheinen uns diese „reinen Widersprüche" evtl. erklären zu können: Die meisten Hk waren schon als Kleinstkinder kräftig — einige sogar stämmige Brocken. Sie wurden hierin auch seitens der stolzen Eltern bewundert und bestätigt — allerdings nur solange, wie diese Kraft keinen störenden Charakter annahm. Stämmige Brocken pflegen nun aber einmal bei ihrer neugierigen Weltbewältigung im 2./3. Lebensjahr aus dieser Kraftfülle heraus mehr Unheil anzurichten, als anlagemäßig schwächere Kinder. Sie machen beim Hantieren eben mehr Lärm, machen leichter etwas kaputt und selbst ihre Zärtlichkeiten tun häufiger weh. Um solche störenden Auswirkungen zu vermeiden, wird von den Erziehungspersonen meist alles nur Erdenkliche versucht. Bei den späteren Hk geschah dies mit großer Vehemenz — und auch mit großem Erfolg. So berichteten 10 der 12 Patienten, als Kinder niemals gerauft zu haben — auch blieb die normale Trotzperiode um das 4. Lebensjahr herum aus. Spätestens in dieser Phase hat also die Umwelt bei unseren Patienten „gesiegt". Offensichtlich wird hierdurch die Befürchtung letztlich immer zu unterliegen, bei den Hk zum tragenden Lebensgefühl, wie wir das bei den Explorationen fast immer fanden. Die Diskrepanz zu den wirklichen Kräfteverhältnissen wird aber irgendwie dennoch gespürt. Ein Patient drückte dies in der Behandlung einmal so aus: „Komisch ist das gewesen. Ich habe selbst bei kleineren, schwächeren Jungen immer gedacht: nur kein Streit — da liegst ja am Ende doch immer du selbst bloß unterm Tisch!" Ausgerechnet dieser Patient erlebte dann im Alter von 20 Jahren wie er in Notwehr den Angreifer durch einen einzigen Faustschlag so zu Fall brachte, daß dieser 5 Min. lang bewußtlos liegenblieb. Danach war der Patient erst recht jedem Streit aus dem Weg gegangen — nun aber, weil er fürchtete, daß seine *eigene* Aggression tötlich sein könne. Von solchen und ähnlichen Befürchtungen ausgehend, erscheint den Hk nur ein ganz geregeltes Leben als sicher. Jede Abweichung löst Angst aus. *Diese* Art der Angst ist es, die die Hk in der Praxis des Internisten als Hypochonder imponieren läßt, obwohl sie das im Sinne unserer psychodynamischen Gesichtspunkte eigentlich nicht sind. Die beschriebenen Ängste sind aber auch deutlich anders als die der Angstneurotiker, zumal die für Angstneurosen typische überwiegend sexuelle Versuchungs- bzw. Versagungssituation fehlt. Fassen wir unsere Untersuchungsergebnisse zusammen, so glauben wir, daß sich trotz der Kleinheit der Gruppe folgende Arbeitshypothese anbietet: Bei den Hk handelt es sich um überwiegend von Geburt an kräftige Kinder. Die „Stämmigkeit" wird zunächst von den Eltern freudig begrüßt. Im Alter der motorisch-aggressiven Auseinandersetzung mit der Welt kommt es aber zu besonders heftiger Abwehr der störenden Seiten dieser Kraftfülle. Die Kinder müssen also die Auswirkungen ihrer Kraft zunehmend als gefährlich erleben und aus Angst vor Strafe oder Liebesverlust bzw. auf Grund von Schuldgefühlen wird allmählich jede actio kurz vor ihrem Endvollzug gebremst. Die Impulse selbst aber drängen weiterhin an, wenn sie auch dem Erleben der Patienten bewußt nicht mehr zugänglich sind. Organisch faßbar bleiben jedoch die physiologischen Korrelate der Handlungsimpulse z. B. in Form der Tachykardie, der gesteigerten peripheren Durchblutung und anderes mehr. Darüber hinaus ist dann natürlich wegen der ständigen Drosselung der motorischen Endaktivitäten für jede effektiv zu vollziehende Handlung eine überhöhte Leistung erforderlich. Als bildhafter Vergleich — der natürlich im einzelnen nicht überzogen werden darf — bietet sich ein Autofahrer an, der mit ständig schleifender Kupplung fährt. Schon bei mittlerem Normaltempo gebraucht er mehr Gas und die Motordrehzahl ist erhöht. Bei jeder Geschwindigkeitserhöhung ist die benötigte Gaszufuhr — sprich: der benötigte Krafteinsatz — unverhältnismäßig viel höher als bei nicht schleifender Kupplung. Die psychotherapeutische Konsequenz besteht danach für uns im Aufarbeiten dieser unbewußten Aktions-„Endauskupplung" bis hin zu einem angstfreien, adäquaten Umgehenkönnen mit den eigenen Kraftpotentialen. Wir hoffen, daß es uns gelingen wird, unsere Arbeitshypothese durch weitere Untersuchungen bzw. durch erfolgreiche Psychotherapie zu untermauern — oder aber, wenn nötig, die Hypothese zu modifizieren. Eines aber scheint schon jetzt sicher: Da es möglich war, aus einer Gruppe von 20 Patienten, ohne Kenntnis der internen Befunde, 8 Fälle eines übereinstimmenden psychischen Erscheinungsbildes mit spezifischer Kindheitsgenese herauszuarbeiten, und da sich diese dann alle als Hk erwiesen, so muß es sich hier um ein umrissenes Krankheitsbild handeln, bei dem seelische Faktoren nicht übersehen werden können.

LOHMANN, R. (Med. Univ.-Poliklinik und Med. Klinik Köln-Merheim): Der Begriff der Grenzsituation und seine Anwendung im Rahmen der inneren Medizin. Psychopathologische Beobachtungen und psychotherapeutische Erfahrungen in einem Dialysezentrum

Der Begriff „Grenzsituation" ist durch Jaspers [8] in die Philosophie eingeführt worden. In bildnerischer Vorstellung bietet sich eine Situation „als Lage der Dinge zueinander in raumtopographischer Anordnung". Situation heißt dabei „eine nicht nur naturgesetzliche, vielmehr eine sinnbezogene Wirklichkeit, die weder psychisch noch physisch, sondern beides zugleich als die konkrete Wirklichkeit ist, die für mein Dasein Vorteil oder Schaden, Chance oder Schranke bedeutet". Situationen sind im Augenlick zwingend, in der Folge wandelbar und von Menschen absichtlich herzustellen. Situationen, wie die, „daß ich immer in Situationen bin, daß ich nicht ohne Kampf oder Leid leben kann, daß ich unvermeidlich Schuld auf mich nehme, daß ich sterben muß", nennt Jaspers „Grenzsituationen". Es handelt sich dabei um „letzte Situationen, die unumgänglich das Ganze des Lebens bestimmen". Diese wandeln sich nicht, sondern nur in ihrer Erscheinung und sind, auf unser Dasein bezogen, endgültig. In diesen unüberschreitbaren, unwandelbaren Situationen des Daseins, an denen es „erwacht zur Existenz und als Dasein scheitert", wird offenbar, was der Mensch eigentlich ist. Die Erhellung dieser Grenzen und dessen, was der Mensch an ihnen werden kann, wenn er sich ihnen öffnet, oder wenn er sie sich verbirgt, wird u. a. deutlich bei unseren körperlich Schwerstkranken in der Reanimation und artefiziellen Lebensverlängerung, wie sie auf Grund des raschen Fortschrittes der pharmazeutisch-technischen Medizin und ihrer Hilfsmittel möglich geworden sind. Diese Erhellung betrifft aber nicht nur unsere Kranken, sondern auch deren Ärzte, die mehr und mehr aus der vorwiegend sachlich bezogenen Haltung heraustreten müssen, um Schicksalsgefährten ihrer Patienten zu werden im Sinne einer „echten Partnerschaft in der Bewältigung des Fortschritts" (Buchborn [2]). Lassen wir die symptomatischen Psychosen im Zusammenhang mit dem Erleidenmüssen der schweren körperlichen Grundkrankheit und Erlebenmüssen der unvermeidlichen therapeutischen Prozeduren beiseite, so richtet sich unser Blick vor allem auf die psychogenen Fehlreaktionen und -entwicklungen. Hier können wir mit Stokvis [14] feststellen, daß jeder psychisch Gesunde in solchen Grenzsituationen sich „neurotischer Psychismen" bedienen kann, wie etwa der Angst oder des Zwangs, der Flucht oder der Sucht. Auch die Neurose hat man aufgefaßt als „ein Versagen in den Grenzsituationen", und als Ziel ihrer Therapie gesetzt „Selbstverwandlung des Menschen durch die Grenzsituation im Sichoffenbarwerden und Sichübernehmen in der gegebenen Welt". Nach Jaspers [7] enthält diese Auffassung eine philosophische Wahrheit und das Wahrwerden im praktischen Philosophieren kann zugleich heilende Bedeutung haben. Andererseits braucht das Ausweichen in den Grenzsituationen an sich nicht krank zu machen, sondern kann „von der gesunden Unredlichkeit und Feigheit sehr wohl erfolgreich ohne abnorme Erscheinungen vollzogen werden". Diese Problematik und die Antinomie ihrer Daseinsstruktur soll an einem Beispiel aus dem Bereich der intermittierenden Dauerdialyse chronisch Nierenkranker und der damit eng verbundenen, heute so aktuell gewordenen Organtransplantation der Niere aufgezeigt werden.

Es handelt sich um einen 27jährigen, unverheirateten technischen Zeichner, der seit seinem 14. Lebensjahr an einer chronischen Glomerulonephritis leidet, die ihn zwar nicht das angestrebte Berufsziel eines Starkstromingenieurs hat erreichen lassen, die ihm aber trotzdem ein Leben in Erfüllung und Erfolg bis zum August 1967 ermöglichte. Dann kam es zur Dekompensation der Niereninsuffizienz und in der Folge zur Aufnahme in das chronische Dialyseprogramm. Hervorhebenswert waren dabei eine überdurchschnittliche Intelligenz, verbunden mit einem hohen Grad zur Einsicht und zur Kooperation. Aus zeitlichen Gründen kann nicht auf die besonderen Belastungen eingegangen werden, die eine intermittierende Dauerdialyse für chronisch Nierenkranke und so auch für unseren Patienten darstellt. Sie sind anderenorts hinreichend charakterisiert worden (u. a. Shea et al., [13]; McLeod et al. [11]; Sand et al. [12]; Wright et al. [16]; Kemph [9]; Kessel u. Kuchenbuch [10]; Brengelmann [1]; De-Nour et al. [3]; Freyberger [4]; Gurland [5]; Hoeltzenbein [6]; Wetzels [15]). Vielmehr sollen nur die wichtigsten pathographischen Besonderheiten dieses Falles mitgeteilt werden. Bei der 108. Hämodialyse im September 1968 kam es erstmals zu Nierenkoliken mit Abgang von Gewebsfetzen bei inzwischen praktisch aufgehobener Diurese. Zur besseren Beeinflussung des Bluthochdrucks und zur Vorbereitung auf eine evtl. Transplantation wurden daraufhin eine doppelseitige Nephrektomie und eine Splenektomie vorgenommen, die zu einer länger anhaltenden Magenatonie führten. 1 Woche später wurde eine Relaparatomie wegen des Verdachts auf einen Adhäsionsileus erforderlich, der sich aber nicht bestätigte. Wenige Tage danach traten erstmals Teerstühle auf, kurz darauf während der 115. Hämodialyse Bluterbrechen und krisenhafter Blutdruckabfall. Bluttransfusionen, bilaterale diaphragmale trunculäre Vagotomie und Antrumresektion mit anterolateraler Gastroenterostomie wegen des Verdachtes auf ein sog. „Stress-Ulcus" wurden durchgeführt. Histologisch fanden sich hämorrhagische Erosionen im parapylorischen Teil des Duodenums. Psychisch war der Patient jetzt erstmals sehr verzweifelt, hoffnungslos, depressiv. 1 Woche später trat noch einmal massives Bluterbrechen während der 122. Hämodialyse auf — wahrscheinlich aus der Anastomose infolge Heparinisierung —, das aber konservativ beherrscht werden konnte. Am 3. Dezember wurde der Patient über eine geplante Transplantation aufgeklärt und erklärte sich damit einverstanden. Am 18. Dezember wurde eine allogene Nierentransplantation vorgenommen. Die transplantierte Niere arbeitet seither einwandfrei, der Blutdruck ist anhaltend gesenkt. Während der Patient in der ersten Zeit nach dem Eingriff sehr besorgt war über den Ausgang der Transplantation, wozu auch Zeitungsmeldungen mit anderweitigen Mißerfolgen beigetragen hatten, die ihm auf Umwegen bekannt geworden waren, fühlte er sich seit dem Januar dieses Jahres zunehmend freier und wohler und äußerte in einem Interview seinen neugierig gewordenen Mitpatienten gegenüber: „Selbst, wenn es schief geht mit der Transplantation, so haben sich die 3 Monate gelohnt!" Nun steht unser Patient seit dem 28. März 1969 wieder in unserer stationären Behandlung, weil sich bei einer ambulanten Kontrolluntersuchung eine Transaminaseerhöhung unklarer Genese ergeben hatte, als Vorläufer einer inzwischen manifest gewordenen Serumhepatitis. Er beobachtet seine unverändert gute Nierenfunktion zwar wieder besorgter, wirkt aber sonst recht tapfer und gelassen gegenüber der neuen Erkrankung.

Die zwei folgenden Abbildungen mögen die Wandlung unseres schwergeprüften Kranken in der Grenzsituation seines Daseins·anschaulich machen und damit Wege zu ihrer Bewältigung aufzeigen. Bei beiden Bildern handelt es sich um Weihnachtsgeschenke, die der Patient seinen behandelnden Ärzten der Dialyseabteilung kurz vor der Transplantation gemacht hat.

Abb. 1 soll einen „Medizinerulk" nach einer Vorlage von W. Busch darstellen. So viel wußte unser Patient nur noch, als wir ihn Monate später unauffällig danach befragten. Seinerzeit waren wir alle schockiert gewesen von dem aus Pappmaschee geformten und buntbemalten, mit Goldflittern bestaubten Gebilde, das uns durch Verwandte des Patienten kurz vor Weihnachten überbracht worden war. Beim Suchen nach der Vorlage des Bildes fanden wir diese unter dem Nachlaß des über 70jährigen Dichters und Malers in der Sammlung „Hernach". Das Bild trägt dort den sarkastischen Titel: „Sorglos" und enthält noch den knappen, treffenden Reim: „Selbst mancher Weise besieht ein leeres Denkgehäuse mit Ernst und Bangen. Der Rabe ist ganz unbefangen". — Die ersten zwei Stufen des „Sprunges der in der Grenzsituation werdenden Existenz" aus der „Einsamkeit wissenden Selbstseins in das Bewußtsein der möglichen Existenz" hatte unser Patient damit unbewußt schon lange vor uns vollzogen. Den dritten und eigentlichen „Sprung" von der „möglichen Existenz zur wirklichen, zum philosophischen Leben der Existenz" vollzieht er jetzt, wie wir hoffen, im eigenen Geschichtsbewußtsein des „amor fati". Dabei müssen wir ihm, als durch Schuld und Schicksal aneinandergekettete Gefährten stützend und helfend zur Seite stehen.

Abb. 2 soll den Arzt als „Medizinmann" darstellen. Man beachte auch hier die Antinomie, deren sich der Patient unbewußt bedient, indem er das ersehnte Heilmittel ironisch als E 605 deklariert. Helfenwollen und Schadenmüssen, wie es im überstürzten Forschritt der empirischen Heilkunde immer wieder der Fall ist, springen uns hier gleichzeitig erschütternd und erhellend entgegen.

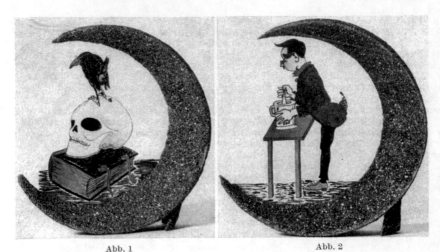

Abb. 1   Abb. 2

Abb. 1. „Medizinerulk" nach einer Vorlage von Wilhelm Busch. Unbewußte Bildnerei eines 27jährigen nierenkranken Patienten, der sich im chronischen Dialyseprogramm befindet und der kurz vor der angekündigten Nierentransplantation steht.

Abb. 2. Der Arzt als „Medizinmann", gleichzeitig aber auch als Giftmischer (s. die Signatur E 605 auf dem Mörser). Unbewußte Bildnerei desselben Patienten

Jaspers [8] sagt dazu: „Ich bekämpfe das Leiden unter der Voraussetzung, daß es aufhebbar ist. Diese Bekämpfung hat in der Tat Erfolg und wird zur Daseinsbedingung des Menschen. Jeder ist an diesem Kampfe — einem liebenden Kampfe kämpferischer Kommunikation — beteiligt und verlangt von sich die höchste Anstrengung in diesem Kampfe mit allen rationalen und empirisch-sinnvollen Mitteln. Der Erfolg ist aber immer nur begrenzt. — Aus der Haltung zum Leiden in der Polarität von aktiver und passiver Resignation schwingt sich in der Grenzsituation mögliche Existenz auf zur Erfahrung im Sicheinswissen mit ihrer Transzendenz in einem Ursprung, der in der Grenzsituation des Seins gedacht wird."

Literatur

1. Brengelmann, J. C.: Münch. med. Wschr. **110**, 339 (1968). — 2. Buchborn, E.: Dtsch. med. Wschr. **93**, 839 (1968). — 3. De-Nour, A. K., and Czaczkes, J. W.: Lancet **1968 II**, 7576, 987. — 4. Freyberger, H.: Psychosomatische Aspekte auf Intensivbehandlungsstationen. In: Lawin, P. (Ed.), Praxis der Intensivbehandlung, S. 28—40. Stuttgart: Thieme 1968. — 5. Gurland, H. J.: Münch. med. Wschr. **110**, 337 (1968). — 6. Hoeltzenbein, J.: Die künstliche Niere, S. 236, 264. Stuttgart: Enke 1969. — 7. Jaspers, K.: Allgemeine Psychopathologie, 4. Aufl., S. 271, 275. Berlin-Göttingen-Heidelberg: Springer 1946. — 8. Jaspers, K.: Philosophie 2. Aufl., S. 467—512. Berlin-Göttingen-Heidelberg: Springer 1948. — 9. Kemph, J. P.: Amer. J. Psychiat. **122**, 1270 (1966). — 10. Kessel, M., u. Kuchenbuch, A.: Verh. dtsch. Ges. inn. Med. **73**, 995 (1967). — 11. McLeod, L. E., Mandin, H., Davidman, M., Ulan, R., and Lakey, W. H.: Canad. med. Ass. J. **94**, 318 (1966). — 12. Sand, P., Livingston, G., and Wright, R. G.: Ann. intern. Med. **64**, 602 (1966). — 13. Shea, E. J., Bogdan, G. F., Freeman, R. B., and Schreiner, G. E.: Ann. intern. Med. **62**, 558 (1965). — 14. Stokvis, B.: Psychosomatik. In: Frankl, E., v. Gebsattel, V. E., Schultz, J. H., Hdb. d. Neurosenlehre und Psychotherapie, Bd. 3, S. 481. München-Berlin: Urban & Schwarzenberg 1959. — 15. Wetzels, E. (Ed.): Hämodialyse und Peritonealdialyse, S. 326. Berlin-Heidelberg-New York: Springer 1969. — 16. Wright, R. G., Sand, P., and Livingston, G.: Ann. intern. Med. **64**, 611 (1966).

SPEIDEL, H., KALMAR, P., KEREKJARTO, M. V., KLEINERT, M., RAMB, W. und SCHEPPOKAT, H. (II. Med., Chirurg., Psychiatr. und Nervenklinik des Univ.-Krankenhauses Hamburg-Eppendorf): **Untersuchungen zur Psychopathologie der Schrittmacherpatienten**

Die Untersuchung der psychologischen und psychopathologischen Aspekte bei Schrittmacherpatienten kann als Paradigma für die zunehmend bedeutsameren psychologischen Probleme des prothetischen Ersatzes lebenswichtiger Funktionen bzw. Organe angesehen werden. Über psychologische Gesichtspunkte bei Schrittmacherpatienten gibt es in der Literatur bisher nur einen einzelkasuistischen Beitrag. In der vorliegenden, noch nicht abgeschlossenen Untersuchung wird ein solcher Versuch mit Hilfe objektiver Methoden unternommen.

Je 20 weibliche und männliche Schrittmacherpatienten, hälftig verteilt auf die Altersgruppen 50 bis 60 und 60 bis 70 Jahre, werden untersucht. Als Kontrollgruppe dient eine Stichprobe von Patienten mit arteriellen Verschlußkrankheiten der unteren Extremitäten. Die Kontrollgruppe entspricht nach Größe, Altersverteilung und Geschlecht genau der Stichprobe der Schrittmacherpatienten. Sie wurde ausgewählt, weil es sich ebenfalls um Kreislaufkranke, und zwar mit vergleichbarer Schwere des Leidens handelt.

Folgende Untersuchungsmethoden werden verwendet:

1. Ein strukturiertes Interview an Hand eines für die Untersuchung entwickelten Befragungsbogens:

a) gemeinsamer Befragungsbogen für die Schrittmacherstichprobe und die Kontrollgruppe; b) spezieller Befragungsbogen für die Schrittmacherstichprobe.

2. Ein für die Untersuchung entwickelter anamnestischer und biographischer Fragebogen.

3. Psychologische Hirnleistungstests:

a) Benton-Test; b) Gedächtnistest; c) Trail-making B (Buchstaben-Zahlen-suchtest).

4. Eine verkürzte Form der Saarbrücker Angstskala (Spreen).

5. Die Hamburger Depressionsskala (v. Kerekjarto).

6. Ein Persönlichkeitsfragebogen (16-Persönlichkeitsfaktorentest von Cattell).

7. Ein für die Untersuchung konstruiertes Polaritätsprofil.

8. Neurologischer Status.

9. Konstitutionsbiologischer Status.

10. Elektroencephalogramm.

Als statistische Methoden wurden der Mittelwertsvergleich mittels t-Test bzw. für Häufigkeitsvergleiche die χ^2-Methode verwendet.

Folgende Ergebnisse ließen sich statistisch sichern:

1. Beim Vergleich der Gesamtgruppe der männlichen Schrittmacherpatienten mit der gesamten männlichen Kontrollgruppe erwiesen sich in der Angstskala die Schrittmacherpatienten als weniger ängstlich, in der Depressionsskala als weniger depressiv, wobei sie in der letzteren sogar außerhalb der Norm lagen. Im Gedächtnistest boten sie geringere Leistungen als die Kontrollgruppe. Die jüngere männliche Schrittmachergruppe hatte im Benton-Test weniger richtige und mehr falsche Lösungen als die jüngere männliche Kontrollgruppe. Im Persönlichkeitstest (16 PF) trafen für die gesamte männliche Schrittmachergruppe stärker die Charakterisierungen: ,,empfindsam-unabhängig''; ,,ruhig-selbstsicher-heiter''; ,,gelassen-ungezwungen-entspannt'' zu, für die entsprechende Kontrollgruppe stärker die Charakterisierungen ,,realistisch-hart''; ,,kleingläubig-sorgenvoll-selbstquälerisch''; ,,gespannt-getrieben-überreizt-erregt''. In der älteren Altersgruppe traf für die Schrittmacherpatienten stärker die Charakterisierung ,,geradeheraus-naturhaft-schwerfällig-gefühlvoll'' zu, für die Kontrollpatienten die Charakterisierung ,,schlau-berechnend-wendig''. Für die Gesamtgruppe der männlichen Schrittmacherpatienten trifft zu, daß sie durch ihre Krankheit, die zur Implantation des Schrittmachers führte, in ihrem Lebensstandard weniger betroffen waren als die entsprechenden Kontrollpatienten; die Umstellung auf die durch die Erkrankung bedingte Lebensweise gelang ihnen besser. Zum Zeitpunkt der Untersuchung waren sie zu einem höheren Prozentsatz Nichtraucher als die Patienten der Kontrollgruppe.

2. Beim Vergleich der 60- bis 70jährigen weiblichen Schrittmacherpatienten mit der entsprechenden Gruppe der männlichen Schrittmacherpatienten zeigte sich, daß die Frauen den Schrittmacher häufiger als Fremdkörper wahrnehmen und als lästig empfinden. Die Umstellung der Lebensweise, die durch den Schrittmacher bedingt ist, gelingt ihnen häufiger schlecht. Eine erhebliche Besserung der körperlichen Leistungsfähigkeit durch den Schrittmacher wurde von ihnen seltener angegeben. Häufiger als die männlichen Patienten gaben die weiblichen Schrittmacherpatienten an, daß sie bei dem Gedanken, einen Apparat tragen zu müssen, bereits vor der Implantation Unbehagen empfunden hatten.

Abschließend wurde über praktisch-klinische Gesichtspunkte berichtet, die sich aus dem Eindruck während der Interviews ergaben. Für Schrittmacherpatienten ist danach die regelmäßige und sorgfältige ärztliche Betreuung und genaue Aufklärung über die mit dem Schrittmacher zusammenhängenden Fragen besonders bedeutsam. Ein solches ärztliches Verhalten ermöglicht den Patienten vermutlich eine größere Angstfreiheit, und zwar bei einem Großteil der untersuchten Patienten über den Mechanismus der Verleugnung der tatsächlichen Risiken. Hierüber und über weitere statistische Ergebnisse wird in einer späteren Publikation berichtet werden.

REICHENMILLER, H. E. und ZYSNO, E. A. (Med. Univ.-Klinik Tübingen: **Neuropsychiatrische Störungen bei vier Fällen von akuter intermittierender Porphyrie***

Die akute intermittierende hepatische Porphyrie, die mit 60 bis 70% häufigste aller Porphyrieformen, ist eine autosomal dominant erbliche Stoffwechselstörung mit erhöhter Delta-Aminolävulinsäure- und Porphobilinogenausscheidung im Urin [18, 19]. Selten wird eine latente Porphyrie (besser: Porphyrismus [18]) erfaßt, obwohl dies bei einer familiären Erwartungshäufigkeit von 6% [21] wichtig und mit dem Watson-Schwartz-Test [20] sehr einfach wäre [9]. Leider wird aber auch die akute Krise häufig nicht rechtzeitig erkannt und iatrogen verschärft oder erst ausgelöst.

Die Symptomatik ist herzuleiten aus einer akuten Funktionsstörung des vegetativen, des peripheren und des zentralen Nervensystems [1, 4, 8, 19] und gibt meist Anlaß zur Gabe von (kontraindizierten!) Schmerz- und Beruhigungsmitteln oder zu einem operativen Eingriff.

Der erste Fall (Tabelle 1) wurde unter dem Verdacht einer alkoholischen Polyneuritis mit Bewußtseinstrübung und Tetraplegie eingewiesen. Die 35jährige Patientin mußte vorübergehend assistiert beatmet werden. Im EEG [3] fand sich anfangs eine mittelschwere bis schwere Allgemeinveränderung, später eine Dysrhythmie mit steilen Wellen (Jung). Die Nervenleitgeschwindigkeit [10] war anfangs nur im N. ulnaris etwas verzögert, in der Regenerationsphase dann vorübergehend auch im N. peroneus. Denervierungszeichen fanden sich zuerst im EMG des M. deltoides, dann im M. tib. ant. Bei der Entlassung nach 5 Monaten bestand noch eine Fallhand bds. Die Patientin war gehfähig und psychisch ausgeglichen, nachdem sie zuvor ängstlich, weinerlich, mürrisch und aggressiv war und mangelnde Krankheitseinsicht zeigte. Wegen zusätzlicher Hautveränderungen wurde dieser Fall als Porphyria mixta angesprochen.

Beim zweiten Fall, einer 17jährigen Patientin, trat 5 Tage nach einer „Ileus"-Operation eine 4^1/$_2$ Tage dauernde Amaurose und Wortfindungsstörung auf mit Gähnattacken und gelegentlichem „Körperzittern". Die Amaurose erschien mangels ophthalmologischer Befunde cerebral bedingt mit gleichzeitiger schwerer Allgemeinveränderung im EEG. Peripher-neurologisch fehlten lediglich die PSR. Zu erwähnen ist noch, daß bei ihrer Kusine eine akute Porphyrie bekannt war.

Die dritte (Tabelle 2), 20jährige Patientin, fiel 12 Tage nach einer normalen Entbindung mit Desorientiertheit und Sehstörungen auf. Man nahm eine Eklampsie an, bis 3 Wochen später proximal betonte Paresen hinzukamen. Während das EEG mittelschwer allgemeinver-

* Mit Unterstützung der Deutschen Forschungsgemeinschaft

Tabelle 1. Pl., A. ♀ 35 J., (Kr.Bl. 2621/68). *Akute intermittierende Porphyrie*

Aufnahme 18. 7. 68	23. 7. 68	28. 7. 68	2. 8. 68	20. 8. 68	26. 9. 68	2. 12. 68	Normalwerte
Porphobilinogen i.U.	61,2	89,5●	15,9	3,8	2,0	1,0	bis 1 mg/Tag
δ-Als. i.U.	29,7	44,2●	14,2	5,0	4,7	2,0	bis 2,5 ml/Tag
Tetraplegie seit 4 Tagen, Facialisschwäche re.							
Hypästhesie-Hypalgesie distal betont Tracheotomie							
Hyperreflexie → Areflexie, nur ASR (+) bds. L.P. 5/3 Zellen, 83 mg-% Eiw.			Areflexie	Areflexie	Areflexie	AER+/+	
Arme			1*	1	2	3	
Beine			1	2	3	4	6
Finger			1	2	2	2	
Zehen			2	3	4	4	
mot. NLG N.uln.re. prox.	50		50	—	56	56,5	≥ 54 m/sec
dist.	46,5		42,5	44	47	46,5	≥ 48 m/sec
N.peron. re.	51		36,5	41	42	48,5	≥ 42 m/sec
EMG	M.bic.br., quadric. fem. tib. ant., tric. surae re: ∅ Spontanaktivität, reflektor frequente AP's M. deltoid. br. re: lebhaftes Fibrillieren, vereinzelte willkürl. AP'Ss H-Latenz (ASR) 31 msec		M. bic. br., tib. ant. re: lebhaftes Fibrillieren, posit. sharp waves, frequente willkürl. Einzel-AP'S	H-Reflex nicht auslösbar			≤ 32 msec

● höchste Werte   * Paresegrade nach Wieck, 1951

Tabelle 2. Ro., G. ♀ 20 J., (Kr.Bl. 3463/68). *Akute intermittierende Porphyrie*

	Aufnahme 30. 9. 68	2. 10. 68	4. 10. 68	12. 11. 68	13. 11. 68	Normalwerte
Porphobilinogen i.U.	14	—	133•	—	73	bis 1 mg/Tag
δ-Aminolävulinsäure i.U.	48•	—	21	—	14	bis 2,5 mg/Tag
motor. NLG N. ulnaris			58	61,5		≥ 48 m/sec
N. medianus			55,5	59		≥ 50 m/sec
N. peroneus			50	53		≥ 42 m/sec
N. tibialis			49,5	52		≥ 40 m/sec
sensible NLG N. med. (antidrom)			57	54		≥ 48 m/sec
H-Reflex-Latenz (Tric. surae)			27	27		≤ 32 msec
1967 Appendektomie u. Ileus-Operation 21. 8. 68 normale Entbindung 2. 9. 68 Herzklopfen, benommen, desorientiert, Seh-störungen, „eklamptischer" Anfall 26. 9. 68 leichte Paresen	motor. Unruhe, kurz-zeitige Amaurose, „Muskelkater", proximal betonte Paresen Eigenreflexe +, BHR ∅ Sensib. normal	EEG: MAV, fok. Dys. basal li.	kann aufsitzen AER und PSR (+) ASR + bds. BHR ∅ bds. Sensibilität normal	gehfähig AER +, PSR (+) ASR++, erschöpfl. Fußklonus bds.	EEG LAV ∅ Herd	

• höchste Werte

ändert war mit einer fokalen Dysrhythmie basal links, lagen die Nervenleitwerte auch bei Kontrolle im Normbereich.

Auch bei der vierten, 23jährigen Patientin war das visuelle System, wenn auch nur in Form einer Digitalisüberempfindlichkeit mit Farbensehen, auffällig. Ein starker Verwirrtheitszustand mit morotischer Unruhe veranlaßte zur Überweisung als „unklare Vergiftung". Auch hier normale Nervenleitwerte bei proximal betonten Paresen mit fehlenden PSR bei rasch wiederkehrenden ASR ähnlich wie in den vorigen Fällen [15].

Vom psychiatrischen Aspekt liegt bei der akuten Porphyrie eine mehr oder weniger ausgeprägte körperlich begründbare Psychose nach K. Schneider vor. Mit Wieck würden wir sie als reversible Funktionspsychose bezeichnen mit allen Graden des Durchgangssyndroms bis zur Bewußtseinstrübung. Solche schwereren psychischen Störungen werden in etwa 28% der Fälle beobachtet [19], extrapyramidale Störungen und cerebrale Krampfanfälle, evtl. mit flüchtigen Amaurosen [6] (vgl. Fall 2 und 3), mit 20% angegeben [4]. Der Verteilungstyp der peripheren Lähmungen mit Bevorzugung der oberen Extremitäten und der Extensorenmuskulatur entspricht im allgemeinen nicht der Landryschen Paralyse [4, 6, 19].

Neuropathologisch sind am Gehirn nur wenige, vasculär bedingte oder überhaupt keine Veränderungen festzustellen, an den peripheren Nerven überwiegend metabolisch-toxisch, aber auch vasculär gedeutete Veränderungen mit Axondegeneration und retrograder (?) Vorderhornzellschädigung [2, 7, 8]. Sekundär kommt es dann auch zu Demyelinisierung mit Nervenleitgeschwindigkeitsverzögerung in der Regenerationsphase, während sie in der akuten Phase meist normal ist [10, 12, 16]. Es wurde auch über eine chronische Polyneuritis bei toxischer Porphyrie berichtet [17].

Therapeutisch ist eine kausale Behandlung nicht möglich. Vor allem anderen kommt es daher auf eine Prophylaxe an mit Erfassung von Merkmalsträgern in Porphyrikerfamilien. Analog zu den enzymopenisch-hämolytischen Anämien (z. B. G-6-PDH- oder GR-Mangel [13]) folgt dann die Fernhaltung von Medikamenten, die dosisunabhängig eine Krise auslösen können [5], wozu außer Barbituraten, Meprobamat, Procain, Pyrazolon, Sulfonal, Griseofulvin, Sulfonamiden und Schwermetallverbindungen (Blei!) auch Anticoagulantien, Purinethol, Resochin, Dolantin, Doriden und Librium gehören. Anwendbar bleiben Chlorpromazin (Megaphen), Reserpin und Morphiumderivate; für operative Eingriffe kommen Lokalanästhetika und eine Narkose mit Lachgas in Frage. Demzufolge besteht die große Gefahr einer iatrogenen Schädigung in Unkenntnis der zugrunde liegenden Krankheit, so daß wir aus der großen Liste der Fehldiagnosen [11] einige der bedeutsamsten an den Schluß stellen möchten, wie sie sich aus der vielfältigen Symptomatik mit Bauchschmerzen, Blutdruckanstieg, Fieber, Tachykardie, Psychose, Sehstörungen, Krämpfen und Lähmungen ergeben: Appendicitis, Ileus, Pankreatitis, Extrauteringravidität, Endometriose, Eklampsie, Thyreotoxikose, Sepsis, Periarteriitis nodosa, Alkoholdelir, Encephalitis.

Wir danken Herrn Prof. Eggstein für die Bestimmung der Porphyrinmetaboliten.

Literatur

1. Becker, J.: Akute Porphyrie u. Periarteriitis nodosa. Berlin-Göttingen-Heidelberg: Springer 1961. — 2. Cavanagh, J. B., and Mellick, R. S.: J. Neurol. Neurosurg. Psychiat. 28, 320 (1965). — 3. Dow, R. S.: EEG clin. Neurophysiol. 13, 425 (1961). — 4. Erbslöh, F.: Gastroenterologia (Basel) 97, 384 (1962). — 5. Filippini, L.: Dtsch. med. Wschr. 91, 959 (1966). — 6. Garcin, R., et Lapresle, J.: Sem. Hôp. Paris 26, 3404 (1950). — 7. Grogg, E.: Schweiz. Arch. Neurol. Neurochir. Psychiat. 67, 292 (1951). — 8. Jellinger, K., u. Weingarten, K.: Wien Z. inn. Med. 42, 489 (1961). — 9. Josten, E. A.: Münch. med. Wschr. 110, 2512 (1968). — 10. Kaeser, H. E.: Fortschr. Neurol. Psychiat. 33, 221 (1965); — Dtsch. Z. Nervenheilk. 188, 289 (1966). — 11. Kaufmann, W., Waller, H. D., Eggstein, M. und Kreutz, F. H.: Z. klin. Med. 157, 258 (1962); — Med. Welt 1964, 176. — 12. Lambert, E. H.: EEG clin. Neurophysiol. Suppl. 22, 9 (1962). — 13. Löhr, G. W., u. Waller, H. D.: Pharmakogenetik und Präventivmedizin. Stuttgart: Thieme 1966. — 14. Markovitz, M.: Ann. intern. Med. 41, 1170 (1954). — 15. Olmstead, E. G.: J. nerv. ment. Dis. 117, 300 (1953). — 16. Simpson, J. A.:

EEG clin. Neurophysiol. Suppl. **22**, 36 (1962). — 17. Steinbrecher, W.: Fortschr. Neurol. Psychiat. **27**, 601 (1959). — 18. Stich, W.: Dtsch. med. Wschr. **84**, 2148 (1959). — 19. Waldenström, J.: Acta psychiat. (Kbh.) **14**, 375 (1939); — Amer. J. Med. **22**, 758 (1957). — 20. Watson, C. J., and Schwartz, S.: Proc. Soc. exp. Biol. (N.Y.) **47**, 393 (1941). — 21. With, T. K.: Z. klin. Chem. **1**, 134 (1963).

EICKENBUSCH, W. (II. Med. Klinik und Poliklinik der Univ. Kiel); und PETERS, U. H. (Psychiatrische und Nervenklinik der Univ. Kiel): **Psychiatrische Symptomatik des Pickwick-Syndroms**

Sein einprägsamer Name und seine in des Wortes eigentlicher Bedeutung klassische Symptomatik haben dem Pickwick-Syndrom seit seiner „Wiederentdeckung" in der Mitte der 50er Jahre vielfache Beachtung verschafft. Sicherlich wird deshalb die Diagnose heute aus der Kombination von extremer Fettsucht, respiratorischer und kardialer Insuffizienz und auffälliger Schlafneigung klinisch häufiger gestellt. Schätzungen, nach denen der Anteil der Pickwickier unter den Adipösen bis zu 10% erreichen soll, erscheinen auf Grund eigener Erfahrungen allerdings erheblich überhöht. Das wissenschaftliche Interesse am Pickwick-Syndrom rührt aber besonders daher, daß über Ätiologie und Pathogenese noch keine volle Klarheit besteht. Nach der nun schon etwas älteren, mehr mechanistischen Betrachtungsweise der Internisten beginnt die Kausalkette mit der Adipositas und führt über die alveoläre Hypoventilation zu den zentralen Läsionen. Auch in der jüngsten Literatur wird diese Ansicht von atemphysiologischen Untersuchungen gestützt, so daß das oft schwere Krankheitsbild von Zeilhofer direkt als „Folgezustand der Adipositas" bezeichnet wurde. Scherrer u. Hadorn empfahlen noch 1966 gegenüber der Theorie einer zentralen Störung der Atemautomatik „kritische Zurückhaltung". Die bestechenden neurophysiologischen Untersuchungen von Kuhlo verhelfen jedoch dieser Theorie zu neuem Ansehen: Primäre Hypersomnie und somnogene Hypoventilation setzen hier den pathogenetischen Mechanismus in Gang, der über pulmonale Hypertonie (Doll, Kuhlo, Steim u. Keul) zu Rechtsherzinsuffizienz und sekundärer Encephalopathie führt. Der Adipositas kommt hier nur noch die Bedeutung eines zur Vollausprägung des Syndroms disponierenden Co-Faktors zu. Ätiologisch wird ihr allerdings in der von Kuhlo postulierten primärzentralen, im Hirnstamm lokalisierten Regulationsstörung von Vigilanz, Atmung, Tonus und Stoffwechsel ein Platz zugewiesen.

Im Gegensatz zu den zahlreichen experimentellen Arbeiten finden sich in der Literatur nur ganz beiläufig Anmerkungen zur Psychopathologie des Krankheitsbildes, während Hinweise für eine eigene Psychologie und forensische Psychiatrie überhaupt fehlen. An Hand einer gemeinsam ausgeführten internistisch-psychiatrischen Begutachtung sind wir 1965 auf diese Probleme gestoßen und haben seither elf Fälle, die fast alle zunächst in die interne Klinik kamen, zusammen untersucht und weiterverfolgt.

Bei den Kranken fallen bereits prämorbide Gemeinsamkeiten auf. Es handelt sich um zupackende, risikofreudige, optimistische Charaktere, die an ihren Erfolg glauben. Sie sind oral so stark stigmatisiert, daß man sie als freß „süchtig" und trink „süchtig" im echten Sinne des Wortes „Sucht" bezeichnen muß, wobei sich die Trinksucht auf alle Getränke, auch alkoholische, erstreckt. Die Kranken sind außerordentlich kooperativ. Bei der Entfettungskur nehmen sie „heroisch" ab. Auch gehen sie nach der internistischen Untersuchung ohne lange Widersprüche, ja sogar einsichtig in die Psychiatrische Klinik. Sie stellen in besonders eindringlicher Weise den von Kretschmer favorisierten Prototyp des Pyknikers dar. Das Berufsbild ist geprägt von Aktivität und Agilität, aber auch bereits durch mangelnde Übersicht und Planung, so daß Eifer und Fleiß nicht dauerhaft belohnt werden.

Wird das Pickwick-Syndrom manifest, stellen sich gewöhnlich alsbald psychopathologische Veränderungen ein, die in ihrer Ausprägung und klinischen Wertigkeit erheblich variieren, aber in jedem unserer Fälle nachgewiesen werden konnten. Es entstand der Eindruck, daß das psychopathologische Bild in erster Linie durch Dauer und Häufigkeit der Apnoe bestimmt wird, doch ist dies schwer zu beweisen. Es tritt ein hirnorganisches Psychosyndrom — in des Begriffes weiterer Bedeutung — auf, wie man es auch sonst als Folge subakuter chronischer Schädigungen des Gehirns sieht: Die Kranken werden reizbar; sie geraten auf geringfügige oder inadäquate Reize in einen Affekt ärgerlicher Mißstimmung und Aggressivität. Weil dieses Verhalten völlig zu ihrem sonst gutmütig-kontaktfreudigen Wesen kontrastiert und daher die Umgebung irritiert, wird es evtl. sogar zum Anlaß tieferer Zerwürfnisse. Die Kranken bemerken ihre Veränderung nachträglich wohl und suchen sie zu korrigieren, sehen aber im Affekt selbst immer einen zureichenden Grund für die Verstimmung und neigen häufig zu Wutausbrüchen. Unzufrieden, in besonderer Weise empfindsam, können sie Benachteiligung, Ungerechtigkeit, enttäuschte Erwartungen nicht mehr adäquat verarbeiten. Egoistische Züge treten deutlicher hervor, altruistische Einstellungen verschwinden, die Kontakte zur Umgebung nehmen ab, sie ziehen sich in sich selbst zurück. Es gelingt ihnen zwar immer noch leicht, Kontakte zu knüpfen, doch entgleisen sie ihnen alsbald wieder. Sie sind sogar lieber allein. Die geistige Leistungsfähigkeit läßt besonders dann nach, wenn sie vorher differenziert war. Es gelingt schwerer, die Übersicht über vielfältige Zusammenhänge zu behalten. Die Konzentrationsfähigkeit wird beeinträchtigt. Auch bei körperlicher Arbeit läßt die Ausdauer nach und die Kranken machen nach einigen Stunden immer mehr Fehler. Das Gedächtnis wird mangelhaft. Vor allem leidet die Fähigkeit, zur rechten Zeit an etwas zu denken, z. B. an Termine, auch wenn sie nur Minuten oder Stunden voraus liegen. Charakteristisch sind dafür zahlreiche Merkzettel.

Schließlich begegnete uns nicht bei allen, aber doch bei den meisten Patienten ein merkwürdiges Phänomen in Form von Traumaktivierungen, wie man sie sonst nur aus der Therapie mit Psychopharmaka kennt. Pickwickier träumen anders als z. B. Neurotiker, die ihre Problematik in phantastisch verschlüsselter, aber subjektiv stark bedrängender Form erleben. Hier sind es — wie eine Patientin selbst formulierte — „realistische Träume". Die Kranken „setzen im Traum ihren Arbeitstag fort", wie ein anderer sagte: Sie reden mit Kollegen, geben oder bekommen Anweisungen und können daher nachträglich oft nur schwer Trauminhalte von der Realität unterscheiden.

Von den psychopathologischen Phänomenen verlieren sich bei längerem Bestehen der Krankheit Reizbarkeit, Leichterregbarkeit der Affekte und Traumaktivierung wieder, während die Gedächtnisstörungen zunahmen. Das kennzeichnet den Übergang in ein hirnorganisches Defektsyndrom, das offenbar auch bei Rückbildung internistischer und neurophysiologischer Merkmale nicht mehr reversibel ist.

Daß es auch eigene forensische Probleme beim Pickwick-Syndrom gibt, war bisher nicht bekannt. Von unseren elf Patienten sind vier straffällig geworden. Das kann Zufall sein, doch spricht die Analyse der Handlungen dagegen. Es handelt sich stets um den gleichen Kreis von Delikten: Unterschlagung, betrügerischer Bankrott, Pfandbruch, falsche eidliche Aussage. Diese Handlungen sind eng verwoben mit den Eigenarten der prämorbiden Persönlichkeit und den psychopathologischen Veränderungen während der Krankheit. Vereinfacht sieht das Beispiel unseres ersten Patienten so aus: Er baute sich durch Aktivität und Wagemut ein kleines Unternehmen auf, fand aber nach Beginn der Erkrankung mit nachlassender Urteilskraft nicht den rechten Zeitpunkt zum „Aufhören". Er verstrickte sich — immer in der Hoffnung, daß sich die früheren Erfolge bald wieder einstellen müßten — in ein Netz von schließlich kriminellen Ausgleichsversuchen. Dafür sollten seine auffälligen Bewußtseinsstörungen bis zur Somnolenz naheliegenderweise dann vor Gericht als Entschuldigung dienen.

Unsere Erhebungen bei elf internistisch wohldefinierten Pickwickiern ergaben also in psychologischer, psychopathologischer und forensischer Betrachtung Befunde, welche das interessante Krankheitsbild um weitere Charakteristika bereichern. Teils leiten sich diese Merkmale von der expansiven Primärpersönlichkeit ab, teils handelt es sich mehr um Auswirkungen der sekundären Encephalopathie.

Eine eingehende Darstellung der Probleme an anderer Stelle ist vorgesehen. Schließlich bestehen auch Beziehungen zwischen den von uns aufgezeichneten Aspekten des Pickwick-Syndroms und der Psychologie der Fettsucht überhaupt.

Literatur

Doll, E., Kuhlo, W., Steim, H. und Keul, J.: Dtsch. med. Wschr. **93**, 2361—2365 (1968). — Kretschmer, E.: Körperbau und Charakter, 23./24. Aufl. Berlin-Göttingen-Heidelberg: Springer 1961. — Kuhlo, W.: Arch. Psychiat. Nervenkr. **211**, 170—192 (1968). — Schwerrer, M., u. Hadorn, W.: Erg. inn. Med. Kinderheilk. **24**, 59—79 (1966). — Zeilhofer, R.: Fortschr. Med. **86**, 861—866 (1968).

GERSTENBRAND, F. (Psychiatrisch-Neurolog. Univ.-Klinik Wien); SCHNACK, H. und WEWALKA, F. (I. Med. Univ.-Klinik Wien): **Zur neurologischen Symptomatologie des Coma hepaticum**

Schwere Lebererkrankungen werden durch Symptome von seiten des Gehirns kompliziert. Die sog. „hepatalen Encephalopathien" können, wie aus Literaturberichten der letzten Jahre hervorgeht (Parson-Smith et al., 1957; Sherlock, 1957, 1960, 1967; Penin, 1967 u. a.), die verschiedenste Ausprägung erfahren und einen unterschiedlichen Verlauf zeigen. Intensität und Art der cerebralen Symptomatik erlauben zusammen mit EEG-Untersuchungen einen indirekten Rückschluß auf den Verlauf des Krankheitsbildes und die Auswirkungen einer Therapie. Eine notwendige Präzisierung der Dynamik des Ablaufes der neurologisch-psychiatrischen Symptomatik wurde allerdings nur von einzelnen Autoren vorgenommen (Parson-Smith et al., 1957; Kitani, 1959; Bauer, 1967; Penin, 1967; und auch Störring, 1967). Meistens versucht man mit einzelnen neurologischen Symptomen wie „flapping tremor" und Schreibstörungen (Sherlock, 1957) sowie psychischen Ausfallserscheinungen das Auslangen zu finden (Reinbold, 1956; Fisher u. Faloon, 1956 u. a.).

An 48 Patienten mit einem primären oder sekundären Lebercoma wurde eine systematische Analyse der neurologischen Ausfälle und der psychiatrischen Veränderungen durchgeführt und durch EEG-Kontrollen ergänzt.

Prinzipiell ließen sich zwei Gruppen von cerebralen Störungen abgrenzen, die mit der zugrunde liegenden Lebererkrankung zu korrelieren waren.

Dem primären Leberkoma bei akuter Leberatrophie oder bei akutem hepatischen Schub einer Lebercirrhose entsprach ein „akuter" Verlauf der neurologisch-psychiatrischen Ausfälle. Diese cerebralen Komplikationen zeigen durchwegs die typischen Symptome einer akuten Mittelhirnläsion, die entsprechend dem pathologisch-anatomischen Befund dieser Fälle (Plum u. Posner, 1966; Bauer, 1967; Conomy u. Swash, 1968) durch eine transtentorielle und foraminale Herniation als Folge eines massiven Hirnödems entstanden sind. Klinisch findet sich die typische Mittelhirnsymptomatik mit Koma, Divergenzstellung der Bulbi, Beuge-Streck- bzw. Streckkrämpfen und einer vegetativen Enthemmung (Abb. 1), die sich über charakteristische Zwischenphasen entwickeln (Gerstenbrand u. Lücking, 1969). In seltenen Fällen kann allerdings die im folgenden als subakut bezeichnete Verlaufsform der cerebralen Komplikationen ebenfalls zu einer akuten Mittelhirnsymptomatik führen, die durch einen weitgehenden Ausfall aller Großhirnfunktionen erklärbar ist.

Unter dem Begriff der „subakuten Verlaufsform" werden jene cerebralen Veränderungen zusammengefaßt, die bei sekundärem Leberkoma im Ablauf chronischer Lebererkrankungen aus verschiedenster Ursache auftreten. Ausgenommen sind die über lange Zeit gleichbleibenden cerebralen Symptome, z. B. nach portokavaler Shuntoperation.

Die subakute Verlaufsform läßt eine Dynamik in der klinischen Symptomatik erkennen, die durch eine fortschreitende Desintegration der Großhirnfunktionen gekennzeichnet ist. Unserer Meinung nach erlaubt der Begriff der „hepatalen Encephalopathie" keine Abgrenzung der verschiedenen Stadien.

Bei Längsschnittuntersuchungen lassen sich in der Entwicklung des Koma bzw. Praecoma hepaticum mit subakutem Verlauf mehrere Stadien und zwei verschiedene Verlaufsformen unterscheiden. Die klinischen Symptome sind durch

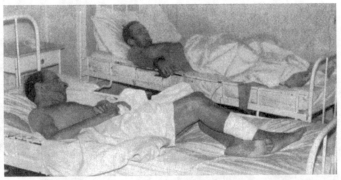

Abb. 1. Pat. A.S., 63 Jahre, Coma hepaticum, akuter Verlauf, Decerebrationshaltung (Streckstellung aller Extremitäten). Im Hintergrund: Pat. R.J., 38 Jahre (Praecoma hepaticum). Wegen ständiger Wälzbewegungen, Fixierung notwendig

psychische und durch neurologische Ausfallserscheinungen geprägt, wobei sich bei fortschreitender Vigilanzstörung und variierender psychischer Symptomatik zunehmend die neurologischen Symptome einstellen. Die psychische Symptomatik läßt sich weitgehend in den verschiedenen Formen des exogenen Reaktionstyps nach Bonhoeffer zusammenfassen und entspricht in ihrer Verlaufsdynamik dem Durchgangssyndrom nach Wieck (1957).

Die ersten cerebralen Erscheinungen manifestieren sich in subjektiven Beschwerden, die von Penin (1967) als neurasthenisches Syndrom bezeichnet wurden. Vom Patienten werden Konzentrationsstörungen, innere Unruhe, Erschöpfbarkeit, ängstlich-depressive Verstimmung neben diffusen körperlichen Beschwerden angegeben. Wesentliche neurologische Ausfälle fehlen in diesem Stadium. Dieser Zustand geht in ein Symptomenbild über, das die Kennzeichen des emotionellhyperästhetischen Schwächezustandes nach Bonhoeffer aufweist und bereits faßbare neurologische Symptome (Hyperreflexie, angedeuteter „flapping tremor") zeigt.

Nach diesen beiden Stadien können sich zwei verschiedene Verlaufsformen entwickeln, die in ihrer Ausprägung wohl von der Persönlichkeit des Patienten mit abhängig sind. So tritt einerseits ein amentielles Bild mit paranoid-halluzinatorischen Symptomen auf, das verschiedentlich auch als schizophrene Psychose aufgefaßt wurde (Sherlock, 1967 u. a.). In diesem Stadium sind die Patienten mitunter hochgradig unruhig und ängstlich und weisen ein buntes halluzinatorisches Bild optischer und auch akustischer Prägung mit mehr trivialem Inhalt auf.

Im nächsten Stadium dieser Verlaufsform entwickelt sich ein delirantes Bild mit typischen Symptomen wie Desorientiertheit, starker motorischer Unruhe sowie optischen und akustischen Halluzinationen, die allerdings nicht mehr im Vordergrund stehen. Die Stimmungslage ist ängstlich.

Unter zunehmender Bewußtseinstrübung stellt sich das Vollbild des Coma hepaticum mit den Zeichen der chronischen Decortikation bzw. auch Dezerebration ein. Die neurologische Symptomatik weist in der Entwicklung der beiden zuletzt geschilderten Stadien eine laufende Verstärkung auf (Hyperreflexie, Tonussteigerung, deutlicher „flapping tremor", motorischen Primitivschablonen, mitunter auch Parkinson-Symptome).

Wesentlich häufiger beobachtet man die erwähnte zweite Verlaufsform. Nach dem emotionell-hyperästhetischen Schwächezustand ,der meist relativ kurz anhält, bildet sich das Symptomenbild eines Korsakow-Syndroms aus, begleitet von bereits intensiven neurologischen Ausfällen in Form eines „flapping tremors" Pyramidenbahn- und leichten Parkinson-Symptomen sowie detaillierten moto-

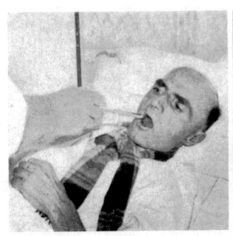 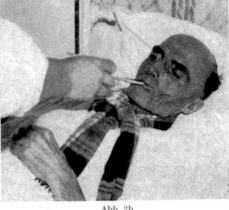

Abb. 2a   Abb. 2b

Abb. 2a u b. Pat. K.A., 59 Jahre, Praecoma hepaticum" optischer oraler Einstellmechanismus. a Sperrflex, b Ansaugen mit Bulldoggreflex

rischen Primitivschablonen wie Mental-, Schnauz-, angedeuteten Greif- sowie oralen Reflexen (Abb. 2). Die Stimmungslage dieser Patienten ist euphorisch-läppisch. Die hervorstechenden psychischen Symptome sind hochgradige Suggestibilität, Kritiklosigkeit, emotionelle Enthemmung sowie Antriebslosigkeit und Verlangsamung.

Mit weiterem Fortschreiten der cerebralen Symptomatik finden sich alle Charakteristika des Klüver-Bucy-Syndroms. Die Patienten zeigen eine bereits deutliche Vigilanzminderung, gerichtete Primitivschablonen wie „Objekte ergreifen und zum Mund führen", verbunden mit einem Nichterkennen des ergriffenen Gegenstandes, so daß z. B. Seife oder Stuhl gegessen werden. Häufig besteht eine Hypersexualität.

In der Weiterentwicklung dieser Verlaufsform stellt sich ebenfalls das Vollbild des Coma hepaticum ein, das sich neurologisch wie schon erwähnt, als chronifizierte Decortikation bzw. Dezerebration abgrenzen läßt und klinisch dem apallischen Syndrom gleichkommt.

Eine Rückbildung der cerebralen Erscheinungen kann in jeder Phase einsetzen. wobei der Stadienablauf meist eingehalten wird.

Die Kürze der Zeit erlaubt kein Eingehen auf einzelne Fälle und deren Zuordnung in die verschiedenen Stadien. Die cerebralen Defektzustände (z. B. nach

Shuntoperation usw.) sowie auch die Interferenz mit chronischem Alkoholismus, Hirndurchblutungsstörungen, Elektrolytstoffwechselentgleisung und mit Polyneuritiden wurden nicht berücksichtigt. Es lag uns daran, durch die Analyse der neurologisch-psychiatrischen Symptomatik und deren Abgrenzung in verschiedene Stadien auf das Vorliegen eines dynamischen Ablaufes der cerebralen Komplikationen bei Leberschäden hinzuweisen. Dies erscheint uns auch im Hinblick auf die Möglichkeit einer Beurteilung des Erfolges therapeutischer Maßnahmen wichtig, zumal die Bestimmung biochemischer Kriterien, z. B. des NH_3-Spiegels im Blut keine eindeutige Verlaufskontrolle erlaubt.

Literatur

Bauer, H.: Verh. dtsch. Ges. inn. Med. 72, 142—155 (1966). — Bleuler, M., Willi, J. und Bühler, H. R.: Akute psychische Begleiterscheinungen körperlicher Krankheiten. „Akuter exogener Reaktions-Typus". Übersicht und neue Forschungen. Stuttgart: Thieme 1966. — Bonhoeffer, K.: Die Psychosen im Gefolge von akuten Infektionen, Allgemeinerkrankungen und inneren Erkrankungen. In: Aschaffenburg, G.: Handbuch der Psychiatrie. Leipzig und Wien: Deuticke 1912. — Conomy, J. P., and Swash, M.: New Engl. J. Med. 278, 876—879 (1968). — Fisher, C. J., and Faloon, W. W.: New Engl. J. Med. 255, 589—594 (1956). — Gerstenbrand, F.: Neurologische Symptomenbilder bei Coma hepaticum. Vortrag an der Sitzung der Berliner Gesellschaft für Psychiatrie und Neurologie anläßlich des 100. Geburtstages von Karl Bonhoeffer am 1. 4. 1968. — Gerstenbrand, F., u. Lücking, C. H.: Die Klinik der traumatischen Hirnstammschäden 1969 (im Druck). — Hoff, H., u. Berner, P.: Psychiatrie 21, 51—55 (1969). — Jacob, H.: Med. Welt 1964, 119—122. — Kitani, T.: Liver-Insufficiency. Abstr. 57th Sc. Sessions Jap. Soc. of Int. Med. 1959, 29—54. — Martini, G. A., Stelzner, F. und Dölle, W.: Dtsch. med. Wschr. 86, 461—465 (1961). — Parsons-Smith, B. G., Summerskill, W. H. J., Dawson, A. M., and Sherlock, S.: Lancet 1957 II, 867—871. — Penin, H.: Fortschr. Neurol. Psychiat. 35, 173—234 (1967). — Plum, F., and Posner, J. B.: The diagnosis of stupor and coma. Philadelphia: F. A. Davis Comp. 1966. — Reinbold, A.: Dtsch. med. Wschr. 81, 1605—1610 (1956). — Rissel, E., Stefenelli, N. und Wewalka, F.: Wien. klin. Wschr. 74, 80—83, 297—302 (1962). — Sherlock, S.: Altered consciousness in liver failure (hepatic precoma and coma). 1. Congr. int. des sciences neurologiques, 1957, 115—134. — Sherlock, S.: Amer. J. dig. Dis. 2, 353—362 (1957). — Sherlock, S., Read, A. E., and Walker, J. G.: Gastro-ent. 1967, 51—55. — Störring, G.: Verh. dtsch. Ges. inn. Med. 72, 155—165 1966. — Summerskill, W. H. J., Davidson, E. A., Sherlock, S., and Steiner, R. E.: Quart. J. Med. 98, 245—266 (1956). — Tsukiyama, K., Mine, R., Koyama, M., Fukushima, K., Fukao, R., and Kitani, T.: Folia psychiat. neurol. jap. 15, 21—39 (1961). — Victor, M., Adams, R. D., and Cole, M.: Medicine (Baltimore) 44, 345 (1965). — Wieck, H. H.: Dtsch. med. Wschr. 81, 1345—1349 (1957).

SUCHENWIRTH, R. (Univ.-Nervenklinik Erlangen); und DOLD, U. (Med. Univ.-Klinik Tübingen): **Funktionspsychosen bei der Sarkoidose**

Psychische Auffälligkeiten bei der meist extrem chronisch verlaufenden und oft zu Heilstättenaufenthalten führenden Sarkoidose können nicht überraschen. Sie erklären sich teilweise aus psychologischen Gründen: Derartige Kranke werden oft im mittleren Lebensalter für lange Zeit mit ungewisser Prognose aus der Arbeitswelt und aus den familiären Bindungen herausgerissen. Depressive und hypochondrische Entwicklungen treten ein, wie wir sie prinzipiell auch bei anderen chronischen Erkrankungen finden.

Wichtiger ist, daß das Zentralnervensystem nicht ganz selten vom Prozeß der Sarkoidose mit erfaßt wird. Bei rund 6% aller Sarkoidosekranken kommt es zu einer Ausbreitung auf Hirnhäute, Großhirn, Hirnstamm, Kleinhirn, Hypophyse, Rückenmark, Hirnnerven, periphere Nerven und Muskulatur. Wir kennen heute ein weitgehend typisches Syndrom der Neurosarkoidose und stellen die Verdachtsdiagnose beim Vorliegen von Facialisparese, Pyramidenzeichen, Krampfanfällen, diencephalen Symptomen, Stauungspapille und Ataxie, wobei das eine oder andere Symptom oft genug fehlt.

Während die neurologischen Symptome viel Aufmerksamkeit gefunden haben, interessierten die gleichfalls nicht seltenen psychischen Auffälligkeiten vergleichsweise wenig.

Der Kranführer K. H. F. hatte seit dem 24. Lebensjahr eine Lungensarkoidose; später wurden Sarkoidoseherde histologisch auch in Lymphknoten, Leberpunktat und Bronchusschleimhaut gefunden. Im Alter von 31 Jahren traten Stirn- und Hinterkopfschmerzen auf, der Kranke wurde vergeßlicher, gleichgültiger und konzentrationsschwach. Eine psychiatrische Untersuchung ergab auch eine Verlangsamung des Gedankenablaufes, Merkschwäche, Affektlabilität, aber auch Selbstunsicherheit, so daß zunächst an neurotisch bedingte Störungen gedacht wurde. Einige Wochen später finden sich Zeichen einer leichten Polyneuritis. Bald danach tritt eine schwere psychische Veränderung ein: der Kranke wird ängstlich und gespannt, hat Geruchshalluzinationen, Wahneinfälle und konfabuliert: er glaubt in Hypnose Mord und Vergewaltigung verübt zu haben, an einem Bankraub beteiligt, als angeblicher Sohn Hitlers zum Tode verurteilt worden zu sein, beobachtet und bewacht zu werden. Bei der stationären Behandlung in der Universitäts-Nervenklinik Tübingen (Direktor Prof. Dr. W. Schulte)[1] wird eine allgemeine mimische und motorische Einengung, erhebliche Verlangsamung, geringe Modulationsbreite der Affektivität und eine bemerkenswert geringe Resonanz auf das Wahnerleben registriert. Scheinbar gebessert entlassen unternimmt der Kranke plötzlich einen unmotivierten Suicidversuch mit Schlafmitteln, unmittelbar danach geht er auf eine Polizeiwache und beschuldigt sich erneut der verschiedensten Verbrechen, die er in „Hypnose" begangen habe. Im Liquor fällt eine Linkszacke und eine Vermehrung histiomonocytärer Elemente auf, im EEG nur eine allgemeine Verlangsamung des Grundrhythmus. Unter der Behandlung mit Phenothiazinen, Corticosteroiden und Neoteben klingt diese „organische Psychose" in wenigen Wochen ab, die Zeichen einer „organischen Wesensänderung" bleiben bestehen. Auch in der Folgezeit treten immer wieder Wahnwahrnehmungen auf: „Man geht ums Haus herum, ich werde bewacht". Zeitweilig wirkt der Kranke stumpf, dann wieder stärker gereizt. Bei kleinen Mengen von Alkohol (ein Glas Bier) kommt es zu erheblichen Erregungszuständen. Mit 34 Jahren verstirbt der Patient mit cerebralen Symptomen, eine Autopsie wurde nicht durchgeführt.

Rund 20% aller Kranken mit Neurosarkoidose haben gröbere psychische Auffälligkeiten, geringfügige psychopathologische Symptome sind — achtet man darauf — fast regelmäßig nachweisbar. Im Schrifttum ist immer wieder von Apathie, Lethargie und Verlangsamung (Blain u. Mitarb.; Essellier u. Mitarb.; Rabending u. Parnitzke; Wiederholt u. a.) von „indifference" (Geraud u. Mitarb.), Neigung zu Perseveration, Gedächtnisstörungen (Rinne, Colover, Mehraein u. Jamada), Euphorie, Kritik- und Konzentrationsschwäche (Camp u. Frierson; Reske-Nielsen u. Harmsen), Reizbarkeit und Neigung zu Aggressivität und Wutanfälle (Matthews, Mehraein u. Jamada) die Rede. Vielfach werden auch nur Wesensänderungen, „mental change" oder „organic mental syndrome" (Silverstein) konstatiert.

Aus solchen psychischen Störungen heraus kann es oft unvermutet auch zu ausgeprägten Psychosen kommen, wie sie bei unserem Kranken vorlag. Schon Waldenström u. Hantschmann beschrieben schizophrenieähnliche Bilder bei der cerebralen Sarkoidose. Die zweite Kranke von Zeman wurde ebenfalls durch eine ängstliche Erregung und akustische Halluzinationen auffällig, sie war dabei merkschwach und desorientiert. Claus beobachtete bei einem 36jährigen Mann eine Psychose mit Ideenflucht, Geruchshalluzinationen, Erregungszuständen, Neigung zu Konfabulationen, Aggressivität und dem Gefühl verhext zu sein. Auch Degkwitz u. Schaefer berichteten vor einigen Jahren über einen 44jährigen Kranken, der haptische und akustische Halluzinationen hatte, unter ängstlichen Beziehungs- und Beeinträchtigungsideen litt, sich hypnotisiert und beobachtet fühlte, später ein ausgesprochen delirantes Bild bot und schließlich dement wurde. Die Autopsie ergab eine ausgedehnte Sarkoidose des Gehirns. Der Kranke von Hazeghi war gleichfalls desorientiert und fiel durch eine bemerkenswerte Indifferenz gegenüber der eigenen Erkrankung, Affektlabilität und Reizbarkeit, akustische und optische Halluzinationen und seine Neigung zu Konfabulationen auf. Der Autor sprach von einem Korsakoff-Syndrom.

Gewiß hat das psychopathologische Syndrom der Sarkoidose, das die von H. H. Wieck angegebenen Kriterien der Funktionspsychosen aufweist, nichts Spezifisches. Immerhin fällt auf, daß die Kranken viele gemeinsame Symptome

---

[1] An dieser Stelle sei der Klinik für die Einsicht in die Krankengeschichte besonders gedankt.

hatten. Es liegt nahe, den bei einem Teil dieser Kranken autoptisch nachgewiesenen Befall des Hypothalamus (Degkwitz u. Mitarb.; Plair u. Perry; Rabending u. Parnitzke u. a.) und von Teilen des limbischen Systems (Mehraein u. a.) für das geschilderte psychopathologische Syndrom verantwortlich zu machen. Hat man erst einmal derartige Psychosen gesehen, fällt ihre Erkennung nicht schwer, zumal wenn sie von den eingangs geschilderten charakteristischen neurologischen Symptomen begleitet sind.

Die rechtzeitige Erkennung eröffnet den Weg zur Therapie, bei der neben der affektiven Dämpfung und allgemeinen Ruhigstellung durch Neuroleptika der Grundprozeß (mit Corticosteroiden, evtl. auch Resochin) berücksichtigt werden muß. Gelegentlich ist beim Auftreten von Einklemmungserscheinungen — ein neurochirurgischer Entlastungseingriff notwendig und erfolgreich.

Sarkoidosekranke bekommen allerdings oft eine Dauermedikation von Corticosteroiden und gelegentlich von INH, die als solche Psychosen verursachen können. Auch die hochgradige Beeinträchtigung der Atemkapazität mag bei manchen Kranken durch eine zusätzliche hypoxische cerebrale Hypoxydose eine Hirnschädigung hervorrufen. So wird manchmal offen bleiben müssen, wie auch Wurm betonte, ob die eine oder andere Ursache im Einzelfall entscheidend zur Entstehung der Psychose beitrug. Das psychopathologische Bild allein gibt aufschlußreiche Anhaltspunkte, reicht aber zur sicheren Differenzierung der Ätiologie oft nicht aus.

Literatur

Blain, J. G., Riley, W., and Logothetis, J.: Arch. Neurol. (Chic.) 13, 307—309 (1965) — Camp, W. A., and Frierson, J. G.: Arch. Neurol. (Chic.), 7, 432—441 (1962). — Claus, R.: Ärztl. Wschr. 11, 351—354 (1956). — Colover, J.: Brain 71, 451—457 (1948). — Degkwitz, R., u. Schaefer, W. H.: Nervenarzt 36, 70—72 (1965). — Essellier, A. F., Koszewski, B. S., Lüthy, F. und Zollinger, H. U.: Schweiz. med. Wschr. 81, 99—104 (1951). — Geraud, J., Rascol, A., Jorda, P., Caizergues, P. et Karkous, E.: Rev. neurol. 112, 85—98 (1965). — Hantschmann: Zit. Degkwitz u. Schaefer. — Hazeghi, P.: Schweiz. Arch. Neurol. Neurochir. Psychiat. 94, 21—62 (1964). — Matthews, W. B.: J. Neurol. Neurosurg. Psychiat. 28, 23—29 (1965). — Mehraein, P., u. Jamada, M.: Arch. Psychiat. Nervenkr. 210, 89—96 (1967). — Rabending, G., u. Parnitzke, K. H.: Psychiat. Neurol. 148, 84—92 (1964). — Reske-Nielsen, E., and Harmsen, H.: J. nerv. ment. Dis. 135, 399—412 (1962). — Rinne, U. K.: Dtsch. Z. Nervenheilk. 191, 245—256 (1967). — Silverstein, A., Feuer, M. F., and Siltzbach, L. E.: Arch. Neurol. Psychiat. (Chic.) 12, 1—11 (1965). — Suchenwirth, R.: Arch. Psychiat. Nervenkr. 204, 370—388 (1963). — Münch. med. Wschr. 110, 580—586 (1968). — Waldenström, zit. Claus — Wieck, H. H.: Lehrbuch der Psychiatrie. Stuttgart: Schattauer 1967. — Wiederholt, W. C., and Siekert, R. G.: Neurology (Minneap.) 15, 1147—1154 (1965). — Wurm, K.: Pers. Mitteilung. — Zeman, W.: Nervenarzt 23, 43—52 (1952).

WITTERMANN, E. R. (Med. Klinik am Klinikum Essen der Ruhruniversität Bochum); RADDE, I. C. (The Research Institute, The Hospital for Sick Children and Department of Paediatrics, University of Toronto/Canada): **Bedeutung von Schilddrüse und Nebenschilddrüse für die sekundäre Hypocalcämie nach Magnesiumbelastung der Ratte**

Calcium- und Magnesiumspiegel im Plasma werden unter physiologischen Bedingungen außerordentlich konstant gehalten. Über den Mechanismus ist bezüglich der Regulation des Calciumspiegels bekannt, daß daran in entscheidendem Maße Parathormon und in noch unbekanntem Umfang das erst vor wenigen Jahren entdeckte Calcitonin beteiligt sind. Die Sekretion beider Hormone ist mit großer Wahrscheinlichkeit mit dem Plasmaspiegel von ionisiertem Calcium rückgekoppelt. In welchem Umfange die beiden Hormone auch den Magnesiumspiegel steuern oder umgekehrt ihre Sekretion von diesem beeinflußt wird, ist jedoch nicht so klar.

Wir haben bei Ratten untersucht, inwieweit die nach Magnesiumzufuhr zu beobachtende sekundäre Hypocylcämie auf eine Änderung der Parathormon- und der Calcitoninsekretion zurückgeführt werden könnte. Da die direkte quantitative Messung von Plasmaspiegeln oder Sekretionsraten dieser beiden Hormone nicht möglich war, versuchten wir aus den Befunden von Änderungen des Plasmacalciumspiegels während Magnesiumbelastung bei intakten, thyroid- oder parathyroidektomierten Tieren auf die Bedeutung von Nebenschilddrüse und C-Zellen der Schilddrüse zu schließen.

Wistarratten von ungefähr 100 g Körpergewicht wurden in Gruppen von sechs bis zehn Ratten eingeteilt und folgende Operationen durchgeführt:

A. Scheinoperation (Kontrollen),
B. Parathyroidektomie
C. Thyroparathyroidektomie,
D. Thyroidektomie + Parathyroidautotransplantation,
E. Parathyroidautotransplantation.

Da wegen der anatomischen Verhältnisse bei der Ratte die Nebenschilddrüsen bei einer Thyroidektomie nicht intakt in situ belassen werden können, wurden in Gruppen D und E (diese diente als Kontrollgruppe für D) die Nebenschilddrüsen in die Oberschenkelmuskulatur autotransplantiert. Schilddrüsenlose Tiere (C und D) wurden mit ausreichenden Mengen von l-Thyroxin (10 µg täglich subcutan) substituiert. 8 Tage nach der Operation wurde subcutan eine Menge von 0,33 mEq Mg^{++}/100 g Körpergewicht injiziert. Plasmacalcium und -magnesium wurden flammenphotometrisch durch Emissions- bzw. Atomabsorptionsmessung bestimmt, und zwar vor der Injektion und $^1/_2$, 1, 2 und 4 Std danach. Da sich die Ausgangswerte der verschiedenen Gruppen wegen der Entfernung der calciumregulierenden Drüsen nicht ohne weiteres vergleichen ließen, wurden diese als 100% genommen und die folgenden Werte als prozentuale Veränderung berechnet.

Ergebnisse

In allen fünf Gruppen erfolgte nach der Mg-Injektion ein rascher Anstieg des Plasmamagnesiums mit einem Maximum, das ungefähr dem fünffachen Ausgangswert entsprach, nach 30 min und einem folgenden allmählichen Abfall mit annäherndem Erreichen des Ausgangswertes nach 4 Std. Nur nach Entfernung beider Drüsen (C) erfolgte ein signifikant höherer Anstieg und ein verzögerter Abfall.

Die gleichzeitig durchgeführten Bestimmungen des Plasma-Calciumspiegels erbrachte folgendes:

Kontrolltiere (A und D) zeigten einen signifikanten Abfall des Calciumspiegels um 12% nach 30 min und einen nachfolgenden Wiederanstieg, ohne jedoch nach 4 Std das Ausgangsniveau wieder ganz erreicht zu haben. Einen ähnlichen Verlauf zeigten parathyroidektomierte Ratten (B) mit einem jedoch rascheren Wiederanstieg. Nach Thyroidektomie (D) erfolgte nach Magnesiuminjektion keine signifikante Veränderung des Plasmacalciums während der ersten 2 Std, jedoch ein erniedrigter 4 Std-Wert. Thyroparathyroidektomierte Tiere (C) wiesen nach 30 min keine wesentliche Änderung des Calciumspiegels auf, danach stieg jedoch dieser signifikant um 13% an mit einem Maximum nach 2 Std.

Die Veränderungen des inorganischen Phosphates im Plasma liefen denen des Calciums ungefähr parallel, wenn sie auch statistisch sich nicht ebenso signifikant sichern ließen.

Schlußfolgerungen

Theoretisch läßt sich die bei intakten Ratten nach Magnesiumbelastung zu beobachtende sekundäre Hypocalcämie auf verschiedene Weise erklären, und auch praktisch wirken wohl mehrere Faktoren zusammen. Teils arbeiten diese im Sinne einer Erhöhung des Calciumspiegels, teils im Sinne einer Senkung. Wir wollen unser Augenmerk jetzt hauptsächlich auf einen Einfluß von Nebenschilddrüse und den calcitoninsezernierenden Zellen der Schilddrüse richten.

Von verschiedenen Untersuchern wurde eine Hemmung der Parathormonsekretion unter erhöhten Plasmamagnesiumspiegeln postuliert und teilweise auch experimentell nachgewiesen. Spielte sie bei der Ratte eine wesentliche Rolle, so sollte man bei unserer Versuchsanordnung folgende Ergebnisse erwarten: Bei intakter Nebenschilddrüse (A, D und E) sollte es über eine Hemmung der Parathormonsekretion zu einer sekundären Hypocalcämie kommen, nach Entfernung der Parathyreoidea dagegen zu keiner wesentlichen Änderung des Calciumspiegels während Magnesiumbelastung. Unsere Ergebnisse zeigen jedoch ein anderes Bild. Nur bei intakter Schilddrüse, d. h. vorhandenem calcitoninsezernierendem Gewebe, tritt die charakteristische Hypocalcämie auf; die Entfernung der Schilddrüse (bei Thyroxinsubstitution) bei gleichzeitiger Anwesenheit der Nebenschilddrüse führt dagegen zu einer relativen Konstanz des Calciumspiegels nach Magnesiuminjektion.

Wir folgern daraus hypothetisch, daß bei der Ratte erhöhte Plasma-Magnesiumspiegel zu einer Sekretion von Calcitonin aus den C-Zellen der Schilddrüse führen, diese bewirkt dann über eine Hemmung der Knochenresorption und damit einer verminderten Zufuhr von Calcium aus dem Skelet ins Plasma zu einer Senkung des Blutcalciums. Der im Vergleich zu parathyroidektomierten Tieren verzögerte Wiederanstieg des Calciums bei Kontrolltieren sowie der gesenkte 4 Std-Wert bei thyroidektomierten Ratten könnte ein Hinweis auf eine gleichzeitige gewisse Hemmung der Parathormonsekretion sein, die jedoch nicht besonders ins Gewicht fällt. Es ist möglich, daß die calcitoninsezernierenden Zellen verschiedener Tierspecies verschieden empfindlich auf Störungen des Plasmamagnesiumspiegels reagieren, da bei der Ziege z. B. eine sekundäre Hypercalcämie während Magnesiumbelastung beobachtet wurde. Dies könnte Ausdruck eines physikochemischen Effektes sein, den auch wir nach Ausfall calciumsenkender Faktoren (gesteigerte Calcitoninsekretion, Hemmung der Parathormonsekretion) in Gruppe C beobachtet haben und der in einer Hemmung des Calciumtransportes vom extracellulären in den intracellulären Raum während einer Hypermagnesiämie und damit zu einem Aufstau von Calcium im Plasma besteht. Dies wurde von anderen Untersuchern wie auch von uns durch Experimente mit [47]Calcium während Magnesiumbelastungen nachgewiesen.

Eine endgültige Klärung unserer Hypothese einer Calcitoninsekretion unter erhöhten Plasmamagnesiumspiegeln bei der Ratte wird sich erst mit Hilfe einer quantitativen Meßmethode für Plasmacalcitonin herbeiführen lassen.

Böhm, W., Federlin, K. und Pfeiffer, E. F. (Zentrum f. inn. Medizin, Ulm):
Über die Häufigkeit der chronischen Thyreoiditis und ihre Beziehung zur Hypothyreose·

In den vergangenen beiden Jahren beobachteten wir an der Ulmer Klinik insgesamt 107 Patienten mit einer Hypothyreose. Die dafür verantwortlichen Ursachen lassen sich folgendermaßen aufgliedern (Tabelle 1):

1. 38 Patienten mit einer *primären iatrogenen Hypothyreose* (36 Folgezustände nach Resektionen und 2 nach Radiojodbehandlungen).

2. 7 Fälle mit *sekundärer iatrogener Hypothyreose*, d. h. Patienten mit therapeutischen Hypophysenausschaltungen,

3. 23 Patienten mit *kindlicher Hypothyreose*, die in den meisten Fällen nicht geklärt werden konnte.

4. 17 Patienten mit *angeborener Hypothyreose*, (z. B. Fehlverwertungen, Zungengrundschilddrüsen).

5. 12 Patienten mit *leichter Hypothyreose*, deren Ursachen aus äußeren Gründen, wie z. B. Zeitmangel, nicht abgeklärt werden konnten und

6. 10 Fälle mit einer *Immunthyreoiditis*.

Der Mittelwert des proteingebundenen Jods (Bestimmung mit dem Autoanalyzer) dieser Patienten betrug 1,3 γ-% und war damit erheblich niedriger als die Werte der anderen Gruppen, die zwischen 2,0 und 2,7 γ-% lagen. Daraus geht hervor, daß von unseren Fällen gerade die schweren Formen der Hypothyreose durch eine Immunthyreoiditis verursacht werden. Dies soll an Hand der nächsten Tabelle erläutert werden (Tabelle 2):

Es handelte sich um 10 Patientinnen mit einem Durchschnittsalter von 57 Jahren. 8 von ihnen hatten anamnestisch weder eine Struma noch irgendwelche

Tabelle 1. *Ursachen von 107 Patienten mit einer Hypothyreose, die in den Jahren 1967 und 1968 untersucht wurden*

		PBI
1. Primäre iatrogene Hypothyreose	38	2,4
2. Sekundäre iatrogene Hypothyreose	7	4,8*
3. Kindliche Hypothyreose	23	2,2
4. Angeborene Hypothyreose	17	2,0
5. Hypothyreose unbekannter Genese	12	2,7
6. Hypothyreose durch Immunthyreoiditis	10	1,3

* unter Substitution

Tabelle 2. *Zusammenstellung von zehn Patientinnen mit einer Hypothyreose durch Immunthyreoiditis*

Name	Alter	PBI in µg-%	Radiojod-aufnahme + Szintigraphie	HAR	Immunfluorescenz (Pat. Ser. → homol. Sch.) CA_1	CA_2	Mikro-som. AG	Histologie
1. J. L.	♀ 60 J.	1,3	vermin-dert (kl. Schilddr.)	1:2500000	+	∅	++	chronisch vernarbende Thyreoiditis (Hashimoto)
2. A. H.	♀ 59 J.	1,2	stark vermind. TSH-Test: ∅	1 : 1280	+	+	+	
3. D. M.	♀ 68 J.	0,4	keine	1 : 100000	+	∅	+	
4. F. A.	♀ 76 J.	1,3	keine	1 : 50000	++	∅	++	
5. H. A.	♀ 62 J.	2,1	keine	1:2500000	(+)	∅	+	— — —
6. N. R.	♀ 76 J.	0,9	keine	1 : 25000	(+)	∅	+	— — —
7. E. S.	♀ 35 J.	3,0*	— —	1 : 250000	++	∅	+	chron. Thyreoiditis (fibröser Typ)
8. K. E.	♀ 45 J.	3,5-	stark vermind. (kl. Struma)	1 : 25000	∅	∅	∅	chron. Thyreoiditis (Hashimoto)
9. L. R.	♀ 47 J.	1,6	keine TSH-Test: ∅	∅	∅	∅	+	chron. Thyreoiditis (Hashimoto)
10. K.Ch.	♀ 55 J.	1,3	keine	∅	∅	∅	+	derbes Narbenge-webe

* unter Substitution

entzündlichen Erscheinungen bemerkt. Pektanginöse Beschwerden and Leistungsschwäche waren die führenden Symptome, die die Einweisung veranlaßten. Bei allen 8 Patientinnen imponierte aber das Vollbild eines Myxödems, das vorher nicht erkannt worden war.

Die *Stoffwechseluntersuchungen* dieser 10 Fälle ergaben charakteristische Befunde: stark erniedrigte PBI-Werte, eine sehr geringe, meist aufgehobene

Radiojodaufnahme und ein fehlendes Ansprechen auf TSH (diese Untersuchung wurde nur bei zwei Patientinnen für nötig erachtet). TBI-Test, Grundumsatz, Cholesterin- und Hydroxyprolinbestimmungen bestätigten neben den klinischen Symptomen die hochgradige Schilddrüsenunterfunktion. Ihre Ursache blieb jedoch ohne Hinzuziehung der immunologischen Methoden unklar. Man hätte ein sog. primäres Myxödem diagnostiziert. Bei dieser Erkrankung sind in den vergangenen Jahren von mehreren Autoren ähnlich hohe Schilddrüsen-Autoantikörpertiter wie bei der Hashimoto-Thyreoiditis gefunden worden (Doniach et al., 1960; Owen u. Smart, 1958; Uthgenannt et al., 1966), so daß eine aktive Immunthyreoiditis anzunehmen war oder vorausgegangen sein konnte (Federlin, 1969) Auch in unserem Krankengut fanden wir mit der *passiven Hämagglutinationsreaktion* (Thyreoglobulin-sensibilisierte Schafzellen von Burroughs Wellcome and Co.) bei 7 Patientinnen hohe Titer, nämlich zwischen 1:25000 und 1:2,5 Mill. Besonders aussagekräftig hinsichtlich der Diagnose einer Thyreoiditis ist die *Immunfluorescenz*. Man weist die gegen Thyreoglobulin und die mikrosomale Fraktion gerichteten Antikörper im Patientenserum nach, indem ihre Präcipitation mit der direkten oder indirekten Fluorescenztechnik auf Schnitten homologer Schilddrüsen untersucht wird. Dabei zeigte sich in 7 Fällen mit positiver Hämagglutinationsreaktion eine deutliche Korrelation der Serumteste. Gleichzeitig färbten sich die Follikelepithelien regelmäßig an und stellte sich das sekundäre Kolloidantigen einmal dar. Die Diagnose der Immunthyreoiditis wurde bei 5 dieser 7 Patientinnen histologisch bestätigt: es fanden sich typische Veränderungen einer chronischen, vernarbenden Thyreoiditis vom Hashimoto-Typ. Zweimal mußte auf die Biopsie verzichtet werden, an der Immunthyreoiditis bestehen jedoch angesichts der Antikörperbefunde und des klinischen Bildes keine Zweifel.

Daß trotz der guten Übereinstimmung zwischen den Befunden der Hämagglutination und der Immunfluorescenz bei der Mehrzahl der Patienten ihre Kombination nicht überflüssig, sondern vielmehr notwendig sein kann, zeigen die Befunde der Fälle 9 und 10: Hier verlief die Hämagglutination negativ und machte erst der immunhistologische Nachweis des antimikrosomalen Antikörpers eine chronische Thyreoiditis wahrscheinlich. Bekanntlich wird gerade dieser Antikörper bei der Immunthyreoiditis am häufigsten gefunden. Die histologischen Befunde sicherten auch bei diesen Patientinnen die Diagnose. Schwierig war die Diagnostik bei Fall Nr. 8: Weder mit der Hämagglutination noch mit der Immunfluorescenz waren Antikörper nachweisbar, da eine Steroidbehandlung vorausgegangen war. Dennoch bestand wegen des klinischen Befundes der Verdacht auf eine Thyreoiditis, die erst histologisch nachgewiesen wurde. Spätere Serumkontrolluntersuchungen nach Beendigung der Steroidbehandlung ergaben den in Tabelle 2 angeführten hohen Antikörpertiter. Unsere Befunde veranschaulichen, daß bei entsprechendem klinischem Befund ein hoher, mit der Hämagglutination nachgewiesener Antikörpertiter mit großer Wahrscheinlichkeit für eine Immunthyreoiditis spricht. Bei gleichzeitigem immunhistologischem Antikörpernachweis kann diese Diagnose sogar mit Sicherheit gestellt werden. In Einzelfällen jedoch kann erst durch das ganze Spektrum der zur Verfügung stehenden Methoden, letztlich durch die histologische Untersuchung der Schilddrüse, die Art der Erkrankung erkannt werden.

Es scheint heute kein Zweifel mehr daran zu bestehen und unsere Befunde unterstreichen dies, daß das primäre Myxödem und die chronische Thyreoiditis Hashimoto nur verschiedene Varianten bzw. Stadien eines gleichen pathologischen Prozesses, der Immunthyreoiditis sind (Heimpel u. Müller, 1963; Smart u. Owen, 1963). Unsere 10 Myxödemfälle stellen bereits ein Spät- wenn nicht gar Endstadium dieser Erkrankung dar. Bei 8 dieser Patientinnen hatten sich die schweren Symptome schleichend und unbemerkt im Verlauf von Jahren entwickelt. Es muß daraus gefolgert werden, daß die meisten Erkrankten erst im Stadium des Myxödems erkannt werden, und daß die Zahl der tatsächlich unbemerkt an einer chronischen Thyreoiditis Leidenden wesentlich höher als bisher angenommen einzuschätzen ist. Doniach u. Roitt (1966) nehmen an, daß sie bei etwa 5% der Frauen mittleren Alters liegt. Auch sie betonen, daß die atrophisch verlaufende Thyreoiditis wesentlich häufiger als ihre kropfbildende Variante ist.

Eine Früherkennung dieser Fälle ist unbedingt anzustreben. Sie könnte sogar schon vor dem Auftreten der ersten hypothyreoten Symptome erfolgen, da bereits in dieser Phase erhöhte Antikörper gefunden wurden (Bastenie et al., 1967) und die Euthyreose nur durch erhöhte TSH-Spiegel aufrechterhalten werden kann (Bonnyns u. Bastenie, 1967). Doniach u. Roitt (1966) betonen, daß durch eine kombinierte Anwendung der Hämagglutination und der Immunfluorescenz bei 95% der Kranken mit leichten hypothyreoten Symptomen Schilddrüsenantikörper nachgewiesen werden können. Um diese Fälle von einer unbedeutenden fokalen Thyreoiditis zu unterscheiden, müssen weitere diagnostische Maßnahmen (insbesondere eine Radiojoduntersuchung, Bestimmung der Schilddrüsenreserve durch Stimulation mit TSH und wenn möglich, eine direkte TSH-Bestimmung im Serum) angeschlossen werden.

Auf jeden Fall sollte eine konsequente Schilddrüsenhormonbehandlung bereits im Frühstadium vorgenommen werden, um das Entstehen derart schwerer Krankheitsbilder, wie sie demonstriert wurden, rechtzeitig zu verhindern.

Literatur

Bastenie, P. A., Bonnyns, M., Neve, P., Vanhaelst, L., and Chailly, M.: Lancet **1967 I**, 915. — Bonnyns, M., and Bastenie, P. A.: J. clin. Endocr. **27**, 849 (1967). — Doniach, D., Hudson, V., and Roitt, I. M.: Brit. med. J. **5170**, 365 (1960). — Doniach, D., and Roitt, I. M.: Docum. Geigy 4 (1966). — Federlin, K.: Klin. Wschr. **47**, 337 (1969). — Heimpel, H., u. Müller, W.: Ergebn. inn. Med. Kinderheilk. **19**, 380 (1963). — Owen, S. G., and Smart, G. A.: Lancet **1958 II**, 1034. — Smart, G. A., and Owen, S. G.: Thyroiditis and hypothyroidism. In: Current concepts in hypothyroidism. Crispell, K. R., Ed., New York: Pergamon Press 1963. — Uthgenannt, H., Müller, W. und Weinreich, J.: Dtsch. med. Wschr. **91**, 437 (1966).

BURKHARDT, H., ROMMEL, K., BÖHM, W. und KARSTENS, R.* (Zentrum für inn. Medizin und Kinderheilkunde der Univ. Ulm): **Kollagenumsatz bei Hyper- und Hypothyreose**

Kollagen ist durch die Aminosäure Hydroxyprolin (HP) gewissermaßen biologisch markiert. Denn diese Aminosäure kommt nur in Kollagen vor, abgesehen von geringen Mengen im Elastin. Bei der Synthese wird zunächst nicht HP in die Peptidkette eingebaut, sondern Prolin. Erst während einer späteren Phase der Kollagensynthese wird dieses an entsprechender Stelle in HP umgewandelt. Aus diesen beiden Gründen gibt die Ausscheidung von HP im 24 Std-Urin eine Möglichkeit, den Kollagenstoffwechsel zu erfassen. Voraussetzung ist allerdings, daß die HP-Zufuhr durch die Nahrung ausgeschlossen wird.

Die Schilddrüsenhormone beeinflussen die Synthese und den Abbau des Kollagens. Dabei sind im euthyreoten Zustand die Bedingungen für die Synthese optimal. Bei der Hyperthyreose ist der Abbau gesteigert, gleichzeitig aber die Synthese vermindert. Unter hypothyreoten Bedingungen ist ebenfalls die Kollagenbildung herabgesetzt, aber auch der Abbau vermindert. Patienten mit einer Hyperthyreose scheiden wegen des gesteigerten Kollagenabbaus vermehrt Hydroxyprolin aus. Bei hypothyreoten Patienten führen der verminderte Abbau und die verminderte Synthese zu einer herabgesetzten HP-Ausscheidung im 24 Std-Urin (I bis III). Wegen dieser Veränderungen des Kollagenstoffwechsels unter dem

* Mit Unterstützung der Deutschen Forschungsgemeinschaft.

Einfluß der Schilddrüsenhormone lag die Frage nahe, ob man die HP-Ausscheidung in 24 Std als Untersuchungsmethode in der Schilddrüsendiagnostik einsetzen kann. Unter diesem Gesichtspunkt untersuchten wir daher die folgenden Fragen:
1. Wie verhält sich der Kollagenumsatz bei der Hyper- und Hypothyreose?
2. In welchem Umfang stimmen das Verhalten von proteingebundenem Jod (PBI) und Kollagenumsatz bei der Hyper- und Hypothyreose überein?
3. Wie verändert sich der Kollagenumsatz unter der Behandlung im Vergleich zum PBI!?

Untersuchungsmaterial

Wir bestimmten bei 22 männlichen und weiblichen Patienten im Alter von 23 bis 84 Jahren mit einer Hyperthyreose und bei 9 männlichen und weiblichen Patienten mit einer Hypothyreose Kollagenumsatz und PBI. Die Beziehung zwischen diesen beiden Parametern untersuchten wir mit der Berechnung des Korrelationskoeffizienten. Bei zwei Patienten mit einer Hypothyreose verglichen wir den Einfluß der Therapie auf Kollagenumsatz und PBI, außerdem untersuchten wir bei einem Patienten mit einer thyreotoxischen Krise Kollagen-umsatz und PBI. Die Diagnosen Hyperthyreose oder Hypothyreose wurden auf Grund des klinischen und laborchemischen Befundes unter Verwendung eines Radiojodtestes gestellt. Zum Vergleich untersuchten wir 49 männliche und weibliche Versuchspersonen im Alter von 25 bis 76 Jahren, die nach dem klinischen und laborchemischen Untersuchungsbefund als stoffwechselgesund anzusehen waren.

Untersuchungsmethoden

HP im 24 Std-Urin wurde nach der Methode von Prockop u. Udenfriedn in der Modifi-kation von Kivirrikko, Laitinen und Prockop bestimmt, das Ergebnis durch Multiplikation mit 7,14, Kollagen enthält 14% HP, auf Kollagen berechnet und dieser Wert auf 1 m² Körper-oberfläche (KO) bezogen. 12 Std vor und während der Untersuchungsperiode erhielten die Versuchspersonen eine HP-freie Diät. Das Einhalten dieser Kost kontrollierten wir mit der Bestimmung des freien HP, welches 8% des Gesamt-HP nicht übersteigen durfte. Die Voll-ständigkeit des 24 Std-Urins überprüften wir mit der Kreatininausscheidung. Das PBI wurde mit dem Autoanalyzer bestimmt (IV, V).

Ergebnisse

Bei den Normalpersonen betrug der Kollagenumsatz 106,9 mg/die/m²KO. Bei den Hyperthyreosen war er mit 435,5 mg/die/m²KO (mittlere Standardab-weichung 56,6) stark erhöht, mit 51,9 mg/die/m²KO (mittlere Standardabweichung 4,3) bei den Hypothyreosen deutlich erniedrigt. Beide Veränderungen waren gegenüber den Normalpersonen mit p < 0,001 ststistisch hoch signifikant. Die Werte des PBI für die drei Gruppen waren 7,2, 12,7 und 1,9 γ-% (Abb. 1). Mit einem Korrelationskoeffizienten von r = 0,78 fanden wir eine gute Korrelation zwischen dem Kollagenumsatz und PBI (Abb. 2). Auch im Verlauf der Behandlung

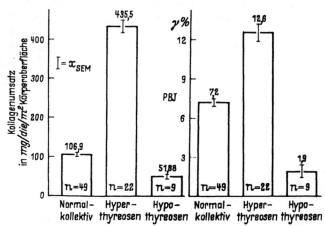

Abb. 1. Kollagenumsatz und PBI bei Normalpersonen und bei Patienten mit Schilddrüsenerkrankung

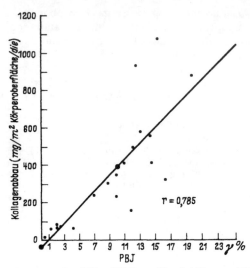

Abb. 2. Korrelation zwischen PBJ und Kollagenabbau bei Hypo- und Hyperthyreose

der Hypothyreosen sahen wir gleichartige Veränderungen von HP:PBI. Bei den Patienten mit einer thyreotoxischen Krise fanden wir mit 1273 mg/die/m²KO einen stark erhöhten Kollagenumsatz, demgegenüber betrug das PBI nur 20 γ-%.

Diskussion

Das PBI ist ein guter Parameter für die Schilddrüsenfunktion. Da bei der Hyper- und Hypothyreose ein enger Zusammenhang zwischen dem Verhalten von PBI und Kollagenumsatz besteht, wie er mit einem Korrelationskoeffizienten von r = 0,78 zum Ausdruck kommt, dürfen wir auch einen engen Zusammenhang zwischen der Störung der Schilddrüsenfunktion und der Veränderung des Kollagenumsatzes annehmen. Ein weiterer Anhalt dafür ist das ähnliche Verhalten von PBI und Kollagenumsatz während der Behandlung einer Hypothyreose. Darüber hinaus sahen wir, daß bei einer thyreotoxischen Krise der Kollagenumsatz entsprechend der Schwere des Krankheitsbildes maximal anstieg, während die Zunahme des PBI deutlich dahinter zurückblieb. Bei den Patienten mit Hyperthyreosen fanden wir in allen Fällen einen stark erhöhten Kollagenumsatz. Bei den Hypothyreosen war er in allen Fällen deutlich erniedrigt, jedoch nicht im gleichen Ausmaß wie bei den hyperthyreoten Patienten erhöht. Gegenüber den spezifischen Untersuchungsmethoden der Schilddrüsendiagnostik hat die Bestimmung der HP-Ausscheidung im 24 Std-Urin zwei wesentliche Vorteile. Die Methode wird nicht durch eine Jodverunreinigung oder vorangegangene Jodapplikation gestört. Sie ist technisch wesentlich einfacher durchzuführen. Insgesamt halten wir die Bestimmung der HP-Ausscheidung im 24 Std-Urin für eine wertvolle Untersuchungsmethode in der Schilddrüsendiagnostik, wobei sie besonders als Suchmethode und während einer Behandlung zur Beurteilung eines Therapieeffektes geeignet ist.

HORSTER, F. A., REINWEIN, D. und HACKENBERG, K. (2. Med. Univ.-Klinik und Poliklinik Düsseldorf): **Zur Substitutionstherapie der Hypothyreose mit natürlichen und synthetischen Schilddrüsenhormonen**

Vor 95 Jahren wurde das Vollbild der Hypothyreose erstmalig von dem Londoner Arzt Gull [1] beschrieben. Seitdem haben sich vielfältige diagnostische und therapeutische Möglichkeiten ergeben. Allerdings gibt es kein Symptom, das für eine Hypothyreose pathognomonisch ist. Andererseits häufen sich gewisse Symptome bei einer Schilddrüsenunterfunktion [2, 3], wobei drei diagnostische Zeichen bei etwa 90% aller Hypothyreosen vorkommen, so daß wir von einer Leitsymptomtrias sprechen möchten; es handelt sich

    a) um Hautveränderungen,

    b) um eine Kälteintoleranz und

    c) eine allgemeine psychosomatische Insuffizienz, die sich in verschiedenen Formen äußert. So sprechen z. B. jüngere Patienten zutreffend von einem ,,Oma-gefühl'', d. h. sie fühlen sich geistig und körperlich vorzeitig gealtert und neigen zu einer depressiven Stimmungslage [4].

Da bei einer definitiv diagnostizierten Hypothyreose eine Therapie stets er-folgversprechend ist, wenn man die richtige Substitutionsdosis wählt, haben wir bei 80 Patienten in regelmäßigen Abständen die Schilddrüsenfunktion überprüft, um eine optimale Substitutionsdosis zu erreichen. Wir möchten hiermit über unsere Erfahrungen berichten.

Die Hypothyreosen lassen sich in drei Schweregrade unterteilen: 1. die latente Hypothyreose, 2. die manifeste Hypothyreose und 3. das Myxödem. Die nach-folgende Übersicht zeigt die Ursachen der Schilddrüsenunterfunktion bei diesen verschiedenen Schweregraden:

Ursachen	Schweregrade		
	I = latente Hypothyreose	II = manifeste Hypothyreose	III = Myxödem
Strumaoperation	16	15	—
Hypophyseninsuffizienz	12	6	1
Thyreoiditis	3	3	2
Ekto- bzs. Athyreose	3	3	1
Radiojodtherapie	2	3	1
Jod-Fehlverwertung	—	3	—
Unbekannte Ursache	—	3	3

Diese Übersicht zeigt, daß an erster Stelle die Patienten stehen, die wegen einer Struma operiert wurden, woraus sich die Konsequenz ergibt, daß man postoperativ nicht nur zur Rezidivprophylaxe sondern auch zur Substitution regelmäßig Schilddrüsenhormone verordnen sollte. An zweiter Stelle stehen die hypophysäre bedingten oder sekundären Hypothyreosen. Hier ergeben sich diagnostische Schwierigkeiten weniger bei den tumorösen Hypophysenprozessen als vielmehr bei den latenten Formen, die z. B. zu Beginn des Klimakterium als körperliche Leistungsminderung, Gewichtszunahme, depressive Stimmungslage und trockner Haut der Patientinnen auffällig werden. Die diagnostischen Maßnahmen, die eine Hypothyreose bestätigen können, wurden an anderer Stelle ausführlich beschrieben [5,6]. Hier soll zu der Fragestellung genommen werden, welche Präparate und welche Dosierungen unseren Patienten nützlich waren. Wir verglichen einen biologischen Extrakt aus Gl. thyr. sic. (Thyreoidin) mit synthetischem L-Thyroxin und mit einer Kombination aus L-Thyroxin und L-Trijodthyronin (Novothyral). Die Abb. 1 zeigt, welche Tagesdosen der verschiedenen Präparate für eine Substitu-tionstherapie bei den drei Schweregraden der Hypothyreose erforderlich waren. In dieser Abbildung ist das L-Trijodthyronin (Thybon) deshalb nicht berücksichtigt, weil wir es nicht bei einer Substitution als Erhaltungsdosis verwenden, sondern vorwiegend zu Beginn einer Hypothyreosetherapie und besonders eines myxöde-matösen Komas einsetzen.

In dieser Abbildung symbolisieren die Halbkreise eine halbe und die Vollkreise eine ganze Tablette, d. h. insgesamt die tgl. Dosierung. So genügte z. B. in keinem

Fall nur eine halbe Tablette Thyroxin, während ein halbes Dragee Thyreoidin oder eine halbe Tablette Novothyral bei 16 latenten Hypothyreosen ausreichend waren. Die Dosierung von Thyreoidin und Novothyral glich sich weitgehend in ihrer substitutiven Wirkung bei den verschiedenen Hypothyreoseformen, während bei Thyroxin bis zu vier Tabletten tgl. also viermal 100 γ notwendig waren. Wir selbst geben dem aus Thyroxin und Trijodthyronin zusammengesetzten Präparat vor allem deshalb den Vorzug, weil es bezüglich seiner pharmakologischen Wirkung besonders leicht zu kontrollieren ist. Die folgende Tabelle faßt die Kriterien zusammen, die bei der Substitutionstherapie der Schilddrüsenunterfunktion beachtet wurden:

	Schweregrad										
	I		II			III					
Tagesdosis in Tabletten:											
L-Thyroxin 1 Tbl. = 100 γ	n=	—	1	2	—	—	3	1	1	3	1	2
Thyreoidin 1 Dragee = 100 mg Gl.thyr.sic.	n=	9	13	—	14	9	—	—	3	1	2	—
Novothyral 1 Tbl. = 100 γ L-T₄+20 γ L-T₃	n=	7	10	—	15	4	—	—	3	3	—	—

n = Anzahl der Patienten

Abb. 1. Erhaltungsdosis bei Hypothyreose

Die Tabelle zeigt, daß eine normale Leistungsfähigkeit vor allem mit dem Kombinationspräparat erreicht werden konnte und entsprechend bei der Applikation dieses Präparates die Mißempfindungen auch am geringsten waren. Nach

Tabelle. *Parameter der Substitution bei Hypothyreose*

	L-Thyroxin	Thyreoidin	Novothyral
Wohlbefinden — normal leistungsfähig —	58%	71%	82%
Mißempfindungen — Herzsensation, Schlafstörung, Nervosität, Leistungsschwäche —	42%	29%	18%
Hormonjod im Serum = protein bound iodine = PBI	zu hoch	zu hoch	normal
$^{131}T_3$ in vitro-Test	zu hoch	wechselt	normal

unseren Erfahrungen spiegeln zudem nur bei der Medikation mit dem Kombinationspräparat das PBI (Hormonjodgehalt des Serums) und der in vitro Test mit radioaktivem Trijodthyronin die aktuelle Schilddrüsenfunktion wider, während bei der Applikation von L-Thyroxin- oder L-Trijodthyroninpräparaten diese beiden Parameter verfälscht werden [7, 8].

Zusammenfassend ergibt sich, daß die Therapie der Hypothyreose bei Anwendung einer Kombination aus Thyroxin und Trijodthyronin noch einfacher und zuverlässiger geworden ist als bei Applikation von Gl. thyr. siccata.

Literatur

Gull, W. W.: Trans. clin. Soc. Lond. **7**, 180 (1874). — 2. Schwarz, K.: Internist **4**, 312 (1963). — 3. Preiswerk, A.: Helv. med. Acta **31**, 631 (1964). — 4. Bansi, H. W.: Internist **1**, 397 (1960). — 5. Oberdisse, K., u. Klein, E.: Die Krankheiten der Schilddrüse. Stuttgart: Thieme 1967. — 6. Freyschmidt, P.: Schilddrüsen-Fiebel. Stuttgart: Thieme 1968. — 7. Mertz, D. P., u. Stlzer, M.: Dtsch. med. Wschr. **93**, 1244 (1968). — 8. Wyss, F.: Schweiz. med. Wschr. **97**, 1671 (1967).

HACKENBERG, K., REINWEIN, D. und HORSTER,. F. A. (2. Med. Klinik und Poliklinik der Univ. Düsseldorf): **Verlaufsbeobachtungen und therapeutische Konsequenzen beim Schilddrüsencarcinom**

Schilddrüsenmalignome sind selten vorkommende Tumoren, sie machen etwa 0,5% aller Krebserkrankungen und ebenso 0,5% aller Todesfälle an bösartigen Tumoren aus [2]. Ihre Pathogenese ist bisher nicht endgültig geklärt, sicher ist aber, daß das thyreotrope Hormon (TSH) das Wachstum der Tumoren fördert [3, 5, 11]. Damit weisen sie z. T. Besonderheiten auf, deren Kenntnis hinsichtlich der therapeutischen Konsequenzen von großer Bedeutung ist. Wir haben nun versucht, uns ein eigenes Bild über den Wert der verschiedenen Behandlungsverfahren wie Operation, Bestrahlung und medikamentöse Behandlung zu verschaffen.

In unserer Klinik wurden in den Jahren 1958 bis 1968 insgesamt 160 Schilddrüsenmalignome diagnostiziert. Von diesen konnten wir 60 Patienten nachuntersuchen. Routinemäßig wurden Szintigraphie, Jodstoffwechsel- und Röntgenuntersuchungen durchgeführt. 40 Patienten waren verstorben. Das Schicksal der übrigen 60 Patienten blieb uns unbekannt.

Die Einteilung der Schilddrüsenmalignome ist problematisch. Wir haben die Einteilung lt. folgender Tabelle bevorzugt, die sich für die Klinik bewährt hat [3].

Tabelle. *Einteilung von 100 Patienten mit Struma maligna aus den Jahren 1958 bis 1968*

	N	♀/♂	verstorben
1. Differenz. a. Folliculär	23	3,6	8 (35%)
Adeno-Ca. b. Papillär	44	2,4	8 (18%)
2. Undifferenz. u. anaplast. Ca.	16	4,5	15 (94%)
3. Sarkome	3		1
4. Hämangioendotheliome	5	1,5	2
5. Nicht näher differenz. Malignome	9	2,0	6
Gesamt	100	3:1	40

Auch bei uns machen übereinstimmend mit der Literatur [6, 9, 12] die differenzierten Adenocarcinome mit 67% den größten Anteil aus. Unter diesen überwogen die am wenigsten bösartigen papillären Carcinome, nämlich 44 Patienten. 40% dieser Fälle erkrankten bis zum 30. Lebensjahr. Sie wiesen die geringste Mortalitätsrate auf (18%).

Wesentlich ungünstiger ist die Prognose bei den undifferenzierten und anaplastischen Carcinomen, die vorwiegend im höheren Lebensalter auftreten und in der Regel innerhalb weniger Monate oder Jahre zum Tode führen. Operation und Röntgenbestrahlung kommen fast immer zu spät. Hier sind nur noch Palliativmaßnahmen möglich. Von unseren 16 Patienten aus dieser Gruppe hatte nur eine Frau 7 Jahre überlebt.

Bei den Sarkomen und Hämangioendotheliomen hängt das weitere Schicksal entscheidend davon ab, wann Diagnostik, Operation und Bestrahlung einsetzen. Bei unseren Patienten wurde reseziert und eine Nachbestrahlung angeschlossen. Im Beobachtungszeitraum sind drei von acht Patienten verstorben.

Während sich also die Behandlung der undifferenzierten Carcinome, der Sarkome und Hämangioendotheliome in vielen Fällen lediglich auf symptomatische Maßnahmen beschränken muß, bieten sich bei den differenzierten Adeno-Carcinomen doch zusätzliche erfolgversprechende Möglichkeiten, auf die wir im folgenden eingehen möchten:

Wie bei allen Organmalignomen stellen auch bei den differenzierten Adeno-carcinomen Operation und Bestrahlung wichtige Therapieverfahren dar. Ent-scheidend ist aber die konsequente Behandlung mit Schilddrüsenhormonen.

In Abb. 1 haben wir die Überlebenszeit in Abhängigkeit von der Operationsart und der zusätzlichen Medikation von Schilddrüsenhormon dargestellt. Für den beobachteten Zeitraum fällt auf, daß die Kombination totale Thyreoidektomie plus ausreichende Substitution die beste Überlebenschance bietet.

Günstig ist der Verlauf auch bei Patienten mit nur inkompletter Schilddrüsen-resektion und zusätzlicher Schilddrüsenhormonmedikation. Nach 9 Jahren leben noch 50% der Fälle.

Wesentlich schlechter ist der Verlauf aber bei den Patienten, die zwar auch partiell schilddrüsenreseziert, aber nicht mit Schilddrüsenhormonpräparaten nachbehandelt wurden. Nach 5 Jahren leben nur noch 50%, nach 9 Jahren sogar nur 25% der Fälle.

Zweifellos am ungünstigsten ist der Verlauf, wenn nur eine Probeexcision ohne nachfolgende Operation oder Medikation vorgenommen wird.

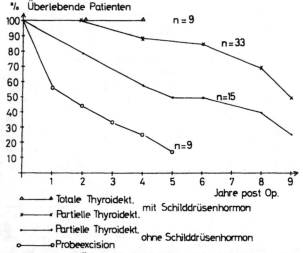

Abb. 1. Therapie und Überlebenszeit bei differenzierten Schilddrüsencarcinomen

Auch die Metastasenentwicklung ist abhängig von der Therapie und zeigt eine ähnliche Tendenz. Bei acht total thyreoidektomierten Patienten entwickelte sich keine Metastase. Ein deutlicher Unterschied besteht aber zwischen den partiell resezierten Patienten mit und ohne Schilddrüsenhormonmedikation. Patienten mit zusätzlicher Schilddrüsen-Hormonmedikation hatten wesentlich seltener und erst nach längerer Zeit Metastasen.

Jodspeichernde Malignome und Metastasen können einer hochdosierten Radio-jodresektion zugeführt werden, eindrucksvolle Erfolge haben wir jedoch nicht ge-sehen.

Als Ergebnis unserer Nachuntersuchungen können wir also feststellen, daß die Überlebenszeit und Metastasenbildung mit einer zusätzlichen Schilddrüsen-medikation entscheidend beeinflußt werden. Damit bestätigen wir frühere Unter-suchungen von Pabst u. a. [7].

Seit die Rolle des TSH als Stimulans des Schilddrüsenmalignomwachstums bekannt ist, gehört die tägliche Gabe von Schilddrüsenhormonen zur Standard-therapie jedes Schilddrüsentumors [1, 10]. Trotzdem wurde nach unseren Erfah-rungen nur in 44% davon Gebrauch gemacht.

Nach den eben besprochenen Befunden ergeben sich unabhängig vom Differenzierungsgrad der Schilddrüsenmalignome folgende therapeutische Konsequenzen:

1. Radikaloperation beider Schilddrüsenlappen. Trotz makroskopisch unauffälliger Inspektion und Palpation des anderen Schilddrüsenlappens sind bei genauer histologischer Prüfung in 80 bis 90% aller Schilddrüsenmalignome bei der Erstmanifestation bereits beide Lappen befallen [4, 8, 12].

2. Radioresektion noch nachweisbaren restlichen Schilddrüsengewebes nach postoperativer Szintigraphie.

3. Konsequente tägliche Applikation von Schilddrüsenhormonen zur Substitution und zur Ausschaltung jeglicher hypophysärer thyreotroper Stimulierung. Erscheint hingegen eine Radikaloperation nicht möglich, sollte man auf operative Maßnahmen verzichten und die Schilddrüse mit Schilddrüsenhormonen ruhigstellen.

Literatur

1. Balme, H. W.: Lancet 1954 II, 812. — 2. Klein, E.: Verh. dtsch. Ges. inn. Med. 66, 336 (1960). — 3. Klein, E.: Die bösartigen Geschwülste der Schilddrüse. In: Oberdisse, K., u. Klein, E.: Die Krankheiten der Schilddrüse. Stuttgart: Thieme 1967. — 4. Lindsay, S.: Carcinoma of the thyroid gland. Springfield/Ill.: Thomas 1960. — 5. Money, W. L., and Rawson, R. W.: Factors influencing malignancy versus Benignancy of thyroid neoplasms in man and experimental animals II. — Experimental animals. In: Thyroid neoplasia. Young, St., and Inman, D. R., Eds. London and New York: Academic Press 1968. — 6. Mustacchi, P., and Cutler, S.: J. Amer. med. Ass. 173, 1765 (1960). — 7. Pabst, H. W., Frey, K. W., Strohm, C. und Heinze, H. G.: Verh. dtsch. Ges. inn. Med. 70, 908 (1964). — 8. Russell, W. O., Ibanez, M. L., Clark, R. L., and White, E. C.: Cancer (Philad.) 16, 1458 (1963). — 9. Russell, W. O., Ibanez, M. L., Hill, C. S. Jr., Clark, R. L., and White, E. C.: Papillary and follicular thyroid carcinoma: Prognostic significance of type variation in 97 of 116 primary tumors studied by whole organ sections. In: Thyroid neoplasia. Young, S., and Inman, D. R., Eds. London and New York: Academic Press 1968. — 10. Thomas, C. G.: J. clin. Endocr. 17, 232 (1957). — 11. Thomas, C. G., and Burns, S. D.: Thyrotropin dependent responsive thyroid carcinoma. In: Thyrotropin von Werner, S. C., Ed. Springfield/Ill.: Thomas 1963. — 12. Woolner, L. B., Beahrs, O. H., Black, B. M., McConahey, W. M., and Keating, F. R.: Thyroid carcinoma: General considerations and follow-up data in 1181 cases. In: Thyroid neoplasia. Young, A., and Inman, D. R., Eds. London and New York: Academic Press 1968.

Wiegelmann, W. und Solbach, H. G. (2. Med. Klinik der Univ. Düsseldorf); Franchimont, P. und Legros, J. J. (Institut de Médecine der Univ. Lüttich):

Radioimmunologische Bestimmungen von menschlichem Wachstumshormon (STH) im Serum von 62 Patienten mit einer Akromegalie*

Während man bis vor wenigen Jahren in der Diagnostik des Krankheitsbildes der Akromegalie noch weitgehend auf die klinische Symptomatik und unspezifische Laboratoriumsdiagnostik angewiesen war, ermöglicht die direkte Bestimmung des Wachstumshormons im Serum mit der radioimmunologischen Technik eine weitaus differenziertere und zuverlässigere Funktionsdiagnostik.

1. STH bei unbehandelter Akromegalie

Während die Normalwerte des STH bei stoffwechselgesunden Männern und Frauen zwischen 0,5 und 10 ng/ml (Mittelwert: 4,6 ± 4,4 ng/ml) liegen, finden sich bei der Akromegalie im unbehandelten floriden Stadium schon unter Basalbedingungen meist erhöhte STH-Werte [1, 2, 3, 4, 7, 8, 9, 10, 11, 12, 13, 14, 15, 16, 17, 19]. Auf der Abb. 1 sind die radioimmunologisch [5] erhaltenen Basalwerte für STH von 30 unbehandelten Patienten mit einer Akromegalie dargestellt. Der Mittelwert für dieses Kollektiv beträgt 102,7 ng/ml, wobei die Einzelwerte erheblich streuen. Bemerkenswert ist, daß sich bei diesen Kranken vereinzelt auch STH-Werte im oberen Streubereich der Norm finden.

* Die Arbeit wurde in dankenswerter Weise vom Landesamt für Forschung des Landes Nordrhein-Westfalen unterstützt.

In der Mehrzahl der Fälle mit einer Erhöhung des STH-Spiegels über 10 ng/ml bestand klinisch der Eindruck einer Progredienz des Prozesses (84%), waren röntgenologisch Sellaveränderungen nachweisbar (80%) und wurden Kopfschmerzen angegeben (84%); in 20% konnten Gesichtsfeldausfälle verifiziert werden. Andererseits fanden sich in 16% erhöhte STH-Spiegel, ohne daß klinisch die Zeichen einer Floridität der Akromegalie zu sichern waren.

Es ist jedoch bekannt, daß gelegentlich auch bei Normalpersonen erhöhte STH-Spiegel gemessen werden können. Zur genaueren Differenzierung sind daher funktionsdynamische Untersuchungen indiziert [17], wobei sich die STH-Bestimmung unter Glucosebelastung besonders bewährt hat. Während es bei Stoff-

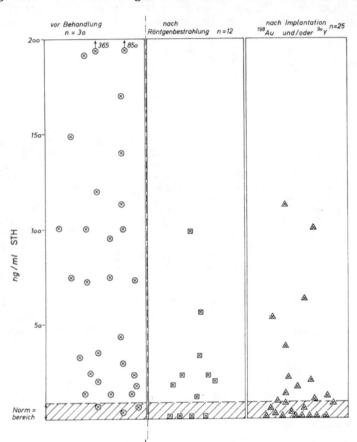

Abb. 1. Basalwerte des STH im Serum bei Patienten mit einer Akromegalie vor und nach Behandlung

wechselgesunden regelmäßig zu einem Abfall des STH-Spiegels oft bis unter die Nachweisbarkeitsgrenze kommt, fehlt bei Patienten mit einer floriden Akromegalie diese typische Reaktion; es ist entweder kein oder ein nur unvollkommener STH-Abfall zu beobachten [1, 2, 7, 8, 9, 10, 11, 13). Eine ausgeprägte Sekretionsstarre ist bei niedrigeren häufiger als bei stark erhöhten Ausgangswerten zu finden, was für die Differentialdiagnose gegenüber Stoffwechselgesunden mit erhöhten Basalwerten von Bedeutung ist.

Das Verhalten des STH-Spiegels im Insulinhypoglykämietest ist bei akromegalen Patienten variabel. Oft bleibt eine weitere Steigerung des schon erhöhten STH-Spiegels aus, manchmal kommt es zu einem zusätzlichen, unterschiedlich starken Anstieg, vereinzelt auch zu einem leichten Abfall [1, 8, 14, 19]. Bemerkenswert ist dabei, daß eine Sekretionsstarre besonders dann zu finden ist, wenn die Ausgangswerte schon hoch liegen, während bei niedrigen Basalspiegeln noch ein unter Umständen beträchtlicher, über die Norm hinausgehender Anstieg zu verzeichnen ist.

Auch nach Gabe von cholinergischen Substanzen wie β-Methylcholin, das bei Normalpersonen durch direkte Einwirkung auf das Zwischenhirn-Hypophysensystem einen STH-Anstieg hervorruft [18], wurde bei unbehandelten Akromegalen mit hohen Ausgangswerten des STH-Spiegels keine Reaktion beobachtet [7].

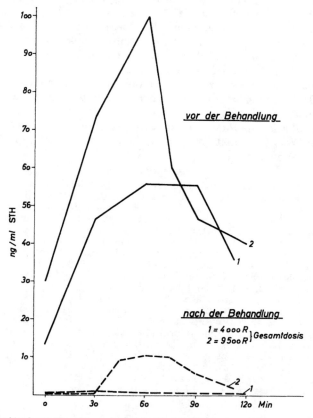

Abb. 2. STH-Spiegel im Serum (Insulinhypoglykämietest) bei zwei Patienten mit einer Akromegalie vor und nach Röntgenbestrahlung

Ein ungewöhnliches Verhalten des STH-Spiegels unter den verschiedenen Funktionsbedingungen wurde bei einer Patientin gefunden, die klinisch die Zeichen einer floriden Akromegalie aufwies, wobei gleichzeitig eine komplette Insuffizienz der glandotropen HVL-Aktivitäten bestand. Die Basalwerte des STH lagen im unteren Normbereich, im Insulinhypoglykämictest erfolgte keine Anstieg und unter Glucosebelastung fielen die Werte unter die Grenze der Nachweisbarkeit ab. Bei der wegen zunehmender Hirndruckerscheinungen erforderlichen Operation wurde ein HVL-Adenom entfernt, das histologisch Blutungen aufwies. Dieser in den Tumor erfolgte Apoplex dürfte die STH-Überproduktion unterbrochen haben und eine Erklärung für die subnormalen STH-Werte bieten.

2. STH nach Behandlung der Akromegalie

Zur Beurteilung des Therapieerfolges und als Verlaufskontrolle nach erfolgter Behandlung sollte die STH-Bestimmung wenigstens unter Basalbedingungen durchgeführt werden. Abb. 1 demonstriert die STH-Werte unter Basalbedingungen nach Behandlung der Akromegalie, wobei die Therapie teilweise durch Röntgenbestrahlung, z. T. durch Implantation von ^{90}Yttrium oder ^{198}Au in die Sella turcica erfolgte. Für die behandelten Gruppen liegen die STH-Werte im Durchschnitt niedriger als bei den unbehandelten Patienten, wobei jedoch ersichtlich ist, daß der STH-Spiegel bei einer relativ großen Anzahl von Kranken auch nach der Therapie noch erhöht gemessen wird. Bei fünf Patienten konnten STH-Bestimmungen vor und in Intervallen nach Behandlung durchgeführt und dabei dieser unterschiedliche Therapieerfolg bestätigt werden.

Unter Umständen ist der therapeutische Effekt durch den Glucosebelastungstest besser zu verifizieren [9]. Auch im Insulinhypoglykämietest sollte nach erfolgreich durchgeführter Behandlung kein überschießender STH-Anstieg auftreten [16], wie Abb. 2 bei zwei Fällen demonstriert.

Zusammenfassend sei hervorgehoben, daß die radioimmunologische Bestimmung des STH im Serum einen spezifischen Parameter für die Beurteilung des Krankheitsbildes der Akromegalie darstellt und als sicherstes Kriterium für die Behandlungsindikation und den Therapieerfolg anzusehen ist. Dabei ist auf den diagnostischen Wert von funktionsdynamischen Tests (Insulinhypoglykämie und Glucosebelastung) hinzuweisen.

Literatur

1. Beck, P., Parker, M. L., and Daughaday, W. H.: J. clin. Endocr. 26, 463 (1966). — 2. Boden, G., Soeldner, J. S., Steinke, J., and Thorn, G. W.: Metabolism 8, 1 (1968). — 3. Derot, M., Rosselin, G., Assan, R., Freychet, P. et Tschobroutsky, G.: Ann. Endocr. (Paris) 27, 776 (1966). — 4. Earll, J. M., Sparks, L. L., and Forsham, P. M.: J. Amer. med. Ass. 201, 628 (1967). — 5. Franchimont, P.: Editions Arscia S.A., Brüssel 1966. — 6. Franchimont, P.: Cah. méd. Lyonnais 44, 887 (1968). — 7. Franchimont, P.: Presse méd. 29, 1475 (1968). — 8. Franchimont, P., u. Legros, J. J.: 15. Sympos. dtsch. Ges. Endokrinologie, Köln 1969. — 9. Fraser, R., and Wright, A. D.: Postgrad. med. J. 44, 53 (1968). — 10. Garcia, J. F., Lintfoot, J. A., Manougian, E., Born, J. L., and Lawrence, J. H.: J. clin. Endocr. 27, 1395 (1967). — 11. Hunter, W. M., Friend, J. A. R., and Strong, J. A.: J. Endocr. 34, 139 (1966). — 12. Irie, M., Sakuma, M., Shizume, K., and Nakao, K.: Endocr. jap. 14, 17 (1967). — 13. Mautalen, C. A., Mellinger, R. C., and Smith, R. W.: J. clin. Endocr. 28, 1031 (1968). — 14. Pfeiffer, E. F., u. Melani, F.: Dtsch. med. Wschr. 93, 846 (1968). — 15. Roth, J., Glick, S. M., Cuatrecasas, P., and Hollander, C. S.: Ann. intern. Med. 66, 760 (1967). — 16. Schröder, K. E., Raptis, S., Conrads, R. und Pfeiffer, E. F.: 15. Sympos. dtsch. Ges. Endokrinologie, Köln 1969. — 17. Solbach, H. G., Bethge, H. und Zimmermann, H.: 15. Sympos. dtsch. Ges. Endokrinologie, Köln 1969. — 18. Soulairac, A., Schaub, C., Franchimont, P., Aymard, N. et van Cauwenberge, H.: Ann. Endocr. (Paris) 29, 45 (1968). — 19. Wegienka, L. C., Grodsky, G. M., Karam, J. H., Grasso, S. G., and Forsham, P. H.: Metabolism 16, 245 (1967).

KATTERMANN, R., KÖBBERLING, J. und CREUTZFELDT, W. (Med. Univ.-Klinik Göttingen): **Serumlipide bei Verwandten ersten Grades von Diabetikern in Abhängigkeit von Körpergewicht und Glucosetoleranz**

Klinische und experimentelle Untersuchungen in den vergangenen Jahren haben den manifesten Diabetes mellitus als eine Erkrankung nicht nur des Kohlenhydratstoffwechsels, sondern auch des Fettstoffwechsels charakterisiert.

Freie Fettsäuren (FFS) und Triglyceride, weniger Cholesterin und Phosphatide sind im Plasma von Diabetikern erhöht und können durch therapeutische Maßnahmen nur teilweise zur Norm reduziert werden [2]. Zweifellos spielen die genannten Parameter eine wesentliche Rolle bei der Entwicklung der sog. arteriosklerotischen Spätkomplikationen. Nach den Untersuchungen von Braunsteiner u. Mitarb. [3], sowie Albrink u. Davidson [1] sind Erhöhungen von FFS und Triglyceriden aber auch mit einer latent-diabetischen Stoffwechsellage verknüpft. Es erschien daher interessant, im Rahmen einer Studie über die Häufigkeit des latenten Diabetes bei Verwandten ersten Grades von manifesten Diabetikern [6] die Plasmalipide in die Untersuchungen mit einzubeziehen.

Bei Geschwistern oder Kindern von Altersdiabetikern wurde ein oraler Glucose-Toleranztest (GTT) mit 75 g Glucose durchgeführt. Ein „normaler GTT" wurde bei einem 1 Std-Wert unter 160 mg-% und einem 2 Std-Wert unter 120 mg-% angenommen. Ein „pathologischer GTT" entsprach Werten über 200 bzw. 150 mg-% nach 1 bzw. 2 Std. Da Übergewicht die Plasmalipide teilweise beeinflußt, wurde eine weitere Gruppierung nach dem relativen Körpergewicht vorgenommen, wobei in „Normalgewicht" ($\pm$ 9% des Solls) und „Übergewicht" ($>$30%) differenziert wurde.

In Tabelle 1 sind 289 Personen des Gesamtkollektivs aufgeführt, die sich eindeutig einer dieser vier Gruppen zuordnen lassen. Es zeigt sich eine deutliche

Tabelle 1. *Zuordnung von 289 Personen mit familiärer Diabetesbelastung zu einer von vier Gruppen nach dem Ausfall des oralen Glucosetoleranztestes und dem relativen Körpergewicht.*

Glucosetoleranztest	Relatives Gewicht in % der Norm	
	− 9% bis + 9%	> 30%
normal	n = 129	n = 43
pathologisch	n = 64	n = 53
Path. GTT/Norm. GTT	0,49*	1,23*

* 4-Feldertest: $\chi^2 = 12,94$; p < 0,0005

Tabelle 2. *Auswahl von je 17 bzw. 18 Personen zur Analyse der Serumlipide in den vier Gruppen*

Probanden	Alter in Jahren	relat. Gewicht in %	Verhalten im GTT
Gruppe 1 (n = 17)	47,8	101,3	normal
Gruppe 2 (n = 17)	45,9	141,9	normal
Gruppe 3 (n = 17)	50,6	102,9	pathologisch
Gruppe 4 (n = 18)	53,5	140,6	pathologisch

Korrelation zwischen Übergewicht und pathologischer Glucosetoleranz, die im 4 Felder-Test eine hohe Signifikanz aufweist. Von diesen 289 Personen wurden insgesamt 69 rein zufallsbedingt für die Analyse der Serumlipide vor und während des GTT ausgewählt. Die vier Gruppen mit je 17 bzw. 18 Personen waren nach Alter und Grad des Übergewichts gut untereinander vergleichbar (s. Tab. 2).

Mit Standardmethoden wurden die vor bzw. 1 Std nach oraler Glucosegabe entnommenen Blutproben die Konzentrationen der freien Fettsäuren (FFS), des freien Glycerins, der Triglyceride und des Cholesterins bestimmt. Bei der statistischen Bearbeitung wurden die Werte in den Gruppen 2 bis 4 mit denen der „Normalgruppe 1" verglichen.

Die FFS liegen in der Gruppe 2 mit Übergewicht im Mittel um 130 uVal/l höher als in Gruppe 1, statistisch signifikant wird dieser Anstieg aber erst in den beiden Gruppen mit pathologischem GTT (Abb. 1). Das Vorliegen von Übergewicht scheint dabei keine weitere Steigerung der FFS zu bewirken, was von

Mehnert u. Mitarb. [8] auch bei manifesten Diabetikern mit Übergewicht beobachtet wurde. Ähnlich wie die FFS verhalten sich die Konzentrationen des freien Glycerins, die in den Gruppen 2 bis 4 um 40 bis 50 uMol/l höher liegen als in der „Normalgruppe 1"; die Unterschiede waren hier sämtlich statistisch signifikant.

Bei der Analyse der Triglyceride lag Gruppe 2 im Mittel deutlich höher als Gruppe 3, d. h. bei gleicher erblicher Disposition scheint Übergewicht einen stärkeren Anstieg der Triglyceride zu bewirken als eine gestörte Kohlenhydrattoleranz. Die Kombination der beiden Merkmale in Gruppe 4 ist mit einer mittleren Triglyceridkonzentration von 205 mg-%, also etwa dem zweifachen des Normalwertes verknüpft. Das Serumcholesterin in den Gruppen 2 bis 4 war ebenfalls gegenüber Gruppe 1 erhöht, jedoch in keiner Gruppe mit statistischer Signifikanz.

Schließlich wurde der absolute und prozentuale Abfall der FFS und des freien Glycerins in der 1. Std des GTT ermittelt. Bei den Absolutwerten ergeben sich deutlich stärkere Senkungen der beiden Parameter in den Gruppen 2 bis 4 gegenüber Gruppe 1. Zumindest in den Gruppen der Übergewichtigen dürfte dieser Befund auf den von Issekutz u. Mitarb. [4] nachgewiesenen erhöhten FFS-Umsatz zurückzuführen sein.

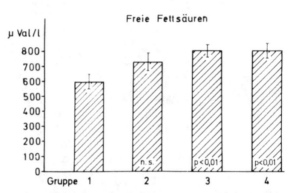

Abb. 1. Konzentrationen der freien Fettsäuren (FFS) in den vier Gruppen in uVal/l Serum. — Die Signifikanzberechnung erfolgte durch Vergleich der Gruppenmittel 2 bis 4 mit Gruppe 1

Die Ergebnisse unserer Untersuchungen stehen teilweise in Einklang mit früheren Befunden von Jakobson u. Mitarb. [5]. Sie zeigen, daß bei erblicher Diabetesbelastung mit Störungen des Lipidstoffwechsels gerechnet werden muß. Die Serumlipide lagen nur bei Personen mit normalem GTT und Normalgewicht (Gruppe 1) in den für die verwendeten Methoden gültigen Normbereichen. Diese Gruppe stellt mit 129 Personen nur 17,6% des Gesamtkollektivs von 728 Personen dar. Bei über 80% der untersuchten Personen wären demnach Erhöhungen der Serumlipide zu erwarten. Man wird jedoch annehmen können, daß die hier nicht untersuchten Personen mit weniger als 30% Übergewicht und Grenzwerten im GTT (sog. „boarder-line cases") geringere Abweichungen von der Norm aufweisen. Eindeutig erhöht waren FFS und/oder Triglyceride aber immerhin bei 160 Personen, d. h. für ca. 22% des Gesamtkollektivs ist eine Gefährdung hinsichtlich Arteriosklerose bzw. Coronarsklerose gegeben. Unabhängig von der möglichen Manifestation des latenten Diabetes könnte eine Früherkennung der Lipidanomalien und deren therapeutische Beeinflussung den arteriosklerotischen Spätkomplikationen entgegenwirken. Hierzu wäre erforderlich, bei Personen mit erblicher Diabetesbelastung das relative Körpergewicht, die Glucosetoleranz sowie die Konzentrationen der FFS und Triglyceride zu ermitteln. Bei pathologischen Abweichungen wäre nach den Erfahrungen von Liebermeister u. Mitarb. [7] durch eine Reduktionskost zumindest bei übergewichtigen Personen eine Senkung der Serum-Triglyceride zu erzielen. Langfristige Untersuchungen müssen zeigen, ob durch solche Maßnahmen die Manifestation des Diabetes und entsprechende Spätkomplikationen vermieden oder zumindest hinausgezögert werden können.

Literatur

1. Albrink, M. J., and Davidson, P. C.: J. Lab. clin. Med. 67, 573—584 (1966). — 2. Braunsteiner, H., Sailer, S. und Sandhofer, F.: Klin. Wschr. 44, 116—119 (1966). — 3. Braunsteiner, H., diPauli, R., Sailer, S. und Sandhofer, F.: Klin. Wschr. 43, 715—717 (1965). — 4. Issekutz, B., Bortz, W. M., Miller, H. J., and Paul, P.: Metabolism 16, 1001—1009 (1967). — 5. Jakobson, T., Kahanpää, A., and Nikkilä, E. A.: Acta med. scand. 178, 181—192 (1965). — 6. Köbberling, J., Appels, A., Köbberling, G. und Creutzfeldt, W.: Dtsch. med. Wschr. 94, 416—421 (1969). — 7. Liebermeister, H., Daweke, H., Gries, F. A., Schilling, W. H., Grüneklee, D., Probst, G., und Jahnke, K.: Diabetologia 4, 123—132 (1968). — 8. Mehnert, H., Pelikan, L. und Zöllner, N.: Klin. Wschr. 39, 888—891 (1961).

FRAHM, H. (II. Med. Univ.-Klinik und Poliklinik Hamburg-Eppendorf); ŠMEJKAL, E. (Endokrinolog. Institut der Univ. Prag) und KRATZENSTEIN, R. (II. Med. Univ.-Klinik u. Poliklinik Hamburg-Eppendorf):
Nachweis von ADH-Aktivitäten im Serum bei hypophysenoperierten Patienten mit Polyurie und Polydipsie und Kranken mit Diabetes insipidus unter dem Einfluß eines antidiuretisch wirksamen psychotropen Antiepileptikums (5-Carbamyl-5-H-dibenzo-(b,f,)Azepin = Tegretal)

Die ersten Mitteilungen über eine antidiuretische Wirkung des psychotropen Antiepileptikum Tegretal gehen auf Braunhofer u. Zicha zurück [1, 2]. Die Autoren sahen diesen Effekt bei vier Patienten mit traumatischem Diabetes insipidus (D.i.), die aus neurologischer Indikation Tegretal erhielten. Diese Beobachtung erschien uns von größtem praktisch-therapeutischen Interesse. Zur Beherrschung der Polyurie und Polydipsie bei Kranken mit echtem D.i. und hypophysenoperierten Patienten steht zwar das Vasopressin als hochwirksames Therapeutikum zur Verfügung, die chronische Verwendung des Präparates in Schnupfpulverform verbietet sich meist wegen der oft schweren Reizung der Nasenschleimhäute. Die laufende parenterale Zufuhr wird von allen Patienten als lästig empfunden. Der echte D.i. ist zwar eine Rarität, die Zahl der hypophysenoperierten Patienten nimmt jedoch laufend zu. Bei der letztgenannten Gruppe bestehen oft noch Jahre nach dem Eingriff eine erhebliche Polyurie und Polydipsie, im eigenen Krankengut, das etwa 150 Patienten umfaßt, in fast 50% der Fälle. Wir haben uns seit 2 Jahren klinisch und experimentell mit der antidiuretischen Wirkung des Tegretal bei diesen Patienten beschäftigt.

Untersuchungen

Mit Tegretal wurden 8 Fälle mit D.i. und 29 Patienten mit Polyurie und Polydipsie nach Hypophysen-OP behandelt. Durstversuch, Nicotin- und Carter-Robbins-Test wurden bei insgesamt 21 Kranken vor und unter der Medikation von Tegretal vorgenommen. Das Ergebnis der Tests vor der Therapie sprach eindeutig für eine gestörte ADH-Produktion. Unter 400 mg Tegretal/die normalisierten sich die vorher pathologischen Testresultate bei 5 von 6 untersuchten Patienten mit D.i. Das gleiche Ergebnis zeigte sich bei allen 15 getesteten hypophysenoperierten Patienten mit Polyurie und Polydipsie [3].

Um Einblick in den völlig ungeklärten antidiuretischen Wirkungsmechanismus des Tegretal zu bekommen, versuchten wir, ADH-Aktivitäten im Serum der behandelten Patienten zu bestimmen. Die Messungen erfolgten an der Ratte nach der von Jeffers et al. [6] sowie Heller et al. [4] angegebenen und Holeček et al. [5] modifizierten Methode. Bei einer Kontrollgruppe von 10 gesunden Versuchspersonen bewirkte Tegretal keinen Anstieg der ADH-Aktivität im Serum. Bei

Tabelle. *ADH-Aktivitäten im Serum von Kranken mit Diabetes insipidus und von Patienten mit Polyurie und Polydipsie nach Hypophysen-OP vor und unter Medikation von Tegretal*

Geschl.	Alter	Diagnose	ADH-Aktivität (µE/ml Serum)			Pitressin 4 E s.c.		Trinkmenge l/die		Beobachtungs-zeitraum unter Tegretal in Monaten
			ohne Therapie $\bar{x}$ 1,8 / 1,2—2,5	unter Tegretal 2 × 200 mg/die $\bar{x}$ 1,8 / 1,2—2,5	3 × 200 mg/die $\bar{x}$ 1,8 / 1,2—2,5	n. 30'	n. 60'	ohne Therapie	unter Tegretal 400—600 mg/die	
	28—46	Kontrollen N = 10	$\bar{x}$ 1,8 / 1,2—2,5							
♀	32	Diab. insip. n. Kraniotomie	Ø	9	13	18	16	5—6	1—2	21
♂	38	idiop. Diab. insip.	Ø	12	16	21	12	10—12	1,5—2	19
♂	30	idiop. Diab. insip.	Ø	3,5	5,3			7—9	2	15
♂	24	Diab. insip. n. tuberk. Meningitis	Ø	8	18	19	4	6—8	2—3	9
♂♀	29	idiop. Diab. insip.	Ø	Ø	Ø			6—8	4—5	7
♀	64	symptom. Diab. insip.	Ø	Ø	Ø	20	Ø	10—12	unverträglich	
♂	25	Zustand n. Op. HVL-Adenom	Ø	7	10	20	8	14—16	2—3	10
♂	18	Zustand n. Op. HVL-Adenom	Ø	1,6	7			7—9	2	9
♂♀	31	Zustand n. Op. HVL-Adenom	Ø	7	6	13	7	4—5	1—2	7
♂	44	Zustand n. Op. HVL-Adenom	Ø	9	18	15	4	4—6	2	6
♂	26	Zustand n. Op. HVL-Adenom	Ø	3,4	8			5	2	6
♂♀	29	Zustand n. Op. HVL-Adenom	Ø	3	Ø			3—4	2—3	6

6 Patienten mit D.i. und 6 Fällen mit Polyurie und Polydipsie nach Hypophysen-OP war vor der Tegretalmedikation keine ADH-Aktivität nachzuweisen. Zu einem deutlichen Anstieg der ADH-Aktivität kam es jedoch in zehn Fällen unter der Medikation von 2 × 200 bis 3 × 300 mg Tegretal/die. Trotz aller Problematik der biologischen Testverfahren zum Nachweis von ADH meinen wir, daß Tegretal einen meßbaren Anstieg der ADH-Aktivität in den Fällen bewirkt, bei denen eine D.i.-Symptomatik besteht, da die gefundenen Werte das Mittel von drei bis fünf Einzelmessungen darstellen (s. Tabelle).

Diskussion

In einem Behandlungszeitraum bis zu 2 Jahren hat sich die Medikation von Tegretal bei 7 Kranken mit D.i. und 29 Patienten mit Polyurie und Polydipsie nach Hypophysen-OP als antidiuretisch hoch wirksam erwiesen. Die Trinkmengen sind erheblich reduziert. Vor allem empfinden die Patienten das komplette Schwinden des stark beeinträchtigenden Durstgefühls als enorme Erleichterung. Als therapeutischer Versager ist eine Patientin mit D.i. bei eosinophilem Granulom anzusehen. Hier mußte das Präparat wegen Unverträglichkeitserscheinungen abgesetzt werden. Wichtig erscheint uns die Tatsache, daß Auslaßversuche zu einem prompten Anstieg der Trinkmengen führten und das starke Durstgefühl wieder einsetzte. Die Symptome schwanden sofort wieder nach erneuter Medikation von Tegretal. Offensichtlich steht auf Grund der experimentellen Untersuchungsergebnisse die Beseitigung der D.i.-Symptomatik mit dem meßbaren Anstieg der ADH-Aktivität im Serum im Zusammenhang. Ungeklärt bleibt jedoch, auf welchem Wege dieser zustande kommt. Zu diskutieren wäre, ob das Tegretal eine Restfunktion der ADH-Sekretion zu stimulieren vermag oder etwa unwirksam zirkulierendes ADH aktiviert. Mit experimentellen Studien zu diesem Fragenkomplex haben wir begonnen.

Zusammenfassung

In einem Behandlungszeitraum bis zu 2 Jahren hat sich das psychotrope Antiepileptikum Tegretal bei 7 Patienten mit Diabetes insipidus und in 29 Fällen mit Polyurie und Polydipsie nach Hypophysen-OP als antidiuretisch hoch wirksam erwiesen. Untersuchungen zur Frage des Wirkungsmechanismus haben gezeigt, daß Tegretal einen meßbaren Anstieg der ADH-Aktivitäten hervorzurufen scheint und die Beseitigung der D.i.-Symptomatik offenbar hiermit im Zusammenhang steht. Eine definitive Antwort auf die Frage nach dem Wirkungsmechanismus ist vorläufig noch nicht möglich.

Literatur

1. Braunhofer, J.: Med. Klin. 60, 343 (1965). — 2. Braunhofer, J., u. Zicha, L.: Med. Welt 17, 1875 (1966). — 3. Frahm, H., u. Šmejkal, V.: Med. Welt 20, 1511 (1969). — 4. Heller, J., and Stulc, J.: Physiol. bohemo. slov. 8, 558 (1959). — 5. Holeček, V., Polák, H., Bláha, J., and Jirásek, M.: Endokrinologie 32, 38 (1954). — 6. Jeffers, J. H., Livezey, M. M., and Austin, J. H.: Proc. Soc. exper. Biol. (N.Y.) 50, 184 (1942).

KUHLMANN, H., DEHMEL, K. H. und MEHNERT, H. (III. Med. Abt. des Städt. Krankenhauses München-Schwabing): **Ergebnisse nierenbioptischer und ophthalmoskopischer Untersuchungen bei Diabetikern**

Seitdem es durch die Entdeckung des Insulins gelungen ist, die Lebenserwartung von Diabetikern zu verlängern, hat die diabetische Retinopathie und Nephropathie als Erscheinungsform der beim Diabetes mellitus auftretenden Mikroangiopathie an Häufigkeit und Bedeutung zugenommen. In diagnostischer Hinsicht gebührt der diabetischen Retinopathie besondere Beachtung, da ihre

Manifestation und ihr Fortschreiten relativ leicht mit Hilfe des Ophthalmoskopes zu erfassen sind.

Für den Verlauf eines Diabetes schicksalsbestimmend jedoch ist die Möglichkeit der Entwicklung renaler Komplikationen, die in einem hohen Prozentsatz als Todesursache bei Diabetikern zugenommen haben.

Im Gegensatz zur Retinopathie waren Manifestation und Ausmaß von Veränderungen an der Niere im Sinne einer Mikroangiopathie lange Zeit erst dann zu erfassen, wenn funktionelle Störungen klinisch zu objektivieren waren.

Mit Einführung der Nierenbiopsie konnten jedoch histologische Veränderungen bereits im Frühstadium nachgewiesen und somit bessere Beziehungen zwischen Morphologie und klinischer Symptomatik hergestellt werden.

Es ließ sich hierbei erkennen, daß die von Kimmelstiel u. Wilson 1936 beschriebene intercapilläre, später als nodulär bezeichnete Glomerulosklerose keineswegs allein als repräsentativ für den Begriff der „diabetischen Nephropathie" anzusehen ist. Pyelonephritiden, tubuläre Atrophien, Papillennekrosen und arterioaterolosklerotische Veränderungen können das Gesamtbild renaler diabetischer Komplikationen prägen, die mit zunehmender Funktionseinschränkung der Nieren dem Kliniker die Symptome eines Kimmelstiel-Wilson-Syndroms vorspiegeln können.

Der Begriff der „Glomerulosklerose" im Rahmen der Mikroangiopathie stellt somit letztlich nur eine histologische Diagnose dar. Durch elektronen- und lichtmikroskopische Untersuchungen an Sektionsmaterial und bioptisch gewonnenem Nierengewebe wurde im Laufe der vergangenen Jahre die diabetische Glomerulosklerose morphologisch in eine diffuse, in eine noduläre und in eine exsudative Form unterteilt.

Während die diffuse Form Vorstadium des nodulären Typs sein soll, werden fließende Übergänge des diffusen in den nodulären Typ bereits als diabetes-spezifisch angesehen, wobei jedoch für klinisch erfaßbare Nierenfunktionsstörungen nach Ansicht verschiedener Autoren der Schweregrad der diffusen Form der Glomerulosklerose und nicht der noduläre Typ maßgeblich sein soll.

Inwieweit hingegen das Auftreten einer Glomerulosklerose überhaupt als diabetes-spezifisch anzusehen ist, gilt in neuer Zeit wieder als umstritten. Beobachtungen wurden mitgeteilt, wonach sowohl diffuse als auch noduläre Glomerulaveränderungen bei normaler Glucosetoleranz nachgewiesen wurden. Wir haben jedoch diese Angaben zu einem Teil an eigenem Untersuchungsgut von etwa 1000 Nierenbiopsien an Nichtdiabetikern unbestätigt gefunden. Während wir niemals eine Glomerulosklerose des nodulären Typs bei Nichtdiabetikern fanden, ließen sich gelegentlich Verbreiterungen der Basalmembranen in Form diffuser, fibrinoider Ablagerungen erkennen, die somit als diabetes-unspezifisch angesehen werden müssen. Wir stimmen darum mit Jahnke und anderen dahingehend überein, daß die diffuse Form der Glomerulosklerose für einen Diabetes unspezifisch ist, hingegen charakteristisch für eine generalisierte Angiopathie sein kann. Als Spezifikum der Mikroangiopathie bei gestörter Glucosetoleranz darf jedoch der Übergang der diffusen in die noduläre Form angesehen werden, wobei exsudative Veränderungen zwischen Basalmembran und Endothelzellen zusätzlich Ausdruck einer besonders schwer verlaufenden nodulären Glomerulosklerose sein können.

Die kausale Abhängigkeit der Mikroangiopathie von der Existenz eines Diabetes unter besonderer Berücksichtigung von Veränderungen an Retina und Niere ließ Untersuchungen über Häufigkeit ihres jeweiligen Auftretens, Ausmaß und Manifestationszeitpunkt gerechtfertigt erscheinen. Wir haben zu dieser Fragestellung 80 nicht ausgewählte und in stationärer Behandlung stehende Diabetiker beiderlei Geschlechts ophthalmoskopisch, nierenbioptisch und klinisch untersucht.

Der Manifestationszeitpunkt der Zuckerkrankheit lag bei diesem Patientenkollektiv zwischen dem 3. und 65. Lebensjahr, während die Dauer des Diabetes zwischen einigen Wochen und 35 Jahren schwankte. Das Lebensalter der Untersuchten betrug zwischen 17 und 75 Jahren.

Bei 29 von 80 Diabetikern (36%) waren Anhaltspunkte für das Vorliegen einer Mikroangiopathie an Retina und Niere nicht nachzuweisen. Unter ihnen befanden sich alle Patienten mit einem frisch entdeckten Diabetes. Nur 15,3% unserer Diabetiker mit einer Krankheitsdauer von mehr als 10 Jahren ließen Gefäßveränderungen am Augenhintergrund und an der Niere nicht erkennen, während bei einer Diabetesdauer bis zu 10 Jahren 56% ohne Zeichen einer Mikroangiopathie zu diagnostizieren waren.

Die Verteilung der Mikroangiopathie bezogen auf die Diabetesdauer zeigt die Tabelle 1.

Der Verlauf der diabetischen Mikroangiopathie läßt mit zunehmendem Schweregrad einer Retinopathie histologisch entsprechende Befunde an den Nieren erkennen. Die Weiterentwicklung der leichten diffusen Form der Glomerulosklerose zum ausgeprägten nodulären Typ ging nach unseren Beobachtungen grundsätzlich mit einer deutlichen Verschlechterung der Nierenfunktion und Ausbildung einer Hypertonie einher. Chronisch niereninsuffiziente oder urämische

Tabelle 1. *Beziehung zwischen Diabetesdauer und diabetischer Mikroangiopathie bei 80 Diabetikern*

Diabetesdauer in Jahren	Anzahl der Patienten	Ohne Retinopathie ohne Glomerulosklerose	Mit Retinopathie ohne Glomerulosklerose	Ohne Retinopathie mit Glomerulosklerose	Mit Retinopathie mit Glomerulosklerose
0— 5	24	18	3	2	1
5—15	34	10	10	2	12
15—25	17	1	3	2	11
> 25	5	∅	3	∅	2
			19	6	26
Insgesamt:	80	29		51	

Diabetiker zeigten bioptisch überwiegend Glomerulosklerosen von rein nodulärer Form. Es fällt uns somit schwer, Vermutungen anderer Autoren zu bestätigen, wonach für den klinischen Ablauf und Ausbildung von Nierenfunktionsstörungen die diffuse Form der Glomerulosklerose entscheidend sein soll, während die noduläre klinische Symptome nur wenig beeinflussen würde. Fernerhin fanden wir niemals noduläre Veränderungen an den Glomerula ohne Funktionseinschränkung der Nieren, hingegen konnten bioptisch bei unauffälliger Nierenleistung und ohne Hypertonie diffuse Veränderungen an den Glomerula histologisch nachgewiesen werden.

Wir sind somit der Ansicht, daß Häufigkeit, Ausmaß und Manifestationszeitpunkt der Retinopathie und der Glomerulosklerose überwiegend von der Dauer des Diabetes und bis zu einem gewissen Grade von seiner Stoffwechselführung abhängig sind. Nicht die Schwere der Stoffwechselstörung und das Alter der Patienten sind hierbei entscheidende Faktoren. Wir fanden bestätigt, daß der Manifestationszeitpunkt der Mikroangiopathie an Augenhintergrund und Niere parallel läuft, jedoch funktionell an der Niere erst zu einem Zeitpunkt erfaßt werden kann, an dem lichtmikroskopisch bereits deutliche Veränderungen im Sinne einer Glomerulosklerose bestehen. Es sollte darum besonders betont werden, daß ein Fehlen von Fundusveränderungen im Sinne einer diabetischen Retinopathie das Bestehen einer nodulären Glomerulosklerose praktisch ausschließt. Dies scheint uns differentialdiagnostisch im Hinblick auf eine Pyelonephritis besonders wichtig zu sein.

Schematisch läßt sich die Korrelation zwischen den verschiedenen Diabetesstadien und dem Ausmaß der Mikroangiopathie entsprechend der Tabelle 2 darstellen. Wir können uns ferner der Meinung anschließen, daß die diffuse Form der Glomerulosklerose diabetes-unspezifisch ist, jedoch das Vorstadium des diabetes-spezifisch nodulären Typs darstellen. Für zunehmende Störungen der Nierenfunktion hingegen glauben wir jedoch an Hand unserer bioptischen Befunde den Schweregrad der nodulären Umgestaltung der Glomerula verantwortlich machen zu dürfen.

Eine kausale Therapie der Mikroangiopathie gibt es nicht. Durch Diagnose von Frühstadien des Diabetes, durch Maßnahmen zum Hinausschieben des Manifestationszeitpunktes eines Diabetes und durch konsequente Stoffwechselführung,

Tabelle 2. *Schematische Darstellung des Verlaufs der diabetischen Mikroangiopathie an Retina und Niere*

Stadien der Retinopathie	∅	I	I—II	I—III	I—III
Störung der Nierenfunktion	∅	∅	minimal bis deutlich	deutlich	deutlich bis schwer
lichtmikroskopische Nierendiagnose	∅	∅	diffuse Glomerulosklerose	diffuse + nodul. Glomerulosklerose	noduläre Glomerulosklerose
elektronenmikroskopische Nierendiagnose	ultrastrukturelle Veränderungen (z. B. Basalmembran)	diffuse Glomerulosklerose	diff. + nodul. Glomerulosklerose	noduläre Glomerulosklerose

N.B. Bei histologisch gesicherter diffuser Glomerulosklerose ohne Retinopathie werden keine oder nur geringgradige Störungen der Nierenfunktion beobachtet.

um einer normalen Stoffwechsellage nahe zu kommen, kann eine erfolgreiche Prophylaxe getrieben werden, die es wahrscheinlich ermöglicht, schwere zusätzliche Komplikationen an den Gefäßen zu vermeiden.

SCHEMMEL, K., LAHRTZ, HG., LEYBOLD, K., HAUPT, E. und EICKENBUSCH, W. (II. Med. Univ.-Klinik und -Poliklinik Kiel): **Der Einfluß von Tolbutamid auf die Bindungskapazität von Serumeiweiß für** ^{131}**J-Thyroxin,** ^{131}**J-Insulin und Cortisol**

Die Sulfonylharnstoffe, die als orale Antidiabetica weltweite Bedeutung gewonnen haben, sind schon seit längerem in Zusammenhang mit dem Schilddrüsenstoffwechsel gebracht worden. So ist die antithyreoidale Wirkung von Carbutamid — geläufig unter dem Handelsnamen Nadisan — bekannt. Diese Eigenschaft wird auf den im Molekül enthaltenen Paraaminobenzolring zurückgeführt. Aber auch bei den anderen bekannten Sulfonylharnstoffen, wie Tolbutamid (Rastinon, Artosin usw.) und Chlorpropamid (Diabinese) ist eine thyreostatische Wirkung diskutiert worden. Hierbei ziehen die Autoren als Parameter des Schilddrüsenstoffwechsels die Werte für das proteingebundene Jod heran: Die PBJ-Werte lagen bei Diabetikern, die mit Tolbutamid behandelt wurden, gegenüber Kontrollgruppen signifikant niedriger, wenn größere Kollektive untersucht wurden. Über den Wirkungsmechanismus von Tolbutamid ist aber bekannt, daß diese Substanz zwar vor allem eine Insulinfreisetzung aus dem Langerhansschen Inselorgan bewirkt, jedoch konnten die Arbeitsgruppen um Antoniades u. Pfeiffer zeigen, daß noch ein weiterer antidiabetischer Effekt dieser Substanz darin liegt, daß der freie —

d. h. biologisch-aktive — Anteil des zirkulierenden Insulins gegenüber dem gebundenen zunimmt.

Auch das Thyroxin liegt in einem überwältigenden Anteil an Eiweiß gebunden vor, und nur etwa $1^0/_{00}$ des Gesamtthyroxins zirkuliert frei, wobei allein dieser Anteil stoffwechselaktiv und im Regelsystem wirksam ist. Es galt daher zu prüfen, ob unter Tolbutamid die Bindungskapazität der Serumeiweißkörper für Thyroxin abnimmt. Damit wären die erniedrigten PBJ-Werte erklärt, die dann aber nicht mehr Ausdruck einer Hypothyreoseneigung sind, sondern so verstanden werden müssen, daß sich das Regelsystem Schilddrüse-Hypophyse bei relativer Zunahme des freien Thyroxins für die Erhaltung einer gleichbleibenden Stoffwechselleistung auf einen niedrigeren Gesamtthyroxinspiegel einpendelt.

Wir führten hierzu in vitro-Versuche an gepoolten Normalseren unter steigenden Tolbutamidzusätzen durch und bestimmten die Veränderung der Bindungskapazität für hinzugefügtes [131]J-Thyroxin. Wir bedienten uns dabei der Methode von v. Hattingberg u. Klaus zur Trennung von proteingebundenen und frei diffusiblen Serumanteilen durch Sephadex G 25, die diese Autoren für das Calcium beschrieben und die wir gemeinsam mit Zepf für Magnesium

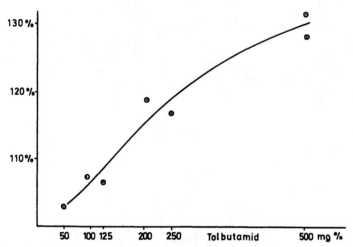

Abb. 1. Zunahme des freien Anteiles von 60 vg/ml [131]J-Thyroxin unter steigender Tolbutamidkonzentration

entwickelt haben. Es handelt sich beim Sephadex um hochvernetzte Dextrane, die die Eigenschaft haben, daß große Moleküle nicht in das Innere derartiger Gelkörper eindringen, sondern sich nur im extragranulären Lösungsmittelvolumen verteilen, während kleine Moleküle in die Wasserphase des Gels übergehen. Wird also eine Serumprobe mit einer vergleichsweise sehr geringen Sephadexmenge inkubiert und nach vollständiger Äquilibrierung die Lösung rasch entfernt, so stimmen die Konzentrationen im Gelwasser mit den Konzentrationen in der eiweißfreien Phase des Serums nach Korrektur des geringen Verdünnungsfaktors überein. Diese Methode hat gegenüber anderen Trennverfahren wie Säulenchromatographie, Ultrafiltration und Ultrazentrifugation den Vorteil, daß eine Nachdissoziation vermieden wird. Es sei nicht verschwiegen, daß eine Verunreinigung durch anhaftende Serumanteile berücksichtigt werden muß. Diese können aber unter gleichen Bedingungen konstant gehalten werden. Daher erschien uns die Methode, insbesondere für vergleichende Untersuchungen über Veränderungen der Bindungskapazität, sehr gut geeignet.

Die Ergebnisse über die Veränderung der Serumbindungskapazität für [131]J-Thyroxin zeigt die erste Abbildung. Es ergibt sich eine eindeutige, dosisabhängige Zunahme des freien Anteils von [131]J-Thyroxin. Jeder der hier aufgeführten Punkte gibt den Mittelwert von jeweils zehn Einzelbestimmungen wieder. Dies bedeutet, daß unter physiologischen Dosen eine Senkung der Bindungskapazität um etwa 10% erwartet werden könnte. Dieser Prozentsatz entspricht in etwa der Erniedrigung der PBJ-Werte, die von Burdick u. Brice (1968) an Hand eines größeren

Untersuchungsgutes von tolbutamidbehandelten Diabetikern gegenüber Normalpersonen und insulinbehandelten Diabetikern gefunden wurde. Auch bei diesem
Krankengut von 200 tolbutamidbehandelten Diabetikern hatte sich nie eine Hypothyreose manifestiert. Auf Grund der hier angeführten in vitro-Ergebnisse und der
aus der Literatur entnommenen Befunde ergibt sich, daß die Verabreichung von
Tolbutamid zwar zu einer Erniedrigung des proteingebundenen Jods führen kann,
wobei dieser Befund nicht Ausdruck einer Neigung zur Hypothyreose ist, sondern
lediglich die Veränderung der Bindungskapazität für Thyroxin bei konstantem
freiem und damit stoffwechselwirksamem Anteil darstellt.

In jüngster Zeit kamen Hershmann u. Mitarb. (1968) zu ähnlichen Ergebnissen.
Auch sie fanden eine deutliche und dosisabhängige Abnahme der Bindungskapazität für Trijodthyronin, gemessen mit dem T_3-Absorptionstest. Sie zeigten
diese Veränderungen auch schon bei geringeren Dosen von Tolbutamid und

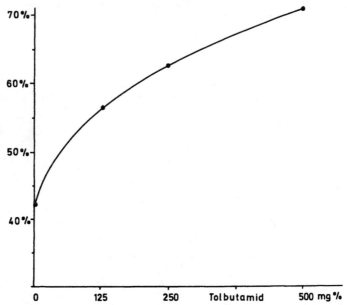

Abb. 2. Veränderungen des T_3-Absorptionstests bei Normalseren unter steigender Tolbutamidkonzentration

Chlorpropamid, allerdings führten sie ihre Untersuchungen in erheblich saurerem
Milieu durch, während wir in neutralem Bereich arbeiteten. Hierdurch dürften
diese Unterschiede erklärt sein. In Abb. 2 sind unsere Ergebnisse über die Bindungskapazität von Trijodthyronin im T_3-Absorptionstest aufgeführt, die die
Befunde von Hershmann et al. bestätigen. Auch für T_4 konnten diese Autoren eine
Verminderung der Bindung an thyroxinbindendes Globulin elektrophoretisch
nachweisen.

In diesem Zusammenhang versuchten wir zusätzlich, die Ergebnisse von
Antoniades u. Mitarb. zu bestätigen, die auch für Insulin eine Veränderung der
Bindungskapazität zugunsten des freien Insulins nachgewiesen haben. Wir bedienten uns hierzu der gleichen Methodik wie für das [131]J-Thyroxin, nur verwendeten wir an Stelle des Sephadex G 25 Sephadex G 75 und setzten unter steigenden
Tolbutamiddosen gepoolten Normalseren [131]J-markiertes Schweineinsulin zu.
Auch hier besteht eine signifikante und dosisabhängige Zunahme des freien Insulinanteils gegenüber dem gebundenen unter steigender Tolbutamiddosis, wobei
allerdings das Maximum deutlich niedriger liegt als bei Thyroxin. Unter neutralen

Verhältnissen und in physiologischem Bereich erreicht nach unseren Befunden die Zunahme des freien Anteils kaum 10%, wobei dieser Befund allerdings signifikant ist. In biologischen Aktivitätsmessungen konnten Antoniades et al. deutlich größere Aktivitätszunahmen nachweisen. Es sei darauf hingewiesen, daß unsere Versuche mit exogen zugeführtem Schweineinsulin durchgeführt wurden, das gegenüber endogenem Insulin in wesentlich geringerem Maße an Serumeiweiß gebunden wird. Dennoch scheint sich an Hand dieser Ergebnisse die Annahme von Antoniades et al. zu bestätigen, daß neben dem bekannten Wirkungsmechanismus der Insulinfreisetzung aus dem Pankreas auch die Veränderung der Bindungskapazität im Serum zugunsten des freien Insulins eine gewisse Rolle spielen kann.

In weiteren in vitro-Versuchen untersuchten wir die Bindungskapazität für Cortisol an Serumeiweiß unter Tolbutamid. Wir bedienten uns hier der von Leybold u. Mitarb. (1967) entwickelten Methode. Gesamtcortisol wurde nach de Moor et al. und der freie Anteil aus der Differenz nach Inkubation mit $\Delta 4$-3-Ketosteroidhydrogenase aus Rattenlebermikrosomen bestimmt. Hierbei scheint sich zumindest für exogen zugeführtes Cortisol unter Tolbutamid keine signifikante Veränderung der Bindungskapazität nachweisen zu lassen.

Bei den Untersuchungen über die Bindungsverhältnisse von Thyroxin und Insulin verwendeten wir zusätzlich an Stelle von Tolbutamid ein weiteres Antidiabeticum, das unter der Bezeichnung HB 419 bzw. Euglucon bekannt geworden ist. Unter gleichen Versuchsbedingungen konnten wir keine signifikante Veränderung der Bindungskapazität für Thyroxin nachweisen.

Tolbutamid führt zu einer deutlichen Abnahme der Bindungskapazität für Thyroxin, Trijodthyronin und auch für Insulin. Die an großen Untersuchungsgruppen gefundenen erniedrigten PBJ-Werte werden hierdurch erklärt. Diese sind allerdings nicht mehr ein Parameter für eine Hypothyreoseneigung, sondner wahrscheinlich lediglich Ausdruck der Veränderungen im Regelkreissystem bei konstanter Stoffwechselleistung.

Aussprache

Herr LYDTIN, H. (München):

Zu Herrn FRAHM: Die zur Verfügung stehenden biologischen Nachweismethoden für ADH besitzen eine große Fehlerbreite und die Empfindlichkeit schwankt in weiten Bereichen. Es wird deshalb angeregt, die Anstiege der Serum-ADH-Werte weiter zu sichern (spez. Entaktivierung der Serumproben, Einführung von Extraktions- und Anreicherungsverfahren). Dazu könnten die Auslaßversuche bei Patienten mit Polydipsie durch Placeboversuche ergänzt werden.

GÖBEL, P. und KLING, U. (Med. Univ.-Poliklinik Tübingen): **Nicht-aldosteronbedingter Mineralocorticoidismus**

Vom Conn-Syndrom [1 bis 3] ist der nicht-aldosteronbedingte Mineralocorticoidismus abzugrenzen. Wie bei jenem ist das klinische Bild gekennzeichnet durch 1. Adynamie, 2. Polydipsie und Polyurie, 3. eine mehr oder weniger ausgeprägte Hypertonie. Die Laboruntersuchungen ergeben eine 1. Hypokaliämie und 2. schwere metabole Alkalose. Im Gegensatz zum Conn-Syndrom ist aber 3. die Aldosteronausscheidung vermindert bis normal bei gesteigerter Sekretion der übrigen Mineralocorticoide (DOC, Corticosteron). Den primären nicht-aldosteronbedingten Mineralocorticoidismus findet man beim DOC- und Corticosteronbildenden NN-Carcinom [4 bis 9], den sekundären infolge ACTH-Exzeß bei 1. hypophysär-corticotropen Geschwülsten [6, 10 bis 12], 2. ektopischer ACTH-Bildung unreifer corticotroper Geschwülste [5, 6, 13 bis 23], 3. beim 17α-Hydroxylasemangel [24 bis 27]. Zusätzliche Leitsymptome können bei sekundärem nichtaldosteronbedingtem Mineralocorticoidismus Pigmentierung, Ödeme, Hirsutismus und Steroiddiabetes sein. Im folgenden wird über vier derartige Fälle berichtet.

1. 39jähr. Pat. E. M. (Hauptzelladenom der Hyophyse): Seit 3 Monaten vor der Aufnahme Adynamie, Polydipsie, Polyurie, seit 14 Tagen starke Kopfschmerzen und Doppelbilder. — 188 cm großer, 98,7 kg schwerer, adipöser, am ganzen Körper behaarter Mann ohne Cushingzüge. Linksseitige Abducensparese, bitemporale Hemianopsie. Hochgradig erweiterte Sella mit Zerstörung des Sellabodens. Prädiabetische Stoffwechsellage. Plasmacortisol mit 20,4 µg/100 ml (16⁰⁰) erhöht, unter Dexamethason (2 Tage je viermal 1,5 mg) kein Abfall, inverser Tagesrhythmus: 27,2 (1. Tag, 16⁰⁰); 37,5 (2. Tag, 8⁰⁰) und 61,2 µg/100 ml (2. Tag, 16⁰⁰). Plasmarenin < 7 ng A/L/min.*

2. 53jähr. Pat. A. P. (granuläres Nierencarcinom): Seit 1¹/₂ Monaten vor der Aufnahme Adynamie, Polydipsie, Polyurie, Haarausfall, Bartwuchs, Braunverfärbung an den unbedeckten Hautstellen. — 165 cm große, 53 kg schwere Patientin. Starke Pigmentierung im Gesicht (mit Barba) und an den Vorderarmen, geringer auch am Stamm sowie perimammillär. Derbe faustgroße Resistenz im rechten Oberbauch, medial davon leises Gefäßgeräusch. Leichte Unterschenkelödeme. Hypokaliämie-EKG mit verlängerter relativer QT-Dauer, T-U-Verschmelzung und flach negativem T in V₂. Diabetische Stoffwechsellage. Plasmacortisol mit 61,2 µg/100 ml stark erhöht, Plasmarenin < 7 ng A/L/min.

3. 61jähr. Pat. J. W. (vorwiegend epitheliales Thymom) [21].

Die weiteren wesentlichen klinischen Daten und biochemischen Befunde (Methodik [21]) zeigt Abb. 1. Beim *hypophysär-corticotropen Tumor* (Fall 1) ist das Plasma- ACTH vor Op. mit 23,3 mE/100 ml (8⁰⁰) maximal erhöht ähnlich dem Wert von Steeno u. de Moor [17], die Aufarbeitung des Hypophysentumors ergibt 381 mE ACTH/mg (normaler ACTH-Gehalt menschlicher Hypophysen 39 bis 105 mE/mg [15]). Demzufolge sind die der Cortisol-, 11-Desoxycortisol-, Corticosteron- und DOC-Sekretion entsprechenden Tetrahydrometaboliten im Urin beträchtlich gesteigert. Während die Ausscheidung von TH-Cortisol und -Cortison (18,46 bzw. 17,25 mg/d) der von Cost [14a] beim basophilen Adenom festgestellten entspricht, betragen TH-11-Desoxycortisol (4,23 mg/d), TH-Corticosteron (10,77 mg/d), TH-11-Dehydrocorticosteron (3,6 mg/d) und TH-DOC (0,42 mg/d) etwa das Zehnfache der dortigen Höchstwerte (s. a. Crane u. Harris [5]). Die gesteigerte DOC- und Corticosteronbildung verursacht Hypertonie, Hypokaliämie und dekompensierte metabolische Alkalose. Die Aldosteronausscheidung liegt mit 5,4 µg/d an der unteren Normgrenze. — Abgesehen von einer Amaurose rechts ist Pat. nach Tumorexstirpation und Hormonsubstitution jetzt voll leistungsfähig; Blutdruck, Serumkalium und Säurebasenstatus sind normal, Steroidausscheidung entsprechend vermindert, Plasma-ACTH 0.

Ähnliches gilt für den *extrahypophysär-corticotropen Tumor* (Fall 2) mit einem Plasma-ACTH von 17,12 mE/100 ml vor Op. und einer ACTH-Konzentration im Tumor von 105 mE/g (s. a. Liddle et al. [15]). THF und THE liegen mit 6,86 und 8,21, desgleichen THB und THA mit 2,69 bzw. 0,38 zwar niedriger als im ersten Falle, dafür THS und THDOC mit 7,34 und 1 mg/d deutlich höher, auch die 17-KS (vgl. Cohen et al. [16]). Danach kann man mit Sharma, Forchielli u. Dorfman [28] einen hemmenden Einfluß der gesteigerten adrenalen Androgenproduktion auf die 11 β-Hydroxylierung annehmen, da sonst die Werte für THF, THE, THB und THA beim extrahypophysären corticotropen Tumor überwiegend höher, für THS und THDOC niedriger liegen [5, 13, 14]. Hierdurch ergibt sich auch eine zusätzliche Erklärung für die extrem niedrige Aldosteronausscheidung (1,2 µg/d). Sie liegt nach Nephrektomie re. mit Entfernung des Tumors jetzt im Normbereich (8,5 µg/d); RR, Serumkalium und Säurebasenhausahlt sind normalisiert, Plasma-ACTH 0,21 mE/100 ml. Die Pat. fühlt sich wohl, Pigmentierung, Ödeme, Hirsutismus und Steroiddiabetes sind verschwunden. — Im dritten Falle eines nichtaldosteronbedingten Mineralocorticoidismus längerer Laufzeit war eine Operation nicht mehr rechtzeitig möglich [21].

---

* Herrn Doz. Dr. D. Klaus danke ich für die Renin-Bestimmungen.

4. 34jähr. Pat. F. G. (17 α-Hydroxylasemangel, testikuläre Feminisierung, multiple Mißbildungen): Seit 4 Jahren vor der Aufnahme Hypertonie, zunehmende Muskelschwäche,
Parästhesien, tetanische Muskelkrämpfe, Polydipsie, Polyurie. — 169,5 cm große, 65,1 kg
schwere Pat. mit leichten Unterschenkelödemen bei sekundärem nicht-aldosteronbedingtem

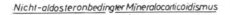

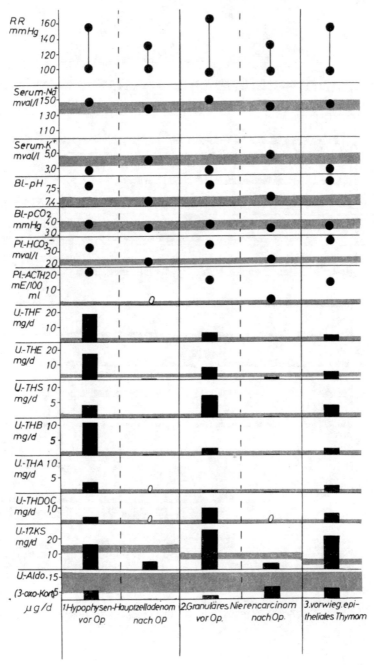

Abb. 1

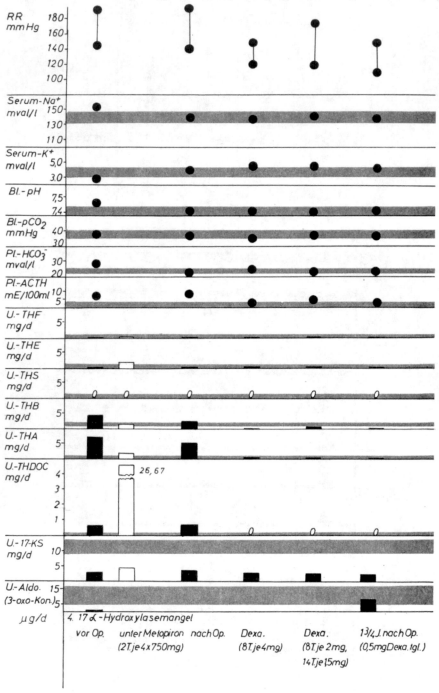

Abb. 2

Mineralocorticoidismus (s. Abb. 2). Hypokaliämie-EKG, nicht nachweisbares Plasmarenin im Liegen ohne Anstieg nach Aufstehen und 4 Std. Herumgehen sowie nach Natriumentzug. Ursache ist ein 17α-Hydroxylasemangel der Nebenniere [24 bis 26], der zu einer primären Cortisolinsuffizienz führt (abs. Eos. 900/mm³). Diese wird durch eine beträchtlich erhöhte ACTH-Bildung (Plasma-ACTH 6,17 mE/100 ml) auf Kosten einer vermehrten Cortexon- und Corticosteronbildung aus Progesteron überbrückt (Verminderung der 17-Hydroxycorticoide im Urin, THS ist 0, beträchtlich vermehrte Ausscheidung der 17-Desoxycorticoide, der Metaboliten von Cortexon und Corticosteron). Erheblich verminderte Aldosteronausscheidung (0,4 μg/d). — Nach Metopiron bleibt der normalerweise zu erwartende Anstieg der 17-Hydroxycorticoide im Urin durch die ACTH-abhängige Vermehrung von 11-Desoxycortisol infolge Blockierung der 17α-Hydroxylase aus. Dafür steigt die 17-Hydroxylase-unabhängige Sekretion von Cortexon stark an, TH-DOC ist maximal erhöht. — Nach Resektion der linken und zur Hälfte der rechten Nebenniere, die eine knotige Hyperplasie ergibt, Befund im wesentlichen unverändert, lediglich Serumkalium und Säurebasenstatus vorübergehend normalisiert. Erst nach Dexamethason-Dauerbehandlung (0,5 mg/d) geht die Hypertonie auf 150/105 mm Hg unter andauernder Normalisierung von Serumkalium, Säurebasenstatus sowie Anstieg des Plasmarenins auf 15 ng A/L/min und des Aldosterons auf 8,4 μg/d zurück. ACTH-, Corticosteron- und Cortexonsekretion sind deutlich verringert bzw. 0. Pat. ist jetzt in ihrem Beruf wieder voll leistungsfähig. — Bezüglich des Syndroms der testikulären Feminisierung, das auf einen 17-Hydroxylasemangel in den Testes zurückzuführen ist, und der weiteren Mißbildungen wird in diesem Zusammenhang auf einen früheren Bericht [26] verwiesen.

Zusammenfassung

Der sekundäre Mineralocorticoidismus wird durch einen ACTH-Exzeß (corticotrop, extrahypophysär corticotrop, 17α-Hydroxylasemangel) hervorgerufen und ist, wie auch der primäre, durch einen fehlenden gleichzeitigen Anstieg der Aldosteronsekretion charakterisiert (nicht-aldosteronbedingter Mineralocorticoidismus). Hierbei kann neben anderen möglichen Faktoren [21] eine intraadrenale Hemmung durch die erhöhte Bildung von DOC (und Corticosteron) wesentlich wirksam sein [29].

Literatur

1. Conn, J. W.: J. Lab. clin. Med. 45, 6 (1955). — 2. Conn, J. W.: Arch. intern. Med. 97, 135 (1956). — 3. Simpson, S. A., Tait, J. F., Wettstein, A., Neher, R., Euw, J. V., Schindler, O. und Reichstein, T.: Experientia (Basel) 10, 132 (1954). — 4. Marquézy, R. A., Bricaire, H., Laudat, M. H., Courjaret, J. et Philbert, M.: Ann. Endocr. (Paris) 26, 247 (1965). — 5. Crane, M. G., and Harris, J. J.: J. clin. Endocr. 26, 1135 (1966). — 6. Biglieri, E. G., Slaton, P. E., Schambelan, M., and Kronfield, S. J.: Amer. J. Med. 45, 170 (1968). — 7. Solomon, S. S., Swersie, S. P., Paulsen, C. A., and Biglieri, E. G.: J. clin. Endocr. 28, 608 (1968). — 8. Fukushima, D. K., Gallagher, T. F., Greenberg, W., and Pearson, O. H.: J. clin. Endocr. 20, 1234 (1960). — 9. Biglieri, E. G., Hane, S., Slaton, P. E., and Forsham, P. H.: J. clin. Invest. 42, 516 (1963). — 10. Karl, H. J., Raith, L. und Fischer, W.: 11. Symp. dtsch. Ges. Endokrinologie 1965, 156. — 11. Karl, H. J., u. Raith, L.: Verh. dtsch. Ges. inn. Med. 71, 370 (1965). — 12. Winkelmann, W., Bethge, H., Jellinghaus, W. und Zimmermann, H.: 12. Symp. dtsch. Ges. Endokrinologie 1967, 247. — 13. Meador, C. K., Liddle, G. W., Island, D. P., Nicholson, W. E., Lukas, Ch. P., Nuckton, J. G., and Luetscher, J. A.: J. clin. Endocr. 22, 693 (1962). — 14. Cost. W. S.: Lancet 1963, I, 362. — 14a. Cost, W. S., Acta endocr. (Kbh.) 42, 39 (1963). — 15. Liddle, G. W., Island, D. P., Ney, R. L., Nicholson, W. E., and Shimizu, N.: Arch. int. Med. 111, 471 (1963). — 16. Cohen, R. D., Ross, I. P., and Dayan, A. D.: J. clin. Endocr. 24, 401 (1964). — 17. Steeno, O., u. De Moor, P.: 11. Symp. dtsch. Ges. Endokrinologie 1965, 165. — 18. Hänze, W., u. Pierach, C. A.: Dtsch. med. Wschr. 91, 837 (1966). — 19. Kracht, J., u. Pfotenhauer, H.: 12. Symp. dtsch. Ges. Endokrinologie 1967, 274. — 20. Tamm, J.: Verh. dtsch. Ges. inn. Med. 73, 481 (1967). — 21. Göbel, P., u. Schmidt, U.: Verh. dtsch. Ges. inn. Med. 1967, 1066. — 22. Steel, K., Baerg, R. D., and Adams, D. O.: J. clin. Endocr. 27, 1285 (1967). — 23. Burmeister, P., Bianchi, L., Klietmann, W. und

Torhorst, J.: Dtsch. med. Wschr. **93**, 164 (1968). — 24. Biglieri, E. G.: J. clin. Invest. **45**, 987 (1966). — 25. Biglieri, E. G., Herron, M. A., and Brust, N.: J. clin. Invest. **45**, 1946 (1966). — 26. Göbel, P., Klaus, D., Siebner, H., Schmidt, U., Schürholz, J. und Minssen, M.: Therapiewoche **17**, 2031 (1967). — 27. Goldsmith, O., Solomon, D. H., and Horton, R.: New Engl. J. Med. **277**, 673 (1967). — 28. Sharma, D. C., Forchielli, E., and Dorfman, R. I.: J. biol. Chem. **238**, 572 (1963). — 29. Newton, M. A., and Laragh, J. H.: J. clin. Endocr. **28**, 1006 (1968).

WINKELMANN, W. (Med. Univ.-Poliklinik Köln-Lindenthal u. Med. Klinik Köln-Merheim); BETHGE, H., HACKENBERG, K., SOLBACH, H. G. und ZIMMERMANN, H. (2. Med. Univ.-Klinik Düsseldorf): **Untersuchungen zur Nebennierenrindenfunktion bei primärer NNR-Insuffizienz*)**

Bei der primären NNR-Insuffizienz sind bisher verschiedentlich Urin- und Plasmacorticosteroide untersucht worden, die teilweise im unteren Normbereich lagen und teilweise stark erniedrigt waren [1, 2, 3, 4]. Es wird daher bei eindeutig gesicherter Diagnose zwischen relativer und absoluter primärer NNR-Insuffizienz unterschieden. Cortisolsekretionsraten sind bei diesem Krankheitsbild bisher nur vereinzelt mitgeteilt worden [5], während über die Corticosteronsekretion nichts bekannt ist. — Wir haben bei zwölf Patienten mit primärer NNR-Insuffizienz die 17-OHCS im Urin und die 11-OHCS im Plasma basal und unter ACTH sowie die Cortisol- und Corticosteronsekretionsraten unter Basalbedingungen bestimmt. — Die 17-OHCS im Urin wurden als Tetrazoliumblauchromogene [6] und die 11-OHCS im Plasma fluorometrisch gemessen [7]. Die Cortisol- und Corticosteronsekretionsraten wurden nach dem Isotopenverdünnungsprinzip modifiziert nach KARL [8] bei gleichzeitiger intravenöser Applikation von 0,2 µC ^{14}C-Cortisol (spez. Aktivität 30,4 mC/mM) und 1,3 µC ^{3}H-Corticosteron (spez. Aktivität 20,5 C/mM) ermittelt. — Abb. 1 zeigt oben die 11-OHCS im Plasma um 9 Uhr vormittags, darunter die Ausscheidung der 17-OHCS im Urin, die Cortisol- und unten die Corticosteronsekretionsraten bei den zwölf Patienten mit primärer NNR-Insuffizienz. Mittelwerte und unterer Streubereich bei Normalpersonen sind zum Vergleich aufgetragen. Die 11-OHCS im Plasma schwankten zwischen 3,7 und 15,6 γ-%, wobei die Werte von sechs Patienten oberhalb des unteren Normbereichs lagen. Die Cortisolsekretion betrug zwischen 1,2 und 14,7 mg/24 Std. Neben stark erniedrigten Werten waren vier normal und zwei nur geringfügig vermindert. Auf Grund dieser Befunde ließ sich das Gesamtkollektiv in eine erste Gruppe von sechs Patienten mit relativer und eine zweite von ebenfalls sechs Kranken mit absoluter primärer NNR-Insuffizienz unterteilen. Die Ausscheidung der 17-OHCS lag nur bei zwei Patienten im Normbereich und war bei den übrigen erniedrigt. Die Corticosteronsekretion schwankte zwischen 0,6 und 3,7 mg/24 Std. — Die mittlere Ausscheidung der 17-OHCS im Urin war bei der relativen primären NNR-Insuffizienz mit 5,7 ± 2,5 und ausgeprägter bei der absoluten mit 3,2 ± 0,9 gegenüber 10,6 ± 3,6 mg/24 Std bei Normalpersonen erniedrigt. Dementsprechend waren auch die 11-OHCS im Plasma um 9 und 24 Uhr bei beiden Gruppen mit 8,6 ± 3,5 und 6,9 ± 1,1 bzw. 5,3 ± 0,9 und 4,7 ± 0,6 gegenüber Normalwerten von 12,8 ± 6,4 und 6,5 ± 2,9 γ-% vermindert. Die Tagesrhythmik war bei der absoluten primären NNR-Insuffizienz nahezu vollständig aufgehoben. Die Mittelwerte der 17-OHCS im Urin und der 11-OHCS im Plasma waren unter ACTH bei beiden Gruppen geringfügig erhöht; der Anstieg war jedoch in keinem Fall statistisch signifikant. — Auf der Abb. 2 sind die mittlere Cortisol- und Corticosteronsekretion beider Gruppen im Vergleich zu Normalpersonen aufgetragen. Die Cortisolsekretion war bei den Patienten mit relativer primärer NNR-Insuffi-

---
*) Mit dankenswerter Unterstützung des Landesamtes für Forschung des Landes NRW und der Deutschen Forschungsgemeinschaft.

zienz mit 9,9 ± 3,1 nur verhältnismäßig gering gegenüber dem Normalwert von 15,0 ± 3,5 mg/24 Std vermindert, während der Mittelwert von 2,2 ± 1,5 mg/24 Std bei den Patienten mit absoluter NNR-Insuffizienz stark erniedrigt war. Die Differenz zwischen beiden Gruppen ist statistisch signifikant. Die mittlere Corticosteronsekretion war in beiden Gruppen mit 2,4 ± 0,8 bzw. 1,4 ± 0,7 gegenüber 3,6 ± 0,6 mg/24 Std bei Normalpersonen ebenfalls vermindert. Bei den Patienten mit absoluter primärer NNR-Insuffizienz war die prozentuale Erniedrigung der Corticosteronsekretion jedoch geringer als die der Cortisolsekretion, so daß der

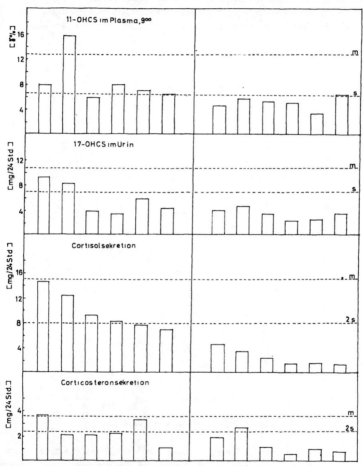

Abb. 1. 11-OHCS im Plasma um 9 Uhr, Ausscheidung der 17-OHCS im Urin sowie Cortisol- und Corticosteronsekretionsraten bei relativer (links) und absoluter primärer NNR-Insuffizienz (rechts)

Cortisol-Corticosteronquotient zugunsten des Corticosterons von 4,2 bei Normalpersonen bzw. 4,1 bei den Patienten mit relativer NNR-Insuffizienz in dieser Gruppe auf 1,6 abfiel.

Bei der absoluten primären NNR-Insuffizienz fand sich in der Anamnese der Patienten kein Anhalt für eine klinisch manifeste Tuberkulose, während vier der Patienten mit relativer NNR-Insuffizienz eine entsprechend positive Anamnese und teilweise röntgenologisch nachweisbare NN-Verkalkungen hatten. Bei einem weiteren Patienten dieser Gruppe ergab die spätere Obduktion eine massive Carcinommetastasierung in beiden Nebennieren, die von einem Bronchialcarcinom als Primärtumor ausging. Eine frühere Tuberkulose war jedoch nicht ganz sicher ausgeschlossen. — Als Ursache der primären NNR-Insuffizienz wird jetzt zu etwa 50% eine Tuberkulose der Nebennieren und zu etwa 50% eine idiopathische Atrophie angenommen [9], bei der Autoimmunreaktionen diskutiert werden. Unsere Befunde sprechen dafür, daß sich bei tuberkulöser Genese zunächst vorzugsweise eine relative NNR-Insuffizienz entwickelt; demgegenüber darf für die idiopathische Atrophie der Nebennierenrinde die rasche Ausbildung einer absoluten Insuffizienz postuliert werden. In Übereinstimmung mit dieser Hypothese wurden bei dem von COPE mitgeteilten Fall eines Addisonpatienten mit hochnormaler Cortisolsekretion ausgeprägte Nebennierenverkalkungen beiderseits als Zeichen einer abgelaufenen Tuberkulose beschrieben [5]. — Bezüglich der Corti-

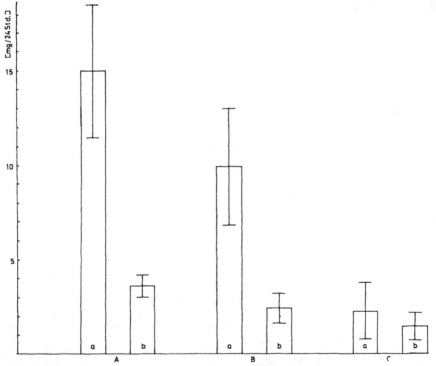

Abb. 2. Mittlere Cortisol (a)- und Corticosteronsekretion (b) bei Normalpersonen (A) sowie Patienten mit relativer (B) und absoluter primärer NNR-Insuffizienz (C)

solsekretion ist bisher nur ein Schwankungsbereich zwischen 0,8 und 19,0 mg/24 Std ohne nähere Angaben über Größe und Art des Kollektivs mitgeteilt worden [5]. Unsere Werte liegen in der gleichen Größenordnung und erlauben zusammen mit den Plasmasteroiden eine Differenzierung zwischen relativer und absoluter primärer NNR-Insuffizienz, deren Kenntnis bei der Einleitung der Therapie von Nutzen ist. — Über die Corticosteronsekretion bei diesem Krankheitsbild ist bisher nichts mitgeteilt worden. Bemerkenswert ist die im Vergleich zum Cortisol geringere Verminderung der Corticosteronsekretion mit Verschiebung des Cortisol-Corticosteronquotienten bei der absoluten primären NNR-Insuffizienz. Ein ähnliches Verhalten ließ sich auch bei ausgeprägter sekundärer NNR-Insuffizienz nachweisen [10]. Diese Befunde stehen im Gegensatz zu älteren Ergebnissen von COST, der beim Morbus Addison stark erniedrigte Werte mit Verschiebung des Verhältnisses von Cortisol- und Corticosteronmetaboliten zugunsten der ersteren fand [4].

Ohne Anwendung von Isotopen dürfte die Genauigkeit der von ihm benutzten Methode besonders im niedrigen Bereich geringer sein, so daß dadurch die Differenzen erklärt werden könnten. — Die geringere Erniedrigung der Corticosteronsekretion bei absoluter NNR-Insuffizienz könnte sowohl morphologisch als auch funktionell bedingt sein. Bei der idiopathischen Nebennierenrindenatrophie findet sich direkt unterhalb der Kapsel vereinzelt noch funktionstüchtiges Gewebe der Zona glomerulosa. In vitro-Versuche sprechen dafür, daß dort neben dem Aldosteron vorwiegend Corticosteron gebildet wird [11], so daß dadurch die Verschiebung des Cortisol-Corticosteronquotienten zustande kommen könnte. Andererseits wäre auch eine raschere Einschränkung der Enzymkapazität zur Biosynthese des Cortisols im Nebennierenrindenrestgewebe zu diskutieren.

Zusammenfassung

Ein Kollektiv von zwölf Addisonpatienten ließ sich auf Grund der Cortisolsekretionsraten und der 11-OHCS im Plasma in eine Gruppe mit relativer und in eine andere mit absoluter primärer NNR-Insuffizienz unterteilen. In der ersten Gruppe fand sich ein hoher Prozentsatz von Patienten mit manifester Tuberkulose in der Anamnese. Die mittlere Cortisolsekretion war in der ersten Gruppe gering und in der zweiten stark erniedrigt. Die Corticosteronsekretion war ebenfalls vermindert, bei der absoluten NNR-Insuffizienz im Vergleich zum Cortisol jedoch geringer, so daß der Cortisol-Corticosteronquotient in dieser Gruppe erniedrigt war.

Literatur

1. Abu Haydar, N., Marc, J. R. St., Reddy, W. J., Laidlaw, J. C., and Thorn, G. W.: J. clin. Endocr. 18, 121 (1958). — 2. Birke, G., Diczfalusy, E., and Plantin, L. O.: J. clin. Endocr. 20, 593 (1960). — 3. Brown, H., Sandberg, A. A., Nelson, D. H., and Tyler, F. H.: Clin. Res. Proc. 1, 93 (1953). — 4. Cost, W. S.: Acta endocr. (Kbh.) 42, 53 (1963). — 5. Cope, C. L.: Adrenal steroids and disease, p. 162. London: Pitman 1965. — 6. Staib, W., u. Teller, W.: Röntgen- u. Lab.-Prax. 13, L 151 (1960). — 7. Bethge, H., Winkelmann, W. und Zimmermann, H.: Klin. Wschr. 43, 1274 (1965). — 8. Karl, H. J., Raith, L. und Decker, W.: 9. Symp. dtsch. Ges. Endokrinologie, 1963 S. 84. — 9. Frawley, T. F.: In Eisenstein, A. B. Ed.: The adrenal cortex. Boston: Little, Brown & Co. 1967. — 10. Winkelmann, W., Bethge, H., Hackenberg, K. und Solbach, H. G.: 15. Symp. dtsch. Ges. Endokrinologie (1969) (im Druck). — 11. Giroud, C. J. P., Stachenko, J., and Piletta, P.: In: Muller, A. F., and O'Connor, C. M.: An International Symposion on Aldosterone, p. 56. London: Churchill 1958.

VECSEI, P., PURJESZ, ST., EHRHARDT, I. und WEINGES, K. F. (II. Med. Univ.-Klinik u. Poliklinik Homburg/Saar); WOLFF, H. P. (I. Med. Univ.-Klinik Mainz):
Vergleichende Untersuchungen von Hydrocortison- und Corticosteron-Sekretionsraten (SR) bei Patienten mit Nebennierenrindeninsuffizienz

Hydrocortison und Corticosteron haben als Hormone eine sehr ähnliche biologische Wirkung. Auch Corticosteron besitzt einen starken Glucocorticoid- und einen relativ schwachen Mineralocorticoideffekt. Es wird heute vermutet, daß das im Nebennierenvenenblut enthaltene Corticosteron, im Gegensatz zum Hydrocortison, nicht nur aus der zona fasciculata der Nebennierenrinde sondern auch aus der zona glomerulosa stammt. Allein diese Tatsache könnte Abweichungen in der Sekretion von Hydrocortison und Corticosteron verursachen. Darüber hinaus unterscheiden sich beide Hormone in ihrer Biosynthese und der Regulation ihrer Sekretion. In der vorliegenden Arbeit sollte festgestellt werden, inwieweit ein unterschiedliches Verhalten in den Sekretionsraten von Corticosteron und Hydrocortison bei Patienten mit Nebennierenrindenunterfunktion besteht.

Die Bestimmung der Sekretionsraten von Nebennierenrindenhormonen beruht auf dem Prinzip der Isotopenverdünnung. Durch die intravenöse Injektion von 4-^{14}C-Hydrocortison und 1-2-H³-Corticosteron ist es möglich, die Sekretionsraten von Hydrocortison und Corticosteron gleichzeitig zu erfassen. Nach Verabreichung der markierten Steroide wird der Harn 24 bis 48 Std gesammelt, extrahiert und chromatographisch aufgearbeitet. Die chromatographische Isolierung der Steroidmetaboliten erfolgte unter Berücksichtigung der von Biglieri [1] sowie Karl u. Raith [2] beschriebenen Methoden nach einem in unserem Laboratorium entwickelten Verfahren (Abb. 1).

Auf folgender Tabelle sind die bei 30 Patienten mit Nebenniereninsuffizienz bzw. -unterfunktion verschiedener Genese gemessenen Werte (Doppelbestimmungen) der Sekretionsraten von Hydrocortison und Corticosteron einzeln aufgeführt.

Wie aus der Tabelle hervorgeht, konnte bei 19 Patienten eine primäre Nebenniereninsuffizienz und bei 4 eine sekundäre bzw. hypophysäre Insuffizienz diagnostiziert werden. Bei 5 weiteren Patienten bestand ein Zustand nach subtotaler Adrenalektomie und bei zwei Patienten ließ sich die Ursache der Nebenniereninsuffizienz bis jetzt nicht sicher differenzieren.

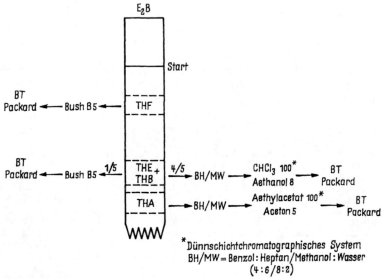

Abb. 1. Vereinfachte graphische Darstellung der chromatographischen Isolierung von Steroidmetaboliten

Die Hydrocortison-SR waren bei 29 von den 30 untersuchten Patienten deutlich erniedrigt. Die Werte lagen unter dem Normbereich. Viermal ließ sich eine Hydrocortisonsekretion überhaupt nicht mehr nachweisen. Nur bei einem Patienten mit dem charakteristischen klinischen Erscheinungsbild des Morbus Addison lag die Hydrocortison-SR im unteren Normbereich, unter ACTH-Belastung war jedoch kein Anstieg der Hydrocortison-SR zu beobachten.

Beim Vergleich der Corticosteron-SR mit den Hydrocortison-SR zeigte sich, daß nur bei 10 Patienten auch erstere deutlich erniedrigt waren. Bei 20 Patienten lagen die Werte der Corticosteron SR im Normbereich, darunter auch die Corticosteron-SR der 4 Patienten mit sekundärer Nebenniereninsuffizienz. Die Anzahl von 4 Patienten ist jedoch noch zu gering, um hier differenziertere Aussagen machen zu können. Bei dem Patienten Br. war die Corticosteron-SR deutlich erhöht, hier handelt es sich wahrscheinlich um einen Defekt in der Biosynthese von Hydrocortison. Bei keinem Patienten fand sich eine erniedrigte Corticosteron-SR bei einer im Normbereich liegenden Hydrocortison-SR. Außerdem ergab sich, im Gegensatz zu den bestimmten Hydrocortison-SR, in keinem Fall eine nicht meßbare Corticosteron-SR.

Unterschiede gaben sich auch nach der Ausrechnung der F/B-Quotienten. Aus den Quotienten geht hervor, daß bei 23 Patienten keine Parallelität in der Abnahme der beiden gleichzeitig durchgeführten SR besteht. Der Quotient ist 20mal erniedrigt, d. h. ,daß die Corticosteron-SR bei Patienten mit Nebennierenrindeninsuffizienz bzw. -unterfunktion nicht in gleichem Ausmaß abfallen wie die Hydrocortison-SR.

Für das unterschiedliche Verhalten der Sekretion dieser beiden Nebennierenrindensteroide können verschiedene Faktoren diskutiert werden:

1. die Tatsache, daß Corticosteron nicht nur in der zona fasciculata, sondern auch in der zona glomerulosa gebildet wird [3] und bei subtotaler Adrenalektomie oder umschriebener Parenchymzerstörung beide Zonen unterschiedlich betroffen sein können;

2. die Möglichkeit, daß eine Störung der Biosynthese eines Hormons vorliegt: so kann z. B. eine verminderte oder aufgehobene 17-Hydroxylaseaktivität eine

Tabelle

	F-SR mg/24 Std	B-SR mg/24 Std		F-SR mg/24 Std	B-SR mg/24 Std
A Primäre Nebennniereninsuffizienz			**B Sekundäre Nebennniereninsuffizienz** (Hypophyseninsuffizienz)		
Pf.	10,6	2,7	Sch.	8,9	2,7
St.	9,8	0,4	S.	8,3	1,3
Jg.	9,5	3,8	Bu.	6,5	2,5
Hu.	8,5	4,0	J.	5,7	1,7
H.	8,2	2,3			
Jh.	7,5	3,2	**C Zustand nach subtotaler**		
B.	7,5	0,9	**Adrenalektomie**		
P.	6,5	0,6	Ht.	9,5	2,9
Jo.	6,4	4,3	Hu.	8,9	0,8
M.	6,4	1,5	Schw.	8,6	0,9
Ko.	5,5	2,7	Schr.	5,4	1,5
Fl.	5,4	2,3	Mt.	0	1,5
W.	3,5	0,1			
Sp.	2,1	0,4	**D Nebennniereninsuffizienz**		
La.	2,0	1,1	**(bisher nicht differenziert)**		
Wa.	1,6	0,5	Ad.	7,4	1,4
Aa.	0	1,3	Br.	1,6	7,1
Fr.	0	0,9	Normal-		
Ne.	0	0,7	bereich:	10—30	1—5

erniedrigte Hydrocortison-SR bei normaler oder wenig veränderter Corticosteronsekretion hervorrufen;

3. bestehen Unterschiede in der Regulation der Sekretion beider Steroide.

Auf Grund der Untersuchungen von Raiti et al. [4] muß angenommen werden. daß die Corticosteronsekretion aus der zona glomerulosa durch das Renin-Angiotensinsystem und aus der zona fasciculata durch ACTH stimuliert wird. Unter physiologischen Bedingungen scheint das Hypothalamus-Hypophysensystem die Wirkung des Renin-Angiotensinsystems auf die Corticosteronsekretion auszugleichen. Nur bei Störungen des Hypothalamus-Hypophysensystems im Sinne einer Unter- oder ständigen Überfunktion kann sich das Renin-Angiotensinsystem auf die Corticosteronsekretion auswirken. Die häufig relativ hohen Corticosteron-SR bei Nebennniereninsuffizienz könnten als Folge eines Ausfalles der zona fasciculata gedeutet werden, indem durch Na-Verlust das Renin-Angiotensinsystem aktiviert wird und die Corticosteronsekretion aus der zona glomerulosa stimuliert.

Zusammenfassung

Mit Hilfe gleichzeitig durchgeführter Bestimmungen der Sekretionsraten von Hydrocortison und Corticosteron bei 30 Patienten mit Nebenniereninsuffizienz verschiedener Genese war es möglich, ein unterschiedliches Verhalten in der Abnahme der Sekretion beider Steroide zu erfassen. Nur bei etwa einem Drittel der untersuchten Patienten war neben einer erniedrigten Hydrocortison-SR auch ein Abfall der Sekretion von Corticosteron zu beobachten. Bei allen anderen Patienten blieb bei erniedrigter Hydrocortison-SR die Sekretion von Corticosteron im Normbereich.

Literatur

1. Biglieri, E. G., Hane, S., and Slaton, P. E.: J. clin. Invest. **42**, 516 (1963). — 2. Karl, H. J., u. Raith, L.: Klin. Wschr. **43**, 863 (1965). — 3. Giroud, C. P. J., Stachenko, J., Piletta, P., and Muller-O'Connor: An International Symposium on Aldosterone. London: Churchill 1958. — 4. Raiti, S., Kowarski, A., Weldon, V. V., Migeon, C., and Hopkins, J.: Med. J. **122**, 229 (1968).

GRIES, F. A., BERGER, M., PREISS, H., LIEBERMEISTER, H. und JAHNKE, K. (2. Med. Univ.-Klinik und Diabetes-Forschungsinstitut Univ. Düsseldorf): **Glucagoneffekte am menschlichen Fettgewebe in vitro: Abhängigkeit vom Körpergewicht und Lebensalter***

Glucagon entfaltet am Fettgewebe der Ratte starke lipolytische Wirksamkeit. Sie ist bereits bei 4 μg Hormon/ml nachweisbar (Weinges, 1961), d. h. bei Konzentrationen, die im menschlichen Blutserum mit biologischen (Makman u. Mitarb., 1958) und immunologischen Methoden (Lawrence, 1966; Samols u. Mitarb., 1965) nachgewiesen worden sind. Der Blutspiegel des Glucagon steigt bei länger dauernder Nahrungskarenz an (Unger u. Mitarb., 1963; Lawrence, 1966). Der Konzentrationsanstieg fällt zeitlich mit dem Anstieg des Serumglycerins als Ausdruck einer gesteigerten Lipolyse zusammen (Gries u. Mitarb., 1963). Dieses Verhalten des Hormons und seine Wirkung auf die Glykogenolyse und Gluconeogenese legten nahe, das Glucagon als Hormon der Hungerphase anzusehen und ihm wesentliche Bedeutung für die Stoffwechselregulation zuzuschreiben. Neuere Untersuchungen haben jedoch diese Vorstellung in Frage gestellt. Es zeigte sich, daß die gluconeogenetische und die lipolytische Wirksamkeit ausgeprägte speciesabhängige Unterschiede aufweisen. Ob Glucagon am Fettgewebe des Menschen lipolytische Wirksamkeit entfaltet, ist auf Grund widersprüchlicher in vivo-Beobachtungen umstritten. In vitro konnte eine Lipolysesteigerung bisher nicht nachgewiesen werden (Mosinger u. Mitarb., 1965). Wir haben deshalb die Wirkung von Glucagon auf die Freisetzung von freien Fettsäuren (FFS) und Glycerin aus menschlichen Fettgewebsschnitten in vitro geprüft.

Die Untersuchungen erfolgten am Fettgewebe von 10 stoffwechselgesunden, normgewichtigen Probanden im Alter von 20 bis 30 Jahren, 11 adipösen Personen gleichen Alters ohne manifesten Diabetes mellitus mit einem Übergewicht von + 55 bis + 236% und 6 normgewichtigen Personen im Alter von 50 bis 70 Jahren ohne manifesten Diabetes mellitus. Subcutanes Fettgewebe wurde bioptisch aus der Unterbauchregion entnommen. Es wurden Schnitte einer maximalen Schichtdicke von 1,5 mm präpariert, die in modifiziertem Krebs-Ringer-Bicarbonatpuffer mit 4 g-% fettsäurearmem Albumin [Humanalbumin „reinst"', Behringwerke, Marburg (Lahn)] bei 37° unter Schütteln inkubiert wurden. Nach 45 min Vorinkubation in glucosehaltigem Puffer (100 mg/100 ml) erfolgte die Hauptinkubation über 2 Std im glucosefreien Puffer. Hormonzusätze erfolgten unmittelbar vor Beginn der Hauptinkubation. Es wurden jeweils 30 bis 50 mg Gewebe/ml Medium eingesetzt. FFS wurden kolorimetrisch in Anlehnung an Itaja und Ui (1965) gemessen. Glycerin bestimmten wir

* Mit dankenswerter Unterstützung durch die Deutsche Forschungsgemeinschaft, Bad Godesberg, und das Landesamt für Forschung des Landes Nordrhein-Westfalen, Düsseldorf.

enzymatisch-fluorometrisch mit einer Modifikation der Methode von Kreutz (1962). Die Metabolitfreisetzung wurde auf den Esterfettsäuregehalt des Gewebes bezogen und in Prozent der Basalwerte im hormonfreien Medium ausgedrückt. Als Glucagon stand ein hochgereinigtes, mit SH-Reagenzien behandeltes Präparat von Pankreashormon der Eli Lilly Company, Indianapolis („Lot 258/234 B — 167 — 1") sowie — durch freundliche Vermittlung von Herrn Prof. Weinges — synthetisches von Herrn Dr. Wünsch, München, dargestelltes Hor-

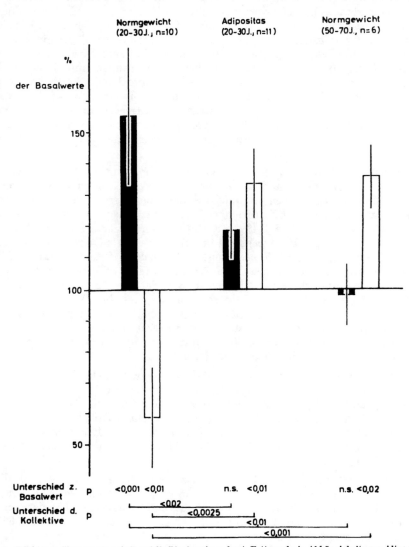

Abb. 1. Effekt von Glucagon (1 µg/ml) auf die Lipolyse im subcut. Fettgewebe in Abhängigkeit vom Alter und rel. Körpergewicht. (MW ± SEM)

mon zur Verfügung. Für die Überlassung der Präparate sei auch an dieser Stelle herzlich gedankt.

Fettgewebe norm- bzw. übergewichtiger Personen im Alter von 20 bis 30 Jahren produziert unter Basalbedingungen in 2 Std 0,23 ± 0,06 bzw. 0,27 ± 0,09 µMol Glycerin und 0,63 ± 0,33 bzw. 0,65 ± 0,21 µAeq. FFS/mMol Esterfettsäuren des eingesetzten Gewebes. Eine Abhängigkeit der basalen Lipolyse vom Alter oder Geschlecht ist nicht nachweisbar.

Wie Abb. 1 zeigt, führt Zusatz von 1 µg Glucagon/ml Medium am Fettgewebe von jüngeren Normalpersonen zu einer signifikanten Steigerung der Glycerinfreisetzung. Überraschenderweise wird jedoch die Freisetzung der FFS in der Mehrzahl der Fälle nicht stimuliert, sondern im Durchschnitt signifikant gesenkt. Da aus früheren Versuchen bekannt ist, daß die Wirksamkeit lipolytischer Substanzen mit zunehmendem relativen Körpergewicht und Alter vermindert sein kann, wurden die Versuche auf Fettgewebe adipöser Personen ausgedehnt. Dabei zeigte sich, daß die Freisetzung des Glycerins bei Adipositas durch Glucagon geringer und nicht signifikant gesteigert wird. Der Unterschied zum Normalkollektiv ist signifikant. Dieser Befund entspricht ähnlichen Beobachtungen mit Noradrenalin, Theophyllin und Dibutyryl-cyclo-AMP (Gries u. Mitarb., 1969). Bei unserem Kollektiv adipöser Personen wurde dagegen die Freisetzung der FFS stärker stimuliert als im Normalgewebe. Am Fettgewebe älterer normgewichtiger Personen war eine Stimulation der Glycerinproduktion nicht erkennbar. Die FFS-Freisetzung wurde ähnlich stark gesteigert wie im Fettgewebe junger adipöser Personen.

Die bei jungen Normalpersonen beobachtete Hemmung der FFS-Freisetzung ist mit den derzeitigen Vorstellungen über die Wirkung lipolytischer Hormone schwer in Einklang zu bringen und läßt an eine Überlagerung der Glucagonwirkung durch antilipolytische Effekte denken. Da die von uns verwandten Pankreas-Glucagonpräparate mit etwa 0,1⁰/₀₀ Insulin verunreinigt waren, enthielt das Medium bei Zusatz von 1 µg Glucagon etwa 2,5 µE Insulin/ml, so daß eine insulinabhängige Hemmung der FFS-Freisetzung möglich schien (Gries u. Mitarb., 1968). Diese Vermutung ließ sich jedoch durch Versuche mit synthetischem Glucagon ausschließen. Wie die Dosiswirkungskurven am Fettgewebe 20- bis 30jähriger normalgewichtiger und übergewichtiger Personen zeigen (Abb. 2) waren die unterschiedlichen Reaktionsweisen des Fettgewebes auch bei Verwendung dieses insulinfreien Hormonpräparates nachweisbar und müssen demnach als spezifische Glucagoneffekte angesehen werden. Die minimale lipolytisch wirksame Konzentration lag zwischen 10 und 100 µg Glucagon/ml.

Bei der Beurteilung der Versuchsergebnisse ist zu berücksichtigen, daß die Wirkung des Glucagon trotz unphysiologisch hoher Dosierung geringer war als die Wirkung anderer lipolytischer Substanzen wie Adrenalin, Theophyllin oder DB-c-AMP. Auch waren die Effekte bei den untersuchten Kollektiven nicht einheitlich, so daß die statistisch gesicherten Unterschiede der Reaktionsweisen des Gewebes bei Norm- und Übergewicht im Einzelfall unter Umständen nicht erkennbar zu sein brauchen.

Auch die auffällige, signifikante Hemmung der FFS-Freisetzung war bei dem von uns untersuchten Normalkollektiv nicht in allen Fällen nachweisbar. Unsere Befunde stehen damit in Einklang mit den Versuchen Mosingers (1965), der gleichfalls unter Glucagon nur bei sechs von sieben Versuchen eine verminderte FFS-Freisetzung beobachtete. Da die Hemmung der FFS-Freisetzung bei gleichzeitiger Stimulation der Glycerinproduktion auftritt, ist eine gesteigerte Rückveresterung der FFS in Betracht zu ziehen. Bei unseren Versuchen im glucosefreien Medium kann das dafür erforderliche α-Glycerophosphat nur aus dem intracellulären Stoffwechsel stammen. Da Glucagon die Phosphorylase des Fettgewebes stärker stimuliert als andere glykogenolytische Hormone (Vaughan u. Shafrir, 1959; Vaughan, 1960), scheint eine vermehrte Bildung von α-Glycerophosphat infolge einer aktivierten Glykogenolyse möglich. Man kann vermuten, daß demgegenüber die Glykogenolyse im Fettgewebe adipöser und alter Menschen ausbleibt, weil es entweder nicht zur Aktivierung der Phosphorylase kommt oder weniger Glykogen vorliegt. Wenn auch diese Vorstellungen über die Ursache der unterschiedlichen Reaktionsweisen des Fettgewebes bei Norm- und Übergewicht hypothetisch sind, so stellt doch das Phänomen als solches ein interessantes Beispiel für metabolische Besonderheiten des Fettgewebsstoffwechsels bei Fettsucht dar.

Zusammenfassend konnte durch die vorgelegten Versuche eine Wirkung des Glucagon auf die FFS- und Glycerinfreisetzung aus menschlichem Fettgewebe in vitro nachgewiesen werden. Der Effekt ist nicht einheitlich und läßt eine Abhängigkeit vom Alter und relativen Körpergewicht erkennen. Die unterschiedlichen Beobachtungen über Änderungen des FFS-Spiegels unter Glucagonbelastungen in vivo könnten dadurch bedingt sein. Die Frage der physiologischen Bedeutung des Hormons für die Regulation der Fettmobilisierung bleibt jedoch

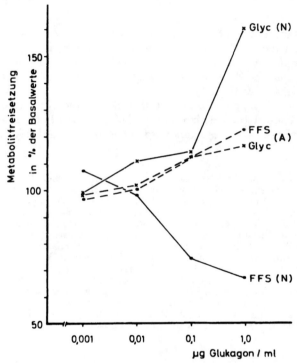

Abb. 2. Dosisabhängigkeit des Effekts von Glucagon auf die Lipolyse im Fettgewebe normgewichtiger (N) und adipöser (A) Personen (n = 4)

offen, da die in vitro wirksamen Konzentrationen höher liegen als die im Blutserum nachgewiesenen Hormonspiegel.

Literatur

Gries, F. A., Berger, M., Herberg, L., Preiss, H., Hesse-Wortmann, C., Jahnke, K. und Liebermeister, H.: Symposium Lipolyse and Lipolyseblocker, Erlangen 1969 (im Druck). — Gries, F. A., Berger, M. und Oberdisse, K.: Diabetologia 4, 262 (1968). — Gries, F. A., Zimmer, G. und Jahnke, K.: Verh. dtsch. Ges. inn. Med. 70, 423 (1964). — Itaya, K., and Ui, M.: J. Lipid Res. 6, 16 (1965). — Kreutz, F. H.: Klin. Wschr. 40, 362 (1962). — Lawrence, A. M.: Proc. nat. Acad. Sci. (Wash.) 55, 316 (1966). — Makman, M. H., Makman, R. S., and Sutherland, E. W.: J. biol. Chem. 233, 894 (1958). — Mosinger, B., Kuhn, E., and Kujalova, V.: J. Lab. clin. Med. 66, 380 (1965). — Samols, E. J., Tyler, J., Marri, G., and Marks, V.: Lancet 1965 II, 1257. — Unger, R. H., Eisentraut, A. M., and Madison, L. L.: J. clin. Invest. 42, 1031 (1963). — Vaughan, M.: J. biol. Chem. 235, 3049 (1960). — Vaughan, M., and Shafrier, E.: J. clin. Invest. 38, 1057 (1959). — Weinges, K. F.: Klin. Wschr. 39, 293 (1961).

BÖRNER, E., BIRO, G., KETTL, H. und WEINGES, K. F. (II. Med. Klinik u. Poliklinik der Univ. Homburg/Saar): Untersuchungen über eine mögliche Beeinflussung des adrenergen Systems durch Diazoxid

Die klinische Anwendung des aus der Thiacidreihe entwickelten, vorwiegend antihypertensiv wirksamen Diazoxid, einem 7Chlor-3-Methyl-1,2,4-Benzothiadiazin-1,1-Dioxyd, führt in einem weit stärkeren Maße als die der sulfonamidierten Thiacide zu einer diabetischen Stoffwechsellage und besitzt darüber hinaus noch einen Effekt an Herz und Kreislauf. In zahlreichen klinischen und tierexperimentellen Untersuchungen wurde unter Diazoxidmedikation ein Anstieg des Blutzuckers und der freien Fettsäuren bei Abfall der Insulinkonzentration im Serum sowie eine Tachykardie und Erhöhung der Blutdruckamplitude beobachtet [1, 4, 5, 6, 8].

Diese metabolischen und zirkulatorischen Veränderungen können auch durch adrenerge Substanzen ausgelöst werden. Klinisch experimentelle Untersuchungen legten die Vermutung nahe, daß Adrenalin möglicherweise über eine Stimulierung sog. Alpha-Receptoren eine Hemmung der endogenen Insulininkretion bewirkt, während der lipolytische Effekt und die Beeinflussung der Herzfrequenz über Beta-Receptoren vermittelt wird [4, 6].

Eine mögliche Wirkung von Diazoxid über diese adrenergen Receptoren müßte durch entsprechende Receptorenblockade aufgehoben werden können.

Diese theoretischen Überlegungen wurden der nachfolgenden klinischen Untersuchung zugrunde gelegt:

Methode

An drei stoffwechsel- und kreislaufgesunden Probanden und einer Patientin mit gesichertem Hyperinsulinismus wurden nach Bestimmung der Nüchternwerte des Seruminsulins und der freien Fettsäuren intravenöse Glucosebelastungen mit 0,33 g 20%iger Glucose/kg Körpergewicht durchgeführt, gefolgt von einer oralen Gabe von 200 mg Diazoxid. Weitere 100 mg wurden alle 6 Std über einen Zeitraum von 27 Std appliziert unter Bestimmung der Seruminsulinwerte sowie der freien Fettsäuren im Tagesprofil und Registrierung des Blutdruck- und Pulsfrequenzverhaltens. 24 Std nach Beginn der Diazoxidmedikation wurde eine zweite Glucosebelastung durchgeführt, gefolgt von einer intravenösen Verabreichung von 5 mg Regitin und einer anschließenden 1stündigen Infusion von 30 mg Regitin in 250 ml 5%iger Lävulose. 10 min nach Beendigung der Regitininfusion folgte eine dritte Glucosebelastung. Während der Glucosebelastungen und der Regitininfusion wurden Blutzucker, freie Fettsäuren und Seruminsulinwerte alle 10 min bestimmt. Die Untersuchungen wurden mit einer einmaligen oralen Gabe von 80 mg Propanolol (Dociton) und nachfolgender dreimaliger Bestimmung der freien Fettsäuren in 4stündlichem Abstand abgeschlossen.

Ergebnisse

1. Der unter der initialen Glucosebelastung festzustellende deutliche Anstieg des Seruminsulins blieb bei der unter der Diazoxidmedikation erfolgten zweiten Glucosebelastung aus. Nach Verabreichung von Regitin zeigten die Insulinwerte einen deutlichen Anstieg, gefolgt von einer zusätzlichen Insulinausschüttung unter erneuter Glucosebelastung (vgl. Abb. 1).

2. Der Abfall der Blutzuckerkurve nach der Glucosebelastung unter Diazoxid war bei allen vier Probanden deutlich verlangsamt. Die Glucosebelastung nach Verabreichung von Regitin ergab wieder rasch zur Ausgangslage zurückkehrende Blutzuckerwerte, vergleichbar dem Verhalten vor Beginn der Diazoxidmedikation.

3. Die Bestimmung der freien Fettsäuren während der zweiten Glucosebelastung 24 Std nach Beginn der Diazoxidmedikation ergab bei drei von vier Patienten einen deutlichen Anstieg gegenüber den Leerwerten vom Vortage. Regitin hatte auf das Verhalten der freien Fettsäuren keinen sicheren Einfluß. Bei zwei von vier Patienten wurde 2 Std nach der oralen Verabreichung des Beta-Receptorenblockers Propanolol (= Dociton) ein Abfall der freien Fettsäuren gemessen (vgl. Abb. 2).

4. Bei allen vier Probanden wurde unter der Diazoxidmedikation eine deutliche Tachykardie beobachtet, die mit Propanolol aufgehoben werden konnte. Bei zwei Patienten kam es zu einem Blutdruckabfall bei unveränderter Blutdruckamplitude. Nach Beta-Receptorenblockade gingen die Blutdruckwerte in ihre Ausgangslage zurück.

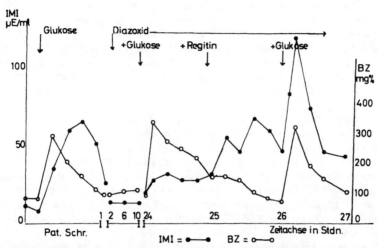

Abb. 1. Der unter der initialen Glucosebelastung festzustellende deutliche Anstieg des Seruminsulins blieb bei der unter der Diazoxidmedikation erfolgten zweiten Glucosebelastung aus. Nach Verabreichung von Regitin zeigten die Insulinwerte einen deutlichen Anstieg, gefolgt von einer zusätzlichen Insulinausschüttung unter erneuter Glucosebelastung. Der Abfall der Blutzuckerkurve nach der Glucosebelastung unter Diazoxid war verlangsamt. Die Glucosebelastung nach Verabreichung von Regitin ergab wieder rasch zur Ausgangslage zurückkehrende Blutzuckerwerte, vergleichbar dem Verhalten vor Beginn der Diazoxidmedikation

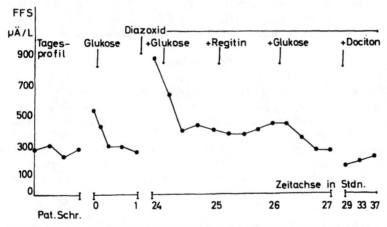

Abb. 2. Die Bestimmung der freien Fettsäuren während der zweiten Glucosebelastung 24 Std nach Beginn der Diazoxidmedikation ergab bei 3 von 4 Patienten einen deutlichen Anstieg gegenüber den Leerwerten vom Vortage. Regitin hatte auf das Verhalten der freien Fettsäuren keinen sicheren Einfluß. Bei 2 von 4 Patienten wurde 2 Std nach der oralen Verabreichung des Beta-Receptorenblockers Propanolol (= Dociton) ein Abfall der freien Fettsäuren gemessen

Diskussion der Befunde

Unsere Versuchsergebnisse zeigen eine weitgehende Parallelität zu den klinischen Untersuchungen von Graber u. Porte [4, 6] über die metabolischen und zirkulatorischen Wirkungen von Adrenalin und die mögliche Blockierbarkeit durch Alpha- und Beta-Receptorenblocker. Blackard u. Aprill [1] konnten die von uns erhobenen Befunde tierexperimentell an Hunden nachweisen: durch Alpha-Receptorenblockade mit Phentolamin konnte die Hemmung der Insulininkretion durch Diazoxid durchbrochen werden. Der Anstieg der freien Fettsäuren ließ sich durch Beta-Receptorenblockade mit Propanolol am hungernden Hund aufheben. Die Autoren nahmen einen direkt stimulatorischen Effekt auf das Alpha- und Beta-Receptorensystem an, da das Zustandekommen der Diazoxidwirkung durch weitgehende Leerung der körpereigenen Katecholaminspeicher mit subletalen Reserpindosen nicht unterdrückt werden konnte.

Ähnliche Befunde wurden von Tabachnick [8] sowie von Kvam [4] beschrieben. Zardey [10] konnte bei Ratten unter Diazoxid einen statistisch signifikanten Anstieg der Blutkatecholamine feststellen. Diese letzteren Untersuchungen sind, soweit wir die Literatur übersehen können, bislang am Menschen noch nicht überprüft worden.

Der Anstieg der freien Fettsäuren unter Diazoxid beweist eine verstärkte Lipolyse. Insulin ist als wesentlicher Hemmstoff der körpereigenen Lipolyse bekannt. Die Lipolysehemmung durch Insulin kommt u. a. nachweislich durch eine Aktivierung der 3,5AMP-Phosphodiesterase zustande. Wie von K. F. Weinges [9] dargelegt, hemmt Insulin die 3,5AMP-Konzentration und senkt somit die Lipolysegeschwindigkeit. Der unter Diazoxid beobachtete Anstieg der freien Fettsäuren ist somit bei erniedrigtem Insulin und erhöhten adrenergen Substanzen über eine Vermehrung von 3,5AMP erklärbar und die daraus folgende verstärkte lipolytische Aktivität.

Unsere Versuchsergebnisse ergänzen die von Senft [7] beschriebenen Befunde einer teilweise adrenalinunabhängigen Diazoxidwirkung über eine reversible Hemmung der 3,5AMP-Phosphodiesterase sowie die von Frerichs [2, 3] erhobenen Befunde über einen direkten Angriffspunkt der Substanz an der B-Zelle des Pankreas.

Möglicherweise sind am Zustandekommen der von den einzelnen Autoren beschriebenen Diazoxidwirkungen adrenalinabhängige und adrenalinunabhängige Faktoren beteiligt, wobei die Rolle der Stimulationsdosis abzuklären bleibt.

Zusammenfassung

In einer klinischen Untersuchungsreihe konnten unter Diazoxidmedikation metabolische und zirkulatorische Wirkungen beobachtet werden, wie sie weitgehend durch adrenerge Substanzen auslösbar sind. Dazu gehören Abfall des Seruminsulins, verminderte Glucosetoleranz, Anstieg der freien Fettsäuren und tachykarde Zustände. Die metabolischen und zirkulatorischen Veränderungen konnten in der vorgelegten klinischen Untersuchung durch Gaben von Alpha- und Beta-Receptorenblockern aufgehoben werden. Diese Untersuchungsergebnisse weisen daraufhin, daß der Wirkungsmechanismus von Diazoxid in einer Beeinflussung des adrenergen Systems liegt.

Literatur

1. Blackard, W. G., and Aprill, Ch. N.: J. Lab. clin. Med. 6, 960 (1967). — 2. Frerichs, H., Creutzfeldt, C. und Creutzfeldt, W.: Verh. dtsch. Ges. inn. Med. 73, 1086 (1967). — 3. Frerichs, H. Creutzfeldt, C. und Creutzfeldt, W.: Symp. dtsch. Ges. Endokrinologie, März 1968. — 4. Graber, A. L., Porte, D., and Williams, R. H.: Diabetes 15, 143 (1966). — 5. Kvam, D. C., and Stanton, H. C.: Diabetes 13, 639 (1964). — 6. Porte, D.: J. clin. Invest. 46, 86 (1967). — 7. Senft, G.: Internist 8, 426 (1966). — 8. Tabachnick, I. I. A., Gulbenkian, A., and Seidman, F.: Diabetes 13, 408 (1964). — 9. Weinges, K. F.: Monographien in zwangloser Folge: Glucagon, S. 61. Stuttgart: Thieme 1968. — 10. Zarday, Z., Victora, J., and Wolff, F.: Metabolism 15, 257 (1966).

DITSCHUNEIT, H., FAULHABER, J.-D. und DITSCHUNEIT, H. H. (Zentrum für innere Medizin und Kinderheilkunde der Univ. Ulm): **Über Stoffwechseleffekte von Butylbiguanid und Sulfonylharnstoffen (D 860, HB 419, Tolazamid) an isolierten Fettzellen von Menschen**

Biguanide wirken im Gegensatz zu den Sulfonylharnstoffen direkt auf den Zellstoffwechsel ein. Unter der Behandlung mit Biguaniden wurde von mehreren Autoren ein Absinken erhöhter Plasmalipidwerte gefunden [1, 2, 3], was in Zusammenhang mit einem Abfall des Körpergewichts zu der Annahme einer verringerten Lipogenese geführt hat. An isolierten Rattenfettzellen wurde diese Lipogenesehemmung auch nachgewiesen, allerdings erst in einem klinisch nicht mehr erreichbaren Konzentrationsbereich [4].

Die blutzuckersenkende Wirkung der Sulfonylharnstoffe (SH) beruht dagegen auf der Freisetzung von endogenem Insulin. Neben diesem vorherrschenden β-cytotropen Effekt sind auch extrapankreatische Wirkungen beobachtet worden, die sich mit einer vermehrten Insulinfreisetzung nicht allein erklären lassen. So berichten Stone u. Brown [5] über eine Lipolysehemmung am Rattenfettgewebe in vitro und bringen diesen Effekt mit dem gelegentlich zu beobachtenden Abfall der freien Fettsäuren ohne gleichzeitige Blutzuckersenkung am Menschen nach Gabe von SH in Zusammenhang.

Da sich Untersuchungsresultate am tierischen Gewebe in vitro wegen der teilweise sehr differenten Enzymausstattung nicht ohne weiteres auf den Menschen übertragen lassen, prüften wir in den vorliegenden Untersuchungen an isolierten Fettzellen von Menschen die lipogenetischen und antilipolytischen Effekte von Butylbiguanid und auch die Wirkung von SH auf die Noradrenalin-indiuzierte Lipolyse.

Methodik

Während eines operativen Eingriffes wurde subcutanes Fettgewebe aus der Bauchhaut von normalgewichtigen stoffwechselgesunden Patienten gewonnen (Lebensalter 5 bis 35 Jahre). Die Isolierung der Fettzellen erfolgte nach Rodbell (1964) mit Hilfe von Kollagenase; Inkubation und Lipidaufbereitung wurde in der früher von uns beschriebenen Weise durchgeführt [4].

Ergebnisse

Menschliche Fettzellen bauen innerhalb von 2 Std 214 $\pm$ 10 n Mol Glucose/g Fettzellen in die Glycerid-Glycerinfraktion ein. Eine Synthese von Fettsäuren aus Glucose, eine Lipogenese, findet während dieser Zeit praktisch nicht statt. Insulin (50 μ E/ml) steigert den Glucoseeinbau auf 287 $\pm$ 19 n Mol/g Fettzellen. Dieser Effekt wird durch Zusatz von 0,1 γ/ml Butylbiguanid verstärkt, so daß die Einbaurate auf 322 $\pm$ 10 n Mol/g Fettzellen ansteigt. Eine meßbare Fettsäurebildung findet auch unter der Wirkung von Insulin und Butylbiguanid nicht statt. Eine Erhöhung der Butylbiguanidkonzentration auf 1,0 γ/ml führt zur Verminderung des Insulineffektes (247 $\pm$ 16 n Mol/g Fettzellen), und 10 γ/ml Butylbiguanid drücken den Glucoseeinbau auf 129 $\pm$ 8 n Mol/g Fettzellen herab (Abb. 1).

Die durch Zusatz von 0,05 γ/ml Noradrenalin von 571 $\pm$ 43 auf 1280 $\pm$ 98 n Mol/g Fettzellen gesteigerte Abgabe von Glycerin wird bereits durch 1 μE/ml Insulin deutlich auf 1022 $\pm$ 61 m Mol/g Fettzellen reduziert. Dieser antilipolytische Effekt von 1 μ E/ml Insulin läßt sich durch Butylbiguanid im Konzentrationsbereich zwischen 0,01 und 1,0 γ/ml statistisch nicht sicherungsfähig beeinflussen (Abb. 2).

Alle drei geprüften SH-Verbindungen besitzen im therapeutisch beim Menschen wirksamen Bereich einen etwa gleich starken antilipolytischen Effekt, der die Glycerinfreisetzung auf 65 bis 70% des Ausgangswertes vermindert. Tolazamid hat eine stärkere dosisabhängige antilipolytische Wirkung und hemmt den Effekt von 0,05 γ/ml Noradrenalin in einer Konzentration von 250 γ/ml nahezu vollständig.

Mit Insulin wird bereits mit 10 μ E/ml die durch 0,05 γ/ml Noradrenalin induzierte Lipolyse komplett unterdrückt.

Diskussion und Zusammenfassung

Im Blut werden bei der üblichen Dosierung von Butylbiguanid Konzentrationen bis maximal 1 γ/ml erreicht [6], so daß die von uns beobachtete Verstärkung des Insulineffektes mit 0,1 γ/ml therapeutisch wirksam werden könnte. Eine derartige Verstärkung des Insulineffektes am Fettgewebe wird aber beim Menschen praktisch wirkungslos bleiben, auch wenn sie, wie in unseren Versuchen, 70% des

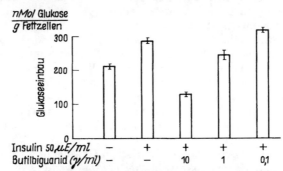

Abb. 1. Die Wirkung von Insulin allein und zusammen mit Butylbiguanid auf den Einbau von C¹⁴-U-Glucose in die Glycerid-Glycerinfraktion isolierter menschlicher Fettzellen

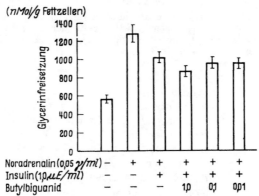

Abb. 2. Die Wirkung von Insulin allein und zusammen mit Butylbiguanid auf die Noradrenalin-induzierte Lipolyse an isolierten Fettzellen vom Menschen

Insulineffektes beträgt. Der gesamte maximale erreichbare Glucoseumsatz beträgt nur 150 n Mol/g Fettgewebe pro Std, was bei einem 70 kg schweren Menschen mit 30% Fettanteil einem Glucoseverbrauch von 0,5 g/Std entspricht. Diese Resultate weisen darauf hin, daß das menschliche Fettgewebe im Gegensatz zum Fettgewebe der Ratten nur unbedeutende Glucosemengen metabolisiert und die Wirkung der Biguanide auf Blutzucker und Glykosurie nicht mit einer Beeinflussung des Fettzellstoffwechsels zu erklären ist.

Die antilipolytischen Effekte der Sulfonylharnstoffe, die am isolierten Rattenfettgewebe bereits nachgewiesen worden waren, sind auch an menschlichen Fettellen zu beobachten. Aus dem Vergleich ihres antilipolytischen Effektes mit dem von Insulin wird jedoch deutlich, daß in vivo der antilipolytische Effekt des Insulins immer vorherrschen wird. Bei Insulinkonzentrationen von 10 bis 20 μ E/ml, die auch beim Diabetiker immunologisch meßbar sind, ist die Lipolyse im Fettgewebe bereits maximal gedrosselt, so daß Sulfonylharnstoffe zusätzlich keine wesentliche Wirkung haben werden.

Literatur

1. Schwarz, M., Mirsky, S., and Schäfer, L. F.: Metabolism 15, 808 (1966). — 2. Altmann, S.: Ann. N.Y. Acad. Sci. 1967, 15. — 3. Kahn, M., Hirschleiter, J., and Mandel, E. E.: Diabetes 15, 536 (1966). — 4. Ditschuneit, H., Rott, W. H. und Faulhaber, J.-D.: 2. Intern. Biguanid Symp., S. 62. Stuttgart: Thieme 1967. — 5. Stone, D. B., and Brown, J. D.: Amer. J. Physiol. 210, 26 (1966).

GERLACH, U. und OBERWITTLER, W. (Med. Univ.-Klinik und -Poliklinik Münster): **Endokrine Beeinflussung des Enzymmusters im Serum**

Wir untersuchten das Enzymmuster im Serum von Patienten mit endokrinen Krankheiten und stellten fest, daß von 208 Patienten mit Hyperthyreose 92 Kranke (= 44%) eine erhöhte alkalische Phosphatase im Serum hatten. Aus dieser Feststellung ergab sich die *Frage*, aus welchem Organ die vermehrte Phosphatase stammt.

Um dieser Frage nachzugehen, trennten wir die alkalische Phosphatase in ihre Isoenzyme auf, denn diese sind verschieden je nach dem Organ, aus dem sie stammen. So unterscheidet man insbesondere Leber-, Knochen-, Gallengangs- und Dünndarmphosphatase. Auch Leukocyten- und Placentaphosphatase sind bekannt. Die Methoden, mit denen wir die Isoenzyme der alkalischen Phosphatase im Serum bestimmt haben, waren Säulenchromatographie und Gel-Elektrophorese: In Polyacrylamidgel trennen sich Knochenphosphatase, Leberphosphatase und Dünndarmphosphatase; eine Gallengangsphosphatase ist in Stärkegel darzustellen (Klein).

Ein weiteres Enzym, um die Herkunft der Phosphatasen zu differenzieren, ist die 5'-Nucleotidase. Dieses Enzym ist innerhalb der Leberzelle in der Nähe der Ductuli lokalisiert. Dagegen kommt es in den Osteoblasten nur in niederer Konzentration vor. Normalerweise wird die Nucleotidase über die Gallenwege ausgeschieden. Deshalb führen Gallenwegsverschlüsse zu einem Rückstau des Enzyms ins Blut und damit zu einer Vermehrung der Enzymaktivität im Serum. Aber bei Knochenkrankheiten bleibt die Aktivität der Nucleotidase im Gegensatz zur Aktivität der alkalischen Phosphatase im Serum normal. Findet man also im Blutserum eine erhöhte alkalische Phosphatase, so gibt die zusätzliche Bestimmung von 5'-Nucleotidase den Hinweis, ob die Phosphatase aus dem Leber-Gallenwegssystem oder aus dem Knochensystem stammt.

Mit den genannten Methoden fanden wir in 73% der Patienten mit Hyperthyreose und erhöhter alkalischer Phosphatase, daß die Knochenphosphatase vermehrt war und in 27%, daß allein die Leberphosphatase im Serum erhöht war. Damit stimmt überein, daß die Aktivität der 5'-Nucleotidase in einem entsprechend hohen Prozentsatz normal blieb. Bezieht man die Befunde auf alle untersuchten Patienten mit Hyperthyreose, so ergibt sich, daß in 32% aller Fälle eine thyreogene Osteopathie und in 12% eine thyreogene Hepatopathie besteht.

Der neue Befund, die Vermehrung von Knochenphosphatase im Serum von Patienten mit Hyperthyreose wird als direkte Einwirkung der Schilddrüsenhormone auf die Osteoblasten gedeutet, wofür drei Begründungen angeführt werden.

Als experimentelle Stütze führen wir an, daß im Tierexperiment mit thyreotropem Hormon und mit Thyroxin eine Vermehrung der alkalischen Phosphatase im Serum erreicht wird.

Als klinische Stütze für unsere Annahme kann gelten, daß in der Röntgen literatur bei etwa einem Drittel der Patienten mit Hyperthyreose Veränderungen der Knochendichte beschrieben werden.

Die dritte Stütze für unsere Meinung über die reaktive Steigerung des Knochenstoffwechsels bei Hyperthyreose ist der Befund, daß die Ausscheidung von Hydroxyprolin im Harn bei unseren Patienten mit Hyperthyreose in 60% der Fälle vermehrt war. Denn Hydroxyprolin ist diejenige Iminosäure, die für den Kollagenstoffwechsel repräsentativ ist. Der weit überwiegende Anteil der im Harn ausgeschiedenen Hydroxyprolinmenge entstammt dem Kollagenstoffwechsel des Knochens.

Zusammenfassung

Bei einem Drittel unserer Patienten mit Hyperthyreose ist die Knochenphosphatase im Serum vermehrt. Diese Prozentzahl entspricht der Häufigkeit einiger klassischer Basedow-Symptome.

Der neue Befund wird gedeutet als direkte Wirkung von Schilddrüsenhormon auf den Knochenstoffwechsel, wodurch das Isoenzym Knochenphosphatase vermehrt ins Blut abgegeben wird.

Literatur

Dixon, T. F., and Purdon, M.: J. clin. Path. 7, 341 (1954). — Gerlach, U.: Enzymaktivität im Serum bei Krankheiten der Leber und Gallenwege. In: Prakt. Enzymologie, S. 165—196. Bern: Huber 1968. — Gerlach, U., u. Hiby, W.: 5'-Nucleotidase. In: Methoden der enzymatischen Analyse, II. Auflage. Weinheim: Verlag Chemie (im Druck). — Hobbs, J. R., Campbell, D. M., and Scheuer, P. J.: The clinical value of serum 5'-nucleotidase assay. 6th Intern. Congr. Clin. Chemistry Munich 1966, Vol. 2, Clinical Enzymology, p. 106ff. Basel-New York: Karger 1968. — Klein, U. E.: Clin. chim. Acta 16, 163 (1967); — Dtsch. med. Wschr. 94, 526 (1969). — Krüskemper, H. L., Gillich, K. H., Zeidler, U. und Zielske, F.: Dtsch. med. Wschr. 93, 1099 (1968). — Secchi, G. C., Rezzonico, A. und Gervasini, N.: Enzym. biol. clin. 8, 42 (1967). — van Triet Jr., A. J., and Frenkel, M.: Ned. T. Geneesk 107, 1598 (1963).

MAY, B., HELMSTAEDT, D., JEUCK, K. und BÖHLE, E. (Zentrum der inneren Medizin der Univ. Frankfurt a. M.): **Über metabolische Wirkungen verschiedener Prostaglandine im Tierversuch**

Neben den antilipolytischen und insulinähnlichen Eigenschaften von Prostaglandinen *in vitro* und *in vivo* sind von mehreren Autoren auch hyperglykämische Wirkungen bei verschiedenen Tierspecies und beim Menschen beschrieben worden. Prostaglandin E_1 (PGE_1) rief sowohl nach intravenöser (Berti et al., 1967) als auch nach intraaortaler (Böhle et al., 1967) Applikation eine Blutzuckersteigerung hervor. Wir konnten diesen Effekt kürzlich auch nach intraperitonealer Injektion an Ratten nachweisen (May et al., 1968). Die Ergebnisse unserer Untersuchungen machten es wahrscheinlich, daß neben einer durch PGE_1 verursachten Brenzkatechinaminfreisetzung aus dem Nebennierenmark auch eine direkte glykogenolytische Wirkung der Substanz in der Leber für den Anstieg des Blutzuckers verantwortlich ist. Die Annahme einer durch PGE_1 in der Leber verursachten Glykogenolyse erhält eine weitere Unterstützung durch die Befunde von Dawson u. Mitarb. (1968), nach denen PGE_1 in der isoliert perfundierten Leber zu einem erhöhten Glucose-output führt.

Während wir in akuten Versuchen nach intraperitonealer Applikation von 0,1 bis 1,0 mg/kg PGE_1 an 16 Std gehungerten Ratten trotz einer erheblichen Blutzuckersteigerung *in vivo* keine signifikanten Änderungen der Leber- und Muskelglykogens nachweisen konnten, fanden wir nach wiederholter Injektion von kleineren Dosen (dreimal 0,1 mg/kg — entsprechend 10 bis 12 µg/Tier — innerhalb 8 Std) eine erhebliche Abnahme des Glykogengehaltes der Leber, der nach 12 Std um 50% unter den Kontrollwerten lag. Der Glykogengehalt des Diaphragmas änderte sich während der Versuchszeit nicht wesentlich.

Auch an Mäusen rief PGE$_1$ in Dosen von 0,1 bis 1,0 mg/kg eine dosisabhängige Hyperglykämie hervor, die im Vergleich zur Ratte wesentlich rascher erfolgte und nach kürzerer Zeit wieder abklang. In diesen Versuchen ließ sich zeigen, daß eine nach Ablauf von 60 min noch nachweisbare deutliche Blutzuckervermehrung um 40 bis 70% mit einer entsprechenden, dosisabhängigen Glykogenabnahme in der Leber gut korreliert war.

Der in früheren Untersuchungen an Rattenleberschnitten in vitro nachgewiesene direkte glykogenolytische Effekt von PGE$_1$ konnte auch am Modell isolierter menschlicher und Kaninchenthrombocyten nachgewiesen werden. Konzentrationen zwischen 25 bis 100 µg/ml führten in vitro während 60 min Inkubation zu einer Abnahme des Glykogengehaltes der Blutplättchen um 20 bis 45%; der Serotonin- und Histamingehalt der Zellen erfuhr während der Inkubationszeit keine Änderungen. Dieser Befund läßt sich gut mit den von Butcher et al. (1968) mitgeteilten Ergebnissen vereinbaren, nach denen PGE$_1$ den Gehalt von Thrombocyten an cyclischem 3',5'-AMP erhöht.

Selbst wenn man die unterschiedlichen Bedingungen von in vitro- und in vivo-Untersuchungen in Rechnung stellt, muß es in Anbetracht der hohen in vitro verwendeten Konzentrationen als fraglich erscheinen, ob die in vivo zu beobachtende Blutzuckersteigerung ihre Ursache alleine in dieser direkten glykogenolytischen Wirkungsqualität der Substanz findet. Wie wir in Übereinstimmung mit Berti et al. (1967) schon früher nachweisen konnten (May et al., 1968), führt PGE$_1$ in vivo zu einer Brenzkatechinaminfreisetzung aus dem Nebennierenmark. Hingegen verminderte die Substanz in Konzentrationen zwischen 10 bis 100 µg/ml in vitro den Amingehalt isolierter Nebennierenmarksgranula nicht. Unsere Untersuchungen über den Einfluß von PGE$_1$ auf isolierte Zellen bzw. subcelluläre Strukturen (Mastzellen, Thrombocyten, Nebennierenmarksgranula) stehen in Übereinstimmung mit den Befunden von Kayaalp u. Türker (1968), nach denen PGE$_1$ keinen direkten, zur Aminfreisetzung aus den Geweben führenden Effekt zeigt. Wahrscheinlich kommt die Brenzkatechinaminfreisetzung über eine Erregung präsynaptischer, sympathischer Nervenstrecken zustande.

Versuche mit Sympathicus-Hemmstoffen deuten ebenfalls auf eine Mitbeteiligung sympathischer Wirkstoffe an der hyperglykämischen Wirkung von PGE$_1$ hin. So führte 3tägige Vorbehandlung von Ratten mit 5 mg/kg Reserpin zu einer Abschwächung des blutzuckersteigernden Effektes um 60 bis 80%. Phentolamin (25 bis 50 mg/kg s.c.) setzte die blutzuckersteigernde Wirkung von 0,5 mg/kg PGE$_1$ an Mäusen um ca. 70% herab; die gleiche Dosis verhinderte die Wirkung von 0,5 mg/kg Adrenalin vollständig. — Offenbar wird also die blutzuckersteigernde und glykogenolytische Wirkung von PGE$_1$ in vivo in erheblichem Maße durch freigesetzte Brenzkatechinamine vermittelt.

Versuche mit einem Isomer von Prostaglandin E$_1$, dem von Daniels et al. (1968) kürzlich synthetisierten 8-iso-PGE$_1$, lassen vermuten, daß die aminliberierenden Wirkungen von PGE$_1$ zu einem Teil durch die blutdrucksenkenden Eigenschaften der Substanz verursacht werden. 8-iso-PGE$_1$ zeigt in vivo an der Ratte gleich starke antilipolytische Eigenschaften, jedoch nur 0,5 bis 1,0% des hypotensiven Effektes von PGE$_1$ (Weeks et al., 1968). In unserer Versuchsanordnung betrug die hyperglykämische Wirkung von 8-iso-PGE$_1$ etwa 50% derjenigen von PGE$_1$. Dies könnte auf eine Mitbeteiligung der Blutdrucksenkung an den brenzkatechinaminfreisetzenden Wirkungen von PGE$_1$ hindeuten.

Zusammenfassend führen die Ergebnisse unserer Untersuchungen zu der Annahme, daß der hyperglykämische Effekt von Prostaglandin E$_1$ in vivo das Ergebnis synergistischer direkter (glykogenolytischer) und indirekter (brenzkatechinaminfreisetzender) Wirkungsqualitäten der Substanz ist.

Literatur

Berti, F., Kabir, N. M., Lentati, R., Usardi, M. M., Mantegazza, P., and Paoletti, R.: Progr. biochem. Pharmacol. **3**, 110—121 (1967). — Böhle, E., Döbert, R. und Merkl, J. M.: Z. ges. exp. Med. **144**, 285—299 (1967). — Butcher, R. W., Baird, C. E., and Sutherland, E. W.: J. biol. Chem. **243**, 1713—1717 (1968). — Daniels, E. G., Krueger, W. C., Kupieck, F. P., Pike, J. E., and Schneider, W. P.: J. Amer. chem. Soc. **90**, 5894 (1968). — Dawson, W., Peacock, W. C., Ramwell, P. W., and Shaw, J. E.: XIIth Int. Conf. on the Biochem. Lipids, Loughborrough, 8.—12. September, 1968. — Kayaalp, S. O., and Türker, R. K.: Europ. J. Pharmacol. **3**, 139—142 (1968). — May, B., Omonsky, H. G. und Böhle, E.: Z. ges. exp. Med. **148**, 99—107 (1968). — Weeks, J. R., Chandra Sekhar, N., and Kupiecki, F. P.: Pharmacologist **10**, 212 (1968).

Aussprache

Herr STUDLAR, M. (Wien):

Zu Herrn GRIES: Könnte man zur Erklärung des divergenten Verhaltens der FFS bei Np. und Adiposen einen Membraneffekt des Glucagon heranziehen?

Eine membranbedingte Austrittshemmung der FFS — dadurch Anstau und in der Folge gesteigerte Rückveresterung mit α-Glycerophosphat würden zu einem deutlichen Abfall des FFS bei gleichzeitigem Anstieg des FG als Zeichen gesteigerter Lipolyse führen.

Bei stark Adipösen ist ja bekanntlich die Morphologie der Fettzelle reversibel verändert, möglicherweise auch die Membranstruktur. Bei diesen Pat. käme es dann — infolge Fehlens einer membranbedingten Austrittshemmung — zum erwarteten Austritt beider Lipolyseprodukte, nämlich der FFS und des FG.

Eröffnung der gemeinsamen Sitzung der Deutschen Gesellschaft für innere Medizin mit der Deutschen Gesellschaft für Psychiatrie und Nervenheilkunde

JAHN, D. (Höfen)

Zur gemeinschaftlichen Sitzung begrüße ich die Deutsche Gesellschaft für Psychiatrie und Nervenheilkunde und sehr herzlich ihren Präsidenten Herrn Helmut Ehrhardt. Diese Sitzung anzuregen in der Lage gewesen zu sein, bedeutet für mich so viel wie die Erfüllung früherer Wünsche. Man erkennt den Fortschritt der Erkenntnis, daß das Hauptthema dieses Tages bereits mit der Thematik des 1. und 2. Tages der Sitzung der Deutschen Gesellschaft für innere Medizin einen wertvollen und fördernden Zusammenhang besitzt.

Vor jetzt 37 Jahren habe ich in der Münchener Klinik Oswald Bumkes Untersuchungen über den Zusammenhang somatischer und psychischer Störungen begonnen und sie an der Freiburger Klinik Kurt Beringers fortgesetzt. Ich war überrascht über die Vielfalt internistischer Befunde bei psychiatrisch Kranken. Meine Mitarbeiter Hermann Greving, Peter Buttermann und Hubert Janz, die bereits verstorben sind, sollen durch Nennung ihrer Namen heute einen Platz unter uns haben.

Unsere Ergebnisse deuteten in ihrer Gesamtheit auf Abwandlungen des Leberstoffwechsels. Aber das Zustandekommen der psychischen Störungen setzt nach meiner Meinung eine irgendwie vorbereitete Bereitschaft des Gehirnstoffwechsels voraus, sofern nicht eine generalisierte Intoxikation alle Systeme des Körpers in den Zustand extremer Schädigung versetzt.

Bumke sagte 1938: „Es ist klar, daß alle psychologischen Bemühungen, die nicht organisch bedingten Geisteskrankheiten und die Psychopathien in Gruppen einzuteilen, nur die Vorarbeit zu einer psychophysischen Erfassung all dieser Krankheiten darstellen konnte, ebenso wie auch das klar war, daß eine wirksame Behandlung dieser Krankheiten nur mit psychischen Mitteln niemals möglich sein würde, und daß wir auch deshalb unbedingt ihre körperlichen Grundlagen kennenlernen müßten."

Diese klugen, vorausschauenden Worte haben sich in ihrer Umkehr voll bewahrheitet. Wir haben gelernt, die psychischen, nichtorganischen Störungen durch somatisch wirksame Maßnahmen zu behandeln, aber die körperlichen Grundlagen zu definieren, ist auch heute erst zu einem bescheidenen Teil möglich. Aber die jetzigen Verhandlungen, die z. T. unter dem Sektionspräsidenten Hans Wieck bereits gestern stattgefunden haben, zeigen die Ausdehnung der Arbeiten auf diesem Gebiet, die rechtfertigen, das für heute gewählte Hauptthema in voller Breite zur Kenntnis zu bringen. Nur die Verständigung untereinander kann die Grundlage einer tieferen Kenntnis somato-psychischer Zusammenhänge sein.

Unter Otto Nägeli wurde 1927 in der Deutschen Gesellschaft für innere Medizin durch Referate von Gaupp sen. und Fleischmann über die Psychotherapie berichtet und 1939 hat Wilhelm Stepp ein uns berührendes Hauptthema: ‚Über Kreislauf und Nervensystem' in sein Kongreßprogramm aufgenommen.

Heute findet die erste Begegnung der deutschen Gesellschaft für Psychiatrie und Nervenheilkunde und für innere Medizin statt, die die inzwischen angewachsene klinische und experimentelle Erfahrung und auch die Lücken, als den größeren Gewinn aufzeigen wird.

Ich bitte den Herrn Präsidenten Ehrhardt unser Bündnis zu bekräftigen.

Eröffnungsansprache des Präsidenten der Deutschen Gesellschaft für Psychiatrie und Nervenheilkunde

EHRHARDT, H. (Marburg a. d. Lahn)

Meine sehr verehrten Damen und Herren!

Der Vorstand der DGPN hat die Anregung von Herrn Kollegen Jahn, anläßlich dieser Jubiläumstagung der DGIM eine gemeinschaftliche Veranstaltung unter einem den Internisten wie den Psychiater gleichermaßen interessierenden Leitthema durchzuführen, dankbar begrüßt. Wir haben soeben gehört, daß es eine ziemlich alte Liebe ist, die den Internisten Jahn mit der Psychiatrie verbindet, die — das darf ich hinzusetzen — zu beachtlichen Beiträgen über die Pathophysiologie der endogenen Psychosen geführt und die schließlich auch den emotionalen Anstoß zu dieser Gemeinschaftsveranstaltung gegeben hat.

So sympathisch uns alle eine solche von persönlichen Reminiszenzen getragene Initiative berührt, so dürfen wir darüber die Frage nach dem sachlichen Bedürfnis, der objektiven Rechtfertigung nicht vergessen. Hier genügt ein Hinweis auf unser Programm mit insgesamt 37 Vorträgen zu dem Leitthema dieser gemeinschaftlichen Veranstaltung. Aus der zunächst geplanten einen wurden drei Sitzungen. Wir haben bereits am gestrigen Nachmittag in einer Parallelsitzung die Verhandlungen über das vierte Hauptthema dieses Kongresses begonnen und hoffen, sie heute nachmittag in einer Sondersitzung der DGPN, zu der natürlich alle Tagungsteilnehmer herzlichst eingeladen sind, abschließen zu können.

Das Programm bietet uns eine bunte Palette von Problemstellungen aus dem Gesamtbereich der Neuropsychiatrie und der Psychosomatik, aus der breiten Grenzzone zwischen innerer Medizin und Psychiatrie. Viele Fragen wurden gemeinsam von Internisten und Psychiatern bearbeitet, was mir ein positives Symptom dafür zu sein scheint, daß die multifaktorielle Betrachtungsweise und die ihr allein gemäße „Teamarbeit" auch bei uns als von der Sache her geboten und notwendig erkannt und immer häufiger praktiziert wird. Die Neuropsychiatrie ist ein Teilgebiet der Psychiatrie, jener Bereich, der mit naturwissenschaftlichen

Methoden angehbar, dem eine organisch-somatologische Betrachtungsweise angemessen ist. Dazu brauchen wir heute, mehr denn je, den Physiologen und den Biochemiker, den Internisten und den Neurologen mit seinen eigenen und immer differenzierter werdenden Methoden.

Die Themenwahl dieses Programms zeigt uns weiterhin, daß offenbar die Zeiten vorüber sind, in denen so mancher Neuropsychiater oder Internist in der Psyche lediglich einen Störungsfaktor physiologischer Prozesse und in der Psychosomatik eine Häresie sah. Eine Psychiatrie, die nicht nur als Neuropsychiatrie verstanden wird, erweitert das Verständnis des Internisten vom kranken Menschen um die Dimension des Psychischen wie des Sozialen. Insoweit repräsentiert die interne Medizin zusammen mit der Psychiatrie die ganze Medizin in einem umfassenderen anthropologischen Sinn.

Diese Gemeinschaftsveranstaltung von Internisten und Psychiatern hat schließlich einen aktuellen hochschulpolitischen Akzent. Aus dem schönen Bericht von Herrn Kollegen Jahn über „Aufgabe und Inhalt der inneren Medizin" in der Festschrift zu dieser Jubiläumstagung habe ich mit Interesse entnommen, daß sich die Problematik von Einheit und Spezialisierung in der inneren Medizin wie ein roter Faden durch die Eröffnungsansprachen der jeweiligen Präsidenten der DGIM, angefangen mit Theodor v. Frerichs 1882, zieht. Wie Sie alle wissen, stehen wir vor einer durchgreifenden Umstrukturierung unserer traditionsreichen Universitäten, die auch vor den Medizinischen Fakultäten kaum haltmachen wird. Der so liebevoll gepflegte Streit zwischen Internisten und Psychiatern um die Zugehörigkeit oder die Selbständigkeit der Neurologie — ich erinnere an die Eröffnungsansprachen etwa von Erb 1905 bis Pette 1955 und Bodechtel 1966 — ist zu einem Stück Medizingeschichte geworden. Weder der Internist noch der Psychiater kann auf die Neurologie verzichten, er wird sie immer brauchen. Diese Tatsache ist aber sicher kein Hinderungsgrund zur Errichtung eigener Forschungs- und Lehrstätten für Neurologie. Das gilt auch für andere „Grenzgebiete" oder ausgesprochen interdisziplinäre Wissenschaften wie Psychosomatik und Psychotherapie oder Sozialmedizin bzw. Sozialpsychiatrie. Den Abschied von der Vorstellung großer, insbesondere klinischer Fachgebiete „in einer Hand", wie z. B. innere Medizin oder Nervenheilkunde, mag man bedauern, für verfrüht oder für falsch halten. Wir werden uns damit abfinden müssen. Mit einer wie auch immer gearteten Aufgliederung oder Verselbständigung ist es aber noch nicht getan. Wir werden uns deshalb, viel intensiver als bisher, um neue Organisationsformen zu bemühen haben, die uns die Durchführung gemeinschaftlicher Forschungsprogramme erleichtern und nicht erschweren, die insbesondere auch eine sachgerecht limitierte und zugleich fundierte Ausbildung und Weiterbildung für unsere künftigen Ärzte ermöglicht. Kritik und Zerschlagung ist zwar heute üblich und durch den Wildwuchs sachfremder Ideologien erleichtert, aber ohne eine praktikable und tragfähige Neukonzeption als verantwortungslos abzulehnen.

Unsere Gemeinschaftsveranstaltung im Rahmen dieses Kongresses beweist, daß auch die bisherige Fakultätsstruktur für die Zusammenarbeit von Vertretern verschiedener Fachrichtungen Raum läßt. Will man ändern oder reformieren, dann nur mit dem Ziel konkreter Verbesserungen des jetzt Gegebenen, nicht aber im Sinne laienhafter und nebulöser Modellvorstellungen für „die" Universität oder „das" Bildungswesen oder gar „die" Gesellschaftsordnung der Zukunft. — Nur so viel als Vorbemerkung entsprechend der Tradition dieses Kongresses. Wir kommen zur Tagesordnung, und ich darf unseren Altmeister, Herrn Bürger-Prinz-Hamburg, bitten, sein einführendes Referat zum Thema „Innere Medizin und Psychiatrie" zu halten.

Innere Medizin und Psychiatrie

Bürger-Prinz, H. (Univ.-Poliklinik Hamburg)

Referat

Mich freut besonders die Begegnung hier mit meinem alten Studienfreund Jahn, der zur Psychiatrie über die innere Medizin kam, während ich nach den Studienjahren ganz in die Psychiatrie abwanderte, um aber mit vielen Gedanken — auch angeregt immer wieder durch ihn und seine Fortbildungskurse in Regensburg — doch die Grenzen zur inneren Medizin im Auge zu behalten.

Es gibt wohl kaum ein gut geleitetes psychiatrisches Institut, das nicht dafür sorgt, daß einige sehr gut internistisch Vorgebildete unter seinen Psychiatern und Mitarbeitern zählen. Das Umgekehrte allerdings, das dürfte Seltenheitswert haben. Man braucht diese Herren nicht nur, um mit akuten Zwischenfällen in der Klinik fertig zu werden, wo sie sehr hilfreich sind, sondern man braucht sie auch, um immer wieder hingewiesen zu werden auf interne, internistisch relevante Probleme, die bei unseren Psychosekranken, Neurosen usw. auftauchen.

Man kann hier systematisch denkend vorgehen und sich fragen nach internistischen Syndromen, die Psychosen einleiten. Man kann sich fragen, inwieweit psychiatrische Syndrome internistische Krankheiten begleiten. Man kann sich fragen, inwieweit das eine für das andere ein Schuhlöffel sein kann. Man kann sich fragen, wie das eine das andere ersetzen kann. Denken wir an das Ulcus, das Asthma und dergleichen mehr. Man kann sich fragen, wieweit lange Jahre laufende internistische Syndrome nur als Vorbereiter oder sogar nur kaschierte Bilder für dann auftauchende klare Psychosen zu werten sind. All dies sind Dinge, über die man, das muß man ehrlicherweise sagen — in großem Rahmen statistisch noch kaum etwas aussagen kann, ja wo vorläufig noch die Erfahrung und das Immer-wieder-Sehen führend ist. Es stecken darin aber doch gewaltige Probleme in der Richtung, wie sich das Verhältnis vom Menschen zu seinem Kranksein überhaupt verändert.

Wenn man wohl nicht umsonst jetzt immer in den Vordergrund schiebt, daß die rein medizinisch definierten Krankheitsbegriffe an Wert verloren haben, daß Krankheit ganz weitgehend ein sozial- sozialpsychologisch, sogar wirtschaftlich manipulierter Zustand geworden ist, dann hat man hier dasselbe vor sich, oder weit über das hinausgehend, was einmal unser lieber, alter verehrter H. H. Berg den „Panoramawechsel" genannt hat. Man hat vor sich Strukturwandlungen der menschlichen Daseinsform überhaupt und vor allen Dingen das unbegrenzbare Problem ihrer Verbalisierung, nicht nur also der Befunderhebung, sondern auch der Verbalisierung. Das wird Ihnen z. B. schon zum Problem, wenn Sie die ausgezeichnete Arbeit von Pflügge über den Herzinfarkt und seine Folgezustände bzw. seine Verarbeitungsweisen durchblättern. Ich glaube schon, daß Plügge so — das was Adorno auf dem Gebiet der Musik geleistet hat — hier die Formulierungs- und Verbalisierungsmöglichkeiten für Zustände des Wohl- oder Mißbehagens, Mißbefindens soweit getrieben hat, wie es heute die Sprache erlaubt. Auf der anderen Seite bringt diese Verbalisierung aber rückläufig mit sich, daß dieses nun alles als ein in sich verständlicher psychologischer Komplex zu gelten habe. So ähnlich, glaube ich, faßt es Plügge auch auf. Und das ist nach unserer psychiatrischen Erfahrung sicher nicht richtig. Es ist kein Zweifel, daß ein Herzinfarkt nicht immer nur ein Herzinfarkt ist, sondern ganz erhebliche exogene Niveauänderungen nach sich ziehen kann, und zwar häufiger als man ahnt. Es ist aber auch so, daß einem Vorhofflimmern, einem Herzinfarkt eine langdauernde, mehr oder minder tiefgehende depressive Phase folgt. Und schließlich muß man damit rechnen, daß nach einem Herzinfarkt über überschaubare Monate ein depressives Bild zum Vorschein kommt, von dem man nicht ohne weiteres behaupten kann, daß es in den

Formenkreis der manisch depressiven Psychosen hineingehöre, aber sicherlich strukturmäßig ihm völlig gleichend eine biologisch fundierte Depression. Hätte Plügge mit seinen wundervollen Auseinanderfaltungen recht, dann wäre völlig unverständlich, warum man sagen kann: $^1/_2$ Jahr Geduld und dann ist's vorbei Aber auch: $^1/_2$ Jahr Geduld, dann ist das depressive Bild vorbei und alles das, was man nun aus der Psychologisierung des Zustandes hätte erwarten müssen, nämlich eine Umwandlung, eine dauernde Umwandlung der Grundhaltungen zum Leben, der Persönlichkeit in ihrer Sicht von Leben, Aussicht, Zukunft usw., dann irrt man sich erheblich. Es wird sich herausstellen, wenn die Zeit vorbei ist, dann ist der Mensch genau derselbe wieder wie vor dem Herzinfarkt. Er richtet sich vielleicht nach seinen internistischen Vorschriften, was Ernährung usw. angeht, aber im übrigen ist er spurlos durch das Ereignis derselbe wie vorher. Das ist eine erstaunliche Tatsache. Sie wäre völlig unverständlich, wenn die Ausführungen von Herrn Plügge in ihrer wunderbaren Psychologisierung recht hätten.

Außerdem steckt noch das Problem darin, daß selbstverständlich hier ein Zustand herrscht von völliger Handlungshemmung, vielleicht auch von Zukunftslosigkeit oder Hoffnungslosigkeit, jedenfalls von dem Bewußtsein: ,,wo führt das hin", von Angst, die damit mitgegeben ist, bei durchaus erhaltenem reflektierendem Bewußtsein. Diese biologisch definierbare Situation, denn die psychologische Ausdrucksweise dafür ist ja nur eine Transponierung, weil man die biologische Situation ansonsten noch nicht definieren kann, diese Situation allein gebiert in unseren Kulturkreisen Schuldgefühl, d. h. in unseren Kulturkreisen. Ein Chinese, ein Inder, ein Mohammedaner denken nicht daran, dieses Schuldgefühl zu entwickeln. Da bedeutet also, um es etwas banal auszudrücken, das Christentum reicht bei uns bis in den 4. Ventrikel. In diesem Fall haben Sie also vor sich ein Gefäß, bei dem die Füllung des Gefäßes mit Schuldgefühl den personal-kulturell bedingten Eingriff der Reflexion in dieser Situation darstellt. Die Situation selbst bleibt primär biologisch definiert.

Ganz gewiss bleibt vorläufig kein anderer Weg, als auch solche biologisch fundierten Situationen irgendwie psychologisch zu formulieren. Ja ganz im Gegenteil — da hat Herr Plügge recht — man kann die Verbalisierung hier nicht weit genug treiben. Aber man muß sich darüber klar sein, daß man hier nicht, wie es modernerweise ganz weitgehend ist, Nominalist werden darf, indem man, was man formuliert, schon für die Realität hält.

Die Realität ist als biologisch definierte vorgegeben, wenn man sieht, wie bei jugendlichen Psychosen, vor allen Dingen aber auch bei älteren Menschen, Ausgleisungen in z. B. schwerste Störungen des Wasserhaushaltes, in Lipodystrophie statthaben, bei denen nun der Internist uns in der Formulierung dessen, was diese Bilder fundiert, nicht weiter helfen kann, vorläufig nicht, und wo auch der Endokrinologe uns nicht weiter hilft, vorläufig nicht, bei denen wir aber nur mit Sicherheit das eine sagen können: ist das psychiatrische Bild vorbei, so klingt auch dieses restlos ab. Wie man sich das alles zu denken habe, muß die Zukunft ergeben und der Experte über endokrinologische Probleme und Psychiatrie, Herr Bleuler wird ja manches Ihnen nach der Richtung hin berichten können. Er wird auch näher beleuchten müssen das Problem: inwieweit psychiatrisch-psychopathologische Zustände längst schon Diagnosen erlauben, ehe der Endokrinologe den strengen Nachweis dafür antreten kann. Ich darf hinweisen auf die Probleme der spontanen Hypoglykämie, wie sie Schrappe zuletzt wieder aufgenommen hat, bei denen sich doch ergibt, daß hier die Problematik bis ins Forensisch-Psychiatrische hinein reicht. Angelegenheiten, die auch der Internist im Auge behalten muß.

Ich darf daran erinnern, daß das Neurosenproblem ein Problem ist, das nicht zur Ruhe kommen kann, wo es keine endgültigen Erkenntnisse gibt, nicht geben kann, genauso wenig wie auf dem Gebiet der Psychopathien. Das sind die riesigen

Gebiete, bei denen sich jede Frage zu bestimmten Zeiten neu stellt, die immer wieder neu formuliert werden müssen, mit neuen Methoden angegangen werden müssen, einfach auch weil man andere Menschen vor sich hat. Und diese Wandlungen des Menschen auch, in ganz überraschenden, unvorhergesehenen, von niemandem geweissagten Freiheitsgraden haben wir ja heute wieder vor uns. Heute ist es schon wieder so, daß man selbst an Dostojewski wieder denken kann, der damals schon vor einem Jahrhundert dem Sinn nach sagte: „Nun fangen sie auch noch an, mit ihren Tabellen das Chaos und die Unheimlichkeit dieser Welt einzufangen." Das wird dann die Situation sein, sagt Dostojewski, in der die Menschen mit Willen verrückt werden, um aus dieser Situation herauszukommen. Nun, es gibt selbstverständlich Gebiete, in denen der Mensch sich aus dem Sozialdruck mit den unwahrscheinlichsten Freiheitsgraden befreien kann, dazu gehört z. B. die abstrakte Kunst. Es gibt aber diese ins Uferlose gehenden Deutungsmöglichkeiten, denen sich prinzipiell nichts entzieht, wie alle analytischen Ansätze. Und ich finde — wenn es biochemisch möglich ist, daß wir von den Amerikanern eminent viel lernen können und uns von ihnen führen lassen können, das kann ich nicht beurteilen — wir sollten doch glücklich sein darüber, daß sie uns vorexerziert haben, was dabei herauskommt, und wie man die Analyse hinter sich bringt. Das ist nämlich das Problem Amerikas und nicht die Einfuhr der Analyse jetzt mit allen Mitteln bei uns. Und das womöglich noch im Zusammenhang mit Marxismus, das Ganze stellt ja doch wohl keine doppelte Kraftbrühe, sondern eine höchst trübe Denkbrühe dar.

Es ist also nicht so, und ich glaube, das ist wirklich wesentlich für den Kontakt zwischen Psychiatern und innerer Medizin, es ist nicht so, daß wir Ihnen immer wieder mit exakten Befunden dienen können. Oft bleibt es bei schwer formulierbaren Einsichten und oft auch bei dem, daß im allgemeinen das Leben immer noch gewaltiger ist als die möglichen Therapien. Und ich finde, das sind die Fronten, wo nicht nur unsere Forschungen, sondern auch unsere inneren Haltungen als Ärzte sich treffen könnten. Wenn Sie jetzt die Jugendlichen mit ihren Hepatitiden unter die Finger bekommen, die Jugendlichen, die sich das Opium schon in großen Dosen spritzen, dann muß man eben daran denken, daß die Hepatitis hier eine Angelegenheit ist, die behandlungsbedürftig ist, daß dahinter aber schon steht: Experten auf diesem Gebiet behaupten, der Rauschhandel der Welt halte die deutsche Jugend für sturmreif für einen Großeinsatz. Dann wird man nicht mehr so leicht mit diesen 17- bis 18jährigen umgehen und denken, man habe mit dem Abklingen der Hepatitis viel getan. Sondern dann tun sich die Räume eben auf, wo man nicht, wie man so häufig hört, vorsichtig dem Patienten beibringen muß, man möchte auch mal einen Psychiater zuziehen, sondern wo die Psychiatrie eben einfach dazu gehört. Und das wäre das, was das Wünschenswerteste ist. Dies Miteinandergehen und nicht Zuzuziehen bitten, es zu einem Spektakulum machen. Leider steckt in dieser Richtung hin noch viel Ablehnung gerade in unserer deutschen Gesellschaft. Je selbstverständlicher wir mit dieser Frage umgehen, um so besser ist es für unsere Kranken. Ganz gewiß ist es nicht so — wir wissen viel auf unseren Gebieten, wir wissen eine Menge, wir wissen auch eine Menge sicher — aber ganz gewiß ist es nicht so, daß das die Fronten sind, an denen sich unser Denken im Grunde bewegt. Es bewegt sich da, wo die Menschen immer aufs Neue durch neue Zeiten gehen und sich wandeln. Und je älter man wird, um so mehr sieht man ein: Der Mensch ist eigentlich das immer unbekanntere Wesen.

Ich möchte schließen mit einem Lieblingssatz von mir von Anatole France, in dem die ganze Liebe, aber auch die ganze ironische Distanz zu sich selbst drinsteckt: „Gott schuf den Menschen nach seinem Ebenbilde, aber er hat es ihm heimgezahlt".

Grundzüge einer Syndromlehre der Funktionspsychose

WIECK, H. H.* (Univ.-Nervenklinik mit Poliklinik Erlangen)

Referat

Einleitung

Die moderne Neuropsychiatrie bewegt sich in breiter Front auf *alle medizinischen Disziplinen zu*. Offenkundige Stoßrichtungen sind die Sozialpsychiatrie und die Psychopharmakotherapie; verborgen hat sich dagegen der innerste Kern, die Psychopathologie, gewandelt. Die Lehre von den Funktionspsychosen wurde in den letzten 13 Jahren entwickelt und systematisch ausgebaut ([12, 16] Übersicht bei [13]). Ihre Ergebnisse sind nicht nur für die Psychiatrie fruchtbar, sondern für alle medizinischen Fachbereiche bedeutsam.

1. Zum Begriff des internen Grundprozesses mit neuropsychiatrischer Symptomatik

Interne Grundprozesse können auf das Gehirn einwirken und auf diesem Wege eine neuropsychiatrische Symptomatik hervorrufen. Der von uns eingeführte Begriff [14, 15] soll darauf hinweisen, daß die interne Symptomatik im *klinischen Bild* entweder zurücktritt oder ganz vermißt wird. Allerdings läßt sich der Grundprozeß mittels gezielter Labormethoden meist aufdecken (Abb. 1).

Die nosologische Diagnose und damit die kausale Therapie richten sich auf die interne Erkrankung, während die Erfassung der klinischen Erscheinungsweisen auf neuropsychiatrische Methoden angewiesen ist.

Die internen Grundprozesse mit neuropsychiatrischer Symptomatik führen ebenso wie primäre Hirnerkrankungen zu *körperlich begründbaren Psychosen*, die reversible und irreversible Syndrome erkennen lassen (Übersicht [13]):

Tabelle 1. *Körperlich begründbare Psychosen*

Funktionspsychosen (reversibel)
Durchgangssyndrome
Bewußtseinstrübung
Bewußtlosigkeit, Koma

Organische Defektsyndrome (irreversibel)
Frühkindlicher Hirnschaden
Später erworbener Hirnschaden
Fortschreitender Hirnschaden

Die *irreversiblen organischen Defektsyndrome* können durch frühkindliche oder durch später erworbene Hirnschäden — wie etwa infolge einer Hirnprellung — sowie durch fortschreitende Hirnerkrankungen verursacht werden. Darauf soll hier nicht näher eingegangen werden. Wir beschäftigen uns vielmehr im folgenden nur mit den reversiblen Funktionspsychosen, die sehr viel häufiger als organische Defektsyndrome auftreten und für den Internisten wichtiger als die bleibenden Schäden sind.

2. Funktionspsychosen

Die syndromdynamische Spannbreite der Funktionspsychosen reicht vom leichten Durchgangssyndrom über das mittelschwere und schwere Durchgangssyndrom bis zur Bewußtseinstrübung, die schließlich in den Zustand der Bewußtlosigkeit einmündet (Abb. 2).

---

* Herrn Prof. Dr. D. Jahn in Dankbarkeit gewidmet.

Die schwersten Zustände werden neuerdings zum apallischen Syndrom im Sinne von E. Kretschmer [9] zusammengefaßt, wie kürzlich F. Gerstenbrand ausführlich dargestellt hat [6].

Die entscheidende Konzeption der Funktionspsychosen ist die *Quantifizierung* der seelisch-geistigen Störungen. Der funktionspsychotische Störungsgrad nimmt mit der Schwere des zugrunde liegenden internen Prozesses zu. Die psychiatrische

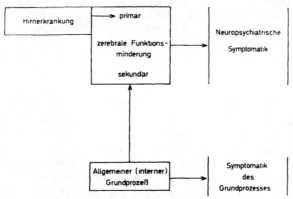

Abb. 1. Interne Grundprozesse mit neuropsychiatrischer Symptomatik

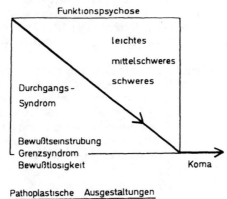

Abb. 2. Syndromdynamik der Funktionspsychose und pathoplastische Ausgestaltungen

Symptomatik wird nur durch die quantitative Kausalität mit dem internen Grundprozeß verbunden! Die Vielzahl der verursachenden Leiden und die Fülle der klinischen Erscheinungsweisen sind dagegen *nicht* miteinander korreliert.

Denn zwischen dem jeweiligen Grundprozeß und dem klinischen Bild sind zahlreiche Vorgänge eingeschaltet. Das pathogenetische System, das die körperliche Seite betrifft, reicht bis zur *Fundamentalfunktion* (Abb. 3). Mit ihr beginnt der seelisch-geistige Bereich, den sie in seinem Dasein bedingt. Wird die Fundamentalfunktion durch den Grundprozeß zunehmend gestört, schreitet die Funktionspsychose fort, bis schließlich beim Erlöschen der Fundamentalfunktion der Zustand der Bewußtlosigkeit erreicht wird (Übersicht [13]).

Man darf annehmen, daß die Fundamentalfunktion an *ausgebreitete Strukturen* der Hirnrinde gebunden ist, wahrscheinlich an die Dendriten corticaler Neurone (Abb. 3). Innerhalb des seelisch-geistigen Bereiches setzt sich die quantitative Kausalität fort, wie in der Abb. 3 mit einem Pfeil angedeutet werden soll. — Seit der Konzeption der exogenen Reaktionstypen von K. Bonhoeffer wissen wir, daß eine Vielzahl von pathogenetischen Prozessen den gleichen syndromgenetischen Vorgang ausgelöst. Die Mannigfaltigkeit der internen Grundprozesse wird im seelisch-geistigen Bereich aufgehoben, was verbleibt, ist einzig der Störungsgrad.

3. Zur Psychopathometrie interner Grundprozesse

Diese Aussagen lassen sich nachprüfen. Die Schwere der Funktionspsychose wird mit Hilfe der Psychopathometrie festgelegt. Im Gegensatz zur Psychometrie der Psychologen sprechen wir von Psycho*path*ometrie, weil wir die *krankhaften* Störungen quantifizieren. Hierzu dienen funktionspsychotische *Syndromteste*, wozu ein Verfahren zählt, das von meinem Mitarbeiter F. Böcker entwickelt und geeicht wurde [2, 3]. K. A. Flügel [5] hat hierüber noch einmal zusammenfassend berichtet. Es sei nur darauf hingewiesen, daß es mitunter gelingt, auch auf körperlichem Gebiet eine Quantifizierung durchzuführen. Das gilt etwa für die Barbituratvergiftung. Zum Zeitpunkt der psychopathometrischen Testung kann der Serumbarbituratspiegel ebenfalls bestimmt werden. Dieser Wert ermöglicht als kausales Außenkriterium die Entwicklung eines neuen psychopathometrischen Testverfahrens.

Bei Kranken, die in suicidaler Absicht Barbiturate eingenommen haben, lassen sich psychopathometrische Verlaufsbeobachtungen durchführen (ausführliche Darstellung [13]). Für die Lehre von den Funktionspsychosen ist es wichtig zu wissen, daß *sämtliche* seelisch-geistige Einzelfunktionen gleichermaßen vom Krankheitsprozeß betroffen sind. Zu ihnen zählen die Gedächtnisfunktionen, der seelisch-geistige Ablauf, das sinnvolle und innere Wahrnehmen, das Denken, das Fühlen sowie das Wollen. Wir sprechen deswegen von einer *homogenen Syndromdynamik*.

4. Pathoplastische Ausgestaltung

Es trifft demnach nicht zu, daß einmal die Gedächtnisstörung, das andere Mal etwa die Antriebsminderung überwiegt. Wenn sich in der *Sichtpsychose* trotzdem pathoplastische Ausgestaltungen bemerkbar machen, so sind unterschiedliche Einsprengungen produktiver Elemente maßgeblich (Abb. 2). Die bislang gültige Syndromlehre der körperlich begründbaren Psychosen, wie sie S. S. Korsakow [8], K. Bonhoeffer [4], E. u. M. Bleuler [1] sowie Kurt Schneider [11] — um nur einige Namen zu nennen — entwickelt haben, hat in *statischer* Betrachtungsweise die jeweiligen Symptomenkoppelungen zur Beschreibung klinischer Bilder herangezogen. Unsere *dynamische* Psychopathologie soll die Symptomenbilder der älteren Psychiatergeneration keineswegs verdrängen, sondern in echtem dialektischen Sinne „aufheben", also unter Bewahrung des alten Wissenschatzes in eine umfassendere Betrachtungsweise hineinstellen.

Wir könnten etwa formulieren, daß sich ein *Kranker mit einer diabetischen Stoffwechsellage* im schweren Durchgangssyndrom befindet, das nach außen durch Konfabulationen auffällt. Die Inhalte werden von der Relevanzthematik gerade dieses Kranken bestimmt, also von dem, was dem Patienten lebenssituativ bedeutsam ist (Übersicht [13]).

5. Zu den Schweregraden der Funktionspsychosen

Im *Zeitalter der Frühdiagnose* kommt es darauf an, die beginnenden Stadien der Funktionspsychose, vor allem das leichte Durchgangssyndrom, zu erkennen. So geht es heute nicht mehr um das diabetische *Koma*, sondern um das diabetische *Durchgangssyndrom*. — Das *leichte* Durchgangssyndrom ist durch eine geringfügige Störung der Gedächtnistätigkeit, der Wahrnehmungsfunktionen, der Denkabläufe und der Sinnestätigkeit sowie durch eine leichte Verlangsamung aller seelisch-geistigen Abläufe gekennzeichnet. Häufig besteht eine depressive Tönung. — Im *mittelschweren* Durchgangssyndrom sind diese Funktionen schon stärker beeinträchtigt. Produktive Momente rufen ein paranoides oder halluzinatorisches Bild hervor. — Das *schwere* Durchgangssyndrom manifestiert sich meist als sog. „anamnestischer Symptomenkomplex"; es gibt aber auch ganz andere Ausgestaltungsformen (Übersicht [13]).

Psychomotorische Erregtheit und *Verwirrtheit* sind an das schwere Durchgangssyndrom und vor allem an die Bewußtseinstrübung gebunden. Früher stellten Unruhe und Verwirrtheit des Kranken die wichtigsten Verbindungen zwischen innerer Medizin und Psychiatrie dar, weil der Internist in diesen Fällen auf die Hilfe des Psychiaters angewiesen war, der eine geschlossene Abteilung anzubieten vermochte. Heute hat sich die Siatuation völlig geändert; hinsichtlich der internen Grundprozesse mit neuropsychiatrischer Symptomatik hat sich das diagnostische und therapeutische Rüstzeug in beiden Disziplinen so erweitert, daß eine enge Zusammenarbeit zwischen ihnen auch bei den leichteren Funktionspsychosen dringend notwendig geworden ist.

6. Zur nosologischen Klassifikation

Nach unserer Meinung zählen *vier* nosologische Klassen zur Gruppe der internen Grundprozesse mit neuropsychiatrischer Symptomatik:

Tabelle 2. *Interne Grundprozesse mit vorwiegend oder ausschließlich neuropsychiatrischer Symptomatik*

1. Gefäßerkrankungen und Zirkulationsstörungen
2. Erregerkrankheiten und ähnliche entzündliche Prozesse
3. Exogene Intoxikationen
4. Metabolische, endokrine und avitaminotische Prozesse

In der Klasse der Gefäßerkrankungen und cerebralen Zirkulationsstörungen möchten wir auf die *hypoxydotische Funktionspsychose* bei der Hirnarteriosklerose eingehen. Sie wird durch zwei pathogenetische Faktoren hervorgerufen: Erstens durch die allgemeinen Veränderungen an den Hirngefäßen und zweitens durch die hämodynamische Insuffizienz (Abb. 3).

Denn die Fundamentalfunktion kann nur beeinträchtigt werden, wenn die Hirnrinde *insgesamt* betroffen ist. Das Ausmaß der Zirkulationsverlangsamung und damit der *cerebralen Hypoxydose* ist signifikant mit dem funktionspsychotischen Schweregrad korreliert, wie eigene systematische Untersuchungen ergeben haben (Übersicht [13]).

Völlig anders entstehen die *neurologischen Syndrome*, die an *örtliche* Durchblutungsstörungen gebunden sind. Derartige lokale Ischämien brauchen nicht die Fundamentalfunktion zu beeinträchtigen, so daß in diesen Fällen auch keine Funktionspsychose nachgewiesen wird. Das läßt sich am Beispiel der Blutgerinnselembolie des Gehirns zeigen, bei denen Funktionspsychosen deutlich gegenüber den neurologischen Ausfallserscheinungen zurücktreten.

Das Ausmaß der hämodynamischen Insuffizienz und der Schweregrad der Funktionspsychose korrelieren allerdings nur, wenn die cerebrale Hypoxydose *unmittelbar* die Funktionspsychose hervorruft. Nach einem kurzdauernden Sauerstoffmangel kann ein Störungsrückstand verbleiben, der erst nach Tagen, Wochen, Monaten oder gar Jahren abgetragen wird. Die Rückbildung der Funktionspsychose zeichnet getreu die *Erholungslatenz* und die *Erholungszeit* des metahypoxydotischen Hirnprozesses nach. In der Erholungszeit trifft man demnach eine Funktionspsychose verschiedenen Ausmaßes an, obwohl die Sauerstoffversorgung des Gehirns schon längst wieder der Norm entspricht. Die spontane Rückbildung während der Erholungszeit ist auch bei allen Arzneimitteltestungen zu berücksichtigen.

Aus der Gruppe der *metabolischen Prozesse* soll hier kurz auf die B_{12}-*avitaminotische Funktionspsychose* hingewiesen werden. Der Mangel an Vitamin B_{12} führt nicht nur zur Megaloblastenanämie und zur funikulären Spinalerkrankung, sondern ebenso zu einer Funktionspsychose, die sich unter der Behandlung mit Vitamin B_{12} allmählich wieder zurückzubilden vermag. Derartige B_{12}-avitamino-

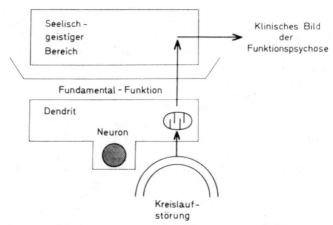

Abb. 3. Pathogenese und Syndromgenese der hypoxydotischen Funktionspsychose bei Hirnarteriosklerose. Die Pfeile geben die quantitative Kausalität im körperlichen Bereich (formale Pathogenese) und im seelisch-geistigen Bereich (Syndromgenese) an

tische Funktionspsychosen sind häufiger, als bisher angenommen wurde. Bei unseren 138 Patienten fanden wir in 57,4% der Fälle Funktionspsychosen (Übersicht [13]). Bei zehn dieser Kranken konnte eine funikuläre Spinalerkrankung nicht nachgewiesen werden, von denen bei vier Fällen sogar die Megaloblastenanämie fehlte. Hier war also die Funktionspsychose die einzige klinische Manifestationsform der B_{12}-Avitaminose. Über weitere Einzelheiten wird W. Pribilla berichten [10].

7. Nichtpsychotische Funktionsänderungen

Neben den *krankhaften* Störungen der Fundamentalfunktion sind die *nichtpsychotischen* Funktionsänderungen zu würdigen. Sie zeigen sich als Störungen der Befindlichkeit, als Unpäßlichkeit, als geringfügige Antriebsschwäche, mangelnde affektive Ansprechbarkeit, und sind in diesen und ähnlichen Varianten jedem Arzt ebenso vertraut wie jedem Laien, der sich bei Erkrankungen genauer beobachten kann. Wir sprechen bei derartigen präpsychotischen Funktionsstörungen auch von Untergrundveränderungen im Sinne von Kurt Schneider. Mein Mitarbeiter H. Grosch wird auf diese somatopsychischen Beziehungen bei Geschwürsleiden eingehen [7].

Ebenfalls außerhalb der Funktionspsychose kann es zu normalen und abnormen *Erlebnisreaktionen* auf die Tatsache der Krankheit überhaupt kommen. Diese Reaktion sowie die Antwort auf leibliche Beeinträchtigungen spielen als „Hintergrundreaktion" eine besondere Rolle bei chronischen Leiden.

Literatur

1. Bleuler, E.: Lehrbuch der Psychiatrie. 10. Aufl. Umgearb. v. Bleuler, M. Berlin-Göttingen-Heidelberg: Springer 1955. — 2. Böcker, F.: Schweiz. Arch. Neurol. Psychiat. 88, 332—338 (1961). — 3. Böcker, F., u. Kinzel, W.: Das ärztliche Gespräch 11, 51—60 (1969) Cropon, Köln. — 4. Bonhoeffer, K.: Arch. Psychiat. Nervenkr. 58, 58—70 (1917). — 5. Flügel, K. A.: Verh. dtsch. Ges. inn. Med. 75, (1969). — 6. Gerstenbrand, F.: Das traumatische apallische Syndrom. Klinik, Morphologie, Pathophysiologie und Behandlung. Wien-New York: Springer 1967. — 7. Grosch, H.: Verh. dtsch. Ges. f. inn. Med. 75, (1969). — 8. Korsakow, S. S.: Allg. Z. Psychiat. 47, 390—410 (1891). — 9. Kretschmer, E.: Z. ges. Neurol. Psychiat. 169, 576—579 (1940). — 10. Pribilla, W.: Verh. dtsch. Ges. f. inn. Med. 75, (1969). — 11. Schneider, K.: Klinische Psychopathologie. 8. erg. Aufl. Stuttgart: Thieme 1967. — 12. Wieck, H. H.: Dtsch. med. Wschr. 81, 1345—1349 (1956). — 13. Wieck, H. H.: Lehrbuch der Psychiatrie. Stuttgart: Schattauer 1967. — 14. Wieck, H. H.: Ärztl. Fortbild. 16, 270—276 (1968). — 15. Wieck, H. H.: Schnelldiagnose der wichtigsten Komazustände aus der Sicht des Neuropsychiaters. In: Aktuelle therapeutische und diagnostische Probleme bei internen Erkrankungen unter besonderer Berücksichtigung der Frühdiagnose. Schriftenreihe der Bayerischen Landesärztekammer, Band 12, 1967. — 16. Wieck, H. H.: Med. Welt (N.F.) 20, (1969).

Psychovegetative Syndrome

DELIUS, L. (Gollwitzer-Meier-Institut an der Univ. Münster in Bad Oeynhausen)

Referat

Unsere Societät orientiert sich in Richtung auf Gesundheit und Krankheit weitreichend, wie Nietzsche es gewollt hat, „am Leitfaden des Leibes". Mit und voran auf dem Wege sind die „Nervösen". Sie bieten mit 20 bis 40% aller Behandlungsfälle der Klinik und Praxis vegetative Störungen an, vorwiegend den Internisten und Allgemeinpraktikern.

Wir reagieren gegenüber diesem Ansturm mehr oder weniger ratlos und, gleich den Patienten, unsicher; unsere Kategorien stehen in Frage. Muß das so bleiben? Ist die irrtümliche Klassierung vieler Nervöser zu organisch Kranken oder die ungenügende Markierung ihrer Syndrome im Sinne der klassischen Hypochondrie-, der Hysterie- und der psychoanalytischen (Organ-)Neurosenlehre eine zwingende Alternative? Ich meine: nein. Wenn innere Medizin und Psychiatrie sich arbeitsteilig zusammenfinden, wenn sie auch mit der Psychologie und der Physiologie in diesem Grenzgebiet interdisziplinär kooperieren, sind bessere Lösungen möglich. Eine der Praxis dienliche moderne und lehrreife Strukturierung der häufigsten Krankheitserscheinung unserer Zeit, des komplexen Phänomens „Nervosität", ist denkbar. Vor 35 Jahren regredierte ein Psychiater auf den somatologisch gemeinten terminus „vegetative Dystonie". Das war kein guter Name für die Sache, aber die Sache existiert. Deshalb haben wir Thieles Hauptnennerbezeichnung für die untrennbare Verbindung von Psychischem und Vegetativem zum nosologischen Begriff umgeformt.

Der Sinn des Doppelaspektes der Titelworte liegt im Erfordernis einer komplementären psychologischen und somatologischen Betrachtung der alltäglichen psychosomatischen Störungen. Sie umfassen die psychovegetativen und die weniger häufigen, hier nur beiläufig erwähnten psychomotorischen Syndrome. Die Syndromlehre ist in der Monographie mit Fahrenberg (1966) beschrieben. Die Definition ist primär deskriptiv: Psychovegetative Syndrome bestehen in Störungen des Befindens, des Gesamtverhaltens und der peripheren neurohormonalen Funktionen. In diesen drei Lebensbereichen treten zu gleicher Zeit entweder habituelle oder anfallartig-aktuelle Umstellungen auf, welche der Gesundheit nachteilig sind. Die tragenden Vorgänge bestimmt der zweite Teil der Definition: Pathogenetisch handelt es sich um eine einheitliche psychophysische Regulationsstörung. Sie ist in unserer Auffassung Grund und Wesen, primum movens der Syndrome. Die Ätiologie ist heterogen, die Symptomatologie zeigt psychopathologisch eine Vielfalt von Erlebnis- und Konfliktthemen oder Verhaltensauffälligkeiten, im körperlichen Bereich ist sie erst recht multiform.

Methodologisch sind die psychovegetativen Syndrome in verschiedenen, jedoch einander ergänzenden Bezugssystemen zu fassen. Die Verfahren bilden wiederum eine Trias: Über das Erleben orientiert die Introspektion des Patienten und deren Deutung oder das Verstehen, über das Verhalten die objektive Test- und Experimentalmethodik, über die Leistungen und die Fehlleistungen der Organfunktionen die klinische Physiologie.

Um Ordnung und System in die psychovegetativen Syndrome zu bringen, ist es praktisch, zunächst von dem auszugehen, was äußerlich oder phänomenal sowohl an der Oberfläche des Patientenerlebens als auch für den Beobachter greifbar erscheint. Dann sind drei Gruppen zu unterscheiden:

1. Syndrome mit relativer Prävalenz des Psychischen.
2. Syndrome mit ungefährer Parität der psychonervösen und der somatonervösen Beschwerden und Symptome.
3. Syndrome mit relativer Prävalenz des Somatischen.

Die relative Prävalenz entweder des Psychischen oder des Somatischen im Erscheinungsbild von 1. und 3. ergibt sich aus dem Hinzutreten von Konstitutions-, soziokulturellen, Lern- oder Krankheitsfaktoren zur psychophysischen Regulationsschwäche. Damit wird zugleich deutlich, daß wir die Intermediärzone des Funktionell-Nervösen, in der die Trennung von Psychischem und Vegetativem müßig wird, als den gemeinsamen, einheitlichen Mutterboden aller drei Syndromgruppen ansehen. Dieser Bereich ist vielleicht die Grundform des psychosomatischen Krankseins überhaupt. Die Anerkennung der kategorialen Selbständigkeit zentralnervöser Steuerungsstörungen mag der kritische Punkt sein, an dem sich die Geister scheiden.

Neben der erscheinungswissenschaftlichen Einteilung ist für die Praxis eine körperbezogene oder symptomorientierte Ordnung erforderlich. Die nachfolgende Tabelle zeigt linksseitig die von Cremerius angegebene, rechts die vom Verfasser benutzte Systematik:

Tabelle. *Symptomorientierte Einteilung*

Funktionelle Syndrome, manifestiert als	pvS, manifestiert als
Diffuses, wechselndes, nicht lokalisiertes funktionelles Syndrom	Gesamt- und Anfallssyndrome
Kardiovasculäre funktionelle Syndrome Atmungssyndrom	Herz- und Kreislaufstörungen Atmungssyndrom Gastrointestinale Störungen
Funktionelle Syndrome des oberen und des unteren Verdauungstraktes	Vegetativ-endokrine Syndrome Urogenitalsyndrom Störungen im Stütz- und Bewegungsapparat
Kopfschmerzsyndrom	Kopfschmerzsyndrome Störungen im Bereich der Haut und der Sinnesorgane oder in Verbindung und „Verkettung" mit organischen Krankheiten

Für die Rolle der labilen Emotionalität wie für die der Körperlichkeit in der Krankheitsgeschichte sind nach unserer Auffassung u. a. hereditäre Faktoren der psychophysischen Individualität bedeutsam. Ein gesetzmäßiger Zusammenhang mit Körperbaumerkmalen oder eine regelhafte Auswirkung von spezifischen Persönlichkeitsprofilen und Konfliktthemen nach triebdynamischen Hypothesen wird nicht angenommen.

Die theoretische Begründung des Gesamtkonzepts und seine Anwendungen in der Praxis der Diagnostik, Prognose, Therapie und Begutachtung sind in der Monographie erläutert. Ich wende mich hier vor allem der Pathogenesefrage zu. Zur Antwort können u. a. Beobachtungen bei emotionellen Belastungen Gesunder herangezogen werden, wie sie in einer aus kooperativer Sicht der inneren Medizin und der Physiologie gewonnenen Arbeit mit Witzleb mitgeteilt wurden, die im 2. Tagungsheft der „Med. Welt" erschienen ist. Erfahrungen der psychophysiologischen Persönlichkeitsforschung (Fahrenberg, 1967) und der Lernpsychologie (Foppa, 1965) sind ebenfalls wichtig. Warum kompensiert A seine Nervosität; weshalb dekompensiert B bei anscheinend nur wenig stärkerer emotionaler und vegetativer Labilität? Wie und warum kann der „Gesunde" vegetative Beschwerden ertragen, Stress-Reize „bewältigen" und Störungen eliminieren, die bei anderen Menschen zu Bedingungen der Möglichkeit psychovegetativer Syndrome werden?

Je ein Beispiel hygiogener Zügelung und pathischer Aktivation von stressbedingten Emotionen — diese als psychophysisches Geschehen verstanden — sollen eine synoptische Hypothese über dieses kardinale Problem des Themas andeuten.

Im Rahmen von Selbstversuchen unseres Teams, also Prüfungen an freiwilligen, gesunden, zum Versuchsgelingen motivierten und mit den Versuchsbedingungen vertrauten Personen, wurde das Verhalten verschiedener Kreislaufparameter, vor allem des Hautvenentonus mit der Methode von Witzleb (1961), bei Emotionen und sympathicomimetischen Reizen untersucht. Nach der intravenösen Injektion physiologischer Dosen von Noradrenalin steigt der Hautvenentonus erheblich an (Abb. 1). Die Vermittlung dieser Reaktion zum Meßgebiet erfolgt unter den gegebenen Versuchsbedingungen ausschließlich auf neuralem Wege. Die Zustandsänderungen des Venentonus beruhen wahrscheinlich auf corticalen oder subcorticalen Impulsen im Rahmen bedingter Reaktionen, die zu vegetativ-vasomotorischen Ausdrucks- oder Anpassungserscheinungen führen.

Versehentlich wurde einmal die Verdünnung der Injektionslösung unterlassen, die Versuchsperson erhielt statt 20 γ irrtümlich 200 γ Noradrenalin. Es entstand, bei Absinken der Herzschlagzahl auf 13/min, eine von der Versuchsperson als Gefahr erlebte und erkannte Extremsituation und -emotion. Die Versuchsperson (E. W.) war nicht nur, selbstverständlich, an der Überwindung des Notfalls, sondern auch an der Erhaltung der Versuchssituation interessiert. Sie gab momentan der Lage, trotz Angst und Oppression, eine intelligente, ihrem Lern- und Lehrstand als Physiologe adäquate Selbstinterpretation. Es kam im latenten Zusammenhang damit u. a. zu einer baldigen Abschwächung des Venentonus bzw. zu einer Umfunktionierung der Venomotorik, zu einer sinnvollen Anpassung der Hämodynamik an eine Situation, in der das Herz kein vermehrtes Blutangebot gebrauchen konnte. Wahrscheinlich regredierte die Steuerung des Kreislaufs auf „unbedingte" hypothalamische, elementare, lebenserhaltende Mechanismen. Im Venentonusverhalten unterblieben jedenfalls die für den Notfall „überflüssigen", wahrscheinlich erlernten Reaktionen der vegetativen Ausdrucksgestaltung. Es ist dies ein Beispiel dafür, wie Selbstkontrolle, vitalpositiver Antrieb und sachgerechte Informationsgabe der psychomatischen Steuerung in einem Stress-Zustand ohne Panik und ohne schädliche somatische Abläufe mit einem ausgleichenden Funktionswandel vegetativer Phänomene einhergehen können.

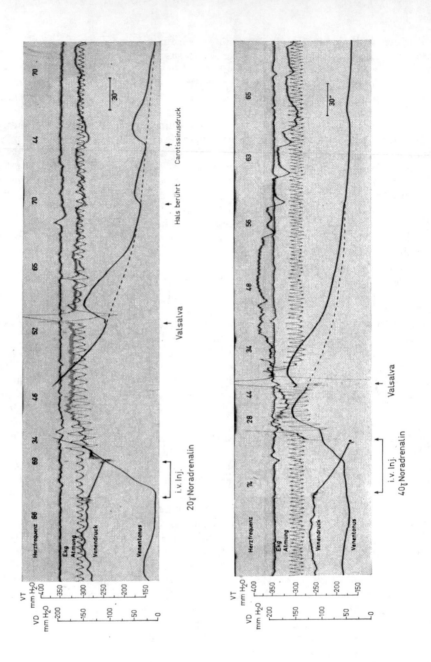

Nicht zwar in solchem statu nascendi, aber doch im Ergebnis läßt sich, wenigstens als Schema, ein pathopsychophysiologisch interpretierbares Beispiel gestörten Befindens und Verhaltens bei vegetativen Kreislaufsyndromen dem eben gegebenen Exempel gelungener Anpassung an Stress gegenüberstellen (Abb. 2).

Die hyperkinetische Zirkulation, heute konkret zu fassen als hyperkinetisches Herzsyndrom (Gorlin, 1965), als vasoregulatorische Asthenie (Holmgren et al., 1957) und hypertone Regulationsstörung (Delius u. Reindell, 1949), steht psychopathologisch im Zeichen der „selbstwidersprochenen Anstrengung" v. Baeyers (1961) oder der „Müdigkeit, die anregt", wie P. Valéry schon 1931 intuitiv gesagt

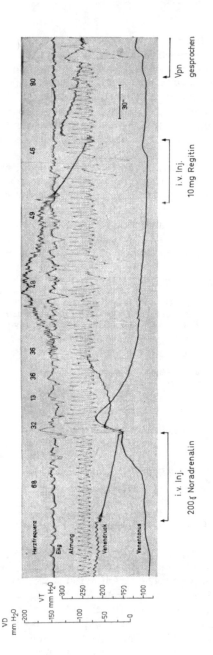

Abb. 1. Originalkurven (oben und mitte Vpn. M. S., unten E.W.). Registrierung von EKG, peripherem Venendruck, Atmung und Hautvenentonus am Unterarm (von oben nach unten). — Venentonusreaktionen auf intravenöse Injektionen unterschiedlicher Noradrenalindosen. Nach verschieden stark ausgeprägten „Erwartungsreaktionen" in der Vorbereitungsperiode treten nach intravenöser Injektion von 20 γ Noradrenalin (obere Kurve) deutliche Venentonussteigerungen mit einem Maximum nach ca. 60 sec und einem langsamen Abfall der Werte auf. Die Herzfrequenz nimmt vorübergehend mäßig ab, erreicht aber vor Rückkehr des Venentonus wieder die Ausgangswerte. Nach intravenöser Injektion von 40 γ Noradrenalin (mittlere Kurve) relativ geringere und kürzere Venentonussteigerungen bei deutlicher und länger anhaltender Bradykardie. Venentonus und Herzfrequenz erreichen annähernd gleichzeitig die Ausgangswerte. Nach intravenöser Injektion von 200 γ Noradrenalin (untere Kurve) schwache und flüchtige Venentonussteigerungen bei sehr starker und langanhaltender Bradykardie, die erst nach intravenöser Injektion von 10 mg Regitin schwindet. Die gestrichelten Linien geben den vermuteten Kurvenverlauf bei alleiniger Noradrenalininjektion wieder. Als Ausdruck „psycho-galvanischer Phänomene" sind die besonders in der unteren Kurve ausgeprägten Änderungen der isoelektrischen Linie des EKG anzusehen. Der periphere Venendruck und die Atmung zeigen mit zunehmender Noradrenalindosis stärkere Steigerungen. (Weitere Einzelheiten siehe Delius, L., und Witzleb, E.: Med. Welt **20**, 971 (1969)]

hat. Pathophysiologisch korreliert dem Drang zum Leistenmüssen, dem „Kranken am Tun" — ebenfalls P. Valéry — eine exzessiv-ergotrope Gesamteinstellung des Kreislaufs mit kaum mehr steigerungsfähiger zirkulatorischer Leistungsanpassung bei erhöhten Anforderungen. Charakteristisch ist die „Appetenz-Aversions-Ambivalenz" (Bräutigam, 1968) im Psychischen, sie findet im inneren Widerspruch der hochtourigen Arbeit im Kreislauf mit geringem Wirkungsgrad ihre Entsprechung.

Nun zurück zur Synopsis. Es sieht nach diesen und anderen Erfahrungen so aus, als ob die „*Güte der Erwartungshaltung*" für die Kompensation oder die

Dekompensation einer psychovegetativen Labilität in Problemsituationen seh wesentlich sei. Der Terminus „Erwartungshaltung" weist u. a. auf die Vielfalt de Bedingungen hin, welche das Befinden und Verhalten im Erwarten determinieren als da sind: Anlagefaktoren der Persönlichkeits- und der somatischen Struktur soziokulturelle oder familiäre Einflüsse und die spezielle Lebensgeschichte. Mit de Graduierung des Begriffs nach „Güte" oder Versagen sind zugleich Stimmungs lage, Wissen und Leistungsvermögen, ist vor allem aber die vielleicht entscheidende Bedeutung der individuellen (corticovisceralen) Lernprozesse oder des individuel- len Lernschicksals angesprochen.

Bei hohem Gütegrad der Erwartungshaltung werden im Notfall, wie gezeigt. Emotionen unter Mitwirkung kognitiver oder intentionaler Elemente gedrosselt und mit ihnen erworbene vegetative Reaktionen zugunsten unbedingter Reflexe zurückgedrängt. Man kann sich ebenso vorstellen, daß aus gestörten Erwartungs- haltungen heraus in Stress-Situationen bei ausgeprägter emotionaler Labilität/Re- gulationsschwäche und einem „negativen" Lernschicksal (bzw. ungünstigen Konditionierungen) ganz andere Abläufe entstehen. Aktivationselemente werden

---

„Angst" Erregt-gespannte Erschöpfung, Müdigkeit, Leistungsschwäche	Exzessiv-ergotrope Gesamteinstellung des Kreislaufs Verlust der Reprozität zur Trophotropie Betaadrenerge Hyperaktivität im Myokard (und in den Muskelgefäßen)

Tachykardie

Abnorm großes Herzzeitvolumen
im Verhältnis zur O_2-Aufnahme

Niedere av O_2-Differenz
(erhöhte Muskeldurchblutung in Ruhe)

Herzklopfen, orthostatische Beschwerden (parakardiale Dysästhesien)	Ascendierende ST-T-Veränderungen im EKG (labile Blutdruckerhöhung)

(Hohe Atemfrequenz)

(Lufthunger, Atemnot) (Nicht-Durchatmen-Können)	(Hyperventilation)

Abb. 2. Pathopsychophysiologisches Profil der hyperkinetischen vegetativen Kreislaufsyndrome

dann, wie im zweiten Beispiel gezeigt, in maladaptiver Weise verstärkt, nicht kompensiert oder gezügelt, sondern habituell. So dürfte, unter Beteiligung von Organdispositionen, als die wir auch organische Krankheiten betrachten, gegebe- nenfalls sinngemäß auch bei Psychosen, die konkrete Ausformung der primären Regulationsschwäche zu speziellen psychovegetativen und psychomotorischen, eigenständigen oder verketteten Syndromen in nicht wenigen Fällen vor sich gehen.

Dementsprechend vermögen Analysen nicht nur der Motivation, sondern auch der Lerngeschichte des Individuums zur Beurteilung prägnanter psychovegeta- tiver Symptome beizutragen. Desgleichen können therapeutisch-ärztliche Infor- mationen, die ein neues Lernen oder ein Umlernen ermöglichen, für den Patienten sinnvoll sein und die Güte seiner Erwartungshaltung verbessern.

Als Résumé dieses Exkurses in die Pathogenese und seiner Beziehung zum Generalthema des heutigen Tages ist festzuhalten: Ob es sich bei den psycho- vegetativen Syndromen um interne Grundprozesse mit psychiatrischer Sympto- matik oder um ein kontroverses Geschehen im Sinne der konventionellen dualisti- schen Krankheitslehre handelt, bleibt fragwürdig. Ich möchte eher so formulieren: Die pvS sind Steuerungsstörungen, welche im ZNS repräsentiert sind und eine sowohl psycho- als auch somatopathologische Symptomatik haben. Sie entstehen als unspezifische Reaktionsformen der Konstitution, diese als psychophysische Individualität oder — nach Jahn — als Funktion verstanden, auf unspezifische Situationen.

Die Psychiater neigen zu ausschließlich psychodynamischem Denken. Meine internistischen Kollegen kürzen in der „Organmedizin" oft den psychischen Seinsbereich. Es schien mir für die heutige Gemeinschaftstagung angebracht, nach beiden Seiten hin die Leistungsfähigkeit der integrierten Sichtweise zu betonen. Es wird keine vom organischen Substrat her entwickelte funktionelle Pathologie vertreten — dem widersprechen schon unsere, ganz mit denen von Cremerius übereinstimmenden Prognoseerfahrungen —, sondern es wird die Erfassung des Ganzen mit modernen Methoden erstrebt. In der dualistischen Terminologie gesprochen: Bei Neurosen ist auch nach biologischen, bei „vegetativen Krankheiten" auch nach psychischen Störungen zu suchen. Allen Vereinfachungen und Vereinseitigungen sagen wir den Kampf an, ohne in der Forderung nach Komplementarität das Ausschlußverhältnis erlebnispsychologischer und naturwissenschaftlicher Verfahren zu verkennen. Beide Betrachtungsweisen gehören aber zusammen — in der Erhellung der Theorie ebenso wie in der Strategie des diagnostischen und therapeutischen Vorgehens bei den pvS. Diesen Aufgaben kann ich nur noch wenige Stichworte widmen.

Zur Diagnostik gehören a) die zur biographischen und lerngeschichtlichen Rückblende gestaltete Anamnese, b) die Inventarisierung der Persönlichkeitsund der somatischen Struktur, c) Leistungsanalysen unter Berücksichtigung der Motivation.

Der Ausschluß von Organkrankheiten und Psychosen ist nur ein bedingt gültiges Kriterium, beide können, wie schon angedeutet, mit pvS „verkettet" sein. Wesentlicher ist die Affirmation der emotionalen Labilität/Regulationsschwäche, ferner die von Leistungskonflikten.

Statt der Behandlung nach Schulprinzipien bevorzugen wir ein freies Integrieren verschiedener therapeutischer Verfahren der inneren Medizin und der „kleinen" Psychiatrie, ein nystaktisches Kombinieren des individuell in der Behandlung Adäquaten.

Um mit Goethe, so wie ihn Jahn zur Eröffnung des Kongresses zitiert hat, und Jahns eigenen Worten zu enden: Ganz besonders für die Beurteilung und Behandlung der Patienten mit pvS muß der Arzt die „zwei Gewerbe", das Messen und das Verstehen, beherrschen. Die pvS bilden ferner, und das ist ihr Reiz, einen Bereich unserer Tätigkeit, in dem jeder von uns, aber gerade auch der praktische Arzt, in der Begegnung mit dem Kranken diesem „eine der letzten noch verfügbaren Hilfen für die Freiheit und den Wertbegriff der Person", für die Eigenformung des Befindens und des Verhaltens sein kann.

Literatur

v. Baeyer, W.: Nervenarzt **32**, 193 (1961). — Bräutigam, W.: Reaktionen, Neurosen, Psychopathien. Stuttgart: Thieme 1968. — Cremerius, J.: Die Prognose funktioneller Syndrome. Stuttgart: Enke 1968. — Delius, L., u. Reindell, H.: Klin. Wschr. **27**, 1 (1949). — Delius, L., u. Fahrenberg, J.: Psychovegetative Syndrome. Stuttgart: Thieme 1966. — Delius, L., u. Witzleb, E.: Med. Welt (Stuttg.) **20**, (N.F.), 966 (1969). — Fahrenberg, J.: Psychophysiologische Persönlichkeitsforschung. Göttingen: Hogrefe 1967. — Foppa, K.: Lernen, Gedächtnis, Verhalten. Köln-Berlin: Kiepenheuer & Witsch 1965. — Goethe, J. W.: Katzenpastete. Werke, Artemis-Ausgabe, Zürich u. Stuttgart 1948ff., 1, 399. — Gorlin, R.: J. Amer. med. Ass. **182**, 823 (1962). — Holmgren, A., Sjöstrand, T. und Ström, G.: Ärztl. Forsch. **12**, 425 (1959). — Jahn, D.: Vererbung und Konstitution als Krankheitsursachen. In: Lehrbuch inn. Med., hrsg. von Gross, R., u. Jahn, D. Stuttgart: Schattauer 1966; — Eröffnungsansprache 75. Tagung Dtsch. Ges. inn. Med. 1969. — Nietzsche, F.: Aus dem Nachlaß. Werke, Hanser-Ausgabe, III, 476. München 1958. — Thiele, W.: Med. Welt (Stuttg.) 1966, 9; — Psycho-vegetatives Syndrom. Sandoz-Monographie 1967. — Valéry, P.: Die fixe Idee. Frankfurt: Bibliothek Suhrkamp 1965. — Witzleb, E.: Z. Kreisl.-Forsch. **50**, 975 (1961).

Die Psychosomatik des Ulcuskranken vom Standpunkt des Internisten

DEMLING, L. (Med. Klinik mit Poliklinik der Univ. Erlangen)

Referat

Daß peptische Ulcera durch psychische und körperliche Belastungen ausgelöst werden können, ist unbestritten und im Tierexperiment reproduzierbar. Das Problem beginnt bei der Chronizität sowohl der Belastung als auch des Geschwürs. Experimentelle Ulcera sind akute rasch heilende Läsionen. Nur durch protrahierte Gabe von Cortison gelang es Kahn u. Mitarb. [9] bei der Ratte nach vorheriger Verbrennung der Magenschleimhaut ein der menschlichen Pathologie ähnliches chronisches Geschwür zu erzeugen. Allgemein gilt die Auffassung, daß seelische

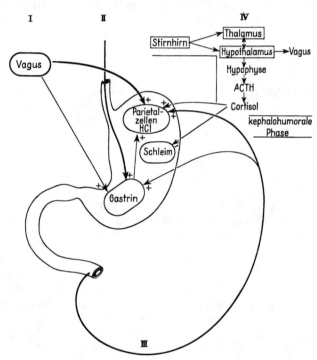

Abb. 1. Die vier Phasen der gastralen Stimulation. I psychische = vagale = cephaloneurale Phase; II antrale Phase (wird durch Kontakt mit Speisen mit dem Antrum ausgelöst); III intestinale Phase; IV cephalohumorale Phase

Dauerbelastung, besonders in verantwortlicher Tätigkeit, die Ulcusbildung begünstige. Auch diese Situation simulierte man erfolgreich im Tierexperiment [3, 12]. Auf Grund sowohl klinischer Erfahrungen als auch tierexperimenteller Untersuchungen dürfte trotz unseres noch lückenhaften Wissens kein Zweifel daran bestehen, daß Großhirn, limbisches System und vegetatives Nervensystem auf die Ulcusbildung Einfluß haben. Wo sind die pathophysiologischen Ansatzpunkte zu suchen ? Ein Ulcus kommt dann zustande, wenn das bestehende Gleichgewicht zwischen aggressivem salzsaurem Magensaft und den Schutzmechanismen der Mucosa zu deren Ungunsten verschoben wird. Die Produktion des salzsauren Magensaftes wird in vier Phasen (Abb. 1) gefördert. Am bekanntesten sind die psychische (= cephaloneurale, vagale), die antrale und die intestinale Phase. Hinzu kommt mit hoher Wahrscheinlichkeit die cephalohumorale Phase, deren

Endglied das auf die Magenschleimhaut wirkende Cortisol ist. Es stimuliert im chronischen Versuch die Säureproduktion und reduziert den Magenschleim [5]. Psychische (= cephaloneurale) und cephalohumorale Phase bieten Ansatzpunkte dafür, daß seelische Vorgänge die Produktion des Magensaftes, d. h. des aggressiven Faktors und die Schleimhautbildung, ein protektives Moment[1], verändern können. Daß das Betrachten verschiedener Fernsehstücke imstande ist, das Magen-pH zu beeinflussen, wurde von uns bereits früher nachgewiesen [6]. In einer soeben abgeschlossenen Arbeit konnten wir feststellen, daß Musik, gleichgültig welcher Art, die Magensäureproduktion, gemessen in mval, und das Magensaftvolumen statistisch signifikant vermindert [7]. Auch die intakte Durchblutung, ein weiterer Schutzfaktor, ist psychischen Einflüssen unterworfen [13]. Von somatischer Seite finden sich somit genügend Hinweise, die psychische Einflüsse als Mitursache für die Bildung eines peptischen Ulcus wahrscheinlich machen. Die Frage nach dem Verhältnis zu Veranlagung und Umwelteinflüssen taucht auf.

Daß es eine sog. Ulcuspersönlichkeit gibt, glauben viele Autoren, jedoch nicht alle [8]. Auf die Wichtigkeit hereditärer Faktoren bei der Pathogenese der Ulcuskrankheit haben russische Autoren erst kürzlich wieder hingewiesen. Das spricht eher für die Ulcuspersönlichkeit [1]. Der so verpönte klinische Eindruck, in diesem Falle vom perfektionistischen übergewissenhaften Ulcuspatienten, das gilt besonders für den Kranken mit Zwölffingerdarmgeschwür, wird auch durch zwei neue Arbeiten aus Finnland und Frankreich bestätigt [10, 2]. Da Männer häufiger vom peptischen Geschwür befallen werden als Frauen, besonders vor der Menopause, waren sie in beiden Fällen das Studienobjekt.

Ulcuspatienten sind häufiger als der Durchschnitt selbständig, verzichten zugunsten ihrer Berufstätigkeit häufiger auf Urlaub, verbrauchen mehr Tabak, Kaffee und Analgetika. Dies sagt die finnische Studie.

In Frankreich fand man, daß Ulcuspatienten unabhängig vom Sitz des Geschwürs in aller Regel ihr Familienleben zugunsten des Berufes vernachlässigen, an sexueller Betätigung nur wenig Gefallen finden, den Sexualakt mehr als Selbstbestätigung denn als Vergnügen auffassen, nach Freiheit streben, weniger aber im Sinne des „wovon" als des „wozu", d. h. sie betrachten das Freisein gewissermaßen als Pflicht.

Es ist bekannt, daß chronischer Gelenkrheumatismus und peptisches Geschwür positiv korreliert sind [11]. Warum aber Männer mit peptischem Geschwür überzufällig häufig Frauen heiraten, die später eine rheumatoide Arthritis bekommen, ist ungeklärt. Die Entdecker dieses Phänomens [4] vermuten, daß gegenseitige Feindseligkeiten in der Ehe via Ressentiment und Depression zum Auftreten von Rheumatismus bei Frauen beiträgt und zur Entwicklung von Magengeschwüren bei Männern. Damit würde die Annahme gestützt, daß Menschen mit bestimmten Persönlichkeitszügen, wenn sie relevanten Umgebungseinflüssen ausgesetzt werden, Reaktionen zeigen, die zur Entwicklung spezifischer Krankheiten beitragen.

Die Psychosomatik des Ulcuskranken vom Standpunkt des Internisten heißt mein Thema. Zusammenhänge zeigen sich in groben Umrissen. Was aber bleibt, sind Fragen über Fragen.

Literatur

1. Artemiev, E. N., Vildt, M. O., Potyakina, N. N., and Musnitskaya, E. N.: On the role of the hereditary factor in pathogenesis of the gastroduodenal ulcer (Russ.). Ter. Arkh. 40, 25 (1968). — 2. Bonfils, S., and de M'Uzan, M.: Advanc. psychosom. Med. (Basel) (im Druck). — 3. Brady, J. V., Porter, R. W., Conrad, D. G., and Mason, J. W.: J. exp. Anal. Behav. 1, 1 (1968). — 4. Cobb, S., u. Mueller, E. S.: Umschau 68, 666 (1968). — 5. Cooke, A. R.: Gastroenterology 52, 272 (1967). — 6. Demling, L., Ottenjann, R. und Hässler, R.: Med. Klin. 58, 86 (1963). — 7. Demling, L., Tzschoppe, M. und Classen, M.: Unveröffentlicht. — 8. Fuh, Y., and Sung, J. L.: J. Formosa Med. Ass. 65, 501 (1966). — 9. Kahn, D. S., and

---

[1] Carbenoxolone steigert die Bildung von Schleim.

Phillips, M. J.: Experimental chronic gastric ulcer in the rat. In: Pathophysiology of pepti⌐
ulcer, p. 173. Skoryna, S. C., Ed. Montreal: Mc Gill University Press 1963. — 10. Kasanen, A.
and Forsstrom, J.: Ann. Med. intern. fenn. 55, 13 (1966). — 11. Kirsner, J. B.: Acid pepti⌐
disease. In: Textbook of medicine, p. 864, Beeson, P. B., and McDermott, H. W., Eds
Philadelphia: Saunders 1967. — 12. Smith, G.: Experimental ulcer and the limbic system
In: The stomach, p. 109, Thompson, Ch. M., Berkowitz, D., and Polish. E., Eds.; New York
London: Grune and Stratton 1967. — 13. Wolf, St.: The Stomach. New York: Oxford Uni⌐
versity Press 1965.

Die Psychosomatik der Ulcuskranken vom Standpunkt des Psychiaters

GROSCH, H. (Nervenklinik der Univ. Erlangen-Nürnberg)

Referat

Bei empirisch-operationaler Betrachtung können wir von der Tatsache ausgehen, daß wir ebenso, wie wir in unserem Bewußtsein ein Innen und Außen vor-
finden, aus objektivierender Distanz einen somatischen und einen psychischen
Bereich unterscheiden. Es herrscht Übereinstimmung darüber, daß es hinsichtlich
der Beurteilung der Krankheitsverursachung „unbiologisch" wäre, „somatogen
und psychogen auf ein starres Entweder-Oder abzustellen", wie es von einem
Psychiater einmal formuliert wurde (Mauz). Es soll hier indes auch gar nicht zur
Pathogenese des Magenulcus Stellung genommen werden, sondern hier geht es in
erster Linie darum, die psychischen Ein- und Auswirkungen bei Organerkran-
kungen zu skizzieren.

Der Schmerz, Mißempfindungen mehr oder weniger lokaler Art, haben nicht
nur Rückwirkungen auf das psychische Befinden, sondern sind auch ihrerseits von
hier aus beeinflußbar. Wir sehen solche *Symptomwandlungen vom Psychischen her*
nicht nur beim Ulcuskranken, sondern beispielsweise auch beim Asthma, rheuma-
tischen, Gallen- und vielen anderen Organkrankheiten. Auch bei ausgeprägten
organischen Nervenleiden, etwa der Encephalomyelitis disseminata, bei der
Parkinsonschen Krankheit, bei Hemiparesen verschiedenster Genese machen wir
immer wieder die Beobachtung, wie psychische Faktoren auch dort, wo über
irreparable Organdestruktion kein Zweifel sein kann, mehr oder minder passagere
Symptomveränderungen bewirken. Hierzu wären u. a. zu nennen: das Gefühl des
Beobachtet- und Beurteiltwerdens, aufregende Nachrichten, ärgerliche oder
belastende Erlebnisse, ängstliche Erwartungen oder Befürchtungen, Enttäu-
schungen, nicht zuletzt iatrogene Schäden, vor allem durch unbedachte Äußerungen des Arztes.

Die Symptome des Organleidens können durch solche nicht-organischen Einwirkungen mitunter auch hinsichtlich ihrer pathischen Intensität für das Subjekt
wie auch in ihrer objektiv registrierbaren Manifestation gebessert werden. Abgesehen von emotional positiv getönten und gerichteten Erfahrungen und Erlebnissen ist auch hier wieder auf die Bedeutung des ärztlichen Wortes hinzuweisen,
das Trost und Hoffnung geben kann, vor allem aber den Kranken aus der als mehr
oder minder ausweglos erlebten und von ihm nicht bewältigten Situation der Isolierung aus der Gemeinschaft der mit Neid oder Resignation gesehenen Gesunden oder
„Normalen" zu befreien vermag.

Man wird zu fragen haben, wie solche psycho-somatischen Phänomene, die
bereits Pythagoras, den Stoikern und Sophisten bekannt waren, von psychiatrischer Sicht zu deuten sind. Man kann hier von dem Begriff der Stimmung ausgehen, die sich nach Bollnow als Übereinstimmung zwischen Innen- und Außenwelt, zwischen Leibes- und Seelenverfassung und schließlich in der Übereinstim-

nung aller einzelnen Leistungen innerhalb der Seele offenbart. Nachwirkungen längst vergangener Erlebnisse und Affekte, aber auch mehr aktuelle Erlebnisse und Empfindungen in Zusammenhang mit Wetter und Klima, Schlaf-Wachrhythmus, Hunger und Sättigung, auch exogene Noxe wie Genußmitteln konstituieren eine so oder so geartete Grundierung der psychophysischen Aktualsituation, eine bestimmte und gestimmte „Grundbefindlichkeit des menschlichen Daseins" mit den Worten Heideggers. In diesem *biotonisch-vegetativen Untergrund* konfluieren seelische Stimmungsgehalte, geistige Einstellungen und Haltungen mit leiblichen Empfindungen zu einem dynamischen Gesamtkomplex, auf dem sich die jeweils manifeste und aktuelle Symptomatik eines Leidenszustandes in ihren Detailbestimmungen aufbaut. Kurt Schneider, der diesen Begriff in erster Linie zur Unterscheidung bestimmter psychiatrischer Krankheitsbilder eingeführt hat, spricht von diesem „nicht motivierenden, sondern rein kausal wirkenden, nicht erlebten Untergrund". Man kann indes angesichts der organisierten Struktur auf dieser Ebene, die etwa dem diaphänomenalen Bereich im System von WIECK entspricht, darüber diskutieren, ob hier wirklich allein reine Kausalität herrsche. Für unsere Betrachtung läßt sich der gemeinte Bezirk gleichsam als Nahtstelle des Leiblichen und Seelischen ansehen. Beobachtungen bei Hirnschädigung lassen vermuten, daß diese untergründige Dynamik eigener Art als Bedingung der somatopsychischen Einheit am ehesten von der Cingularregion mit ihren zahlreichen Verbindungen zum Thalamus und weiter zum Cortex und vom sog. limbischen System aus störbar ist, womit selbstverständlich nicht eine zentrenartige Lokalisation zu begründen ist. Die Tatsache, daß gerade der Ulcuskranke immer wieder Gegenstand psycho-somatischer Interpretationen verschiedenster Ausrichtung ist, läßt sich vielleicht darauf zurückführen, daß den visceralen Afferenzen besonders vom Magen eine besondere Effizienz auf die psychophysische Grundstimmung eigen ist, wie andererseits sich Untergrundsveränderungen — zumindest bei bestimmter individueller Konstitution und Disposition — gerade in diesem Organbereich etablieren und sich mit einem lokalen Krankheitsgeschehen sozusagen arrangieren. Auf diese Weise kommt es oft zu recht unvermittelten Veränderungen des Krankheitsbildes, die vom Organgeschehen in der Peripherie her kaum zu erwarten, noch allein zu erklären wären.

Neben diesen Beziehungen des biotonisch-vegetativen Untergrundes, der mehr autonomen quantitativen Schwankungen seiner dynamischen Wirksamkeit unterworfen ist, aber bereits auch Keime qualitativer Symptomgestaltung enthalten kann, sind für die psychosomatische Betrachtung mehr oder minder aktuelle *reaktive seelische Vorgänge* zu berücksichtigen. Allein das Wissen, Träger eines Magenulcus zu sein, aber auch aktuelle Reaktionen auf Erlebnisse des Tages, die seelische Verarbeitung der durch die Krankheit entstehenden Schmerzen und Mißempfindungen, das mit ängstlicher Erwartungsspannung erfüllte Ahnen eines sich ankündigenden Rezidivs, nicht zuletzt die Reaktion auf die gegebene Notwendigkeit ärztlichen Rat aufzusuchen, aufs neue diagnostischen Maßnahmen ausgesetzt zu sein und vieles andere mehr kann zur Verstärkung oder Abschwächung, auch gehaltlicher Wandlung der Gesamtsymptomatik des Krankheitsgeschehens führen. Solche psychoreaktiven Vorgänge werden mit K. Schneider in Abhebung von dem biopsychischen Untergrund auch als *Erlebnishintergrund* bezeichnet. Vom Anfangsstadium der Krankheiten an, in dem der Patient als „unorganisierter Kranker" in der Formulierung Balints eine vage Beeinträchtigung seines Gesundheitsbefindens erlebt und — wie Jores sagt — eine Krankheit, eine Diagnose „zugesprochen haben will", sind die vielfältigen wechselseitigen Ausstrahlungen im Verhältnis des Kranken zum Arzt immer wieder dargestellt worden. Sicher können Konfliktreaktionen mit den ihnen eigenen Mechanismen von großer Bedeutung sein, doch wird jeder Psychiater mit Weitbrecht der einseitig psycho-somatischen

Konzeption bestimmter Persönlichkeitstypen und „spezifischer" Konfliktsituationen in ihrer Bedeutung für bestimmte leibliche Krankheiten mit größter Reserve begegnen. Eine grundsätzliche Psychogenese etwa in dem Sinne, daß Dauerfrustrationen des Besitzstrebens, des „captativen Bedürfnisses" nach Schultz-Hencke, regelhaft zu Beeinträchtigungen der Magenfunktion führen sollen (O. W. Haseloff) — um nur eine der unzähligen mehr oder minder phantasievollen hermeneutischen Auslegungen psychophysischer Zusammenhänge zu nennen — läßt sich an den Phänomenen ganz einfach nun einmal nicht nachweisen. An dieser Stelle darf auf die sorgfältigen Untersuchungen von Wieck u. Mitarb. verwiesen werden, die sich auf drei Untersuchungsreihen von je 100 ulcuskranken Männern, 100 Kontrollpersonen ohne Ulcusleiden und 100 Patienten mit einer abnormen Persönlichkeit oder abnormer Erlebnisreaktion stützen. Dabei ließen sich keine signifikanten Besonderheiten im Seelenleben ulcuskranker Menschen gegenüber nicht magenkranken Personen eruieren. In dieser Arbeit wurde auch bereits darauf hingewiesen, daß das seelische Ulcuskorrelat auch Folge des Ulcus sein kann, wie auch Ulcus und psychisches Korrelat gleichwertige Folge einer dritten Gegebenheit sein können.

Von mehr als 50 Jahren hatte bereits E. Bleuler die Vermutung ausgesprochen, daß „affektive und vasomotorische Labilität vielleicht nur verschiedene Erscheinungsweisen der nämlichen Eigenschaft sind." Thiele mißt in dem von ihm so benannten psychovegetativen Syndrom dem vegetativen Nervensystem die Funktion eines Ausdrucksorgans für seelische Vorgänge bei und sieht es als den „großen Mittler zwischen psychischen und somatischen Vorgängen" an. Delius, der psychovegetative Syndrome im einzelnen beschrieben hat, versteht darunter ein Simultangeschehen mit einem somatischen und psychischen Aspekt und sieht in einem „Ergänzungsverhältnis von somatischen Prädispositionen und gefährdenden psychischen Verhaltensweisen in der Individualität" deren entscheidende Bedingung.

Die Korrelation seelisch-geistiger Einstellungen, Haltungen und Befindlichkeiten, wie sie kurz skizziert wurden, vollzieht sich ohne Zweifel durch das Medium des Vegetativums nebst endokrin-humoraler Regulationen. Die experimentellen Untersuchungen hinsichtlich der Bedeutung des Thalamus-Hypothalamus, des limbischen und reticulären Systems mit ihrer Effizienz auf nachgeordnete Strukturen lassen sich mit diesen psychiatrischen Erfahrungen gut in Einklang bringen. Als Daseinsbedingung für das Psychische muß das Organische gelten, und bei pathologischen Vorgängen am peripheren Organ sind vom Psychischen her grundsätzlich nur modifizierende Detailwirkungen, freilich auch mannigfache Wechselwirkungen, möglich. Die Bedeutung zentralvegetativer Regulationen und mit ihnen untrennbar gekoppelter emotional-affektiver Einstellungen und Gestimmtheiten erweist sich, wie die ärztliche Erfahrung immer wieder einmal zeigt, auch in Erfolgen, zumindest günstigen Teileffekten der Anwendung von Psychopharmaka bei somatischen Krankheiten.

Literatur

Balint, M.: Der Arzt, sein Patient und die Krankheit. Stuttgart: Klett 1957. — Bleuler, E.: Z. Ges. Neurol. Psychiat. **30**, 426 (1915). — Bollnow, O. F.: Das Wesen der Stimmungen, 2. Aufl. Frankfurt: Klostermann 1943. — Delius, L.: Psychovegetative Syndrome. Stuttgart: Thieme 1966. — Haseloff, O. W.: Über Aufbau und Bedeutung psychosomatischer Störungen. Wissen und Praxis, H. 5. Berlin: Lüttke 1958. — Jores, A.: Der Mensch und seine Krankheit. Stuttgart: Klett 1956. — Mauz, Fr.: Nervenarzt **9**, 355 (1936). — Schneider, K.: Klinische Psychopathologie, 8. Auflage. Stuttgart: Thieme 1967. — Schultz-Hencke, H.: Der gehemmte Mensch, 2. Auflage. Stuttgart: Thieme 1947. — Thiele, W.: Psycho-vegetatives Syndrom. Basel 1967; — Med. Mschr. **22**, 486 (1968). — Weitbrecht, H. J.: Kritik der Psychosomatik. Stuttgart: Thieme 1955. — Wieck, H. H.: Lehrbuch der Psychiatrie. Stuttgart: Schattauer 1967. — Wieck, H. H. Kallenberg, A., Liebler, G., Pauli, W. und Posth, H. E.: Fortschr. Neurol. Psychiat. **27**, 133 (1959).

Psychopharmakotherapie bei inneren Krankheiten

KIELHOLZ, P. (Psychiatrische Univ.-Klinik Basel)

Referat

Die Behandlung sog. „innerer Krankheiten" mit Psychopharmaka wird um so weniger Widerspruch hervorrufen, je mehr wir uns vergegenwärtigen, wie intensiv die Verknüpfung zwischen körperlichem und seelischem Geschehen ist. Psyche und Soma bilden nach unserer Auffassung eine untrennbare Einheit. Trotzdem werden gewisse Krankheiten mehr oder weniger ausschließlich somatisch behandelt werden müssen, während bei anderen das Schwergewicht mehr im psychischen Bereich liegt. Überblicken wir, welche inneren Krankheiten vorwiegend einer Psychopharmakotherapie bedürfen, so sind es einerseits diejenigen, bei deren Entwicklung psychische Faktoren im Vordergrund stehen und anderer-

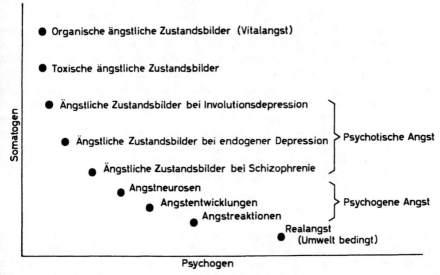

Abb. 1. Genetische Einteilung der Angstzustände

seits diejenigen, bei denen psychische Störungen die Besserung und Heilung verzögern. Der Häufigkeit nach ergibt sich folgende Reihenfolge der psychopathologisch relevanten Syndrome:

I. Ängstliche Zustandsbilder; II. Depressionen und vegetative Störungen; III. Schlafstörungen und Schmerzsyndrome.

Dabei können alle diese psychopathologischen Phänomene als Ursache, Symptom, Begleiterscheinung oder zusätzliche Komplikation sog. „innerer Krankheiten", oder aber als Störungen, die eine innere Krankheit vortäuschen, jedoch ausschließlich psychischen Ursprungs sind, beobachtet werden. Ganz allgemein gilt der *Grundsatz*, daß bei inneren Krankheiten die Indikation zur Psychopharmakotherapie nicht von der Art der somatischen Erkrankung, sondern von den sie verursachenden oder begleitenden Syndromen bestimmt wird.

Labhardt konnte zeigen, daß z. B. Asthma bronchiale, Krankheiten des Herz-Kreislaufsystems, spastische Zustände des Magen-Darmsystems, Colitis, Hyperthyreosen und Kopfschmerzen besonders häufig mit psychopathologischen Störungen einhergehen.

Die häufigsten psychischen Syndrome, denen wir bei inneren Krankheiten begegnen, *sind ängstliche Zustandsbilder*, die oft durch körperliche Störungen kaschiert sind und deshalb zuerst aufgedeckt und diagnostiziert werden müssen. Voraussetzung für eine erfolgversprechende Therapie der Angst ist, wie überall in der Medizin, eine möglichst exakte Diagnose. Obwohl Übergangsformen in allen Schattierungen auftreten, sollte bei jedem ängstlichen Zustandsbild versucht werden, die wichtigsten ätiologischen Faktoren zu klären. Die Phänomenologie der Angst erlaubt keine ätiologischen Rückschlüsse. Die Diagnose kann deshalb nur per exclusionem gestellt werden. Schematisch dargestellt können die ängstlichen Zustandsbilder entsprechend ihrer Genese in folgende Gruppen unterteilt werden (Abb. 1):

Bei der *Vitalangst* droht die Gefahr vom eigenen Körper. Häufig kennt der Patient die ursächliche, körperliche Schädigung nicht. Diese ängstlichen Zustandsbilder können bei Herzinsuffizienz, Angina pectoris, Myokardinfarkten, Pneumonien und anderen kardiopulmonalen Störungen beobachtet werden. Sie werden in der Literatur mitunter auf Asphyxie zurückgeführt. Von verschiedenen Internisten wurde indessen festgestellt, daß nur bei ca. 50% der Herzinfarkte Angstattacken in Erscheinung treten und keine Korrelation zwischen der Intensität der Angst und des Schmerzes und der Schwere des Infarktes besteht. Unter den Alterskranken mit Herzinsuffizienzen haben wir bei 30% Angstzustände feststellen können, die besonders in der Dämmerung und während der Nacht auftreten.

Die häufigste Form der Angst ist die *Gewissensangst*, bei der die Bedrohung von der Psyche ausgeht, in einem Konflikt zwischen Affekt und Trieb einerseits und der höheren Persönlichkeit andererseits. Freud faßte die Angst als Signal einer dem Ich drohenden Gefahr auf. Die Gewissensangst tritt bei Neurosen, einfachen ängstlichen Entwicklungen und Angstreaktionen auf. Vereinfacht könnte man die Angst als Zeichen für eine Bedrohung mitmenschlicher Beziehung, als Signal drohender Vereinsamung, Isolierung, mangelnder Sicherung und des Verlustes der Zielsetzung auffassen.

Therapie der Angstzustände

Die Behandlung der Angstzustände muß sich nach ihrer Genese richten. Besonders bei der Vitalangst, also bei Angst, die durch somatische Erkrankungen bedingt ist, entsteht oft ein Circulus vitiosus. Die Angst verschlimmert z. B. die Kreislauf- und Lungenkrankheit, was wiederum zu einer intensivierten Verängstigung führt.

Genau den umgekehrten Vorgang beobachten wir bei den psychogenen Angstzuständen und der Realangst. Die körperlichen Phänomene werden durch die Angst ausgelöst. Die angstbedingten Symptome führen dann ihrerseits wieder zu einer Verstärkung der Angst.

Bei diesen organisch bedingten Angstformen muß selbstverständlich in erster Linie der Grundprozeß behandelt werden, d. h. die zugrunde liegende somatische Krankheit. Gleichzeitig vermögen aber oft Tranquilizer mit anxiolytischem Effekt den obenerwähnten Circulus vitiosus zu durchbrechen, da sie eine Abschirmung des limbischen Systems gegen den Reizeinstrom ermöglichen.

Für die *Wahl des Medikamentes* ist entscheidend, ob gleichzeitig ein starker sedativer Effekt angestrebt wird oder nicht. Bei klinischer Behandlung ist eine starke Sedierung in der Regel erwünscht, während sie bei ambulanter Therapie vermieden werden sollte.

Ganz allgemein gilt die Erfahrungstatsache, daß sich jede Form der Angst steigert, wenn sich der Kranke isoliert, vereinsamt, ungeborgen und unverstanden fühlt. Die Sicherheit und Ruhe, die vom verstehenden ärztlichen Gespräch und

ler Persönlichkeit des Arztes ausgeht, schwächt die Angst oft ab, bevor eine ge-
.ielte Therapie eingeleitet wird.

Die zweithäufigsten Syndrome, mit denen sich Internisten konfrontiert sehen,
ind *Depressionen und vegetative Störungen*. Nach Angaben der Literatur leiden ca.
:in Drittel der Kranken, die praktizierende Internisten aufsuchen, an vegetativen
Störungen. Arzt wie Patient streben oft mit allen Mitteln danach, einen organi-

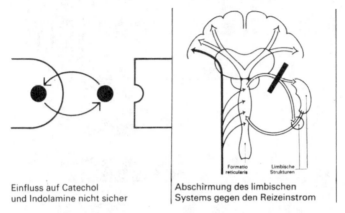

Einfluss auf Catechol   Abschirmung des limbischen
und Indolamine nicht sicher   Systems gegen den Reizeinstrom

Abb. 2. Wirkungsmechanismen der Tranquilizer (Pöldinger)

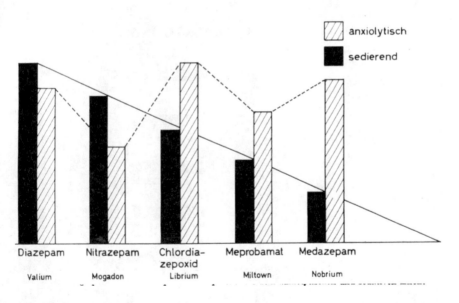

schen Befund zu eruieren, und beide atmen erleichtert auf, wenn eine organische
Ursache festgestellt werden kann.

Die Genese der vegetativen Störungen ist indessen, wie bei den Angstzuständen,
multifaktoriell. Konstitutionelle, organische, toxische und psychische Faktoren
können zu diesen funktionellen Beschwerden führen. Die davon betroffenen Kranken müssen deshalb zunächst genau körperlich abgeklärt werden. Die Gefahr für
die Kranken mit vegetativen Störungen liegt hauptsächlich darin, daß sie immer
wieder körperlich durchuntersucht werden, ohne daß ein faßbarer Befund zutage
befördert werden kann. Das fruchtlose Suchen nach somatischen Veränderungen

vertieft das Krankheitsgefühl und die Neigung zur Selbstbeobachtung. Die Kranken werden damit zu iatrogenen Hypochondern.

Oft verbergen sich hinter den vegetativen Störungen Depressionen. Tagesrhythmik, autonomes Auftreten, Verlauf in Phasen, Denkhemmung, Abnahme der Durchsetzungskraft und Fehlen von Freudeempfindung sollten den Verdacht in Richtung einer Depression lenken.

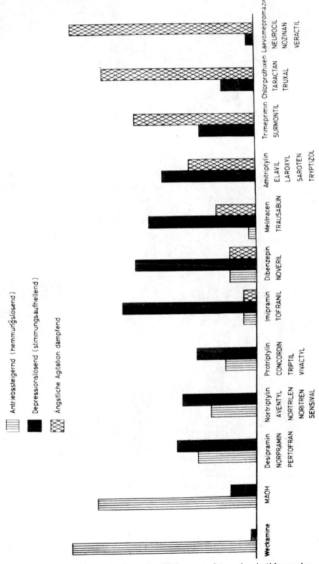

Abb. 4. Schematiche Darstellung der Wirkungsspektren der Antidepressiva

Therapie der depressiven Zustandsbilder mit vegetativen Störungen

Vegetative Störungen sollten weder mit Pharmaka, die auf die Receptoren der Erfolgsorgane, noch mit Pharmaka, die hauptsächlich auf die peripheren Anteile des vegetativen Nervensystems einwirken, behandelt werden. Eine solche Behandlung ist nur symptomatisch und zudem antwortet das autonome Nervensystem häufig mit Gegenregulationen, welche die vegetativen Beschwerden intensivieren

oder andere vegetative Störungen hervorrufen. Der Großteil der Kranken mit deutlichen vegetativen Symptomen leidet gleichzeitig an ängstlich-depressiven Verstimmungen, oder es sind eigentliche Depressionen, die durch vegetative Störungen
überdeckt sind. Bei diesen lavierten depressiven Zustandsbildern sind Antidepressiva mit dämpfendem Effekt indiziert. Stehen vegetative Symptome bei
depressiven Zustandsbildern deutlich im Vordergrund, so sollten die Antidepressiva

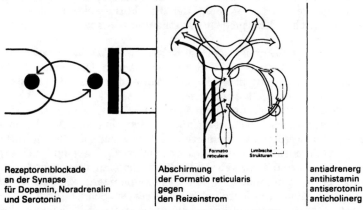

Rezeptorenblockade	Abschirmung	antiadrenerg
an der Synapse	der Formatio reticularis	antihistamin
für Dopamin, Noradrenalin	gegen	antiserotonin
und Serotonin	den Reizeinstrom	anticholinerg

Abb. 5. Wirkungsmechanismen der Neuroleptika (Pöldinger)

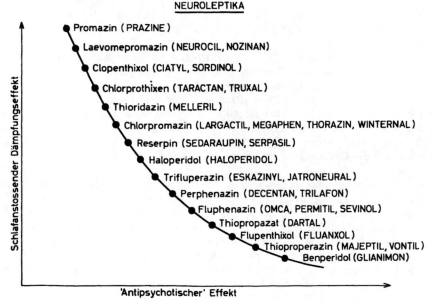

Abb. 6. Wirkungsbereich der Neuroleptika

anfänglich möglichst niedrig dosiert werden, um zu vermeiden, daß die vegetativen
Symptome durch Nebenwirkungen dieser Psychopharmaka intensiviert werden.

Schlafstörungen und Schmerzsyndrome

Viele innere Krankheiten gehen mit Schlafstörungen und Schmerzsyndromen
einher. Sie sind oft der Grund, weshalb Kranke überhaupt einen Arzt aufsuchen.

Bei jeder Schlafstörung und bei jedem Schmerzsyndrom sollte zunächst die Ursache geklärt werden. Wie bei der Angst können ihnen organische. toxische, psychotische und psychogene Ursachen zugrunde liegen.

Besonders die *Einschlafstörungen* sind häufig durch emotionelle Spannungen, durch Anstauung von unlustbetonten und aggressiven Affekten, durch Gewissenskonflikte und Ärger bedingt. Bei diesen psychogenen Schlafstörungen müssen deshalb in erster Linie die Ursachen der affektiven Spannungen geklärt und besprochen werden. Sie gehören in die Domäne der Psychotherapie. Daneben haben sich Atemübungen, leichte Massage, Gymnastik und Entspannung durch autogenes Training bewährt.

Durchschlafstörungen und *frühes Erwachen mit Schmerzzuständen* verschiedenster Art können wir besonders häufig bei endogenen Depressionen beobachten. Diese Schlafstörungen sollten primär mit Antidepressiva mit schlafanstoßender und sedierender Wirkung angegangen werden wie Amitriptylin, Trimeprimin, Chlorprothixen, Thioridazin und Laevomepromazin.

Intensive somatische Schmerzzustände und hartnäckige Schlafstörungen müssen behandelt werden, da sie einerseits die Besserung der Grundkrankheit verzögern und andererseits für die Kranken unerträglich sind. Bei organischen Schmerzsyndromen und schweren Schlafstörungen sind vorwiegend Neuroleptika mit sedierender Wirkung indiziert. Selbst bei Schmerzen bei inoperablen Carcinomen wird gelegentlich mit Neuroleptika eine bessere Schmerzlinderung erzielt als mit Analgetika und Spasmolytika, da sie durch teilweise Blockade des Reizeinstromes in die Formatio reticularis das subjektive Empfinden des Schmerzes reduzieren.

Zur Bekämpfung starker Schmerzen und hartnäckiger Schlafstörungen sind besonders Neuroleptika, die gleichzeitig einen *sedierenden und anxiolytischen* Effekt haben, indiziert.

Kranke mit chronischen Schmerzsyndromen und Schlafstörungen sind oft depressiv, so daß auch eine Kombination von Neuroleptika und Antidepressiva vom Typus Imipramin, Dibenzepin angezeigt ist.

Selbst wenn es nicht gelingt, mit Hilfe von Neuroleptika und Antidepressiva die Schmerzen und die Schlafstörungen vollständig zu beheben, potenzieren sie die Wirkung der Analgetika und Hypnotika. Die Dosierung der Schmerz- und Schlafmittel kann deshalb niedrig gehalten werden und dadurch ist es möglich, die Gewöhnung und die Gefahr des Entstehens einer Medikamentensucht weitgehend zu verhüten.

Der Psychopharmakotherapie kommt in der inneren Medizin eine große Bedeutung zu. Es gelingt mit Hilfe der Psychopharmaka oft, den Circulus vitiosus, der zwischen organischen Krankheiten und psychopathologischen Syndromen besteht, zu durchbrechen und dadurch das Leiden zu lindern und die Heilung zu beschleunigen. Psychopharmaka sind aber auch bei inneren Krankheiten indiziert, bei denen ätiologisch emotionelle Faktoren im Vordergrund stehen, wobei sich die Indikationsstellung nach den oft kaschierten psychopathologischen Phänomenen und nicht nach der somatischen Krankheit richten muß.

Aussprache

Herr THIELE (Weinsberg):

Zu Herrn DELIUS: Wir begreifen das von uns seit 1958 ins Gespräch gebrachte Psychovegetative Syndrom nicht so sehr wie Delius als einen nosologischen Begriff, sondern vielmehr als einen biologischen Tatbestand. Nicht zufällig treffen Affekte und vegetative Erscheinungen in gesetzmäßiger Coincidenz zusammen. Wir haben es hier mit einem Vorgang zu tun, der seine anatomische und physiologische Grundlage in der diencephal-vegetativen Funktionseinheit hat. Das Zwischenhirn ist nicht nur mit dem vegetativen Nervensystem zu einem Regelkreis zusammengeschlossen, in dem — um mit v. Weizsäcker zu sprechen — das Regulierende

mmer auch vom Regulierten reguliert wird, sondern es wird ja seit den Untersuchungen von
M. Reichardt im Beginn unseres Jahrhunderts gemeinhin auch als Träger, als Instrument des
Gefühlslebens angesehen. Nur so kann die Übereinstimmung bestimmter psychischer Zustände — Gefühle, Affekte, Emotionen — mit bestimmten vegetativen Stimmungslagen verstanden werden, wie W. R. Hess und viele andere sie herausgearbeitet haben.

Im Rahmen des Psycho-vegetativen Syndroms fungiert das vegetative Nervensystem,
das ursprünglich vitale Aufgaben hat — nämlich im Zustand der Trophotropie die Organfunktion
aufrecht erhält und sie in der ergotropen Phase an gesteigerte Anforderungen adaptiert — als
Ausdrucksorgan. Auf dem Boden der diencephal-vegetativen Funktionseinheit bewirkt ein
nnerer oder äußerer Reiz, sofern er zur Emotion, zum Affekt führt, zugleich vegetative
Erscheinungen etwa in Form von Erröten, Erblassen, Schwitzen, Mydriasis usw. Ich brauche
nicht besonders zu betonen, daß das Verhältnis zwischen psychischen und vegetativen Vorgängen hier kein kausales sein kann, sondern daß es sich um verschiedenartige Erscheinungsweisen eines einheitlichen Grundvorgangs handelt. Sekundär vermag die Ausdruckstätigkeit
des vegetativen Nervensystems natürlich die Voraussetzungen zur vegetativen Dysregulation
zu schaffen, die in der Folgezeit Störungen und Schäden an den vom vegetativen Nervensystem versorgten Organen zu verursachen imstande ist. Hier erkennen wir einen entmytholo-
gisierten Weg zum Verständnis psychosomatischer Krankheiten.

Wir haben das Psycho-vegetative Syndrom als biologischen Vorgang bezeichnet. Aber
nicht nur deshalb, weil es gleichsam als Modell der psychophysischen Einheit gelten kann, darf
es auch als anthropologischer Tatbestand angesehen werden, sondern auch im Hinblick darauf,
daß sich in ihm das gesamte Seelenleben widerspiegelt — mag es sich dabei nun um bewußte
oder unbewußte Vorgänge handeln.

Mangelernährung und Mangeldurchblutung als Ursache für psychoorganische Störungen

SCHULTE, W. (Univ. Nervenklinik Tübingen)

Referat

Als Kliniker ohne die Ergebnisse von Experiment und Computer, von Quantifizierung und Statistik auf das Podium eines solchen Kongresses zu treten, erscheint als ein immer gewagteres Unterfangen. Und doch gewinnt gerade in einer
Forschungsperiode, die bis in die Psychiatrie hinein von diesen Methoden beherrscht
wird, die Beobachtung des klinischen Details eine um so größere Bedeutung.

Die 58jährige Frau eines Diplomingenieurs hatte nur einmal im Alter von 29 Jahren einen
Depressionszustand, als ihr 2jähriges Kind in einen Topf kochenden Wassers gefallen und
unmittelbar danach gestorben war. Nach einem krankheitsfreien Intervall von fast 3 Jahrzehnten wollte die Patientin jetzt im Juli 1968 nichts weiteres, als sich vom Augenarzt eine
Lesebrille verschreiben lassen. Auf Grund des von ihm erhobenen Fundusbefundes Hinzuziehung des Internisten: hochgradige Hypertonie mit Übergang in maligne Sklerose; medikamentöse Einstellung mit dem Ziel rigoroser Senkung des Blutdrucks. Die Konsequenz:
schwerste Verstimmung und Verwirrung, für alle überraschend ernsthafter Selbstmordver-
such: mit dem Beil versucht sie sich den Schädel zu spalten: Schädeldachverletzung, Hirn-
kontusion, Armverletzungen. Nach Rückgang der anfänglichen amnestischen Störungen
wochenlanges Verharren in einem melancholischen Zustand mit Schuldwahn.

Durch den Fall wird die psychiatrische Erfahrung gestützt, daß manche
Hypertoniker, ein geschädigtes Gefäßsystem und damit das Ausbleiben eines
rechtzeitig einsetzenden Kollateralkreislaufes vorausgesetzt, auf einen Erforder-
nishochdruck angewiesen sind, andernfalls psychoorganische Komplikationen,
Insulte, Verwirrtheiten und Verstimmtheiten, riskiert werden.

Gleichzeitig ist dieser Fall dafür exemplarisch, daß auch bei einem so eindeutig
somatisch begründet erscheinenden Geschehen der psychodynamische Faktor von
Gewicht ist. Diese Frau äußerte nämlich in ihrem melancholischen Zustand, sie
habe sich selbst hinrichten oder jetzt nach dem Mißlingen ihres Versuches dem
Gericht ausliefern müssen, weil sie eine Mörderin sei. Sie habe vor knapp 30 Jahren
ein einziges Mal in einem Zeitpunkt verzweifelter Vereinsamung eine außerehe-
liche Beziehung gehabt und nachher nicht gewußt, von wem das nachher erwartete

und geborene Kind sei, ob von diesem Mann oder dem Ehemann. Darum habe sie vor der Entdeckung dieses Zeichens ihrer vermeintlichen sittlichen Verfehlung das 2jährige Kind aus der Welt geschafft. 29 Jahre lang habe sie die Schuld mit sich herumgetragen, ohne sie jemandem einzugestehen. Nun könne sie sie nicht mehr verbergen und erwarte ihr Gerichtsurteil.

Es hat den Anschein, daß manches Komplexmaterial, das zeitlebens im Zuge vitaler Beanspruchung notdürftig hatte beiseite geschoben werden können, seine zerstörerische Kraft bewahrt, bis es sich in vorgerückten Lebensjahren nach Art einer Spätzündung geltend macht, wenn bestimmte somatische Voraussetzungen gegeben sind und eine weitere Kompensation nicht aufrechterhalten werden kann.

Nun kann es aber als gesichert gelten, daß diese Tat als Mord niemals begangen worden ist. Dennoch ist die Pathogenität unbewältigter Schuldvorwürfe nicht von der Hand zu weisen. *Ein* Faktum steht unbestritten fest: wenn das 2jährige Kind in Anwesenheit der Mutter Opfer einer Verbrühung geworden ist, hatte sich diese äußerst gewissenhaft erscheinende Frau mindestens eines für sie unverzeihlichen Versehens schuldig gefühlt. In ihrer vitalen Baisse, an deren Entstehung die aufgestauten Schuldregungen mitbeteiligt waren, amplifizierte sich der Inhalt ihrer nie ganz bewältigten Selbstvorwürfe bis zur wahnhaften Selbstbezichtigung, sie habe das Kind damals absichtlich getötet. Der Einfluß jenes jahrzehntelang schwelenden unbewältigten Komplexmaterials war von einer nicht nur pathoplastischen, sondern auch partiell genetischen Bedeutung.

Ein Beitrag auch für das Problem der Involutionsdepression, deren nosologische Selbständigkeit anzuzweifeln ist (Angst), die, was den endogenen Anteil betrifft, zu den endogenen monophasischen periodischen Depressionen gehört, die das Initialsymptom einer fortschreitenden cerebralen Gefäßsklerose sein kann, bei deren Entstehung aber auch, eine bestimmte Persönlichkeitsstruktur und Lebensgeschichte vorausgesetzt, krisenhafte Zuspitzungen der existentiellen Belastungen dieses Lebensabschnittes und weiter zurückreichendes unbewältigtes Komplexmaterial nicht nur pathoplastisch eine Rolle spielen, oder bei der, wie in diesem Fall, die einzelnen Faktoren in der Genese ineinandergreifen können.

War hier die folgenschwere Minderdurchblutung pharmako-therapeutisch gesetzt worden, so bei anderen durch chirurgische Eingriffe. Der Aktualität wegen sei nur im Zeitalter der Herzoperationen auf die zahlenmäßig hoch veranlagten, freilich oft nur passageren psychoorganischen Hirnstörungen nach Herzoperationen verwiesen, ohne daß nur die ernsteren Defektsymptome, wie sie nach längeren Herzstillständen vorkommen können, gemeint sind. Auch sie sind zuweilen reversibler, als man anfangs oft meint, jedoch sollte im Überschwang eines chirurgischen Enthusiasmus das Risiko, daß cerebrale Schädigungen gesetzt werden können, nicht vergessen werden. Abgesehen von diesen iatrogenen Komplikationen sei nur auf die cerebralen Folgen einer durch den Krankheitsprozeß selbst gesetzten abrupten Blutdrucksenkung erinnert, wie sie nach Herzinfarkt oder Herzinsuffizienz vorkommen. Durchgehend wirkt sich die Tatsache aus, daß sich eine Verminderung der Hirndurchblutung beim Gefäßgesunden erst bei einem Abfall um 50% des Ausgangswertes geltend macht, beim Gefäßkranken aber schon bei einer Erniedrigung um 10 bis 30% (Gottstein).

Mit den Auswirkungen cerebraler Minderdurchblutung ist aber nicht nur im Falle so massiver Eingriffe, sondern auch im Rahmen biologischer Druckschwankungen zu rechnen.

Mit Hilfe der von Hager inaugurierten Ophthalmodynamographie hat mein Mitarbeiter Finke nachweisen können, daß normalerweise während des bekannten Abfalls des Brachialisdruckes in der Nacht der Ophthalmicadruck als Maß für die Druckverhältnisse im Gehirn weniger tief absinkt. Es besteht also die Tendenz, im Schlaf einen relativ hohen cephalen Blutdruck zu erhalten, um eine ausreichende

Hirndurchblutung zu gewährleisten. Dagegen pflegt interessanterweise bei hochgradig cerebral Gefäßsklerotischen der Ophthalmicadruck stärker als der Brachialisdruck abzusinken, so daß es zu dem bedenklichen Bild der relativen cephalen Hypotonie kommt, die übersehen werden kann, wenn nur der Brachialisdruck gemessen wird. Er kann in solchen Fällen konstant bleiben. Sind also sonst alle Regulationen darauf gerichtet, eine starke Minderung des cephalen Drucks zu verhindern, so funktioniert dieser Mechanismus offensichtlich bei hochgradig cerebral Gefäßsklerotischen nicht mehr. Nächtliche Unruhezustände und Verwirrtheiten, vor allem aber auch von Schlaflosigkeiten selbst sind vielfach das Signal für eine drohende Dekompensation der Hirndurchblutung mit ihren deletären Folgen. Die Schlafunterbrechung setzt in solchem Falle einen Schutzmechanismus in Gang, der die drohende Dekompensation aufhält und die ausreichende Hirndurchblutung gewährleistet. Wiederum zeigt sich aber, daß nur unter der Voraussetzung einer Gefäßerkrankung derartige biologische Rhythmen verhängnisvolle Folgen zeitigen.

Die sich daraus ergebenden therapeutischen Konsequenzen (eher Strophantin als ein Hypnotikum) liegen auf der Hand. Die Verhältnisse werden dadurch kompliziert, daß nach tierexperimentellen Erfahrungen der Physiologen (Betz) in den einzelnen Hirnteilen mit unterschiedlichen Durchblutungsverhältnissen, mit unterschiedlichem Sauerstoffbedarf und unterschiedlichem Aktivitätsgrad je nach der Zeit gerechnet werden muß. Das sind so variable Größen, daß man sich nicht wundert, daß der Kliniker so verschiedene Auswirkungen zu registrieren hat.

Wenn ich jetzt noch kurz auf die cerebralen Folgen von Mangelernährungen eingehe, so wird nicht ein fremdes Gebiet betreten. Denn auch hier sind Minderdurchblutungen mit örtlichem Sauerstoffmangel, wie sie mit Ödembildungen verbunden sind, als wichtiges pathogenetisches Zwischenglied eingeschaltet. Um die in den 50er Jahren heftiger diskutierte Frage organischer Hirnschädigungen nach schwerer Hungerdystrophie ist es jetzt ruhiger geworden. Bei aller Kritik, die auf solchem Neuland am Platze ist, sprechen die klinischen Daten im Einklang mit autoptischen Befunden des Initialstadiums dafür, daß durch schwere Hungerdystrophien teilverursacht als ein freilich verhältnismäßig seltenes Ereignis, aber nach Wilke als eine gesicherte Tatsache, hirnorganische Dauerschädigungen zustande kommen können, die weniger den Charakter eines Prozesses als den eines bis zu einem gewissen Grade kompensierbaren Residualzustandes aufweisen, wobei die Überschichtung mehrerer Noxen vielfach eine besondere Rolle spielt. In der Anamnese das wichtigste Kriterium: der Knick in der Lebenslinie; psychopathologisch: eine Wesensänderung mit Antriebsverarmung, Verlust des energetischen Potentials, Niveausenkung der Persönlichkeit, moros-depressive Verstimmung, ohne Zeichen neurotischer Ausweitung, ein recht charakteristisches organisches Psychosyndrom, das pneumoencephalographisch in einem Hydrocephalus mäßigen Grades zum Ausdruck kommen kann, aber keineswegs muß, so daß es sich empfiehlt, den encephalographischen Befund weder in der negativen noch auch in der positiven Sicht — es gibt dafür auch andere Ursachen — zu überwerten.

Es ist hier nicht der Ort und auch nicht mehr nötig, noch einmal das Für und Wider im einzelnen zu erörtern; ein Wort nur zu dem einen Punkt, an dem wir uns immer wieder stoßen, das ist die relative Seltenheit derartiger cerebraler Komplikationen gemessen an der Unzahl der von Dystrophien Betroffenen. Hängt das womöglich damit zusammen, daß es sich nur um Residualzustände perinataler frühkindlicher Hirnschädigungen handelt, die bis dahin leidlich kompensiert waren, nun aber unter dem Einfluß der Mangelernährung manifest wurden? Das mag für den einen oder anderen Fall zutreffen — diese Möglichkeit wurde anfangs vielleicht gelegentlich übersehen —, für das Gros der Fälle gilt das aber meines Erachtens nicht. Soweit die Vorgeschichte über die prämorbide Persönlichkeit einen Aufschluß erlaubt, kann von einer besonderen Anfälligkeit, Dysplasie,

Asthenie oder Labilität nicht die Rede sein. Im Gegenteil: Wir müssen davon ausgehen, daß die meisten, die eine so schwere Dystrophieschädigung des Zentralnervensystems davongetragen haben, nicht mit dem Leben davongekommen sind. Mit ihnen, nicht mit den ohne Einbuße Überlebenden, müssen die dystrophisch Hirngeschädigten konfrontiert werden. Wenn einige überlebten, dann nicht die besonders anfälligen Strukturen, sondern im Gegenteil oft recht widerstandsfähige und leistungstüchtige. Darum finden wir unter den so Hirngeschädigten keineswegs gehäuft konstitutionell abartige oder präsenil Disponierte und ebenso auch im allgemeinen nicht unbedingt perinatal Vorgeschädigte. Im übrigen handelt es sich ja nicht um ein Alles- oder Nichtsgesetz, d. h. es ist nicht so, daß die Noxe entweder zum Tode führte, oder aber ohne Folgen überstanden wurde, sondern zwischen einer tötlichen Schädigung und der Restitutio ad integrum gibt es fließende Übergänge (Lempp). Mögen nun, wie wir hoffen, Mangelernährungen für das Gehirn unter Kriegs- und Gefangenschaftsverhältnissen eine immer geringere Rolle spielen, so sei abschließend für die Zukunft noch auf zwei gleichsinnige Komplikationen verwiesen, die leicht übersehen und mißdeutet werden: Hirnatrophien bei Anorexia nervosa und nach Säuglingsdystrophie. Von höchstem Interesse sind die pneumoencephalographischen Befunde von Heidrich u. Schmitt-Matthias bei drei 13- bis 14jährigen Mädchen mit einer Anorexia nervosa, welche in eine schwere Kachexie mit einem Körpergewicht von nicht mehr als 30 kg hineingeraten waren. Bei allen dreien fand sich eine Erweiterung der Hirnkammern und Subarachnoidalräume. Von gleichem Interesse sind dystrophiebedingte Hirnatrophien, wie sie schwere Ernährungsstörungen bei Säuglingen mit ihrer erhöhten Ödembereitschaft hinterlassen können. Ob aber nicht das Kind anorektisch, der Säugling dystrophisch wurde, weil beide perinatal vorgeschädigt waren? Das ist die Zweifelsfrage, die sich in Parallele zu den cerebralen Dystrophiefolgen bei Erwachsenen, erhebt und die einen in der voreiligen Behauptung ursächlicher Verknüpfung zurückhalten läßt, aber doch nicht hindern kann nach gründlicher Prüfung aller Daten die Feststellung zu bestätigen, daß psychoorganische Störungen nach schweren Mangelernährungen ebenso wie nach Minderdurchblutungen vorkommen und bei aller Kritik Beachtung und endgültige Anerkennung verdienen.

Wenn ich vom Standpunkt der klinischen Empirie einige Betrachtungen und Deutungsmöglichkeiten vorlegte, so um gleichsam Material zu liefern, das darauf angewiesen ist, mit den eingangs erwähnten Forschungsmethoden auf seinen Stellenwert geprüft zu werden, ebenso wie diese die Beachtung immer neuer klinischer Details benötigen, um nicht einem Leerlauf zu verfallen.

Endokrine Störungen und Psyche

Bleuler, M. (Zürich)

Referat

In 20 Minuten über endokrinologische Psychiatrie zu sprechen, über ein Gebiet, das ich seit 30 Jahren bearbeite, ist nicht leicht. Ich muß dabei viele „wenn und aber" auslassen, etwas überspitzen und manches so kurz erwähnen, daß es nicht mehr ganz das ist, was ich erwähnen möchte.

Meine Übersicht soll *drei Themen* gelten:
1. Der Behandlung. 2. Dem Nachzeichnen der Forschungsphasen, denen wir unser Wissen verdanken. 3. Den Arbeitsrichtungen von heute.

I.

Therapie auf unserem Gebiete ist — zur Hauptsache — entweder endokrine Therapie psychisch Kranker oder Psychotherapie endokrin Kranker. Beide Therapien sind ebenso oft phantastisch überschätzt wie unterschätzt worden. Gefährliche *Über*schätzungen waren es, wenn man an Schizophrenen beidseitige Nebennieren-Exstirpationen vornahm; Homosexualität, gewöhnliche Impotenz oder senile Demenz durch Androgene heilen wollte; oder wenn man bei Hyperthyreose oder Diabetes die Psychotherapie der körperlichen Therapie voranstellte, weil man spekulierte, in der hyperfunktionellen Struma verkörperlichten sich Schwangerschaftsphantasien und beim Diabetes bestehe ein Hungerstoffwechsel aus Hunger nach Liebe. Umgekehrt führte die *Unter*schätzung endokriner Therapie manchmal zum Übersehen von Indikationen zur somatischen Behandlung z. B. bei Erregungen mit Hyperthyreose oder bei asthenischen Zuständen nach Strumektomie bei Hypocalcämie. Die Vernachlässigung psychotherapeutischer Gesichtspunkte führte u. a. zu so folgenschweren Fehlbehandlungen wie der artifiziellen Geschlechtsanpassung bei Pseudo-Hermaphroditen an die vorhandene Gonade, selbst wenn der Geschlechtswandel den Kranken unerträglich belastete.

Therapie auf dem Gebiete der endokrinologischen Psychiatrie leistet selten Sensationelles und ist nur ausnahmsweise die wichtigste Therapie. Vorsichtig beurteilt und auf gute Diagnostik gestützt, leistet sie aber doch manchem Kranken ihre Dienste. Das psychische Leben fast aller endokrin Kranker ist nämlich betroffen. Die Entwicklung und die Vergreisung werden verzögert oder beschleunigt. Endokrin Kranke sind verstimmbar, wechselhaft, in ihren Antrieben und Trieben verändert. Sie verdienen es, in solchen Nöten psychotherapeutisch begleitet zu werden. In der Mehrzahl der Fälle ist für eine solche Therapie der Endokrinologe, der Internist oder der Arzt für allgemeine Therapie zuständig. Bringt er menschliches Verständnis auf, läßt er sich für seine Kranken Zeit, bleibt ihm die großartige endokrinologische Diagnostik zwar ein Hilfsmittel, aber vergißt er über Kurven, Zahlen und Befundzetteln den Kranken nicht, so braucht er nur selten einen spezialisierten Psychotherapeuten. Er wird allein imstande sein, dem Kranken in der therapeutischen Gemeinschaft Ruhe und Sicherheit zu geben, seine Emotionen in dieser Gemeinschaft sich ausleben und läutern zu lassen, die rechten Suggestionen auszustrahlen und Gelegenheit zu psychohygienischen Ratschlägen zu finden.

Im Laufe der Behandlung körperlicher Krankheiten mit Cortison z. B. ist zwar die Verstimmbarkeit endokrin bedingt, die Art der Gestimmtheit aber hängt stark von äußeren Einflüssen ab und damit vor allem von der psychotherapeutischen Grundhaltung des Arztes. Fühlt sich der Kranke bei ihm aufgehoben, so schlägt seine Stimmung eher in Euphorie um, fühlt er sich unverstanden, eher in Gehässigkeit oder Resignation. Dem Kinde mit Pubertas praecox bedeutet es viel, wenn der Arzt die Kindlichkeit seines Wesens — seiner Pubertät zum Trotz — begreift, wenn er es als das Kind anspricht, das es geblieben ist, und mit dieser Haltung die Angehörigen ansteckt. Ohne diesen Arzt stehen die Erwachsenen dem Kleinen befangen gegenüber, sehen ihn unbewußt als Sünder, der sich frevelhaft über Naturgesetz und kindliche Unschuld hinweggesetzt hat.

Fachärztlich-psychiatrische Maßnahmen drängen sich neben internistischen bei den großen Psychosen auf, die endokrine Stoffwechselkatastrophen begleiten. Um jeden Preis muß eine tätige Gemeinschaft um den Kranken geschaffen werden, bei der die Beschäftigungstherapie bedeutungsvoll ist. In erregten Phasen mögen neuroleptische Mittel zusätzlich angezeigt sein.

Psychoanalytische Behandlungen endokriner Krankheiten haben nicht jene glänzenden Erfolge gezeigt, wie viele vor 20 Jahren erwartet haben. In einzelnen Fällen ergeben sich Indikationen zur Psychoanalyse aus ähnlichen Gründen wie bei Neurosen: aus dem Bedürfnis des Kranken, sich mit quälender innerer Problematik auseinanderzusetzen, seiner Bereitschaft, für die Behandlung etwas zu leisten, und seiner menschlichen Bindungsfähigkeit. Am ehesten mag sie in vielen Fällen primärer Amenorrhoe und in einzelnen Fällen von Hyperthyreose in Frage kommen.

Für den Nervenarzt gilt die Faustregel: Endokrinologische Behandlung nur bei endokrinologischer Indikation! Zum Beispiel: Thyreostatische Behandlung bei Erregungen nur, wenn die Hyperthyreose endokrinologisch bewiesen ist — aber niemals, wenn man sie bloß vermutet. Psychosen nach mangelhaft indizierter Strumektomie sind häufig. Oder ein banales Beispiel: Sexualhormone gegen klimakterische Verstimmungen sind angezeigt, wenn die Verstimmungen im engen Zusammenhang mit der Menopause und Hitzewallungen auftreten — bei Verstimmungen ohne körperliche Zeichen des Klimakteriums wirken sie kaum. Oder: Androgene bei Anorchie helfen zu körperlicher Reifung und beheben gleichzeitig die Impotenz — bei Impotenz endokrin Gesunder nützen sie nichts.

Die Faustregel hat Ausnahmen: z. B. kann man quälende Hypersexualität bei Männern und bei Frauen, die sicher nicht konzipieren, mit Cyprosteronacetat, einem Antiandrogen, mildern. Auf spezielle Indikationen wie etwa die Behandlung der Blick-, Nick- und Salaam-Krämpfe mit ACTH habe ich hier nicht einzugehen.

II.

Das psychiatrische Interesse an der Endokrinologie begann mit einer mächtigen Welle, kurz nachdem sie in den Jahren 1830 bis 1849 durch Johannes Müller, Claude Bernard, Brown Séquard und Arnold Adolf Berthold begründet worden war. In dieser *ersten* romantischen *Phase* der endokrinologischen Psychiatrie verallgemeinerte man Einzelbeobachtungen, beschrieb sie wie Anekdoten und erging man sich in wilden Spekulationen. All das ist heute noch nicht ganz überwunden. In diese Phase gehört die Behauptung, hormonale Feminisierung führe zu Homosexualität und Homosexualität sei durch Androgene heilbar. Man wollte das menschliche Wesen in eine Hormonformel einfangen und eine hormonale Charakterapotheke bereitstellen. Fand man zufällig bei einigen Schizophrenen einen etwas niedrigen Grundumsatz, hatte man schon die Hypothyreose als schizophrene Somatose entdeckt. Ernsthafte Kliniker erlaubten sich, die Psychopathologie in einem Durcheinander von Stichworten darzustellen, etwa so: Bei Akromegalie sei sie durch Depression, nächtliches Aufschrecken, Demenz und Halluzinationen gekennzeichnet ... In diese Phase gehört auch das Dogma, daß die Hormone nur bei Tieren auf Hirn und Verhalten wirkten, der Homo sapiens aber von ihnen abgeschirmt wäre. Andere entdeckten die Herkunft der Kretinen von neolythischen Pygmäen. So sehr man aber über die romantische Phase spotten kann, so sehr hatte sie ihr Gutes: sie regte das Interesse an der endokrinologischen Psychiatrie mächtig an, etwa wie die Romantik der Mondfahrten die Weltraumforschung.

Die *zweite Phase* endokrinologisch-psychiatrischer Forschung war gekennzeichnet durch eine Bestandesaufnahme: es galt die Psychopathologie aller endokriner Erkrankungen und die Endokrinologie aller psychischer Krankheiten zu erforschen. Auch diese Phase begann schon im letzten Jahrhundert, und zwar mit der Erforschung der Psyche bei Schilddrüsenerkrankungen. Heute sind in mühseliger Kleinarbeit die psychiatrischen Aspekte fast aller endokriner Krankheiten und fast aller Hormonverabreichungen geklärt. Die letzten Monographien betreffen den Hyperparathyreoidismus und die Begleiterscheinungen der Ovulationshemmer.

Die Summe präziser Einzelkenntnisse läßt endlich elementare allgemeine Feststellungen zu: Jede deutliche Veränderung der endokrinen Funktionen hat ihre Rückwirkungen auf das psychische Leben, meist zwar nur leichte und un-scheinbare. Verändert sind elementare Triebe, Antriebshaftigkeit und Gestimmt-heit, langdauernd oder in unvermittelten Stößen. Verändert sind mithin jene elementaren Hintergründe psychischen Lebens, die wir — wie die Hormone — mit Tieren gemeinsam haben. Das wahrhaft Menschliche hingegen, Geist, Gemüt, Gesinnung, wird vom Endokrinium her nicht beeinflußt.

Die Psychopathologie endokriner Krankheiten ist wesensgleich der Psycho-pathologie cerebraler Krankheiten. Die erwähnten leichten Störungen entsprechen denjenigen bei lokalisierten Hirnkrankheiten. Bei akuten endokrinen Stoffwechsel-katastrophen entstehen die akuten psychischen Reaktionstypen wie bei anderen Stoffwechselkatastrophen. Lange dauernde endokrine Störungen führen zu diffusen Hirnschädigungen mit derselben Psychopathologie wie anders entstandene diffuse Hirnschädigungen.

Sind endokrin Kranke in ihrem psychischen Leben meist mitbetroffen, so gilt das Umgekehrte nicht: bei psychisch Kranken, den Kranken des Psychiaters, wurden endokrine Störungen meist *nicht* gefunden, so hartnäckig danach gesucht wurde. Zwar schwingt die endokrine Funktion im Zuge der emotionellen Wallungen psychisch Kranker mit — aber nicht anders als bei psychisch Gesunden. Insbe-sondere ließen sich die Schizophrenien nicht auf endokrine Störungen zurück-führen. Unter psychopathischen Entwicklungen allerdings läßt sich eine Minder-zahl mit endokrinen Störungen in Zusammenhang bringen, so Verstimmbarkeit und Triebhaftigkeit bei Akromegaloiden. Dysharmonien der endokrinen Funktio-nen können zu emotionellen Dysharmonien und neurotischen Entwicklungen führen, so partieller Infantilismus oder partielle hormonal bedingte Geschlechts-umwandlung. Die meisten Neurosen und Psychopathien sind aber vom Endo-krinium unabhängig.

Anschaulich kann man zusammenfassen: Endokrinium, ältere Teile des Hirns und von ihnen abhängige elementare psychische Störungen, die wir mit den Tieren gemein haben, spielen immer zusammen. Teile des Hirns, der Hirnfunktion und das von ihnen abhängige eigentlich Menschliche haben sich von älteren Hirn-partien, von Endokrinium und vom biologischen Urgrund des Psychischen weit-gehend frei gemacht. Das Menschlich-Psychische hat sein Eigenleben — und es kann unabhängig vom Endokrinium erkranken.

Die *dritte Phase* der endokrinologisch-psychischen Forschung setzte spät in diesem Jahrhundert ein: Die Untersuchungen der Zusammenhänge zwischen endokrinen und zentralnervösen Funktionen mit biochemischen und tierexperi-mentellen Methoden, mit Elektrocoagulationen, mit Mikroinstillationen von Hormonen, mit Messung der elektrischen Aktivität einzelner Nervenzellen, mit Messung der Größe von Nervenzellkernen unter hormonalen Einwirkungen und auf mannigfachen weiteren Wegen. Die Lehre über die Neurosekretion von Berta Scharrer und über die Rückkoppelungsvorgänge zwischen Hypothalamus und endokrinen Drüsen von Harris, Szentagothai u. a. bildeten früh gesetzte Wegweiser für diese Forschungen.

Diese Grundlagenforschung ist noch in Entwicklung und doch läßt sie uns bereits die symptomatologische Gleichheit von endokrinen und cerebralen Krank-heiten verstehen: Hormone wirken über das Hirn auf die Psyche, so daß die Psychopathologie dieselbe sein muß, ob das Hirn primär oder sekundär durch endokrine Störungen geschädigt wird. Einzelne zentralnervöse Systeme sind auf hormonale Einflüsse abgestimmt. Sie haben Beziehungen sowohl zur Regulation der Hypophyse wie zum Wachsein, zur Gestimmtheit und zum Triebverhalten. Soweit Hormone nicht direkt auf das Hirn wirken, so wirken sie wie das Parat-hormon über den Elektrolytenhaushalt.

III.

Vor was für Forschungsaufgaben steht die endokrinologische Psychiatrie heute?

Vor ihrer vielen! Der hirnphysiologischen Grundlagenforschung bleibt noch vieles abzuklären. Ein Beispiel: Die psychosomatische Literatur wiederholte jahrelang die Behauptung, emotionelle Erregungen sprängen vom Zwischenhirn auf die Hypophysenfunktion und lösten mit der erhöhten Thyreotropinausscheidung die Hyperthyreose aus. Die Entdeckung, wonach bei Hyperthyreosen mit Struma das Thyreotropin gar nicht vermehrt ist, hat diesen Behauptungen den Boden entzogen. Hat man eine Zeitlang angenommen, daß LATS — der long acting thyroid stimulator — an der Genese vieler Hyperthyreosen beteiligt wäre, verlegten sich die vermuteten Ursachen der Hyperthyreose vom Hirn ins lymphatische System und ihre Zusammenhänge mit Hirn und Emotionen wurden rätselhaft. Nimmt man heute eher an, LATS sei die Folge und kaum Ursache der Hyperthyreose, so bleibt sein Zusammenhang mit Emotionen doch eine ungelöste Forschungsaufgabe.

.Mit gigantenhaftem Aufwand ist heute festgestellt, daß sich unter Angst, Wut und Erregung die endokrinen Funktionen ändern. Nun aber stehen wir ratlos staunend vor der Frage: was nützen uns diese Erkenntnisse? Vorläufig nichts — als daß sie neue Forschungsaufgaben stellen: Das endokrine Echo auf Emotionen bedeutet Bereitstellung des Stoffwechsels auf Flucht, Angriff oder Erstarrung in der Gefahr. Unter zivilisierten Verhältnissen erfolgen aber diese körperlichen Reaktionen auf Gefahr nur ausnahmsweise. Verpufft dann das endokrine Echo der Emotionen wirkungslos? Oder bedingt es u. a. eine unnatürliche Fortdauer emotioneller Geladenheit? Wie verlaufen die Rückkoppelungsvorgänge, um das Gleichgewicht wieder herzustellen? Diese Fragen erheischen beim Studium der Genese z. B. von Schlaflosigkeit, von Impotenz und von Migräne Berücksichtigung. In diesen Zusammenhang gehört noch eine andere Beobachtung: In vielen Fällen von Substitutionstherapie bei endokrinen Funktionsausfällen wird das scharfe Profil der einmaligen Persönlichkeit flacher, der Behandelte wird gleichmäßiger, stumpfer und verliert an Eigenständigkeit und innerer Lebendigkeit. Vielleicht ist das Ausbleiben des endokrinen Echos auf emotionelle Ursachen und die Rückwirkung dieses Echos auf das emotionelle Leben schuld daran.

Verlockende Zukunftsaufgaben stellen sich für die Entwicklungsforschung. Bei Tieren wird das Sexualverhalten auf Lebensdauer durch Vorhandensein oder Fehlen von Androgenen in einer kurzen Entwicklungsphase geprägt.

Steht beim Menschen Triebverhalten mit dem Hormonstoffwechsel während der Entwicklung in Beziehung? Oder: Wir wissen, daß dauernder Infantilismus, viele Schwachsinnsformen und retardierte Pubertät in der gleichen Familie vorkommen. Retardierte Pubertät ist beeinflußbar. Ist der gewöhnliche häufige familiäre Infantilismus (ohne endokrine Befunde im Erwachsenenalter) hormonaler Beeinflussung während der Entwicklung zugänglich? Und mit ihm vielleicht viele intellektuelle Retardierungen, die bisher Schwachsinn bedingten?

Hier weiterzufahren würde ich mich selbst hüten, wenn meine 20 Minuten noch nicht abgelaufen wären; sonst könnte ich noch ins romantische Fabulieren des letzten Jahrhunderts zurückfallen ... Vor Augen führen möchte ich Ihnen lediglich: Die endokrinologische Psychiatrie steht nicht am Ende, sondern am Anfang ihrer Entfaltung.

Leberkoma, portokavaler Shunt und Psychose

MARTINI, G. A. (Med. Univ.-Klinik Marburg a. d. Lahn)

Referat

Dieses Referat kann in gewisser Weise als Fortsetzung der Ausführungen vom ersten Tag über die akute und die chronische Leberinsuffizienz gelten. Das Leberkoma ist Ausdruck der schweren Stoffwechselstörungen, die durch den Zusammenbruch der Leberzellfunktion erfolgt. Dies gilt besonders für die akute Leberinsuffizienz, oder das endogene Leberkoma.

Es soll noch einmal festgehalten werden, daß das Koma nicht mit dem Begriff Leberinsuffizienz identisch ist. Dieses gilt insbesondere für die chronische Leberinsuffizienz, bei der wir eine Reihe von Verlaufsformen kennen, die nicht immer zur Bewußtlosigkeit führen.

Der Begriff Koma ist in den letzten Jahren über seine ursprüngliche Bedeutung tiefer Schlaf bzw. völlige Bewußtlosigkeit hinaus erweitert worden. Man hat den Begriff des drohenden Komas bzw. des Präkomas eingeführt und hat verschiedene Stufen oder Grade der Bewußtseinsstörungen unterschieden, um auf diese Weise Kriterien für die Behandlungsmaßnahmen bzw. Behandlungserfolge zu bekommen. Für die komatösen Zustände bei Patienten mit Lebercirrhose und Kollateralkreislauf ist der Begriff portokavale oder hepatoportale Encephalopathie eingeführt worden. Dieser Begriff berücksichtigt die pathogenetischen Vorstellungen, die wir uns heute über die Entstehung der cerebralen Störungen machen. Er ist etwa identisch mit dem Begriff exogenes Leberkoma.

Das Leberkoma bei der akuten Leberinsuffizienz (endogenes Leberkoma)

Bei der akuten Form des Leberkomas, wie wir es in seltenen Fällen bei Intoxikationen oder bei der Wendung zum Schlechten bei der Virushepatitis sehen, laufen auch die psychischen Komplikationen sehr dramatisch ab. Wir verdanken Hippokrates bereits die erste eindrucksvolle Beschreibung dieses Zustandes bei einem Patienten mit Gelbsucht. In dieser Beschreibung heißt es, daß der Kranke in einen tollwutartigen Zustand geriet; er konnte nicht festgehalten werden, äußerte Sätze, die nicht verstanden werden konnten, und bellte wie ein Hund. Dieser Erstbeschreibung von Hippokrates ist eigentlich nichts hinzuzufügen, wenn er außerdem sagt, daß diese Kranken laut schreien, boshaft und nicht zu bändigen sind. Diese heftige Symptomatologie tritt besonders bei Kindern und Jugendlichen auf und kann der Gelbsucht vorausgehen. Wir beobachteten einen 14jährigen Jungen, der unter dem Bild einer akuten Psychose laut schreiend und tobend in eine Psychiatrische Klinik aufgenommen wurde. Das Bild war zunächst unklar, bis am 3. Tag eine Gelbsucht auftrat. Der Junge wurde ruhiger, und die Krankheit verlief nachher ohne Besonderheiten, wie eine gewöhnliche Virushepatitis.

Bei der akuten Leberinsuffizienz erfolgt die Entwicklung von den ersten Störungen der Bewußtseinslage über die Eintrübung des Bewußtseins bis hin zum tiefen Koma in wenigen Stunden oder Tagen. Während bei einigen Kranken delirante Zustände mit Desorientiertheit und Halluzinationen auftreten, stehen bei anderen Kranken Apathie und Schläfrigkeit ganz im Vordergrund.

Psychiatrische Störungen bei chronischen Lebererkrankungen (exogenes Leberkoma)

Bei den chronischen Lebererkrankungen haben wir in den letzten Jahren eine Fülle von psychiatrisch-neurologischen Störungen erlebt, die wir unter dem allgemeinen Begriff der portokavalen Encephalopathie zusammenfassen.

Wir trennen dabei eine akute, episodische Form, die grundsätzlich reversibel ist, von einer chronischen Form, die auch als chronische hepatocerebrale Degeneration bezeichnet worden ist und die irreversibel ist. Darüber hinaus sind rein neurologische Krankheitsbilder wie die portokavale Myelopathie, die Polyneuropathie und die Retrobulbärneuritis, wenn auch bisher nur in Einzelfällen, beobachtet worden.

Es soll hier zunächst die Vorstellung von der sog. portokavalen Encephalopathie bei Cirrhosekranken entwickelt werden, die spontan bei ausgeprägtem Kollateralkreislauf oder nach operativ angelegter portokavaler Anastomose auftreten kann. In jedem Fall steht der Kollateralkreislauf im Mittelpunkt der pathogenetischen Vorstellungen. Als Folge der Umbauvorgänge in der cirrhotischen Leber kommt es zu einer erheblichen Beeinträchtigung des Pfortaderflusses durch die Leber. Die Folgen sind die Erhöhung des Druckes im Pfortaderkreislauf und die Ausbildung von Kollateralen vorzugsweise im Oesophagealbereich. Diese Oesophagusvaricen können aus bisher nicht bekannter Ursache bersten und führen dann zu schweren, lebensbedrohlichen Blutungen. Das Blut wiederum im Darm wird als Eiweiß von den Bakterien zersetzt und führt u. a. zur Bildung von Ammoniak, aber auch von anderen Stoffen wie Aminen, Phenolen usw., die potentiell toxisch sind. Über den Kollateralkreislauf erreicht ein großer Teil des Ammoniaks direkt das Gehirn, ohne den normalen Stoffwechsel in der Leber zu durchlaufen, und entfaltet dort seine schädigende Wirkung. Ob es das Ammoniak überhaupt, oder allein ist, oder ob auch andere toxische Substanzen wie Amine und Phenolkörper ihre Wirkung ausüben, ist bis jetzt noch nicht eindeutig geklärt. Den Hauptanteil an der Herstellung und der Mehrproduktion des Ammoniaks haben die normalerweise im Colon vorhandenen Bakterien, die bei Cirrhosekranken auch noch bis hoch hinauf im Dünndarm gefunden werden.

Zu den wichtigsten Symptomen gehören: Bewußtseinstrübung mit örtlicher und zeitlicher Desorientiertheit, verminderte Merkfähigkeit und motorische Störungen, wobei ganz besonders auf den charakteristischen Flattertremor oder Asterixis hingewiesen werden soll. Der Ausdruck Asterixis ist vorgeschlagen worden, um die Art dieses „Tremors" besser zu kennzeichnen, nämlich als rhythmische Unterbrechung eines willkürlichen Muskeltonus.

Die psychiatrisch-neurologischen Symptome können sich in Form eines akuten psychotischen Bildes als Delirien mit Bewußtseinsstörung, Desorientiertheit und halluzinatorischem Inhalt manifestieren, oder aber mehr als chronische Störung mit periodischen, akuten Exacerbationen, allmählichem Persönlichkeitsverlust und Demenz.

Zuweilen sind diese Krankheitsbilder schwierig zu erkennen und Fehldiagnosen nicht selten, von denen einige erwähnt seien: akuter Angstzustand, Stirnhirntumor, Narkolepsie, epileptischer Dämmerzustand, hysterische Ataxie, Cerebralsklerose und depressive Verstimmung. Diese Diagnosen geben zumindestens einen Hinweis auf die Vielseitigkeit der Erscheinungen, unter denen die portokavale Encephalopathie auftreten kann. Das psychiatrische Bild entspricht dem anderer organischer Reaktionen, soweit es die Veränderung der Persönlichkeit, den intellektuellen Abbau und die Stimmungslabilität betrifft, und hat mit allen diesen Zuständen auch den fluktuierenden Charakter gemeinsam. Im Zustand der Verschlechterung werden Wesensveränderungen deutlich, die aber auch nachher noch in der Remission erkennbar sind. Die Kranken sind leicht umgänglich, meistens ausgesprochen tolerant sich und der Umwelt gegenüber, häufig euphorisch, ja kindisch. Das Verantwortungsgefühl gegenüber ihrer Familie, ihrer Umwelt und ihrem Beruf läßt nach. Anfänglich sind die Schwankungen von einem Tage zum anderen noch erstaunlich. Es treten umschriebene intellektuelle Ausfälle bei sonst klarer Bewußtseinslage auf. So sind manche Kranke unfähig, estimmte nachahmende Leistungen zu vollbringen, die mit räumlichen Vorstellungen verknüpft sind. Sehr bewährt hat sich der sog. Streichholztest, bei dem man diese Kranken auffordert, einen Stern oder eine andere Figur zu legen. Sie sind dann nicht in der Lage, diese ihnen vorgelegte Figur nachzubilden. Ebensowenig sind sie in der Lage, den Handlungsablauf einer einfachen Geschichte nachzuerzählen und die einzelnen Ereignisse sinnvoll miteinander zu verknüpfen. Das Versagen bei einfachen Rechenleistungen, wie das fortlaufende Abziehen eines Zahl, z. B. 100 weniger 7, von Additionen oder Multiplikationen, bringt gerade intelligente Personen zur Verzweiflung, weil oft die Einsicht in das eigene Versagen noch vorhanden ist. Die Handschrift entbehrt in dieser Phase jede Ordnung, sie ist unsicher, ausfahrend und zitterig. Das morgendliche Ankleiden stellt für manche Kranken eine kaum lösbare Aufgabe dar. Die Kleidungsstücke werden in verkehrter Reihenfolge aufgenommen. Für einen unserer Patienten war die Verwechslung der Kleidungsstücke beim morgendlichen Anziehen Quell steter Heiterkeit, als er merkte, daß er sich statt des Hemdes die Unterhose anziehen wollte. Eine andere Patientin wollte sich eine Zigarette anzünden, nahm auch die Streichholzschachtel, war aber unfähig, die Streichhölzer zu gebrauchen. Besonders auffällig ist das Verkennen von Gegenständen und das damit zu erklärende häufige Entgleisen in der Toilettensphäre. Eine bevorzugte Fehlhandlnng männlicher Patienten ist das Urinieren im Zimmer, in Vasen oder andere greifbare Gegenstände, oder das Defäzieren mitten ins Krankenzimmer. Dabei kann die Fehlleistung noch als solche manchmal erkannt werden, ohne daß sie verhindert wird. Benhamou schildert einen Patienten, der im Beisein der Krankenschwester an die Wand des Krankenzimmers uriniert und dabei dauernd vor sich hersagt: ist das nicht widerlich.

Solche Verwirrtheitszustände sind in den meisten Fällen nur vorübergehend und reversibel. Sie können freilich in das Präkoma überleiten, das mit noch stärkerer Trübung des Bewußtseins einhergeht, wobei dann auch die Sprache eigenartig verwaschen und nuschelig wird. Auch Perseverieren und die Bildung unzusammenhängender Sätze kommen vor. Nicht selten treten frühzeitige Änderungen im Schlafrhythmus auf. Nächtliche Schlaflosigkeit und Dahindämmern am Tage kennzeichnen das Bild. Narkolepsie-ähnliche Zustände können auftreten. Sehstörungen wie Doppeltsehen und Trugwahrnehmungen, aber auch Wahrnehmungsstörungen mit Makropsien werden beobachtet, wobei die Bilder in den Krankenzimmern häufig Anlaß zum Ärgernis sind. Der Gesichtsausdruck der Kranken ist oft starr, der Blick eigenartig in die Ferne gerichtet. Unter den neurologischen Zeichen, die sich in diesem Zustand fast immer nachweisen lassen, steht an Bedeutung der schon erwähnte Flattertremor obenan. Außerdem sind Reflexstörungen wie Hyperreflexie und Pyramidenzeichen, manchmal auch choreo-athetotische Bewegungen nachweisbar. Stereotypien wie Saugen, Schmatzen, Streichbewegungen über das Gesicht oder Nesteln mit den Fingern kommen vor. Manche Kranke gähnen und seufzen ununterbrochen.

Ausgeprägte EEG-Veränderungen sind fast immer vorhanden. Sie sind gekennzeichnet durch regelmäßige, leichte Verlangsamung des Grundrhythmus mit und ohne Dysrhythmie, durch Frequenzreduktion und schließlich durch schwere Allgemeinveränderungen.

All diese Veränderungen sind grundsätzlich reversibel, insbesondere wenn rechtzeitig wirksame therapeutische Maßnahmen durchgeführt werden.

Die chronische, irreversible portokavale Encephalopathie

Nachdem ein Teil der Patienten mit operativ angelegter portokavaler Anastomose nunmehr bereits über viele Jahre hin mit diesen veränderten portokavalen Kreislaufverhältnissen lebt, sind Krankheitsbilder bekannt geworden, die irreversibel sind. Bei diesen Patienten ist der Persönlichkeitsabbau weit fortgeschritten.

Der intellektuelle Abbau reicht von einer leichteren Einschränkung der geistigen Fähigkeiten hin bis zu ausgesprochener Demenz. Diese Kranken sind unfähig, sich auf irgendwelche Probleme zu konzentrieren oder irgendwelche Aufgaben zu lösen, sie sind unfähig zu Entschlüssen, sind schläfrig und können neue Tatsachen und Ereignisse nicht mehr voll aufnehmen und verarbeiten. Auf gezieltes Fragen hin weichen sie aus. Sie zeigen ein ausgesprochenes Desinteresse an der Umgebung, werden launenhaft, wobei sie teils euphorisch, teils reizbar und depressiv und unberechenbar sind. Distanzlosigkeit und Schwatzhaftigkeit kann diese Menschen für die nächsten Angehörigen zu einer ausgesprochenen Belastung machen.

Die Sprachstörung verstärkt sich. Die Sprache wird noch stärker verlangsamt, verwaschen, monoton, manchmal skandiert.

Cerebellare Störungen können in diesen fortgeschrittenen Stadium deutlich werden mit Gangunsicherheit, Fallneigung, Gleichgewichtsstörungen. Neben dem Flattertremor kann es zu Parkinson-ähnlichen und haltungsabhängigen Tremorformen kommen.

Schließlich muß an dieser Stelle noch die Paraplegie erwähnt werden, die wir gerade jetzt bei einem 60jährigen Patienten 2 Jahre nach der portokavalen Encephalopathie erleben. Nach vorausgehenden lanzinierenden Schmerzen kommt es zu ausgesprochener Gangunsicherheit mit Schwäche in den Beinen, Reflexsteigerung, gesteigertem Muskeltonus und Pyramidenzeichen. Diese Menschen stellen für ihre Familie eine schwere pflegerische Belastung dar.

Echte endogene Psychosen, wenige Wochen bis Monate nach Anlage der portokavalen Anastomose, sind beschrieben worden, sind aber verhältnismäßig selten. Dazu gehören paranoide Schizophrenien und vor allem hypomanische Zustände. Wir haben gerade in den letzten Monaten eine solche Entwicklung bei einer Patientin mit spontaner portokavaler Anastomose erlebt. Bei ihr wurden alle Phasen von episodischem Stupor über eine sich über Wochen hinziehende hypomanische Phase bis zur völligen Demenz hin beobachtet.

Die makroskopischen Veränderungen im Gehirn sind gekennzeichnet durch randförmige Erweichung an der Rindenmarkzone, durch Rindenatrophie und durch Erweichungsherde. Im mikroskopischen Hirnbild sind Gliawucherungen, besonders der Astroglia, auffällig, wobei besonders die Alzheimer-Typ II-Zellen vorzuheben sind. Daneben kommt es zum Ganglienzell- und Markscheibenschwund.

Zusammenstellungen haben ergeben, daß wir bei etwa 20% der operierten Patienten mit psychiatrisch-neurologischen Komplikationen rechnen müssen Die Kenntnis dieser Zusammenhänge zwingt uns, im Einzelfall die Möglichkeit dieser Komplikationen mit dem Patienten und den Angehörigen genau durchzusprechen. Selbstverständlich ist die portokavale Anastomose das wirksamste Mittel, um eine Blutung zu verhindern. Aber es muß klar hervorgehoben werden, daß die Persönlichkeitsveränderung, die der portokavalen Anastomose folgen kann, die Ausübung eines Berufes, der mit Verantwortung und Entscheidung verbunden ist, unter Umständen nicht mehr möglich macht.

Es muß gleichfalls erwähnt werden, daß es im Zuge dieser Persönlichkeitsveränderungen auch zu sexuellen Enthemmungen kommen kann. Einer unserer Patienten mit portokavaler Anastomose wurde wegen eines Intestvergehens angeklagt. Andere juristische Folgen können Verkehrsunsicherheit sein. So wurde ein anderer Patient auffällig, als er bei Rot über die Kreuzungen fuhr! Solche Fehlleistungen sollten vom Gutachter als Krankheitsfolgen berücksichtigt werden!

Die pathogenetischen Vorstellungen haben zur Entwicklung einer konsequenten *Therapie* geführt. Die Beeinflussung der psychiatrisch-neurologischen Komplikationen der portokavalen Anastomose mit Hilfe dieser therapeutischen Maßnahmen gehört mit zu den eindrucksvollsten Erlebnissen am Krankenbett. Noch nach 3 bis 4 Tagen tiefsten Komas können die Patienten unter dieser Behandlung aufwachen. Zu den wichtigsten Behandlungsmaßnahmen gehört:

1. die perorale Verabfolgung von antibiotischen Mitteln zur Eindämmung der bakteriellen Ammoniakbildung,
2. die Einschränkung der Eiweißzufuhr in der Nahrung und
3. die Entfernung von noch vorhandenem Eiweiß im Darm durch Abführen oder Darmspülung.

Psychopathologische Veränderungen nach Infektionen, Intoxikationen und Medikamenteneinnahme*

v. Oldershausen, H.-F. (Med. Univ.-Klinik Tübingen)

Referat

Jakob Burckhardt bezeichnet als Zweck der Geschichtsbetrachtung die Antwort auf die Frage, wie es war. In der Medizin dient die historische Methode auch zur Bestandsaufnahme des seit langem bekannten Beobachtungsguts, einer darauf gründenden pathogenetischen Deutung sowie der Klärung aktueller, vom Zeitgeist mitbestimmter Probleme. Auf das hier zu erörternde Thema bezogen, sei daran erinnert, daß bereits Thukydides bei der Schilderung einer Epidemie, die um 429 v. Chr. in Athen zum Tode von Perikles und vielen Tausenden von Einwohnern und Soldaten während des Peleponnesischen Krieges führte, vorzüglich nicht nur die körperlichen Erscheinungen sondern auch psychischen Veränderungen dieser Infektionskrankheit in Form quälender Kopfschmerzen, rascher Stimmungsschwankungen, Schlafstörungen, Durst, deliranter Unruhe und illusionärer Verkennung beschrieben hat. Vor kurzem ist von MacArthur (1959) überzeugend auf Grund der Aufzeichnungen von Thukydides, der ebenfalls erkrankt war, die Ätiologie der „Seuche von Athen" als Fleckfieber analysiert worden. Auch eine Mitteilung von Hippokrates über ein akutes Fieber auf Thasos mit Phrenitis, leichtem Rigor, Verwirrtheitszuständen, Depressionen und hoher Letalität weist auf ein Fleckfieber hin, das so häufig wie kaum eine andere Infektionskrankheit mit psychischen Veränderungen einhergeht (Aschenbrenner u. v. Bayer, 1944; Scheid, 1960).

3 Jahrhunderte später unterscheidet Arathäus bereits zwischen Fieberdelir und den durch narkotische Gifte erzeugten Rausch. Danach beschreibt Celsus im einzelnen die Geistesstörungen bei Fieber, während Galen eine Differenzierung von primären idiopathischen und sekundären Delirien vornimmt. Im Mittelalter werden fieberhafte Delirien im Verlauf einer vermutlichen Malaria von Sydenham geschildert. Um die Mitte des letzten Jahrhunderts erfolgt die klassische Beschreibung des Haschischrausches und dessen Beziehung zum Schlaf- und Traummechanismus durch Moreau de la Tours, bald darauf die Darstellung der „confusion mentale primitive idiopathique" nach einer akuten Infektion durch Chaslin (1895).

1912 stellt Bonhoeffer schließlich den noch heute gültigen, erst jüngst von Bleuler, Willi u. Bühler (1966) sowie Hippius (1966) weiter unterbauten Begriff der „akuten exogenen psychischen Reaktionstypen" auf, worunter Delir, epileptische Erregung, Dämmerzustand, Amentia und Halluzinosen im Gefolge von akuten Infektionen und Allgemeinerkrankungen zusammengefaßt werden. Während bei diesen als Achsensymptom die Bewußtseinstrübung gilt, fehlt eine solche oft bei den Psychosen infolge von exogenen Intoxikationen, wie den Halluzinosen durch Alkohol- und Drogenabusus (Schroeder, 1912; Wieck, 1964; Hippius, 1966). Doch

---

* Prof. Dr. W. Scheid zum 60. Geburtstag gewidmet.

erlauben hier die vorwiegend optischen Halluzinationen häufig eine differential-diagnostische Unterscheidung von den zunächst nur mit akustischen und haptischen Halluzinationen einhergehenden akuten Schizophrenien (Weitbrecht, 1963). Organische Defektsyndrome lassen sich nicht nur vielfach bei Alkohol- oder Medikamentensucht feststellen, sondern werden vereinzelt auch als Folgezustände von Infektionskrankheiten wie Fleckfieber, bakterieller und virusbedingter Meningoencephalitis oder infolge einer „slow virus infection" mit Masern-, Röteln-oder anderen Myxoviren unter dem Erscheinungsbild einer subakuten sklerosierenden Leukoencephalitis (van Bogaert, 1945) immer häufiger erkannt (Scheid, 1960; Legg, 1967; Zeman, 1968; Ter Meurlen et al., 1968). Neben den zunehmenden klinischen Erfahrungen haben die raschen Fortschritte in klinischer Virologie, Immunologie und Molekularpharmakologie die Wissensgrundlagen über Entstehungsweise und Ablauf einzelner reversibler und irreversibler Störungen geistig-seelischer Funktionen so sehr erweitert, daß insbesondere die Wechselbeziehungen zwischen psychopathologischen Veränderungen und der somatischen cerebralen und humoralen Seite dieser Störungen aufgezeigt werden sollen. Mit Weitbrecht (1956) sehe ich in der Aufzählung und Erörterung sämtlicher bei uns vorkommender Infektionskrankheiten und Intoxikationen, in deren Begleitung eine körperlich begründbare Psychose auftreten kann, keinen Erkenntniszuwachs. Es seien vielmehr einzelne Krankheitsbilder herausgegriffen, die trotz ihrer ätiologischen Unterschiede syndromgenetisch mancherlei Gemeinsamkeiten aufweisen. Zugleich mögen diese Beispiele pars pro toto bestimmte Knüpfungen im Netz der pathogenetischen Zusammenhänge sichtbar machen, Schwerpunkte und Probleme der klinischen Diagnostik kennzeichnen, sowie Entwicklungslinien der Forschung andeuten.

Als Prototyp einer Virusinfektion, die auf vielfältige Weise zu psychischen Veränderungen führt, sei die *Grippe* angeführt.

Dabei stütze ich mich auf 52 virologisch oder serologisch als Influenza-Virusinfektionen gesicherte eigene Beobachtungen mit zentralnervösen Komplikationen und erheblichen psychopathologischen Erscheinungen unter nahezu 700 an der Infektionsabteilung des Rudolf-Virchow-Krankenhauses Berlin und der Medizinischen Klinik in Tübingen stationär beobachteten Grippekranken (v. Oldershausen et al., 1958; v. Oldershausen, 1959, 1969).

Am häufigsten findet sich eine Encephalitis oder Encephalomeningitis, die mit oft nur flüchtigen neurologischen Störungen sowie unterschiedlich ausgeprägten psychischen Veränderungen einhergeht, wie folgende Abbildung (Abb. 1) veranschaulicht.

Ein 8jähriges Mädchen (Kbl. Nr. 16 484/57) wird am 3. Krankheitstag mit Temperaturen zwischen 38 bis 39,5° und starker motorischer Unruhe stationär aufgenommen. Klinisch und radiologisch keine Pneumonie. Liquor unauffällig. Nach zunehmender Bewußtseinstrübung führen tonisch- klonische Krampfanfälle zumAtemstillstand, der durch mechanische Beatmung und Sauerstoffgaben behoben wird. Innerhalb der nächsten Tage unter Cortisongaben Entfieberung, Aufklärung des Bewußtseins und Rückgang der zunächst schweren Allgemeinveränderungen im EEG, die als führendes elektrophysiologisches Syndrom eine zunächst stark ausgeprägte Tendenz zur Verlangsamung aufweisen. Nach 3 Wochen serologische Sicherung der Influenzavirusinfektion und weitgehende Rückbildung der Allgemeinveränderungen im EEG. Bei einer Nachuntersuchung nach einem Jahr lassen sich keine Persönlichkeitsveränderungen, vegetative oder zentralnervöse Störungen feststellen.

Obwohl ein derartiger Verlauf die Regel ist, kann das klinische Bild der Grippe-encephalitis verschiedene Besonderheiten aufweisen. Diese betreffen erstens Zeitpunkt und Art der neurologischen wie psychischen Veränderungen, zweitens den Nachweis von psychopathologischen Residualsyndromen und vereinzelt auch irreversiblen Defektsyndromen mit erheblichen Wesensänderungen, hirnorganischen Anfällen oder Intelligenzausfällen. Bei über der Hälfte unserer Patienten sind „Durchgangssyndrome" (Wieck, 1956, 1967) sowie neurologische Störungen innerhalb der 1. Krankheitswoche (vorwiegend während der ersten 3 Krankheitstage) ufgetreten, bei einem Viertel erst mit oder nach Abklingen des akuten Krankheitsbildes nach 2 und mehr Wochen. Neurologisch lassen sich u. a. auch cerebellare und extrapyramidale Syndrome feststellen, worauf die folgende Beobachtung weist (Abb. 2).

Die 51jährige Patientin (Kbl. Nr. 14 619/57) kam am 6. Krankheitstag mit Temperaturen um 40°, Enanthem, Meningismus, Benommenheit zur stationären Aufnahme. Der Liquor war unauffällig. In den Folgetagen entwickelt sich außer einem scarlatiniformen Exanthem eine zunehmende Somnolenz und Bewegungsverarmung. Das Bewußtsein war zeitweilig stärker getrübt. Dann stellten sich Schluckstörung, zentrale Vestibularisstörung, Schweißneigung, Salbenglanz, extrapyramidale Tonuserhöhung sowie kataleptiforme Erscheinungen, eine zunehmende Blasenlähmung, jedoch keine sicheren Augenmuskelparesen ein. Mäßige Allgemeinveränderungen im EEG. Aus der Schläfrigkeit war die Patientin jeweils rasch erweckbar. Depressiv gefärbte Verstimmung. Außer diesen neurologischen und psychischen Störungen waren Zeichen einer Pankreatitis, später ein Ikterus mit intrahepatischer Cholestase, Hämorrhagien und eine hämolytische Anämie mit positivem Coombs-Test nachzuweisen. 6 Monate

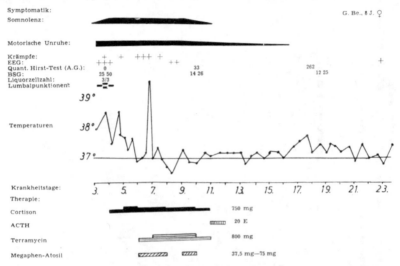

Abb. 1. Grippe-Encephalitis bei einem 8jährigen Mädchen (RVK Berlin 16 484/57) mit anfänglich starker motorischer Unruhe, Benommenheit bis zum Koma, Krampfanfällen, Rotationsnystagmus, vorübergehendem Atemstillstand, schweren Allgemeinveränderungen im EEG in Form von großen und langsamen Deltawellen, in die Zwischenwellen eingestreut sind. Unter Cortisontherapie Aufhellung der Bewußtseinslage, Sistieren der Krämpfe, Abklingen der motorischen Unruhe sowie Rückbildung der Allgemeinveränderungen im EEG. (v. Oldershausen u. Grützner, 1958)

nach Krankheitsbeginn ließen sich keine Veränderungen im Sinne eines Parkinsonismus mehr feststellen. Nach einem Jahr wurden noch subjektive Erscheinungen wie Gedächtnis- und Schlafstörungen, Hyperakusis und starke Reizbarkeit angegeben.

Derartige Krankheitsbilder erinnern ebenso wie anderweitige Beobachtungen während der Grippepandemie 1957/58 (Calvo Melendro et al., 1957; Gerstenbrand et al., 1958; Barkve, 1958; Warninghoff, 1960) oft an eine Encephalitis lethargica (v. Economo, 1917), die jedoch sicherlich nicht durch eine Influenzavirus-Infektion bedingt war und auch durch eine lymphocytäre Choriomeningitis vorgetäuscht werden kann (Scheid et al., 1968).

Außer neurasthenisch anmutenden Beschwerden mit ängstlich-hypochondrischen Stimmungsschwankungen werden bei der Grippe öfters Psychosen in Form eines akuten Verwirrtheitszustandes, deliranter Unruhe, dämmerzustandsartiger Erregungen und depressiver Verstimmungen mit Suicidtendenz, visueller und akustischer Halluzinationen sowie katatonen Stupors beobachtet, die nur teilweise mit deutlichen EEG-Veränderungen einhergehen (Gerstenbrand et al., 1958; Bental, 1958; v. Oldershausen, 1959; Hagemann u. König, 1959; Maksimenko, 1959; Clay u. Leonel, 1965).

Nach einem Jahr wiesen die Hälfte der von uns nachuntersuchten Kranken mit Grippe-encephalitis noch neurologische und psychische Störungen auf. Neben vegetativen Fehlregu-lationen und subjektiven Symptomen wie Kopfschmerzen, rascher Ermüdbarkeit, Konzen-trations- und Gedächtnisstörungen oder erhöhter Geräuschempfindlichkeit fanden sich öfters

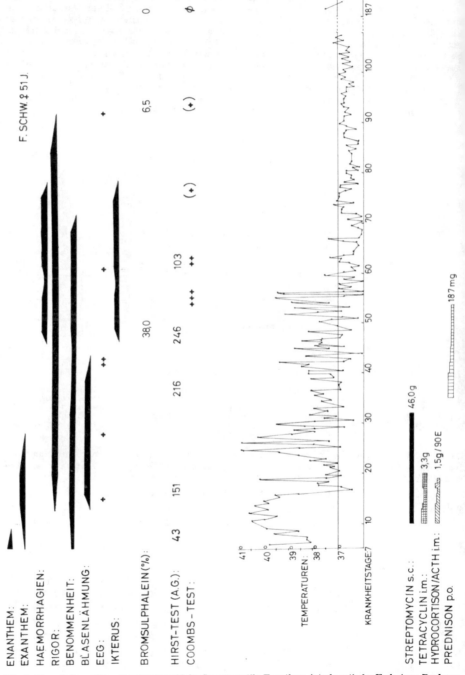

Abb. 2. Encephalomyelitis mit extrapyramidaler Symptomatik, Exanthem, intrahepatische Cholestase, Pankrea-titis und hämolytische Anämie nach Influenzavirusinfektion einer 51jährigen Frau (RVK Berlin, Kbl. 14 619/57)

deutliche Geruchsstörungen, durch Elektronystagmographie objektivierbare Schwindelzu-
stände, Tremores, motorische und sensible Störungen, cerebrale Krampfanfälle, eine eigenartige Schlafverschiebung, dranghafte Unruhe und deutliche Wesensveränderungen. Sehr viel
seltener sind auch nach längerer Zeit neben neurologischen Störungen wie einem chronischen
Parkinson-Syndrom (Warninghoff, 1960) und EEG-Veränderungen (Vallat et al., 1959)
Intelligenzdefekte und Persönlichkeitsänderungen beobachtet worden. Die Erhebungen entsprechen damit ähnlichen Erfahrungen bei Nachuntersuchungen von vor allem jüngeren
Kranken mit durchgemachter Echo-9-Virusmeningoencephalitis, wonach vereinzelt außer erheblichen Intelligenzdefekten auch Verhaltensstörungen mit Enthemmungen bis zu kriminellen Delikten festgestellt worden sind (v. Oldershausen u. Grützner, 1958; v. Oldershausen,
1961).

Die Frage, wann und warum und in welcher Art körperlich begründbare
Psychosen bei der Grippe auftreten, bleibt nach H. H. Meyer (1969) nach wie vor
unbeantwortet.

Pathogenetisch gilt es als sehr wahrscheinlich, daß die wenige Tage nach
Krankheitsbeginn auftretenden neurologischen und psychischen Störungen durch
eine direkte Viruseinwirkung auf das ZNS bedingt sind, nachdem eine Influenza-
virusanzüchtung verschiedentlich auch aus Hirngewebe und Liquor cerebrospinalis
gelungen ist (KAPILA et al., 1958; Belian, 1958; Bahrmann, 1959; Menon, 1959;
Wells et al., 1959; Shdanow, 1959; Bamatter et al., 1961).

Während beim Influenzavirus die hämatogene Streuung im Vordergrund steht und eine
Vermehrung sowie Ausbreitung des Influenzavirus über die Gefäßendothelien in das Hirn
experimentell nachgewiesen ist, gelangen andere Viren offenbar auch über die neurale und
olfaktorische Route in das Hirn (Johnson u. Mims, 1968).

Neben einer virusbedingten diffusen Encephalitis, die morphologisch auch mit
Kerneinschlußkörperchen einhergehen kann (Jellinger u. Seitelberger, 1959) und
Ähnlichkeiten mit den bei experimentellen Virusencephalitiden beobachteten Veränderungen (Manuelidis, 1958) aufweist, können die im Initialstadium der Grippe
beobachteten neurologischen und psychopathologischen Erscheinungen auch durch
eine offenbar toxisch-vasculäre symptomatische „Begleitencephalitis" oder
Encephalopathie bedingt sein.

Wie weit auch die toxische Hirnpurpura bzw. „Influenzaencephalitis" (Strümpell, 1891;
Leichtenstern, 1892) oder „primäre akute hämorrhagische Encephalitis" (Hurst, 1941;
Jacob, 1948, 1956) zur ersten oder zweiten Gruppe zu rechnen sind, ist nicht entschieden. Das
gleiche gilt für histopathologische Veränderungen vom Ausbreitungstyp der Poliomyelitis
bzw. fleckförmigen Polioencephalitis, die von uns (v. Oldershausen et al., 1958; v. Oldershausen
u. Grützner, 1958) und anderen Autoren (Macchi et al., 1957; Horner, 1958; Vashchenko,
1958; Battaglia et al., 1959) während der Pandemie 1957/58 in einzelnen Todesfällen festgestellt worden sind und erhebliche Schwierigkeiten in der Abgrenzung von der Poliomyelitis
bereiten können, wobei für eine gültige Beweisführung der Ausschluß von Doppelinfektionen
zu fordern ist.

Davon läßt sich die perivenöse para- bzw. postinfektiöse Encephalitis abgrenzen, die für die später, oft erst nach Abklingen der akuten Grippeerscheinungen
auftretenden Psychosen und neurologischen Krankheitsbilder verantwortlich
gemacht und heute meist auf einen immunologischen Krankheitsprozeß im Sinne
einer allergischen Reaktion vom verzögerten Typ auf encephalitogene Agentien
zurückgeführt wird (Pette, 1952; Volland, 1958; Flewett u. Hoult, 1958; Stammler, 1968). Unter Annahme dieses Mechanismus würden die oft vergeblichen Versuche zur Virusanzüchtung aus dem Hirngewebe und Liquor bei dieser Form der
Grippeencephalitis eine Erklärung finden.

Neben den verschiedenen Folgezuständen einer Virusencephalitis können bei
der Grippe psychopathologische Erscheinungen als Ausdruck einer schweren cerebralen Funktionsminderung auftreten, die auf folgende Ursachen zurückzuführen
sind:

1. Hypoxie bzw. Hypoxämie auf Grund einer mangelnden Sauerstoffsättigung
bei Grippepneumonie, einer obstruktiven Ventilationsstörung bei Laryngotracheo-

bronchiolitis sowie nach Ausbildung hyaliner Membranen oder auch einer alveolären Hypoventilation bei toxischer oder entzündlicher Schädigung der Atemzentren (Herzog, 1958; v. Oldershausen u. Marsch, 1959).

Eindrucksvoll zeigt dies die Beobachtung einer beidseitigen Grippeviruspneumonie (Abb. 3), die bei einem 36jährigen Mann mit einer Abnahme des Sauerstoffdruckes (PaO_2:26 mm Hg) und der Sauerstoffsättigung (52%), jedoch ohne Hyperkapnie ($PaCO_2$:35 mm Hg) einherging und trotz aller therapeutischen Maßnahmen (Bronchialtoilette,

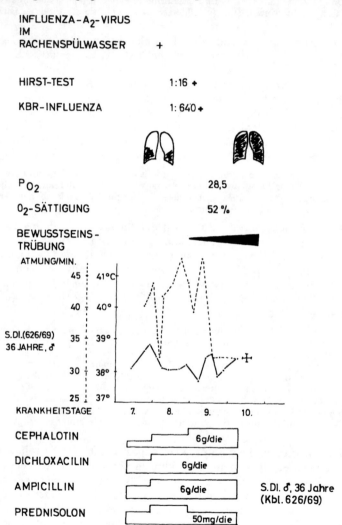

INFLUENZA-A_2-VIRUS
IM
RACHENSPÜLWASSER   +

HIRST-TEST   1:16 +

KBR-INFLUENZA   1:640 +

P_{O_2} 28,5

O_2-SÄTTIGUNG   52 %

BEWUSSTSEINS-
TRÜBUNG
ATMUNG/MIN.

S.DI.(626/69)
36 JAHRE, ♂

KRANKHEITSTAGE   7.   8.   9.   10.

CEPHALOTIN   6g/die

DICHLOXACILIN   6g/die

AMPICILLIN   6g/die   S.DI. ♂, 36 Jahre
                                                                    (Kbl. 626/69)
PREDNISOLON   50mg/die

Abb. 3. Tödlich endende Grippeviruspneumonie mit Hypoxydose und Bewußtseinstrübung bei einem 36jährigen Mann (Med. Univ. Klinik Tübingen, 626/69)

O_2-Zufuhr, Spasmolytika) unter zunehmender Bewußtseinstrübung zum Tode führte. Autoptisch fand sich eine diffuse pneumonische Infiltration der Lungen mit bereits deutlichen hyalinen Membranen, aber ohne granulocytäre Infiltrate oder andere Anhaltspunkte für eine bakterielle Superinfektion. Kulturell konnten aus dem Lungengewebe keine Bakterien, jedoch aus dem Rachenspülwasser (am 7. Krankheitstag) Influenzavirus vom Typ A_2 (Hongkong) von Dr. Gerth (Hygiene-Institut der Univ. Tübingen) isoliert werden.

2. Übermäßige O_2-Zufuhr ohne gleichzeitige künstliche Beatmung bei Vorliegen einer Hyperkapnie etwa infolge eines chronischen Lungenleidens und zusätzlicher

Grippeinfektion, was zur plötzlichen Bewußtlosigkeit führt, weil die Atemregulation durch Hypoxämie (über die Chemoreceptoren des Carotissinus) ausfällt. Auch kann es durch hyperbaren O_2 zu einer „Sauerstoffvergiftung" kommen (Betz, 1968).

3. Hirndurchblutungsstörung durch Kreislaufkollaps (mit Minderung des arteriellen Mitteldrucks unter 70 mm Hg) auf Grund einer toxischen peripheren Kreislaufschädigung allein durch das Grippevirus (Henle u. Henle, 1946) oder in Kombination mit bakteriellen Toxinen (Stickl, 1960), einer ausgeprägten pulmonalen Hypertonie, einer Myokarditis oder einer Schädigung der cerebralen Kreislaufzentren durch Hypoxämie und Acidose (Herzog, 1958).

4. Intracerebrale Blutungen und Subarachnoidalblutungen, die gehäuft nach Grippeinfektionen festgestellt worden sind (v. Oldershausen, 1959; Perlina, 1960). Im übrigen lassen sich mikroskopisch erkennbare Schäden der Hirngefäße, Blutstauung des Hirns oder Hirnödem nicht selten bei Grippetodesfällen feststellen (Bahrmann, 1959; Battaglia et al., 1959; Martin et al., 1959; Jellinger u. Seitelberger, 1959).

5. Eine bakterielle Herdencephalitis, purulente Meningitis oder multiple Hirnabscesse nach bakterieller Superinfektion insbesondere durch Staphylokokken (v. Oldershausen et al., 1958; 1968a).

Damit veranschaulicht die Grippevirusinfektion, wie die verschiedensten pathophysiologischen und pathogenetischen Mechanismen zu Durchgangssyndromen unterschiedlichen Schweregrads und Bewußtlosigkeit mit mannigfachen, überwiegend reversiblen psychopathologischen Erscheinungen führen können, deren Zuordnung zu bestimmten strukturellen Hirnschäden nur selten möglich ist, während die neurologischen Syndrome öfters eine topische Diagnostik erlauben. Im Gegensatz zur Konzeption Kraepelins bedingen die verschiedenen Infektionskrankheiten vielfach sehr ähnliche psychopathologische und neurologische Veränderungen, auch wenn die einzelnen Hirnzellen eine selektiv unterschiedliche Schädigung gegenüber differenten Viren aufweisen können (Johnson u. Mims, 1968).

So sei auf die ungewöhnliche Beobachtung einer Stammhirnencephalitis mit langfristiger Narkolepsie, Rigor und Salbengesicht nach initialen motorischen Erregungszuständen und ausgeprägten, vorwiegend akustischen Halluzinationen hingewiesen, die mit hohem Fieber, zeitweiser Bewußtseinstrübung und einer Pneumonie einherging. Der hierdurch bedingte Verdacht auf Vorliegen eines Q-Fiebers konnte serologisch gesichert werden.

Über Anomalien des Schlaf-Wach-Rhythmus sowie ausgeprägte neurologische Störungen nach Abklingen eines Q-Fiebers hat Wegmann (1949), über ein delirantes Bild bei Q-Fieber mit tödlich endender „toxischer Encephalose" Gsell (1948) berichtet. Derartige Beobachtungen verdeutlichen, daß diese einheimische Rickettsiose zu erheblichen psychischen und neurologischen Veränderungen führen kann, ohne daß jedoch körperlich begründbare Psychosen wie beim Fleckfieber die Regel sind (Bass u. v. Oldershausen, 1969).

Auf die hier vor 2 Jahren dargestellte Problematik psychopathologischer Erscheinungen von chronisch persistierenden Infektionen bei Fleckfieber, Virushepatitis, Brucellose oder Toxoplasmose sei verwiesen (v. Oldershausen et al., 1967).

Unter über 200 Fällen mit erworbener Toxoplasmose haben wir sechs chronische Verlaufsformen mit teils erheblichen psychopathologischen Veränderungen beobachtet, darunter einen Kranken mit einer Poriomanie, bei dem die Diagnose erst durch Toxoplasmenanzüchtung aus mehreren Liquores cerebrospinales gesichert werden konnte.

In diesem Zusammenhang sei auch ein von Spink (1956) beobachteter Fall erwähnt, der nach einer Infektion mit Brucella suis zunächst zum Alkoholiker, dann zum Morphinisten wurde, ein Familienmitglied zu ermorden versuchte und schließlich einen Suicidversuch unternahm. Erst nach 10 Jahren klangen die psychopathologischen Erscheinungen völlig ab, nachdem ein pericholecystitischer Absceß operativ beseitigt wurde, aus dessen Eiter Br. suis in Reinkultur gezüchtet werden konnte.

Derartige Beobachtungen zeigen, daß die Anerkennung eines psychoorganischen Syndroms bei chronischen Infektionskrankheiten sorgfältig zu prüfen ist, aber besonders strenge diagnostische Maßstäbe anzulegen und auch erlebnisreaktive sowie untergrundbedingte Verstimmungen zu beachten sind [Scheid, 1960; v. Oldershausen, 1968 (2)].

Wenden wir uns nun den psychopathologischen Veränderungen nach Intoxikationen und Medikamenteneinnahme zu, so stehen die pathophysiologischen und psychologischen Ursachen der Sucht mit Toleranzerwerb, Gewöhnung und körperlicher Abhängigkeit von den Drogen im Mittelpunkt der Diskussion (Wyrsch, 1963; Laubenthal, 1964; Eddy et al., 1965; Schrappe, 1968).

Dabei wird von der Weltgesundheitsorganisation (1964, 1969) unter „Drogenabhängigkeit" ein Zustand physischer oder psychischer Abhängigkeit von einem natürlichen oder synthetischen Mittel verstanden, der bei einer Person entsteht, die dieses Mittel periodisch oder kontinuierlich einnimmt. Folgende Typen lassen sich voneinander abgrenzen: 1. Morphin-Typ; 2. Barbiturat-Alkohol-Typ; 3. Cocain-Typ; 4. Cannabis(Marihuana)Typ; 5. Amphetamin-Typ; 6. Khat-Typ; 7. Halluzinogen(LSD)-Typ.

Im folgenden soll nur auf den Barbiturat-Alkohol-Typ näher eingegangen werden, da diesem derzeit die größte klinische und soziologische Bedeutung zukommt. Die Drogenabhängigkeit des Barbiturat-Alkohol-Typs ist durch folgende Eigentümlichkeiten gekennzeichnet:

a) Die psychische Abhängigkeit kann eher zu periodischem als kontinuierlichem Abusus führen.

b) Die endgültige Entwicklung einer physischen Abhängigkeit läßt sich erst nach Einnahme beträchtlich großer Mengen der Droge feststellen. Bei Reduktion der aufgenommenen Mengen unter einem kritischen Wert entwickelt sich ein charakteristisches Abstinenzsyndrom, das bei Alkoholabusus vor Einführung der Chlormethiazol (Distraneurin)-Therapie mit einer Letalität von etwa 8 bis 10% einherging, aber auch nach Barbituraten zum Tode führen kann (Fraser et al., 1953; Scheid u. Huhn, 1964; Eddy et al., 1965).

c) Die Toleranzentwicklung ist unregelmäßig und unvollständig, so daß Verhaltensstörungen in Abhängigkeit von den pharmakodynamischen Wirkungen bestehen bleiben können. Es besteht eine inkomplette Kreuztoleranz zwischen Alkohol und den Barbituraten (Fraser et al., 1957), aber auch eine wechselseitig verstärkte toxische Wirkung (Elbel, 1962; Soehring u. Schüppel, 1966; Kielholz u. Battegay, 1967).

d) Eine häufige Folge des Alkoholismus sind pathologische Gewebsveränderungen nicht nur des zentralen und peripheren Nervensystems, sondern auch der Leber, der Skelett- bzw. Herzmuskulatur und anderer Organe. Ähnliche Veränderungen sind bei Barbituraten kaum bekannt, obwohl einzelne enzymologische, licht- oder elektronenmikroskopische Beobachtungen auch auf reversible Schäden der Leber und Muskulatur hinweisen (v. Oldershausen et al., 1965).

Gewöhnung und Abstinenzsymptome sind nicht nur psychische Phänomene, sondern spielen sich auch auf cellulärer Ebene ab, wofür Goldstein u. Goldstein (1961) eine einleuchtende Theorie entwickelt haben (Abb. 4). Danach soll es bei Medikamenten, die zu einer physischen Abhängigkeit führen, zu einer Hemmung der Enzymsynthese durch das Endprodukt kommen. Niedrige Konzentrationen des Endprodukts führen zu einer erhöhten Enzymsynthese und damit zur Toleranz, aber auch zu einem Exzeß an Enzymaktivität, sobald der Hemmeffekt der Droge wegfällt.

Dauer und Stärke einer Arzneimittelwirkung unterliegen erheblichen individuellen Schwankungen durch eine starke Labilität der arzneimittelabbauenden Enzyme in den Lebermikrosomen. Ihre Aktivität ist abgesehen von genetischen Bedingungen vom Alter, Ernährungszustand, Geschlecht und dem Einfluß

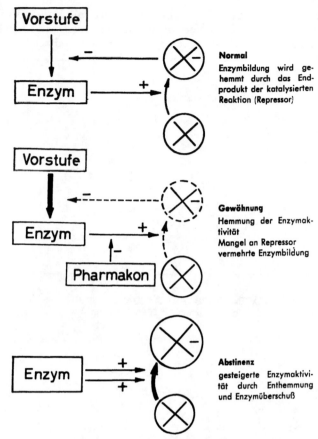

Normal
Enzymbildung wird gehemmt durch das Endprodukt der katalysierten Reaktion (Repressor)

Gewöhnung
Hemmung der Enzymaktivität
Mangel an Repressor
vermehrte Enzymbildung

Abstinenz
gesteigerte Enzymaktivität durch Enthemmung und Enzymüberschuß

Abb. 4. Hypothese der enzymatischen Ursachen der Gewöhnung und Abstinenz nach Goldstein u. Goldstein (1961) modifiziert von Greeff (1968)

Tabelle 1. *Halbwertszeiten von Pentobarbital im Serum vor und nach täglichen oralen Gaben von 0,1 g Pentobarbital über 10 Tage* (Held, v. Oldershausen u. Remmer, 1969)

	N	t/2 ($\bar{x} \pm s$)
ohne Vorbehandlung	14	21 $\pm$ 4,8
nach Gabe von 0,1 g Pentobarbital/die über 10 Tage	8	11 $\pm$ 1,0

Tabelle 2. *Halbwertszeiten von Meprobamat im Serum vor und nach oralen Gaben von 0,2 g Phenobarbital über 10 Tage, bei Kranken mit Arzneimittelsucht und Patienten mit chronischen Leberschäden* [Held u. v. Oldershausen, 1969 (1)]

	N	t/2 ($\bar{x} \pm s$)
Meprobamat vor Phenobarbital	7	12,6 $\pm$ 2,6
nach 0,2 g Phenobarbital/die über 10 Tage	5	11,9 $\pm$ 3,5
bei Arzneimittelsucht	2	5,7
bei chronischen Leberschäden	9	24,3 $\pm$ 4,4

anderer Pharmaka abhängig. So kann Phenobarbital arzneimittelabbauende
Enzyme induzieren, was mit einer Vermehrung der endoplasmatischen Membranen
der Leber verknüpft ist und zu einem beschleunigten Arzneimittelabbau sowie einer
Gewöhnung führen kann (Remmer u. Merker, 1963; Remmer, 1963, 1969).

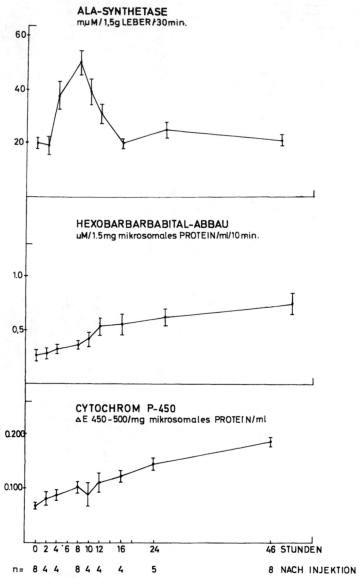

Abb. 5. Verhalten der Delta-Aminolävulinsäure (ALA)-Synthetase und des Cytochrom P 450 sowie des Hexo-
barbitalabbaus in den Lebermikrosomen von Ratten nach Phenobarbitalgabe [Held u. v. Oldershausen. 1969 (2)]

Im Laufe des letzten Jahres wurde gemeinsam mit Held der bisher vorwiegend
am Tier studierte Abbau einzelner Arzneimittel bei Lebergesunden, Leberkranken
und einigen Suchtkranken untersucht. Schon nach 10tägiger Gabe von täglich 0,1 g
Pentobarbital (Nembutal) kommt es zu einer signifikanten Abnahme der Halbwertszeit im Blut (Tabelle 1) als Ausdruck eines beschleunigten Pentobarbitalab-

)aus im Sinne einer Gewöhnung (Held et al., 1969). Dagegen kann eine raschere Elimination von Meprobamat nach kurzfristiger Phenobarbitalvorbehandlung nicht festgestellt werden. Doch findet sich (Tabelle 2) einerseits eine starke Reduktion der Halbwertszeit von Meprobamat bei zwei Kranken mit Arzneimittelsucht, andererseits eine signifikante Verzögerung des Meprobamatabbaus bei chronischen Leberschäden [Held u. v. Oldershausen, 1969 (1)].

Tabelle 3. *Schematische Darstellung der Alkoholismus-Syndrome nach Fouquet (1955) und Jellinek (1960) modifiziert von Solms (1964)*

	Alkoholismus-Syndrome			
	Kontinuierlicher, gewohnheitsmäßiger Alkoholmißbrauch mit alkoholtoxischen Alterationen, aber noch ohne Sucht (typisch in Weinbaugebieten)	Unregelmäßiges Konflikttrinken primär psychisch Abnormer mit Rauschexzessen, mit sekundären giftbedingten Schädigungen, aber noch ohne Sucht (typisch in Nordamerika und nordischen Ländern)	Schwerer unregelmäßiger Alkoholmißbrauch mit häufigen, nicht selten abnormen Räuschen, psychosozialer Zerrüttung, somatischer Schädigung und „Kontrollverlust" (Sucht typisch in Nordamerika und nordischen Ländern)	Schwerer kontinuierlicher, rauscharmer Alkoholmißbrauch mit psychosozialer Zerrüttung, somatischer Schädigung und „Unfähigkeit zu abstinieren" (Sucht) (typisch in Weinbaugebieten)
Soziokulturelle und wirtschaftliche Faktoren	+++	+	+	++++
Psychologische Faktoren	+	++++	++++	+
Konstitutionelle körperliche Anomalien	?	?	?	?
Toleranzfaktor: erworbene Toleranzsteigerung der Gewebe (später Übergang in Toleranzschwäche)	+	+	+++	++++
Süchtiges Verhalten: Kontrollverlust	O	O	++++	kann zuweilen zusätzlich in Endzuständen auftreten
Unfähigkeit zu abstinieren	O	O	O	++++
Toxischer Faktor: giftbedingte Stoffwechselstörungen	+	(+)	++	+++
Karentielles Syndrom: Nährschäden	+	O	+++	++++
Zunehmende Alkoholismus-bedingte somatische Alterationen und psychosoziale Zerrüttung	(+)	(+)	++++	++++

Nach experimentellen Beobachtungen aus unserem Arbeitskreis über den Arzneimittelabbau in den Lebermikrosomen läßt sich bei Ratten bereits wenige Stunden nach Phenobarbitalgabe (Abb. 5) ein Anstieg der Delta-Aminolävulinsäure-Synthetase und ein davon offenbar unabhängiger langsamer Anstieg von Cytochrom P 450, dem bei der Hydroxylierung von Arzneimitteln und Steroiden in den Lebermikrosomen eine zentrale Bedeutung zukommt, sowie ein erhöhter Hexobarbitalabbau feststellen [Held u. v. Oldershausen, 1969 (2)]. Nach Alkoholgaben ist dagegen keine erhebliche Zunahme von Cytochrom P 450, jedoch wiederum ein deutlicher Anstieg der Delta-Aminolävulinsäure-Synthetase nachzuweisen, deren exzessive und unkontrollierte „de novo"-Synthese zur Überproduktion von Porphyrinvorstufen führt. Hierdurch ist sowohl die medikamentöse experimentelle Porphyrie als auch die humane akute intermittierende Porphyrie gekennzeichnet, die nach Gaben einzelner Arzneimittel oder Alkohol exazerbiert. Aber auch das den Alkoholabbau limitierende Enzym, die Alkohol dehydrogenase, wird bei Ratten unter täglichen Alkoholgaben nach mehreren Wochen induziert und führt bereits nach kurzer Zeit zur Aktivierung des endoplasmatischen Reticulums, nach längerer Zeit zur Gewöhnung der Tiere (v. Oldershausen u. Schweiger, 1964; Schwartzmann, 1965). Das gleiche gilt für ein weiteres, erst vor kurzem aufgefundenes Enzym in den Lebermikrosomen, das ebenfalls Alkohol abbaut (Lieber, 1968). Bereits nach 14tägiger Alkoholfütterung läßt sich ein stark beschleunigter Alkohol- und Hexobarbitalabbau feststellen, worauf das verminderte Ansprechen der Gewohnheitstrinker auf Evipan-Narkosen zurückgeführt wird (Lieber, 1968). Bei den tierexperimentellen Untersuchungen mit chronischer Alkoholfütterung lassen sich erhebliche genetische Unterschiede der Alkoholtoleranz beobachten [v. Oldershausen, 1968 (3)], was auch für humane Verhältnisse gelten dürfte.

Außer der biologischen Toleranz und prämorbiden Persönlichkeit des Alkoholkranken sind Trinksitten, aktuelle Umweltsituation und andere sozio-kulturelle sowie psychologische Faktoren mitbestimmend für die Ausprägung einzelner

Tabelle 4. *Abhängigkeit des Ausfalls von biochemischen Untersuchungsbefunden bei Gewohnheitstrinkern ohne klinische Zeichen einer Lebercirrhose von der Dauer der Trunksucht, der Abstinenzperiode sowie dem Vorkommen von alkoholischen Psychosen (nach v. Oldershausen, 1962)*

Untersuchung	Signifikanzprüfung der Differenz der Mittelwerte von klinisch-chemischen Untersuchungsergebnissen		
	Bei unter und über 5jähriger Dauer der Trunksucht	Zwischen 1. und über 3. Woche nach der letzten Alkoholintoxikation	Bei Vorkommen und Fehlen von alkoholischen Psychosen
Thymoltrübungstest	(+)	∅	∅
Kolloidrottest	∅	∅	(+) *
Serumalbumin	(+)	(+) *	(+) ∼
Albumin/Gamma-Globulinquotient	+	∅	∅
Gesamtbilirubin	∅	∅	(+) *
Bromsulfophthaleintest	++	(+)	(+) ∼
Hippursäuretest	(+)	∅	∅
Santonintest	0	(+)	(+) ∼
SGPT	− ⟩	++	+
SGOT	− ⟩	+	++
Serumaldolase	− ⟩	++	++

Für die statistische Prüfung der Differenz der Mittelwerte ist eine t-Verteilung angenommen und eine Irrtumswahrscheinlichkeit von unter 0,1% mit ++, von 0,1 bis 1% mit +, von 1 bis 5% mit (+) und von über 5% mit ∅ gekennzeichnet worden.
* = Gesichert nur bei unter 5jähriger Dauer der Trunksucht; ∼ = Gesichert nur bei über 5jähriger Dauer der Trunksucht; ⟩ = keine genügend große Vergleichsgruppe mit unter 5jähriger Dauer der Trunksucht.

Alkoholismussyndrome, die in verschiedenen Ländern erhebliche Unterschiede aufweisen (Tabelle 3), wie die Studien besonders von Fouquet (1955), Jellinek (1960) und Solms (1964) nahelegen. Immer noch offen ist aber die Frage, warum nur etwa 3 bis 30% der chronischen Alkoholiker ein Alkoholdelir bekommen und auch das klinische Bild der akuten reversiblen Alkoholpsychosen zwischen bloßen Sinnestäuschungen in Form optischer oder akustischer Halluzinosen, schweren Antriebs-, Merkleistungs- und Gedächtnisstörungen im Sinne von Durchgangs- oder Brückensyndromen zum Alkoholdelir und einem typischen Delirium tremens mit Bewußtseinstrübung, amnestischen Störungen, starker Unruhe und ausgeprägten vegetativen Symptomen von Land zu Land stark variieren kann (Auersperg u. Solari, 1953; Auersperg u. Derworth, 1962; Scheid u. Huhn, 1967).

Pathogenetisch werden seit langem hypothetische Störungen des intermediären Stoffwechsels und der zentralen Regulation des Wasser- und Elektrolythaushalts angeschuldigt, die erst in letzter Zeit näher charakterisiert werden konn-

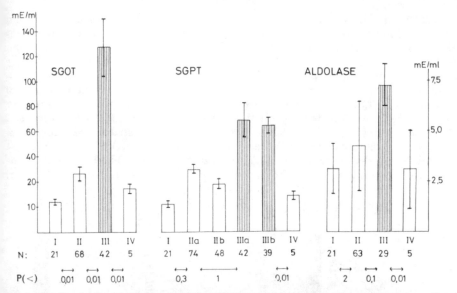

Abb. 6. Verhalten der Serumtransaminasen (SGOT, SGPT) und Serumaldolase bei Gewohnheitstrinkern mit und ohne metalkoholischen Psychosen in zeitlicher Abhängigkeit vom letzten Alkoholkonsum sowie bei Medikamentensucht. Angeführt sind Mittelwert, Standardabweichung des Mittelwerts und die Irrtumswahrscheinlichkeit (P in %) bei der statistischen Prüfung der Differenz der Mittelwerte unter Annahme einer t-Verteilung

    I. Gewohnheitstrinker > 4 Wochen post potum
   II. Gewohnheitstrinker a) 1. bis 3. Tag post potum; b) 4. bis 6. Tag post potum
 III. Metalkoholische Psychosen a) 1. bis 3. Tag post potum; b) 4. bis 6. Tag post potum
  IV. Psychosen bei Medikamentensucht

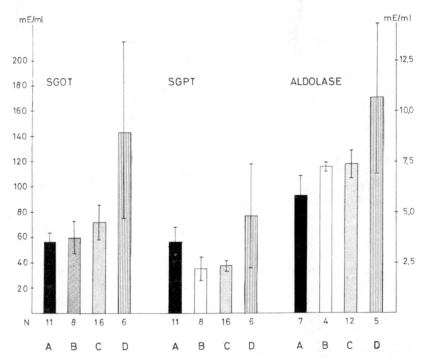

Abb. 7. Verhalten der Serumtransaminasen (SGOT, SGPT) und Serumaldolase bei Prädelir und verschieden stark ausgeprägten Delirium tremens; (angeführt sind die Mittelwerte und die Standardabweichung der Mittelwerte).
A: Prädelir; B: Leichtes Delir; C: Mittelschweres Delir; D: Schweres Delir

ten. Außer einer schweren Dehydratation besteht beim Delirium tremens meist ein intensiver Protein-Katabolismus, eine Acidose und Ketose sowie ein oft ausgeprägter Kalium- und Magnesiummangel (Boudin et al., 1960; v. Oldershausen, 1963; Durlach u. Cachin, 1968). Weiterhin lassen sich im Delir signifikant häufiger und stärker ausgeprägte Veränderungen der Serumproteine und Leberfunktionsstörungen (Tabelle 4), vor allem gering bis deutlich erhöhte Serumaktivitäten verschiedener Enzyme wie SGOT, SGPT, Aldolase oder Kreatinphosphokinase (Abb. 6 u. 7) feststellen als bei Gewohnheitstrinkern ohne alkoholische Psychosen (Allgen et al., 1958; v. Oldershausen, 1962; 1964). Unter strikter Alkoholkarenz kommt es innerhalb von 2 bis 4 Wochen mit Abklingen des Delirs zu einer raschen Normalisierung der biochemischen Veränderungen, die mit elektronenmikroskopisch erkennbaren reversiblen Störungen der Zellorganellen einhergehen können.

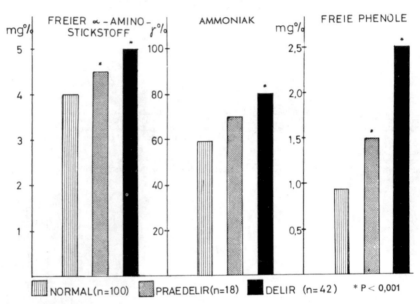

Abb. 8. Proteinmetabolite im Blut von 60 Kranken mit Alkoholdelir (nach Müting, v. Oldershausen, Matzander Fünfgeld u. Kridde, 1968)

In gemeinsamen Untersuchungen mit Müting et al. (1968) ergab sich, daß bereits im Prädelir, noch ausgeprägter im voll ausgebildeten Alkoholdelir α-Aminostickstoff, Ammoniak und insbesondere die freien Phenole im Blut (Abb. 8) sowie im Liquor cerebrospinalis (Abb. 9) signifikant erhöht sind, was auf eine Störung der Entgiftungsfunktion von Leber und Gehirn weist (Bessman, 1955, 1961; Müting, 1963, 1969; v. Oldershausen, 1963). Nachdem auch tierexperimentell gezeigt werden konnte, daß erhöhte Ammoniakkonzentrationen zu Störungen des cerebralen Energiestoffwechsels und einer auf die basalen Hirnpartien lokalisierten starken Abnahme von ATP und Kreatinphosphat führen, den Aminosäuretransport in das Hirn hemmen und die elektrische Stimulation unterdrücken können (Schenker et al., 1967, stützen die in den letzten Jahren näher erkannten humanen Stoffwechselveränderungen die Auffassung Bonhoeffers, die Leber als ätiologisches Zwischenglied der metalkoholischen Psychosen anzusehen.

Wahrscheinlich spielen verschiedene Faktoren für die Entstehung und Ausgestaltung des Alkoholdelirs als körperlich begründbare Psychose im Sinne von Kurt Schneider eine Rolle. Wieweit es berechtigt ist, das Delirium tremens allein auf Grund der metabolischen Veränderungen als Coma hepaticum „en miniature" zu deuten, bleibt offen, so lange es nicht gelingt,

pezifische Störungen im Stoffwechsel des Gehirns und der Leber zu erkennen, die mit gleich-
rtigen psychopathologischen Veränderungen einhergehen.
In diesem Zusammenhang ist auch darauf zu verweisen, daß die Delirien, die Isbell et al.
1953) und Mendelson et al. (1963) nach abruptem Alkoholentzug beschrieben haben, unter
xperimentellen Bedingungen aufgetreten sind und keine verbindlichen Schlüsse auf die Ent-
tehung des Delirs beim chronischen Alkoholiker erlauben. Zwar mag der Alkoholentzug als
rovozierendes Moment wirken (Feuerlein, 1967) ebenso wie eine Infektion oder akute körper-
che Krankheit als Gelegenheitsursache (Pohlisch, 1925), doch bricht etwa die Hälfte der
)elirien aus, wenn in den vorangegangenen 24 Std noch Alkohol konsumiert wird, und bei
len restlichen Delirien ist nicht entschieden, ob sie trotz oder wegen des Alkoholentzugs ent-
tanden sind (Nielsen, 1965).

Auch bei den im allgemeinen irreversiblen alkoholischen Defektsyndromen wie
ler Pseudoencephalitis Wernicke und der Korsakow-Psychose sind zirkulato-
ische und metabolische Veränderungen in Form einer Erhöhung des cerebralen

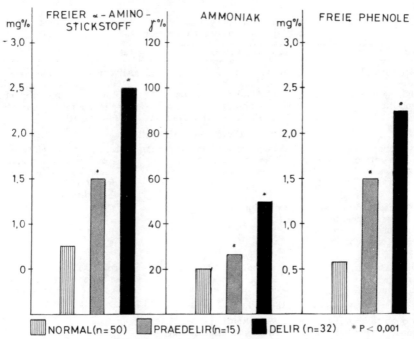

Abb. 9. Proteinmetabolite im Liquor cerebrospinalis von 47 Kranken mit Alkoholdelir (nach Müting, v. Oldershausen, Matzander, Fünfgeld u. Kridde, 1968).

Gefäßwiderstandes und einer starken Verminderung des cerebralen Sauerstoff-
und Glucoseverbrauchs festgestellt worden (Shimojyo et al., 1967). Daraus ist zu
schließen, daß Bewußtseinsstörungen keineswegs immer Ausdruck eines allgemeinen Stoffwechseldefekts sind, sondern in funktioneller Beziehung zur Lokalisation bestimmter Hirnstrukturen stehen können, die wie die Wernickesche
Encephalopathie diskrete anatomische Schäden (Colmant, 1965) aufweisen
(Tabelle 5). Mit Scheid u. Huhn (1967) scheint uns die Auffassung zahlreicher
angloamerikanischer Autoren, die Pseudoencephalitis Wernicke auf eine Fehler-
nährung, insbesondere einen Aneurinmangel zurückzuführen, nicht überzeugend
belegt, zumal eine Beeinflussung des Leidens durch eine hoch dosierte Vitamin B_1-
Therapie nicht durch eine kontrollierte Studie gesichert ist.

Molekularpharmakologische und elektronenmikroskopische Untersuchungen
weisen darauf hin, daß die Leber nicht nur bei zahlreichen reversiblen metalkoholischen Psychosen, sondern auch anderweitigen toxischen und medikamentösen

Psychosen sowie der Sucht über Toleranzerwerb durch Enzyminduktion und beschleunigten mikrosomalen Drogenabbau ein pathogenetisches Zwischenglied darstellt, wie sich etwa an der Barbituratintoxikation (Remmer, 1963, 1969; Remmer u. Merker, 1963, 1965) oder den Wechselwirkungen einzelner Pharmaka wie Diphenylhydantoin und Isoniazid (Dold u. Reichenmiller, 1969) veranschaulichen läßt.

Die oft komplexe Entstehung einer syndromgenetischen Trias aus pharmakogenen Bedingungen, Krankheitsfaktoren und individuellen Dispositionen (Hippius u. Helmchen, 1967) läßt sich besonders eindringlich bei altersbedingten oder ererbten Stoffwechselstörungen mit psycho-pathologischen Veränderungen, wie den cerebralen Störungen eines Glucose-6-Phosphat-Dehydrogenasemangels, die sich nach Genuß von Favabohnen oder Einnahme verschiedenster Medikamente manifestieren (Waller et al., 1965; Löhr u. Waller, 1966), den Glucuronyltrans-

Tabelle 5. *Klinische Syndrome und pathomorphologische Veränderungen bei akutem und chronischem Alkoholismus* (nach Colmant, 1965)

Pathogenese (Hilfsfaktoren)	Klinische Syndrome	Pathomorphologie
Primäre Intoxikation	Akuter Rausch, akute tödliche Vergiftung	Allgemeine Vasomotorenlähmung mit abnormer Blutfülle und Ödem des Gehirns.
Angeborene oder erworbene Disposition	a) Alkoholintoleranz b) Komplizierter Rausch c) Pathologischer Rausch	Seltene Kreislauf- und Ödemschäden
	Chronischer Alkoholismus	
Funktionel-organische und psychoreaktive Alteration („Depravation")	Alkoholische Wesensänderung Dementia alcoholica alkoholische Pseudoparalyse	Dubiöser hirnatrophischer Prozeß. Selten: laminäre Rindensklerose (Morel) oder Marchiafava-Bignamische Erkrankung
Akute toxische Psychose bei familiärer Disposition. Leberschaden, Inanition? Akute Stoffwechselentgleisung	Delirium tremens	—
B_1-Avitaminose? Inanition? Leberschaden?	Korsakowsche Psychose und Wernickesche Krankheit	Wernickesche Encephalopathie (mit oder ohne systematische Thalamuskernschäden)
Akute toxische Psychose	Alkoholhalluzinose	—
Funktionell-toxische Schäden Psychoreaktive Veränderungen, familiäre Disposition (schizophrener Formenkreis?)	Eifersuchtswahn a) eifersüchtige Trinker b) vor Ausbruch eines Delirs c) systematisierter Wahn	—

ferasemangel des Neugeborenen und die Entstehung eines schweren Kernikterus nach Verabreichung von Sulfonamiden oder Salicylaten (Odell, 1959; Schmid, 1966) oder der durch Alkohol sowie verschiedene Medikamente ausgelösten Schübe einer genetisch bedingten hepatischen Porphyrie veranschaulichen.

Bei einer kürzlich von uns gemeinsam mit Tronnier beobachteten Mischform von akuter intermittierender Porphyrie und Porphyria cutanea tarda waren außer cerebralen Symptomen mit einer exogenen Psychose, vegetativen Krisen und akuten peripheren motorischen Lähmungen (Erbslöh, 1962) auch durch Lichtstrahlen definierter Wellenlängen induzierbare Hautveränderungen nachzuweisen, wobei der anamnestisch gesicherte Alkoholabusus zunächst zur Fehldiagnose einer alkoholischen Polyneuritis und metalkoholischen Psychose führte, und erst die Veränderungen des Porphyrinstoffwechsels die Diagnose sicherten (Abb. 10).

Die verschiedenen Beispiele mögen zeigen, daß oft erst eine Zuordnung psycho-pathologischer Veränderungen zu dem übrigen klinischen Befund, enzymatischen Reaktionsmustern und Stoffwechselveränderungen die Erkennung der

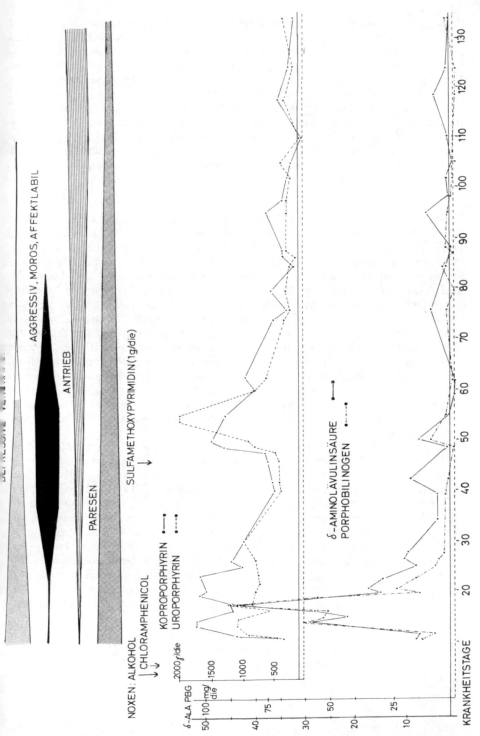

Abb. 10. Psychopathologische und klinisch-chemische Veränderungen bei einer 35jährigen Frau (Med. Univ. Klinik Tübingen 262/68) mit einer Mischform von akuter intermittierender hepatischer Porphyrie und Porphyria cutanea tarda

Ursachen und pathoplastischen Bedingungen von Befindlichkeitsstörungen und körperlich begründbaren Psychosen nach Intoxikationen und Medikamenteneinnahme ermöglicht. Diese Einsicht könnte auch als Modell für eine multikonditionale, u. a. auch genetische, immunologische und biochemische Betrachtungsweise der endogenen Psychosen dienen. Dabei sollen die mannigfaltigen Beziehungen etwa des Wohlstandsalkoholismus und des heutigen „Homo medicans" zu kulturell ritualisierten Verhaltensweisen, dem lebensgeschichtlichen Zusammenhang und anderen sozialen, ethologischen und psychologischen Gegebenheiten nicht geleugnet werden. Die zur Darstellung des Themas hier vorgenommene Einengung des Gesichtsfeldes und Regression auf ein somato-psychisches Kausaldenken sei darum mit den Worten von Karl JASPERS begründet: „Es gibt nur eine naturwissenschaftliche Richtigkeit, aber viele existentiell gültige Wahrheiten".

Zusammenfassung

Störungen seelisch-geistiger Funktionen in Form körperlich begründbarer Psychosen mit reversiblen Durchgangssyndromen, schwerer Bewußtseinstrübung oder Bewußtlosigkeit sowie organischer Defektsyndrome werden bei und nach Infektionskrankheiten in unterschiedlicher Häufigkeit und Dynamik angetroffen, wie beispielhaft an dem klinischen Bild der Influenza-Virusinfektion dargestellt wird. Während die seelischen Störungen bei Fleckfieber, Typhus oder Lues seit langer Zeit wohl bekannt sind, haben die mannigfaltigen psycho-pathologischen Veränderungen im Verlaufe von Virusinfektionen erst in den letzten Jahrzehnten durch verbesserte Diagnostik eine zunehmende Bedeutung für die Erkennung und Verlaufsbeurteilung von Infektionskrankheiten gewonnen. Pathogenetisch sind neben akuten infektiös-toxischen Schäden des Hirngewebes oder der Hirngefäße auch chronisch entzündliche und degenerative Hirnveränderungen durch Persistenz der Erreger sowie immunologische Prozesse zu erwägen. Außerdem können Hypoxydose, Durchblutungsstörungen des Hirns sowie intrakranielle Drucksteigerung Entstehung und Ablauf der Psychosen im Gefolge von Infektionskrankheiten mitbestimmen.

Unter den Intoxikationen werden die alkoholischen Rauschzustände und metalkoholischen Psychosen sowie die Medikamentensucht auf vorwiegend metabolische Regulationsstörungen zurückgeführt, die eine teilweise enge Korrelation zu Leberfunktionsstörungen aufweisen. Die Annahme, daß die Leber ein ätiologisch-pathogenetisches Zwischenglied für psychopathologische Veränderungen nach Intoxikationen und Medikamentenabusus darstellt, wird durch biochemische, pharmakokinetische und elektronenmikroskopische Untersuchungen gestützt.

Der Versuch einer pathophysiologischen Analyse verschiedener akuter exogener Reaktionsformen einschließlich der Verhaltensstörungen nach Alkohol, Barbituraten, Alkaloiden und Halluzinogenen verdeutlicht die mannigfaltigen somatopsychischen Wechselbeziehungen und kann möglicherweise auch als Modell für die Abgrenzung der pathogenetischen Bedingungen bei endogenen Psychosen dienen.

Psychiatrische Syndrome bei endogenen Intoxikationen und lebensbedrohlichen Katatonien*

HUBER, G. (Weissenau-Ulm)

Referat

Symptomatische Psychosen sind unspezifische Prädilektionstypen im Sinne Bonhoeffers, denen man die Ursache, die zugrunde liegende spezielle Hirn- und

---

* Werner Scheid zum 60. Geburtstag gewidmet.

Körperkrankheit, nicht ansehen kann. Bedeutsam für unsere Fragestellung ist ferner, daß weder eine Bewußtseinstrübung eine symptomatische Psychose beweist, noch das Fehlen einer faßbaren Trübung des Sensoriums eine solche ausschließt (s. W. Scheid, 1960). Wieck hat die Gruppe der reversiblen symptomatischen Psychosen ohne Bewußtseinstrübung als „Durchgangssyndrome" zusammengefaßt. Als nicht allzu seltener Prägnanztyp akuter körperlich begründbarer Psychosen kommt neben dem paranoid-halluzinatorischen, depressiven und manischen auch das katatone Syndrom vor, dessen Unspezifität und Ubiquität der Psychiatrie seit Jahrzehnten geläufig ist. Es ergibt sich, daß das psychopathologische Bild keine Differenzierung zwischen katatonen Syndromen bei internen Grundprozessen, akuten Hirnerkrankungen und Schizophrenien erlaubt.

Die *Psychosen bei endogenen Intoxikationen* sind durch primär hirnfremde, meist schwere Körperkrankheiten verursacht. In Frage kommen Nieren- und Lebererkrankungen, Eklampsie, Porphyrie sowie eine Reihe zum Tode führender innerer Erkrankungen. Ehe der interne Organprozeß klinisch faßbar ist, treten nicht selten Bronchial- und Lungencarcinome auch ohne Hirnmetastasen mit einer symptomatischen Psychose in Erscheinung, die auch beim Pankreascarcinom das Krankheitsgeschehen einleiten kann. Symptomatische Psychosen bei der intermittierenden Porphyrie werden vielfach als Erlebnisreaktionen oder endogene Psychosen verkannt. Abgesehen von den Psychosen beim Leberkoma werden pseudoneurasthenische Syndrome in der prä- und postikterischen Phase der epidemischen Hepatitis, affektive Durchgangssyndrome im ikterischen Stadium und organische Wesensänderungen und Korsakow-Syndrome bei Übergang in Lebercirrhose beobachtet. Bei akuter Niereninsuffizienz, bei der echten und Pseudourämie können neben Delirien und Verwirrtheiten auch katatoniforme Psychosen auftreten. Bei eklamptischen Syndromen sieht man sehr selten post partum innerhalb weniger Tage unter Hyperpyrexie letal verlaufende katatone Psychosen, bei denen wahrscheinlich eine auf der Basis der Graviditätstoxikose sich entwickelnde Dysorie der Hirngefäße mit konsekutivem Hirnödem ein wesentlicher pathogenetischer Faktor ist (R. Moschel).

Von hier aus ergeben sich Beziehungen zum *Delirium tremens*, das nach den klinischen und pathologisch-anatomischen Untersuchungen von G. Huber u. H. H. Meyer auf eine endogen-toxisch bedingte, gewöhnlich reversible Störung im Bereich der Blut-Hirnschranke mit Prädilektion bestimmter Hirnstammgebiete zurückzuführen ist. Die gleiche pathogenetische Grundstörung der Dysorie bedingt wahrscheinlich bei mangelnder Reversibilität das Syndrom der Pseudoencephalitis Wernicke, der klinisch ein residuales Korsakow-Syndrom entspricht.

Wir wenden uns dem Themenkreis der *lebensbedrohenden Katatonien* zu. Hier sind über 3 Jahrzehnte nach den klassischen Untersuchungen von Jahn u. Greving, Scheid, Scheidegger u. Stauder wichtige Fragen unbeantwortet geblieben. Man kann auch heute noch, einer von mir 1954 gegebenen nosologischen Differenzierung folgend, drei Gruppen unterscheiden. Es sind dies 1. die schon klinisch auf charakterisierbare Hirn- oder Körperkrankheiten zurückführbaren Katatonien; 2. die gewöhnlich erst autoptisch diagnostizierbaren Katatonien auf der Basis atypischer, sporadischer Encephalitiden und nicht rubrizierbarer Hirnprozesse sowie 3. die lebensbedrohlichen Katatonien im Rahmen der endogenen Psychose Schizophrenie.

Die *erste Gruppe* umfaßt katatone Psychosen bei Allgemeinkrankheiten einschließlich der endogenen Intoxikationen und bei klinisch definierbaren Hirnkrankheiten, so bei progressiver Paralyse, bei Encephalitis epidemica, bei Hirntumoren, bei traumatischen Hirnschädigungen und bei rheumatischer Encephalopathie.

Die Katatonien der *Gruppe 2* lassen sich in vivo nicht auf einen internen oder cerebralen Grundprozeß zurückführen, sind aber von der endogen-schizophrenen Katatonie gewöhnlich durch den neurohistopathologischen Hirnbefund abzugrenzen. Es sind katatone Syndrome auf der Basis atypischer, sporadischer, vermutlich virusbedingter Encephalitiden u. a., nicht oder nicht sicher rubrizierbarer Hirnprozesse, wie wir sie 1954 auf Grund klinisch-anatomischer Untersuchungen aus dem Sammeltopf der tödlichen Katatonie herausgehoben haben. Bei diesen Fällen wurde der Hirnprozeß klinisch nicht erkannt, vielmehr stets eine katatone Schizophrenie diagnostiziert und eine Konvulsionsbehandlung eingeleitet. Erst eine genaue Längsschnittanalyse ließ einige für die Differentialdiagnose verwertbare Kriterien erkennen. In diesem Zusammenhang ist besonders die organisch-endogene, extrapyramidal-psychomotorische Übergangssymptomatik von Bedeutung, die u. a. in Form rhythmischer und ticartiger Hyperkinesen, ständiger Bewegungsunruhe der Zunge, mahlender Unterkieferbewegungen, paroxysmaler Veränderungen des Atemrhythmus oder anfallsartiger Zustände mit automatischem Armkreisen, Aufschreien und Erbrechen auftritt. Weiter sind zu nennen eigentümliche Tonus- und Haltungsanomalien, im Verlauf schwankende EEG- und — gewöhnlich geringfügige — Liquorveränderungen sowie Veränderungen des weißen Blutbildes im Sinne einer Linksverschiebung. Doch erlauben die genannten Merkmale keine sichere Abgrenzung gegenüber den schizophrenen Katatonien, wo gleichfalls organisch anmutende Hyperkinesen vorkommen. Die sehr weitgehende klinische und psychopathologische Übereinstimmung zwischen den beiden Gruppen macht eine Differentialdiagnose während des Lebens oft unmöglich. *Neurohistologisch* handelt es sich um nach Qualität und Topik heterogene entzündliche Hirnprozesse. Wir fanden u. a. eine ungleichmäßig ausgebreitete, vorwiegend auf die graue Substanz beschränkte und den Schläfenlappen bevorzugende Encephalitis mit lebhafter mikrogliöser Reaktion; eine sklerosierende Entzündung der Stammganglien und der oberen Schichten der Großhirnrinde; eine ausgedehnte mit lymphoplasmocytären Infiltraten verbundene zellig-faserige Gliose des Hemisphärenmarks. Angesichts der relativen Geringfügigkeit der neurohistologischen Veränderungen ist es notwendig, jeden katatonen Todesfall vollständig und systematisch neurohistologisch zu untersuchen, eine Forderung, die in praxi meist unerfüllt bleibt. Auch das Gros der tödlichen Katatonien von Stauder u. Scheidegger wurde nicht neurohistologisch untersucht.

Klinisch ist der Versuch einer Abgrenzung unter Heranziehung aller diagnostischen Hilfsuntersuchungen auch aus therapeutischen Gründen bedeutsam, weil eine frühzeitige und intensive Konvulsionstherapie zwar bei der perniziösen schizophrenen Katatonie lebensrettend sein kann, bei den encephalitischen Katatonien jedoch auf jeden Fall kontraindiziert ist.

Vergleicht man bei den Katatonien der Gruppe 2 und 3 die Erfahrungen der jüngsten Vergangenheit mit den früheren Beobachtungen, fällt das fast vollständige *Verschwinden letaler Verläufe* auf. Offenbar im Rahmen eines generellen *Symptomwandels* psychiatrischer Krankheitsbilder wurden die der Schizophreniegruppe zuzurechnenden — vermutlich aber auch die encephalitischen — perniziösen katatonen Verläufe erheblich seltener bzw. im Sinne einer Mitigierung und Protrahierung modifiziert. In den Jahren 1959 bis 1968 wurden in 18 psychiatrischen Krankenhäusern der Bundesrepublik nur zwei Fälle, dagegen in den 10 vorausgegangenen Jahren (1949 bis 1958) allein an der Kölner Nervenklinik 17, an der Psychiatrischen Klinik in Münster 7 Fälle letaler Katatonien beobachtet (Pauleikhoff). An der Privatklinik Christophsbad wurden 1949 bis 1958 6 letale und 23 vital bedrohliche Katatonien gesehen, während in den folgenden 10 Jahren letale Verläufe fehlen und die vital bedrohlichen Bilder deutlich — auf 9 Fälle — zurückgegangen sind. Schon in den Jahren 1940 bis 1959 waren an der Psychiatrichen Klinik in Lausanne nur 0,04% der Aufnahmen perniziöse Katatonien, vogegen für die früheren Jahrgänge eine Frequenz von 1 bis 10% (Simone) und von K. F. Scheid für seine febril-cyanotischen Episoden eine solche von 2,2% angegeben wurde.

Schizophrene Katatonien, bei denen der tödliche Ausgang Folge einer internen Komplikation ist, sind durch eine kritische Würdigung des klinischen und autopsischen Befundes auszusondern. Bei einem Teil der früher beobachteten letalen Katatonien können weder der allgemeine Sektionsbefund noch Erschöpfung und Kreislaufinsuffizienz infolge von Erregung und Nahrungsverweigerung den letalen Ausgang erklären. Die alte Kahlbaumsche Annahme, daß diese Fälle intensitative Steigerungen des schizophrenen Prozesses darstellen, der hier durch den zugrunde liegenden unbekannten Krankheitsvorgang unmittelbar den Tod herbeiführen kann, hat meines Erachtens auch heute noch ihre Berechtigung. Nicht unvereinbar damit ist die Beobachtung des erheblichen Rückganges der perniziösen Katatonien, der sicher nicht nur auf bessere allgemeintherapeutische Maßnahmen und die Einführung der Konvulsions- und Psychopharmakotherapie zu beziehen ist. Wir sprachen schon von einem in den letzten 15 Jahren eingetretenen Symptomwandel der endogenen Psychosen, der u. a. darin besteht, daß heute das typisch Schizophrene, die profilierten Phänomene und dabei neben den schizophrenen Erlebnisweisen auch katatone Störungen weniger dominierend und ausgeprägt sind als früher.

Das *klinische Bild* der perniziösen Katatonien zeigte in den letzten 3 Jahrzehnten erhebliche Abweichungen gegenüber den klassischen Beschreibungen. Die von Stauder genannten Kardinalsymptome: Jugendliches Alter, akutester Ausbruch, schwerste stumme Erregung, Hämatome und schwere Akrocyanose können fehlen. Es erkranken nicht nur junge Menschen zwischen 18 und 26 Jahren, sondern auch ältere, in unserem Krankengut 52% im 45. bis 55. Lebensjahr. Die Manifestation der Katatonie ist zwar perakut, aber eine genaue Anamnesenerhebung läßt häufig ein Wochen bis Monate dauerndes Prodrom erkennen. Frühere Psychosen, die in unserem Material in der Hälfte der Fälle der letalen Katatonie vorausgehen, bieten in 20% ein endogen-depressives — und nicht schizophrenes — Bild. Die psychomotorische Erregung ist gewöhnlich nicht „stumm" und einförmig; man findet neben Grimassieren, rhythmischen Hyperkinesen und Echosymptomen Wahnstimmung, religiöse Wahneinfälle, Stimmenhören und leibliche Beeinflussungserlebnisse. Häufig sind zumal im Beginn Coenästhesien, ängstliche Depression, Schuldgefühle und unheimliche Todesstimmung. Sehr kennzeichnend innerhalb des kurzen Verlaufs ist die Neigung zur Intermission, zu luziden Intervallen, in denen die Patienten besonnen und ansprechbar sind, um dann plötzlich wieder in Stupor oder Erregung zurückzufallen. Ein Wechsel zwischen Hypo- und Hyperkinese, Stupor und Bewegungssturm ist von Anfang an häufig, Bewußtseinstrübung mit Schwankungen im Verlauf kommen bei 30% vor. Cyanose, spontane Hämatome und Zeichen der Hämolyse sind selten, während febrile Temperaturen und eine permanente, vom psychotischen Erleben unabhängige und nicht mit der Hyperthermie parallelgehende Tachykardie mit einer Frequenz von 110 bis 180 in der Mehrzahl der Fälle beobachtet werden. Die Krankheitsdauer ist in unserem Krankengut letaler Katatonien mit 7 bis 31, durchschnittlich 15 Tagen länger als bei den Kranken von Stauder, wo sie 6 bis 8 Tage betrug. Auch für diese weniger elementaren und protrahierten perniziösen Katatonien gilt, daß das Leben unmittelbar bedroht ist, wenn Hyperthermie ohne entsprechenden Organbefund oder Tachykardie bei Absinken des Fiebers auftritt bzw. persistiert.

Die Psychosen, in denen die lebensbedrohlichen Katatonien stehen, unterscheiden sich weder klinisch noch erbbiologisch von anderen Schizophrenien oder atypischen endogenen Psychosen. Die letal bedrohlichen Katatonien stellen (s. K. F. Scheid; Laskowska et al.) keine nosologische Einheit dar, vielmehr Episoden, in denen eine in ihrem Wesen unbekannte Krankheit deutlich faßbare körperliche Erscheinungen macht. Offen bleibt die schon von Scheid aufgeworfene Frage, ob eine somatogene Affektion mit dem Gehirn als Erfolgsorgan anzunehmen ist, oder aber eine primär cerebrale und speziell diencephale Störung, die u. a. Hyperthermie, Tachykardie und therapierefraktäre Kollapsneigung sowie den abrupten Zustandswechsel unmittelbar bedingt. Meines Erachtens kann nur die zweite Hypothese der Gesamtheit der empirischen Daten gerecht werden. Für eine primär zentrale Genese kann auch die klinische Realität der endogen-organischen motorischen Übergangssymptomatik sprechen, die ebenso wie die vegetativen und psychopathologischen Symptome in weitgehender Übereinstimmung bei schizophrenen wie encephalitischen Katatonien beobachtet wird. Das Gesagte gilt auch bei Berücksichtigung der Befunde von Gjessing und von Jahn u. Greving, die Verschiebungen der Stickstoffbilanz bzw. Veränderungen des roten Blutbildes und des Knochenmarkes in den Mittelpunkt ihrer Konzeption stellten.

Rückgang und Gestaltwandel der betreffenden Syndrome, Aufwendigkeit und methodische Schwierigkeiten, nicht zuletzt auch eine Verschiebung der Interessenschwerpunkte der psychiatrischen Forschung inhibierten hier systematische, klinische und somatische Aspekte koordinierende Nachuntersuchungen. Gerade weil auch heute noch jeder Erklärungsversuch den Tatsachen vorgreift, verdienen die lebensbedrohlichen Katatonien, die möglicherweise z. Z. wieder etwas häufiger werden, in weit höherem Maße das Interesse des Klinikers, Pathophysiologen und Morphologen als es in den letzten Dezennien der Fall war.

Literatur

Gjessing, R.: Arch. Psychiat. Nervenkr. **200**, 366 (1960). — Huber, G.: Arch. Psychiat. Nervenkr. **192**, 356 (1954); — Schweiz. Arch. Neurol. Psychiat. **74**, 216 (1955); — Zbl. Neurol. **130**, 191 (1954); — Zbl. allg. Path. path. Anat. **93**, 223 (1955); — Nervenarzt **32**, 491 (1961); — Symptomwandel der Psychosen und Pharmakopsychiatrie. In: Kranz, H., u. Heinrich, K., Hrsg., Der Beitrag der Pharmakopsychiatrie zur Psychologie. Stuttgart 1967. — Symptomatische Psychosen. In: Bock, H. E., u. Hartmann, F., Hrsg., Klinik der Gegenwart, München-Berlin-Wien 1968. —Jahn, D.: Dtsch. Z. Nervenheilk. **135**, 245 (1935). —Jahn, D., u. Greving, H.: Arch. Psychiat. Nervenkr. **105**, 105 (1936). — Kranz, H.: Zbl. Neurol. **159**, 20 (1961). — Laskowska, D., Urbaniak, K., and Jus, A.: Brit. J. Psychiat. **111**, 254 (1965). — Meyer, H. H.: Schweiz. med. Wschr. **1952**, 637. — Moschel, R.: Nervenarzt **24**, 211 (1956). — Pauleikhoff, B.: Die Katatonie. 1968 bis 1969. Fortschr. Neurol. Psychiat (im Druck). — Scheid, K. F.: Febrile Episoden bei schizophrenen Psychosen. Eine klinische und pathophysiologische Studie. Stuttgart: Thieme 1937. — Scheid, W.: Fortschr. Neurol. Psychiat. **28**, 131 (1960). — Scheidegger, W.: Zbl. Neurol. **120**, 587 (1929); — Simone, G., de: La catatonie pernicieuse existe-t-elle-encore? — Encéphale **51**, 74 (1962). — Stauder, K. H.: Arch. Psychiat. Nervenkr. **102**, 614 (1934). — Wieck, H. H.: Dtsch. med. Wschr. **1956** II, 1345.

Psychiatrische Syndrome durch Hypoglykämie

Petrilowitsch, N. und Baer, R. (Univ.-Nervenklinik Mainz)

Referat

Die Systematisierung der auf Glykopenie beruhenden psychopathologischen Symptomatik ist von begrenztem Wert, da es keine feste Korrelation zwischen Blutzuckerwert und psychischer Funktionsstörung gibt. Man kann lediglich feststellen, daß die psychische Symptomatik bei Blutzuckerwerten unter 50 mg-% aufzutreten pflegt und von der Geschwindigkeit des Blutzuckerabfalls und der Differenz vom Ausgangswert mit abhängt. Modifizierend greift eine Reihe von Faktoren ein.

Das Koma als der syndromdynamische Endzustand der Hypoglykämie stand lange im Vordergrund des Interesses. Die psychopathologisch relevanteren Vorstufen bekam man hingegen nicht in den Griff, weil man keine Möglichkeiten einer systematischen Gliederung sah. Diesbezüglich bietet die Wiecksche Lehre von den Durchgangssyndromen zu jener schweren Störung der seelisch-geistigen Fundamentalfunktion hin, die als Koma faßbar wird, neue Aspekte.

Wenn eine stark vergröbernde Abbreviatur gestattet ist, dann könnte man sagen, daß im *leichten* hypoglykämischen Durchgangssyndrom *neurasthenisch* anmutende Leistungsschwäche und abnorme *Verstimmbarkeit* vorherrschen, wobei das Geschehen noch weitgehend der Selbstreflexion zugänglich ist und sich dem klinischen Blick noch zu entziehen vermag. Die Kranken leiden unter Entschlußlosigkeit und Vergeßlichkeit, unter Mangel an Antrieb und Initiative, sie bieten das Bild dysphorisch-reizbarer Schwäche mit starker Konfliktintoleranz, so daß in manchen Fällen auf den ersten Blick ein *neurotisch-psychopathisch* anmutendes Kolorit entstehen kann. Bei differenzierten, in vergleichender Selbstbeobachtung geübten Menschen kann es zu Entfremdungserscheinungen kommen. Die Umwelt erscheint unwirklich, unlebendig und fremd oder aber auch in einer inadäquaten Bekanntheitsqualität. Es können angedeutete Levitationsphänomene mit dem Gefühl schwebender Leichtigkeit des Körpers auftreten. Andere erleben ihre Handlungen als automatisiert, mechanisch ablaufend und auf diese Weise als ichfern. Die vorwiegend ängstlich-depressive, meist labile Stimmung kennt vielerlei Nuancen, bedrückende aber auch schon einmal feierlich getönte.

Im *mittelschweren* Durchgangssyndrom stehen ausgeprägte Störungen des *Antriebes* und der *Affektivität* im Vordergrund, wobei dem Subjekt die Fähigkeit bewußter intrapsychischer Konfrontation immer mehr entgleitet. Im leichten Durchgangssyndrom erlebt sich das Subjekt als Initiator seiner Antriebe oder sieht sich doch noch in der Lage, auf diese Einfluß zu nehmen, im mittelschweren wird es immer mehr zum Schauplatz von Trieben und Antrieben, die *über* ihn kommen und mit denen es sich besinnungslos identifiziert. Eine abnorme Steigerung aller Vitaltriebe sieht man genauso wie impulsive Handlungen, rauschhafte Enthemmungszustände und sexuelle Entgleisungen. Die Stimmungslabilität geht häufig in grobe Affektstörungen über: man registriert aggressive Erregungen, hochgradige Ängstlichkeit mit katathymen illusionären Umdeutungen — erwähnt sei, daß auch optische, meist farbige Halluzinationen nicht selten sind —, depressive Zustände aber auch maniforme Bilder mit megalomanen Antrieben und flacheuphorischem Distanzverlust. Verlangsamung und Schwerbesinnlichkeit nehmen zu. Die Skala an Verhaltensstörungen reicht, wie es Hering einmal ausdrückte, von drolligster Clownerie bis zu brutalsten Gewaltakten. Im schweren Durchgangssyndrom stehen Störungen der *Orientierung* und des *Gedächtnisses* im Vordergrund, man beobachtet Erinnerungstäuschungen und Erinnerungslücken, die unter Umständen konfabulatorisch ausgefüllt werden und in einen amnestischen Symptomenkomplex übergehen können. Gesteigerten, dabei inkohärenten Rededrang findet man ebenso wie massive Verlangsamung, Perseverationstendenz und affektive Abstumpfung.

In der beginnenden Somnolenz, die in das Koma überleitet, sind hysteriform anmutende Ausnahmezustände nicht selten. Schon im mittelschweren Durchgangssyndrom sind gelegentlich Infantilismen mit sentimental-anlehnungsbedürftigem Verhalten zu registrieren. Man beobachtet das Wiederauftreten ontogenetisch früher Mechanismen, in harmloser Form beispielsweise als Jactatio capitis et corporis, oder aber in extremer Form als Durchbruch atavistischer Triebhandlungen in pyromanen Entgleisungen (Stutte), schließlich als Deliberation sexueller Impulse in forensisch relevanten sexuellen Entgleisungen (Stutte, Schrappe).

Derartige Regressionsphänomene stellen Indizien dafür dar, daß sich die Durchgangssyndrome in umfassendem Sinne verschiedenen Ebenen des *Gestaltzerfalls* zuordnen lassen. In der Gestaltpsychologie hat man die Gesetzmäßigkeiten der Aktualgenese untersucht, also des Entwicklungsvorganges, der von Gestaltkeimen über Vorgestalten bis zur Endgestalt führt, so beispielsweise die allmähliche Entwicklung von Raumgestalten unter erschwerten Reizbedingungen. Seit Conrad wissen wir, daß sich bei hirnorganischen Funktionsstörungen eine Regression auf primitivere Entwicklungsstufen nachweisen läßt, die sich im Zeichen zunehmender *Desintegration* und *Entdifferenzierung* vollzieht und die — als Abbau — in umgekehrter Reihenfolge die Gesetzmäßigkeiten der Aktualgenese widerspiegelt. In der Hypoglykämie ist der Rückfall auf die Ebene vorgestaltartigen Erlebens besonders dann deutlich, wenn die Desaktualisierung des unanschaulich-begrifflichen Denkens gegenüber dem anschaulich-vollziehenden Denken mit zunehmender Dominanz des Emotionalen und Affektiven korrespondiert. Die Desintegration vollzieht sich in verschiedenen Gradabstufungen und auf verschiedenen Ebenen (Koch). Sie reicht von bloßer affektiver Labilisierung und dem Hervortreten gefühlsbetonter Anmutungsqualitäten bis zu jener massiven Einbuße des zentrierenden Vermögens der Persönlichkeit, die eine autonome Realisierung von triebhaften Antrieben ermöglicht, die nicht mehr der Zügelung durch die Person als einem Ganzen unterliegen. Sie wirkt sich gleichermaßen aus in Form von Depersonalisations- und Derealisationsphänomenen, wobei Körperpartien als verselbständigt erlebt werden oder aber der Kranke sich wie ein Traumwandler vorkommt und an der Realität der eigenen Existenz und jener seiner Umwelt zweifelt als auch in der einseitigen Akzentuierung egozentrischer und egoistischer Einstellungen unter Verlust mitmenschlich bezogener sozialer Haltungen.

Insgesamt bietet die Differenzierung von Durchgangssyndromen und von Stadien des Gestaltzerfalls Ansatzpunkte zur Überwindung des ranglosen und funktionslosen Nebeneinanders zahlreicher Einzelsymptome — das ja eine reiche Quelle von diagnostischen Fehlinterpretationen darstellt — mit Hilfe einer Topographie der Symptomatik, die auf Analysen der *Verlaufsgestalt* psychopathologischer Funktionsabwandlungen aufbaut.

Literatur

Koch, K., u. Rambach, H.: Wien. Z. Nervenheilk. **26**, 313—330 (1968). — Petrilowitsch, N.: Arch. ges. Psychol. **114**, 72—95 (1962). — Schrappe, O.: Fortschr. Neurol. Psychiat. **31**, 523—548 (1963). — Stutte, H.: Mschr. Kriminol. **48**, 67—88 (1965). — Wieck, H. H.: Lehrbuch der Psychiatrie. Stuttgart: Thieme 1967.

Aussprache

Herr W. Mohr (Hamburg):

Herr von Oldershausen wies darauf hin, daß auch bei der Malaria ganz allgemein, ohne zu differenzieren bei welcher Form, zentralnervöse Erscheinungen bzw. psychotische Bilder auftreten können.

Zwei Beobachtungen, die wir in den letzten 3 Jahren machen konnten, veranlassen mich — zusammen mit der Tatsache, daß immer wieder *Malaria tropica-Fälle* nicht erkannt werden, und daß dieses Nichterkennen unter Umständen für den Betroffenen tödlich sein kann — darauf hinzuweisen, daß gerade *diese* Malariaform unter dem Bild einer Psychose ablaufen, ja daß sie zu neurologischen oder psychiatrischen Krankheitsbildern führen kann. In beiden Fällen wurden Malaria-tropica-Patienten wegen akuter Psychose in eine Psychiatrische Klinik eingewiesen. In einem Fall erfolgte die längere Behandlung wegen eines als „arteriosklerotischer Verwirrtheitszustandes" gedeuteten Krankheitsbildes. Die Fiebererscheinungen des Patienten wurden als grippaler Infekt bei diesem psychiatrischen Krankheitsbild gewertet. Im Hinblick auf den jährlichen Arbeitseinsatz von etwa 200000 Deutschen im tropischen und subtropischen Ausland und dem immer mehr zunehmenden Tourismus erscheint es wichtig nochmals besonders auf diese cerebralen Verlaufsformen der Malaria tropica aufmerksam zu machen.

Daß hier ernste Gefahren bestehen, wenn die Diagnose nicht frühzeitig gestellt wird, zeigt die Tatsache, daß 1968 34 Seeleute an Malaria erkrankten und 2 davon starben; daß im Februar dieses Jahres in einem westdeutschen Krankenhaus ein Malaria tropica-Fall unerkannt verstarb und erst in tabula diagnostiziert wurde, und daß schließlich vor wenigen Tagen auch in einem Hamburger Krankenhaus eine Malaria tropica-Erkrankung tödlich endete, die sich der Betreffende auf einer von einer Reisegesellschaft organisierten Kamerunreise, bei der nicht hinreichend auf die Notwendigkeit der Malariaprophylaxe hingewiesen worden war, zuzog.

SANWALD, R. und RITZ, E. (Med. Univ.-Klinik Heidelberg): **Der Glucuronsäureabbauweg der Glucose in Aorten alloxandiabetischer Tiere***

Der sog. Glucuronsäurecyclus, ein Seitenweg des Glucoseabbaues, schien bisher klinisch keine Bedeutung zu haben, da bei der idiopathischen Pentosurie, bei der durch Defektmutation die NADP-spezifische Xylitdehydrogenase fehlt und der Cyclus unterbrochen ist, keinerlei Ausfälle beobachtet werden. Neuere Beobachtungen von Winegrad u. Shaw (1964) schienen jedoch die Möglichkeit anzudeuten, daß beim Diabetes mellitus Glucose über diesen nicht Insulin-abhängigen Abbauweg metabolisiert wird.

Auf Grund indirekter, mit einer Isotopenverdünnungsmethode erhobener Befunde hatten Winegrad u. Shaw geschlossen, daß im Fettgewebe fastender und alloxandiabetischer Ratten Glucose vermehrt über diesen Abbauweg umgesetzt wird. 1966 fanden Winegrad u. Burden im Serum diabetischer Patienten eine erhöhte Konzentration von L-Xylulose, einem die Zellmembran permeierenden Metaboliten des Glucuronsäurecyclus. Auf Grund dieser Beobachtungen stellte Winegrad die oben erwähnte Hypothese auf, beim Diabetes werde Glucose in erhöhtem Maße im Glucuronsäurecyclus metabolisiert, und zwar auch in Geweben, in denen der Cyclus nicht vollständig durchlaufen wird. So könnten die ersten Reaktionen des Cyclus über UDP-D-Glucose und UDP-D-Glucuronsäure durch ein erhöhtes Substratangebot zur vermehrten Synthese von Mucopolysacchariden und Glykoproteiden führen. Für den Stoffwechsel der Gefäßwand wäre dies von um so größerem Interesse, als die diabetische Angiopathie mit einer histologisch nachweisbaren Vermehrung von Mucopolysacchariden einhergeht (Randerath u. Dietzel, 1959).

Durch unsere Untersuchungen sollten folgende Fragen beantwortet werden:
1. Sind in Arteriengewebe alle Reaktionsschritte des Glucuronsäurecyclus nachweisbar?

Der Nachweis wurde geführt, indem die Umwandlung von Glucose in Glucuronsäure, die Decarboxylierung von D-Glucuronsäure zu L-Xylulose und die Reduktion von L-Xylulose zu Xylit belegt wurde.

2. Ist — nach Winegrads Hypothese — die Reaktionsgeschwindigkeit im Glucuronsäurecyclus in diabetischen Aorten erhöht? Es wurde daher die Decarboxylierungsrate von $6\text{-}^{14}C$-D-Glucuronsäure sowie die Umwandlung von U-^{14}C-D-Glucuronsäure in Xylit in normalen und diabetischen Aorten verglichen.

3. Ist der Reaktionsschritt UDP-D-Glucuronsäure zu D-Glucuronsäure in Aortengewebe reversibel?

Wenn dies der Fall wäre, könnte die Gabe von Xylit bei Diabetes zur Vermehrung von UDP-D-Glucuronsäure und UDP-D-Glucose führen und durch erhöhten Substratdruck dieser Polysaccharidvorläufer die Synthese der sMPS in der Gefäßwand steigern.

Bei Inkubation von Aortengewebe mit $6\text{-}^{14}C$-D-Glucose ließ sich nach radiopapierchromatographischer Trennung Aktivität im Glucuronsäurefleck nachweisen. Glucuronsäure wird durch Aortengewebe rasch decarboxyliert. Dies wurde durch Bestimmung der $^{14}CO_2$-Bildung

* Mit Unterstützung der Deutschen Forschungsgemeinschaft.

aus 6-^{14}C-D-Glucuronsäure nachgewiesen (Tabelle). Die Decarboxylierungsrate war in Aorten alloxandiabetischer Tiere gegenüber den Kontrollen nicht gesteigert. In Aorten von Meerschweinchen, bei denen durch Defektmutation — ebenso wie beim Menschen — die Ascorbinsäuresynthese fehlt, war sie gegenüber Rattenaorten ebenfalls nicht signifikant verschieden. Die Decarboxylierungsgeschwindigkeit stieg linear mit der eingesetzten Glucuronsäurekonzentration im Medium an, ohne daß in dem von uns untersuchten Konzentrationsbereich eine Sättigung erzielt wurde (Abb. 1).

In Homogenaten von Rattenaorten ließ sich im optischen Test nach Hickman u. Ashwell (1959) mit L-Xylulose als Substrat Aktivität der von Hollmann u. Touster (1956) gefundenen NADP-spezifischen L-Xylulose-Oxydoreduktase (E.C. 1.1.1.10) nachweisen. Sie betrug $0,156 \pm 0,013 \times 10^{-6}$Mol/g Fgw/min bzw. $2,45 \pm 0,193 \times 10^{-6}$Mol/g Gewebs-N/min; n = 16.

Tabelle. *Glucuronsäuredecarboxylierung*

N	Species	CO_2-Bildung
10	Ratte, normal	$40,93 \pm 4,58$[a]
8	Ratte, diabetisch	$39,70 \pm 2,34$[a]
8	Meerschweinchen, normal	$54,60 \pm 6,63$[a]
5	Menschliche Femoralarterien	$25,40 \pm 6,01$[a]

[a] $^{14}CO_2$-Bildung aus Glucuronsäure in Arteriengewebe $(10^{-12}$Mol/mg Tgw./3 Std.; $\bar{x} \pm S_{\bar{x}})$

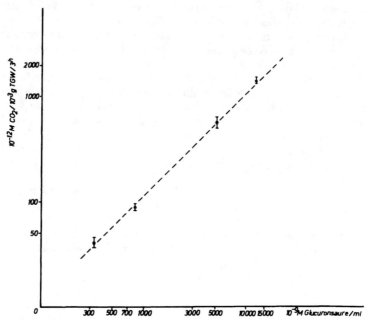

Abb. 1. Decarboxylierung in Abhängigkeit der eingesetzten Glucuronsäurekonzentration

Die bisher erwähnten Befunde beweisen die Anwesenheit aller Schritte des Glucuronsäurecyclus von D-Glucose bis zu Xylit in Arteriengewebe. Die Umwandlung von D-Glucuronsäure in Xylit konnte darüber hinaus direkt gezeigt werden durch den radiopapierchromatographischen Nachweis von Aktivität im Xylitfleck nach Inkubation von Aorten mit U-^{14}C-D-Glucuronsäure.

Nach Winegrads Hypothese sollte in Gefäßen diabetischer Tiere die Abbaugeschwindigkeit von Glucose im Glucuronsäurecyclus gesteigert sein. Wie erwähnt, war die Decarboxylierungsrate von 6-^{14}C-D-Glucuronsäure in Aorten diabetischer Tiere nicht gesteigert. Dies schloß zunächst einen unterschiedlich hohen Durchfluß m Glucuronsäureabbauweg noch nicht zwingend aus, da die Decarboxylierung nicht unbedingt der geschwindigkeitsbegrenzende Schritt sein muß. Nach Inkubation von U-^{14}C-D-Glucuronsäure mit Aorten diabetischer Tiere war die Aktivität im Xylitfleck nicht verschieden von den Kontrollen [0,93 $\pm$ 0,04% in Aorten diabetischer Tiere; 0,97 $\pm$ 0,10% bei Kontrollen (n = 4)]. Dies schließt eine unterschiedliche Reaktionsgeschwindigkeit auf der Höhe der L-Xylulosereduktion aus.

Wegen der relativ niedrigen spezifischen Aktivität der verwandten Glucuronsäurepräparate ist der Glucuronsäurepool im Inkubationsmedium (0,3 $\times$ 10^{-6} Mol/ml) nicht zu vernachlässigen. Die bei einer evtl. Umsatzsteigerung durch Aktivierung eines vor der Glucuronsäuredecarboxylierung liegenden Schrittes theoretisch zu erwartende Verminderung der spezifischen Glucuronsäureaktivität — und folglich auch der entwickelten ^{14}CO$_2$ — hätte daher unterhalb der Nachweisgrenze liegen können.

Vorläufige Ergebnisse laufender Untersuchungen zeigen jedoch, daß auch nach Inkubation von Aorten diabetischer Tiere mit U-^{14}C-D-Glucose die Aktivität im Glucuronsäurefleck nicht von der der Kontrollen verschieden ist, was eine erhöhte Geschwindigkeit der Reaktion auf dem Wege D-Glucose zu D-Glucuronsäure ausschließt. Diese Befunde widerlegen Winegrads Hypothese.

Wenn nach Inkubation von Aortengewebe mit 6-^{14}C-D-Glucuronsäure Aktivität in der Glykogen- oder sMPS-Fraktion nachzuweisen wäre, so könnte diese nur unter Umkehr der Reaktion UDP-D-Glucuronsäure zu D-Glucuronsäure eingebaut worden sein. Die Aktivität der C-6-Stellung geht nämlich beim Abbau über Xylit als ^{14}CO$_2$ verloren. In unseren Untersuchungen ließ sich jedoch weder in den nach Buddecke (1958) isolierten und elektrophoretisch auf Celluloseacetat getrennten (Manley u. Hawksworth, 1965) sMPS-Fraktionen noch im Glykogen Aktivität nachweisen, was die Irreversibilität dieser Stoffwechselschritte in Arteriengewebe beweist.

Literatur

Buddecke, E.: Hoppe-Seylers Z. physiol. Chem. **310**, 171, 182 (1958). — Hickman, J., and Ashwell, G.: J. biol. Chem. **234**, 758 (1959). — Hollmann, S., and Touster, O.: J. Amer. chem. Soc. **78**, 3544 (1956). — Manley, G., and Hawksworth, J.: Nature (Lond.) **206**, 1152 (1965). — Randerath, E., u. Dietzel, P. B.: Dtsch. Arch. klin. Med. **205**, 523 (1959). — Winegrad, A. J., and Shaw, W. N.: Amer. J. Physiol. **206**, 165 (1964). — Winegrad, A. J., and Burden, C. L.: New Engl. J. Med. **274**, 298 (1966).

GRÜNEKLEE, D., GRIES, F. A., PREISS, H., JAHNKE, K. und DAWEKE, H. (2. Med. Univ.-Klinik und Diabetes-Forschungsinstitut an der Universität, Düsseldorf): **Seruminsulin bei essentiellen und Alkohol-induzierten Hyperlipämien**

Patienten mit essentieller Hyperlipämie (HL) weisen in rund drei Viertel aller Fälle Störungen des Kohlenhydratstoffwechsels auf. Die Gründe dafür sind nicht bekannt. Dies veranlaßte uns, unter Glucosebelastung das Verhalten der freien Fettsäuren und des Insulins im Serum bei essentiellen Hyperlipämien sowie bei der Alkohol-induzierten Hyperlipämie zu untersuchen.

Die Untersuchungen erfolgten bei 17 Männern und 2 Frauen mit essentieller HL ohne manifesten Diabetes im Alter zwischen 28 und 61 Jahren, 7 Männern und 1 Frau mit Alkohol-induzierbarer HL im Alter von 26 bis 45 Jahren und an 38 Stoffwechselgesunden.

Bei den Patienten mit essentieller HL handelte es sich um 3 Patienten mit KH-induzierbarer HL Typ IV nach Fredrickson und 16 Patienten mit Calorien-induzierbarer, d. h. Fett- und Kohlenhydrat-induzierbarer Hyperlipämie Typ V nach Fredrickson. Bei den Patienten mit Alkohol-induzierbarer Hyperlipämie zeigten 6 am Untersuchungstage noch erhöhte Serumlipide. Der mittlere Brocaindex dieser Patienten betrug 1,04 (0,84 bis 1,34). 6 dieser 8 Patienten wiesen Störungen der oralen und/oder intravenösen Glucosetoleranz auf.

Es wurde im Nüchternblut das Cholesterin nach Zlatkis et al. und die Esterfettsäuren nach Rosenthal et al. in der Modifikation von Herberg im Autoanalyzer sowie die Triglyceride enzymatisch nach Kreutz bestimmt. Weiter bestimmten wir nach Belastung mit 25 g Glucose intravenös die Glucoseassimilation nach Conard et al. und die freien Fettsäuren mit einer Modifikation der Methode von Dole (Trout et al., Lochner u. Nasseri). Unter Belastung mit 100 g Glucose oral bestimmten wir das immunoreaktive Insulin (IRI) mit der Doppelantikörpermethode nach Hales u. Randle sowie die insulinähnliche Aktivität nach Martin et al. Alle Patienten waren vor den Glucosebelastungen nicht mit lipidsenkenden Medikamenten behandelt worden und standen unter Vollkost.

Die freien Fettsäuren des Nüchternserums waren, wie bekannt, bei allen untersuchten Hyperlipämien erhöht, und zwar auch bei normgewichtigen Patienten mit normaler Glucosetoleranz. Sie betrugen im Mittel 715 μMol/l. Der Konzentrationsabfall nach intravenöser Glucosezufuhr war verglichen mit der Norm relativ vermindert und verzögert.

Unter der oralen Glucosebelastung (Abb. 1) kam es bei den Kohlenhydrat- und Calorieninduzierbaren Hyperlipämien bei nahezu normalem Nüchternblutzucker zu einem gegenüber der Norm signifikant höheren Anstieg des Blutzuckers nach 30 und 60 min.

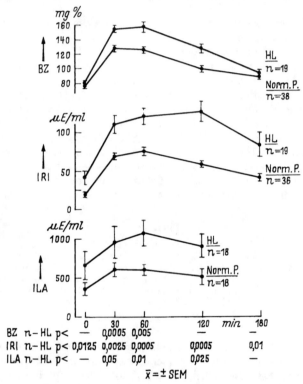

Abb. 1. BZ, Seruminsulin (IRI + ILA) nach 100 g Glucose oral bei essentieller KH- und Kal.-induzierter Hyperlipämie (HL)

Das immunologisch gemessene Insulin lag bei den essentiellen Hyperlipämien im Nüchternblut mit 42 ± 8 μE/ml signifikant höher als in der Vergleichsgruppe Stoffwechselgesunder mit 21 ± 2,4 μE/ml. Unter der Glucosebelastung kam es zu einem, verglichen mit dem Normalkollektiv, deutlich stärkeren und länger anhaltenden Anstieg des Seruminsulins, das erst 2 Std nach Glucosegabe mit 126 ± 13 μE/ml seinen höchsten Wert im Serum erreichte. Der Abfall des Insulins erfolgte verspätet. Die Werte lagen zu allen Zeiten signifikant über der Norm. Die insulinähnliche Aktivität verhielt sich im wesentlichen in gleicher Weise wie das immunoreaktive Insulin. Hier waren infolge der größeren Streuung der Methode nur der 30-, 60- und 120 min-Wert signifikant erhöht.

Wir berechneten die mittlere Konzentration des immunoreaktiven Insulins aus den zwischen 0 und 180 min gemessenen Werten und setzten diese zu den bei den einzelnen Patienten bestimmten Serumlipiden in Beziehung. Demgegenüber waren die Esterfettsäuren (EFS) und die Triglyceride (TG) zum mittleren Insulinspiegel hoch signifikant positiv korreliert. Das galt sowohl für die maximal gemessenen EFS (y = —19,67 + 0,585 x; r = 0,75; p < 0,001) und TG (y = —5,17 + 0,119 x; r = 0,75; p < 0,001) als auch für die zum Zeitounkt der Glucosebelastung bestimmten Werte: (EFS: $y = -9,00 + 0,384\ x$; $r = 0,73$; p < 0,001), (TG: $y = -4,02 + 0,09\ x$; $r = 0,64$; p < 0,001). Die Korrelationen der Serum-ipide und des Seruminsulins waren bei den Patienten mit KH-induzierbarer und mit Calorien-induzierbarer HL gleichartig, wir konnten deshalb in diesem Zusammenhang auf eine getrennte Betrachtung der beiden Krankheitsbilder verzichten.

Die Erhöhung des Seruminsulinspiegels bei den untersuchten essentiellen Hyperlipämien ähnelt den Veränderungen bei Adipositas. Wir haben deshalb geprüft, ob das Übergewicht eines Teils unserer Patienten für die Hyperinsulinämie verantwortlich ist. Hierzu teilten wir unser Kollektiv in Normalgewichtige und solche mit einem Brocaindex über 1,10 auf. Die Ergebnisse zeigt die folgende Abbildung (Abb. 2). Es fand sich nur bei den übergewichtigen Patienten mit einem mittleren Brocaindex von 1,27, sondern auch bei den normgewichtigen Hyperlipämikern gegenüber den Kontrollen eine signifikante Erhöhung der mittleren Seruminsulinspiegel. Erwartungsgemäß stellt die Adipositas einen Faktor dar, der eine zusätzliche Erhöhung des Insulinspiegels bewirkt. Der mittlere Insulinspiegel bei den von uns untersuchten 8 Patienten mit Alkohol-induzierbarer HL lag mit 69 µE/ml etwas über dem der Kontrollen, war jedoch signifikant niedriger als bei normgewichtigen Patienten mit KH- oder Calorien-induzierbarer Hyperlipämie. Eine Korrelation des mittleren Seruminsulins zu den maximal oder am Tag der Belastung gemessenen Lipidwerten war nicht erkennbar.

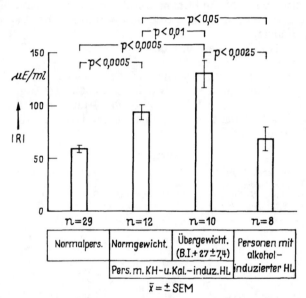

Abb. 2. Mittlere Insulinkonzentrationen (IRI) zwischen 0 und 180 min nach 100 g Glucose oral

Diskussion

Die Versuche haben in Übereinstimmung mit den von Daweke erhobenen Befunden und den Untersuchungen anderer Autoren (Knittle u. Ahrens; Reaven et al.; Sailer et al.) an KH-empfindlichen HL ergeben, daß bei den von uns untersuchten KH bzw. KH- und Fett-induzierbaren HL einer Hyperglykämie bei gleichzeitiger Hyperinsulinämie vorliegt. Es konnte gezeigt werden, daß das erhöhte durchschnittliche Körpergewicht dafür nicht verantwortlich ist.

Die Beobachtung spricht am ehesten für eine relative Insulinresistenz. In Einklang mit dieser Annahme steht der verminderte FFS-Abfall nach Glucosebelastung. Die darin zum Ausdruck kommende herabgesetzte Lipolysehemmung ist wahrscheinlich Ursache der Hyperlipacidämie, der von manchen Autoren (Kuo et al.; Davidson u. Albrink) eine pathogenetische Bedeutung für die HL zugeschrieben wird. Die Ursachen der Insulinresistenz und Hyperinsulinämie sind unbekannt. Erhöhte TG-Spiegel des Blutes spielen für die Hyperinsulinämie offenbar keine wesentliche Rolle, da bei Alkohol-induzierbaren ebenso wie bei den von Knittle u. Ahrens untersuchten Fett-induzierbaren HL keine signifikant höheren Insulinspiegel beobachtet werden. Reaven et al. haben dem statistischen Zusammenhang zwischen Insulin und Lipidgehalt des Blutes auch pathogenetische Bedeutung zugeschrieben und postuliert, daß die Hypertriglyceridämie bei den meisten Patienten durch vermehrte hepatogene Triglyceridbildung infolge postprandialer Hyperinsulinämie bedingt sei. Diese Vorstellung blieb jedoch nicht unwidersprochen (Sailer et al.). Es kann auch diskutiert werden, daß der HL und der Hyperinsulinämie ein gemeinsamer genetischer Faktor zugrunde liegt.

Die Alkohol-induzierbare HL weist demgegenüber keine signifikante Hyperinsulinämie auf. Das steht im Einklang mit der allgemein akzeptierten Ansicht, daß diese Form der Hyperlipämie, ebenso wie die Fett-induzierbare HL durch andersartige Störungen der Stoffwechselregulation bedingt ist.

Zusammenfassung

1. Bei Patienten mit KH- und Calorien-induzierbarer HL sind die freien Fettsäuren des Serums erhöht, ihr Konzentrationsabfall nach 25 g Glucose i.v. ist verzögert und vermindert.

2. Im 100 g o.GTT stieg der Blutzucker nach 30 und 60 min auf signifikant höhere Werte an.

3. Der mittlere Insulinspiegel nach o.GTT ist positiv zum Triglycerid- und Esterfettsäurespiegel korreliert, der Effekt ist gewichtsunabhängig.

4. Bei Alkohol-induzierbarer HL liegen die mittleren Insulinspiegel signifikant niedriger als bei den KH- und Calorien-induzierbaren HL. Eine Korrelation zu den Serumlipiden besteht nicht.

Literatur

Conard, V., Franckson, J. R. M., Bastenie, P. A., Kestens, J., and Kovals, L.: Arch. int. Pharmacodyn. **93**, 277 (1953). — Davidson, P. C., and Albrink, M. J.: Metabolism **14**, 1059 (1965). — Daweke, H.: Habilitationsschrift, Düsseldorf (1964). — Dole, V. P., and Meinerts, H.: J. biol. Chem. **235**, 2595 (1960). — Fredrickson, D. S., Levy, R. I., and Lees, R. S.: New Engl. J. Med. **276**, 32, 94, 148, 215, 273 (1967). — Hales, C. N., and Randle, P. J.: Biochem. J. 88, 137 (1963). — Herberg, M.: Europ. Technicon Symp. Brighton Engl. Automation i. Analyt. Chem., p. 67 (1967). — Knittle, J. L., and Ahrens Jr., E. H.: J. clin. Invest. **43**, 485 (1964). — Kreutz, F. H.: Klin. Wschr. **40**, 362 (1962). — Kuo, P. T., Feng, L., Cohen, N. N., Fitts, W. T., and Miller, L. D.: Am. J. clin. Nutr. **20**, 116 (1967). — Lochner, W., u. Nasseri, M.: Pflügers Arch. ges. Physiol. **271**, 405 (1960). — Martin, D. B., Renold, A. E., and Dagenais, Y. M.: Lancet **1968** II, 76. — Reaven, G. M., Learne, R. L., Stern, M. P., and Farquar, J. W.: J. clin. Invest. **45**, 1756 (1967). — Rosenthal, H. L., Pfluke, M. M., and Calleram, J.: Clin. chim. Acta **4**, 329 (1959). — Sailer, S., Bolzano, F., Sandhofer, P., Spath, P. und Braunsteiner, H.: Schweiz. med. Wschr. **98**, 1512 (1968). — Trout, D. L., Estes, Jr., E. H., and Friedberg, S. J.: J. Lipid Res. **1**, 199 (1960). — Zlatkis, A., Zak, J., and Bagle, A. J.: J. Lab. clin. Med. **41**, 486 (1953).

LEINWEBER, W., SCHMITT, G., BECKER, H. und BÖHLE, E. (Zentrum der inneren Medizin der Univ. Frankfurt a. M.): **Die kombinierte Wirkung von Nicotinsäure und Tolbutamid auf den Fett- und Kohlenhydrathaushalt**

Nicotinsäure beeinflußt nicht nur die enzymatische Triglyceridhydrolyse von Depotfett und den Gehalt des Blutes an unveresterten Fettsäuren und Neutralfetten (Carlson and Orö, 1962; Östman, 1964), sie greift auch in die Regulation des Kohlenhydratstoffwechsels ein. Verschiedene Untersucher haben gezeigt, daß bei therapeutischer, hochdosierter und langdauernder Nicotinsäureapplikation in etwa 30 bis 50% der Fälle mit unerwünschten Nebenwirkungen auf dne Kohlenhydrathaushalt zu rechnen ist. So wurde nicht selten eine Verschlechterung der Glucosetoleranz bei Stoffwechselgesunden, Auftreten einer diabetischen Stoffwechsellage bei vorher latentem Diabetes sowie Zunahme des Insulinbedarfs zur Kompensation eines manifesten Diabetes beobachtet (Belle u. Halpern, 1958; Gurian u. Adlersberg, 1959; Rossenbeck u. Böhle, 1966; u. a.). Andere Autoren (Alesker, 1940; Unger, 1957 u. a.) sahen demgegenüber einen günstigen Einfluß der Nicotinsäure auf den Kohlenhydrathaushalt.

Im Rahmen unserer klinisch-experiemntellen Studien wurde an Stelle von Nicotinsäure Beta-Pyridylcarbinol verwendet. Dieser Alkohol wird nach De Ritter im Organismus verhältnismäßig rasch und vollkommen in Nicotinsäure umgewandelt.

In vorausgehenden Untersuchungen haben wir Gesunde, Patienten mit einer Arteriosklerose und diätetisch eingestellte Altersdiabetiker mit insgesamt 32 g Beta-Pyridylcarbinol per infusionem über 10 Tage behandelt. In beiden Patientengruppen sanken während der Infusionen am 1. und 10. Tag die unveresterten Fettsäuren, das Acetacetat und die Beta-Hydroxybuttersäure signifikant ab. Die Ausgangswerte dieser Blutbestandteile lagen am 10. Tag deutlich über denen des ersten Tages. Ein solcher Rebound-Effekt wurde von einigen Autoren auch nach einmaliger Gabe von Nicotinsäure beobachtet. Bei Gesunden waren die Veränderungen ähnlich aber weniger ausgeprägt. Gleichzeitig kam es bei beiden Patientengruppen nach der 10tägigen Behandlungsperiode zu einem Anstieg des Nüchternblutzuckers um durchschnittlich 36 mg-% während bei den Gesunden der Nüchternblutzucker sogar gering unter dem Ausgangsniveau lag. Bei den Arteriosklerotikern und weniger ausgeprägt bei den Altersdiabetikern stellte sich eine Verschlechterung des Glucoseassimilationskoeffizienten nach Conard bei gleichzeitiger Senkung des immunologisch meßbaren Insulins ein. Bei den Gesunden stiegen hingegen das immunologisch meßbare Insulin und der K-Wert an.

Auf Grund dieser Befunde haben wir einer Gruppe von 15 Arteriosklerotikern, die ebenfalls insgesamt 32 g Beta-Pyridylcarbinol über 10 Tage bekamen, zusätzlich 1 g Tolbutamid täglich verabfolgt. Diese Substanz erhöht die Insulinausschüttung aus dem Inselzellorgan. Als Probandengruppe wählten wir ein Kollektiv von Arteriosklerotikern mit peripheren bzw. cerebralen Durchblutungsstörungen, da solche Patienten häufig einer Beta-Pyridylcarbinolbehandlung zugeführt werden. Darüber hinaus konnte bei diesen Kranken nach unseren Feststellungen am ehesten mit unerwünschten Auswirkungen der Nicotinsäuretherapie auf den Kohlenhydratstoffwechsel gerechnet werden.

Unsere Untersuchungen ergaben folgende Befunde: Die veresterten Fettsäuren sanken dabei wie bei alleiniger Gabe von Nicotinylalkohol während der Infusion ab, die Werte am 10. Tag lagen insgesamt unter denen des 1. Tages. Die Abnahme der unveresterten Fettsäuren waren am 1. und am 10. Tag hoch signifikant. Die Nüchternwerte am 10. Tag zeigten dagegen einen signifikanten Anstieg über die Werte des 1. Tages. Ebenfalls die Beta-Hydroxybuttersäure und das Acetacetat fielen signifikant ab. Auch bei diesen beiden Blutbestandteilen ist der Rebound-Effekt am 11. Tag an den deutlich erhöhten Nüchternwerten zu erkennen.

Im Bereiche des Fettstoffwechsels verhalten sich somit Arteriosklerotiker bei der Behandlung mit Beta-Pyridylcarbinol plus Tolbutamid praktisch genauso wie bei alleiniger Gabe von Nicotinylalkohol. Demgegenüber bleibt bei der kombinierten Therapie eine Beeinträchtigung des Kohlenhydratstoffwechsels aus. Die Nüchternblutzuckerwerte zeigten nach 10tägiger Behandlung mit Nicotinsäure und Tolbutamid gegenüber denen des 1. Tages keine Erhöhung. Auch der Glucoseassimilationskoeffizient, der am 10. Tag nach Abschluß der Infusionsbehandlung bestimmt wurde, ließ keine Verschlechterung wie bei der alleinigen Gabe von Nicotinsäure erkennen. In 13 von 15 Fällen kam es sogar zu einem Anstieg des K-Wertes von 1,13 im Mittel auf 1,43. Aufschlußreich erscheint uns vor allem das Verhalten des immunologisch meßbaren Insulins im Serum. Es konnte festgestellt werden, daß bei der Nicotinsäurebehandlung ohne bzw. mit Tolbutamid die Kurvenverläufe des Seruminsulins unter der Infusion deutlich von einander differierten. Die Ausgangswerte waren im letztgenannten Fall entsprechend der Stimulation durch Tolbutamid gegenüber dem Vergleichskollektiv erhöht. Die Werte zeigten sowohl am 1. als auch am 10. Tag keine fallende Tendenz, die Verlaufskurven während der Infusion lagen dicht beieinander. Bei der alleinigen Gabe von Nicotinylalkohol hingegen wiesen die Verlaufskurven fallende Tendenz auf und die Nüchternwerte des 10. Tages waren deutlich niedriger als die des 1. Tages.

Nach Randle führt ein erhöhtes peripheres Angebot an unveresterten Fettsäuren zu einer ungünstigen Beeinflussung der Kohlenhydratutilisation und der Insulinempfindlichkeit am Muskel. Danach wäre bei Senkung der unveresterten Fettsäuren eine Verbesserung einer diabetischen oder latent diabetischen Stoffwechsellage zu erwarten. Unsere Ergebnisse während der alleinigen Infusion von Nicotinylalkohol am 1. und am 10. Tag entsprechen dieser Vorstellung insofern, als es durch den signifikanten Abfall der unveresterten Fettsäuren zu einer fallenden Tendenz des Blutzuckers kommt. Die Erhöhung des Nüchternblutzuckers am 10. Tag wäre dann Folge der überschießenden Gegenregulation im Fettstoffwechsel mit Erhöhung der unveresterten Fettsäuren. Die verminderte Insulinempfindlichkeit infolge der Hyperlipacidämie dürfte von den Gesunden durch eine Mehrausschüttung oder Mehrproduktion an Insulin kompensiert werden. Patienten mit einer Arteriosklerose bei denen vielfach eine latent diabetische Stoffwechsellage besteht, können diese Mehrleistung nicht aufbringen. Gegen die Alleingültigkeit der Randleschen Konzeption lassen sich jedoch nach den Befunden unserer Untersuchungen verschiedene Einwände erheben. Die Glucoseassimilation, die wir am 10. Tag nach der Infusion durchführten, zeigte bei alleiniger Gabe von Nicotinylalkohol eine Verschlechterung. Da zu diesem Zeitpunkt die unveresterten Fettsäuren jedoch unterhalb des Normbereiches lagen, müßte eigentlich eine verbesserte Glucoseassimilation gefunden werden. Auch der Blutzucker fiel am 10. Tag nach Senkung der unveresterten Fettsäuren nicht in den Normbereich ab. Weiterhin blieben die Änderungen im Fettstoffwechsel unter Tolbutamid unverändert, trotzdem wurde die ungünstige Wirkung von Nicotinylalkohol auf den Kohlenhydrathaushalt aufgehoben. Zur Erklärung der gegenseitigen Beeinflussung des Fett- und Kohlenhydratstoffwechsels müßte man auch eine durch Nicotinsäure gehemmte Insulinausschüttung, wie sie von Lammers et al. (1950) angenommen wird, diskutieren. Dem widerspricht, daß bei Gesunden nach alleiniger Gabe von Nicotinylalkohol keine Senkung des immunologisch meßbaren Insulins, sondern eine Erhöhung der Nüchternwerte eingetreten ist.

Nach unserer Feststellung kann zunächst angenommen werden, daß durch einen verstärkten Glucoseumsatz in der Peripherie infolge Einschränkung der Fettsäurenutilisation unter Nicotinsäure ein vermehrter Insulinverbrauch induziert wird. Nur der Gesunde oder der Arteriosklerotiker nach zusätzlicher Stimulation mit Tolbutamid können offenbar den Mehrbedarf an Insulin decken, wie das Verhalten des immunologisch meßbaren Seruminsulins bei kombinierter Gabe zeigt.

Unabhängig von diesen Erörterungen sind die vorgelegten Befunde vor allem von praktisch-klinischer Bedeutung, weil sie den Nachweis erbracht haben, daß mit Tolbutamid vielfach eine Verschlechterung der Glucoseutilisation unter Nicotinsäure verhindert werden kann.

Literatur

Alesker, E. M.: Abstr. Wld Med. 5, 447 (1940). — Belle, M., and Halpern, M. P.: Amer. J. Cardiol. 2, 449 (1958). — Carlson, L. A., and Örö, L.: Acta med. scand. 172, 641 (1962). — Gurian, H., and Adlersberg, D.: Amer. J. med. Sci. 237, 12 (1959). — Lammers, W., Siderius, P., and Gaarenstroom, J. H.: Acta physiol. pharmacol. neerl. 1, 193 (1950). — Molnar, G. D., Berge, K. G., Roseveare, J. W., McGuckin, W. F., and Achor, W. P.: Metabolism 13, 181 (1964). — Östman, J.: Metabolism 13, 675 (1964). — Randle, P. J., Garland, P. B., Hales, C. N., and Newsholme, E. A.: Lancet 1963 I, 785. — De Ritter: Drug Stand 28, 33 (1960). — Rossenbeck, H. G., u. Böhle, E.: Med. Welt (Stuttg.) 17, 860 (1966). — Unger, H.: Z. ges. inn. Med. 12, 73 (1957).

ENGLHARDT, A., FELD, J., GRIES, F. A., LIEBERMEISTER, H., PREISS, H. und
JAHNKE, K. (2. Med. Univ.-Klinik u. Diabetes-Forschungsinstitut Düsseldorf):
Aktivitäten der Glykolyse und des Hexosemonophosphatshunt in isolierten menschlichen Fettzellen. Untersuchungen zur Frage der Abhängigkeit vom Körpergewicht*

Viele Untersuchungen befassen sich mit der Frage der Aufdeckung von Stoff-
wechselstörungen bei Adipositas. In letzter Zeit galt das besondere Interesse dem
Fettgewebe selbst, dessen morphologische Struktur und Stoffwechselaktivität
Gegenstand zahlreicher Untersuchungen war. Diese Untersuchungen führten zu
einigen interessanten Ergebnissen. Mehrere Autoren konnten nachweisen, daß die
Vermehrung des Fettgewebes bei Gewichtszunahme parallel geht mit einer Vergrößerung der Fettzellen (Bjurulf [1], Hausberger u. Hausberger [4]). Preiss u.
Mitarb. [5] aus unserem Arbeitskreis zeigten an isolierten menschlichen Fettzellen enge Korrelationen zwischen Fettzellgröße und Körpergewicht. Salans,
Knittle u. Hirsch [7] konnten nachweisen, daß die Insulinempfindlichkeit der Fettzelle mit zunehmender Größe geringer wird. Diese Befunde veranlaßten uns, folgende Problemstellung aufzugreifen: Geht die Größenzunahme der Fettzelle bei der
Entwicklung einer Fettsucht mit wesentlichen Änderungen der Struktur oder
chemischen Zusammensetzung parallel? Handelt es sich um eine mit Lipiden
gefüllte Zelle mit überwiegenden Speicherfunktionen? In diesem Fall wäre es vorstellbar, daß der plasmatische Anteil der Zelle mit seinen Enzymen und Co-Enzy-
men so eingeschränkt wird, daß seine Stoffwechselkapazität unter die Norm absinkt.

Wir haben deshalb an isolierten menschlichen Fettzellen aus subcutanem Fettgewebe folgende Größen gemessen: Fettzelldurchmesser und Fettzellvolumen,
Lipidgehalt und Aktivitäten von Enzymen der Glykolyse und des Hexose-Mono-
phosphatshunt.

Fettgewebsproben wurden bei 35 Probanden am Beginn chirurgischer Operationen aus
dem Abdominalbereich entnommen. Bei 20 Freiwilligen wurde Fettgewebe in Lokalanästhesie
aus der Unterbauchregion exzidiert. Die Präparation der Fettzellen erfolgte mit Kollagenase
nach der von Rodbell [6] angegebenen Methode. Der mittlere Fettzelldurchmesser wurde an
mit Methylenblau gefärbten Zellen in silikonisierten feuchten Kammern mikroskopisch ermittelt. Das mittlere Volumen der Fettzellen wurde aus dem Durchmesser unter Annahme
einer sphärischen Form der Fettzellen berechnet. Das wahre Fettzellvolumen einer zentrifugierten Zellschicht erhielten wir nach Korrektur für den extracellulären Flüssigkeitsraum
nach Crofford u. Renold [3]. Die Berechnung des Lipid-gefüllten Raums der Fettzellen erfolgte
aus dem Triglyceridgehalt der Zellschicht und den oben angegebenen Volumenwerten. Das
spezifische Gewicht der menschlichen Fettzellipide wurde nach Extraktion der Lipide aus
Fettgewebsproben von zehn Probanden durch Abwiegen definierter Proben ermittelt. Klare
Extrakte für die Messung von Enzymaktivitäten wurden durch Homogenisieren im Ultra-
turrax und Zentrifugieren des Homogenats (Ultrazentrifuge Spinco L 50, 30 min bei 98000×g,
bei 2 bis 4°) hergestellt. Die Messung der Enzymaktivitäten im optischen Test erfolgte nach
Bücher, Pette u. Luh [2] mit Modifikationen für Fettgewebe. Registrierung der Extinktions-
änderungen bei 334 nm, Temperatur 25°. Folgende Enzyme wurden gemessen: Glucose-6-
phosphatdehydrogenase (G6PDH), Phosphoglucomutase (PGIM), Fruktose-6-phosphatkinase
(F6PK), Hexosephosphatisomerase (HIM), Aldolase (ALD), Glycerinaldehydphosphat-
dehydrogenase (GAPDH), Pyruvatkinase (PK), Phosphoglyceratkinase (PGK), Lactatdehydrogenase (LDH).
Zur Auswertung der Ergebnisse wurde eine Einteilung der Probanden in drei Gruppen vorgenommen: Gruppe I: Übergewicht —10 bis +10%, Gruppe II: +11 bis +50%, Gruppe III:
+51 bis +175%. In einer weiteren Serie wurden die Ergebnisse von zehn Normgewichtigen
und 16 Adipösen mit einem Übergewicht von mehr als 50% verglichen.

Die Ergebnisse bestätigen die bekannte Größenzunahme der Fettzellen Adipöser. Die mittleren Fettzelldurchmesser von Übergewichtigen mit über 50%

* Die Arbeit wurde in dankenswerter Weise von der Deutschen Forschungsgemeinschaft
unterstützt.

Mehrgewicht sind signifikant größer als diejenigen Normgewichtiger. Da sich das Volumen der Fettzellen mit dem Kubus des Radius ändert, sind die Volumenunterschiede wesentlich größer als die der Durchmesser (mittleres Fettzellvolumen bei Normgewichtigen $376 \pm 115 \times 10^{-6}$ mm^3, bei Adipösen $799 \pm 99,5 \times 10^{-6}$ mm^3).

Lipidbestimmungen ergaben, daß bei Normgewichtigen ein Anteil von 77% des gesamten Zellvolumens mit Lipiden gefüllt ist; bei Übergewichtigen ist der Anteil auf 85% erhöht. Dementsprechend ist der lipidfreie Restraum bei Fettsüchtigen von 23% auf 15% des Zellvolumens reduziert. Bei Betrachtung der Absolutwerte erkennt man aber, daß in der vergrößerten Fettzelle Fettsüchtiger der Lipidraum stark vermehrt ist, aber auch der plasmatische Raum zugenommen hat (Abb. 1).

Die Aktivitäten der Enzyme HIM, G6PDH und Aldolase waren, bezogen auf mMol Triglycerid in den Fettzellen Fettsüchtiger mit mehr als 50% Übergewicht gegenüber den anderen beiden Kollektiven (Gruppe I und II) signifikant herabge-

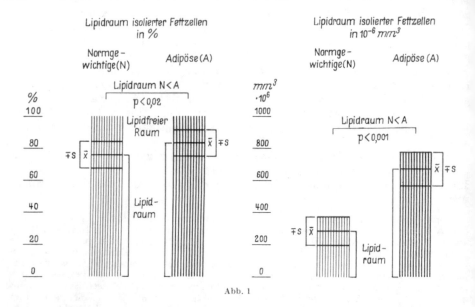

Abb. 1

setzt. Für diese Enzyme fanden sich signifikante negative Korrelationen zwischen dem log der Emzymaktivität und dem log des Übergewichts. Außerdem war die Aktivität der PGlM bei Fettsüchtigen der Gruppe III gegenüber Gruppe II ebenfalls vermindert.

Da aber der Lipidgehalt der Fettzellen, der in dieser Auswertung als Bezugssystem verwendet wurde, selbst keine konstante Größe ist, sahen wir uns veranlaßt, weitere Bezugssysteme der Berechnung zugrunde zu legen (Abb. 2). Wenn die Werte auf ein definiertes Volumen reiner Fettzellen bezogen wurden, war die Aktivitätsabnahme der Aldolase und G6PDH ebenfalls nachweisbar. Sie verschwand aber, wenn der Enzymgehalt der einzelnen Fettzelle berechnet wurde. Dieser mittlere Enzymgehalt der Fettzelle war bei Fettsüchtigen sogar erhöht, der Anstieg allerdings nur für Aldolase und G6PDH signifikant. Um einen Hinweis auf die Enzymkonzentration der Zelle zu erhalten, wurden die Enzyme nochmal berechnet auf ein definiertes Volumen des lipidfreien Restraums. Auch bei dieser Auswertung wurden LDH und HIM bei Fettsüchtigen erhöht gefunden. Die Differenzen waren aber, wohl infolge der hohen Variabilität der Größe dieses Restraumes nicht signifikant. Wir sehen also, daß die Interpretation der Ergebnisse stark an die Wahl des Bezugssystems gebunden ist.

Die Ergebnisse zeigen, daß der Gestaltwandel, den die Fettzelle im Stadium
der Gewichtszunahme erfährt, auch zu Änderungen ihrer chemischen Zusammensetzung führt. Der Lipidgehalt der vergrößerten Zelle ist absolut und prozentual
vermehrt. Dies bedeutet, daß im Stadium der Überernährung, wie erwartet
werden darf, vermehrt Lipide gespeichert werden. Ähnliche Vorgänge wurden im
tierischen Fettgewebe in der Phase der Wiederauffütterung beobachtet (Crofford
u. Renold). Diese Zunahme des Lipidgehalts und die dadurch bedingte relative
Verkleinerung des lipidfreien Raums führt dazu, daß, für die gesamte Zellmasse
betrachtet, der Gehalt an Metaboliten und Enzymen ebenfalls abnimmt. Völlig
andere Verhältnisse liegen aber vor, wenn man die isolierte Zelle für sich betrachtet.
Die große Zelle des Fettgewebes Adipöser ist in Wirklichkeit reich mit Enzymen
ausgestattet. Unklar ist, warum sich die Aktivitäten der einzelnen Enzyme nicht
gleichsinnig verhalten. Bei einem verstärkten Wachstum der Zelle sollte der An-

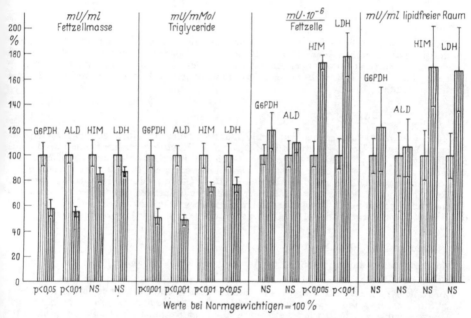

Abb. 2. Enzymaktivitäten in isolierten menschlichen Fettzellen von Normgewichtigen und Adipösen

stieg der Enzymaktivitäten der Zunahme des lipidfreien Raums proportional sein.
Dies ist aber nicht der Fall. Einzelne Enzyme steigen mehr, andere aber weniger
an. Auch die Konzentrationen der Enzyme in diesen Räumen verhalten sich unterschiedlich. Es wäre zu diskutieren, ob Phänomene der Adaptation hierbei eine
Rolle spielen. Es ist aber zu berücksichtigen, daß hier nicht absolute Meßgrößen
angegeben werden können, sondern daß die Größe der Räume selbst mit indirekten
Methoden rechnerisch ermittelt wurde. Dadurch erhält man nur Annäherungs-
werte, besonders für die intracellulären Räume, die nur einen groben Einblick in
ihre Zusammensetzung erlauben. Folgendes läßt sich aber auf Grund der Ergebnisse aussagen: das Erscheinungsbild der Fettzelle Fettsüchtiger wird geprägt
durch Vorgänge der Speicherung und des Wachstums. Die Veränderungen im
Bereich der cellulären Enzymspiegel sind wahrscheinlich als sekundäre Phänomene diesen Vorgängen zuzuordnen. Wesentliche Änderungen des Enzymbilds
der Zellen, die als Ursache von Störungen des Glucosestoffwechsels in Frage
kommen könnten, wurden nicht nachgewiesen.

Literatur

1. Bjurulf, P.: Acta med. scand. Suppl. **349**, 7 (1959). — 2. Bücher, Th., Luh, U. und Pette, D.: Einfache und zusammengesetzte Tests mit Pyridinnucleotiden. Hoppe-Seyler-Thierfelder. Handbuch der physiol.-chemischen Analyse, 10. Aufl., Bd. VI, A, Berlin-Göttingen-Heidelberg-New York: Springer 1964. — 3. Crofford, O. B., and Renold, A. E.: J. biol. Chem. **240**, 14 (1964). — 4. Hausberger, F. X., and Hausberger, B. C.: Amer. J. Phys. **193**, 455 (1958). — 5. Preiss, H.: Verh. dtsch. Ges. inn. Med. **14**, (1968). — 6. Rodbell, M.: J. biol. Chem. **239**, 375 (1964). — 7. Salans, L. B., Knittle, J. L., and Hirsch, J.: J. clin. Invest. **47**, 153 (1968).

Aussprache

Herr BRECH, W. (Heidelberg):

Zu Herrn GRÜNKLEE: Wie haben Sie alkohol- und kohlenhydratinduzierte Hyperlipämien differenziert? Haben Sie mit definierten Alkoholmengen belastet? Ließen sich „alkoholinduzierte" auch mit Kohlenhydraten induzieren und „Kohlenhydratinduzierte" mit Alkohol?

Herr GRIES, F. A. (Düsseldorf):

Zu Herrn BRECH: Eine Alkoholinfusionsbelastung wurde nicht durchgeführt. Die Diagnose ergab sich aus dem raschen Abfall der Serumlipide nach Absetzen des Alkohols und dem raschen Wiederanstieg nach erneuter oraler Alkoholzufuhr. Bei der Diättestung mit isocalorischen Kohlenhydrat- bzw. Fett-reichen sowie calorienreduzierten Kostformen reagierten diese Personen unauffällig.

Herr ZÖLLNER, N. (München):

Zu Herrn LEINWEBER: Gemeinsam mit Wandrey wurden Diabetiker mit Hyperlipoidämien mit üblichen Dosen Pyridylcarbinol (1,2 g eines Retardpräparates täglich) behandelt. Die Häufigkeit der „Verschlechterungen des Glucosestoffwechsels" war nicht größer als bei Hyperlipoidämiepatienten ohne Diabetes. Dies läßt vermuten, daß die Beeinflussung des Glucosestoffwechsels durch Pyridylcarbinol an anderer Stelle als durch den Mechanismus des Diabetes mellitus erfolgt. Kann mit Tolbutamid auch bei Dauertherapie die Beeinflussung des Glucosestoffwechsels durch Pyridylcarbinol verhindert werden? Wie beeinflußt Tolbutamid die Wirkung von Pyridylcarbinol auf Cholesterin und Trigly ceride im Langzeitversuch?

Herr SCHETTLER, G. (Heidelberg):

Zu Herrn LEINWEBER: Haben Sie bei Ihren Patienten die Transaminasen im Serum bestimmt?

Zu Herrn ENGLHARDT: Können Sie über die Ernährung Ihrer Probanden etwas aussagen? Es ist wohl zu erwarten, daß Sie unterschiedliche Ergebnisse nach polyensäurereicher Kost oder Bevorzugung von Fetten mit Fettsäuren mittlerer Kettenlänge bekommen. Man sollte meines Erachtens das subcutane Fettgewebe unter diesen verschiedenen Bedingungen untersuchen.

KREMER, G. J., KATZENBACH, G. und VICTOR, N. (II. Med. Univ.-Klinik u. Poliklinik und Institut für Med. Statistik und Dokumentation, Univ. Mainz): **Zur regionalen Verteilung des Triglyceridgehaltes in der menschlichen Leber**

Für die exakte Bestimmung des Leberverfettungsgrades hat sich die Triglyceridanalyse des Biopsiecylinders sehr bewährt [1, 2, 3, 4]. Da für die Untersuchung beim Menschen im allgemeinen nur ein einziger Gewebscylinder zur Verfügung steht, der je nach Entnahmetechnik (Blindpunktion, gezielte Punktion bei der Laparoskopie) aus verschiedenen Regionen der Leber stammen kann, stellt sich die Frage nach etwaigen Schwankungen des Triglyceridgehaltes (TG-Gehalt) der Leber. An einem Kollektiv von 29 menschlichen nicht cirrhotischen Leichenlebern wurden daher TG-Analysen an jeweils sechs verschiedenen Stellen vorgenommen und die gewonnenen Ergebnisse miteinander verglichen.

Abb. 1 zeigt die Lage der Punktionsstellen, die in Anlehnung an die segmentale Gefäßversorgung der Leber gewählt wurden. Von der Oberfläche aus wurden an diesen Stellen Punktate mit der Vim-Silvermann-Nadel entnommen, anschließend sofort gewogen (Feuchtgewicht) und danach zur Bestimmung des Trockengewichts lyophilisiert. Das Frischgewicht betrug im allgemeinen zwischen 12 und 25 mg. Zur Methodik der Lipoidextraktion und TG-Analyse siehe unter [2]. Es wurden jeweils zwei getrennte Doppelbestimmungen durchgeführt; die Angaben des TG-Gehaltes erfolgten in Prozent des Feucht- und Trockengewichts. Für die statistische Bearbeitung der Ergebnisse wurden Regressions- und Varianzanalysen durchgeführt sowie Konfidenz- und Toleranzbereiche bestimmt.

1		2		3		4		5		6		7		8		9	
% Feucht Gew.	% Trocken Gew.	% Feucht Gew.	% Trocken Gew.	% Feucht Gew.	% Trocken Gew.	% Feucht Gew.	% Trocken Gew.	% Feucht Gew.	% Trocken Gew.	% Feucht Gew.	% Trocken Gew.	% Feucht Gew.	% Trocken Gew.	% Feucht Gew.	% Trocken Gew.	% Feucht Gew.	% Trocken Gew.
1,8	6,4	2,3	6,9	1,8	7,2	3,1	9,7	3,1	11,7	5,6	16,4	10,3	30,6	1,7	6,7	10,3	39,6
1,7	6,4	2,2	6,4	1,8	7,0	2,9	10,2	2,9	10,6	6,1	18,8	10,7	32,1	1,7	6,6	11,6	34,8
2,1	6,4	2,0	6,5	1,6	6,7	2,9	9,4	2,9	10,9	6,3	18,7	9,6	29,0	1,8	6,7	7,3	26,0
1,9	6,5	2,7	8,4	1,9	7,7	3,0	9,9	2,6	10,0	6,9	21,3	4,8	17,6	1,6	6,3	14,3	41,5
1,5	6,7	2,7	8,4	1,9	7,7	3,5	12,6	2,6	10,7	6,9	19,7	6,3	21,0	1,9	5,7	12,5	38,0
1,6	6,3	1,5	4,9	1,9	7,4	3,5	11,1	2,4	9,4	6,1	18,0	8,1	26,5	1,5	6,6	—	—

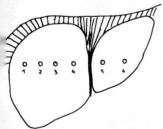

TG-Gehalt an verschiedenen Punktionsstellen der Leber

Abb. 1. Gewählte Punktionsstellen der Leber; die Tabelle zeigt die Triglyceridwerte an den einzelnen Punktionsstellen in Prozent des Feucht- und Trockengewichts bei einem Teil des untersuchten Kollektivs

Ergebnisse

1. In Abb. 1 ist ein Teil der Untersuchungsergebnisse tabellarisch zusammengestellt. Bei einfacher vergleichender Betrachtung der TG-Werte aus verschiedenen Regionen der Leber erkennt man, daß regionale Unterschiede bestehen, welche mit steigendem TG-Gehalt an Ausmaß zunehmen. Zum größten Teil bewegen sich die Differenzen zwischen den einzelnen Punktionsstellen in einer Größenordnung von etwa 10%. Auf Grund einzelner besonders stark abweichender Werte entsteht der Eindruck, als ob bestimmte Punktionsstellen, nämlich die im linken Lappen und im ligamentnahen Bereich des rechten Leberlappens zu auffallenden Abweichungen prädisponierten. Wie sich jedoch aus varianzanalytischen Untersuchungen ergibt, liegen keine *systematischen* regionalen Schwankungen des TG-Gehalts der Leber vor; vielmehr lassen sich alle Unterschiede zwischen den Punktionsstellen als zufällig erklären; Einflüsse der verschiedenen Regionen auf den TG-Gehalt sind in keinem Falle zu sichern.

Es sei noch kurz darauf hingewiesen, daß die beschriebenen Resultate grundsätzlich gleichlautend sind bei Angabe des TG-Gehalts in Prozent des Feucht- und Trockengewichts.

2. Zur systematischen Erfassung der regionalen Schwankungen wurden Mittelwerte und Standardabweichungen für die einzelnen Lebern geschätzt. Die Standardabweichung als Maß für die durchschnittliche Schwankung der TG-Werte nimmt erwartungsgemäß mit steigendem mittlerem TG-Gehalt zu. Zwischen beiden Größen besteht eine statistisch signifikante lineare Beziehung mit Korrelationskoeffizienten von r = 0,9127 (bei Bezug auf Feuchtgewicht) und r = 0,9043 (bei Bezug auf Trockengewicht). Die entsprechenden Regressionsgleichungen lauten s = 0,22 $\bar{x}$ — 0,33 und s = 0,16 $\bar{x}$ — 0,62. Wie ein Vergleich der Mittelwerte und Standardabweichung zeigt, liegen, abgesehen von den Bereichen mit hohem TG-Gehalt, die Werte der Standardabweichungen in einem Bereich von ± 10% des Mittelwertes oder darunter. Die Ergebnisse sind für beide Bezugssysteme des TG-Gehaltes prinzipiell gleichlautend.

3. Die Berechnung des Konfidenzbereiches oder Mutungsintervalles gibt Aufschluß darüber, in welchem Wertebereich der wahre Mittelwert liegt, welcher sich bei Analyse des gesamten Organs ergäbe. Mit zunehmender Streuung wird auch

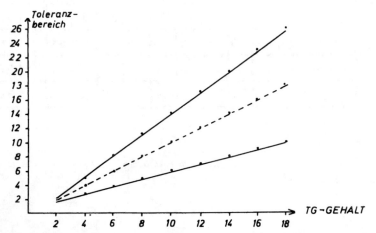

Abb. 2. Mittlere Triglyceridgehalte der Leber mit Abgrenzung der entsprechenden Toleranzbereiche (95% Sicherheitswahrscheinlichkeit). Angaben in % des Feuchtigkeitsgewichts

das Mutungsintervall breiter. Unter Zugrundelegung einer Sicherheitswahrscheinlichkeit von 95% beträgt das Mutungsintervall bei einem Stichprobenmittelwert von 2% z. B. ± 0,09%, bei einem Mittelwert von 12% beispielsweise ± 1,93%. Bei Bezug des TG-Gehalts auf Trockengewicht erhält man entsprechende Werte. Die Berechnungen der Konfidenzbereiche zeigen, daß der tatsächliche Fettgehalt der gesamten Leber schon durch Auswertung weniger Punktionscylinder hinreichend genau angegeben werden kann.

4. Von besonderem Interesse ist die Abgrenzung von Toleranzbereichen; diese gaben das Intervall an, innerhalb dessen mit einer bestimmten Sicherheitswahrscheinlichkeit z. B. wenigstens 95% aller möglichen Werte (kurz 95% der Grundgesamtheit) liegen. Fällt also bei einer zukünftigen Stichprobe, welche aus der Analyse eines einzigen Cylinders des betreffenden Organs bestehen kann, der gefundene TG-Wert außerhalb dieses Toleranzbereiches, so kann dieser zuletzt ermittelte Wert als signifikant verschieden von den Werten der ersten Messung betrachtet werden, gleichgültig an welcher Stelle die Probe entnommen wurde. Die am vorliegenden Material errechneten Toleranzbereiche können auf zukünftige Untersuchungen angewendet werden. Soll demnach beurteilt werden, ob der TG-Gehalt in einem Punktat signifikant von dem Wert einer früher oder nachfolgend

entnommenen Biopsie abweicht, so müssen zur Signifikanzprüfung die für die verschiedenen TG-Bereiche ermittelten Toleranzgrenzen herangezogen werden. Dabei spielt es keine Rolle, ob die beiden zu vergleichenden Biopsien aus derselben oder aus verschiedenen Regionen der Leber gewonnen wurden. Mit Zunahme des Fettgehalts werden die Toleranzintervalle größer (Abb. 2).

Streng genommen müßte für die Berechnung der Konfidenz- und Toleranzbereiche die Streuung der logarithmierten TG-Werte verwandt werden, da diese über alle Wertbereiche nahezu eine konstante Größe darstellt, wie sich nach entsprechender Transformtaion ergab. Da dieses Verfahren jedoch bei der Rücktransformation ins ursprüngliche Maßsystem zu unanschaulichen Größen (geometrisches Mittel) führt, schlagen wir vor, die Streuung für den betreffenden Wert der Regressionsgleichung zu entnehmen und als Schätzung für σ in die Formeln einzusetzen.

Zusammenfassung

1. Der TG-Gehalt der menschlichen Leber zeigt regionale Schwankungen, die mit steigendem TG-Gehalt an Größe zunehmen; diese Schwankungen sind nicht systematisch verteilt, sie sind unabhängig von der Punktionsstelle.

2. Die Beziehungen zwischen mittlerem TG-Gehalt und Streuung der Einzelwerte sind linear korreliert.

3. Mit zunehmendem mittlerem TG-Gehalt nehmen Konfidenz- und Toleranzbereiche zu; für die Beurteilung einer Signifikanz im Unterschied des TG-Gehaltes von zwei nacheinander, etwa nach Durchführung einer bestimmten therapeutischen Maßnahme entnommenen Biopsien können die an Hand des hier untersuchten Kollektivs ermittelten Toleranzbereiche herangezogen werden.

Literatur

1. Kremer, G. J.: Klin. Wschr. 46, 109 (1968). — 2. Kremer, G. J., Kössling, F. K., Lange, H.-J. und Victor, N.: Dtsch med. Wschr. 94, 63 (1969). — 3. Oette, K., u. Phlippen, R.: Verh. dtsch. Ges. inn. Med. 74, 247 (1968). — 4. Irsigler, R., u. Hrabal, I.: Klin. Wschr. 46, 432 (1968). — 5. Owen, D. B.: Handbook of Statistical Tables. Palo Alto/London: Addison-Wesley Publishing Comp. 1962.

PHLIPPEN, R., OETTE, K., LANGCKOHR, H., FROTZ, H. und GHEORGHIU, T. (Med. Univ.-Klinik Köln): **Untersuchungen zur Fettsäuresynthesedrosselung in der menschlichen Leber**

In früheren Untersuchungen an Leberpunktaten haben wir gezeigt, daß die Fettsäureneosynthese in der Leber durch eine fettreiche Kost gedrosselt wird [5]. Von dieser Tatsache ausgehend stellte sich die weitere Frage nach der Latenz der Synthesedrosselung, d. h. wie lange die Leber benötigt, sich an eine neue Stoffwechselsituation, insbesondere eine erhöhte Fettzufuhr zu adaptieren.

Methodik

Die Untersuchungen wurden in vitro an menschlichen Leberpunktaten (ca. 6 mg bis 20 mg) durchgeführt. Bezüglich der Einzelheiten der Inkubation und der Messung des Einbaues von 1-^{14}C-Acetat zur Bestimmung der Fettsäure-Neosynthese sei auf den Vortrag des vergangenen Jahres verwiesen [5].

Den Leberpunktionen und unmittelbar sich anschließenden Inkubationsversuchen ging eine 6tägige Diätbehandlung voraus. Unter isocalorischen Bedingungen wurde unter Variierung der Applikationsdauer von 1 bis 6 Tagen eine genau berechnete Kost mit 55 Calorien-% Fett, 17 Calorien-% Eiweiß und 28 Calorien-% Kohlenhydrate verabreicht. Zum Vergleich wurde eine Vollkostgruppe herangezogen.

Ergebnisse

Abb. 1 zeigt die Abhängigkeit der Fettsäureneosynthese in der Leber — gemessen in dpm/mg Feuchtgewicht — von der Dauer der Fettbelastung. Während nach eintägiger Fettzufuhr noch keine Verminderung der Einbaurate gegenüber Voll-kosternährung festzustellen war, wurde nach 3 und 4 Tagen eine zunehmende Reduktion der Fettsäuresynthese deutlich, um den tiefsten Stand am 5. bis 6. Tag zu erreichen. Eine Verlängerung der Versuchsdauer auf beispielsweise 14 Tage — in Abb. 1 nicht wiedergegeben — führte zu keinem zusätzlichen Drosselungs-effekt. Es besteht Grund zu der Annahme, daß zum Zeitpunkt des Aktivitäts-minimum am 5. bis 6. Tag wahrscheinlich überwiegend Kettenverlängerungs-reaktionen und weniger Fettsäureneosynthesen ablaufen.

Es erhebt sich die Frage, ob nicht in vivo die Fettsäuresynthese bereits zu einem früheren Zeitpunkt eingeschränkt wird als in vivo. Daß in vitro infolge des verminderten Angebotes an Kohlenhydraten die Fettsäuresynthese bereits ein-geschränkt wird noch bevor eine Umstellung des offenbar stark verzögert reagie-renden Enzymsystems eintritt — den Ergebnissen in vitro entsprechend — erscheint denkbar. Für diese Auffassung, daß in vivo die substratbedingte Drosse-

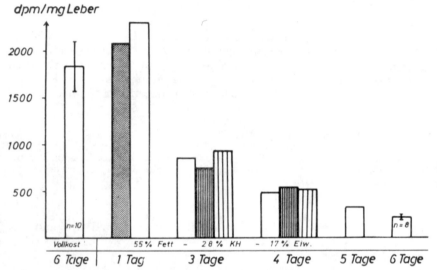

Abb. 1. Fettsäureneosynthese (C¹⁴-Acetateinbau in die Lipoide der menschlichen Leber in vitro) in Abhängigkeit von der Dauer fettreicher Kost (55 Cal.-% Fett, 28 Cal.-% KH, 17 Cal.-% Eiweiß)

lung der enzymabhängigen Drosselung vorausgeht, spricht auch unsere Beobach-tung, daß bei Steigerung des Fettgehaltes auf 70% Fettcalorien täglich — wobei in Anbetracht der minimalen Kohlenhydratzufuhr die Syntheseleistung einge-schränkt sein muß — im Versuch in vitro bei optimalem Glucoseangebot die Aktivität des Enzymsystems und damit die Einbaurate auch nach 3 Tagen noch nicht reduziert war.

Die Bedeutung der Kohlenhydrateinschränkung wird auch aus Erfahrungen mit Hyperlipämiepatienten ersichtlich. Bei kohlenhydratinduzierter Hyperlip-ämie fanden wir anderen Autoren entsprechend einen starken Rückgang der Fett-synthese — gemessen an dem Abfall der Serumneutralfette — bereits bei nur mäßig fettreicher Kost von 45% Fettcalorien. In wenigen bislang untersuchten Fällen idiopathischer Fettleber erzielten wir ganz analog durch fettreiche Kost mit 45 bis 55 Calorien-% Fett täglich eine Drosselung der Fettsäuresynthese in der Leber, nachgewiesen durch die histologische Rückbildung der Verfettung innerhalb von 3 Monaten. Es erscheint darum berechtigt, eine besondere Form der ernährungsbedingten Fettleber, und zwar eine kohlenhydratinduzierte gegenüber iner fettinduzierten Form und der Hungerfettleber abzugrenzen. Eine derartieg Unterteilung wäre, sollten sich die oben genannten Therapieresultate mit fett- reicher Kost weiterhin bestätigen, in therapeutischer Sicht von großer praktischer Bedeutung.

Den Einbau der neu synthetisierten Fettsäuren in die verschiedenen Lipid- klassen ist in der Tabelle wiedergegeben. Die Aufschlüsselung erfolgt dünnschicht- chromatographisch. Die Zahlen basieren auf den Leberpunktaten dreier Patienten, die unter Vollkost standen und deren histologische Leberbefunde nur uncharak- teristische Veränderungen aufwiesen. Es fand sich für die Neutrallipide ein Anteil von 78%, während die Gruppe der Phosphatide 21% der Gesamtaktivität aus- machte. Die höchsten Syntheseraten fanden sich für die Triglyceride mit 78,5%, gefolgt von Lecithin mit 73% und Cholesterin 14,2%. Der Anteil der einzelnen Fettsäuren, die in die verschiedenen Lipoidklassen eingebaut wurden (Fettsäure- muster), betrug für die mittel- und kurzkettigen Fettsäuren — bis C_{12} — etwa 17%, wohingegen die längerkettigen Fettsäuren — ab C_{14} — 83% des Einbaues ausmachten, darunter C_{16} bzw. C_{18} die höchsten Einbauraten aufwiesen.

Tabelle. *Prozentualer Einbau von 1-C^{14}-Acetat in die Lipidklassen der menschlichen Leber unter „Normalkost". Dünnschicht-chromatographische Analyse (n = 3)*

Neutrallipide	78%	Phosphatide	21%
	%		%
Freie Fettsäuren	1,1	Sphingomyelin	1,0
		Lysolecithin	0,7
Monoglyceride	0,2	Lecithin	73,0
Diglyceride	3,8	Colamincephalin	8,3
Triglyceride	78,5	Serincephalin Inositphosphat	7,1
Cholesterin	14,2	Kardiolipin Phosphatidsäure	1,9
Cholesterinester	0,5	Nicht identifizierte Substanzen[a]	8,0
Rest	1,7		

[a] 6,8% in Nähe des Auftragspunktes.

Die Untersuchungen betrafen den Leberstoffwechsel vorwiegend der lang- kettigen Fettsäuren. Ergänzend wurden Untersuchungen in Abhängigkeit auch von der Kettenlänge der Fettsäuren, insbesondere unter Berücksichtigung ver- schiedener mittel- und kurzkettiger Fettsäuren durchgeführt, worüber in dem Vortrag von M. Winterfeld berichtet wird.

Literatur

1. Bortz, W., Abraham, S., and Chaikoff, I. L.: J. biol. Chem. **238**, 1266 (1963). — 2. Hill, R., Webster, W., Linazasoro, I. M., and Chaikoff, I. L.: J. Lipid Res. **1**, 150 (1960). — 3. Lyon, J., Marsi, M. S., and Chaikoff, I. L.: J. biol. Chem. **196**, 25 (1952). — 4. Masoro, E. I.: J. Lipid Res. **3**, 149 (1962). — 5. Phlippen, R., u. Oette, K.: Verh. dtsch. Ges. inn. Med. **74**, 239 (1968).

WINTERFELD, M., OETTE, K., PHILIPPEN, R., GHEORGHIU, TH. und FROTZ, H. (Med. Univ.-Klinik, Köln): **Stoffwechseluntersuchungen mit kurz- und mittel- kettigen Fettsäuren an Leberpunktatcylindern des Menschen**

Kürzerkettige Fettsäuren mit einer Kettenlänge bis zu zehn C-Atomen haben in den letzten Jahren bei verschiedenen gastroenterologischen Erkrankungen therapeutische Bedeutung erlangt. Sie zeigen im Vergleich zu den längerkettigen Fettsäuren ab C_{12} ein besonderes Verhalten bei der Resorption im Dünndarm [1, 2]. Nach der Aufnahme in die resorbierende Mucosazelle werden sie beispielsweise im

Gegensatz zu den längerkettigen Fettsäuren als freie Säuren in das Pfortadersystem eingeschleust und bereits während der ersten Leberpassage annähernd quantitativ aus dem Kreislauf entfernt. Der Stoffwechsel der mit der Nahrung aufgenommenen kürzerkettigen Fettsäuren findet daher fast ausschließlich in der Leber statt. Bei gewöhnlicher Ernährung spielen diese Fettsäuren allerdings quantitativ nur eine untergeordnete Rolle, da sie in den meisten Nahrungsfetten nicht oder nur in Spuren enthalten sind. Relativ reich an kürzerkettigen Fettsäuren sind das Butterfett (ca. 10%), das Cocosfett (ca. 17%) und das Palmkernfett (ca. 8%) [3]. Es ist denkbar, daß sich bei weiterer Aufklärung des Stoffwechsels diese Fettsäuren in der Leber [4] neue therapeutische Möglichkeiten zu ihrer Anwendung bei bestimmten Lebererkrankungen ergeben könnten.

In der vorliegenden Arbeit wurden an menschlichen Leberpunktatcylindern, die aus diagnostischen Gründen entnommen wurden, folgende Gesichtspunkte des Stoffwechsels kürzerkettiger Fettsäuren untersucht.

1. Die Veresterung, 2. der Einbau in verschiedene Lipidklassen, 3. die Kettenverlängerung, 4. der Abbau und die Verwendung der Abbauprodukte zur Fettsäureneosynthese und zur Steroidsynthese. Die durchgeführten Inkubationsversuche der Lebercylinder mit radioaktiv markierten Fettsäuren und die anschließende Aufarbeitung erfolgten weitgehend in Anlehnung an bereits von K. Oette u. R. Phlippen veröffentlichte Methoden [5, 6]. Die Untersuchungen wurden an einem gemischten, unter Normal- bzw. Leberschonkost stehenden Krankengut mit nur leichter Leberschädigung durchgeführt. Die Leberpunktate (5 bis 13 mg Feuchtgewicht) wurden 2 Std bei 37 °C inkubiert. Das Inkubationsmedium, eingestellt auf ein pH von 7,4, enthielt neben einem Phosphat-Bicarbonatpuffer und den erforderlichen Salzen, 4 g-% Albumin (mit konstantem Gehalt an gebundenen Fettsäuren) und 100 mg-% Glucose. Pro Inkubationsversuch wurden 1,25 µC Fettsäuren zur Untersuchung eingesetzt.

Die radiochemische Analyse der Fettsäuren erfolgte mit Hilfe der präparativen Gaschromatographie. Über methodische Einzelheiten wird in Kürze an anderer Stelle berichtet.

Folgende 1-C^{14}-markierte Vorläuferfettsäuren wurden dem albuminhaltigen Puffer als K-Salze in m/10 Phosphatpuffer (pH 7,4) gelöst zugesetzt: Buttersäure (C_4, spezifische Aktivität 15,0 mc/mMol), Capronsäure (C_6, spezifische Aktivität 1,97 mc/mMol), Caprylsäure (C_8, spezifische Aktivität 8,0 mc/mMol) Caprinsäure (C_{10}, spezifische Aktivität 5,0 mc/mMol), Laurinsäure (C_{12}, spezifische Aktivität 21,0 mc/mMol), Myristinsäure (C_{14}, spezifische Aktivität 15,4 mc/mMol) und Stearinsäure (C_{18}, spezifische Aktivität 37,1 mc/mMol). Als innerer Stoffwechselstandard diente 9-10-H^3-markierte Palmitinsäure (C_{16}, spezifische Aktivität 350 mc/mMol).

Gemessen wurden 1. die Gesamtaktivität, 2. die Aktivitätsverteilung auf einzelne Lipidklassen und 3. die Aktivitätsverteilung auf die Fettsäuren verschiedener Kettenlängen.

Ergebnisse

Abb. 1 zeigt den Gesamteinbau bei den einzelnen Versuchsgruppen umgerechnet auf den Mittelwert des inneren Stoffwechselstandards unter Berücksichtigung der jeweiligen spezifischen Aktivitäten in mµMol. Fettsäure/mg Leber.

Der wesentlich geringere Gesamteinbau der kürzerkettigen Fettsäuren bis zu C_{10} im Vergleich zu dem längerkettiger Fettsäuren ab C_{12} macht eindrucksvoll deutlich, daß die kürzerkettigen Fettsäuren sich im Stoffwechsel der Leber anders verhalten als die längerkettigen Fettsäuren.

Die Aufschlüsselung der in Abb. 1 dargestellten Gesamtaktivitäten auf die einzelnen Lipidklassen (Phosphatide, Monoglyceride, Diglyceride, Triglyceride,

Cholesterin und Cholesterinester) ergab folgende Befunde: Die Stoffwechsel-produkte der C_8 bis C_{14}-Versuche wurden nur geringgradig in die Phosphatide 1,0 bis 6,0%) eingebaut, die Aktivität fand sich fast ausschließlich in den Tri-glyceriden (80 bis 94%). In den C_4- und C_6-Versuchen fand dagegen ein relativ hoher prozentualer Einbau in die Phosphatide (16 und 17%) statt, der in seiner Größenordnung mit den C_{16}-Versuchen (17%) vergleichbar war. Wahrscheinlich handelte es sich jedoch bei der Aktivität in den Phosphatiden der C_4- und C_6-Ver-suche um neosynthetisierte Fettsäuren. Diese dürften aus Abbauprodukten ent-standen sein. Auf eine intensive Weiterverarbeitung der Abbauprodukte zu neo-

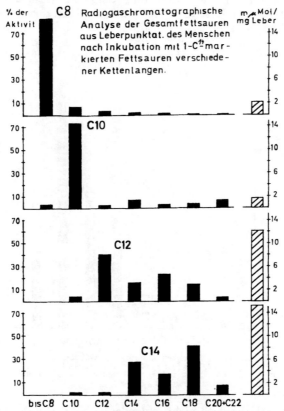

Abb. 1. Fettsäureeinbau ($\bar{x}$) in Leberpunktatcylinder nach Inkubation mit 1-C^{14}-markierten Fettsäuren verschiedener Kettenlänge (C_4, n = 4; C_6, n = 5; C_8, n = 4; C_{10}, n = 6; C_{12}, n = 6; C_{14}, n = 6; C_{18}, n = 4). Als innerer Stoffwechselstandard diente 9-10-H^3-markierte Palmitinsäure

synthetischen Prozessen weist bei diesen Kettenlängen auch die hohe relative Cholesterinaktivität — 13,5 bzw. 7,0% — gegenüber nur 0 bis 0,5% bei den Kettenlängen C_{10} bis C_{16} hin, wobei gleichzeitig eine erhöhte absolute Aktivität nachweisbar war. Die Ergebnisse der C_{18}-Versuche, bei denen sich 45% der Aktivität in den Phosphatiden und 6% in der Cholesterinfraktion befanden, lassen bei dieser Fettsäure ebenfalls auf einen intensiven Abbau schließen.

Die Verteilung der in Abb. 1 angegebenen Gesamtaktivitäten innerhalb der Gesamtfettsäuren zeigt Abb. 2. Hier kommt ebenfalls zum Ausdruck, daß sich die kürzerkettigen Fettsäuren C_8 und C_{10} anders verhalten als die Fettsäuren C_{12} und C_{14}. Die kürzerkettigen Fettsäuren wurden bei insgesamt niedrigerem Einbau fast ausschließlich unverändert verestert, dagegen die längerkettigen Fettsäuren ab

C_{12}, wie das Aktivitätsverteilungsmuster zeigt, intensiv verlängert. Daß es sich hier nicht um neosynthetisierte Fettsäuren handelte, kann aus der niedrigen Cholestinaktivität dieser Versuche (s. oben) geschlossen werden.

Zusammenfassend können folgende Schlußfolgerungen gezogen werden: Aus in vitro-Versuchen an Lebercylindern geht hervor, daß die kürzerkettigen Fettsäuren bis C_{10} in der Leber anders im Stoffwechsel verarbeitet werden als die längerkettigen Fettsäuren. Bei den kürzerkettigen Fettsäuren ist der relativ geringere Gesamteinbau auffallend. Die C_4- und C_6-Fettsäuren werden wahrscheinlich kaum verestert, doch dürfte ein intensiver Abbau stattfinden, wobei die Abbauprodukte z. T. zur Fettsäure- und Cholesterinneosynthese verwendet werden. Die Aktivität der Kettenlängen C_8 und C_{10} fand sich vorwiegend unverändert in den Triglyceriden. Die Fettsäuren C_{12} und C_{14} wurden dagegen bei hohem Gesamteinbau zum größten Teil erst nach Kettenverlängerung vornehmlich in die Triglyceride eingebaut. Der relativ geringe Gesamteinbau der kürzer-

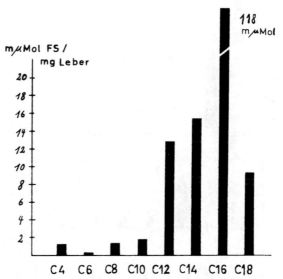

Abb. 2. Ergebnisse der radiogaschromatographischen Analyse. Die Aktivitätsverteilung innerhalb der Lebergesamtfettsäuren nach Inkubation mit 1-C^{14}-markierten Fettsäuren unterschiedlicher Kettenlänge (C 8, C 10, C 12, C 14). Dunkle Säulen = % der Gesamtaktivität. Schraffierte Säulen = Gesamteinbau in mμMol. Fettsäure pro mg Leber

kettigen Fettsäuren darf jedoch nicht fehlgedeutet werden. Wie Vorversuche mit markierter C_6-Fettsäure gezeigt haben, wird diese Fettsäure intensiv in den Lebercylinder aufgenommen, jedoch zum überwiegenden Teil zu CO_2 und H_2O verbrannt.

Untersuchungen zur Oxidation der Fettsäuren in Relation zur Kettenlänge sind in Vorbereitung.

Die Untersuchungen wurden in dankenswerter Weise durch Mittel der Deutschen Forschungsgemeinschaft unterstützt.

Für gewissenhafte technische Hilfe möchten wir Frl. M. Rohe herzlich danken.

Literatur

1. Hashim, S. A.: 4. Symposium über Fettstoffwechsel, S. 5, Erlangen 1968. Lochham b. München: Pallas-Verlag 1969. — 2. Harkins, R. W., and Sarett, H. P.: J. Amer. med. Ass. **203**, 110 (1968). — 3. Boekenoogen, H. A.: Margarine-Institut, Hamburg 1964, aus: Ludwig, L.: Fett u. Ernährung, Margarine-Institut, Hamburg 1968. — 4. Scheig, R., and Klatskin, G.: J. Amer. Oil. Chem. Soc. **45**, 31 (1968). — 5. Oette, K., u. Phlippen, R.: Verh. dtsch. Ges. inn. Med. **74**, 247 (1968). — 6. Phlippen, R., u. Oette, K.: Verh. dtsch. Ges. inn. Med. **74**, 239 (1968).

OETTE, K., PHILIPPEN, R., FRESE, W. und WINTERFELD, M. (Med. Univ.-Klinik, Köln): **Untersuchungen zur Verweildauer von Nahrungsfettsäuren in der Leber und im endogenen Fettsäurekreislauf des Menschen**

Für das Verständnis vieler Stoffwechselerkrankungen ist die Dynamik des Fett- bzw. Fettsäurestoffwechsels zwischen Leber und extrahepatischen Geweben von grundsätzlicher Bedeutung. Die Verhältnisse sind so komplex, daß zur exakten Analyse der dynamischen Beziehungen eine große Zahl von Daten unter definierten Stoffwechselbedingungen erhoben werden muß. Zur Auswertung dieser Daten sind Modellvorstellungen notwendig, deren Richtigkeit in Verbindung mit Computern geprüft werden kann [1]. Die vorliegenden Untersuchungen am Menschen wurden unter einfacheren Bedingungen mit linolensäurereichen Nahrungsfetten (Leinsamenöl und Mischungen mit Leinsamenöl) durchgeführt. Die unter unseren Ernährungsbedingungen nur in Spuren im menschlichen Organismus (Leber, Plasma, Fettgewebe) vorkommende Linolensäure diente als Stoffwechselindikator. Im Lipidstoffwechsel zeigt Linolensäure ($C_{18:3}$-FS) ein ähnliches Verhalten wie Linolsäure und wird nicht nur in die Glyceride, sondern auch — z. T. nach Verlängerung — in die Phosphatide eingebaut [2]. Im Fettgewebe der Ratte wird Linolensäure etwa gleich gut abgelagert wie Linolsäure [3]. Ob Linolensäure in der Leber bevorzugt verbrannt wird, ist nicht bekannt, jedoch wenig wahrscheinlich.

Methodik

An den Untersuchungen waren Normalpersonen männlichen Geschlechts im Alter von 30 bis 40 Jahren und Patienten, die zur Diagnosestellung und Verlaufskontrolle leberpunktiert wurden, beteiligt. Die Langzeituntersuchungen bei gedrosselter Fettsäure-Neosynthese wurden mit 55 Cal.-% Fett in der Nahrung (17 Cal.-% Eiweiß, 28 Cal.-% KH) durchgeführt. Im einzelnen wurden hintereinander verabreicht: 7 Tage (Vorperiode) Maisöl + Vitaquell-Margarine (1 + 1; unter 1% $C_{18:3}$-FS), 4 Tage Leinsamenöl + Vitaquell-Margarine (1 + 1; 31% $C_{18:3}$-FS) und 2 Tage Maisöl + Vitaquell-Margarine (1:1; unter 1% $C_{18:3}$-FS). Das reine Leinsamenöl enthielt 59% $C_{18:3}$-FS. Zur einmaligen Belastung wurde Leinsamenöl (40 g, 70 g und/oder 100 g) an Normalpersonen auf Vollkost und an Patienten auf Vollkost oder Leberschonkost verabreicht. Für sämtliche Untersuchungen wurden annähernd isocalorische Bedingungen gewählt. Zur Aufarbeitung fanden dünnschicht- und gaschromatographische sowie photometrische Methoden Verwendung [4, 5, 6]. Über methodische Einzelheiten wird in Kürze an anderer Stelle berichtet.

Langkettige Nahrungsfettsäuren (länger als C_{10}) werden via Chylomikronen zur Leber und zu extrahepatischen Geweben (Fettgewebe, Muskulatur etc.) transportiert [7]. Die Tabelle gibt Aufschluß über den Nahrungsfetteinstrom in die Leber in Abhängigkeit von der applizierten Dosis Leinsamenöl und der Zeit von der Applikation bis zur Punktion. Zu den Berechnungen wurden folgende Daten verwendet: 1. Ein Lebergewicht von 1500 g (Durchschnittsgewicht), 2. die verabreichte Dosis, 3. der Linolensäuregehalt des Leinsamenöls = Nahrungsfett, 4. das durchschnittliche Molekulargewicht der Leinsamenöltriglyceride = 870 (Fettsäuren 277,3), 5. der Linolensäuregehalt der Leberpunktatfettsäuren, 6. die Lipidkonzentration des Leberpunktates, 7. das durchschnittliche Molekulargewicht der Leberphosphatide = 800, 8. ein durchschnittlicher Phosphatidgehalt der Leber von 2,8% = 31,5 g Phosphatidfettsäuren/Leber und 9. ein durchschnittlicher Cholesteringehalt von 0,3%. Die in Spuren in der Leber vorhandenen Cholesterinester wurden in den Berechnungen nicht berücksichtigt.

Der höchste Linolensäuregehalt in den Gesamtfettsäuren der Leber betrug 5,4% (16 Std nach 100 g Belastung). Der Nachweis von Nahrungsfettsäuren in der Leber nach einmaliger Belastung war dosisabhängig. Bezogen auf die applizierte Menge schwankte der Nahrungsfettsäuregehalt nur in engen Grenzen. Selbst bei einer Belastung mit 100 g Leinsamenöl konnten nicht mehr als etwa 12% der applizierten Dosis zum Zeitpunkt der Punktion in der Leber wiedergefunden werden. Die Beurteilung, ob vorwiegend ein geringer Nahrungsfetteinstrom oder ein schneller Abstrom die Konzentrationsverhältnisse in der Leber bestimmt, ist schwierig. Wir neigen zu der Annahme, und darauf weist auch die Dosisabhängigkeit hin, daß unter normalen Stoffwechselbedingungen die menschliche Leber nur etwa 20 bis 30% der durch den Ductus thoracicus in den Kreislauf einströmenden Chylomikronen aufnimmt. Zum Teil können die Verhältnisse dadurch erklärt werden, daß die Leber und die extrahepatischen Gewebe die Chylomikronen wahrscheinlich annähernd gleich gut aufnehmen. Damit würde der prozentuale Blutdurchfluß durch die Leber wesentlich zur Chylomikronenfettverteilung innerhalb des Körpers beitragen. Die Tabelle zeigt bei zunächst kleinem Kollektiv keinen sicheren Unterschied zwischen verfetteter und nicht verfetteter Leber (vgl. Gesamtlipide in der Tabelle). Wahrscheinlich handelt es sich bei dem Exceßfett der Fettleber um „sequestriertes", d. h. stoffwechselinaktives Fett.

Tabelle. *Dosisbezogener und absoluter Gehalt an Leinsamenöl-Fettsäuren (FS) in der menschlichen Leber in Abhängigkeit von der Zeit nach oraler Belastung mit 40, 70 und 100 g Leinsamenöl. Berechnungsgrundlage s. Text*

| | Lebergesamt- | | $C_{18:3}$-FS-Gehalt | Leinöl-FS in der Leber | |
	Lipide	Fettsäuren	der Leber[a]	absolut	% appl. Dosis
40 g					
4 Std nach	222 g	202 g	2,10 g	3,56 g	9,3%
Belastung	183	164	2,15	3,64	9,5
70 g					
4 Std nach	80	66	3,01	5,10	7,6
Belastung	83	68	3,16	5,35	8,0
8 Std nach	68	54	2,67	4,52	6,7
Belastung	83	68	3,52	5,96	8,9
24 Std nach	129	113	3,14	5,32	8,0
Belastung	110	95	3,12	5,28	7,9
100 g					
1 Std nach					
Belastung	86	71	1,62	2,74	2,9
7 bis 8 Std nach	156	139	6,65	11,3	11,8
Belastung	204	184	6,24	10,6	11,1
	81	67	2,02	3,42	3,6
16 Std nach					
Belastung	138	121	6,54	11,1	11,6
21 Std u. 26 Std	109	94	2,42	4,10	4,3
nach Belastung	113	98	2,38	4,04	4,2

[a] Linolensäure war unter normalen Ernährungsbedingungen nicht oder nur in Spuren in der Leber nachweisbar.

Das in die Leber und in das Fettgewebe einströmende Nahrungsfett wird nur zum kleineren Teil in diesen Geweben verbrannt. Der größere Teil wird anderen Geweben zur Energieversorgung angeboten. Aus dem Fettgewebe erfolgt der Abstrom in Form von freien Fettsäuren und aus der Leber in Form von Glyceriden. Dabei kommt es zu einem Kreislauf von Fettsäuren zwischen Leber und Fettgewebe, da ein Teil der freien Plasmafettsäuren von der Leber und ein Teil der Lipoproteinglyceride vom Fettgewebe aufgenommen werden.

Der im Vergleich zu den Nahrungsglyceriden niedrige $C_{18:3}$-FS-Gehalt der Serumglyceride in den Belastungs- und Langzeitversuchen (Abb. 1a u. b) zeigt, daß innerhalb des Fettsäurekreislaufs der Anteil der körpereigenen d. h. aus den Fettdepots stammenden Fettsäuren (Depot Fettgewebe ≫ Depot Leber) größer als der der Nahrungsfettsäuren war. Der körpereigene Anteil dürfte etwa zwei Drittel bis drei Viertel der Gesamtfettsäuren ausmachen.

Berechnungsgrundlage: $C_{18:3}$-FS-Gehalt: 1. des Nahrungsfettes der einmaligen Belastung = 59%, des Langzeitversuches = 31%; 2. im Fettgewebe = unter 1,5% (Oe 1,5%, Wi 1,3%) und 3. der Serumglyceride s. Abb. 1a u. b. Hierfür gibt es mehrere Erklärungsmöglichkeiten (vgl. Stoffwechselverhalten der Linolsäure). Die unwahrscheinlichere ist eine intensive Mobilisierung von Fettgewebsdepotfett-Fettsäuren. Dagegen spricht u. a. der erwiesene langsame Umsatz des Depotfettes unter isocalorischen Bedingungen [8]. Wahrscheinlicher ist, daß ein großer Teil der Chylomikronen- und Lipoprotein-Glyceridfettsäuren direkt, d. h. ohne den Umweg über das Fettgewebe bzw. die freien Plasmafettsäuren von den energieverbrauchenden Geweben (z. B. Muskulatur) aufgenommen werden. Von einem anderen Blickwinkel aus bedeutet das einen relativ kleinen Pool (intravasal und extravasal) der zwischen Leber und Fettgewebe kreisenden Fettsäuren, die sich aus Depotfett-,Nahrungsfett- und neosynthetisierten Fettsäuren zusammensetzen. Wir vermuten eine Poolgröße von etwa 20 bis 40 g Fettsäuren.

Der $C_{18:3}$-FS-Abfall in den Serumglyceriden der Belastungsversuche (Abb. 1a) zeigte, daß innerhalb von 48 Std die Masse der Nahrungsfettsäuren verbrannt oder

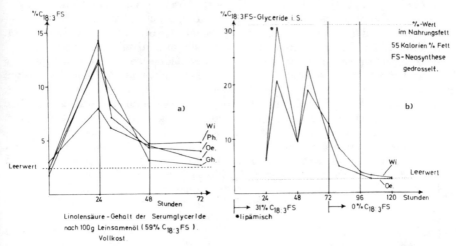

Abb. 1a u. b

in die Depots abgeführt werden. Der Abfall vom Maximum bis annähernd zum Ausgangspunkt erfolgte innerhalb von 24 Std. In den Langzeitversuchen (Abb. 1b) verdrängten die linolensäurefreien Nahrungsfettsäuren die linolensäurereichen innerhalb von 24 Std. Die Verweildauer der Nahrungsfettsäuren in dem dynamischen, zur Anpassung notwendigen Fettsäurekreislaufpool ist demnach sowohl unter Vollkost als auch unter fettreicher Kost bei gedrosselter Fettsäureneosynthese relativ kurz.

Während der Langzeitversuche wurde auch die Zusammensetzung der freien Plasmafettsäuren täglich analysiert (Nüchternwerte). Die Ähnlichkeit mit dem Fettsäuremuster der Serumglyceride war auffallend. Beispiel 72 Std % $C_{18:3}$-FS: Fettgewebs-FS s. o.; Wi: Glyceride 13,5%, freie Fettsäuren 8,9%; Oe: Glyceride 10,0%, freie Fettsäuren 8,0%. Auf Grund dieser Befunde muß man annehmen, daß die in das Fettgewebe einströmenden Lipoproteinfettsäuren zum großen Teil wieder ausströmen, ohne sich voll mit den Depotfett-Fettsäuren zu vermischen.

Literatur

1. Röpke, H., u. Riemann, J.: Analogcomputer in Chemie und Biologie. Berlin-Heidelberg-New York: Springer 1969. — 2. Klenk, E.: Untersuchungen über die Chemie und den

Stoffwechsel der Polyenfettsäuren. Berlin: Walter de Gruyter & Co. 1967. — 3. Forsyth, J. H., Shaftel, R., and Hegsted, D. M. J.: Nutrition **96**, 157 (1968). — 4. Oette, K., u. Phlippen, R.: Verh. dtsch. Ges. inn. Med. **74**, 247 (1968). — 5. Doss, M., u. Oette, K.: Z. anal. Chem. **243**, 350 (1968). — Oette, K., u. Doss, M.: J. Chromat. **32**, 439 (1968). — 6. Zöllner, N., u. Eberhagen, D.: Untersuchung und Bestimmung der Lipoide im Blut. Berlin-Heidelberg-New York: Springer 1965. — 7. Bragdon, J. H., and Gordon, R. S.: J. clin. Invest. **37**, 574 (1958). — 8. Stein, Y. and Stein, O.: Biochim. biophys. Acta (Amst.) **60**, 58 (1962).

JIPP, P. (1. Med. Klinik der Univ. Kiel): **Plasmaphosphatide und Arteriosklerose***

Duguid vertritt seit vielen Jahren [14—17] die These, daß arteriosklerotische Herde auch durch Ablagerungen von Mikrothromben auf dem Gefäßendothel mit nachfolgender Organisation entstehen. Diese Vorstellung ist von zahlreichen anderen Autoren bestätigt worden [8, 13, 19, 24, 25, 34]. Uns interessierte, welche Faktoren den Ablauf dieses pathogenetischen Prinzips bestimmen könnten.

Der arteriosklerotische Gefäßwandumbau beginnt nodulär und befällt bevorzugt bestimmte Prädilektionsstellen. Diese Eigenheiten der Arteriosklerose lassen daran denken, daß morphologische Gefäßwandbesonderheiten und auch Abweichungen des Gerinnungsablaufs für die Entstehung solcher Duguidscher Skleroseherde mitentscheidend sind. Wir haben deswegen die Gefäßinnenwandungen von Aorta und Extremitätenarterien makroskopisch und histologisch näher untersucht. Hierbei fanden sich dann immer wieder rhythmische Intimastrukturen, die auf Grund ihres Gestaltwandels im Verlaufe des Lebens als Prädilektionsstellen für mikrothrombotische Ablagerungen angesehen werden dürfen [9, 10—12, 18, 27—29]. Daneben wurde bei Patienten mit obliterierenden arteriosklerotischen Gefäßerkrankungen eine erhöhte Gerinnungsneigung des Blutes und eine verminderte fibrinolytische Aktivität nachgewiesen [4, 5, 7, 22, 26, 31, 40].

Die Ursache der vermehrten Gerinnbarkeit ist unbekannt. Nun sind bei Arteriosklerotikern wiederholt überhöhte Blutfettkonzentrationen gefunden worden. Da unter den verschiedenen Lipidfraktionen das Phosphatid Colamin-Kephalin eine gerinnungsfördernde Wirkung aufweist [2, 6, 35—39], haben wir die Plasmaphosphatide mit besonderer Beachtung des Colamin-Kephalin bei 100 Normalpersonen, 100 Patienten mit angiographisch nachgewiesenen arteriosklerotischen Verschlüssen der Extremitätenarterien und 100 Coronarkranken dünnschichtchromatographisch untersucht. Die Phosphatidfraktionierung erfolgte dabei in Anlehnung an die von Habermann u. Mitarb. [23] angegebene Methode. Die Phosphorbestimmung wurde nach Bartlett [1] durchgeführt.

Die dünnschichtchromatographische Auftrennung der Plasmaphosphatide ergibt folgendes Verteilungsmuster (Abb. 1): Dem Start am nächsten liegt die Fraktion Lysolecithin, dann folgen in aufsteigender Reihe Sphingomyelin, Lecithin und Colamin-Kephalin. Oberhalb der Colamin-Kephalinbande kommt nach Färbung mit Bromthymolblau eine phosphorfreie Fraktion zur Darstellung, die bisher nicht identifiziert werden konnte. Habermann u. Mitarb. [23] sowie Zahler [41] vermuten, daß es sich um freie Fettsäuren handelt.

Die Mittelwerte für Gesamtlipide, Gesamtphosphatide, Lysolecithin, Sphingomyelin, Lecithin und Colamin-Kephalin mit den Maximum-Minimumangaben bei Normalpersonen, Patienten mit arteriosklerotischen Verschlüssen der Extremitätenarterien und Coronarkranken sind der Tabelle zu entnehmen. Das Durchschnittsalter beträgt bei Gefäßgesunden 61 Jahre und bei den Kranken 62 sowie 63 Jahre. Während die Gesamtlipidkonzentration bei den Arteriosklerotikern signifikant höher liegt als bei dem Kontrollkollektiv, ergeben sich für die Gesamtphosphatide zwar z. T. formal signifikante jedoch keine wesentlichen Differenzen. Auch die

* Die Untersuchungen wurden mit Unterstützung der Deutschen Forschungsgemeinschaft durchgeführt.

Phosphatidfraktionen Lysolecithin, Sphingomyelin und Lecithin zeigen bei Gesunden und Kranken keine gravierenden Unterschiede. Auffällig aber ist eine signifikante Erhöhung der Plasma-Colamin-Kephalinkonzentration bei den Arteriosklerotikern. Im Normalkollektiv ergibt sich ein mittlerer Colamin-Kephalinspiegel von 2,40 mg/100 ml gegenüber 11,17 mg/100 ml bei den Patienten mit Extremitätenarterienverschlüssen und 9,37 mg/100 ml bei Coronarkranken.

Es ist derzeit noch nicht möglich, bindende Aussagen über die Ursachen der bei den Gefäßkranken gefundenen Plasma-Colamin-Kephalinkonzentrationssteigerung zu machen. Rouser [37] vermutet, daß die geringen Mengen an Colamin-

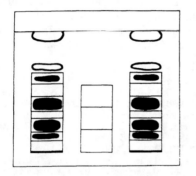

Neutralfett und Cholesterin

Fettsäuren?
Colamin - Kephalin

Lecithin

Sphingomyelin
Lysolecithin
Start

Probe 1   Leerwerte   Probe 2

Abb. 1. Schematische Wiedergabe der dünnschichtchromatographischen Plasmaphosphatidfraktionierung. Die rechtwinkligen Umrandungen begrenzen die zur Phosphorbestimmung eingesetzten Substanz- und Leerwertareale

Tabelle. *Mittelwerte ($\bar{x}$) sowie Maximum- und Minimumangaben in mg/100 ml für Gesamtfett (GF), Gesamtphosphatide (GP), Lysolecithin (LL), Sphingomyelin (Sph), Lecithin (Le) und Colamin-Kephalin (CK) bei Normalpersonen (N) und Verschlußkranken (V) sowie Coronarpatienten (C). Die mit einem * gezeichneten Werte sind auf dem 5% Niveau signifikant verschieden voneinander*

n	Analysen-zahl	Datenart	GF	GP	LL	Sph	Le	CK
N 100	200	Max	1350	247,84	13,62	57,40	188,20	16,40
		$\bar{x}$	740*	155,59*	5,61	21,26	126,25*	2,40*
		Min	380	91,36	1,19	2,77	70,09	0,00
V 100	200	Max	1240	246,54	13,02	44,44	182,96	31,56
		$\bar{x}$	839*	171,43*	5,40	21,80	133,06*	11,17*
		Min	520	121,63	1,48	7,24	92,71	1,11
C 100	200	Max	1560	267,79	19,51	42,65	196,80	25,86
		$\bar{x}$	811*	163,16	5,97	19,22	128,60	9,37*
		Min	480	111,43	1,00	7,38	84,60	0,00

Kephalin bei Gesunden aus Thrombocyten stammen. Überträgt man diese Vorstellung auf die Verhältnisse bei Gefäßkranken, müßte auf Grund der vorgelegten Befunde eine gesteigerte Thrombocytenfragilität angenommen werden. Hierfür fehlen jegliche Hinweise. Denn da die Thrombocyten neben Colamin-Kephalin auch Serin-Kephalin, Lecithin, Sphingomyelin und Inositphosphatide enthalten [3, 30, 32, 33], würde eine gesteigerte Thrombocytenfragilität zu einem Anstieg *aller* Phosphatidfraktionen im Blut führen müssen, was nicht zu beobachten war.

Ob es sich bei der Erhöhung der Plasma-Colamin-Kephalinkonzentration um ein nur bei Arteriosklerotikern auftretendes Symptom handelt, ist noch nicht sicher zu entscheiden. Immerhin haben erste orientierende Untersuchungen bei verschiedenen internen Erkrankungen sowie entsprechende Studien anderer Autoren bei Lebererkrankungen [21] und bei der Colitis ulcerosa [20] keine entsprechende Phosphatidkonstellation gezeigt.

Welche Bedeutung kommt der bei den Arteriosklerotikern erhöht gefundenen Plasmakonzentration des Phosphatids Colamin-Kephalin zu? Wegen der gerinnungsfördernden Eigenschaften des Colamin-Kephalin ist anzunehmen, daß hierdurch eine Gerinnungsbeschleunigung ausgelöst wird, wie sie von verschiedenen Autoren bei entsprechenden Kranken auch beobachtet worden ist. In Verbindung mit der in solchen Fällen ebenfalls nachgewiesenen verminderten fibrinolytischen Aktivität aber könnte damit der Anstoß für die Ablagerung von endothelialen Abscheidungen gegeben werden. Diese auf der Intima abgelagerten Gerinnungsprodukte dürften dann nach Organisation und Inkorporation in die Biostruktur der Gefäßwand zu einem Skleroseherd im Sinne Duguids führen.

Literatur

1. Bartlett, G. R.: J. biol. Chem. **234**, 466 (1959). — 2. Billimoria, J. D., Irani, V. J., and Maclagan, N. F.: J. Atheroscler. Res. **5**, 90 (1965). — 3. Blomstrand, R., Nakayama, F., and Nilsson, J. M.: J. Lab. clin. Med. **59**, 771 (1962). — 4. Bruhn, H.-D., u. Jipp, P.: Blutgerinnung und Fibrinolyse bei arteriosklerotischen Obturationen der Extremitätenarterien (in Vorbereitung). — 5. Chakrabarti, R., Hocking, E. D., Fearnley, G. R., Mann, R. D., Attwell, T. N., and Jackson, D.: Lancet **1968 I**, 978. — 6. Chargaff, E., Bancroft, F. W., and Stanley-Brown, M.: J. biol. Chem. **116**, 237 (1936). — 7. Cooperberg, A. A., and Teitelbaum, J. I.: Ann. intern. Med. **54**, 899 (1961). — 8. Crawford, T., and Levene, C. I.: J. Path. Bact. **64**, 523 (1952). — 9. Daugs, J.: Die funktionellen Strukturen der Aortenwand im Sinne von Paul Ernst. Inaug.-Diss., Kiel 1960. — 10. Doerr, W.: Verh. dtsch. Ges. Path. **46**, 276 (1962). — 11. Doerr, W.: Perfusionstheorie der Arteriosklerose. Bargmann, W., u. Doerr, W. Zwangl. Abhdlg. aus d. Gebiet d. normalen u. path. Anat., Heft 13. Stuttgart 1963. — 12. Doerr, W.: Gangarten der Arteriosklerose. Sitzungsber. d. Heidelberger Akd. d. Wissensch. math. naturw. Kl. 4. Abhandlg. S. 241 1962/64. — 13. Drury, R. A. B.: J. Path. Bact. **67**, 207 (1954). — 14. Duguid, J. B.: J. Path. Bact. **58**, 207 (1946). — 15. Duguid, J. B.: J. Path. Bact. **60**, 57 (1948). — 16. Duguid, J. B.: Lancet **1949 II**, 925. — 17. Duguid, J. B.: The role of connective tissues in arterial diseases. In: Connective tissue, thrombosis and atherosclerosis. New York and London 1959. — 18. Ernst, P.: Beitr. path. Anat. **63**, 141 (1916). — 19. Fischer, S.: J. Atheroscler. Res. **4**, 230 (1964). — 20. Gjone, E.: Scand. J. clin. Lab. Invest. **18**, 263 (1966). — 21. Gjone, E., and Orning, O. M.: Scand. J. clin. Lab. Invest. **18**, 209 (1966). — 22. Goossens, N., u. Walcher, A.: Verh. dtsch. Ges. inn. Med. **67**, 687 (1961). — 23. Habermann, E., Bandtlow, G. und Krusche, B.: Klin. Wschr. **39**, 816 (1961). — 24. Harrison, C. V.: J. Path. Bact. **60**, 289 (1948). — 25. Heard, B. E.: J. Path. Bact. **64**, 13 (1952). — 26. Hess, H.: Med. Welt (Stuttg.) **1962**, 2132. — 27. Jipp, P.: Arch. Kreisl.-Forsch. **41**, 252 (1963). — 28. Jipp, P.: Zur Physiosklerose der menschlichen Aorta. Kongr.-Ber. Nordwestdeutsche Ges. inn. Med. 1964. — 29. Jipp, P.: Internist (Berl.) **6**, 245 (1965). — 30. Karaca, M., and Stefanini, M.: J. Lab. clin. Med. **67**, 299 (1966). — 31. Linke, H.: Beitrag zum Verhalten von Blutgerinnung und Fibrinolyse bei peripheren arteriellen und venösen Durchblutungsstörungen. Med. Welt (Stuttg.) **1967**, 2007. — 32. Marcus, J., and Spaet, T. H.: J. clin. Invest. **37**, 1836 (1958). — 33. Marcus, J., Ullman, H. L., and Ballard, H. S.: Proc. Soc. exp. Biol. (N.Y.) **107**, 483 (1961). — 34. Morgan, A. D.: The pathogenesis of coronary occlusion. Oxford 1956. — 35. Poole, J. C. F., and Robinson, D. S.: Quart. J. exp. Physiol. **41**, 31 (1956). — 36. Poole, J. C. F., and Robinson, D. S.: Quart. J. exp. Physiol. **41**, 295 (1956). — 37. Rouser, G.: Amer. J. clin. Nutr. **6**, 681 (1958). — 38. Rouser, G., and Schloredt, D.: Biochim. biophys. Acta (Amst.) **28**, 81 (1958). — 39. Rouser, G., White, S. G., and Schloredt, D.: Biochim. biophys. Acta (Amst.) **28**, 71 (1958). — 40. Walcher, A., Goossens, N., Hess, H. und Stumpf, W.: Klin. Wschr. **38**, 952 (1960). — 41. Zahler, P.: Z. klin. Chem. **5**, 191 (1967).

Aussprache

Herr THALER, H. (Wien):

Zu Herrn KREMER: Wir können die Ergebnisse von Kremer u. Mitarb vollinhaltlich bestätigen. Auch wir fanden bei Leberpunktaten aus der rechten Leber Schwankungsbreiten unter ± 10%, während die Streuung im linken Leberlappen höher lag.

Zu Herrn WINTERFELD: Hatten Sie die Möglichkeit, die Schwankungsbreite Ihrer Bestimmungen in ein und demselben Leberpunktat bzw. dem daraus gewonnenen Folch-Extrakt zu prüfen?

Herr KAHLKE, W. (Heidelberg):

Zu Herrn PHLIPPEN: a) Sie haben die Begriffe der „kohlenhydratinduzierten" und der „fettinduzierten" Fettleber gebracht. Haben Sie entsprechende Zusammenhänge zu den Formen der kohlenhydratinduzierten oder der fettinduzierten Hyperlipämie bzw. Hyperlipidämie finden können?

b) Haben Sie beim Einbau von $1\text{-}^{14}\text{C}$-Acetat in die Fettsäuren der Leberlipoide, insbesondere C_{16} und C_{18}, nach gesättigten und ungesättigten Fettsäuren differenziert?

Herr JAHNKE, K. (Wuppertal):

Zu Herrn PHLIPPEN: Wenn nach dem Bericht von Herrn Phlippen der Einbau von ^{14}C-Acetat unter fettreicher Kost regelmäßig und unabhängig von den pathogenetischen Voraussetzungen einer Fettleber (z. B. die Adipositas, Hyperlipämie usw.), wird der Kliniker fragen müssen, ob eine fettreiche Diät Patienten mit Fettleber obligatorisch verordnet werden sollte. Ich möchte Herrn Philppen um seine Auffassung bitten.

Herr GRIES, F. A. (Düsseldorf):

Zu Herrn PHLIPPEN: Bei genetisch fettsüchtigen Mäusen wird die Fettsäuresynthese unter fettreicher Nahrung nicht gedrosselt. Haben Sie Leberstanzen adipöser Personen untersucht und evtl. ähnliche Befunde erhoben?

Herr PHLIPPEN, R. (Köln):

Zu Herrn KREMER, G. J.: Bislang haben wir nur wenige Patienten mit idiopathischer Fettleber „fettreich" d. h. mit 55 Cal.-% Fett behandelt. Von den inzwischen nach jeweils 3 Monaten kontrollpunktierten Patienten — insgesamt fünf — zeigten alle eine wesentliche Rückbildung der Verfettung, so daß eine eigentliche Fettleber — mit mehr als 50% Parenchymverfettung — nicht mehr vorlag. Nur zwei dieser Patienten entsprachen unserer Vorstellung von einer „kohlenhydratinduzierten Fettleber" mit auffallend gesteigerter Fettsäureneosynthese im inkubierten Leberpunktat.

Zu Herrn GRIES, A.: In dem von uns untersuchten Krankengut befanden sich auch Übergewichtige. Gegenüber Normalgewichtigen war jedoch kein Unterschied hinsichtlich der Fettsäureneosynthese festzustellen. ·

Zu Herrn KATTERMANN, R.: Unter fettreicher Kost wurde die Cholesterinsynthese nur ganz geringfügig gegenüber einer Vollkosternährung eingeschränkt. Mit zunehmendem Fettgehalt der Diät trat infolge der überwiegenden Syntheseeinschränkung der Neutralfette eine Verschiebung des Neutralfett-Cholesterinquotienten zugunsten des Cholesterins auf.

Zu Herrn JAHNKE, K.: Bei den bislang untersuchten Fettlebern (idiopathisch, Diabetes, Alkohol und KH-induzierte Hyperlipämie) war übereinstimmend eine Drosselung der Fettsäuresynthese unter fettreicher Diät festzustellen. Damit sind jedoch noch nicht alle pathogenetischen Möglichkeiten erfaßt, auch konnte unter fettreicher Kost erst ein Fall von Fettleber, dem eine KH-induzierte Hyperlipämie zugrunde lag, hinsichtlich der Fettsynthese in der Leber untersucht werden.

Berücksichtigt man ferner, daß die Zahl unserer Therapiekontrollen (Rückbildung der Fettleber in allen vier bisher kontrollierten Fällen) noch relativ klein ist, so wäre im derzeitigen Versuchsstadium wohl verfrüht, bereits eine generelle Behandlung aller Formen von Fettleber mit fettreicher/KH-armer Kost zu empfehlen. Erst wenn sich die Behandlungserfolge weiterhin bestätigen sollten — evtl. wird sich eine Differentialindikation für die Diätbehandlung ergeben —, scheint uns eine entsprechende Empfehlung berechtigt.

Herr CANZLER, H. (Hannover):

Zu Herrn Oette: Haben Sie Vorstellungen darüber, ob sich die ungeradzahligen Fettsäuren im Stoffwechsel ähnlich verhalten wie die geradzahligen Fettsäuren entsprechender Kettenlänge? Es handelt sich ja bei den ungeradzahligen Fettsäuren um „unphysiologische" Fettsäuren, die wahrscheinlich aus bakteriellem Stoffwechsel stammen und nur in tierischen Fetten vorkommen.

Herr SEIDEL, D. (Heidelberg):

Zu Herrn JIPP: Die Resultate sind sehr interessant, aber auch herausfordernd. Bevor die vorgetragenen Befunde voll bewertet werden können und Anlaß zu theoretischen Überlegungen sein können, muß geklärt sein, ob sich die Verschiebung im Plasma-Phosphatidmuster auch bei der Analyse der Phosphatidzusammensetzung der Plasmalipoproteine findet. Es ist ja allgemein bekannt, daß die Phosphatide nicht frei im Plasma zirkulieren, sondern im Verband mit Protein und anderen Lipiden als sog. Lipoproteine erscheinen. Die Phosphatidzusammensetzung der einzelnen Plasmalipoproteine wurde von zahlreichen Arbeitsgruppen, insbesondere in den USA bei allen möglichen Krankheitsbildern, so natürlich auch bei der Arteriosklerose untersucht (Literatur kann angefordert werden). Aus solchen Untersuchungen ergibt sich nun, daß der Phosphatidyläthanolamingehalt in keiner Lipoproteinfraktion über 3,5% (bezogen auf Gesamtphosphatide in der jeweiligen Fraktion) liegt. In der LDL-Fraktion, die ja, wenn überhaupt eine Lipoproteinfraktion, bei Arteriosklerotikern erhöht ist, beträgt der Anteil von Phosphatidyläthanolamin sogar nur 2,5%. Sie hingegen finden über 6%. Diese Diskrepanz läßt eine gewisse Skepsis an Ihren Befunden nicht vermeiden und es erscheint unerläßlich hier zu einer Klärung zu gelangen, bevor die Phosphatidzusammensetzung in einem Citrat-Plasmaextrakt bewertet und darüber hinaus als sicheres Zeichen bei Arteriosklerose angesehen werden kann.

Herr JIPP (Kiel):

Zu Herrn SEIDEL: Entsprechende Lipoproteidbestimmungen wurden noch nicht durchgeführt. Immerhin sind von mir Direktbestimmungen der Plasmaphosphatide vorgenommen worden, während Sie indirekt ermittelte Daten zitieren. Darüber hinaus aber ist neben einer Bindung der Phosphatide an Lipoproteide auch ein freies Vorkommen im Plasma nicht ausgeschlossen. — Hinsichtlich der Methodik darf ich bemerken, daß die CK-Bande wohl deutlich zu sehen war, aber in ihren Randpartien unscharf erschien, weswegen ausreichend große Flecken von der Platte entnommen wurden. Es ist aber keineswegs so, daß die CK-Fraktion nicht exakt genug zur Darstellung kam.

Zu Herrn ZÖLLNER: Die von Ihnen zitierte Arbeit von Wagener ist mir sehr wohl bekannt. Die Wagenerschen Untersuchungen wurden allerdings mit Serum durchgeführt, was nach meinen Erfahrungen unübersichtliche Verhältnisse schafft, da aus der corpusculären Phase verschiedene Phosphatide austreten und so Fehlbestimmungen auftreten müssen. Deswegen wurden die eigenen Untersuchungen mit thrombocytenfreiem Plasma durchgeführt, wo solche Fehler weitgehend entfallen.

Im übrigen aber haben die Wagenerschen Untersuchungen nur gezeigt, daß hinsichtlich der Absolutwerte der Phosphatidfraktionen ein Altersunterschied besteht, denn sein Normalkollektiv hatte ein Durchschnittsalter von 26 Jahren, während die Arteriosklerotiker ein Durchschnittsalter von 67 Jahren aufwiesen. Eigene Untersuchungen haben nämlich gezeigt, daß entgegen der Wagenerschen Aussage sehr wohl eine Korrelation zwischen dem Lebensalter und den Phosphatidfraktionen, Sphingomyelin, Lecithin und Colamin-Kephalin besteht. Lediglich für Lysolecithin konnte eine solche Korrelation nicht nachgewiesen werden.

SCHMAHL, F. W., OHLEMUTZ, A. und HUTH, K. (Med. Univ.-Kliniken und Polikliniken, Gießen): **Die Wirkung von Reserpin sowie Alpha- und Beta-Receptoren blockierenden Pharmaka auf den Fettstoffwechsel nach Endotoxin***

Bakterielle Endotoxine sind das toxische Prinzip fast aller gramnegativer Bakterien. Sie können als hochmolekulare Lipopolysaccharide aus der Bakterienwand extrahiert werden. Unter den biologischen Wirkungen der Endotoxine sind vor allem Veränderungen des Kreislaufs, der Blutgerinnung sowie Funktionsänderungen des reticuloendothelialen Systems untersucht worden [4]. Im folgenden soll über Untersuchungen des Fettstoffwechsels nach Endotoxin berichtet werden.

Wir haben Endotoxin verwendet, das nach der Boivinschen Methode aus Colibakterien des serologischen Typs 055 gewonnen wurde und für dessen Überlassung wir Herrn Priv.-Doz. Dr. B. Urbaschek[1] sehr zu Dank verpflichtet sind.

Beim Kaninchen kommt es nach intravenöser Injektion von 15 γ/kg Endotoxin zu einem Anstieg der freien Fettsäuren (FFS) im Plasma. Nach einem Intervall

* Wir danken der Deutschen Forschungsgemeinschaft für die Unterstützung unserer Untersuchungen.
[1] Institut für Hygiene und Med. Mikrobiologie, Klinikum Mannheim der Med. Fakultät der Universität Heidelberg.

von einer bis mehreren Stunden folgt ein Anstieg von Triglyceriden, veresterten Fettsäuren sowie Cholesterin und Phosphatiden. Das freie Glycerin steigt zunächst ebenfalls an, fällt aber nach etwa 2 Std wieder ab. Offensichtlich wird unter unseren Versuchsbedingungen das bei der Lipolyse freiwerdende Glycerin verhältnismäßig rasch im Intermediärstoffwechsel umgesetzt (Abb. 1).

Bei einer genaueren zeitlichen Analyse ist der Anstieg der FFS schon 10 min nach der Endotoxingabe zu erkennen. Eine Aktivierung der Lipoproteinlipase im Plasma unmittelbar nach der Endotoxingabe kann nicht nachgewiesen werden.

In der Vorstellung, daß die durch Endotoxin ausgelöste Hyperlipacidämie und Hyperlipämie im wesentlichen Folgen einer Aktivierung des sympathico-adrenalen Systems mit einer katecholaminbedingten verstärkten Lipolyse im Fettgewebe sind, haben wir den Einfluß von Reserpin sowie Alpha- und Beta-Receptoren blockierenden Pharmaka auf die Fettstoffwechselveränderungen nach Endotoxin untersucht.

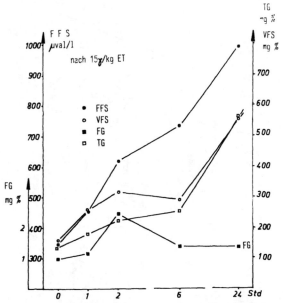

Abb. 1. Veränderungen von freien Fettsäuren (FFS), veresterten Fettsäuren (VFS), freiem Glycerin (FG) und Triglyceriden (TG) im Plasma des Kaninchens nach 15 γ/kg Endotoxin i.v. Mittelwerte von 13 Versuchen

Durch mehrtägige Vorbehandlung und fortlaufende Gabe von Reserpin in einer Dosierung von 0,4 bis 1 mg/kg/die kann man den Anstieg von freien Fettsäuren und Triglyceriden nach Endotoxin praktisch vollständig unterdrücken. Diese Hemmung der Endotoxin-induzierten Lipidmobilisation durch Reserpin erwies sich beim statistischen Vergleich einer Gruppe von 10 mit Reserpin behandelten Kaninchen mit einer Gruppe von 18 unbehandelten Tieren als signifikant [2, 3].

Spink u. Mitarb. [6] fanden schon wenige Minuten nach der Endotoxingabe einen signifikanten Anstieg der Katecholamine im Blut. Die Ergebnisse unserer Untersuchungen mit Reserpin stehen mit diesem Befund von Spink et al. in Einklang. Die fortlaufende Behandlung mit Reserpin führt zu einer Entspeicherung von Katecholaminen in den Nervenendigungen des sympathischen Nervensystems, im Nebennierenmark sowie im Gehirn und anderen Geweben. Man hat die Reserpinwirkung als ,,chemische Sympathektomie'' bezeichnet (Literatur bei Holtz u. Palm [1]).

Auch die Veränderungen der Blutgerinnung nach Endotoxin im Sinne einer Verbrauchscoagulopathie können durch Reserpin weitgehend verhindert werden [2, 3].

Um unsere These, daß die Fettstoffwechselveränderungen nach Endotoxin wesentlich durch eine Sympathicusaktivierung mit vermehrter Freisetzung von Katecholaminen bedingt sind, weiter zu prüfen, haben wir an 15 Kaninchen die Wirkung des Alpha-Receptorenblockers Phenoxybenzamin (Dibenzylin)[1] auf die Fettstoffwechselveränderungen nach Endotoxin untersucht. Die Tiere erhielten

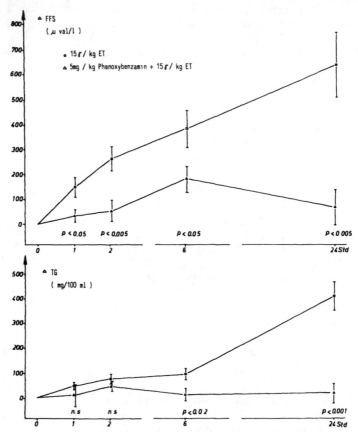

Abb. 2. Hemmung des Endotoxin-induzierten Anstiegs von FFS und Triglyceriden (TG) durch Phenoxybenzamin (5 mg/kg 1 Std vor und 8 Std nach Endotoxingabe). Es wurde in 15 Versuchen jeweils die Differenz von FFS und TG zum Ausgangswert vor Endotoxin (Zeitpunkt 0) errechnet und die Anstiege Δ FFS und Δ TG mit 15 Kontrollversuchen ohne Phenoxybenzamin verglichen. Mittelwerte und mittlere Streuung der Mittelwerte. Signifikanzprüfung nach der t-Verteilung. n.s. = Unterschied nicht signifikant

5 mg/kg Phenoxybenzamin i.v., und zwar erstmalig 1 Std vor der Endotoxingabe und eine zweite Injektion in gleicher Dosierung 8 Std nach Endotoxin. Der Anstieg der FFS und der Triglyceride war deutlich niedriger als in der Vergleichsgruppe von 15 Kaninchen, die kein Phenoxybenzamin erhielten (Abb. 2).

Der Wert einer Behandlung mit Alpha-Receptorenblockern auf die Blutgerinnungsveränderungen nach Endotoxin ist durch Untersuchungen von Müller-Berghaus u. McKay [5] bekannt, die das generalisierte Sanarelli-Shwartzman-

---

[1] Versuchsmengen von Phenoxybenzamin wurden dankenswerterweise von der Firma Röhm & Haas Pharma GmbH, Darmstadt, zur Verfügung gestellt.

Phänomen der trächtigen Ratte durch Phenoxybenzamin und Dibenamin verhindern konnten.

Die Endotoxin-induzierte Hyperlipacidämie und Hyperlipämie kann auch durch den Beta-Receptorenblocker Propranolol (Dociton) beeinflußt werden. Die Tiere erhielten 15 min vor der Endotoxininjektion 0,5 mg/kg Propranolol i.v. Diese Medikation wurde in 6stündigen Abständen wiederholt. In einer Versuchsgruppe von 19 Kaninchen war der Anstieg von FFS und Triglyceriden im Plasma bei Behandlung mit Propranolol geringer als in der Kontrollgruppe von 15 Kaninchen. In unserem Versuchskollektiv war die Streuung größer als bei der Versuchsgruppe mit Phenoxybenzamin. Zunächst konnten wir nur für den Zeitraum ab 6 Std nach der Endotoxingabe signifikante Unterschiede des Anstiegs von FFS und Triglyceriden nachweisen. Erst als wir für die Zeit bis zu 6 Std nach Endotoxingabe entsprechend der kurzen Wirkungsdauer des Propranolols Dauerinfusionen mit 0,12 mg/kg/Std durchführten, ließ sich auch für diesen Zeitraum eine Hemmung der Lipidmobilisation sichern.

Auf den unterschiedlichen Angriffspunkt von Alpha- und Beta-Receptorenblockern im lipolytischen System kann hier nicht eingegangen werden; es sei auf die Untersuchungen von Stock u. Westermann [7] verwiesen.

Die Hemmung der Endotoxin-induzierten Lipidmobilisation durch Reserpin sowie Alpha- und Beta-Receptorenblocker bestätigt unsere These, daß die Aktivierung des sympathico-adrenalen Systems in der Pathogenese der Fettstoffwechselstörungen nach Endotoxin eine entscheidende Rolle spielt.

Literatur

1. Holtz, P., u. Palm, D.: Brenzkatechinamine und andere sympathicomimetische Amine. Biosynthese und Inaktivierung, Freisetzung und Wirkung. (Ergebn. Physiol. Bd. 58), Berlin-Heidelberg-New York: Springer 1966. — 2. Huth, K.: Über das Verhalten der Serumlipide bei der experimentellen Verbrauchskoagulopathie. Habilitationsschrift, Gießen 1968. — 3. Huth, K., u. Karliczek, G.: Verh. dtsch. Ges. Verdau.- u. Stoffwechselkr. 24, 372—375 (1967). — 4. Lasch, H. G.: Med. Welt (Stuttg.) (N.F.), 18, 1780 (1967). — 5. Müller-Berghaus, G., and McKay, D. G.: Lab. Invest. 17, 276—280 (1967). — 6. Spink, W. W., Reddin, J., Zak, S. J., Peterson, M., Starzecki, B., and Seljeskog, E.: J. clin. Invest. 45, 78—85 (1966). — 7. Stock, K., u. Westermann, E.: Naunyn-Schmiedebergs Arch. Pharmak. exp. Path. 254, 334—354 (1966).

WOLFRAM, G., und WEGEHAUPT, H. (Med. Univ. Poliklinik München): **Die Phosphatidfraktionen im Serum unter einer fettarmen, glucosereichen Diät**

Unter einer glucosereichen und damit fettarmen Diät kommt es beim gesunden Erwachsenen zu einem Abfall der Gesamtlipoide des Serums. Dieser Einfluß der Nahrung auf die Blutfette ist schon lange bekannt, er gewann aber in den letzten Jahren durch die Kenntnis von der prospektiven Bedeutung des Serumcholesterinspiegels für degenerative Krankheiten der Kreislauforgane an Aktualität.

Von den großen Lipoidfraktionen des Serums stellt das freie Cholesterin die chemisch reinste Fraktion. Die Cholesterinester und Neutralfette können auch als einheitliche Fraktionen angesehen werden, da sich ihre Moleküle nur in den veresterten Fettsäuren unterscheiden. Der Abfall auch dieser Serumlipoide ist also chemisch eindeutig definiert. Demgegenüber sind die Phosphatide des Serums ein Gemisch aus mehreren Verbindungen unterschiedlicher chemischer Zusammensetzung, deren Herkunft und Aufgabe im Plasma im einzelnen noch ungeklärt ist und deren Verhalten unter physiologischen und pathologischen Bedingungen unterschiedlich sein kann [2, 3]. Der daraus abzuleitenden Forderung nach Bestimmung der einzelnen Verbindungen, um über ihr individuelles Verhalten

Aufschluß zu erlangen, werden die Möglichkeiten der Dünnschichtchromatographie zur raschen Trennung der Phosphatide in Fraktionen gerecht.

Bei Ernährungsversuchen, die in erster Linie der Feststellung des Linolsäurebedarfs des Menschen dienten [4], wurden unter einer glucosereichen Formeldiät neben anderen Parametern auch die Phosphatidfraktionen des Serums untersucht. Die dünnschichtchromatographisch getrennten Fraktionen wurden nach ihren Hauptkomponenten Lysolecithin, Sphingomyelin, Lecithin, Cephalin und Phosphatidsäuren benannt und über ihren Phosphorgehalt chemisch bestimmt [1]. Als Versuchspersonen dienten gesunde, junge Männer und Frauen, die 3 bzw. 4 Wochen lang mit einer Formeldiät eucalorisch ernährt wurden. Die Formeldiät

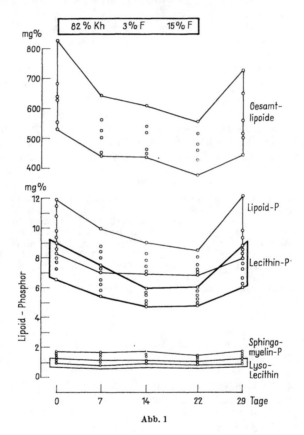

Abb. 1

enthielt 82% der Calorien als Kohlenhydrat, überwiegend Glucose oder aus ihr aufgebaute Oligosaccharide, und 3% als Fett. Der Eiweißanteil betrug 15% der Calorien und wurde mit Magermilchpulver gedeckt. Vitamine und Salze wurden ausreichend substituiert, Wasser ad libitum zugeführt.

Die Gesamtphosphatide fielen im ersten Versuch über 3 Wochen bei den sechs Versuchspersonen unter der glucosereichen Formeldiät ab (Abb. 1). Die Trennung der Phosphatide in Fraktionen wies als Ursache dieser Abnahme des gesamten Lipoidphosphors einen deutlichen relativen und absoluten Abfall der Lecithine aus, der bis zum 14. Tag anhielt. In der 3. Woche nahmen die Lecithine wieder zu. Dieser Wiederanstieg der Lecithine kommt in den Prozentwerten deutlicher zum Ausdruck als in den absoluten Werten. Die Prozentwerte der Sphingomyeline und der Lysolecithine stiegen zunächst an, um schon nach der 2. Woche wieder abzufallen. In den absoluten Werten zeigten diese beiden Fraktionen keine Änderung. Die Cephaline reagierten unter der glucosereichen Diät mit einem geringen Anstieg der Prozentwerte, der in den Absolutwerten aber nicht klar zum Ausdruck kam. 1 Woche nach Ende der Diätperiode hatten fast alle Lipoide ihre Ausgangswerte wieder erreicht.

Der Wiederanstieg der Prozentwerte für Lecithin noch während der glucosereichen Ernährung wurde in einem weiteren Versuch mit fünf Personen über 4 Wochen überprüft. Dem Abfall der Prozentwerte für Lecithin folgte auch diesmal nach 2 bzw. 3 Wochen ein Wiederanstieg, der nach 4 Wochen die Anfangswerte fast erreicht hatte.

Bei einer Versuchsperson mit normalen Serumlipoiden vor Versuchsbeginn stieg schon nach einer Woche das Neutralfett deutlich an, blieb während des ganzen Versuches erhöht und sank unter normaler Ernährung sofort wieder ab

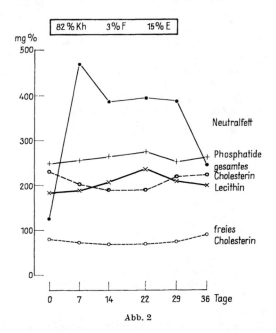

Abb. 2

(Abb. 2). In den Phosphatidfraktionen des Serums kam es, abweichend von den übrigen Personen, zu einem deutlichen Anstieg der Lecithine von 74% auf 88%, bei den absoluten Werten von 7,2 mg-% auf 9,1 mg-% Lecithinphosphor. Das Verhalten der Gesamtphosphatide war auch hier vom Anstieg der Lecithine geprägt. Das Serumcholesterin fiel während dieses Versuches gering ab.

Der Abfall der Phosphatide des Serums unter einer glucosereichen Ernährung ist ein Abfall der Lecithine, während sich die anderen Phosphatide in ihrer Konzentration nicht signifikant ändern. Dementsprechend spiegelt sich bei gesunden Erwachsenen der Verlauf der Lecithine in dem der Gesamtlipoide wider. Bei einer Versuchsperson, die eine normale Glucosetoleranz aufwies, trat unter der glucosereichen Formeldiät eine kohlenhydratinduzierte Hyperlipämie auf. Auch hier ist das Lecithin für das Verhalten der Phosphatide bestimmend. Führt bei den übrigen Versuchspersonen die fettarme Kost zu einem lecithinbedingten Abfall der Phosphatide, so tritt bei dieser Versuchsperson gleichzeitig mit einer kohlenhydratinduzierten Hyperlipämie auch eine kohlenhydratinduzierte Hyperlecithinämie auf.

Literatur

1. Habermann, E., Bandtlow, G. und Krusche, B.: Klin. Wschr. **39**, 817 (1961). — 2. Phillips, G. B.: J. clin. Invest. **39**, 1639 (1960). — 3. Zöllner, N., Wolfram, G. und Londong, W.: Z. ges. exp. Med. **140**, 24 (1966). — 4. Zöllner, N., u. Wolfram, G.: Z. ges. exp. Med. **146**, 89 (1968).

VOGELBERG, K. H., SOLBACH, H. G. und GRIES, F. A. (2. Med. Univ.-Klinik u. Poliklinik Düsseldorf): **Lipoidchemische Untersuchungen beim Angiokeratoma corporis diffusum (Fabry-Syndrom) und ihre diagnostische Bedeutung**

Das als Angiokeratoma corporis diffusum (A.c.d.) bekannte Krankheitsbild ist erstmals um die Jahrhundertwende von den Dermatologen Anderson u. Fabry (1898) beschrieben und später nach dem letzteren als Fabry-Syndrom bezeichnet worden. Nachdem Ruiter u. Pompen (1939) das A.c.d. als eine Fettspeicherkrankheit aufgefaßt hatten, gelang Sweeley u. Klionsky (1963) die biochemische Isolierung von zwei Glykolipiden aus Nierengewebe, die sie als Ceramidtri- und -dihexoside identifizierten. Histologisch sind die Substanzen in nahezu allen anderen Geweben des Organismus nachgewiesen worden: in den Blutgefäßwandungen

Tabelle. *Ceramidtrihexoside im Urinsediment bei Normalpersonen und vier Patienten mit einem Angiokeratoma corporis diffusum (Fabry-Syndrom)*

	mg/24 Std	%/Lipidextrakt
Normalperson	0,003	0,02
		n = 3
Sch., SW.	0,6	7,4
Sch., H.	0,1	4,9
von R., H.	0,7	11,9
M., B.	0,5	6,8

Angegeben ist der prozentuale Gehalt in mg des extrahierten Lipids bzw. die Menge pro 24 Std-Urin

(Scriba, 1950; Hornbostel, 1952; Ruiter, 1954/1958), im Herzmuskel (Scriba, 1950), in der Haut (Ruiter, 1954; Pittelkow et al., 1957; de Groot, 1961/1964; von Gemmingen et al., 1965), in der Leber und Milz (Scriba, 1950), im Nervensystem (Scriba, 1950; Rahman u. Lindenberg, 1963); abgesehen vom Substanznachweis ist außerdem gezeigt worden, daß die Erkrankung pathogenetisch auf einen Mangel an Ceramidtrihexosidase zurückzuführen ist (Brady et al., 1967). Obwohl bislang nicht bewiesen, spricht sehr viel für die Annahme, daß es sich bei dem Ceramidtrihexosid um ein Abbauprodukt der natürlich vorkommenden Globoside bzw. Ganglioside handelt und es deshalb in geringen Mengen auch bei Gesunden in allen Geweben anzutreffen ist (Kahlke, 1967).

Quantitative Angaben über die gespeicherten Ceramidtrihexoside (CTH) beim A.c.d. im Vergleich zum gesunden Organismus sind bisher nur vereinzelt gemacht worden. Zum Beispiel fanden Sweeley u. Klionsky (1963) bei ihrem Ceramidnachweis aus den Nieren einen um 30mal größeren Gehalt dieser Glykolipide.

In eigenen Untersuchungen haben wir den Gehalt der Ceramide bei vier Patienten mit dieser Krankheit und bei drei gesunden Probanden aus dem Urinsediment bestimmt. Da der bloße Nachweis dieser Substanz für das A.c.d. nicht pathognomonisch zu sein braucht, kommt dieser quantitativen Bestimmung für die klinische Diagnostik Bedeutung zu. Wie wir an anderer Stelle berichtet haben Vogelberg et al., 1969), ist das Urinsediment seiner rel. hohen Ceramidkonzenration wegen beim A.c.d. besonders für diese Untersuchung geeignet.

Die als doppelbrechende Kristalle zum großen Teil intracellulär im Urin ausgechiedenen Lipoide sind aus dem Sediment im Chloroform/Methanol 2:1 Gemisch extrahiert und anschließend dünnschichtchromatographisch nach der Methode von Skipsky et al. (1967) getrennt worden. Die isolierten und auf der Platte mit Orcin-Schwefelsäure selektiv angefärbten Ceramide konnten dann direkt quantitativ mit dem Chromatogrammauswertegerät nach Stahl (Zusatzgerät zum Zeiss-Spektralphotometer) bei 460 nm erfaßt werden.

In den so durchgeführten Untersuchungen ließen sich ausschließlich CTH nachweisen. Di- und Monohexoside waren im Urin nicht vorhanden. Die Tabelle enthält die Ergebnisse der quantitativen CTH-Bestimmung im Urin von drei Normalpersonen sowie den vier Patienten mit einem A.c.d. Die Werte für die Normalpersonen lagen an der unteren Grenze der Nachweisbarkeit, so daß die Genauigkeit der Absolutwerte eingeschränkt ist. Die beim A.c.d. gefundenen Substanzmengen waren dagegen gut nachweisbar. Sie machten im Durchschnitt 7 bis 8% des aus dem Patientenurin extrahierten Lipidgemisches aus und lagen damit mehr als 100fach höher als in den Kontrolluntersuchungen.

Die Ergebnisse unserer Untersuchungen an vier Patienten zeigen ebenso wie die Einzeluntersuchung von Kremer u. Denk (1968), daß das Urinsediment bei Patienten mit einem A.c.d. zur diagnostischen Untersuchung besonders geeignet ist. Im Vergleich zur Ceramidkonzentration in bestimmten Geweben — wie erwähnt fanden Sweeley u. Klionsky (1963) einen 30fach höheren Gehalt in den Nieren — kommen diese Glykolipide im Urin besonders reichlich vor. Abgesehen von der leichten Zugänglichkeit des Untersuchungsmaterials ist das Urinsediment auch aus diesem Grund dem Gewebe zur lipidchemischen Untersuchung vorzuziehen.

Zusammenfassung

Bei vier Patienten mit einem Angiokeratoma corporis diffusum wurden dünnschichtchromatographische Lipidanalysen aus dem Urinsediment durchgeführt und mit den Ergebnissen bei stoffwechselgesunden Personen verglichen. Die Analysen erbrachten den Nachweis von erheblichen Mengen von Ceramidtrihexosiden. Ceramiddi- und Ceramidmonohexoside wurden nicht gefunden. Die quantitative Bestimmung von Ceramidtrihexosiden erfolgte durch direkte Photometrie bei 460 nm. Sie ergab, daß der Gehalt an Ceramidtrihexosiden im Urinsediment beim Angiokeratoma corporis diffusum im Vergleich zum gesunden Organismus um mehr als 100fach erhöht ist. Die quantitative Lipidanalyse des Urinsediments ist daher diagnostisch besonders wertvoll.

Literatur

Anderson, W.: Brit. J. Derm. 10, 113 (1898). — Brady, R. O., Andrew, E. G., Bradley, R. M., Martensson, E., Warshaw, A. L., and Laster, L.: New Engl. J. Med. 276, 1163 (1967). — Fabry, J.: Arch. Derm. Suppl. 43, 187 (1898). — Gemmingen, G. v., Kierland, R. R., and Opitz, J. M.: Arch. Derm. Syph. (Berl.) 91, 206 (1965). — Hornbostel, H.: Helv. med. Acta 19, 388 (1952). — Kahlke, W.: Angiokeratoma corporis diffusum (Fabry's disease). In: Schettler, G., Ed., Lipids and Lipidosis, S. 332. Berlin-Heidelberg-New York: Springer 1967.— Kremer, G. J., u. Denk, R.: Klin. Wschr. 46, 1 (1968). — Pittelkow, R. B., Kierland, R. R., and Montgomery, H.: Arch. Derm. 72, 556 (1955). — Rahman, A. N., and Lindenberg, R.: Arch. Neurol. (Chic.) 9, 373 (1963). — Ruiter, M., and Pompen, A. W. M.: Arch. Derm. Suppl. 179, 165 (1939). — Scriba, K.: Verh. dtsch. Ges. Path. 34, 221 (1950). — Skipsky, V. P., Smolowe, A. F., and Barclay, M.: J. Lipid Res. 8, 295 (1967). — Sweeley, C. C., and Klionsky, B.: J. biol. Chem. 238, 3148 (1963). — Vogelberg, K. H., Solbach, H. G. und Gries, F. A.: Klin. Wschr. 47, 916 (1969)

BRECH, W. J. (Med. Univ.-Klinik Heidelberg); GORDON, E. S. und GLENNON, J. A. (Department of Medicine, University of Madison, Madison Wisconsin, USA): Kinetische Untersuchungen des Glucosestoffwechsels bei der Adipositas

Im Jahre 1962 wurde von Gordon u. Mitarb. [1] berichtet, daß die Ausatmung von radioaktivem Kohlendioxyd nach der Injektion von Glucose-C^{14} bei fettsüchtigen Personen erniedrigt sei. Die enge Beziehung zwischen Diabetes mellitus und Adipositas ist allgemein bekannt: altersdiabetische Patienten sind häufig übergewichtig, fettleibige Personen weisen in 60 bis 70% einen pathologischen Glucosetoleranztest (GTT) auf [2, 3]. Als es sich zeigte, daß Insulinspiegel und Insulinsekretion nach Glucose [4] oder Glucagon [5] bei der Adipositas erhöht waren, lag es nahe, im Zusammenhang mit dem von Vallance-Owen [6] beschriebenen erhöhten Synalbumin-Insulinantagonismus, der sich gegenüber der Muskulatur, nicht aber gegenüber dem Fettgewebe nachweisen läßt, einen verstärkten lipogenetischen Stimulus auf das Fettgewebe abzuleiten. Isolierte Fettzellen fettsüchtiger Patienten sind jedoch relativ unempfindlich gegenüber Insulin und die erhöhten Insulinspiegel in ihrem Plasma scheinen sich nach Gewichtsreduktion zu normalisieren [7], so daß die Beziehungen zwischen Fettsucht, Hyperinsulinismus und Diabetes mellitus erneuter Überlegungen bedürfen.

Es wurde daher untersucht, ob es bei der Fettsucht ohne manifesten Diabetes mellitus unter basalen Bedingungen eine Störung des Glucosestoffwechsels gibt oder ob die berichtete Erniedrigung der Glucoseoxydation nicht durch eine verstärkte Verdünnung der injizierten radioaktiven Glucose in einem vergrößerten Pool zustandegekommen sei.

Während dieser Arbeiten im gange waren, die in der Gruppe von E. S. Gordon unter Mitwirkung von Dr. Glennon durchgeführt wurden, erschien eine Untersuchung von Frankson u. Mitarb. [8], die zu ähnlichen Resultaten, nämlich einer verminderten Glucoseoxydation bei fettsüchtigen Personen, geführt hatte. Die Interpretation der Ergebnisse stößt jedoch, wie gezeigt werden soll, auf besondere Schwierigkeiten.

Es wurden 18 fettsüchtige Patienten unter identischen Bedingungen einer geschlossenen metabolischen Station untersucht und in 3 Gruppen eingeteilt, nämlich 5 Patienten mit normalem oralen GTT, 8 Patienten mit zwar normalem Nüchternblutzucker, aber leichter Störung im GTT (< 205 mg-%) und 5 Patienten mit manifestem Diabetes mellitus, d. h. erhöhtem Nüchternblutzucker bzw. hohen Anstiegen der Blutglucose (> 205 mg-%) im GTT. Nach der Methode von Reichard et al. (9) wurden durch einmalige Injektion von Glucose-1-C^{14} Pool und Umsatz der Glucose bestimmt.

Wie schon von Gordon [1] berichtet, erschien $C^{14}O_2$-Aktivität bei der Fettsucht verzögert und vermindert. Diese Verzögerung war jedoch nur bei fettsüchtigen Diabetikern signifikant (0p < 0,05).

Die Berechnung des Glucosepools ergab bei der einfachen Fettsucht 28,6 g, einen Wert, der sich nicht von dem normalen Pool von 23,1 g unterschied. Vielmehr bestand eine direkte signifikante Beziehung zwischen Pool und Körpergewicht, deren Regressionsgerade bei der Fettsucht (r = 0,87, p < 0,01) flacher verlief als bei normalen Versuchspersonen (r = 0,86, p < 0,05). Fettsüchtige der Gruppe I und II waren nicht zu unterscheiden. Erst ein manifester Diabetes mellittus führte zu einem Pool, das außerhalb der fettsüchtigen Regressionsgeraden gelegen ist.

Wurde nun demgegenüber die Größe des Pools in g/kg ausgedrückt, so ergab sich folgendes Bild: der normale Glucosepool war mit 0,34 ± 0,01 g/kg signifikant (p < 0,01) größer als der Pool der Fettsüchtigen der Gruppen I (0,22 ± 0,02) und II (0,25 ± 0,01). Diese beiden Gruppen erwiesen sich als identisch. Bei den fettsüchtigen Diabetikern hingegen war der Pool erhöht (0,32 ± 0,02, p < 0.01 gegenüber Gruppe I) und glich dem der Norm.

Der Verteilungsraum der Glucose betrug bei normalen Versuchspersonen 24,7 ± 1,8 L und unterschied sich nicht von dem sämtlicher fettsüchtiger Patienten. Da sich vor allem auch bei der Berechnung in Beziehung zum Körpergewicht der Glucoseraum bei allen fettsüchtigen Gruppen gleich darstellte, muß geschlossen werden, daß die signifikante Vergrößerung des Glucosepools bei Diabetes mellitus nicht durch eine Ausweitung des Poolvolumens, sondern durch eine erhöhte Poolkonzentration zustande kommt.

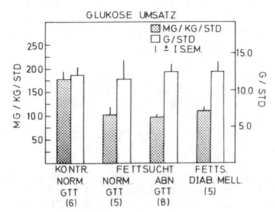

Abb. 1. Der Glucoseumsatz bei normalen und fettsüchtigen Versuchspersonen berechnet als mg/kg/Std (dunkle Säulen) und als gesamter Umsatz pro Person und Stunde (helle Säulen). Pro kg Körpergewicht zeigten alle adipösen Patienten einen signifikant (p < 0,01) kleineren Umsatz als normale Versuchspersonen

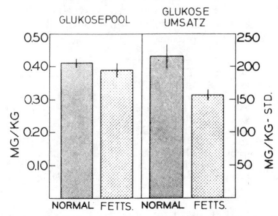

Abb. 2. Glucosepool und Glucoseumsatz berechnet pro kg fettfreien Körpergewichts. Der Glucoseumsatz ist bei der Fettsucht signifikant vermindert (p < 0,01)

Der Glucoseumsatz lag bei allen Versuchsgruppen bei etwa 12 g/Std, unterschied sich jedoch bei fettsüchtigen Patienten signifikant (p < 0,01) von dem bei Normalgewichtigen, wenn er als mg/kg/Std berechnet wurde. Die fettsüchtigen Gruppen untereinander verhielten sich identisch, wobei betont sei, daß auch die Patienten mit Diabetes mellitus einen normalen Glucoseumsatz aufwiesen (Abb. 1).

Die Diskrepanz zwischen dem normalen gesamten Glucoseumsatz bei Fettsucht und der hochsignifikanten Erniedrigung bei Berechnung nach dem Körpergewicht, erhellt das Dilemma, in welchem man sich bei der Interpretation von Stoffwechselgrößen bei der Adipositas befindet. Da die Proportionen des Körpergewichts durch die Akkumulation von Fett dermaßen verändert sind, ist es nicht

909

zulässig, sich bei Berechnungen darauf zu beziehen. Es wurde daher durch eine Immersionstechnik das fettfreie Körpergewicht bei sieben fettsüchtigen Personen der Gruppe I und II, die sich ja identisch verhielten, bestimmt. 34 bis 48% ihres Körpergewichtes bestand aus reinem Fettgewicht.

Legte man nun den Stoffwechselgrößen dieses fettfreie Gewicht zugrunde, so ergaben sich folgende Resultate:

Der Glucosepool stand bei normalen und fettsüchtigen Patienten in direkter Beziehung zum fettfreien Körpergewicht ($r = 0{,}75$, $p < 0{,}05$). Fettsüchtige und normale Individuen ließen sich auf dieser Basis nicht unterscheiden (Abb. 2).

Der Glucoseumsatz war hingegen bei den fettsüchtigen Personen mit 157 ± 8 mg pro kg/Std gegenüber 214 ± 17 mg/kg/Std bei normalen Versuchspersonen signifikant erniedrigt ($p < 0{,}01$).

Diese Untersuchungen gestatten folgende Aussagen:

1. Der Glucosepool ist bei fettsüchtigen Patienten ohne manifesten Diabetes mellitus normal und steht in direkter Beziehung zum fettfreien Körpergewicht.

2. Besteht neben der Fettsucht ein Diabetes mellitus, so ist der Glucosepool vergrößert, und zwar nicht durch eine Ausweitung seines Volumens, sondern durch eine Erhöhung seiner Konzentration.

3. Der gesamte Glucoseumsatz ist bei normalen, fettsüchtigen und fettsüchtigen diabetischen Personen identisch. Es scheint, daß die Erhöhung der Konzentration im diabetischen Glucosepool einen kompensatorischen Mechanismus darstellt, der einen normalen Umsatz über eine erhöhte Stoffwechselbarriere ermöglicht.

4. Bezogen auf fettfreies Körpergewicht ist jedoch bei der Fettsucht ohne klinisch nachweisbaren Diabetes mellitus der Glucoseumsatz erniedrigt. Die anfangs erwähnte verminderte Produktion von radioaktivem Kohlendioxyd nach der Injektion markierter Glucose dürfte daher mindestens z. T. auf eine Störung der Glucoseverwertung zurückzuführen sein.

Literatur

1. Gordon, E. S., Goldberg, M., Branabur, J. J., Gee, J. B. L., and Rankin, J.: Trans. Ass. Amer. Physcns. **75**, 118 (1962). — 2. Paullin, J. E., and Sauls, H. C.: Sth. med. J. (Bgham, Ala) **15**, 249 (1922). — 3. Berkowitz, D.: J. Amer. med. Ass. **187**, 399 (1964). — 4. Karam, J. H., Grodsky, G. M., and Forsham, P. H.: Diabetes **12**, 197 (1963). — 5. Hazzard, W. R., Crockford, P. M., and Williams, R. H.: Diabetes **17**, 297 (1968). — 6. Vallance-Owen, J., and Lilley, M. D.: Lancet I, 806 (1961). — 7. Beck, P., Koumans, J. H. T., Winterling, C. A., Stein, M. F., Daughaday, W. H., and Kipnis, D. M.: J. Lab. clin. Med. **64**, 664 (1964). — 8. Franckson, J. R. M., Malaisse, W., Arnoud, Y., Rasio, E., Ooms, H. A., Balasse, E., Conrad, V. und Basteine, P. A.: Diabetologia **2**, 96 (1966). — 9. Reichard, G. A., Moury, N. F., Hochella, N. F., Patterson, N. J., and Weinhouse, S.: J. biol. Chem. **238**, 495 (1963).

ENGLHARDT, A., IRMSCHER, K., LIEBERMEISTER, H., PREISS, K. und JAHNKE, K.* (2. Med. Univ.-Klinik und Diabetes-Forschungsinstitut Düsseldorf): **Lipid- und Wasserräume bei Adipositas. Untersuchungen bei Normgewichtigen und Adipösen in vivo und am Fettgewebe und an isolierten menschlichen Fettzellen in vitro****

Störungen der Kohlenhydrattoleranz bei Fettsucht in vitro sind schon vielfach beschrieben worden [3, 5 bis 8, 13], sind aber nur bei einem Teil der Adipösen nachzuweisen. In vitro-Untersuchungen über die Glucoseutilisation der peripheren Gewebe Fettsüchtiger sind bisher nur von wenigen Autoren durchgeführt worden. Dabei wurden einige Abweichungen gefunden, deren Mechanismus noch schwer

* Unter experimenteller Mitarbeit von cand. med. H. Reuter und cand. med. K. Haefs.
** Die Arbeit wurde in dankenswerter Weise von der Deutschen Forschungsgemeinschaft unterstützt.

:u deuten ist. Die basale Glucoseoxydation der Fettzellen Fettsüchtiger ist nicht vermindert [12], die Glucoseaufnahme des Gesamtfettgewebes nicht herabgesetzt [6]. Die Insulinstimulierbarkeit des Glucosestoffwechsels ist aber sowohl für die einzelne Fettzelle [12] als auch im Fettgewebe Fettsüchtiger signifikant niedriger als bei Normgewichtigen [6]. Weitere Unterschiede fanden wir in eigenen Untersuchungen. Bei steigenden Mediumglucosekonzentrationen stieg die Glucoseaufnahme des Fettgewebes bei Normgewichtigen bis 600 mg-% steil an, bei Adipösen dagegen erreichte sie bei 400 mg-% ein Maximum und verlief dann als Plateau, so daß bei 500 und 600 mg-% Mediumglucose signifikante Differenzen zwischen Normgewichtigen und Adipösen nachweisbar waren (Abb. 1). Um die Störung zu lokalisieren, ist es erforderlich, die Teilschritte der Glucoseutilisation im Fettgewebe zu untersuchen, nämlich erstens die Diffusion der Glucose durch den extracellulären Raum, zweitens den Transport durch die Zellmembran, drittens die Phosphorylierung in der Zelle. Unter diesen Teilschritten ist der erste von besonderer Bedeutung, da nach Crofford u. Renold [2] unter bestimmten Bedingungen, vor allem bei niedrigen Mediumglucosekonzentrationen, die Diffusionsgeschwindigkeit durch den Extracellulärraum die Gesamtutilisation begrenzt. Außerdem könnten bei Fettsüchtigen Störungen dieses Teilschrittes erwartet werden, da auf Grund von in vivo-Untersuchungen bei einem Teil der Adipösen vergrößerte Extracellulärräume gefunden wurden [1, 7, 11].

Wir verwendeten eine von Park u. Mitarb. ausgearbeitete Methode [9], die von Crofford u. Renold [2] für Rattenfettgewebe adaptiert wurde. Diese Methode erlaubt die Bestimmung des extra- und intracellulären Wasserraums sowie des Glucosespace unter Verwendung der Isotope Sorbitol-U-^{14}C und H_2O-^{3}H. Nach Angaben der Autoren [2] wurde für jede Gewebsprobe der Sorbitolspace vom Glucosespace abgezogen. Diese Differenz korrigiert einige Fehlerquellen der Methode, z. B. Anhaften von Mediumresten, zeitabhängige Größenänderungen der Räume usw. Negative Werte bedeuten, daß die Glucosekonzentration des extracellulären Raums niedriger ist als die des Mediums. In diesem Stadium bestimmt die Diffusionsgeschwindigkeit der Glucose durch diesen Raum teilweise die Geschwindigkeit der Gesamtutilisation. Wenn der Wert größer ist als 0, so ist freie Glucose im Zellinneren vorhanden.

Die Untersuchungen wurden an Proben aus menschlichem subcutanen Fettgewebe durchgeführt. Diese wurden teilweise zu Beginn chirurgischer Operationen entnommen, teilweise bei Freiwilligen in Lokalanästhesie excidiert. Fettstückchen von etwa 200 bis 300 mg Gesamtgewicht wurden in 0,5 ml Inkubationsmedium unmittelbar nach der Operation eingewogen (Krebs-Ringer-Bicarbonatpuffer pH 7,4 mit 10 mg Glucose, 0,5 g Albumin, 5 mg unmarkiertes Sorbitol, 2 µc Sorbitol-U-^{14}C und 6,0 mc Tritiumwasser/10 ml Puffer). Inkubation unter 95% O2 und 5% CO2 für 20 min bis 120 min. Isotopenzählung und Glucosebestimmung aus dem Medium vor und am Ende der Inkubation. Nach der Inkubation wurde der gesamte Inhalt der Gefäße in 5 ml eisgekühlte 6%ige Perchlorsäure überspült, homogenisiert und zentrifugiert (Ultrazentrifuge Spinco L 50, 98000 × g, 30 min bei 2 bis 4°). Messung von Isotopen und Glucose im klaren Überstand. Die Zählung der Isotope erfolgte im Tri-Carb-Flüssigkeits-Szintillationsspektrophotometer. Die Aktivitäten von C_{14} und H_3 wurden nach einer Methode von Träger [14] getrennt. Quench-Korrektur nach der Methode der externen Standardisierung. Die Zusammensetzung des nicht inkubierten Fettgewebes wurde bestimmt durch Extraktion der Lipide in Chloroform-Methanol und Messung des Lipidgehaltes und des fettfreien Trockengewichtes. Glucosespace, Sorbitol-Space und Wasserspace wurden nach den von Crofford u. Renold [2] angegebenen Formeln berechnet.

Die Brauchbarkeit der Anwendung der beiden Isotope zur Messung der Wasserräume des Rattenfettgewebes wurde von den Autoren [2] durch vergleichende Anwendung markierter Substanzen geprüft und in eigenen Untersuchungen für menschliches Fettgewebe bestätigt. Sucrosespace und Sorbitolspace waren von gleicher Größe, ein Abbau von ^{14}C-Sorbitol zu $^{14}CO_2$ konnte vernachlässigt werden. Die Prüfung der Reproduzierbarkeit der Methode an Hand von Doppelbestimmungen ergab einen mittleren prozentualen Fehler der Methode von 8,1%, bei einem Fehler der Einzelmessungen von 1,57% für Sorbitol-U-^{14}C und von 0,16% für H_2O-^{3}H.

Der Lipidgehalt des gesamten Fettgewebes beträgt 64,9 ± 7,3%, der der isolierten Fettzellen dagegen 82,2 ± 8,3%. Mit der Isotopenmethode wurde ein mittlerer Wassergehalt des Fettgewebes von 191 µl/g Feuchtgewicht gefunden, mit der Differenzwägung ein Wert von 180,5 µl/g. Der Sorbitolspace war im Mittel 140 µl/g Feuchtgewicht. Dies bedeutet, daß im menschlichen subcutanen Fettgewebe 13 bis 14% des gesamten Gewebsvolumens aus interstitieller Flüssigkeit bestehen. Etwas niedrigere Werte (11,8%) hatten Morse u. Soeldner [10] mit indirekten Methoden gefunden.

Vergleichende Untersuchungen bei Normgewichtigen und Adipösen zeigten, daß sich am Fettgewebe in vitro die Größe der extra- und intracellulären Räume nicht signifikant unterscheidet. In Abb. 1 wurden die Ergebnisse von in vivo- und in vitro-Messungen dargestellt. Die in vivo-Untersuchungen ergaben bei Fett-

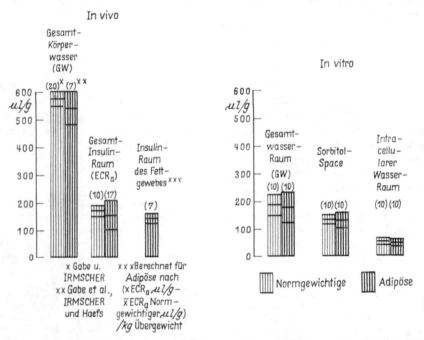

Abb. 1. Wasserräume (Gesamtkörperwasser und aktives Extracellulärvolumen in vivo, Gesamtwasserraum, extracellulärer und intracellulärer Raum des Fettgewebes in vitro) Normgewichtiger und Adipöser. Werte für $\bar{x} \pm s$. Zahl der Versuche in ( )

süchtigen eine relativ hohe Streuung der Werte für den Inulinraum. Signifikante Mittelwertsdifferenzen waren nicht nachweisbar. Bei sieben Adipösen wurde ein grober Annäherungswert für den Extracellulärraum des Fettgewebes errechnet aus Inulinraum und Fettgewebsmasse, der bei hoher Streuung etwa in derselben Größenordnung lag wie der in vitro gewonnene Wert.

Bei steigenden Mediumglucosekonzentrationen bleibt der Sorbitolspace konstant, während der Glucosespace, wie zu erwarten, mit steigender Mediumglucosekonzentration zunimmt. Auch hier finden sich keine Unterschiede zwischen Normgewichtigen und Adipösen.

Abb. 2 zeigt die Differenz Glucosespace — Sorbitolspace bei steigenden Mediumglucosekonzentrationen. Es ergibt sich, daß die negativen Werte mit Ansteigen der Mediumglucose gegen 0 zustreben. Dies muß nach Park dahingehend interpretiert werden, daß unter diesen Bedingungen der geschwindigkeitsbegrenzende Effekt der Diffusion zunehmend geringer wird. Erst bei Mediumkonzentrationen über 400 mg-% entstand ein gering positiver Wert. Der Befund erlaubt möglicherweise die Annahme, daß jetzt ein Schritt unterhalb der Diffusion durch den Extracellulärraum geschwindigkeitsbestimmend wird. Differenzen des Wertes Glucosespace — Sorbitolspace zwischen Normgewichtigen und Adipösen waren nicht nachweisbar.

Die Ergebnisse haben gezeigt, daß im menschlichen Fettgewebe bei niedrigen bis mittleren Mediumglucosekonzentrationen der Weg der Glucose durch den Extracellulärraum in die Zelle für die Geschwindigkeit der Gesamtutilisation eine Rolle spielt. Da Unterschiede des Sorbitolspace und der Differenz Glucosespace — Sorbitolspace zwischen Normgewichtigen und Adipösen nicht nachweisbar waren, besteht kein Anhalt dafür, daß dieser Schritt bei Adipösen gestört ist. Da aber, wie am Anfang gezeigt wurde, bei Adipösen die Glucoseaufnahme bei höheren Mediumkonzentrationen herabgesetzt ist, könnte vermutet werden, daß mit anderen

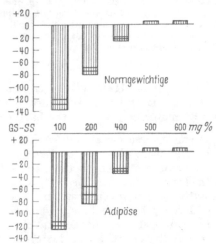

Abb. 2. Glucose-Space (GS) — Sorbitol-Space (SS) im Fettgewebe von Normgewichtigen und Adipösen. Werte für x̄ und S_M aus zehn Versuchen

Arbeitsmethoden Störungen nachgeordneter Teilschritte des Glucosestoffwechsels im Fettgewebe Fettsüchtiger gefunden werden könnten.

Literatur

1. Bansi, H. W., and Ohlsen, J. M.: Acta endocr. (Kbh.) **32**, 113 (1959). — 2. Crofford, O. B., and Renold, A. E.: J. biol. Chem. **240**, 14 (1965). — 3. Daweke, H., van Landegham, H., Bach, I., Zimmermann, H., und Breitbach, A.: Klin. Wschr. **43**, 185 (1965). — 4. Daweke, H., van Landegham, H., Winkelmann, W. und Bach. I.: Klin. Wschr. **43**, 190 (1965). — 5. John, H. J.: Endocrinology **13**, 388 (1929). — 6. Kasperek, R., Englhardt, A., Liebermeister, H. und Jahnke, K.: In Vorbereitung. — 7. Lachnit, V., u. Hammerschmidt, M.: Wien. Z. inn. Med. **32**, 505 (1951). — 8. Liebermeister, H., Daweke, H., Gries, F. A., Schilling, W. H., Grüneklee, D., Probst, G. und Jahnke, K.: Diabetologia 4, 123 (1968). — 9. Park, C. R., Morgan, H. E., Henderson, M. J., Regan, D. M., Cadenas, E., Post, R. L., and Pincus, G. (Eds.): Recent progress in hormone research, Vol. 17, p. 493. New York: Academic Press Inc. 1961. — 10. Morse, W. I., and Soeldner, I. S.: The measurement of human adipose tissue mass. Handbook of Physiology, Section 5, Adipose Tissue, p. 653. Washington 1965. — 11. Röttger, H.: Klin. Wschr. **34**, 201 (1956). — 12. Salans, L. B., Knittle, J. L., and Hirsch, J.: J. clin. Invest. **47**, 153 (1968). — 13. Samaan, N., Brown, J., Fraser, R., and Trayner, I.: Brit. med. J. **1965** I, 1153. — 14. Träger, L.: Atompraxis 10, Heft 11 (1964).

Aussprache

Herr PIPER, W. (Heidelberg):

Zu Herrn WOLFRAM: Der isolierte Abfall der Lecithinfraktion läßt an die Möglichkeit einer Aktivitätssteigerung der Plasma-Lecithin-Cholesterin-Acyltranferase (Glomset) denken.

Wurde dieses Enzym gemessen? Wie verhielten sich Estercholesterin und der Quotient aus freiem und veresterten Cholesterin?

Herr KAHLKE, W. (Heidelberg):

Zu Herrn VOGELBERG: Bezüglich der Herkunft der Ceramidtrihexoside und des Substrats für die von Brady u. Mitarb. beschriebene Ceramidtrihexosidase sollten Ceramidpolyhexoside und Ganglioside streng getrennt werden, so wie man zwischen nichtneuralen und neuralen Glykolipoiden unterscheidet.

Frage: Haben Sie innerhalb der von Ihnen beobachteten ACD-Familie einen weiblichen Patienten mit dem klinischen Vollbild, insbesondere mit Angiokeratomata gesehen? Wie Sie ja wissen, ist dies bei der vorliegenden Lipoidspeicherkrankheit bisher nie beobachtet worden.

Herr KREMER, G. J. (Mainz):

Zu Herrn VOGELBERG: Es ist wohl damit zu rechnen, daß Frauen, welche beim ACD als Heterozygote anzusehen sind, eine geringere Ausscheidung von Trihexosidceramid aufweisen als homozygote Männer; dies geht aus den Untersuchung eines eigenen Falles (Frau) sowie aus den hier mitgeteilten Beobachtungen hervor, von denen *eine* ein Mädchen betrifft, welches auch geringere Werte im Harnsediment erkennen läßt.

DIETRICH, M., FLIEDNER, T. M. und HEIMPEL, H. (Zentrum für Innere Medizin und Kinderheilkunde der Universität Ulm): **Die Verwendung eines Isolierbettsystems bei der intensiven Chemotherapie von akuten Leukämien**

Die heutige intensive Chemotherapie der akuten Leukämie erhöht offensichtlich die Rate der Remissionen, vermehrt aber gleichzeitig das Risiko der tödlichen Infektion in der Phase der induzierten Knochenmarksinsuffizienz. Bekannt ist, daß zwischen schweren Infektionen und dem Grad der Granulocytopenie bei der akuten Leukämie quantitative Beziehungen bestehen (Bodey, C. P. u. Mitarb., 1966). Neben Infektionen durch pathogene Erreger sind es septische Komplikationen, die durch fakultativ pathogene, multiresistente Hospitalkeime verursacht sind. Die Hauptursache der tödlichen Sepsis in der Phase der Myelodepression dürfte jedoch die Autoinfektion der Leukämiepatienten durch transiente, fakultativ pathogene Keime der eigenen Intestinalflora sein. Von vielen Anhaltspunkten für die Dominanz der Autoinfektion seien einige hier angeführt:

1. Gordon u. Mitarb. (1955) konnten bei Mäusen nachweisen, daß die Darmbakterien in die regionalen Lymphknoten wandern und nach subletaler Ganzkörperbestrahlung in den Blutkreislauf invadieren und so die Sepsis verursachen.

2. Nach oraler Aufnahme von 10^{12}-Candida alb.-Keimen durch eine gesunde Versuchsperson konnten wenige Std später eine Fungämie und Fungurie nachgewiesen werden (Krause, W., Matheis, H. und Wulf, K., 1969).

3. Die Hautflora von Patienten mit akuter Leukämie besteht häufig aus gramnegativen Bakterien, die mit denen der Intestinalflora identisch sind.

4. Häufigste Infektionserreger bei der akuten Leukämie sind gramnegative Enterobakterien (Schneider, M., 1967), die auch in den Faeces Gesunder als nichtstationäre Keime gefunden werden (Goldbach, W., 1965).

5. Autoptische Untersuchungen von Leukämiepatienten ergaben Hinweise für die Entstehung der Infektionen durch eigene Intestinalkeime (Viola, M. V., 1967).

Es gilt demnach, die Patienten vor dem Risiko der Infektion während der myelosuppressiven Phase der cytostatischen Therapie wirksam zu schützen.

Diese Überlegung führte zu der Einführung eines Isolierbettsystems, das nach den Erfahrungen mit der Aufzucht von keimfreien Tieren in den USA entwickelt wurde (Matthews, Alexandria, Va.), in die Therapie der akuten Leukämie (Schwartz, S. M. u. Mitarb., 1965).

Es handelt sich um ein Krankenbett, das durch eine Plastikhülle von der Umgebung abgeschlossen ist. Die Luftversorgung erfolgt durch ein hochempfindliches Filtersystem, die Versorgung des Patienten durch zwei UV-Schleusen, durch die nur sterilisierte Dinge einschließlich der autoklavierten Mahlzeiten ins Zeltinnere gelangen. Die ärztliche und pflegerische Überwachung geschieht durch in die Seitenwände eingelassene Plastikärmel. Der Patient ist vor der umgekehrten Isolation in einer Vorbereitungsperiode dekontaminierenden Maßnahmen unterworfen, die einen Teil der eigenen mikrobiellen Flora beseitigen. Sie bestehen vorwiegend aus der oralen Behandlung mit schwerresorbierbaren Antibiotica und Fungistatika und täglichen Ganzkörperwaschungen mit TEGO 103 S (Dietrich, M., u. Mitarb., 1969). Die dann im System noch vorhandenen Keime sind mit dem Antibiogramm dem Untersucher bekannt. Es handelt sich dann also um einen sog. gnotobiotischen Zustand.

Außer einer gesunden Versuchsperson haben wir bisher sieben Patienten mit akuter Leukämie während 232 Tagen in der umgekehrten Isolation behandelt.

Die Ganzkörperwaschungen mit dem Tegotensid verringerten die Varietät der Hautkeime. Die orale antibakterielle Behandlung ergab eine drastische Verminderung der Varietät der Intestinalkeime. In einem Teil der Untersuchungen konnten nach Dekontamination keine Keime nachgewiesen werden (Tabelle 1).

Tabelle 1

Vor Dekontamination		Bakterien Wachstum	kein Wachstum	Pilze Wachstum	kein Wachstum
Haut	63	63	0	7	56 (89%)
Oropharynx+Sputum	16	16	0	5	11 (69%)
Ohr/Nase	17	17	0	3	14 (82%)
Stuhl	16	16	0	4	12 (75%)
Nach Dekontamination					
Haut	296	151	145 (49%)	1	295 (99%)
Oropharynx+Sputum	63	59	4 (8%)	17	46 (73%)
Ohr/Nase	84	38	46 (55%)	0	84 (100%)
Stuhl	135	31	104 (78%)	92	43 (32%)

An 198 von 232 Tagen bestand bei den Patienten eine ausgeprägte Granulocytopenie als Ausdruck der Knochenmarksinsuffizienz.

Trotz der granulocytopenischen Phasen hatten die Patienten nur während eines Bruchteils der Isolationsperiode Temperaturen über 38 °C bei täglich mindestens viermaliger Messung (Tabelle 2).

Tabelle 2

Granulocyten/μl	Tage	Temperatur °C	Tage
>1500	34	<38	204
500—1500	70	38—39	16
100— 500	70	39—40	9
< 100	58	>40	3
	232		232

Die Ursachen der kurzen Fieberperioden waren: Drei Reaktionen nach Bluttransfusionen, eine handtellergroße Verbrennung dritten Grades am Oberschenkel, septische Komplikationen, ausgehend von einem Zahngranulom, einer Otitis media und persistierenden Klebsiellen im Intestinaltrakt, die — gezielt nach dem vorliegenden Antibiogramm behandelt — alle rasch beherrscht werden konnten. Eine Patientin, die aus verschiedenen Gründen aus dem Isolierbett in ein normales Krankenbett verlegt wurde, nachdem die orale antibiotische Behandlung abgebrochen worden war, starb eine Woche danach während der noch bestehenden Knochenmarksaplasie an einer Sepsis.

Die übrigen Patienten zeigten wenige Tage nach dem Verlassen der umgekehrten Isolation und der Verabreichung von Laktobacillen eine übliche Darmflora. Bei allen Patienten konnten am 1. und am 2. Tag in der Isolation leichte psychische Reaktionen, bei einer 57jährigen Patientin schwere psychopathologische Symptome beobachtet werden.

Nach unseren bisherigen Erfahrungen erscheint es möglich, durch mikrobielle Dekontamination und umgekehrte Isolation von Leukämiepatienten in einem Isolierbettsystem unter Anwendung keimfreier Techniken das bedrohliche Risiko der Autoinfektion und der Infektion durch Hospitalkeime und virulente pathogene Erreger entscheidend zu verringern.

Literatur

Bodey, G. P., Buckley, M., Sathe, Y. S., and Freireich, E. J.: Ann. intern. Med. **64/2**, 328—340 (1966). — Dietrich, M., Fliedner, T. M. und Heimpel, H.: Dtsch. med. Wschr. **19**, 1003—1012 (1969). — Goldbach, W.: Ernährungsforschung **10**, Heft 2—3, 347—351 (1965). — Gordon, L., Ruml, D., Hahne, H., and Miller, C.: J. exp. Med. **102**, 413 (1955). — Krause, W., Matheis, H., and Wulf, K.: Lancet **22**, 598—599 (1969). — Schneider, M.: Sem. Hôp. Paris **43**, 438—440 (1967). — Schwartz, S. M., Colvin, M., Himmelsback, C. K., and Frei, E.: Clin. Res. **13**, 48 (1965). — Viola, M. V.: J. Amer. med. Ass. **201**, 923—926 (1967).

WENDT, F., GRÜNING, B. und LENZ, B. (Ev. Krankenhaus Essen-Werden, Med. Abt.), BRITTINGER, G. (Hämatolog. Abt. d. Med. Klinik) und LINZENMEIER, G. (Institut für Med. Mikrobiol., Klinikum Essen der Ruhruniversität): **Keimarmes Milieu zur Überwindung granulocytopenischer Phasen in der Leukämietherapie***

Mikrobiell bedingte Komplikationen sind die häufigste unmittelbare Todesursache bei Patienten mit akuter Leukämie [4, 16, 17]. Die Analyse der Häufigkeit und des Schweregrades solcher Komplikationen in Korrelation zur Zahl zirkulierender reifer Granulocyten und Lymphocyten zeigte die entscheidende Bedeutung der Granulocytopenie [3]. Durch zum Tode führende mikrobiell bedingte Komplikationen kommt die antileukämische Chemotherapie oftmals nicht mehr zur Auswirkung, oder aber die durch die antileukämische Chemotherapie selbst hervorgerufene verstärkte hämopoetische Insuffizienz verlängert die granulocytopenische Phase und begünstigt die Entwicklung mikrobiell bedingter Komplikationen. Eine wirksame Prophylaxe ist auf zweierlei Weise erreichbar: Erstens durch *Isolierung* des Patienten in einem pathogenfreien, keimarmen Milieu, aseptischen Räumen oder Stationen [1, 8, 10) oder individuellen Isolierbettsystemen [2, 9, 11, 14]; zweitens durch die Kombination von derartiger *Isolierung mit Entkeimung*, Dekontaminierung des Patienten selbst [5, 6, 7, 12, 13, 15, 18].

Seit Oktober 1968 wurden vier akut leukämische Phasen bei drei Patienten mit akuter Leukämie beobachtet. Zwei Phasen mit länger anhaltender ausgeprägter Granulocytopenie wurden unter den Bedingungen der Isolierung und Entkeimung, zwei Phasen mit nur kurzer Granulocytopenie wurden unter normalen Hospitalbedingungen studiert.

Die Isolierung erfolgte in einer „Life Island" Isolierbetteinheit [6, 7, 14]. Die mikrobiologischen Untersuchungen wurden an Proben der Körperoberfläche, Nase und Rachen zweimal wöchentlich, an Stuhlproben täglich ausgeführt. Die Sterilitätskontrollen des Isolators selbst erfolgten zweimal wöchentlich. Alle isolierten Keime wurden durch ein Antibiogramm zusätzlich charakterisiert, so daß ein *gnotobiotisches System*, ein System mit bekannter Flora mit bekannten klinisch wichtigen Eigenschaften der Flora entstand.

Die Überwindung einer 4 Wochen dauernden extremen Granulocytopenie unter Verwendung des Prinzips der Isolierung und Entkeimung wird durch den Fall R. St. demonstriert.

---

* Mit Unterstützung des Landesamtes für Forschung beim Ministerpräsidenten des Landes Nordrhein-Westfalen.

Es handelt sich um einen 26jährigen Mann mit dem ersten Rezidiv nach 6 Monate anhaltender kompletter Remission einer akuten myeloischen Leukämie (peroxydasepositiver Typ, subleukämische Verlaufsform). Das Vorgehen zur Erzielung und Erhaltung eines keimarmen Milieus ist in Abb. 1 dargestellt. Bei Absinken der reifen Neutrophilen unter 1000 bis 500/mm³ und der Erwartung einer länger anhaltenden Granulocytopenie wurde mit einer 4tägigen Dekontaminierungsperiode begonnen, in der in einem normalen Krankenzimmer mit Darmentkeimung und Hautdesinfektion eine Gesamtentkeimung eingeleitet wurde. Am 5. Tag erfolgte unter hochaseptischen Bedingungen die *Einschleusung* in das völlig entkeimte Isolierbettsystem. In der *Isolierungsphase* werden die Entkeimungsmaßnahmen neben der eigentlichen antileukämischen Chemotherapie und der Substitutionstherapie mit Blutelementen fortgesetzt. Ist das Wiederansteigen der Granulocyten auf etwa 1000 /mm³ und damit eine entscheidende Besserung der Resistenzlage erkennbar, dann wird zur Vorbereitung auf die *Ausschleusung* die Entkeimungsbehandlung beendet, und nach weiteren 4 bis 5 Tagen erfolgt die *Ausschleusung* und weitere Hospitalisierung unter normalen Pflegebedingungen.

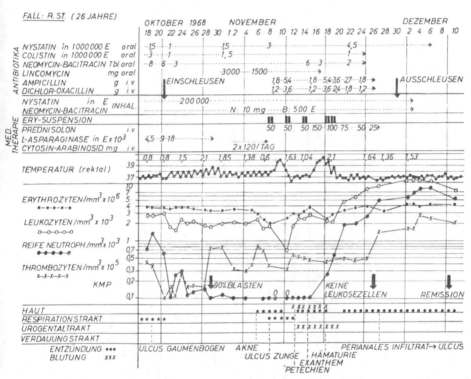

Abb. 1. Verlauf von klinischen und hämatologischen Daten sowie Therapie mit Antibiotica, Transfusionen und antileukämischen Mitteln während der Isolationsphase

In unserem Fall R. St. führte die initiale Monotherapie mit L-Asparaginase zu keiner Besserung der hämatologischen Situation. Die anschließende Monotherapie mit Cytosin-Arabinosid über 6 Tage brachte eine komplette Remission. Während 4 Behandlungswochen in der Isolierung lag die Zahl der neutrophilen Granulocyten unter 300, meist unter 100/mm³, ohne daß ein bakteriell bedingter Infekt nachgewiesen werden konnte. — Zum Zeitpunkt der zwei febrilen Phasen durchgeführte Blutkulturen zeigten kein Wachstum von Keimen. Die Gabe von Ampicillin und Dichlor-Oxacillin scheint ohne Einfluß auf den Temperaturverlauf geblieben zu sein. Eine virologische Untersuchung wurde in dieser Phase nicht durchgeführt; immerhin trat am Tag vor dem zweiten Fieberschub ein flüchtiges Exanthem auf. — Zeitlich mit dem Wiederanstieg der Granulocyten entwickelte sich perianal eine entzündliche subcutane Infiltration, auf deren Kuppe sich ein fünfmarkstückgroßes Ulcus bildete; ein Keimnachweis von diesem Ulcus ließ sich initial nicht führen.

Die Keimzahl und das Vorkommen möglicher pathogener Keime wurden durch die Entkeimungsmaßnahmen so weit reduziert, daß an den Körperoberflächen schon vor der Einschleusung nur noch vereinzeltes Keimwachstum nachweisbar war (Tabelle 1a). Pathogene

Keime wurden ganz eliminiert. Lediglich der Rachen war nicht dauerhaft keimfrei zu machen. Die im Rachen und in der Leiste auftretenden Candida reflektieren Veränderungen der Stuhlflora (Tabelle 1 b): Nach kurzer Keimfreiheit des Stuhls entwickelte sich zunächst ein Über-

Tabelle
Keimflora des Patienten R. St.

Herkunft	Einschleusung					November				Ausschleusung: 30. November 1968				Dezember
	Oktober 17.	21.	24.	28.	31.	4.	7.	12.	14.	18.	21.	25.	28.	3.
Rachen	‖	‖	‖	‖	‖	O	‖	O	‖	‖	‖	O	‖	‖
Nase	hS	O	hS	s	O	O	O	O	c	c	c	O	c	s
li. Ohr	s	s	s	s	s	s	O	O	s	O	O	O	O	s
Axilla	s	s	s	O	Ss	O	O	O	O	c	O	O	O	s
Fingernagel	Ss	Ss	O	Ss	Ss	s	O	O	O	O	O	c	s	s
Fußnagel	Ss	Ss	O	s	s	O	O	O	s	O	O	O	O	s
Leistenbeuge	s	s	s	s		O	s		O	c	c	c	O	s + c
Acnepustel				O			s	O		O	O		E	s
Perianalulcus	Co	O	O									c		E + C
Urin	s	O	O	O		O		O	O			O	O	s

O keimfrei
= übl. Flora
Fettdruck = Pathogene

s Staph. albus
S Staph. aureus
hS Betahämol. Strept.
E Enterokokken

c Coliforme
C Candida
Co Corynebakt.

wuchern von Neomycin-, Bacitracin- und Colistin-resistentem Bacteroides, der durch Lincomycin zu eliminieren war. Dann entwickelte sich trotz der oralen Behandlung mit Nystatin dragees ein intensives Wachstum von Nystatin-empfindlichen Candida, ohne daß es zu einer klinisch manifesten Candidainfektion kam. Durch Gabe von Nystatinsuspension an Stelle der Dragees ließ sich das Überwuchern von Candida bei unserem zweiten Fall langfristig verhindern.

Stuhlflora des Patienten R. St.

Keimart	Oktober 17.	21.	24.	28.	31.	November 4.	7.	12.	14.	18.	21.	25.	28.	Dezember 3.	6.
E. coli	(+)	O	O	O	O	O	O	O	O	O	O	O	O	3%	6%
Enterokokken	(+)	O	O	O	O	O	O	O	O	O	O	O	O	2%	<1%
anhämol. Staph.	5%	O	O	(+)	O	O	O	O	O	O	O	O	O	O	15%
Lactobacillen	2%	O	O	O	O	O	O	O	O	O	O	O	O	7%	O
Bact. bifidum	8%	O	O	O	O	O	O	O	O	O	O	O	O	10%	O
Bacteroides, Typ sphaeroph.	85%	O	+	+	O	O	O	O	O	O	O	O	O	O	O
Bacteroides	O	O	+	+	O	O	O	O	O	O	O	O	O	78%	78%
anaerobe Sporenb.	O	O	O	O	O	O	O	O	O	O	O	O	O	<1%	<1%
Veillonella parv.	O	O	O	O	O	O	O	O	O	O	O	O	O	O	<1%
Candida-Gruppe	O	O	O	O	(+)	+	+	+	+	+	+	+	+	O	(+)

Einschleusung — Ausschleusung: 30. November 1968
antibakterielle Chemotherapie
antimykotische Chemotherapie
· · · · Yoghurt · · · · · · · · ·

O kein Keimnachweis
(+) weniger als 10 Kolonien bis Verdünnung 1:10 pro g Stuhl
+++ mehr als 1000 Kolonien bei Verdünnung 1:100000.

919

Nach Beendigung der antibakteriellen Chemotherapie wurde unsterilisierte Yoghurt in größeren Mengen zusätzlich zur sterilisierten Standardkost verabreicht; es entwickelte sich jedoch nicht ein Überwiegen von Lactobacillen, vielmehr innerhalb von 3 Tagen wieder eine der üblichen Darmflora entsprechenden Keimbesiedlung mit fast völligem Verschwinden der Candida. Die Ausschleusung vollzog sich komplikationslos.

Das Verfahren der konsequenten Isolierung in einem keimarmen, gnotobiotischen System erscheint geeignet, eine länger anhaltende ausgeprägte Granulocytopenie überwinden zu helfen und damit zur Verbesserung der Prognose solcher Zustände beizutragen. Die Indikation zur Anwendung dieses Verfahrens ist dann zu stellen, wenn mit einer länger als nur wenige Tage anhaltenden ausgeprägten Granulocytopenie von vorübergehender Natur zu rechnen ist. Ob dieses Verfahren mehr leisten kann als die konsequente Isolierung in pathogenfreien Räumen oder die Entkeimungsbehandlung in einem normalen Hospitalmilieu bleibt noch zu klären. Der Aufwand für die Durchführung des Verfahrens ist erheblich, aber nicht größer als bei Intensivpflege anderer Art. Die psychische Belastung für den isolierten Patienten entspricht zweifellos einer „Grenzsituation", wie sie schon (am Mittwoch) von R. Lohmann für Situationen in Dialysezentren angesprochen wurde; dies scheint uns aber mehr durch das Grundleiden und sein Erkennen oder Erahnen als durch das Behandlungsverfahren bedingt zu sein.

Literatur

1. Bagshawe, K. D.: Brit. med. J. **1964 II**, 871. — 2. Barnes, R. D., Tuffrey, M., and Cook, R.: Lancet **1968, I**, 622. — 3. Bodey, G. P., Buckley, M., Sathe, Y. S., and Freireich, E. J.: Ann. intern. Med. **64**, 328—340 (1966). — 4. Frei III, E., Levin, R. H., Bodey, G. P., Morse, E. E., and Freireich, E. J.: Cancer Res. **25**, 1511 (1965). — 5. Levitan, A. A., Schulte, F. L., Strong, C. D., and Perry, S.: Arch. environm. Hlth **14**, 837—843 (1967). — 6. Levitan, A. A., and Perry, S.: New Engl. J. Med. **276**, 881—886 (1967). — 7. Levitan, A. A., and Perry, S.: Amer. J. Med. **44**, 234—242 (1968). — 8. Mathe, E. G., Hayat, M., Schwarzenberg, L., Amiel, J. L., Schneider, M., Cattan, A., Schlumberger, J. R., and Jasmin, C.: Lancet **1967 II**, 380. — 9. Meindersma, T. E., and v. d. Waaij, D.: Folia med. neerl. **11**, 76—80 (1968). — 10. Rittenburry, M. S., Hume, D. M., and Hench, M. E.: Antimicrobiel Agents and Chemotherapy **51**, (1962). — 11. Robertson, A. C., Lynch, J., Kay, H. E. M., Jameson, B., Guyer, R. J., and Evans, I. L.: Lancet **1968 II**, 1376—1377. — 12. Schwartz, J. S., Colvin, M., Himmelsback, C. K., and Frei, E. III: Clin. Res. **13**, 48 (1965). — 13. Schwartz, S. A., and Perry, S.: J. Amer. med. Ass. **197**, 623 (1966). — 14. Shadomy, S., Ginsberg, M. K., Lacomte, M., and Zeiger, E.: Arch. environm. Hlth **11**, 183—190, 191, 625 (1965). — 15. Waaij, D. van der, and Sturm, C. A.: Lab. Anim. Care **18**, 1—10 (1968). — 16. Wendt, F., Doyen, A., Kubanek, B. und Mössner, G.: Verh. dtsch. Ges. inn. Med. **72**, 276—280 (1966). — 17. Wendt, F., Melchert, F., Merker, H. und Obrecht, P.: Vincristin in der Kombinationsbehandlung der akuten Leukämie des Erwachsenen. In: Gmachl, E. (Hrsg.): Internat. Symposion über die Anwendung der Vinca-Alkaloide Velbe und Vincristin, S. 203—209. München-Berlin-Wien: Urban & Schwarzenberg 1969. — 18. Wendt, F., Grüning, B., Lenz, B., Brittinger, G. und Linzenmeier, G.: Keimarmes Milieu zur Überwindung granulocytopenischer Phasen in der Leukämietherapie. Internat. Arbeitstagung Chemo- u. Immunotherapie der Leukosen und malignen Lymphome. Wien 24.—26. 3. 1969.

SCHREIBER, J., ERB, W. und BÖHLE, E. (Zentrum der inneren Medizin der Univ. Frankfurt am Main): **Zur Analytik fäkaler Gallensäuren**

Die Möglichkeiten zur Bestimmung von Gallensäuren wurden durch die Einführung chromatographischer Methoden entscheidend beeinflußt. Neben dünnschichtchromatographischen Verfahren, wie sie Gänshirt u. Mitarb., Frosch u. Wagner in Deutschland, Eneroth in Schweden entwickelten, ist seit der grundlegenden Arbeit von Van den Heuvel, Sweely u. Horning (1960) die gaschromatographische Analytik von vielen Autoren wie Blomstrand, Sjövall, Bloomfield, Ali, Kuksis, Gordon, Grundy, um einige zu nennen, sowohl im Serum als auch in Faeces weiterentwickelt und angewandt worden.

Bei diesen Verfahren handelt es sich immer um Gesamtgallensäurenbestimmungen, ohne daß auf *freie* und *konjungierte* Gallensäuren *getrennt* eingegangen worden ist.

Es soll hier über eine kombinierte dünnschichtgaschromatographische Methode berichtet werden, die es gestattet, freie und evtl. vorhandene konjungierte Gallensäuren in Faeces zu bestimmen.

Zur Extraktion fäkaler Gallensäuren wird ein aliquoter Teil eines 24 Std-Stuhles mit heißem absolutem Äthanol fraktioniert ausgeschüttelt und zur Trockene gebracht. Der Extrakt wird in einem definierten Volumen CHCl$_3$/MeOH 2:1 aufgenommen. Die Menge, die dem Extrakt aus 1 g Stuhl entspricht, wird zur präparativen Dünnschicht eingesetzt. Wir benutzen dazu selbstgegossene Kieselgel-H-Platten nach Stahl. Die Platten werden üblicherweise in dem Fließmittel, welches wir zur chromatographischen Trennung benutzen, vorge-

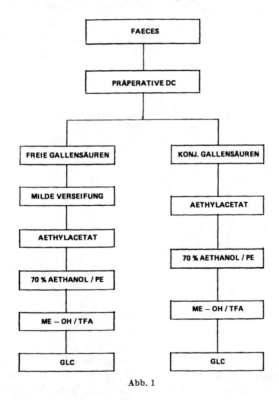

Abb. 1

waschen und danch 1 Std bei 120 °C aktiviert. Als Fließmittel dient Chloroform/Aceton/Eisessig 50:50:10. Zur genauen Lokalisation wird am Rande ein Leitchromatogramm mitaufgetragen, welches unter Abdeckung des anderen Plattenanteils mit 20%iger Phosphormolybdänsäure besprüht und durch Erhitzen sichtbar gemacht wird. Die so deutlich gemachten entsprechenden Kieselgelbezirke von freien und konjungierten Gallensäuren werden *getrennt* abgekratzt und eluiert.

Dem Standpunkt am nächsten liegen die konjungierten Gallensäuren; deutlich von diesen getrennt weiter oben zur Fließmittelfront die freien Gallensäuren. Die Lipide und die neutralen Sterine, die mengenmäßig gegenüber den Gallensäuren im Stuhl überwiegen, wandern ebenfalls nahe der Fließmittelfront. Ihre Abtrennung von freien Gallensäuren ist daher auf diesem Wege nicht möglich. Hierzu dienen die nächsten Arbeitsgänge.

Die freien Gallensäuren, inklusive der Lipidverunreinigungen, werden nach Elution aus dem Kieselgel entsprechend dem Vorgehen nach Grundy u. Mitarb.

mit n-NaOH in 90% Äthanol milde verseift, anschließend gegen Petroläther aus-geschüttelt, um die störenden neutralen Sterine zu eliminieren.

Die konjungierten Gallensäuren müssen zur weiteren Aufarbeitung aus ihrer Säureamidverbindung freigesetzt werden, was durch dreistündige alkalische Hydrolyse in 5% Natronlauge bei 134 °C und 2,1 Atü im Autoklaven geschieht. Nach diesen Arbeitsgängen werden die primär freien und die ursprünglich kon-jungierten, jetzt durch Hydrolyse freigesetzten Gallensäuren unter gleichen methodischen Bedingungen, aber getrennt, weiterbehandelt.

Die Extrakte werden mit HCl auf einen pH von 2 bis 3 eingestellt und in Äthylacetat überführt. Zur Abtrennung der hydrolysierten Lipide, die sich noch mit den Gallensäuren in den Extrakten befinden, erfolgt eine Verteilung zwischen 70%igem Äthanol und Petroläther, wie es Frosch u. Wagner vorschlagen.

Die nunmehr weitgehend gereinigten Extrakte werden mit Hilfe von Diazo-methan methyliert, mit Trifluoressigsäureanhydrid acetyliert und GLC-Analyse eingesetzt.

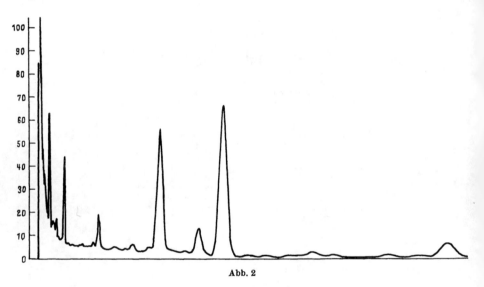

Abb. 2

Zur Prüfung der Verlustrate wurden die einzelnen Schritte dahingehend über-prüft, ob und inwieweit ein Verlust an Gallensäuren auftritt. Bei der Aufbereitung des jeweiligen Rückstandes der einzelnen Analysenschritte konnten wir in keinem Fall den Verlust dünnschichtchromatographisch erfaßbarer Mengen nachweisen.

Für die quantitativen Untersuchungen setzten wir in jedem Fall als inneren Standard eine physiologische Gallensäure zu.

In Abb. 2 sieht man die typische Konstellation von primär freien Gallensäuren im Stuhl eines Gesunden. Primäre Gallensäuren sind nur als Spuren sichtbar, die Hauptfraktionen bilden die beiden sekundären Gallensäuren Lithocholsäure und Desoxycholsäure. Daneben finden sich, wie Sjövall und Ali u. Mitarb. beschrieben haben, geringere Mengen anderer Gallensäuren wie 7-β-, 3-β 12-α-cholanische Säure, Ursodesoxycholsäure und 3-α 12-keto-cholanische Säure. Konjungierte Gallensäuren konnten wir hier erwartungsgemäß nicht nachweisen. Die Exkretion von Gallensäuren bei diesen zehn gesunden Probanden lag zwischen 98,1 und 379,1 mg/24 Std.

Die Methode ist zwar aufwendig, jedoch zu exakten Analysen bzw. zur Klärung wissenschaftlicher Fragestellung geeignet. Soweit wir bisher an Hand kleiner Fallzahlen feststellen konnten, lassen sich mit Hilfe dieser Technik differenzierte Aussagen über Abweichungen der fäkalen Gallensäurenexkretion bei gastroenterologischen Erkrankungen machen. Auf diese Weise ist es auch möglich, Besonderheiten der Pathophysiologie der Gallensäurenbildung und ihrer Exkretion bei solchen Störungen zu erfassen.

FEYEN, H. und HIEMEYER, V. (Zentrum für Innere Medizin und Kinderheilk. der Universität Ulm): **Untersuchungen zur Steuerung der Entzündung bei akut und chronisch entzündlichen Erkrankungen**

Die klinische Beobachtung zeigt, daß eine entzündliche Reaktion individuell sehr verschieden verläuft und im Leben des einzelnen deutlichen Schwankungen

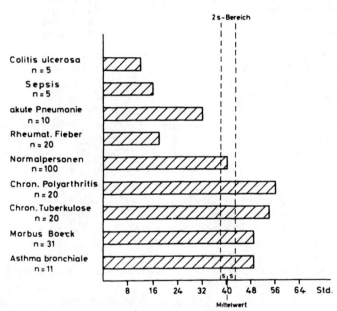

Abb. 1. Entzündungsbereitschaft im Lipolysaccharidhauttest bei Patienten mit akut und chronisch entzündlichen Erkrankungen

unterworfen ist. Vor allem von Heilmeyer u. Mitarb. (1960) sowie Lucchelli u. Rossini (1963) konnte nachgewiesen werden, daß die Entzündungsbereitschaft des menschlichen Organismus durch verschiedene Erkrankungen, besonders aber durch andersartige Entzündungen beeinflußt werden kann. Um bei Patienten mit akut und chronisch entzündlichen Erkrankungen experimentell eine Entzündung zu erzeugen, wählten wir den von Heilmeyer u. Hiemeyer (1960) entwickelten Lipopolysaccharidhauttest. Dabei werden 10 µg Piromen, ein Lipopolysaccharid aus Pseudomonas, streng intracutan an der Beugeseite des Unterarmes injiziert. Daraus resultiert eine lokale Entzündungsreaktion in Form eines Erythems, dessen Zeitdauer und Größe mittels Durchpausen auf Ultraphanpapier in vierstündlichen Intervallen festgehalten wird. Die entzündliche Reaktion gilt als abgeklungen, wenn sich das Erythem nicht mehr gegen die umgebende Haut abgrenzen läßt.

Wie die Abb. 1 erkennen läßt, war die Erythemdauer bei Patienten mit akut entzündlichen Erkrankungen wie Colitis ulcerosa, Sepsis, akuter Pneumonie und

923

akutem rheumatischem Fieber signifikant gegenüber der Norm von 40, 42 Std verkürzt.

Es liegt nun nahe, den veränderten Entzündungsablauf dieser Patienten in Zusammenhang mit Vorgängen zu sehen, die zu einer Steigerung des Gesamtstoffwechsels führen. Bestätigend hierfür dürfen unsere Untersuchungen bei Patienten mit Hyper- bzw. Hypothyreosen angesehen werden (Feyen u. Hiemeyer, 1968). Hierbei zeigten Patienten mit einer Überfunktion der Schilddrüse gesetzmäßig eine Verkürzung, Patienten mit einer Unterfunktion eine Verlängerung der Erythemdauer.

Diese Untersuchungsergebnisse konnten wir im Tierversuch bestätigen. 150 g schweren weiblichen Wistarratten wurde als entzündlicher Reiz 1 cm³ einer 1%igen Formalinlösung intraperitoneal injiziert. Als weiteres meßbares Entzündungsmodell diente uns das Formalin- und Bolus alba-Ödem.

Das Formalinödem wurde durch subcutane Injektion von 0,1 cm³ einer 0,75%igen Formalinlösung in eine der Hinterpfoten hervorgerufen, das Bolus alba-Ödem durch Injektion einer 10%igen Bolus alba-Suspension. Die Schwellung wurde jeweils 6 Std später durch Bestimmung der Volumendifferenz der behandelten und unbehandelten Hinterpfote gemessen.

Hierbei zeigte sich entsprechend den vorausgegangenen experimentellen Beobachtungen bei Patienten mit akuten Entzündungen eine signifikante Abschwächung der entzündlichen Reaktion. So war das Formalinödem um 56,5%, das Bolus alba-Ödem um 51% gegenüber den Kontrolltieren vermindert.

Weiterhin untersuchten wir die Frage, welchen Einfluß eine vorbestehende subchronische Entzündung (Granulombeuteltechnik nach Selye, 1953) auf ein neu gesetztes Formalin- und Bolus alba-Ödem ausübt. Wie aus der Abbildung hervorgeht, fanden wir auch bei Tieren mit einem 14 Tage alten Granulombeutel ein signifikant um 46% bzw. 33% vermindertes Pfotenödem.

Sicherlich kann dieser Befund nicht einfach mit dem Hinweis auf einen bestehenden Stress abgetan werden, da die Abschwächung eines entzündlichen Reizes durch einen zweiten Entzündungsreiz auch bei adrenalaktomierten Tieren zustande kommt (Laden u. Mitarb., 1958; Garattini u. Mitarb., 1965). Zweifellos gibt es außer einer gesteigerten Stoffwechsellage und der Freisetzung von Glucocorticoiden bzw. ACTH noch andere antiphlogistisch wirksame körpereigene Mechanismen und Stoffe, die unter diesen Umständen in Aktion treten können und bis heute nicht näher definiert sind.

Im Gegensatz zu unseren Befunden bei Patienten mit akut entzündlichen Erkrankungen zeigten Patienten mit chronisch entzündlichen Erkrankungen wie chronische Polyarthritis, chronische Tuberkulose, Morbus Boeck und Asthma bronchiale auf dem Boden einer chronischen Emphysembronchitis eine gegenüber der Norm signifikant verlängerte Erythemdauer im Lipopolysaccharidhauttest.

Dieses Phänomen kann nicht ohne weiteres erklärt werden. Aus Untersuchungen mit Hilfe des Traphuriltestes könnte man schließen, daß bei diesen Patienten die Gefäßreaktion stark abgeschwächt ist und deshalb die Entzündungsstoffe und -produkte nur mangelhaft abtransportiert werden.

Entsprechende Ergebnisse liegen aus tierexperimentellen Untersuchungen von Heilmeyer u. Kerp (1964) vor. Wurde bei Meerschweinchen eine Allergie vom verzögerten Typ und anschließend ein unspezifischer Entzündungsreiz mit Pyrexal gesetzt, so war die Entzündungsreaktion in allen Fällen verstärkt und verlängert. Untersuchungen von Hauss u. Mitarb. (1967) am Meerschweinchen ergaben bei einer Allergie vom verzögerten Typ eine Hemmung des Schwefeleinbaues in die Sulfomucopolysaccharide des Bindegewebes. Auf einen unspezifischen Entzündungsreiz hin trat jedoch eine gegenüber Normaltieren signifikant stärkere [35]S Inkorporation auf. Das einheitliche Ergebnis dieser Untersuchungen führte die Autoren zu dem Schluß, daß die Entzündungsbereitschaft bei Erkrankungen mit

iner Allergie vom verzögerten Typ erhöht ist, auch unspezifischen Reizen gegen-
iber, die nichts mit dem Allergen gemeinsam haben.

Die Entzündung darf vom ätiologischen Standpunkt her als eine Reaktion des
efäß-Bindegewebesystems auf einen biologischen Reiz angesehen werden. Unter
len verschiedenen Bestandteilen des Bindegewebes kommt der Grundsubstanz
eine entscheidende Bedeutung zu. Wie aus den Untersuchungen von Hauss u.
Mitarb. hervorgeht, wird ein Reiz bestimmter Stärke durch die Grundsubstanz
gleichförmig mit einer Acceleration des Stoffwechsels beantwortet. Mit Hilfe von
radioaktivem Schwefel läßt sich ein Teil des Stoffwechsels der Grundsubstanz,
und zwar der sulfatierten sauren Mucopolysaccharide gut erfassen.

Wir fanden nach Injektion von ^{35}S bei formalinvorbehandelten und bei
Granulomtieren sowohl im normalen als auch im entzündeten Gewebe eine signifikant erhöhte Inkorporationsrate.

Ehrlich (1956) sowie Gries u. Lindner (1963) beschrieben Kollagenauflösungen
in akuten Phasen experimenteller Entzündungen. Das Ausmaß der Kollagenolyse
ist u. a. von Intensität und Art des Entzündungsreizes abhängig. Als Maß des

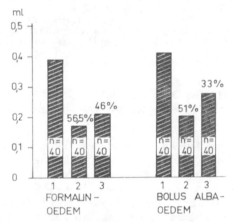

Abb. 2. Veränderte Entzündungsreaktion bei Whistarratten nach i.p. Injektion von Formalin und 14 Tage nach
Setzen eines Granulombeutels. 1 = Entzündungsreaktion bei gesunden Tieren; 2 = Entzündungsreaktion nach
i.p. Formalininjektion; 3 = Entzündungsreaktion 14 Tage nach Setzen eines Granulombeutels

Kollagengehaltes diente uns die Bestimmung des Hydroxyprolingehaltes nach der
Methode von Stegemann (1958). Diese Aminosäure ist im Kollagen zu einem relativ
hohen Anteil von ca. 13% enthalten und kommt in anderen Gewebeproteinen
nicht oder nur in geringen Mengen vor (Neumann u. Logan, 1950). Hierbei zeigte
sich bei nicht vorbehandelten Tieren ein um 41,5% verminderter Hydroxyprolingehalt der entzündeten Pfote gegenüber der intakten Pfote. Wurde den Tieren
Formalin i.p. verabreicht, so beobachteten wir gegenüber der vorhergehenden
Gruppe in der intakten Pfote einen unveränderten Hydroxyprolingehalt, der in
der entzündeten Pfote nur um 12% vermindert war. Untersuchungen an Granulomtieren zeigten bereits in der intakten Pfote eirien gegenüber dem Leerwert
erhöhten Hydroxyprolingehalt, der in der entzündeten Pfote nur um 21% vermindert war. Aus diesen Befunden kann man schließen, daß die in den ersten Std
normalerweise sich verstärkenden katabolen Prozesse der Entzündung ein gegenüber der Norm geringeres Ausmaß erreichen, wenn bereits ein anderer Entzündungsreiz besteht.

Faßt man unsere Ergebnisse zusammen, so zeigten Patienten mit akut entzündlichen Erkrankungen wie Pneumonien, akutem rheumatischem Fieber,

Colitis ulcerosa und Sepsis eine signifikant verkürzte Erythemdauer im Lipopolysaccharidhauttest. Diese Befunde konnten tierexperimentell bestätigt werden. Untersuchungen zur Bindegewebsstruktur ergaben eine signifikant erhöhte Syntheserate der sulfatierten Mucopolysaccharide und eine verminderte Kollagenolyse.

Im Gegensatz hierzu fand sich bei Patienten mit chronisch entzündlichen Erkrankungen wie primär chronischer Polyarthritis, chronischer Tuberkulose, Morbus Boeck und Asthma bronchiale auf dem Boden einer chronischen Emphysembronchitis eine signifikant verlängerte Entzündungsdauer im Lipopolysaccharidhauttest.

Literatur

Ehrich, W. E.: Die Entzündung. In: Handbuch der Allgemeinen Pathologie VII, S. 1—324. Berlin-Göttingen-Heidelberg: Springer 1956. — Feyen, H., Hiemeyer, V. und Heilmeyer, L.: Med. Klin. 63, 1030—1031 (1968). — Garattini, S., Jori, A., Bernadi, D., Carrara, C., Paglialunga, S., and Segre, D.: Excerpta med. internat. Congr. Ser. No. 82, 151 (1963). — Gries, G., u. Lindner, J.: Z. Rheumaforsch. 22, 439—443 (1963). — Hauss, H. W., Wirth, W. und Junge-Hülsing, G.: Z. Rheumaforsch. 26, 36—44 (1967). — Heilmeyer, L., u. Hiemeyer, V.: Dtsch. med. Wschr. 85, 102—104 (1960). — Heilmeyer, L., Kerp, L. und Pilz, D.: Klin. Wschr. 42, 209—210 (1964). — Laden, C., Blackwell, R. G., and Fosdick, L. S.: Amer. J. Physiol. 195, 712 (1958). — Lucchelli, P. D., e Rossini, A.: Gaz. int. Med. Chir. 68, 3891—3901 (1963). — Neumann, R. E., and Logan, M. A.: J. biol. Chem. 186, 549 (1950). — Selye, H. J.: J. Amer. med. Ass. 152, 1207 (1953). — Stegemann, H.: Hoppe-Seylers Z. physiol. Chem. 311, 41 (1958).

SCHÜTZ, R. M.* (II. Med. Klinik u. Poliklinik der Med. Akademie Lübeck):

Zur Dignität angiologischer Untersuchungsverfahren für die Beurteilung konservativer Therapiemaßnahmen

Wertvoll für die Beurteilung konservativer Therapiemaßnahmen sind nur solche Meßmethoden, die Rückschlüsse auf funktionelle Reserven erkrankter Gliedmaßenabschnitte ermöglichen und deren Änderungen in der Zeit zu objektivieren helfen.

Die meisten angiologischen Verfahren werden hinsichtlich dieser Verwendbarkeit auch heute noch falsch eingeschätzt. Wir haben deshalb versucht, durch Vergleich mehrerer Methoden in Simultanmessungen wie auch durch Einzelanalysen Aussagefähigkeit und Grenzen gebräuchlicher Verfahren abzustecken. Wir berichten im folgenden über Untersuchungen, die wir mit der Venenverschlußplethysmographie nach Barbey [1], der Verstärkeroscillographie nach Boucke-Brecht [2], der photoelektrischen Volumenpulsregistrierung [8] und mit Wärmeleitmessungen (= Fluvographie) nach Hensel [5] ausgeführt haben.

Untersucht wurden kreislaufgesunde Männer von 21 bis 40 Jahren sowie Angiopathiker, die dem Stadium II nach Fontaine angehörten und bei denen angiographisch ein isolierter Verschluß der Arteria femoralis superficialis oder der Arteria poplitea nachgewiesen worden war. — Die Auswahl erfolgte teilweise auf Grund der dankenswerterweise von der Chirurgischen Klinik der MAL, Direktor: Prof. Dr. Remé, zur Verfügung gestellten Angiogramme. — Patienten mit einem Diabetes mellitus blieben ebenso von den Untersuchungen ausgeschlossen wie solche, die an einer arteriellen Hypertonie litten, bereits einen Myokardinfarkt überstanden hatten oder kardial dekompensiert waren [10]. Alle Messungen wurden unter Grundumsatzbedingungen und bei einer Raumtemperatur von 20 bis 24 °C an den Beinen ausgeführt. Die ermittelten Maßzahlen wurden statistisch auf ihre Beweiskraft überprüft.

Vorbereitende Untersuchungen gaben Aufschluß darüber, welche der den einzelnen Verfahren eigenen Parameter unter den vorgesehenen Versuchsbedingungen die geringste Störanfälligkeit zeigten und sich am besten reproduzieren ließen. In akuten Messungen wiesen Ruhedurchblutung und reaktive Hyperämie

---

* Mit teilweiser Unterstützung durch die Deutsche Forschungsgemeinschaft.

owohl bei der Venenverschlußplethysmographie als auch bei der Fluvographie eine gute Konstanz über mehrere Stunden auf. Eine solche bestand bei der Oscillographie aber lediglich über etwa 15 bis 20 min und nur dann, wenn bei einem Entlastungsdruck entsprechend zwei Drittel des oscillometrischen Index registriert wurde [10]. Bei längerdauernden Untersuchungen traten stets signifikante Amplitudenänderungen auf.

Da die verwendeten Methoden unterschiedliche Dimensionen besitzen — Oscillographie „Amplitudenhöhe in mm", Venenverschlußplethysmographie „ml/min/ 100 ml Weichteilgewebe", Fluvographie „Amplitudengröße in Prozent der Ruhe-

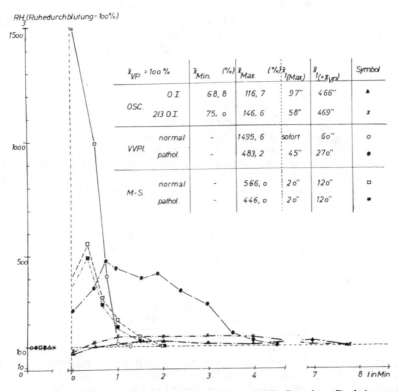

Abb. 1. Mittelwerte ($\bar{x}$) der reaktiven Hyperämie nach 3 min totaler arterieller Drosselung: Ergebnisse aus Simultanmessungen mit der Oscillographie (OSC), Venenverschlußplethysmographie (VVPl) und der Wärmeleitmessung im Muskel (M-S). Die Ruhewerte ($\bar{x}_{VP}$) der jeweiligen Meßreihen wurden = 100% gesetzt. $\bar{x}_{min}$ = niedrigster mittlerer Meßwert bei der Oscillographie; $\bar{x}_{max}$ = maximaler mittlerer Meßwert der einzelnen Verfahren; $\bar{x}_{tmax}$ = mittlerer Zeitpunkt, zu dem der $\bar{x}_{max}$ erreicht wurde; $\bar{x}_{t(\bar{x}=VP)}$ = mittlerer Zeitpunkt, zu dem die Ruhedurchblutung wieder erreicht wurde

durchblutung" —, wurden für Vergleichszwecke die unter Ruhebedingungen ermittelten Parameter eines jeden Verfahrens der Maßzahl 100% zugeordnet und dann induzierte Reaktionen in Beziehung zu diesem „Gemeinschaftsausgangswert" gesetzt.

In Abb. 1 ist das Ergebnis einer solchen Transformation für die Mittelwerte der sog. reaktiven Hyperämie nach einer totalen arteriellen Drosselung von 3 min Dauer aufgetragen. Dieser Durchblutungsanstieg dient in Routineuntersuchungen als Maß der Funktionsreserven, über welche ein Gliedmaßenabschnitt unter derartiger Belastung verfügt.

Venenverschlußpletysmographisch gemessen beträgt die reaktive Hyperämie beim Gesunden durchschnittlich das 15fache des Ausgangswertes. Sie ist sofort maximal nachweisbar und geht innerhalb von 1 min wieder auf den Ruhewert zurück. Bei Angiopathikern liegt diese Reaktion signifikant niedriger: sie erreicht ihr Maximum später und klingt wesentlich langsamer ab als bei Gesunden. Schließlich besteht eine eindeutige Abhängigkeit des Hyperämieablaufes vom Ort und von der Ausdehnung eines Gefäßverschlusses.

In Wärmeleitmessungen zeigt sich ein mittlerer Durchblutungsanstieg auf etwa 500% des Ausgangswertes. Die Reaktionen laufen bei Gesunden und Angiopathikern nicht signifikant voneinander verschieden ab: in beiden Kollektiven liegen die Durchblutungsmaxima nach 20 sec vor und sind nach 120 sec wieder auf den Ausgangswert abgefallen. Den in der Literatur [4, 6, 7, 9] als typisch für Angiopathiker beschriebenen verzögerten Durchblutungsanstieg und breiteren Kurvengipfel sahen wir nur äußerst selten, so daß beide unseres Erachtens nicht als „Insuffizienzzeichen" im Sinne einer verminderten Durchblutungsregulation zu werten sind [10].

Die Oscillographie weist ein — vom bisher geschilderten — abweichendes Verhalten auf. In den ersten 20 sec nach Drosselungsende sinkt ihr Parameter „Amplitude" unter den Ausgangswert ab: zu diesem Zeitpunkt sind mit den anderen Methoden maximale Durchblutungssteigerungen faßbar. Ihr — nur wenig ausgeprägter — Maximalwert liegt im Mittel erst dann vor, wenn die Reaktionen der anderen Verfahren schon nahezu abgeklungen sind.

Maßzahlen (Abb. 1 rechts oben) und zeitlicher Ablauf der reaktiven Hyperämie beweisen, daß die Oscillographie in akuten Untersuchungen — im Gegensatz zu den beiden anderen Methoden — derartige Durchblutungsänderungen nicht erfassen kann.

Es ist deshalb auch nicht zu erwarten, daß oscillographische Meßergebnisse bei pharmakologischen Fragestellungen Beweiskraft besitzen. Den Beleg für die Berechtigung dieser Aussage bietet die Abb. 2, in welcher — als pars pro toto — Meßergebnisse der drei verwendeten Methoden unter dem Einfluß intraarterieller Injektionen von 20 mg Adenosinmonophosphat festgehalten sind. Wiederum tritt bei der Oscillographie zunächst eine Amplitudenabnahme ein, deren stärkste Ausprägung zeitlich recht genau mit den Durchblutungsmaxima der beiden anderen Verfahren zusammenfällt. Die nachfolgenden Oscillationsmaxima treffen wieder auf schon weitgehend abgeklungene Reaktionen der anderen Methoden. Es ist bemerkenswert, daß aber selbst noch zu diesem Zeitpunkt Venenverschlußplethysmographie und auch Wärmeleitmessungen im Muskel den Ruhewert prozentual erheblich stärker überschreiten als die Oscillographie.

Die bisher mitgeteilten Ergebnisse berechtigen uns zu der Folgerung, daß die Oscillographie, selbst in akuten Messungen, induzierte Durchblutungsänderungen nicht zu erfassen vermag. Diese Aussage gilt ebenfalls für formkriterische Änderungen dieses und auch anderer pulsregistrierender Verfahren, wie z. B. der von uns benutzten photoelektrischen Volumenpulsregistrierung [8]. Wärmeleitmessungen und Venenverschlußplethymographie dagegen eignen sich — unter Berücksichtigung der bei ihnen möglichen Fehlerquellen — zur Objektivierung akuter funktioneller Durchblutungsänderungen.

Welchen Verfahren kommt bei wiederholten Messungen oder bei Langzeitbeobachtungen ein Aussagewert zu?

Wir fanden in Langzeitmessungen mit der Venenverschlußplethysmographie, daß die Werte sowohl der Ruhedurchblutung als auch der reaktiven Hyperämie nach totaler arterieller Drosselung erheblichen spontanen Schwankungen unterworfen sein können. Die Hyperämie nach einer dosierten Arbeit war dagegen sehr viel exakter zu reproduzieren. Sie bietet außerdem den Vorteil, daß ihre Änderungen im wesentlichen das Verhalten der Muskeldurchblutung widerspiegeln [3]. Besonders wertvoll für die Urteilsbildung erwiesen sich uns bei dieser Meßmodifikation Änderungen im Ausmaß der Hyperämie sowie im zeitlichen Auftreten des sog. peak-flow.

Wärmeleitmessungen sind in ihrem Aussagewert von einer konstanten Lagebeziehung zwischen Meßelement und Blutgefäß abhängig. Aus methodischen Gründen lassen sich in wiederholten Untersuchungen aber keine identischen Sondenlagen reproduzieren, so daß die Fluvographie für Langzeitmessungen ohne Bedeutung ist.

Pulsregistrierende Verfahren vermitteln in Langzeituntersuchungen keine beweisenden Maßzahlen. Allerdings sprechen Vergleichsuntersuchungen dafür, daß formkriterische Änderungen in der Zeit einen gewissen Rückschluß auf Durch-

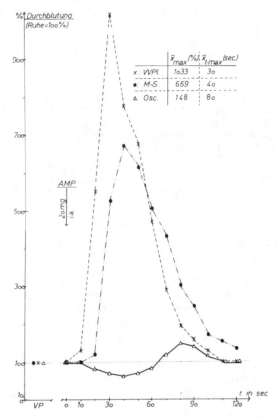

Abb. 2. Mittelwerte des zeitlichen Ablaufes der Mehrdurchblutung nach intraarteriellen Injektionen von 20 mg Adenosinmonophosphat (AMP). Vgl. im übrigen Legende der Abb. 1

blutungsumstellungen erlauben: wir fanden bei konservativ behandelten Angiopathikern, daß sich mit Besserung der Durchblutung — bewiesen mit der Venenverschlußplethysmographie — auch der Quotient aus Pulskurvenanstieg/Pulskurvenabfall zu einem „normaleren Wert" hin veränderte.

Gestatten Sie mir noch eine Stellungnahme zur Verwendung der Dysbasiestrecke als Kriterium bei Therapievergleichen. Selbst unter standardisierten Bedingungen zeigt sich beim gleichen Probanden am gleichen Tag in Mehrfachmessungen eine erhebliche Schwankungsbereitschaft um den Ausgangswert. Diese nimmt unter langdauernder Beobachtung nicht ab und ist in ihrer Intensität stark von psychischen Faktoren abhängig. Ferner lassen sich zwischen Verbesserungen der Gehstrecke und verschlußplethysmographisch zu erfassenden

Durchblutungszunahmen keine sicheren Beziehungen ermitteln. Aus allen diesen Gründen sollte das Verfahren nicht mehr als Maß für eine erzielte therapeutische Besserung eingesetzt werden, sondern nur noch als Hinweis auf eine solche dienen. Unsere Untersuchungen beweisen, daß streng zwischen Verfahren und Parametern zu unterscheiden ist, welche in akuten pharmakologischen Messungen eine Aussage erlauben, und solchen, die zu Langzeitbeobachtungen Verwendung finden können. Zur Erfassung akut induzierter Reaktionen eignen sich aus den von uns geprüften Methoden die Venenverschlußplethysmographie sowie Wärmeleitmessungen nach Hensel. In wiederholten Messungen sowie für Langzeitbeobachtungen erweist sich die Venenverschlußplethysmographie als die einzige wirklich aussagefähige Methode. Formkriterische Änderungen des Pulskurvenablaufes sowie ausgeprägte Verbesserungen der Dysbasiestrecke vermitteln allenfalls — und dann nur in Langzeitbeobachtungen — Hinweise auf Durchblutungsumstellungen. Der Oscillographie dagegen kommt für therapeutische Fragen keinerlei Beweiskraft zu.

Literatur

1. Barbey, K., u. Barbey, P.: Z. Kreisl.-Forsch. **52**, 1129 (1963). — 2. Brecht, K., u. Boucke, H.: Klin. Wschr. **30**, 1051 (1953). — 3. Coles, D. R., and Cooper, K. E.: J. Physiol. (Lond.) **145**, 241 (1959). — 4. Dembrowski, U., Junker, F. K. und Buhl, H.: Z. Kreisl.-Forsch. **54**, 717 (1965). — 5. Golenhofen, K., Hensel, H. und Hildebrandt, G.: Durchblutungsmessungen mit Wärmeleitelementen. Stuttgart: Thieme 1963. — 6. Golenhofen, K., Hildebrandt, G. und Scherer, F.: Klin. Wschr. **34**, 829 (1956). — 7. Hess, H.: Verh. dtsch. Ges. Kreisl.-Forsch. **25**, 240 (1959).. — 8. Metz, D.: Klin. Wschr. **33**, 838 (1955). — 9. Schoop. W.: Klin. Wschr. **34**, 1276 (1956). — 10. Schütz, R.-M.: Aussagefähigkeit und Grenzen angiologischer Meßmethoden für Diagnostik und Therapie peripherer arterieller Durchblutungsstörungen. Habil.-Schrift, Lübeck 1968.

KÖHLER, M., ZEITLER, E. und SCHOOP, W. (Aggertalklinik Engelskirchen): **Die Bedeutung venöser Strömungsgeräusche an der Leiste beim Valsalva-Versuch**

Durch Erhöhung des intrathorakalen bzw. thorakoabdominalen Druckes während des Valsalva-Versuches kommt es zu einer Umkehr des venösen Druckgefälles im Bereich der Eintrittspforten der großen Venen in den thorakalen bzw. abdominalen Raum [1—4]. Eine solche Eintrittsstelle ist die Leistengegend. Durch die venöse Strömungsumkehr treten bei Vorliegen von insuffizienten Venenklappen Geräuschphänomene auf, die registriert werden können. Wir führten in solchen Fällen phonovenographische und retrograde phlebographische Untersuchungen durch. Dabei sollte geklärt werden, ob die Art und Weise der Geräusche Merkmale aufweisen, die eine Differenzierung venöser Klappeninsuffizienzen erlauben.

Patienten und Methodik

Wir führten bei 21 Patienten, bei denen Geräusche über der Leiste unter Valsalva-Bedingungen zu hören waren, insgesamt 31 Einzeluntersuchungen durch. Es handelte sich bei allen um eine schon ausgeprägte primäre Varicosis mit chronisch venöser Insuffizienz. Das Alter der Patienten lag zwischen 24 und 64 Jahren. Bei sechs Kranken wurde später eine Venenoperation durchgeführt, und zwar die Ligatur der V. saphena magna dicht an der Einmündungsstelle in die V. femoralis. Später wurde bei diesen Patienten zum Vergleich ein Kontroll-Phonovenogramm aufgenommen.

Der Valsalva-Versuch kam in typischer Weise zur Anwendung. Die Phonovenogramme registrierten wir mit dem Siemens-6-fach-Schreiber (Cardirex 6T) in den üblichen Frequenzgängen (35, 70, 140, 250 Hz) und in verschiedenen Amplitudenstufen (1/10, 1/20, 1/50). Die Geschwindigkeit betrug in fast allen Fällen 25 mm/sec. Der Schallreceptor (Fa. Elema Schönander, EMT 25) wurde im Bereich der Leiste, etwa in der Gegend der Fossa ovalis plaziert. Der Beginn und das Ende der Preßprobe konnte durch auftretende EKG-Artefakte kontrolliert werden. Die retrograde Phlebographie erfolgte nach der von Martinet [5] angegebenen Technik in der Form, daß sowohl Serienaufnahmen über dem Becken als auch über dem Oberschenkel angefertigt werden konnten.

Ergebnisse und Besprechung

Übereinstimmend zeigten alle Phonogramme charakteristische Merkmale, die auf bestimmte Phasen der venösen Strömung bezogen werden können. Während

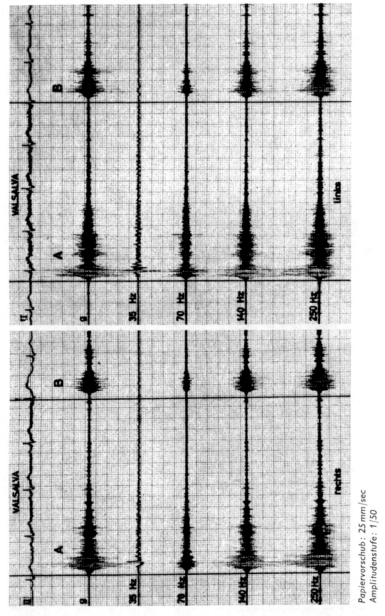

Abb. 1. Geräuschphänomene über der Leiste. A: Retrograder Blutstrom. B: Umkehr zum antegraden Blutstrom

des Valsalva-Versuches war bei den von uns untersuchten Patienten über der Leiste ein mehr oder weniger lautes Geräusch hörbar, dessen Dauer unterschiedlich war. Man darf annehmen, daß der unter Valsalva-Bedingungen einsetzende retrograde Blutstrom in den großen Extremitätenvenen die Geräusche verursacht.

Nach Beendigung des Versuches traten ebenfalls regelmäßig Geräuschphänomene auf, die eine kleinere Amplitude aufwiesen als die Geräusche, die während der Phase des venösen Refluxes zu hören waren. Diese Geräusche werden durch den antegraden Blutstrom hervorgerufen, der nach Beendigung des Valsalva-Versuches einsetzt (Abb. 1). Die registrierten Venenschallbilder waren vor allem in

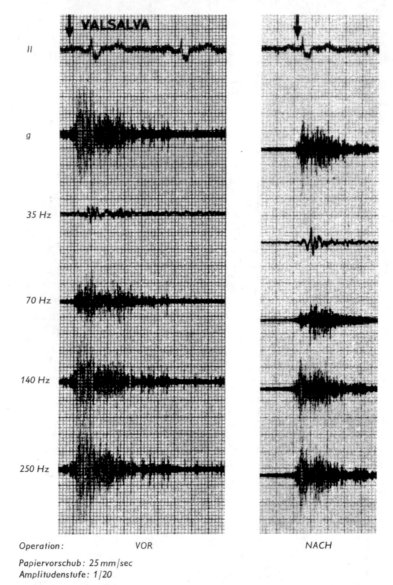

Abb. 2. Geringe Geräuschänderung über der Leiste nach Ligatur der insuffizienten V. saphena magna

den mittleren und in den hohen Frequenzgängen weniger, aber auch im tiefen Frequenzgang sichtbar. Die Form war vielgestaltig. Die Intensität der Geräusche veränderte sich in Abhängigkeit von der Stärke des Preßdruckes, d. h. je größer der retrograde Blutstrom, um so intensiver war das Geräusch. Form und Dauer dagegen waren nicht von der Stärke des Preßversuches abhängig, sondern immer von der Art des venosen Refluxes. Bei der retrograden Phlebographie ergab sich in 27 Untersuchungen ein deutlicher, mehr oder weniger weiter Rückfluß in die V. femoralis, bei 16 Extremitäten zugleich in die V. saphena magna und nur in 4 Fällen bestand allein ein Reflux in die V. saphena magna oder in ihre Äste. Der Vergleich der Venenschallbilder mit den retrograden Phlebogrammen zeigte, daß je weiter der Rückstrom in die V. femoralis erfolgte, also je mehr Klappen insuffizient waren, um so langanhaltender, spindelförmiger war das Geräusch. Bei kurzem Rückstrom in die V. femoralis fanden wir kurzdauernde Geräusche von De-kreszendo-, Kreszendo- oder Spindelform. In den vier Fällen mit alleinigem Reflux in die V. saphena magna oder in ihrer Äste bestanden im Venenschallbild nur kurz-dauernde Geräusche. Aus unseren vergleichenden Untersuchungen ließ sich schließen, daß die Geräusche über der Leiste unter Valsalva-Bedingungen haupt-sächlich auf den Rückstrom in die V. femoralis beruhen. Diese Annahme wird durch unsere Kontrolluntersuchungen bei operierten Patienten gestützt. Bei sechs Kranken wurde eine Ligatur der V. saphena magna dicht an der Einmün-dungsstelle in die V. femoralis durchgeführt (Operateur: Doz. Dr. C. Kerrinnes). In 3 Fällen war der Geräuschbefund unverändert, in 3 Fällen fehlten lediglich einige hochamplitudige Geräuschanteile, sonst bestand auch hier der präoperative Venenschallbefund unverändert (Abb. 2).

Zusammenfassung

Bei 21 Patienten mit primärer Varicosis und Geräusch über der Leiste unter Valsalva-Bedingungen führten wir insgesamt 31 vergleichende phonovenographi-sche Untersuchungen durch. Es zeigte sich, daß für die Geräuschintensität und -dauer der Rückstrom in die V. femoralis entscheidend ist. Mit dieser Methode besitzen wir daher einen einfachen Funktionstest zur Beurteilung der Klappen in der V. femoralis bei einer venösen Drucksteigerung im physiologischen Bereich.

Literatur

1. Bolt, W., Michel, D., Schulte, W., Valentin, H. und Venrath, H.: Z. Kreisl.-Forsch. 45, 402 (1956). — 2. Bolt, W., Michel, D., Valentin, H. und Venrath, H.: Z. Kreisl.-Forsch. 44, 261 (1955). — 3. Candel, S., and Ehrlich, D. E.: Amer. J. Med. 15, 307 (1953). — 4. Ludin, H.: Med. thorac. 20, 193 (1963). — 5. Martinet, J. D.: Die retrograde Preßphlebographie. In: May u. Nissl: Die Phlebographie der unteren Extremität. Stuttgart: Thieme 1959.

SOLTI, F. (Budapest): **Änderung der Kreislaufregulation unter Ildamenwirkung**

Das in die Gruppe der synthetischen Aminoketone gehörende Ildamen hat nach den bis jetzt vorhandenen Versuchsdaten eine positive inotrope Wirkung und steigert die Coronardurchblutung. Bezüglich der Wirkung von Ildamen auf die Kreislaufregulation sind noch keine experimentellen Angaben bekannt, deshalb schien es lohnend zu untersuchen, in welcher Weise sich die Durchblutung der wichtigsten Organe, ihr vasculärer Gefäßwiderstand und der Minutenvolumen-anteil nach der Verabreichung von Ildamen ändert.

Versuchsmethodik

Wir führten unsere Versuche an 16,8 bis 12 kg wiegenden Bastardhunden beiderlei Ge-schlechtes, nach der intravenösen Injektion von 0,2 mg/kg Ildamen, durch. Als Kontrolle dienten die entsprechenden Kreislaufparameter von 40 Hunden. Die Durchblutung der ein-zelnen Organe wurde mit der Sapirsteinschen fraktionierten Organdurchblutungsmessungs-methode, mit Hilfe der gleichzeitigen Verabreichung von ^{86}Rubidium und ^{131}J Jodantipyrin, bestimmt. Die Messung des Herzminutenvolumens, der zirkulierenden Blutmenge und der Zirkulationszeit erfolgte mit der Farbstoffdilutionsmethode nach der Verabreichung von 2 mg/kg Evansblau intravenös. Die ^{86}Rb- und ^{131}J-Aktivität der untersuchten Organe (Gehirn, Herz, Leber, Nieren, Haut und Muskeln) wurde mit der Hilfe eines Spektrometers mit Doppel-röhreneinstellung bestimmt. Die Bearbeitung der Versuchsergebnisse wurde auf Grund der Studentschen t-Probe durchgeführt.

Ergebnisse

Die wichtigsten Ergebnisse unserer Versuche sind als Säulendiagramme in Abb. 1 dargestellt. Auf der Abbildung sind die Durchschnittswerte der wichtigsten Kreislaufparameter der mit Ildamen behandelten Hunde sowie der Kontroll-

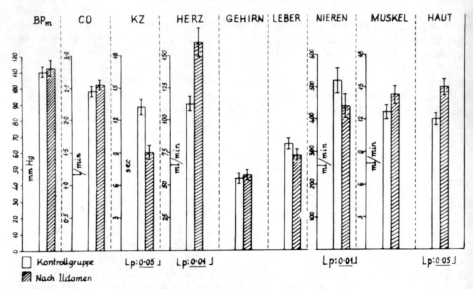

Abb. 1. *BP*m arterieller Mitteldruck (mm Hg), *CO* Herzminutenvolumen (l/min pro 10 kg Körpergewicht), *KZ* Kreislaufzeit (sec), *p* Irrtumswahrscheinlichkeit

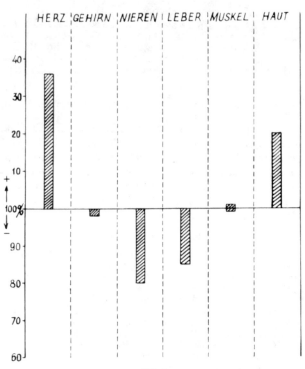

Abb. 2

gruppe, ferner die Streuung der Durchschnittswerte und die Probitzahl aus dem statistischen Vergleich der beiden Gruppen dargestellt.

Wie aus der Abbildung hervorgeht, nimmt nach der Verabreichung von Ildamen das Minutenvolumen zu, die Kreislaufzeit wird signifikant abgekürzt, die Herzdurchblutung nimmt sehr stark, die Durchblutung der Haut dagegen in einem geringeren Grade zu. Die Durchblutung des Gehirns und der Muskeln erhöht sich dagegen — trotz der Steigerung des Minutenvolumens — kaum. Die Durchblutung der Nieren verringert sich ausgesprochen — signifikant — die Durchblutung der Leber aber in einem geringeren Maße.

Auf Abb. 2 haben wir die Änderung des Minutenvolumenanteils der einzelnen Organe unter Ildamenwirkung angegeben. Den normalen durchschnittlichen Minutenvolumenanteil — die Daten der Kontrollgruppe — als 100% betrachtend, haben wir auf Abb. 2 die nach der Verabrechnug von Ildamen auftretende Veränderungen darauf bezogen dargestellt. Wie ersichtlich, nimmt nach der Ildameninjektion der Minutenvolumenanteil des Herzens sehr stark, der Minutenvolumenanteil der Haut in einem geringeren Maße zu. Dagegen verringert sich der Minutenvolumenanteil der Nieren sehr hochgradig, und jener der Leber nur in einem geringeren Maße.

Besprechung

Unsere Versuche beweisen, daß sich nach der Verabreichung von Ildamen der Blutkreislauf wesentlich und charakteristisch verändert: Das Minutenvolumen nimmt zu, der Kreislauf wird schneller, der totale Gefäßwiderstand im großen Kreislauf verringert sich etwas, da der Blutdruck keine wesentliche Erhöhung zeigt. Unter der akuten Ildamenwirkung verändert sich auch die Kreislaufregulation charakteristisch. Im Gefäßgebiet des Herzens kommt es zu einer sehr hochgradigen Vasodilatation und der Minutenvolumenanteil der Coronazirkulation erhöht sich stark. Eine zwar geringergradige, aber bedeutende Vasodilatation kann auch im Gefäßgebiet der Haut beobachtet werden. Nach der Verabreichung von Ildamen verringert sich die Minutenvolumenfraktion der Nieren und der Leber. Da diese Organe eine bedeutende Durchblutungsreserve besitzen, mag sich nach der Ildameninjektion die nutritive Nieren- und Leberzirkulation nicht wesentlich verringern. Die Durchblutung des Gefäßgebietes der Muskeln und des Gehirns ändert sich annähernd proportionell mit der Zunahme des Minutenvolumens, d. h. sie nimmt etwas zu.

Die Ergebnisse unserer Untersuchungen weisen darauf hin, daß Ildamen in erster Linie im Gefäßgebiet des Herzens, in zweiter Linie und in einem geringerem Maße im Gefäßgebiet der Haut eine bedeutende Vasodilatation auslöst.

ABDELHAMID, S. (I. Med. Univ.-Klinik u. Poliklinik Mainz); SEYBERTH, H. (II. Med. Klinik u. Poliklinik Lübeck); HÄNZE, S. (I. Med. Univ.-Klinik u. Poliklinik Mainz): **Untersuchungen zur Wirkung verschiedener Diuretika und Aldosteronantagonisten auf die renale Magnesiumausscheidung**

An der Existenz eines klinisch relevanten Mg-Mangelsyndroms besteht kein Zweifel. Seine Symptomatik ist zwar nicht spezifisch, aber doch sehr charakteristisch [2]: Psychische Veränderungen wie depressive Verstimmung, Verwirrtheit, agitiertes Verhalten und Halluzinationen; Adynamie; gesteigerte neuromuskuläre Erregbarkeit mit Tremor, athetoiden Bewegungen, positivem Chvostekschem Phänomen und Krampferscheinungen. Auf Grund tierexperimenteller Befunde kann darüber hinaus angenommen werden, daß schwerer protrahierter Mg-Mangel auch zu bestimmten morphologisch faßbaren Organveränderungen führt, und zwar zu Schwellung und Calcifizierung der Mitochondrien, besonders im

Bereich des Myokards und der Nieren, dort vor allem im dicken Anteil der aufsteigenden Henleschen Schleife [3, 4, 6, 7].

Als Ursachen des Mg-Mangels kommen eine Reihe von Bedingungen in Betracht, von denen besonders bedeutungsvoll der chronische Alkoholismus, die dekompensierte Lebercirrhose und Resorptionsstörungen im Dünndarmbereich sind. Wir selbst gingen der Frage nach, inwieweit die Anwendung diuretisch wirksamer Pharmaka neben der erwünschten Elimination von Na- und Cl-Ionen auch eine überschießende Ausscheidung von Mg-Ionen hervorruft und auf diese Weise zur Manifestierung eines Mg-Mangelsyndroms beitragen kann. Frühere Befunde hatten bereits gezeigt, daß Salyrgan, Chlorothiazid und Hydrochlorothiazid eine massive Magniurese, daß Acetazolamid dagegen einen signifikanten Rückgang der renalen Mg-Ausscheidung zur Folge hatte [1].

Bei den jetzigen Untersuchungen wurde im kurzfristigen Experiment an gesunden Versuchspersonen der Effekt der modernen Saluretika Furosemid, Mefrusid und Etacrynsäure sowie der Aldosteronantagonisten Aldadiene-K und Triamteren auf die renale Mg-Ausscheidung geprüft. Jedes dieser fünf Pharmaka wurde bei einer Gruppe von jeweils fünf Probanden appliziert. Während der Dauer des Experimentes erhielten die Versuchspersonen zur

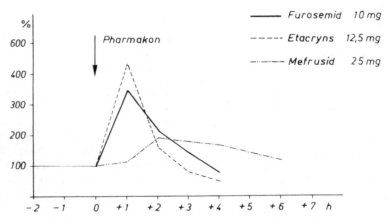

Abb. 1. Prozentuale Änderung der Mg-Ausscheidung/Zeit unter Furosemid, Etacrynsäure und Mefrusid

Erzielung einer mäßigen basalen Diurese zu Beginn 100 ml und dann stündlich 50 ml Wasser als Trinkflüssigkeit. Die Experimente erstreckten sich beim Furosemid und bei der Etacrynsäure über 6 Std, beim Mefrusid und Aldadiene-K über 8 Std und beim Triamteren über 10 Std.

In der Abb. 1 ist die sich ergebende mittlere prozentuale Änderung der renalen Mg-Ausscheidung bei drei Kollektiven dargestellt: die Probanden des ersten Kollektivs erhielten 10 mg Furosemid, die des zweiten 12,5 mg Etacrynsäure und die des dritten 25 mg Mefrusid i.v. Die während der 2stündigen Vorperiode gemessene Mg-Ausscheidung wurde dabei = 100% gesetzt. Jedes der drei Diuretika führt zu einer signifikanten Zunahme der Mg-Ausscheidung. Der Gipfel der Magnesiurese liegt bei Furosemid und Etacrynsäure bereits in der ersten, bei Mefrusid — entsprechend seiner mehr protrahierten Wirkung — in der 2. Std.

Der spezifische Aldosteronantagonist Aldadiene-K und der unspezifische Aldosteronantagonist Triamteren haben demgegenüber wie Abb. 2 zeigt, keine Zunahme der Mg-Ausscheidung zur Folge. Nach intravenöser Applikation von 400 mg Aldadiene-K bleibt die renale Mg-Ausscheidung praktisch konstant, und nach peroraler Zufuhr von 300 mg Triamteren geht sie sogar deutlich zurück. Das Maximum der Ausscheidungshemmung liegt dabei mit 40% des Kontrollwertes in der 8. bis 10. Std und stellt somit vielleicht noch gar nicht das effektive Maximum der erzielten Ausscheidungshemmung dar. Dieser Rückgang der renalen Mg-

Elimination erwies sich bei Anwendung des t-Tests für die 1. sowie für die 6. bis 10. Std nach Gabe von Triamteren als statistisch signifikant.

Die aldosteronantagonistischen Effekte, die Aldadiene-K und Triamteren auf die renale Verarbeitung der Alkaliionen Na und K ausüben, treten innerhalb der erfaßten Untersuchungszeiten bereits deutlich in Erscheinung: Schon 2 Std nach intravenöser Zufuhr von Aldadiene-K ist eine Zunahme der Na-Ausscheidung und ein Rückgang der K-Ausscheidung zu konstatieren. Ähnliches gilt für die mit Triamteren durchgeführten Untersuchungen: Die Na-Elimination steigt hier bereits in der 1. Std nach Triamterenzufuhr an, die K-Ausscheidung sinkt nach 2 Std ab. Andererseits nimmt das Harn-pH zu, d. h. es werden weniger freie Protonen sezerniert. Das Maximum der Ausscheidungshemmung für Mg-Ionen folgt in dieser Versuchsanordnung dem Maximum der Sekretionshemmung für K- und H-Ionen mit einer Latenz von 6 Std.

Unsere Untersuchungsergebnisse sagen zunächst noch nichts darüber aus, inwieweit die im kurzfristigen Experiment an gesunden Versuchspersonen nachgewiesenen magnesiuretischen Effekte auch bei langfristiger Medikation in Er-

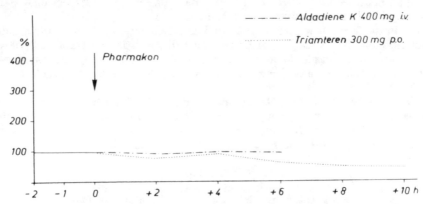

Abb. 2. Prozentuale Änderung der Mg-Ausscheidung/Zeit unter Triamteren und Aldadiene-K

scheinung treten und aufrechterhalten bleiben. Immerhin ergeben sich aus diesen Befunden doch folgende Konsequenzen für die Klinik:

1. Bei solchen Erkrankungen, die — wie die dekompensierte Lebercirrhose, der chronische Alkoholismus und insbesondere die alkoholisch bedingte Lebercirrhose — zum Mg-Mangel neigen, sollte, sofern Diuretika mit magnesiuretischer Wirkung gegeben werden, der Mg-Haushalt beachtet werden. Ganz besonders gilt das, wenn sich psychische Veränderungen oder Symptome gesteigerter neuromuskulärer Erregbarkeit entwickeln. Eigene klinische Beobachtungen machen es sehr wahrscheinlich, daß vor allem bei Patienten mit alkoholisch bedingter, dekompensierter Lebercirrhose durch forcierte diuretische Therapie ein Mg-Mangelsyndrom provoziert werden kann.

2. Bei den genannten Krankheitsbildern erscheint nicht nur im Hinblick auf den K-Haushalt, sondern auch unter dem Gesichtspunkt einer ausgeglichenen Mg-Bilanz die Kombination von Saluretika mit Aldosteronantagonisten sinnvoll.

3. Bestimmte experimentelle Hinweise [5] sprechen dafür, daß die Entwicklung einer Digitalisintoxikation durch Mg-Mangel begünstigt wird. Die Koinzidenz von langfristiger saluretischer Medikation und Digitalisintoxikation sollte daher ebenfalls Anlaß zu einer Überprüfung des Mg-Stoffwechsels der betroffenen Patienten sein.

Literatur

1. Hänze, S.: Der Magnesiumstoffwechsel, Physiologie und Klinik. Stuttgart: Thieme 1962. — 2. Leading Article: Brit. med. J. 1967, 195. — 3. Schneeberger, E. E., and Morrison, A. B.: Clin. Res. 12, 472 (1964). — 4. Schneeberger, E. E., and Morrison, A. B.: Invest. 14, 674 (1965). — 5. Seller, R. H., Cangiano, J., Kim, K., Swartz, Ch., and Brest, A. N.: 49th. Ann. Sess. Amer. Coll. Phys., Boston/Mass. 1968. — Ann. intern. Med. 68, 2, 1161 (1968). — 6. Welt, L. G.: Yale J. Biol. Med. 36, 325 (1964). — 7. Wener, J., Pintar, K., Motola, R., Friedman, R., Mayman, A., and Schucher, R.: Amer. Heart J. 67, 221 (1964).

FRICKE, R. (Med. Klinik der Med. Hochschule Hannover); PETERSEN, D. (Orthopäd. Heil- und Lehranstalt Annastift, Hannover-Kleefeld): **Langzeittherapie der ankylosierenden Spondylitis mit Cytostatika***

Bei Verwendung von Cytostatika zur Behandlung der chronischen Polyarthritis wurde deutlich, daß der therapeutische Effekt wesentlich durch eine antiphlogistische Wirkung der verwandten Pharmaka bestimmt wird [1, 2, 3, 4]. Diese Beobachtung wird durch den Nachweis einer Mesenchymsuppression im Tierexperiment gestützt. Gerlach hat für eine Reihe von Cytostatika eine Hemmung des Mesenchymstoffwechsels nachgewiesen [5].

Es konnte darum erwartet werden, daß eine Behandlung der ankylosierenden Spondylitis mit Cytostatika Aussicht auf einen therapeutischen Erfolg hat, da bei dieser Erkrankung entzündliche Veränderungen im Vordergrund der Pathogenese stehen, die möglicherweise durch immunpathologische Prozesse ausgelöst werden [6].

Wir hatten unter diesem Gesichtspunkt eine cytostatische Behandlung der ankylosierenden Spondylitis eingeleitet, worüber wir an anderer Stelle berichten konnten [7]. Nach Durchführung dieser Behandlung über jetzt mehr als 1 Jahr, möchten wir unsere bisherigen Beobachtungen zu einer kritischen Beurteilung zusammenfassen.

Methoden

Für unsere Studie verwandten wir Azathioprin[1], Cyclophosphamid[2] und ein Derivat hiervon, Asta Z 4942, das sog. Isoendoxan, Medikamente, die in der Behandlung der chronischen Polyarthritis Anwendung gefunden haben [3, 4, 9, 10, 11].

Für die cytostatische Behandlung wurden Patienten ausgewählt, bei denen eine akut entzündliche Form der ankylosierenden Spondylitis bestand, in der Mehrzahl mit Beteiligung großer Gelenke, Patienten, bei denen die bisherige Therapie nicht zu einem befriedigenden Ergebnis geführt hatte. 6 Männer und 1 Frau wurden mit Cyclophosphamid behandelt, 1 Mann und 1 Frau mit Asta Z 4942 (Isoendoxan), 9 Männer mit Azathioprin. Hiervon litten 3 Patienten gleichzeitig an Psoriasis.

Die vor der Behandlung eingeleitete antiphlogistische Behandlung wurde beibehalten, um eine evtl. Verschlechterung durch ihr Absetzen zu vermeiden und um den zusätzlichen therapeutischen Effekt mit einem Cytostatikum besser bewerten zu können.

Zur Beurteilung der Krankheitsaktivität haben wir ein Schema der Amerikanischen Gesellschaft für Rheumatologie (ARA) von 1962 herangezogen, das eine gute Beurteilung der Prozeßaktivität ermöglicht [7]. Da in diesem Schema eine Beurteilung der WS-Funktion nicht vorgesehen ist, haben wir zusätzlich einen entsprechenden Index ausgearbeitet [7]. Die Funktion der einzelnen WS-Abschnitte ist in vier Stadien geteilt, entsprechend keiner, einer leichten, einer mittleren und einer schweren Einschränkung. Die Summe der WS-Abschnitte ergibt den Grad der Funktionseinschränkung, der in das ARA-Schema eingetragen wird. Aus dem Stellenwert der zehn Kriterien des ARA-Schemas ergibt sich dann ein Aktivitätsindex mit bis zu 30 Punkten. Der Aktivitätsindex wurde während der Behandlung mehrfach ermittelt.

Die cytostatische Therapie wurde mit den Medikamenten Azathioprin, Cyclophosphamid und dessen Derivat ASTA Z 4942 bis zu einer Gesamtdosis von 6 bis 8 g mit einer täglichen Dosis von 200 mg durchgeführt. Die anschließend verordnete Erhaltungsdosis betrug 100 mg pro Tag. Bei zwei Patienten überblicken wir bisher einen Behandlungszeitraum von mehr als einem Jahr.

---

* Mit Unterstützung der Deutschen Forschungsgemeinschaft.
[1] Imurel, [2] Endoxan.

Unter Azathioprin ging die Krankheitsaktivität zurück (Abb. 1). Im Verlauf
der Dauertherapie kam es vereinzelt zu einer vorübergehenden Verschlechterung.
Die Blutkörperchensenkungsgeschwindigkeit (BSG) fiel langsam ab. Die WS-

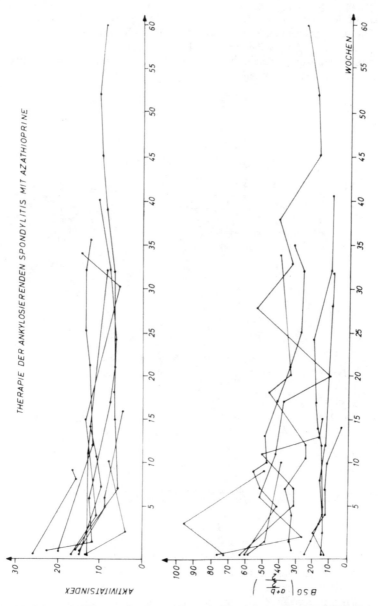

Abb. 1. Aktivitätsindex und BKS unter einer Langzeittherapie der ankylosierenden Spondylitis mit Azathioprin

Funktion besserte sich in den noch nicht knöchernen fixierten Segmenten entsprechend der Prozeßaktivität.

Unter Cyclophosphamid fanden wir ebenfalls eine deutliche Aktivitätsabnahme. Diese ist vor allem im Anfang der Behandlung besonders ausgeprägt

(Abb. 2). Die BSG fiel deutlich ab. Nach Erreichen einer Gesamtdosis von durchschnittlich 8 bis 10 g, wurde Cyclophosphamid abgesetzt und die Therapie mit einer inzwischen erniedrigten Basistherapie fortgeführt (gestrichelte Linie). Die Einschränkung der WS-Funktion besserte sich in der ersten Behandlungsphase. Nach Reduzierung der Dosis bzw. nach Absetzen von Cyclophosphamid (gestrichelte Linie) nimmt sie in einzelnen Fällen jedoch wieder zu. Auch unter ASTA Z 4942 (Isoendoxan) trat eine deutliche Rückbildung der Krankheitsaktivität ein, unter gleichzeitigem Absinken der BSG.

Die Basisbehandlung konnte bei den verwandten Cytostatika im Durchschnitt um die Hälfte reduziert werden.

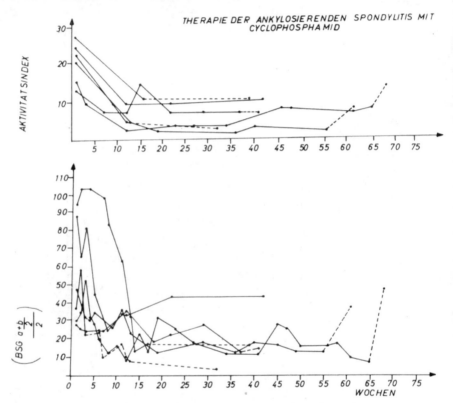

Abb. 2. Aktivitätsindex und BKS unter einer Langzeittherapie von ankylosierender Spondylitis mit Cyclophosphamid. Die gestrichelten Linien kennzeichnen das Verhalten der Daten nach Absetzen des Medikamentes

Diskussion

Unter der cytostatischen Therapie konnten wir eine Rückbildung der Krankheitsaktivität beobachten. Die BSG zeigte in allen Fällen eine Besserung.

Unter der Langzeittherapie mit Azathioprin und Cyclophosphamid kam es zum Auftreten kleinerer Schübe, z. T. im Zusammenhang mit Reduzierung der Dosis. Die therapeutische Wirkung ist darum dosisabhängig.

Bei keinem der mit Cytostatika behandelten Kranken kam es zu einer erneuten entzündlichen Beteiligung großer Gelenke, ein unserer Ansicht nach sehr wichtiger Punkt.

Die Rückbildung der BKS und die deutliche Abnahme der entzündlichen Zeichen sprechen für eine antiphlogistische Wirkung der angewandten Cytostatika. Die gesteigerte Aktivität des Bindegewebes unter einer Entzündung, hier im

Rahmen einer ankylosierenden Spondylitis, wird offenbar durch Cytostatika gehemmt. Dieselbe Beobachtung wurde bei Behandlung der rheumatoiden Arthritis gemacht [4].

Die Gefahr von Nebenwirkungen in Form einer schweren Leukopenie, einer toxischen Leberschädigung oder einer hämorrhagischen Cystitis erfordern eine genaue klinische Überwachung. Zur Vermeidung teratogener Schädigungen ist während der cytostatischen Therapie und bis zu 1 Jahr danach Kontrazeption notwendig.

Für die Durchführung einer cytostatischen Therapie der ankylosierenden Spondylitis ist eine Kombinationstherapie mit den sog. Antirheumatika erforderlich. Der Wirkungseintritt der cytostatischen Therapie ist erst nach 6 bis 8 g, d. h. nach ca. 4 Wochen zu erwarten. Bis zu diesem Zeitpunkt kann es, besonders unter Cyclophosphamid und seinem Abkömmling, zu einer vorübergehenden Zunahme der Prozeßaktivität kommen, die mit schnellwirkenden Antiphlogistika abgefangen werden muß. Im Schnitt war eine Senkung der Steroiddosis nach Langzeittherapie um mehr als 50% möglich. Der Index zur Beurteilung der WS-Funktion gibt einen guten Anhalt für die Einschränkung und für Änderung des Funktionsausmaßes.

Unter der cytostatischen Therapie der ankylosierenden Spondylitis haben wir eine deutliche Abnahme der Prozeßaktivität gesehen. Bei keinem Patienten kam es im Beobachtungszeitraum zu erneuten entzündlichen Reaktionen in den großen Gelenken. Unter der Langzeittherapie traten kleinere Schübe des Krankheitsprozesses auf, die jedoch gut beherrscht werden konnten. Bis auf zwei, die bereits Rentner waren, haben alle ihre Berufsarbeit wieder aufgenommen. Diese Ergebnisse rechtfertigen eine Fortführung der therapeutischen Versuche.

Eine cytostatische Therapie der ankylosierenden Spondylitis wird aber wegen möglicher Nebenwirkungen, der Gefahr einer teratogenen Schädigung und evtl. noch unbekannter Spätwirkungen nur einem ausgewählten Krankengut mit einer akut entzündlichen Form, bei der die bisherige Therapie unbefriedigend war, vorbehalten bleiben müssen.

Literatur

1. Hersh, E. M., Song, V. G., and Freireich, E.: Blood 27, 38 (1966). — 2. Page, A. R., Condie, R. M., and Good, R. A.: Amer. J. Path. 40, 519 (1962). — 3. Deicher, H., u. Fricke, H.: Z. Rheumaforsch. 28, 21 (1969). — 4. Fricke, R., u. Deicher, H.: Z. Rheumaforsch. (im Druck). — 5. Gerlach, U.: Med. Welt (Stuttg.) 18, 2982 (1967). — 6. Benecke, H.: Z. Rheumaforsch. (im Druck). — 7. Fricke, R., u. Petersen: Z. Rheumaforsch. (im Druck). — 8. Barnikol, H. U., u. Vorlaender: Med. Welt (Stuttg.) 3, 160 (1967). — 9. Fosdik, W. M., Parsons, and Hill: Arthritis and Rheum. 9, 151 (1968). — 10. Stoeber, E., Kölle und Graner: Münch. med. Wschr. 37, 1892 (1967). — 11. Fricke, R.: Nordwestdeutsch. Internistenkongr. Hamburg, Jan. 1969.

DRINGS, P., DREWS, J., FÖLSCH, E. und WOHLENBERG, H. (Med. Univ.-Klinik Heidelberg):
Der Einfluß von Glucocorticoiden auf PHA-stimulierte Lymphocyten

Lymphocyten werden in Zellkulturen durch Phytohämagglutinin (PHA) in hohem Prozentsatz zu Lymphoblasten umgewandelt. Während des Ruhestadiums synthetisieren Lymphocyten vorwiegend DNS-ähnliche RNS [1]. Unmittelbar nach der Stimulierung mit PHA beobachtet man eine vermehrte Neubildung einer bei 4 S sedimentierenden RNS-Komponente [2, 3]. Danach dominiert die Neubildung ribosomaler RNS. Spätestens nach 60stündiger Inkubation repräsentiert dieser RNS-Typ den Hauptanteil der neugebildeten RNS [1, 2].

Hydrocortison, Prednisolon und andere Glucocorticoide hemmen die durch PHA induzierte Transformation von Lymphocyten zu Lymphoblasten [4, 5]. Die Arbeitsgruppen von Ono [6] und Ross [7] beobachteten in PHA-stimulierten

Lymphocytenkulturen eine Hemmung des Einbaus von RNS- und DNS-Vorläufersubstanzen in säurepräcipitierbares Material. In eigenen Untersuchungen an isolierten menschlichen Lymphocyten sollte der hemmende Einfluß von Glucocorticoiden auf die RNS-Synthese näher charakterisiert werden. Im Zusammenhang mit der Bearbeitung dieser Frage wurde die Hemmung der DNS-Synthese durch Prednisolon in ihrer Abhängigkeit vom Zeitpunkt der Zugabe des Steroids zum Kulturmedium und von der Dauer seiner Anwesenheit untersucht.

Mit Dextransedimentation angereicherte [8] und nach Passage über eine Glaskugelsäule [9] von Granulocyten gereinigte Lymphocyten wurden 48 Std. in Chromosomenmedium I A inkubiert. Die Zellkonzentration betrug 1,5 bis 2,5 × 10^6 Lymphocyten pro ml. Sie blieb während der gewählten Versuchszeitspanne annähernd konstant. Der Anteil devitaler Zellen — bestimmt durch Anfärben mit Trypanblau — betrug nach 48 Std. 10 bis 20%. Als Spender dienten Patienten, bei denen keine hämatologischen Erkrankungen bekannt waren und die keine Steroide, Immunosuppressiva, Cytostatika und Antibiotica erhalten hatten.

Tabelle. ^{32}P-*Nucleotidzusammensetzung von Lymphocyten RNS nach einstündiger Inkubation mit* ^{32}P-*Orthophosphat (0,1 mC/ml). Bestimmungen 12, 24 und 48 Std. nach Stimulation mit PHA*

Inkubations-dauer Std		Kontrollen			Prednisolon	
12	C	32,0	$\dfrac{A+U}{G+C}$		29,0	$\dfrac{A+U}{G+C}$
	A	23,1			25,6	
	G	27,4	0,68		26,6	0,82
	U	17,5			18,8	
24	C	32,5			29,0	
	A	20,1	0,67		21,6	0,70
	G	31,2			30,0	
	U	16,2			19,4	
48	C	33,6			31,3	
	A	24,6	0,70		23,2	0,79
	G	25,2			24,5	
	U	16,6			21,0	

Prednisolonhemisuccinat bewirkte in einer Konzentration von 30 µg/ml eine deutliche Hemmung des Einbaus von radioaktiv markiertem Thymidin und Uridin in säurepräcipitierbares Material von stimulierten Lymphocyten. Eine etwas geringere Hemmung resultierte bei Prednisolonkonzentrationen von 20 µg/ml während 10 µg/ml keine sichere Wirkung ausübten. Eine Steigerung der RNS-Synthese setzte in allen — auch in den mit Prednisolon behandelten — Kulturen nach 8stündiger Inkubation ein. In Gegenwart von Prednisolon lag die maximale Einbaurate für ^{3}H-Uridin 40 bis 50% unter den jeweiligen Kontrollwerten. Dieser Befund könnte Ausdruck einer Hemmung der RNS-Synthese sein; er könnte aber auch durch eine Vergrößerung des Vorläuferpools und eine damit verbundene Senkung der spezifischen Aktivität des angebotenen ^{3}H-Uridins verursacht sein. Um die zuletzt genannte Möglichkeit auszuschließen, wurde die spezifische Aktivität des ^{3}H-Uridins um den Faktor 100 gesenkt: bei unverändertem Angebot von 5 µC ^{3}H-Uridin (spez. Akt.: 5 C/mmol) wurde gleichzeitig die 100fache Menge nicht markierten Uridins (0,1 µmol) angeboten. Wie zu erwarten, führte diese Maßnahme zu einem geringeren Einbau radioaktiven Materials, jedoch ließ sich der Hemmeffekt des Prednisolons auch unter diesen Bedingungen in vollem

Umfang nachweisen. Es scheint also, daß der Verminderung der Einbaurate von H-Uridin tatsächlich eine verminderte Synthese von RNS entspricht.

Um herauszufinden, ob die Synthese eines bestimmten RNS-Typs einer spezifischen Hemmung durch das Steroid unterliegt, wurde die Nucleotidzusammensetzung der neugebildeten RNS nach einstündiger Pulsmarkierung mit ^{32}P-Orthophosphat bestimmt. Die Tabelle zeigt, daß in 12, 24 und 48 Std. alten Kulturen überwiegend ribosomale RNS synthetisiert wird. Unter der Einwirkung von Prednisolon kommt es zu einem relativen Anstieg von ^{32}P-markiertem AMP und UMP in der neugebildeten RNS. Dieser Effekt ist 12 Std. nach Beginn der Kulturen besonders ausgeprägt. Das Steroid bewirkt also nicht nur eine Hemmung der RNS-Synthese, sondern führt auch zu Veränderungen in der Nucleotidzusammensetzung neusynthetisierter RNS.

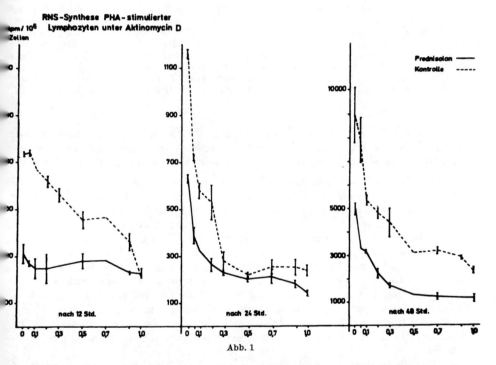

Abb. 1

Ein weiterer Hinweis für eine qualitative Änderung der RNS-Synthese ergibt sich aus der Beobachtung, daß Lymphocyten, die 12 Std. unter der Einwirkung von Prednisolon standen, praktisch unempfindlich gegen niedrige Konzentrationen von Actinomycin D geworden sind (Abb. 1). Im Bereich der hier verwendeten kleinen Konzentrationen hemmt Actinomycin D überwiegend oder ausschließlich die Synthese ribosomaler RNS [10]. Die Ergebnisse dieser beiden Versuche lassen sich als Argument für eine präferentielle Hemmung der Neubildung von ribosomaler RNS durch Prednisolon verwerten. Eine solche Interpretation stünde in Einklang mit Befunden, die an Rattenthymuszellen erhoben wurden.

Prednisolon hatte ebenfalls einen hemmenden Einfluß auf die DNS-Synthese, die unter den gewählten Versuchsbedingungen nach 24stündiger Inkubation einsetzte. Die maximale Hemmung der DNS-Synthese war vom Zeitpunkt und von der Dauer der Prednisoloneinwirkung abhängig. Entscheidend für einen deutlichen Hemmeffekt schien die Anwesenheit des Steroids während der ersten 16 Std. der Inkubation zu sein. Die Phase, in der sich die maximale Hemmung ausprägte, war bei den einzelnen Kulturen unterschiedlich. In einigen Kulturen wurde sie nach 24 bis 32, in anderen erst nach 40 Std. erreicht. Möglicherweise ist dieses Phänomen auf die Heterogenität des Untersuchungsgutes zurückzuführen.

Die hier vorgetragenen Versuche zeigen, daß Prednisolon die Synthese von RNS und DNS in PHA-stimulierten menschlichen Lymphocyten hemmt. Versuche mit Actinomycin D und die Bestimmung der ^{32}P-Nucleotidzusammensetzung schnell markierter RNS ließen erkennen, daß Prednisolon überwiegend die Neubildung ribosomaler RNS hemmt. Die Wirkung von Prednisolon auf die DNS-Synthese ist dann am ausgeprägtesten, wenn das Steroid in einem Zeitraum eingesetzt wird, in dem es seinen Effekt auf die Synthese ribosomaler RNS am deutlichsten entfalten kann.

Literatur

1. Kay, J. E., and Korner, A.: Biochem. J. **100**, 815 (1966). — 2. Rubin, A. D., and Cooper, H. L.: Proc. nat. Acad. Sci. (Wash.) **54**, 469 (1965). — 3. Kay, J. E.: Europ. J. Biochem. **4**, 225 (1968). — 4. Nowell, P. C.: Cancer Res. **21**, 1518 (1961). — 5. Elves, M. W., Gough, J., and Israels, M. C. G.: Acta haemat. (Basel) **32**, 100 (1964). — 6. Ono, T., Terayama, H., Takaku, F., and Fakao, K.: Biochim. biophys. Acta (Amst.) **161**, 361 (1968). — 7. Ross McIntyre, O., and Eurenius, K.: Clin. Res. **16**, 308 (1968). — 8. Englhardt, D.: Klin. Wschr. **42**, 1141 (1964). — 9. Garvin, J. E.: J. exp. Med. **114**, 51 (1961). — 10. Roberts, W. K., and Newman, J. F. E.: J. molec. Biol. **20**, 63 (1962). — 11. Drews, J.: Europ. J. Biochem. **7**, 200 (1969).

STADELER, H. J., FERLINZ, R. und PÜSTER, D. (Med. Univ.-Poliklinik Bonn): **Atemfunktionelle Untersuchungen über den Effekt einer Aerosoltherapie mittels ambulanter, assistierter Überdruckbeatmung beim chronisch-obstruktiven Syndrom**

Die assistierte intermittierende Überdruckbeatmung hat bisher vor allem bei der generellen alveolären Hypoventilation Anwendung gefunden. Ziel dieser Therapie ist, dem Patienten durch den Respirator die Atemarbeit abzunehmen und so ohne Steigerung der vom Patienten selbst aufzuwendenden Atemarbeit eine Verbesserung der alveolären Belüftung zu erreichen. Die hierzu gebräuchlichen Geräte ermöglichen, im System einen Zerstäuber einzubauen und dadurch auch pharmakodynamisch wirksame Substanzen als Aerosol in das Bronchialsystem einzubringen. Von den herkömmlichen Kompressoraerosolen unterscheidet sich diese Inhalationstechnik also grundlegend dadurch, daß hier das Aerosol dem Patienten passiv mit möglichst langsamem Druckanstieg während eines Atemzuges insuffliert wird. Auf diese Weise ergibt sich — neben der Verbesserung der alveolären Belüftung — durch einen möglichst langsamen Anstieg des Inspirationsdruckes

1. die Möglichkeit einer gleichmäßigeren Verteilung des Aerosols, auch in infolge von Bronchialkollaps oder Obstruktion minderbelüfteten Lungenarealen, im Sinne einer Besserung von ventilatorischen Verteilungsstörungen und damit

2. die Verteilung und Ablagerung der Substanzen auch in den Lungenabschnitten, die sie bei aktiver Einatmung durch den Patienten infolge der vorhandenen Verteilungsstörung kaum gelangen würden und in denen sie naturgemäß besonders wünschenswert sind.

Aus diesen Gründen schien der Versuch gerechtfertigt, auch bei Patienten mit obstruktivem Syndrom, bei denen sich aber noch keine effektive respiratorische Insuffizienz entwickelt hatte, die Wirksamkeit dieser Aerosol-Applikationsform zu überprüfen.

Dies erfolgte an 45 Patienten der poliklinischen Ambulanz mit obstruktivem Syndrom, bei denen die übliche Aerosoltherapie keinen atemphysiologisch objektivierbaren Effekt gezeigt hatte. Das mittlere Alter der Kranken betrug entsprechend dem von uns (Ferlinz) früher festgestellten Häufigkeitsgipfel der Erkrankung 52,4 Jahre.

Zur Objektivierung des Effektes der geprüften Therapie wurden vor Beginn der Behandlung Vitalkapazität, Sekundenkapazität, Atemgrenzwert, funktionelle Residualkapazität, Residualvolumen und die Resistance gemessen, die letzteren drei Größen durch Ganzkörperplethysmographie. Im arterialisierten Capillarblut des hyperämisierten Ohrläppchens wurde pO_2 und pCO_2 bestimmt.

Die assistierte Überdruckbeatmung erfolgte mit einem „Bird Mark 8 Respirator" für die Dauer von 5 Wochen bei vier Beatmungen pro Woche. Es wurde 15 min lang mit einem inspiratorischen Druck von + 8 bis + 15 cm H_2O beatmet.

Die Beatmung erfolgte in drei aufeinanderfolgenden Abschnitten: Zunächst wurden als „Lungenöffner" etwa 20 Atemzüge Isoprenalin gegeben. Als zweites wurde der Vernebler mit einem Mucolytikum beschickt. Nachdem die Patienten abgehustet hatten, erfolgte eine etwa 10 min dauernde Inhalationstherapie mit einem Gemisch von Neomycin und Bacitracin.

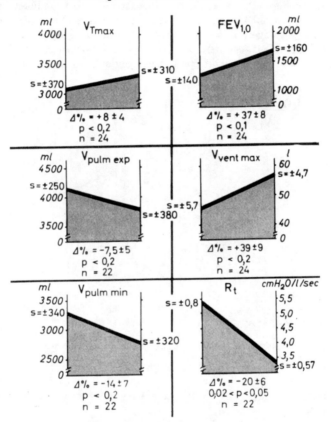

Abb. 1. Mittelwerte von Vitalkapazität (V_{Tmax}), funktioneller Residualkapazität ($V_{pulm\ exp}$), Residualvolumen ($V_{pulm\ min}$), Sekundenkapazität ($FEV_{1,0}$), Atemgrenzwert ($V_{vent\ max}$) und Resistance (R_t) vor Beginn und nach Abschluß der Therapie

Alternierend dazu wurde Oxytheophyllin als Spray gegeben. Etwa 1 Woche nach Beendigung der Behandlung wurden die obengenannten Parameter erneut kontrolliert. 21 Patienten konnten in diese Kontrolle nicht mit einbezogen werden, weil sie sich subjektiv so wohlfühlten, daß sie von sich aus die Behandlung abgebrochen haben und zur Kontrolle nicht mehr erschienen sind.

Abb. 1 zeigt die Mittelwerte vor und nach der Behandlung. Für die Vitalkapazität und die funktionelle Residualkapazität ergeben sich nur geringe Änderungen, während das Residualvolumen deutlich abnimmt. Die Sekundenkapazität und der Atemgrenzwert zeigen ebenfalls diese Besserung an.

Eine statistische Sicherung der Veränderungen war bei der breiten Streuung der Einzelwerte nicht möglich. Bei der Betrachtung der Ergebnisse zeigen die

Vitalkapazität und die funktionelle Residualkapazität zwar nur geringe Verbesserungen, z. T. wohl auch infolge der relativ geringen Fallzahl. Das Residualvolumen hat aber eine deutliche Besserungstendenz. Die Besserung des Residualvolumens im Vergleich zur funktionellen Residualkapazität beweist eine Erniedrigung der Atemmittellage. Als Zeichen eines Rückgangs der vorhandenen Obstruktion und damit einer Abnahme von sog. „trapped air". Die Sekundenkapazität und der Atemgrenzwert machen dies noch deutlicher.

Bei dem objektiven und wesentlich empfindlicheren Parameter der ganzkörperplethysmographisch ermittelten Resistance ließ sich diese Tendenz denn auch statistisch sichern. Da die Höhe der Resistance vom jeweiligen Dehnungszustand der Lungen mit abhängig ist, prüften wir noch den Quotienten aus Conductance mit dem jeweiligen aktuellen intrapulmonalen Gasvolumen. Durch die Atemart der Probanden gegebene Varianten der Resistance konnten auf diese Weise ausgeschaltet werden. Die Besserungstendenz kommt deshalb auch hier

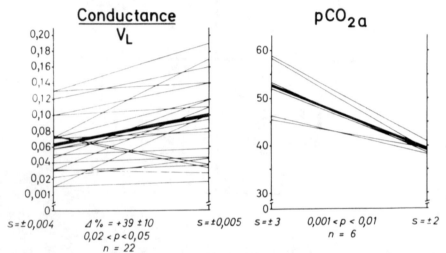

Abb. 2. Links der Quotient aus Conductance und aktuellem intrapulmonalem Gasvolumen, rechts das Verhalten des pCO_{2a} bei den Fällen mit genereller alveolärer Hypoventilation vor und nach Therapie. Die dünnen Linien zeigen die Einzelwerte, die dick ausgezeichneten den Mittelwert

mit einer mittleren Besserung von 39% des Ausgangswertes am deutlichsten zum Ausdruck (Abb. 2).

Bei sechs Patienten bestand zu Beginn eine Globalinsuffizienz mit einem mittleren CO_2-Druck von 52 Torr und einem O_2-Druck von 57 Torr. Bei der Kontrolle konnte eine respiratorische Insuffizienz in keinem Fall mehr nachgewiesen werden. Der mittlere CO_2-Druck lag jetzt bei 38 Torr, der O_2-Druck bei 71 Torr (Abb. 2).

Bei der Behandlung mit einem herkömmlichen Aerosol fand Aepli eine Besserung des Residualvolumens von 13% und eine Besserung der Sekundenkapazität von 29% gegenüber 14% bzw. 37% bei unseren Patienten. Ähnlich sind die Ergebnisse von Goldberg u. Cherniack, die mit einem Adrenalin Aerosol eine Besserung des Atemgrenzwertes von 21% und der funktionellen Residualkapazität von 6,4% gegenüber 39% und 7,5% bei unseren Patienten beobachteten. Lediglich die Resistance besserte sich bei diesen Autoren um 23%, während wir eine Besserung von 20% fanden, aber die Standardabweichung der Werte liegt bei ihnen um $\pm$ 18%, bei unseren Werten um $\pm$ 6%.

Bedenkt man nun, daß eine Kontrolluntersuchung sowohl von Aepli als auch von Goldberg u. Cherniack unmittelbar im Anschluß an die Inhalation (bis max. 30 min danach) erfolgte, unsere Untersuchungen jedoch 1 Woche später durchgeführt wurden, so läßt sich daraus doch eine gewisse Überlegenheit der Aerosolapplikation mittels assistierter Überdruckbeatmung erkennen, um so mehr, als es sich bei unseren Patienten um Kranke handelte, bei denen die herkömmliche Aerosolbehandlung ohne meßbaren Effekt geblieben war. Wir führen die Überlegenheit in Übereinstimmung mit Schindl darauf zurück, daß durch das mit Überdruck eingebrachte Aerosol auch minderbelüftete Lungenanteile, in denen ja die obstruktive Komponente besonders ausgeprägt ist, in erhöhtem Maße der Therapie zugänglich gemacht werden. In diesem Sinne sprechen auch die Ergebnisse von Segal u. Mitarb.

Bei einigen unserer Fälle liegen uns Ergebnisse nach 4wöchiger Nachbeobachtung vor, die ein Anhalten des therapeutischen Effektes zeigen. Weitere Untersuchungen zur Überprüfung dieser wichtigen Frage laufen zur Zeit.

Literatur

Aepli, R.: Schweiz. med. Wschr. 9, 366 (1963). — Ferlinz, R.: Beitr. Klin. Tuberk. 136, 203 (1967). — Goldberg, I., and Cherniack, R. M.: Amer. Rev. resp. Dis. 91, 13 (1965). — Schindl, R.: Pers. Mitteilung. — Segal, M. S., Salomon, A., Dulfano, M. J., and Herschfus, T. A.: New Engl. J. Med. 250, 225 (1954).

NOLTE, D. und TSCHIRDEWAHN, B. (Med. Univ.-Klinik Gießen): **Pulmonalarteriendruck bei Kranken mit obstruktiver und restriktiver Ventilationsstörung**

Sowohl obstruktive wie restriktive Ventilationsstörungen lassen im Thorax starke atemsynchrone Druckschwankungen entstehen, die sich auf den Druck im kleinen und großen Kreislauf auswirken. Die Meßergebnisse, über welche hier berichtet werden soll, betreffen allein das Niederdrucksystem. Sie basieren auf den bekannten Untersuchungen anderer Autoren am isolierten Tierlungenpräparat [17], am Leichenlungenlappen [10], an der Tierlunge bei geschlossenem Thorax [19] und an Kranken mit obstruktiver Ventilationsstörung [20]. Unsere besondere Fragestellung sahen wir darin, ob sich die tierexperimentellen Ergebnisse des Arbeitskreises um Ulmer [19] in analoger Meßanordnung (allerdings ohne die Möglichkeit einer kontinuierlichen Schlagvolumenbestimmung) an Kranken reproduzieren lassen.

Untersuchungsgut

5 Patienten mit schwerer obstruktiver Ventilationsstörung (bronchialer Strömungswiderstand Rt zwischen 13,4 u. 18,6 cm WS/l/sec); 3 Patienten mit mittelgradiger restriktiver Ventilationsstörung (Volumendehnbarkeit Cstat = 59, 63 und 73 ml/cm WS); 2 Patienten mit zentraler Atemlähmung (Einzelheiten s. unten).

Methoden

a) Blutige Druckmessung über Polyäthylen-Mikrokatheter PE 60 (Länge 118 cm, Durchmesser innen 0,8 mm und außen 1,1 mm) und Stathaelement P 23 Db mit Elektromanometer (Fa. Hellige); Eigenfrequenz des Systems f = 30 Hz. Quasistationäre spezifische Volumenverschiebung 11,8 pl/mm Hg/cm, dynamische spez. Vol.-Verschieb. 7,4 pl/mm Hg/cm.

b) Messung des Intrathorakaldrucks über Oesophagussonde (Länge 100 cm, äußerer Durchmesser 2,7 mm) mit luftgefülltem Gummiballon (Länge 15 cm).

c) Messung des bronchialen Strömungswiderstandes (Resistance) und der Volumendehnbarkeit der Lungen (statische Compliance) mit dem Gerät „Bodytest" (E. Jaeger).

Abkürzungen

Palv = Alveolardruck, Poes = Oesophagusdruck (Intrathorakaldruck), Pp = Pulmonalarteriendruck, Pps = Pp systolisch, Ppd = Pp diastolisch, Pv = Druck im rechten Ventrikel, Pvs = Pv systolisch, Pvd = Pv enddiastolisch; obstr. V. = obstruktive Ventilationsstörung, restr. V. = restriktive Ventilationsstörung.

Ergebnisse und Diskussion

1. Frage des Bezugsdrucks (Umgebungsdrucks) für Pv und Pp

Das intrathorakale Niederdrucksystem besteht aus einem außerhalb und einem innerhalb der Lunge gelegenen Streckenabschnitt, deren Umgebungsdrucke schon beim Gesunden unterschiedlich sind. Die intrathorakalen Venen, der rechte Vorhof und der rechte Ventrikel während geschlossener Pulmonalklappe (= Diastole) geben Änderungen des als Poes meßbaren Intrathorakaldrucks fast vollständig wieder [1, 2, 3, 5, 7, 12, 14, 19, 20]. Für die Lungencapillaren scheint dagegen der Palv maßgebend zu sein [10, 17, 19]. Problematisch ist der Bezugsdruck für die dazwischenliegenden Abschnitte: die Lungenarterie mit ihren großen Ästen und

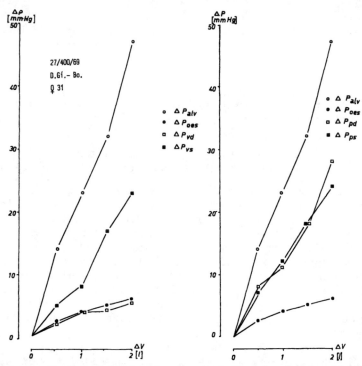

Abb. 1. Verhalten des Alveolardrucks (Palv), des Oesophagusdrucks (Poes,) des systolischen und enddiastolischen Drucks im rechten Ventrikel (Pvs und Pvd) sowie des systolischen und diastolischen Pulmonalarteriendrucks (Pps und Ppd) im Auffüllversuch mit 500, 1000, 1500 und 2000 ml O₂ (Abszisse) bei einer nicht mehr spontan atmenden Patientin mit stark eingeschränkter Lungendehnbarkeit. Der Pvd verhält sich wie der Poes; Pvs, Pps und Ppd folgen weder dem Poes noch ganz dem Palv, sondern am ehesten dem transpulmonalen Druck (Palv-Poes). Die Amplitude des Pulmonalarteriendrucks wird bei höheren Palv-Werten infolge abnehmenden Schlagvolumens kleiner

den rechten Ventrikel während offener Pulmonalklappe (= Systole). Im Tierexperiment [16, 19] (ältere Literatur bei [17]) ist unter sukzessiver Auffüllung der Lungen mit Luft oder O₂ registriert worden, daß der zu erwartende Anstieg des Pp mehr dem Palv als dem Poes folgt.

Wir untersuchten die Gültigkeit der tierexperimentellen Ergebnisse für die menschliche Lunge zunächst an einem 64jährigen Patienten, der infolge einer Alkylphosphatintoxikation ohne Atem- und Herztätigkeit in die Klinik gekommen war, reanimiert werden konnte, jedoch ohne Spontanatmung blieb. Unter den somit gegebenen statischen Meßbedingungen wurden die Lungen sukzessiv mit 1, 2 und 3 l Sauerstoff aufgefüllt und dabei synchron der jeweilige Anstieg von Palv, Poes, Pv und Pp registriert. Ergebnis: Der Pvd folgt dem Anstieg des Poes; der

Pvs steigt ebenso wie der Pp stärker an als der Poes, folgt aber nicht ganz dem Anstieg des Palv.

Noch eindeutiger lassen sich die in Abb. 1 dargestellten Ergebnisse von einer 31jährigen Frau interpretieren. Die Patientin war 2 Wochen lang assistiert beatmet worden, erlitt dann infolge Hirnblutung eine schwere Hirnstammläsion mit zentraler Atemlähmung und wies schließlich mehr und mehr die Zeichen einer „Respiratorlunge" mit täglich zunehmender Einschränkung der Lungendehnbarkeit auf. Infolge der um ca. das Fünffache eingeschränkten Compliance führte die Auffüllung der Lungen mit vergleichsweise kleinen Volumina O_2 zwar zu einem starken Palv-Anstieg, aber nur zu einem geringen Poes-Anstieg, so daß sich aus Abb. 1 gut ablesen läßt, ob die Drucke im rechten Ventrikel und in der Lungenarterie dem Poes oder dem Palv folgen. Das Ergebnis bestätigt die an der gesunden Lunge des anderen Patienten erhobenen Befunde: Als Bezugsdruck für Pp und für Pvs hat am ehesten der transpulmonale Druck (Palv-Poes) zu gelten, für den spontan Atmenden am Ende der Atemphasen (Palv = 0) demnach der Poes. Im Gegensatz zur Spontanatmung entspricht im Auffüllversuch der Anstieg des Pp nur zu 60 bis 70% dem Anstieg des transpulm. Drucks (Abb. 1) — vermutlich, weil infolge gleichzeitigen kontinuierlichen Anstiegs des Poes der venöse Rückstrom und somit das Schlagvolumen abnimmt [19]. Über den Einfluß der an der Tier- [17] und an der Leichenlunge [10] gefundenen „Formfaktoren" (Änderung des Widerstandes im Lungenkreislauf mit der Lungendehnung) können unsere Versuche keine Auskunft geben.

2. Atemsynchrone Schwankungen des Lungenarteriendrucks

Atemsynchrone Schwankungen des Pv und Pp sind bei Kranken mit obstr. V. eine geläufige Beobachtung [2, 4, 8, 9, 20 u. a.]. Wenn man den Umgebungsdruck berücksichtigt [13] und „transmurale" oder „Netto"-Drucke zugrunde legt, findet man in der A. pulmonalis einen Druckanstieg am Ende der Inspiration oder — bei Atemfrequenzen über 20/min — im Beginn der Exspiration. Das Intervall zwischen der inspiratorischen „Negativbewegung" des Poes und dem auf Poes bezogenen Anstieg des Pp betrug bei unseren Patienten 0,5 bis 1,5 sec. Zeilhofer [20] hat in dieser „Latenz" einen Hinweis dafür gesehen, daß die atemsynchronen transmuralen Pp-Schwankungen in erster Linie Ausdruck einer am Menschen schwer meßbaren [11, 12], aber am Tier belegten [19] Schwankung des Schlagvolumens sind. Am Beginn der Inspiration nimmt bei Kranken mit obstr. V. infolge stärker negativen Poes der venöse Rückstrom [6] und — mit der angegebenen Latenz — auch der Pp zu. Im Laufe der Exspiration steigt der Poes an; der venöse Rückstrom nimmt ab. Übersteigt dabei der absolute Poes die 0-Grenze (bei 2 der 5 untersuchten Patienten), so kann der venöse Rückstrom fast völlig sistieren; die atemsynchronen Pp-Schwankungen sind dann besonders groß. — Die von uns untersuchten Kranken mit restr. V. zeigten im Prinzip ein ähnliches Verhalten des auf Poes bezogenen Pp. Theoretisch wäre zu erwarten, daß schon am Beginn der Inspiration der Druck in der Lungenarterie ansteigt, weil — im Gegensatz zur obstr. V. — der transpulmonale Druck inspiratorisch stark zunimmt. Ein derartiger Druckverlauf war aber nur angedeutet in einem der drei Fälle nachweisbar. Bei restr. wie obstr. V. ist die Höhe des Pp somit in erster Linie eine Funktion des Poes und damit des venösen Rückstroms, in zweiter Linie eine Funktion des transpulmonalen Drucks und des Dehnungszustands der Lungen.

3. Arbeit des rechten Ventrikels ($\int V \cdot dP$)

Während der Pvd fast vollständig dem Poes folgt und somit keine nennenswerten atemsynchronen Schwankungen des transmuralen Drucks aufweist, verhält sich der Pvs wie der Pulmonalarteriendruck: er ist endexspiratorisch am niedrigsten und endinspiratorisch bzw. am Beginn der Exspiration am höchsten. Abb. 2 demonstriert die unterschiedliche Belastung des rechten Herzens in den beiden Atemphasen. An anderer Stelle [15] haben wir näher ausgeführt, daß die über die Zeit gemittelte Arbeit mitunter nur mäßig erhöht ist, obwohl klinisch bereits ein chronisches Cor pulmonale vorliegt. Die Erklärung könnte in den starken atemsynchronen Schwankungen der Herzarbeit mit zwar erniedrigten endexspiratorischen, aber stark erhöhten endinspiratorischen Werten liegen.

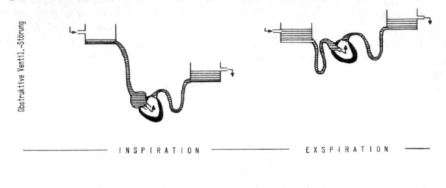

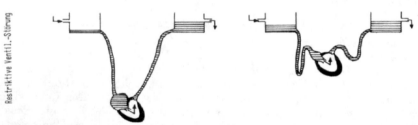

Abb. 2. Schematische Darstellung der atemsynchronen Änderungen der Hämodynamik im intrathorakalen Niederdrucksystem. Bei obstruktiver Ventilationsstörung (oben) ist inspiratorisch der venöse Rückstrom und damit die Füllung des rechten Herzens größer als exspiratorisch. Überschreitet der exspiratorische Intrathorakaldruck den Atmosphärendruck, so kann der venöse Rückstrom zu diesem Zeitpunkt fast völlig sistieren. Starke Druckschwankungen sind die Folge. Bei restriktiver Ventilationsstörung (unten) machen sich zusätzlich zu den Füllungsschwankungen atemsynchrone Änderungen des transpulmonalen Drucks (Palv-Poes) bemerkbar: inspiratorisch ist der vom rechten Ventrikel zu überwindende „Drucksprung" zwischen Brustraum und Lunge wesentlich größer als exspiratorisch

Literatur

1. Battro, A., Bidoggia, H., Pietrafesa, E. R., and Labourt, F. E.: Amer. Heart J. 37, 11 (1949). — 2. Bauereisen, E.: Arch. Kreisl.-Forsch. 14, 306 (1948). — 3. Bauereisen, E., Böhme, H., Krug, H., Peiper, U. und Schlicher, L.: Pflügers Arch. ges. Physiol. 266, 499 (1958). — 4. Baxter, I. G., and Pearce, J. W.: J. Physiol. (Lond.) 115, 410 (1951). — 5. Borden, C. W., Wilson, R. H., Ebert, R. V., and Wells, H. S.: Amer. J. Med. 8, 701 (1950). — 6. Brecher, G. A.: Venous return. New York and London: Grune and Stratton 1956. — 7. Bühlmann, A.: Das chronische Cor pulmonale. In: Handb. Inn. Med. Bd. IV/1, Erkrankungen der Atmungsorgane, S. 407—408. Berlin-Göttingen-Heidelberg: Springer 1956. — 8. Fishman, A. P.: Dynamics of the pulmonary circulation. Handb. Physiol., sect. 2: Circulation, vol. II. p. 1667. Washington: Amer. Physiol. Soc. 1964. — 9. Grabner, G., u. Mlczoch, F.: Z. Kreisl.-Forsch. 47, 804 (1958). — 10. Hartung, W., u. Delfmann, L.: Beitr. Klin. Tuberk. 123, 41 (1960). — 11. Herbst, R.: Verh. dtsch. Ges. Kreisl.-Forsch. 13, 98 (1940). — 12. Hochrein, M.: Verh. dtsch. Ges. Kreisl.-Forsch. 8, 51, 104 (1935). — 13. Knebel, R., u. Wick, E.: Z. Kreisl.-Forsch. 46, 271 (1957). — 14. Lauson, H. D., Bloomfield, R. A., and Cournand, A.: Amer. J. Med. 1, 315 (1946). — 15. Nolte, D., u. Tschirdewahn, B.: In Vorbereitung. — 16. Ochsner, A.: Amer. J. Physiol. 168, 200 (1952). — 17. Piiper, J.: Pflügers Arch. ges. Physiol. 264, 596 (1957). — 18. Rodbard, S., Kariv, I., and Heiman, D.: Amer. Heart J. 52, 182 (1956). — 19. Ulmer, W. T., Reif, E. und Weller, W.: Die obstruktiven Atemwegserkrankungen. Pathophysiologie des Kreislaufs, der Ventilation und des Gasaustausches. Stuttgart: Thieme 1966. — 20. Zeilhofer, R.: Arch. Kreisl.-Forsch. 44, 137 (1964).

Schönthal, H. und Kyambi, J. (III. Med. Klinik Mannheim): **Die Bedeutung der inspiratorischen Sekundenkapazität für die Diagnose von stenosierenden Prozessen im Bereich des Kehlkopfes und der Trachea**

Im Rahmen der Lungenfunktionsdiagnostik kommt der Messung der exspiratorischen Sekundenkapazität [2, 3] große Bedeutung zu, während die Methode, die inspiratorische Sekundenkapazität, d. h. den Anteil der Vitalkapazität, der in 1 sec maximal eingeatmet werden kann, zu ermitteln, in der klinischen Praxis bislang wenig Beachtung findet [5. 10. 12].

Im Zusammenhang mit dem Symptom eines inspiratorischen Stridors [6, 9], der sich infolge Kehlkopf- oder Trachealeinengung bei Larynx- und Trachealneoplasma [8], Laryngospasmus, Kehlkopfplastik [4], Recurrensparese, Struma [7, 11], Tracheitis, narbig verheiltem Tracheostoma oder bei Systemerkrankungen mit laryngotrachealen Manifestationen entwickeln kann, erschien es prüfenswert, ob solche lokalisierten Stenosen an den laryngealen oder trachealen Abschnitten der Luftwege zu einer Beeinträchtigung der forcierten maximalen Inspiration

Tabelle

Gruppe	n	I ISC %	II FIV 0,25	FIV 0,50	FIV 0,75	FIV 1,00	III l/sec	IV AGW %	V SC ex %
a (Struma)	16	66,2	0,369	0,835	1,353	1,861	1,972	67,9	74,9
b (Larynxneoplasma)	19	71,6	0,393	1,048	1,788	2,388	2,923	71,1	73,5
c (Systemerkrankungen)	11	61,7	0,163	0,523	0,963	1,462	1,661	47,2	55,0
a—c (Patienten)	46	67,2	0,341	0,898	1,45	1,984	2,113	61,7	69,5
d (Gesunde)	15	85,9	0,537	1,421	2,488	3,19	2,443	98,5	84,3

Die Tabelle enthält die bei 15 Gesunden (d) und bei 46 Patienten (a—c) gefundenen Durchschnittswerte der inspiratorischen Sekundenkapazität in Prozent der Vitalkapazität (I), ferner des maximalen Inspirationsvolumens (FIV) nach 0,25, 0,50, 0,75 und 1,0 sec in l (II), der MMIFR (III), des prozentualen Verhältnisses des Ist/zum Soll-Atemgrenzwert (AGW IV) und der exspiratorischen Sekundenkapazität in % der gemessenen Vitalkapazität (V).

führen, und ob sich die Bestimmung der inspiratorischen Sekundenkapazität (JSC) dazu eignet, den jeweiligen Grad der Stenose funktionsanalytisch objektiv zu erfassen und zusammen mit den klinisch-röntgenologischen Befunden, Intensität des Stridors, Grad der Einengung oder Verlagerung der Trachea [1, 7, 14] in Einklang zu bringen.

Die folgenden Ergebnisse stützen sich auf Untersuchungen an 46 Patienten und 15 gesunden Probanden. Spirometrisch und pneumotachographisch wurde bei den Untersuchten Vitalkapazität, exspiratorische und inspiratorische Sekundenkapazität, Atemgrenzwert, gasanalytisch die Form der CO_2-Ausscheidung bestimmt, röntgenologisch im Bedarfsfall einer stridorösen Atmung Aufnahmen der Trachea in zwei Ebenen abgefertigt. Aus den erhaltenen Kurven wurden in Analogie zur Berechnung der maximalen exspiratorischen Volumen- und Ventilationsgrößen [2, 13] die Werte der MMJFR (maximal mid-inspiratory flow rate) und FIV 0,25, FIV 0,5, FIV 0,75, FIV 1,0 (forced inspiration volume in l nach 0,25, 0,5, 0,75 sec errechnet.

15 Gesunde hatten eine durchschnittliche JSC von 3,19 l (85,9% der Ist-Vitalkapazität). MMIFR betrug 2,443 l/sec, FIV 0,25 = 0,537 l, FIV 0,5 = 1,421 l, FIV 0,75 = 2,4488 l.

46 Patienten mit klinisch und röntgenologisch gesicherter Larynx- oder Trachealstenose wiesen eine durchschnittliche ISC (Tabelle) von 1,984 l = 67,2%

951

der gemessenen Vitalkapazität auf. Die prozentuale Differenz zwischen der ISC der Gesunden und der ISC der Kranken lag bei 18,7%. Analog zu der gegenüber der Norm verringerten ISC waren bei den Patienten FIV 0,25 bis 0,75 um 36,5 bzw. 41,5 % niedriger als die Vergleichswerte von Gesunden. Die Stenosenatmung war demnach zu jedem Zeitpunkt der forcierten maximalen Inspiration ausgeprägt. Hinsichtlich der MMIFR ergab sich zwischen den beiden Gruppen ein Unterschied von 13,5%. Der bei der Patientengruppe gefundene Durchschnittswert des exspiratorischen Sekundenkapazität erreichte mit 69,5% fast die untere Grenze der Norm. Die zwischen Gesunden und Kranken gemessene Differenz der maximalen willkürlichen Hyperventilation von 26,8% war folglich in erster Linie durch die Behinderung der forcierten Inspiration im laryngotrachealen Bereich hervorgerufen.

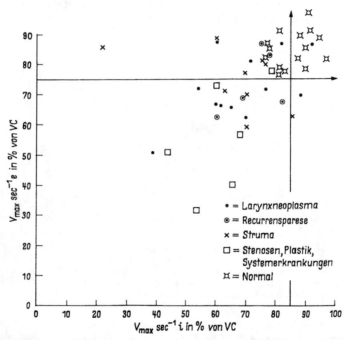

Abb. 1. Die Beziehung der inspiratorischen (i) zur exspiratorischen (e) Sekundenkapazität (V max sec⁻¹ in % von VC) ist dargestellt und die jeweiligen Normwerte sind durch Geraden eingetragen. Die Meßwerte im linken oberen Quadranten zeichnen sich durch alleinige Abweichung der inspiratorischen Sekundenkapazität von der Norm aus

Die statistische Auswertung mittels der einfachen Varianzanalyse zeigte eine Signifikanz ($p < 0{,}01$) der Unterschiede hinsichtlich der inspiratorischen Sekundenkapazität sowie der FIV 0,5 und FIV 0,75 der beiden Gruppen. Erwartungsgemäß waren Differenzen der Vitalkapazität und der FIV 0,25 nicht signifikant. Die Signifikance level im Bezug auf den differenten Atemgrenzwert der beiden Gruppen betrug 0,001. Die Signifikanz der Unterschiede blieb erhalten, wenn das Kollektiv der Kranken nach ätiologischen Gesichtspunkten (Abb. 1) in eine Untergruppe von Patienten a) mit Struma und Trachealstenose, b) mit Larynxneoplasma aufgeschlüsselt wurde. Eine dritte, zahlenmäßig kleinere Gruppe von Patienten mit verschiedenen Systemerkrankungen und laryngotrachealer Manifestation (Laryngospasmus bei hypocalcämischer exsudativer Enteropathie, Trachealbeteiligung infolge von Wegenerscher Granulomatose, von Hyalinosis cutis et mucosae, von Xeroderma pigmentosum, Pickwickian-Syndrom, Carcinoidsyndrom,

Panchondritis, Trachealplastik nach kongenitaler Trachealstenose), war zu inhomogen zusammengesetzt, so daß in bezug auf die bei diesen Patienten vorhandene stridoröse Atmung und nachgewiesene Verringerung der inspiratorischen Sekundenkapazität eher eine kasuistische als eine statistische Aussage adäquat erscheint.

Die hier mitgeteilten Ergebnisse zeigen, daß die Messung der ISC und des Strömungsablaufes während der Gesamtdauer einer forcierten maximalen Inspiration sich eignet, um den Nachweis oder Ausschluß einer Stenose im Bereich von Larynx oder Trachea zu ermöglichen. Da es sich um eine funktionsanalytische Methode handelt, läßt sich aus der Kenntnis der jeweiligen Sekundenkapazität eine quantitative Aussage hinsichtlich des Stenosegrades vornehmen, nicht jedoch eine qualitative diagnostische oder differentialdiagnostisch einengende Feststellung gewinnen. Das Verfahren kann daher in Ergänzung zu den direkten endoskopischen Methoden und zu den röntgenologischen Untersuchungen von Larynx und Trachea bei Patienten mit stridoröser Atmung angewandt werden.

Die stärkste Verringerung der inspiratorischen Sekundenkapazität sahen wir in der Gruppe c unserer Patienten, wobei es sich entweder um kongenitale und erworbene relativ umschriebene Trachealstenosen oder um seltene Systemerkrankungen, die zu beträchtlicher stridoröser Atmung geführt hatten, handelte. Bei diesen Patienten war in der Regel die Atmung in- und exspiratorisch behindert; der exspiratorische Tiffenau-Test (Durchschnittswert 55%) und der Ablauf des CO_2-Spirogramms waren im Sinne einer sukzessiven ventilatorischen Verteilungsstörung und exspiratorischen Obstruktion zusätzlich beeinträchtigt. Hingegen zeigte die Gruppe a (Struma) und b (Larynxneoplasma) eine Stenosenatmung, die vorwiegend die inspiratorische Sekundenkapazität betraf, während der Durchschnittswert der exspiratorischen Sekundenkapazität mit 74,9% bzw. 73,5% noch im unteren Grenzbereich der Norm lag.

Die Prüfung der inspiratorischen Sekundenkapazität erscheint daher gerade für diese beiden Gruppen aufschlußreich. Eine Reduktion des Atemgrenzwertes ist bei den Patienten der Gruppe a und b, sofern die exspiratorische Sekundenkapazität $> 70\%$ ist und das Ruhe-CO_2-Spirogramm ein endalveoläres Plateau aufweist, ebenfalls durch eine fast ausschließlich inspiratorisch behinderte Atmung erklärbar.

Unsere Normwerte der inspiratorischen Sekundenkapazität stimmen mit den von Lichterfeld [10] gemessenen Daten überein. Hinsichtlich der Gruppe der Patienten mit Struma fand eine Auswahl insofern statt, als Kranke mit Struma ohne röntgenologisch erkennbare Trachealeinengung und ohne stridoröse Atmung nicht zur Untersuchungsserie herangezogen wurden. Mit der Ausnahme eines Patienten mit Struma maligna handelt es sich um benigne euthyreote Strumen nodöser Art. Die Gruppe der Larynxstenosen rekrutiert sich in erster Linie aus Patienten mit histologisch gesichertem Larynxneoplasma, die vor der Laryngektomie zur internistischen Untersuchung kamen. Dem Tumorwachstum entsprachen Zunahme der stridorösen Atmung und stetige Verringerung der inspiratorischen Sekundenkapazität. Auf die Möglichkeit eines bakteriellen, allergischen, toxischen Lyranxödems, einer Fremdkörperaspiration mit Stridor, einer viralen Laryngotracheitis als weiteren differentialdiagnostisch in Betracht kommenden Ursachen einer stridorösen Atmung sei abschließend hingewiesen.

Zusammenfassung

46 Patienten mit stridoröser Atmung infolge Stenosen im Bereich von Kehlkopf (Larynxneoplasma) oder Trachea (Struma) zeigten eine signifikante Verringerung der inspiratorischen Sekundenkapazität. Der Durchschnittswert der

inspiratorischen Sekundenkapazität betrug 61,7% der Ist-Vitalkapazität. Entsprechende Vergleichsuntersuchungen erbrachten an einer Gruppe von Gesunden einen Durchschnittswert der inspiratorischen Sekundenkapazität von 85,9%. Demnach eignet sich die Methode, eine lokale Stenose der oberen Luftwege objektiv und quantitativ zu erfassen, sowie stenosierende laryngotracheale Manifestationen einer Systemerkrankung zu sichern oder auszuschließen.

Literatur

1. Ardran, G., and Kemp, F. H.: Brit. J. Radiol. 40, 372 (1967). — 2. Bartels, H., Bücherl, E., Hertz, C. W., Rodenwald, G. und Schwab, M.: Lungenfunktionsprüfungen. Methoden und Beispiele klinischer Anwendung. Berlin-Göttingen-Heidelberg: Springer 1959. — 3. Bates, D., and Christie, R.: Respiratory function in disease. Philadelphia and London: W. Saunders Company 1964. — 4. Ey, W.: Z. Laryng. Rhinol. 47, 340 (1968). — 5. Fendel, K. H., Haupt, H. und Kauf, H.: Z. Laryng. Rhinol. 47, 141 (1968). — 6. Ferenc, K. és Hirschberg, J.: Orv. Hetil. 108, 145 (1967). — 7. Haas, E.: Z. Laryng. Rhinol. 46, 229 (1967). — 8. Huguenin-Dumittan, S., Kapanci, Y. et Rudler, J. C.: Schweiz. med. Wschr. 96, 1399 (1966). — 9. Hürzeler, D.: Pract. oto-rhino-laryng. (Basel) 28, 259 (1966). — 10. Lichterfeld, A.: Klin. Wschr. 38, 219 (1960). — 11. Meyer, R.: Pract. oto-rhino-laryng. (Basel) 30, 161 (1968). — 12. Nairn, J. R., and McNeill, R. S.: Brit. med. J. 1963, 1321. — 13. Schlueter, D. P., Immekus, J., and Stead, W. W.: Amer. Rev. resp. Dis. 96, 656 (1967). — 14. Thornbury, J. R., and Latourette, H. B.: Amer. J. Roentgenol. 99, 555 (1967).

TRENDELENBURG, F. (Univ.-Kliniken Homburg/Saar): **Wertbestimmung stationärer Heilbehandlung und Neuordnung der Behandlungsindikationen bei chronischer Bronchitis und Asthma**

Wir bemühen uns seit langem um die *quantitativ objektivierte Verlaufsbeurteilung* des Krankheitskomplexes Chronische Bronchitis-Asthma-Emphysem (= chronische obstruktive Lungenkrankheit = COL) unter verschiedenen Behandlungsformen. Nach internationaler Absprache verstehen wir unter *chronischer Bronchitis* die Expektoration von Auswurf während mehr als 3 Monaten pro Jahr, verbunden im allgemeinen mit Bronchialobstruktion, unter *Asthma* spontane Anfälle von Atemnot, während das *substantielle Emphysem* intra vitam nur indirekt, insbesondere röntgenologisch, bestimmbar ist. Zur Verlaufsbeurteilung der COL stehen uns zwar viele, in ihrer Wertigkeit aber sehr unterschiedliche *Parameter* zur Verfügung. Diese müssen ausreichend definierbar, sensibel und repräsentativ sein. Mit ihrer Hilfe muß das Beobachtungskollektiv jederzeit sorgfältig definiert werden. Leider werden gerade im Bereich der COL exakte Meßmethoden (Funktionsdiagnostik, Bakteriologie, Serologie u. ä.) und die Aufstellung von Normwerten an klinisch mangelhaft definierten Kollektiven vorgenommen und sind dann wertlos.

Alle in unserem Einzugsbereich wegen chronischer Bronchitis und/oder Asthma zum *Heilverfahren beantragten männlichen Patienten unter 50 Jahren* wurden von uns standardisiert unmittelbar vor und nach dem Heilverfahren und nunmehr auch nach 2 Jahren in folgenden diagnostischen Bereichen eingehend untersucht und zunächst in *Lochkarten dokumentiert:* Anamnese (Auswurf — Infekt — Dyspnoe — Allergie — Beruf — Rauchen — Sinusitis), Therapie, Direktuntersuchung, Laborbefunde, Serologie, Immunelektrophorese, Sputumbakteriologie und -cytologie, Radiologie, EKG, Allergentestungen, HNO-Status und vor allem ausführliche Lungenfunktionsdiagnostik (insbesondere Bodyplethysmographie, Blutgasanalysen, Atemgasanalysen (Massenspektrometer), Bronchokonstriktion und -dilatation mit Histamin und Alupent).

Auf die Fülle der Daten und der Nebenergebnisse kann hier nicht eingegangen werden. Hier interessiert nur der Verlauf der besonders harten und der COL immanenten Parameter Bronchialobstruktion (Airways-Resistance), arterielle Sauerstoffspannung und der Verlauf des kausalen Hauptparameters Inhalationsrauchen vor und nach stationärem Heilverfahren. Aus Abb. 1 ist erkennbar, daß die *Bronchialobstruktion* sich nach der stationären Heilbehandlung nicht signifikant geändert hat, ebenso wie die *arterielle Hypoxämie*. Die Intensität des *Inhalationsrauchens* wurde statistisch etwas herabgesetzt, jedoch keineswegs ausreichend, um den wichtigsten kausalen Faktor hinsichtlich der Besserung der Bronchialobstruktion wirksam werden zu lassen.

Wir untersuchten im besonderen die Fragestellung, welchen differenzierten Effekt die vielgeübte Orciprenalin (Alupent)-Inhalation auf das Bronchialsystem hat. Hierbei zeigte es sich (Abb. 2), daß trotz Besserung der pauschalen Bronchialobstruktion die *Inhomogenitäten der Verteilung der Ventilation und des Ventilations-Perfusionsverhältnisses* auffällig häufig zunahmen. Außerdem trat in einem beachtlichen Prozentsatz ein paradoxer Effekt auf die pauschale Brionchialobstruktion ein. Damit wurde auch eine Erklärung für die nach Bronchodilatation oft ausbleibende oder gar paradoxe Wirkung auf die arterielle Hypoxämie gefunden.

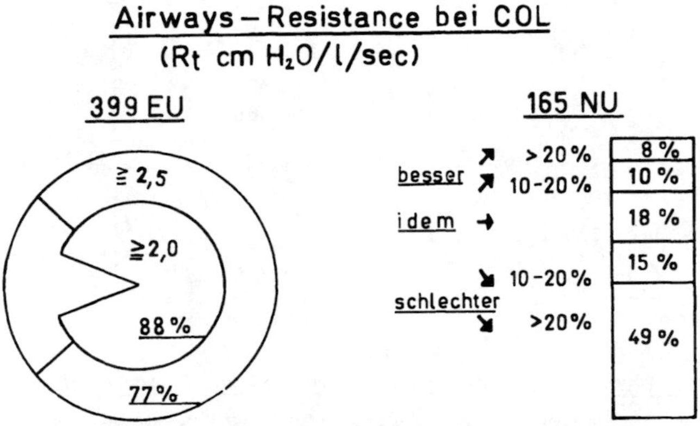

Airways – Resistance bei COL
(Rt cm H₂O/l/sec)

Abb. 1. Unter dem Verlaufsparameter Airways-Resistance gemessen mit dem Body-Plethysmographen geben links die beiden Kreissektoren die Anteile pathologischer Fälle bei Annahme zweier verschiedener Schwellenwerte (2,0 und 2,5 cm H₂O/l/sec.) an. Das Kollektiv wird in seinen Veränderungen nach stationärer Heilbehandlung (NU) gegenüber der Erstuntersuchung (EU) durch die Kolumne rechts hinsichtlich des weiteren Verhaltens der Bronchialobstruktion dargestellt, oben Besserungen von 10—20% und mehr als 20%, unten Verschlechterungen von 10—20% und mehr als 20%, in der Mitte unverändertes Verhalten im Streubereich von ± 9%.

Als Konsequenz dieser Heilbehandlungsergebnisse wird vorgeschlagen, die Indikationsstellung und die Durchführung der Heilbehandlung neu zu überdenken.

1. *Frühdiagnostik:* Bei der Häufigkeit der COL sind ausgedehnte Vorsorgeuntersuchungen mit kurzem standardisiertem Fragebogen, einfacher Prüfung des Atemstoßes und Meldungen gehäufter Arbeitsunfähigkeiten wegen COL von Krankenkassen an die Rentenversicherung zu postulieren.

2. *Indikationsstellung:* Bei Verdacht oder festgestellter COL ist eine integrierte, alle kausalen und symptomatischen Faktoren der COL erfassende diagnostische Untersuchung entsprechend unserem Vorgehen zu veranlassen: Standardanamnese, detaillierte Funktionsanalyse, Röntgenologie, Bronchologie, Allergologie, Bakteriologie, Cytologie. Je nach Befund wird der Untersuchte einer oder mehreren der folgenden Behandlungsformen zugewiesen.

3. *Stationäre Intensivbehandlung:* Respiratorische Insuffizienzen (insbesondere akute und Globalinsuffizienzen), dekompensiertes Cor pulmonale, fieberhafte bronchopulmonale Infekte, Status asthmaticus, diagnostische Spezialuntersuchungen (Bronchoskopie, Inhalationsbelastung usw.), chirurgische Maßnahmen.

4. *Stationäre Heilbehandlung: Kausale* und *langfristig* wirksame Therapieformen müssen vor symptomatisch-palliativer Behandlung stärker bevorzugt

werden. Die Behandlung des polykausalen und polysymptomatischen Krankheitskomplexes COL erfordert in jedem Fall eine *Fachklinik* mit voller diagnostischer und therapeutischer Arbeitsbreite. Als Schwerpunkte der stationären Heilbehandlung sehen wir:

a) *Allergen*karenz, ergänzende Allergentestung (insbesondere auch epikutan und inhalativ), schrittweiser Cortisonentzug, Schnelldesensibilisierung bzw. Einleitung der Desensibilisierung;

b) *Infekt*behandlung, insbesondere Sanierung von Sinusitiden;

c) *Anlernen* einer individuell angepaßten symptomatischen Dauertherapie: optimales Inhalationsschema, Atemgymnastik, Bewegungstherapie, Psychotherapie. Alle genannten Therapieformen sind grundsätzlich auch für die Anwendung *nach* der stationären Heilbehandlung zu instruieren;

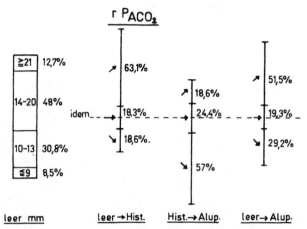

Abb. 2. Gemessen wurden die kleinsten Radien der Mischluftteile der exspiratorischen massenspektrometrisch gewonnenen CO$_2$-Druckkurven, die ein Ausdruck für Verteilungsinhomogenitäten des Ventilations-Perfusionsverhältnisses sind. Die Kolumne links zeigt unten bis zu einem maximalen Radius von 9 mm den Anteil normaler Kurven, darüber drei Gruppen verschieden starker pathologischer Werte. Die drei Senkrechten zeigen das Verhalten der Radien bei demselben Patientenkollektiv, links unter Histaminbelastung gegenüber dem Leertest, in der Mitte nach Alupentdilatation gegenüber der Histaminbelastung und rechts nach Alupentdilatation bezogen auf den Leertest. Summarisch ergibt sich daraus, daß vergrößerte Radien (pathologische Werte) erwartungsgemäß unter Histaminbelastung vermehrt auftreten, dennoch aber (unten) ein nennenswerter Anteil verkleinerter Radien auftritt. Umgekehrt bringt die Alupentdilatation gegenüber der Histaminbelastung zwar überwiegend verkleinerte Radien, jedoch auch einen deutlichen Anteil vergrößerter Radien. Schließlich zeigt die Alupentdilatation bezogen auf den Leertest vermehrt vergrößerte und nur zu einem kleineren Teil verringerte Radien. Daraus lassen sich die Konsequenzen der Histaminbelastung und der Alupentdilatation für die Verteilungsstörungen des VentilationsPerfusionsverhältnisses unschwer ableiten

d) Systematische *Unterrichtskurse* über das Wesen der COL und insbesondere über die Rolle des Inhalationsrauchens, über Allergenkarenz, Infektprophylaxe usw.;

e) Prüfung und Einleitung von *berufsfördernden* Maßnahmen, um die nahtlose Wiedereingliederung in eine zumutbare Leistung zu ermöglichen;

Grundsätzlich sind stationäre Heilbehandlungen bei solchen Fällen indiziert, bei denen die genannten Maßnahmen sich verbessernd auf die quoad sanationem sehr *ungünstige Prognose* auswirken können. Dazu wird in einer Reihe von Fällen eine Verlängerung der Heilbehandlung über die üblichen 4 bis 6 Wochen hinaus nötig sein. Dagegen erfordern nach unserer Auffassung Krankheitsformen mit dominierenden beruflichen, sozialen, ökologischen und vor allem inhalationsrauchbedingten Ursachen *vermehrte sozialmedizinische Anstrengungen*.

5. *Ambulante Behandlung*: Sie kommt je nach Indikation an *Stelle* einer Heilbehandlung *oder* als Erhaltungstherapie nach einer Heilbehandlung in Betracht. Zusammenwirken des behandelnden Arztes mit *Fachkollegen* aus den Bereichen

HNO, Arbeitsmedizin, Allergologie, Röntgenologie und Psychologie ist vordringlich. Schwerpunkte der ambulanten Behandlung sind:

a) intensive Soforttherapie jedes *Infekt*schubes;

b) *symptomatische* Therapie, soweit der Nutzen objektivierbar ist (z. B. schematische Inhalationstherapie auf der Basis funktioneller Verlaufskontrollen);

c) schematisierte *Atemgymnastik*;

d) *Corticoid*behandlung bei Bedarf, notfalls als Dauerbehandlung;

e) Fortsetzung der stationär eingeleiteten *Desensibilisierung*, Anleitung der Allergenkarenz bzw. -elimination;

f) *HNO*-Sanierung;

g) *Vaccination* bei chronischen Infekten;

h) Behandlung eines *Cor pulmonale*;

i) ambulante Weiterbehandlung mit stationär eingestellter *assistierter Beatmung*.

6. *Sozialmedizinische Maßnahmen*: Hierher gehören die schon während der stationären Behandlung eingeleitete berufliche Rehabilitation, Wohnungssanierung u. a. m.

Die Forderung einer *Intensivierung unserer Behandlungsmaßnahmen* ist nur zu berechtigt, wenn man berücksichtigt, daß allein die Rentenversicherung jährlich etwa 70000 Heilverfahren wegen chronischer obstruktiver Lungenkrankheiten mit einer Bereitstellung von 8000 bis 9000 Betten finanziert.

Stoffwechselstörungen des Gehirns bei internen Erkrankungen

GOTTSTEIN, U. (I. Med. Univ.-Klinik Kiel)

Referat

Wir haben am heutigen Tage bereits sehr viel über die engen Verbindungen von innerer Medizin und Psychiatrie sowie über die mannigfachen Auswirkungen innerer Erkrankungen auf cerebrale Funktionen gehört. Ich möchte jetzt Befunde zur Diskussion stellen, die bei internen Erkrankungen gewonnen wurden, die hier noch nicht so ausführlich besprochen wurden. Lassen Sie mich mit den *Erkrankungen des roten Blutes* beginnen. Unter diesen haben die Polycythämie und die Anämien eine besondere Bedeutung, da beide Formen zu psychisch-neurologischen Ausfällen führen können.

Die Abb. 1 zeigt Ihnen unsere Meßergebnisse der Hirnzirkulation und des cerebralen Stoffwechsels bei Erkrankungen des roten Blutes. Während *normalerweise* die Hirndurchblutung bei 55 ml/100 g · min und der cerebrale Sauerstoffverbrauch bei 3,7 ml/100 g · min liegen, ist bei der *Polycythämie* die Durchblutung signifikant vermindert [11]. Die Erklärung hierfür ist die starke Viscositätsvermehrung durch den erhöhten Hämatokrit. Sie führt zur verlangsamten Durchblutung und begünstigt damit das Auftreten intracerebraler arterieller und venöser Thrombosen. Ohne diese Komplikationen ist der Hirnstoffwechsel trotz der starken Durchblutungsverminderung ungestört, da die Ganglienzellen regulativ vermehrt Sauerstoff dem arteriellen Blut entnehmen, so daß die cerebrale O_2-Versorgung normal bleibt.

Bei den *hypochromen Anämien* verschiedenster Ursache liegt eine starke Viscositätsverminderung vor. Dadurch ist die Hirndurchblutung stark erhöht, wodurch eine normale cerebrale Sauerstoffversorgung ermöglicht wird. Dieser Befund erklärt, warum Patienten mit hochgradiger Anämie zwar kurzluftig sind, eine

Tachykardie haben, bei Belastung oder bei längerer Orthostase über Schwindelgefühle und ein Schwarzwerden vor den Augen klagen, in Ruhe aber beschwerdefrei sind. Lediglich Arteriosklerotiker mit starren Gefäßen und bereits dekompensierter Zirkulation und Substratversorgung vertragen die Anämie schlecht, weil bei ihnen die kompensatorische Mehrdurchblutung unzureichend ist.

Von dieser hypochromen Anämie unterscheidet sich schon klinisch die *perniziöse Anämie*, die oft frühzeitig mit Verwirrtheitszuständen und anderen Psychosyndromen sowie neurologischen Ausfällen im Sinne einer funikulären Spinalerkrankung einhergeht. Erbslöh [6] hat im Handbuchbeitrag ausführlich die morphologischen Veränderungen im Bereiche des Gehirns und der Rückenmarkbahnen dargestellt. Daß es sich bei dieser Krankheit nicht nur um einen Mangel an Erythrocyten, also um eine Anämie handelt, sondern um eine tiefergehende Erkrankung mit Beeinflussung auch des cerebralen Stoffwechsels, ist auch an unseren Meßwerten erkennbar: Zwar ist wiederum die Hirndurchblutung als Folge der Viscositätsverminderung stark erhöht, aber eine kompensatorisch vermehrte

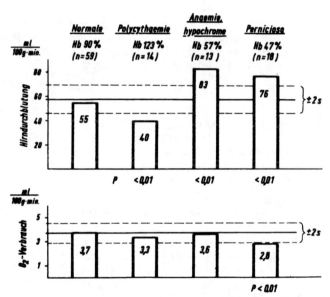

Abb. 1. Hirndurchblutung und cerebraler O₂-Verbrauch bei krankhaften Veränderungen des roten Blutbildes

Sauerstoffausschöpfung findet nicht genügend statt, der cerebrale Sauerstoffverbrauch ist signifikant vermindert.

Doch nicht nur die *Sauerstoffaufnahme*, sondern auch der cerebrale *Glucoseverbrauch* ist signifikant *reduziert*, wie diese Zusammenstellung der Befunde von Scheinberg [20], Erbslöh [8] und unserem Laboratorium zeigt (Tabelle 1).

Was ist nun die *Ursache dieser Stoffwechseldepression*, wie kann sie mit dem *Vitamin B 12-Mangel* erklärt werden? Direkte Zusammenhänge von Vitamin B 12 und Kohlenhydratstoffwechsel sind nicht bekannt, doch hat das Vitamin B 12 eine entscheidende Bedeutung für die Methionin- und Thymidinsynthese [24] (Abb. 2). Die Darstellung zeigt, daß der Transfer einer Methylgruppe von der N5-Methyltetrahydrofolsäure auf Homocystein durch Vitamin B 12 katalysiert wird unter Beteiligung von S-Adenosinmethionin, wodurch Methionin und Tetrahydrofolsäure entstehen. Letztere wiederum wird in N5-N10-Methylentetrahydrofolsäure umgewandelt, die für die Thymidinsynthese direkt verwendet wird.

Fehlt also Vitamin B 12, so tritt eine *Störung der Eiweiß- und Nucleinsäure-synthese* auf, und es ist sofort verständlich, daß Zellen mit einem hohen Eiweiß- und Nucleinsäurestoffwechsel, wie z. B. die sich stets neu bildenden Blutzellen Kernreifungsstörungen erleiden, so daß das Bild der megalocytären Anämie entsteht. Doch auch von den Ganglienzellen wissen wir, daß sie die notwendigen Fermente für eine intracelluläre Eiweißsynthese enthalten, und es ist als gesichert anzunehmen, daß Synthese und Abbau ständig intracellulär zur Erhaltung von Struktur und Funktion vor sich gehen [18, 22]. So wird verständlich, daß bei anhaltenden Störungen dieser Reaktionen Strukturschäden im Nervensystem auftreten, die histologisch erkennbar werden und zu den psychisch-neurologischen

Tabelle 1. *Hirnstoffwechsel bei perniziöser Anämie*

Hirndurch-blutung ml/100 g · min	O_2-Verbrauch ml/100 g · min	Glucose-verbrauch mg/100 g · min	Hb g-%	Autor
70,0	2,4	4,1	8,5	Scheinberg et al. (n = 16)
77,2	3,2	4,1	9,3	Erbslöh et al. (n = 4)
79,3	2,9	—	7,8	Gottstein et al. (n = 13)
66,7	2,7	3,7	6,9	Gottstein et al. (n = 5)
55,1	3,7	5,3	14,0	normal

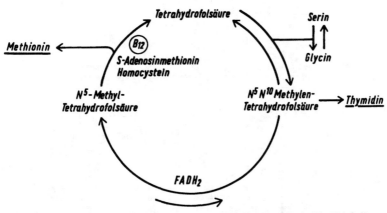

Abb. 2. Beziehungen zwischen Folsäure, Vitamin B_{12} und Purin- und Pyrimidin-Metabolismus

Ausfällen führen können. Der reduzierte Hirnstoffwechsel ist somit nicht auf eine Vitamin B 12-mangelbedingte Hemmung des Glucosestoffwechsels der Ganglienzellen zurückzuführen, sondern ist Ausdruck einer Störung von Struktur und Funktion nervöser Elemente.

Für diese These spricht auch die klinische Erfahrung, daß bei ausgeprägter funikulärer Spinalerkrankung eine Restitutio ad integrum nach Vitamin B 12-Therapie nicht möglich ist. Im Gegensatz hierzu steht die völlige Normalisierung des Blutbildes von Perniciosakranken, da ja die Blutzellen — nicht aber die Ganglienzellen — stets neu gebildet werden.

Für diese These sprechen weiterhin Befunde von Scheinberg [20] (Abb. 3), der bei sieben Kranken mit funikulärer Spinalerkrankung den *Hirnstoffwechsel vor und einige Wochen nach Vitamin B 12-Therapie* maß: Mit der Normalisierung des

Blutbildes und damit der Blutviscosität ging die Zirkulationsgröße von den stark erhöht gewesenen Werten auf erniedrigte Werte zurück. Der cerebrale Sauerstoffverbrauch erfuhr eine statistisch nicht gesicherte geringe Zunahme, der Glucoseverbrauch blieb konstant. Diese Befunde sind ein Hinweis darauf, daß der Vitamin B 12-Mangel zu irreversiblen Ganglienzellschäden führt.

Während bei Mangel an Vitamin B 12-Störungen der Eiweiß- und Nucleinsäuresynthese auftreten, fehlt bei der *Wernicke-Encephalopathie* mit dem Mangel an *Vitamin B 1*, dem *Thiamin*, ein Co-Enzym, das für den ungestörten Glucose-

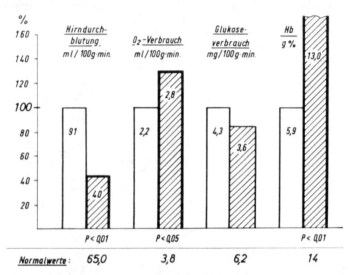

Abb. 3. Hirndurchblutung und cerebraler Stoffwechsel bei Perniciosa mit funikulärer Spinalerkrankung vor ▭ und nach ▨ Vitamin B_{12}-Therapie (n. Scheinberg; n = 7)

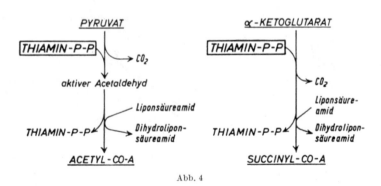

Abb. 4

metabolismus erforderlich ist (Abb. 4): Das Thiamin-Pyrophosphat dient zusammen mit der Alpha-Liponsäure als Cofaktor bei der oxydativen Decarboxylierung von Pyruvat und Alpha-Ketoglutarat, so daß bei Fehlen dieses Co-Enzyms der intermediäre Glucosestoffwechsel gehemmt wird. Eine solche Störung des Glucosestoffwechsels trifft auch ganz besonders für das Gehirn zu, wie die bisher wenigen *Messungen des Hirnstoffwechsels* der Literatur [7, 9, 23] und aus unserem Laboratorium zeigen (Tabelle 2): Im Mittel der neun Messungen sind der Sauerstoffverbrauch um etwa 30% und der Glucoseverbrauch um fast 50% gegenüber der Norm reduziert. Diese starke Störung des Zellstoffwechsels dürfte die Ursache für die ausgeprägten psychisch-neurologischen Symptome der Wernicke-Encephalopathie sein, die bei chronischen Alkoholikern sowie bei Kranken mit konsumierenden Leiden und schweren Magen-Darmaffektionen auftritt.

Während wir bei den bisher besprochenen Krankheitsbildern Störungen der Sauerstoff- und Glucoseutilisation trotz eines normalen Angebotes im arteriellen Blut hatten, sind die psychischen Störungen bei der *Hypoglykämie* auf vermindertes Angebot von Glucose im arteriellen Blut zurückzuführen. Dabei ist es oft schwierig, die Zusammenhänge am Patienten zu erkennen. So wurde uns eine Frau durch die Polizei in die Klinik gebracht, weil sie in hochgradig verwirrtem Zustand von zu Hause fortgelaufen war, ein Auto angehalten hatte und schließlich mit dem Fahrer in Streit geraten war. Anschließend war sie kollabiert. Sie war bereits mehrfach in Krankenhäusern gewesen, und man hatte ihr als Psychopathin das Sorgerecht für die Kinder entzogen. Wir konnten einen *Hyperinsulinismus* nachweisen und die Patientin operieren lassen.

Nach einer einfachen Glucosebelastung geriet sie in eine ausgeprägte Hypoglykämie, die als Erklärung für die Verwirrtheitszustände zu gelten hatte. Wir maßen den *Hirnstoffwechsel* vor, während und nach Beseitigung der Hypoglykämie (Abb. 5): Sie sehen, wie mit Abfall des Blutzuckers auf 28 mg-% sowohl die cere-

Tabelle 2. *Wernicke-Encephalopathie*

Hirndurchblutung ml/100 g · min	O₂-Verbrauch ml/100 g · min	Glucoseverbrauch mg/100 g · min	Alter	Autor
41,2	2,2	—	—	Fazekas et al. (n = 1)
65,7	3,5	2,6	46	Erbslöh et al. (n = 1)
36,0	1,8	2,8	49	Scheinberg et al. (n = 4)
40,6	3,1	2,8	56	eigene (n = 3)
45,9	2,7	2,7	50	zusammen (n = 9)
55,1	3,7	5,3	49	Normal-kollektiv (n = 59)

brale Sauerstoff- als auch Glucoseaufnahme stark abfallen. Dabei ist die Verminderung der Glucoseaufnahme überproportional stark.

Diesen Befund konnten wir auch in weiteren zwölf Messungen nach intravenösen Insulininjektionen erheben [12] und damit auch ältere Befunde anderer Autoren [4, 5, 15] (Tabelle 3), die noch mit unspezifischen reduktometrischen Meßmethoden gearbeitet hatten, bestätigen: Während die *Hirndurchblutung in der Hypoglykämie* im wesentlichen unverändert bleibt, sinken Sauerstoff- und Glucoseverbrauch ab, letzterer unverhältnismäßig stark, so daß sich eine signifikante Verminderung des Quotienten aus Glucoseverbrauch zu Sauerstoffverbrauch ergibt. In der tiefen Hypoglykämie werden offenbar außer Glucose noch andere Substrate verbrannt, wie z. B. Aminosäuren [16] und hirneigene Proteine und Lipoproteide. Wahrscheinlich sind hierauf u. a. die gefürchteten Dauerschäden im sog. prolongierten Insulinkoma der Schizophreniebehandlung oder bei Insulinsuicidversuchen zurückzuführen [10].

Das Gegenteil der Hypoglykämie ist der *Diabetes mellitus* mit dem stets erhöhten Glucoseangebot, bei dem eine Minderversorgung des Gehirns eigentlich nicht zu erwarten wäre. Da aber auch bei diesen Patienten, wenn sie stoffwechselmäßig schlecht eingestellt sind, psychisch-neurologische Symptome auftreten — es sei nur an das Nachlassen geistiger Konzentration, an die Impotenz, die diabetische Polyneuropathie usw. und an die spezifischen Ganglienzellschäden erinnert, die Reske-Nielsen, Lundbaek u. Rafaelsen beschrieben haben [19] — haben

wir bei Diabetikern den Hirnstoffwechsel gemessen (Tabelle 4): Das Durchschnittsalter lag in beiden Gruppen bei 50 Jahren, Kranke mit peripheren Durchblutungsstörungen wurden in der Statistik nicht aufgenommen. Wir sehen, daß die Hirn-
durchblutungsgröße normal ist, daß aber der Sauerstoffverbrauch und die Glucoseaufnahme signifikant vermindert sind.

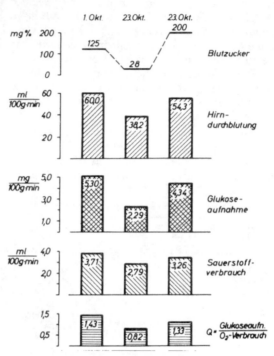

Abb. 5. Inselzelladenom

Tabelle 3. *Hirnstoffwechsel in der Hypoglykämie*

n	Blutzucker			Hirndurchblutung			O$_2$-Verbrauch			Autor
7	74	19	8	58	61	62	3,4	2,6	1,9	Kety et al. 1948
16	85	31	—	58	64	—	3,5	4,1	—	Eisenberg et al., 1962
14	83	34	28	55	55	75	4,0	2,9	3,1	Della Porta et al., 1964
12	80	46	—	55	52	—	3,6	3,2	—	Gottstein et al., 1967

Glucose AV-Differenz			Glucoseverbrauch			Glucoseverbrauch O$_2$-Verbrauch			
7,5	3,8	1,3	4,4	2,3	0,8	1,3	0,9	0,4	Kety et al.
12,0	7,0	—	6,9	4,7	—	1,9	1,1	—	Eisenberg et al.
9,9	6,9	3,7	5,3	3,1	2,3	1,3	1,0	0,7	Della Porta et al.
9,7	5,7	—	5,4	2,8	—	1,5	0,9	—	Gottstein et al.

Für diese Störung der Glucoseaufnahme kommen als Erklärung mehrere
Faktoren in Frage: einerseits ist an Gefäßveränderungen mit einer Behinderung
der Blut- Hirnschranke zu denken, die eine Störung der Glucosepermeation bewirken könnten. Mikroskopische Untersuchungen der letzten Jahre haben ja gezeigt, daß die Basalmembran der Capillaren von Diabetikern bereits im Früh-

Tabelle 4. *Hirnzirkulation und cerebraler Stoffwechsel beim Diabetes*

	Alter	Art. Blutzucker mg-%	Hirndurchblutung $\frac{ml}{100\ g\cdot min}$	Cerebr. O_2-Verbrauch $\frac{ml}{100\ g\cdot min}$	Cerebr. Glucoseverbrauch $\frac{mg}{100\ g\cdot min}$	Cerebr. Lactatabgabe $\frac{mg}{100\ g\cdot min}$	Cerebr. Pyruvatabgabe $\frac{mg}{100\ g\cdot min}$	Q Glucoseverbrauch $\frac{}{O_2\text{-Verbrauch}}$	Cerebr. RQ CO_2-Abg. $\frac{}{O_2\text{-Aufnahm'}}$
Stoffwechselgesunde (32)	48	91	55,1	3,71	5,30	0,42	0,06	1,47	1,00
Diabetiker ohne Komplik. (11)	53	145	52,6	3,10	4,25	0,35	0,04	1,43	0,98
				(p < 0,01)	(p < 0,01)				

stadium der Krankheit deutliche Verdickungen aufweisen kann, ehe noch Komplikationen besonders vasculärer Art auftreten. Andererseits konnten wir nachweisen, daß Insulininjektionen bei Diabetikern zu einer Steigerung der Glucoseaufnahme führen [12]. Der reduzierte Hirnstoffwechsel bei Diabetikern kann somit u. a. auch direkt auf einen Insulinmangel zurückgeführt werden.

Dekompensiert der Diabetes, tritt also eine *diabetische Acidose* auf, so sinkt, wie Kety u. Mitarb. [14] zeigten, der cerebrale Sauerstoffverbrauch stark ab, obgleich das Blutzuckerangebot ungestört ist. Die Autoren korrelierten die Sauerstoffverbrauchswerte zum arteriellen *pH-Wert und zum arteriellen Gehalt an Ketonkörpern* (Abb. 6) und konnten eine gesicherte Beziehung feststellen [14]: Je tiefer der pH-Wert und je höher der Ketonkörpergehalt waren, desto niedriger lag die Sauerstoffaufnahme im Hirn als Hinweis auf die intracelluläre Stoffwechselstörung. Auf die Bedeutung der Acidose für das Auftreten cerebraler Funktionsstörungen werde ich sogleich bei der Besprechung des Hirnstoffwechsels in der Urämie noch einmal zurückkommen.

Bei Patienten mit *chronischer Niereninsuffizienz* sind die psychischen Störungen oft das führende Krankheitssymptom. Worauf sind diese cerebralen Funktionsstörungen zurückzuführen? Amerikanische [13, 21], italienische Autoren [1] und wir (Tabelle 5) fanden übereinstimmend bei Kranken mit Urämie normale Zirkulationswerte, aber eine stark verminderte cerebrale Sauerstoff- und Glucoseaufnahme.

Wir haben versucht, unsere Werte zur Güte des Sensoriums zu korrelieren (Abb. 7) und dabei mit allem Vorbehalt diese Beziehung gefunden: Je tiefer der Sauerstoff- und Glucoseverbrauch waren, desto stärker war auch das Sensorium getrübt.

Aber was ist die Ursache der Bewußtseinstrübung und des reduzierten Stoffwechsels? Trägt man die gewonnenen Meßwerte in *Relation zum pH-Wert und zum Harnstoff-N* auf, so ergibt sich keine Abhängigkeit von der Höhe des Harnstoff-N im Serum, hingegen eine statistisch gesicherte vom arteriellen pH-Wert. Je stärker die Acidose ist, desto niedriger sind die Aufnahme von Sauerstoff und Glucose im Gehirn.

Diese Befunde einer fehlenden Beziehung zwischen Höhe des Harnstoffwertes im Serum und cerebralem Stoffwechsel mögen die interessanten Ergebnisse von Merrill et al. [17] erklären, die chronisch urämische Patienten mit Hilfe der künstlichen Niere gegen eine Lösung dialysierten, die so viel Harnstoff enthielt, daß der Harnstoffwert im Blut der Urämiker konstant blieb. Dennoch führte die Dialyse zu völligem Verschwinden der urämischen Symptome. Nach unseren

Befunden ist zu schließen, daß diese Besserung u. a. auf eine Normalisierung des Säure-Basenhaushalts nach der Dialysetherapie zurückzuführen ist.

Wie können wir aber den ungünstigen Effekt der Acidose erklären, den wir schon beim diabetischen Koma erwähnten ? Warum wirkt sich ein *erniedrigter pH depressorisch auf den Hirnstoffwechsel* aus ? Es ist bekannt, daß die *Hexokinase* für den Glucoseabbau erforderlich ist und im sauren Milieu an Aktivität einbüßt. Bock u. Mitarb. [3] konnten nachweisen, daß die Erythrocytenhexokinase bereits ab pH 7,36 deutlich an Aktivität verliert, so daß sie bei pH 7,25 nur noch etwa 30% der ursprünglichen Aktivität besitzt. Die Hexokinase ist für die Phosphorylierung

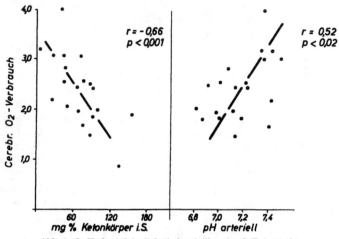

Abb. 6. O_2-Verbrauch in diabetischer Acidose (nach Kety et al.)

Tabelle 5. *Hirnstoffwechsel in der Urämie*

Hirn-durch-blutung ml $\overline{100\,g \cdot min}$	O_2-Ver-brauch ml $\overline{100\,g \cdot min}$	Glucose-verbrauch mg $\overline{100\,g \cdot min}$	Harnstoff N mg-%	Hb g-%	Blutdruck mm Hg	n	Autoren
57,0	2,2	—	159	9,7	100	7	Heyman et al.
45,0	2,1	—	158	10,2	166	9	Heyman et al.
74,0	2,6	3,5	?	?	117	7	Scheinberg et al.
78,0	2,5	3,8	?	?	?	10	Bianchi Porro et al.
49,6	2,5	3,3	140	8,3	126	11	Gottstein et al.
60,6	2,4	3,5				44	zusammen
55—62	3,1—3,9	5,3—6,2					Normalkollektive der Autoren

der Glucose und damit für einen ungestörten Glucosestoffwechsel der Zellen erforderlich. Sicher sind neben dieser acidotisch bedingten Hemmung der Hexokinaseaktivität in der Urämie noch andere Faktoren für die Störung des Glucosestoffwechsels der Hirnzellen mit im Spiel, wie z. B. ein vermehrtes Auftreten von Acetoin und Butylenglykoll als Folge einer Störung des oxydativen Pyruvatabbaus [2], doch fällt dem Kliniker immer wieder auf, wie schlecht eine Acidose und wie relativ gut hohe Harnstoffwerte von Kranken mit chronischer Niereninsuffizienz toleriert werden. Die therapeutische Beseitigung der ausgeprägten Acidose bringt oft eine entscheidende Besserung im Befinden der Patienten.

Ich bin am Ende meines Referates. Ich hoffe, daß ich mit den dargestellten Befunden deutlich machen konnte, *wie eng der Hirnstoffwechsel mit Erkrankungen les Gesamtorganismus verknüpft* ist. Vor Zirkulationsstörungen ist das Gehirn durch Autoregulationsmechanismen besser geschützt, als alle anderen Organe. Auf Beeinträchtigungen der Substratzufuhr oder des Zellstoffwechsels reagiert es hingegen am empfindlichsten. Der konstant hohe Stoffwechsel der Ganglienzellen ist zur Synthese der energiereichen Verbindungen, wie ATP und Phosphorkreatin erforderlich, aus denen die Zellen ihren Energiebedarf zur Aufrechterhaltung der normalen Funktionen schöpfen. Über diese Zusammenhänge unter physiologischen und krankhaften Bedingungen haben wir in den letzten Jahren vieles lernen und erarbeiten können, doch die großen Probleme sind dabei erst sichtbar geworden. In enger Zusammenarbeit von Psychiatern, Neurologen und Internisten hoffen wir, durch intensive wissenschaftliche Arbeit mehr über die Pathophysiologie des Hirnstoffwechsels in Erfahrung zu bringen, um damit unseren Patienten früher und besser helfen zu können.

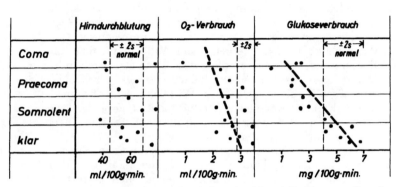

Abb. 7. Hirnzirkulation, O_2- und Glucoseverbrauch von Urämikern in Beziehung zum Sensorium

Literatur

1. Bianchi Porro, G., Maiola, A. T., and Della Grazia, M.: Gaz. Sanit. **38**, 10 (1967). — 2. Bigler, F., Thölen, H. und Staub, H.: Schweiz. med. Wschr. **92**, 746 (1962). — 3. Bock, H. E., Waller, H. D., Kaufmann, W. und Löhr, G. W.: Dtsch. Arch. klin. Med. **211**, 73 (1965). — 4. Della Porta, P., Maiola, A. T., Negri, V. U., and Rossella, E.: Metabolism **13**, 133 (1964). — 5. Eisenberg, S., and Seltzer, H. S.: Metabolism **11**, 1162 (1962). — 6. Erbslöh, F.: Funikuläre Spinalerkrankung. In: Hbd. Spez. Pathol. u. Histol., XIII/2, B, 1526. Berlin-Göttingen-Heidelberg: Springer 1958. — 7. Erbslöh, F., Bernsmeier, A. und Hillesheim, H. R.: Arch. Psychiat. Nervenkr. **196**, 611 (1958). — 8. Erbslöh, F., Klärner, P. und Bernsmeier, A.: Pflügers Arch. ges. Physiol. **268**, 120 (1958). — 9. Fazekas, J. F., and Bessman, A. N.: Amer. J. Med. **15**, 804 (1953). — 10. Gottstein, U.: Störungen des Hirnkreislaufs und zerebralen Stoffwechsels durch Hypoglykaemie. In: Quandt, J., Die zerebralen Durchblutungsstörungen des Erwachsenenalters, S. 857, Stuttgart, New York: Schattauer 1969. — 11. Gottstein, U., Bernsmeier, A. und Blömer, H.: Verh. dtsch. Ges. Kreisl.-Forsch. **23**, 290 (1957). — 12. Gottstein, U., u. Held, K.: Klin. Wschr. **45**, 18 (1967). — 13. Heyman, A., Patterson, J. L., and Jones, R. W.: Circulation **3**, 558 (1951). — 14. Kety, S. S., Polis, L. D., Nadler, C. S., and Schmidt, C. F.: J. clin. Invest. **27**, 500 (1948). — 15. Kety, S. S., Woodford, R. B., Harmel, M. H., Freyhan, F. A., Appel, K. E., and Schmidt, C. F.: Amer. J. Psachiat. **104**, 765 (1948). — 16. Knauff, H. G., Gottstein, U. und Miller, B.: Klin. Wschr. **42**, 27 (1964). — 17. Merrill, J. P., Sabbaga, E., Henderson, L., Welzant, W., and Crone, C.: Trans. Amer. Soc. artif. intern. Org. **8**, 252 (1962). Zit. nach Sarre et al.: Internist (Berl.) **6**, 446 (1965). — 18. Opitz, E.: Verh. dtsch. Ges. Kreisl.-Forsch. **19**, 26 (1953). — 19. Reske-Nielsen, E., Lundbaek, K., and Rafaelsen, O. J.: Diabetologia **1**, 233 (1966). — 20. Scheinberg, P.: Blood **6**, 213 (1951). — 21. Scheinberg, P.: Neurology (Minneap.) **4**, 101 (1954). — 22. Seiler, N.: Der Stoffwechsel im Zentralnervensystem. Stuttgart: Thieme 1966. — 23. Shimojyo, S., Scheinberg, P., and Reinmuth, O.: J. clin. Invest. **46**, 849 (1967). — 24. Weissbach, H., and Brot, N.: Cobalamins and Cobamide coenzymes. Enzyclopedia of Biochem, p. 253. New York, London, Amsterdam: Reinhold Corp. 1967.

Die forensisch-psychiatrische Bedeutung der Hypoglykämie

SCHRAPPE, O. (Univ.-Nervenklinik Marburg/Lahn)

Referat

Unter allen internen Grundprozessen mit fakultativer psychiatrischer Symptomatik zeichnet sich relativer oder absoluter Blutzuckermangel durch eine Reihe von Besonderheiten aus.

1. Gewöhnlich bedingen sehr unterschiedliche Krankheitsursachen mit allgemein-körperlichen oder vorwiegend cerebralen Angriffspunkten einen relativ einheitlichen exogenen Reaktionstypus im Sinne von Bonhöffer bzw. — in der Terminologie von M. Bleuler — ein akutes organisches Psychosyndrom mit oder ohne hirnlokalen psychopathologischen Schwerpunkt. In Umkehrung dieser syndromgenetischen Abhängigkeiten kann man beim akuten psychischen Blutzuckermangelsyndrom gegenüber nur einer bestimmten somatischen Gegebenheit einen den eben bezeichneten Rahmen sprengenden Symptomenreichtum beobachten. Er umfaßt einschließlich kaum erkennbarer Mißbefindlichkeit und psychogenfunktionell anmutendem Verhalten die ganze psychiatrische Syndromenskala bis zum Koma. Der Begriff psychisches Blutzuckermangelsyndrom suggeriert ein einheitliches klinisches Geschehen, das es in Wirklichkeit nicht gibt. Auf die die erwähnte Vielgestaltigkeit zweifellos mitbedingenden, komplizierten biochemischen Funktionsänderungen im Hirnstoffwechsel, deren Aufklärung noch am Anfang steht, kann hier natürlich nicht eingegangen werden.

2. Den akuten psychischen Blutzuckermangelsyndromen fehlen im allgemeinen Leitsymptome, die eine Verbindung mit den zugrunde liegenden Krankheitsprozessen, die zur Hypoglykämie führten, herzustellen gestatten würden. Die ätiologischen Möglichkeiten sind bekanntlich vielfältig und reichen vom suchtmäßigen Gebrauch (Odei, Schliack, Winzenried) bzw. der suiciden und homociden Anwendung von Insulin und oral wirksamen Antidiabetika (Creutzfeldt u. Mitarb., Lenhardt, Pribilla, Sachsse, Schulz u. Mitarb.) über die verschiedenen Formen des organischen Hyperinsulinismus und der Glucoseverwertungsstörungen bis hin zu den funktionellen Hypoglykämien bzw. den beinahe physiologisch zu nennenden Hypoglykämien bei extremer körperlicher Beanspruchung und Hungersituationen. Immer mehr Bedeutung erlangen auch einige den Blutzucker senkende Arzneimittelinkompatibilitäten (Adnitt, Buckle u. Mitarb., Christensen u. Mitarb., Cooper u. Mitarb., Krüger u. a.).

3. Die akuten psychischen Blutzuckermangelsyndrome müssen klinisch und psychopathologisch sorgfältig von den postglykopriven psychiatrischen Krankheitsbildern abgetrennt werden, weil es zwar rezidivierende akute, aber keine persistierenden chronischen psychischen Blutzuckermangelsyndrome gibt. Der allerdings multigenetischen Persönlichkeitsdeformierung schwer einstellbarer Diabetiker ist in diesem Zusammenhang ebenfalls zu gedenken. Auf die forensische Psychiatrie dieser Syndrome soll hier nicht eingegangen werden.

4. Jedes akute psychische Blutzuckermangelsyndrom ist durch Kohlenhydratzufuhr prompt zu beseitigen. Gelingt dies nicht (wie beispielsweise beim sog. prolongierten Schockzustand), dann ist sein Bereich bereits verlassen. Der absolute Blutzuckerspiegel spielt diagnostisch eine untergeordnete Rolle. Butterfield u. Mitarb. beschrieben beispielsweise einen 23jährigen Diabetiker, der bei Blutzuckerwerten von 25, 27 und 30 mg-% ohne hypoglykämische Zeichen war und zu anderen Zeiten bei Blutzuckerwerten von 150 und 159 mg-% gekrampft hatte bzw. komatös geworden war.

5. Die akuten psychischen Blutzuckermangelsyndrome besitzen eine kriminogene Potenz. Sie ist zwar in Relation zur vermuteten Häufigkeit derartiger Vor-

kommnisse zahlenmäßig gering, in ihrer individuellen Bedeutung jedoch nicht hoch genug einzuschätzen. Dies deswegen, weil durch sie Kranke mit den Strafgesetzen in Konflikt geraten können, die unter anderen Umständen vermutlich niemals straffällig geworden wären.

Die Beschäftigung mit den forensisch-psychiatrischen Besonderheiten der Hypoglykämie hat in Deutschland eine lange Tradition (Adlersberg, Marx, Joseph Wilder u. a.). In jüngster Zeit haben sich eingehender mit ihr allerdings nur Cabanis, Stutte, Zigeuner u. Mitarb. und wir selbst befaßt (ausführliche Literatur bei Stutte u. Schrappe). Es ist hier natürlich unmöglich, die spezielle Psychopathologie und Polyphänie der akuten psychischen Blutzuckermangelsyndrome unter allen forensisch-psychiatrischen Gesichtspunkten erschöpfend zu besprechen. Der folgende tabellarische Überblick aus eigenen und der Literatur entnommenen Beobachtungen zusammengestellt, muß als Hinweis genügen.

Forensisch-psychiatrische Bedeutung der Hypoglykämie

A. im strafrechtlichen Bereich:
  1. Disziplin- und Ordnungswidrigkeiten. Ruhestörung, grober Unfug, Beleidigung und ähnliche Delikte
  2. Eigentumsdelikte.
      Genuß- und Nahrungsmitteldiebstahl
  3. Sexualdelikte.
  4. Gewaltdelikte.
      Körperverletzung, Totschlag, erweiterter Suicid
  5. Verkehrsdelikte.
B. im zivilrechtlichen Bereich:
  Geschäftsunfähigkeit

Nur ein einziges Beispiel soll als typisch ausführlicher geschildert werden:

Ein 27 Jahre alter Maurer, seit 4 Jahren kinderlos verheiratet und in seinem Wesen als stiller, ernster, verträglicher, einfach strukturierter Mensch geschildert, erkrankte vor 3 Jahren an einem schwer einstellbaren Diabetes. Der Insulinbedarf schwankte früher nachweislich zwischen 8 und 90 E Altinsulin pro die, später war seine Kohlenhydratbilanz mit 52 E Komb.-Insulin so weit ausgeglichen, daß er arbeitsfähig blieb. In den vergangenen Jahren hatte er mindestens 15mal geschockt, wobei die gewöhnliche Symptomatik in auffälliger Logorrhoe, Gesichtsblässe, Schweißausbruch sowie in Stand- und Gangunsicherheit bestand. Erfolgte nicht bei ersten Auftreten derartiger Erscheinungen sofortige Zufuhr von Kohlenhydraten, kam es zur Bewußtlosigkeit. Einmal erfolgte während eines nächtlichen Schockzustandes ein hirnorganischer Krampfanfall, bei einer anderen Gelegenheit verlor er beim Treckerfahren die Besinnung, wobei er so auf dem Steuer zu liegen kam, daß durch das andauernde Hupen Hilfe herbeigerufen wurde. Obwohl er noch Zucker zu sich nehmen konnte, stellte sich unmittelbar danach ein hirnorganischer Anfall ein. — Dieser Kranke, dessen Potenz seit mehr als einem Jahr deutlich nachgelassen hatte, wurde innerhalb eines halben Jahres wiederholt wegen exhibitionistischer Handlungen angezeigt. Er hatte z. B. einmal den Tatort — eine abgelegene Straße, auf der Kinder Rollschuh liefen — mit dem eigenen Auto aufgesucht. Auch nach der ersten Verurteilung wurde er wieder einschlägig rückfällig, obwohl man inzwischen den Wohnort und den Arbeitsplatz gewechselt hatte, damit sich die Ehefrau besser um seine diätetische Betreuung kümmern konnte. — Im Verlaufe der Vorbereitung des zweiten Gerichtsverfahrens hatte ich den Patienten zu begutachten. Auf Grund seiner eigenen Einlassungen (er gab mir Erinnerungslosigkeit an, hatte aber bei der Polizei ein Geständnis abgelegt) und auf Grund verschiedener Zeugenaussagen über sein allgemeines Verhalten während der Taten konnte ich mich bei im übrigen unauffälligen neurologischen, elektroencephalographischen und testpsychologischen Befunden und angesichts eines psychischen Verhaltens, welches von dem primärcharakterlich vorgegebenen nicht wesentlich abzuweichen schien, nicht entschließen, die medizinischen Voraussetzungen zur Anwendung von § 51 Abs. 1 StGB anzunehmen. Ich hielt aber den Analogieschluß für gerechtfertigt, daß wegen des Schweregrades seines Diabetes, besonders auch angesichts des wiederholten Auftretens sicherer hypoglykämischer Schocks und wegen der Häufigkeit von Sexualdelikten im Rahmen von psychischen Blutzuckermangelsyndromen bei dem Kranken die medizinischen Voraussetzungen zur Anwendung von § 51 Abs. 2 StGB vorgelegen haben könnten. Meine Entscheidung wurde erleichtert durch das Fehlen sonstiger sexualneurotischer Verhaltensstörungen. Potenzstörungen sind als Symptom von Diabetes nichts Ungewöhnliches. — Zwischen meiner Untersuchung und der Hauptverhandlung vergingen 6 Monate, und in dieser Zeit ereignete sich folgendes: Der Patient suchte wieder einmal zur routinemäßigen Kontrolle seines Diabetes in der nahen Kreisstadt seinen

Hausarzt auf. Um die Mittagszeit begab er sich zurück zur Bahn. Auf dem Wege dorthin exhibitionierte er an einer mitten im Ort gelegenen, belebten Brücke. Ein sofort herbeigerufener Polizist fand ihn in verwirrtem Zustand am Flußufer sitzend vor. Der Kranke war offensichtlich desorientiert, perseverierte mit dysarthrisch verwaschener Sprache etwas von „Zuckerkrankheit" und schwitzte stark. Nach Zuckergabe normalisierte sich sein Zustand rasch. Von dem Zeitpunkt an, als er die Praxis des Hausarztes verlassen hatte, konnte sich der Patient an die folgenden Ereignisse nicht erinnern. — Es versteht sich von selbst, daß ich in meinem mündlichen Gutachten nunmehr für alle ihm vorgeworfenen gleichartigen Taten ohne Einschränkung die medizinischen Voraussetzungen zur Anwendung von § 51 Abs. 1 StGB bejahen mußte.

Der geschilderte Fall beleuchtet die wesentlichen Schwierigkeiten der Begutachtung von Handlungen — hier: Straftaten — in akuten psychischen Blutzuckermangelsyndromen, jedenfalls soweit es sich — wie meist — um Episoden von geradezu paroxysmal-psychotischem Charakter handelt. Das beinahe Syndrom-spezifische derartiger Zustände sehe ich im unvorhersehbaren und akuten Einbruch in den gewöhnlichen Ablauf des täglichen Lebens. Wenn, was typisch aber nicht obligat ist, der betroffene Mensch dabei eine geringgradige Bewußtseinsveränderung, Antriebssteigerung, dysphorisch-gereizte Verstimmung und Enthemmung einzelner Triebe erleidet, komplettiert sich durch das Zusammentreffen mit einer bestimmten Situation oft augenblicklich die forensisch relevante Konstellation. Es hat den Anschein, als würde der Kranke hier viel abrupter von der cerebralorganischen Funktionsstörung überwältigt als beispielsweise bei einer — sonst in vieler Hinsicht ähnlichen — Alkohol- oder Arzneimittelintoxikation. Im „akuten hypoglykämischen Psychosyndrom des Alltagslebens" kann die jeweils gegebene Situation ihre gewöhnliche, den Manifestationszeitpunkt einer psychischen Störung unter Umständen modifizierende Eignung weitgehend verloren haben. Unabhängig davon kann das Verhalten des Kranken situationsgebunden weiterlaufen, es kann aber auch eine jähe Wendung in eine nicht voraussehbare Richtung nehmen. Es resultieren, sofern die cerebroglykoprive Funktionsstörung nicht in Richtung Koma fortschreitet, Varianten von auch aus anderen Gründen bekannten Ausnahme- und Dämmerzuständen. Hier finden sich stets Veränderungen von Wahrnehmungs- und Triebfunktionen, Antrieben, Stimmung, komplexen psychischen Leistungen und Bewußtsein in wechselnder Mischung und mit unterschiedlicher Schwerpunktbildung im weiteren Verlauf. Die Desintegration des Zusammenspiels aller psychischen Einzelleistungen und -funktionen und der nur kurzfristig erreichbare Aufbau von Reorganisations- und Konsolidierungsprozessen bei extremer Labilisierung und Störbarkeit ist entscheidend und uns von der Insulintherapie der Psychosen her durchaus geläufig (Koch u. Mitarb., Müller, Pflugfelder u. a.).

In der forensisch-psychiatrischen Praxis sind bekanntlich meist Situationen und Handlungen von einmaliger Konstellation zu beurteilen. Es ist günstiger, wenn der Sachverständige auf phänomenologisch-introspektiv-reflektive Sachverhalte zurückgreifen kann als auf Vermutungen, die aus Tatumständen und Zeugenaussagen hergeleitet werden müssen. Im Falle der psychischen Blutzuckermangelsyndrome wird der Kranke meist eine Amnesie für die Tatzeit angeben. Es ist aber selbst im Falle eines wahrscheinlichen psychischen Blutzuckermangelsyndroms falsch, diese Angabe ohne weiteres im Sinne eines hirnorganisch bedingten Erinnerungsverlustes aufzufassen, weil unsere sonstigen Erfahrungen an glykopenischen Syndromen verschiedenster Ausprägung und Schweregrades den sicheren Beweis dafür erbracht haben, daß auch im Zustande schwerer neuroglykopriver Situation Engramme gebildet und später als Erinnerung reproduziert werden können. Man kann auf keinen Fall allein wegen angegebener Amnesie auf ein psychisches Blutzuckermangelsyndrom schließen und darf umgekehrt wegen der Fähigkeit, Einzelheiten aus dieser Zeit zu berichten, ein psychisches Blutzuckermangelsyndrom nicht schlechthin ausschließen.

Wird Beeinträchtigung der Schuldfähigkeit durch ein psychisches Blutzucker-mangelsyndrom behauptet oder vermutet, kommt neben der Beachtung der Tat-umstände und der Relativierung der Tat zur Täterpersönlichkeit dem plötzlichen Einbruch pathologisch imponierenden Verhaltens in eine vorgegebene Situation große Bedeutung zu. Genauso wichtig ist das Auffinden früherer Hypoglykämie-verdächtiger Episoden. Diese brauchen keinesfalls in Form von psychischen Blut-zuckermangelsyndromen manifest geworden zu sein, doch kann ich hier die schwie-rige Differentialtypologie aller sonstigen Hypoglykämieformen nicht weiter erör-tern. Es existiert hierüber eine reiche Literatur (Bartelheimer u. Mitarb., Horn-bostel, Wolff u. a.). — Weiterhin ist in Zusammenarbeit mit den Internisten die Provokation von hypoglykämischen Syndromen zu versuchen und nach Krank-heiten zu forschen, bei denen Hypoglykämien vorkommen können. Das kann außerordentlich mühsam sein und scheint mitunter nicht mehr in einer vernünf-tigen Relation zur Tat zu stehen. Ich pflege entsprechenden, meist fiskalischen Überlegungen entgegenzuhalten, daß der Psychiater als Gutachter gerade hier jene Instanz sein kann, die über den Weg einer gelungenen Diagnose eine erfolg-versprechende Therapie ermöglicht. Allerdings muß ich zugeben, daß sich unter zahlreichen mir unter dem Verdacht einer Straftat im psychischen Blutzucker-mangelsyndrom zugewiesenen Patienten nur sehr wenige befanden, bei denen sich tatsächlich ein akutes psychisches Blutzuckermangelsyndrom nachweisen ließ. Und trotz besonderer Aufmerksamkeit habe ich noch keinen einzigen Fall von alkohol-induzierter Hypoglykämie (Marks u. Mitarb.) diagnostizieren können.

Zum Schluß möchte ich Sie bitten zu bedenken, daß ich hier aus einem weit-läufigen und schwierigen Gebiet nur einzelne Teile erwähnen konnte. Die wissen-schaftliche Bearbeitung der Psychiatrie von Hypoglykämie ist noch nicht abge-schlossen. Forensisch-psychiatrische Erfahrung wird sie auch weiterhin befruchten können.

Literatur

Adlersberg, D.: Klin. Wschr. 11, 1617 (1932). — Adnitt, P. I.: Diabetes 17, 628 (1968). — Bartelheimer, H., Heyde, W. und Thorn, W.: D-Glucose und verwandte Verbindungen in Medizin und Biologie. Stuttgart: Enke 1966. — Buckle, R. M., and Guillebaud, J.: Brit. med. J. 1967 II, 599. — Butterfield, W. J. H., Abrams, M. E., Sells, R. A., Sterky, G., and Whichelow, M. J.: Lancet 1966 I, 557. — Cabanis, D.: Mschr. Kriminol. 45, 19 (1962). — Christensen, L. K., Hansen, J. M., and Kristensen, M.: Lancet 1963 II, 1298. — Cooper, A. J., and Ashcroft, G.: Lancet 1966 I, 407. — Creutzfeldt, W., Frerichs, H. und Perkings, E.: Dtsch. med. Wschr. 93, 856 (1968). — Hornbostel, H.: Dtsch. med. Wschr. 93, 878, 880 (1968); — Hypoglykämie als Ursache häufig fehlgedeuteter Bewußtseins- und Verhaltens-störungen. In: Dotzauer, G., u. Hirschmann, J., Hrsg., Fehldiagnose Trunkenheit, S. 53. Stuttgart und New York: Schattauer 1968. — Koch, K., u. Rambach, H.: Wien. Z. Nerven-heilk. 26, 313 (1968). — Krüger, H. U.: Med. Klin. 61, 1462 (1966). — Lenhardt, A.: Wien. med. Wschr. 114, 808 (1964). — Marks, V., and Medd, W. E.: Brit. J. Psychiat. 110, 228 (1964). — Marks, V., and Rose, F. C.: Hypoglycaemia. Oxford: Blackwell 1965. — Marx, H.: Dtsch. med. Wschr. 52, 194 (1936). — Müller, M.: Die Therapie der Schizophrenie. In: Gruhle, H. W., Jung, R., Mayer-Gross, W. und Müller, M., Hrsg., Psychiatrie der Gegenwart, Bd. II, S. 27. Berlin-Göttingen-Heidelberg: Springer 1960. — Odei, E. L. A.: Brit. med. J. 1968 II, 346. — Pflugfelder, G.: Psychologische Untersuchungen über Bewußtseinsverände-rungen in der Insulinkur. Basel: Karger 1952. — Pribilla, O.: Arch. Toxikol. 23, 153 (1968). — Sachsse, B.: Med. Klin. 61, 1545 (1966). — Schliack, V.: Nervenarzt 26, 242 (1955). — Schrappe, O.: Fortschr. Neurol. Psychiat. 31, 523 (1963); — Die psychopathologischen Ge-meinsamkeiten und Unterschiede von Hypoglykämie und Alkoholrausch. In: Dotzauer, G., u. Hirschmann, J., Hrsg. Fehldiagnose Trunkenheit, S. 45. Stuttgart: Schattauer 1968. — Schulz, E., u. Börner, H.: Münch. med. Wschr. 108, 961 (1966). — Stutte, H.: Mschr. Kriminol. 48, 67 (1965). — Wilder, J.: Sugar metabolism in its relation to criminology. In: Lindner, R. M., and Seliger, R. V., Eds., Handbook of Correctional Psychology, p. 98. New York: Philosophical Libary 1945. (Dort Aufzählung aller Einzelarbeiten des Autors). — Winzenried, F. J. M.: Über seltene Suchtformen. In: Randzonen menschlichen Verhaltens, S. 228. Fest-schrift für Professor H. Bürger-Prinz. Stuttgart: Enke 1963. — Wolff, G.: Med. Mschr. 7, 351; 12, 224; 15, 240, 297, 372; 18, 204 (1953—1964). — Zigeuner, R., u. Jaklitsch, H.: Dtsch. Z. ges. gerichtl. Med. 44, 594 (1955).

Beziehungen zentraler und kardiopulmonaler Funktionsstörungen beim Pickwick-Syndrom

KUHLO, W. (Neurologische Klinik mit Abteilung für Neurophysiologie) und
DOLL, E. (Med. Univ.-Klinik Freiburg i. Br.)

Referat

Beim Pickwick-Syndrom besteht eine gegenseitige pathogene Verknüpfung von zentralen und kardiopulmonalen Funktionsstörungen im Sinne eines circulus vitiosus. Bei der Aufklärung dieses komplizierten Pathomechanismus müssen Früh- und Spätfälle unterschieden werden.

Polygraphische Untersuchungen [2] von EEG, O_2, PCO_2, Thoraxexkursionen, EMG der Intercostalmuskeln u. a. sowie röntgenkinematographische Kontrollen bei *Frühfällen* ergeben folgendes: die Hypersomnie ist elektrophysiologisch ein normaler Schlaf und keine CO_2-Narkose. Die alveoläre Hypoventilation ist

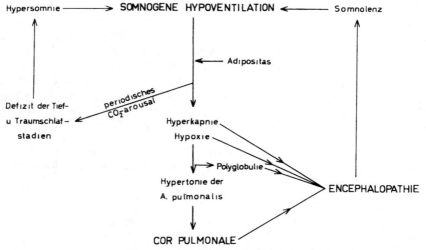

Abb. 1. Pathogenese des Pickwick-Syndroms

an den Schlaf gebunden (somnogene Hypoventilation). Im Wachen ist die Atmung zunächst normal. Die periodische Atmung im Schlaf entsteht erstens durch Aussetzen des zentralen Atmungsantriebs mit Ausbleiben oder Reduzierung der Aktionspotentiale der intercostalen Atemmuskulatur, zweitens durch einen pathologischen Pharynxkollaps, der eine Ventilation verhindert, auch wenn mit ansteigendem CO_2-Druck die zentralen Atmungsimpulse wieder einsetzen (Frustranatmung), drittens entsteht eine periodische Atmung durch eine periodische CO_2-Weckwirkung über die Formatio reticularis mit verhaltensmäßigem und EEG-arousal. Der CO_2-arousal-Mechanismus hat eine schlafhemmende Wirkung und führt zu einem Defizit der Tief- und Traumschlafstadien. Die Adipositas ist nur ein komplizierender Faktor und nicht Ursache der Hypoventilation. Nach synchronen Messungen des Drucks in der A. pulmonalis, von PCO_2 und des Sauerstoffdrucks ist das Cor pulmonale wahrscheinlich eine Folge der Erhöhung des arteriellen Pulmonalisdrucks durch die schlafbedingte Hypoxie und Hyperkapnie [1].

In *Spätstadien* führen Hyperkapnie, Cor pulmonale, Rechtsinsuffizienz und Polyglobulie zu cerebralen Zirkulationsstörungen mit Übergang der Hypersomnie in eine pathologische Bewußtseinsstörung mit Verlangsamung im EEG, Papillenödem, Protrusio bulbi, evtl. zu Krampfanfällen und Querschnittssyndromen [2]. Der periodische CO_2-arousal Mechanismus im Schlaf ist dann unter Umständen nicht mehr erkennbar. Eine sekundäre Schädigung der medullären Atemzentren erklärt Befunde einer verminderten CO_2-Ansprechbarkeit auch im „Wachen" bei manchen Spätfällen.

Anlegen einer Dauertrachealkanüle führte in einem Fall mit ausgeprägtem Pharynxkollaps im Schlaf zu völliger Normalisierung der Atmung im Schlaf und Rückgang der Herzgröße von 990 cm³ auf 855 cm³. Gleichzeitig verschwand die Hypersomnie, die danach möglicherweise nur eine Folge des Schlafdefizits durch den schlafhemmenden CO_2-arousal Mechanismus ist [3].

In der Abb. 1 sind die gegenseitigen pathogenen Beziehungen von zentralen und kardiopulmonalen Störungen schematisch dargestellt.

Literatur

1. Doll, E., Kuhlo, W., Steim, H. und Keul, J.: Dtsch. med. Wschr. 93, 2361 (1968). — 2. Kuhlo, W.: Arch. Psychiat. Nervenkr. 211, 170 (1968). — 3. Kuhlo, W., Doll, E. und Franck, M. C.: Dtsch. med. Wschr. 94, 1286 (1969).

Psychosyndrome und somatische Reaktionen bei chronisch Nierenkranken im Hämodialysedauerprogramm

FREYBERGER, H. (II. Med. Klinik) und
BAUDITZ, W. (I. Med. Klinik Hamburg)

Referat

I. Definition und Methodik

Die Dauerhämodialyse als klinische Methode ist, wenn auch mit Unzulänglichkeiten, ein permanenter Organersatz durch ein technisches Gerät, die sog. *künstliche Niere*. Der Mensch wird abhängig von einer Maschine, die sein Leben weiter erhalten hilft. Die Lebensverlängerung scheint über viele Jahre möglich. Häufig stellt die Dauerhämodialyse nur ein Vorbereitungsstadium auf die Nierentransplantation dar. Die nachfolgenden Befunde basieren auf 15 Dauerdialysepatienten. Diese Patienten untersuchten wir vom 1. Behandlungstage an fortlaufend in der Dialyseabteilung der I. Medizinischen Universitätsklinik Hamburg-Eppendorf. Die *Patientenzahl, Geschlechts-* und *Altersverteilung* (zu Dialysebeginn) sowie die Dialysedauer ergeben sich aus Tabelle 1.

Unsere Befunde wurden wie folgt gewonnen: a) An Hand von Interviews psychotherapeutischen Gepräges bei jedem Patienten während jeder Dialyse, b) an Hand von regelmäßigen Gesprächskontakten mit den nächsten Angehörigen, c) an Hand von Informationen seitens der Nephrologen und der Schwestern-Pflegergruppe.

II. Psychosyndrome

A. Mitdeterminanten

1. Psychische Belastungen

An Hand unserer Beobachtungen sind die Patienten im Zeitraum zwischen Dialyseindikation und Transplantation folgenden psychischen Belastungen ausgesetzt.

a) *Unterschwellige Todesbedrohung.* Diese beinhaltet die Ungewißheit hinsichtlich der Lebenserwartung mit dauernder — unterschwellig („latent") erlebter — Todesbedrohung; ferner manifeste Reaktualisierungen der Todesbedrohung bei Sterben eines Dialysemitpatienten.

b) Unerbittlich kontinuierliches Therapieprogramm. Dieses beinhaltet die Abhängigkeit von der künstlichen Niere, von den umgebenden Ärzten und Pflegepersonen sowie von der kostentragenden Gemeinschaft; ferner den zeitlichen Aufwand infolge der zweimal wöchentlich stattfindenden Dialyse, verbunden mit dem Zwang, 8 bis 12 Std ohne wesentliche Bewegungsfreiheit liegen zu müssen; schließlich die Versagungen infolge der diätetischen Forderungen sowie die ständige Fürsorge um das Funktionieren des Shunt (Die Shuntbelastung wurde neuerdings wesentlich vermindert durch die Einführung der subcutanen Fistel nach Cimino, Tabelle 2).

Tabelle 1. *Patientenzahl, Geschlechts- und Altersverteilung, Dialysedauer*

Zahl der Patienten:	15 (8 männlich, 7 weiblich)
Durchschnittsalter	31,5 Jahre Männer: 31 Jahre
	Frauen: 32 Jahre
	ältester Patient: 42 Jahre
	jüngster Patient: 23 Jahre
Dialysedauer	5 Monate bis $3^3/_4$ Jahre
	Über 3 Jahre: 1 Patient
	über 2 Jahre: 2 Patienten
	über 1 Jahr 2 Patienten
	unter 1 Jahr: 10 Patienten

Tabelle 2. *Shunttyp, berufliche Rehabilitation, Komplikationen*

Name	Geschl.	Dial.dauer	Shunttyp	Berufliche Rehabilitation	Komplikationen
1. UM.	♂	$3^3/_4$ J.	Scribner/Cimino	im Beruf	Polyneuropathie
2. GA.	♂	$2^3/_4$ J.	Scribner/Cimino	im Beruf	Polyneur., Potenzstörg.
3. AS.	♀	$2^1/_4$ J.	subcutane Fistel	Gelegenheitsarbeiten	Polyneuropathie
4. DM.	♂	$1^3/_4$ J.	Scribner/Cimino	im Beruf	Potenzstörung
5. HR.	♂	1 J.	Cimino	häufig stationär	Potenzstörg., Gehörverlust
6. GG.	♀	$^3/_4$ J.	Cimino	im Haushalt	Gehörverlust
7. PP.	♂	$^3/_4$ J.	Cimino	im Beruf	—
8. SH.	♂	$^3/_4$ J.	Cimino	nicht berufstätig	Potenzstörg., Sehstörg.
9. GR.	♂	$^1/_2$ J.	Cimino	nicht berufstätig	—
10. AH.	♀	$^1/_2$ J.	Cimino	im Haushalt	—
11. BB.	♂	$^1/_2$ J.	Cimino	nicht berufstätig	Polyneur., Potenz- u. Sehstörg.
12. RG.	♀	$^1/_2$ J.	Scribner	laufend stationär	—
13. HS.	♀	5 Mon.	Cimino/Cava-K.	wiederholt stationär	—
14. LH.	♀	5 Mon.	Scribner	im Haushalt	—
15. KH.	♀	4 Mon.	Scribner	laufend stationär	—

c) Einschränkung der Umweltaktivitäten. Zusammen mit dem bedrängenden Gefühl einer tiefgreifenden Schädigung der körperlichen Integrität kommt es zur Verminderung der familiären, beruflichen (Tabelle 2) und gesellschaftlichen Aktivitäten.

d) Komplikationen im Verlaufe der Dialysebehandlung. Als reaktive psychische Belastungen sind besonders wichtig die Polyneuropathien mit Gehstörung, die Potenzstörungen und die schwereren Fundusveränderungen mit Sehstörung bei Hypertonie (Tabelle 2). Ferner erwähnen wir zwei Patienten mit Gehörverlust nach vorangegangenen Therapieversuchen bei chronischer Pyelonephritis.

2. Möglichkeiten zur emotionalen Verarbeitung der Belastungen

Es ist zu fragen, welche emotionalen Faktoren den Patienten ermöglichen, die verschiedenen Belastungen zu ertragen und das Dauerdialyseprogramm seelisch durchzuhalten. An Hand unserer Beobachtungen führen wir als wichtigen Faktor die ständige unerbittliche Konfrontation mit der Alternative „Weiterleben" oder „Sterben" an. Dadurch wird das Durchhaltevermögen deutlich aktiviert. Einen weiteren Faktor zur Stärkung des Durchhaltevermögens stellen die *psychischen Abwehrmechanismen* dar. Die psychischen Abwehrmechanismen dienen dazu, bedrängende Gefühle und Gedanken in ihrer bewußten Wahrnehmung abzuschwächen oder ganz aufzuheben. Das betrifft widrige äußere Umstände ebenso wie quälende Affekte und Vorstellungen sowie körperliches Unbehagen. Der dominierende psychische Abwehrmechanismus sind *Verleugnungsvorgänge* (Wright et al., 1966; Kaplan de-Nour et al., 1968; Freyberger et al., 1969). Als weitere psychische Abwehrmechanismen beobachteten wir — in Übereinstimmung mit Kaplan de-Nour et al. — die *Intellektualisierung*, die *Projektion* und die *Reaktionsbildung*.

Die *Verleugnung* betrifft vor allem den objektiven Schweregrad der Erkrankung, die zugehörige vitale Bedrohung und die Komplikationsmöglichkeiten; ferner das objektive Ausmaß der Abhängigkeit von der Ärzte- und Schwestern-Pflegegruppe. Die Verleugnung betrifft jedoch meist nicht die Einsicht in die Notwendigkeit einer konsequenten, weitgreifenden Therapie. — *Intellektualisierung* ist die rein intellektuelle Verarbeitung bedrängender äußerer und innerer Erlebnisse unter weitgehender Abwehr („Verdrängung") der begleitenden Emotionen. Eine typische Situation, die häufig durch Intellektualisierung bewältigt wird, ist der Tod eines Dialysemitpatienten. — Bei der *Projektion* kommt es zur Verschiebung bedrängender Affekte oder Vorstellungen auf solche Situationen oder Objekte, die in der Sicht der betreffenden (projezierenden) Person emotional nicht so schwerwiegend besetzt sind. Typische Beispiele sind die Projektion ausgeprägter Ängste (z. B. Todesängste oder Ängste vor tiefgreifenden körperlichen Beeinträchtigungen) auf Ängste vor Shuntoperationen oder vor routinemäßigen Fistelpunktionen zu Dialysebeginn. Ein weiteres typisches Beispiel ist die Projektion der Affekte oder Vorstellungen auf Mitpatienten. Dann wird weniger die eigene Person, sondern der andere Patient als stark verängstigt, ernsthaft krank oder reaktiv seelisch traumatisiert betrachtet. — Der *Reaktionsbildung* liegt insofern ein Abwehrvorgang zugrunde, als die abgewehrten — also ursprünglich wahrgenommenen — Gefühle und Ängste bewußt in Form der entgegengesetzten Affektqualität erlebt werden. Ein typisches Beispiel sind die bei Dialysepatienten fast regelhaft nachweisbaren überhöflichen Verhaltensweisen. Diese stellen eine Reaktionsbildung auf aggressive Triebimpulse dar. Solche aggressiven Triebimpulse bilden sich als direkte Folge der langhingezogenen, therapeutisch induzierten Abhängigkeitssituation. Dies stellten, neben uns, auch Shea et al. (1965) und Wright et al. (1966) fest. Die Patienten wagen jedoch die Aggressionen nicht zu äußern, weil sie glauben, daß die Beziehung zu den Abhängigkeitsfiguren — Ärzte und Pflegepersonen — ernsthaft gefährdet würde.

Neben der Alternativkonfrontation „Weiterleben" oder „Sterben" und den psychischen Abwehrmechanismen wird bei Dialysepatienten die Verarbeitung der seelischen Belastungen durch einen weiteren Faktor ermöglicht, nämlich durch *Stützungen und Ermutigungen seitens der Umwelt*. Derartige Stützungen und Ermutigungen erfolgen einesteils durch die Nephrologen, die Schwestern-Pflegergruppe und durch den Psychosomatiker. Auch sind die gegenseitigen Stimulationen der Patienten untereinander bedeutsam. Ferner stellt die gelungene berufliche Wiedereingliederung eine wichtige Form der Stützung und Ermutigung dar; ebenso wie die bevorstehende Möglichkeit einer Transplantation. Schließlich bedarf der Familienverband einer Erwähnung.

B. Phänomenologie, Auslösung und Verlauf

An Hand der psychischen Belastungen und der emotionalen Verarbeitungsmöglichkeiten eröffnen sich erste Zugänge zur Phänomenologie, Auslösung und Verlaufstendenz der Psychosyndrome.

1. Reaktive Depression

Die psychischen Belastungen führen regelhaft zu *chronisch-reaktiven Depressionen* vom Typ der Erschöpfungsdepression; eng kombiniert *mit Ängsten*. Neben den depressiven Gefühlen und Ängsten lassen sich Züge sog. sekundärer Hypochondrie (Lipowski, 1967) aufzeigen. Das psychopathologische Bild der Depression erfährt Abwandlungen durch die Abwehrverhalten. Im Extrem kann es beispielsweise bei starker Verleugnung vorübergehend zu grotesk anmutenden Zuständen von Euphorie kommen. Die jeweilige Ausprägung der Depressionen wird entscheidend mitbestimmt durch das emotionale „Klima" innerhalb der Dialyseabteilung sowie durch die affektive Zuwendung der Angehörigen. In engem ursächlichem Zusammenhang mit den reaktiven Depressionen können Undiszipliniertheiten bezüglich der Diät stehen. Diese betreffen anfallsartig auftretende Zustände von suchtähnlich-dranghaftem Verlangen nach gesteigerten Nahrungs- und Flüssigkeitsmengen, die qualitativ von der geforderten Diät abweichen. Den anfallsartigen Zuständen gehen häufig — wie bei zwei unserer Patienten — schwerere Depressionen voraus. Die Depressionen erfahren durch die Nahrungs- und Flüssigkeitsexzesse schlagartige Milderungen. Es handelt sich also um affektmodifizierende Mechanismen. Schreiner et al. (1961) sprechen von psychisch bedingter „Food kleptomania". Solche Nahrungs- oder Flüssigkeitsexzesse können — wie bei einem unserer Patienten — mit der Todesfolge verknüpft sein. Der Tod tritt dann häufig infolge Hyperkaliämie oder Überwässerung am Herzversagen ein. Derartige Zwischenfälle wurden neuerdings gehäuft in den USA beobachtet (Husek, 1966; Abram, 1968). Verschiedene Autoren sprechen von „Suicidal binges" (zit. b. Abram).

2. Akute exogene Reaktionstypen oder Funktionspsychosen

Neben den reaktiven Depressionen können bei Dauerdialysepatienten seelische Störungen auftreten, die den *akuten exogenen Reaktionstypen* oder *Funktionspsychosen* (im Sinne von Wieck, 1967) entsprechen (weitere Übersicht bei Lipowski, 1967). Es handelt sich um körperlich begründbare seelische Alterationen. Typisches Beispiel sind die *psychopathologischen Folgen der Urämie*. Psychopathologisch zeigen sich alle Übergänge von schweren Bewußtseinsstörungen zu den vorgelagerten leichteren Stadien, den *„Durchgangssyndromen"* (Wieck). Diese Störungen treten, im Gegensatz zu den reaktiven Depressionen, während systematischer Dialyseprogramme eher selten auf. Sofern ein chronisch Nierenkranker konsequent zweimal wöchentlich und technisch einwandfrei dialysiert wird, herrscht für gewöhnlich nur eine milde Form der Urämie vor. Eine so „kompensierte Urämie" führt zu keinen merklicheren körperlichen und seelischen Rückwirkungen. Dauerdialysepatienten zeigen die Funktionspsychosen oder die vorgelagerten Durchgangssyndrome vor allem bei zwei Anlässen:

a) anläßlich der Verschiebung fälliger Dialysetermine um 1 oder 2 Tage;
b) anläßlich der Ersteinweisung im Stadium der „dekompensierten Urämie".

Sofern bei den Patienten aus äußeren Gründen Dialysetermine um 1 bis 2 Tage verschoben werden müssen, können diskrete Urämiefolgen zutage treten, die auch psychopathologische Veränderungen betreffen. Es handelt sich vor allem um vermehrte Erschöpfbarkeit und Ermüdbarkeit sowie beginnende allgemeine Unlust und Interessenverarmung zusammen mit Kopfschmerzen und pectanginösen Sensationen. Derartige Beschwerden gehen zumeist nach der nächsten Dialyse zurück. Eine ausgeprägtere Psychopathologie läßt sich bei „dekompensierter Urämie" nachweisen. Nach unseren Beobachtungen stehen am Anfang der Dekompensation leichte Bewußtseinsstörungen im Sinne einer Erschwerung der Auffassungsgabe, des Konzentrationsvermögens und der Merkfähigkeit bis zu leichter Benommenheit und vermehrter Schlafneigung. Nach diesen Initialsymptomen ntwickelten sich, sofern die Urämie zunahm, einesteils Störungen der Denkabäufe und Störungen der Wahrnehmung, anderenteils entstanden Bewußtseinstörungen in Richtung des Komas.

III. Somatische Reaktionen

Neben den Psychosyndromen lassen sich bei Patienten im Verlaufe des Dauerdialyseprogrammes auch bestimmte *somatische Reaktionen* nachweisen. Unter diesen Reaktionen interessieren vor allem jene, die seelische Mitdeterminierungen aufweisen können. Wir beobachteten mit bevorzugter Häufigkeit Schlafstörungen, ferner Störungen im Bereich des oberen Verdauungstraktes, nämlich Inappetenz, Übelkeit und Erbrechen sowie Duodenalulcera (Tabelle 3). Die *Schlafstörungen* stehen nach unseren Beobachtungen in deutlichem Zusammenhang mit solchen unbewußten und halbbewußten seelischen Inhalten, die auf die Gesamtheit der psychischen Dialysebelastungen beziehbar sind. Die *Inappetenz*, die *Übelkeit* und das *Erbrechen* traten zumeist in den ersten 5 Monaten nach

Tabelle 3. *Somatische Reaktionen und Grundleiden*

Name	Somatische Reaktionen				Grundleiden
	Schlafstörg.	Inappetenz	Übelk./Erbrechen	Ulcus	
1. UM.	episodenhaft	episodenhaft	—	—	Hypogenetische Nieren
2. GA.	chronisch	episodenhaft	episodenhaft	+	chron. Glomerulonephritis
3. AS.	chronisch	episodenhaft	episodenhaft	—	chron. Pyelonephritis
4. DM.	chronisch	periodisch	periodisch	—	chron. Pyelonephritis
5. HR.	chronisch	—	periodisch	+	subakute Glomerulonephritis
6. GG.	chronisch	periodisch	periodisch	—	interstitielle Nephritis
7. PP.	—	—	—	—	chron. Pyelonephritis
8. SH.	periodisch	periodisch	periodisch	+	subakute Glomerulonephritis
9. GR.	—	—	periodisch	—	Lupusnephritis
10. AH.	chronisch	episodenhaft	chronisch	—	chron. Pyelonephritis
11. BB.	chronisch	periodisch	periodisch	—	chron. Glomerulonephritis
12. RG.	periodisch	periodisch	episodenhaft	—	chron. Pyelonephritis
13. HS.	chronisch	periodisch	periodisch	+	chron. Glomerulonephritis
14. LH.	periodisch	periodisch	episodenhaft	—	chron. Pyelonephritis
15. KH.	—	periodisch	episodenhaft	—	chron. Pyelonephritis

Dialysebeginn auf. Auch hier fanden wir unverhältnismäßig häufig direkte Beziehungen zu seelischen Belastungen. Bei diesen seelischen Belastungen handelte es sich vor allem um Ereignisse, welche die Adaptation an die künstliche Niere betrafen. Die Geschwürsmanifestationen imponierten als typische *Stress-Ulcera* bei krisenhaften, vitalbedrohenden Zuständen im Krankheitsverlauf. Ein chronisches Ulcusleiden ließ sich anamnestisch ausschließen. Es handelte sich um sog. akute Duodenalulcera, die in der Folgezeit keine chronisch-rezidivierenden Verlaufstendenzen aufwiesen.

IV. Zur Selektion der Dauerdialysepatienten

Neben Prognostik sowie Therapie der Psychosyndrome und somatischen Reaktionen stellt sich die Frage der *Patientenselektion für die Dauerdialyse*. Die Notwendigkeit zur Patientenselektion wird durch amerikanische Zahlen belegt (zit. nach Abram, 1968). Danach befinden sich in den USA derzeit etwa 1000 Patienten in Dauerdialysebehandlung. Es sterben aber dort jährlich 5000 — potentiell dialysefähige — chronisch Nierenkranke, die nicht in Dialysezentren vorgestellt oder angenommen werden können. Dieser erhebliche Mangelzustand an funktionsfähigen Zentren erfährt Verschärfungen durch die sehr hohen Behandlungskosten. Diese betragen pro Jahr und Dialysepatient 10000 bis 12000 $. Abram teilte 1968 von 14 USA-Dialysezentren *Selektionskriterien* mit, die man durch Fragebogen eingeholt hatte (Tabelle 4). Abram unterteilte in die somatischen und psychischen Voraussetzungen. Häufigste psychische Eignungskriterien waren die *Bejahung der Behandlung* aus den Lebensumständen heraus, die *kooperativen Fähigkeiten* und die Möglichkeiten zu *familiärer Stützung*.

An Hand des Schrifttums (Übersicht bei Husek, 1966) sowie erster eigener Befunde sind zusammenfassend folgende psychische Eignungskriterien zu fordern (Tabelle 5):

a) Gewisse *intelligenzmäßige Voraussetzungen*, welche den Patienten ermöglichen, die erforderlichen Behandlungsmaßnahmen zu verstehen und — soweit notwendig — zu erlernen.

Tabelle 4. *Selektionskriterien von 14 USA-Dialysezentren*
(nach H. S. Abram, 1968)

Kriterien	Zahl der Zentren die Auswahlkriterien anwenden
Keine anderen beeinträchtigenden Systemerkrankungen	11
Altersgrenze 15 bis 60 Jahre	8
Bejahung der Behandlung aus den Lebensumständen, Kooperationsbereitschaft, Familiäre Stützung	7
Möglichkeiten einer Rehabilitation	6
Stabile Persönlichkeitsstruktur	3
Geographische Entfernung zum Dialysezentrum	2
Sozial-aktiver Mitbürger der Gemeinschaft	2
Intelligenz	2
Finanzieller Hintergrund	2
Möglichkeiten für spätere Heimdialyse	1
Angehöriger des Bundesstaates	1

Tabelle 5. *Selektionsfaktoren in klinisch-psychologischer Sicht*

1. Intelligenzmäßige Voraussetzungen
2. Ausreichende Belastungsfähigkeit (Frustrationstoleranz)
3. Gute Kontaktbereitschaften
4. Optimale häusliche Milieufaktoren

b) Nachweis einer ausreichenden Belastungsfähigkeit, der *Frustrationstoleranz*. Diese setzt die Unabhängigkeit von der sofortigen Triebbefriedigung voraus; das heißt die Fähigkeit, Spannungen zu ertragen und Befriedigungen aufzuschieben oder auf realitätsgerechtere Ziele zu verschieben oder ganz auf sie zu verzichten. Eines der Kennzeichen für eine ausreichende Frustrationstoleranz bei Dauerdialysepatienten ist die *Fähigkeit zur strikten Erfüllung der diätetischen Forderungen*. Ferner gehören hierher die Bereitschaften, Kritik zu ertragen und aus Irrtümern zu lernen.

c) *Gute Kontaktbereitschaften*, damit möglichst ungestörte emotionale Beziehungen zu Ärzten, Schwestern, Pflegern und Mitpatienten gegeben sind. Dies ermöglicht eine erfolgverheißende Zusammenarbeit.

d) Sorgfältige Überprüfung des häuslichen Milieus. Innerhalb der Familie sollten keine groben Konfliktspannungen vorliegen, damit der Patient ausreichende *seelische Stützung* erfährt.

Eine systematische Überprüfung dieser Kriterien unter Anwendung langhinge-
zogener Katamnesen steht noch aus. Wir werden uns dieser klinisch-psychologi-
schen Problematik nur auf zwei Wegen nähern können; einesteils durch *gezielte
Interviews*, die zum Ziele haben, systematisch jene Daten und Verhaltensweisen
zu eruieren, die auf die geforderten Eignungskriterien beziehbar sind; anderenteils
bedürfen wir der Anwendung *standardisierter psychologischer Fragebogen und
Tests*. Die schwerwiegende ärztliche Klärung, ob der Patient weiterleben kann
oder sterben muß, verlangt exakte Objektivierungen unserer explorativ gewonnenen Befunde.

Brengelmann (1968) empfiehlt für die Patientenauswahl folgendes methodisches Vorgehen:
a) Spezifische Definitionen der als Persönlichkeitskriterien dienenden Fragebogen;
b) Zur Zuverlässigkeitsprüfung ärztlicher Urteile Schaffung standardisierter klinischer
Beobachtungs- und Bewertungsskalen mit Berücksichtigung aller relevanten normalen und
abnormen Verhaltensweisen.
c) Anlegung standardisierter Erhebungsbogen für die vergangenen und aktuellen, objektiv
feststellbaren Lebensdaten (im Sinne der „Biographic-Information-Blane" oder „BIB").
d) Entwicklung objektiver Kriterien des Verhaltens nach Beginn der Dauerdialyse zwecks
Korrelation mit denen der Prediktorvariablen.

Zur Lösung dieser Problematik ist die enge Zusammenarbeit zwischen Nephrologen und Psychosomatikern notwendig. Das betrifft vor allem die Integration der
somatischen Ergebnisse mit den psychologischen Befunden. Damit ergibt sich eine
sehr aktuelle klinische Nahtstelle zwischen innerer Medizin und Psychosomatik.

Für mannigfaltige Unterstützung und Anregungen danken wir Frau Oberschwester
Marta Grun (leitende Schwester der I. Medizinischen Univ.-Klinik), den Schwestern Edith
Flemming und Brigitte Braatz sowie den Pflegern Horst Kowitz und Martin Wimmer.

Literatur

Abram, H. S.: Amer. J. Psychiat. **124**, 1351 (1968). — Brengelmann, J. C.: Münch. med.
Wschr. **110**, 339 (1968). — Brescia, M. J., Cimino, J. E., Appel, K., and Hurwich, B. J.:
New Engl. J. Med. **275**, 1039 (1966). — Freyberger, H.: Psychosomatische Aspekte auf Inten-
sivbehandlungsstationen. In: Praxis der Intensivbehandlung, hrsg. v. Lawin, P. Stuttgart:
Thieme 2. Aufl., (1970) (im Druck). — Freyberger, H., Haan, D. und Müller-Wieland, K.:
Internist **10**, 240 (1969). — Husek, J. M.: Psychological aspects of chronic hemodialysis; a sum-
mary and review of the literature, suggestions for research. Los Angeles: School of Public
Health, University of California 1966. — Kaplan de-Nour, A., Shaltiel, J., and Czaczkes, J.:
Psychosom. Med. **XXX**, 521 (1968). — Lipowski, Z. J.: J. nerv. ment. Dis. **145**, 227 (1967). —
Psychosom. Med. **XXIX**, 201 (1967). — Schreiner, G. E., and Maher, J. F.: Uremia, bio-
chemistry, pathogenesis and treatment. Springfield: C. C. Thomas 1961. — Shea, E. J.,
Bogdan, D., Freeman, R. B., and Schreiner, G. E.: Ann. intern. Med. **62**, 558 (1965). —
Whright, R. G., Sand, P., and Livingstone, G.: Ann. intern. Med. **64**, 611 (1966). — Wieck,
H. H.: Lehrbuch der Psychiatrie. Stuttgart: Schattauer 1967.

Psychosen bei Vitamin B_{12}-Mangel

PRIBILLA, W. (II. Med. Klinik des Städt. Krankenhauses Berlin-Moabit)

Referat

Unter den Mangelzuständen des Menschen ist die Vitamin B_{12}-Avitaminose
keineswegs selten. Die Häufigkeit dieses Mangels innerhalb einer Population wird
dabei durch verschiedene äußere und innere Faktoren wesentlich beeinflußt. In
unserem Lebensbereich mit normalen Ernährungsbedingungen ist die perniziöse
Anämie die häufigste Form der Vitamin B_{12}-Avitaminose. Diese schon am Ende
des vergangenen Jahrhunderts genau beschriebene Krankheit (Übersicht s.
Pribilla, 1966) ist bekanntlich einerseits ein wichtiger Ausgangspunkt für die inzwischen so umfangreiche Vitamin B_{12}-Forschung gewesen, andererseits haben

sich aber als Ergebnis dieser Forschungsarbeiten einige entscheidende Modifikationen unserer Auffassung von der perniziösen Anämie ergeben. Da diese im Zusammenhang mit dem hier zu besprechenden Thema bedeutungsvoll sind, sollen sie einleitend kurz dargestellt werden. In der Abb. 1 sind die Ursachen der Vitamin B_{12}-Avitaminose und die Symptomatik dieses Mangelzustandes aufgeführt. Nur einige Punkte sollen hier besonders hervorgehoben werden.

Aus der Abbildung ist ersichtlich, daß die solange als eine tödlich verlaufende Blutkrankheit unbekannter Ätiologie angesehene progressive perniziöse Anämie

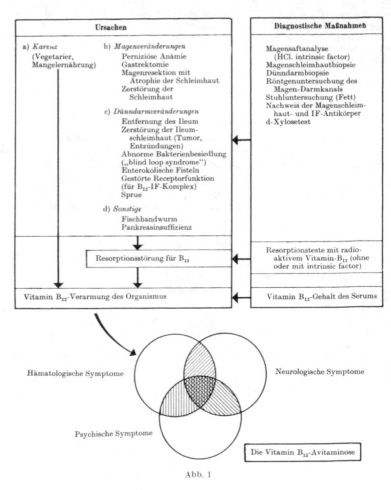

Abb. 1

von Biermer in Wirklichkeit nur eine besondere Form des Vitamin B_{12}-Mangels ist, für den es auch zahlreiche andere Ursachen gibt. Diese können aus zeitlichen Gründen hier nur genannt aber nicht im einzelnen diskutiert werden. Nur für die perniziöse Anämie soll betont werden, daß neben der Ätiologie auch die Pathogenese dieses Leidens einer Deutung zugänglich geworden ist. Bei vielen Perniciosakranken wurden nämlich Autoantikörper gegen bestimmte Zellen der Magenschleimhaut und auch gegen den intrinsic-faktor gefunden. Möglicherweise sind diese Antikörper verantwortlich für den bei allen Patienten mit perniziöser Anämie vorhandenen zentralen Defekt, d. h. für die Atrophie der Schleimhaut im Corpus- und Fundusbereich des Magens. Von vielen Forschern (Übersicht s.

Doniach u. Roitt) wird es daher für heute zulässig gehalten, die perniziöse Anämie als eine Autoimmunkrankheit anzusehen.

Alle diese in der Abbildung aufgeführten pathogenetisch durchaus verschiedenartigen Zustände bewirken eine Resorptionsstörung für Vitamin B_{12} und dadurch letzten Endes eine Verarmung des Körpers an diesem lebenswichtigen Wirkstoff. Außerdem kann sich ein solcher Mangel auch bei unzureichender Zufuhr des Vitamins mit der Nahrung entwickeln.

Als Folge des Vitamin B_{12}-Mangels kommt es in jedem Fall zu einer Beeinträchtigung verschiedener Organsysteme. Die dadurch bedingten wichtigsten Symptome sind in dem unteren Abschnitt der Abbildung angegeben. Betroffen ist besonders die Hämatopoese. Als Beispiel soll nur die megaloblastische Umwandlung der Erythropoese genannt werden. Nicht selten tritt auch die funikuläre Spinalerkrankung mit unterschiedlicher Symptomatologie auf. Außerdem sind psychische Auffälligkeiten, auf die hier besonders einzugehen ist, im Rahmen der Vitamin B_{12}-Verarmung schon lange bekannt. Die angedeuteten Symptome können nun — dies wird durch die Überschneidung der Kreise ausgedrückt — bei einem Patienten einzeln oder in verschiedenen Kombinationen auftreten. Ein Patient mit Vitamin B_{12}-Mangel kann also entweder nur hämatologische Symptome oder nur eine funikuläre Spinalerkrankung oder nur eine Psychose aufweisen oder aber — dies ist wohl in der Regel der Fall — ein aus diesen Komponenten gemischtes Symptomenbild haben. Außerdem können sich die verschiedenen Symptome des Vitamin B_{12}-Mangels auch in unter Umständen sehr langem zeitlichen Abstand bei einem Patienten nacheinander entwickeln. Die Vitamin B_{12}-Avitaminose kann demnach monosymptomatisch oder polysymptomatisch auftreten. Dies ist inzwischen durch zahlreiche überzeugend belegte klinische Beobachtungen bewiesen. Durch welche Einflüsse diese unterschiedliche Symptomentwicklung des Einzelfalles dabei geprägt und bestimmt wird, ist z. Z. noch durchaus unbekannt. Möglicherweise spielen dabei sehr verschiedenartige Faktoren wie z. B. gleichzeitig bestehender Alkoholismus, Nicotinabusus oder Infekte (Smith, 1964) eine Rolle. Auch der Geschwindigkeit, mit der sich die Vitamin B_{12}-Verarmung einstellt, mag eine Bedeutung für die Entwicklung der Symptomatik zukommen (Cox). Diese Frage muß hier offengelassen werden. Es darf aber festgestellt werden, daß die Anämie beim Vitamin B_{12}-Mangel als ein fakultatives Symptom angesehen werden muß. Die Anämie ist zwar, wenn sie vorhanden ist, von großem diagnostischen Wert; das Fehlen einer Anämie schließt aber keineswegs aus, daß der Patient einen Vitamin B_{12}-Mangel haben kann.

Die Symptome des Vitamin B_{12}-Mangels haben nun infolge unserer therapeutischen Möglichkeiten in den letzten Jahren einen erheblichen Bedeutungswandel durchgemacht. Auch darauf soll nur kurz hingewiesen werden. Die Anämie, die wegen ihrer hämatologisch-morphologischen Besonderheiten zur Abgrenzung der perniziösen Anämie von den übrigen Anämieformen geführt hat, und die früher für den tödlichen Verlauf der Krankheit entscheidend war, ist heute für das Schicksal der Patienten ganz irrelevant. Durch Vitamin B_{12}-Gaben läßt sich dieses früher so dominierende Symptom in jedem Fall in kurzer Zeit beseitigen. Dies gilt dagegen nicht für die im Rahmen der funikulären Spinalerkrankung auftretenden neurologischen Ausfälle. Diese sind nur im begrenzten Maße reversibel und führen auch heute noch gelegentlich — zwar nicht unmittelbar, aber doch mittelbar (aufsteigende Infekte der Harnwege, Decubitalgeschwüre usw.) — zum Tode des Patienten. Die psychischen Veränderungen sind meines Erachtens zwischen den hämatologischen und den neurologischen Symptomen einzustufen. An sich ist ihr Krankheitswert gering. d. h. unter der spezifischen Therapie bilden sich die psychischen Veränderungen im allgemeinen schnell und sehr gut zurück. Trotzdem sind gerade diese Symptome z. Z. noch für das Schicksal der Patienten von sehr großer Bedeutung, weil sie häufig nicht richtig diagnostisch eingeordnet werden. Dies gilt verständlicherweise besonders für die Fälle ohne Anämie. Die Literatur enthält zahlreiche Berichte über Beobachtungen, bei denen die Psychosen der Entwicklung der übrigen Vitamin B_{12}-Mangelsymptome jahrelang vorausgingen. Solche Patienten sind nicht selten unter den unterschiedlichsten Diagnosen lange Zeit in Nervenkliniken stationär behandelt worden. Daß bei ihnen dabei unter Umständen zahlreiche eingreifende diagnostische und therapeutische Maßnahmen vorgenommen worden sind, sei nur am Rande bemerkt. Die richtige Diagnose wurde bei solchen monosymptomatischen, unter dem Bilde einer Psychose verlaufenden Vitamin B_{12}-Mangelzuständen bisher im allgemeinen erst dann gestellt, wenn sich schließlich auch die megaloblastische Anämie ausbildete (Langdon; Preu u. Geiger; McAlpine; Holmes; Fraser; Smith; Herbert; Strachan u. Henderson u. a.). Ein solcher Verlauf kann den Patienten mit den heute verfügbaren diagnostischen Möglichkeiten erspart werden.

Unter Berücksichtigung dieser kurz aufgeführten Fakten wird es verständlich, daß die Vitamin B_{12}-Avitaminose nicht nur den Internisten, sondern in gleicher Weise auch den Neurologen und den Psychiater interessieren muß. In diesem Vortrag können dabei die internistisch-hämatologischen Aspekte des Mangelzustandes übergangen werden. Auch auf die neurologische Symptomatik soll nicht eingegangen werden. Wir haben zusammen mit Wieck, Stammler u. Gercken darüber in den letzten Jahren wiederholt berichtet.

Wenn wir uns nun den psychischen Veränderungen des Vitamin B_{12}-Mangels zuwenden, dann ergeben sich mehrere Fragen: Wie häufig treten sie auf, in welcher Form kommen sie zum Ausdruck, sind sie tatsächlich als Folge des Vitamin B_{12}-Mangels zu deuten, wie sind sie zu erkennen und wie zu behandeln.

Zunächst kann festgestellt werden, daß psychische Veränderungen bei Perniciosapatienten schon vor und nach der Jahrhundertwende gut bekannt waren (Übersicht s. Samson u. Mitarb.). Damals, als die Perniciosa noch tödlich verlief, waren bei den Patienten im Finalstadium der Krankheit Delirien, Orientierungsstörungen, Verfolgungsideen und Bewußtseinsdefekte sehr häufig. Naegeli z. B. erwähnt bei Perniciosakranken mit hochgradiger Anämie — Werte von weniger als eine Million pro mm³ Erythrocyten waren keine Seltenheit — Halluzinationen, Fluchtversuche und tagelang andauerndes Koma. Auch von Schroeder wurden solche terminalen Psychosen der Perniciosakranken beobachtet. Es kann aber bei Durchsicht der älteren Literatur nicht übersehen werden, daß damals schon Fälle beobachtet wurden, bei denen psychische Reaktionen auch bei nur gering entwickelter Anämie auftraten. Als Beispiel sei der von Naegeli zitierte Fall von Camp aus dem Jahre 1912 angeführt, bei dem Anfälle von Gewalttätigkeit, Größen- und Verfolgungsideen bei einem Hämoglobinwert von 80% auftraten. Auch Naegeli selber machte solche Beobachtungen und berichtete von einem Mann, bei dem die „Brutalität zur Ehescheidung des vorher in seinem Gefühlsleben ganz normalen Gatten" führte. Ein anderer seiner Patienten mußte vor den Gerichten geschützt werden, weil er völlig sinnlos Billardkugeln stahl und nachher keine Erinnerung mehr daran hatte. Auf Grund der statistischen Angaben verschiedener Autoren (Woltmann; Young; Slepian u. Vaughan u. a.), die mehrere hundert Perniciosapatienten untersuchten, darf angenommen werden, daß etwa 4,5 bis 35% dieser Kranken in ihrer Symptomatologie psychische Auffälligkeiten aufwiesen. Goldhamer u. Mitarb. stellten sogar bei zwei Drittel ihrer Patienten Reizbarkeit, Gedächtnisstörungen und leichte Depressionen fest. Bei den zusammen mit Wieck beobachteten Patienten mit funikulärer Spinalerkrankung hatten 77% auch psychische Symptome. Samson u. Mitarb., die 14 nicht ausgesuchte anämische Perniciosapatienten mit verschiedenen Testen systematisch unter-

₄uchten, fanden sogar eine objektiv nachweisbare Störung der Bewußtseinslage bei 13 Fällen.

Die Abweichungen des psychischen Verhaltens können nun in recht unterschiedlicher Form auftreten. Sie haben zweifellos keine gleichmäßige Prägung, die von der Symptomatologie her beim Untersucher den Verdacht auf einen Vitamin B_{12}-Mangel wecken kann. Neben den schon erwähnten Störungen des Bewußtseins, des Gedächtnisses und der Orientierung wurden häufig beschrieben abnorme Reizbarkeit, depressive Verstimmung und eine eigenartige apathische Antriebsverminderung. Auch akute Delirien sowie paranoische und schizoide Zustände (Herman u. Mitarb.) können vorkommen. Die Veränderungen sind manchmal so auffallend, daß sie ohne weiteres bemerkt werden; doch kommt es auch durchaus vor, daß die Patienten ihre Störungen — besonders die Störungen ihrer Bewußtseinslage — dissimulieren. Zur Aufdeckung solcher Defekte sind nach den Erfahrungen von Samson u. Mitarb. Rechenübungen, insbesondere das Subtrahieren kleiner Zahlen von Hundert besonders geeignet. Die gleichen Autoren weisen ebenso wie andere Untersucher (Spillane; Walton; Scheinberg; Romano u. Engel u. a.) darauf hin, daß auch das EEG bei den dekompensierten Perniciosakranken ziemlich regelmäßig Veränderungen — meist eine Verlangsamung der Wellenfrequenz — aufweist.

Vom internistischen Standpunkt ist die Apathie die häufigste Veränderung, die bei dekompensierten Perniciosakranken fast immer vorhanden ist. Die Antriebsarmut ist meines Erachtens ein wesentlicher Grund dafür, daß diese Patienten oft erst sehr spät, d. h. mit unter Umständen erstaunlich niedrigen Hämoglobinwerten den Arzt aufsuchen. Die Gleichgültigkeit der Patienten ihren Krankheitssymptomen und ihrer Krankheitsentwicklung gegenüber ist immer wieder überraschend. So sahen wir vor wenigen Wochen einen Kollegen mit einem Hämoglobinwert von 4,5 g-%, der seine depressive Stimmung und den Rückgang seiner Leistungsfähigkeit sich selbst gegenüber monatelang mit den psychischen Belastungen durch den 1 Jahr vorher erfolgten Tod seiner Frau motiviert hatte.

Es ist nun zu fragen, ob diese bei Perniciosakranken vorkommenden unterschiedlichen psychischen Symptome wirklich als Folge des Vitamin B_{12}-Mangels angesehen werden dürfen. Diese Frage erscheint besonders deshalb berechtigt, weil das Gehirn im Vergleich zu anderen Organen (Ross u. Mollin; Müller; Costamis; Pribilla u. Maurer) nur wenig Vitamin B_{12} enthält. Es könnte sein — dies ist früher (Bethell; Bowman u. a.) mehrmals vermutet worden —, daß die psychischen Veränderungen zufällig bei den Perniciosakranken auftreten. Die perniziöse Anämie ist eine Krankheit, die sich im höheren Lebensalter entwickelt, also zu einer Zeit, in der hirnorganische Veränderungen mit unterschiedlicher Symptomatologie ohnehin angetroffen werden können. Die komatösen Zustände bei stark anämischen Patienten ließen sich evtl. als Folge der Blutarmut deuten. Auch für die so häufige Apathie bietet sich eine Erklärung an, wenn man daran denkt, daß bei Patienten mit perniziöser Anämie eine Verminderung der Schilddrüsenfunktion — mit oder auch ohne antithyreoidale Antikörper — nicht selten vorkommt (Tudhope u. Wilson; Browning, Atkins u. Weiner u. a.). Zweifellos ist die Frage, ob die psychischen Veränderungen bei einem Patienten mit Vitamin B_{12}-Avitaminose immer und ausschließlich Folge des Mangelzustandes sind, nicht mit letzter Sicherheit für jeden Fall zu entscheiden (s. z. B. die Fälle von Shulman sowie Edwin u. Mitarb.). Ein starkes Indiz dafür, daß oft ein direkter Zusammenhang zwischen Psychose und Vitamin B_{12}-Mangel besteht, bietet nun aber der therapeutische Versuch. Nach Zufuhr von Vitamin B_{12} kommt es häufig zu einer schnellen, d. h. in wenigen Tagen einsetzenden Besserung des Allgemeinbefindens und des psychischen Verhaltens. Die klinische Erfahrung spricht demnach dafür, daß eine unmittelbare Beziehung zwischen Vitamin B_{12}-Mangel und psychischer

Symptomatik bestehen kann. Die von den Patienten oft in so eindrucksvoller Weise empfundene und jedem Kliniker geläufige Besserung des Befindens, der Stimmung und des Antriebs, tritt nach der Vitamin B_{12}-Zufuhr wesentlich rascher ein, als etwa die Besserung der hämatologischen Befunde. In diesem Zusammenhang sei noch einmal auf die Untersuchungen von Samson u. Mitarb. hingewiesen. Sie stellten bei ihren schon erwähnten Patienten fest, daß die Aufhellung der Bewußtseinslage und die Besserung des EEG-Befundes oft schon vor oder aber gleichzeitig mit dem Anstieg der Reticulocyten, d. h. also etwa um den 7. Tag nach Therapiebeginn deutlich wurden. Diese Besserung trat in einem Fall auch dann auf, wenn täglich nur eine sehr kleine Dosis von Vitamin B_{12} — 0,9 γ — injiziert wurde.

Fragen wir uns nun, wie man eine durch einen Vitamin B_{12}-Mangel bedingte Psychose diagnostizieren kann. Dies kann einfach, aber auch sehr schwierig sein. Leicht ist die Diagnose beim voll entwickelten Mangelzustand mit Anämie, funikulärer Spinalerkrankung und Psychose. Das Leitsymptom, daß dabei diagnostisch von größtem Wert ist, sollte dann die megaloblastische Anämie sein. Smith sprach in solchen Fällen von „megaloblastic madness". Bei den übrigen Fällen, bei denen die Anämie fehlt, wurde und wird dagegen die Diagnose häufig so lange verfehlt, bis sich die Anämie einstellt.

Unter Berücksichtigung der heutigen Kenntnisse über den Vitamin B_{12}-Stoffwechsel braucht man aber nicht erst die Entwicklung der Anämie abzuwarten. Diese Kenntnisse haben uns das diagnostische Rüstzeug geliefert, mit dem wir auch die nichtanämischen Vitamin B_{12}-Mangelzustände sicher diagnostisch einordnen können. Auf der Abbildung sind die dabei anzuwendenden Methoden angegeben. Zweifellos ist es für die diagnostische Zuordnung eines Falles von entscheidender Wichtigkeit festzustellen, ob er einen Vitamin B_{12}-Mangel hat oder nicht. Dies ist durch die Bestimmung des Vitamin B_{12}-Gehaltes im Serum möglich. Werte unter 100 $\mu\mu g/cm^3$ sind eindeutig als pathologisch anzusehen. Ein Vitamin B_{12}-Mangel kann dann angenommen werden. Da diese Untersuchung nicht überall möglich ist, begnügt man sich oft mit der heute leicht erreichbaren Überprüfung der Vitamin B_{12}-Resorption unter Verwendung von radioaktivem Vitamin B_{12}. Dies ist in einfacher Weise z. B. mit dem Urin-Exkretionstest nach Schilling möglich. Wir haben darauf schon 1958 und auch später zusammen mit Wieck u. Posth hingewiesen. Wenn mit diesem Test eine Resorptionsstörung für Vitamin B_{12} gefunden wird, dann darf man unterstellen, daß eine Vitamin B_{12}-Verarmung des Organismus vorliegen kann. Bei normaler Vitamin B_{12}-Resorption ist dagegen — wenn man von der Karenz absieht — ein Vitaminmangel unwahrscheinlich. Wenn mit Hilfe dieser Verfahren bei einem Patienten ein Vitamin B_{12}-Mangel oder eine Vitamin B_{12}-Resorptionsstörung festgestellt worden ist, dann erlauben es die anderen in der Abbildung angegebenen Untersuchungsverfahren auch noch, die Ätiologie dieser Störung aufzudecken. Dazu sind dann allerdings recht verschiedenartige und z. T. aufwendige Untersuchungen notwendig.

Wann sollen diese diagnostischen Methoden nun angewandt werden? Ich meine, daß es sinnvoll wäre, dies dann zu tun, wenn klinisch der Verdacht auf eine oligo- oder monosymptomatische Vitamin B_{12}-Avitaminose gegeben ist. Dies ist meines Erachtens immer der Fall, wenn bei einem Patienten neurologische Störungen mit einer psychiatrischen Symptomatik zusammen auftreten. Eine solche Symptomenkombination muß in jedem Fall daran denken lassen, daß ein Vitamin B_{12}-Mangel die gemeinsame Ursache aller vorhandenen Krankheitserscheinungen sein kann. Wann soll man aber auf diese diagnostischen Möglichkeiten zurückgreifen, wenn der Patient nur eine psychiatrische Symptomatik bietet? Diese Frage ist deshalb schwer zu beantworten, weil die Vitamin B_{12}-Mangelpsychose uncharakteristisch ist und leicht erkennbare Verdachtszeichen fehlen. Strachan u. Henderson haben 1965 zu dieser Frage eingehend Stellung genommen. Sie sind der Ansicht, daß bei den Diagnosen Hirnarteriosklerose, cerebrale Degeneration, senile oder präsenile Demenz und Depression auch beim nichtanämischen Patienten immer mit der Möglichkeit einer Vitamin B_{12}-Avitaminose gerechnet werden sollte. Daraus ergibt sich die Idealforderung, bei allen Patienten mit den genannten Diagnosen, nach dem Vitamin B_{12}-Mangel zu fahnden, d.h. die eben genannten Teste durchzuführen. Als besonders wertvoll hat sich dabei auch der Nachweis der Antikörper gegen die Parietalzellen der Magenschleimhaut bzw. auch gegen den intrinsic-factor erwiesen. Es ist sogar vorgeschlagen worden, die in Nervenkliniken bei fast allen Patienten routinemäßig durchgeführte Wassermann-Reaktion durch den Vitamin B_{12}-Resorptionstest zu ersetzen (Strachan u. Henderson; Hunter u. Matthews). Da es wegen der großen Zahl der für solche Untersuchungen in Betracht kommenden Patienten kaum möglich sein wird, diese Idealforderung von Strachan u. Henderson zu erfüllen, sollte man aber doch anstreben, die Überprüfung des Vitamin B_{12}-Stoffwechsels bei allen Patienten der genannten Gruppe dann zu veranlassen, wenn sie auch bei maximaler Stimulierung der Magensaftproduktion eine Anacidität aufweisen. Es wäre im Interesse unserer Patienten zu wünschen, daß diese Anregungen von Strachan u. Henderson allgemein aufgegriffen würden. Nur dann wird es möglich sein, die mit isolierter psychiatrischer Symptomatik verlaufenden Vitamin B_{12}-Avitaminosen frühzeitig zu erkennen und zu behandeln.

Abschließend soll noch kurz zur Therapie des Vitamin B_{12}-Mangelzustandes Stellung genommen werden. Die Therapie besteht in der Zufuhr von Vitamin B_{12}. Die Vitamingaben sollten dabei mit Rücksicht auf die fast immer vorhandene Resorptionsstörung für diese Substanz grundsätzlich parenteral gegeben werden. Da die dem Vitamin B_{12}-Mangel im allgemeinen zugrunde liegende Resorptionsstörung meist irreversibel ist, muß die Behandlung auch nach der Besserung der Befunde als Dauertherapie fortgeführt werden. Dazu genügen etwa zehn Injektionen von 500 γ Hydroxycobalamin im Jahr. Bei Beginn der Therapie ist es üblich, höhere Dosen in kürzeren Abständen zu geben, obschon die Notwendigkeit dafür nicht erwiesen ist. Unter dieser Therapie bessern sich die psychischen Symptome des Vitamin B_{12}-Mangels fast immer in hervorragender Weise. Wenn der Mangelzustand lange Zeit bestanden hat, dann können allerdings Defekte zurückbleiben (Wieck; Samson u. Mitarb.). Auch diese Tatsache muß uns veranlassen, für die Frühdiagnose des monosymptomatischen, mit psychischen Störungen einhergehenden Vitamin B_{12}-Mangels heute alle verfügbaren diagnostischen Mittel einzusetzen.

Literatur

Bethell, F. H., and Sturgis, C. C.: Blood 3, 57 (1948). — Bowman, K. M.: Amer. J. Psychiat. 92, 371 (1935). — Browning, T. B., Atkins, R. W., and Weiner, H.: Arch. intern. Med. 93, 938 (1954). — Camp: siehe Naegeli. — Cox, E. V.: In: Heinrich, H. C.: Vitamin B_{12} und intrinsic-factor. 2. Europ. Symp. Stuttgart: Enke 1962. — Doniach, D., et Roitt, I. M.: Sem. Hemat .1, 313 (1964). — Edwin, J., Holten, K., Norum, K. R., Schrumpf, A., and Skaug, O. E.: Acta med scand. 177, 6 (1965). — Fraser, T. N.: Lancet 1960 II, 458. — Gercken, A., Wieck, H. H., Pribilla, W. und Stammler, A.: Med. Welt 1964, 1611. — Goldhamer, S. M., Bethell, F. H., Isaacs, R., and Sturgis, C. C.: J. Amer. med. Ass. 103, 1663 (1934). — Herbert, V.: The megaloblastic anemias. New York u. London: Grune u. Stratton 1959. — Herman, M., Most, H., and Jolliffe, N.: J. Amer. med. Ass. 109, 1075 (1937). — Holmes, J. M.: Brit. med. J. 1956 II, 1394. — Hunter, R., and Matthews, D. M.: Lancet 1965 II, 738. — Langdon, F. W.: J. Amer. med. Ass. 45, 1635 (1905). — McAlpine, D.: Lancet 1929 II, 643. — Müller, G., Costamis, P., Pribilla, W., und Maurer, W.: Klin. Wschr. 37, 537 (1959). — Naegeli, O.: Blutkrankheiten und Blutdiagnostik. 5. Aufl. Berlin: Springer 1931. — Preu, P. W., and Geiger, A. J.: Ann. intern. Med. 9, 766 (1935). — Pribilla, W.: Folia haemat. (Frankfurt) (N.F.) 6, 1 (1961); — Blut 8, 487 (1962); — Forschung — Praxis — Fortbildung 17, 717 (1966). — Pribilla, W., Posth, H. E. und Wieck, H. H.: Klin. Wschr. 36, 218 (1958). — Pribilla, W., Gercken, A., Wieck, H. H. und Stammler, A.: Dtsch. med. Wschr. 88, 2369 (1963). — Romano, J., and Engel, G. L.: Arch. Neurol. Psychiat. (Chic.) 51, 356 (1944). — Ross, G. I. M., u. Mollin, D. L.: In Heinrich, H. C.: Vitamin B_{12} und intrinsic-factor. 1. Europ.

Symp. Stuttgart: Enke 1957. — Samson, D. C., Swisher, S. N., Christian, R. M., and Engel, G. L.: Arch. intern. Med. **90**, 4 (1952). — Schilling, R. F.: J. Lab. clin. Med. **42**, 860 (1953). — Scheinberg, P.: Blood **6**, 213 (1951). — Schroeder, P.: Dtsch. med. Wschr. **1923**, 144. — Shulman, R.: Brit. J. Psychiat. **113**, 241, 252 (1967). — Slepian, A., and Vaughan, S. L.: N.Y. St. J. Med. **51**, 1524 (1951). — Smith, A. D. M.: Brit. med. J. **1960 II**, 1840; — Lancet **1964 II**, 668. — Spillane, J. D.: In: Cummings, J. N., and Kremer, M.: Biochemical aspects of neurological disorders. Oxford: Blackwell Sci. Publ. 1959. — Strachan, R. W., and Henderson, J. G.: Quart. J. Med. (N.S.) **34**, 303 (1965). — Tudhope, G. R., and Wilson, H. M.: Lancet **1962 I**, 703. — Walton, J. N., Kiloh, L. G., Osselton, J. W., and Farrall, J.: Electroenceph. clin. Neurophysiol. **6**, 45 (1953). — Wieck, H. H.: Nervenarzt **20**, 268 (1949); — Med. Welt **1964**, 197; — Mat. med. Nordmark **18**, 65 (1966). — Wieck, H. H., Pribilla, W. und Gercken, A.: Med. Welt **1965**, 437. — Woltmann, H. W.: Amer. J. Psychiat. **3**, 435 (1924).; — Arch intern. Med. **21**, 791 (1918); — Amer. J. med. Sci. **157**, 400 (1919). — Young, R. H.: J. Amer. med. Ass. **99**, 612 (1932).

Verlaufsuntersuchungen über die psychische Begleitsymptomatik der Hypophysenvorderlappeninsuffizienz

FISCHER, P.-A. (Psychiat. und Neurolog. Univ.-Klinik Frankfurt a. M.)

Referat

Die Zusammenhänge zwischen internem Grundprozeß und psychischer Begleitsymptomatik werden bei der Hypophysenvorderlappeninsuffizienz (HVL-Insuffizienz) besonders deutlich. Die HVL-Insuffizienz kommt in verschieden schweren, durch Hormonanalysen exakt definierbaren Formen vor und ist durch eine differenzierte Hormontherapie ausreichend zu substituieren. So besteht die Möglichkeit, die psychopathologischen Begleitstörungen und ihre testpsychologischen Korrelate zu den verschiedenen Schweregraden der Erkrankung in Beziehung zu setzen und ihr Verhalten während der Behandlung zu analysieren.

Die wichtigsten Ursachen der HVL-Insuffizienz sind die postpartale Vorderlappennekrose (Reye-Sheehan-Syndrom), Hypophysentumoren und Zustände nach Hypophysektomie. Die folgenden Befunde stützen sich auf die eingehende endokrine, neurologische, psychiatrische und testpsychologische Untersuchung von 110 Patienten mit Zustand nach operativer Entfernung eines Hypophysentumors und acht Patientinnen mit Sheehan-Syndrom. Die Analyse der zahlreichen auf diesem Wege gewonnenen Daten erfolgte mittels korrelationsstatistischer Methoden. Über die statistischen Verfahren und eine Reihe von Einzelbefunden wurde bereits früher berichtet (Fischer et al., 1968). Der nachfolgenden Darstellung liegen nur statistisch abgesicherte Ergebnisse zugrunde.

Bei der kompletten HVL-Insuffizienz kommt es zum Ausfall aller vom Vorderlappen gebildeten Tropine, während bei den verschiedenen Formen der partiellen HVL-Insuffizienz die Produktion und Abgabe nur einzelner oder eines Vorderlappenhormons gestört ist. Von den Operierten unseres Krankengutes litten 50% an einer totalen HVL-Insuffizienz, 20% an einer partiellen HVL-Insuffizienz mit Ausfall des TSH und der Gonadotropine und weitere 15% an einem isolierten Gonadotropinausfall. Die übrigen hatten keine endokrinen Störungen. Von den Patientinnen mit Sheehan-Syndrom hatten 6 eine komplette, 2 eine partielle HVL-Insuffizienz.

Hauptsymptom des psychopathologischen Syndroms bei HVL-Insuffizienz ist eine Antriebsminderung, die durch eine allgemeine Erschöpfbarkeit mit Minderung oder Verlust auch der Fremdanregbarkeit gekennzeichnet ist. Diese Antriebsminderung wird von den Patienten durchaus registriert und als krankhaft empfunden. Die Antriebsreduzierung ist in der Regel mit depressiven Reaktionen verbunden. Das psychopathologische Bild wird ergänzt durch die Störung einzelner Triebe, von denen die Dämpfung des Sexualtriebes mit Libidominderung und weiteren funktionellen sexuellen Störungen am augenfälligsten ist (Fischer, 1963). Vergleichende Untersuchungen zeigten, daß zwischen dem Ausmaß der beschriebenen psychischen Störungen und der Schwere der endokrinen Grundkrankheit enge Beziehungen bestehen. Bei der HVL-Insuffizienz ist das Vorliegen oder Fehlen einer auf ACTH-Mangel beruhenden sekundären Nebennierenrindeninsuffizienz von entscheidender Bedeutung für das psychische Bild. Bei sekundärer Nebennierenrindeninsuffizienz, die den Kern der kompletten HVL-Insuffizienz ausmacht, kommt es unabhängig von der zugrunde liegenden Krankheit und der betroffenen Persönlichkeit zu uniformen, durch eine schwere Antriebsstörung und matt-depressive Verstimmungen gekennzeichnete Zustände. Bei partieller HVL-Insuffizienz ist das begleitende Psychosyndrom davon abhängig, welche glandotropen Hormone ausfallen. Bei dem sehr seltenen isolierten ACTH-Mangel entspricht das psychische Bild dem der kompletten HVL-Insuffizienz weitgehend. Der Ausfall des thyreotropen und gonadotropen Partialfaktors bei intakter ACTH-Produktion führt zu strukturell ähnlichen psychopathologischen Abweichungen, die jedoch von zahlreichen anderen Faktoren, wie Primärpersönlichkeit, Dauer der Erkrankung, Alter, Geschlechtszugehörigkeit und Sozialfaktoren modifiziert werden. Der Einfluß derartiger, meist krankheitsunabhängiger, aber für die Kompensations- und Anpassungsmechanismen wichtiger Faktoren führt zu unterschiedlichen psychopathologischen Bildern. Weitgehend unverändert ist die Gesamtpersönlichkeit bei isoliertem Ausfall der gonadotropen Partialfunktion, die sich im wesentlichen auf die Sexualsphäre auswirkt (Fischer, 1963).

Die beschriebenen Unterschiede in der psychischen Symptomatik bei HVL-Insuffizienz in Abhängigkeit von der Ausprägung der endokrinen Grundkrankheit lassen sich auch an den Ergebnissen ergänzender Leistungstests ablesen, in denen die Kranken mit partieller Insuffizienz ohne sekundäre Nebennierenrindeninsuffizienz signifikant bessere Ergebnisse als die Patienten mit totaler Insuffizienz erreichen.

Verlaufsuntersuchungen während einer adäquaten Behandlung mit Substitution der fehlenden oder verminderten peripheren Hormone lassen die völlige Reversibilität der endokrin bedingten psychischen Störungen erkennen. Die Substitutionsbehandlung der kompletten HVL-Insuffizienz erfolgt in Etappen, wobei zunächst Glucocorticoide, dann Schilddrüsenhormon und endlich Keimdrüsenhormone verabfolgt werden. Bei der regelmäßigen und systematischen Erfassung der psychischen Befunde während der Substitution ist eine weitgehende Besserung der Antriebsminderung und ein Ausgleich der Stimmungslage bereits nach alleiniger Cortisontherapie festzustellen, wodurch die entscheidende Bedeutung der sekundären Nebennierenrindeninsuffizienz für das psychische Bild erneut unterstrichen wird.

Die Rückbildung der endokrin bedingten psychischen Störungen während der Substitutionsbehandlung einer HVL-Insuffizienz läßt sich auch an den Ergebnissen von Leistungstests deutlich machen. Im Kraepelin-Pauli-Test erfährt das während der Insuffizienz unter das dem einzelnen Patienten zukommende Niveau herabgesetzte Rechentempo unter der Behandlung eine Steigerung und damit Verschiebung in Richtung auf die ursprünglichen Verhältnisse. Nach erfolgreicher Substitution sind größere Streuungen der Ergebnisse im Rechenversuch als während der Insuffizienz zu beobachten. Die Erkrankung ebnet somit im Stadium der Insuffizienz die interindividuelle Merkmalsvarianz ein, die erst bei Besserung der Leistungsfähigkeit unter der Behandlung wieder hervortritt.

Vergleichsuntersuchungen zwischen Hypophysektomierten mit endokrinen Ausfällen, die mindestens 1 Jahr in adäquater Weise substituiert wurden und

Operierten ohne hormonelle Störungen ergaben weder explorativ noch bei der Untersuchung mit verschiedenen Intelligenz- und Leistungstests signifikante Differenzen. Auch dieser Befund bringt die Reversibilität der endokrin bedingten psychischen Störungen zum Ausdruck.

Die Substitutionsbehandlung einer HVL-Insuffizienz muß in der Regel zeitlebens erfolgen. Für die Überwachung der Dauertherapie kommt den psychischen Begleitsymptomen der HVL-Insuffizienz große Bedeutung zu. Verschlechterungen der körperlichen Grundkrankheit, besonders aber die Nichteinhaltung der Therapie lassen sich an den erneut auftretenden psychischen Umwandlungen frühzeitig erkennen oder doch zumindest vermuten. Damit werden die psychischen Befunde und die mittels psychometrischer Verfahren in vergleichbarer Form zu beurteilende Leistungsfähigkeit zu praktisch relevanten Kriterien während der Therapieüberwachung.

Bleuler (1954, 1964) stellte als das Gemeinsame der psychischen Abweichungen bei endokrinen Erkrankungen Störungen der Antriebsgesamtsituation, des Erregungsniveaus, der Stimmung und einzelner Triebe heraus und faßte die psychopathologischen Befunde unter dem Begriff des endokrinen Psychosyndroms zusammen. Die von uns bei HVL-Insuffizienz nachgewiesenen psychischen Störungen lassen sich zwanglos in das so definierte endokrine Psychosyndrom einordnen.

Bleuler betonte außerdem die große Variabilität in der Intensität psychischer Störungen bei den verschiedenen Endokrinopathien. Er folgerte hieraus, daß das Ausmaß der durch eine endokrine Störung hervorgerufenen psychischen Abweichungen weniger von der körperlichen Grundkrankheit als von Persönlichkeitsfaktoren abhängig sei. Bleuler kam zu diesen Feststellungen auf Grund des Vergleichs globaler, endokrin nicht weiter aufgeschlüsselter Krankheitsbilder. Unsere Befunde machen deutlich, daß ein solches Vorgehen diese generelle Aussage nicht erlaubt. Auch bei der HVL-Insuffizienz erhält man unterschiedlich schwer ausgeprägte psychopathologische Syndrome, wenn man partielle und totale Insuffizienzen gleichzeitig betrachtet. Vergleicht man dagegen auf Grund von Hormonanalysen exakt definierte Formen der HVL-Insuffizienz, so werden die beschriebenen engen Beziehungen zwischen dem Ausmaß der psychischen Störungen und der Schwere der endokrinen Ausfälle deutlich. Die Gleichförmigkeit der psychischen Begleitsymptomatik bei totaler HVL-Insuffizienz gegenüber den vielgestaltigeren Bildern bei den partiellen Insuffizienzen zeigt an, daß in dem von Krankheit, Persönlichkeit und Sozialfeld bestimmten klinischen Bild eine entscheidende Verschiebung des Gewichts der wirksamen Faktoren in Richtung auf die Krankheit erfolgt ist. Die Kenntnis dieser Zusammenhänge ist von praktischer Bedeutung, da sie den klinischen Stellenwert der als Einzelsymptome vieldeutigen psychopathologischen Befunde bei der HVL-Insuffizienz erhöht.

Literatur

Bleuler, M.: Endokrinologische Psychiatrie. Stuttgart: Thieme 1954; — Endokrinologische Psychiatrie. In: Psychiatrie der Gegenwart, Bd. 1/1B, S. 161—252. Berlin-Göttingen-Heidelberg: Springer 1964. — Fischer, P.-A.: Hypophysenadenome. Psychopathologie und Endokrinologie. Stuttgart: Enke 1963. — Fischer, P.-A., Schmidt, G. und Wanke, K.: Das Leistungsverhalten bei endokrin bedingten Antriebsstörungen nach Hypophysektomien. In: Vitalität, S. 76—88. Stuttgart: Enke 1968; — Arch. Psychiat. Nervenkrankh. 210, 387—406 (1968).

Zur Psychosomatik und Somatopsychik allergischer Krankheiten

Spiegelberg, U., Betz, B. und Pietsch, B. (Univ.-Nervenklinik Marburg/L.)

Referat

Wir möchten an Hand klinisch-statistischer und neuropathologischer Befunde einige Verbindungslinien zwischen Allergologie und Nervenheilkunde aufzeigen. Den statistischen Untersuchungen liegt eine Erhebung von zwölf Untersuchern an 1000 Patienten unserer Klinik zugrunde. Von diesen Fällen wurden 507 nach Krankengeschichten und 493 durch Direktbefragung ausgewertet. Der Erhebungsvorgang war in jedem Fall gleich, er folgte gleichlautenden Instruktionen und demselben Schema. Grundbestandteil dieses Schemas ist ein Fragebogen von Bochnik, den wir um einige anamnestische, insbesondere allergologische Merkmale erweitert haben. Die Klassifizierung erfolgte nach dem WHO-Schlüssel. Fälle, bei denen keine Angaben für ein Merkmal gemacht wurden, blieben unberücksichtigt. So wurden immer nur Patientengruppen miteinander verglichen, bei denen ein Merkmal vorhanden oder sicher nicht vorhanden war. Daher sind unsere Stichprobenumfänge von unterschiedlicher Größe.

Von 768 Patienten hatten 138 eine allergische Krankheit in der Vorgeschichte, das sind 17,97%. Die 138 Allergiker gliedern sich folgendermaßen:

Tabelle 1.
Allergische Erkrankungen bei 768 Patienten

	Zahl	%
Asthma bronch.	25	8,12
Urticaria	56	40,58
Heuschnupfen	20	14,49
Sonstige	31	22,46
Mehrere	6	4,35
Insgesamt	138	100%

Die nächste Tabelle zeigt die Alters- und Geschlechtsverteilung.

Die erste Spalte gibt an, welche Gruppen miteinander verglichen wurden hinsichtlich ihrer Morbidität an Allergosen. Die zweite Spalte zeigt die absolute Häufigkeit, die dritte den prozentualen Anteil, die vierte die Vertrauensgrenzen dieses prozentualen Anteils bei 1% Irrtumswahrscheinlichkeit. Die fünfte Spalte gibt den jeweiligen Stichprobenumfang an. Die sechste zeigt, ob der Vergleich der jeweiligen Gruppen mit dem Chi-Quadrattest einen signifikanten Unterschied erbrachte. „+" bedeutet einen signifikanten Unterschied auf dem 5%-Niveau. Die letzte Spalte zeigt, bei welcher Irrtumswahrscheinlichkeit in Prozenten das im Test errechnete Chi-Quadrat den Tafelwert bei den entsprechenden Freiheitsgraden eben überschritt.

Wir finden keinen Unterschied in den Altersgruppen, aber eine Bevorzugung des weiblichen Geschlechtes. Mit Ausnahme der Migräne werden in der Literatur sonst keine Unterschiede in der Geschlechtsverteilung gefunden, so daß dieser Befund immerhin bemerkenswert, wenngleich außerdentlich vieldeutig ist.

In der dritten Tabelle ist die Spalteneinteilung die gleiche wie in der vorigen. Wir sehen keine Unterschiede in der Erkrankungshäufigkeit an Allergosen zwischen psychiatrischen und neurologischen Fällen. Ebenso ergeben sich keine signifikanten Unterschiede zwischen Psychosen und Neurosen einschließlich Psychopathien. Darf man nicht eine etwas stärkere Affinität zwischen den hier berück-

Tabelle 2

Gliederung der Allergien nach	Häufigkeit d. Allergien	% d. Allergien	Vertrauensgrenzen bei α = 0,01 in %	Stichpr. umfang	signif. Unterschied x²-Test	Irrtums-wahrschein-lichkeit kleiner als in %
Männer	59	14,68	10,60—19,93	402	+	5
Frauen	79	21,58	16,46—27,75	366		
Altersklassen Männer						
16—25	4	7,41	1,27—21,53	54		
26—29	8	18,18	6,16—37,33	44		
30—39	15	19,74	9,53—33,88	76		
40—49	10	13,51	5,21—26,73	74	0	50
50—59	17	20,00	10,19—33,30	85		
60—69	4	8,33	1,44—23,98	48		
70—82	1	6,25	0,03—38,14	16		
Altersklassen Frauen						
16—25	14	28,00	13,42—46,89	50		
26—29	6	22,22	6,10—48,28	27		
30—39	14	21,88	10,30—37,78	64		
40—49	13	16,88	7,57—30,46	77	0	95
50—59	17	23,29	11,97—38,21	73		
60—69	13	22,81	10,40—39,91	57		
70—82	2	14,29	0,76—51,23	14		

Tabelle 3

Gliederung der Allergien nach	Häufigkeit d. Allergien	% d. Allergien	Vertrauensgrenzen bei α = 0,01 in %	Stichpr.-umfang	signif. Unterschied x²-Test	Irrtums-wahrschein-lichkeit kleiner als in %
Diagnosenklasse I						
Psychiatr. Fälle	84	19,49	14,95—24,98	431	0	20
Neurolog. Fälle	48	15,58	10,86—21,80	308		
Diagnosenklasse II						
Psychosen	45	23,08	16,62—30,29	195	0	40
Neurosen und Psychopathie	13	21,31	9,68—37,58	61		
Diagnosenklasse III						
a) Psychosen	45	23,08	16,62—30,29	195	+	5
peripher Neurol.	3	7,50	0,86—24,84	40		
b) Neurosen	10	24,39	9,72—45,17	41	+	5
peripher Neurol.	3	7,50	0,86—24,84	40		
c) MDI	23	22,33	13,91—33,65	103	+	5
peripher Neurol.	3	7,50	0,86—24,84	40		

sichtigten Allergieformen einerseits und den psychiatrischen Krankheiten allgemein sowie den Neurosen insbesondere erwarten oder sogar fordern, wenn die große psychosomatische Grundhypothese aus der Sicht der Nervenklinik gestützt werden sollte ?

Immerhin erkrankten die Neurotiker ohne Psychopathien mit 24,39% am häufigsten an Allergien. Bei allen Psychosen, einschließlich der symptomatischen, ist die Quote 23,08%, beim MDI 22,33%. Wir haben als Kontrollgruppe, leider etwas zu klein geraten, periphere neurologische Erkrankungen gewählt. Es finden sich nun Hinweise für Unterschiede in der Allergiemorbidität, d. h. signifikante Unterschiede bei 5% Irrtumswahrscheinlichkeit zwischen Neurosen und Kontrollgruppe. Ebenfalls zwischen MDI und Kontrollgruppe sowie allen Psychosen und Kontrollen.

Unsere Ergebnisse sprechen, ganz global betrachtet, nur gegen jede einfache psychosomatische ätiologische Hypothese. Von seiten der Allergologen, besonders Gronemeyer u. Werner, wird mit Recht auf die fehlende Beweiskraft der bisherigen psychosomatischen Recherchen hingewiesen. Die allergische Konstitution ist ererbt, wie erst wieder D. Leigh sowie U. Fleck gesagt haben. Psychische Abläufe können in der zweiten Phase der Allergosen modifizierend einwirken. Die Reizschwelle kann gesenkt werden.

Den Postulaten der spezifischen prädisponierenden Persönlichkeitsstrukturen und Konfliktsituationen hinsichtlich besonderer Allergosen wird zunehmend widersprochen. Hierzu haben wir einen Beitrag zu leisten. Wir haben die Hypothese überprüft, daß sich Allergiker gegenüber Nichtallergikern in bezug auf charakterliche Merkmale unterscheiden. Die Tabelle 4 zeigt die Überprüfung von fünf primärcharakterlichen Merkmalen: Ehrgeiz, Stimmung, Kontakt, Antrieb und Gemüt. Die Beurteilung erfolgte explorativ, quantitativ mit der Betonung

Tabelle 4. *Primärcharakter und Allergien*
(1) („Durchschnittsnoten")

Primärcharakter	Allergien		keine Allergien	
	Note	Fälle	Note	Fälle
Ehrgeiz	3,24	96	3,12	357
Kontakt	3,43	97	3,41	341
Stimmung	3,55	97	3,50	377
Antrieb	3,74	104	3,58	377
Gemüt	3,80	101	3,75	378

1 bis 5. Das heißt z. B. sehr kontaktschwach, kontaktschwach, mittelmäßig kontaktfähig usw. Die Untersucher waren gehalten, jeden Patienten im Rahmen dieser Skalierung einzuordnen. Sie sehen hier noch die Durchschnittsnoten, d. h. die Mittelwerte, die bei Nichtallergikern und Allergikern nicht signifikant unterschieden sind.

Auf Tabelle 5 sind die Mittelwerte der Benotungen noch einmal eingezeichnet. Die unterschiedliche Höhe liefert keine quantitativen Aussagen, sondern wurde nur zur besseren optischen Unterscheidung gewählt.

Um nun auch keine signifikanten Unterschiede hinsichtlich der prozentualen Verteilung beider Gruppen auf die einzelnen Noten zu übersehen, wurde der Test von Kolmogoroff-Smirnow durchgeführt. Hierbei wird die kumulierte prozentuale Verteilung errechnet. Diese ist im Diagramm in Form der bekannten „Treppenkurven" für beide Gruppen aufgetragen. Weiterhin wird die absolut größte Differenz zwischen beiden Kurven und die höchstzulässige Differenz für die einzelnen Signifikanzniveaus errechnet. Einzelheiten finden sich bei Sachs. Der optische Eindruck, daß alle Kurven identisch sind, wird statistisch belegt. Die Kurven weichen nur zufällig voneinander ab. Hinsichtlich dieser fünf primärcharakterlichen Merkmale gibt es keine Unterschiede zwischen Allergikern und Nichtallergikern.

Die Beziehungen von Allergologie und Psychosenlehre, die ebenso wie in Europa auch in den seit den alten Arbeiten von Sack, van der Torren u. a. weiter studiert werden, können wir hier nur streifen. Wir stimmen besonders mit Lopez

Ibor, da Fonseca, Campbell, Dorfman und Bürger-Prinz darin überein, daß zwischen psychosomatischen Krankheiten einerseits und endogen-biologischen Vital-schwankungen andererseits, mindestens ebenso starke Beziehungen bestehen wie zwischen diesen und erlebnisreaktiven, psychodynamischen Prozessen. Umstritten ist, ob sich endogene Phasen, depressive oder manische und psychosomatische Syndrome ausschließen, wie M. Bleuler sowie B. Staehelin und auch Winzenried annehmen. Wir sind dessen nicht so sicher und erwarten für die Zukunft weitere Aufklärung, am ehesten von multifaktoriellen psychosomatischen Modellen im Sinne von Bochnik, P. A. Fischer, Lopez Ibor, D. Leigh und Rees.

Wir kommen jetzt zu einigen neurologischen Fragen. Das somatopsychische Moment wurde bisher überwiegend erlebnisreaktiv verstanden. Wir meinen nun, daß die Möglichkeit einer indirekten symptomatischen Entstehung psychischer Symptome via cerebraler Schädigungen besonders bei allergischen Krankheiten mehr beachtet werden sollte. Man muß davon ausgehen, daß allergisch-immun-biologische Prozesse bei sehr vielen organischen Nervenkrankheiten eine Rolle spielen. Allerdings gibt es nach Schliack wahrscheinlich kein einziges neurologi-

Tabelle 5. *Periarteriitis nodosa*

No.	Init.	G.	A.	Dauer d. Kr.	„Psychosom."	Neurol.	Psychiatr.
1	E. Sch.	42	4		„Asthma"	zentr. u. periphere Tetraparese	primär abnorm; asth.-adynam.; Wesens-änderung, Demenz
2	J. E.	63	15		Ulcus ventr., chron. Bronchit., Emphys.	Polyneurora-dikul. Bld. cerebell. Symptome	„psychogen. Über-lagerung", Affektlabilit., Perseverat. Tendenz
3	W. S.	65	4		Ulcus duodeni (Blutung)	Polyneuro-pathie	Depression i. Invol.-Alter, paranoide Züge
4	A. G.	58	20		Lebercirrhose Ulcus duod.	Extrapyr. Hyperkin. (Wilsonism.)	Debilität. Depressiv, ängstl. Final: amnest. Syndr. („verwirrt")
5	M. B.	65	8		„Asthma", Hypertonie	Polyneuro-radikulitis	o.B.

sches Syndrom alleiniger allergischer Genese. Gronemeyer betont das Vorkommen von Urticaria bei vielen inneren Krankheiten. Das gilt u. a. für die Periarteriitis nodosa, die nicht selten auch mit asthmoiden Bronchitiden, ja Asthma bronchiale echt nosologisch-pathogenetisch verbunden ist. Der allergische Grundprozeß kann über Beteiligung der cerebralen Gefäßprovinz symptomatisch psycho-pathologische Veränderungen bedingen, von der leichten Wesensänderung und Erschöpfung bis zu depressiven Verstimmungen und regelrechten exogenen Allge-mein- oder Lokalsyndromen. Erbslöh sowie Bredt weisen auf gleichzeitigen Befall pulmonaler und cerebraler Provinzen bei Thrombangitis obliterans und nekroti-sierenden Angiopathien aus dem Formenkreis der Kollagenosen hin.

Hierzu ein klinisch-pathologischer Beitrag. Wir haben fünf unausgewählte neuropathologisch verifizierte Fälle von Periarteriitis nodosa durchgesehen. Professor Dr. Jacob und Dozent Dr. Solcher sei für die Überlassung des Materials gedankt.

Wir finden neurasthenisch-neurotiforme psychopathologische, vor allem aber asthmatoide und gastroenterale Pathologika, die unser heutiges Thema berühren. Nicht jeder Hypertonus, nicht jedes Ulcus duodeni und nicht jede asthmatische Atemstörung ist also psychosomatisch im engeren und landläufigen Sinne. Mehr

.ei durch unsere Befunde nicht gezeigt, aber eben dieses halten wir für sehr wichtig.

Somatopsychische Veränderungen bei Bronchialasthma und seinen Folgen können weiterhin durch cerebrale Hypoxämien über das Cor pulmonale zustande kommen, das als Ayerza-Syndrom bei allen möglichen Parenchym- und Gefäßerkrankungen der Lunge vorkommt. Als drittes somato-organisches Bindeglied zwischen allergischem Grundgeschehen und psychiatrischen Syndromen seien die

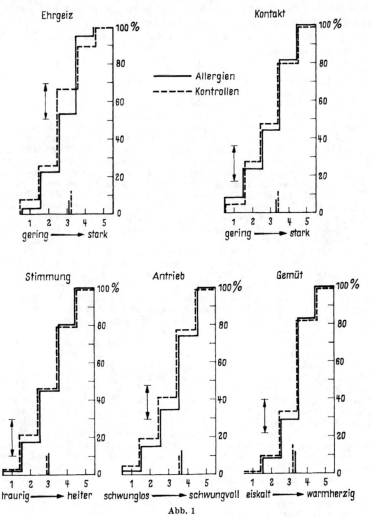

Abb. 1

verschiedenen Medikamente wie Corticoide, ältere Asthmamittel und Psychopharmaka erwähnt.

Meine Damen und Herren, ich komme zum Schluß. Drei Sachverhalte, Gedanken, Grundsätze, welche die Gebiete der Allergologie, der Psychosomatik und der Psychiatrie allgemein verbinden, lassen sich aus unseren Beobachtungen abstrahieren:

1. Psychosomatik und Allergologie haben zweierlei gemeinsam. Sie sind interdisziplinäre oder Querschnittsfächer und sie benötigen nach Gardiner, zitiert bei Gheorghiu, „den hartnäckigen Spürsinn eines Sherlock Holmes, die Erfindungs-

gabe eines Thomas Edison, die Geduld eines Diogenes und den Optimismus eines Idioten".

2. Das Rätsel der psychosomatischen, hier allergischen Krankheiten, ist nicht gelöst. Engel meint, daß ein völlig neues System zu entwickeln sei. Bislang sei man über die Entdeckung der Simultaneität und der Abfolge psychischer und somatischer Phänomene nicht sehr weit hinausgekommen.

3. In Übereinstimmung mit Langen meinen wir, daß psychosomatische Krankheiten mit Läsionen schärfer von funktionellen psychosomatischen Symptomen bei verschiedensten Neurosen und Psychosen zu trennen sind. Primäre Somatopsychik oder somatopsychische Rückwirkungen und Zirkelprozesse sind im Einzelfalle wie allgemein zu berücksichtigen.

Literatur

Ayerza: zit. bei Erbslöh. — Bleuler, M.: zit. bei Staehelin. — Bochnik, J. H.: Multifaktorielle klinische Forschung. Stuttgart: Enke 1964. — Bredt, H.: zit. bei Erbslöh. — Bürger-Prinz, H.: Probleme der phasischen Psychosen. In: Probleme der phasischen Psychosen (Forum der Psychiatrie), Bürger-Prinz, H., Ed. Stuttgart: Enke 1961. — Campbell, I. D.: J. nerv. ment. Dis. 112, 206 (1950). — Dorfman, W.: Sth. Western Med. (Texas) 43, 195 (1962); — Closing the gap netween medicine and psychiatry. In: Psychosomatic Medicine; Dunlop, E., and Weisman, M. N., Eds. Excerpta Medica, International Congress Series, No. 134, Dordrecht 1967. First Congress of the Academy of Psychosomatic Medicine. — Engel, G. L.: Psychosom. Res. 11, 3—9 (1967). — Erbslöh, F.: Das Zentralnervensystem bei Krankheiten des Herzens und der Lungen. In: Hdb. der spez. Pathol., Anatomie und Histologie. Bd. XIII, Bandteil II/B, p. 1382—85. Berlin-Göttingen-Heidelberg: Springer 1958. — Fischer, P. A.: Hypophysenadenome. Psychopathologie und Endokrinologie. Stuttgart: Enke 1963. — Fischer, P. A., Schmidt, G. und Wanke, K.: Das Leistungsverhalten bei endokrin bedingten Antriebsstörungen nach Hypophysektomien. In: Vitalität, Festschrift für H. Bürger-Prinz, Hrsg. H. J. Colmant. Stuttgart: Enke 1968. — Fleck, M.: Urticaria. Dermatol. u. Venerol., Gottfried u. Schönfeld, Bd. III, 1, 269. — Fonseca, A. F. Da: Brit. J. Psychiat. 109, 464 (1963). — Gardiner: zit. bei Gheorghiu. — Gheorghiu, Th.: Med. Welt 1969, 123—134. — Kolmogorov, A.: Ann. Math. Statist. 12, 461—463 (1941). — Langen, D.: Pers. Mitteilung. — Leigh, D., and Marley, C.: Genetic aspects of asthma and allergy. Psychiatry, Vol. 1, p. 570 to 572. Intern. Congr. Ser. No. 150. Exc. Med. Found. Amsterd. 1967. — Lopez Ibor, J. J.: Psychosomatische Forschung. In: Psychiatrie der Gegenwart, Vol. I/2, p. 79. Berlin-Göttingen-Heidelberg: Springer 1963; — Las neurosis como enfermedades del amino (neuroses as diseases of the mind) Madrid: Gredos 1966. — Rees, L.: Trends and issues in psychosomatic medicine. Psychiatry, Vol. 1, p. 563—565. Intern. Congr. Ser. No. 150. Exc. Med. Found. Amsterd. 1967. — Saxl, S.: Wien. klin. Wschr. 46, 1515 (1933). — Sachs, L.: Statistische Auswertungsmethoden. Berlin-Heidelberg-New York: Springer 1968. — Smirnov, N.: Ann. Math. Statist. 19, 279—281 (1948). — Schliack, H.: Neurologische Krankheiten. In: Hansen und Werner, Lehrbuch der klinischen Allergie. Stuttgart: Thieme 1966. — Spiegelberg, U.: Fortschr. Neurol. Psychiat. 23, 221 (1955); — Probleme psychosomatischer Symptombildung am Beispiel der Colitis ulcerosa. Vortrag Kongress Dtsch. Ges. Psychiatrie und Nervenhk., Bad Nauheim 1964; ref. Zbl. ges. Neurol. Psychiat. 180, 121 (1965); — Z. Psychother. med. Psychol. 16, 1 (1966); — Act. luso-esp. Neurol. 25, 1 (1966); — Zyklothymie, Neurose und psychosomatische Störung. Forum d. Psychiatrie, Nr. 20/1968. Festschrift für Prof. H. Bürger-Prinz. Stuttgart: Enke 1968. — Staehelin, B.: Allergie in psychosomatischer und soziologischer Sicht. Stuttgart: Thieme 1961. — van der Torren, J.: Ref. Zbl. ges. Neurol. Psychiat. 46, 887 (1927). — Werner, M.: Krankheiten infolge peroraler Allergeninvasion. In: Hansen und Werner, Lehrbuch der klinischen Allergie. Stuttgart: Thieme 1966. — Winzenried, F. J.: Beziehungen körperlicher Erkrankungen zu endogenen Psychosen. In: Probleme phasischer Psychosen. Stuttgart: Enke 1961. — Winzenried, F. J., u. Gehlken, K.: Arch. Psychiat. Nervenkr. 200, 652 (1959).

Zur Syndromgenese psychischer Störungen durch Arzneimittel

HELMCHEN, H. (Psychiat. und Neurolog. Klinik der FU Berlin)

Referat

Moderne Arzneimittel verhelfen uns nicht nur zu eindrucksvollen Heilerfolgen. Sie können auch unerwünschte und sogar gefährliche Störungen bedingen. Zum

weiten Spektrum solcher Nebenwirkungen und Komplikationen gehören auch viel-
ältige psychische Störungen [2, 6, 25, 26, 29, 30, 37, 42, 48, 51, 55]. Ihre nähere
Bestimmung ist indessen noch recht unsicher. Schon allein die Häufigkeit psychischer Störungen bei Pharmakotherapie läßt sich nicht verbindlich angeben. Dies
liegt vor allem daran, daß psychische Veränderungen vom Nichtpsychiater oft
gar nicht erkannt oder beachtet werden; sie werden auch meist unzureichend
beschrieben und dem Psychiater gelegentlich erst dann vorgestellt, wenn das
ursprüngliche psychische Störsyndrom durch psychotrope Medikation modifiziert
worden ist; schließlich erfährt der Psychiater nicht selten weder die Entwicklung
der Störung noch alle syndromgenetisch möglichen Umstände in ausreichender
Genauigkeit. Vor allem fehlt in der Regel eine differenzierte Medikamenten-
anamnese und deren zeitlich exakte Beziehung zur Entwicklung der Symptomatik.
Wünschenswert wäre eine systematische, standardisierte und auf den Verlauf be-
zogene Dokumentation von Medikation und klinischem Bild.

Schwierigkeiten entspringen aber auch den Eigenarten des Diagnostizierens
psychopathologischer Phänomene. Ihnen gegenüber wohl mehr als gegenüber
körperlichen Symptomen muß der Arzt darauf achten, daß er die einzelnen Schritte
des diagnostischen Prozesses — Beobachtung, Beschreibung, Bewertung klinischer

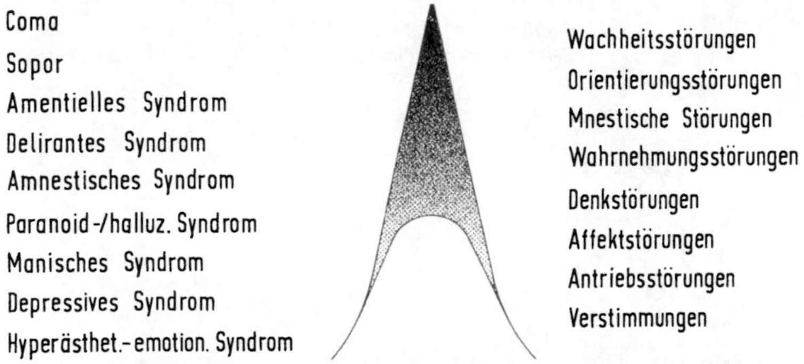

Coma	Wachheitsstörungen
Sopor	Orientierungsstörungen
Amentielles Syndrom	Mnestische Störungen
Delirantes Syndrom	Wahrnehmungsstörungen
Amnestisches Syndrom	Denkstörungen
Paranoid-/halluz. Syndrom	Affektstörungen
Manisches Syndrom	Antriebsstörungen
Depressives Syndrom	Verstimmungen
Hyperästhet.-emotion. Syndrom	

Abb. 1. Psychopathologische Syndromtypen (li) und Symptomgruppen (r). Die Schwärzung des Pfeiles symboli-
siert die Erkennbarkeit, seine Breite die Häufigkeit der Störung

Phänomene — möglichst sauber voneinander trennt und auch in dieser Reihenfolge geht. Denn weniger als andere Disziplinen kennt die Psychiatrie Ursachen der
Krankheiten, mit denen sie zu tun hat. Dementsprechend kann der Psychiater
den Aufbau des klinischen Bildes auch kaum aus Ätiologie und Pathogenese erklären. Er muß deshalb umgekehrt versuchen, aus dem klinischen Erscheinungsbild, genauer aus der Entwicklung und Struktur des psychopathologischen Syndroms, dessen Entstehungsbedingungen abzuleiten (Syndromgenese [70]). Dabei
wird er in der Regel auf mehrere Bedingungen stoßen, aus deren Wechselwirkungen
sich das psychopathologische Syndrom aufbaut. Diese Erfahrung begründet ein
multikonditionales Konzept der Syndromgenese. Aus ihm folgt die Irrtumsan-
fälligkeit des Arztes, der aus einem bestimmten psychiatrischen Syndrom auf eine
bestimmte Ursache schließt oder umgekehrt ein psychiatrisches Syndrom direkt
und ausschließlich aus der Einwirkung einer bestimmten Noxe erklärt.

Nach diesen Vorbemerkungen erscheint es kaum sinnvoll, alle psychischen
Störungen erschöpfend darzustellen, die im Zusammenhang mit Arzneimittelanwendungen auftreten können. An Hand eines kurzen Schemas der wichtigsten
Störungen können nur einige allgemeine Hinweise gegeben werden (Abb. 1). Das
Schema zeigt links einige Syndromtypen, rechts die wichtigsten Symptomgruppen,
aus deren Kombinationen sich die Syndrome aufbauen. Sie werden in der Reihenfolge von oben nach unten häufiger und sind in gleicher Reihenfolge zunehmend

schwieriger vom Normalen abzugrenzen. Oder mit anderen Worten: Wachheits-
störungen und Orientierungsstörungen sind zwar schnell und eindeutig als krankhaft zu erkennen, aber in unserem Zusammenhang relativ selten. Antriebsstörungen und Verstimmungen, zumal geringerer Intensität, sind indessen oft nur
schwer von Schwankungen des normalen Seelenlebens zu unterscheiden, dafür
jedoch recht häufig. So treten beispielsweise bei ACTH- und Cortison-behandelten
Patienten eindeutig psychotische Störungen mit Desorientiertheit und Halluzinationen nur in ca. 1 bis 5%, Stimmungs- und Antriebsstörungen hingegen bei etwa
30 bis 35% auf [6, 50, 74]).

Mit Art und Verlauf, genauer der Struktur der Symptomverbindungen einerseits und der Akuität von Entwicklung und Rückbildung sowie der Dauer psychopathologischer Erscheinungen andererseits sind die wichtigsten allgemeinen
Kriterien genannt, von denen die syndromgenetische Analyse ausgeht. Es liegt

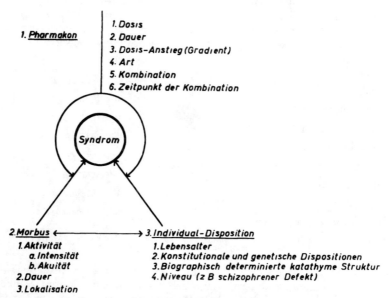

Abb. 2. Syndromgenetische Trias

nahe, daß sich die solcherart gewonnenen Erfahrungen in erster Linie auf psychische
Störungen im Zusammenhang mit primär psychotropen Medikamenten beziehen.
Denn gerade sie werden ja wegen psychischer Störungen gegeben, deretwegen die
Kranken oft schon vor jeder Medikation psychiatrisch untersucht worden sind.
Ein Rückgriff auf solche Erfahrungen ist aber auch deshalb notwendig, weil die
hier gemeinten Medikamente: Hypnotika, Analgetika, Tranquilizer, Stimulantien,
— keineswegs nur vom Psychiater oder dem damit vertrauten Arzt, sondern im
beträchtlichen Umfange auch vom Apotheker oder gar Drogisten verordnet werden,
mithin eine wahrscheinlich sehr große und auch unkontrollierte Verbreitung
haben [2, 33, 35, 37, 51, 56].

Die Erfahrungen über Syndrombedingungen können in einer syndromgenetischen Trias geordnet werden [23, 25] (Abb. 2). Danach sind psychopathologische
Störsyndrome im Zusammenhang mit Arzneimittelanwendungen keineswegs nur
auf

1. das Pharmakon bzw. die Pharmakotherapie zu beziehen; sie resultieren vielmehr aus deren Wechselwirkungen mit

2. der Grundkrankheit und
3. der Individualdisposition.

Werfen wir zunächst einen Blick auf das Pharmakon. Seine syndromgenetische Bedeutung wird um so wahrscheinlicher, je enger der zeitliche Zusammenhang zwischen dem Verlauf der psychischen Störung und dem Dosis-Verlaufsprofil der Medikation ist. Dabei ist der Schluß aus der applizierten Dosis auf das tatsächliche Verlaufsprofil meist unzureichend. Eine wesentlich bessere Bezugsgröße stellt der Blutspiegel dar, da er dem für die Wirkung entscheidenden Gewebsspiegel schon näher kommt [15; 71]. Syndromgenetisch wichtig sind in der Regel hohe Dosen und schneller Dosisanstieg, z. B. bei suicidalen Vergiftungen oder auch schneller Dosisabfall, besonders absolute oder gelegentlich auch nur relative Abstinenz nach länger während Mitteleinnahme. Als klassisches Syndrom kann dabei ein sog. Entzugsdelir auftreten, das bei Alkoholismus meist eingipflig, bei chronischem Medikamentmißbrauch nicht selten diskontinuierlich verläuft.

Im Hinblick auf die hier nicht abgehandelten chronischen Störungen muß wenigstens angemerkt werden, daß ein zunehmender Wesenswandel, eine Entkernung, ein Abbau der Per-

Tabelle. *Wichtige und verbreitete Arzneimittelklassen, bei deren Anwendung psychische Störungen beobachtet wurden* (Die Zahlen verweisen auf weiterführende Literatur)

1. Antibiotica [11, 13, 44, 66]
2. Tuberculostatica [39, 57, 61]
3. Sulfonamide [17, 59]
4. Antirheumatika [21, 54, 65]
5. Cardiaca [7, 62]
6. Antihypertonica [60, 64]
7. Hormone [14, 19, 31, 50, 73, 74]
8. Antihistaminika [43]
9. Antitussiva [10]
10. Antiasthmatika [9, 41]
11. Laxantia [4, 58]
12. Stimulantia [12, 32, 40, 52, 53, 72]
13. Analgetika [8, 20, 33, 56, 68]
14. Hypnotika [8, 33, 47]
15. Tranquilizer [1, 22, 28, 63]
16. Antipsychotika (Neuroleptika, Antidepressiva) [23, 25, 30]
17. Placebo [3, 18, 45, 67]

sönlichkeit im Sinne eines irreversiblen hirnorganischen Psychosyndroms häufige Folge langdauernden, meist unkontrolliert gewohnheitsmäßigen oder süchtigen Mißbrauches bestimmter Medikamentklassen ist [8, 33].

Wenn nun auch die syndromgenetische Potenz der einzelnen Medikamente durchaus sehr unterschiedlich ist, so zeigt doch schon ein grober Überblick, daß psychische Störungen bei Anwendung der meisten modernen Arzneimittelarten bereits beschrieben worden sind (Tabelle). Erinnern wir uns nur daran, daß etwa die psychisch stimulierenden Wirkungen des tuberkulostatisch angewandten Isonicotinsäurehydracids (INH) zur Einführung der aus ihm weiter entwickelten Monoaminooxydaseinhibitoren (MAO-I) in die antidepressive Therapie Anlaß gaben oder daß die psychisch dämpfenden Effekte einiger Antihistaminika zur Entwicklung der neuroleptisch wirkenden Phenothiazine führten. Oder denken wir an die Diskussion über depressive Nebenwirkungen der antihypertensiven Therapie mit Reserpin oder auch der hormonalen Ovulationshemmer [14, 50, 74; 19, 31, 73]. — Unterschiede der syndromgenetischen Potenz verschiedener Arzneimittel kommen nun sowohl in der Häufigkeit als auch in der Struktur des jeweiligen psychopathologischen Syndroms zum Ausdruck. Die stärkste Potenz scheinen schon primär psychotrope Substanzen zu besitzen. Besonders erwähnt seien Halluzinosen und paranoid-halluzinatorische Syndrome, die von Schizophrenien oft kaum zu unterscheiden sind; sie treten bevorzugt bei chronischer, gelegentlich aber auch sogar einmaliger Anwendung von Ephedrin- oder Weckamin-haltigen Antiasthmatika, Stimulantien, Abmagerungsmitteln und Appetitzüglern auf [9, 41; 12, 32, 40, 52, 53, 72].

Eine besondere Rolle spielt weiterhin die Art des Pharmakons bei Kombinationen mit anderen Substanzen [23, 34, 49, 51]. Aus diesem bisher kaum überschaubaren Gebiet seien drei Beispiele herausgegriffen, die praktische Bedeutung haben und auf unterschiedliche Wirkungsmodi der Kombinationen verweisen. 1. Die Kombination des Tranquilizers Meprobamat mit Alkohol kann unerwartete und für die Wirkungsrichtung jedes einzelnen Pharmakons paradoxe psychische Störsyndrome hervorrufen [1, 63]; diese Mittel werden gelegentlich auch unwissentlich kombiniert, wenn zusätzlich eines der vielen flüssigen und damit hinsichtlich der Dosierung besonders unkontrollierbaren, auch alkoholhaltigen, Beruhigungs- und Stärkungsmittel eingenommen wird. 2. Ebenfalls unwissentlich ergeben sich gefährliche Kombinationen aus bestimmten Nahrungsbestandteilen und Medikamenten. So entwickelten sich z. B. sogar letale adrenerge Krisen mit paroxysmaler Blutdruckerhöhung, angsthafter Verwirrtheit und cerebralen Blutungen nach umfangreichem Genuß von Tyramin-haltigem Käse bei Kranken, die mit Monoaminooxydasehemmern behandelt wurden [5]. 3. Überzufällig häufig mußten wir delirante Syndrome bei Kranken unter neuroleptischer Therapie beobachten, die zusätzlich eine normalerweise nicht encephalotrope anthelminthische Piperazinbehandlung erhielten [24].

Lösen wir uns nun von der Betrachtung syndromgenetischer Faktoren, die primär aus der Pharmakotherapie erwachsen. Um sie psychopathogen werden zu lassen, müssen wohl meist weitere syndromgenetische Bedingungen hinzutreten, da psychische Störungen im Verhältnis zur Häufigkeit der genannten Arzneimittelanwendungen eher selten sind. Diese Wechselwirkungen mit Faktoren der Grundkrankheit und der Individualdisposition können hier nicht mehr eingehender besprochen werden. Aber bereits ein Blick auf die verschiedenen pharmakokinetischen Einflußgrößen (Resorption, Gewebsbindung, Metabolisierung, Ausscheidung) läßt eine Fülle von möglichen Wechselwirkungen erkennen [15]. Hier ist nicht nur an Veränderungen der Organfunktionen durch die Grundkrankheit, sondern auch an genetisch programmierte individuelle Besonderheiten von Enzymkapazitäten zu denken, wie sie etwa die Pharmakogenetik am Beispiel von INH- oder Diphenylhydantoin-Nebenwirkungen am Nervensystem aufzudecken begonnen hat [36, 38, 46, 69]. Auch der seit jeher bekannte Einfluß des Lebensalters als eines gerade in der Genese psychischer Störungen bedeutenden Faktors kann hier nicht weiter erläutert werden. Wenigstens hingewiesen werden muß indessen noch auf eine immer wirksame und besonders wichtige syndromgenetische Determinante, die aus der individuellen Persönlichkeitsstruktur erwächst. Ihre Bedeutung wird bereits durch die Tatsache beleuchtet, daß gesunde Probanden auf eine jeweils gleiche Dosis des gleichen psychotropen Medikaments sehr unterschiedlich, teilweise einander entgegengesetzt reagieren können [75]. Noch deutlicher wird der Sachverhalt aus einer Zusammenstellung von Placebowirkungen; unter 35 toxisch imponierenden Placebowirkungen wurden Lethargie, Konzentrationsschwäche, Schläfrigkeit und depressive Verstimmung mit am häufigsten festgestellt [3]. Mit steigender Placebodosis nahmen die unangenehmen Wirkungen zu [45]. Sogar Halluzinationen wurden nach Verabreichung von Placebo an übermüdete Probanden beobachtet [67]. Als allgemeine Regel ergab sich, daß Placeboreaktoren auch auf wirkstoffhaltige Medikamente „atypisch" ansprechen [18]. Solche individuelle Persönlichkeitsdisposition äußert sich weiterhin in der „pharmakogenen Erlebnisreaktion", in der Art, wie die pharmakogenen seelischen und körperlichen Veränderungen verarbeitet werden [16, 27]. Schließlich und nicht zuletzt ist zu berücksichtigen, daß der Kranke sich sehr individuell mit der Chronizität, der Intensität, den Heilungsaussichten seiner Krankheit sowie der Chronizität der Medikation, ihrer Lästigkeit und auch der Abhängigkeit von ihr, auseinandersetzt. Nicht selten ermöglicht erst die Berücksichtigung gerade dieser personalen Determinanten der psychischen Störungen bei Arzneimittelanwendungen dem Arzt eine optimale Therapie.

Zusammenfassung

1. Psychische Störungen im Verlauf von Arzneimittelanwendungen sollten nicht nur auf das Pharmakon selbst bezogen werden. Meist läßt sich eine multikonditionale Genese des psychopathologischen Syndroms nachweisen.

2. Die syndromgenetische Analyse geht aus vom Verlauf und von der symptomatologischen Struktur des psychopathologischen Syndroms. Der Verlauf muß durch exakte Anamnese der zeitlichen Beziehungen zwischen Arzneimitteleinnahme und Entwicklung der klinischen Symptomatik bestimmt werden. Die Medikamente sollen nach Art und Menge differenziert, die psychischen Störungen möglichst deskriptiv, ohne summarische nosologische Kurzformel, erfaßt werden.

3. Die so gewonnenen Erfahrungen können als syndromgenetische Trias geordnet werden. Danach resultieren psychische Störungen bei Arzneimittelanwendungen aus den Wechselwirkungen zwischen Pharmakon, Grundkrankheit und Individualdisposition.

4. Einzelaspekte dieser drei Bedingungsgruppen werden im Rahmen einer kurzen Übersicht erläutert.

Literatur

1. Angst, J. Praxis 49, 506—511 (1960). — 2. Bay, F.: Dtsch. med. Wschr. 85, 1676—1680 (1960). — 3. Beecher, H. K.: J. Amer. med. Ass. 159, 1602—1606 (1955). — 4. Berning, H., u. Fischer, R.: Dtsch. med. Wschr. 86, 2153—2156 (1961). — 5. Blackwell, B. Marley, E., Price, J., and Taylor, D.: Brit. J. Psychiat. 113, 349—365 (1967). — 6. Bleuler, M.: Praxis 50, 249—254 (1961). — 7. Bloch, K.: Münch. med. Wschr. 106, 942—952 (1964). — 8. Bresser, P. H., Huhn, A., Seidenfaden, J., und Scheid, W.: Med. Welt 1962, 971—979. — 9. Büssow, H.: Nervenarzt 35, 222—223 (1964). — 10. Cieslak, G.: Nervenarzt 26, 30—32 (1955). — 11. Cohen, S. B.: Amer. J. Psychiat. 111, 699—702 (1955). — 12. Connell, P. H.: Amphetamine psychosis. London: Oxford Univ.-Press 1958. — 13. Degkwitz, R.: Nervenarzt 27, 305—308 (1956). — 14. Dieck, C.: Psychische Wirkungen und Nebenwirkungen von ACTHundCortison. In: Hormone und Psyche, p. 76—87. Berlin-Göttingen-Heidelberg: Springer 1958. — 15. Dost, F. H.: Grundlagen der Pharmakokinetik, 2. erweiterte u. umgearb. Aufl. Stuttgart: Thieme 1968. — 16. Engelmeier, M.-P.: Somatische und psychische Wirkungen von Genußstoffen und „psychotropen" Medikamenten. Stuttgart: Thieme 1964. — 17. Enge, S., Lechner, H. und Falk, W.: Zbl. ges. Neurol. Psychiat. 184, 10—11 (1965). — 18. v. Felsinger, J. M., Lasagna, L., and Beecher, H. K.: J. Amer. med. Ass. 157, 1113—1119 (1955). — 19. Grant, E. C. G., and Pryse-Davies, J.: Brit. med. J. 1968, 777. — 20. Gsell, O., Kielholz, P. und Hegg, J. J.: Schweiz. med. Wschr. 91, 1529—1531 (1961). — 21. Günther, R.: Med. Klin. 54, 467—474 (1959). — 22. Haizlip, T. M., and Ewing, J. A.: Excerpta med. (Amst.) Sect. VIII, 12, 430 (1959). — 23. Helmchen, H.: Excerpta med. internat. Congr. Ser. No. 129, 600—607 (1967). — 24. Helmchen, H., u. Hippius, H.: Arzneimittel-Forsch. 16, 244—246 (1966). — 25. Helmchen, H., u. Hippius, H.: Internist 8, 336—344 (1967). — 26. Hippius, H.: Psychische Störungen. In: Erkrankungen durch Arzneimittel. Diagnostik, Klinik, Pathogenese, Therapie, S. 409—425, Heintz, R. (Hrsg.). Stuttgart: Thieme 1966. — 27. Hoch, P. H.: Comprehens. Psychiat. 1, 265—271 (1960). — 28. Hollister, L. E., Motzenbecker, F. P., und Degaan, R. D. Psychopharmacologia (Berl.) 2, 63—68 (1961). — 29. Janzen, R.: Internist 3, 471—477 (1962). — 30. Kähler, H. J.: Störwirkungen von Psychopharmaka. Stuttgart: Wissenschaftl. Verlagsges. 1967. — 31. Kaye, B. M.: J. Amer. med. Ass. 186, 522 (1963). — 32. Kellner, E.: Ther. d. Gegenw. 99, 524—530 (1960). — 33. Kielholz, P.: Schweiz. Ärzteztg. 49, 1077—1096 (1968). — 34. Knöchel, F.: Dtsch. Ärzteblatt 66, 15—21 (1969). — 35. Kranz, H.: Ärztebl. Rheinland-Pfalz 18, 147—156 (1965). — 36. Kutt, H., Wolk, M., Scherman, R., and McDowell, F.: Neurology 14, 542—548 (Minneap.) (1964). — 37. Laubenthal, F. (Hrsg.): Sucht und

Mißbrauch. Stuttgart: Thieme 1964. — 38. Lenz, W.: Münch. med. Wschr. 110, 1225—123; (1968). — 39. Lepeuple, A., Thibier, R., Vivien, J.-N., Grosset, J., et Canetti, G.: Rev. Tuberc. (Paris) 25, 214—230 (1959). — 40. Masuch, F.: Öff. Gesundh.-Dienst 20, 220—224 (1958). — 41. May, V.: Wien. klin. Wschr. 75, 929—932 (1963). — 42. Meyler, L. (Ed.): Side effects of drugs. Amsterdam-New York-London-Mailand-Tokio-Buenos Aires: Excerpta med. Foundation 1966. — 43. Niedermeyer, E.: Klin. Med. 11, 280—284 (1956). — 44. Pennaneach, H. J., Guennec, J. et Blanc, B.: Bull. Soc. méd. Hôp. Paris 66, 684—688 (1950). — 45. Pogge, R. G., and Coats, E. A.: Neb. St. med. J. 47, 437 (1962). — 46. Price Evans, D. A.: Vortrag: VI. internat. Congr. C.I.N.P. Tarragona 24.—27. IV. 1968. — 47. Reimer, F.: Nervenarzt 6, 267—269 (1964). — 48. Reisner, H.: Wien. med. Wschr. 114, 320—325 (1964). — 49. Remmer, H.: Verh. dtsch. Ges. inn. Med. 69, 99—112 (1963). — 50. Ritchie, E. A.: J. ment. Sci. 102, 830—837 (1956). — 51. Rummel, W.: Dtsch. Ärzteblatt 65, 2885—2891 (1968). — 52. Sano, I., u. Nagasaka: Fortschr. Neurol. Psychiat. 24, 391—394 (1956). — 53. Schinko, H., u. Solms, W.: Wien. Z. Nervenheilk. 9, 290—301 (1954). — 54. Sigal, E. E.: Klin. Med. (Mosk.) 9, 152—153 (1962). — 55. Spain, D. M.: Jatrogene Krankheiten. Stuttgart: Thieme 1967. — 56. Stöwsand, D.: Dtsch. med. Wschr. 85, 546—549 (1960). — 57. Tani, P., and Poppius, H.: Acta tuberc. scand. 43, 256—264 (1963). — 58. Thomas, K., u. Koch, E.: Diagnostik 1, 69—74 (1968). — 59. Tils, F. J.: Nervenarzt 21, 363—366 (1950). — 60. To-day's drugs: Brit. med. J. 1963, 1003—1006. — 61. To-day's drugs: Brit. med. J. 1963, 1527—1529, 1593—1594. — 62. To-day's drugs: Brit. med. J. 1964, 681—683. — 63. Torka, J.: Münch. med. Wschr. 103, 896 (1961). — 64. Tricon, B. J.: J. Amer. med. Ass. 188, 942—943 (1964). — 65. Tschetter, P. S.: Amer. J. Dis. Child. 106, 334—346 (1963). — 66. Tsélibéev, B. A.: Probl. Tuberk. 41, 88—89 (1963); Ref. Zbl. Neur. 179, 102 (1965). — 67. Tyler, D. B.: Amer. J. Physiol. 146, 458—466 (1946). — 68. Urban, H.: Dtsch. med. Wschr. 89, 223—229 (1964). — 69. Vogel, F.: Verh. dtsch. Ges. inn. Med. 64, 91—101 (1959). — 70. Wieck, H. H.: Med. Welt 22, 1183—1185 (1961). — 71. Wieck, H. H., Brilmeyer, H. und Picka, N.: Fortschr. Neurol. Psychiat. 30, 304—324 (1962). — 72. Zeh, W.: Nervenarzt 26, 244—246 (1955). — 73. Zell, J. R., and Crisp, W. E.: Obstet. and Gynec. 23, 657—661 (1964). — 74. v. Zerssen, D.: Z. psycho-som. Med. 3, 172—180, 241—248 (1956/57); 4, 1—10 (1957/58). — 75. Ziolko, H.-U.: Dtsch. med. J. 12, 533—537 (1961).

Das Abstinenzsyndrom

FEUERLEIN, W. (Max-Planck-Institut für Psychiatrie, München)

Referat

Nach der Definition der Weltgesundheitsorganisation von 1955 werden als Entziehungssymptome Krankheitserscheinungen bezeichnet, die nach Unterbrechung oder sogar abrupter Verminderung der Alkoholzufuhr auftreten. Daraus ergibt sich, so heißt es in der Definition weiter, „daß solche Symptome nicht in Erscheinung treten, so lange ein genügender Grad der Vergiftung aufrecht erhalten wird, ferner, daß diese Syndrome durch die Zufuhr von Alkohol oder von Medikamenten ähnlicher Wirkung (Paraldehyd, Barbiturate oder Chloralhydrat) gemindert werden können". Diese Symptome des Abstinenzsyndroms lassen sich in vier Gruppen einteilen: Gastrointestinale Erscheinungen: Appetitlosigkeit, Übelkeit, Erbrechen, Diarrhoe. 2. Kardiovasculäre und vegetative Symptome: Schweißausbruch, Temperaturerhöhung und Schwankung der Pulsfrequenz, Schlafstörungen. 3. Neurologische Störungen: Tremor, Muskelkrämpfe und Hyperreflexie, Grand-mal-Anfälle und 4. Psychische Phänomene: Halluzinationen, Bewußtseinsstörungen, motorische Unruhe, Desorientiertheit.

Von verschiedenen Autoren wurde das Alkoholdelir als höchste, wenn auch sehr selten auftretende Stufe des Abstinenzsyndroms bezeichnet (Johnson). Auch Wieser sieht im Delirium tremens eine der prägnantesten Formen des Entziehungssyndroms, räumt aber gleich ein, daß das Alkoholdelir auch durch andere Ursachen als durch Entziehung entstehen könne. Seiner Meinung nach bestehe das Alkoholdelir nur als Prägnanztyp. Es sei in den größeren Zusammenhang der „akuten Syndrome der metalkoholischen Psychosen" zu stellen.

Theoretische Grundlagen des Abstinenzsyndroms

Früher nahm man an, daß Alkohol nach initialer Reizung lediglich zu einer Hemmung der hierarchisch angeordneten Strukturen des ZNS führe. Neuere pharmakologische Experimente ergaben jedoch, daß nach anfänglicher Hemmung des retikulären Systems (Horsey u. Akert; Caspers) noch während der Intoxikation ein biochemischer und vegetativer Gegenregulationsvorgang einsetzt. Dieser nimmt mit allmählichem Abklingen der intoxikativen Phase rasch zu und bestimmt die Nachphase des Rausches, die etwa dem Alkoholkater entspricht. Dies ließ sich besonders durch Nystagmusuntersuchungen zeigen. Goldberg sowie Ashan u. Mitarb. wiesen in ihren Untersuchungen über den alkoholbedingten Lagennystagmus nach, daß nach der Zufuhr einer einzelnen Alkoholdosis sich dessen Schlagrichtung beim Abklingen der Alkoholwirkung umkehrt. Wenn Alkohol in entsprechend hoher Dosierung gegeben werde, dann bestehe nach initialer Erhöhung der Krampfschwelle in der gegenregulatorischen Phase eine Periode vermehrter Erregbarkeit des ZNS mit vermehrter Ansprechbarkeit auf krampferregende Substanzen (McQuarrie u. Fingl). Die gehemmt gewesenen Funktionen pendeln nach dem Aufhören der Intoxikation nach einigen Stunden nicht auf eine Mittellage ein, sondern geraten vorübergehend in einen überschießenden Reizzustand. Auf Grund von EEG-Untersuchungen kamen Greenberg u. Pearlman zu der Feststellung, daß Alkohol zu einer verlängerten Unterdrückung der zentralnervösen Funktionen führe. Nach Alkoholentzug komme es zu einer periodischen Hypersensibilität analog der Sensibilisierung der peripheren autonomen Receptoren nach Denervation. Gross u. Mitarb. haben ähnliche Untersuchungen vorgenommen. Ihrer Meinung nach hat Alkohol einen doppelten Effekt. Er vermehre die Neigung zum paradoxalen Schlaf, hemme aber gleichzeitig dessen Ausbildung. Hingegen werden nach den Untersuchungen von Yules et al. und Knowles et al. die REM-Stadien des Schlafes besonders in der ersten Nachthälfte vermindert. Bei genügend großer Alkoholzufuhr komme es zu einer Verminderung des paradoxalen Schlafes während der ganzen Nacht. Die Autoren setzen die klinischen Zeichen von Konzentrations- und Gedächtnisschwäche, Angst, Müdigkeit, Reizbarkeit, die bei experimentellen Untersuchungen des REM-Schlafes beobachtet wurden, in Verbindung mit ähnlichen klinischen Störungen unter Alkoholeinfluß. Eine ähnliche Hypothese wie die von Greenberg u. Pearlman wurde bereits 1961 von Kalant vertreten. Er nahm an, daß die Entziehungssyndrome eine Rückschlagaktivität jener Strukturen darstellen, die durch den Alkohol gehemmt waren. Diese Hypothese findet ihre Stütze durch die Untersuchungen von Knowles et al., die in den Nächten, die auf die Alkoholnächte folgten, jeweils eine Steigerung der REM-Stadien feststellten. Auch Hubach schließt sich dieser Meinung an und betont, daß Alkohol ein Antikonvulsivum sei, aber nur, wenn der Alkoholspiegel Tag und Nacht gleich hoch sei. Wenn Alkohol plötzlich abgesetzt werde, komme es zu epileptischen Anfällen, zu Dämmerzuständen und zum Delir. Bei häufigem Schwanken des Alkoholspiegels bestehe die Gefahr von epileptischen Anfällen. Ebenso sei die Gefahr des Ausbruchs eines Delirs größer, wenn nach längerer, gleichmäßiger Alkoholzufuhr der Alkohol plötzlich entzogen werde. Ähnliches meint Schulte, der von einer Art selbstregulatorischen, zentral gesteuerten Stoffwechselreaktion spricht. Ausführlicher wird diese komplexe oder ganzheitliche Hypothese von Kranz entwickelt. Er führt aus, daß die ursprüngliche Homöostase, in der die drohenden Schäden vor allen Dingen durch diacephale Gegenregulationen aufgefangen werden, umgewandelt werde und schließlich zusammenbreche, was sich klinisch als Delir manifestiere.

Aus diesen Untersuchungen und Überlegungen geht zusammenfassend hervor, daß das Alkoholdelir durch Alkoholentzug ausgelöst werden kann, was jahrzehntelang bestritten worden war. Andererseits zeigt die klinische Erfahrung, daß bei weitem nicht in jedem Fall beim Alkoholentzug ein Alkoholdelir entsteht. Man muß hier also zusätzliche dispositionelle Faktoren postulieren.

Eigene Untersuchungen zur Klinik und Pathogenese des Abstinenzsyndroms

Sieht man genauer zu, so vermißt man in den klinischen Arbeiten zum Abstinenzsyndrom vielfach präzise Angaben über die Häufigkeit der einzelnen Symptome und der Korrelationen zueinander. Zwar haben die Untersuchungsgruppen von Isbell u. Mendelson bei Dauerbelastungsversuchen mit Alkohol an Freiwilligen nach schließlicher Entziehung der Droge in der überwiegenden Zahl der Fälle Abstinenzsyndrome und auch Alkoholdelirien auslösen können; jedoch hatten sie nur sehr kleine Kollektive benützt. Lediglich bei Victor u. Adams, auf die die erste Beschreibung des Abstinenzsyndroms zurückgeht, findet man genauere Zahlen. Von ihren 266 Alkoholikern, die wegen offensichtlicher alkoholischer Komplikationen aufgenommen worden waren, wiesen 34,6% den acute tremolous state auf, weitere 11% Tremor und flüchtige Halluzinationen, 2,3% eine akustische Halluzinose und 5,3% ein typisches Delirium tremens. 4,1% hatten einen atypisch delirant-halluzinatorischen Zustand. Schließlich ist zu bemerken, daß die meisten zahlenmäßigen Unterlagen, auf denen die Abgrenzung des Abstinenzsyndroms aufbaut, an Alkoholikern gewonnen wurden, die wegen Alkoholismusfolgen in Krankenhäusern bzw. Rehabilitationszentren aufgenommen worden waren und bei denen mehr oder minder zwangsläufig die Alkoholzufuhr eingestellt worden war. Es fehlen hingegen fast völlig Zahlenangaben über die Häufigkeit dieser sog. Abstinenzsyndrome bei Fortdauer des Alkoholkonsums, wenn man von dem Bericht von Mendelson absieht, der noch während der Alkoholzufuhr Tremor, Nystagmus, Magen-Darmstörungen sowie Angst beobachten konnte. Es soll nun im folgenden über eigene Untersuchungen berichtet werden, die die Zurodnung der einzelnen Symptome und ihre Abhängigkeit von der Abstinenz betreffen:

Im Rahmen einer größeren Untersuchungsreihe an 112 Alkoholdelirpatienten und 72 chronischen Alkoholikern ohne Alkoholdelir wurde auf Symptome geachtet, die dem Entziehungssyndrom zuzurechnen sind. Es waren dies folgende Symptome:

Psychische Störungen: Angst, vermehrte Reizbarkeit, Gedächtnisstörungen, Halluzinationen.

Neurologische Störungen: vor allen Dingen Tremor und epileptische Anfälle.

Magen-Darmstörungen: (Erbrechen und Magenbeschwerden), vegetative Störungen (Hyperhidrosis, Schlafstörungen).

Unsere *erste Frage* lautete: Sind diese Symptome wirklich so häufig zusammen beobachtet worden, daß sie ein Syndrom bilden? Die Antwort gibt Tabelle 1: Aus diesen Interkorrelationen zeigt sich, daß bei den Alkoholdelirpatienten Schlafstörungen, Angst vermehrte Reizbarkeit und Gedächnisstörungen sowie Tremor gehäuft miteinander auftreten, so daß sie als ein Syndrom bezeichnet werden können. Ähnliche Korrelationen findet man aber auch bei den Nichtdelirpatienten. Dabei muß man berücksichtigen, daß sich diese Zahlen auf Angaben der Patienten stützen, so daß vielleicht die Häufigkeit der Symptome noch größer war als hier verzeichnet, da manche Patienten einige dieser Störungen möglicherweise vergessen hatten. Bemerkenswert ist weiter, daß die epileptischen Anfälle bei den Alkoholdelirpatienten nur mit den Halluzinationen korrelieren. Dagegen findet man bei den Nichtdelirpatienten Korrelationen mit Angst, Schlafstörungen, vermehrter Reizbarkeit und Gedächtnisstörungen.

Die *zweite Frage* galt dem Problem, ob diese Störungen häufiger bei Patienten vorkommen, die ein Alkoholdelir durchgemacht hatten als bei solchen, die kein Delir gehabt haben. Wenn das Delir also in den Rahmen des Entziehungssyndroms hineingehört, dann müßten diese Störungen beim Alkoholdelirpatienten häufiger

ein. Aus der Tabelle 2 läßt sich zunächst die Häufigkeit der einzelnen Symptome erkennen. Neurologische und gastrointestinale Störungen sind am häufigsten. Es zeigt sich dabei außerdem, daß die *neurologischen, gastrointestinalen und vegetativen Störungen*, die epileptischen Anfälle sowie Angst und Halluzinationen beim Alkoholdelirpatienten signifikant häufiger vorkommen als beim Nichtdelirpatienten.

Tabelle 1

(Produkt-Momentkorrelationen)

	Schlafstörungen	Angst	Verm.-Reizbarkeit	Gedächtnis-störungen	Halluzinationen	Tremor	Magen-Darm-störungen	Veget. Störungen	Epilept. Anfälle
Schlafstörungen	×	.5262	.4880	.6042	—	.2816	—	—	—
Angst	.5224	×	.3950	.6176	.2369	.3109	—	—	—
Verm.-Reizbarkeit	.2647	.3820	×	.5300	—	.3865	—	—	—
Gedächtnis-störungen	.4201	.6087	.4201	×	—	.2466	—	—	—
Halluzinationen	—	.2220	—	—	×	—	—	—	—
Tremor	.2025	—	.3781	—	—	×	—	—	—
Magen-Darm-störungen	.3757	.3274	.4355	.2156	—	.3335	×	—	—
Vegetative Störungen	.2641	—	—	—	—	.3838	.2050	×	—
Epilept. Anfälle	—	.2220	—	.2795	1000	—	—	—	×

Alkoholdelirpatienten oberhalb der Kreuze
Nichtdelirprobanden unterhalb der Kreuze

Tabelle 2. *Abstinenzsymptome*

	AD	ND	Signifikanz	
Schlafstörungen	39	36	—	
Angst	38	23	p < 0,05	x^2 3,88
Vermehrte Reizbarkeit	42	36	—	
Gedächtnisstörungen	25	17	—	
Halluzinationen	15	4	p < 0,05	x^2 6,576
Neurologische Störungen	75	56	p < 0,01	x^2 6,941
Magen-Darmstörungen	75	59	p < 0,05	x^2 6,559
Vegetative Störungen	51	25	p < 0,001	x^2 12,169
Epileptische Anfälle *nach* Alkoholabususbeginn	10	1	p < 0,05	x^2 5,11

Kryspin-Exner, der ähnliche vergleichende Untersuchungen vorgenommen hat, findet fast gleichhohe Prozentzahlen. Seine Werte sind aber nur bei den Alkoholdelirpatienten vergleichbar, da die Nichtdelirpatienten unter seinem Krankengut anders selektiert sind als bei unserem.

Drittens wurde die Häufigkeit der genannten neun Symptome bzw. Syndromgruppen hinsichtlich der Frage verglichen, ob das Alkoholdelir durch Alkoholentzug bzw. Alkoholreduktion provoziert worden war. Nach der Hypothese des Abstinenzsyndroms müßten diese Störungen häufiger bei den durch Alkoholentzug provozierten Alkoholdelirpatienten sein. Von den 112 Alkoholdelirpatienten lag in 63 Fällen (56%) eine Provokation durch Alkoholentzug bzw. Alkohol-reduktion vor. Aus der Tabelle 3 ist zu entnehmen, daß die genannten Störungen bei den durch *Alkoholentzug* bzw. *Alkoholreduktion provozierten* Delirien *nicht häufiger* sind als bei den *nicht* durch Alkoholentzug bzw. Reduktion *provozierten Delirien.*

Diskussion und Schlußfolgerungen

Aus diesen Ergebnissen folgt:

1. Die Symptomverbindung des sog. Abstinenzsyndroms ist so eng, daß ihr der Oberbegriff eines Syndroms zukommt.

2. Da die psychischen, neurologischen, gastrointestinalen und vegetativen Störungen bei den Alkoholdelirpatienten signifikant häufiger vorkommen als bei den Nichtdelirpatienten, kann man annehmen, daß eine enge Verwandtschaft dieser Symptome mit dem Alkoholdelir besteht. Die Vorstellungen von Johnson u. Wieser finden also hier ihre Bestätigung.

3. Die im Abstinenzsyndrom zusammengefaßten Symptome kommen etwa gleich häufig sowohl bei den durch Alkoholentzug provozierten Delirien wie bei den nicht durch Entzug provozierten Delirien vor. Daraus ergibt sich, daß die bei Alkoholdelir auftretenden somatischen und psychischen Störungen offenbar unab-

Tabelle 3

	Alkoholdelir. nach A-Abstin. (n = 63) %	Alkoholdelir. n. Nichtabstin. (n = 49) %	Signifikanz
Schlafstörungen	41	35	(p > 0,05)
Angst	36	39	(p > 0,05)
Verm. Reizbarkeit	46	37	(p > 0,05)
Gedächtnisstörungen	24	26	(p > 0,05)
Halluzinationen	13	16	(p > 0,05)
Neurol. Störungen	76	73	(p > 0,05)
Magen-Darmstörungen	65	55	(p > 0,05)
Vegetative Störungen	32	43	(p > 0,05)
Epilept. Anfälle	11	8	(p > 0,05)

hängig von der Provokation des Alkoholdelirs durch Alkoholentzug auftreten können. Dies wird auch durch die erwähnten Befunde von Mendelson u. Mitarb. bestätigt, die während des Alkoholkonsums Angst, Tremor, Nystagmus und Magen-Darmstörungen beobachtet haben, und zwar in Abhängigkeit von der Höhe der Alkoholzufuhr. Genauere Vergleiche durch experimentelle Untersu-chungen zu dieser Frage bei einem größeren Probandengut liegen jedoch noch nicht vor. Aus diesen Ergebnissen läßt sich schließen, daß die im Abstinenzsyn-drom zusammengefaßten Symptome nicht nur durch Alkoholentzug entstehen, sondern eine allgemeine, vom Alkoholentzug unabhängige Schädigung der ver-schiedenen Organsysteme durch die chronische Alkoholintoxikation darstellen. Dieses Syndrom tritt insbesondere dann auf, wenn die Adaptation des Organismus an den Alkohol durch plötzliche Abstinenz, aber auch durch exzessive Alkohol-zufuhr gestört wird oder versagt, oder wenn es, wie sich Kranz ausdrückt, zu einer Überschreitung der Toleranzgrenze für das zellschädigende Toxin gekommen ist. Dabei ist zu bemerken, daß nach den Untersuchungen von Kryspin-Exner die Toleranz kurz vor Ausbruch der Alkoholpsychose absinkt. Der Begriff des Absti-nenzsyndroms wäre in dieser Sicht zu eng. Er wäre durch den Begriff des Syndroms der gestörten Adaptation zu ersetzen. Diese Deutung soll nur als eine Hypothese aufgefaßt werden, weitere Untersuchungen zu dieser Frage sind erforderlich, vor allem experimentelle Studien.

Literatur

Ashan, G., Bergstedt, M., Goldberg, L., and Laurell, L.: Quart. J. Stud. Alcohol 17, 381—405 (1956). — Caspers, H.: Z. ges. exp. Med. 129, 582—606 (1958). — Goldberg, L.: Research into the etiology, pathogenesis and therapy of chronic alcoholism. In: Arbeitstagung über Alkoholismus, Wien 1.—3. 10. 1962. — Greenberg, R., and Pearlman, Ch.: Amer. J. Psychiat. 124, 133—142 (1967). — Gross, M. M.: Quart. J. Stud. Alcohol 28, 655—666 (1967). — Horsey, W. J., and Akert, K.: Quart. J. Stud. Alcohol 14, 363—377 (1953). — Hubach, H.: Fortschr. Neurol. 31, 177—201 (1963). — Isbell, H., Fraser, H. F., Wikler, A., Belleville, R. E., and Eisenmann, A.: Quart. J. Stud. Alcohol 16, 1—34 (1955). — Johnson, R. B.: Quart. J. Stud. Alcohol 1, 66—76 (1961). — Kalant, H.: Quart. J. Stud. Alcohol 1, 1—23 (1961). — Knowles, J. B., Laverty, S. G., and Knechler, H. A.: Quart. J. Stud. Alcohol 29, 342—349 (1968). — Kranz, H.: Psychiat. Neurol. med. Psychol. (Lpz.) 12, 355—356 (1960). — McQuarrie, D. G., and Fingl, E.: J. Pharm. Pharmacol. 124, 264—271 (1958). — Mendelson, H. J., and Ladou, J.: Experimentally induced chronic intoxication and withdrawal in alcoholics I—X. — Schulte, W.: Nervenarzt 34, 193—198 (1963). — Victor, M., and Adams, R. D.: Res. Publ. Ass. nerv. ment. Dis. 32, 526 (1953). — Wieser, St.: Zur Theorie und Klinik der Alkoholpsychosen. Vortr. Arbeitstagung über Alkoholismus, Wien, 1.—3. 10. 1962. — Yules, R. B., Freedman, D. X., and Chandler, K. A.: Elektroenceph. clin. Neurophysiol. 20, 109—111 (1966).

Über den Begriff der Demenz —
hirnorganisches Syndrom oder psychopathologisches Dogma?

BERGENER, M. (Rhein. Landeskrankenhaus, Psychiatr. Univ.-Klinik Düsseldorf)

Referat

Der Begriff der Demenz gehört zum alltäglichen Vokabular eines jeden Psychiaters. Nur wenige Begriffe der Psychopathologie werden mit der gleichen Selbstverständlichkeit benutzt. Um so überraschender ist für uns die Feststellung, daß die Psychiatrie auch heute noch nicht über eine umfassende, allgemeingültige Definition dieses Begriffes verfügt. In der vergleichenden Psychopathologie von Jaspers werden diesem so außerordentlich komplexen Problem nur wenige Seiten gewidmet. Klinisch bedeutsamere Versuche, die psychopathologischen Strukturen einer Demenz zu erfassen, nehmen von der Hirnpathologie ihren Ausgang, die Namen von Wernicke, Alzheimer, Kraepelin, Pick, Liepmann, Bonhoeffer, Stertz, Goldstein, R. Klein u. Kleist wären hier stellvertretend für diese Forschungsrichtung zu nennen.

Im allgemeinen verstand man unter einer Demenz — im Gegensatz zum Schwachsinn — einen *erworbenen* Defekt der menschlichen Intelligenz, ihr negatives Spiegelbild. Man erkannte, daß organische Hirnleiden verschiedenster Genese zu einer Demenz führen können. Alle Versuche, aus diesem Defektzustand differentialdiagnostisch verwertbare Kriterien abzuleiten, wurden jedoch mit größter Skepsis aufgenommen, obwohl bereits Kraepelin zeigen konnte, daß sich bei sorgfältiger Analyse dieser Defektbilder in jedem der verschiedenen Verlaufsabschnitte nicht selten eine Reihe von Einzelsymptomen und Symptomzusammenhängen herausheben, die offenbar in innigeren Beziehungen zum Krankheitsvorgang stehen und daher in immer der gleichen oder in gesetzmäßig sich wandelnder Form wiederkehren. Je nach der Ursache wurde zwischen organischen, paralytischen, arteriosklerotischen, senilen und traumatischen Formen unterschieden.

Andere sahen in der Demenz einen Leistungsbegriff. Ihre Versuche einer genaueren Begriffsanalyse gingen davon aus, daß sich bei einer Demenz im Gegensatz zum Schwachsinn die Minderleistung nicht immer in gleicher Weise auf alle intellektuellen Fähigkeiten auswirkt, woraus Besonderheiten in Art und Ausmaß des geistigen Abbaus, der klinischen Symptomatik und auch durchaus unterschiedliche Krankheitsverläufe resultieren. Wie Sie wissen, hat Gruhle den verdienstvollen Versuch unternommen, amnestische, apperceptive und strukturelle Formen voneinander abzugrenzen. Für K. Schneider und H. Ey war aber auch eine solche, rein leistungspsychologische Definition unbefriedigend, da im wesentlichen nur ein Merkmal dieses außerordentlich komplexen Begriffes erfaßt wird. H. Ey in Frankreich, Scheller u. Zutt in Deutschland entwarfen die Grundlagen zu einer umfassenderen Definition. Ihre Interpretationen greifen auf fundamentale Erkenntnisse der Existenzphilosophie und Daseinsanalyse zurück. Besonders H. Ey weiß sich der Existenzphilosophie verpflichtet. Dementsein bedeutet für ihn ,,nicht allein eine Störung der Effektivität des Ich, nachzuweisen in verschiedenen, den intellektuellen Abbau messenden Leistungstests, sondern darüber hinaus eine radikale Betroffenheit des Urteilens, eine Verflachung des Wertsystems mit Verlust der Selbstkritik, stumpfer Gleichgültigkeit gegen moralisch-logische Zusammenhänge und eine Banalisierung aller geistigen Vollzüge." Und weiter lesen wir bei H. Ey ,,Der Demente ist in seiner Persönlichkeit schließlich so verändert, daß es für ihn weder Welt noch Person noch irgendeine existentielle Problematik gibt." Nicht nur ein Verlust an Wissen und Können, sondern darüber hinaus der Verlust des Wissens um diesen Verlust, d. h. fehlende Krankheitseinsicht, nach Jaspers für alle schwereren Formen organischer Demenz charakteristisch, wird von Zutt nicht als ein isoliertes Symptom verstanden, sondern ,,als ein Zeichen dafür, daß die menschliche Fähigkeit, immerfort auch über der gelebten Situation zu stehen, defizient geworden ist mit allen sich daraus ergebenden Folgerungen." Zu diesen rechnet Zutt auch das, was wir das amnestische Syndrom nennen ebenso wie Gedächtnis- und Orientierungsstörungen sowie Konfabulationen. Das eine ist nicht Ursache des anderen, wie auch das Gedächtnis nicht Voraussetzung der Intelligenz ist. Bei beiden handelt es sich um etwas anthropologisch in sich eng Verwandtes, schreibt Zutt. Grundsätzlich unterscheidet er zwischen zwei verschiedenen Arten der Demenz, die ihrerseits auf zwei unterschiedliche Arten menschlicher Intelligenz zurückzuführen sind, auf die Reflexionsfähigkeit einerseits und die gelebte Leistungsfähigkeit andererseits. In die gleiche Richtung hat Scheller gewiesen. Auch er ist der Überzeugung, daß es nicht eine einheitliche Demenz gibt, sondern daß verschiedene Typen differenziert werden können, für die der Leistungsmangel nicht allein, zumindest nicht in allen Fällen, das bestimmende Merkmal sein dürfte. Bestimmender als der Leistungsmangel sei die Unfähigkeit des Dementen, auf sich selber zu reflektieren, zu sich selbst Stellung zu nehmen. Hierin sieht Scheller das grundlegende Gestörtsein einer dementen Persönlichkeit.

Meines Erachtens wäre es außerordentlich lohnend, diese Erkenntnisse, deren große Bedeutung für anthropologische Studien über Seinsweisen des Menschen hier nicht zur Diskussion steht, in psychopathologisch operationale Begriffe zu übertragen.

Sicher zu Recht wurde von Weitbrecht in einem Aufsatz ,,Zur Frage der Demenz" darauf hingewiesen, daß nicht nur aus wissenschaftstheoretischen Erwägungen eine scharfe Trennung zwischen den Einzelsymptomen einer Demenz unbedingt beibehalten werden sollte, zumal uns ihre gegenseitigen Zuordnungen, Verflechtungen und möglichen Wechselwirkungen noch völlig unbekannt sind. Dies gilt auch für die häufig zusammentreffenden Defekte der Intelligenz mit Defekten der Persönlichkeit überhaupt.

Nach K. Schneider zentriert sich die Symptomatik einer Demenz um den schichtweisen Abbau der Urteilsfähigkeit, wobei die diesen Defektzuständen zugrunde liegenden diffusen Hirnprozesse häufig gleichzeitig auch Gedächtnis und Auffassung betreffen können. K. Schneider überläßt dem einzelnen Untersucher die Entscheidung darüber, wie weit diese noch dem Kernsyndrom zugehören oder nicht. Möglicherweise sind hier auch Übergänge möglich, denn ob ,,Gedächtnis und

Merkfähigkeit als Vorbedingung der Intelligenz (Jaspers)" lediglich fakultative Randzonen der Demenz darstellen, als deren obligater (irreparabler?) Kern „der Persönlichkeitsabbau mit einer fundamentalen Unfähigkeit des Ich eine logische Integration des Verhaltens zu vollziehen, ebenso wie fundamentale Störungen seiner intellektuellen Strukturen anzusehen sind", bleibt eine nach wie vor viel diskutierte Frage.

Wenn ich recht sehe, haben die in der Vergangenheit allenthalben geführten Diskussionen um eine allgemein gültige, den vielfältigen klinischen Fakten gerechtwerdende Begriffsbestimmung in eine Sackgasse geführt. Ich sehe die Aufgabe meines Vortrages auch darin, dort wo sich Resignation ausgebreitet hat, das Interesse an den hier nur skizzierten Problemen wachzuhalten.

Dies scheint mir um so notwendiger zu sein, nachdem Weitbrecht jede traditionsgebundene — man könnte wohl auch sagen: jede traditionsbelastete — Handhabung des Demenzbegriffes — ausdrücklich in Frage gestellt hat. Weitbrecht wandte sich dabei gegen eine ausschließliche Handhabung dieses Begriffes im Sinne eines irreparablen Defektes und sah darin ein Musterbeispiel „wie vergewaltigend auf die unbefangene klinische Beobachtung die Macht eines festgefahrenen Begriffes und einer einmal eingeschliffenen, zum Dogma gewordenen Behauptung werden kann." Eine solche Definition schien ihm völlig unzulänglich, da sie nach seiner Meinung den klinischen Realitäten nicht mehr entsprach. Eine Revision dieses Begriffes müsse auch die Reversibilität derartiger „Defekte" berücksichtigen. Weitbrecht geht auf eine von Conrad vertretene gestaltpsychologische Konzeption zurück und sieht in der Demenz ein „Problem des Gestaltwandels des aktuellen Erlebnisfeldes zwischen den Grenzpunkten voller, wacher, heller, klarer Durchgliederung mit den Eigenschaften beliebiger, freier thematischer Modifikabilität." Die von Conrad angegebenen Durchgliederungsstörungen des aktuellen Erlebnisfeldes sind nach Weitbrecht nichts anderes als Demenzsymptome, die in Abhängigkeit von der jeweiligen körperlichen Grundstörung durchaus reversibel sein können soweit die extracerebralen Faktoren einer Kausaltherapie zugänglich sind. Weitbrecht greift, um seine Auffassung kasuistisch zu belegen, auf Fälle „frischer Paralysen" zurück. Beziehungen zu den Durchgangssyndromen im Sinne von Wieck, die „zwar häufig nicht aussehen wie eine Demenz, wohl trotzdem aber mit ihr identisch sein können", stehen für ihn außer Zweifel.

Alle Versuche, in Fällen einer Reversibilität lediglich von vorgetäuschten Demenzen zu sprechen, stellen nach Weitbrecht den vergeblichen, völlig unbegründeten Versuch dar, einen alten tyrannischen Begriff zu retten, dem — wie er sagt — eine wirklichkeitsfremde, man könnte sagen, wirklichkeitsfremd gewordene Konzeption-Demenz = irreparabler Defekt zugrunde liegt. Ich darf Sie an das erinnern, was ich eingangs sagte, daß es „die" Demenz sicher nicht gibt, sondern nur verschiedene, auch kausal unterscheidbare Demenzen mit einer großen Variabilität und Vielgestaltigkeit klinischer Bilder. Daß sich in diesen komplexen Bildern bei sorgfältiger Analyse durchaus auch phänomenologische Besonderheiten herausheben können, hatte bereits Kraepelin erkannt. In innigerer Beziehung zum Krankheitsvorgang stehend, unterliegen sie den Gesetzmäßigkeiten seines Verlaufes und können in einzelnen Verlaufabschnitten in gesetzmäßig sich wandelnder Form allenthalben wiederkehren, sich aber auch völlig auflösen, sofern der ihnen zugrunde liegende Krankheitsprozeß einer kausalen Therapie zugänglich ist. Vielleicht sollte ich sagen, zugänglich geworden ist, um damit die Bedeutung der uns heute verfügbaren therapeutischen Möglichkeiten anzudeuten, auf die letztlich die Wirklichkeitsentfremdung des ursprünglichen Demenzbegriffes zurückzuführen ist.

Unsere eigenen klinisch-psychopathologischen Untersuchungen der Demenz im höheren Lebensalter greifen auf die von Weitbrecht vertretene Konzeption zurück. Die Unterscheidung zwischen reversiblen und irreversiblen Formen mit ihren entsprechenden klinischen Verlaufsphasen basiert auf der Vorstellung einer engen kausalen Beziehung zwischen involutiven Hirnprozessen und vielfältigen extracerebralen Faktoren, die als additive Entstehungsbedingungen bezeichnet worden sind. Bei allen Rätseln, die uns auch die im höheren Lebensalter sich entwickelnden Demenzen nach wie vor aufgeben, muß man heute doch wohl davon ausgehen, daß die involutiven cerebralen Prozesse in mehreren Phasen ablaufen. Der bereits im normalen Senium eintretende langsame Schwund von Nervenzellen wird möglicherweise durch extracerebrale Faktoren, in besonderem Maße aber durch eine kardiale Mangelversorgung mit Nähr- und Brennstoffen bzw. durch eine Hypoxie gefördert und unterhalten, so daß dann in vielen Fällen klinische Erscheinungen bemerkbar werden. Zu einem circulus vitiosus kommt es im weiteren Verlauf insofern, als mit dem Verlöschen von Nervenzellen eine verhängnisvolle Permeabilitätsstörung in Gang gesetzt werden kann, die nun ihrerseits „sekundäre Zell- und Gewebsveränderungen" nach sich zieht. Umgekehrt kann es aber — wie vielfältige klinische Erfahrungen immer wieder bestätigen, durchaus gelingen mit einer Verbesserung der kardialen Funktionen nicht nur die direkten körperlichen, sondern auch die symptomatisch aufgetretenen psychopathologischen Reaktionen aufzuhalten, unter Umständen sogar die bereits vorhandenen Ausfälle rückgängig zu machen, sofern eine mögliche kausale Therapie der somatischen Grundstörung früh genug einsetzt. Noch wissen wir zu wenig über das phänomenologisch Besondere einer senilen Demenz, um bereits zwischen möglichen obligaten und akzessorischen bzw. fakultativen Symptomen bei reversiblen und irreversiblen Formen eine sichere Unterscheidung treffen zu können; man sollte mit prognostischen Schlußfolgerungen daher stets zurückhaltend sein.

Mein Anliegen war es, Sie auf die vielfältige Problematik eines scheinbar so selbstverständlichen Begriffes, wie dem der Demenz, hinzuweisen, der „gewiß im allgemeinen chronische, irreparable und oft progrediente Zustände (K. Schneider)" erfaßt, aber längst nicht in allen Fällen. Hier sind sicher vielfältige Abstufungen möglich, so daß eine Demenz heute nicht mehr unabdingbar und stets gleichzusetzen ist mit einem permanenten, irreversiblen Defekt, wie das in der traditionellen Handhabung dieses Begriffes geschehen ist und auch heute noch weitgehend geschieht. Alle Versuche einer Revision werden sich der psychopathologischen Tradition verpflichtet wissen, doch bleibt das Primat der klinischen Beobachtung davon unberührt.

Rundtischgespräch

Probleme der Langzeitdialyse im Krankenhaus und zu Hause

Unter Leitung der Sektionspräsidenten REUBI, F. (Bern), BRUNNER, F. (Bern), GESSLER, U. (Nürnberg), KLÜTSCH, K. (Würzburg), NIETH, H. (Fulda) und SIEBERTH, H. G. (Köln)

Es läßt sich statistisch belegen, daß jedes Jahr pro Million der Bevölkerung 20 bis 25 Patienten an terminaler Urämie sterben, wenn sie nicht durch Langzeitdialyse oder Nierentransplantation am Leben erhalten und rehabilitiert werden können. Die Methode der Langzeitdialyse wurde 1960 von Scribner eingeführt und hat sich auch in Europa rasch verbreitet. Besonders in den letzten Jahren hat die Nierentransplantation erhebliche Fortschritte gemacht. Heute sind wir der Auffassung, daß kombinierte Dialyse-Transplantationsprogramme die besten Möglichkeiten bieten, einen erheblichen Teil der terminal Nierenkranken zu retten. Es ist deshalb dringend notwendig, die Zahl und die Kapazität der Dialysenzentren zu erhöhen und andererseits die Heimdialyse auf breiter Basis zu entwickeln. Es stellen sich doch eine ganze Anzahl von Problemen, die noch nicht gelöst sind. Zweck dieses Gesprächs ist, diese Probleme zu diskutieren.

Heutiger Stand der Langzeitdialyse in der Bundesrepublik, in West-Berlin und in der Schweiz

In der Bundesrepublik und West-Berlin werden gegenwärtig an 33 Zentren chronisch Nierenkranke mit der Langzeitdialyse behandelt. Es sind zusammen mindestens 1500 Patienten pro Jahr zu versorgen. Davon konnten letztes Jahr nur 311, d. h. etwa 20%, dauerdialysiert werden, so daß einstweilen der Gesamtstand noch keineswegs befriedigt. Auch wenn es möglich sein sollte, den Jahresbedarf mit Langzeitdialyse zu decken, wäre dann zu verlangen, daß ebensoviele Patienten jährlich transplantiert werden. Zur Vermehrung der Dialyseplätze ist die Einrichtung von kleineren Satellitenzentren in nicht spezialisierten Krankenhäusern geplant, welche von einem Hauptzentrum überwacht würden.

In der Schweiz gibt es z. Zt. drei mittelgroße Dialysenzentren und fünf kleinere Zentren, mit einer Totalkapazität von 104 Dialyseplätzen für eine Gesamtbevölkerung von 6 Millionen. Im Laufe der nächsten Jahre ist eine Erhöhung der Kapazität geplant. Die Krankenkassen bezahlen im Prinzip die Behandlung (200 bis 250 S.Fr. pro Dialyse).

Die Resultate lassen sich an einem Beispiel veranschaulichen. In Bern wurden zwischen 1965 und Ende 1968 40 Patienten dauerdialysiert. Davon sind 32 am Leben. Todesursachen waren ein Dialysezwischenfall, dreimal eine Systemerkrankung, eine Hirnblutung und dreimal die Folgen der Disziplinlosigkeit der Patienten (Hyperhydratation und Herzinsuffizienz). Von den 32 überlebenden Patienten arbeiten 17 über 40 Stunden pro Woche, 8 Patienten arbeiten 30 bis 40 Stunden pro Woche und 5 Patienten 20 bis 30 Stunden.

Heimdialyse

Die Heimdialyse, 1964 als Selbstbehandlung durch den Patienten oder seine Angehörigen eingeführt, ist nach Scribner die Methode der Zukunft. Anfänglich waren viele skeptisch. In der Zwischenzeit liegen aber vom In- und Ausland genügend Informationen darüber vor, daß die Heimdialyse sich ohne großes Risiko und mit guten Resultaten durchführen läßt. Es stehen heute sicher arbeitende Geräte zur Verfügung, bei welchen Fehler in der Zusammensetzung der Dialyseflüssigkeit, Unter- und Überdruck, Leck, Luft im System zu einem Alarm und zum Abstellen des Apparates führen. Schwierig ist allerdings, jedenfalls bei uns, das Training der Patienten. Gewisse Patienten können die Verantwortung einfach nicht auf sich nehmen. Mangel an Selbstvertrauen und psychische Konflikte spielen dabei eine große Rolle. Daraus ergibt sich, daß die Zahl der heimdialysierten Patienten in der Bundesrepublik und in der Schweiz noch recht bescheiden ist.

Technische Fragen

Die künstliche Niere wurde vor 20 Jahren entwickelt und zunächst lediglich bei Fällen von akutem Nierenversagen angewendet. Die Dialysatoren mußten für die wiederholte Anwendung bei Chronischkranken etwas modifiziert werden. Es werden an einen solchen Apparat folgende Anforderungen gestellt: hohes Maß an Sicherheit, gute Dialysanz, steuerbare Ultrafiltration, geringerer innerer Widerstand, geringes Blutfüllungsvolumen und geringer Blutrückstand bei der Entleerung, einfachere und wenig zeitraubende Montage, Demontage und Säuberung der Geräte, geringe Unterhaltskosten, rascher und zuverlässiger Service der Anlage. Es werden heute hauptsächlich zwei Typen von künstlicher Niere gebraucht: die Spulenniere (Kolff-Watschinger) und die Plattenniere (Kiil). Beide haben Vor- und Nachteile. Bei der Spulenniere sind die Investitionskosten niedriger und die Unterhaltskosten höher als bei der Plattenniere.

Die Voraussetzung für eine chronische Dialysebehandlung ist ein permanenter Zugang zum arteriellen und venösen Gefäßsystem. Scribner ist erst 1960 dieser Durchbruch gelungen. Der sog. *Scribner-Shunt* besteht aus zwei Kathetern aus plastischem Material (Teflon-Silastic), welche in die Arteria radialis und die Vena cephalica eingebunden, durch die Haut hindurchgeführt und oberhalb der Haut mit einem u-förmigen Zwischenstück verbunden werden. Dieser Shunt hat in kurzer Zeit weltweite Bedeutung gefunden. Bald meldeten sich jedoch Berichte über zunehmende Shunt-Komplikationen in Form von Thrombosen im Shunt-bereich, Bildung von Granulationsgewebe an den Katheterspitzen, Infektionen an den Durchtrittsstellen der Haut und tödliche Blutungen. Deshalb wird heute von den meisten Autoren der chirurgischen arterio-venösen Fistel der Vorzug gegeben. Brescia und Cimino haben 1966 dieses Verfahren entwickelt, indem sie auf operativem Wege eine Seitenanastomose zwischen der A. radialis und der V. cephalica oberhalb des Handgelenkes hin hergestellt haben. Hierdurch kommt es in relativ kurzer Zeit zu einer Dilatation und Arterialisierung der Vene, die dann für die einzelnen Dialysen immer wieder anpunktiert werden kann. Mit dieser Methode wurden seit 1966 in Würzburg etwa 1400 Hämodialysen durchgeführt. Da das Shuntvolumen relativ klein ist, kommt es auch nach Jahren nicht zu einer Herzinsuffizienz.

Medizinische Probleme

Auch wenn eine Langzeitdialysebehandlung unter optimalen Bedingungen durchgeführt werden kann, ist sie nicht immer imstande, gewisse Komplikationen der Urämie zu beheben.

a) Die Hypertonie und die Hyperhydratation

Die Beziehungen zwischen Wasser und Kochsalz einerseits und Hypertonie andererseits sind bekannt. Es ist somit nicht verwunderlich, daß es im Verlauf einer Hämodialyse, wenn dem Patienten 2 bis 3 Liter Flüssigkeit entzogen werden, zu einer Blutdrucksenkung kommt. Es war aber eine Überraschung, als die Gruppe von Scribner vor etwa 5 Jahren erstmals mitteilte, daß Patienten, die früher hyperton waren, nach einigen Monaten Langzeitdialyse normoton wurden. Bald wurde diese Feststellung durch andere Gruppen bestätigt, und man weiß heute, daß ein großer Teil der Patienten, welche unter Langzeitbehandlung stehen, in der Tat eine Normalisierung des Blutdrucks erfahren. Es gibt allerdings zwei Gruppen von Versagern. Einerseits sind es solche, die überwässert bleiben, d. h. undisziplinierte Patienten, die zuviel Wasser und Salz zu Hause konsumieren. Bei der anderen Gruppe ist der Hydratationsgrad normal, und trotzdem bleiben diese Leute hyperton. In solchen Fällen normalisiert sich der Blutdruck nach bilateraler Nephrektomie. Daraus kann man schließen, daß die nephrogene Hypertonie auf mindestens zwei Faktoren beruht. Der renale Faktor dürfte in einem Teil der Fälle Renin sein. Es gibt jedoch Patienten, bei welchen vor der Nephrektomie ein normales austauschbares Natrium, ein normales Plasmavolumen, ein normales Körperwasser und eine normale Reninaktivität gefunden werden und welche trotzdem eine Hypertonie aufweisen (Vorburger, Hodler).

b) Die Anämie

Auch bei optimaler Dauerdialysebehandlung bleibt in den meisten Fällen die renale Anämie bestehen. Sie ist bei bilateral nephrektomierten Patienten am stärksten und kann nur durch eine erfolgreiche Nierentransplantation zum Verschwinden gebracht werden.

Bei dialysierten Patienten sollte man versuchen, den Hämatokrit zwischen 20 und 25% zu halten. Dies wird durch periodische Bluttransfusionen erreicht, wobei die Frequenz der notwendigen Transfusionen individuell sehr verschieden ist. In letzter Zeit wird übrigens empfohlen, mit Transfusionen möglichst zurückhaltend zu sein, um eine Depression der noch vorhandenen Erythropoese und die Bildung von Antikörpern zu vermeiden.

c) Die Osteopathie

Die Niereninsuffizienz führt zu einer relativen Vitamin-D-Resistenz und somit zu mangelhafter Calciumresorption im Darm, Hypocalcämie und Demineralisierung des Skelets (Osteomalacie). Prophylaktisch und therapeutisch ist für eine genügende Zufuhr von Calcium und Vitamin D zu sorgen.

Urämische Phosphatretention und Hypocalcämie stimulieren die Nebenschilddrüsen. Die Folgen des sekundären Hyperparathyreoidismus sind eine Ostitis fibrosa, eine Normalisierung des Blutcalciums und das Auftreten von metastatischen Verkalkungen. Therapeutisch ist am Anfang ein Versuch mit Aluminiumhydroxyd-Präparaten (Hemmung der intestinalen Phosphatresorption) und Vitamin D gerechtfertigt. Die Langzeitdialyse kann in gewissen Fällen eine Besserung hervorrufen, besonders wenn die Dialyselösung genügend Calcium enthält. Versagen diese Maßnahmen, ist die subtotale Parathyreoidektomie zu empfehlen.

Zusammenfassung

Die 1960 von Scribner eingeführte Dauerdialysebehandlung der chronischen Niereninsuffizienz wird gegenwärtig an einer größeren Anzahl von Zentren in Deutschland und in der Schweiz durchgeführt. Trotzdem genügt die Gesamtzahl der verfügbaren Dialyseplätze bei weitem nicht. Deshalb sollte die Heimdialyse weiter entwickelt werden und eine Nierentransplantation sollte nach adäquater Typisierung bei möglichst vielen Patienten versucht werden.

Die technischen Aspekte der Langzeitdialyse und einige medizinische Probleme werden besprochen.

Aussprache

M. Strauch (Mannheim):

Was das Heimdialyseproblem betrifft, möchte ich über unsere Erfahrungen am Klinikum Mannheim berichten. Unter 19 Patienten, die zur Zeit chronisch dialysiert werden, befinden sich drei Heimdialysepatienten, von denen der längste seit 18 Monaten zu Hause dialysiert wird, die beiden anderen 4 bzw. 3 Monate. Es handelt sich um zwei Männer und eine Frau mit einem Durchschnittsalter von 45 Jahren. Die Indikation zur Heimdialyse war in allen Fällen durch Platzmangel im Dialysezentrum bedingt, bei einer privatversicherten Patientin spielten auch kostentechnische Gründe eine Rolle. Bei allen drei Patienten liegt die endogene Kreatininclearance bei unter 4 ml/min. Nach dem Training im Zentrum, dessen Länge vom Patient bzw. dessen Angehörigen abhängig ist, erfolgte die Übernahme in das Heimdialyseprogramm. Dort werden die Dialysen ohne professionelle Hilfe durch die Angehörigen durchgeführt, zweimal durch den Ehepartner, einmal durch einen Arbeitskollegen. Während der insgesamt 25 Heimdialysemonate ist kein nennenswerter Zwischenfall als Folge technischen oder menschlichen Versagens eingetreten, der eine Einweisung in die Klinik notwendig gemacht hätte. Als Dialysator dient die Dialung-Niere. Das akzessorische Equipment (Tank, Wärmeaustauscher usw.) ist so übersichtlich installiert, daß im Falle eines technischen Fehlers eine Korrektur ohne professionelle Hilfe möglich ist. Die Regeneration des Dialysators erfolgt zentral, bei den beiden am Ort des Dialysezentrums wohnenden Patienten in der Klinik, bei der 400 km entfernt wohnenden Patientin durch die Firma Dr. Fresenius, KG.

Rundtischgespräch

Die chirurgisch heilbaren Hypertonien

Moderator: WOLFF, H. P. (Mainz)

Teilnehmer: BOCK, K. D. (Essen), BROD, J. (Prag/Mainz), GROSS, F. (Heidelberg), HEBERER, G. (Köln), HOHENFELLNER, R. (Mainz), WOLFF, H. P. (Mainz)

In den beiden vergangenen Jahrzehnten wurden verschiedene Hochdruckformen eingehender untersucht bzw. erstmals beschrieben, die sich unter bestimmten Bedingungen als chirurgisch heilbar erwiesen. Thema des Gespräches sind die Differentialdiagnose derartiger Hochdruckursachen, die Abgrenzung der operativen von der konservativen Behandlungsindikation im Einzelfall sowie Ergebnisse und Erfolgsaussichten des chirurgischen Vorgehens. Zuverlässige Angaben über die relative Häufigkeit der verschiedenen chirurgisch heil- oder beeinflußbaren Hochdruckformen in der Gesamtpopulation der Hypertoniker existieren bisher nicht. Entsprechende Schätzungen schwanken zwischen 3 und 8%. Voraussetzung für ihre Erfassung ist eine systematische Kausaldiagnostik des Hochdrucks in jedem Falle, in dem Alter und Gesundheitszustand es gestatten, entsprechende therapeutische Konsequenzen zu ziehen. Klinische Aktualität und Zeitmangel lassen die Beschränkung auf einzelne Aspekte des Rahmenthemas zweckmäßig erscheinen, weshalb in dem Gespräch nur:

1. Die internistische Standarddiagnostik beim Hochdruck,
2. Die einseitige Pyelonephritis bei normaler Nierengröße,
3. Die einseitige kleine Niere (kongenitaler, entzündlicher oder vasculärer Genese) bei Hochdruck,
4. Die hypokaliämischen Hypertonien (primärer Aldosteronismus, Mineralocorticoidsyndrome, endokrin aktive Nierenarterienstenose),
5. Obstruktive Uropathien
besprochen werden.

1. Die internistische Standarddiagnostik beim Hochdruck

Es herrschte Einigkeit darüber, daß in keinem Fall auf eine komplette nephrologische Untersuchung verzichtet werden sollte, bestehend aus:

1. Quantitative Bestimmung der Eiweißausscheidung (g/die, nicht $^0/_{00}$),
2. Qualitative und quantitative morphologische und bakteriologische Untersuchung des Harns bzw. seines Sedimentes (quantitative Bestimmung der Ausscheidung von Erythrocyten, Leukocyten und Cylindern innerhalb 24 Std. nach Addis o. a., Bestimmung der Keimzahl pro ml Nativharn),
3. Durchführung eines Konzentrationsversuches,
4. Messung der glomerulären Filtrationsrate (hierfür genügt im allgemeinen die Kreatininclearance, die zum Ausgleich von Tagesschwankungen aus dem 24-Std-Harn bestimmt werden sollte),
5. Durchführung eines i. v. Urogramms (Minutenpyelogramm mit — u. U. anschließendem — Infusionspyelogramm),
6. Mehrfache Bestimmung des Serumkaliums an verschiedenen Tagen (mindestens 3mal),
7. Mehrfache Bestimmung der Ausscheidung von Katecholaminen bzw. der Vanillinmandelsäure im 24-Std-Urin.

Von Herrn Brod wurde auf die differentialdiagnostische Bedeutung einer vergleichenden Beurteilung der Konzentrationsfähigkeit und der glomerulären Filtrationsrate hingewiesen, da bei der chronischen Glomerulonephritis und der vasculären Nephrosklerose das Glomerulumfiltrat früher und stärker eingeschränkt ist als die Konzentrationsfähigkeit, während bei der chronischen Pyelonephritis ein Konzentrationsdefekt als Ausdruck der tubulären Funktionseinschränkung eher und in stärkerem Maße auftritt als bei den beiden erstgenannten Nierenerkrankungen. Auf die besondere Bedeutung des Minutenpyelogramms (Frühaufnahmeserie) und des Späturogramms bei der Differentialdiagnose der Hochdruckursachen wurde von Herrn Wolff hingewiesen. Das Minutenpyelogramm liefert mit beträchtlicher Zuverlässigkeit aus der Differenz von Nierengröße, Erscheinenszeit und Konzentrierung des Kontrastmittels im Nierenbeckenkelchsystem Aufschlüsse über eine einseitige Störung der Nierendurchblutung. Nach manchen Literaturangaben ist hierbei das Minutenpyelogramm zuverlässiger als das Isotopennephrogramm. Die routinemäßige Durchführung eines Minutenpyelogramms als Screening-Test wird daher bei allen Hochdruckkranken empfohlen, deren Alter und Gesundheitszustand es gestatten, entsprechende therapeutische Konsequenzen zu ziehen. Der positive Ausfall des Minutenpyelogramms stellt die Indikation zur Vornahme einer Aortographie bzw. selektiven Renovasographie dar, die durch ein Isotopennephrogramm und Szintigramm ergänzt werden können. Das Infusionsurogramm liefert Aufschlüsse über die Morphologie des Nierenbeckenkelchsystems und den Zustand der ableitenden Harnwege. Seine Durchführung ist daher für die Erkennung und Beurteilung entzündlicher oder maligner destruierender Prozesse, raumfordernder Neubildungen, Mißbildungen und Passagestörungen in den Ureteren von besonderer Bedeutung. Aus urologischer Sicht wurde von Herrn Hohenfellner auf die Bedeutung der Spätaufnahme (30 min und später) und der Kontrolle im Stehen hingewiesen, da sich oft erst hierdurch eine mechanische Harnabflußbehinderung durch subpelvine Stenose, aberrierende Gefäße u. ä. nachweisen läßt, die als Hochdruckursache in Frage kommen und im 15- oder 20-min-Bild oft nicht nachweisbar sind.

2. Die einseitige Pyelonephritis mit Hochdruck bei normaler Nierengröße

Bei klinisch nachgewiesener chronischer Pyelonephritis (chronisch-intermittierende Leukocyturie, > 3 Mill. Leukocyten in 24 Std) und Bakteriurie (> 100000 Keime/ml) mit Beschränkung typischer radiologischer Veränderungen am Nierenbeckenkelchsystem auf eine Niere stellen sich folgende Probleme:

a) Ist die Pyelonephritis ein- oder doppelseitig?

b) Wann, wenn überhaupt, stellt sich die Indikation zur einseitigen Nephrektomie?

Bei der Diskussion der seitengetrennten bakteriologischen Untersuchung und Funktionsdiagnostik waren sich alle Gesprächsteilnehmer in ihrer Ablehnung eines beiderseitigen Ureterenkatheterismus wegen der Gefahr der Keimverschleppung und Bahnung eines ascendierenden Infektes auf die u. U. noch nicht befallene Seite einig. Empfehlenswert, da gefahrlos, ist die einseitige Katheterisierung des Ureters der radiologisch veränderten Niere nach vorheriger Spülung der Blase mit Nebacetin. Aus dem Vergleich der Keimkonzentration in dem aus der veränderten Niere stammenden Katheterharn und dem aus der radiologisch normalen Niere stammenden Blasenurin läßt sich die Ein- bzw. Doppelseitigkeit des Infektes erkennen und durch Subtraktion der Kreatininclearance der katheterisierten Seite von der globalen Clearance die Filtrationsleistung jeder der beiden Nieren ermitteln. Ein noch schonenderes Verfahren zur seitengetrennten Beurteilung der Nierenfunktion liefern die neuentwickelten Isotopenclearances, die eine Messung des renalen Plasmaflusses und der glomerulären Filtrationsrate ohne Katheterismus ermöglichen. Die Entfernung klinisch und radiologisch stummer infizierter Nieren normaler Größe wurde abgelehnt und eine langfristige antibiotische und antihypertensive Therapie nach Sicherung eines freien Harnabflusses vorgeschlagen, da sich keine Voraussage darüber machen läßt, ob es im Laufe einer derartigen Langzeit-behandlung zu einer Wiederaufnahme der Nierenfunktion und Senkung der Blut-druckwerte kommt. Nur bei Vorliegen einer kleinen Niere entzündlicher Genese, d. h. bei einer pyelonephritischen Schrumpfniere, steht die Operationsindikation zur Diskussion, da hierdurch von einer konservativen Therapie keine Besserung der Nierenfunktion, keine sichere Beseitigung des Niereninfektes und nur eine symptomatische Beeinflussung des Hochdruckes zu erwarten sei.

3. Die kleine Niere bei Hochdruck

Sie ist definiert durch einen gegenüber der anderen Seite um mehr als 1 cm kleineren Längendurchmesser bei entsprechender Verschmälerung des Parenchyms. Die physiologische Seitendifferenz schwankt bei radiologischer Kontrolle zwischen 0,2 und 0,6 cm, die linke Seite ist häufig größer, die Toleranzgrenze liegt bei etwa 1,0 cm. Die „kleine Niere" kann angeborener, entzündlicher oder vasculärer Genese sein, seltenere Ursachen sind Cysten, eine traumatogene Fibrose, eine Strahlungs-nephritis u. a. Die Durchblutung der „kleinen Niere" ist im allgemeinen herab-gesetzt. Die Drosselung der Nierendurchblutung führt experimentell zur vermehr-ten Bildung von Renin und von Angiotensin, das unter bestimmten Bedingungen pressorisch wirken kann. Es stellt sich somit die Frage, ob eine Aktivierung des Renin-Angiotensin-Systems an der Entstehung und Unterhaltung eines mit einer kleinen Niere vergesellschafteten Hochdrucks verantwortlich sein kann.

Aus der Diskussion dieser Frage ergab sich erneut, daß bis heute keine ein-deutigen experimentellen oder klinischen Beweise dafür erbracht werden konnten, daß das Renin-Angiotensin-System an der Kontrolle des Blutdrucks bzw. an der Ätiopathogenese des renalen Drosselungshochdruckes beteiligt ist. Zwar findet sich in einer ischämischen Niere stets ein erhöhter Reningehalt und parallel hierzu meist eine gesteigerte Reninaktivität im peripheren Plasma bzw. in dem der zugehörigen Nierenvene, eine Korrelation zwischen Plasmareninaktivität des Blutdrucks wird jedoch unter den verschiedensten Beobachtungsbedingungen vermißt. So tritt beispielsweise bei Erkrankungen mit progressiver Ödem- und/ oder Ascitesbildung eine Erhöhung der Reninaktivität bzw. Angiotensinkonzen-tration im Plasma meist mit einer Normo- oder sogar Hypotonie vergesell-schaftet auf. Bei Versuchstieren mit experimentellem und bei Menschen mit spontanem renalem Hochdruck ruft diätetischer Kochsalzentzug eine Zunahme der Plasmareninaktivität bei gleichzeitiger Senkung des Blutdruckes hervor. Im Tierexperiment besteht oft viele Monate nach Drosselung einer Nierenarterie eine Hypertonie, während das anfänglich erhöhte Plasmarenin längst zur Norm zurück-gekehrt ist. Wird bei diesen Tieren die gedrosselte Niere herausgenommen, ver-schwindet der Hochdruck innerhalb weniger Stunden. Es besteht danach kein Zweifel, daß im Tierexperiment des Drosselungshochdrucks und im Naturexperi-ment der Nierenarterienstenose oder der Schrumpfniere die veränderte Nieren-durchblutung in ursächlichem Zusammenhang mit der Entwicklung eines Hochdrucks steht, ein Zusammenhang, der sich jedoch nicht ohne weiteres durch eine Aktivitätssteigerung des Renin-Angiotensin-Systems erklären läßt. Das klinische Interesse an dem Renin-Angiotensin-System beschränkt sich daher vorerst im wesentlichen auf die differentialdiagnostische Bedeutung des Plasma-reninspiegels bei der Unterscheidung des primären Aldosteronismus von einer renovasculären Hypertonie mit sekundärem Aldosteronismus und bei der Indika-tionsstellung zur operativen Behandlung der letzteren. Diese Frage wird in einem späteren Zusammenhang diskutiert werden.

Zur chirurgischen Behandlung der mit Hochdruck vergesellschafteten einsei-tigen Nierenerkrankungen bietet sich die Nephrektomie bei hypogenetischen oder pyelonephritischen Schrumpfnieren, die operative Gefäßrekonstruktion bei Stenosen der großen Arterien und eine Teilresektion der Niere bei Zweigarterienstenosen an. Im Mittelpunkt der folgenden Diskussion stand die Frage nach zuverlässigen Urteilskriterien über die Erfolgsaussichten der chirurgischen Behandlung im Einzelfall. Frühere optimistische Mitteilungen, daß bei *erhöhtem* Plasmarenin eine Nephrektomie bei hypogenetischen oder schrumpfenden Nieren bzw. eine rekonstruktive Gefäßchirurgie bei fast allen Nierenarterienstenosen den Hochdruck zum Verschwinden bringt, sind durch kritische Nachprüfungen korrigiert worden. Wurde bei Hochdruckkranken mit Nierenarterienstenose eine erhöhte Plasmareninaktivität als Indiz für ein positives und eine normale Plasmareninaktivität als Indiz für ein negatives Operationsergebnis gewertet, so ergab sich bei Bestimmung der Reninaktivität im peripheren Plasma — je nach Größe des Kollektivs und Patientenselektion — in 15 bis 22% der Fälle, bei Bestimmung der Reninaktivität im ipsilateralen Nierenvenenplasma in etwa 30% der Fälle, eine falsch positive oder falsch negative Voraussage (Brown u. Mitarb., Genest u. Mitarb., Meyer u. Mitarb.). Berichte, wonach der Nachweis einer vermehrten Aktivität pressorischer Substanzen im ipsilateralen Nierenvenenblut, die nicht mit Renin identisch sind (McPhaul u. Mitarb.), eine höhere Treffsicherheit als die seitengetrennte Plasmareninbestimmung zu liefern scheint, sind bisher nicht bestätigt worden.

Die Gesprächsteilnehmer waren sich darüber einig, daß auch die übrigen zur Beurteilung der Operationsindikation und -prognose empfohlenen Verfahren, die ein- oder doppelseitige Biopsie, die Messung des Druckgradienten im stenosierten Gefäß oder die seitengetrennte Nierenfunktionsprüfung entweder ungeeignet oder, für sich allein angewendet, von begrenzter Aussagefähigkeit sind. Bei Punktion der stenosierten Niere ergibt die Bestimmung des juxtaglomerulären Zell- bzw. Granulationsindex unzuverlässigere Auskünfte über die endokrine Aktivität der Niere als die Reninbestimmung im Nierenvenen- bzw. peripheren Plasma. Zwar lassen sich aus dem Vorhandensein und dem Grad arteriosklerotischer Veränderungen in der kontralateralen „gesunden" Niere Voraussagen darüber machen, ob der Hochdruck unabhängig von der Durchblutungsstörung auf der erkrankten Seite und deren operativer Ausschaltung durch andere Faktoren unterhalten werden und fortbestehen kann. Es waren sich jedoch alle Gesprächsteilnehmer darüber einig, daß die Punktion der einen, noch funktionsfähigen Niere wegen der damit verbundenen Komplikationsrisiken nicht zu verantworten sei. Die von chirurgischer Seite empfohlene Messung des Druckgradienten in der stenosierten Arterie vermittelt zwar brauchbare Informationen über den Grad der Durchblutungsminderung und deren potentiellen hypertensiven Effekt, sie trägt jedoch zur Stellung der Operationsindikation nicht bei, da sie erst während der Laparotomie vorgenommen werden kann. Die seitengetrennten Clearance-Untersuchungen (Rapoport-Test, Howard-Test usw.) mißlingen in 10 bis 20% aus technischen Gründen, geben in 20 bis 30% der gelungenen Teste falsch positive bzw. falsch negative Ergebnisse und führen in 5% der Fälle zu Komplikationen wie Blutungen, Harnwegsinfektionen, Ureterobstruktion oder Oligurie. Nach den Erfahrungen der Weltliteratur und der Gesprächsteilnehmer wird die Operationsindikation der kleinen Niere mit Hochdruck nicht nur durch die ungenügenden prognostischen Kriterien, sondern auch durch die z. T. enttäuschenden Ergebnisse der chirurgischen Behandlung eingeschränkt. So wiesen amerikanische und deutsche Sammelstatistiken nur in etwa 30% der Fälle eine bleibende Normalisierung des Blutdruckes nach Nephrektomie aus. Andererseits bringt die Entfernung noch funktionstüchtiger kleiner Nieren, besonders wenn die Gewähr einer völlig intakten Funktion der kontralateralen Niere nicht gegeben ist, das Risiko einer vorzeitigen Niereninsuffizienz mit sich. Auch die Ergebnisse der rekonstruktiven Gefäßchirurgie mit ihren verschiedenen Methoden haben die in sie gesetzten Erwartungen nicht erfüllt. Nach einer Sammelstatistik waren revascularisierende Eingriffe an

1186 Patienten mit Nierenarterienstenose in 43% von einer Normalisierung, in 35% von einer Besserung und in 22% von keiner Veränderung des Blutdruckes gefolgt, die Gesamtletalität betrug etwa 6%. In der Altersgruppe über 45 Jahre waren die Ergebnisse am schlechtesten und die Letalität am höchsten. Bei einem großen Teil der Patienten dieser Gruppe muß mit dem Vorliegen eines primären Hochdrucks mit sekundärer Nierenarterienstenose oder einer primären Nierenarterienstenose mit langdauerndem Hochdruck und sekundären arteriolosklerotischen Veränderungen gerechnet werden, beides Situationen, in denen von einer Beseitigung der Stenose keine Normalisierung des Blutdruckes erwartet werden kann.

Radiologisch ist es in der Mehrzahl der Fälle nicht möglich, zwischen einer primär-hypoplastischen Niere und einer pyelonephritischen Schrumpfniere zu unterscheiden. Die Beurteilung der Ein- bzw. Doppelseitigkeit des Infektes gründet sich auf die bakteriologische Untersuchung des Harns beider Nieren nach einseitigem Ureterenkatheterismus der erkrankten Seite entsprechend der bereits empfohlenen Methode (s. Thema 2). Als Kriterien für das Vorliegen einer „stummen" Niere gelten das gleichzeitige

a) Fehlen einer Kontrastmittelausscheidung in das Nierenbeckenkelchsystem der erkrankten Niere,

b) Fehlen einer Aktivitätsausscheidung durch die erkrankte Niere im Isotopennephrogramm und

c) Absinken der glomerulären Filtrationsrate unter 2 ml/min auf der erkrankten Seite bei normaler Filtrationsleistung der gesunden Niere (Methoden wie Thema 2).

Bei den Nierenarterienstenosen beschränkt sich nach übereinstimmender Ansicht die Indikation zur rekonstruktiven Chirurgie auf Patienten unter 40 Jahre, besonders auf diejenigen Fälle, bei denen auf Grund des radiologischen Befundes das Vorliegen einer Fibroplasie, sei es vom Intima-, Media- oder Subadventitiatyp oder einer fibromuskulären Hyperplasie, angenommen werden muß. Die arteriosklerotischen Stenosen kommen meist in höherem Alter, häufiger bei Männern, die durch Fibroplasien bedingten meist in jüngerem Alter, häufiger bei Frauen, vor. Die Ursache der Fibroplasien ist unbekannt, die durch sie hervorgerufene Stenose ist meist die Ursache des begleitenden Hochdrucks. Zu ihrer Erkennung muß bei jedem Hochdruckkranken unter 40 Jahren die Durchführung einer Renovasographie gefordert werden, ganz besonders dann, wenn im Minutenurogramm eine Differenz der Nierengröße, ein verspätetes Erscheinen des Kontrastmittels und eine Differenz der Kontrastmitteldichte in beiden Nierenbeckenkelchsystemen den Verdacht auf das Vorliegen einer einseitigen Durchblutungsminderung hervorrufen. Angesichts des Fehlens zuverlässiger prognostischer Kriterien sollte die Operation nur dann erwogen werden, wenn eine „Mosaikdiagnostik" gleichzeitig

1. Die verhältnismäßig schnelle (< 2 bis 3 Jahre) Entstehung der Hypertonie,

2. Den radiologischen Nachweis einer Nierenarterien- bzw. Zweigarterienstenose,

3. Den radiologischen (Minutenpyelogramm) und funktionsdiagnostischen (Isotopennephrogramm, Isotopenclearance) Nachweis einer erheblichen Durchblutungsminderung der betroffenen Niere und

4. Das Vorliegen einer erhöhten Reninkonzentration im Nierenvenenplasma der betroffenen Seite bei wiederholten Kontrollen

ergibt. Bei der Stellung der Operationsindikation, besonders bei Patienten mit eingeschränkter Operationsfähigkeit, sollte weiterhin berücksichtigt werden, daß nach neueren Untersuchungen die konservative Therapie praktisch die gleichen Ergebnisse wie die chirurgische zeitigt. Die renovasculären Hypertonien sprechen auf alle Antihypertensiva nicht besser und nicht schlechter als primäre Hypertonien an. Allerdings sind bei Spätkontrollen die Ergebnisse der chirurgischen Therapie denen der medikamentösen etwas überlegen, da sie nicht von Arzt und Patient die Disziplin einer konsequenten Langzeitbehandlung erfordern. Für die

Operation spricht ferner das Vorliegen einer medikamentös nur schwer beeinfluß-baren Hypertonie sowie die Einsparung der Kosten einer lebenslänglichen Phar-makotherapie. Die Indikation zur Nephrektomie sollte bei vasculär bedingten kleinen Nieren nur sehr zurückhaltend gestellt werden, da sich im Falle des Miß-erfolges mit Fortbestehen des Hochdrucks für den einnierigen Patienten die Pro-gnose quoad vitam erheblich verschlechtert.

4. Die hypokaliämischen Hypertonien

Etwa 15 bis 20% aller Hypertonien haben eine Tendenz zur intermittierenden oder ständigen Hypokaliämie. Ihre Ursachen sind in der Reihenfolge ihrer Häufigkeit:
1. Iatrogen, d. h. durch eine unkontrollierte Langzeittherapie mit Saluretika,
2. Die pathogenetisch ungeklärte Tendenz von etwa 10 bis 15% aller essentiellen Hypertonien, eine spontan und intermittierend oder schon durch eine kurzfristige Saluresetherapie provozierbare Hypokaliämie zu entwickeln,
3. Maligne Verlaufsformen der verschiedenen Hochdruck- bzw. Nierenerkran-kungen,
4. Polyurische Nephropathien,
5. Primärer Aldosteronismus (Conn-Syndrom),
6. Mineralocorticoidsyndrom infolge gesteigerter Sekretion von Corticosteron und/oder Desoxycorticosteron bzw. 17-OH-Desoxycorticosteron bei normaler, erniedrigter oder erhöhter Aldosteronsekretion.

Bei allen genannten Formen ist eine durch erhöhte Mineralocorticoidaktivität gesteigerte tubuläre Kaliumsekretion die Ursache des Kaliummangels. In einem beträchtlichen Prozentsatz der Fälle läßt sich mit Hilfe anamnestischer, klinischer und radiologischer Kriterien nicht entscheiden, ob die Hypokaliämie durch eine Aktivierung des Renin-Angiotensin-Aldosteronsystems (sekundärer Aldosteronis-mus) infolge Abnahme der Nierendurchblutung, z. B. bei Nierenarterienstenose, malignen Hypertonien, polyurischen Nephropathien, Saluretikaabusus oder fort-geschrittenen essentiellen Hypertonien mit renaler Arteriosklerose hervorgerufen wird oder durch eine primäre Überproduktion von Mineralocorticoiden infolge adenomatöser Nebennierenrindenveränderungen. Diese Differentialdiagnose ist die Domäne der von Conn empfohlenen Bestimmung des Plasmarenins vor und nach Stimulierung durch 4stündige aufrechte Körperhaltung bzw. intravenöse Injektion eines Saluretikums. Nach den Statistiken der Weltliteratur ist die Reninaktivität im peripheren Plasma bei etwa 70% aller Fälle von primärem Aldosteronismus bzw. Mineralocorticoidsyndromen erniedrigt bzw. niedrig-normal und steigt nach Stimulierung nicht oder nur subnormal an. Im Gegensatz hierzu ist das periphere Plasmarenin bei etwa 70% der von Hochdruck begleiteten Nierenarterienstenosen bereits in der Ruhe erhöht oder steigt nach Stimulierung stärker als bei der unkom-plizierten renalen oder essentiellen Hypertonie an. Ein entsprechendes Verhalten des Plasmarenins findet sich bei allen anderen Hypertonieformen mit sekundärem Aldosteronismus.

5. Die obstruktiven Uropathien

Die Kombination eines Nieren-Harnwegsinfektes mit Hochdruck und obstruk-tiver Uropathie stellt immer dann eine Operationsindikation dar, wenn es All-gemeinzustand und Lokalbefund gestatten. Die Beseitigung einer subpelvinen Stenose, einer Harnleiterobstruktion oder -kompression oder die Rekonstruktion des distalen Harnleiters bei vesicorenalem Reflux ist Voraussetzung für die Besse-rung oder Abheilung eines proximal des Abflußhindernisses gelegenen Infektes und nach urologischen Erfahrungen nicht selten von dem Verschwinden des Hoch-drucks gefolgt, vorausgesetzt, daß die Abflußbehinderung keine irreversiblen Schädigungen am Nierenparenchym und -gefäßsystem hervorgerufen hat.

Rundtischgespräch

Wissenschaftliche und praktische Aspekte der Störungen des Eiweißumsatzes bei Lebererkrankungen

Unter der Leitung des Sektionspräsidenten: HARTMANN, F. (Hannover),
mit den Herren: EISEMAN, B. (Denver, USA), KOLLER, F. (Basel), MASSARRAT,
SA. (Marburg), MÜTING, D. (Homburg/Saar), POPPER, H. (New York), TYGSTRUP,
N. (Kopenhagen), VANNOTTI, A. (Lausanne)

Rundtischgespräch

Therapeutische Konsequenzen am Magen-Darmkanal aus neuen pathophysiologischen Erkenntnissen

Teilnehmer: DEMLING, L. *(Gesprächsleitung);* CREUTZFELDT, W., HAEMMERLI,
U. P., HOLLE, F., OTTENJANN, R., PFEIFFER, E. F., INGELFINGER, F. J.

Berichterstatter: STADELMANN, O.

Peptisches Ulcus

Das Studium pathophysiologischer Vorgänge am Magen hat die Kenntnisse über das peptische Ulcus erweitert, wenngleich noch manche Frage offen bleiben muß. Lediglich die Rolle der Magensäure wird heute bei der Ulcusentstehung unbestritten anerkannt. In den Vordergrund gerückt ist hier das Gastrin, dessen Wirkungsmechanismus und Angriffspunkt bekannt sind. Seine Synthese ist schon vor längerer Zeit gelungen. Brauchbare Präparate sind bereits im Handel.

Bedeutung hat das Gastrin infolge seiner Überschußbildung vorwiegend beim *Zollinger-Ellison-Syndrom* erlangt, welches ein schweres rezidivierendes Ulcusleiden darstellt. Dieses Syndrom ist mit nicht insulinbildendem Inselzelladenom, Hypersekretion und Ulcus definiert. Jedoch nur bei 30 bis 40% der Patienten wird ein Pankreasadenom gefunden, dessen Resektion erfolgsversprechend ist, vorausgesetzt, daß noch keine Metastasen vorliegen. In allen anderen Fällen ist eine totale Gastrektomie zu empfehlen und nicht die totale Pankreasresektion. Wird der umgekehrte Weg eingeschlagen und muß schließlich zusätzlich die Gastrektomie erfolgen, da nicht alles hormonproduzierende Gewebe entfernt werden konnte, so führt dies zu unüberwindbaren nutritiven Störungen. Auch hat man beobachtet, daß sich nach einer Gastrektomie die Metastasen zurückbilden können.

Ein primär massives chirurgisches Vorgehen vor allem bei Verdachtsfällen, wird jedoch nicht einhellig befürwortet. Bei allen Eingriffen ist jedoch stets zu berücksichtigen, daß einerseits ein inkurables Ulcusleiden, andererseits oft ein maligner metastasierender Tumor des Pankreas vorliegt. Der Chirurg steht daher oft vor einer schweren Entscheidung (Demling).

Will man sich auf die Resektion des belegzellhaltigen Magenteiles beschränken, so hat man die Möglichkeit, mit Hilfe von Kongorot die Grenze zwischen Antrum und Korpus vorher auf endoskopischem Wege festzulegen und zu markieren (Ottenjann). Ein solches Vorgehen bleibt jedoch illusorisch, wenn die belegzellhaltige Korpusschleimhaut, was gerade beim Zollinger-Ellison-Syndrom der Fall sein kann, bis nahe an den Pylorus heranreicht. Ein Zusammenhang zwischen Ulcus und endokrinen Störungen besteht auch beim *Hyperparathyreoidismus* (Demling). Dafür verantwortlich zu machen ist hier die Hypercalcämie, was tierexperimentell leicht nachgewiesen werden kann. Uneinigkeit herrscht allerdings noch in der Frage, ob der Grad des Anstiegs oder die absolute Höhe des Serumcalciumspiegels entscheidend ist. Magnesium ist in der Lage, den Calciumeffekt aufzuheben (Ottenjann). Im Gegensatz zum Zollinger-Ellison-Syndrom wird beim Hyperparathyreoidismus in 90% der Fälle ein Einzeladenom gefunden. Ein operativer Eingriff ist daher in jedem Falle erfolgversprechend und anzustreben. Gewisse Zweifel bestehen nach Ingelfinger noch darüber, ob der Effekt allein auf den Calciumspiegel zurückzuführen ist, da andere Störungen, die mit Hypercalcämie einhergehen, nicht immer eine Säuresteigerung bringen.

Zu denken wäre nach Creutzfeld auch an eine direkte Wirkung des Parathormons auf Magen und Pankreas (Pankreatitis bei Hyperparathyreoidismus).

Die Behandlung des unkomplizierten peptischen Ulcus, nach Haemmerli eine selbstheilende Krankheit, berücksichtigt in erster Linie die Tatsache, daß die Säure eine entscheidende Rolle spielt. Haemmerli verwendet das billigste Antacidum, nämlich Calciumcarbonat, wovon das Kilogramm nur 2,35 Schweizer Franken kostet. Zu beachten ist wie bei allen Antacida eine ausreichende und möglichst stündliche Zufuhr. Auch Bettruhe ist zu empfehlen. Jeder Ulcuspatient wird unter entsprechender Behandlung innerhalb von 3 Tagen beschwerdefrei. Ist dies nicht der Fall, so wird entweder ungenügend behandelt oder es liegt ein penetrierendes Ulcus vor oder es handelt sich um kein Ulcusleiden (Haemmerli).

Das Rauchen sollte in jedem Falle unterbleiben, da Nicotin die Abheilungsphase verlängert. Das Problem ist aber weniger der einzelne Schub, sondern das rezidivierende Ulcusleiden. Die wichtige Rezidivprophylaxe kann u. a. mit Anticholinergika erfolgen. Es handelt sich hierbei gleichsam um eine medikamentöse Vagotomie, die, wie Rattenversuche ergeben haben, die Belegzellmasse um etwa die Hälfte zu vermindern vermag. Voraussetzung ist eine Langzeittherapie, da nach Absetzen des Mittels die Belegzellen langsam wieder zunehmen. Auch beim Menschen konnten schon gute Erfolge erzielt werden. Ottenjann empfiehlt daher größere Untersuchungsreihen in mehreren Zentren.

Bedeutung für das Ulcus ventriculi und duodeni hat auch die Zusammensetzung des Magenschleimes (Demling). Durch dessen qualitative und quantitative Beeinflussung könnte sich eine reelle Behandlungsmöglichkeit bieten. Darauf beruht wahrscheinlich die Wirkung des Stoffes *Carbenoxolone* (Biogastrone, Duogastrone) welcher die Abheilungszeit des peptischen Magenulcus verkürzt. Von der klassischen abgestuften Ulcusdiät ist man völlig abgekommen.

Ein günstiger therapeutischer und prophylaktischer Effekt könnte von einem Stoff ausgehen, dessen Wirkung direkt auf das Gastrin gerichtet ist. Die Suche nach einem brauchbaren *Antigastrin* ist noch im Anfangsstadium. Mehrere Substanzen, die die Magensekretion vermindern können, haben sich wider Erwarten nicht als Antigastrine erwiesen (Ottenjann).

Der Chirurg sieht vorwiegend die therapieresistenten Fälle und versucht seinerseits, allerdings für mehr als 2,35 Franken, den Patienten operativ beschwerdefrei zu machen (Holle). Partielle Resektionen können Rezidive oft nicht vermeiden. Anzustreben ist ein funktionsgerechter Eingriff, der sich im Sinne Dragstedts nach der Sekretionsleistung des Magens richten sollte. Die Vagotomie ist allein ungenügend und nur in Verbindung mit einer Drainage-Operation (Pyloroplastik) durchzuführen. In den meisten Fällen ist dadurch eine ungestörte Passage durch den Pylorus gewährleistet. Das Duodenalulcus verlangt eine völlige Ausschaltung der vagalen Fasern, die zu den Belegzellen führen. Ist eine Vagotomie ausreichend, so ist die selektive Vagotomie anzustreben. Mit der Schonung der sog. antralen Fasern will man erreichen, daß die rhythmischen Kontraktionen des austreibenden Antrum erhalten bleiben (Holle).

Malabsorption

Die beim Zollinger-Ellison-Syndrom häufig zu beobachtenden heftigen Durchfälle sind pathogenetisch noch nicht völlig geklärt (Creutzfeldt). Als Ursache kommt in erster Linie eine durch die Säure hervorgerufene Lipaseinaktivierung in Frage. Eine Rolle dürfte auch das starke Flüssigkeitsangebot spielen. Weniger wahrscheinlich ist eine Säureschädigung der Schleimhaut sowie eine Zerstörung des exokrinen Pankreas durch Tumorinfiltration. Auch können die Durchfälle möglicherweise durch eine hypothetische Substanz im Pankreastumor hervorgerufen werden, die direkt am Dünndarm angreift, ähnlich oder identisch mit dem beim *Verner-Morrison-Syndrom* vermuteten small bowel factor. Dieser wird ebenfalls in einem Pankreasadenom gebildet und führt zu unstillbaren Durchfällen. Auch hier ist eine Entfernung des Adenoms oder eine Pankreasteilresektion erforderlich.

Disaccharidasemangel führt zu heftigen Durchfällen, wobei die Intensität der Symptome von der zugeführten Menge der unverträglichen Disaccharide abhängt. Eliminiert man die nicht spaltbaren Zucker aus der Nahrung, so sind innerhalb einer Woche sämtliche Symptome zum Verschwinden zu bringen (Haemmerli). Lediglich bei der kongenitalen Lactose/Glucoseintoleranz müssen sämtliche Zucker aus der Nahrung entfernt werden. Die Lactase ist das am niedrigsten dosierte Enzym. Daher tritt der Lactasemangel am ersten in Erscheinung. Auch nach Ausheilung einer Cöliakie bleibt die Lactase in der Regel tief. So bezeugt eine normale Lactaseaktivität eine „ungetrübte intestinale Vergangenheit" (Haemmerli). Kleine Einzeldosen von Milch über den Tag verteilt (bis zu 1 l) können oft toleriert werden. Besteht eine Sprue, so wird sie durch Milch erheblich verschlimmert. Joghurt wird nur dann vertragen, wenn der ursprünglich vergorene Milchzucker später nicht wieder zugesetzt wird.

Gastroenterologische Endokrinologie

Dünndarmhormone haben auch eine Wirkung auf den Inselapparat. Die Beta-Zellen des Pankreas besitzen nicht nur einen glucosesensiblen, sondern wahrscheinlich auch einen enterosensiblen Receptor (Pfeiffer). Ein solcher zweiter Angriffspunkt muß vorhanden sein, da sich Zucker und Enterohormone potenzieren und zusammen zu einer Insulinausschüttung führen, die durch Zucker allein nicht erreicht wird.

Die Beobachtung, daß bei Diabetikern das neue Präparat Glybenclamid (Hb 419) unter oraler Glucosezufuhr mit zunehmender Behandlungsdauer eine Steigerung der Insulinausschüttung hervorruft, kann ein Hinweis auf noch unbekannte enterale Hormonsysteme sein (Pfeiffer).

Rundtischgespräch

Calcitonin, Wirkung und Species-Spezifität

Unter der Leitung des Sektionspräsidenten: LABHART, A. (Zürich),

mit den Herren: NEHER, R. (Basel), FISCHER, J. (Zürich), MAC INTYRE, I. (London), ZIEGLER, R. (Ulm)

Rundtischgespräch

Differenzierung der Hyperlipidämien

Gesprächsleiter: SCHETTLER, G. (Heidelberg)
Teilnehmer: EGGSTEIN, M. (Tübingen), FUHRMANN, W. (Gießen), GRETEN, H. (Heidelberg), OETTE, K. (Köln), SCHLIERF, G. (Heidelberg), SEIDEL, D. (Heidelberg), ZÖLLNER, N. (München)

In seinen einführenden Worten ging Schettler auf die Bedeutung der Hyperlipidämien für die Praxis ein. Ausgehend von der Beobachtung Gottrons im Jahre 1928, der den Begriff der Subletalfaktoren für einen bestimmten Typus von Xanthomen prägte, wies er auf die inzwischen gemachten Fortschritte in der Differenzierung verschiedener Xanthomformen und ihrer Zuordnung zu bestimmten Typen von Hyperlipidämien hin. Ähnlich wie das Vorkommen von Xanthomen begründet auch die Beobachtung eines getrübten Serums im Senkungsröhrchen für den behandelnden Arzt die Notwendigkeit, eine weitere Diagnostik der einzelnen Formen des Hyperlipidämiesyndroms durchzuführen. Komplizierte lipidanalytische Methoden, wie sie im Jahre 1955 auch in der Marburger Klinik zusammen mit Eggstein und Wagener für die Differenzierung von Hyperlipidämien Anwendung fanden, wurden inzwischen durch eine wesentlich geringere Zahl zumeist sehr viel einfacherer Tests ersetzt. Ihre größte Bedeutung für die Praxis gewinnen die Hyperlipidämien als Risikofaktoren der Arteriosklerose, so daß besonders bei frühzeitigen Zeichen peripherer, coronarer oder cerebrovasculärer Durchblutungsstörungen in jedem Fall differenzierte Lipidanalysen indiziert sind.

Auf die *Physiologie der Lipide und Lipoproteine* ging anschließend Schlierf ein. Von den wichtigsten Serumlipiden (freie Fettsäuren, Triglyceride, Cholesterin und Phosphatide) haben in der Klinik die stärkste Beachtung bisher Cholesterin und Triglyceride gefunden. Der Transport der nicht wasserlöslichen Lipide im wäßrigen Milieu der Körperflüssigkeiten erfolgt als *Lipoproteine*, welche Aggregate der verschiedenen Lipide mit Eiweiß, den sog. Apo-Lipoproteinen, darstellen. Die Lipoproteine bilden ein kontinuierliches Spektrum mit ansteigender Größe und abnehmender Dichte, welches durch verschiedene Methoden (Ultrazentrifugation, fraktionierte Fällung oder Elektrophorese) in verschiedene Klassen unterteilt werden kann. Die Serumtrübung bei ausgeprägten Hypertriglyceridämien kommt dadurch zustande, daß die größten, schlecht löslichen und lichtstreuenden Lipoproteine oder Chylomikronen vermehrt sind. Die Apo-Lipoproteine, die sich durch immunologische und chemische Methoden wenigstens drei verschiedenen Gruppen zuordnen lassen, bestimmen neben den immunologischen Eigenschaften auch im wesentlichen die elektrophoretischen Eigenschaften der Lipoproteine. *Serumtriglyceride* und *Cholesterin* entstammen sowohl dem Nahrungsfett als auch der körpereigenen Synthese. Der Ort der endogenen Lipidsynthese ist vorwiegend die Leber. Dort können endogene Lipide auch aus nicht fetthaltigen Stoffen (Kohlenhydrate, Eiweiß) synthetisiert werden und als Lipoproteine in die Blutbahn gelangen.

Über die verschiedenen *Typen der primären Hyperlipidämien bzw. Hyperlipoproteinämien* referierte anschließend Greten an Hand eines Einteilungsschemas von Fredrickson u. Mitarb., das vor etwa 4 Jahren an den National Institutes of Health erarbeitet wurde und sich für Klinik und Forschung als nützlich erwiesen hat. Es beruht auf der elektrophoretischen Trennung der Lipoproteine und auf der quantitativen Bestimmung der Triglyceride und des Cholesterins. Als *Typ I* oder Hyperchylomikronämie wird eine seltene angeborene Stoffwechselanomalie bezeichnet, als deren Charakteristikum in der Papierelektrophorese eine breite Chylomikronenbande am Start erscheint. Es finden sich eine mäßige Cholesterin- und eine massive Triglyceridkonzentrationserhöhung im Serum. Ursache für diese seltene Erkrankung ist ein Enzymmangel der sog. postheparinlipolytischen Aktivität. Wir wissen heute, daß unter den vielen lipolytischen Enzymen, die sich unter diesem Begriff verbergen, bei der obengenannten Erkrankung lediglich die Verminderung einer Triglyceridlipase nachzuweisen ist. Der Fettbelastungstest ist gewöhnlich stark verändert. Der augenfälligste Befund ist das milchig-sahnige Plasma, das nach 12stündigem Stehen eine cremige Oberschicht aufrahmt. Die Erkrankung wird meist im Kindesalter manifest. Gewöhnlich führen heftige abdominelle Koliken die Eltern solcher Kinder zum Arzt, und nicht selten sind chirurgische Eingriffe unter der Diagnose eines akuten Abdomens der richtigen Diagnose vorausgegangen. Hepatomegalie, eruptive Xanthome und, abhängig von der Triglyceridkonzentration, eine Lipaemia retinalis vervollständigen das klinische Bild.

Beim *Typ II*, der Hyper-β-Lipoproteinämie, früher auch essentielle Hypercholesterinämie genannt, erscheint in der Papierelektrophorese eine deutlich verstärkte β-Lipoproteinbande. Da die β-Lipoproteine Haupttransportmittel für das zirkulierende Cholesterin sind, finden sich lipidchemisch erhöhte Cholesterinwerte bei normalen oder nur mäßig erhöhten Triglyceriden. Die postheparinlipolytische Aktivität ist normal, Glucose- und Fettbelastungstests sind im allgemeinen unauffällig. Auf Grund der guten Löslichkeit der β-Lipoproteine erscheint das Plasma klar. Das klinische Bild ist gekennzeichnet durch tendinöse und tuberöse Xanthome, Xanthelasmen und Arcus lipoides corneae juvenilis. Diese Erkrankung ist die bedrohlichste aller Hyperlipidämien. Durch xanthomatöse Ablagerungen in den Gefäßen kann es bei homocygoten Formen bereits im Kindesalter zu tödlichen Myokardinfarkten kommen.

Als neues und jetzt vom Typ II sicher abtrennbares Krankheitsbild gelang der Fredricksonschen Gruppe die Differenzierung der sog. *Typ III*-Hyperlipoproteinämie. Im elektrophoretischen Bild erscheint eine breite β-Bande, deren Dichte durch einen hohen Triglyceridgehalt im Gegensatz zu den normalen β-Lipoproteinen die eines „very low density lipoprotein" ist. Die Diagnose dieser Erkrankung ist daher bis heute noch an ein Labor gebunden, in dem mit Hilfe der Ultracentrifuge eine Auftrennung des Plasmas bei einer Dichte von 1,006 erfolgen kann. An Laborbefunden findet sich eine Erhöhung des Cholesterin- und Triglyceridspiegels, gewöhnlich im Verhältnis 1:1. Ein pathologischer Glucose-Toleranztest ist häufig. Je nach der Höhe des Lipidspiegels ist das Plasma klar bis milchig-trüb. Im Gegensatz zum Typ II finden sich typischerweise plane, außerdem tubero-eruptive und tendinöse Xanthome. Die Manifestation erfolgt im Erwachsenenalter, Zeichen einer frühzeitigen Arteriosklerose sind häufig.

Bei der *Typ-IV*-Hyperlipoproteinämie (endogene Hyperlipämie) imponiert eine verstärkte prä-β-Bande in der Papierelektrophorese als Ausdruck einer vermehrten Konzentration im Körper synthetisierter Triglyceride. Lipidchemisch sind der Cholesterinspiegel geringgradig, der Triglyceridspiegel deutlich erhöht, die postheparinlipolytische Aktivität ist normal. Glucose- und Fettbelastungstests sind im allgemeinen pathologisch. Die Hypertriglyceridämie ist, wie beim Typ III, gewöhnlich durch exzessive Kohlenhydratzufuhr „induzierbar". Das Serum ist klar bis milchig; klinisch imponieren bei hohem Triglyceridspiegel eruptive Xanthome und eine Hepatosplenomegalie. Die Manifestation erfolgt im Erwachsenenalter. Der Typ IV scheint von den hier besprochenen familiären Hyperlipoproteinämien am häufigsten vorzukommen.

Beim *Typ V* finden sich in der Papierelektrophorese sowohl eine Chylomikronenbande an der Auftragsstelle als auch eine Vermehrung der prä-β-Lipoproteine. Der Typ V stellt daher eine gemischt exogene-endogene Hyperlipidämie dar. Während das Cholesterin gewöhnlich nur geringgradig erhöht ist, finden sich in der Regel stark erhöhte Triglyceridwerte. Die postheparin-lipolytische Aktivität ist niedrig oder normal, Glucose- und Fettbelastungstests sind im allgemeinen pathologisch. Eine Kohlenhydratinduktion wird beobachtet. Differentialdiagnostisch zum Typ I ist wichtig, daß der Typ V eine Erkrankung des Erwachsenenalters ist; Fälle vor dem 20. Lebensjahr sind nicht bekannt. Klinisch manifestiert sich die Erkrankung mit Schmerzen im Abdomen, eruptiven Xanthomen, Hepatosplenomegalie sowie Lipaemia retinalis.

In der Diskussion des Gretenschen Beitrags bejahte Eggstein die genannte Einteilung der primären Hyperlipoproteinämien als „Arbeitshypothese", warnte jedoch vor einer vorbehaltslosen Übernahme und Weitergabe einer neuen Klassifizierung mit allen Implikationen zu einer Zeit, zu der noch keine sicheren praktisch-ärztlichen Konsequenzen, wohl aber Definitionsschwierigkeiten resultieren könnten. Er betonte die Bedeutung einer Quantifizierung der Blutfette (Cholesterin, Triglyceride und evtl. Lipidphosphor) unter fett- und kohlenhydratreichen Diäten sowohl für die Diagnostik als auch für die therapeutische Überwachung primärer Hyperlipidämien.

Der Beitrag über *sekundäre Hyperlipidämien oder Hyperlipoproteinämien* stammte von Seidel. In Anlehnung an die genannte Typeneinteilung der familiären Hyperlipoproteinämien ging er auf diejenigen sekundären Hyperlipoproteinämien ein, die den obengenannten fünf Typen ähnliche Lipoproteinmuster zeigen können. Das Muster des Typ I findet sich gelegentlich beim insulinabhängigen Diabetes mellitus, bei Pankreatitis und chronischem Alkoholismus mit Pankreasbeteiligung. Ein Typ II-Muster zeigt gelegentlich die Hyperlipidämie der Hypothyreose, des Verschlußikterus, des nephrotischen Syndroms, der alimentären Hypercholesterinämie, selten des multiplen Myeloms und der idiopathischen Hypercalcämie. Das Muster des Typ III wird gelegentlich bei Dysglobulinämien imitiert. Einen Sammeltopf sekundärer Hyperlipidämien stellt das Muster des Typ IV dar, das als häufigste Form bei Diabetes, Pankreatitis, chronischem Alkoholismus, Hypothyreose, nephrotischem Syndrom, bei Schwangerschaft, nach Einnahme von Ovulationshemmern, bei Glykogenosen, bei manchen Formen der Adipositas und vielen anderen gesehen wird. Für sekundäre Formen des Typ V zeichnen vor allen Dingen Diabetes mellitus, Pankreatitis und Myxödem verantwortlich.

Obwohl die pathophysiologischen Zusammenhänge der einzelnen sekundären Hyperlipoproteinämien nur teilweise bekannt sind, scheint sich in zunehmendem Maße die Erkenntnis herauszukristallisieren, daß die Struktur und die Proteinlipidzusammensetzung der Plasmalipoproteine sowohl bei den sekundären wie bei den familiären Hyperlipoproteinämien von wesentlicher Bedeutung sind. Eine besondere Rolle spielen hier vor allen Dingen die Apo-Lipoproteine und die Phospholipide. Theoretische Grundlagen für solche Vorstellungen bieten sich besonders beim nephrotischen Syndrom, bei der Dysglobulinämie mit erhöhten Blutfettwerten und bei der durch Verschlußikterus bedingten Hyperlipoproteinämie an. Im letzten Falle ist es dem Referenten gelungen, ein „low density" Lipoprotein zu isolieren, das sich in seiner Proteinlipidzusammensetzung in sehr erheblichem Maße von allen normalen Plasmalipoproteinen unterscheidet. Neben der Abweichung im Lipidmuster (das isolierte Lipoprotein trägt ungefähr 65% Phospholipide) weist es ein Apo-Lipoprotein auf, das in seiner Charakteristik von allen bisher bekannten Apo-Lipoproteinen verschieden ist.

Nach der Vorstellung der verschiedenen Hyperlipidämieformen referierte Fuhrmann über *genetische Aspekte der Hyperlipidämien*. Während von den primären Hyperlipidämien zwei Typen im allgemeinen auf einen Einzelgendefekt zurückgeführt werden, nämlich die fettinduzierte Hyperlipidämie (Typ I) und die Hypercholesterinämie (Typ II), ist für die übrigen Formen familiäres Auftreten nachgewiesen, die angenommenen genetischen Grundlagen konnten jedoch im einzelnen noch nicht exakt definiert werden und sind wahrscheinlich multifaktoriell.

Nach strengen Kriterien sind bisher nur etwa 50 Fälle des Typ I beschrieben, wobei fünf Stammbäume mit mehreren erkrankten Geschwistern zu finden sind. Die dabei erhobenen Befunde sprechen eindeutig dafür, daß der Erbgang autosomal rezessiv ist, Kranke also das Gen in doppelter Dosis besitzen. Ein Teil der Heterozygoten zeigt unter Umständen transient mildere Abweichungen. Durch eine eigene Beobachtung von zwei Geschwistern mit Typ I-Hyperlipidämie und Erfassung einer umfangreichen Sippe konnte vom Referenten zusammen mit Louven, Heymer und Huth die 6. Familie der Weltliteratur mit zwei erkrankten Geschwistern beobachtet werden. Die erkrankten Kinder, ein zwölfjähriger Junge und ein 15jähriges Mädchen, entsprachen allen diagnostischen Kriterien dieser Hyperlipidämieform. Der Stammbaum zeigt eine weitläufige Verwandtschaft der Eltern und bei mehreren Personen leicht erhöhte Triglyceridwerte. Auf Grund von Berichten in der Literatur und eigenen Beobachtungen wird die Frage diskutiert, ob nicht auch die „fettinduzierbare Hyperlipoproteinämie" noch einen Sammeltopf darstellt, wobei die bisher angewandte Bestimmungsmethode der Lipoproteinlipase offenbar den primären Defekt nicht direkt genug erfaßt.

In ähnlicher Weise scheint auch der Typ II genetisch nicht völlig einheitlich. Die Steuerung des normalen Cholesterinmetabolismus ist offensichtlich multifaktoriell. Typisch ist der autosomale Erbgang mit milderer Manifestation bei Heterozygoten und schwerer Manifestation bei Homozygoten. Der Grunddefekt ist unklar. Wiederum spricht der einfache Erbgang dafür, daß ein bestimmter lokalisierbarer genetischer Defekt eines Funktioneiweißes zu suchen ist. Sondertypen mit leichter Triglyceriderhöhung, die als solche familiär gehäuft auftreten, könnten als Ausdruck anderer Allele interpretiert werden oder als Defekt eines anderen Genlocus im multifaktoriellen System, das für die Cholesterinsteuerung verantwortlich ist. Doch sind hier nicht ausreichende genealogische Untersuchungen mit entsprechender biochemischer Differenzierung verfügbar. Ebensowenig reichen die bisher publizierten Daten über den Typ III aus, dessen genetische Stellung eindeutig festzulegen. Nach den vorliegenden Familienuntersuchungen scheinen zwischen Typ II und III keine Beziehungen zu bestehen, beide sind nach Fredrickson u. Mitarb. genetisch verschiedene Krankheiten. Andererseits wird auf mögliche Beziehungen zur Typ IV-Hyperlipidämie hingewiesen. Für Typ IV ist ein multifaktorieller Erbgang die wahrscheinlichste Erklärung. So wären auch die Befunde der Familienuntersuchungen von Braunsteiner u. Mitarb. am besten zu interpretieren. Die von Fredrickson u. Mitarb. angeführten Familienbeispiele für Typ III sind eher mit einem multifaktoriellen genetischen System als mit autosomal rezessivem Erbgang in Einklang zu bringen. Die weitere klinisch und theoretisch wichtige Differenzierung hängt sicher im wesentlichen Maße davon ab, daß ausreichend umfangreiche, exakte Familiendaten gesammelt und analysiert werden können.

Auf Vorstellungen zur Pathogenese einer *Kohlenhydratinduktion der Hypertriglyceridämie* ging anschließend Oette ein. Sicherlich sind die kohlenhydratinduzierten Hyperlipämien komplex, wobei einige Formen mit einer Überproduktion von Fettsäuren in der Leber aus Kohlenhydraten, andere möglicherweise mit einer Klärungsstörung der prä-β-Lipoproteine in der Peripherie einhergehen. Eine für die Pathogenese wichtige Umsatzsteigerung im endogenen Fettsäurekreislauf zwischen Leber und Fettgewebe kann infolge vermehrter Mobilisierung von Fettgewebs-Fettsäuren oder gesteigerter Extraktion der freien Plasmafettsäuren durch die Leber zustande kommen. Für die primären kohlenhydratinduzierten Hyperlipämien spielt die gesteigerte Freisetzung von Fettgewebs-Fettsäuren nur eine untergeordnete Rolle, obwohl in vielen Fällen eine leichte Erhöhung der freien Plasmafettsäuren zu finden ist.

Über die Bedeutung des Insulins liegen noch keine einheitlichen Ansichten vor. Bei den kohlenhydratinduzierten Formen ist häufig eine pathologische Glucosetoleranz sowie eine Insulinerhöhung nachweisbar. Es ist nicht bekannt, ob diese Veränderungen primärer oder sekundärer Natur sind. Der Fettstoffwechsel läßt sich selbst mit einer Überdosierung von Insulin nicht normalisieren.

Bei einer Umstellung auf fettarme Kost kommt es auch beim Normalen zu einer mäßigen Erhöhung der Serumfette. Diese Erhöhung erreicht ihr Maximum nach etwa 7 Tagen und klingt danach wieder ab. Im allgemeinen liegen die Werte im oberen Normalbereich, können diesen aber in vereinzelten Fällen überschreiten. Man muß demnach bei Serumuntersuchungen stets die vorangegangene Kostform mit berücksichtigen.

In vitro- Untersuchungen an der menschlichen Leber haben gezeigt, daß die Umwandlung von Kohlenhydrat in Fett bei etwa 50 Cal.-% Fett in der Nahrung aufhört, so daß unter diesen Bedingungen die Fettsäureüberproduktion aus Kohlenhydraten keine wesentliche Rolle spielen dürfte. In vielen Fällen kommt es zwar bei fettreicher Kost zu einem deutlichen Abfall der Serumlipide, ohne daß dabei auch nur annähernd Normalwerte erreicht werden. Hier muß ein ausschließlicher oder zusätzlicher peripherer Klärungsdefekt angenommen werden.

Ungeachtet der noch offenen Fragen bezüglich Ätiologie und Pathogenese hält Oette jedoch die diätetische Einstufung der Hyperlipidämien für die Therapie erforderlich. In ihrer einfachsten Form wird zum Ausschluß einer fettinduzierten Form ein einziger Fettstoß genügen, wonach gegebenenfalls die alimentäre Lipämie über mehrere Tage bestehen bleibt. Bei der kohlenhydratinduzierten Form wird nach mindestens 4 und besser 7 Tagen der Effekt der gedrosselten hepatischen Lipidsynthese in den Fällen deutlich, für die dann ein entsprechendes therapeutisches Vorgehen indiziert ist.

Schettler und Zöllner beschäftigten sich anschließend mit der *Indikationsstellung für die Durchführung von Lipidanalysen in der Praxis.* Diese ist zweifellos gegeben beim Befund eines getrübten Nüchternserums, ferner bei Vorliegen von Xanthomen, von Xanthelasmen bei Jugendlichen oder auch bei Patienten, die vor dem Alter von 40 Jahren einen deutlichen Arcus lipoides aufweisen. Die Dupuytrensche Erkrankung geht häufig mit familiären Lipidstoffwechselstörungen einher. Auch bei der Gicht sind erhöhte Triglyceridspiegel häufig. Wichtiger als diese Indikationen ist jedoch die gründliche Untersuchung aller Patienten mit Gefäßerkrankungen und ferner die im Beitrag Seidel erwähnten Erkrankungen, die häufig mit sekundären Hyperlipämieformen einhergehen. Die Übersicht über das große Material der ambulanten Patienten einer Medizinischen Poliklinik zeigt, daß pathologische Lipidwerte, selbst wenn man die Normalgrenzen relativ hoch stellt, einen der häufigsten biochemischen Befunde darstellen.

Die Frage der Normalwerte wurde von Zöllner und Eggstein diskutiert. Falls derartige „Normalwerte" an einem ausgewählten, scheinbar gesunden Kollektiv gewonnen werden, liegt die Grenze der Normalwerte für Cholesterin bei der Altersgruppe, bei der derartige Untersuchungen am aktuellsten sind, nämlich bei Personen über 50 Jahren, über 300 mg-%. (Im Material von Eggstein waren bei 9% klinisch gesunder Personen über 30 Jahren Cholesterinwerte über dem für dieses Untersuchungsmaterial statistisch ausgearbeiteten Normbereich von 330 mg-%.) Falls man den Normalwert an der Coronarprognose abliest, liegt der Wert wesentlich darunter. Deshalb hält Zöllner Cholesterinspiegel über 300 mg-% bzw. Neutralfettspiegel über 200 mg-%, Eggstein Cholesterinspiegel über 270 mg-%, Neutralfettspiegel ebenfalls über 200 mg-% für kontrollbedürftig und bei wiederholtem Befund für pathologisch. Für die Behandlungswürdigkeit kommt es dabei noch wesentlich auf den vorliegenden Hyperlipidämietyp an. Während Typ II in der Therapie ein Muß darstellt, kann man beispielsweise beim Typ I die Therapie weitgehend vernachlässigen. Die Bestimmung der Phosphatide wird in der Praxis nicht für nötig gehalten. Problematisch ist wegen ihrer weiten Schwankungsbreite nach Ansicht von Eggstein die Bestimmung der Lipoproteinlipase.

Über die *diätetische und medikamentöse Behandlung* der verschiedenen Formen der Hyperlipidämien diskutierten abschließend Greten, Oette, Schlierf und Zöllner.

Bei den sekundären Hyperlipidämien normalisieren sich die Serumlipidwerte bei erfolgreicher Behandlung der Grundkrankheit: Spezifische lipidsenkende Maßnahmen dürften sich in den meisten Fällen erübrigen. Bei der Behandlung der verschiedenen primären Hyperlipidämien bildet wie bei der Behandlung des Diabetes die Diät die Therapiegrundlage, die gegebenenfalls durch medikamentöse Maßnahmen unterstützt werden kann. In allen Fällen ist Übergewicht durch Calorienbeschränkung zu reduzieren.

Bei fehlender Atherosklerose-Gefährdung des Typ I sind einschneidende Maßnahmen im allgemeinen nicht indiziert. Durch eine Beschränkung des Fettgehaltes in der Nahrung gelingt es im allgemeinen, die Triglyceridspiegel unter 1000 mg-% oder nur wenig darüber zu halten, um das Auftreten von abdominellen Koliken zu verhüten. Zusätzliche medikamentöse Maßnahmen sind im allgemeinen weder angezeigt noch wirksam.

Die Behandlung der primären Hypercholesterinämie (Typ II) ist, wie bereits erwähnt, ein therapeutisches Muß. Diätetische Maßnahmen im Sinne einer cholesterinarmen fettmodifizierten Diät sind im allgemeinen wenig wirksam. Medikamentös bewähren sich in vielen Fällen die Nicotinsäure und ihre Derivate oder der Ionenaustauscher Cholestyramin in relativ hoher Dosierung (18 g/Tag).

Diätetische Maßnahmen beim Typ III bestehen in einer calorisch knappen, fettmodifizierten Diät, hier scheint das Clofibrat am wirksamsten zu sein.

Die diätetische Behandlung des Typ IV erfordert häufig eine drastische Einschränkung der Nahrungskohlenhydrate, besonders der Monosaccharide zugunsten eines hohen Eiweißgehaltes und einer reichlichen Zufuhr an Fetten des hochungesättigten Typs (mindestens 45 Cal.-%). Medikamentös ist in vielen Fällen Clofibrat wirksam.

Beim Typ V findet entsprechend der Induzierbarkeit sowohl durch Fett als auch durch Kohlenhydrate eine calorisch knappe, möglichst proteinreiche Kost Anwendung. Medikamentös kann Clofibrat versucht werden.

Bei der Indikationsstellung für eine medikamentöse Therapie ist zu beachten, daß keines der erwähnten Mittel nebenwirkungsfrei ist. So werden nach hochdosierter Nicotinsäure eine Verschlechterung der Glucosetoleranz, nach hochdosierter Behandlung mit Cholestyramin Avitaminosen und Knochenveränderungen infolge von Calciumresorptionsstörungen und nach Clofibrat transiente Anstiege der CPK sowie in einzelnen Fällen Haarausfall und Potenzstörungen beobachtet. Eine fortlaufende Kontrolle der unter einer entsprechenden Behandlung stehenden Patienten ist deshalb unerläßlich.

Anschließend wurde von Schettler noch über ausgezeichnete Erfahrungen mit der Verabfolgung von Heparinoiden bei einigen Fällen berichtet, wodurch eine völlige Normalisierung maximal erhöhter Triglyceridwerte und ein Verschwinden von tuberösen Xanthomen erreicht worden sei. Offenbar werden Heparinoide im Organismus lange gespeichert, wodurch die über Monate anhaltende Normalisierung der Lipide erklärt werde. Unangenehmste Nebenwirkung scheint hier, besonders bei Frauen, ein völliger, nach Absetzen reversibler, Haarausfall zu sein.

In der Diskussion über die Möglichkeiten einer medikamentösen Kombinationstherapie mit Dextrothyroxin und Clofibrat wird auf Zwischenfälle durch Schilddrüsenpräparate bei bestehender Coronarsklerose hingewiesen. Bei behandlungsbedürftigem „Begleitdiabetes" reichen Sulfonylharnstoffe u. a. meist zur Blutzuckerkontrolle aus; die Fettstoffwechselstörung wird dadurch wenig beeinflußt.

Wenn über die medikamentöse Therapie von Hyperlipidämien gesprochen wird, muß man sich darüber im klaren sein, daß es bisher keine gut kontrollierte klinische Studie über die Prognose der Lipoproteinämien und Hyperlipidämien nach medikamentöser Therapie gibt. Diätstudien sind öfter unternommen worden. Ihre Erfolge sind ermutigend.

Rundtischgespräch

Infarktüberwachung

Gesprächsleiter: P. SCHÖLMERICH (Mainz);

Teilnehmer: S. EFFERT (Aachen); R. SCHROEDER (Berlin); Dr. D. HAAN (Hamburg); Dr. CH. BÜCHNER (Freiburg); Dr. M. BÜCHNER (Düsseldorf); Dr. H. JUST (Mainz)

SCHÖLMERICH (Mainz)

Wir haben uns vorgenommen, über *Infarktüberwachung* zu sprechen. Das Thema scheint durchaus aktuell, da es gilt, die Erfahrungen einiger größerer Kliniken auf dem Gebiet der Infarktüberwachung und der Soforttherapie auf mittlere und kleinere Häuser zu übertragen.

Zunächst einige allgemeine Vorbemerkungen: Die Infarktmorbidität steigt nach wie vor an. Die Infarktsterblichkeit liegt im Mittel noch bei etwa 30%. Die Todesursachen sind einmal mechanisches Pumpenversagen, also Herzinsuffizienz mit oder ohne Schock, auf der anderen Seite Herzrhythmusstörungen. Die Erfahrungen der letzten Jahre haben gezeigt, daß die Therapie der akuten Herzinsuffizienz beim Infarkt nach wie vor sehr unbefriedigend ist. Das gilt in gleicher Weise auch für den Schock. Dagegen sind Kammerflimmern und Asystolie mit pharmakologischen und elektrischen Behandlungsmethoden erfolgreich zu behandeln. In entsprechend organisierten Infarktbehandlungszentren ist die Sterblichkeit geringer geworden. Die Entwicklung geht dabei weiter, von der Therapie des Kreislaufstillstandes, der eingetretenen Katastrophe, zur Prophylaxe. Sie wird einen Hauptgegenstand unserer Erörterungen darstellen.

Es soll über vier Probleme diskutiert werden:

1. Basisüberlegungen, also statistische Angaben, Todesursachen, Möglichkeiten der prinzipiellen Beeinflussung und Konsequenzen aus diesen Tatsachen.

2. Organisatorische Probleme, Aufnahmemodus und Auswahl der Fälle, Dauer der Intensivbeobachtung, notwendige Bettenzahl, Aufenthalt auf der Station, Beziehungen zu Intensivpflegestationen anderer Art, apparative Ausstattung, personelle Situation, ökonomische Probleme.

3. Therapeutische Möglichkeiten, wobei wir die Therapie der Herzinsuffizienz und die Therapie des Schocks aussparen und uns auf die Rhythmusstörungen beschränken wollen.

4. Schließlich soll über Zukunftsperspektiven referiert werden. Wir haben in der Vorplanung ohne Absprache einige Herren gebeten, einige einleitende Worte zu sagen. Ich darf zuerst vielleicht zu der Gruppe Basisüberlegungen Herrn Schröder bitten, über die Häufigkeit und Todesrate usw. zu sprechen.

I. Basisüberlegungen

SCHRÖDER (Berlin):

Nach den Angaben des Statistischen Bundesamtes war in den Jahren 1953 bis 1955 eine Erkrankung der Herzkranzgefäße bei Männern von der Altersgruppe der 30- bis 35jährigen an und bei Frauen von der Altersgruppe der 55- bis 60jährigen an bei Aufschlüsselung in Einzelkrankheiten die häufigste Todesursache. Sie erreicht bei Männern über sämtliche Altersklassen verteilt fast die Sterbeziffer durch alle bösartigen Neubildungen zusammengenommen. Schwieriger sind wirklich verläßliche Angaben über die Häufigkeit, also die Morbidität, des Herzinfarktes zu machen. Anhaltspunkte zu diesen Verhältnissen gibt die Framingham-Studie.

In Framingham erkrankten von den ursprünglich gesunden 30- bis 59jährigen Männern 10% innerhalb von 10 Jahren an einer coronaren Herzerkrankung und davon hatten 6% einen Herzinfarkt, wenn man die plötzlichen Herztodesfälle dazurechnet. Rückschlüsse auf die Morbidität könnten gezogen werden, wenn die Sterblichkeit von Patienten mit frischem Myokardinfarkt bekannt wäre. Statistiken aus Krankenhäusern helfen uns hier nicht weiter. Die Angaben schwanken zwischen 15% und mehr als 50%. Diese enormen Unterschiede haben verschiedene Ursachen. Eine wesentliche Ursache ist fraglos das unterschiedliche Zeitintervall zwischen Infarkteintritt und stationärer Aufnahme. Es gibt eine Reihe von recht guten Untersuchungen, die wahrscheinlich machen, daß mehr Patienten an Myokardinfarkt sterben, bevor sie überhaupt in ärztliche Behandlung kommen konnten, als später im Krankenhaus. Ich darf hier vielleicht die Untersuchungen von Kuller u. Lilienfeld aus Circulation, Bd. 34, Dezember 1966 erwähnen. Die Autoren haben eine sehr sorgfältige Studie in Baltimore durchgeführt. Innerhalb eines Jahres von Juni 1964 bis 65 starben in der Altersgruppe von 40 bis 64 Jahren 110 Patienten an coronaren Herzerkrankungen. Und zwar starben 45% innerhalb von weniger als 2 Std und 15% innerhalb von 2 bis 24 Std nach Beginn der akuten Symptomatik, d. h. also 60% starben innerhalb der ersten 24 Std.

SCHÖLMERICH:

Darf ich unterbrechen? Diese Fakten sind außerordentlich bedeutsam. Wir werden später sehen, daß hier möglicherweise auch therapeutische Konsequenzen zu ziehen sind. Die Latenz zwischen Beginn der Symptome und Tod und die Verteilung der Todesraten in den ersten Tagen ist von entscheidender Bedeutung für die Erfolge der Infarktüberwachung.

SCHRÖDER:

Verläßliche Angaben über Erfolge der Intensivüberwachung und -behandlung zu machen ist sehr schwierig. Es gibt Angaben, die zeigen, daß die Sterblichkeit durch eine Intensivbehandlung um etwa 10 bis 15% gemindert werden kann. Ich glaube, daß man eine Beurteilungsmöglichkeit nur dann hat, wenn man das eigene Krankengut aufschlüsselt und sieht, wieviel Patienten einen akuten Kreislaufstillstand hatten, also Kammerflimmern, Asystolie oder AV-Block, der so ausgeprägt war, daß es zu akuten Beschwerden führte, und wieviel man von diesen hätte retten können, d. h. also, wieviele Patienten wären ohne eine akute Intensivüberwachung oder eine sofortige Behandlung, die nur auf solchen Stationen möglich ist, gestorben? Es sind bei uns unter 440 Patienten mit frischem, transmuralem Myokardinfarkt, weniger als 24 Std alt, 48 Patienten oder 11% aller Patienten mit Myokardinfarkt, 25 mit Kammerflimmern, 7 mit Kammertachykardie und 16 mit Asystolie bzw. AV-Block.

SCHÖLMERICH:

Herr Effert, ich glaube, Sie haben noch eigene Erfahrungen hierzu.

EFFERT:

Wenn man Intensivstationen neu aufmacht, dann wird die Erfolgsquote zunächst schlechter. In der Regel werden dann nur die schweren Fälle eingewiesen. Es liegt eine Statistik von fünf Gruppen vor, die ihre Bedingungen nicht geändert haben vor und nach Einführung der Intensivstation. Sind die Basisbedingungen die gleichen, dann sinkt die Mortalität von 36% ohne Intensivüberwachung bei diesen Gruppen auf 16%. Wieweit eine solche Statistik wirklich etwas aussagt, ist sehr schwierig festzustellen, denn man ändert ja doch laufend die Therapie in irgendeiner Form. Aber das sind immerhin Hinweiszahlen.

HAAN:

Eine Ergänzung: Wir haben innerhalb von 6 Jahren 599 Patienten mit Herzinfarkt behandelt. Es zeigt sich, daß von Januar 1961 bis Dezember 1963 ohne Intensivüberwachung von 255 Herzinfarkten 35,3% verstarben. Nach Inbetriebnahme der Intensivstation sank die Mortalität zunächst auf 33,6, dann auf 30,7 und jetzt liegt sie bei 29,3%. Vor der Intensivbehandlung, um das vielleicht auch gleich anzuschließen, erfaßten wir nur in 18% der Patienten Rhythmusstörungen und jetzt beträgt deren Zahl 74,2%.

BÜCHNER (Freiburg):

Herr Schröder hat den Erfolg einer Wachstation danach beurteilt, wieviel Patienten gerettet wurden, die ohne Infarktbehandlungsstation nicht überlebt hätten, so ist das doch etwas schwierig. Wir können wohl besser therapieren in diesen Einheiten, das ist gar keine Frage, aber wir können in aller erster Linie auch besser diagnostizieren. Wir kennen das Krankheitsbild des Infarktes besser. Das Dia zeigt einen Fall, bei dem über 4,5 min Kammerflimmern und eine anschließende Aysstolie des Herzens bestanden. Dieser Befund wurde mit Hilfe eines Magnetbandlangzeitspeichers erhoben. Ich kann Ihnen versichern, daß weder der Patient noch der Arzt von diesem Ereignis irgend etwas gemerkt hätte. Die Kurve beginnt oben mit einem Sinusrhythmus, dann kommt es akut zu einer langen Periode von echtem Kammerflimmern von über 3 min Dauer, dann kommt eine asystolische Phase und nach 4,5 min übernimmt das Herz völlig spontan, ohne daß der Arzt irgendetwas dazu getan hat, wieder seine rhythmische Herztätigkeit. Wenn wir defibrilliert hätten, wäre es ein guter Therapieerfolg gewesen. Aber wir sehen eben, daß es so etwas auch spontan gibt. Die optimalere Diagnostik lehrt dies sehr eindrucksvoll.

SCHÖLMERICH:

Ich möchte das Problem damit beschließen und nur noch das Folgende sagen: Die Werte von Herrn Effert sind zwar statistisch belegt, aber scheinen mir insgesamt zu hoch. Ich kann mir nach allem, was ich gelesen habe, und aus eigener Erfahrung, nicht vorstellen, daß die Reduktion auf die Hälfte der Sterblichkeit zur Zeit tatsächlich nachweisbar ist. Ich würde schätzen, daß die Reduktion der Sterblichkeit zwischen 5 und 10% liegt.

Damit sollten wir mit diesem Bereich abschließen und zur Frage der häufigsten Todesursachen Stellung nehmen. Wir wollen eine Differenzierung zwischen den verschiedenen Möglichkeiten, die zum Tode führen können, vornehmen.

Wenn man die Todesursachen und die Mechanismen, die zum Tode der Infarktpatienten führen, analysiert, so kann man drei Gruppen herausarbeiten. Zunächst kann ein Versagen der organisierten elektrischen Aktivität des Herzens auftreten. Sie kann als Folge einer elektrischen Unstabilität des Myokards oder des Reizleitungssystems nach kurzen Prodromata oder ganz abrupt zu deletären Rhythmusstörungen führen, etwa zu Kammerflimmern. Dies ist besonders in der Frühphase des Infarktes häufig und ist hier die häufigste Ursache des Todes. Zweitens kann bei einer Zerstörung der Reizleitungsstrukturen an strategisch wichtiger Stelle ein Ausfall der organisierten Kammertätigkeit mit Asystolie eintreten, wie es bei Herzblock infolge des Infarktes häufig der Fall ist. Dieser ist bekanntlich am ehesten dann tödlich, wenn er zusammen mit einem Vorderwandseptuminfarkt auftritt. Zweitens kann das elektrische Versagen ein sekundäres Phänomen sein im Zuge der Entwicklung einer schweren Herzinsuffizienz mit metabolischen Verschiebungen, Acidose und anderen Veränderungen am Myokard, die dann entweder direkt zu Kammerflimmern oder über verschiedene ventriculäre und/oder supraventriculäre Rhythmusstörungen zu Kammerflattern und schließlich zu Kammerflimmern führen. Das elektrische Versagen soll in 40 bis 50% der Fälle die Todesursache sein.

Diese Angaben sind von Hellerstein und Turell, sowie von Maurer in guter Übereinstimmung angegeben worden.

Die zweite Gruppe bezieht sich auf das mechanische Versagen. Das Herz versagt als Pumpe. Darunter kann man zunächst die Zustände einfacher Herzinsuffizienz verstehen. Wir wollen darauf nicht näher eingehen. Zweitens bezieht es sich auf die Zustände mit schwerer Herzinsuffizienz und Schock, die in 10 bis 20% der Fälle das Leben der Infarktkranken beenden können.

Drittens kann der Infarkt zu einer solchen Störung der Struktur des Herzens führen, daß es zu Zerreißungen kommt. Die Herzwandruptur ist die zweithäufigste Ursache für Sekundenherztod beim Infarkt und kommt gleich nach dem Kammerflimmern. Rupturen anderer wichtiger Strukturen, wie der Papillarmuskeln oder des Kammerseptums, können zu akut einsetzender Herzinsuffizienz führen.

Eine weitere Gruppe der Todesursachen bezieht sich auf Komplikationen sekundärer Art. Die Hypotonie im Gefolge eines Infarktes kann in anderen gefäßgeschädigten Bezirken, z. B. an Gehirnarterien, den Blutstrom kritisch drosseln und damit zu Sekundärfolgen wie etwa einer Apoplexie, führen. Sie kann auch zu kritischer Drosselung des Flusses an anderen, stenosierten Coronararterien führen und damit den Infarkt erweitern bis zu einem Ausmaß, das mit dem Überleben nicht vereinbar ist. Weiterhin können arterielle Embolien von muralen Thrombosen auftreten, die auf dem geschädigten Endokard des linken Herzens entstehen. Diese sind besonders dann häufig, wenn sich infolge des Infarktes aneurysmatische Ausbuchtungen der Herzwand mit gestörter „Durchspülung" des linken Herzens ergeben. In den späteren Phasen der Erkrankung können bei den bettlägerigen Kranken Lungenembolien das Leben beenden.

SCHÖLMERICH:

Zum Thema ist natürlich besonders wichtig der Prozentsatz der Fälle, die ohne Intensivtherapie an Rhythmusstörungen sterben. Wie groß können Sie diesen Anteil schätzen?

JUST:

Rhythmusstörungen des sog. elektrischen Versagens werden als Todesursache von Hellerstein u. Turell und von Maurer mit etwa 40 bis 50% angenommen. In der Second-Bethesda-Konferenz 1967 in Washington wurde in etwa 20 bis 25% Kammerflimmern als Todesursache angegeben.

EFFERT:

Nach meinen eigenen Zahlen liegt in 48,5% der Fälle Kammerflimmern vor. Das stimmt auffallend überein. Die Mortalität der Rhythmusstörungen beim Herzinfarkt ist sehr hoch.

JUST:

10 bis 25% ist die Häufigkeit des schweren, muskulären Herzversagens mit Schock, das zum Tode führt. Diese Zahlen entstammen der Literatur und stimmen mit den Fällen eigener Beobachtung überein.

SCHÖLMERICH:

Die allgemeine Statistik gibt an, daß etwa 20% bis 30% aller Patienten mit einem Herzinfarkt eine schwere Schocksituation erleiden.

Die Sterblichkeitsrate der Patienten, die Arrhythmien hatten, betrug 44% und die Sterblichkeitsrate der Patienten, die keine Arrhythmien hatten, betrug 32,6% aus einem Kollektiv von 260 Patienten. Beim kardiogenen Schock traten bei 50,2% vorher Rhythmusstörungen auf. Rhythmusstörungen sind nach unseren Erfahrungen recht häufig die Vorläufer des kardiogenen Schocks.

EFFERT:

Wir haben mit einer speziellen Apparatur systematisch über 5 Tage bei 30 Patienten ohne Unterbrechung EKG-Registrierungen vorgenommen. Es ergeben sich praktisch keine Infarkte ohne Rhythmusstörungen. Aber die Tragweite dieser Arrhythmien ist natürlich sehr verschieden. Ich stimme überein mit Herrn Just, daß unter Umständen eine solche Arrhythmie die Kreislaufsituation verschlechtert und dann schließlich doch zum Schock oder zur Herzinsuffizienz führt. Unsere Zahlen bezüglich echter primärer Arrhythmien, die zum Tode führen, also primären Kammerflimmerns, sind niedriger als hier angegeben wurde. Nach einer jetzt erfolgten Auswertung über 96 wirklich genau beobachtete Patienten sind es acht mit sekundärem Kammerflimmern, was dann auch nicht zu beeinflussen war, und es sind vier mit primärem Kammerflimmern, bei denen also das Kammerflimmern aus vorher nicht schlechter Kreislaufsituation und mehr oder weniger ohne Vorboten, allenfalls nach Extrasystolen, einsetzte. Eine schematische Möglichkeit der therapeutischen Beeinflussung scheint mir nicht zu bestehen, vielmehr gründet sich ja die Einrichtung von Intensivstationen eben auf diese Tatsache. Wir versuchen die einzelnen Antiarrhythmika durchzutesten. Wir haben heute morgen über Kalium berichtet. Mit Kalium scheint sich keine wesentliche Beeinflussung der Arrhythmiehäufigkeit herbeiführen oder die Häufigkeit reduzieren zu lassen. Wir haben den Eindruck, daß Lidocain, wenn überhaupt, das Pharmakon der Wahl ist, falls man prinzipiell bei den Patienten Antiarrhythmika geben will, aber diese Frage bedarf sicherlich noch einiger Nachprüfungen.

SCHÖLMERICH:

Ich würde gerne diesen ersten Abschnitt in einigen einfachen Thesen zusammenfassen und dann zur zweiten Frage, zur Organisation übergehen.

Der Herzinfarkt nimmt noch nach wie vor zu. Er rückt auch in jüngere Jahrgänge vor, wie ganz offensichtlich ist. Häufigste Todesursachen sind Rhythmusstörungen, Pumpenversagen mit oder ohne Schock, wobei der Schock natürlich auch bei Rhythmusstörungen massiver Art selbstverständlich ist. Rhythmusstörungen lassen sich therapeutisch angehen, noch bedeutsamer ist ihre Prophylaxe. Zur Erfassung der Rhythmusstörungen, zur Auswertung besonderer Formen als Vorläuferphasen von katastrophalen Zuständen ist die Beobachtung durch einen Arzt oder eine Schwester sicher nicht ausreichend. Hier ist allein eine apparative Überwachung sicher weit überlegen.

II. Organisatorische Probleme

Wir kommen damit zum zweiten Bereich: *Die Frage der Organisation*. Die Auswahl der Fälle und die Frage nach der Dauer der Intensivbehandlung. Ich glaube, Herr Haan und Herr Schröder haben in Deutschland die längsten Erfahrungen auf diesem Gebiet. Herr Schröder hat bereits 1964, soviel ich weiß, eine entsprechende Station eingerichtet, so daß er über einen langen Zeitraum von Erfahrungen verfügt. Ich würde Sie gerne fragen, wie Sie heute verfahren, ob Sie die Möglichkeit haben, alle Fälle aufzunehmen oder ob Sie eine Auswahl treffen nach Alter etwa oder Schwere des Zustandsbildes.

SCHRÖDER:

Wir treffen keine Auswahl. Alle Patienten mit frischem Myokardinfarkt werden so schnell als möglich in diese spezielle Infarktstation aufgenommen. Wenn begründeter Verdacht auf einen Herzinfarkt besteht, dann gehen die Patienten nicht durch die übliche Aufnahme. Man nimmt natürlich damit in Kauf, daß man einen gewissen Prozentsatz von Patienten aufnehmen muß, die keinen Infarkt haben. Die Klärung erfolgt dann auf der Infarktstation. Das ist deswegen so wichtig, weil, wie ich eingangs erwähnte, das Kammerflimmern sehr früh auftritt. Wir haben Kammerflimmern innerhalb von 5 Std nach Infarktbeginn, also nach Beginn der Symptomatik, nicht nach Aufnahme, bei 20 Patienten beobachtet. Und wir beobachteten insgesamt mit Kammerflimmern 44, das sind 10% aller Patienten mit Myokardinfarkt, was übrigens sehr gut mit einer Übersichtsstatistik von amerikanischen Infarktstationen zusammenpaßt, die genau 10% haben. Wir konnten davon 65% nicht nur wieder defibrillieren, sondern auch soweit wieder in Ordnung bringen, daß sie nach 6 Wochen nach Hause gingen.

SCHÖLMERICH:

Wie groß ist die Bettenzahl, die Sie brauchen, welche Gesichtspunkte legen Sie zugrunde?

SCHRÖDER:

Wir haben fünf Betten in dieser Station bei einer Gesamtkrankenhausbettenzahl von 250. Wir behalten die Patienten nach Möglichkeit 5 Tage in dieser Station. Wenn die Notsituation es erfordert, schieben wir erstens ein weiteres sechstes Bett ein oder wir müssen Patienten, die keine Symptomatik gezeigt haben, nach dem 2. oder 3. Tag schon verlegen. Grundsätzlich sollen sie 5 Tage in der Infarktstation bleiben.

HAAN:

Wir haben beobachtet, daß 28,4% aller Patienten mit Herzinfarkt innerhalb der ersten 6 Std ein Kammerflimmern bekommen. Dieser Prozentsatz ist natürlich erschreckend hoch. Deshalb die Forderung nach der unverzüglichen Einlieferung in die kardiologische Intensivstation. Wir behalten die Patienten alle bei uns, weil wir genug Platz haben. Man muß aber, glaube ich, wenn man an mittlere und kleine Krankenhäuser denkt, auch versuchen, etwas zu differenzieren. Man kann differenzieren nach transmuralem großem Infarkt, kleineren Infarkten und nicht transmuralen Infarkten und weiterhin, ob bei diesen Infarkten Rhythmusstörungen vorliegen. Dann müssen sie auf jeden Fall auf der Intensivstation bleiben. Der gleiche Gesichtspunkt gilt für Patienten mit Schock, Herzinsuffizienz oder schweren Begleitkrankheiten.

SCHÖLMERICH:

Wird von unseren Gesprächsteilnehmern generell akzeptiert, daß man nach klinischem Schweregrad differenziert? Ist es nicht so, daß die elektrische Unstabilität im Grunde unabhängig ist von der Ausdehnung des Infarktes, daß jeder betroffene Bereich vielmehr elektrisch instabil werden kann und plötzlich Rhythmusstörungen eintreten können?

EFFERT:

Die grundsätzliche Forderung geht natürlich dahin, jeden Infarkt auf dieser Station zu halten. Man ist ja etwas limitiert, wenn man also fünf Betten hat oder gar weniger.

JUST:

Für den praktischen Gebrauch ist es sehr wichtig, einen Anhalt für die Dimensionen einer einzurichtenden Coronarüberwachungsstation zu gewinnen. Bei der National Conference on Coronary Care in Washington 1967 wurde vom US Public Health Service vorgeschlagen, nach dem folgenden Schlüssel vorzugehen: Die Zahl der Betten der Station ergibt sich aus der Zahl der Infarkte pro Jahr, die die Klinik durchlaufen, multipliziert mit der durchschnittlichen Verweildauer der Infarkte auf diesen Stationen geteilt durch 365, die Zahl der Tage des Jahres.

Wenn eine Infarktstation da ist, so steigt die Zahl der zugewiesenen Infarkte sehr rasch an. Das Gesagte gilt also nur für einen Bereich mit gleichmäßiger Zuweisung von Patienten. Dies ist natürlich in der Großstadt nicht immer gegeben.

BÜCHNER (Düsseldorf):

Es wäre vielleicht noch zu diskutieren, daß man die Infarkte aufteilt. Nach 5 Tagen müssen an sich die Infarkte von der Station verlegt werden. Da auch eine andere kritische Zeit für Rhythmusstörungen am 11. bis 14. Tag oder jedenfalls auch nach dem 5. Tag noch besteht, sollte man, wenn irgend möglich, vielleicht versuchen in eine intensive Infarktüberwachung und eine halbintensive. Das wäre vielleicht eine Möglichkeit, hier weiterzukommen.

SCHÖLMERICH:

So haben wir das auch eingeführt. Wir haben fünf Betten, die intensiv überwacht werden können. Die Station hat insgesamt 20 Betten, wo dann mit zunehmendem Verdünnungsgrad die Observation entsprechend reduziert werden kann.

Ich glaube, diese Frage sollte nicht weiter diskutiert werden.

Wir kämen nun zum Problem der baulichen Konzeption. Das ist eine ganz wichtige Frage insofern, als viele psychologische Faktoren hier eingehen.

Zunächst die Frage, ob man ein geschlossenes oder offenes System bevorzugt. Auf vielen Intensivstationen, unabhängig von den Infarktstationen, ist ja das offene System nach dem Modus einer Wachstation üblich. Das hat, wie mir scheint, sehr viele Probleme. Ich bin sehr dafür, daß man ein geschlossenes System macht mit abgegrenzten Bereichen, möglichst mit Einzelzimmern, zugleich mit der Möglichkeit der ständigen Observation. Sind da gegenteilige Meinungen vertreten oder sind spezielle Erfahrungen mit einer solchen Einrichtung da? Meist ist man ja gebunden an das, was im Klinikum schon vorhanden ist an baulichen Gegebenheiten.

HAAN:

Wir haben in Hamburg auch eine geschlossene Station. Wir hatten gerade diese geschlossene Station eingeführt, als auf einmal modern wurde, jetzt die Station mit großen Patientenboxen und Großraumzimmern einzurichten. Dann haben wir die Infarktpatienten tatsächlich zusammengelegt. Es hat sich herausgestellt, daß das psychologisch äußerst ungünstig war. Man sollte die Infarktpatienten möglichst getrennt halten. Wenn man schon ein Überwachungssystem schafft, in einem Halbkreis natürlich, in dem man jede Patientenboxe einzeln einsehen kann, dann muß die Möglichkeit gegeben sein, daß diese durch Glastüren schalldicht abgeschlossen sind.

SCHÖLMERICH:

Ein anderes System haben Herr Bruck und Herr Spang 1967 in der Deutschen Medizinischen Wochenschrift publiziert, ich glaube mit vier Räumen. In der Mitte liegt der Schwesternraum, der Observationsraum, mit Durchblick durch Glasscheiben in die entsprechenden Zimmer. Dieses System haben wir bei uns übernommen.

Was würden Sie zu Fernsehüberwachung sagen? Ein Problem, das auch sehr viel diskutiert wird. Ist das ein Ersatz, wenn Sie getrennte Zimmer haben und nicht unbedingt Einblick für eine Observation haben?

HAAN:

Nein, das ist kein Ersatz. Wir haben unsere Fernsehüberwachung vor 4 Jahren installiert und sie war seither zehnmal in Betrieb. Die Fernsehüberwachung ersetzt keinesfalls die unmittelbare Patientenüberwachung am Bett, das muß grundsätzlich gesagt werden.

SCHÖLMERICH:

Man muß generell sagen, daß alle apparativen Hilfsmittel, die wir uns leisten, in der Regel keine Ersparnis in unmittelbarer Beobachtung durch Schwestern oder Ärzte darstellen.

Man sollte also keineswegs eine solche Station einrichten, wenn man glaubt, man könne damit Personal sparen. Die Therapie ist sicher viel personalintensiver als eine übliche Behandlung.

Nun die Frage einer Koppelung an die Allgemeinintensivpflege- oder Intensivbehandlungsstation. Ich meine, daß man im Prinzip anstreben sollte, sie auf dem gleichen Flur, wenn es baulich möglich ist. einzurichten, weil natürlich viele Geräte und Überwachungsmethoden gemeinsam benutzt werden können und in dramatischen Zwischenfällen personell die Situation dadurch auch etwas günstiger sein kann.

Wir kommen zur apparativen Ausstattung. Monitorsystem, bettseitige oder zentrale Anlagen, Kombinationen von beiden. Ich glaube, Herr Effert hat zu diesem Problem etwas zu sagen.

EFFERT:

Wenn man mit den Kollegen aus den Krankenhäusern spricht, dann begegnet man mit Einschränkung einer verbreiteten Resignation gegenüber den zahlreichen Technizismen auf diesen Stationen. Und deshalb möchte ich doch hier eingangs ganz stark einschränken. Es kommt darauf an, daß man den Patienten überwacht. Dazu könnte man jemanden danebensetzen, der Puls fühlt oder auskultiert. Man könnte einen Elektrokardiographen anhängen, den jemand einschaltet. Damit wäre die Überwachung prinzipiell gegeben. Man benötigt mit Einschränkung zunächst nichts weiter als einen einfachen Monitor, wie sie für etwa 7000 DM zu kaufen sind mit Anzeigen des EKGs auf einem Oscillographenschirm, mit einem Frequenzanzeiger mit Grenzwertkontakten, die Alarme auslösen. Diese Monitoren sind leicht zu bedienen. Man kann das gesamte Personal mit ihnen relativ schnell ausbilden. Sie sind mit Einschränkung der zentralen Überwachung unbedingt vorzuziehen. Denn die Zentrale ist in der Regel so kompliziert, daß nur ein kleiner Kreis von Spezialisten, der oft abends nicht mehr da ist, wirklich damit umgehen kann. Wenn eine Zentrale, dann kann sie dazu dienen, daß dort die Schwester oder der Arzt sitzt und die einzelnen Monitoren den Zentralmonitor speisen, aber die alleinige Zentrale scheint mir für die Belange zumindesten des kleineren und mittleren Krankenhauses keineswegs geeignet zu sein. Die weitere Ausbaustufe richtet sich dann ganz nach den individuellen Bedürfnissen des Hauses. Den technischen Möglichkeiten sind keine Grenzen gesetzt. Aber man sollte meines Erachtens das Übertechnisieren, d. h. eine Technisierung, die den Rahmen der Kenntnisse des Personals überschreitet, unbedingt vermeiden. Soviel zum Überwachen. Mit Einschränkung ist der Magnetbandspeicher dagegen eine ganz entscheidende Verbesserung der Überwachungsmöglichkeit. Man hat nachher die Möglichkeit, diese Patienten epikritisch zu beurteilen. Man kann auf Grund der bei der Magnetbandauswertung erhaltenen Ergebnisse die Therapie verändern und, abgesehen jetzt vom speziellen Thema beim Herzinfarkt, findet man eine Unzahl von Arrhythmien als Ursache der verschiedensten Beschwerden. Ich glaube, daß der Magnetbandspeicher eine echte Bereicherung der apparativen Möglichkeiten ist. Stichwortartig sind die sonstigen Geräte: Defibrillator: Dazu ist nichts zu sagen, die Geräte der verschiedenen Firmen erfüllen alle die zu stellenden Forderungen. Schrittmacher für die temporäre oder Notfallsituation: mit Einschränkung sollte man hier on-demand-Schrittmacher vorziehen, die R-Zacken-gesteuert arbeiten. Damit vermeidet man es, daß man bei den Patienten mit Herzinfarkt, die ja besonders arrhythmiegefährdet sind, durch den Schrittmacher eine Arrhythmie erst auslöst.

Darüber hinaus gehört dann wohl zur Basisausstattung zunächst ein Astrup-Gerät und die übrigen Apparaturen. Wir sehen keine Notwendigkeit der permanenten Registrierung der Atmung und der Körpertemperatur.

BÜCHNER (Düsseldorf):

Ich wollte dafür plädieren, daß neben einer festen Intensivüberwachung auch die Möglichkeit mobiler Einheiten gegeben ist. Das gilt sowohl für eine Klinik, die eine Intensivstation hat und auch für Krankenhäuser, die keine Intensivstation haben. Um das zu erläutern, möchte ich sagen, daß häufig die Bettenzahl der Intensivstation nicht ausreicht, um die eingewiesenen Patienten mit Infarktverdacht aufzunehmen. Wir hatten 1968 260 Patienten mit frischem Herzinfarkt behandelt. Unter diesen Patienten sind etwa 70% gewesen, bei denen wir Arrhythmien nachgewiesen hatten. Von den Patienten, die Arrhythmien bekamen, waren etwa 20% bei der Einweisung in einem Zustand, von dem man nicht angenommen hätte, daß er zu Arrhythmien führt. Man hätte also bei einer Vollbelegung der Intensivstation solche Patienten auf die Allgemeinstation geschickt und hätte mit einer überraschenden Arrhythmie nicht gerechnet. Wir gehen deswegen so vor, daß wir neben der fest eingerichteten Intensivstation mobile Geräte auf den Allgemeinstationen einsetzen, damit auch dort die Möglichkeit besteht, diese Patienten zu überwachen, zu Zeiten, in denen man keine Komplikationen erwartet.

BÜCHNER (Freiburg):

Sie haben im Zusammenhang mit der Routineausstattung der Station für Infarktfrühbehandlung von einer Bereitstellung eines Magnetbandspeichers gesprochen. Ist das wirklich so gemeint? Ich meine, die finanziellen Dimensionen einer solchen Anschaffung sind ja immens und nicht nur das: vor allem auch der Arbeitsaufwand. Eine Auswertung von einem Speicherband kostet auch einen Routinierten 1 Std und noch mehr. Bei einer Patientenbelegung von 4 bis 5 Betten ist das dann schon eine ganze Menge. Darüber hinaus bin ich aber sicher Ihrer Meinung, und das darf man auch in diesem Rahmen hier sagen, daß die Station der Infarktfrühbehandlung in erster Linie sicher ein therapeutisches Anliegen ist, und ein Anliegen der Diagnose. Aber dann kommt doch auch unser wissenschaftliches Interesse. Wir lernen mit Hilfe dieser Systeme ein Krankheitsbild kennen und sehen immer mehr — die Literatur der letzten Jahre zeigt es ja auch — wie wenig wir eigentlich vom Geschehen eines solchen Infarktes gewußt haben.

EFFERT:

Natürlich gehört ein Bandspeicher nicht zur ersten Wahl der Ausstattung, sondern, um die Situation nochmal zu präzisieren: ich glaube, ein Bettmonitor ist das, was man unbedingt braucht. Nächste Stufe, der Zentralmonitor, der den Bettmonitor anfragt. Alles andere ist individuell, ich würde nur auf den Speicher hinweisen, weil wir (alle Leute, die solche Speicher haben, sagen dasselbe) immer wieder feststellen, daß man bei einer solchen Apparatur Rhythmusstörungen als Ursache der verschiedensten Zustände aufdeckt, die bei einer Routineuntersuchung nicht gefunden werden.

SCHÖLMERICH:

Die Frage *personelle Besetzung* ist ein außerordentlich schwieriges Problem, gerade bei der heutigen Situation, das ja für Krankenhäuser überhaupt und im speziellen für Intensivpflegestationen und Herzinfarktüberwachungsstationen gilt.

Wir glauben, daß man mit einem Bettenschlüssel bei diesen Beobachtungsstationen von 1:1 auskommen würde. Pro Bett also eine Schwester im dreimal 8 Std-Rhythmus, während auf den Intensivpflegestationen, die Respiratorpatienten haben, der Bettenschlüssel drei Schwestern pro Bett beträgt und damit sehr viel höher liegt. Auf den Allgemeinstationen ist umgekehrt heute ein Bettenschlüssel von 1:3 üblich. Entspricht das den Auffassungen und Erfahrungen der anderen Teilnehmer?

JUST:

Ja, ich möchte dazu gerne etwas sagen, besonders auch im Zusammenhang mit den vorher erwähnten Möglichkeiten der apparativen Überwachung. Angesichts so vieler Apparate und Techniken darf natürlich nicht übersehen werden, daß der wichtigste Teil der Überwachung vom Arzt und der Schwester auf der Station vollbracht wird. Es ist sicher wichtig und man gewinnt weitreichende Aufschlüsse, wenn man die Patienten mehrmals am Tage besucht und sorgfältig untersucht. Die Beurteilung der Leistungsfähigkeit des Kreislaufes, einer beginnenden Insuffizienz, Venenpuls und Venendruck, Herztöne, Hauttemperatur, allgemeines Befinden des Patienten, sind Gesichtspunkte und Beobachtungsmöglichkeiten, die außerordentlich wichtige Informationen geben und hinter dem apparativen Aufwand nicht vergessen werden dürfen.

SCHÖLMERICH:

Das ist allgemein üblich, aber im speziellen Fall von Früherfassung von Rhythmusstörungen, die man dann prophylaktisch angehen kann, ist die klinische Diagnose schwierig.
Die Kosten einer Neueinrichtung einer solchen Intensivstation: Ich glaube, Herr JUST
hat dazu einige Daten, damit man ungefähr über die Dimensionen orientiert ist. Die finanziellen
Aufwendungen schließen nur apparative Kosten ein.

JUST:

Die apparativen und baulichen Kosten, die Aufwendungen für die Einrichtung einer
Station sind natürlich von Ort zu Ort und von Fall zu Fall stark verschieden. Ich möchte
Ihnen an einem konkreten Beispiel Anhaltspunkte geben, die Ihnen Vorstellungen von den
Dimensionen geben können. Meistens wird es darum gehen, in schon vorhandenen Baulich-
keiten, etwa in einer schon bestehenden Station, einige Betten für die Intensivüberwachung
herzurichten. Wir haben gehört, daß die Bereitstellung von Einzelzimmern zu bevorzugen ist.
Für den Fall des geschlossenen Systems kann ich Ihnen die folgenden Zahlen nennen: An baulichen Maßnahmen, z. B. das Anlegen und Durchbrechen von Fenstern zur Beobachtung
dieser Patienten in den vorhandenen Zimmern bei vier Einzel- und einem Zweibettzimmer,
d. h. sechs Monitorbetten insgesamt, belaufen sich die Aufwendungen auf 15 000,— DM. Die
elektrische Installation dieser Anlage war ähnlich hoch mit 12 000,— DM. Sie sehen, einen
wie großen Posten das ausmacht. Das geht zurück auf die Notwendigkeiten zur Isolierung und
Abschirmung der zahlreichen elektrischen Geräte, elektrisch-leitende Fußböden, Abschirmung der Wände und Zuführungen und Einbau eines Isolationswächters. Eine zentrale
Sauerstoffversorgung der Station ist notwendig, so daß die Zimmer frei bleiben von den
schweren Flaschen und überhaupt möglichst frei bleiben von Geräten, damit der Patient sich
nicht von der apparativen Umgebung bedrängt fühlt und leicht zugänglich bleibt im Falle
einer Komplikation. Für die zentrale Sauerstoffversorgung haben wir 4000,— DM aufwenden
müssen und das an eine schon bestehende Zentrale.
Vier Monitoreinheiten mit bettseitigen Geräten nach dem von Prof. Effert geschilderten
Prinzip, mit Kathodenstrahloscillograph und EKG-Überwachung, die auf Frequenzänderungen
anspricht, kosten pro Stück zwischen 7000,— und 10 000,— DM. Dazu ein Gerät für speziali-
siertere Fragen der Rhythmusüberwachung einschließlich einer Magnetbandschleife   à
15 000,— DM. Man kann zusammen rund 45 000,— DM rechnen. Dazu kommt der zentrale
Monitor, der die bettseitigen Einheiten abfragt und die EKGs auf einem Direktschreiber auf-
zeichnet. Kostenpunkt: 12 000,— DM noch ohne einen Sammel-Kathodenstrahloscillographen,
auf dem die EKGs sämtlicher Patienten gleichzeitig dargestellt werden können. Man kann auch
ein Gerät vorsehen, zur Überwachung von Drucken, also nicht für EKG, sondern für Druck-
signale. Dies kann bei Patienten mit schweren Rhythmusstörungen, Schrittmachern oder
ähnlichem sehr wichtig sein. Kosten: etwa 15 000,— DM. Dann noch ein Defibrillator und
Kardioverter und Schrittmacher, welche zusammen 15 000,— bis 17 000,— DM kosten. Zusammengenommen wird der Aufwand für eine solche Vierbettstation mit zwei Ausweichbetten
eine Summe von etwa 120 000,— DM verschlingen.

SCHÖLMERICH:

Ich darf vielleicht diesen Abschnitt noch zusammenfassen mit folgenden Thesen:
Es empfiehlt sich, alle Infarktfälle, auch die initial unkomplizierten, zu überwachen. Die
Überwachungsdauer sollte 5 Tage betragen, bzw. auf 5 Tage nach der letzten Komplikation
ernsthafter Art ausgedehnt werden. Es ist zweckmäßig, Überwachungsstufen mit abnehmender
Intensität der Überwachung zu organisieren. Ein geschlossenes System mit individuellen
Kontrollmöglichkeiten ist der offenen Station ohne Zweifel vorzuziehen. Die apparative Aus-
stattung umfaßt bettseitige Monitoren mit der Möglichkeit einer zentralen Überwachung.
Die schwesterliche Besetzung sollte sich nach dem Schlüssel 1:1 richten. Die ärztliche Versorgung wird im Rahmen einer Gesamtstation so erfolgen, daß ein Arzt ständig auf der Station
anwesend sein kann.

III. Therapeutische Fragen

Wir kommen damit zum dritten und, wie ich meine, wichtigsten Kapitel, nämlich zu den
therapeutischen Möglichkeiten, begrenzt auf Rhythmusstörungen. Zunächst ein paar Bemerkungen zur Verteilung der Rhythmusstörungen: Wir haben eben gehört, daß in etwa 80 bis
90% irgendwelche Rhythmusstörungen auftreten. Aber viele haben natürlich weder prognostische noch hämodynamische Bedeutung.
Herr Schröder, darf ich Sie bitten, einige Zahlen zu nennen, pauschal und nicht sehr
differenziert, nur damit wir eine Orientierung über die Grundfakten haben.

SCHRÖDER:

200 Patienten haben wir im einzelnen aufgeschlüsselt. Fälle mit kardiogenem Schock sind
ausgeschlossen, da hier die Definition eine etwas andere ist. Wir haben in etwa 10% der Fälle

Patienten im kardiogenen Schock verloren. Supraventriculäre Extrasystolen, mehr als eine bei zehn Normalschlägen, 18%, ventrikuläre Extrasystolen, mehr als eine bei zehn Normalschlägen 38%, supraventriculäre Tachykardien bei 8,5%, Vorhofflimmern bei 23% und Kammertachykardien bei 16%. Kammerflimmern sahen wir bei 9,5%, Asystolie bei 3,5% und höhergradigen AV-Block bei 10,5%. Höhergradigen AV-Block oder totalen AV-Block findet man fast nur beim Hinterwandinfarkt, dann aber in etwa 22 bis 25% aller derartigen Fälle.

SCHÖLMERICH:

Es stellt sich nun die wichtige Frage nach der Bewertung dieser Extrasystolen im Hinblick auf die Notwendigkeit prophylaktischer und therapeutischer Maßnahmen? Man wird ja sicher nicht jede Kammerextrasystole als Vorläufersymptom auffassen und dann gleich behandeln, da die Therapie mit endsprechenden antifibrillatorischen Substanzen auch nicht ohne Nebenwirkungen ist.

EFFERT:

Ich würde zu den Extrasystolen sagen, daß dann, wie seit langem bekannt, wenn die Extrasystolie in Ketten auftritt, die Gefahr des Übergangs in Kammertachykardie bzw. in Kammerflattern und -flimmern besonders groß ist. Zweites Kriterium ist der Einfallszeitpunkt ventriculärer Extrasystolen. Extrasystolen, die in die vulnerable Phase fallen, ein sog. R-auf-T-Phänomen, haben wir zusammen mit Herrn Büchner aus Düsseldorf versucht mit dem Vorzeitigkeitsindex zu quantifizieren. Solche Extrasystolen zeigen an, daß Kammerflimmern droht. Auch hier wird man antiarrhythmische Therapie bevorzugt einsetzen.

Bei den supraventriculären Extrasystolen, sofern sie nicht mit sehr großer Häufigkeit einfallen, besteht keine Notwendigkeit zu speziellen Therapiemaßnahmen. Vorhofflimmern pflegt sich ganz in der Regel spontan wieder zurückzubilden. Es bedarf selten der Rückführung in Sinusrhythmus mit medikamentösen oder elektrischen Methoden.

Unter den atrio-ventriculären Überleitungsstörungen möchte ich vielleicht noch zu dem, was Herr Schröder gesagt hat, Stellung nehmen. Bei der Kombination AV-Block/Hinterwandinfarkt bildet sich der Block häufig spontan zurück. Verantwortlich sind meistens nur temporäre Durchblutungsstörungen im Bereich des AV-Knotens. Bei der Kombination Vorderwandinfarkt/AV-Block bleibt dagegen der Block ganz in der Regel bestehen. Wie Herr Schröder bereits sagte, ist diese letztere Kombination selten. Allgemein kann man davon ausgehen, daß Patienten mit atrio-ventriculärem Block keine Adams-Stokessche Anfälle bekommen. Ich sehe also keine Notwendigkeit, prophylaktisch Stimulationskatheter zu legen, zumal deshalb nicht, weil das Leben eines solchen Stimulationskatheters beim Herzinfarkt keineswegs gefahrlos ist. Es droht die Auslösung von Kammerflimmern durch den mechanischen Reiz des Katheters. Wir haben dies beim Mikrokatheter in drei Fällen erlebt. Dieser Katheter ist also keineswegs so harmlos, wie es manchmal zu lesen steht. In jedem der drei Fälle ließ sich das Kammerflimmern spontan beseitigen, aber man kann eben nur warnen vor dem Katheterismus bei Herzinfarkt.

SCHÖLMERICH:

Das liegt wahrscheinlich daran, daß die Irritabilität des Infarktherzens größer ist als die des Normalherzens. Darf ich noch etwas spezieller fragen: Sie haben gesagt, Ketten von Extrasystolen seien eine Indikation zur Behandlung. Sie haben über die Einfallszeit, den Vorzeitigkeitsindex gesprochen. Wie ist es mit Polytopie und wie ist es mit der Zahl der Extrasystolen pro min?

EFFERT:

Ich würde sagen, daß das Einfallen von mehr als fünf Extrasystolen pro min ebenso wie die Polytopie eine Prophylaxe begründen.

JUST:

Ich möchte noch etwas zu den Extrasystolen sagen und auch zur Häufigkeit der verschiedenen Rhythmusstörungen. Bis jetzt ist die Bradykardie nicht zu Wort gekommen. Die Bradykardie scheint ein außerordentlich häufiges Ereignis im Gefolge eines Infarktes zu sein, besonders in den frühen und frühesten Phasen. In Belfast ist es mit der Monitorambulanz möglich gewesen, die Infarktpatienten sehr früh, in 78% der Fälle schon 15 min nach Eintritt des Infarktes, unter Überwachung zu bekommen. Bei diesen Patienten waren bradykarde Rhythmusstörungen außerordentlich häufig. Wir haben außerdem gelernt, daß im Gefolge von Bradykardie Extrasystolen besonders häufig auftreten, ganz besonders diejenige Art von Extrasystolen, die Prof. Efferts Vorzeitigkeitsindex erfüllen. Es kann sich dabei um eine absolute oder relative Bradykardie bei Sinusmechanismus oder AV-Knotenrhythmus handeln. Als relative Bradykardie würden wir in diesem Zusammenhang auch eine phasenhafte Frequenzverlangsamung etwa bei einer Sinustachykardie mit Frequenzrückgang von 140 auf 110 z. B. ansehen. Mit einer solchen Verlangsamung können ebenso wie mit einer absoluten

Sinus- oder AV-Knoten-Bradykardie frühzeitige, Flimmern auslösende Extrasystolen auftreten. Haan und Moe haben gezeigt, daß die Flimmerschwelle und die Tendenz zur ektopischen Reizbildung direkt von der Herzfrequenz abhängt. Elektrische Unstabilität, die Grundlage für Extrasystolien der gefährlichen Art, entsteht häufig im Rahmen der Bradykardie. Die Therapie solcher Zustände ist besonders einfach und deswegen ist dieses Phänomen besonders beachtenswert.

HAAN:

Ich kann Herrn Effert nicht zustimmen mit dem Anlegen des prophylaktischen Schrittmachers. Wir haben das im letzten Jahr in elf Fällen exerziert. Bei sechs Patienten war es auch tatsächlich notwendig, den Schrittmacher zu legen. Wir haben dabei kaum Extrasystolie beobachtet. Wir sind so vorgegangen, daß wir den Schrittmacher bei vielen Fällen bis unmittelbar vor das Herz geschoben haben, so daß wir im Notfall ihn sofort in den rechten Ventrikel einbringen konnten. Das wäre unter Umständen ein diskutabler Kompromiß. Zum andern darf ich noch etwas sagen zu den polytopen Extrasystolen. An unserem Krankengut war es so, daß die Letalität bei diesen polytopen Extrasystolen 21,1% betrug und daß 50,9% der Patienten vorübergehend oder irreversibel ins Kammerflimmern kamen. Dieser Prozentsatz ist natürlich sehr hoch.

SCHRÖDER:

Noch einmal zu dem prophylaktischen Schrittmacher: Ich bin auch nicht Ihrer Meinung, Herr HAAN, daß man grundsätzlich bei jedem AV-Block einen Schrittmacher einlegen sollte, auch nicht den Schrittmacher bis vor den rechten Vorhof. Die Rückbildung des AV-Blocks geht manchmal sehr schnell vor sich. Wir haben bei 47 Patienten mit einem totalen AV-Block nur in 18 Fällen einen Schrittmacher temporär eingeführt bzw. einführen müssen. Wenn Sie die Patienten genau überwachen, haben Sie eigentlich immer Zeit, zu warten. Auch wir haben bei zwei Patienten mit dem Schrittmacherkatheter Kammerflimmern ausgelöst. Von unseren 47 Patienten haben 81% 6 Wochen überlebt und sind nach Hause gegangen.

EFFERT:

Wenn Sie einen Stimulationskatheter vor dem Herzen liegen haben und es ereignet sich ein Kammerstillstand, dann bin ich nicht sicher, ob es gelingt, diesen Katheter in die rechte Kammer zu bringen. Das weiß jeder, der Herzkatheteruntersuchungen durchführt. Ich würde glauben, daß man dann mit der externen elektrischen Stimulation unter Umständen schneller ist, als mit der Sondierung der rechten Kammer. Auf der anderen Seite gibt es selbstverständlich Fälle, wo man stimulieren muß, und für diese Fälle haben sich neuerdings einschwemmbare Stimulationskatheter bewährt. Diese Katheter können ohne Röntgendurchleuchtung in die rechte Kammer eingeschwemmt werden. Man kann auf diese Weise stimulieren.

SCHÖLMERICH:

Würden Sie eine Indikation sehen, einen solchen Einschwemmkatheter zu legen, um über eine Stimulation des Vorhofes Extrasystolen zu vermeiden, also einfach die Extrasystolen zu überspielen?

SCHRÖDER:

Ich würde diese Indikation sehen bei rezidivierender, ventriculärer Tachykardie, die ja sehr häufig durch Extrasystolen ausgelöst wird. Wenn man da die Herzfrequenz um einen bestimmten Betrag heraufsetzt, lassen sich solche rezidivierenden Tachykardien unterdrücken bzw. verhindern.

SCHÖLMERICH:

Wir haben die therapeutischen Maßnahmen differenziert in unmittelbare Maßnahmen, in sofort wirksame Prophylaxe und in Langzeitprophylaxe. Darf ich Herrn Just zu den unmittelbaren Maßnahmen fragen? Was kann man bei dramatischen Rhythmusstörungen tun?

JUST:

Wir können hier direkt an die besprochenen Probleme des Schrittmachers anknüpfen. Ich möchte eingangs eine Frage an die Herren Effert, Schröder und Haan richten: Gibt es nicht Blockformen, oder Vorläufer von Blocks, bei denen man doch prophylaktisch einen Schrittmacher einlegen sollte? Ich denke an Infarkte, bei denen ein Rechtsschenkelblock mit überdrehtem Linkstyp vorliegt. Diese Konstellation beruht meistens auf einem vorderen Septuminfarkt, welcher zum bilateralen Schenkelblock prädisponiert und damit zu sehr langsamen Frequenzen oder Asystolie.

EFFERT:

Das ist richtig. Diese Fälle sind allerdings in unserem Krankengut selten. Man muß sich da ernsthaft überlegen, ob man prophylaktisch einen Schrittmacher einführt. Dies sind die seltenen Fälle des totalen AV-Blocks bei Vorderwandinfarkt oder Vorderwandseptuminfarkt, wahrscheinlich eben wirklich mit Zerstörung beider Tawaraschenkel. Diese Patienten sind tatsächlich sehr gefährdet.

BÜCHNER (Freiburg):

Wir sind in Freiburg absolut anderer Meinung, und ich schließe mich der Meinung von Herrn Haan an. Unter anderem haben wir in den letzten 2 Jahren vier Patienten verloren, denen wir einen Schrittmacher einlegen mußten, bei denen wir aus den von Ihnen genannten Gründen die Schrittmachertherapie aber wieder unterbrochen und die Patienten 5 Wochen stationär beobachtet haben. Alle sind uns nach wenigen Tagen verstorben. Wir glauben also, daß die Rezidivgefahr bei einem einmal etablierten Block, auch wenn er sich rückbildet, so groß ist, daß wir heute mit den Möglichkeiten des Demand-Schrittmachers die Therapie kontinuierlich fortsetzen müssen.

Dann zum andern: Wir sind auch der Meinung, daß man z. B. bipolare Elektroden nicht, oder zumindest nicht über längere Zeit, verwenden sollte. Starre bipolare Elektrodensonden sind außerordentlich disponierend für Kammerflimmern, gerade bei Herzinfarkten. Man sollte deswegen so bald es eben geht, definitiv Elektroden einlegen, mit denen wir gute Erfahrungen gemacht haben.

EFFERT:

Ich glaube, kann es jedoch noch nicht sicher beweisen, daß dann, wenn die Kontraktionsfähigkeit des Muskels erhalten ist, die *externe* elektrische Stimulation, wenn sie technisch entsprechend durchgeführt wird, auch gelingt. Wir haben in den Fällen, in denen wir sie praktiziert haben und bei denen man annehmen konnte, daß die Herzen überhaupt zu stimulieren wären, auch keinen eindeutigen Mißerfolg gehabt. Ich sehe auch kaum eine Alternative. Natürlich kann man einen Trokar parasternal einstechen und darüber stimulieren. In der Regel vergeht jedoch damit zu viel Zeit. Das Einführen eines Herzkatheters entfällt in der Notfallsituation. Ich würde die Frage doch dahingehend beantworten, daß ich die externe Stimulation für eine effektive Methode halte.

JUST:

Zur sofort wirksamen Therapie gehört also im Falle der Asystolie der externe oder durch Trokar eingeführte myokardiale Schrittmacher oder der prophylaktisch bereits gelegte endokardiale Schrittmacher. Zweitens, und das ist der praktisch wichtigste Gesichtspunkt, gehört hierher die Defibrillation im Falle von Kammerflattern oder -flimmern. Die Defibrillation soll weiteres sofort durchgeführt werden sowie das Flimmern bekannt geworden ist. Gleichzeitig mit der Defibrillation soll bei laufender Infusion eine Dosis von Natriumbicarbonat zur Bekämpfung der unvermeidlichen Acidose gegeben werden, da diese zu repitiven Anfällen von Flimmern führen kann. Bei immer wiederholtem Flimmern kann auch mit gutem Erfolg Orciprenalin gegeben werden. Ich möchte noch hervorheben, daß möglichst sofort defibrilliert werden muß sowie das Flimmern erkannt worden ist, unter Umständen ohne vorhergehende Herzmassage.

SCHRÖDER:

Nur noch ein Wort zu Herrn Just. Defibrillieren ohne vorherige Herzmassage, das würde ich auf keinen Fall sagen. Es geht, wenn Sie unmittelbar danebenstehen. Wir haben eine Reihe solcher Fälle, die gar nicht ganz bewußtlos gewesen sind. In anderen Fällen aber muß man sofort mit der Herzmassage anfangen und dann defibrillieren.

Bei den medikamentösen Maßnahmen ist zu unterscheiden, um welche Rhythmusstörungen es sich handelt. Das wesentliche sind ventriculäre Extrasystolen. Darüber ist schon häufiger gesprochen worden. Ich will Ihnen sagen, wie wir jetzt vorgehen. Ventriculäre Extrasystolen, die polytop sind, oder die das R-auf-T-Phänomen zeigen oder wenn mehr als eine Extrasystole bei zehn Normalschlägen auftreten, sehen wir als behandlungsbedürftig an. Wir beginnen mit Xylocain. Wir injizieren zunächst einen Bolus von 50 mg. Ist der Effekt gut, warten wir ab. Treten erneut Extrasystolen auf, so beginnen wir mit einer Xylocain-Dauerinfusion in einer Dosierung von 1 bis 4 mg/min. Man kann dies über 24 Std durchführen oder man kann schon vorher probieren, ob die Rhythmusstörungen sich zurückgebildet haben. Funktioniert es so nicht, so geben wir jetzt Diphenylhydantoin, 250 mg als Bolus, als direkte Injektion über einen zentralen Venenkatheter, den wir grundsätzlich legen. Wenn wir auch damit nicht zum Ziele kommen, so infundieren wir Gilurytmal in einer Dosierung von 0,5 mg pro min und geben die ersten 30 mg rasch. Man hat meistens mit dem Gilurytmal auch dann noch Erfolg, wenn man mit den anderen Substanzen nichts erreicht.

EFFERT:

Ich stimme zu. Keine speziellen Gesichtspunkte.

HAAN:

Vielleicht noch eine Ergänzung. Seit einem halben Jahr benutzen wir ein mechanisch und automatisch arbeitendes externes Herzmassagegerät und ich glaube, daß man dadurch die Reanimationserfolge doch verbessern kann. Die Methode ist schonender als die manuelle externe Herzmassage. Wir haben bei zwei Patienten über 3 Std diese automatische Herzmassage durchgeführt und haben während dieser Zeit einen arteriellen Druck von 80 bis 90 mm g aufrecht erhalten können. Die Patienten waren nachher in der Kreislauffunktion völlig wiederhergestellt. Eine manuelle Massage ist über 3 Std kaum durchzuführen und die maschinelle Methode ist wahrscheinlich eine echte Erleichterung.

SCHÖLMERICH:

Man muß sicher noch darauf hinweisen, daß bei diesen Fällen, vor allem bei Kombination mit Schock, Bicarbonatinfusionen notwendig sind, und zwar gleich in der Initialtherapie, weil durch die Acidose die Neigung zu fehlortigen Reizbildungen am Herzen ganz besonders stark ist.

Nun zur Frage der Langzeitprophylaxe. Ich hatte Herrn Haan gebeten, dazu etwas zu sagen.

HAAN:

Ich glaube, daß man Chinidin in der Langzeitprophylaxe nehmen kann. Wir benutzen Chinidinabkömmlinge. Am besten hat sich uns das Chinidin polygalacturionat bewährt. Wir geben 0,4 g viermal täglich anfangs, reduzieren dann auf viermal 0,2 bzw. 0,3 g und konnten so bei 65,7% der Patienten die Rhythmusstörungen zum Verschwinden bringen. Man muß natürlich bedenken, daß man mit Chinidin wie mit allen anderen Antiarrhythmica eine gewisse negativ inotrope Wirkung hervorruft. Es wäre daher zu überlegen, ob man digitalisiert. Bei Herzinsuffizienz, auch bei der latenten Insuffizienz, hat diese Frage besondere Bedeutung, und man wird in jedem dieser Fälle digitalisieren müssen. Aber zur Langzeitprophylaxe gehört auch die Anticoagulantientherapie, die noch nicht völlig ad acta gelegt worden ist und mit der man doch relativ gute Erfolge haben kann. Unter den akuten Maßnahmen ist in diesem Zusammenhang auch die Streptokinasetherapie zu erwähnen.

IV. Zukunftsperspektiven

SCHÖLMERICH:

Nun zum vierten prinzipiellen Punkt, nämlich zu den Zukunftsperspektiven. Ein wichtiges Problem ist die Frage der Trenderfassung. Das, was Herr Effert uns vorgetragen hat, ist schon ein wichtiger Ansatz zu diesem Problem. Man kann mit Hilfe des Vorzeitigkeitsindex mit einer Wahrscheinlichkeit von 60 bis 80% erfassen, ob Kammerflimmern eintreten wird oder nicht. Nun liegt es natürlich sehr nahe, weitere Parameter zu suchen, die möglicherweise auch zur Frage der Herzinsuffizienz oder des Schocks etwas aussagen können.

BÜCHNER:

Ich habe die Frage so verstanden, daß die Trenderfassung vor allem auch das therapeutische Vorgehen und die Entwicklung weiterer Möglichkeiten erfaßt. Diagnostisch ist sicher einmal das von Herrn Effert dargelegte technische Verfahren der Erfassung des Einfallszeitpunktes einer Extrasystole als Vorwarnung wichtig. Schwieriger ist natürlich die Vorwarnung vor dem Schock oder vor einer progredienten Herzinsuffizienz.

Therapeutisch sind in der Schockbehandlung die verschiedenen Verfahren der assistierten Zirkulation zu nennen. Diese werden im Laufe der nächsten Jahre mehr ins Spiel kommen. Die ersten klinischen Erfahrungen sind zahlenmäßig noch sehr dürftig. Es gibt aber sichere, ermutigende Ergebnisse. Es ist verständlich, daß diese Verfahren noch nicht eine weite Verbreitung gefunden haben. Was die Frage der Intensivstation allgemein angeht, möchte ich sagen, auch nach unseren Erfahrungen, daß man heute bei der optimalen Behandlung eines Infarktpatienten nicht mehr um diese räumliche und therapeutische Konzentration herumkommt.

SCHÖLMERICH:

Die Vermittlung von weiteren Parametern, nicht nur des Vorzeitigkeitsindex, sondern auch, sagen wir, pulmonaler Arteriendruck oder weitere Größen, führt natürlich dazu, daß man wahrscheinlich in der begrenzten Zeit bis zum Einsetzen der Therapie nicht auf eine Eigenauswertung allein angewiesen sein sollte. Es liegt also nahe, diese Werte mit Computermethoden auszuwerten und aus dieser Information entsprechende therapeutische Konsequenzen zu entnehmen. Dazu hätte ich ganz gerne Herrn Effert gehört, der auf dem Gebiet die größten Erfahrungen hat.

EFFERT:

Meine persönlichen Erfahrungen sind begrenzt. Sie sind begrenzt auf die zahlreichen, bei unserer Anlage anfallenden Daten, die noch nicht zu einem, wie die Datenverarbeiter sagen, Datenfriedhof geworden sind, sondern, die wir versuchen, wirklich aufzuarbeiten. Dazu verschlüsseln wir nun sämtliche anfallenden Daten. Ich nenne Vorgeschichte, Aufnahme- und Laboratoriumsbefunde, Verlauf, Komplikationen, Art der Rhythmusstörungen, organisatorische Probleme, Fehlalarme — um nur einige zu nennen. Wir verschlüsseln diese und geben sie auf einen Lochstreifen und nach Umsetzen über eine Programmsprache auf den Rechner bei der Technischen Hochschule in Aachen. Und was die Leistungsfähigkeit angeht, dazu nur eine Angabe: Der Rechner benötigt 15 sec, um 46 000 Daten von 40 Patienten aufzurechnen. Wir sind also jederzeit in der Lage, jetzt beim Rechenzentrum abzurufen nach dem derzeitigen Stand der Therapie, nach der Zahl der Rhythmusstörungen und dergleichen. Nun ist die Tendenz das frühzeitige Erkennen und die Anmahnung von Risikofaktoren. Das wäre gewissermaßen postfestum. In den USA ist man noch ein Stück weiter. Man versucht, die Anwendung einer elektronischen Datenverarbeitungsanlage im sog. One-Line-System, d. h. der Patient ist direkt an den Rechner angeschlossen, die Daten werden in den Rechner eingegeben. Der Rechner bildet Korrelationen und auf Grund der Korrelationen werden die Therapiemaßnahmen gesteuert. Es wird z. B. das Herzminutenvolumen gemessen, zusammen mit den arteriellen und venösen Drucken, unter Umständen den intrakardialen Drucken. Es wird die Temperatur an verschiedenen Abschnitten der Extremitäten gemessen und aus den Temperaturdifferenzen geschlossen auf die Extremitätendurchblutung. Die gesamten Daten gibt man in den Rechner ein. Dieser rechnet und verarbeitet sie und meldet zurück, was für Therapiemaßnahmen zu ergreifen sind. Dazu ist zu sagen, daß meines Wissens in Salt Lake City/USA eine solche Anlage steht. Über die Effektivität kann man noch nichts aussagen und man darf sicher nicht zu viel davon erwarten. Es ist nämlich nicht erforderlich, zunächst solche Großrechenanlagen einzusetzen. Man müßte vielmehr zunächst einmal wissen, welche Korrelationen denn überhaupt einen Risikofaktor bedeuten. Der Einsatz einer elektronischen Datenverarbeitungsanlage im One-Line-Betrieb ist sehr erheblich, aber die Entwicklung geht möglicherweise in diese Richtung.

SCHÖLMERICH:

Zusammenfassung: Die Prophylaxe von Rhythmusstörungen wird wahrscheinlich die Sterblichkeit des Infarktes um etwa ein Drittel weiter senken können. Die Therapie der eingetretenen Katastrophe hat im Mittel die Sterblichkeit um 5 bis 10% vermindert. Ungelöst ist das Problem der Behandlung des mechanischen Pumpenversagens. Die Entwicklungstendenzen, die zur Zeit zu beobachten sind, zielen in verschiedene Richtungen. Erstens können die Erfassung weiterer Parameter und ihre integrierte Auswertung vielleicht Frühstadien der Herzinsuffizienz erfassen lassen, so daß auch eine Prophylaxe möglich ist. Zweitens werden mechanische Pumpsysteme mit Wahrscheinlichkeit das Herz vorübergehend entlasten, bis eine gewisse Restitution der mechanischen Herzleistung wieder erfolgt ist. Ansätze hierzu sind an vielen Stellen sichtbar, überzeugende Erfolge sind jedoch bisher nicht erwiesen. Drittens werden operative Maßnahmen zunehmend eingesetzt werden. Nicht nur bei der Korrektur von Papillarmuskelabriß und Septumperforation, sondern, wie einige Gruppen jetzt versuchen, auch in der Frühinfarktektomie, über die einige Berichte schon vorliegen, für uns ein noch etwas problematisches Verfahren, aber die Perspektive ist sicher positiv. Die Möglichkeiten haben für uns den Beigeschmack des Utopischen. Das Beispiel der Herztransplantationen und des Herzersatzes durch Pumpen zeigt aber, wie rasch die Entwicklung selbst unserer Phantasie davonläuft. Ernsthaft diskutabel, und damit soll die Diskussion abgeschlossen werden, ist aber die Organisation einer Infarktbehandlung mit Notfallwagen vom Typ unserer Unfallambulanzen, also Clinomobil, die alle therapeutischen Möglichkeiten der Sofortbehandlung im Hause, wo der Patient liegt, oder im Wagen enthalten müssen. Es gibt eine sehr interessante Großstudie über die Erfahrungen in Belfast in Nordirland mit dieser Methode. Es gibt ähnliche Ambulanzen in Amerika und eine große Gruppe in Rußland, die mit dieser Methode arbeiten und hier sind die Erfolge überraschend und erstaunlich hoch.

Namenverzeichnis

der Vortragenden und Diskussionsredner

(Die Seitenzahlen der Referate sind halbfett, die der Vortragenden gewöhnlich
und die der Aussprachen kursiv gesetzt)

Sachverzeichnis

(Die Seitenzahlen der Referate sind halbfett, die der Vorträge gewöhnlich und die der Aussprachen kursiv gesetzt)